全国护士执业资格考试考前辅导教材

护士应试考点及习题精粹一本通

主　编　苏传怀　陈　芬
副主编　符秀华　方　勤　胡月琴
　　　　章正福　胡大胜

编　者（以姓氏笔画为序）

王洪梅　方　严　方　勤　叶剑平
孙辉辉　苏传怀　苏家选　杨传林
杨国萍　李双玲　李园园　李　燕
余　珊　宋婷婷　陈　玉　陈　芬
林道琼　郑为华　郑倩倩　郝　强
胡大胜　胡月琴　曹光霞　符秀华
章正福　谢　莉

主　审　方　严

东南大学出版社
SOUTHEAST UNIVERSITY PRESS
·南京·

内 容 提 要

本书是由具有丰富教学经验、考前辅导经验和教材编写经验的教师编写。他们结合多年护士考试考前辅导所积累的经验，依据新考试大纲的特点，紧紧围绕护士考试考核目标，贴近应试要求，精心编写了本书。全书共21章，2 416千字。本书内容与新考试大纲对接，与学生在校学校的知识和实习对接；内容精炼，重点突出，针对性强，考点叙述全面，充分考虑新考试命题的方向；每节后附有针对考点的训练综合题，约8 000题，其中题干标注的黑体字为历年来考试真题；需要重点记忆的知识点用波浪线和黑体字标注，多为往年考点，书后附有答案，这样对应试者有很好的指导作用。

本书可作为全国护士职业资格考试考前辅导教材，也可作为在校护理专业和助产专业学生及临床护理工作者参考。

图书在版编目(CIP)数据

护士应试考点及习题精粹一本通 / 苏传怀，陈芬主编. — 南京：东南大学出版社，2016.1
ISBN 978-7-5641-6112-5

Ⅰ. ①护… Ⅱ. ①苏… ②陈… Ⅲ. ①护士-资格考试-自学参考资料 Ⅳ. ①R192.6

中国版本图书馆CIP数据核字(2015)第263072号

护士应试考点及习题精粹一本通

出版发行	东南大学出版社
出 版 人	江建中
社　　址	南京市四牌楼2号
邮　　编	210096
经　　销	江苏省新华书店
印　　刷	江苏凤凰扬州鑫华印刷有限公司
开　　本	880 mm×1230 mm　1/16
印　　张	60.5
字　　数	2416千字
书　　号	ISBN 978-7-5641-6112-5
版　　次	2016年1月第1版　2016年1月第1次印刷
定　　价	136.00元

(本社图书若有印装质量问题，请直接与营销部联系，电话:025-83791830)

全国护士执业资格考试考前辅导教材编审委员会

主 任 委 员：江建中

副主任委员：方　严　孙学华　方　勤　胡月琴
　　　　　　符秀华　李　强　章正福　胡大胜

编委会成员：（以姓氏笔画为序）
　　　　　　王洪梅　叶剑平　孙辉辉　苏传怀
　　　　　　苏家选　杨传林　杨国萍　李双玲
　　　　　　李园园　李　燕　余　珊　宋婷婷
　　　　　　陈　玉　陈　芬　林道琼　郑为华
　　　　　　郑倩倩　郝　强　曹光霞　常凤阁
　　　　　　谢　莉

前　言

为适应国家护士执业资格考试要求，切实指导和帮助护士、助产专业的学生系统、全面地复习，提高考试通过率，达到事半功倍的效果，我们组织部分教学经验丰富、具有考前辅导经验及教材编写经验的骨干教师，结合多年护考辅导沉淀所积累的经验，依据新考试大纲的特点，紧紧围绕护考考核目标，贴近应试要求，精心编写了全国护士执业资格考试考前辅导教材《护士应试考点及习题精粹一本通》。全书共21章，约2 416千字，书后附有参考答案。该教材具有以下特点：①内容与新考试大纲对接、与学生在校学习的知识和能力及临床实习对接。②内容精练，重点突出，针对性强，篇幅设置科学合理。③加强了疾病健康教育、护理问题、护理措施等考试重点内容，尤其是疾病的用药、饮食、体位、心理及活动护理，病人的出、入院指导等内容，考点叙述更加全面，以充分适应新考试的命题方向。④每节后均附有针对考点的训练**综合题**，共精选试题约8 000道，其中题干标注**黑体字**的为**历年考试真题**。题量丰富、试题编制类似原题、考点覆盖全面及分布比例合理。⑤需要重点记忆的知识点用**波浪线**和**黑体字**标注，多为往年考点，对应试有很好的指导作用。本教材可帮助考生在考前强化阶段检测学习效果，加强记忆，最终轻松过关，顺利步入岗位。

本书可作为全国护士职业资格考试考生的考前培训教材，也可作为在校护理专业、助产专业学生及临床护理工作者的学习参考书。

本书编写参考了国内出版与护士执业资格考试相关的教材、教辅用书，在此一并对相关编著者表示衷心感谢！鉴于各种原因，书中难免有疏漏和不足之处，恳请广大师生和读者提出宝贵意见，以促进本书在今后修订过程中日臻完善。

苏传怀

2015年10月

目 录

考情分析 ……………………………………………………………………………………（1）

第一章　基础护理知识和技能 ……………………………………………………………（2）
  第一节　护理程序 ……………………………………………………………………（2）
  第二节　医院和住院环境 ……………………………………………………………（13）
  第三节　入院和出院患者的护理 ……………………………………………………（22）
  第四节　卧位和安全的护理 …………………………………………………………（30）
  第五节　医院内感染的预防和控制 …………………………………………………（38）
  第六节　患者的清洁护理 ……………………………………………………………（58）
  第七节　生命体征的评估 ……………………………………………………………（68）
  第八节　患者饮食的护理 ……………………………………………………………（81）
  第九节　冷热疗法 ……………………………………………………………………（92）
  第十节　排泄护理 ……………………………………………………………………（99）
  第十一节　药物疗法和过敏试验法 ………………………………………………（112）
  第十二节　静脉输液和输血法 ……………………………………………………（131）
  第十三节　标本采集 ………………………………………………………………（146）
  第十四节　病情观察和危重患者的抢救 …………………………………………（153）
  第十五节　临终病人的护理 ………………………………………………………（169）
  第十六节　医疗和护理文件的书写与处理 ………………………………………（174）

第二章　中医护理 …………………………………………………………………………（181）
  第一节　中医护理学的基本特点 …………………………………………………（181）
  第二节　中医护理学的理论基础 …………………………………………………（181）
  第三节　中医的四诊 ………………………………………………………………（186）
  第四节　中医辨证方法 ……………………………………………………………（187）
  第五节　中医治病八法 ……………………………………………………………（189）
  第六节　养生与治则 ………………………………………………………………（189）
  第七节　中药 ………………………………………………………………………（190）

第三章　法规与护理管理 …………………………………………………………………（193）
  第一节　与护士执业注册相关的法律法规 ………………………………………（193）
  第二节　与临床护理工作相关的法律法规 ………………………………………（198）
  第三节　医院护理管理的组织原则 ………………………………………………（209）
  第四节　临床护理工作组织结构 …………………………………………………（213）
  第五节　医院常用的护理质量标准 ………………………………………………（215）
  第六节　医院护理质量缺陷及管理 ………………………………………………（218）

第四章　护理伦理 …………………………………………………………………………（222）
  第一节　护士执业中的伦理具体原则 ……………………………………………（222）
  第二节　护士的权利与义务 ………………………………………………………（225）
  第三节　病人的权利与义务 ………………………………………………………（229）

第五章　人际沟通 (233)

- 第一节　概述 (233)
- 第二节　护理工作中的人际关系 (235)
- 第三节　护理工作中的语言沟通 (242)
- 第四节　护理工作中的非语言沟通 (250)
- 第五节　护理工作中的礼仪要求 (254)

第六章　循环系统疾病病人的护理 (258)

- 第一节　循环系统解剖生理 (258)
- 第二节　心功能不全病人的护理 (259)
- 第三节　心律失常病人的护理 (268)
- 第四节　先天性心脏病人的护理 (274)
- 第五节　高血压病人的护理 (279)
- 第六节　冠状动脉粥样硬化性心脏病人的护理 (285)
- 第七节　心脏瓣膜病人的护理 (291)
- 第八节　感染性心内膜炎病人的护理 (296)
- 第九节　心肌疾病病人的护理 (299)
- 第十节　心包疾病病人的护理 (303)
- 第十一节　周围血管疾病病人的护理 (307)
- 第十二节　心脏骤停病人的护理 (312)

第七章　消化系统疾病病人的护理 (318)

- 第一节　消化系统解剖生理 (318)
- 第二节　口炎病人的护理 (320)
- 第三节　慢性胃炎病人的护理 (323)
- 第四节　消化性溃疡病人的护理 (325)
- 第五节　溃疡性结肠炎病人的护理 (333)
- 第六节　小儿腹泻病人的护理 (336)
- 第七节　肠梗阻病人的护理 (345)
- 第八节　急性阑尾炎病人的护理 (349)
- 第九节　腹外疝病人的护理 (353)
- 第十节　痔病人的护理 (357)
- 第十一节　肛瘘病人的护理 (361)
- 第十二节　直肠肛管周围脓肿病人的护理 (363)
- 第十三节　肝硬化病人的护理 (366)
- 第十四节　细菌性肝脓肿病人的护理 (371)
- 第十五节　肝性脑病病人的护理 (372)
- 第十六节　胆道感染病人的护理 (378)
- 第十七节　胆道蛔虫病病人的护理 (381)
- 第十八节　胆石症病人的护理 (382)
- 第十九节　急性胰腺炎病人的护理 (388)
- 第二十节　上消化道大出血病人的护理 (393)
- 第二十一节　慢性便秘病人的护理 (398)
- 第二十二节　急腹症病人的护理 (400)

第八章　呼吸系统疾病病人的护理 (404)

- 第一节　呼吸系统的解剖生理 (404)
- 第二节　急性感染性喉炎病人的护理 (408)

第三节 急性支气管炎病人的护理 …… (410)
第四节 肺炎病人的护理 …… (412)
第五节 支气管扩张病人的护理 …… (422)
第六节 慢性阻塞性肺疾病病人的护理 …… (426)
第七节 支气管哮喘病人的护理 …… (432)
第八节 慢性肺源性心脏病病人的护理 …… (436)
第九节 血气胸病人的护理 …… (441)
第十节 呼吸衰竭病人的护理 …… (447)
第十一节 急性呼吸窘迫综合征病人的护理 …… (452)

第九章 传染病病人的护理 …… (455)
第一节 传染病概述 …… (455)
第二节 麻疹病人的护理 …… (457)
第三节 水痘病人的护理 …… (460)
第四节 流行性腮腺炎病人的护理 …… (462)
第五节 病毒性肝炎病人的护理 …… (464)
第六节 艾滋病病人的护理 …… (470)
第七节 流行性乙型脑炎病人的护理 …… (474)
第八节 猩红热病人的护理 …… (476)
第九节 中毒型细菌性痢疾病人的护理 …… (479)
第十节 流行性脑脊髓膜炎病人的护理 …… (481)
第十一节 结核病病人的护理 …… (484)

第十章 皮肤及皮下组织疾病病人的护理 …… (491)
第一节 皮肤及皮下组织化脓性感染病人的护理 …… (491)
第二节 手部急性化脓性感染病人的护理 …… (494)

第十一章 妊娠、分娩和产褥期疾病病人的护理 …… (496)
第一节 女性生殖系统解剖生理 …… (496)
第二节 妊娠期妇女的护理 …… (502)
第三节 分娩期妇女的护理 …… (510)
第四节 产褥期妇女的护理 …… (519)
第五节 流产病人的护理 …… (524)
第六节 早产病人的护理 …… (527)
第七节 过期妊娠病人的护理 …… (528)
第八节 妊娠期高血压疾病病人的护理 …… (530)
第九节 异位妊娠病人的护理 …… (534)
第十节 胎盘早剥病人的护理 …… (536)
第十一节 前置胎盘病人的护理 …… (538)
第十二节 羊水量异常病人的护理 …… (541)
第十三节 多胎妊娠及巨大胎儿病人的护理 …… (543)
第十四节 胎儿宫内窘迫病人的护理 …… (545)
第十五节 胎膜早破病人的护理 …… (548)
第十六节 妊娠期并发症病人的护理 …… (551)
第十七节 产力异常病人的护理 …… (557)
第十八节 产道异常病人的护理 …… (562)
第十九节 胎位异常病人的护理 …… (564)
第二十节 产后出血病人的护理 …… (565)
第二十一节 羊水栓塞病人的护理 …… (569)

第二十二节　子宫破裂病人的护理 …………………………………………………………… (570)
第二十三节　产褥感染病人的护理 …………………………………………………………… (572)
第二十四节　晚期产后出血病人的护理 ……………………………………………………… (575)

第十二章　新生儿与新生儿疾病病人的护理 …………………………………………………… (577)

第一节　正常足月新生儿的特点和护理 ……………………………………………………… (577)
第二节　早产儿病人的特点和护理 …………………………………………………………… (581)
第三节　新生儿窒息病人的护理 ……………………………………………………………… (585)
第四节　新生儿缺氧缺血性脑病病人的护理 ………………………………………………… (587)
第五节　新生儿颅内出血病人的护理 ………………………………………………………… (589)
第六节　新生儿黄疸病人的护理 ……………………………………………………………… (592)
第七节　新生儿寒冷损伤综合征病人的护理 ………………………………………………… (596)
第八节　新生儿脐炎病人的护理 ……………………………………………………………… (599)
第九节　新生儿低血糖病人的护理 …………………………………………………………… (601)
第十节　新生儿低钙血症病人的护理 ………………………………………………………… (602)

第十三章　泌尿生殖系统疾病病人的护理 ……………………………………………………… (604)

第一节　泌尿系统的解剖和生理功能 ………………………………………………………… (604)
第二节　肾小球肾炎病人的护理 ……………………………………………………………… (605)
第三节　肾病综合征病人的护理 ……………………………………………………………… (612)
第四节　慢性肾衰竭病人的护理 ……………………………………………………………… (616)
第五节　急性肾衰竭病人的护理 ……………………………………………………………… (620)
第六节　尿石症病人的护理 …………………………………………………………………… (623)
第七节　泌尿系统损伤病人的护理 …………………………………………………………… (627)
第八节　尿路感染病人的护理 ………………………………………………………………… (631)
第九节　前列腺增生病人的护理 ……………………………………………………………… (634)
第十节　外阴炎病人的护理 …………………………………………………………………… (637)
第十一节　阴道炎病人的护理 ………………………………………………………………… (637)
第十二节　宫颈炎和盆腔炎病人的护理 ……………………………………………………… (642)
第十三节　功能失调性子宫出血病人的护理 ………………………………………………… (646)
第十四节　痛经病人的护理 …………………………………………………………………… (649)
第十五节　围绝经期综合征病人的护理 ……………………………………………………… (651)
第十六节　子宫内膜异位症病人的护理 ……………………………………………………… (652)
第十七节　子宫脱垂病人的护理 ……………………………………………………………… (654)
第十八节　急性乳腺炎病人的护理 …………………………………………………………… (656)

第十四章　精神障碍病人的护理 ………………………………………………………………… (659)

第一节　精神障碍症状学 ……………………………………………………………………… (659)
第二节　精神分裂症病人的护理 ……………………………………………………………… (665)
第三节　抑郁症病人的护理 …………………………………………………………………… (669)
第四节　焦虑症病人的护理 …………………………………………………………………… (672)
第五节　强迫症病人的护理 …………………………………………………………………… (674)
第六节　癔症病人的护理 ……………………………………………………………………… (676)
第七节　睡眠障碍病人的护理 ………………………………………………………………… (679)
第八节　阿尔茨海默病病人的护理 …………………………………………………………… (681)

第十五章　损伤、中毒病人的护理 ……………………………………………………………… (685)

第一节　创伤病人的护理 ……………………………………………………………………… (685)
第二节　烧伤病人的护理 ……………………………………………………………………… (689)

第三节　毒蛇咬伤病人的护理 …………………………………………………………………………（695）
　　第四节　腹部损伤病人的护理 …………………………………………………………………………（696）
　　第五节　一氧化碳中毒病人的护理 ……………………………………………………………………（699）
　　第六节　有机磷中毒病人的护理 ………………………………………………………………………（702）
　　第七节　镇静催眠药中毒病人的护理 …………………………………………………………………（706）
　　第八节　酒精中毒病人的护理 …………………………………………………………………………（708）
　　第九节　中暑病人的护理 ………………………………………………………………………………（710）
　　第十节　淹溺病人的护理 ………………………………………………………………………………（713）
　　第十一节　细菌性食物中毒病人的护理 ………………………………………………………………（714）
　　第十二节　小儿气管异物病人的护理 …………………………………………………………………（715）
　　第十三节　破伤风病人的护理 …………………………………………………………………………（717）
　　第十四节　肋骨骨折病人的护理 ………………………………………………………………………（721）
　　第十五节　四肢骨折病人的护理 ………………………………………………………………………（722）
　　第十六节　骨盆骨折病人的护理 ………………………………………………………………………（730）
　　第十七节　颅骨骨折病人的护理 ………………………………………………………………………（732）

第十六章　肌肉骨骼系统和结缔组织疾病病人的护理 ……………………………………………（735）

　　第一节　腰腿痛和颈肩痛病人的护理 …………………………………………………………………（735）
　　第二节　骨和关节化脓性感染病人的护理 ……………………………………………………………（739）
　　第三节　脊柱及脊髓损伤病人的护理 …………………………………………………………………（741）
　　第四节　关节脱位病人的护理 …………………………………………………………………………（744）
　　第五节　风湿热病人的护理 ……………………………………………………………………………（747）
　　第六节　类风湿关节炎病人的护理 ……………………………………………………………………（749）
　　第七节　系统性红斑狼疮病人的护理 …………………………………………………………………（753）
　　第八节　骨质疏松症病人的护理 ………………………………………………………………………（758）

第十七章　肿瘤病人的护理 ………………………………………………………………………………（760）

　　第一节　食管癌病人的护理 ……………………………………………………………………………（760）
　　第二节　胃癌病人的护理 ………………………………………………………………………………（763）
　　第三节　原发性肝癌病人的护理 ………………………………………………………………………（767）
　　第四节　胰腺癌病人的护理 ……………………………………………………………………………（770）
　　第五节　大肠癌病人的护理 ……………………………………………………………………………（772）
　　第六节　肾癌病人的护理 ………………………………………………………………………………（777）
　　第七节　膀胱癌病人的护理 ……………………………………………………………………………（779）
　　第八节　宫颈癌病人的护理 ……………………………………………………………………………（781）
　　第九节　子宫肌瘤病人的护理 …………………………………………………………………………（784）
　　第十节　卵巢癌病人的护理 ……………………………………………………………………………（786）
　　第十一节　子宫内膜癌病人的护理 ……………………………………………………………………（788）
　　第十二节　葡萄胎及侵蚀性葡萄胎病人的护理 ………………………………………………………（789）
　　第十三节　绒毛膜癌病人的护理 ………………………………………………………………………（793）
　　第十四节　白血病病人的护理 …………………………………………………………………………（794）
　　第十五节　骨肉瘤病人的护理 …………………………………………………………………………（801）
　　第十六节　颅内肿瘤病人的护理 ………………………………………………………………………（802）
　　第十七节　乳腺癌病人的护理 …………………………………………………………………………（805）
　　第十八节　原发性支气管肺癌病人的护理 ……………………………………………………………（809）

第十八章　血液、造血器官及免疫疾病病人的护理 ………………………………………………（815）

　　第一节　血液及造血系统的解剖生理、常见症状及护理 ……………………………………………（815）
　　第二节　营养性缺铁性贫血病人的护理 ………………………………………………………………（818）

第三节	营养性巨幼细胞性贫血病人的护理	(822)
第四节	再生障碍性贫血病人的护理	(824)
第五节	血友病病人的护理	(827)
第六节	特发性血小板减少性紫癜病人的护理	(828)
第七节	过敏性紫癜病人的护理	(831)
第八节	弥散性血管内凝血病人的护理	(833)

第十九章 内分泌、营养及代谢疾病病人的护理 (835)

第一节	内分泌系统的解剖生理及常见的症状体征	(835)
第二节	单纯性甲状腺肿病人的护理	(836)
第三节	甲状腺功能亢进症病人的护理	(838)
第四节	甲状腺功能减退症病人的护理	(843)
第五节	库欣综合征病人的护理	(845)
第六节	糖尿病病人的护理	(847)
第七节	痛风病人的护理	(854)
第八节	营养不良病人的护理	(856)
第九节	小儿维生素 D 缺乏性佝偻病病人的护理	(860)
第十节	小儿维生素 D 缺乏性手足搐搦症病人的护理	(864)

第二十章 神经系统疾病病人的护理 (867)

第一节	神经系统解剖生理	(867)
第二节	颅内压增高与脑疝病人的护理	(868)
第三节	头皮损伤病人的护理	(871)
第四节	脑损伤病人的护理	(872)
第五节	脑血管疾病病人的护理	(877)
第六节	三叉神经痛病人的护理	(882)
第七节	急性脱髓鞘性多发性神经炎病人的护理	(883)
第八节	帕金森病病人的护理	(886)
第九节	癫痫病人的护理	(888)
第十节	化脓性脑膜炎病人的护理	(891)
第十一节	病毒性脑膜炎、脑炎病人的护理	(895)
第十二节	小儿惊厥病人的护理	(896)

第二十一章 生命发展保健 (900)

第一节	计划生育	(900)
第二节	孕期保健	(904)
第三节	生长发育	(908)
第四节	小儿保健	(912)
第五节	青春期保健	(921)
第六节	妇女保健	(923)
第七节	老年保健	(925)

参考答案 (931)

考情分析

一、明确考试范畴

根据近几年考试分析悉知,题量分布比例较大的章节应**着重复习**,如第一章、第三章、第六章、第七章、第八章、第十五章、第十七章、第二十一章;题量分布较少的章节如第二章、第四章、第十章、第十八章等,可投入相对较少的时间和精力,以提高复习的效率。

2011—2015年各章节题量的大致分布及成绩合格线

章节	2011 专业实务	2011 实践能力	2012 专业实务	2012 实践能力	2013 专业实务	2013 实践能力	2014 专业实务	2014 实践能力	2015 专业实务	2015 实践能力
第一章 基础护理知识和技能	51	1	50		48	7	47	9	29	3
第二章 中医护理	2		2		2		2		2	
第三章 法规与护理管理	9	1	11		12		13		13	
第四章 护理伦理	2		1		3		1		5	1
第五章 人际沟通	15		14		11		12		10	1
第六章 循环系统疾病病人的护理	11	14	10	11	9	21	12	11	5	20
第七章 消化系统疾病病人的护理	7	22	6	25	6	19	9	21	10	16
第八章 呼吸系统疾病病人的护理	5	16	8	17	7	10	8	8	9	13
第九章 传染病病人的护理	7	4	7	5	1	6	2	7	2	3
第十章 皮肤及皮下组织疾病病人的护理	1	2	1	2		2			1	1
第十一章 妊娠、分娩和产褥期疾病病人的护理	2	8	5	7	3	11	3	13	4	8
第十二章 新生儿与新生儿疾病病人的护理	1	6		8	1	9		5	2	3
第十三章 泌尿生殖系统疾病病人的护理	3	10	3	6	4	9	3	9	3	5
第十四章 精神障碍病人的护理	2	3		6	2		1	8	1	6
第十五章 损伤、中毒病人的护理	6	9	3	10	2	10	6	6	5	9
第十六章 肌肉骨骼系统和结缔组织疾病病人的护理		5	2	2	2	2	1	4	2	1
第十七章 肿瘤病人的护理		11	2	13	8	8	3	14	5	16
第十八章 血液、造血器官及免疫疾病病人的护理		2		2		2				
第十九章 内分泌、营养及代谢疾病病人的护理	2	5		6	4		4	4	1	3
第二十章 神经系统疾病病人的护理	4	6	3	7	2		2	8	3	4
第二十一章 生命发展保健	3	12	7	8	6	4	5	5	5	5
合计(题量)	133	137	136	136	135	135	135	135	120	120
成绩合格线(一次考试通过两个科目)	77	76	80	80	76	78	77	79	67	65

二、掌握命题方向

1. 疾病病因及发病机制的命题方向 ①好发年龄与部位。②主要致病菌。③主要感染途径。④最主要的病因。⑤最主要的诱因。⑥最常见的转移途径和转移部位。⑦疾病的病理生理(为什么会出现相应的临床表现)。

2. 疾病临床表现的命题方向 ①最主要的临床表现(早期的、典型的、最主要的)。②临床表现包括和不包括哪些方面。③疾病的并发症有哪些及其表现。④根据临床表现判断患者是哪种疾病或出现哪种并发症。

3. 疾病辅助检查的命题思路 ①首选的检查方法。②确诊的检查方法。③禁忌的检查方法。

4. 疾病治疗的命题方向 ①首选的治疗措施。②首选的药物。③疾病特殊类型的治疗。④治疗方法中正确和错误的是。⑤治疗措施的目的和机制。

5. 疾病护理问题的命题方向 ①疾病首要的护理问题。②根据提供的信息判断病人最主要的护理问题。

6. 疾病护理措施的命题方向 ①一般护理。②饮食护理。③体位护理。④药物护理(服用时间与不良反应)。⑤引流管护理。⑥疾病的特殊护理(如系统性红斑狼疮、甲亢突眼、大肠造口的护理)。

7. 疾病健康教育的护理 ①预防疾病发生和复发的药物。②预防疾病发生和复发的事项。

第一章 基础护理知识和技能

第一节 护理程序

一、护理程序的概念

护理程序是以促进和恢复患者的健康为目标所进行的一系列有目的、有计划的护理活动,是一个综合的、动态的、具有决策和反馈功能的过程,对护理对象进行主动、全面的整体护理,使其达到最佳健康状态。护理程序是一种科学地确认问题、解决问题的工作方法和思想方法。

护理程序的理论基础来源于系统论、人的基本需要层次论、信息交流论和解决问题论等。系统论组成了护理程序的框架;人的基本需要层次论为估计患者健康状况,预见患者的需要提供了理论依据;信息交流论赋予护士与患者交流能力和技巧,知识,从而确保护理程序的最佳运行;解决问题论为确认患者健康问题,寻求解决问题的最佳方案及评价效果奠定了方法论的基础。

二、护理程序的步骤

护理程序由评估、诊断、计划、实施和评价五个步骤组成。

(一)护理评估　护理评估是护士通过与患者交谈、观察和护理体检等方法,有目的、有计划、系统地、连续收集、分析、记录患者资料的过程,评估的根本目的是找出需要解决的护理问题。评估是护理程序的第一步(开始),在护理程序实施的过程中,还应对患者进行随时评估,以便及时确定病情进展情况,发现患者住院期间出现的新问题,及时调整护理计划。因此,评估贯穿于护理程序全过程之中。

1. 收集资料的目的　①为做出护理诊断提供依据。②为制定合理护理计划提供依据。③为评价护理效果提供依据。④为护理科研积累资料。

2. 资料的类型

(1)主观资料:即病人的主诉,包括患者所感觉的、所经历的以及看到的、听到的、想到的内容的描述,是通过与病人及有关人员交谈获得的资料,也包括亲属的代诉,如头晕、麻木、乏力、瘙痒、恶心、疼痛等。

(2)客观资料:护士通过观察、体检或借助医疗仪器检查及实验室检查等所获得的有关患者的资料。如血压60/40 mmHg、心脏杂音、体温39.0 ℃、黄疸、发绀、呼吸困难、颈项强直等。

小结提示:主观资料是患者所讲的;客观资料是护士观察到的或通过体检、化验所获得的。两者概念不需要记忆,理解即可。

3. 资料的来源

(1)直接来源:患者是资料的直接来源。通过患者的主诉、对患者观察及体检等所获得的资料。

(2)间接来源:①与患者有关的人员,如亲属、朋友、同事、邻居、老师、保姆等。②其他医务人员,如医师、护士、心理医师或其他健康保健人员。③病案记录及实验室检查报告。④医疗、护理的有关文献记录。

4. 资料的内容

(1)护理对象一般资料:如姓名、性别、年龄、职业、民族、籍贯、文化程度、婚姻状况、家庭住址、联系方式等。

(2)现在健康情况:现病史、主要病情、日常生活规律、护理体检情况、实验室检查结果等。

(3)既往健康状况:包括既往病史、过敏史、住院史、家族史、手术及外伤史、婚育史等。

(4)生活状况和自理程度:包括饮食、睡眠与休息、排泄、烟酒嗜好、清洁卫生、自理能力、活动方式等。

(5)心理、社会状况:心理状况包括一般心理状态、对疾病与健康的认识、应激水平与应对能力、个性倾向性、性格特征,如开朗或抑郁、紧张、恐惧、焦虑等;社会方面包括主要社会关系及密切程度、社会组织关系与支持程度、工作学习情况、经济状况与医疗条件等。

5. 收集资料的方法　包括观察、交谈、护理体格检查、查阅资料。

(1)观察:是护士运用自己的感官或借助简单诊疗器具,进行系统地、有目的地收集护理对象有关资料的方法。常用的观察方法有:视觉观察、触觉观察、听觉观察、嗅觉观察。

(2)交谈:①安排合适的环境:交谈环境应安静、舒适,并有适宜的光线、温度。②交谈前应首先向患者说明交谈的目的和所需要的时间,使病人有思想准备。③引导患者抓住交谈的主题:a. 针对交谈主题要有准备、有计划地进行,护士应事先了解患者的资料,准备交谈提纲(计划),按顺序引导患者交谈,一般先主诉、一般资料开始,再引向过去健康状况及心理社会情况等;b. 患者叙述时,要注意倾听,不要催促,不要随意打断或提出新的话题,要有意识地引导病人抓住主题,对患者的陈述或提出的问题,应给予合理的解释和适当的反应,如点头、微笑;c. 交谈完毕,应对所交谈内容小结,并征求患者的意见,向患者致谢。

小结提示:交谈法有正式交谈和非正式交谈。正式交谈是事先通知护理对象,有计划地交谈,如入院评估时的收集资料。非正式交谈是指护士日常工作中与护理对象随意而自然地交谈,无需事先拟定计划。

(3) 护理体格检查:护士运用视诊、触诊、叩诊、听诊、嗅等方法,对护理对象身体各系统顺序地进行全面的体格检查,从而达到收集资料的目的。如生命体征、身高等信息。

(4) 查阅资料:查阅患者的医疗病历、护理病历、辅助检查结果等。

6. 资料的整理与记录

(1) 资料的整理:将收集的资料进行分类整理,目的在于避免重复和遗漏。临床上常用的是按马斯洛的基本需要层次理论分类。①生理需要:如生命体征、饮食、活动等。②**安全需要**:如对环境的陌生、对手术的恐惧等。③**爱与归属的需要**:如想念亲人、害怕孤独等。④**自尊与被尊敬的需要**:如因疾病导致的自卑感等。⑤自我实现的需要:如担心住院会影响工作、学习等。

(2) 记录:①收集的资料要及时记录。②**主观资料的记录应尽量用患者自己的语言**,并加引号。③客观资料的记录应**使用医学术语**,所描述的词语应准确,应正确反映病人的问题,避免护士的主观判断和结论。

单元测试题 1

1. 患者,女,70岁。因心肌梗死收治入院。护士为其安排床位后到床边与其交谈,关于交谈理解**不正确**的是 ( )
   A. 可通过交谈为患者提供心理护理　　B. 交谈的目的是获取患者的病情和心理反应的资料
   C. 交谈前都须先拟定计划　　D. 交谈时应不受干扰
   E. 护士与护理对象之间的交谈是一种有目的的活动

2. 属于护理程序评估阶段的内容是 ( )
   A. 收集分析资料　　B. 确定预期目标　　C. 制定护理计划　　D. 实施护理措施
   E. 评价护理效果

3. 评估是护理程序的开始,应在 ( )
   A. 患者入院时进行　　B. 患者出院时进行
   C. 遵医嘱进行　　D. 患者要求时进行
   E. 从入院开始到出院

4. 患者,女,23岁。因急性心肌炎入院,护士进行评估收集资料,全部属于**主观资料**的是 ( )
   A. 气促、感觉心慌、心率快　　B. 心悸、疲乏、周身不适
   C. 心动过速、发热　　D. 感觉心慌、发热、疲乏
   E. 心动过速、气促、发热

5. 患者,女,25岁。因头痛、头晕入院,护士为其进行评估。属于**主观资料**的是 ( )
   A. 患者的感受　　B. 护士用手触摸到的感受
   C. 实验室检查结果　　D. 护士用眼睛观察到的资料
   E. 对其进行身体评估得到的资料

6. 患者,男,25岁。因转移性右下腹痛入院,护理人员按护理程序为其护理,**不正确**的是 ( )
   A. 护理程序的目标是减轻患者的痛苦　　B. 护理程序是指导护士发现问题及解决问题的工作方法
   C. 护理程序是以系统论为理论框架　　D. 护理程序是对护理对象进行整体护理
   E. 护理程序是一个有计划的、具有决策与反馈功能的过程

注:护理程序是以促进和恢复患者的健康为目标,而不仅仅是减轻痛苦。

7. 属于**主观资料**的是 ( )
   A. 体温38.0 ℃　　B. 黄疸　　C. 发绀　　D. 头晕
   E. 颈项强直

8. 患者,女,45岁。因高血压入院,护士收集到以下资料,属于患者**客观资料**的内容是 ( )
   A. 咽喉部充血　　B. 头晕头痛　　C. 不想吃饭　　D. 感到恶心
   E. 全身无力

9. 属于**客观**方面的健康**资料**是 ( )
   A. 头晕目眩　　B. 恶心　　C. 肌肉酸痛　　D. 全身发热
   E. 脉率80次/分钟

10. 患儿,3岁。诊断为先天性心脏病,护士对其进行评估时,不属于资料间接来源的是 ( )
    A. 对患儿进行体检　　B. 病历
    C. 患者家属　　D. 医疗文献
    E. 其他医务人员

11. 患者,女,29岁。因慢性贫血入院,护士收集资料时选用的方法**错误**的是 ( )
    A. 查阅实验室检查结果　　B. 护士与患者交谈
    C. 对患者进行身体评估　　D. 与患者家属沟通
    E. 护士的评论

12. 患儿,2岁,因支原体肺炎入院,平时由保姆照顾,此时收集资料的主要来源是指 ( )
    A. 患儿母亲   B. 患儿   C. 患儿父亲   D. 文献资料
    E. 患儿保姆

13. 患者,男,50岁。以"急性阑尾炎"收住院。入院观察患者呈急性面容,蜷曲体位。这种收集资料的方法属于 ( )
    A. 视觉观察法   B. 触觉观察法   C. 听觉观察法   D. 嗅觉观察法
    E. 味觉观察法

14. 患者,男,71岁,因呼吸窘迫综合征入院。护士系统地评估患者的健康情况,其中通过触觉可获得的资料是 ( )
    A. 意识状态   B. 营养状态   C. 脉搏的节律   D. 皮肤的颜色
    E. 呼吸的频率

15. 对患者进行心理社会评估的最主要方法是 ( )
    A. 体格检查   B. 交谈和观察   C. 心理社会测试   D. 阅读相关资料
    E. 使用疼痛评估工具

16. 患者,女,75岁。护士在巡视病房时发现其呼出的气体有烂苹果味。护士收集资料的方法属于 ( )
    A. 视觉观察法   B. 触觉观察法   C. 听觉观察法   D. 嗅觉观察法
    E. 味觉观察法

(17~18题共用题干)
患者,女,38岁。因腹痛伴发热、恶心、呕吐,以急性胃肠炎收住院,入院时患者呈急性面容,精神委靡。查体:体温38.1℃,粪便呈水样。

17. 属于主观资料的是 ( )
    A. 腹痛   B. 恶心、呕吐   C. 体温38.1℃   D. 水样粪便
    E. 体液不足

18. 对患者首先应解决的护理问题是 ( )
    A. 精神委靡   B. 体液不足   C. 疼痛   D. 焦虑
    E. 发热:体温38.1℃

19. 关于护理程序的概念,描述正确的是 ( )
    A. 一种护理工作的分工类型   B. 一种护理工作的简化形式
    C. 一种护理操作的模式   D. 一种系统的解决护理问题的方法
    E. 一种护理活动的动态过程

20. 护理程序的理论基础**不包括** ( )
    A. 系统论   B. 解决问题论   C. 压力适应论   D. 信息交流论
    E. 人的基本需要层次论

21. 下列属于护理程序的理论框架的是 ( )
    A. 控制论   B. 系统论   C. 信息论   D. 应激理论
    E. 解决问题理论

22. 在护理程序中,指导护理活动的思想核心是 ( )
    A. 以提高护理质量为中心   B. 以医院管理的重点任务为中心
    C. 以医院的利益为中心   D. 以执行医嘱为中心
    E. 以护理的服务对象为中心

23. 护理程序的5个基本步骤依次为 ( )
    A. 评估、诊断、计划、实施、评价   B. 诊断、评估、计划、实施、评价
    C. 评估、计划、诊断、实施、评价   D. 诊断、评估、实施、计划、评价
    E. 计划、诊断、评估、实施、评价

24. 通过交谈法收集病人资料时,**错误**的是 ( )
    A. 告知交谈的目的和交谈所需的时间   B. 耐心地倾听,及时给病人反馈
    C. 选择适宜的交谈环境   D. 让病人畅所欲言,切忌打断话题
    E. 依交谈提纲收集资料

25. 以下哪项与护理程序的叙述**无关** ( )
    A. 是对疾病进行诊断的过程   B. 以促进和恢复病人的健康为目标
    C. 是一系列有计划、有目的的护理活动   D. 是一个综合的、动态的、具有决策和反馈功能的过程
    E. 要求对护理对象进行主动和全面的护理

26. 护士收集健康资料的目的,**不正确**的是 ( )
    A. 为制订护理计划提供依据   B. 了解患者的隐私,为确立护理诊断提供依据
    C. 为评价护理效果提供依据   D. 为护理科研积累资料

E. 为了解患者的心理特征,选择护理实施方法提供依据

27. 患者,女,30岁。因上肢骨折急诊入院,护士与其交流时运用的理论是 （   ）
    A. 系统论　　　　　B. 信息交流论　　　　　C. 压力适应论　　　　　D. 解决问题论
    E. 层次需要论

28. 患者,女,因胆囊结石入院,次日将接受胆囊切除术。术前各项准备工作已做好,但患者仍焦虑不安。此时应满足患者的 （   ）
    A. 生理需要　　　　B. 安全需要　　　　　C. 爱与归属的需要　　　D. 自我实现的需要
    E. 尊敬与被尊敬的需要

29. 护士获取**客观健康资料**的主要途径是 （   ）
    A. 阅读病历及健康记录　　　　　　　　　B. 患者家属的陈述
    C. 观察及体检获取　　　　　　　　　　　D. 患者的主管医生提供
    E. 患者朋友提供

30. 护士小刘在评价某患者护理效果时,发现护理目标未能完全实现。护士长分析其原因,发现问题在护理评估阶段。小刘收集资料**不妥**的地方是 （   ）
    A. 通过阅读检验报告获得检验结果　　　　B. 通过医生的病例记录获得体格检查资料
    C. 通过与患者交谈获得主观资料　　　　　D. 通过与患者家属交谈获得相关信息
    E. 通过观察和体格检查获得客观资料

31. 下列属于病人**一般资料**的是 （   ）
    A. 心率、血压、脉搏、呼吸　　　　　　　B. 患病史、婚育史、药物过敏史
    C. 姓名、性别、年龄、民族、职业　　　　D. 性格特征、情绪状态、康复信心
    E. 家庭关系、经济状况、工作环境

32. 属于患者**社会状况**的资料是 （   ）
    A. 应激水平与应对能力　　　　　　　　　B. 患者的人格特点
    C. 患者对健康的认识　　　　　　　　　　D. 患者的经济状况
    E. 患者对医务人员的期望

33. 收集健康资料,**不包括**的信息是 （   ）
    A. 患者的年龄、民族、职业　　　　　　　B. 既往病史
    C. 患者的家庭经济情况　　　　　　　　　D. 家属的业余爱好
    E. 患者的饮食状况

34. 患者入院后护士收集相关资料可以**除外**的是 （   ）
    A. 患者的年龄、民族、职业、宗教信仰　　B. 患者的对健康和疾病的认识、精神及情绪状态
    C. 患者的现病史　　　　　　　　　　　　D. 患者的手术、过敏史
    E. 患者家庭成员的生活方式

35. 患者,男,56岁,心前区压榨样疼痛4小时来诊。查体:痛苦面容、冷汗,呼吸28次/分,脉搏110次/分,血压90/56 mmHg。主诉恐惧。为评估病情,护士应重点收集的资料是 （   ）
    A. 遗传史　　　　　B. 吸烟史　　　　　　C. 酗酒史　　　　　　D. 心绞痛病史
    E. 生活习惯

36. 有关资料收集的叙述,以下哪项是**不准确**的 （   ）
    A. 资料有主观资料和客观资料　　　　　　B. 客观资料是通过观察、体检等获得的资料
    C. 主观资料只能由病人本人提供　　　　　D. 要客观记录病人的主述
    E. 资料的记录不应带有主观结论

37. 护士收集资料的方法应**除外** （   ）
    A. 交谈　　　　　　B. 体格检查　　　　　C. 书写护理记录单　　D. 观察
    E. 阅读有关资料

38. 以下客观资料,记录**正确**的是 （   ）
    A. 每天排尿1~2次,量少　　　　　　　　B. 每天饮水5次,每次约200 ml
    C. 咳嗽剧烈,有大量粘痰　　　　　　　　D. 每餐主食2碗,1日3餐
    E. 持续低热1个月,午后明显

39. 健康评估时,患者的资料**不应**来自 （   ）
    A. 患者自述　　　　B. 配偶介绍　　　　　C. 病历记录　　　　　D. 护士的主观想象
    E. 其他医务人员

40. 面对老年患者进行健康史采集时,应注意 （   ）
    A. 交谈一般从既往史开始　　　　　　　　B. 以封闭性问题为主

C. 始终保持亲密距离
D. 一定要耐心倾听,不要催促
E. 当老年人主诉远离主题时,不要打断

(41~42题共用题干)
患者,女,35岁。自述在机关工作,因经常加班、出差和应酬,而家人对其情况不能理解,使其出现了焦虑、失眠等。

41. 以上资料属于哪项内容 ( )
   A. 患者的一般情况　　B. 患者的生活状况　　C. 患者的心理状况　　D. 患者的社会情况
   E. 患者的自理状况

42. "焦虑"属于哪种类型资料 ( )
   A. 主观资料　　B. 客观资料　　C. 健康资料　　D. 一般资料
   E. 检查资料

43. 患者,男,40岁。自感全身不适前来就诊,急诊护士发现他面色苍白,出冷汗,呼吸急促,主诉腹痛剧烈。医生处理后,患者被留住观察室,护士评估患者时,下述哪项是**客观资料** ( )
   A. 面色苍白　　B. 感到恶心　　C. 腹痛难忍　　D. 睡眠不佳
   E. 心慌不适

44. 患者,男,60岁,冠心病患者,护士护理评估时**不需要**收集的资料是 ( )
   A. 患者的既往史、住院史、用药史　　　　B. 患者的社会支持系统、经济状况
   C. 患者家庭成员的婚育史　　　　　　　　D. 患者的活动方式及自理程度
   E. 患者的职业、婚姻状况、心理状态

45. 护理程序的第一步且贯穿护理程序全过程的是 ( )
   A. 评估　　B. 诊断　　C. 计划　　D. 实施
   E. 评价

46. 患者,男,25岁。因腹痛、腹泻2天,诊断为急性肠炎入院。护理体检:精神萎靡,体温39.6 ℃,粪便呈水样。在护士为其收集的资料中,属于主观资料的是 ( )
   A. 腹部脐周阵发性隐痛4小时　　　　　　B. 呕吐物有酸臭味,量约400 ml
   C. 体温39.6 ℃　　　　　　　　　　　　D. 粪便稀黄,含有少量血便
   E. 痛苦面容,精神萎靡

47. 对常规新住院患者,在值班医生未到达前护士**首先**应 ( )
   A. 测生命体征,建立静脉通路　　　　　　B. 向患者及家属了解病情,耐心解释
   C. 记录病人来院时间,病情变化　　　　　D. 抽血标本
   E. 收集资料,评估患者

48. 患者,女,22岁,患糖尿病多年,注射胰岛素控制血糖。近三天因上呼吸道感染,体温39.2 ℃,食欲减退、恶心、呕吐、腹痛。护理查体:呼吸深大,可闻及烂苹果味,皮肤干燥。护士为患者评估并进行资料记录。下列有关资料记录描述**不正确**的是 ( )
   A. 资料描述应清晰简洁　　　　　　　　　B. 避免护士的主观判断和结论
   C. 记录应及时　　　　　　　　　　　　　D. 避免使用含糊不清的词语
   E. 主观和客观资料应尽量用患者原话

49. 患者,女,42岁。因自觉头晕头痛不适而入院,门诊以"重感"收治入院,责任护士在收集记录患者资料时,错误的是 ( )
   A. 客观资料应避免护士带自己的判断　　　B. 收集完毕及时记录
   C. 客观资料的记录尽量使用医学术语　　　D. 主观资料护士不能自己判断
   E. 主观资料的记录只能用患者自己的语言

50. 护士收集资料的方法**不包括** ( )
   A. 观察　　B. 交谈　　C. 护理体格检查　　D. 实验室检查
   E. 查阅资料

51. **患者资料最主要的来源是** ( )
   A. 患者本人　　B. 患者病历　　C. 患者家属　　D. 患者的营养师
   E. 患者的主管医生

52. 下列信息中,属于客观资料的是 ( )
   A. 头痛两天　　B. 感到恶心　　C. 体温39.1 ℃　　D. 不易入睡
   E. 常有咳嗽

53. 护理工作中,护士观察患者病情的最佳方法是 ( )
   A. 多倾听交班护士的汇报　　　　　　　　B. 经常与患者交谈,增加日常接触
   C. 经常与家属交谈,了解患者需要　　　　D. 多加强医护间的沟通

E. 经常查看护理记录

54. 慢性肺心病患者的心理社会状况评估内容不包括　　　　　　　　　　　　　　　　　　　　　（　　）
　　A. 家庭角色和家庭关系的变化　　　　　　　　B. 经济问题
　　C. 社会孤立　　　　　　　　　　　　　　　　D. 失业问题
　　E. 治疗方案

55. 患者，男，79岁。因患ARDS（急性呼吸窘迫综合征）入住ICU。病情缓解后，患者对护士说："我见不到孩子、老伴，心里不舒服"。这表明该患者存在　　　　　　　　　　　　　　　　　　　　　　　　　　　　　　　（　　）
　　A. 生理需要　　　　B. 安全需要　　　　C. 爱与归属的需要　　　　D. 自我实现的需要
　　E. 尊敬与被尊敬的需要

（二）护理诊断

1. 概念　**护理诊断**是指关于个人、家庭或社区对现存的或潜在的**健康问题**或**生命过程**反应的一种临床判断，是护士为达到预期目标（预期结果）选择护理措施的基础，并且由护士负责制定预期目标。

2. 护理诊断的组成　包括**名称**、**定义**、**诊断依据**和**相关因素**。

（1）名称：是对护理对象健康问题的概括性描述。①**现存的**：是指护理对象目前已经存在的健康问题，如"皮肤完整性受损：与局部组织长期受压有关"。②**危险的（潜在的）**：是指有危险因素存在，如不采取相应的护理措施，就有可能发生健康问题。如"有皮肤完整性受损的危险：与皮肤水肿有关"。③**健康的**：是个人、家庭、社区从特定的健康水平向更高的健康水平发展的护理诊断，如"执行治疗方案有效"。

（2）定义：是对**名称**的一种**清晰、准确的描述**，并以此与其他诊断相鉴别。如：**体温过高**的定义为个体处于体温高于正常范围的状态。

（3）诊断依据：是做出该护理诊断时的临床判断标准，即**相关的症状、体征和有关的病史**。可分为：①**必要依据**：是指做出某一护理诊断所必须具备的依据。②**主要依据**：是指做出某一护理诊断通常需具备的依据。③**次要依据**：是对做出某一护理诊断有支持作用，但每次不一定必须存在的依据。

（4）相关因素：是指影响个体健康的直接因素、促发因素或危险因素，包括病理、生理、治疗、情境、年龄等方面因素。

3. 护理诊断的陈述方式　护理诊断的陈述包括三个要素：**问题**(P)，即护理诊断的名称；**症状和体征**(S)，也包括实验室、器械检查结果；**病因**，即相关因素(E)，多用"与……有关"来陈述。又称为PSE**公式**。

（1）三部分陈述即PSE方式，多用于**现存的护理诊断**。

　　例如：**气体交换受损**(P)：发绀、呼吸困难、PaO_2 为 5.3 kPa(S)，与阻塞性肺气肿有关(E)。

（2）二部分陈述即PE方式，因危险目前尚未发生，因此没有S，只有P、E，多用于"**有危险的（潜在的）**"护理诊断。例如：**有皮肤完整性受损的危险**(P)：与长期卧床有关(E)。

（3）一部分陈述只有P，**多用于健康的护理诊断**。例如：母乳喂养有效(P)。

4. 书写护理诊断的注意事项　①护理诊断的陈述应**简明、准确、规范，应该为护理措施提供方向**，对相关因素的陈述必须详细、具体、容易理解。②1项护理诊断只针对1个护理问题。③避免与**护理目标、护理措施、医疗诊断**相混淆。④护理诊断必须是以所收集的资料作为诊断依据。⑤确定的问题必须是护理措施能解决的问题。⑥护理诊断不应有易引起法律纠纷的描述。

5. 医护合作性问题　合作性问题是由**护士与医生共同合作才能解决的问题**，多指因脏器的病理生理改变所致的**潜在并发症**。但并非所有的并发症都是合作性问题，能够通过护理措施干预和处理的，属于护理诊断，不能预防或独立处理的并发症，则属于合作性问题。对于合作性问题，护士应将监测病情作为护理的重点，及时发现病情变化，并与医生合作共同处理。**陈述方式**，即"**潜在的并发症……**"。

6. 护理诊断与医疗诊断的区别（表1-1）。

表1-1　护理诊断与医疗诊断的区别

区别点	护理诊断	医疗诊断
对象	个体、家庭、社区	个体
内容	是个体对健康问题的反应，随着患者反应变化而变化	是一种疾病，其名称在病程中保持不变
方法	护理干预	药物、手术、放疗手段
决策者	护理人员	医疗人员
职责范围	护理职责范围内进行	医疗职责范围内进行
问题状态	现存的或潜在的	多是现存的
数量	可同时有多个	1个疾病1个诊断
陈述方式	PSE	特定的疾病名称或专有名词
举例	胸疼：与心肌缺血缺氧有关	冠心病

（三）**护理计划** 护理计划是护理程序中的具体决策过程,是护士与护理对象合作,以护理诊断作为依据制定护理目标和护理措施,是解决护理诊断中确定的健康问题建立最简单有效计划过程。

1. 认定优先次序

(1) 排序原则:①**优先解决直接危及生命、需立即解决的问题**。②**按马斯洛层次需要论,先解决低层次需要,再解决高层次需要**,必要时适当调整。③在不违反治疗、护理原则的基础上,可优先解决患者认为最重要的问题。④**优先解决现存的问题**,但不要忽视潜在的、有危险性的问题。

(2) 排列顺序:①**首要问题**:指直接威胁患者生命,需要立即解决的问题,如气体交换受损。②**中优问题**:不直接威胁的生命,但能造成躯体或精神上的损害的问题,如压力性尿失禁、腹泻等。③**次优问题**:在发展和生活变化中所产生的问题,可稍后解决。

常见首要问题:①**支气管扩张**:清理呼吸道无效或窒息(病人出现咯血时)。②**心肌梗死**:疼痛。③**上消化道大出血、异位妊娠、产后大出血**:体液不足或有体液不足的危险。④**急性感染性喉炎**:低效型呼吸形态。⑤**肺炎链球菌肺炎**:高热。⑥**维生素D缺乏性手足搐搦症**:有窒息的危险。

2. 制定护理目标 是指患者接受护理后,期望达到的健康状态或行为的改变,即最理想的**护理效果**。

(1) 分类:①**近期目标**:一般指7天以内可达到的目标,如患者在7天内会正确地为自己注射胰岛素。②**远期目标**:指需较长时间才能实现的目标(通常需要几周或几个月)。如3个月内,患者能做到基本生活自理。

(2) 陈述公式:**主语＋谓语＋行为标准＋条件状语和评价时间**。其中**主语**是护理对象时可以省略。

例:3日内　　　 病人　　　　拄拐杖　　　　行走　　　　50米
　　评价时间　　 主语　　　　条件状语　　　谓语　　　　行为标准

(3) 陈述目标的注意事项:①主语是患者或患者身体的一部分。②必须切实可行,属于护理工作范围。③目标应具有针对性,1个目标针对1个护理诊断。④**必须具体、可观察和测量,有具体日期**。⑤应与医疗工作相协调。

3. 设定护理计划(制定**护理措施**)

(1) 内容:包括协助患者完成生活护理、治疗性措施、危险问题的预防、病情及心理活动的观察、健康教育与咨询、提供心理支持和制订出院计划。

(2) 类型:①**独立性护理措施**:在护士职责范围内,根据所收集的资料,经过独立思考、判断所决定的措施。②**依赖性护理措施**:需要医嘱才能执行的措施。③**协作性护理措施**:需要医护合作完成的措施。

小结提示:**依赖性**的护理措施即**执行医嘱**,**独立性**的护理措施即**护士自主决定**,如**健康教育、病情观察**等,协作性的护理措施即**护士与其他医务人员合作**,如饮食护理、康复护理等。

(3) 注意事项:①护理措施应充分利用现有的设备、经济实力和人力资源。②护理措施应针对护理目标。③应符合实际,体现个体化的护理。④护理措施内容应具体、明确、全面。⑤应保证病人的安全。⑥应有科学的理论依据。⑦应与医疗工作相协调。

4. 计划成文 将护理诊断、护理目标、护理措施、效果评价等按一定格式书写成文,即构成护理计划。

（四）**实施** 实施是将护理计划付诸行动,实现护理目标的过程。实施的内容:将护理计划内的护理措施进行分配和实施。实施步骤:实施护理计划的过程可分为3步,即准备、实施、记录。实施方法有:护士完成、与其他医务人员合作完成以及指导患者及家属共同参与完成。

（五）**评价** 评价是将患者的健康状况与预期目标进行有计划、有系统地比较并做出判断的过程。通过评价,可以了解患者是否达到了预期的护理目标。**评价虽然是护理活动的最后一步,但评价实际上是贯穿于护理活动的全过程**。

1. 评价方式 ①护士自我评价。②护士长、护理教师、护理专家的检查评定。③护理查房。

2. 评价内容 包括护理过程、护理效果和目标实现程度。其中最重要的是**护理效果的评价**。护理目标实现的程度分为:①目标完全实现。②目标部分实现。③目标未实现。

3. 评价步骤 ①收集资料。②判断护理效果。③分析原因。④修订计划。

小结提示:护理评估→系统收集资料;护理诊断→明确病人的护理问题;护理计划→确定护理目标并制定护理措施;护理实施→执行护理计划;护理评价→评价预期目标是否实现。

三、护理病案的书写

护理病案包括以下5个方面的内容:

1. **患者入院护理评估单** 用于对新患者进行初步的护理评估,找出患者的健康问题,提出护理诊断。

2. 护理**计划单** 即对患者实行护理的具体方案。

3. 护理**记录单** 记录患者健康状况和护理措施实施情况。采用PIO格式进行记录:P(problem):**表示患者健康问题**;I(intervention):**针对患者的健康所采取的护理措施**;O(outcome):**护理后的效果**。

4. 住院患者护理评估单 护士对分管患者视病情每班、每天或数天进行评估。内容可视病情而定。

5. 患者**出院护理评估单** 包括健康教育、护理小结、评价3个部分。

(1) 健康教育:①针对所患疾病制订的标准宣教计划。②与患者一起讨论有益的或有害的生活习惯。③指导患者主动参与并寻找现存的或潜在的健康问题。④出院指导:针对患者现状,提出在生活习惯、饮食、服药、功能锻炼、定期复查等方面的注意事项。

(2) 护理小结：目标是否达到、护理问题是否解决、护理措施是否落实、护理效果是否满意。

英文缩写含义：①护理诊断的陈述方式(PSE 公式)：**P** 即护理问题，**S** 即症状和体征，**E** 即病因相关因素。②护理记录单(PIO 格式)：**P** 即护理问题，**I** 即护理措施，**O** 即效果。③心肺复苏的 CAB：**C** 即胸外心脏按压，**A** 即开放气道，**B** 即人工呼吸。④护理管理中的 PDCA 循环：**P** 即计划，**D** 即实施，**C** 即检查，**A** 即处理。

单元测试题 2

1. 护理诊断 PSE 公式中，S 代表 （　　）
   A. 护理问题　　　B. 病人的既往史　　　C. 症状和体征　　　D. 护理措施
   E. 相关因素

2. 患者，女，49 岁。因"转移性右下腹痛 12 小时"以"急性阑尾炎"收住院，查体：精神萎靡，蜷曲体位，体温 39.5 ℃，右下腹压痛、反跳痛明显。对该患者护理诊断的描述，正确的是 （　　）
   A. 急性阑尾炎
   B. 高热：体温 39.5 ℃，由于阑尾炎症所致
   C. 体温过高：39.5 ℃，与阑尾炎有关
   D. 萎靡：由于高热、疼痛所致
   E. 腹痛：炎症引起

3. 护理诊断指出护理方向，有利于（评估有利于收集客观资料，诊断有利于制订护理措施，计划有利于实施护理措施，实施有利于进行护理评估，评价有利于修改护理计划） （　　）
   A. 收集客观资料　　　　　　　　　　　　B. 制定护理措施
   C. 实施护理措施　　　　　　　　　　　　D. 进行护理评估
   E. 修改护理计划

4. 护理计划设定优先顺序时，下列哪项是**错误**的 （　　）
   A. 威胁到患者生命需立即解决的问题　　　B. 根据马斯洛的人类基本需要层次理论排列
   C. 重视有潜在的并发症有危险性的问题　　D. 考虑患者认为最重要的问题优先解决
   E. 根据护士的感觉采取行动

5. 应首先安排急诊处理的患者是 （　　）
   A. 急性胃肠炎　　　B. 白血病　　　C. 急性肾炎　　　D. 肾绞痛
   E. 严重颅脑损伤

6. 患者，男，76 岁。以"慢性阻塞性肺气肿"收住院。护士在收集资料时认为目前存在以下问题，属于首选的问题是 （　　）
   A. 清理呼吸道无效　　　B. 营养不良　　　C. 知识缺乏　　　D. 恐惧
   E. 疼痛

7. 患者，男，35 岁。因严重脑外伤住院，评估患者后，确认患者存在以下健康问题，你认为应优先解决的是 （　　）
   A. 皮肤完整性受损　　　B. 有窒息的危险　　　C. 语言沟通障碍　　　D. 营养缺乏
   E. 便秘

8. 患者，男，40 岁。出租车司机。因肺炎球菌性肺炎入院，患者咳嗽，呼吸困难，自觉头胀痛，恶心，不思饮食，全身无力。体温 39.2 ℃，脉搏 120 次/分，呼吸浅快，皮肤口唇发绀。要求医生尽快治好疾病回去工作。排列在首位的护理诊断应该是 （　　）
   A. 舒适的改变：疼　　　B. 气体交换受损　　　C. 活动无耐力　　　D. 体温过高
   E. 焦虑

9. 患者，男，57 岁。有发作性心前区疼痛史 2 年，因平日工作较忙，未就诊检查治疗。2 小时前，患者因急而发生持续性心前区压榨性疼痛，面色苍白，出冷汗，烦躁不安，有濒死感，急诊入院，诊断为冠心病急性广泛前壁心肌梗死，医嘱绝对卧床休息。护士评估后作出如下护理诊断，排在首位的是 （　　）
   A. 潜在并发症：心源性休克
   B. 胸痛：与心肌缺血、坏死有关
   C. 恐惧：对心肌梗死可能致死感到恐惧
   D. 知识缺乏：缺乏有关冠心病预防的知识
   E. 进食、如厕、卫生自理缺陷：与心肌梗死后 24 小时之内绝对卧床休息有关

10. 陈述预期目标时**主语**应是 （　　）
    A. 主管护士　　　B. 主治医生　　　C. 护理对象　　　D. 检验人员
    E. 患者家属

11. 描述完整准确的护理目标是 （　　）
    A. 使患者 1 周内下床活动　　　　　　　B. 护士协助患者下床活动
    C. 患者在帮助下能下床活动　　　　　　D. 患者在 2 周内借助支撑物下床活动
    E. 患者能下床活动

12. 患者，男，65 岁。高血压病史 30 年，因情绪激动，呼吸急促，左胸部剧烈疼痛，以"急性心肌梗死"收住院。对该患者的护理，属于**依赖性护理措施**的是 （　　）
    A. 遵医嘱应用止痛药　　　　　　　　　B. 观察吸氧后的病情变化

C. 嘱患者绝对卧床休息
D. 通知营养科调整患者饮食
E. 安定患者情绪,进行心理护理

13. 患者,女,70岁。胃大部切除术后第3天,体温39.2℃。在护理患者的过程中,属于**独立性护理措施**的是 ( )
    A. 检查血常规,看白细胞数量
    B. 用温水帮患者擦浴
    C. 遵医嘱发退热药
    D. 通知营养科调整患者饮食
    E. 开放静脉通道,点滴抗生素

14. 护理诊断的组成是 ( )
    A. 名称、定义、症状体征
    B. 问题、相关因素、症状体征
    C. 问题、定义、相关因素
    D. 名称、定义、诊断依据及相关因素
    E. 名称、问题、相关因素及症状体征

15. 护理诊断的内容是针对 ( )
    A. 患者疾病潜在的病理过程
    B. 患者的疾病病理过程
    C. 患者的疾病
    D. 患者疾病的病理变化
    E. 患者疾病所做出的行为反应

16. 以下哪项**不是**护理诊断 ( )
    A. 体液过多
    B. 营养失调
    C. 活动耐力下降
    D. 急性胰腺炎
    E. 体温过高

17. 以下哪项护理诊断不妥 ( )
    A. 营养高于机体需要量:与进食过多有关
    B. 皮肤完整性受损:与长期卧床有关
    C. 眼球突出:与甲亢有关
    D. 自理能力丧失:与手术全麻有关
    E. 便秘:与生活方式改变有关

18. 患者,女,73岁,肺气肿15年,因胸闷、憋气、烦躁不安就诊。查体:呼吸30次/分,鼻翼扇动,发绀。护士为患者制定护理计划,其主要的健康问题是 ( )
    A. 清理呼吸道无效
    B. 气体交换受损
    C. 肺气肿
    D. 肺部炎症
    E. 自主呼吸困难

19. 有危险的护理诊断的书写格式常用 ( )
    A. PES公式
    B. PE公式
    C. PS公式
    D. P公式
    E. ES公式

20. 下列有关护理诊断的陈述,**错误**的是 ( )
    A. 问题的描述不应使用医疗诊断用语
    B. 一个诊断可针对多个护理问题
    C. 护理诊断决策者是护理人员
    D. 护理诊断应以充分的主、客观资料为依据
    E. 护理诊断应是护理范围内可以解决的问题

21. 护理诊断中"潜在并发症"是指 ( )
    A. 合作性问题
    B. 潜在性问题
    C. 现存性问题
    D. 是护理措施能够解决的问题
    E. 是医生才能解决的问题

22. 下列属于医护合作性问题的是 ( )
    A. 睡眠形态紊乱:与环境陌生有关
    B. 潜在并发症:脑出血
    C. 便秘:与长期卧床有关
    D. 有皮肤完整性受损的危险:与长期卧床有关
    E. 知识缺乏:与缺乏高血压病自我护理知识有关

23. 有关护理诊断和医疗诊断,下述哪项是**错误**的 ( )
    A. 护理诊断随病情变化而变化
    B. 护理诊断的决策者是护理人员也可以是医生
    C. 医疗诊断描述的是一种疾病
    D. 医疗诊断在疾病的发展过程中是相对稳定的
    E. 护理诊断描述的是个体对健康问题的反应

24. 关于护理诊断**不正确**的是 ( )
    A. 适应对象为个体、家庭和社区
    B. 在护士职责范围内可以解决的
    C. 是由护士决策的
    D. 一般在疾病中保持不变
    E. 研究护理对象的健康问题或对生命过程反应的判断

25. 护理诊断的正确排序标准是 ( )
    A. 按病情的轻重缓急,确定先后顺序
    B. 按病人症状出现的先后排列
    C. 以病人的主诉为标准
    D. 以护士的工作程序顺序为标准
    E. 无具体规定

26. 下列属于护理实施阶段工作内容的是 ( )

A. 收集资料　　　　　　B. 确定护理目标　　　　　C. 执行护理措施　　　　　D. 提出护理诊断
E. 评价预期目标

27. 患者，女，37岁，甲状腺囊肿，择期手术住院。护士为其提供整体护理，该护理模式的特点是　　（　　）
    A. 以治疗为中心　　　　B. 以家庭为中心　　　　　C. 以疾病为中心　　　　　D. 以患者为中心
    E. 以人的健康为中心

28. 患者，男，68岁，持续低热1周，以发热待查收入院。护士为其测量生命体征每天4次，此措施属于（　　）
    A. 护理管理　　　　　　B. 身体评估　　　　　　　C. 基础护理　　　　　　　D. 专科护理
    E. 健康教育

29. 患者，男，72岁，因右下肢股骨颈骨折入院，给予患肢持续牵引复位。患者情绪紧张，主诉患肢疼痛，评估病人后，护士应首先解决的健康问题是　　　　　　　　　　　　　　　　　　　　　　　　　　　　　　　　　　　　　（　　）
    A. 躯体移动障碍　　　　B. 焦虑　　　　　　　　　C. 生活自理缺陷　　　　　D. 疼痛
    E. 有皮肤完整性受损的危险

30. 根据病人健康问题的轻重缓急，将多个护理诊断按紧迫性的次序进行排序，可依据　　　　　　（　　）
    A. 一般系统论　　　　　B. 沟通理论　　　　　　　C. 基本需要层次论　　　　D. 应激与适应理论
    E. 自理模式

31. 对常规新住院病人，在值班医生未到达前护士首先应　　　　　　　　　　　　　　　　　　　　　　（　　）
    A. 测生命体征，建立静脉通路　　　　　　　　　　B. 向病人及家属了解病情，耐心解释
    C. 记录病人来院时间，病情变化　　　　　　　　　D. 收集资料，评估病人
    E. 抽血标本

32. 下列有关护理目标的叙述，哪项**不正确**　　　　　　　　　　　　　　　　　　　　　　　　　　　（　　）
    A. 一个目标只针对一个护理诊断　　　　　　　　　B. 制订的目标应切实可行
    C. 目标应具体、可测量　　　　　　　　　　　　　D. 目标的主语可以是患者，也可以是护士
    E. 目标是护理的结果而不是护理的过程

33. 患者，女，65岁，发热、咳嗽。查体：体温39.2℃，脉搏90次/分，呼吸24次/分；肺部少量湿啰音。护士对其制定的护理目标正确的是　　　　　　　　　　　　　　　　　　　　　　　　　　　　　　　　　　　（　　）
    A. 2天内护士协助患者维持正常体温　　　　　　　B. 2天内在护士指导下患者维持体温在38.5℃以下
    C. 2天内在护士指导下维持患者正常体温　　　　　D. 2天内在降温措施辅助下维持患者体温在38.5℃以下
    E. 在降温措施辅助下维持患者体温正常

34. 以下对护理目标的描述，正确的是　　　　　　　　　　　　　　　　　　　　　　　　　　　　　　（　　）
    A. 住院期间患者不发生便秘　　　　　　　　　　　B. 3天内护士应解除患者便秘
    C. 住院期间患者大便正常　　　　　　　　　　　　D. 3天内患者的习惯性便秘得到纠正
    E. 住院期间应使患者保持大便通畅

35. 属于护理程序计划阶段内容的是　　　　　　　　　　　　　　　　　　　　　　　　　　　　　　　（　　）
    A. 分析资料　　　　　　B. 提出护理诊断　　　　　C. 确定护理目标　　　　　D. 实施护理措施
    E. 评价患者反应

（36～38题共用题干）

男性，56岁。心绞痛病史5年，由于近日过度劳累，夜间突感心前区憋闷，胸骨后压榨性疼痛，口含硝酸甘油和速效救心丸疼痛不缓解，伴恶心、呕吐，大汗淋漓，遂被急送医院就诊。急诊医生以急性心肌梗死收住院。

36. 以下哪项**不属于**客观资料　　　　　　　　　　　　　　　　　　　　　　　　　　　　　　　　　（　　）
    A. 痛苦面容
    B. 被迫体位
    C. 一月前亲属在飞机失事中丧生，精神一直处于痛苦压抑之中
    D. 血压150/90 mmHg
    E. 心电图Ⅱ、Ⅲ、avF导联有Q波，ST段弓背向上抬高，T波倒置

37. 以下哪项**不是**正确的护理诊断　　　　　　　　　　　　　　　　　　　　　　　　　　　　　　　（　　）
    A. 心绞痛　　　　　　　B. 自理缺陷　　　　　　　C. 活动无耐力　　　　　　D. 恐惧
    E. 心输出量减少

38. 以下哪项是针对"活动无耐力"这一护理诊断制定的护理目标　　　　　　　　　　　　　　　　　（　　）
    A. 患者卧床期间生活需要得到满足　　　　　　　　B. 患者恢复到原来的日常生活自理能力
    C. 患者能运用有效方法缓解疼痛　　　　　　　　　D. 患者活动时不出现心律失常和缺氧表现
    E. 病人的生命体征在正常范围

（39～40题共用题干）

男，45岁。因车祸受伤送医院就诊。诊断：左下肢胫腓骨斜形骨折，收住院。查体：左下肢疼痛、肿胀、功能障碍。

39. 以下哪一项**不是**针对该患者病情所做的护理诊断 ( )
   A. 疼痛　　　　　　　　B. 躯体移动障碍　　　　C. 活动无耐力　　　　　D. 焦虑
   E. 有皮肤完整性受损的危险
40. 以下哪项**不是**根据该病人相关护理诊断制定的护理措施 ( )
   A. 解释有关骨折的相关知识　　　　　　　　B. 保持床单位的干燥、平整
   C. 给予必要的生活护理　　　　　　　　　　D. 保持环境安静，限制探视，保证其充分的睡眠
   E. 提供减轻疼痛的非药物方法，如分散注意力、保持舒适体位等
41. 护理记录常采用PIO形式，其中"O"代表的是 ( )
   A. 健康问题　　　　　　　　　　　　　　　B. 护理计划实施的效果
   C. 护理目标　　　　　　　　　　　　　　　D. 护理措施
   E. 护理诊断
42. 患者，男，41岁，颅脑外伤。主诉：剧烈头痛、头昏、视物不清。查体：呼吸10次/分钟，脉搏有力，血压160/120 mmHg。
   护士收集资料后为其制定护理计划。计划中应优先解决的健康问题是 ( )
   A. 皮肤完整性受损　　　　　　　　　　　　B. 潜在并发症：脑疝
   C. 潜在并发症：呼吸性碱中毒　　　　　　　D. 有感染的危险
   E. 睡眠形态改变
43. 关于护理诊断**排序**原则的描述，**错误**的是 ( )
   A. 优先解决直接危及生命的问题　　　　　　B. 先解决低层次需要，再解决高层次需要
   C. 必须先解决现存的护理诊断　　　　　　　D. 在有些情况下，可优先解决潜在的护理问题
   E. 在不违反治疗、护理原则的基础上，可优先解决患者认为最重要的问题
44. 近期目标是短时间内就能实现的，一般少于 ( )
   A. 1天　　　　　　　　B. 3天　　　　　　　　C. 5天　　　　　　　　D. 7天
   E. 12天
45. 护理病案**不包括** ( )
   A. 护理小结　　　　　　B. 护理计划单　　　　　C. 入院护理评估单　　　D. 体温单
   E. 护理记录单
46. 下列哪项**不属于**护理程序的评价内容 ( )
   A. 护理目标实现与否　　　　　　　　　　　B. 护理目标未实现的原因
   C. 有无新的健康问题　　　　　　　　　　　D. 护理诊断是否正确
   E. 全面详细收集患者资料
47. 下列关于护理评价描述，**错误**的是 ( )
   A. 护理评价是在护理措施实施后才进行　　　B. 护理评价最重要的内容是预期的目标是否实现
   C. 目标未实现时应重新进行护理评估　　　　D. 目标完全实现时可以停止原来的护理措施
   E. 包括收集资料、判断效果、分析原因、修订计划四个步骤
48. 患者，男，65岁。因脑出血导致偏瘫，下列哪项**不属于**该患者护理诊断的**相关因素** ( )
   A. 体温过高　　　　　　　　　　　　　　　B. 活动少，肠蠕动减慢
   C. 咳嗽无力　　　　　　　　　　　　　　　D. 环境改变
   E. 长期卧床
   注：相关因素是导致护理对象出现健康问题的直接因素、促发因素或危险因素。常见有病理、生理、治疗、情境、年龄等方面因素。体温过高是护理<u>诊断名称</u>，而非护理诊断<u>相关因素</u>。
49. 患者，男，28岁。因胆囊结石收治入院，拟行腹腔镜下胆囊切除术。下列属于依赖性护理措施的是 ( )
   A. 生活护理　　　　　　B. 健康指导　　　　　　C. 制订出院计划　　　　D. 输液
   E. 术前禁食禁饮
50. 患者，女，38岁。子宫全切术后第2天，主诉伤口疼痛不敢咳嗽，指导其双手保护伤口进行有效咳嗽，1小时后观察其
   痰液排出情况，属于 ( )
   A. 效果评价　　　　　　B. 过程评价　　　　　　C. 自我评价　　　　　　D. 护理查房
   E. 评估
51. 患者，女，29岁。因急性肾盂肾炎而入院。护士评估患者后为其填写入院护理评估单，以下哪项内容错误 ( )
   A. 一般资料　　　　　　B. 自理程度　　　　　　C. 体格检查　　　　　　D. 用药情况
   E. 心理状态
52. 男，56岁。因蛛网膜下隙出血而入院，患者深度昏迷。责任护士为其做好护理计划，其计划单内容哪项不对 ( )
   A. 护理诊断　　　　　　B. 护理新程序　　　　　C. 护理目标　　　　　　D. 护理措施
   E. 效果评价

53. 护理诊断的内容是针对 ( )
    A. 患者疾病潜在的病理发展过程 B. 患者疾病的病理发展过程
    C. 患者的疾病 D. 患者疾病的病理变化过程
    E. 患者对疾病所作出的行为反应
54. 关于护理诊断不正确的是 ( )
    A. 适应对象为个体、家庭和社区 B. 研究护理对象的健康问题或对生命过程反应的判断
    C. 在护士职责范围内可以解决的 D. 一般在疾病中保持不变
    E. 是由护士决策的
55. 患者,男,25岁,"颅脑外伤"入院。护士对处于昏迷状态的患者评估后,确认患者存在以下健康问题,其中应优先解决的问题是 ( )
    A. 大便失禁 B. 皮肤完整性受损 C. 活动无耐力 D. 沟通障碍
    E. 清理呼吸道无效
56. 属于健康性护理诊断的是 ( )
    A. 活动无耐力 B. 清理呼吸道无效 C. 有窒息的危险 D. 母乳喂养有效
    E. 语言沟通障碍
57. 对患者进行健康教育属于 ( )
    A. 独立性护理措施 B. 非独立性护理措施
    C. 协作性护理措施 D. 依赖性护理措施
    E. 辅助性护理措施

第二节 医院和住院环境

一、概述

(一) 医院的概念、任务

1. 概念 医院是运用医学科学理论和技术,对病人或特定人群提供防病、治病保健服务的场所。备有一定数量的病床、必要的设备,以及具有救死扶伤精神、精湛的医学知识和技能的医务人员。

2. 主要任务 医院的任务是"以**医疗工作为中心**,在提高医疗质量的基础上,**保证教学和科研任务**的完成,并不断提高教学质量和科研水平。同时做好扩大预防,指导基层和计划生育工作"。

(二) 医院的种类

1. 按分级管理或按医院技术水平划分 可分为一、二、三级,每级医院又分为甲、乙、丙、三级医院增设**特**等,共分为三级十等。三级医院包括国家、省、自治区、市直属的大医院、医学院的附属医院;二级医院包括一般市、县医院,城市的区级医院和有一定规模的厂矿、企事业单位职工医院;一级医院包括农村乡、镇卫生院、城市街道卫生院等。

2. 按收治范围可分为**综合性**医院、康复医院、职业病医院和**专科**医院(传染病、结核病、精神病、肿瘤、口腔、妇幼、骨科医院)。

3. 按特定任务和服务对象可分为军队医院和企业医院。

4. 按所有制可分为全民、集体、个体所有制医院、中外合资及股份制医院等。

5. 按经营目的可分为非营利性医院和营利性医院。

二、门诊部

(一) 门诊的护理工作

1. 预检分诊 接诊时应先简明扼要询问病史、观察病情,做出初步判断,给予合理的分诊,并指导患者挂号。即先**预检分诊,后挂号就诊**。

2. 安排候诊和就诊 ①开诊前,检查候诊、就诊环境,备齐各种检查器械及用物等。②开诊后,按挂号先后顺序安排就诊。③根据**病情**测量生命体征并记录。④随时观察候诊病人的病情,如遇**高热、剧痛、呼吸困难、出血、休克**等病人,应**立即安排提前就诊或送急诊室处理**;对病情较严重者、年老体弱者可适当调整就诊顺序。⑤门诊结束后,**回收门诊病案、整理、消毒环境**。

3. 开展健康教育。

4. 实施治疗护理。如各种注射、换药、灌肠、导尿和穿刺等。

5. 严格消毒隔离 对**传染病**或疑似传染病病人,**应分诊到隔离门诊并做好疫情报告**。

6. 做好保健门诊的护理工作。

(二) 急诊的护理工作

1. 预检分诊 病人到达急诊科,应有专人负责出迎。预检护士应掌握急诊就诊标准,通过一问、二看、三检查、四分诊的顺序,初步判断疾病的轻重缓急,及时分诊到各专科诊室。**遇有危重病人,应立即通知值班医生和抢救室护士**;遇有法律纠纷、交通事故、刑事案件等应立即通知医院的保卫部门或公安部门,并请家属或陪送者留下;遇意外灾害性事件,立

即通知护士长和有关科室。

2. 抢救工作

(1) **急救物品准备**：急救物品包括一般用物、无菌物品和急救包、急救设备、急救药品和通讯设备。急救物品应做到"五定"，即定数量品种、定点安置、定人保管、定期消毒灭菌及定期检查维修，使急救物品完好率达到100%。应熟悉急救物品的性能及使用方法。

(2) 配合抢救

1) 实施抢救措施：在医生到达现场前，护士应根据患者病情快速做出分析、判断，进行紧急处理，如测血压、止血、给氧、吸痰、建立静脉通道、进行胸外心脏按压和人工呼吸等。医生到达后，立即汇报抢救情况，积极配合抢救，正确执行医嘱。

2) 做好抢救记录：记录内容包括时间(患者和医生到达的时间、抢救措施落实的时间)、执行医嘱的内容和患者病情的动态变化等。记录要及时、准确、字迹清晰。

3) 严格执行查对制度：在抢救过程中，凡口头医嘱必须向医生复述1遍，双方确认无误后方可执行；抢救完毕，请医生及时(6小时内)补写医嘱与处方。各种急救药品的空安瓿要经2人查对，记录后再弃去。输液瓶、输血袋等用后要统一放置，以便查对。

小结提示：该部分内容常出现 A_2 题型，应结合题干信息进行判断**优先采取**哪些紧急处理措施：如病人出现极度呼吸困难，护士应立即给氧；如病人出现休克，护士应迅速建立静脉通道；如病人骨折合并大出血，护士应紧急止血；如病人出现心跳呼吸骤停，护士应立即开放气道，进行胸外心脏按压。

3. 留室观察　急诊室设有观察室，收治已明确诊断或不能明确诊断者，或病情危重暂时住院困难者。留室观察时间一般为**3～7天**。

单元测试题 1

1. 患者，男，55岁，文盲，因头晕头痛来医院就诊，对前来就诊的患者，门诊护士首先应进行　　　　　　　　　　(　　)
   A. 查阅病历资料　　B. 预检分诊　　C. 卫生指导　　D. 心理安慰
   E. 用药指导

2. 门诊结束后，门诊护士应　　　　　　　　　　　　　　　　　　　　　　　　　　　　　　(　　)
   A. 检查候诊、就诊环境　　　　　　　　B. 备齐各种检查器械
   C. 回收门诊病案　　　　　　　　　　　D. 整理检验报告
   E. 收集初诊病历

3. 护士在候诊室巡视时，发现年轻女患者精神不振，询问后患者诉肝区隐痛，疲乏，食欲差，双眼巩膜黄染。检查：尿三胆2+。护士应　　　　　　　　　　　　　　　　　　　　　　　　　　　　　　　　　　　　　(　　)
   A. 转急诊室诊治　　　　　　　　　　　B. 将患者转至隔离门诊
   C. 安排提前就诊　　　　　　　　　　　D. 给患者测量生命体征
   E. 安慰患者，不要着急焦虑

4. 保健门诊护士**不能**从事的工作内容是　　　　　　　　　　　　　　　　　　　　　　　　(　　)
   A. 健康体检　　B. 疾病普查　　C. 预防接种　　D. 开具处方
   E. 健康教育

5. 遇有交通事故，急诊预检护士应立即通知　　　　　　　　　　　　　　　　　　　　　　　(　　)
   A. 家属　　B. 总值班　　C. 医务科　　D. 护士长
   E. 医院保卫部门

6. 遇到灾害性事件，急诊预检护士应立即通知　　　　　　　　　　　　　　　　　　　　　　(　　)
   A. 家属和陪护者　　　　　　　　　　　B. 值班医生
   C. 抢救室护士　　　　　　　　　　　　D. 护士长和有关科室
   E. 医院保卫部门或公安部门

7. 患者，男，27岁，因交通事故急诊入院，入院时患者病情危重，呈昏迷状态。入院后，病室护士首先应　　　(　　)
   A. 通知医生，积极配合抢救　　　　　　B. 询问病史，评估发病过程
   C. 填写有关表格和各种卡片　　　　　　D. 通知营养室，准备膳食
   E. 介绍同病室病友

8. 急救物品应做到"五定"，**不包括**　　　　　　　　　　　　　　　　　　　　　　　　　　(　　)
   A. 定数量品种　　B. 定点安置　　C. 定人保管　　D. 定时更换
   E. 定期消毒、灭菌

9. 门诊送来一位股骨干骨折、出血性休克的患者，护士应首先　　　　　　　　　　　　　　　(　　)
   A. 预检分诊后挂号　　　　　　　　　　B. 评估受伤情况
   C. 测量生命体征　　　　　　　　　　　D. 立即安排提前就诊

E. 评估病情后立即安排送急诊室抢救

10. 急诊护士在抢救过程中,正确的是 ( )
    A. 任何情况下,护士不执行口头医嘱
    B. 输液瓶、输血袋用后及时按医用垃圾处理
    C. 急救药品的空安瓿经患者检查后方可丢弃
    D. 抢救完毕,请医生第 2 天补写医嘱与处方
    E. 口头医嘱向医生复述一遍,经双方确认无误后方可执行

11. 李某,6 岁,因溺水,心跳、呼吸骤停,送急诊室,护士**不需**实施下列哪项措施 ( )
    A. 开放气道　　　B. 人工呼吸　　　C. 配血　　　D. 做好抢救记录
    E. 胸外心脏按压

(12~13 题共用题干)
男性,50 岁。因患脑中风,急送急诊科,因暂时没有床位,被收入观察室。

12. 病人可在观察室留住的时间为 ( )
    A. 3~5 日　　　B. 2~7 日　　　C. 3~6 日　　　D. 5~7 日
    E. 3~7 日

13. 在住观察室期间,哪项**不是**护士的工作内容 ( )
    A. 为患者建立病案,记录病情
    B. 认真执行医嘱
    C. 做好晨晚间护理
    D. 做好功能锻炼
    E. 做好家属的管理工作

14. 对培养合格的医疗技术人员,医院承担的任务是 ( )
    A. 教学　　　B. 医疗　　　C. 科研　　　D. 疾病预防
    E. 健康促进

15. 医院中心工作是 ( )
    A. 医疗工作　　　B. 教学工作　　　C. 科研工作　　　D. 预防工作
    E. 计划生育宣传

16. **不属于**候诊室护理工作范围的是 ( )
    A. 随时观察候诊者的病情变化
    B. 按挂号顺序查对患者
    C. 了解最近就诊情况
    D. 指导转科就诊前的检查
    E. 候诊者多时,应协助医生诊治

17. 门诊注射室一位患者注射青霉素后,出现冷汗、面色苍白、脉细弱、烦躁不安,此时护士应采取的措施是 ( )
    A. 按次序就诊　　　B. 立即就地抢救　　　C. 转入急诊室诊治　　　D. 立即隔离诊治
    E. 安排提前就诊

18. 一位妇女,抱 3 岁男孩到门诊候诊,患儿呼吸急促,频繁地喷射性呕吐,当给患儿测体温时,发现皮肤有散在出血点,门诊护士应采取的措施是 ( )
    A. 按次序就诊　　　B. 立即就地抢救　　　C. 转入急诊室诊治　　　D. 立即隔离诊治
    E. 安排提前就诊

19. 急诊预检分诊护士遇有危重患者时应立即 ( )
    A. 实施抢救
    B. 通知护士长和有关科室
    C. 通知科主任
    D. 报告医务科等上级有关部门
    E. 通知值班医师及抢救护士

20. 急诊室护理工作的组织管理和技术管理应做到 ( )
    A. 经常化、标准化、程序化
    B. 标准化、程序化、高效能
    C. 技术化、制度化、科学化
    D. 专业化、制度化、高效能
    E. 标准化、专业化、高效能

21. 下列哪项**不属于**急诊留观室的护理工作 ( )
    A. 住院登记,建立病历
    B. 填写各种记录单
    C. 及时处理医嘱
    D. 做好心理护理
    E. 做好晨晚间护理

22. 患者,女,60 岁,心前区压榨样疼痛 1 小时,伴脉速、冷汗、恐惧感,来院急诊。护士采取的措施中**不妥**的是 ( )
    A. 准备好抢救物品和药品
    B. 抽血送检
    C. 推车送放射科,摄 X 线胸片
    D. 开放静脉通路
    E. 心电监护并密切观察病情变化

23. 医院按分级管理分类可以分为(一、二级医院分别分为甲、乙、丙三等;三级医院分为特、甲、乙、丙四等) ( )
    A. 三级十等
    B. 营利性和非营利性医疗机构
    C. 三级九等
    D. 全民、集体、个体和中外合资医院等

E. 综合医院和专科医院

24. 急救物品完好率应达到 ( )
   A. 60%   B. 70%   C. 80%   D. 90%
   E. 100%

25. 抢救时间的记录不包括 ( )
   A. 患者到达的时间   B. 抢救措施落实的时间
   C. 医生到达的时间   D. 病情变化的时间
   E. 家属到达的时间

26. 患者,男,34岁。因车祸而致右下肢开放性骨折,大量出血,被送来急诊。在医生未到之前,接诊护士应立即 ( )
   A. 详细询问车祸发生的原因   B. 向医院有关部门报告
   C. 给患者注射镇静剂   D. 给患者使用止血药
   E. 给患者止血、测量血压,建立静脉通道

27. 某患者在门诊候诊时,出现剧烈腹痛,四肢冰凉,呼吸急促。门诊护士应 ( )
   A. 安慰患者   B. 测量体温   C. 催促医生   D. 观察病情进展
   E. 安排提前就诊

28. 患者,女,22岁。发热待查收入院,体格检查:体温39.8℃,脉搏122次/分,呼吸22次/分,血压108/70 mmHg,神志清楚,急性面容,患者诉头痛剧烈,入院护理首要步骤是 ( )
   A. 做好入院护理评估   B. 向患者介绍病室环境
   C. 备好急救药品和物品   D. 填写住院病历和有关护理表格
   E. 立即通知医生诊治患者,及时执行医嘱

29. 患者,男,68岁。被人搀扶步入医院,分诊护士见其面色发绀,口唇呈黑紫色,呼吸困难,家属称其"肺心病又发作"。需立即对其进行的处理是 ( )
   A. 为患者挂号   B. 不作处理,等待医生到来
   C. 吸氧,测量血压   D. 叩背
   E. 让患者去枕平卧于平车上

(30～31题共用题干)

患者,男,70岁。有高血压病史10年,2小时前大便用力后突然出现头痛、喷射状呕吐,言语不清,跌倒在地,急诊就诊。

30. 分诊护士最恰当的处理是 ( )
   A. 优先心血管内科急诊   B. 优先神经外科急诊
   C. 优先普外科急诊   D. 优先骨科就诊
   E. 进一步询问病史

31. 接诊护士在配合医生体检时,不正确的做法是 ( )
   A. 扶患者坐起,听双肺呼吸音 B. 测量生命体征,观察瞳孔、意识
   C. 迅速建立静脉通道   D. 头部放置冰袋
   E. 禁食禁水

32. 患者,男,55岁。因"食欲不佳,胃部不适"来门诊就诊。候诊时患者突然感到腹痛难忍,头冒冷汗,四肢冰冷,呼吸急促。门诊护士应 ( )
   A. 协助患者平卧候诊   B. 安抚患者,劝其耐心等候
   C. 安排患者提前就诊   D. 给予患者镇痛剂缓解疼痛
   E. 请医生加速诊治前面患者

33. 患者,男,65岁。护士在巡视候诊大厅时发现该患者独自就诊,持续咳嗽,呼吸急促,面色潮红,经询问患者主诉发热2天。护士首先应 ( )
   A. 立即扶患者坐下   B. 将患者带至发热门诊
   C. 详细询问患者病史   D. 向医务科汇报
   E. 通知患者家属来院

三、病区

(一) 病区的设置和布局　病区设有病室、危重病室、抢救室、治疗室、医生办公室、护士办公室、配餐食、盥洗室、浴室、洗涤间、厕所、库房、医护值班室和示教室等。每个病区设病床30～40张,每间病室设1～6张床。两床之间的距离不少于1 m。

(二) 病区的环境管理　目的是为病人提供一个安全、舒适、整洁、安静的物理环境和良好的社会环境。

1. 物理环境

(1) 安静:白天病区内较理想的声音强度应维持在35～40 dB。噪声强度在50～60 dB时,病人可感到疲倦不安,影响

休息与睡眠。长时间暴露在90 dB以上噪声的环境中,能引起头痛、头晕、耳鸣、失眠以及血压升高等。当噪声达到或超过120 dB时,可造成听力丧失。保持病区安静措施有:工作人员应做到:①四轻:**说话轻、走路轻、操作轻、开关门轻**。②门、窗开合自如,椅脚带胶垫。③病床、推车等带轮并定期润滑。④向病人及家属宣传保持病室安静的重要性,共同创造良好的休养环境。

(2) **整洁**:保持病区护理单元、病人及工作人员身体清洁和衣物的整洁。

(3) **温度和湿度**:一般病室适宜的温度为18~22 ℃;新生儿室、婴儿室、**手术室**、产房、老年人病室等室温以22~24 ℃为宜。**室温过高时**,机体散热减少,不利于体力恢复,**病人感到烦躁**,呼吸、消化均受干扰。**室温过低时**,冷的刺激可使病人肌肉紧张,易受凉。病室相对湿度以**50%~60%为宜**,**湿度过高时**,有利于细菌的繁殖,机体水分蒸发慢,可抑制出汗,**病人感到湿闷不适**,尿量增加,加重肾脏负担。因此湿度过高对心肾疾患者不利。**湿度过低时**,空气干燥,水分大量蒸发,可致病人**口干舌燥**、**痰液粘稠**、**咽痛**、**烦渴**等,因此湿度过低对气管切开、呼吸道感染、急性喉炎的病人不利。

小结提示:温度与湿度:①**温度**:一般病室的温度为18~22 ℃,足月儿(新生儿室、婴儿室、**手术室**、产房、老年病室等)病室的温度**为22~24 ℃**,早产儿病室的温度为**24~26 ℃**,新生儿沐浴时室温为26~28 ℃,烧伤病人病室的温度为28~32 ℃。破伤风病人病室的温度为15~20 ℃,中暑病人病室的温度为20~25 ℃,中暑病人灌肠溶液的温度为4 ℃,通常情况下**灌肠溶液的温度为39~41 ℃**,床上洗头的水温为40~45 ℃,肛门坐浴的水温为**43~46 ℃**,温水擦浴的水温为50~52 ℃(老年人30~40 ℃为宜),热水袋的温度60~70 ℃(昏迷、**老年人**、小儿、麻醉未醒、循环不良等<50 ℃),**鼻饲液**的温度为38~40 ℃。**正常体温**:腋温36.5 ℃(**范围在36.0~37.0 ℃**),口温为37 ℃(范围为36.0~37.2 ℃),肛温37.5 ℃(范围在36.5~37.7 ℃)。②**湿度**:病室相对湿度为50%~60%,甲醛熏蒸时相对湿度为70%~80%。

(4) **通风**:病室应定时开窗通风,**每次30分钟左右**。冬季通风时要注意保暖,避免迎着对流风,以免受凉。通风换气可降低室内空气中微生物的密度,降低二氧化碳浓度,**提高氧含量**,保持空气清新,调节温、湿度,能使病人心情愉快、精神振奋,增加舒适感。

(5) **光线**:采光包括自然光线和人工光线的控制和调节。色彩对人的情绪、行为及健康均有一定的影响,应注意环境的色彩,病室、走廊可适当地摆放鲜花和绿色植物,既美观,又增添生机(过敏性疾病病室除外)。特殊病人,如破伤风病人居室应安静,**光线宜暗**;哮喘病人居室宜简洁,避免接触粉尘、花粉等过敏原。

(6) **安全**:防止和消除一切不安全的因素。

1) 避免躯体损伤:①避免机械性损伤:走廊、浴室、厕所应设置栏杆;病室、浴室、厕所地面应防滑,减少障碍物,并设呼叫系统;对意识不清、烦躁不安、婴幼儿、偏瘫等患者,**应用床档、约束带等进行保护,以防坠床**;对长期卧床初次下床及活动不便的病人应注意搀扶,以防跌倒。②避免温度性损伤:应用冷、热疗时,应按操作要求进行,必要时需守护;注意易燃、易爆物品的安全使用和保管,有防火设施及紧急疏散措施。③避免生物性损伤:有灭蚊、蝇、蟑螂等措施。

2) 预防医院内感染:严格执行医院预防、控制感染的各种制度,如病人入院卫生处置制度,消毒隔离制度,无菌技术操作原则,消毒灭菌效果监测制度等。

3) 避免医源性损伤:由于医务人员言语及行为过失,对病人造成心理、生理上的损伤,称为**医源性损伤**。如对病人不尊重,交谈时用词不当,护理时动作粗暴,不按操作规程进行操作,责任心不强等,均可造成病人心理及生理上的损伤。因此,应加强医务人员职业道德教育,尊重、关心患者,交谈时语言要规范,操作时动作要轻、稳,并严格执行操作规程,加强工作责任心,以避免医源性损伤。

2. 社会环境 ①建立良好的护患关系。②建立良好的群体关系。

(三) 铺床法

1. 患者床单位的设备 病人床单位的设备包括固定设备和床头墙壁上的设备。固定设备包括床、床上用品、床旁桌、床旁椅和床上小桌;床头墙壁上的设备包括照明灯、呼叫装置、供氧及负压吸引管道。

2. 铺床方法 常用的铺床方法包括**备用床**、**暂空床**、**麻醉床**和卧有病人床的整理、卧有病人床更换床单法。铺好的病床要求舒适、安全、实用、耐用。

(1) **备用床**

1) 目的:**保持病室整洁、舒适和美观,准备接收新患者**。

2) 操作要点:①护士备齐用物,按铺床先后顺序放置在护理床上,推至床旁。②移开床旁桌,距床约20 cm,**移床旁椅至床尾正中**,距床约15 cm,用于放置用物,铺好床后移回。③翻转床垫,铺床褥于床垫上。④取已折好的大单平放在床褥上,大单中线对齐床的纵、横线,展开大单,正面向上。⑤先铺近侧床头,面向床角,两脚前后分成弓步,右手将床头床垫托起,左手伸过床头中线,将大单平塞于床垫下,铺好床头、床尾角,将大单中部拉紧塞入垫下。⑥同法铺对侧大单。⑦套被套可用"S"形法或卷筒法,铺成被筒。⑧将枕套套于枕芯上,系好带,将枕头拍松,使四角充实,**枕头平放于床头盖被上,开口背门**。

3) 注意事项:①病室内如有患者进行治疗、护理或进餐应暂停铺床。②操作中,动作要轻、稳,以免尘土飞扬。③**遵循省时、节力原则**:a. 操作前,要备齐物品,按顺序放置,先铺床头后铺床尾,铺好近侧再铺远侧,避免多余无效动作,减少走动次数;b. 铺床前,能升降的床应将床升至便于铺床的高度,以防腰部过度弯曲;c. 铺床时,**身体尽量靠近床边,上身保持直立**,**两膝稍弯曲以降低重心**,**两脚左右或前后分开**,以扩大支撑面,增加身体的稳固性,**使用肘部力量**,动作要平稳连续。

(2) 暂空床
1) 目的：保持病室整洁、美观，供新入院患者或供暂时离床活动的患者使用。
2) 操作要点：①在备用床的基础上，将盖被头端向内反折1/4，再将扇形三折于床尾。②根据病情，加铺橡胶单、中单，将橡胶单和中单的中线与床中线对齐。③橡胶单、中单铺在床的中部时，上缘距床头45～50 cm，床沿的下垂部分一同平塞入床垫下，逐层拉紧橡胶单、中单后，平塞入床垫下。

(3) 麻醉床
1) 目的：便于接受和护理麻醉手术后患者；保护床上用物不被血液、呕吐物、排泄物等污染；使患者感到安全、舒适，预防并发症。
2) 准备用物：①全麻护理盘，备于床旁桌上，包括：a. 无菌盘内放置开口器、舌钳、牙垫、通气导管、治疗碗、输氧导管、吸痰导管、压舌板、镊子、棉签、纱布；b. 无菌盘外放血压计、听诊器、治疗巾、弯盘、胶布、手电筒、护理记单及笔。②其他：输液架，必要时备吸痰器、氧气筒和胃肠减压器，按需准备毛毯、热水袋及布套等。
3) 操作要点：①撤除原有枕套、被套、大单，全部换为清洁被单。②铺好一侧大单。③根据病情铺同侧橡胶单及中单。要求：床头及中部铺中单，先铺床中单，后铺床头单；中部铺橡胶单距床头45～50 cm，中单要全部遮住橡胶单，防止橡胶单与病人皮肤直接接触。④转至对侧，同法铺好大单，橡胶单、中单，逐层拉紧平塞于床垫下。⑤同备用床法套好被套，系好带；盖被两侧边缘向内反折与床沿平齐，上端与床头平齐，尾端内折与床尾平齐；将盖被纵向呈扇形三折于床的一侧，开口向门。⑥同备用床法套好枕套，将枕头横立于床头，开口背门。⑦移回床旁桌，根据需要，全麻护理盘放于床旁桌上；床旁椅放在盖被折叠的同侧末尾，输液架置于床尾。
小结提示：加铺橡胶单和中单：颈、胸部手术或全麻后铺于床头；下肢手术时铺于床尾；非麻醉时铺于手术部位即可。

(4) 卧有患者床的整理
1) 目的：保持病床平整舒适，预防压疮。
2) 操作要点：①1床1巾湿扫法，防止交叉感染。②注意观察病情变化。

(5) 卧有患者床更换床单法
1) 目的：使病床清洁舒适，预防压疮。
2) 操作要点：适用于卧床不起，病情允许翻身侧卧的患者。①必要时使用床档，防止坠床。②减少过多的翻身和暴露患者，以防疲劳及受凉。③发现病情变化，立即停止操作。

单元测试题 2

1. 为了使患者舒适，利于观察病情应做到 （　　）
   A. 病室内光线充足　　　B. 病室内放花卉　　　C. 提高病室温度　　　D. 注意室内通风
   E. 注意室内色调

2. 患者休养适宜的环境是 （　　）
   A. 气管切开患者，室内相对湿度为30%　　　B. 中暑患者，室温应保持在4 ℃左右
   C. 普通病室，室温以18～22 ℃为宜　　　D. 产妇休养室，须保暖不宜开窗
   E. 破伤风患者，室内应保持光线充足

3. 患者，女，26岁。因交通事故急诊入院手术，护士小刘为其准备床单位，其中麻醉床护理盘内不需准备的用物 （　　）
   A. 牙垫　　　B. 开口器　　　C. 输氧导管　　　D. 导尿管
   E. 吸痰导管

4. 护士甲，怀着满腔的热情投入到护理工作中，属于维护医院良好社会环境的措施是 （　　）
   A. 病室保持适宜的温度和湿度　　　B. 护士仪表大方，服装整洁
   C. 避免噪声，保持安静　　　D. 建立良好护患关系
   E. 病室摆放绿色植物

5. 肺炎患者住院时需要准备 （　　）
   A. 备用床　　　B. 暂空床　　　C. 手术床　　　D. 麻醉床
   E. 备用床加橡皮中单、中单

6. 不符合铺床节力原则的是 （　　）
   A. 备齐用物，按序放置　　　B. 身体靠近床沿
   C. 上身前倾，两膝直立　　　D. 下肢稍分开，保持稳定
   E. 使用肘部力量，动作轻柔

7. 患者，男，77岁，因脑出血入院，患者大小便失禁，需加铺橡胶单，其上端距床头 （　　）
   A. 35～40 cm　　　B. 40～44 cm　　　C. 45～50 cm　　　D. 50～53 cm
   E. 50～55 cm

8. 胃大部分切除术后需要准备 （　　）
   A. 备用床　　　B. 暂空床　　　C. 手术床　　　D. 麻醉床

E. 备用床加橡皮中单、中单

9. 患者,女,28岁。硬膜外麻醉下行剖宫产术,手术过程顺利。将返回病房。铺麻醉床时,除铺床用物外,还需准备 (　　)
   A. 开口器、血压计、体温计
   B. 舌钳、输液器、棉签
   C. 吸痰器、治疗巾、压舌板
   D. 胃肠减压器、弯盘、纱布
   E. 血压计、听诊器、护理记录单及笔

10. 铺麻醉床操作,**错误**的步骤是 (　　)
    A. 换铺清洁被单
    B. 按要求将橡胶单和中单铺于床头、床中部
    C. 盖被纵向三折于门同侧床边
    D. 枕横立于床头,开口背门
    E. 椅子置于门对侧床边

11. 铺麻醉床时,操作**正确**的是 (　　)
    A. 原先的被单全部拆除,换为清洁被单
    B. 盖被开口背门
    C. 枕头平放于床头
    D. 将麻醉护理盘放置于床旁椅上
    E. 输液架置于床头

12. 患者,男,22岁,踢球时不慎致胫骨骨折入院,现进行胫骨牵引,护士在整理床单位时,正确的做法是 (　　)
    A. 使用床刷和干燥的扫床巾
    B. 先放松牵引,再整理床单位
    C. 协助患者翻身侧卧,面向护士
    D. 放平床头及床尾支架,便于彻底清扫
    E. 取出枕头,扫净拍松后放回患者头下

13. 病区的物理环境应 (　　)
    A. 安静、整洁、干燥、光线适宜
    B. 安静、整洁、安全、光线适宜
    C. 安静、安全、潮湿、光线适宜
    D. 安静、整洁、安全、无装饰
    E. 整洁、安全、无装饰、光线适宜

14. 白天病区较理想的声音强度范围是 (　　)
    A. 55~60 dB　　B. 50~55 dB　　C. 45~50 dB　　D. 40~45 dB
    E. 35~40 dB

15. 在治疗性环境中,工作人员应做到"四轻" (　　)
    A. 谈话轻、走路轻、动作轻、开门轻
    B. 说话轻、走路轻、动作轻、开门轻
    C. 说话轻、走路轻、操作轻、关门轻
    D. 谈话轻、走路轻、操作轻、开门轻
    E. 说话轻、走路轻、动作轻、关门轻

16. 患者,女,58岁。向护士反映病室人员嘈杂,影响休息。最适当的护理措施是 (　　)
    A. 提供安眠药,促进患者入睡
    B. 做好心理护理,帮助患者适应环境
    C. 把治疗和护理全部集中在早晨进行
    D. 病室的门、窗、桌、椅脚钉上橡皮垫
    E. 做好其他患者的宣教工作,保持病室的安静

17. 保持病区环境安静,下列措施哪项**不妥** (　　)
    A. 推平车进门,先开门后推车
    B. 医务人员讲话应附耳细语
    C. 轮椅要定时注润滑油
    D. 医务人员应穿软底鞋
    E. 病室门应钉橡胶垫

18. 李先生,60岁,因喉头阻塞行气管切开,为其安置病室环境时,应特别注意 (　　)
    A. 保持安静　　B. 调节温湿度　　C. 注意通风　　D. 合理采光
    E. 适当绿化

19. 护士甲,毕业分配到外科工作,应将病室温度范围调节到 (　　)
    A. 18~22 ℃　　B. 22~24 ℃　　C. 24~26 ℃　　D. 26~28 ℃
    E. 28~30 ℃

20. 患儿女,4个月,诊断为喘息性支气管炎,近日病情缓解,应家属询问,护士指导其出院后家中婴儿室的适宜温度为 (　　)
    A. 18~22 ℃　　B. 22~24 ℃　　C. 24~26 ℃　　D. 26~28 ℃
    E. 28~30 ℃

21. 湿度过高时,人体会 (　　)
    A. 神经系统受到抑制
    B. 肌肉紧张
    C. 口干舌燥、咽痛
    D. 出汗增多
    E. 尿液排出量增加

22. 患者,女,30岁,因呼气性呼吸困难入院,诊断为支气管哮喘,护士为患者调节病室的相对湿度应维持在 (　　)
    A. 20%~30%　　B. 30%~40%　　C. 35%~45%　　D. 40%~45%
    E. 50%~60%

23. 护士每天定时为病室通风,个别患者不太理解,护士在向患者解释通风的主要目的**不包括** （ ）
    A. 调节室内湿度 B. 调节室内的温度
    C. 降低二氧化碳浓度 D. 减少室内微生物密度
    E. 使紫外线进入室内起杀菌作用

24. 为保持病室安静采取护理措施应**除外** （ ）
    A. 医护人员进行各种操作时做到"四轻" B. 病室桌椅安装橡胶垫
    C. 减少探视 D. 治疗车轴、门轴应经常润滑
    E. 密闭门窗,避免噪声

25. 噪音过高时病人感到 （ ）
    A. 口干、舌燥、咽痛 B. 不能自由活动,容易感冒
    C. 头晕、食欲减退 D. 烦躁、失眠
    E. 抑制排汗、尿量增加

26. 室内温度过高时 （ ）
    A. 影响机体散热,引起烦躁 B. 影响机体水分散发
    C. 加速机体水分散发 D. 加速机体散热,使血压升高
    E. 加速气流保持通风

27. 病室内温度过低时 （ ）
    A. 口干、舌燥、咽痛 B. 不能自由活动、容易感冒
    C. 排汗增多、口渴 D. 失眠、头晕
    E. 抑制排汗、尿量增加

28. 病室湿度过低可导致患者 （ ）
    A. 头痛、头晕 B. 呼吸道粘膜干燥、咽喉痛
    C. 闷热、难受 D. 食欲不振
    E. 多汗,面色潮红

29. 湿度过高的环境对患者**不利**的情况是 （ ）
    A. 气管切开 B. 急性胃炎 C. 肾疾病患者 D. 糖尿病患者
    E. 呼吸道感染

30. 患者,男,65岁,因呼吸困难,行气管切开术,呼吸机辅助呼吸。对该患者病室环境的管理特别应注意 （ ）
    A. 适宜的温、湿度 B. 不摆设鲜花 C. 加强通风 D. 光线适宜
    E. 减少陪护,防止感染

（31～32题共用题干）
患者,男,57岁,因上呼吸道感染、支气管炎住院治疗。

31. 若病室湿度过低,患者可出现的表现是 （ ）
    A. 血压升高,面色潮红 B. 呼吸道粘膜干燥、咳嗽
    C. 头痛、头晕、眼花 D. 面色苍白、盗汗
    E. 呼气困难、心跳加快

32. 若病室温度较高,对患者机体功能影响较小的是 （ ）
    A. 消化系统功能 B. 神经系统功能 C. 呼吸系统功能 D. 泌尿系统功能
    E. 肌肉张力

33. 下列对病室空气湿度要求**较高**的病人是 （ ）
    A. 高血压 B. 急性喉炎 C. 白血病 D. 急性胰腺炎
    E. 肾衰

34. 下列何种患者需要较高的病室湿度 （ ）
    A. 产妇 B. 心力衰竭 C. 糖尿病 D. 上消化道出血
    E. 气管切开

35. 医院病床之间的距离**不得少于** （ ）
    A. 0.4 m B. 0.6 m C. 0.8 m D. 1.0 m
    E. 1.2 m

36. 男性,16岁,因外伤在全麻下行急诊手术,病区接到电话应准备 （ ）
    A. 检查床 B. 备用床 C. 麻醉床 D. 暂空床
    E. 抢救床

37. 方某,72岁,"肺源性心脏病"而住院,某日因输液速度过快而引起肺水肿,此种损伤属于 （ ）
    A. 压力性损伤 B. 温度性损伤 C. 化学性损伤 D. 生物性损伤

E. 机械性损伤

38. 病室通风的目的与下列哪项**无关** ( )
   A. 调节室内温度、湿度 B. 降低空气中微生物的密度
   C. 增加氧含量 D. 保持空气新鲜
   E. 避免噪音的刺激

39. 某破伤风病人,神志清楚,全身肌肉阵发性痉挛抽搐,所住病室环境,下列哪项**不符合**病情要求 ( )
   A. 18～22 ℃室温 B. 相对湿度50%～60%
   C. 门、椅脚钉橡皮垫 D. 保持病室光线充足
   E. 护士要保持病室安静,做到"四轻"

40. 患者,女,22岁,新入院患者。护士为其准备床位的原则是 ( )
   A. 将其安排在观察室 B. 由分管医师安排床位
   C. 根据病情需要选择床位 D. 将其安排在监护室
   E. 按患者意愿安排床位

41. 患者,男,35岁。诊断为肺结核,当他去放射科做X线检查时,应将该患者病床铺为 ( )
   A. 麻醉床 B. 备用床 C. 暂空床 D. 专用床
   E. 暂空床加床档

42. 铺备用床时,移开床旁桌离床约 ( )
   A. 15 cm B. 20 cm C. 30 cm D. 40 cm
   E. 50 cm

43. 备用床盖被上端距床头 ( )
   A. 10 cm B. 15 cm C. 20 cm D. 25 cm
   E. 平齐

44. 护士铺床时,下列哪一项**不符合**操作要求 ( )
   A. 病员在进餐或做治疗时,暂停铺床 B. 铺床前应检修床的各部位
   C. 铺床物品备齐,按使用顺序放置 D. 铺床时应将上身稍倾斜,避免靠近床边
   E. 动作要连续,避免过多地抬起放下、停止等动作

45. 急性阑尾炎病人手术后需要准备 ( )
   A. 暂空床 B. 备用床 C. 麻醉床 D. 抢救床
   E. 手术床

46. 患者,女,31岁,急性肠梗阻,拟行急诊手术。外科护士为其准备麻醉床,操作**不正确**的是 ( )
   A. 盖被纵向三折置于门对侧床边 B. 中单要遮住橡胶单
   C. 输液架置于床尾 D. 枕头横立于床头,开口背门
   E. 椅子放于近门侧的床尾

(47～50题共用题干)

患者,女,33岁,颅脑外伤急诊。在全麻下行开颅探查术,术后返回病房。

47. 监护室护士应为患者准备的床单位是 ( )
   A. 暂空床,橡胶单、中单上缘距床头30～40 cm B. 麻醉床,根据病情铺橡胶单及中单,中单应遮住橡胶单
   C. 备用床,床中部和床上部各加一橡胶中单、中单 D. 暂空床,床中部和床尾部各加橡胶单、中单
   E. 麻醉床,盖被扇形折叠置于床的一侧,开口向里

48. 护士为患者准备该床的目的是 ( )
   A. 供暂离床活动的患者使用 B. 便于接受麻醉后尚未清醒的患者
   C. 方便患者的治疗和护理 D. 保持病室整洁,准备接受新患者
   E. 预防皮肤并发症的发生

49. 护士为全麻术后患者铺麻醉床时,操作**不正确**的是 ( )
   A. 换铺清洁被单 B. 床中部的中单及橡胶中单距床头45～50 cm
   C. 一床一巾湿扫床垫,防止交叉感染 D. 盖被扇形折叠置于床的远侧,开口向门
   E. 枕头横于床头,开口向门

50. 为尿失禁卧床的患者更换床单,操作**不正确**的是 ( )
   A. 固定尿管,将引流袋先移至床的远侧 B. 使患者靠近护士,协助其翻身侧卧
   C. 清扫床垫,勿遗漏患者的肩下和臀下 D. 铺好一侧,使患者平卧,再翻身至床的近侧
   E. 包好床单四边,铺橡胶单和中单

51. **患者,男,因右下肢开放性骨折于上午9点进手术室,病区护士为其准备麻醉床,以下操作不符合要求的是(下肢开放性骨折橡胶单应铺在床尾。)** ( )

A. 更换清洁被单   B. 床头和床中部各铺中单及橡胶单
C. 盖被纵向三折于门对侧床边   D. 枕横立于床头开口背对门
E. 椅子放于折叠被的同侧

52. 产妇顺产一女婴,产后第2天门窗紧闭,不让护士为其病室通风。护士给其宣教通风的目的,不恰当的是 （ ）
    A. 减少感染的发生   B. 减少细菌数量   C. 增加氧含量   D. 抑制细菌生长
    E. 净化空气

53. 手术室的室内温度应控制在 （ ）
    A. 16~18 ℃   B. 18~22 ℃   C. 22~24 ℃   D. 24~26 ℃
    E. 26~28 ℃

54. 为达到理想病室内空气的目的,一般每次通风的时间是 （ ）
    A. 10分钟   B. 20分钟   C. 30分钟   D. 60分钟
    E. 90分钟

55. 在铺暂空床的操作中,符合节力原则的是 （ ）
    A. 操作前备齐用物按顺序放置   B. 铺床角时两脚并列站齐
    C. 操作中使用腕部力量   D. 塞大单时身体保持远离床边
    E. 塞床单时身体保持站立位

56. 患者,男,48岁。脑外伤,在全麻下行颅内探查术。术后的床单位是 （ ）
    A. 麻醉床,床中部和床上部各铺一橡胶单、中单   B. 暂空床,床中部和床上部各铺一橡胶单、中单
    C. 暂空床,床中部和床尾部各铺一橡胶单、中单   D. 麻醉床,床中部和床尾部各铺一橡胶单、中单
    E. 备用床,床中部和床上部各铺一橡胶单、中单

(57~58题共用题干)
患者,男,25岁。从高空坠落,以"脾破裂"入院,需立即手术。

57. 住院护士首先应 （ ）
    A. 急速给予住院处置   B. 协助办理住院手续
    C. 通知负责医生   D. 确定患者的护理问题
    E. 护送患者入病房

58. 病房护士首先应 （ ）
    A. 急速给予卫生处置   B. 通知负责医生,做术前准备
    C. 铺麻醉床   D. 入院宣教
    E. 填写住院病历和有关护理表格

第三节　入院和出院患者的护理

一、入院患者的护理
(一)住院处的护理
1. 办理入院手续　患者或家属持医生签发的住院证到住院处办理入院手续。危重患者应先由医护人员送入病区,入院手续由陪送人员或工作人员补办。
2. 卫生处置　①根据医院的条件、患者的病情及身体状况,对患者进行卫生处置。②对危、急、重症患者及即将分娩者可酌情免浴。③对有虱、虮者,先行灭虱处理,再进行卫生处置。④对传染病患者或疑似传染病患者,应送隔离室处置。患者换下的衣服和不需的物品(包括贵重财物)消毒处理后可交家属带回或办理手续再存放于住院处。
3. 护送患者入病区　①根据患者病情选用步行、轮椅、平车或担架等方法护送。②护送途中应注意患者的安全和保暖,安置合适卧位,不能中断吸氧、输液等必要的治疗。③护送患者进入病区后,与病区值班护士就患者的病情、治疗护理措施、个人卫生情况、物品等进行交接。
(二)病人入病区后的初步护理
1. 一般患者的入院护理　①准备床单位:病区护士接住院处通知后应将备用床改为暂空床。②迎接新患者:护士要热情、主动地迎接新患者,并作自我介绍,将病人安置到指定的床位,为病人介绍同室病友。③通知医生诊察患者。④测量体温、脉搏、呼吸、血压及体重并记录。⑤入院介绍与指导:向患者及家属介绍病区环境、作息时间及有关规章制度、床单位及设备的使用方法等。指导常规标本留取的方法、时间、注意事项。⑥填写有关表格:a. 用黑墨水或碳素墨水笔逐页填写住院病历眉栏及各种表格。b. 用红色水笔在体温单40~42 ℃横线之间相应入院时间栏内,纵行填写入院时间。c. 按顺序排列住院病历:体温单、医嘱单、入院记录、病史和体格检查单、病程记录(手术、分娩记录等)、各种检验及检查报告单、护理病案、住院病案首页、门诊病案。d. 填入院登记本、诊断卡、一览表卡、床头(尾卡)。⑦正确执行入院医嘱或给予紧急护理措施。⑧进行护理评估,填写病人入院护理评估单,要求在24小时内完成入院护理评估单,并做出初步的护理计划。⑨通知营养室准备膳食。

2. 急诊患者的入院护理 ①接到通知后立即准备床单位,**按需加铺橡胶单、中单**,如为急诊手术患者应备好麻醉床。②准备好急救器材和药品,通知医生做好抢救准备。③立即与护送人员进行认真交接,对语言障碍、意识不清的病人或婴幼儿等,需暂留陪送人员,以便询问病史。④配合医生抢救:密切观察病情,做好护理记录。

小结提示:当接收下肢手术的病人时,护士在床尾加铺橡胶单和中单。

(三) 分级护理

根据病情的轻、重、缓、急和患者的自理能力,给予不同级别的护理措施,称为**分级护理**。临床上一般将护理级别分为**4级**(表1-2)。

表1-2 分级护理

护理级别	适用对象	护理内容
特级护理	病情危重,需随时观察、进行抢救者:如严重创伤、复杂疑难的大手术后、器官移植、大面积烧伤、多器官功能衰竭等严重的疾病	①24小时专人护理,严密观察病情及生命体征。②制定护理计划,严格执行各项诊疗及护理措施,及时、准确、逐项填写特别护理记录单。③备齐急救所需药品及器械。④实施床旁交接班
一级护理	病情危重,需绝对卧床休息的患者,如各种大手术后、休克、昏迷、瘫痪、高热、惊厥、大出血、肝、肾衰竭、早产儿、子痫等措施	①每小时巡视患者1次,观察病情变化。②根据患者病情,测量生命体征。③根据医嘱,正确实施治疗、给药措施。④根据患者病情,正确实施基础护理和专科护理,如口腔护理、压疮护理、气道护理及管路护理等,实施安全措施。⑤提供护理相关的健康指导
二级护理	病情较重,生活不能自理的患者,如大手术后病情稳定者以及年老体弱、慢性病不宜多活动者等	①每2小时巡视患者1次,观察病情变化。②根据患者病情,测量生命体征。③根据医嘱,正确实施治疗、给药措施。④根据患者病情,正确实施基础护理措施和安全措施。⑤提供护理相关的健康指导
三级护理	病情较轻,生活基本能自理的患者,如一般慢性病、疾病恢复期、手术前准备阶段等	①每3小时巡视患者1次,观察患者病情变化。②根据患者病情,测量生命体征。③根据医嘱,正确实施治疗、给药措施。④提供护理相关的健康指导

小结提示:分级护理重点掌握特级护理和一级护理**适用对象**,不同护理级别护理内容主要体现在**巡视**时间的不同。

单元测试题 1

1. 患者,男,59岁。因急性左心衰竭入院,患者呼吸极度困难,大汗淋漓。住院处的护士首先应 ( )
   A. 通知医生,并立即做术前准备　　B. 了解患者有何护理问题
   C. 立即护送患者入病区　　D. 先行卫生处置再送入病区
   E. 介绍医院的规章制度

2. 女,27岁。妊娠10个月,有临产的预兆急诊入院,经产科医生检查宫口已开4 cm,住院处护士应首先 ( )
   A. 办理入院手续　　B. 沐浴更衣后入病区
   C. 会阴清洗观察产程　　D. 让产妇步行入病区
   E. 用平车送至产房待产

3. 李某,女,53岁,因哮喘急性发作,急诊入院。护士在入院初步护理中,下列哪项**不妥** ( )
   A. 护士自我介绍,消除陌生感　　B. 立即给患者氧气吸入
   C. 安慰患者,减轻焦虑　　D. 详细介绍环境及规章制度
   E. 通知医生,给予诊治

4. 入院时可免予卫生处置的患者是 ( )
   A. 肾炎患者　　B. 胃癌患者
   C. 甲状腺肿瘤患者　　D. 急性心肌梗死患者
   E. 阑尾炎待手术的患者

5. 患者,男,58岁,因糖尿病酮症酸中毒急诊入院,急诊室已给予输液、吸氧,现准备用平车送病房,护送途中护士应注意 ( )
   A. 暂停输液,继续吸氧　　B. 暂停吸氧,继续输液
   C. 暂停输液、吸氧　　D. 继续输液、吸氧,避免中断
   E. 暂停护送,酸中毒好转后再送入病房

6. 一般病员入院,值班护士接住院处通知后,应首先 ( )
   A. 根据病情准备床单位　　B. 迎接新病员
   C. 填写入院病历　　D. 通知医生
   E. 通知营养室

7. 患儿,4岁,因麻疹入院治疗,应将其安置在 ( )
   A. 危重病房　　　　　B. 普通病房　　　　　C. 隔离病房　　　　　D. 急诊病房
   E. 心电监护病房

8. 患者,女,39岁,因左侧肺炎入院,应将其安置在 ( )
   A. 危重病房　　　　　B. 普通病房　　　　　C. 隔离病房　　　　　D. 急诊病房
   E. 心电监护病房

9. 患者,男,60岁。因突发急性心肌梗死入院,护士应将其安置在 ( )
   A. 危重病房　　　　　B. 普通病房　　　　　C. 隔离病房　　　　　D. 急诊病房
   E. 心电监护病房

10. 一般患者入病区后的初步护理,应首先 ( )
    A. 介绍住院规章制度　　　　　　　　　　B. 扶助上床休息,护士自我介绍
    C. 测量生命体征　　　　　　　　　　　　D. 通知医生,协助体检
    E. 填写住院病历有关栏目

    (11～12题共用题干)
    患者,男,35岁,因工作不慎皮肤出现**大面积灼伤**,病人神志不清。

11. 根据此患者病情应给予 ( )
    A. 一级护理　　　　　B. 二级护理　　　　　C. 三级护理　　　　　D. 特级护理
    E. 家庭护理

12. 护士巡视病房时应做到 ( )
    A. 每日巡视2次　　　　　　　　　　　　B. 专人24小时护理
    C. 每班巡视1次　　　　　　　　　　　　D. 每15～30分钟巡视1次
    E. 每1～2小时巡视1次

13. 为病毒性肝炎患者行入院卫生处置时,其衣服的最佳处理方法是 ( )
    A. 日光暴晒后交家属带回家　　　　　　　B. 交患者带入病房存放
    C. 包好存放在住院处　　　　　　　　　　D. 消毒后存放在住院处
    E. 消毒后交患者存放

14. 急性心肌梗死患者需住院治疗,住院处护理人员首先应 ( )
    A. 测量生命体征和体重　　　　　　　　　B. 介绍病区环境、作息时间及有关规章制度
    C. 氧气吸入,立即用平车送患者入病区　　D. 建立静脉通道,留血标本送检
    E. 填写有关表格

15. **不属于**住院处护理工作的是 ( )
    A. 办理入院手续　　　　　　　　　　　　B. 通知病区接受患者
    C. 进行卫生处置　　　　　　　　　　　　D. 介绍入院须知
    E. 根据病情用轮椅护送患者入病区

16. 患者,男,25岁,头部外伤,昏迷,急诊入院。病区接诊首先要做的护理工作是 ( )
    A. 热情迎接患者和家属　　　　　　　　　B. 入住观察室,准备床单位
    C. 向患者家属简短介绍住院环境　　　　　D. 立即通知医师,并做好抢救准备
    E. 准备辅助呼吸、监护仪

17. 患者,女,56岁,风湿性心脏病、慢性心力衰竭。护士为患者准备的床位是 ( )
    A. 按患者个人意愿选择病室　　　　　　　B. 安排在离办公室较近的小病室
    C. 将其安排在观察室　　　　　　　　　　D. 将其安排在监护室
    E. 安排在患者多的病室,以便及早发现病情变化

18. 一般病人入院初步护理,下述哪项**不妥** ( )
    A. 接住院处通知后将备用床改为暂空床　　B. 排列入院病历,最上面是住院病历封面
    C. 测量体重并填写在体温单上　　　　　　D. 在体温单40～42℃之间用红笔纵写入院时间
    E. 向患者介绍规章制度及常规标本留取法

19. 昏迷病人从急诊室被送入病室后值班护士首先应 ( )
    A. 填写各种卡片　　　　　　　　　　　　B. 通知医生,配合抢救,测量生命体征
    C. 询问病史,评估发病过程　　　　　　　D. 通知营养室,准备膳食
    E. 介绍病室病友

20. 重危病人入院护理,下列哪项可在最后进行 ( )
    A. 测体温、脉搏、呼吸、血压　　　　　　B. 准备抢救用物
    C. 介绍常规标本留取法　　　　　　　　　D. 报告医生

E. 配合抢救后做好记录
21. 急症病人入院,护士接到通知后首先应 （　）
   A. 准备病床单元,备齐急救药品和用物　　B. 将病员安置在抢救室
   C. 根据病情及时给氧、止血,建立静脉通道　D. 立即测量体温、脉搏、呼吸、血压
   E. 积极配合医生共同进行抢救
22. 慢性扁桃体炎患者,择期手术入院。应给予的等级护理是 （　）
   A. 一级护理　　B. 全程护理　　C. 监护室护理　　D. 二级护理
   E. 三级护理
23. 患者,男,45岁,消化性溃疡5年。呕血、黑便1天。查体:脉搏100次/分钟,血压90/60 mmHg。该应给予患者的护理是 （　）
   A. 特级护理　　B. 一级护理　　C. 二级护理　　D. 三级护理
   E. 专人护理
24. 一级护理适用于 （　）
   A. 肾衰竭　　B. 脏器移植手术后　　C. 年老体弱　　D. 发热
   E. 大面积灼伤
25. 应给予特别护理的患者是 （　）
   A. 瘫痪　　B. 肾脏移植手术后　　C. 高热　　D. 癌症
   E. 胃大部分切除术后

（26~28题共用题干）
患者,男,62岁,因排脓血粘液便伴腹痛2个月入院,入院后诊断为大肠癌行大肠癌根治术,术后回病房。

26. 该病房护士应为该患者准备 （　）
   A. 备用床　　B. 加铺橡胶单的暂空床　　C. 麻醉床　　D. 暂空床
   E. 加铺橡胶单的麻醉床
27. 该患者的护理级别为 （　）
   A. 特级护理　　B. 一级护理　　C. 二级护理　　D. 三级护理
   E. 四级护理
28. 护士巡视该患者的时间宜为 （　）
   A. 24小时专人护理　　　　　　　　B. 每30分钟巡视一次
   C. 每1小时巡视一次　　　　　　　　D. 每2小时巡视一次
   E. 每4小时巡视一次
29. 医院分级护理划分的依据是 （　）
   A. 病情　　B. 年龄　　C. 性别　　D. 病种
   E. 自理能力
30. 患者住院期间,病案中排列在最前面的是 （　）
   A. 医嘱单　　B. 体温单　　C. 入院记录　　D. 门诊病历
   E. 住院病案首页
31. 患者,女,22岁。发热待查收入院,体格检查:体温39.8 ℃,脉搏122次/分钟,呼吸28次/分钟,血压108/70 mmHg,神志清楚,急性面容,患者诉头痛剧烈。入院护理的首要步骤是 （　）
   A. 做好入院护理评估　　　　　　　　B. 向患者介绍病室环境
   C. 备好急救药品及物品　　　　　　　D. 填写住院病历和有关护理表格
   E. 立即通知医生诊治患者,及时执行医嘱
32. 患者,男,25岁。患肺炎入院治疗。患者进入病区后,护士的初步护理工作不包括 （　）
   A. 迎接新病人　　B. 通知病区医生　　C. 测量生命体征　　D. 准备急救物品
   E. 建立病人住院病历
33. 患者,男,78岁。患下肢动脉硬化闭塞症住院。护士促使患者适应医院环境的护理措施不包括 （　）
   A. 增加患者的信任感　　　　　　　　B. 热情接待并介绍医院规定
   C. 关心患者并主动询问其需要　　　　D. 协调处理病友关系
   E. 帮助患者解决一切困难
34. 年轻男性患者因车祸昏迷送来急诊,初步诊断为颅骨骨折、骨盆骨折。医嘱开放静脉通道,急行X线检查,护士护送患者时,不妥的做法是 （　）
   A. 选用平车运送　　　　　　　　　　B. 护士站在患者头侧
   C. 护送时注意保暖　　　　　　　　　D. 检查时护士暂时离开照相室
   E. 运送期间暂时停止输液

35. 乙型肝炎患者入院时换下的衣服应 （　）
   A. 统一焚烧　　　　　B. 包好后存放　　　　　C. 消毒后存放　　　　　D. 交给家属带回
   E. 消毒后交给患者

36. 患者，女，18岁。因失血性休克给予特级护理，不符合特级护理要求的是 （　）
   A. 严密观察病情变化　　　　　　　　　　　B. 每2小时监测生命体征1次
   C. 实施床旁交接班　　　　　　　　　　　　D. 基础护理由护理人员完成
   E. 保持患者的舒适和功能体位

37. 患者，女，45岁。慢性心力衰竭伴全身水肿。经治疗后需要入院观察，住院处办理入院手续的根据是 （　）
   A. 单位介绍信　　　　B. 门诊病历　　　　　C. 以往病历　　　　　D. 住院证
   E. 医保卡

38. 患者，男，56岁，Ⅲ度烧伤面积大于60%，入院后的护理级别是 （　）
   A. 重症护理　　　　　B. 特级护理　　　　　C. 一级护理　　　　　D. 二级护理
   E. 三级护理

39. 不符合特别护理内容的是 （　）
   A. 做好基础护理，严防并发症　　　　　　　B. 严密观察病情及生命体征变化
   C. 24小时专人护理　　　　　　　　　　　　D. 给予卫生保健指导
   E. 填写危重病人护理记录单

二、出院患者的护理

（一）出院前的护理

1. 通知病人及家属　护士根据出院医嘱，提前通知患者及家属出院日期，协助其做好出院准备。
2. 办理出院手续　①护士填写出院通知单，整理病历。②指导患者或家属到出院处办理出院手续。③患者出院后如需继续服药，护士凭处方领取药物，交给患者并指导正确用药。
3. 出院指导　评估患者身心需要，填写出院护理评估单，针对患者情况做好出院指导，如**饮食、休息、用药、功能锻炼、定期复查及心理调节**等方面的注意事项。
4. 征求意见　征求患者及家属对医院各项工作的意见和建议，以便改进工作方法，不断提高医疗、护理质量。
5. 护送患者出院。

（二）有关文件的处理

1. 填写出院时间　**用红色水笔在体温单40～42℃横线之间相应时间栏内，纵行填写出院时间。**
2. 注销卡片　注销各种卡片，如诊断卡、床头(尾)卡、服药卡、饮食卡、治疗卡等。
3. 整理出院病历　排列顺序：**住院病案首页、出院(或死亡)记录、入院记录、病史和体格检查单、病程记录、各种检查检验报告单、护理记病案、医嘱单、体温单**，并交病案室保存。
4. 填写患者出院登记本。

（三）床单位处理　①撤去床上的污染被服，放入污物袋，送洗衣房处理。②**床垫、床褥、棉胎、枕芯用紫外线照射消毒或在日光下暴晒6小时**。③病床及床旁桌椅用**消毒液擦拭**；非一次性脸盆、痰杯、便盆等用消毒溶液浸泡。④病室开窗通风。⑤铺好备用床，准备迎接新患者。⑥传染病患者离院后，病室及床单位均按传染病**终末消毒法**进行处理(**先消毒、再清洗，最后再次消毒**)。

三、运送患者法

（一）轮椅运送法

1. 目的　护送能坐起但不能行走的患者；协助患者活动，以促进血液循环及体力恢复。
2. 操作要点　①协助患者坐轮椅：将**轮椅椅背与床尾平齐**，面向床头，**固定车闸**，并翻起脚踏板。如无车闸，则护士站在轮椅后面固定轮椅；协助患者坐于轮椅上；**患者坐稳后，翻下脚踏板**，嘱病人双脚置于踏板上。②推轮椅时，嘱病人手扶轮椅扶手，**身体尽量向后靠**，勿前倾或自行下车；**下坡时要减速**，注意观察患者反应。③协助患者下轮椅：将轮椅推至床尾，**椅背与床尾平齐**，固定车闸，翻起脚踏板，协助病人下轮椅。
3. 注意事项　①应检查轮椅，保持完好。②推轮椅时速度宜慢。③上坡时使患者面朝**坡上**，下坡时减速。④寒冷季节注意保暖。

（二）平车运送法

1. 目的　运送不能起床的患者入院、检查、治疗、手术或转运等。
2. 操作要点

（1）挪动法：适用于病情允许，能在床上活动者。①平车与床平行紧靠床边，其头端靠床头，固定车闸。②移动顺序：上车时，协助病人以**上半身、臀部、下肢**的顺序向平车挪动；下车时，嘱病人先挪动**下肢、臀部、再挪动上半身**。

（2）单人搬运法：**适用于体重较轻或儿科病人**，且病情允许的患者。将平车放至床尾，使平车头端(大轮端)与床尾呈钝角，固定好车闸。护士立于床边，稍屈膝，两脚前后分开，一臂自病人腋下伸至对侧肩部外侧，另一臂伸至病人大腿下。患者双臂交叉于护士颈部。护士将患者抱起，移步转身，轻放于平车中央。整理床单位，运送患者至指定地点。

(3) 两人或三人搬运法:适用于病情较轻,但自己不能活动且体重又较重的患者。将平车放至床尾,使平车头端与床尾呈钝角,固定好车闸。

①两人搬运时:甲一手臂托住患者头、颈、肩部,另一手臂托住患者腰部;乙一手臂托住患者臀部,另一手臂托住病人腘窝处。两人同时托起患者,患者身体向护士倾斜,同时移步轻放平车。

②三人搬运时:甲托住患者头、颈、肩和背部,乙托住患者腰和臀部,丙托住患者腘窝和小腿部。三人同时托起患者,患者身体向护士倾斜,同时移步轻放平车。

(4) 四人搬运法:适用于颈、腰椎骨折或病情较重的患者。平车紧靠床边,其头端平床头,固定好车闸。甲站在床头,托住患者头、颈、肩部;乙站在床尾托住患者双腿;丙和丁分别站在病床和平车两侧,紧紧抓住帆布兜或中单四角。四人合力同时抬起病人轻放于平车上。

3. 注意事项

(1) 搬运前要仔细检查平车,以确保患者安全。

(2) 搬运时要注意节力:缩短搬运距离,抬起患者时,身体尽量靠近患者,同时两腿分开,以扩大支撑面。

(3) 运送过程中,注意:①患者头部应卧于平车(头端)大轮端,以减轻由于转动过多或颠簸所引起的不适。②护士应站在患者头侧,便于观察病情。③平车上、下坡时,患者的头部应在高处,以防引起患者不适。④有引流管及输液管时,要固定妥当并保持通畅。⑤运送骨折患者,平车上要垫木板,并将骨折部位固定好。⑥保持车速平稳。⑦进出门时,应先将门打开,不可用车撞门,以免震动患者、损坏建筑物。⑧冬季注意保暖,以免受凉。

单元测试题 2

1. 出院护理的"卫生指导",下列哪项陈述不妥　　　　　　　　　　　　　　　　　　　　　　　　　　(　)
   A. 单纯普及卫生常识　　　　　　　　　　　　B. 包括饮食指导
   C. 包括复诊指导　　　　　　　　　　　　　　D. 包括休息指导
   E. 必要时给予功能锻炼指导

2. 患者刚出院,对床单元的处理下列哪项不妥　　　　　　　　　　　　　　　　　　　　　　　　　　(　)
   A. 撤下被服送洗　　　　　　　　　　　　　　B. 床垫、棉胎置于日光下暴晒 6 小时
   C. 痰杯、便盆浸泡于消毒液中　　　　　　　　D. 病床单元用消毒液擦拭
   E. 立即铺好暂空床

3. 患者出院后对床单位处理错误的是　　　　　　　　　　　　　　　　　　　　　　　　　　　　　　(　)
   A. 床垫棉胎床褥等日光暴晒 2 小时　　　　　　B. 非一次性痰杯用消毒液浸泡
   C. 床上被服撤下送洗衣房处理　　　　　　　　D. 病室开窗通风后铺备用床
   E. 传染病室按传染病终末消毒处理

4. 传染病患者出院时的终末消毒处理,错误的是　　　　　　　　　　　　　　　　　　　　　　　　　(　)
   A. 患者洗澡、换清洁衣裤　　　　　　　　　　B. 个人用物经消毒方可带出病区
   C. 被服及时送洗衣房清洗　　　　　　　　　　D. 室内空气可用喷洒消毒
   E. 病床、桌椅可用喷洒消毒

5. 轮椅护送患者时,护士操作正确的是　　　　　　　　　　　　　　　　　　　　　　　　　　　　　(　)
   A. 轮椅后背与床尾平齐　　　　　　　　　　　B. 如无车闸,护士可站在轮椅前固定轮椅
   C. 使用后检查轮椅性能,下次备用　　　　　　D. 翻起脚踏板,背向床头
   E. 嘱患者尽量向前坐

6. 某患者出院,出院时间填写在体温单上,用下列哪种笔　　　　　　　　　　　　　　　　　　　　　(　)
   A. 黑色水笔　　　　B. 蓝色水笔　　　　C. 红色水笔　　　　D. 蓝黑笔
   E. 记号笔

7. 单人搬运法,适合于　　　　　　　　　　　　　　　　　　　　　　　　　　　　　　　　　　　　(　)
   A. 小儿及体重轻者　　　　　　　　　　　　　B. 体重较重者
   C. 腿部骨折者　　　　　　　　　　　　　　　D. 颅脑损伤者
   E. 老年患者

8. 护士采用挪动法协助患者从床上向平车移动时顺序为　　　　　　　　　　　　　　　　　　　　　　(　)
   A. 下肢,臀部,上半身　　　　　　　　　　　B. 上身,下肢,臀部
   C. 上半身,臀部,下肢　　　　　　　　　　　D. 臀部,下肢,上半身
   E. 臀部,上半身,下肢

9. 用平车搬运患者不妥的是　　　　　　　　　　　　　　　　　　　　　　　　　　　　　　　　　　(　)
   A. 下坡时病人头在平车后端　　　　　　　　　B. 中断输液
   C. 进门时不可用车撞门　　　　　　　　　　　D. 病人向平车挪动时,要保护患者
   E. 腰椎骨折病人,车上垫木板

27

10. 用平车搬运腰椎骨折患者,下列措施哪项不妥 ( )
    A. 车上垫木板
    B. 先做好骨折部位的固定
    C. 下坡时头在后
    D. 宜用四人搬运法
    E. 让家属推车,护士在旁密切观察

11. 李护士为出院患者整理病历时,首页应该是 ( )
    A. 出院护理记录单
    B. 体温单
    C. 医嘱单
    D. 手术记录单
    E. 住院病案首页

12. 护士为乙型肝炎患者消毒家具、地面和墙面通常选择 ( )
    A. 紫外线照射
    B. 消毒液熏蒸
    C. 日光暴晒
    D. 消毒液喷洒
    E. 消毒液擦拭

13. 患者,男,48岁,胃溃疡胃大部分切除术后10天,现病人准备出院,护士为病人整理出院病例,归档顺序**不正确**的是 ( )
    A. 体温单应排在出院病案的最前面
    B. 体温单应排在出院病案的最后一页
    C. 住院病案首页应排在出院病案最前面
    D. 出院记录应排在住院病案首页后面
    E. 医嘱单应排在体温单的前面

14. 患者,女,36岁。转移性右下腹痛5小时,伴恶心、呕吐。查体:体温39℃,精神萎靡,腹硬,麦氏点有固定压痛,需急诊手术治疗:平车转送患者中**不正确**的操作是 ( )
    A. 病人头部卧于护士推车的一侧
    B. 固定输液针头,保持输液通畅
    C. 上坡时,护士应位于坡下防止平车下滑
    D. 下坡时,使病人头部位于坡下防止坠车
    E. 进入手术间时护士在前,用身体顶开房门

15. 用平车搬运患者,下述**正确**的是 ( )
    A. 搬运腰椎骨折患者,平车上放置木板
    B. 上坡时,患者头部在平车后端
    C. 暂停输液,以免针头脱出
    D. 进门时,用平车前端轻轻将门撞开
    E. 下坡时,患者头部在平车前端

16. 患者,男,32岁。骑摩托车行驶中与大货车相撞,被紧急送到急诊室。患者生命体征尚平稳,呼之能应,初步诊断颈椎、腰椎多处骨折,准备收入骨科进行手术。用平车运送患者时,**错误**的做法是 ( )
    A. 护士在患者的头部一侧推车
    B. 上下坡时,患者头部应在高处一端
    C. 运送中保持输液通畅
    D. 进门时先开门,再接平车进入
    E. 患者头部应平车小轮一端

17. 护士给予出院患者的护理,**不正确**的是 ( )
    A. 进行出院健康教育
    B. 停止各种治疗,口服药例外
    C. 护送患者出院
    D. 填写患者出院登记本
    E. 执行出院医嘱、填写出院通知单、结账

18. 患者,男,50岁。因施工不慎从高处坠下,导致颈椎骨折,该患者需用何种方法搬运 ( )
    A. 挪动法
    B. 一人法
    C. 二人法
    D. 三人法
    E. 四人法

19. 关于出院患者床单位处理,**错误**的是 ( )
    A. 污染被服撤下送洗
    B. 被褥暴晒6小时
    C. 床、床旁桌椅用洗涤剂擦洗
    D. 脸盆、痰杯用消毒液浸泡
    E. 铺备用床

20. 用紫外线消毒病室,下列哪项是**错误**的 ( )
    A. 卧床病人佩戴墨镜
    B. 病室应先做清洁工作
    C. 擦净灯管表面灰尘
    D. 灯亮后计时
    E. 照射30分钟

21. 患者,男,65岁,脑血管意外康复期。护士推轮椅送患者户外活动,**正确**的方法是 ( )
    A. 上轮椅时,椅背与床头平齐,面向床头
    B. 用毛毯盖住患者腋部以下的身体
    C. 上、下坡时,使患者面向坡下坐稳
    D. 患者扶着轮椅扶手,身体尽量后靠坐稳
    E. 病人双手置于护士肩部,护士扶住患者腋下坐入轮椅

22. 护士协助患者坐轮椅,做法**不正确**的是 ( )
    A. 上坡时使患者面朝坡上
    B. 推轮椅时,嘱患者手扶轮椅扶手
    C. 推轮椅时速度宜慢
    D. 患者坐稳后放下脚踏板
    E. 患者尽量使身体靠前坐

23. 两人搬运患者正确的做法是 ( )
    A. 甲托背部,乙托臀、膝部
    B. 甲托颈、腰部,乙托小腿和大腿
    C. 甲托头、肩部,乙托臀部
    D. 甲托头、背部,乙托臀和小腿
    E. 甲托头颈、肩、腰部,乙托臀、腘窝处

24. 三人搬运正确的做法是 ( )
    A. 甲托住患者的头、颈、肩和背部,乙托住患者的腰和臀部,丙托住患者腘窝主小腿部
    B. 甲托患者腰部,乙托患者臀部,丙托患者腘窝、腿部
    C. 甲托患者头、肩部,乙托患者臀部,丙托患者腿部
    D. 甲托患者头部,乙托患者背部,丙托患者腘窝、腿部
    E. 甲托患者头、肩胛部,乙托患者背部,丙托患者腘窝、腿部

25. 男性,63岁。因肺心病发生Ⅱ型呼吸衰竭,急诊入院,急诊室已给予输液、吸氧,现准备用平车送入病房,护送途中护士应注意 ( )
    A. 拔管暂停输液、吸氧
    B. 暂停吸氧,输液继续
    C. 暂停输液,吸氧继续
    D. 继续输液、吸氧,避免中断
    E. 暂停护送,缺氧症状好转后再转入病房

26. 患者,男,39岁,因农药中毒急诊入院。用平车护送患者入病区时,对静脉输液管、吸氧管采取的处理措施是 ( )
    A. 暂时拔除导管
    B. 加固导管,继续治疗,维持导管通畅
    C. 加固导管,途中暂停吸氧、输液
    D. 维持输液通畅,暂时拔除吸氧管
    E. 保证吸氧,保留输液管,暂停输液治疗

(27~31题共用题干)
患者,男,27岁,车祸后急诊入院。患者第3、4腰椎骨折,神志清楚,生命体征正常,需要收入骨科手术治疗。

27. 护士拟用平车运送患者入病区,从病床移至平车宜选用的最佳方法是 ( )
    A. 一人搬运法
    B. 二人搬运法
    C. 三人搬运法
    D. 四人搬运法
    E. 六人搬运法

28. 搬运病人时,护士甲应托住患者的部位是 ( )
    A. 头部
    B. 头及颈肩部
    C. 腰部
    D. 臀部
    E. 双脚

29. 护士搬运时,平车应放置的位置是 ( )
    A. 平车头端与床头呈钝角
    B. 平车头端与床头呈锐角
    C. 平车尾端与床尾呈钝角
    D. 平车尾端与床尾相接
    E. 平车紧靠床边

30. 护士用平车运送时,患者头部卧于大轮端的原因是 ( )
    A. 大轮噪音小
    B. 大轮平稳
    C. 大轮推省力
    D. 大轮摩擦力小
    E. 大轮转弯灵活

31. 护士用平车运送患者时,不正确的操作是 ( )
    A. 护士在患者的脚部一侧推车
    B. 进门时先开门,再接平车进入
    C. 运送中保持输液通畅
    D. 下坡时,患者头部应在坡上一端
    E. 搬运腰椎骨折患者应垫木板

32. 排列出院病历,体温单的上面是 ( )
    A. 检验报告单
    B. 医嘱单
    C. 病史及体格检查
    D. 护理记录单
    E. 住院病历封面

33. 患者,男,45岁。上呼吸道感染未痊愈,自动要求出院,护士需做好的工作不包括 ( )
    A. 在出院医嘱上注明"自动出院"
    B. 根据出院医嘱,通知病人和家属
    C. 征求病人及家属对医院的工作意见
    D. 教会家属静脉输液技术,以便后续治疗
    E. 指导病人出院后在饮食、服药等方面的注意事项

34. 患者,男,36岁。因车祸致下肢瘫痪来诊,初步诊断为腰椎骨折。运送患者时最佳的方式是 ( )
    A. 轮椅运送法
    B. 平车挪动法
    C. 平车单人搬运法
    D. 平车两人搬运法
    E. 平车四人搬运法

35. 处理出院病人医疗护理文件的方法,错误的是 （   ）
   A. 整理病历交病案室保存   B. 出院病历的最后一页是体温单
   C. 诊断卡、治疗卡夹入病历内   D. 注销床头卡、饮食卡
   E. 填写患者出院登记本

第四节　卧位和安全的护理

一、卧位

(一)卧位的分类

1. 主动卧位　病人自主采取的卧位。见于轻症病人。
2. 被动卧位　病人自己无能力变换体位,卧于他人安置的卧位。如**昏迷、极度衰弱、瘫痪**等病人。
3. 被迫卧位　病人意识清晰,有变换体位的能力,但为了减轻痛苦或治疗需要而被迫采取的体位,如支气管哮喘病人发作时,因呼吸困难而采取**端坐位**,膀胱镜检查采取**截石位**等。

(二)常用卧位

1. 仰卧位

(1) **去枕仰卧位**:要求:将枕头**横立**于床头,病人仰卧,头偏向一侧,两臂放于身体两侧,两腿自然放平。适用范围:①**昏迷或全身麻醉未清醒的病人**,可防止呕吐物误入气管而引起窒息或肺部感染。②椎管内麻醉或腰椎穿刺术后6~8小时的病人,以免过早抬高头部致使脑脊液自穿刺处渗出至脊膜腔外,造成颅**内压降低,牵张颅内静脉窦和脑膜**等组织而引起头痛。

(2) **中凹卧位(休克卧位)**:要求:病人头胸抬高**10°~20°**,下肢抬高**20°~30°**。适用范围:适用**休克病人**,抬高头胸部,有利于保持呼吸道通畅,改善缺氧;抬高下肢,有利于静脉血回流,增加回心血量,缓解休克症状。

(3) **屈膝仰卧位**:要求:病人仰卧,头下垫枕,两臂放于身体两侧,两脚平踏于床上,两膝屈起并稍向外分开。适用范围:①**腹部检查**,腹肌放松,便于检查。②进行**导尿及会阴冲洗**的女性病人,可充分暴露操作部位。

2. 侧卧位　要求:病人侧卧,两臂自然屈肘,一手放在枕旁,另一手放在胸前,**下腿稍伸直,上腿弯曲**;两膝间、胸背部放置软枕,扩大支撑面,增进舒适和安全感。适用范围:①灌肠、肛门检查及配合胃镜、肠镜检查。②臀部肌内注射(**下腿弯曲,上腿伸直**,使臀部肌肉松弛)。③预防压疮时,侧卧位与平卧位交替使用,便于减少局部受压。

3. 半坐卧位　要求:患者仰卧,先摇起床头支架呈30°~50°,再摇起膝下支架,防止身体下滑。放平时先放平膝下支架,再放下床头支架。适用范围:①心肺疾患引起的呼吸困难,由于重力作用使膈肌下降,胸腔容积扩大,减轻胸腔脏器对心肺的压迫,增加肺活量。同时由于回心血量减少,减轻肺部淤血和心脏负担,改善呼吸困难。②腹腔、盆腔手术后或有炎症的病人可使腹腔渗出液流入盆腔,使感染局限化,同时可防止感染向上蔓延引起膈下脓肿。③腹部手术后病人还可减轻腹部缝合处的张力,减轻疼痛,有利于伤口愈合。④**面部及颈部手术后病人(减少局部出血)**。⑤恢复期体质虚弱的病人(适应体位变化,向站立过渡)。

4. 端坐位　要求:病人坐位,身体稍前倾,跨անs小桌放于床上,桌上放软枕,病人可伏于桌上休息。床头支架呈70°~80°,膝下支架呈15°~20°,病人背部也可向后靠。适用范围:**支气管哮喘发作、急性肺水肿、心包积液的病人**,因极度呼吸困难而被迫端坐。

5. 俯卧位　要求:俯卧,两臂屈肘放于头两侧,两腿伸直,在胸、腹、髋部及踝部的下面各置软枕,头偏向一侧(使舒适且利于呼吸)。适用范围:①腰背部手术或检查,胰、胆管造影等。②腰、背、臀部有伤口或脊椎手术后,病人不能平卧或侧卧。③胃肠胀气所致腹痛,使腹腔容积增大,能缓解疼痛。

6. 头低足高位　要求:病人仰卧,枕头横立于床头(保护头部),**床尾垫高15~30 cm**。颅骨压增高病人禁用。适用范围:①肺部分泌物引流,使痰液易于咳出。②十二指肠引流,利于胆汁引流。③**产妇胎膜早破时**,减轻腹压,降低羊水冲力,防止脐带脱垂。④跟骨、胫骨结节、骨盆骨折牵引时可利用人体重力作为反牵引力。

小结提示:胎膜早破和空气栓塞病人除取头低足高位,还须取**左侧卧位**。

7. 头高足低位　要求:病人仰卧,枕头横立于床尾,床头垫高**15~30 cm**。适用范围:①**颅脑损伤或颅脑手术后的病人**,可预防脑水肿,减轻颅内压。②颈椎骨折的病人做颅骨牵引时,利用人体重力为反牵引力。

8. 膝胸卧位　要求:病人跪卧,两小腿平放床上,大腿与床面垂直,两腿稍分开,胸部贴于床面,腹部悬空,臀部抬起,两臂屈肘放于头两侧,头转向一侧。适用范围:①肛门、直肠、**乙状结肠的检查**和治疗。②矫正子宫后倾和胎位不正。③促进产后子宫复原。

9. 截石位　要求:病人仰卧在检查台上,两腿分开并放于支腿架上,臀部齐床缘,两手放于身体两侧或胸前。适用范围:①会阴与肛门部位检查、治疗或手术。②产妇分娩时。

卧位:除掌握上述卧位外,还应掌握以下卧位。①**左侧卧位**:结肠造口术后病人。②**右侧卧位**:新生儿哺乳后取右侧卧位,防止溢乳;阿米巴痢疾灌肠时取右侧卧位,以提高疗效。③**健侧卧位**:全肺切除的病人术后取1/4健侧卧位,防止纵隔移位;产妇会阴侧切术后取健侧卧位,有利于切口的愈合。④**患侧卧位**:气胸、胸腔病人,结石碎石术后病人,咯血、胸痛病人,颅底骨折病人等。⑤**转运病人时**,病人头朝后,防止脑部缺血。

单元测试题 1

1. 昏迷患者的卧位属于 （　）
   A. 主动卧位　　B. 被动卧位　　C. 被迫卧位　　D. 强迫卧位
   E. 自主卧位

2. 患者，男，45岁。椎管麻醉下行胆囊切除术，现返回病房。应采取的卧位是 （　）
   A. 去枕仰卧位　　B. 屈膝仰卧位　　C. 中凹卧位　　D. 半坐卧位
   E. 侧卧位

3. 椎管内麻醉后的患者须去枕平卧6小时，其目的是 （　）
   A. 预防颅内压升高
   B. 有利于脑部血液循环
   C. 预防脑缺血
   D. 预防脑部感染
   E. 预防颅内压降低引起疼痛

4. 颅内压降低病人引起头痛的原因是 （　）
   A. 颅内静脉窦和脑膜被牵张
   B. 脑组织缺血
   C. 脑细胞缺氧
   D. 脑充血
   E. 脑出血

5. **不适宜**去枕仰卧位的病人是 （　）
   A. 昏迷者
   B. 全身麻醉未醒者
   C. 椎管麻醉者
   D. 腰背、臀部有伤口者
   E. 腰穿刺后

6. 患者，男，47岁。诊断"乙型脑炎"，查体：神志处于深度昏迷状态。该患者应该采取的卧位为 （　）
   A. 俯卧位
   B. 侧卧位
   C. 头高足低卧位
   D. 头低足高卧位
   E. 仰卧位头偏向一侧

7. 昏迷患者采用去枕仰卧位的目的是 （　）
   A. 防止颅内压降低引起的头痛
   B. 防止呕吐物流入气管引起窒息
   C. 防止压疮
   D. 使患者保持舒适
   E. 腹肌放松，利于检查

8. 病人腰椎穿刺术后6～8小时内应采取 （　）
   A. 去枕仰卧位　　B. 膝胸卧位　　C. 端坐卧位　　D. 侧卧位
   E. 俯卧位

9. 某病人，70岁，有冠心病史，可疑直肠癌，准备进行直肠指检，采用何种体位为宜 （　）
   A. 仰卧位　　B. 蹲位　　C. 侧卧位　　D. 截石位
   E. 俯卧位

10. 大量不保留灌肠病人应采取 （　）
    A. 侧卧位　　B. 膝胸卧位　　C. 仰卧屈膝位　　D. 去枕仰卧位
    E. 截石位

11. 急性胸膜炎患者宜采取的卧位是 （　）
    A. 中凹卧位　　B. 仰卧位　　C. 患侧卧位　　D. 端坐位
    E. 头低足高位

12. 急性心衰竭时，患者采取半卧位的主要目的为 （　）
    A. 减小胸、腹肌肉张力
    B. 减少静脉回心血量
    C. 增加胸腔容积
    D. 引流腹腔积液
    E. 减轻腹腔脏器对心脏的压力

13. 取半坐卧位时，床头支架的角度应为 （　）
    A. 15°～20°　　B. 30°～50°　　C. 25°～35°　　D. 45°～65°
    E. 30°～40°

14. 患者，女，68岁，患慢性肺心病6年，今日咳嗽咳痰加重，发绀明显，给予半坐位的主要目的是 （　）
    A. 促进排痰，减轻发绀
    B. 使肺部感染局限化
    C. 使回心血量增加
    D. 使膈肌下降，呼吸通畅
    E. 减轻咽部刺激及咳嗽

15. 患者，男，64岁。因肺心病导致呼吸困难，采用半坐卧位的原因是 （　）
    A. 减轻心脏负担
    B. 减轻腹部切口疼痛

C. 防止感染向上蔓延 D. 减少局部出血
E. 使患者逐渐适应体位变化,利于向站立过渡

16. 患者,男,45岁。椎管麻醉下行胆囊切除术,术后第3天,无头痛等症状,患者体位可取半坐卧位目的是 (　　)
    A. 增加肺活量 B. 减少局部出血
    C. 减轻心脏负担 D. 利于向站立过渡
    E. 减轻腹部切口疼痛

17. 麻醉解除且血压平稳后,颈、胸、腹部手术病人应取 (　　)
    A. 去枕平卧头偏向一侧 B. 头高脚低位
    C. 半卧位 D. 去枕平卧6～8小时
    E. 平卧于硬板床

18. 患者,男,22岁。面部有开放性伤口,清创缝合后该患者应采取的卧位是 (　　)
    A. 头高足低位 B. 半坐卧位 C. 仰卧位 D. 膝胸位
    E. 侧卧位

19. 患者,女,31岁,甲状腺术后,患者血压平稳,护士为其采取半坐卧位的目的主要是 (　　)
    A. 减少伤口出血 B. 预防感染
    C. 避免疼痛 D. 改善呼吸困难
    E. 有利伤口愈合

20. 半卧位的目的**不包括** (　　)
    A. 利于引流 B. 利于呼吸 C. 利于循环 D. 防止膈下脓肿
    E. 利于排尿

(21～23题共用题干)
患者,女,急性阑尾炎合并穿孔,急诊在硬膜外麻醉下行阑尾切除术,术中顺利,术后血压稳定,病情平稳,随即将患者送回病房。

21. 病房护士应为患者安置的体位是 (　　)
    A. 仰卧屈膝位6小时 B. 去枕平卧6小时
    C. 侧卧位6小时 D. 中凹卧位6小时
    E. 头高足低位6小时

22. 术后第二天患者体温38.2℃,诉切口疼痛,此时护士应为患者安置的体位是 (　　)
    A. 头高足低位 B. 仰卧屈膝位 C. 右侧卧位 D. 半坐卧位
    E. 端坐位

23. 安置该体位的目的是 (　　)
    A. 可减少局部出血,利于切口愈合 B. 有利于增进食欲,为进食做准备
    C. 有利于减少回心血量,减轻心脏负担 D. 有利于减轻肺部淤血,减少肺部并发症
    E. 可使感染局限,减轻切口缝合处的张力,缓解疼痛

(24～25题共用题干)
患者,男,36岁。3天前感冒诱发支气管哮喘发作,呼吸极度困难入院。

24. 入院后护士应协助其取 (　　)
    A. 仰卧位 B. 侧卧位 C. 端坐位 D. 半坐卧位
    E. 头低足高位

25. 上述卧位属于 (　　)
    A. 主动卧位 B. 被动卧位 C. 被迫卧位 D. 强迫卧位
    E. 自主卧位

26. 患者,女,62岁,患肝硬化6年,近年来胸闷加重,气促,呼吸困难,心脏彩超提示:大量心包积液,立即入院治疗。为缓解呼吸困难,护士应安置患者于 (　　)
    A. 头低足高位 B. 头高足低位 C. 端坐位 D. 平卧位
    E. 屈膝仰卧位

27. **不适于**采取端坐位的患者是 (　　)
    A. 心力衰竭患者 B. 心包积液患者
    C. 休克患者 D. 支气管哮喘患者
    E. 急性肺水肿患者

28. 患者,男,45岁,因大量饮酒后出现呕血,护士应协助患者取 (　　)
    A. 俯卧位 B. 半卧位 C. 中凹卧位 D. 头低脚高位
    E. 平卧位,头偏向一侧

29. 行腰背部检查采取的体位为 (   )
    A. 半坐卧位　　　　B. 俯卧位　　　　C. 去枕仰卧位　　　　D. 头低脚高位
    E. 侧卧位

30. 患者,女,55岁,以支气管扩张入院,患者慢性咳嗽,有大量脓痰,在进行体位引流时采取的体位是 (   )
    A. 头高足低位　　　　　　　　　　　B. 头低足高位
    C. 屈膝仰卧位　　　　　　　　　　　D. 侧卧位
    E. 俯卧位

31. 患者,女,33岁,支气管扩张。右侧支气管有炎性分泌物需要引流,护士为患者采取的正确卧位是 (   )
    A. 半坐卧位　　　　　　　　　　　　B. 右侧头高足低位
    C. 左侧头高足低位　　　　　　　　　D. 右侧头低足高位
    E. 左侧头低足高位

32. 患者,女,30岁。全麻下行开颅术,术后已醒,应采取的卧位是 (   )
    A. 仰卧位　　　　B. 侧卧位　　　　C. 半坐卧位　　　　D. 头高足低位
    E. 头低足高位

33. 患者,女,52岁,因交通意外致颈椎骨折,右侧面部擦伤,失血约 1 000 ml,经救治后病情稳定,拟行颅骨牵引治疗。患者的体位应为 (   )
    A. 侧卧位　　　　B. 中凹卧位　　　　C. 去枕仰卧位　　　　D. 头高足低位
    E. 头低足高位

34. 患者,男,32岁,因颈椎骨折行颅骨牵引治疗,护士为其取头高足低位的目的是 (   )
    A. 有利呼吸　　　　　　　　　　　　B. 用作反牵引力
    C. 预防颅内压降低　　　　　　　　　D. 减轻头痛
    E. 改善颈部血液循环

35. 颅内压增高的患者宜采取的卧位是 (   )
    A. 仰卧位　　　　B. 端坐位　　　　C. 头高足低位　　　　D. 半坐卧位
    E. 头低足高位

(36～40 题共用题干)
　患者,女,32岁。妇科检查发现子宫后倾。

36. 有利于矫正子宫后倾的体位是 (   )
    A. 去枕仰卧位　　　B. 中凹卧位　　　C. 侧卧位　　　　D. 膝胸卧位
    E. 截石位

37. 若该女性产前检查,发现胎位不正,为矫正胎位,应采用 (   )
    A. 截石位　　　　B. 膝胸卧位　　　　C. 头低足高位　　　　D. 去枕仰卧位
    E. 头高足低位

38. 若该女性怀孕 34 周时发生胎膜早破,为防止脐带脱垂,应采用 (   )
    A. 截石位　　　　B. 膝胸位　　　　C. 头低足高位　　　　D. 头高足低位
    E. 去枕仰卧位

39. 若该女性自然分娩,可采用 (   )
    A. 去枕仰卧位　　　B. 头高足低位　　　C. 头低足高位　　　D. 膝胸位
    E. 截石位

40. 若为促进产后子宫复原,该女性可采用 (   )
    A. 截石位　　　　B. 膝胸卧位　　　　C. 头低足高位　　　　D. 头高足低位
    E. 去枕仰卧位

41. 患者,女,29岁,妊娠 26 周。胎儿臀位,拟采用膝胸卧位给予纠正。护士讲解要点后,观察孕妇操作,提示护士需要重复要点的动作是 (   )
    A. 跪卧,胸部贴床面　　　　　　　　B. 两腿稍分开,大腿与床面呈 45°
    C. 腹部悬空,臀部抬起　　　　　　　D. 两臂屈肘,放于头的两侧
    E. 头偏向一侧

42. 截石位适用于哪种情况的病人 (   )
    A. 产妇分娩　　　　B. 脊柱手术　　　　C. 心包积液　　　　D. 灌肠
    E. 休克病人

43. 患者,男,38岁,因不明原因出现无痛血尿,拟行膀胱镜检查,患者应取体位为 (   )
    A. 俯卧位　　　　B. 膝胸位　　　　C. 截石位　　　　D. 头低足高位
    E. 去枕仰卧位

44. 腰穿后患者去枕平卧的目的是 ( )
    A. 有利于脑部血液循环
    B. 防止脑水肿
    C. 减轻头晕、头痛
    D. 预防颅内压减低引起头痛
    E. 防止昏迷

45. 中凹卧位的基本要求是 ( )
    A. 抬高患者头胸部约10°,抬高下肢约10°
    B. 抬高患者头胸部约20°,抬高下肢约15°
    C. 抬高患者头胸部约20°,抬高下肢约30°
    D. 抬高患者头胸部约30°,抬高下肢约20°
    E. 抬高患者头胸部约30°,抬高下肢约35°

46. 患者,男,54岁。中毒性痢疾,体温39℃,脉搏124次/分,血压70/50 mmHg。伴呼吸困难急促,出冷汗,目前患者需采取的合适卧位为 ( )
    A. 侧卧位
    B. 头高脚低卧位
    C. 中凹卧位
    D. 仰卧位头偏向一侧
    E. 端坐卧位

47. 患者,男,36岁。诊断为阿米巴痢疾。护士给患者保留灌肠时应取 ( )
    A. 头高脚低卧位
    B. 俯卧位
    C. 屈膝仰卧位
    D. 左侧卧位
    E. 右侧卧位

48. 一刚入院的腹痛待查患者,医生给他做腹部检查时,护士应协助病人取(腹肌放松,便于检查) ( )
    A. 屈膝仰卧位
    B. 端坐位
    C. 去枕仰卧位
    D. 头高足低位
    E. 侧卧位

49. 患者,女,40岁。上午将行子宫切除术,术前需留置尿管。护士导尿操作中应为患者安置的体位是 ( )
    A. 膝胸位
    B. 屈膝仰卧位
    C. 去枕仰卧位
    D. 头高足低位
    E. 头低足高位

50. 患者,男,56岁。支气管哮喘发作,呼吸困难。此时护士应协助其采取的体位是 ( )
    A. 半坐卧位
    B. 端坐位
    C. 中凹卧位
    D. 头高足低位
    E. 头低足高位

51. 患者,男,38岁。因车祸受伤急诊入院。目前诊断为失血性休克,查体血压70/50 mmHg。患者最适宜体位是( )
    A. 中凹卧位
    B. 头高足低位
    C. 去枕仰卧位
    D. 侧卧位
    E. 头低足高位

52. 患者,男,因结核性脑膜炎需肌内注射链霉素。患者取侧卧位时,正确的体位是 ( )
    A. 两腿伸直
    B. 上腿伸直,下腿稍弯曲
    C. 双膝向腹部弯曲
    D. 下腿伸直,上腿稍弯曲
    E. 两腿弯曲

53. 患者,女,31岁。妊娠38周,因阴道持续性流液2小时入院。医生诊断为胎膜早破,护士协助其采用的卧位应为 ( )
    A. 平卧位
    B. 截石位
    C. 头高足低位
    D. 头低足高位
    E. 膝胸卧位

54. 患者,女,28岁。停经40天,下腹隐痛2天,加重1天入院。查体:面色苍白,四肢湿冷,体温不升,脉搏126次/分,血压70/50 mmHg。此时其最适宜的体位是 ( )
    A. 侧卧位
    B. 俯卧位
    C. 中凹卧位
    D. 半坐卧位
    E. 去枕仰卧位

55. 患者,男,38岁。进行乙状结肠镜检查,应采取的体位是 ( )
    A. 膝胸卧位
    B. 头高足低位
    C. 头低足高位
    D. 俯卧位
    E. 端坐位

56. 患者,女,32岁。因宫外孕造成失血性休克入院。该患者的卧位应为 ( )
    A. 头低足高位
    B. 去枕仰卧位
    C. 中凹卧位
    D. 半坐卧位
    E. 头高足低位

57. 患者,女,25岁。车祸导致面部开放性伤口,经清创缝合后,暂时入院观察。应采取的体位是 （　　）
   A. 膝胸位　　　　　B. 俯卧位　　　　　C. 半坐卧位　　　　　D. 侧卧位
   E. 仰卧位

（三）更换卧位的方法

1. 协助患者翻身侧卧

（1）目的:①协助卧床患者更换卧位,使病人舒适。②预防压疮、坠积性肺炎等并发症。③适应检查、治疗、护理的需要。

（2）操作方法:移动之前应固定床轮,松开盖被。向患者解释操作的目的、方法和注意事项,以取得患者的合作。

1）一人法:适用于体重较轻的患者。①病人仰卧,两手放于腹部,两腿屈曲,将病人两下肢移向护士侧,再将肩部外移。②护士一手扶肩,另一手扶膝部,轻推患者转向对侧,使其背向护士,按侧卧位法安置好患者。

2）两人法:适用于体重较重或病情较重的患者。两位护士站在床的同侧,一人托住患者的颈部、肩部及腰部,另一人托住臀部及腘窝处,两人同时抬起患者移向自己;分别托住患者肩、腰、臀及膝部,轻推患者转向对侧,按侧卧位法安置好患者。

2. 协助患者移向床头

（1）目的:协助已滑向床尾且自己不能移回的患者,使其舒适安全。

（2）操作方法:移动之前应固定床轮,松开盖被。向患者解释操作的目的、方法和注意事项,以取得患者的合作。

1）一人法:适用于体重较轻的患者。①放平床头支架,枕头横立于床头,避免撞伤患者。②患者仰卧屈膝,双手握住床头栏杆,护士一手托住患者肩部,一手托住患者臀部,嘱患者两脚蹬床面,挺身移至床头。

2）两人法:适用于体重较重或病情较重的患者。①放平床头支架,枕头横立于床头,患者仰卧屈膝。②护士分别站在床的两侧,交叉托住患者的颈部、肩部及臀部,同时抬起患者移向床头。也可两位护士站在床的同侧,一人托住颈、肩及腰部,另一人托住臀部和腘窝部,同时抬起患者移向床头。

（3）注意事项

1）根据病情及皮肤受压情况,确定翻身间隔时间。如发现皮肤红肿或破损,应及时处理,并增加翻身次数,做好记录及交班。

2）协助患者翻身时,不可拖拉,注意节力原则。两人为患者翻身时,动作要协调一致,用力要平稳。

3）患者身上带有多种导管时,协助翻身前应先安置妥当,翻身后应检查有无脱落、扭曲、移位、受压等,以保持导管通畅。

4）特殊患者:①协助手术后患者翻身前,应检查伤口敷料,先换药后再翻身。②颅脑手术后患者,头部转动过剧可引起脑疝,导致突然死亡,因此一般只能卧于健侧或平卧。③进行骨牵引的病人,翻身时不可放松牵引。④石膏固定、伤口较大的患者,翻身后应注意将患者处置于合适位置,以防受压。

二、保护具的应用

（一）目的　防止小儿或高热、谵妄、昏迷、躁动、危重病人因意识不清而发生意外,确保患者安全和治疗护理工作顺利进行。

（二）方法

1. 床档　主要用于保护患者,预防坠床。

2. 约束带　用于躁动或精神科患者,以限制身体或肢体活动。①宽绷带:常用于固定手腕及踝部。②肩部约束带:常用于固定双肩,限制病人坐起。③膝部约束带:用于固定膝部,限制病人下肢活动。④尼龙搭扣约束带:用于固定手腕、上臂、膝部和踝部等。

3. 支被架　用于肢体瘫痪、极度虚弱患者,防止盖被压迫肢体,也可用于烧伤病人暴露疗法时保暖。

（三）注意事项

1. 严格掌握保护具的适应证,向患者及家属解释,取得其理解。

2. 制动性保护具只能短期使用,须定时松解约束带(每2小时1次),使患者肢体处于功能位。

3. 使用约束带时,局部必须垫衬垫,松紧适宜,并经常观察局部皮肤颜色(每15~30分钟观察1次),必要时按摩局部,以促进血液循环。

4. 记录保护具使用原因、使用时间、观察结果、所采取的护理措施、停止使用的时间。

单元测试题 2

1. 协助患者翻身侧卧,下述正确的是 （　　）
   A. 2人操作时将患者稍抬起再移动　　　　　B. 患者肥胖应两人同时对称托住后翻身
   C. 为颅骨牵引患者翻身先放松牵引　　　　　D. 患者身上置引流管,应夹闭再移动
   E. 敷料潮湿时先翻身再更换

2. 2人协助患者翻身侧卧法,正确的是 （　　）
   A. 两位护士分别站在床的两侧　　　　　B. 适用于病情较重的患者

C. 适用于体重较轻的患者　　　　　　　　　　D. 1人托头及腰部，另1人托臀及足部
E. 2人同时抬起患者移向远侧

3. 翻身时让病人尽量靠近护士目的是　　　　　　　　　　　　　　　　　　　　　　　　　　　　　　　　（　）
   A. 方便　　　　　　B. 节力　　　　　　C. 关怀　　　　　　D. 亲切
   E. 安全

4. 患者，女，30岁。颈椎骨折行骨牵引，现需更换卧位，**错误**的是　　　　　　　　　　　　　　　　　　（　）
   A. 核对患者　　　　　　　　　　　　　　　B. 做好解释
   C. 放松牵引后再翻身　　　　　　　　　　　D. 固定床轮
   E. 记录翻身时间及皮肤情况

5. 长期卧床易引起的并发症是　　　　　　　　　　　　　　　　　　　　　　　　　　　　　　　　　　（　）
   A. 气管炎　　　　　B. 肺脓肿　　　　　C. 吸入性肺炎　　　D. 肺气肿
   E. 坠积性肺炎

6. 患者，男，35岁，颅脑手术后，护士嘱患者头部翻转不可过剧，目的是防止可能引起的并发症为（头部剧烈翻转可致脑组
   织位移，导致脑疝）　　　　　　　　　　　　　　　　　　　　　　　　　　　　　　　　　　　　　（　）
   A. 休克　　　　　　B. 脑疝　　　　　　C. 脑栓塞　　　　　D. 脑出血
   E. 脑干损伤

7. 防病员坠床，最佳措施是　　　　　　　　　　　　　　　　　　　　　　　　　　　　　　　　　　　（　）
   A. 约束带固定肩部　　　　　　　　　　　　B. 约束带固定膝部
   C. 床档　　　　　　　　　　　　　　　　　D. 约束带固定踝部
   E. 约束带固定腕部

8. 患者，男，25岁，因车祸导致颅脑损伤，患者躁动不安，为保证治疗的顺利进行，使用宽约束带约束其手腕，应重点观察
   的是　　（　）
   A. 神志是否清醒　　　　　　　　　　　　　B. 衬垫是否垫好
   C. 卧位是否舒适　　　　　　　　　　　　　D. 局部皮肤颜色
   E. 约束带是否扎紧

9. 患者，男，36岁。烧伤后采用暴露疗法，可选用的保护具是　　　　　　　　　　　　　　　　　　　　（　）
   A. 床档　　　　　　B. 宽绷带　　　　　C. 支被架　　　　　D. 肩部约束带
   E. 膝部约束带

10. 使用约束用具时，患者肢体应保持　　　　　　　　　　　　　　　　　　　　　　　　　　　　　　　（　）
    A. 功能位置　　　　　　　　　　　　　　　B. 患者喜欢的位置
    C. 常易变换的位置　　　　　　　　　　　　D. 治疗的强迫位置
    E. 生理运动位置

11. 患者，男，25岁。患有躁狂型精神病，拟给予保护具，正确的是　　　　　　　　　　　　　　　　　　（　）
    A. 使用约束带，每4小时松解1次　　　　　　B. 使用床栏防止坠床
    C. 记录保护具使用时间　　　　　　　　　　D. 将患者上肢伸直，系好尼龙搭扣约束带
    E. 对精神病患者，不必向其家人解释使用保护具的必要性

12. 长期卧床病人为防止压疮发生，翻身间隔时间为　　　　　　　　　　　　　　　　　　　　　　　　　（　）
    A. 1小时　　　　　　B. 2小时　　　　　C. 3小时　　　　　D. 4小时
    E. 5小时

13. 确定为病人翻身间隔时间的依据是　　　　　　　　　　　　　　　　　　　　　　　　　　　　　　　（　）
    A. 病情需要　　　　　　　　　　　　　　　B. 病人的需要
    C. 全身营养状况　　　　　　　　　　　　　D. 受压部位皮肤颜色
    E. 压疮的分期

14. 患者，女，40岁。颅脑术后第3天，护士需为患者更换卧位，下列操作中**错误**的是　　　　　　　　　（　）
    A. 将导管固定妥当后再翻身　　　　　　　　B. 两人协助患者翻身
    C. 先换药，再翻身　　　　　　　　　　　　D. 注意节力原则
    E. 让患者卧于患侧

15. 帮助乳腺癌根治术后并带有引流管的病人翻身时，以下哪种做法是**正确**的　　　　　　　　　　　　（　）
    A. 翻身后更换伤口敷料　　　　　　　　　　B. 翻身前必须夹紧引流管
    C. 病人只能侧卧于健侧　　　　　　　　　　D. 翻身后上腿伸直，下腿弯曲
    E. 两人协助翻身时手的着力点分别在肩、腰、臀和膝部

16. 帮助胆囊切除术后患者翻身侧卧，下述哪项**正确**　　　　　　　　　　　　　　　　　　　　　　　（　）
    A. 翻身前将枕横位于床头　　　　　　　　　B. 翻身前必须固定引流管

C. 翻身后更换敷料 D. 二人助翻身时,分别扶托患者肩背、腰臀部
E. 翻身后助患者上腿伸直,下腿弯曲

17. 一人扶助患者翻身侧卧,下列步骤哪项**正确** ( )
    A. 协助患者手臂放于身体两侧 B. 协助患者先将臀部移向床缘
    C. 使患者两腿平放伸直 D. 护士手扶患者肩、膝部助翻身
    E. 翻身后使患者上腿伸直

18. **不需**使用保护具的患者是 ( )
    A. 躁动患者 B. 昏迷患者 C. 谵妄患者 D. 高热患者
    E. 腹痛患者

19. 限制患者坐起时使用 ( )
    A. 支被架 B. 床档
    C. 约束带固定双肩 D. 约束带固定膝部
    E. 约束带固定手、胸及踝部

(20~21题共用题干)
女性,75岁,以呼吸困难、唇发绀、恐惧、烦躁不安而急诊入院,入院诊断为风湿性心脏病合并心力衰竭。

20. 采取何种体位,以缓解症状 ( )
    A. 仰卧位、头偏向一侧 B. 抬高床头20°,抬高下肢30°
    C. 抬高床头15~30 cm D. 抬高床头60°~70°,右侧卧位
    E. 抬高床头40°~50°,膝下支架抬起15°~20°

21. 患者烦躁不安,应采取何种保护措施,以防损伤 ( )
    A. 使用双侧床档防止坠床 B. 使用肩部约束带防止碰伤
    C. 使用绷带 D. 双膝固定防止坠床
    E. 使用双套结固定肢体防自伤

22. 患者,男,70岁,慢性阻塞性肺气肿,肺性脑病。护士为其加用床档,并向家属说明该护理的目的是为了满足患者的 ( )
    A. 生理需要 B. 安全的需要
    C. 自尊的需要 D. 归属与爱的需要
    E. 实现自我价值的需要

23. **患者,男,68岁。体重60 kg,胃癌术后第2天。**患者卧床翻身时身体滑向床尾,护士将其移向床头,下列做法正确的是 ( )
    A. 尽快完成,不必向患者解释说明 B. 移动之前应固定床轮,松开盖被
    C. 移动时患者双手放在胸腹前 D. 移动之前在患者头下垫一枕头
    E. 搬运时,不需要得到患者的协助

24. **患者,男,58岁。因肝癌晚期入院。**患者出现烦躁不安、躁动。为保证患者安全,最重要的护理措施是 ( )
    A. 用牙垫放于上下白齿之间 B. 加床档,用约束带保护患者
    C. 室内光线宜暗 D. 护理动作要轻
    E. 减少外界的刺激

(25~26题共用题干)
患者,女,78岁。由于脑血栓导致左侧肢体偏瘫入院,病情稳定,医嘱二级护理。次日凌晨1时,患者坠床,造成颅内出血,虽经全力抢救,终因伤势过重死亡。

25. 造成该事件的最主要原因是 ( )
    A. 病房环境过于昏暗 B. 护士没有升起床档
    C. 护士没有进行健康教育 D. 没有安排家属陪护
    E. 没有安排专人24小时照护

26. 根据对患者造成的伤害程度,该事故属于 ( )
    A. 医嘱差错 B. 一级医疗事故
    C. 二级医疗事故 D. 三级医疗事故
    E. 护理差错

27. **患者,女,62岁。**下肢瘫痪,长期卧床并用盖被保暖。为保护双足功能,可选用的保护具是 ( )
    A. 床档 B. 宽绷带 C. 肩部约束带 D. 支被架
    E. 膝部约束带

第五节 医院内感染的预防和控制

一、医院内感染

（一）概念 医院内感染（医院获得性感染）是指住院患者、探视者和医院工作人员在医院内受到感染并出现症状。包括患者住院期间发生感染和在医院内获得而出院后发生的感染，但不包括入院前已经感染或入院时已处于潜伏期感染。感染的对象包括一切在医院活动的人群，如医生、护士及患者家属，但主要是**住院患者**。

小结提示：病原体来自医院，不管患者在哪里发病都属于医院内感染，病原体不来自医院，不管是否在医院内发病都不属于医院内感染。

（二）分类

1. 外源性感染（交叉感染） 是指病原体来自患者体外，通过直接或间接感染途径，病原体由一位患者传播给另一位患者而形成的感染。如患者与患者之间、患者与医务人员之间或医院职工之间直接感染，以及通过水、空气、医疗设备等引发的间接感染。

2. 内源性感染（自身感染）指寄居在患者体内的正常菌群或条件致病菌，在患者机体免疫功能低下时引发的感染。

（三）主要因素 ①医院内感染管理制度不健全；医务人员对医院内感染认识不足。②环境污染严重，病原体来源广泛。③医院内易感人群增多，如慢性疾病、恶性疾病、化疗患者、年老体弱者等。④抗生素的广泛应用，使患者体内正常菌群失调，导致耐药菌株增加。⑤介入性诊断和治疗手段的增多，如各种导管、内镜、穿刺针的使用。

二、清洁、消毒和灭菌

（一）概念

1. 清洁 是指用物理方法清除物体表面的污垢、尘埃和有机物。

2. 消毒 是指用物理或化学方法清除或杀灭物体上**除芽胞以外**的所有**病原微生物**，使其数量减少到无害化程度的过程。

3. 灭菌 是指用物理或化学方法清除或杀灭物体上的**全部微生物**，包括致病和非致病的微生物，以及**细菌的芽胞**。

（二）消毒、灭菌的方法

1. 物理消毒灭菌法 包括：热力消毒灭菌法、光照消毒法、电离辐射灭菌法、微波消毒灭菌法、空气过滤除菌。

（1）**热力消毒灭菌法**：利用热力使微生物的蛋白质凝固变性，酶失活，直接损伤细胞壁和细胞膜，从而导致其死亡。分干热法和湿热法。干热法是通过空气传导热力，导热较慢，因此干热灭菌所需的温度较高，时间较长；湿热法是通过水蒸气和空气传导热力，导热快，穿透力强，因此湿热灭菌所需温度较低，时间较短。

热力消毒灭菌法包括：燃烧灭菌法、干烤灭菌法、煮沸消毒法、压力蒸汽灭菌法。

1) 燃烧灭菌法：属于干热法。是一种简单、迅速、彻底的灭菌方法。常用于无保留价值的污染物品，如污染的纸张、**结核病人的痰液**、**破伤风、气性坏疽等感染的敷料等**，可直接焚烧；急用金属器械及搪瓷类物品时，搪瓷类容器可倒入少量95%乙醇，慢慢转动使之分布均匀，点火燃烧至熄火；器械可放在火焰上烧**20秒**。注意燃烧时不可中途添加乙醇，同时远离易燃、易爆物品。**贵重器械及锐利刀剪（以免变钝）禁用燃烧法**。

2) 干热（烤）灭菌法：利用特制的烤箱，热力通过空气对流和介质传导进行灭菌，适用于高温下不变质、不损坏、不蒸发的物品。如油剂、粉剂、玻璃器皿、金属制品、陶瓷制品的灭菌。不适用于塑料制品、纤维织物等的灭菌。消毒时箱温应在120～140℃，时间10～20分钟，**灭菌时箱温在160℃，时间2小时**；箱温170℃，时间1小时；箱温180℃，时间20～30分钟。

3) 煮沸消毒法：属于湿热法。适用于耐湿、耐高温的陶瓷、金属、玻璃、橡胶类物品，不能用于外科手术器械的灭菌。先将物品刷洗干净，再将其全部浸没水中，然后加热煮沸，水沸开始计时，5～10分钟可杀灭细菌繁殖体，15分钟可将多数细菌芽胞杀灭，破伤风杆菌芽胞需煮沸60分钟才可杀灭。在水中加入**碳酸氢钠**，配成浓度为**1%～2%**的溶液时，沸点可达105℃，既可**增强杀菌作用**，又可去污防锈。

小结提示：**碳酸氢钠的作用**：①1%～2%的碳酸氢钠可提高沸点，去污防锈。②1%～4%的碳酸氢钠可用于口腔**真菌感染**。③2%～4%的碳酸氢钠用于乐果、敌敌畏中毒洗胃或**外阴阴道假丝酵母菌病（外阴阴道念珠菌病）**的阴道灌洗。④2%的碳酸氢钠可用于鹅口疮患儿口腔的清洗。美曲膦酯（**敌百虫**）农药中毒者禁忌使用1%～4%的碳酸氢钠洗胃。急性溶血时可使用碳酸氢钠碱化尿液。

注意事项：①物品需全部浸没水中，物品盖子打开，轴节打开，空腔导管预先灌水，各种大小及形状相同的容器不能重叠。②玻璃类物品需用纱布包裹，并在**冷水或温水中放入**。③橡胶类物品需用纱布包好，**水沸后放入**。④如**中途加入其他物品，需等再次水沸后开始计时**。⑤一般海拔每增高300 m，消毒时间增加**2分钟**。

4) **压力蒸汽灭菌法**：属于湿热法。是临床应用最广、效果最为可靠的首选灭菌法，是利用高压下的高温饱和蒸汽杀灭所有微生物及其芽胞。适用于耐高温、耐高压、耐潮湿的物品，如各种器械、敷料、搪瓷类、耐高温玻璃制品、橡胶类、药液、细菌培养基等的灭菌。

手提式压力蒸汽灭菌器、卧式压力蒸汽灭菌器灭菌参数：压力达103～137 kPa，温度达121～126℃，保持**20～30分钟**，可达到灭菌效果。

预真空压力蒸汽灭菌器灭菌参数:压力达 **205 kPa**,温度达 **132 ℃**,保持 **4~5 分钟**即可达到灭菌效果。

注意事项:①物品灭菌前需洗净擦干或晾干。②灭菌包不宜过大、过紧:卧式压力蒸汽灭菌器物品包不大于30 cm×30 cm×25 cm;预真空压力蒸汽灭菌器物品包不大于30 cm×30 cm×50 cm。③灭菌物品放置合理:灭菌包之间要留有空隙,以利于蒸汽进入,布类物品放在金属、搪瓷物品上面,以免蒸汽遇冷凝成水滴而使包布潮湿。④装物品的容器应有孔,灭菌前将孔打开,灭菌后关闭。⑤灭菌物品干燥后方可取出。

灭菌效果监测:①物理监测法:用 150 ℃ 或 200 ℃ 的留点温度计,将留点温度计的水银甩至 50 ℃ 以下,放入需灭菌包内,待灭菌后检查读数是否达到灭菌温度。②化学监测法:是临床广泛使用的常规监测手段,利用化学指示卡或化学指示胶带颜色的改变来进行,一般在121 ℃经 20 分钟或 135 ℃经 4 分钟后,指示带(卡)颜色变黑,表示达到灭菌效果。③生物监测法:是最可靠的监测方法,先将热耐受力较强的非致病性嗜热脂肪杆菌芽胞制成检测菌珠,经灭菌后再取出培养,若全部菌片均无细菌生长则表示达到灭菌效果。

(2) **光照消毒法**(辐射消毒):主要利用紫外线照射,使菌体蛋白发生光解、变性而导致细菌死亡。其杀菌力对杆菌强,对球菌弱,对生长期细菌敏感,对芽胞敏感性差。包括:日光暴晒法、臭氧灭菌灯消毒法、紫外线灯管消毒法。

1) 日光暴晒法:用于床垫、毛毯、书籍、衣服等物品的消毒。将物品放在阳光下直射,暴晒 **6 小时**可达到消毒效果,每 2 小时翻动 1 次。

2) 臭氧灭菌灯消毒法:利用臭氧强大的氧化作用杀菌,可杀灭细菌繁殖体和芽胞、病毒、真菌等。用于病房空气、医院污水、诊疗用水、物品表面的消毒。使用灭菌灯时,应关闭门窗,人员离开,消毒结束后 30 分钟方可进入。

3) 紫外线灯管消毒法:紫外线灯的最佳杀菌波长是 250~270 nm,适用于手术室、病房、实验室的空气和物品表面的消毒。空气消毒时有效照射距离不应超过 **2 m**,照射时间20~30 分钟;物品表面消毒时有效照射距离不应超过 25~60 cm,照射时间20~30 分钟,物品应摊开或挂起并定时翻动。消毒时应从灯亮起后 **5~7 分钟**计时。注意事项:要求病室温度 20~40 ℃,相对湿度 40%~60%。保护眼睛和皮肤,嘱病人不直视紫外线灯源,可戴墨镜或用纱布遮住眼睛,身体应用被单遮住,以免引起眼炎及皮肤的红斑。保持紫外线灯管的清洁,可用无水乙醇纱布每 2 周擦拭 1 次,灯管要轻拿轻放。关灯后须冷却 3~4 分钟后再开。建立使用登记卡,时间超过 1 000 小时则应更换灯管。定期检测紫外线的照射强度,每 3~6 个月检测 1 次,灯管照射强度低于 70 μW/cm² 时应更换。定期空气培养,以检查效果。

(3) **电离辐射灭菌法**(冷灭菌):应用核素 ^{60}Co 发射的丙种射线或电子加速器产生的高能电子束(阴极射线)穿透物品,进行辐射灭菌的方法。此法具有广谱灭菌作用,适用于不耐高温物品的灭菌,如橡胶、塑料、高分子聚合物(如一次性注射器、输液器、输血器、聚乙烯心瓣膜等)、精密医疗仪器、生物医学制品、节育用具及金属等。

(4) **微波消毒灭菌法**:优点是作用时间短、方便。微波可杀死细菌繁殖体、真菌、病毒、细菌芽胞、真菌孢子等各种微生物。常用于食品和餐具的处理,化验单据、票证的消毒,医疗药品、耐热非金属材料及器械的消毒灭菌。**不能用于金属物品的消毒**。

(5) **空气过滤除菌**:是利用现代化设备对病室内空气进行净化的措施。使空气通过孔径小于 0.2 μm 的高效过滤器,利用物理阻留、静电吸附等原理除去介质中的微生物,达到空气净化的作用。风在送风系统上装备高效空气过滤器的房间,称生物净化室。通过过滤器可除掉空气中 0.5~5 μm 的尘埃,以达到洁净空气的目的。主要用于手术室、烧伤病房、器官移植病房等。

单元测试题 1

1. 引起医院内感染的主要因素**不包括** ( )
   A. 严格监控消毒灭菌效果　　　　　　　B. 介入性诊疗手段增加
   C. 抗生素的广泛应用　　　　　　　　　D. 医务人员不重视
   E. 易感人群增加

2. 男,19 岁,左下肢外伤后,未得到正确处理,而导致破伤风。为该患者左下肢伤口更换敷料后,其敷料处理方法是
 ( )
   A. 丢入污物桶后再集中处理　　　　　　B. 过氧乙酸浸泡后清洗
   C. 高压灭菌后再清洗　　　　　　　　　D. 日光下暴晒后清洗
   E. 送焚烧炉焚烧

3. 下列哪项物品消毒**不宜**用燃烧法 ( )
   A. 弯盘　　　　B. 换药碗　　　　C. 眼科剪　　　　D. 止血钳
   E. 气性坏疽患者使用过的敷料

4. **不适合**用干烤法灭菌的是 ( )
   A. 玻璃制品　　B. 橡胶制品　　　C. 陶瓷类　　　　D. 粉剂
   E. 油剂

5. 骨科某护士对本科室油纱条进行灭菌,应该实行的灭菌法是 ( )
   A. 燃烧法　　　B. 干烤法　　　　C. 光照法　　　　D. 熏蒸法
   E. 压力蒸汽灭菌法

6. **不适合**用干烤法灭菌的是 ( )
   A. 凡士林　　B. 滑石粉　　C. 玻璃器皿　　D. 金属制品
   E. 纤维织物

7. **不适合**用煮沸消毒法消毒的是 ( )
   A. 灌肠筒　　B. 搪瓷药杯　　C. 玻璃量杯　　D. 纤维胃镜
   E. 橡胶管

8. 煮沸消毒金属器械时,为了增强杀菌作用和去污防锈,可加入(在水中加入1%～2%碳酸氢钠,沸点可达105℃,既可增强杀菌又可去污防锈) ( )
   A. 氯化钠　　B. 硫酸镁　　C. 稀盐酸　　D. 碳酸氢钠
   E. 亚硝酸钠

9. 供应室护士在用高压蒸汽灭菌法灭菌时,应注意 ( )
   A. 布类物品放在金属、搪瓷物品下方
   B. 预真空压力蒸汽灭菌器物品包不大于 30 cm×30 cm×25 cm
   C. 灭菌前物品需洗净擦干或晾干
   D. 灭菌前将有孔容器的孔关上灭菌后打开
   E. 卧式压力蒸汽灭菌器物品包不大于 50 cm×50 cm×30 cm

10. 关于煮沸消毒法,正确的是 ( )
    A. 煮沸10分钟可杀灭多数细菌芽胞　　B. 水中加入亚硝酸钠可提高杀菌效果
    C. 橡胶类物品在冷水中或温水中放入　　D. 中途加入其他物品,需等再次水沸后再开始计时
    E. 物品需全部浸入水中,相同的容器应重叠放在一起

11. 煮沸法消毒时,以下何项做法不妥(玻璃类物品需用纱布包裹,并在冷水或温水中放入;橡胶类物品需用纱布包好,水沸后放入) ( )
    A. 玻璃类从冷水时放入　　B. 组织剪刀打开轴节
    C. 待水沸后开始计时　　D. 消毒前先将物品刷洗干净
    E. 中途加入物品需从第2次加入水沸后重新计时

12. 为检验高压蒸汽灭菌效果,目前常用的方法是 ( )
    A. 温度计监测　　B. 灭菌包中试纸变色
    C. 灭菌包中明矾熔化　　D. 术后病人是否有切口感染
    E. 灭菌后物品细菌培养

13. 患者,男,30岁。因"支气管哮喘"入院。现病愈出院。其床垫的消毒可采用 ( )
    A. 干烤法　　B. 日光暴晒法　　C. 浸泡消毒法　　D. 微波消毒法
    E. 压力蒸汽灭菌消毒

14. 护士小王要对下列物品或区域进行消毒,**不适合**使用电离辐射灭菌的是 ( )
    A. 一次性输血器　　B. 宫内节育器
    C. 注射部位皮肤　　D. 橡胶管
    E. 生物制品

15. **不能**用于金属物的消毒的是 ( )
    A. 燃烧法　　B. 干烤法
    C. 煮沸消毒法　　D. 微波消毒灭菌法
    E. 压力蒸汽灭菌法

16. 患者,女,38岁。因"乙型肝炎"入院,其餐具的消毒可选择 ( )
    A. 电离辐射灭菌法　　B. 微波消毒法
    C. 日光暴晒法　　D. 臭氧灭菌灯消毒法
    E. 过滤除菌法

17. 患者,女,40岁。甲型肝炎痊愈出院,护士应对其所用的票证和钱币进行消毒,合适的方法是 ( )
    A. 液氯喷洒　　B. 微波消毒
    C. 过滤除菌　　D. 过氧乙酸擦拭
    E. 压力蒸汽灭菌

18. 医院内感染**不包括**下列哪一种 ( )
    A. 病人在医院内获得的感染　　B. 入院时已处于潜伏期的感染
    C. 新生儿经产道分娩时发生的感染　　D. 手术后输血造成的病毒感染
    E. 出院时已处于潜伏期且出院后不久发生的感染

19. 内源性感染病菌主要来源于 ( )

A. 医护人员的手 B. 污染的血制品
C. 其他病人 D. 病原携带者
E. 来自自身的正常菌群

20. 医院内感染的高危人群是 ( )
   A. 免疫力低下者 B. 孕产妇
   C. 护工 D. 清洁工
   E. 家属

21. 医院内感染间接传播的最主要方式 ( )
   A. 通过医疗设备 B. 通过工作人员的手
   C. 通过患者用具 D. 通过患者之间接触
   E. 通过一次性用品

22. 能杀灭所有微生物以及细菌芽胞的方法是 ( )
   A. 清洁 B. 消毒 C. 抑菌 D. 灭菌
   E. 抗菌

23. 患者,女,30岁,痔疮复发须坐浴治疗。欲消毒坐浴盆,最简单、有效的方法是 ( )
   A. 乙醇燃烧法 B. 紫外线灯照射法
   C. 氯己定溶液擦拭法 D. 煮沸法
   E. 过氧乙酸浸泡法

24. 患儿,8岁,右下肢外伤、铜绿假单胞菌感染。对其换药后的污染敷料,正确的处理是 ( )
   A. 过氧乙酸浸泡后清洗 B. 高压灭菌后再清洗
   C. 清洗后,煮沸消毒 D. 丢入污物桶,集中处理
   E. 单独放置,送焚烧炉焚烧

25. 燃烧灭菌法所使用的乙醇浓度是 ( )
   A. 50% B. 70% C. 75% D. 80%
   E. 95%

26. 关于使用燃烧灭菌过程中,下述**不正确**的是(远离易燃、易爆物品) ( )
   A. 远离氧气筒 B. 远离乙醚液
   C. 火焰要遍及容器内面 D. 燃烧过程中乙醇不足可添加以达到彻底灭菌的目的
   E. 燃烧时要旋转消毒物品

27. 胃管煮沸消毒时,操作不正确的是 ( )
   A. 先将胃管刷洗干净 B. 持续10分钟
   C. 放入冷水中 D. 用纱布包裹胃管
   E. 待水沸后开始计时

28. 煮沸消毒的操作,**不正确**的是 ( )
   A. 消毒前先将物品刷洗干净 B. 将消毒物品全部浸没在水中
   C. 水沸后开始计算消毒时间 D. 中间添加物品需重新计算时间
   E. 消毒的物品,待使用时再取出

29. **不宜**用煮沸法消毒的物品是 ( )
   A. 肛管 B. 胃管 C. 手术刀 D. 持物钳
   E. 弯盘

30. 煮沸消毒杀灭细菌繁殖体所需时间为水沸后 ( )
   A. 5~10分钟 B. 15~20分钟 C. 25~30分钟 D. 40~50分钟
   E. 1~3小时

31. 煮沸消毒时,下列哪项是**错误**的 ( )
   A. 先将物品刷洗干净 B. 使物品完全浸泡在水中
   C. 水沸后开始计时 D. 带盖容器应打开
   E. 玻璃类用纱布包好,待水沸后

32. 临床应用最广、效果最为可靠的灭菌法是 ( )
   A. 燃烧法 B. 煮沸法
   C. 日光暴晒法 D. 压力蒸汽灭菌法
   E. 紫外线灯管消毒法

33. 供应室的李护士,在使用**预真空压力蒸汽灭菌器**进行灭菌时,应将工作参数调至 ( )
   A. 压力103 kPa,温度121℃,时间4~5分钟 B. 压力103 kPa,温度132℃,时间4~5分钟

C. 压力103 kPa,温度121 ℃,时间20～30分钟   D. 压力205 kPa,温度132 ℃,时间4～5分钟
E. 压力205 kPa,温度132 ℃,时间20～30分钟

手提式和卧式压力蒸汽灭菌器灭菌进行灭菌时参数:压力103～137 kPa,温度121～126 ℃,时间20～30分钟。

34. 紫外线空气消毒时,有效距离(2 m)与时间(20～30分钟)的要求是 （ ）
    A. 1 m,不少于30分钟   B. 3 m,不少于30分钟
    C. 1 m,不少于45分钟   D. 2 m,不少于20分钟
    E. 3 m,不少于45分钟

35. 对紫外线消毒物品的具体要求,**错误**的叙述是 （ ）
    A. 紫外线灯与物品距离25～60 cm   B. 灯亮后5～7分钟开始计时
    C. 照射时间为20～30分钟   D. 照射时关好门窗
    E. 物品要充分暴露

36. 护士小张在用紫外线灯消毒治疗室空气,要求环境清洁,温度和相对湿度宜为 （ ）
    A. 温度低于4 ℃,湿度超过50%   B. 温度低于5 ℃,湿度超过55%
    C. 温度20～40 ℃,湿度40%～60%   D. 温度低于15 ℃,湿度超过65%
    E. 温度低于42 ℃,湿度超过70%

37. 目前测定高压蒸汽灭菌效果最可靠的方法是 （ ）
    A. 温度计监测   B. 生物测试法
    C. 外科切口感染率   D. 化学指示剂法
    E. 灭菌后物品细菌培养

38. 医用滑石粉灭菌可采用的方法 （ ）
    A. 压力蒸汽灭菌   B. 煮沸消毒法
    C. 燃烧法   D. 干烤法
    E. 电离辐射灭菌法

39. **禁用**燃烧法的是 （ ）
    A. 破伤风患者使用过的敷料   B. 搪瓷容器
    C. 锐利的手术剪   D. 肝炎病人使用过无需保留的纸张
    E. 便盆

40. 关于煮沸消毒法,描述正确的是 （ ）
    A. 可以应用于纤维内镜的消毒灭菌   B. 玻璃类纱布包裹,水沸后放入
    C. 橡胶类纱布包裹,冷水放入   D. 海拔每增高300米,消毒时间延长2分钟
    E. 为防止物品生锈,可加入5%碳酸氢钠

41. 患者,男,55岁。因间断咳嗽、咳痰5年,加重伴咯血2个月入院。入院后诊断为浸润型肺结核,给予肌注链霉素,口服利福平、异烟肼等治疗。上述病人痰液最佳处理方法是 （ ）
    A. 紫外线消毒   B. 消毒液浸泡   C. 甲酚消毒   D. 乙醇消毒
    E. 痰吐在纸上用火焚烧

42. 下列**不属于**热力消毒灭菌法的是 （ ）
    A. 燃烧法   B. 煮沸法   C. 干烤法   D. 光照消毒法
    E. 压力蒸汽灭菌法

43. 为了达到消毒目的,利用日光暴晒法消毒需要 （ ）
    A. 2小时   B. 4小时   C. 6小时   D. 8小时
    E. 10小时

44. **不能**用高压蒸汽灭菌的物品是 （ ）
    A. 搪瓷药杯   B. 血管钳   C. 硅胶管   D. 内镜
    E. 橡胶导尿管

45. 护士小王要对下列物品进行消毒处理,适合使用臭氧灭菌灯消毒的是 （ ）
    A. 被服   B. 食品   C. 橡胶导管   D. 化验单据
    E. 医院污水

46. 患者,男,30岁,诊断为肺结核。护士对其病室空气进行消毒时,正确的方法是(臭氧灭菌灯消毒结束后**30分钟**方可进入) （ ）
    A. 甲醛熏蒸   B. 开窗通风
    C. 臭氧灭菌灯消毒   D. 食醋熏蒸
    E. 2%过氧乙酸溶液喷洒

47. 控制医院内感染的措施,哪项**不妥** （ ）

A. 健全各种制度 B. 严格消毒灭菌
C. 加强组织管理 D. 改善设备条件
E. 大量使用抗生素预防感染

48. 干烤法杀灭芽胞的条件是 ( )
A. 箱温170 ℃;时间20～30分钟 B. 箱温120～140 ℃;时间10～20分钟
C. 箱温180 ℃;时间20～30分钟 D. 箱温80～100 ℃;时间20～30分钟
E. 箱温160～170 ℃;时间20～30分钟

49. 医院感染的主要研究对象是 ( )
A. 探视者 B. 陪护家属 C. 医护人员 D. 门诊病人
E. 住院病人

50. 医院感染主要是指 ( )
A. 病人在社区获得的感染 B. 入院时已处于潜伏期的感染
C. 母婴垂直传播的感染 D. 曾患过的疾病住院后再次发作
E. 出院时已处于潜伏期且出院后不久发生的感染

51. 王某,男,肺结核,护士每天使用紫外线消毒病房,其杀菌原理是 ( )
A. 细胞膜结构遭到破坏 B. 菌体蛋白及酶变性、凝固
C. 细菌代谢受抑制 D. 细菌失去活性,微生物代谢障碍
E. 菌体蛋白发生光解、变性

52. 热力消毒灭菌法的原理 ( )
A. 破坏细胞膜的结构 B. 抑制细菌代谢和生长
C. 干扰细菌酶的活性 D. 使菌体蛋白及酶变性凝固
E. 使菌体蛋白发生光解变性

53. 通风、过滤和除尘等措施是切断下列哪一种传播途径的关键(物体表面的传染性物质干燥后,形成带菌尘埃,通过降落在伤口上或吸入呼吸道,引起直接或间接传播称为菌尘传播。通风、过滤和除尘是预防菌尘传播的途径。) ( )
A. 空气传播 B. 飞沫核传播
C. 接触传播 D. 飞沫传播
E. 菌尘传播

54. 某医疗队来到海拔1 500米高度的高原地区巡回医疗,需煮沸灭菌注射器,按灭菌时间15分钟计算,现需煮沸多长时间可达到灭菌效果(1 500÷300=5×2=10+15=25) ( )
A. 15分钟 B. 15～20分钟 C. 20分钟 D. 20～25分钟
E. 25分钟

55. 某护士用下排气式高压蒸汽灭菌锅进行灭菌,8:35 am锅内压力达到所需数值,其后一直维持在103～137 kPa之间,结束灭菌的正确时间是 ( )
A. 8:45 am B. 8:50 am C. 9:05 am D. 9:35 am
E. 10:00 am

56. 护士为破伤风患者处理伤口后,换下的敷料应 ( )
A. 统一填埋 B. 高压灭菌 C. 集中焚烧 D. 日光暴晒
E. 浸泡消毒

57. 患者,男,39岁。大面积烧伤入院。对其所住的病室进行空气消毒的最佳方法是 ( )
A. 臭氧灭菌灯消毒 B. 消毒液喷雾
C. 开窗通风 D. 食醋熏蒸
E. 过滤除菌

2. **化学消毒灭菌法** 使用化学药物杀灭微生物的方法称为化学消毒灭菌法。其原理是通过药物渗透细菌的体内,使菌体蛋白凝固变性,酶失去活性,抑制细菌代谢和生长,或破坏细菌细胞膜的结构,改变其通透性,使细胞破裂、溶解,从而达到消毒灭菌的作用。凡不宜使用物理消毒灭菌而耐潮湿的物品,如锐利的金属、刀、剪、缝针和光学仪器(胃镜、膀胱镜等)及皮肤、粘膜、病人的分泌物、排泄物、病室空气等均可用此法。能杀灭繁殖体微生物的化学药物,称为**消毒剂**,可以达到灭菌效果的化学药物,称为**灭菌剂**。

(1) 化学消毒剂的使用原则:①消毒液中一般**不放置纱布、棉花**等物,以免降低消毒效力。②被消毒物品清洁、擦干后,应全部浸没在消毒液中,器械的**轴节**应打开、套盖应掀开,管腔灌满消毒液。浸泡途中添加物品,需重新计时。③浸泡消毒后的物品**使用前应先用无菌蒸馏水或无菌生理盐水冲洗**;气体消毒后的物品,使用前应待气体散发后,以免残留消毒剂刺激组织。④严格掌握消毒剂的有效浓度、消毒时间和使用方法。消毒剂要现配现用,定期更换,易挥发的消毒液应加盖,以保持有效浓度。⑤根据物品的性能和不同微生物的特性,选择合适的消毒剂。

(2) 化学消毒剂的使用方法 化学消毒灭菌法包括:**浸泡法、擦拭法、喷雾法、熏蒸法、环氧乙烷气体密闭消毒灭**

菌法。

1）**浸泡法**：物品洗净擦干后，完全浸没在消毒液中，在标准浓度和有效时间内即可达到消毒灭菌的效果。**常用于耐湿、不耐热的物品**，如锐利器械、精密器材等的消毒。**精密仪器如纤维内镜的消毒灭菌宜用2%戊二醛浸泡法**。

2）**擦拭法**：用标准浓度的消毒剂擦拭物品表面以达到消毒的目的。常用于桌椅、墙壁、地面等的消毒。

3）**喷雾法**：用喷雾器将标准浓度的消毒剂均匀地喷洒，在有效时间内达到消毒的目的。常用于空气和物品表面（如墙壁、地面）的消毒。

4）**熏蒸法**：利用消毒剂所产生的气体进行消毒的方法。常用于**手术室、换药室和病室的空气消毒**。①**空气消毒**：将消毒剂加热或加入氧化剂进行熏蒸，按规定时间关闭门窗，消毒完毕，打开门窗通风换气。常用的消毒剂有：a. **2%过氧乙酸：每立方米8 ml**，时间30~120分钟；b. **纯乳酸**：每立方米0.12 ml，加等量水，时间30~120分钟；c. **常用食醋：每立方米5~10 ml**，加热水1~2倍，时间30~120分钟。②物品消毒：常用**甲醛消毒箱**进行。

5）**环氧乙烷气体密闭消毒灭菌法**：环氧乙烷气体穿透力强，具有高效**广谱杀菌**作用，为**灭菌剂**（能杀灭细菌繁殖体、芽胞、病毒、立克次氏体和真菌）。适用于电子仪器、光学仪器、医疗器械、化纤织物、皮毛、棉、塑料制品、书籍、一次性使用的诊疗用品等的消毒灭菌。

使用方法：环氧乙烷易燃、易爆，对人体有害，消毒灭菌需密闭进行；少量物品可用丁基橡胶袋，大量物品需使用专用的灭菌容器，时间6小时，需专业培训上岗。

(3) **常用的化学消毒剂**

1）**过氧乙酸**：为灭菌剂（能杀灭细菌、真菌、病毒和芽胞）。①使用方法：可采用浸泡法、擦拭法、喷洒法。a. 0.2%溶液用于皮肤消毒；b. 0.02%溶液用于粘膜冲洗消毒；c. 浸泡消毒用0.2%~1%溶液，时间30~60分钟；d. 0.2%~0.4%溶液用于环境喷洒消毒。②注意事项：a. **对金属类物品有腐蚀性**，对纺织品有漂白作用；b. 易氧化分解而降低杀菌力，故须加盖并现用现配；c. 存于阴凉避光处，防高温引起爆炸；d. 溶液刺激性强，使用时须防止溅入眼中及皮肤、粘膜上，配制时需戴口罩及橡胶手套。

2）**戊二醛**：为灭菌剂（能杀灭细菌繁殖体、芽胞、真菌、病毒）。①使用方法：常用于浸泡法。**2%戊二醛溶液用于浸泡不耐热的医疗器械、精密仪器**，如内镜等，消毒时间30~60分钟，灭菌需10小时。②注意事项：a. 对碳钢类制品如手术刀片等有腐蚀性，**使用前应加入0.5%亚硝酸钠防锈**；b. 加强对浓度的测定，每周过滤1次，每2~3周更换1次消毒液；c. 因对皮肤有刺激性，接触时应戴橡胶手套，操作时防止溅入眼内及吸入体内；d. 容易氧化分解，使杀菌力降低，宜现用现配；e. 灭菌后的物品在**使用前应用无菌蒸馏水冲洗**。

3）**37%~40%甲醛溶液（福尔马林）**：为灭菌剂（能杀灭细菌、芽胞、真菌、病毒）。10%甲醛溶液用于固定标本及保存疫苗；2%甲醛溶液用于器械消毒。①使用方法：常使用熏蒸法，用于物体表面、对湿热敏感、不耐高温和高压的医疗器械的消毒灭菌。消毒时，甲醛用量按消毒为100 g/L，灭菌为500 g/L进行计算，将物品分开摊放或挂起，**调节温度为52~56℃，相对湿度为70%~80%**，加热产生甲醛气体，将消毒箱密闭3小时即达到消毒灭菌目的。②注意事项：a. 消毒时，应严格控制环境的温度和湿度，以免影响消毒效果；b. 消毒物品应摊开或挂起，污染面尽量暴露，物品中间应留有空隙，以便甲醛气体能充分与之接触，达到消毒目的；c. 甲醛箱消毒物品时，不能用自然挥发法；d. 甲醛有致癌作用，消毒后，可用抽气通风或氨水中和法去除残留甲醛气体；e. **甲醛不宜用于空气消毒**，以防致癌。

4）**含氯消毒剂**：高浓度的含氯消毒剂为高效消毒剂（能杀灭各种致病菌、病毒和芽胞），低浓度的含氯消毒剂为中效消毒剂。常用的有液氯、漂白粉、漂白粉精、次氯酸钠及84消毒液。①使用方法：常用于餐具、水、环境、疫源地等的消毒。a. **浸泡法和擦拭法：含有效氯0.02%的消毒液，用于被细菌繁殖体污染的物品**，浸泡时物品应浸没，容器应加盖，时间10分钟以上，不能浸泡的可进行擦拭；**含有效氯0.2%的消毒液，用于被肝炎病毒、结核杆菌、细菌芽胞污染的物品，时间30分钟以上**；b. 喷洒法：一般物品表面用含有效氯0.05%的消毒液均匀喷洒，时间30分钟以上；被肝炎病毒、结核杆菌污染的物品表面，用含有效氯0.2%的消毒液均匀喷洒，时间60分钟以上；c. 干粉消毒法：**将排泄物5份加含氯消毒剂1份加以搅拌，放置2~6小时**。②注意事项：a. 消毒液应保存在密闭容器中，放置阴凉、干燥、避光处，以减少有效氯的丧失；b. 因溶液不稳定，故应现配现用；c. 消毒液有腐蚀性和漂白作用，不适用于金属、有色织物及油漆家具的消毒。

5）**过氧化氢（双氧水）**：为高效消毒剂（杀菌力弱，对细菌、芽胞、病毒均有效）。①使用方法：用于丙烯酸树脂制成的外科埋置物、不耐热的塑料制品、餐具、服装、饮水等消毒，以及漱口、外科冲洗伤口等。可用浸泡法和擦拭法，3%过氧化氢消毒时间为30分钟。**3%过氧化氢溶液用于清除创伤、松动痂皮尤其是厌氧菌感染的伤口**；1%过氧化氢溶液用于化脓性中耳炎和口腔炎、扁桃体炎和坏死性牙龈炎等局部冲洗。②注意事项：a. 存放于阴凉、通风处，并在使用前测定有效含量；b. 稀释液不稳定，应现用现配；c. 对金属有腐蚀，对有色织物有漂白作用；d. 溶液有刺激性，应防止溅入眼中和皮肤、粘膜上；e. 受有机物影响，消毒被**血液或脓液**污染的物品，应适当延长时间。

6）**碘酊**：为中效消毒剂（杀菌作用强，**能杀灭细菌、芽胞、真菌、病毒、阿米巴原虫均有效**）。①使用方法：2%碘酊用于注射部位、手术、创面周围等的皮肤消毒，作用1分钟后，用75%乙醇脱碘。②注意事项：a. 刺激性强，不能用于粘膜消毒；b. 皮肤对碘过敏者禁用；c. 对金属有腐蚀性，不能浸泡金属器械；d. 保存需加盖。

7）**乙醇**：为中效消毒剂（**杀菌作用强，对芽胞、肝炎病毒无效**）。①使用方法：多用于消毒皮肤，也可用于浸泡锐利金属器械及体温计。a. 擦拭法：75%的乙醇溶液用于皮肤及器械表面消毒，50%的乙醇溶液用于预防压疮，20%~30%的乙醇溶液用于高热患者物理退热擦浴；b. 浸泡法：**75%乙醇用于浸泡消毒，时间5~10分钟以上**。②注意事项：a. 乙醇易挥发,应加盖保存,并定期测定有效浓度;b. 乙醇浓度超过80%,消毒效果会降低(药物浓度过高可使菌体表面蛋白质凝固妨碍杀菌效果);c. 乙醇有刺激性,不宜用于粘膜和创面的消毒;d. 乙醇易燃,应注意加盖并避火保存。

8) **碘附**:为中效消毒剂(杀菌作用强、持久、**能杀灭细菌繁殖体、芽胞、真菌、原虫和部分病毒**)。①使用方法:**用于皮肤和粘膜等的消毒**。a. 浸泡法:**0.05%~0.1%碘附溶液**用于浸泡清洗并晾干后的物品,时间30分钟;b. 擦拭法:0.5%~2%碘附溶液用于擦拭消毒部位,擦2遍,作用时间2~3分钟;c. 冲洗法:0.05%碘附溶液用于冲洗伤口粘膜和阴道粘膜,时间3~5分钟,可达到消毒作用。②注意事项:a. 应保存在密闭容器中,置于阴凉、避光、防潮处;b. 对二价金属有腐蚀性,故不用于相应金属制品的消毒;c. 碘附应现用现配,因其稀释后稳定性较差;d. 如待消毒物品上存有大量有机物,应适当增加浓度,延长作用时间。

9) **氯己定**(洗必泰):为低效消毒剂(杀菌作用快而强,对芽胞、真菌、病毒**无效**,无刺激性)。①使用方法:用于外科洗手消毒、手术部位的皮肤消毒和粘膜消毒等。a. 擦拭法:4%氯己定乙醇溶液用于擦拭手术和注射部位皮肤,擦2遍,作用时间2分钟;b. 冲洗法:0.05%~0.1%氯己定水溶液用于冲洗阴道、膀胱、伤口粘膜创面,以预防和控制感染。②注意事项:a. **不可在肥皂和洗衣粉**等阴离子表面活性剂前、后使用和混合使用;b. 易受有机物影响,使用前应先进行消毒部位的清洁,带污垢的不能使用。

10) **苯扎溴铵**(新洁尔灭):为低效消毒剂。对G^+菌作用强,对病毒作用较弱,对铜绿假单胞菌和芽胞**无效**,杀菌和去污作用快而强,渗透力强、无刺激性。0.05%溶液用于粘膜消毒,0.1%溶液用于皮肤消毒、浸泡金属机械(加入**0.5%亚硝酸钠防锈**)。苯扎溴铵是阳离子表面活性剂,切勿与肥皂、洗衣粉、高锰酸钾等阴离子表面活性剂混用,有拮抗作用。有吸附作用会降低药效,所以溶液内不可投入纱布、棉花等。

11) **高锰酸钾**(灰锰氧、PP粉):为强氧化剂,**杀菌力强**,有收敛作用。0.1%~0.5%高锰酸钾溶液用于膀胱及创面洗涤;0.01%~0.02%高锰酸钾溶液用于某些药物中毒时洗胃;0.0125%高锰酸钾溶液用于阴道冲洗或坐浴等。临用时用凉开水配制;高浓度溶液有刺激性,易损伤皮肤,**避光保存**。

小结提示:
一、常用的化学消毒剂分类
1. 灭菌剂　杀灭一切微生物(包括细菌、芽胞)的灭菌消毒剂,如环氧乙烷、过氧乙酸、戊二醛、甲醛。
2. 高效消毒剂　杀灭一切细菌繁殖体、结核杆菌、病毒、真菌及其孢子(孢子是真菌的繁殖器官)和绝大多数**细菌芽胞**的消毒剂。如高浓度的含氯消毒剂、消毒灵、过氧化氢。
3. 中效消毒剂　杀灭除细菌芽胞以外的各种病原微生物的消毒剂。如乙醇、**碘酊**和**碘附**能杀灭部分细菌芽胞。
4. 低效消毒剂　只能杀灭细菌繁殖体、部分真菌和亲脂性病毒,不能杀灭结核杆菌、亲水性病毒和芽胞的消毒剂,如氯己定(洗必泰)、苯扎溴铵(新洁尔灭)。

二、医院常用清洁方法
①碘酊污渍:乙醇。②**甲紫**污渍:乙醇或草酸溶液。③陈旧血渍:过氧化氢浸泡再用水。④**高锰酸钾**:2‰过氧乙酸液倒在带有高锰酸钾污渍的毛巾、纱布和器皿上,这些物品即可变得洁白如故。维生素C蘸水,柠檬酸、2%草酸溶液浸泡均可除去污渍。⑤**黑水污渍**:不能洗净时用盐酸或草酸溶液。⑥**铁锈**:1%热草酸溶液中再用水洗净,也可用热醋浸泡。

单元测试题 2

1. 属于化学消毒灭菌的方法是　　　　　　　　　　　　　　　　　　　　　　　　　　　　　　　　( )
   A. 燃烧法　　　　　　　　　　　　　　　　B. 臭氧灭菌灯消毒法
   C. 微波消毒灭菌法　　　　　　　　　　　　D. 浸泡法
   E. 生物净化法

2. 使用化学消毒剂的注意事项中,下列哪一项是**错误**的(0.9%生理盐水)　　　　　　　　　　　　　　( )
   A. 严格掌握药物的有效时间和浓度　　　　　B. 浸泡前要打开器械的轴节
   C. 物品应全部浸没在消毒液中　　　　　　　D. 消毒液容器要盖严
   E. 使用前用3%盐水冲净,以免药液刺激组织

3. 李某,胃溃疡患者,做完纤维胃镜检查后,护士对纤维胃镜消毒的适宜方法是　　　　　　　　　　( )
   A. 浸泡法　　　B. 擦拭法　　　C. 喷雾法　　　D. 熏蒸法
   E. 煮沸法

4. 患者,男,40岁,在出差途中,不幸患肝炎住院,他需将自己的生病情况告知家人,信在寄出之前应先　( )
   A. 用甲醛熏蒸　　　　　　　　　　　　　　B. 高压蒸汽灭菌
   C. 用氯胺液喷雾　　　　　　　　　　　　　D. 用紫外线照射
   E. 过氧乙酸擦拭

5. 患者,男,50岁,诊断为"直肠癌",手术后2周。患者拟行化疗,选择经周围静脉的中心静脉穿刺(PICC)。一次性PICC穿刺包的消毒灭菌宜选择
   A. 煮沸消毒法　　　　　　　　　　　　　　B. 紫外线消毒法
   C. 微波消毒灭菌法　　　　　　　　　　　　D. 高效化学消毒剂浸泡法

E. 环氧乙烷气体密闭消毒灭菌法

6. 化学消毒灭菌法**不包括** ( )
   A. 浸泡法　　　　　　B. 喷雾法　　　　　　C. 擦拭法　　　　　　D. 洗涤法
   E. 熏蒸法

7. 下列消毒剂中**不属于**灭菌剂的是(灭菌剂:环氧乙烷、过氧乙酸、戊二醛、甲醛) ( )
   A. 甲醛　　　　　　　B. 过氧乙酸　　　　　C. 含氯消毒剂　　　　D. 戊二醛
   E. 环氧乙烷

8. 过氧乙酸**不能**用于 ( )
   A. 手的消毒　　　　　B. 空气消毒　　　　　C. 浸泡金属器械　　　D. 擦拭家具
   E. 浸泡搪瓷类物品

9. 某患儿,气管内异物,行纤维支气管镜异物取出术,术后气管镜浸泡消毒宜选用 ( )
   A. 过氧化氢　　　　　B. 漂白粉　　　　　　C. 戊二醛　　　　　　D. 碘酊
   E. 碘附

10. 患者,女,24岁,患乙型肝炎住院。对患者的布类衣服,可采用的消毒灭菌法**不包括** ( )
    A. 环氧乙烷熏蒸　　　　　　　　　　　　　　B. 甲醛熏蒸
    C. 煮沸消毒　　　　　　　　　　　　　　　　D. 高压蒸汽灭菌
    E. 微波消毒

11. 使用2%戊二醛浸泡手术刀片时,为了防锈,在使用前可加入 ( )
    A. 5%碳酸氢钠　　　　　　　　　　　　　　　B. 5%亚硝酸钠
    C. 0.5%醋酸钠　　　　　　　　　　　　　　　D. 0.5%亚硝酸钠
    E. 0.5%碳酸氢钠

12. 患者,女,43岁。诊断为"细菌性痢疾",收住入院。患者的餐具、便器常用的消毒方法是 ( )
    A. 压力蒸汽灭菌　　　　　　　　　　　　　　B. 消毒剂擦拭
    C. 紫外线消毒　　　　　　　　　　　　　　　D. 消毒液浸泡
    E. 日光暴晒

    (13~14题共用题干)
    患者,女,59岁。诊断为"乙型肝炎"。

13. 用漂白粉消毒患者粪便,正确的方法是 ( )
    A. 粪便5份加漂白粉2份,搅拌后放置1小时　　B. 粪便5份加漂白粉1份,搅拌后放置1小时
    C. 粪便5份加漂白粉2份,搅拌后放置30分钟　　D. 粪便5份加漂白粉1份,搅拌后放置3小时
    E. 粪便5份加漂白粉2份,搅拌后放置2小时

14. 消毒患者的工作证,正确的方法是 ( )
    A. 0.5%含氯消毒液喷洒,30分钟　　　　　　　B. 0.05%含氯消毒液喷洒,60分钟
    C. 0.02%含氯消毒液浸泡,30分钟　　　　　　 D. 0.02%含氯消毒液擦拭,30分钟
    E. 0.2%含氯消毒液擦拭,30分钟

15. 某患者出院后,护士拆除床单时,发现床单上有陈旧血渍,宜用 ( )
    A. 乙醇　　　　　　　B. 草酸　　　　　　　C. 过氧乙酸　　　　　D. 漂白粉澄清液
    E. 过氧化氢

16. 临床护理工作中,护士常用含碘消毒剂碘酊和碘附,对其正确的描述是(碘附对粘膜刺激小) ( )
    A. 碘酊属于低效消毒剂,碘附属于中效消毒剂　　B. 碘酊对粘膜刺激性强,碘附对粘膜无刺激
    C. 碘酊和碘附都用于皮肤和粘膜等的消毒　　　　D. 碘酊对金属有腐蚀性,而碘附没有
    E. 皮肤对碘过敏者禁用碘酊

17. 适宜用于粘膜和创面消毒的是 ( )
    A. 过氧化氢　　　　　B. 戊二醛　　　　　　C. 碘酊　　　　　　　D. 碘附
    E. 乙醇

18. 苯扎溴铵与肥皂同用,影响其消毒效果的原因是 ( )
    A. 降低浓度　　　　　B. 拮抗失效　　　　　C. 引起分解　　　　　D. 引起污染
    E. 吸附作用

19. 护士准备配制皮肤消毒用的苯扎溴铵溶液。现有5%苯扎溴铵(新洁尔灭)10 ml,欲加蒸馏水的容量是(消毒皮肤的浓度是0.1%)药液稀释公式:溶液量1×溶液浓度1=溶液量2×溶液浓度2　解:5%×10=0.1%×(Y+10) ( )
    0.5=1/1 000×(Y+10)　两侧同乘1 000　500=Y+10　Y=500-10=490 ml
    A. 150 ml　　　　　　B. 250 ml　　　　　　C. 360 ml　　　　　　D. 490 ml
    E. 550 ml

20. 剪刀和缝针的消毒宜用 （ ）
    A. 烤箱烘烤   B. 煮沸   C. 药液浸泡   D. 燃烧法
    E. 高压蒸汽法

21. 对浸泡消毒的物品,**不正确**的做法是 （ ）
    A. 浸泡前物品应洗净擦干   B. 有轴节的必须打开,全浸于液面下
    C. 取出浸泡消毒的物品,立即使用   D. 挥发性浸泡液应加盖
    E. 有空腔的物品,先将消毒液注入腔内

22. 患者,男,25岁,乙型肝炎入院。护士为其拔输液针头时,不慎将血液滴在患者的床旁椅上,该护士对该床旁椅的处理方法,正确的是 （ ）
    A. 日光暴晒   B. 流水刷洗   C. 棉球擦拭   D. 消毒液擦拭
    E. 紫外线灯照射

23. 患儿,8岁,流行性脑膜炎,痊愈出院。护士拟用**纯乳酸**消毒病室空气(病室长5 m,宽4 m,高4 m),其用量为(每立方米需用纯乳酸0.12 ml,5×4×4=80 m³,0.12 ml/m³×80 m³=9.6 ml) （ ）
    A. 2.4 ml   B. 3.6 ml   C. 6.8 ml   D. 8.4 ml
    E. 9.6 ml

24. 患儿,4岁,手足口病。护士指导家长用**食醋**熏蒸法消毒居室。其房间长3 m,宽2 m,高3 m,建议使用的食醋量为(空气消毒常用量为5～10 ml/m³,患儿房间为18 m³ 需要食醋90～180 ml) （ ）
    A. 30～40 ml   B. 50～60 ml   C. 45～75 ml   D. 60～90 ml
    E. 90～180 ml

25. 用甲醛进行熏蒸消毒需加入的氧化剂是 （ ）
    A. 氯化钾   B. 乳酸钠   C. 氢氧化钠   D. 高锰酸钾
    E. 亚硝酸钠

26. 患者,男,20岁,患糖尿病入院。做血糖监测时,对患者进行皮肤消毒时应使用下列哪种化学消毒剂 （ ）
    A. 戊二醛   B. 过氧化氢   C. 乙醇   D. 环氧乙烷
    E. 含氯消毒剂

27. 女性,30岁。因急性腹膜炎入院,无其他疾病,手术后康复出院,护士 （ ）
    A. 仅更换清洁的大单、被罩及枕套即可   B. 用消毒剂擦拭病人使用过的家具及地面
    C. 用紫外线灯进行空气消毒   D. 无需处理和更换床垫
    E. 将同病室的其他病人转移出病室后对病室空气进行熏蒸消毒

28. 男性,32岁,急性黄疸性肝炎住院,此时进行的护理措施**不妥当**的是 （ ）
    A. 接触病人应穿隔离衣   B. 病人的排泄物倒入马桶中冲洗
    C. 护理病人前后应洗手   D. 给予低脂肪食物
    E. 病人剩余的饭菜可用漂白粉混合搅拌后倒掉

29. 某护士为患者准备坐浴溶液时,不慎将衣服沾上高锰酸钾溶液,请问用何药除去污渍(2‰过氧乙酸溶液、维生素C蘸水、柠檬酸、2%草酸溶液浸泡均可除去污渍) （ ）
    A. 乙醇   B. 氨水   C. 过氧化氢   D. 1%维生素C
    E. 氢氧化钠

30. 护士在准备注射用物时发现治疗盘内有一些碘渍,除去碘渍宜选用的溶液是 （ ）
    A. 2%戊二醛溶液   B. 75%乙醇
    C. 40%甲醛   D. 0.2%过氧乙酸
    E. 苯扎溴铵

31. 可用碘酊消毒的部位是 （ ）
    A. 会阴部   B. 手术切口   C. 颜面部   D. 供皮区
    E. 颈部

32. 王某,女,以"急性尿潴留"来院就诊,护士给予导尿处理,消毒会阴部时宜用 （ ）
    A. 乙醇   B. 过氧化氢   C. 戊二醛   D. 碘附
    E. 碘酊

33. 为保持杀菌效果要求现用现配的消毒剂是 （ ）
    A. 过氧乙酸   B. 戊二醛   C. 苯扎溴铵   D. 甲醛
    E. 来苏尔

34. 使用化学消毒剂时,**不正确**的做法是 （ ）
    A. 用过氧乙酸浸泡金属器械   B. 碘酊不能用于粘膜消毒
    C. 氯己定不能与肥皂合用   B. 消毒用的乙醇浓度勿超过80%

E. 戊二醛可用浸泡内镜

（35～36题共用题干）

护士小李为消毒物品需配制化学消毒剂苯扎溴铵（新洁尔灭）溶液,在使用时必须掌握的知识有

35. 用于金属器械消毒,应加入的防锈剂是 （　　）
    A. 氢氧化钠　　　　B. 碳酸氢钠　　　　C. 亚硝酸钠　　　　D. 过碘酸钠
    E. 高锰酸钾

36. 以下描述错误的是（苯扎溴铵消毒液中一般不放置具有吸附性的纱布、棉花等物,以免降低药效） （　　）
    A. 属于低效消毒剂　　　　　　　　　　B. 为阳离子表面洗性剂
    C. 对细菌繁殖体有杀灭作用　　　　　　D. 与阴离子表面活性剂有拮抗作用
    E. 浸泡容器底部须垫纱布

37. 下列哪种消毒剂与肥皂相遇后会使其消毒作用降低 （　　）
    A. 碘酊　　　　　B. 苯扎溴铵　　　　C. 过氧乙酸　　　　D. 乙醇
    E. 苯酚

38. 对组织刺激性小,可用于深部伤口冲洗的化学消毒剂是 （　　）
    A. 过氧乙酸　　　B. 碘附　　　　　　C. 乙醇　　　　　　D. 戊二醛
    E. 苯扎溴铵

39. 对病毒无杀灭作用的消毒剂是 （　　）
    A. 过氧乙酸　　　B. 戊二醛　　　　　C. 碘附　　　　　　D. 环氧乙烷
    E. 苯扎溴铵

40. 下列处理中,**错误**的是 （　　）
    A. 碘酊污渍:用乙醇擦拭　　　　　　　B. 甲紫污渍:用乙醇或草酸擦拭
    C. 陈旧血渍:用乙醇或草酸擦拭　　　　D. 高锰酸钾污渍:用维生素C溶液
    E. 高锰酸钾污渍:0.2%～0.5%过氧乙酸溶液浸泡后洗净

41. 以下疾病适宜于食醋进行熏蒸空气消毒的是 （　　）
    A. 伤寒　　　　　B. 疟疾　　　　　　C. 流感　　　　　　D. 乙脑
    E. 流行性脑膜炎

42. 患者,男,因猩红热入院治疗其床旁固定使用的体温计消毒应选用 （　　）
    A. 甲醛　　　　　B. 乙醇　　　　　　C. 苯扎溴铵　　　　D. 氯己定
    E. 环氧乙烷

43. 在乡卫生院工作的护士准备用纯乳酸对换药室进行空气消毒,换药室长、宽、高分别为4米、5米、3米,需要乳酸的量为(乳酸:0.12 ml/m³) （　　）
    A. 3.6 ml　　　　B. 5.8 ml　　　　　C. 7.2 ml　　　　　D. 12.8 ml
    E. 17.4 ml

44. 在行纤维胃镜消毒时,宜选择的化学消毒方法是 （　　）
    A. 75%乙醇擦拭　　　　　　　　　　　B. 2%的戊二醛浸泡
    C. 3%过氧化氢浸泡　　　　　　　　　　D. 0.2%过氧乙酸熏蒸
    E. 含有效氯0.2%的消毒液浸泡

45. 治疗外阴炎时,使用1:5 000高锰酸钾溶液坐浴的最主要作用是 （　　）
    A. 杀菌　　　　　B. 止痒　　　　　　C. 止痛　　　　　　D. 消肿
    E. 除臭

三、无菌技术

（一）概念　无菌技术是指在医疗、护理操作过程中,防止一切微生物侵入人体和污染无菌物品、无菌区域的操作技术。

（二）无菌技术的操作原则

1. 环境要宽敞,保持清洁,定期进行消毒。**无菌操作前30分钟通风,停止清扫地面**,减少走动,以降低室内空气中的尘埃。

2. 操作者要衣帽整洁、修剪指甲、洗手、戴口罩,必要时穿无菌衣,戴无菌手套。

3. 操作首先要明确无菌区和非无菌区。

（1）操作者应面向无菌区;身体与无菌区保持一定距离;**手臂须保持在腰部水平以上或操作台面以上**,不可跨越无菌区;不触及无菌物品;操作时不能面对无菌区说话、咳嗽、打喷嚏。

（2）用无菌持物钳（镊）取无菌物品,无菌物品一经取出,即使未使用,也不可放回无菌容器内;无菌物品在空气中不得暴露过久,无菌物品疑有或已被污染时不可再用,应予更换或重新灭菌;**1套无菌物品,仅供1位病人使用**,防止交叉感染。

4. 无菌物品管理　无菌物品与非无菌物品须分别放置，并有明显标志；无菌物品必须存放在无菌包或无菌容器内，不可暴露在空气中。无菌包或无菌容器外须标明物品名称及灭菌日期，存放在清洁、干燥、固定的地方，并按日期先后顺序排放。无菌物品在未被污染的情况下，**有效期为 7 天**，一旦过期或受潮应重新灭菌。

（三）无菌技术的基本操作法

1. 无菌持物钳　无菌持物钳（镊）的种类常用的有卵圆钳、三叉钳和长、短镊子。使用方法：①**无菌持物钳（镊）置于消毒容器中，浸泡消毒液液面**在持物钳轴节以上 **2～3 cm** 或镊子 **1/2 处**，持物钳轴节打开。每个容器内只能放置一把无菌持物钳（镊），以避免使用时互相碰撞造成污染。②打开容器盖，手心向下持无菌持物钳上 1/3，将钳移至容器中央，钳（镊）端闭合，垂直取出。无菌持物钳（镊）端不可触及容器边缘及液面以上容器内壁。③使用过程中应始终保持**无菌持物钳前端向下**，在肩以下腰部以上视线范围内活动。④使用后应立即将持物钳放回容器内。⑤无菌持物钳应就地使用。**取远处无菌物品时**，应将无菌持物钳放入容器**一同搬移使用**。⑥**无菌持物钳只能用于夹取无菌物品，不能夹取油纱布或进行换药、消毒等操作**。如有污染或可疑污染应重新消毒。⑦**无菌持物钳（镊）及其容器一般每周更换 1 次**，使用频率较高的部门如**手术室、门诊药室、注射室**等，**应每日更换 1 次**，干燥存放应每 4～6 小时更换 1 次。

2. 无菌容器的使用方法　①打开无菌容器时应将盖子的无菌面向上，使用完毕后应立即将容器盖严；②从无菌容器内取无菌物品时，虽未使用，也不可再放回无菌容器内；③手持无菌容器时，应托住容器底部，手不可触及无菌容器的边缘或内壁；④无菌容器应每周清洁、灭菌 1 次。

3. 取无菌溶液法　①核对标签（药名、剂量、浓度、有效期、用法），检查瓶盖有无松动，瓶体有无裂痕，倒转瓶体对光查看溶液有无沉淀、混浊、变色、絮状物等。②翻转盖瓶塞时，不得触瓶口及瓶塞内面。③手握标签侧，冲洗瓶口。④盖瓶塞前需消毒瓶塞。⑤开启的无菌溶液有效使用时间为 **24 小时**。⑥倒溶液时，**溶液瓶与无菌容器保持一定距离，不可触及无菌容器**；也不可将无菌敷料或非无菌物品堵塞瓶口倒液，或伸入无菌溶液瓶中蘸取溶液，已经倒出的溶液不可再倒回瓶内。

4. 无菌包的使用法　打开无菌包，先查看名称、灭菌日期、化学指示胶带。在清洁干燥平面上打开，手不可触及无菌包的内面，取无菌物品时不横跨无菌区。无菌包内物品未用完时，注明开包日期和时间，**有效使用时间为 24 小时**。无菌包被打湿或包内物品被污染应重新灭菌。

5. 铺无菌盘法　①按无菌包的使用方法打开无菌包，取出无菌治疗巾。②将无菌治疗巾双折铺于治疗盘上，再手持无菌治疗巾上层下边两侧面角向上**呈扇形折叠，内面向外**。③按需取无菌物品放入无菌区内。④手持无菌治疗巾的外面覆盖上层无菌巾，使上、下层边缘对齐，开口侧边缘向上反折。⑤注明铺无菌盘的名称及时间。⑥铺好的应保持干燥、防潮湿污染。铺好的无菌盘应尽快使用，**有效期不得超过 4 小时**。

小结提示：有效期：①铺好的无菌盘和一次性口罩有效期为 **4 小时**。②开启后的无菌包、无菌溶液有效期为 **24 小时**。③无菌物品有效期为 **7 天**。

6. 戴无菌手套方法　①操作前洗手，并擦干。②手套大小必须合适，检查有效时间。③**取滑石粉涂抹双手**，注意避开无菌区。④取手套：一手掀开袋口外层，另一手持手套反折部分（手套内面），取出手套，对准五指戴上；未戴手套的手掀开另一袋口外层，再将戴好手套的手指插入另一只手套的反折面（手套外面），取出手套，同法戴好。双手推擦使手指与手套贴合。操作完毕，一手捏住另一手套的外口，将其翻转脱下；脱下手套的手，伸入另一手套的内口，将其翻转脱下；将手套放入医用垃圾袋内处理。⑤**手套外面为无菌区，应保持无菌**；未操作时双手置胸前，不可触及工作服，以免污染。⑥**手套破损或不慎被污染时，应立即更换**。⑦未戴手套的手不可触及手套外面，已戴手套的手不可触及未戴手套的手和手套内面。

单元测试题 3

1. 使用无菌持物钳，下列哪项是**不正确**的　　　　　　　　　　　　　　　　　　　　　　　　　　　　（　　）
   A. 应浸泡在盛有消毒液的大口容器内　　　　B. 液面浸没轴节以上 2～3 cm
   C. 每个容器只能放一把　　　　　　　　　　D. 取钳应将钳端闭合
   E. 可用于夹取消毒的油纱布

2. 无菌持物钳能夹取　　　　　　　　　　　　　　　　　　　　　　　　　　　　　　　　　　　　　（　　）
   A. 凡士林纱布　　　　　　　　　　　　　　B. 待消毒的治疗碗
   C. 导尿管进行导尿　　　　　　　　　　　　D. 碘附棉球进行手术部位消毒
   E. 无菌治疗巾

3. 取无菌溶液瓶时，应首先检查　　　　　　　　　　　　　　　　　　　　　　　　　　　　　　　　（　　）
   A. 瓶身有无裂缝　　B. 瓶签是否正确　　C. 瓶盖有无松动　　D. 溶液有无变色
   E. 溶液有无沉淀

4. 无菌包被无菌等渗盐水浸湿应　　　　　　　　　　　　　　　　　　　　　　　　　　　　　　　　（　　）
   A. 立即使用完　　　B. 4 小时用完　　　C. 24 小时用完　　　D. 烘干后使用
   E. 重新灭菌

5. 下列哪项**符合**无菌技术操作原则（**手心向下持无菌持物钳上 1/3**）　　　　　　　　　　　　　　　（　　）
   A. 手持无菌镊的 1/2 处　　　　　　　　　　B. 持无菌容器时手指触及容器边缘

C. 将无菌敷料伸进无菌溶液瓶内蘸取溶液
D. 将无菌盘的盖巾扇形折叠时,开口边向外
E. 戴无菌手套的手触及另一手套反折部的外侧面(内侧面)

6. 铺无菌盘时哪项是**错误**的 （ ）
   A. 用无菌持物钳夹取治疗巾
   B. 注意使治疗巾边缘对齐
   C. 治疗巾开口部分及两侧反折
   D. 有效期不超过 6 小时
   E. 避免潮湿和暴露过久

7. 使用无菌手套时注意 （ ）
   A. 手套内面为无菌区,应保持其无菌
   B. 未戴手套的手不可触及手套的内面
   C. 已戴手套的手不可触及另一手套的外面
   D. 发现手套破损,应立即加戴一副手套
   E. 操作完毕,一手捏住另一手套的外口,翻转脱下

8. **违反**无菌技术操作原则的是 （ ）
   A. 手持无菌容器时,应托住边缘部分
   B. 取放无菌持物钳时,将钳端闭合
   C. 打开无菌容器盖时,盖的内面向上放置
   D. 倒取无菌溶液时,手不可触及瓶塞的内面
   E. 戴好无菌手套的手不可触及另一手套的内面

9. 在无菌操作的过程中发现手套破裂应采取的措施是 （ ）
   A. 再加套一副手套
   B. 用乙醇棉球擦拭手套
   C. 立即更换
   D. 用胶布将破袋处贴好
   E. 用无菌纱布包裹

10. 为防止交叉感染,具有针对性的措施是 （ ）
    A. 1 份无菌物品,只供 1 位病人使用
    B. 进行操作时要戴口罩、帽子
    C. 无菌物品与非无菌物品要分开
    D. 无菌操作的区域要宽敞,环境要清洁
    E. 用无菌钳夹取无菌物品

11. 浸泡无菌镊子时消毒液应浸没镊子长度的 （ ）
    A. 1/3　　　B. 1/2　　　C. 2/3　　　D. 3/5
    E. 2/5

12. 使用无菌持物钳时 （ ）
    A. 钳端向下
    B. 钳端向上
    C. 持物钳连同容器一起拿
    D. 钳端闭合
    E. 钳端张开

13. 手术室和门诊换药室的无菌持物钳的有效期为 （ ）
    A. 4 小时　　B. 6 小时　　C. 1 天　　D. 3 天
    E. 7 天

14. 护士使用无菌持物钳的**正确**方法是 （ ）
    A. 换药时,用于夹取无菌物品、油纱条
    B. 取放无菌持物钳时,钳端应闭合
    C. 手术室、换药室的无菌钳,每周消毒 1 次
    D. 使用持物钳时钳端向上,不可跨越无菌区
    E. 从无菌容器内夹取的无菌物品,未使用时应立即放回无菌容器内

15. 为患者导尿时手套不慎破裂,正确的处理是 （ ）
    A. 用乙醇消毒手套外面
    B. 用无菌胶布将破裂处粘好
    C. 再加戴一双手套
    D. 立即更换
    E. 用碘附擦拭手套表面

16. 使用无菌容器的操作,**不正确**的是 （ ）
    A. 打开容器盖,内面朝上稳妥放好
    B. 取出物品时容器盖勿全开,保持半开即可
    C. 取出的物品未使用,应立即放回
    D. 疑有污染或已被污染时,应更换或重新灭菌
    E. 手持无菌容器时应托住底部,手只能触及容器边缘

17. 取用无菌溶液,正确的是 （ ）
    A. 取用前首先检查溶液性状
    B. 倒溶液时溶液瓶口触碰无菌容器
    C. 手指触及瓶盖内面
    D. 将无菌敷料直接伸入瓶内蘸溶液
    E. 溶液未用完注明开瓶日期和时间

18. 正确的无菌技术操作是 （ ）
    A. 用无菌持物钳夹取无菌油纱布
    B. 将无菌敷料接触无菌溶液瓶口倒溶液
    C. 打开无菌容器盖使外面向上放于桌上
    D. 解开无菌包系带卷放在包布上
    E. 将无菌盘盖巾扇形折叠开口边向外

19. 手术护士使用无菌溶液时,先倒出少量溶液的目的是 （ ）

A. 检查溶液的气味　　　　　　　　　　B. 检查溶液的颜色
C. 检查溶液的粘稠度　　　　　　　　　D. 检查溶液是否污染
E. 冲洗瓶口

20. 关于无菌技术操作原则的描述,错误的是　　　　　　　　　　　　　　　　　　　　　　　(　　)
A. 环境保持清洁,操作前半小时停止清扫
B. 操作者要面向无菌区,身体与无菌区保持一定距离
C. 无菌物品一经取出,即使没有使用也不得放回无菌容器
D. 一份无菌物品仅供一位病人使用
E. 无菌物品在未被污染的情况下,有效期为14天

21. **长度为16 cm的无菌镊子,存放于其浸泡容器中时,适宜的消毒液深度为**　　　　　　　(　　)
A. 4 cm　　　　B. 5 cm　　　　C. 6 cm　　　　D. 7 cm
E. 8 cm

(22～24题共用题干)
某护生在临床带教教师的指导下,正在进行无菌技术操作。其任务为铺无菌盘及戴消毒手套。

22. **无菌包打开后,未用完的无菌物品,按原折痕包扎好,注明开包日期及时间,其有效期为**　(　　)
A. 4小时　　　　B. 8小时　　　　C. 12小时　　　　D. 24小时
E. 48小时

23. **铺好的无菌盘有效期不得超过**　　　　　　　　　　　　　　　　　　　　　　　　　　(　　)
A. 4小时　　　　B. 8小时　　　　C. 12小时　　　　D. 24小时
E. 48小时

24. **戴无菌手套时,错误的一项是**(未戴手套的手不可触及手套外面,戴好手套的手不可触及未戴手套的手和手套内面)
(　　)
A. 洗手、剪指甲、戴口罩　　　　　　　　B. 核对手套号码、灭菌日期及包装
C. 未戴手套的手持手套的反折部分取出手套　D. 戴上手套的手持手套的内面取出手套
E. 戴好手套后,双手置于胸前

25. 患者,男,47岁,肺癌术后化疗,护士在给其行 PICC 置管过程中发现无菌手套破损,此时应(　　)
A. 用无菌纱布覆盖破损处　　　　　　　B. 用消毒液消毒破损处
C. 用胶布粘贴破损处　　　　　　　　　D. 只戴一副手套
E. 立即更换手套

四、隔离技术

(一)概念　隔离技术是指将传染者(或传染病人和带菌者)在传染期间安置在指定的传染病医院或隔离单位,与健康的人群分开,暂时避免与人群接触,防止病原体的扩散。

(二)隔离区域的设置和划分

1. 隔离区域的设置　①传染病区:应与普通病区分开,远离水源、食堂和其他公共场所。传染病区应设有多个出入口,以方便工作人员和病人分道进出,相邻建筑相隔≥30 m。②隔离室:单人隔离以病人为单位,每个病人有独立的病室和用具,适用于未确诊、混合感染、传染性强或病情危重病人;同室隔离以病种为单位进行隔离,同一种病安排在一个病室。

2. 隔离区域的划分　①清洁区:未被病原微生物污染的区域称为清洁区,如治疗室、更衣室、配膳室、值班室、库房等。②半污染区:有可能被病原微生物污染的区域称为半污染区,如医护办公室、化验室、消毒室、病区内走廊等。③污染区:被病原微生物污染的区域称为污染区,如病室、患者卫生间、浴室、病区外走廊、污物处理间等。

小结提示:传染病区的划分可理解为:清洁区主要是医护人员活动的地方;半污染区是医护人员和患者共同活动的地方;污染区主要是患者活动的地方。

(三)隔离消毒的原则

1. 一般消毒隔离

(1) 根据隔离的种类,病室门口和病床应悬挂隔离标志。门口备有浸消毒液的脚垫、泡手的消毒液、挂隔离衣用的悬挂架等。

(2) 工作人员:①进入隔离区必须戴工作帽、口罩,穿隔离衣。②在穿隔离衣前,备齐用物,以减少穿脱隔离衣和消毒手的次数,各种护理操作有计划并集中操作,不易消毒的可用避污纸或放入塑料袋内。③穿隔离衣后,不得进入清洁区,只能在规定范围内活动,一切操作要严格遵守隔离规程。④接触病人或污染物品后必须消毒双手。

(3) 病室及病人接触过物品的消毒:①病室空气消毒可用紫外线照射每日1次,或用消毒液喷雾。②每日晨间护理后,用消毒液擦拭床、床旁桌椅。③污染物品不得放于清洁区内,任何污染物品必须经过消毒后再处理。病人接触过的医疗器械如血压计、体温计等按规定消毒;病人的衣物、信件、票证书籍等均须严格消毒后,才能带出病房。④病人的排泄物、分泌物、呕吐物及各种引流液按规定消毒处理后方可排出。⑤需送出病室处理的污染物品,污物袋外应有明显标志。

黑色袋装生活垃圾,黄色袋装医用垃圾(感染性废弃物),红色袋装放射垃圾。⑥病人的**传染性分泌物经3次培养结果均为阴性**或确已度过隔离期,**经医生开出医嘱后**,**方可解除隔离**。

2. 终末消毒 是对转科、出院或死亡的病人和所在病室、用物及医疗器械的消毒。

(1)病人的终末处理:病人出院或转科前须经过沐浴,更换清洁衣服方可离开。个人用物须经消毒处理后才能带出。死亡的病人,需用消毒液擦拭尸体,并用消毒液浸湿的棉球填塞孔道,伤口处更换敷料,然后用一次性尸单包裹尸体送太平间。

(2)病人床单位的终末处理:①病人用过的物品要分类消毒处理:a. 日常用品:信件、票据、书籍用环氧乙酸熏蒸;食具、茶杯、药杯用微波消毒或煮沸,或用0.5%的过氧乙酸浸泡。b. 被服类:布类、衣物用环氧乙酸熏蒸,或高压灭菌、煮沸消毒。枕芯、被褥、毛织品在烈日下曝晒6小时以上或紫外线灯照射60分钟,或环氧乙烷熏蒸,甲烷熏蒸。c. 其他:分泌物、排泄物用漂白粉或生石灰消毒,或盛于蜡纸盒内焚烧。便器、痰盂用3%漂白粉澄清液或0.5%的过氧乙酸溶液浸泡。剩余的食物煮沸消毒30分钟后弃掉。垃圾焚烧。②被服类放入污物袋内,消毒后再清洗。③病室消毒时关闭门窗,打开床旁桌抽屉,摊开棉被,竖起床垫,用消毒液熏蒸,家具及地板用消毒液擦拭,床垫、棉被和枕芯等也可用日光曝晒或送消毒室处理。消毒毕,开窗通风。④医疗用品:a. 玻璃类、搪瓷类、橡胶类:用0.5%过氧乙酸溶液浸泡、高压灭菌或煮沸消毒;b. 金属类:用0.2%碱性戊二醛溶液浸泡、高压蒸气灭菌;c. 血压计、听诊器、手电筒:用环氧乙酸或甲醛熏蒸,或用甲醛熏蒸,或0.2%~0.5%过氧乙酸溶液擦拭;d. 体温计:用1%的过氧乙酸溶液浸泡,或75%乙醇、碘附(含0.5%有机碘)浸泡。

(四)隔离技术操作方法

1. 口罩的使用 ①口罩应遮住口鼻,污染手不可接触。②始终保持口罩的清洁干燥,口罩使用后,及时取下并将**污染面向内折叠放入小袋内**,**再放入衣服口袋内**,**口罩不能挂在胸前**,手不可接触口罩的污染面。③口罩、帽子应勤换,保持清洁。一次性口罩使用不得超过**4小时**,纱布口罩2~4小时应更换。**若接触严密隔离的病人**,**应每次更换**。

2. 手的清洁与消毒

(1)洗手:目的:除去手上的污垢及沾染的致病菌,避免污染无菌物品或清洁物品,防止感染和交叉感染。方法:"六步洗手法"。按顺序揉搓双手:①掌心对掌心,两手并拢相互揉搓。②手心对手背,手指交错相互揉搓(交换)。③掌心相对,手指交叉沿指缝相互搓擦。④用一手握另一手拇指旋转揉搓(交换)。⑤弯曲各手手指各关节,在另一手掌心旋转搓擦(交换)。⑥指尖在掌心转动搓擦(交换)。揉搓**持续时间不少于15秒**。

按顺序揉搓:手掌→手背→指缝→指背关节→拇指→指尖→手腕。

(2)消毒手:目的:清除杀灭手上的病原微生物,预防交叉感染。顺序:传染病区工作人员刷手是用刷子蘸肥皂乳按**前臂→腕部→手背→手掌→手指→指缝→指甲**顺序彻底刷洗,每只手刷30秒,用流水冲净。按上述顺序再刷一次,共刷**2分钟**。

注意事项:①刷手范围应超过被污染的范围。②刷手时,**身体应与洗手池保持一定距离**,避免污手及隔离衣碰及水池;流水冲洗时,**腕部应低于肘部**,**使污水流向指尖**;防止隔离服打湿。

3. 穿脱隔离衣 保护工作人员和病人,防止交叉感染。①穿隔离衣前应将一切用物备齐。②隔离衣应无潮湿、无破损,且长短合适,能完全覆盖工作服。③保持隔离衣内面及领部清洁,系领口时衣袖勿触及面部、衣领及工作帽。④**穿隔离衣后**,**不得进入清洁区**,只能在规定区域内活动。⑤解袖口时,不可将隔离衣的外侧面塞入工作服袖内。⑥**使用过的隔离衣**(外面为清洁面,内面为污染面)**挂在半污染区**,**则清洁面向外**,**不得露出污染面**,**挂在污染区**,**则污染面朝外**,**不得露出清洁面**。⑦如隔离衣不再穿用,脱下后将清洁面向外折好,放入污染袋内。⑧**隔离衣应每日更换1次**;如有潮湿或被污染时,立即更换。⑨挂隔离衣时,应注意半污染区和污染区的区别。

注:①穿隔离衣流程:取隔离衣→穿衣袖→扣领口→扣纽口→系腰带。②脱隔离衣流程:松腰带→解袖口→消毒手→解领口→脱衣袖→挂衣钩(挂在半污染区,清洁面朝外。挂在污染区,污染面朝外)。一松腰带解袖口;二塞衣袖消毒手;三解领扣四脱袖;五对肩缝挂衣钩。

4. 避污纸的使用 保持双手或物品不被污染。**使用避污纸时**,**应从上面抓取**,**不可掀页撕取**。用后放入污物桶内,集中焚烧处理。

(五)隔离的种类及措施

1. **严密隔离**

(1)适用范围:烈性传染疾病,如鼠疫、霍乱、传染性非典型肺炎(SARS)、人感染高致病性禽流感。

(2)护理措施:①病人住单间病室,通向走廊的门窗须关闭。室外挂有醒目标志。禁止病人出病室,禁止探视与陪护病人。②必须穿隔离衣、鞋,戴口罩、帽子、手套,消毒措施必须严格。③病人的排泄物、分泌物须经严格消毒处理后方可排出。

2. 一般隔离

(1)呼吸道隔离:凡由病人的飞沫和鼻咽分泌物经呼吸道传播的疾病,如流感、麻疹、水痘、腮腺炎、**猩红热**、肺结核、**流行性脑脊髓膜炎**、百日咳、白喉等。隔离措施:①同病种病人可住一室,关闭通向走廊的门窗,随时关门。②病人离开病室须戴口罩。③室内空气用消毒液喷洒或紫外线照射消毒,每天1次。④病人的口鼻分泌物、痰液须经严格消毒处理后方可丢弃。

(2) 消化道隔离：凡是经由病人的排泄物直接或间接的污染食物或水源而引起传播的疾病，如细菌性痢疾、伤寒、脊髓灰质炎、甲型肝炎、戊型肝炎等。隔离措施：①如同居一室，必须做好床边隔离，床边应加隔离标志，病人之间禁止交换物品。②接触不同病种的病人时，应更换隔离衣，消毒双手。③病室有防蝇设备，做到无蝇、无蟑螂。④病人的餐具、便器专用，严格消毒，剩余食物、排泄物、分泌物均应消毒处理后再排放。

(3) 接触隔离：凡经体表或物品直接或间接接触而感染的疾病，如破伤风、狂犬病、气性坏疽、性病等。隔离措施：①病人住单间病室，不接触他人。②接触病人时，穿隔离衣，必要时戴手套；工作人员如手或皮肤有破损者应避免接触病人。③凡病人接触过的物品，均应先灭菌处理，然后再清洁、消毒、灭菌；污染敷料装袋标记后送焚烧处理。

(4) 昆虫隔离：以昆虫为媒介而传播的疾病，如流行性乙型脑炎、流行性出血热、疟疾、斑疹伤寒等。隔离措施：病室应有蚊帐及其他防蚊设施，斑疹伤寒病人入院时，应经灭虱处理后才能住进同种病室。

(5) 血液-体液隔离：适用范围：用于预防直接或间接接触血液和体液传播的传染性疾病，如艾滋病、梅毒、乙型肝炎、丙型肝炎、丁型肝炎等。隔离措施：①若血液和体液可能污染工作服时需穿隔离衣。②洗手：当可能接触病人的血液、体液、分泌物、排泄物、污染的器械后，应立即洗手。即使操作时戴着手套，脱手套后也应及时洗手。若手被血液和体液污染或可能污染，应立即用消毒液洗手。③手套：当接触血液、体液、分泌物及破损的皮肤粘膜时应戴手套。在两个病人之间一定要换手套，手套也不能替代洗手。④面罩、护目镜、口罩、隔离衣：可以减少病人的血液、体液、分泌物等液体的传染性物质飞溅到医护人员眼睛、口腔、鼻腔粘膜及身体。⑤可重复使用的设备：应确保在下一个病人使用之前清洁干净和适当地消毒灭菌，一次性使用的部件应弃去。⑥环境控制：消毒床单位、设备和环境的表面（床栏杆、床侧设备、洗脸池、门把手），并保证该程序的落实。被血液和体液污染的室内表面物品，立即用消毒液擦拭或喷洒。⑦被服：触摸、传送被血液、体液、分泌物、排泄物污染的被服时，应避免扰动，以防污染其他病人和环境。⑧被血液和体液污染的物品，应装袋做好标记后送消毒或焚烧。⑨防止使用后的污染利器（针、刀、其他利器）刺伤，小心处理用过的尖锐物品（针及手术刀等）和设备，如使用后针头不复帽且不复用，不用手去除针头，若要去除针头时，应使用任何其他技术和可用器械设备除针头。用后的针头及尖锐物品弃于耐刺之硬壳、有标记的防水容器内，直接送焚烧处理。

锐器伤的紧急处理：要掌握"挤压出血-清洗-消毒"的程序。①立即用健侧手在伤口旁轻轻由近心端向远心端挤压（忌来回挤压，避免因虹吸现象而将污染血液回收入管增加感染），尽可能挤压出损伤处的血液。②用肥皂水清洗损伤处，并用流动水冲洗伤口5分钟，禁止在伤口局部挤压，再用0.5%碘附或2%碘酊、75%乙醇消毒伤口后敷料包扎，以防止血液或体液传播疾病。还要向主管部门报告，填写锐器损伤登记表。

3. 保护性隔离（反向隔离） 适用于抵抗力特别低下或极易感染的病人，如白血病、严重烧伤、早产儿、脏器移植等。隔离措施：①住单间病室或隔离区内，禁止探视病人。②接触病人前戴帽子、口罩，穿隔离衣（外面为清洁面，内面为污染面）；接触或护理病人者前、后均应洗手。③病室内空气、地面、家具等均应严格消毒。

单元测试题 4

1. 患者，男，45岁。诊断为"乙型肝炎"，住感染病区。护士应告诉患者属于清洁区的是 （ ）
   A. 病历　　　　　　　B. 浴室　　　　　　　C. 值班室　　　　　　　D. 化验室
   E. 医护办公室

2. 患者，男，45岁。诊断为"乙型肝炎"，住感染病区。护士应告诉患者属于半污染区的是 （ ）
   A. 病房　　　　　　　B. 浴室　　　　　　　C. 值班室　　　　　　　D. 配膳室
   E. 医护办公室

3. 隔离区域的划分，属于半污染区的是 （ ）
   A. 更衣室　　　　　　B. 值班室　　　　　　C. 病室　　　　　　　　D. 化验室
   E. 浴室

4. 患儿男，6岁。因水痘入院，护士告知其家长隔离区域的划分，属于半污染区的是 （ ）
   A. 药房　　　　　　　B. 治疗室　　　　　　C. 配膳室　　　　　　　D. 患者浴室
   E. 病区内走廊

5. 患者，男，45岁。诊断为"乙型肝炎"，护士应告诉患者属于污染区的是 （ ）
   A. 病室　　　　　　　B. 值班室　　　　　　C. 医护办公室　　　　　D. 化验室
   E. 配膳室

6. 工作人员进入隔离区护理患者，必须 （ ）
   A. 戴帽子、口罩，穿隔离衣　　　　　　　　B. 穿好隔离衣后准备所需物品
   C. 将患者的衣物、信件直接交给家属　　　　D. 将患者的排泄物倾倒入专用污水管道
   E. 每周两次消毒病室物品及空气

7. 某护士在传染病区工作。做了如下工作，其中违反了隔离原则的做法是 （ ）
   A. 脚垫要用消毒液浸湿　　　　　　　　　　B. 隔离单位的标记要醒目
   C. 穿隔离衣后不得进入治疗室　　　　　　　D. 使用过的物品冲洗后立即消毒
   E. 患者用过的物品不放于清洁区

8. 在传染病区使用口罩,符合要求的是 ( )
   A. 口罩应遮住口部
   B. 污染的手只能触摸口罩外面
   C. 取下口罩后外面向外折叠
   D. 口罩潮湿应晾干再用
   E. 脱下口罩勿挂在胸前

9. 执行隔离技术,下列哪项步骤是**错误**的 ( )
   A. 取下口罩,将污染面向内折叠
   B. 从指甲至前臂顺序刷手
   C. 隔离衣挂在走廊里,清洁面在外
   D. 从页面抓取避污纸
   E. 隔离衣应每天更换消毒

10. 患者,女,23岁。诊断为"甲型肝炎"收住入院。护士护理患者穿过的隔离衣,被视为清洁部位的是 ( )
    A. 衣领
    B. 袖口
    C. 腰部以上
    D. 腰部以下
    E. 胸部以上

11. 穿脱隔离衣时要避免污染的部位是 ( )
    A. 腰带以下
    B. 腰带
    C. 领子
    D. 袖子后面
    E. 胸前、背后

12. 患者,男,50岁。住感染病区,使用避污纸的正确方法是 ( )
    A. 掀页撕取
    B. 戴手套后抓取
    C. 用镊子夹取
    D. 随便撕取
    E. 从页面上面抓取

13. 在传染病区,护士穿隔离衣后禁止进入的区域是(穿隔离衣后不得进入治疗室:"清洁区") ( )
    A. 走廊
    B. 严密隔离病室
    C. 治疗室
    D. 化验室
    E. 病人浴室

14. 接触染病人后刷洗双手,正确的顺序是 ( )
    A. 前臂、腕部、手背、手掌、手指、指缝、指甲
    B. 手指、指甲、指缝、手掌、腕部、前臂
    C. 前臂、手掌、腕部、手指、前臂、指甲、指缝
    D. 手掌、腕部、指甲、指缝、手指、手掌、手背
    E. 腕部、前臂、手掌、手背、手指、指甲、指缝

15. 脱隔离衣的步骤正确的是 ( )
    A. 先刷手,后解领子袖口
    B. 先解袖口,解领子再刷手
    C. 先解领子,解袖口再刷手
    D. 先解领子,解腰带,再刷手
    E. 先解腰带,解袖口,再刷手

(16～17题共用题干)

患者,男,24岁,因畏寒、发热、食欲缺乏、恶心、呕吐、乏力就诊。以甲型病毒性肝炎收入院治疗。

16. 对该患者宜采用的隔离方法是 ( )
    A. 不需隔离,注意手卫生
    B. 血液与体液隔离
    C. 呼吸道隔离
    D. 昆虫媒介传染隔离
    E. 消化道隔离

17. 采取的隔离措施中,**不正确**的是 ( )
    A. 不同病种的患者应分室居住
    B. 不同病种患者的食品不能混食
    C. 探视患者时应穿隔离衣
    D. 不同病种的患者间允许借阅书报
    E. 病室应设置有蚊帐、灭蝇器等防蝇设备

18. 患者,男,30岁,患伤寒症住院治疗。患者口唇干裂,口温40℃,脉搏80次/分,护士根据患者的情况,应采用以下哪种隔离方法 ( )
    A. 昆虫隔离
    B. 一般隔离
    C. 呼吸道隔离
    D. 接触性隔离
    E. 消化道隔离

19. 早产儿、白血病、严重烧伤、化疗后白细胞为 $2.0×10^9/L$ 的病人需采取 ( )
    A. 昆虫隔离
    B. 消化道隔离
    C. 接触隔离
    D. 血液、体液隔离
    E. 保护性隔离

20. 流脑病人需采取(流脑是由脑膜炎双球菌引起的一种经呼吸道传播的急性化脓性脑膜炎) ( )
    A. 昆虫隔离
    B. 接触隔离
    C. 保护性隔离
    D. 消化道隔离
    E. 呼吸道隔离

21. 下列哪组病人可安排在同一病室,实施床边隔离 （　　）
    A. 狂犬病,乙肝　　　　　　　　　　　　　B. 艾滋病,肺结核
    C. 流脑,乙脑　　　　　　　　　　　　　　D. 伤寒,痢疾
    E. 破伤风,大面积烧伤

（22～23题共用题干）
患者,女,25岁,低热、乏力、盗汗2周。近日体重下降明显,伴呼吸困难、胸痛,故来诊。经X线胸部检查诊断为浸润型肺结核,收入院抗结核治疗。

22. 患者治愈出院,对其携带的收音机可采用的消毒方法是 （　　）
    A. 电离辐射消毒　　　　　　　　　　　　　B. 高压蒸汽灭菌
    C. 日光暴晒　　　　　　　　　　　　　　　D. 环氧乙烷消毒
    E. 紫外线照射消毒

23. 对该患者护士应给予的隔离措施是 （　　）
    A. 严密隔离　　　　　　　　　　　　　　　B. 一般隔离
    C. 呼吸道隔离　　　　　　　　　　　　　　D. 接触性隔离
    E. 昆虫隔离

24. 以下除哪种情况外均需立即更换口罩 （　　）
    A. 口罩潮湿时　　　　　　　　　　　　　　B. 接触霍乱病人后
    C. 污染的手接触了口罩　　　　　　　　　　D. 为流行性感冒病人作保健指导后
    E. 隔离衣袖口触及口罩

25. 护士对隔离衣使用要求掌握,**正确**的是 （　　）
    A. 每周更换1次　　　　　　　　　　　　　B. 要保持袖口内、外面清洁
    C. 必须完全盖住工作服　　　　　　　　　　D. 隔离衣受潮后应晾干再使用
    E. 隔离衣应外面向外挂在走廊内

26. 传染病区护士完成隔离病人的操作后,对于隔离衣的悬挂**正确**的描述是（更衣室和治疗室为清洁区;穿了隔离衣以后是不能进入清洁区的,所以只要是说隔离衣在清洁区的,不管哪一面向外或向内,都是错误的。） （　　）
    A. 挂在更衣室,清洁面朝外　　　　　　　　B. 挂在治疗室,清洁面朝内
    C. 挂在病室,清洁面朝外　　　　　　　　　D. 挂在走廊,清洁面朝外
    E. 挂在走廊,清洁面朝内

27. 预防医院感染最重要的措施是 （　　）
    A. 洗手　　　　　　　　　　　　　　　　　B. 使用抗生素
    C. 使用消毒剂　　　　　　　　　　　　　　D. 穿隔离衣
    E. 手消毒

28. 以下**不属于**消毒手的指征的是 （　　）
    A. 护理免疫力低下患者前　　　　　　　　　B. 实施侵入性医疗操作后
    C. 护理新生儿前　　　　　　　　　　　　　D. 护理传染病患者后
    E. 接触粘膜、血液、体液后

29. 传染性疾病病区的设置 （　　）
    A. 与普通病房分开,有单独出入路线,与普通区域间有绿化带
    B. 必须严格划分清洁区、缓冲间、半污染区、污染区
    C. 近距离接触病人实施操作时,戴防护镜
    D. 设在易于隔离相对独立的区域,与普通门诊部急诊室相隔离
    E. 半污染区包括治疗室、医生护士办公室、消毒间、穿隔离衣室

30. 在隔离病区工作中,护士的下列哪种做法违反了隔离原则（使用过的物品经消毒后再处理） （　　）
    A. 隔离单位的标记要醒目　　　　　　　　　B. 穿隔离衣后不得进入治疗室
    C. 脚垫要用消毒液浸湿　　　　　　　　　　D. 患者用过的物品不得放入清洁区
    E. 使用过的物品冲洗后立即消毒

31. 传染病区内正确使用隔离衣的方法下列哪一点是**错误**的 （　　）
    A. 半污染区,清洁面朝外　　　　　　　　　B. 污染区,清洁面朝内
    C. 送消毒时,清洁面朝外　　　　　　　　　D. 先扣领扣,再扣袖口
    E. 消毒双手后再解袖扣

注:①穿隔离衣流程:取隔离衣→穿衣袖→扣领口→扣袖口→系腰带。②脱隔离衣流程:松腰带→解袖口→消毒手→解领口→脱衣袖→挂衣钩(挂在半污染区,清洁面朝外。挂在污染区,污染面朝外)。一松腰带解袖口;二塞衣袖消毒手;三解领扣四脱袖;五对肩缝挂衣钩。

32. 以下关于清洁区的隔离要求，**错误**的是 （ ）
    A. 清洁区是未被病原微生物污染的区域
    B. 患者接触过的物品不得进入清洁区
    C. 工作人员进入清洁区务必脱去隔离衣
    D. 工作人员接触患者后需消毒手，脱去隔离衣及鞋后方可进入清洁区
    E. 患者或穿了隔离衣的工作人员通过时不得接触墙面

33. 对传染病患者的**票证**、**书信**等物品，最常用的消毒方法是 （ ）
    A. 乳酸熏蒸消毒 B. 甲醛熏蒸消毒
    C. 食醋熏蒸消毒 D. 紫外线消毒
    E. 过氧乙酸熏蒸消毒

34. 传染病室内污染的物品，下列哪一项消毒方法**是不妥**当的 （ ）
    A. 食具、茶具、药杯用微波消毒 B. 床单位用 0.2%～0.5%过氧乙酸溶液擦拭
    C. 垃圾分类放置 D. 信件、书报、票证用环氧乙烷气体消毒
    E. 被服用 500 mg/L 含氯消毒剂浸泡 30 分钟后送洗衣房专用洗衣机清洗

35. 传染病病人使用过的血压计消毒方法最好是 （ ）
    A. 环氧乙烷气体消毒 B. 高压蒸汽灭菌法灭菌
    C. 紫外线照射 D. 肥皂水刷洗，70%乙醇擦拭
    E. 3%～5%碳酸浸泡消毒 2 小时

36. 入院时，对乙肝病人个人衣服的正确处理方法是 （ ）
    A. 用含氯消毒剂消毒后存放 B. 交给家属带回
    C. 包好后存放 D. 日光暴晒后存放
    E. 消毒后交病人保管

因乙肝只通过性交、母婴、血液以及密切的生活接触传播的，一般不会通过穿衣服的途径传播。故衣服应该包好后用含氯消毒剂消毒后存放。

37. 护士在护理艾滋病病人时发生职业性暴露后，以下哪项处理**不妥** （ ）
    A. 用肥皂水冲洗污染皮肤 B. 由远心端向近心端挤压伤口排出血液
    C. 由近心端向远心端挤压伤口排出血液 D. 用 0.5%碘附消毒并包扎伤口
    E. 用生理盐水反复冲洗暴露的粘膜

38. 李护士，28 岁，有 6 年工作经历，有一天在为病人抽血时，不慎被穿刺针刺破手指，流少量血。请问李护士该如何立即处理 （ ）
    A. 肥皂水冲洗、局部挤压、75%乙醇消毒 B. 局部挤压、报告、打预防针
    C. 冲洗、包扎、报告 D. 报告主管部门、打预防针、生理盐水冲洗
    E. 肥皂水冲洗、在伤口旁轻轻挤压、75%乙醇消毒、包扎、报告主管部门

39. 在以下护理操作中易引起锐器伤的操作是 （ ）
    A. 测血压 B. 量体温 C. 测脉搏 D. 铺床
    E. 双手回套针帽

40. 以下操作中哪一项职业损伤的危险较少 （ ）
    A. 双手分离污染针头 B. 戴手套为病人抽血
    C. 用手折弯或弄直针头 D. 直接接触医用垃圾
    E. 徒手接触手术刀片和针头

41. 对化疗护士的素质要求**不包括** （ ）
    A. 注意身体锻炼 B. 每隔 6 个月检查肝功能
    C. 经过专业培训 D. 定期检查
    E. 怀孕护士没必要避免接触化疗药物

42. 小张配制完化疗药物后，污物的处理要求是 （ ）
    A. 污物放医用垃圾桶内-戴手套-处理后洗手
    B. 污物放专用的密闭垃圾桶内-戴手套-处理后洗手
    C. 污物放专用的密闭垃圾桶内-戴帽子、口罩及手套-处理后彻底洗手
    D. 污物放密闭垃圾桶内-戴手套-处理后彻底洗手
    E. 污物放专用的密闭垃圾桶内-穿隔离衣、戴手套-处理后洗手

（43～44 题共用题干）
护士小李，女，25 岁，在传染病房工作时不慎被拔出的针头刺伤。

43. 为防止职业暴露造成疾病的传播，小李应该立即 （ ）

A. 从伤口的远心端向近心端挤压　　　　　B. 从伤口的近心端向远心端用力挤压
C. 在伤口局部挤压　　　　　　　　　　　D. 无须挤压,以免病原体入血
E. 从伤口的近心端向远心端轻轻挤压,排出伤口部位的血液

44. 用肥皂水彻底清洗伤口并用流水冲洗伤口5分钟,消毒伤口可选用　　　　　　　　　　　　　　　　（　）
A. 0.05%碘附　　　　　　　　　　　　　B. 0.5%碘附
C. 0.2%碘酊　　　　　　　　　　　　　　D. 70%乙醇
E. 0.1%的苯扎溴铵

注：用0.5%碘附或2%碘酊、75%乙醇消毒伤口。

（45～47题共用题干）
患者,男,60岁,确诊艾滋病毒感染1年。现阑尾炎术后1天,创面有少量渗血。

45. 对该患者的护理措施正确的是　　　　　　　　　　　　　　　　　　　　　　　　　　　　（　）
A. 在患者床头卡贴隔离标识　　　　　　　B. 限制患者与他人接触
C. 禁止陪护及探视　　　　　　　　　　　D. 告知患者应履行"防止感染他人"的义务
E. 在患者床头柜上放置预防艾滋病的提示

46. 护士更换被血液污染的被服时防护重点是　　　　　　　　　　　　　　　　　　　　　　（　）
A. 手部皮肤完好,可不戴手套　　　　　　B. 血液污染面积少时,可不戴手套
C. 戴手套操作,脱手套后认真洗手　　　　D. 未戴手套时,应避免手部被污染
E. 只要操作时戴手套,操作后不需洗手

47. 采血后注射器最恰当的处理方法是　　　　　　　　　　　　　　　　　　　　　　　　　（　）
A. 毁形　　　　B. 分离针头　　　　C. 回套针帽　　　　D. 放入垃圾袋
E. 置入锐器盒

48. 传染病区护士中班结束与夜班护士床旁交班后,脱下的隔离衣悬挂正确的是(使用过的隔离衣挂在半污染区,应清洁面朝外;挂在污染区,则应清洁面朝内。隔离衣不能进入清洁区。)　　　　　　　　　　　　（　）
A. 挂在治疗室,清洁面朝外　　　　　　　B. 挂在治疗室,清洁面朝内
C. 挂在病室,清洁面朝外　　　　　　　　D. 挂在走廊,清洁面朝外
E. 挂在走廊,清洁面朝内

49. 护士为乙型肝炎患者采集血标本时,不慎将血液滴在患者的床头柜上,此时护士对该床头柜的处理方法,正确的是　　　　　　　　　　　　　　　　　　　　　　　　　　　　　　　　　　　　　（　）
A. 日光暴晒　　　　　　　　　　　　　　B. 流水刷洗
C. 卫生纸擦拭　　　　　　　　　　　　　D. 消毒液擦拭
E. 毛巾湿水擦拭

50. 在传染病中属于污染区的是　　　　　　　　　　　　　　　　　　　　　　　　　　　　（　）
A. 走廊　　　　B. 病室　　　　C. 护士站　　　　D. 治疗室
E. 值班室

51. 在隔离病区工作护士的下列行为,正确的是　　　　　　　　　　　　　　　　　　　　　（　）
A. 掀页撕取避污纸　　　　　　　　　　　B. 身着隔离衣进入治疗室
C. 把口罩挂在胸前　　　　　　　　　　　D. 为患者翻身后用手整理口罩
E. 护理结核患者后立即更换口罩

52. 患者,男,35岁。因高热急诊入院。体温39.5℃,主诉头痛、恶心、呕吐和嗜睡,并有颈项强直,诊断为流行性乙型脑炎。该患者的隔离方式是　　　　　　　　　　　　　　　　　　　　　　（　）
A. 肠道隔离　　　　　　　　　　　　　　B. 昆虫隔离
C. 接触性隔离　　　　　　　　　　　　　D. 呼吸道隔离
E. 保护性隔离

53. 患者,男,45岁。以流行性脑脊髓炎收入传染病区治疗。护士接待过程中,不妥的是　　　（　）
A. 患者衣物经消毒后交由家属带回　　　　B. 护士进入隔离室需戴口罩、帽子
C. 告诉患者落地物品分为污染和未被污染两种　D. 关闭通向走廊的门窗
E. 紫外线消毒病室时应戴好眼罩

落地的物品应视为已被污染的物品。

54. 肺结核应采取的隔离措施是　　　　　　　　　　　　　　　　　　　　　　　　　　　　（　）
A. 消化道隔离　　　　　　　　　　　　　B. 呼吸道隔离
C. 保护性隔离　　　　　　　　　　　　　D. 接触隔离
E. 床边隔离

55. 患儿,男,6岁。1天前突然高热,体温达39℃,并伴有咽痛、吞咽痛。今晨发现耳后、颈部及上胸部出现分布均匀的

丘疹,舌头肿胀,呈杨梅舌(猩红热)。正确的护理措施是 ( )
A. 严密隔离
B. 呼吸道隔离
C. 消化道隔离
D. 保护性隔离
E. 无需隔离

第六节　患者的清洁护理

一、口腔护理

特殊病人口腔护理:适用于**高热、昏迷、禁食、鼻饲、口腔有疾患、大手术后**及其他生活不能自理的患者。每日进行2~3次。

(一)目的　①**保持口腔清洁、湿润,使患者舒适**,预防口腔感染等并发症。②**防止口臭、口垢,增进食欲,维持口腔正常功能**。③观察口腔粘膜、舌苔的变化,了解有无特殊口腔气味。

(二)用物

1. 治疗盘、治疗碗、漱口溶液浸湿的**棉球**、弯**止血钳**1把、镊子1把、压舌板1个、杯子、弯盘、**吸水管(昏迷病人不需准备)**、漱口溶液、**手电筒**、治疗巾、棉签,需要时备张口器及外用药。

2. 常用漱口溶液(表1-3)

表1-3　常用漱口溶液及其作用

名称	作用	适宜的口腔pH
0.9%氯化钠溶液	清洁口腔,预防感染	中性
朵贝尔溶液(复方硼酸溶液)	清除口臭,轻微抑菌	中性
0.02%呋喃西林溶液	清洁口腔,广谱抗菌	中性
1%~3%过氧化氢溶液	清除口臭,抑菌	偏酸性
1%~4%碳酸氢钠溶液	碱性溶液,用于真菌感染	偏酸性
2%~3%硼酸溶液	酸性防腐剂,抑菌	偏碱性
0.1%醋酸溶液(乙酸、冰醋酸)	用于铜绿假单胞菌感染(绿脓杆菌)	偏碱性

(三)操作方法　①评估患者口腔情况,按需准备用物。②备齐用物拿至床旁,向患者解释,以取得合作。③协助患者侧卧或仰卧头偏向右侧,颌下铺治疗巾,弯盘置于口角旁。④湿润口唇与口角,嘱患者张口,观察口腔情况,取下义齿。⑤协助患者用漱口水漱口。⑥嘱患者咬合上、下齿,用压舌板轻轻撑开一侧颊部,用弯钳夹夹紧含有漱口液的棉球,拧干后,**弧形擦洗一侧颊部**,再沿牙缝纵向**由上至下**、**由臼齿至门齿**,**擦洗左侧外面**。同法擦洗右侧外面。⑦嘱患者张口,依次擦洗左侧上内侧、下内侧、咬合面。同法擦洗右侧。再擦洗上腭及舌面、舌下,勿触及咽部,以免引起恶心。**每擦洗一个部位,更换1个湿棉球**。⑧擦洗完毕,协助**病人漱口**,擦净口周。⑨再次观察口腔是否清洗干净,口腔粘膜如有溃疡,可酌情涂药,口唇干裂可涂液状石蜡或唇膏。⑩取下治疗巾,安置患者,整理床单位,清理用物。必要时协助患者清洁义齿并佩戴;对神志不清者可用止血钳夹紧1块纱布,蘸生理盐水或其他漱口液,拧至半干,按口腔护理的顺序操作,以代替用棉球擦洗法。

(四)注意事项

1. **擦洗时动作轻柔**,特别是对凝血功能较差的患者,防止碰伤粘膜及牙龈。

2. **昏迷患者禁忌漱口**,需用开口器,应从**臼牙**处放入,对牙关紧闭者不可用暴力使其开口。**擦洗时棉球不宜过湿**,以防溶液误吸入呼吸道。**棉球要用止血钳夹紧**,**每次1个**,防止遗留在口腔,**必要时要清点棉球数量**。

3. 传染病患者用物须按消毒隔离原则处理。

4. **长期应用抗生素者,应观察口腔粘膜有无真菌感染**。

5. 对活动义齿应先取下,用牙刷刷洗义齿的各面,用冷水冲洗干净,待患者漱口后再戴上。暂时不用的义齿,可浸于**冷水中备用**,每日更换一次清水。**不可将**义齿**浸在热水或乙醇中**,以免义齿变色、变形和老化。

6. 在给肝功能不全的患者做口腔护理时发现患者出现肝臭味,提示肝性脑病前兆。

二、头发护理

(一)床上梳发

1. 目的　①按摩头皮,促进头皮血液循环。②除去头发污秽,使患者清洁、舒适、美观。③维护患者自尊、自信。

2. 用物　治疗巾、梳子、**30%乙醇和纸1张(用于包脱落的头发)**。

3. 操作要点　①备齐用物携至床旁,向患者解释以取得合作,**协助患者抬头**,将治疗巾铺于枕头上,**将头偏向一侧**。②**将头发从中间分为两股**,**左手握住一股头发**,由发根梳至发梢。长发可将头发绕在示指上,以免用力太紧,使患者感到疼痛,如遇有头发**打结**时,可用**30%乙醇**湿润后再小心梳顺。

小结提示：不同浓度乙醇作用：①20%～30%乙醇：急性肺水肿湿化给氧，从而降低肺泡内泡膜表面张力。②30%乙醇：湿润、松解头发缠结。③50%乙醇：皮肤按摩。④75%乙醇：皮内注射和新生儿头皮静脉、脐部消毒，供皮区的消毒（70%）。⑤25%～35%乙醇：乙醇擦浴。⑥95%乙醇：用于燃烧法消毒和静脉炎湿敷等。

（二）床上洗发

1. 目的　①可按摩头皮，促进头皮血液循环，促进头发的生长与代谢。②除去污秽和脱落的头屑，保持头发清洁，使病人舒适。③维护患者自尊、自信，建立良好护患关系。④预防和灭除虱、虮，防止疾病传播。

2. 操作要点　①备齐用物携至床旁，向患者解释以取得合作。②室温24℃，水温40～45℃。③盖眼罩，用棉球塞双耳，防止进水。④洗发过程中，应随时注意观察病情变化，如发现面色、脉搏、呼吸异常时应立即停止操作；身体极度虚弱的患者不宜床上洗发。搓揉头发时，动作轻柔，力量适中，不可用手指甲抓洗，以防损伤患者头皮。

（三）灭头虱、虮法

1. 药液　①常用灭虱药液为30%含酸百部酊剂。配制：百部30 g，加入50%乙醇100 ml，再加入纯乙酸1 ml，盖严浸泡48小时即可。②30%百部含酸煎剂：百部30 g，加水500 ml煎煮30分钟，用双层纱布过滤，挤出药液；将药渣再加水500 ml，煎煮30分钟，过滤，挤出药液；将两次药液合并再煎至100 ml，待冷却后，加入纯乙酸1 ml即可。

2. 操作要点　剪短患者头发，蘸百部酊分层擦拭10分钟，戴帽包裹24小时；脱落头发用纸包裹焚烧；患者的衣物灭菌处理。

3. 注意事项　①操作中应防止灭虱药液溅入面部及眼部。②观察患者的局部反应和全身反应。③操作中注意维护患者自尊，并避免虱、虮传播。

三、皮肤护理

（一）淋浴和盆浴法

1. 目的　保持皮肤清洁，促进血液循环，观察皮肤情况，预防皮肤感染及压疮等并发症，放松肌肉，保持良好的精神状态。

2. 操作要点　①备齐用物，代为存放贵重物品。送患者进浴室，关闭门窗，向患者交代有关事项。②室温24℃，水温40～45℃，浴室不宜闩门，可在门外挂牌示意有人，以便发生意外时能及时进入。

3. 注意事项　①餐后1小时后方可进行沐浴，以免影响消化。②认真交代相关事宜，防止患者滑倒、受凉、晕厥、烫伤等意外情况发生。③妊娠7个月以上的孕妇禁用盆浴；衰弱、创伤、患心脏病需卧床的患者，不宜淋浴和盆浴。④传染病患者进行沐浴，应严格执行隔离消毒原则。

（二）床上擦浴

1. 目的　保持皮肤清洁，促进血液循环，观察皮肤情况，预防皮肤感染及压疮等并发症，帮助病人活动受限的肢体，使肌肉放松，防止肌肉挛缩和关节僵硬等并发症，保持良好的精神状态。

2. 操作要点　①减少对患者的暴露，关闭门窗，用屏风遮挡患者，保护自尊；室温24℃左右，水温50～52℃（老年人：30～40℃为宜）。②擦洗方法：先用小毛巾涂浴皂擦洗，再用湿毛巾擦净皂液，然后用清洗后的毛巾再擦洗，最后用浴巾边按摩边擦干。③擦洗顺序：a. 为患者洗脸、颈部：依次擦洗眼、额、面颊部、鼻翼、人中、耳后、下颌直至颈部；b. 清洗上肢和胸腹部：为患者脱下衣服（先脱近侧，后脱远侧；如有外伤则先脱健肢，后脱患肢）；c. 擦洗颈、背、臀部：协助患者侧卧，背向护士，依次擦洗后颈、背部及臀部，并用50%乙醇按摩背部及受压部位，促进血液循环，协助病人穿上清洁衣服（先穿远侧，再穿近侧；如有外伤则先穿患肢，再穿健肢）。④擦洗双下肢、踝部，清洗双足。⑤擦洗会阴部。

3. 注意事项　①操作过程中，护士应遵循节力原则，两脚稍分开，降低身体重心，端水盆时，水盆尽量靠近身体，以减少体力消耗。②掌握擦洗的步骤，及时更换温水，腋窝、腹股沟等皮肤皱褶处应擦洗干净。③动作轻柔、敏捷，防止受凉，并注意遮挡，以保护病人自尊。④注意观察病情变化及全身皮肤情况，如病人出现寒战、面色苍白等变化，应立即停止擦洗，给予适当处理。

小结提示：先开后停：①搬运时：按上半身、臀部、下肢的顺序向平车移动；自平车移回床时，先移动下肢，再移动上半身。②半卧位摇床时：先摇床头支架呈30°～50°角，再摇膝下支架，放平时，先放平膝下支架，再放床头支架。③温水擦浴时，协助病人脱下衣服（先脱近侧，后脱远侧；如有外伤则先脱健肢，后脱患肢）；擦浴完毕协助病人穿上清洁衣服（先穿远侧，再穿近侧；如有外伤则先穿患肢，再穿健肢）。④雾化治疗时：先开电源开关，再开雾量调节开关；治疗毕，先关雾化开关，再关电源开关。⑤使用氧时：应先调节氧流量，再插管应用；停用氧时，应先拔管，再关氧气开关。⑥冬眠疗法时：先按医嘱静脉滴注冬眠药物，待病人进入冬眠状态，方可开始物理降温；停止治疗时，先停止物理降温，再逐渐停用冬眠药物。

单元测试题1

1. 口腔护理时发现口腔粘膜有溃疡，除哪项外均可酌情选用　　　　　　　　　　　　　　　　（　　）
   A. 锡类散　　　　　　B. 冰硼散　　　　　　C. 碘酊　　　　　　D. 西瓜霜
   E. 金霉素甘油

2. 去除口臭宜选用的漱口液是（去除口臭：1‰～4‰过氧化氢溶液、复方硼酸溶液）　　　　（　　）
   A. 生理盐水　　　　　　　　　　　　　　　B. 0.1%醋酸溶液
   C. 2%～3%硼酸溶液　　　　　　　　　　　D. 1%～4%碳酸氢钠溶液

E. 复方硼酸溶液(朵贝尔液)

3. 具有广谱抗菌作用的漱口液是 ( )
   A. 2%~3%硼酸溶液　　　　　　　　　　　B. 1%~4%碳酸氢钠溶液
   C. 0.02%呋喃西林溶液　　　　　　　　　　D. 0.1%醋酸溶液
   E. 0.08%甲硝唑溶液

4. 常用的漱口液**不包括**(1%~4%碳酸氢钠溶液) ( )
   A. 1%~3%过氧化氢　　　　　　　　　　　B. 5%碳酸氢钠
   C. 2%~3%硼酸　　　　　　　　　　　　　D. 0.02%呋喃西林
   E. 0.1%醋酸溶液

5. 具有防腐、抑菌作用的漱口液是 ( )
   A. 2%~3%硼酸溶液　　　　　　　　　　　B. 1%~4%碳酸氢钠溶液
   C. 0.2%呋喃西林溶液　　　　　　　　　　 D. 0.1%醋酸溶液
   E. 0.08%甲硝唑溶液

6. 女性,20岁,急诊为血小板减少性紫癜。检查时发现口腔粘膜有散在淤点,右侧下牙龈有淤斑,护士为病人做口腔护理时应特别注意 ( )
   A. 禁止漱口　　　　　　　　　　　　　　B. 夹紧棉球
   C. 所有物品要清洁　　　　　　　　　　　D. 擦洗动作要轻柔
   E. 先擦拭淤斑处

7. 护士为昏迷患者进行口腔护理,操作**不正确**的是 ( )
   A. 擦拭口腔后要漱口　　　　　　　　　　B. 开口器应从臼齿处放入
   C. 1次只夹1个棉球　　　　　　　　　　　D. 棉球不可过湿,以免溶液吸入气道
   E. 将活动性义齿取下

8. 为昏迷患者护理口腔,防止误吸的措施是 ( )
   A. 使用开口器时从臼齿放入　　　　　　　B. 从外向里擦净口腔及牙齿的各面
   C. 血管钳夹紧棉球,并挤出多蘸的液体　　D. 长期应用抗生素的患者,注意口腔粘膜有无真菌感染
   E. 取下的活动性义齿浸泡在冷开水中

9. 患者,男,69岁,肺癌晚期,放疗治疗后3周。护士查体发现其口腔粘膜干燥,左颊粘膜有一0.2 cm×0.2 cm溃疡面,基底潮红。该护士为患者行口腔护理时涂于溃疡面上的药物应选用 ( )
   A. 锡类散　　　　B. 制菌霉素　　　　C. 液状石蜡　　　　D. 藿香散
   E. 地塞米松软膏

10. 患者,男,76岁,脑出血,昏迷。护士取下患者的活动性义齿,正确的处置方法是 ( )
    A. 浸泡于30%乙醇中　　　　　　　　　　B. 煮沸消毒后浸泡于水中
    C. 浸泡于冷开水中　　　　　　　　　　　D. 浸泡于清洗消毒液中
    E. 浸泡于口洁灵漱口液中

11. 患者,男,68岁,肝硬化腹水,体质虚弱,生活不能自理。护士为患者做口腔护理时,应特别注意观察口腔有无 ( )
    A. 糜烂　　　　B. 烂苹果味　　　　C. 臭鸡蛋味　　　　D. 肝臭味
    E. 腐臭味

12. 患者,女,57岁,肝性脑病,意识障碍。护士为其口腔护理,可不必准备的用物是 ( )
    A. 开口器　　　B. 吸痰管　　　　C. 吸水管　　　　　D. 一次性棉签
    E. 生理盐水

13. 患者,男,77岁,因慢性支气管炎合并铜绿假单胞菌感染入院,患者高热,精神差,疲乏无力,护士为患者做口腔护理时应选用的漱口液是(醋酸也叫乙酸、冰醋酸) ( )
    A. 0.1%醋酸溶液　　　　　　　　　　　　B. 0.9%氯化钠
    C. 0.02%呋喃西林　　　　　　　　　　　 D. 1%~3%过氧化氢
    E. 1%~4%碳酸氢钠

14. 头发护理的目的**不包括** ( )
    A. 增进护患关系　　　　　　　　　　　　B. 预防压疮
    C. 保持头发清洁　　　　　　　　　　　　D. 预防脱发
    E. 改进外貌,强化自尊

15. 为病人洗头的水温是 ( )
    A. 25~30 ℃　　　B. 30~35 ℃　　　 C. 35~40 ℃　　　 D. 40~45 ℃
    E. 45~50 ℃

16. 护士拟为头虱患者配制百部配药液,其正确的方法是 ( )

A. 百部 30 g+50%乙醇 100 ml+100%乙酸 1 ml
B. 百部 100 g+50%乙醇 300 ml+100%乙酸 1 ml
C. 百部 50 g+50%乙醇 100 ml+100%乙酸 10 ml
D. 百部 30 g+50%乙醇 100 ml+10%乙酸 10 ml
E. 百部 100 g+50%乙醇 100 ml+1%乙酸 10 ml

17. 配制百部酊需装入加盖瓶中,浸泡的时间是 ( )
    A. 6 小时　　　　　　B. 20 小时　　　　　　C. 36 小时　　　　　　D. 48 小时
    E. 72 小时

18. 护士为卧床患者洗发时,操作**不正确**的是 ( )
    A. 用指甲揉搓患者的头发和头皮
    B. 及时询问患者的感受
    C. 病室温度在 24 ℃左右
    D. 观察患者面色及呼吸有无改变
    E. 洗发时用棉球塞患者双耳、纱布盖双眼

19. 患者因心肌缺血、心绞痛发作卧床 4 周。为其床上洗发时,患者突感胸痛,心悸,面色苍白,出冷汗。护士应立即采取的措施是 ( )
    A. 加快速度,迅速完成洗发操作
    B. 短暂休息,鼓励患者坚持片刻
    C. 请家属协助洗发
    D. 注意保暖,为患者添加衣服后继续洗发
    E. 停止操作,使患者平卧,吸氧,立即与医师联系

20. 患者,男,30 岁,右股骨干骨折,骨牵引治疗。因活动不便,护士协助其床上洗发,对水温及室温要求是 ( )
    A. 水温 30～35 ℃,室温 22 ℃左右
    B. 水温 35～40 ℃,室温 24 ℃左右
    C. 水温 40～45 ℃,室温 24 ℃左右
    D. 水温 46～49 ℃,室温 22 ℃左右
    E. 水温 50～55 ℃,室温 24 ℃左右

21. 患儿男,11 岁,放羊时从山上跌下。入院时发现有头虱,则入院卫生处置的重点是 ( )
    A. 床上洗发
    B. 剃发、淋浴
    C. 乙醇拭发
    D. 清洁伤口周围的皮肤
    E. 用百部酊灭虱、灭虮

22. **不属于**皮肤护理目的的是 ( )
    A. 改善皮肤血液循环
    B. 减轻皮肤的天然屏障作用
    C. 维持皮肤正常功能
    D. 清洁皮肤,预防压疮等并发症
    E. 增强患者舒适度

23. 保持皮肤清洁卫生的主要护理措施是 ( )
    A. 沐浴　　　　　　　B. 更换床单位　　　　　C. 口腔护理　　　　　　D. 会阴冲洗
    E. 受压部位皮肤按摩

24. **不宜**进行盆浴的病人是 ( )
    A. 急性肾炎病人
    B. 糖尿病病人
    C. 传染病病人
    D. 高血压病人
    E. 妊娠 7 个月以上的孕妇

25. 为病人进行床上擦浴时,下列哪项**不正确**(**水温 50～52 ℃,老年人:30～40 ℃为宜**) ( )
    A. 调节室温至 24 ℃左右
    B. 水温为 40～45 ℃
    C. 注意为病人保暖
    D. 按要求更换洗水
    E. 操作过程中,病人感到不适应加快洗浴速度

26. 患者,女,54 岁,发热待查入院,护士在观察其口腔时,发现一感染溃烂处,此时应选用口腔护理溶液为 ( )
    A. 生理盐水
    B. 0.1%醋酸溶液
    C. 0.02%氯己定溶液
    D. 1%～3%过氧化氢溶液
    E. 1%～4%碳酸氢钠溶液

27. 患者,女,16 岁,患白血病,长期用抗生素,护士在口腔评估的过程中,应特别注意观察口腔粘膜 ( )
    A. 有无溃疡　　　　　B. 有无口臭　　　　　　C. 口唇是否干裂　　　　D. 有无真菌感染
    E. 牙龈是否肿胀出血

28. 正确的灭头虱方法是 ( )
    A. 为女病人剪短头发后再涂抹药液
    B. 涂抹灭虱药后揉搓头发 5 分钟
    C. 涂药后戴帽 12 小时
    D. 取帽后立即清洗头发
    E. 将病人的衣裤日光暴晒 1 小时

29. 患者,女,34 岁。股骨骨折牵引第 10 天,天气炎热。此时为患者做皮肤护理适宜的方式是 ( )
    A. 患者自行盆浴
    B. 患者自行擦浴
    C. 患者自行淋浴
    D. 护士协助擦浴
    E. 护士协助淋浴

30. 患者,男,34岁,在局麻下行左上臂外伤缝合术,术后帮助其更换上衣的步骤是 (   )
    A. 先脱右侧,后穿右侧　　　　　　　　　　B. 先脱左侧,不穿右侧
    C. 先脱左侧,后穿左侧　　　　　　　　　　D. 先脱左侧,后穿右侧
    E. 先脱右侧,后穿左侧

31. 皮肤按摩可选用(促进血液循环) (   )
    A. 20%~30%乙醇　　B. 30%乙醇　　C. 50%乙醇　　D. 70%乙醇
    E. 95%乙醇

32. 患者,男,52岁,因脑出血后昏迷,护士在为其做口腔护理时应特别注意 (   )
    A. 动作要轻柔　　B. 禁忌漱口　　C. 先取下义齿　　D. 夹紧棉球
    E. 观察异味

33. **不属于**口腔护理的适用对象的是 (   )
    A. 昏迷患者　　B. 禁食患者　　C. 高热患者　　D. 鼻饲患者
    E. 产妇

34. 患者,女,33岁,患白血病,长期用抗生素,护士在评估口腔护理过程中,发现患者口腔粘膜有乳白色分泌物。为该患者做口腔护理时,护士的操作手法**错误**的是 (   )
    A. 观察口腔情况,取下义齿　　　　　　　　B. 擦洗颊部时由外向内
    C. 擦洗舌头时勿触及咽部　　　　　　　　D. 口唇干裂可涂液状石蜡
    E. 每擦洗一个部位,更换一个棉球

35. 患者,男,33岁,明日欲行胆囊摘除术,现要进行沐浴,护士嘱咐其进餐后1小时方可沐浴,目的是以防 (   )
    A. 影响消化　　B. 影响治疗　　C. 影响进餐　　D. 影响睡眠
    E. 影响服药

36. 患者,男,45岁,因"胆石症"入院,拟于明晨行胆囊摘除术,术前一天护士指导其自行沐浴做法**错误**的是 (   )
    A. 宜在饭后1小时进行　　　　　　　　　　B. 注意调节室温和水温
    C. 教会患者使用信号灯　　　　　　　　　　D. 嘱咐患者浴室应闩门
    E. 入浴时间过长给予询问

37. 患者,男,62岁,测口腔pH为8,宜采用的漱口液为 (   )
    A. 1%~3%过氧化氢溶液　　　　　　　　　B. 0.1%醋酸溶液
    C. 0.9%氯化钠溶液　　　　　　　　　　　D. 朵贝尔溶液
    E. 0.02%呋喃西林溶液

38. 患者,男,32岁,因车祸致脑外伤,已昏迷1月余,护士为其进行口腔护理,操作正确的是 (   )
    A. 口腔pH偏酸性时,备复方硼砂溶液(朵贝尔溶液)　　B. 擦洗完毕,清理用物,记录
    C. 嘱患者自行漱口　　　　　　　　　　　　D. 擦洗舌面和舌下时,可共用一个湿棉球
    E. 口腔pH偏碱性时,备1%~3%过氧化氢溶液

39. 口腔护理的目的不包括 (   )
    A. 保持口腔清洁与舒适　　　　　　　　　　B. 预防口腔感染
    C. 清除口臭,促进食欲　　　　　　　　　　D. 观察口腔粘膜及舌苔的变化
    E. 清除口腔内一切细菌

(40~42题共用题干)
患者,女,68岁。患大叶性肺炎,高热昏迷10天,10天内给予大量抗生素治疗。近日发现其口腔粘膜破溃,创面上附着白色膜状物,拭去附着物可见创面轻微出血。

40. **该患者口腔病变原因可能是** (   )
    A. 病毒感染　　B. 真菌感染　　C. 维生素缺乏　　D. 凝血功能障碍
    E. 铜绿假单胞菌感染

41. **为该患者口腔护理时,最适宜的漱口液是** (   )
    A. 生理盐水　　B. 0.1%醋酸　　C. 复方硼砂溶液　　D. 0.02%呋喃西林
    E. 1%~4%碳酸氢钠

42. **为该患者口腔护理时,下列操作错误的是** (   )
    A. 操作前后清点棉球个数　　　　　　　　　B. 用弯止血钳夹紧棉球,每次1个
    C. 从磨牙到门齿纵向擦洗牙齿外侧面　　　　D. 由内向外擦洗舌面
    E. 擦洗毕,协助患者漱口

43. 患者,女,81岁。生活无法自理,护士对病人进行按摩时使用了**50%的乙醇**,其目的是 (   )
    A. 消毒皮肤　　B. 促进血液循环　　C. 润滑皮肤　　D. 去除污垢
    E. 降低局部温度

44. 患者,男,65岁。左下肢膝关节置换术后,护士给其擦浴。擦浴程序错误的是 （　）
   A. 关好门窗,调节室温　　　　　　　　B. 先擦上身再擦下身
   C. 脱衣时,先健侧再患侧　　　　　　　D. 穿衣时,先健侧再患侧
   E. 保护自尊,注意遮挡

45. 患者,女,32岁。因剖宫产后卧床多日造成长发打结且粘结成团,护士欲帮其湿润梳通头发宜选用 （　）
   A. 清水　　　　B. 油剂　　　　C. 百部酊　　　　D. 生理盐水
   E. 30%乙醇

46. 为昏迷患者进行口腔护理时,不需准备的用物是 （　）
   A. 手电筒　　　B. 血管钳　　　C. 开口器　　　　D. 棉球
   E. 吸水管

（47~50题共用题干）
患者,男,63岁。因脑外伤昏迷入院,给予降颅压及抗生素治疗。患者2周后出现口腔颊部粘膜破溃创面有白色膜状物,用棉签拭去附着物后创面有轻微出血。

47. 该患者口腔病变的原因可能是 （　）
   A. 铜绿假单胞菌感染　　　　　　　　B. 真菌感染
   C. 病毒感染　　　　　　　　　　　　D. 凝血功能障碍
   E. 维生素缺乏

48. 为患者做口腔护理时,应选择的漱口液是 （　）
   A. 0.9%氯化钠溶液　　　　　　　　　B. 1%~3%过氧化氢溶液
   C. 复方硼酸溶液　　　　　　　　　　D. 1%~4%碳酸氢钠溶液
   E. 0.02%呋喃西林溶液

49. 口腔护理时开口器应从 （　）
   A. 门齿放入　　B. 舌下放入　　C. 尖牙处放入　　D. 臼齿处放入
   E. 侧切牙处放入

50. 该患者有活动义齿,正确的处理方法是清洗后 （　）
   A. 放入冷水中　B. 放入热水中　C. 放入乙醇中　　D. 放入碘附中
   E. 放入过氧乙酸中

51. 患者,女,65岁。因脑出血致右侧肢体瘫痪。护士为其梳发,错误的操作是 （　）
   A. 协助患者抬头,将治疗巾铺于枕头上　　B. 将头发从中间分两股,分股梳理
   C. 打结的头发用甘油湿润后慢慢梳理　　　D. 脱落的头发置于纸袋中
   E. 梳发时由发根梳向发梢
遇有头发打结可用 30%乙醇湿润后再小心梳顺。

52. 特殊口腔护理的适应证不包括 （　）
   A. 禁食　　　　B. 高热　　　　C. 鼻饲　　　　　D. 昏迷
   E. 腹泻

四、压疮

（一）概念　**压疮**是由于身体局部组织**长期受压**,导致局部组织**血液循环障碍**,发生持续的缺血、缺氧、营养不良而致组织溃烂和坏死。压疮最初叫做"**褥疮**",主要发生于长期卧床的病人,是长期卧床病人皮肤出现的最严重问题。引起压疮最根本最重要的因素是局部组织长时间受到压迫,所以,目前压疮又称为**压力性溃疡**。**病人主要护理问题是皮肤完整性受损。**

（二）发生原因
1. 压力因素　导致压疮的物理力有**垂直压力、摩擦力、剪切力**,通常是多个力联合作用所致。
（1）**垂直压力**:是造成压疮的**最主要因素**。局部组织持续受压,可导致毛细血管血液循环障碍,造成组织缺氧,持续**超过 2 小时**,可引起不可逆转的损害,导致压疮的发生。
（2）摩擦力:病人在床上活动或搬运病人时,皮肤受到床单和衣服表面的逆行阻力摩擦,易损伤皮肤角质层。当皮肤被擦伤后,再受到汗渍、尿液、粪便等的浸渍时,更易发生压疮。
（3）剪切力:是由于两层组织相邻表面间的滑行,产生进行性的相对移动所引起,是摩擦力和压力共同作用的结果。**它与体位**密切相关,如当病人取半卧位时,受重力的作用,病人身体向下滑行,皮肤与床单位之间的摩擦力,加之皮肤垂直方向的压力,从而导致剪切力的产生。剪切力可使这些组织拉开损伤,血管被扭曲,导致局部血液循环障碍而发生压疮。
2. 理化因素刺激　皮肤长期受潮湿、摩擦、排泄物等理化因素的**刺激**,如大量汗液、大小便失禁、床单有皱褶、床上有碎屑等原因,使皮肤抵抗力降低。
3. 营养状况　**营养不良是导致压疮的内因**。如**长期营养不良**,皮下脂肪减少、过度肥胖、水肿等原因。
4. 年龄因素　老年人皮肤弹性差,皮下脂肪萎缩,皮肤变薄都是产生压疮的危险因素。

5. **受限制的病人** 使用石膏、绷带、夹板、牵引或使用矫形器时,**方法不当**。

(三)压疮的好发部位 ①仰卧位:如**枕骨粗隆处、肩胛、肘部、骶尾部**、足跟等,最常发生于**骶尾部**。②侧卧位:如耳郭、肩峰、肋骨、髋部、膝关节内外侧、内外踝等处。③俯卧位:如面颊、耳郭、肩峰、髂前上棘、肋缘突出部、膝前部、足尖等处。④坐位:易发生于**坐骨结节**等处。

(四)压疮的分期及临床表现

1. Ⅰ期(**淤血红润期**) 受压的局部皮肤出现**红、肿、热、麻木或触痛感**,但皮肤表面无破损,为可逆性改变。
2. Ⅱ期(**炎性浸润期**) **受压皮肤表面颜色转为紫红**,**压之不退色**,**皮下产生硬结**,**表皮出现水疱**。水疱极易破溃,显露出潮湿红润的创面,病人感觉疼痛。
3. Ⅲ期(**浅度溃疡期**) 全层皮肤破损,可深及皮下组织和深层组织。表皮水疱逐渐扩大破溃,创面渗出黄色液体,感染后创面有脓液覆盖其上,浅层组织坏死,溃疡形成,疼痛加剧。
4. Ⅳ期(**坏死溃疡期**) 坏死组织侵入真皮下层和肌肉层,感染向周边扩展,可深达骨骼。坏死组织颜色变黑,脓性分泌物增多,有恶臭味。若疮面感染的病菌侵入血液循环,可引起**败血症**,造成全身感染,危及病人生命。

(五)压疮的预防 预防压疮的**关键**是**消除病因**,护士要做到"七勤":勤观察、勤翻身、勤擦洗、勤按摩、勤整理、勤更换、勤交班。

1. 避免局部组织长期受压 ①**卧床的病人每2小时翻身1次,必要时每1小时翻身1次**。②避免摩擦力、剪切力的作用。半卧位时防止身体下滑,翻身时应避免拖、拉、推等动作,以防擦伤皮肤。③保护骨隆突处,软枕、海绵垫、气垫、水褥可使身体支撑面积增宽而均匀。④石膏、夹板、绷带固定的病人衬垫应平整、松软、松紧适度、位置合适,观察肢体远端的血液循环。
2. 避免局部理化因素的刺激 保持皮肤干燥、清洁、避免潮湿、摩擦;床单、被褥要保持清洁、平整、干燥、无碎屑、无渣、无褶皱;便器应无破损,避免强塞硬拉。
3. 促进局部血液循环 对易发生压疮的病人,应经常检查受压部位,进行温水擦浴,定时**50%乙醇按摩背部及身体受压部位**,达到**促进血液循环**,改善局部营养,增强皮肤抵抗力的目的。①全背按摩:协助病人俯卧或侧卧,暴露背部;先用温水进行擦洗,**再将少许50%乙醇倒入手掌内做按摩**。由骶尾部开始,沿脊柱旁向上按摩,至肩部后环形向下至尾骨止,如此反复有节奏地按摩数次。再用拇指指腹由骶尾部开始沿脊柱按摩至第7颈椎处。②局部按摩:蘸少许50%乙醇,以**手掌大小鱼际肌紧贴病人皮肤**,做压力均匀的**环形按摩**,**压力由轻到重**,再由重到轻,每次3~5分钟。
4. 改善营养状况 根据病情给予**高蛋白、高维生素**等食物,以增强机体抵抗力及组织修复能力。

(六)压疮的护理

1. 淤血红润期 及时祛除病因,**积极采取各种护理措施,防止局部继续受压**;增加翻身次数,避免皮肤受摩擦、潮湿等刺激,经常用温热水擦洗局部皮肤,必要时涂油保护,以保持局部清洁、干燥。局部可用红外线灯或烤灯照射,促进局部血液循环。**此期禁止按摩已发红的皮肤**,以免加重局部受压。
2. 炎性浸润期 保护皮肤,避免感染。**对未破的小水疱可用无菌纱布包扎**,并减少摩擦,预防感染,促进其自行吸收;**较大水疱应先消毒局部皮肤**,**再用无菌注射器抽出水疱内液体**(不可剪去表皮),表面涂以消毒液,并用**无菌敷料包扎**。如水疱已破溃,应消毒创面及其周围皮肤,再用无菌敷料包扎。
3. 溃疡期 保持局部的清洁与干燥,减少感染机会,解除局部压迫,清洁创面,**祛腐生新**,促其愈合。常用生理盐水、3%过氧化氢等溶液冲洗创面,祛除坏死组织,**再外敷抗生素**,并用无菌敷料包扎。同时也可辅以物理疗法,如红外线灯照射、鸡蛋内膜覆盖、白糖覆盖、局部氧疗等,以促进创面愈合。

五、晨晚间护理

(一)晨间护理 **晨间护理一般于清晨诊疗工作开始前完成。**

1. 目的 ①使病人清洁舒适,预防并发症。②保持病室及病床的整洁、舒适、美观。③观察和了解病情,为制订诊断、治疗和护理计划提供依据。④进行心理护理及卫生宣传,满足病人的身心需要。
2. 护理内容 ①问候病人。②协助病人排便,留取标本,更换引流瓶,必要时关闭门窗,遮挡病人。③放平床上支架,协助病人进行口腔护理、洗脸、洗手,帮助病人梳头,协助病人翻身,并检查**皮肤受压情况,擦洗并用于50%乙醇按摩背部**。④整理床单位,酌情更换床单、被罩、枕套及衣裤。⑤注意观察病情,了解病人的睡眠情况,并进行心理护理,开展健康教育。⑥整理病室,酌情开窗通风,保持病室空气清新。

(二)晚间护理 **晚间护理一般于患者晚餐后进行。**

1. 目的 ①保持病室安静,病床整洁,使病人清洁、舒适,易于入睡。②注意观察病情,了解病人心理需求,做好身心护理,预防并发症。
2. 护理内容 ①协助病人排便,进行口腔护理、洗脸、洗手,帮助病人梳头、热水泡脚,为女病人清洁阴部。②检查病人皮肤受压情况,**擦洗并用50%乙醇按摩背部及骨隆突处**,协助病人翻身,安置舒适卧位。③整理床单位,需要时更换床单、被罩、枕套及衣裤,必要时增加毛毯及盖被。④创造良好的睡眠环境,酌情开关门窗,保持病室安静,消除噪声,调节室内光线(关大灯,开地灯),保持病室光线暗淡。⑤经常巡视病房,了解病人睡眠情况。

单元测试题 2

1. 患者,男,45岁,股骨骨折,因石膏不平整而产生压疮,请问造成压疮的物理力是 ( )
   A. 摩擦力   B. 压力   C. 阻力   D. 重力
   E. 剪力

2. 引起压疮最主要原因是 ( )
   A. 摩擦力   B. 剪切力   C. 潮湿刺激   D. 营养不良
   E. 垂直压力

3. 压疮的易发部位**不包括** ( )
   A. 侧卧位—踝部   B. 仰卧位—髂前上棘
   C. 半坐卧位—骶尾部   D. 俯卧位—膝部
   E. 头高足低位—足跟

4. 病人取坐位时,最易发生压疮的部位是 ( )
   A. 髋部   B. 骶尾部   C. 髂前上棘处   D. 坐骨结节处
   E. 脊椎棘突处

5. 患者,男,75岁,卧以头高足低位。此时导致发生压疮的力学因素主要是 ( )
   A. 水平压力   B. 剪切力   C. 垂直压力   D. 摩擦力
   E. 阻力

6. 描述炎性浸润期压疮,下列哪项**不正确** ( )
   A. 皮肤呈紫色   B. 皮下硬结
   C. 有大、小水疱   D. 水疱表皮剥脱,露出湿润的创面
   E. 创面上有脓性分泌物

7. 患者,男,65岁。长期卧床自理困难,最近护理时发现骶尾部皮肤发红,除去压力无法恢复原来肤色,属于压疮的 ( )
   A. 炎性浸润期   B. 淤血红润期   C. 浅度溃疡期   D. 深度溃疡期
   E. 局部皮肤感染

8. 患者,男,75岁,因脑中风右侧肢体瘫痪,为预防压疮,最好的护理方法是 ( )
   A. 受压部位垫气圈   B. 让其保持左侧卧位
   C. 鼓励他做肢体功能锻炼   D. 每2小时为他翻身按摩1次
   E. 请家属观察皮肤是否有破损

9. 患者,男,65岁,3周前因脑血管意外导致左侧肢体瘫痪。患者神志清楚,说话口齿不清,大小便失禁。护士协助患者更换卧位后,在身体空隙处垫软枕的作用是 ( )
   A. 促进局部血液循环   B. 减少皮肤受摩擦刺激
   C. 降低空隙处所受压强   D. 降低局部组织所承受的压力
   E. 防止排泄物对局部的直接刺激

10. 患者,男,65岁,因脑血栓后遗症,长期卧床,生活不能自理,入院时护士发现其骶尾部皮肤发红。除去压力无法恢复原来的肤色,护士使用50%乙醇按摩局部皮肤的作用是 ( )
    A. 消毒皮肤   B. 润滑皮肤   C. 去除污垢   D. 促进血液循环
    E. 降低局部温度

11. 患者,男,55岁,因外伤致截瘫,护士告知家属应注意预防压疮,尤其是骶尾部更易发生,家属在进行局部皮肤按摩的时候,有一些**不正确**的做法,请指出 ( )
    A. 用手鱼际部分按摩   B. 用手蘸50%乙醇少许
    C. 鱼际部分需紧贴皮肤   D. 由轻至重、由重至轻按摩
    E. 压力均匀,以皮肤紫红为度

12. 压疮淤血红润期的主要护理措施是 ( )
    A. 消除病因,增加翻身次数   B. 局部使用抗生素,避免感染
    C. 清洁创面,除腐生新   D. 厚层滑石粉包扎,减少摩擦
    E. 红外线照射,干燥创面

    (13~14题共用题干)
    患者,女,82岁。截瘫,长期卧床。近期发现其骶尾部皮肤呈紫色,皮下有硬结,表皮出现水疱。

13. 该压疮处于 ( )
    A. 淤血红润期   B. 炎性浸润期   C. 浅度溃疡期   D. 深度溃疡期
    E. 坏死期

14. 此期的正确护理措施是 ( )
    A. 无菌纱布包裹,减少摩擦,促进其自行吸收　　B. 生理盐水冲洗受损皮肤
    C. 剪破表皮,引流　　D. 清除坏死组织
    E. 外敷抗生素

(15~16题共用题干)
王女士,60岁,卧床3周,近日尾骶部皮肤破溃,护士仔细观察后认为是压疮溃疡期。

15. 支持判断是 ( )
    A. 病人主诉尾骶部疼痛,麻木感　　B. 尾骶部皮肤呈紫红色,皮下有硬结
    C. 局部皮肤发红,水肿　　D. 创面湿润有脓性分泌物
    E. 皮肤上有大小水疱,水疱破溃湿润

16. 对王女士局部褥疮的处理方法**不妥**的是 ( )
    A. 局部按外科换药处理　　B. 清除坏死组织,生理盐水冲洗
    C. 伤口湿敷　　D. 大水疱剪去表皮,涂以消毒溶液
    E. 用高压氧治疗

17. 某截瘫患者,入院时尾骶部压疮。面积2.5 cm×2 cm深达肌层,创面有脓性分泌物,周围有黑色坏死组织。护理措施是 ( )
    A. 用50%乙醇按摩创面及周围皮肤　　B. 用生理盐水清洗并敷新鲜鸡蛋膜
    C. 涂厚层滑石粉包扎　　D. 暴露创面,红外线每日照射1次
    E. 剪去坏死组织,用过氧化氢溶液洗净,置引流纱条

18. 护士进行晨间护理的内容**不包括** ( )
    A. 协助患者排便,收集标本　　B. 协助患者进行口腔护理
    C. 发放口服药物　　D. 整理床单位
    E. 问候患者

19. 晨间护理的目的**不包括** ( )
    A. 预防压疮　　B. 增进患者交流
    C. 使病人清洁舒适　　D. 减轻伤口引起的疼痛
    E. 保持病床及病室整洁

20. 为病人进行晚间护理的主要目的是 ( )
    A. 问候病人　　B. 保持病室清洁　　C. 观察病情　　D. 进行心理护理
    E. 创造良好睡眠环境,促进病人睡眠

21. 晚间护理的内容包括 ( )
    A. 经常巡视病房,了解患者睡眠情况　　B. 协助患者排便,收集标本
    C. 整理病室,开窗通风　　D. 协助患者进食
    E. 发放口服药物

22. 长期仰卧位的患者最易发生压疮的部位是 ( )
    A. 坐骨结节处　　B. 骶尾部　　C. 大转子处　　D. 髋部
    E. 耳郭

23. 患者,男,70岁,肺癌晚期,昏迷。患者骶尾部皮肤有2 cm×3 cm压疮,水疱破溃,创面脓性分泌物较多。判断该患者压疮的临床分期是 ( )
    A. 淤血红润期　　B. 炎性红润期　　C. 淤血浸润期　　D. 浅度溃疡期
    E. 坏死溃疡期

24. **不能**促进局部组织血液循环,预防压疮的措施是 ( )
    A. 定时用50%乙醇按摩受压处　　B. 经常用温水擦澡,保持皮肤清洁
    C. 为虚弱者在受压部位垫气圈　　D. 定时翻身、拍背
    E. 保持床单干燥、无褶

25. 为减轻骨骼隆突处的压力**不宜**采用下列哪种方法 ( )
    A. 为病人提供气垫褥　　B. 将塑料垫置于骨隆突处
    C. 隆突周围身体间隙处垫软枕　　D. 将海绵垫置于骨隆突处
    E. 为病人提供水褥

26. 受压部位局部按摩常用的乙醇浓度是 ( )
    A. 30%　　B. 40%　　C. 50%　　D. 60%
    E. 70%

27. 预防压疮的护理措施**不包括** ( )

A. 经常更换体位 B. 保持床单位整洁
C. 增加营养摄入 D. 保持局部皮肤清洁、干燥
E. 受压部位红外线照射

28. 压疮溃疡期可引起的并发症是 （　　）
A. 血栓形成　　B. 高热　　C. 组织缺氧　　D. 局部组织坏死
E. 败血症

（29～30题共用题干）

患者,女,65岁,因脑出血致肢体偏瘫入院。住院1个月以后,护士发现其骶部皮肤发红,并伴有肿、热、麻木,但皮肤未出现破损。

29. 该患者骶尾部的压疮属于哪一期 （　　）
A. 淤血红润期　　B. 炎性浸润期　　C. 浅度溃疡期　　D. 深度溃疡期
E. 坏死溃疡期

30. 针对该患者的情况,护士应采取的主要护理措施是 （　　）
A. 增加翻身的次数 B. 改善全身营养状况
C. 局部皮肤按摩 D. 无菌纱布包扎
E. 保持床铺平整

31. 护士每天为病人进行晨晚间护理,是指在早上和晚间所进行的 （　　）
A. 饮食护理　　B. 生活护理　　C. 排泄护理　　D. 药物护理
E. 心理护理

32. 患者,男,65岁,肺癌晚期,体质极度虚弱,昏迷。护士为患者进行晨间护理时应特别注意观察 （　　）
A. 头发清洁情况　　B. 是否有头虱　　C. 皮肤清洁情况　　D. 皮肤受压情况
E. 口腔有无异味

33. 淤血红润期压疮的护理要点是 （　　）
A. 增加翻身、按摩次数 B. 表面涂滑石粉
C. 剪去坏死组织 D. 用鸡蛋内膜覆盖疮面
E. 用优琐（漂白粉）溶液冲洗疮面

34. 为了防止发生压疮,对受压处进行局部按摩,下列操作哪项**错误** （　　）
A. 蘸少许50%乙醇于手上 B. 以掌心紧贴病人皮肤
E. 每次3～5分钟 D. 压力由轻到重,再由重到轻
C. 做压力均匀的环形按摩

（35～38题共用题干）

患者,男,45岁,因意外车祸致两下肢骨折,神志清楚,卧床已一月。今晨护士为其进行晨间护理时发现骶尾部皮肤破溃,有少量脓性分泌物。

35. 该患者骶尾部皮肤发生的情况是 （　　）
A. 压疮淤血红润期 B. 压疮炎性浸润期
C. 压疮淤血浸润期 D. 压疮炎性红润期
E. 压疮溃疡期

36. 该患者发生上述情况的最主要原因是 （　　）
A. 局部组织受压过久 B. 机体营养不良
C. 病原菌侵入皮肤组织 D. 皮肤受潮湿刺激
E. 皮肤受摩擦刺激

37. 该患者如病情许可,可给 （　　）
A. 高蛋白、高膳食纤维膳食 B. 高蛋白、高维生素膳食
C. 高蛋白、低维生素膳食 D. 高蛋白、低膳食纤维膳食
E. 低蛋白、高膳食纤维膳食

38. 对患者压疮局部高压氧治疗时,氧气湿化瓶内盛 （　　）
A. 温开水 B. 0.9%氯化钠溶液
C. 50%乙醇溶液 D. 75%乙醇溶液
E. 95%乙醇溶液

（39～40题共用题干）

患者,男,65岁。脑血栓致右侧肢体瘫痪卧床2年,因骶尾部皮肤破损而入院,入院后检查:破损处组织发黑,有脓性分泌物与臭味,面积为5 cm×6 cm。

39. **目前患者最主要的护理问题是** （　　）

A. 营养失调　　　　　B. 活动无耐力　　　　　C. 自理能力缺陷　　　　　D. 吞咽功能障碍
E. 皮肤完整性受损

40. 护理措施中正确的是　　　　　　　　　　　　　　　　　　　　　　　　　　　　　　　　　（　　）
A. 给予高脂低盐饮食　　　　　　　　　B. 每 4 小时翻身 1 次
C. 按摩骶尾部　　　　　　　　　　　　D. 清创后用无菌敷料包扎
E. 晨晚间用 60 ℃清水床上擦浴

41. 压疮发生的原因不包括　　　　　　　　　　　　　　　　　　　　　　　　　　　　　　　　（　　）
A. 局部组织长期受压　　　　　　　　　B. 使用石膏绷带衬垫不当
C. 全身营养缺乏　　　　　　　　　　　D. 局部皮肤经常受排泄物刺激
E. 肌肉软弱萎缩

42. 压疮淤血红润期的主要特点是　　　　　　　　　　　　　　　　　　　　　　　　　　　　　（　　）
A. 局部皮肤红、肿、热、痛　　　　　　B. 皮下产生硬结
C. 表皮有水泡形成　　　　　　　　　　D. 局部组织见新鲜创面
E. 浅表组织有脓液流出

43. 某护士轮值夜班，凌晨 2 点时应为某患者翻身。护士觉得很困乏，认为反正护士长也不在，别人也没有看到，少翻一次身不会就这么巧就出现压疮的。这种做法违反了　　　　　　　　　　　　　　　　　　　　　　（　　）
A. 自强精神　　　　　B. 慎独精神　　　　　C. 奉献精神　　　　　D. 舒适感
E. 安全感

44. 护士为一级护理患者行晨、晚间护理的适宜时间分别是　　　　　　　　　　　　　　　　　　（　　）
A. 诊疗开始前，晚饭后　　　　　　　　B. 诊疗开始后，晚饭前
C. 诊疗开始后，晚饭后　　　　　　　　D. 诊疗开始前，下午 4 时后
E. 诊疗间隙中进行，临睡前

45. 患者，女，60 岁。因脑出血入院 2 周。目前患者意识不清，骶尾部皮肤发红，大小为 3 cm×3 cm，未破损。患者的压疮处于　　　　　　　　　　　　　　　　　　　　　　　　　　　　　　　　　　　　（　　）
A. 淤血红润期　　　　B. 炎性浸润期　　　　C. 浅度溃疡期　　　　D. 深度溃疡期
E. 坏死溃疡期

46. 患者，女，72 岁。患扩张性心肌病伴慢性右心衰竭 5 年，长期卧床。皮肤护理时，应着重预防压疮发生的部位是　　　　　　　　　　　　　　　　　　　　　　　　　　　　　　　　　　　　　　（　　）
A. 肩胛部　　　　　　B. 枕部　　　　　　　C. 腰骶部　　　　　　D. 胫前部
E. 足踝部

47. 患者，男，60 岁。车祸致颅脑损伤，下肢粉碎性骨折，深昏迷，营养状况差，轻度水肿。评估见骶尾部皮肤紫红色，有皮下硬结，并有小水疱。患者目前皮肤状况处于　　　　　　　　　　　　　　　　　　（　　）
A. 压疮坏死溃疡期　　　　　　　　　　B. 压疮淤血红润期
C. 压疮炎性浸润期　　　　　　　　　　D. 压疮浅度溃疡期
E. 正常

第七节　生命体征的评估

一、体温

（一）体温的评估及护理

1. 体温的产生与调节

（1）体温的产生：体温是由营养物质糖、脂肪、蛋白质氧化分解而产生。三大营养物质在体内通过氧化释放能量，其总能量的 50% 以上转化为热能，以维持体温，并不断地散发到体外。

体温是指机体内部的温度，常用"T"表示。它是人体新陈代谢和骨骼肌运动过程中不断产生热能的结果。主要产热器官是**肝脏和骨骼肌**。保持相对恒定的体温，是保证机体新陈代谢和正常生命活动的重要条件。

（2）体温的生理调节：正常人的体温是相对恒定的，它通过大脑与**下丘脑**的**体温调节中枢**的调节和神经体液的作用，使产热和散热保持动态平衡。

（3）散热方式：人体的散热方式有辐射、传导、对流和蒸发。①辐射：是指热由一个物体表面通过电磁波的形式传到另一个与之不接触物体表面的散热方式。**在安静状态下及低温环境中**，辐射是主要的散热方式。②传导：是指机体的热量直接传到另一个同它直接接触且温度较低的物体的一种散热方式。如高热时用**冰袋、冰帽**等降温，就是利于传导散热。③对流：是指通过气体或液体的流动来交换热量的一种散热方式，它是传导散热的一种特殊形式，如开窗通风法。④蒸发：是指由液态变为气态，同时带走大量热量的一种散热方式。**当外界温度等于或高于人体皮肤温度时，蒸发是主要的散热方式**。如病人高热时用**乙醇擦浴**，就是利用乙醇的蒸发带走热量，以起到降低体温的作用。

2. 正常体温及生理性变化

(1) **正常体温**：腋温 **36.5 ℃**（范围在 **36.0～37.0 ℃**），口温为 **37 ℃**（范围在 36.0～37.2 ℃），肛温 **37.5 ℃**（范围在 36.5～37.7 ℃）。

(2) 体温的生理性变化：①年龄：**新生儿**因为体温调节中枢发育尚未完善，体温易受环境温度的影响而发生波动。**儿童体温可略高于成人**。**老年人体温偏低**。②性别：**女性较男性体温稍高**。女性在月经前期和妊娠早期，体温可轻度升高，因为排卵后形成黄体，黄体分泌的黄体酮有**升高体温**的作用。③昼夜时间：一般清晨 2～6 时体温最低，下午 2～8 时体温最高，波动范围在 0.5～1 ℃ 之间。④其他：如运动、情绪、药物。

(二) 异常体温

1. 体温过高　体温过高称为发热。

(1) 发热程度：以口腔温度为标准，发热程度可分为：①**低热**：**37.3～38.0 ℃**。②**中度热**：**38.1～39.0 ℃**。③**高热**：**39.1～41.0 ℃**。④**超高热**：**41 ℃以上**。

(2) 发热过程：①**体温上升期**：**特点为产热大于散热**。病人表现为畏寒、无汗、皮肤苍白，有时伴有寒战。体温上升的方式有骤升和渐升。体温突然升高，在数小时内体温就上升到最高点，称为骤升，如肺炎球菌性肺炎。体温逐渐升高，在数日内上升到最高点，称为渐升，如伤寒。②**高热持续期**：其特点为产热和散热在较高水平趋于平衡。病人颜面潮红，皮肤灼热，口唇干燥，呼吸深快，脉搏加快，尿量减少。③**退热期**：其特点为散热大于产热，散热增加而产热趋于正常，体温恢复至正常调节水平。病人大量出汗，皮肤温度下降。退热的方式有骤退和渐退。体温急剧下降称为骤退，如大叶性肺炎；体温逐渐下降称为渐退，如伤寒。

(3) 热型：①**稽留热**：体温持续在 **39.0～40.0 ℃**，达数天或数周，24 小时波动范围**＜1.0 ℃**。常见于**急性感染性疾病**，如伤寒、肺炎球菌性肺炎、大叶性肺炎等。②**弛张热**：体温在 39 ℃以上，24 小时内体温差达 **1.0 ℃以上**，体温最低时仍高于正常水平。常见于**败血症**、化脓性疾病、风湿热等。③间歇热：体温骤升达**39.0 ℃**以上，持续数小时或更长，然后下降至正常或正常以下，经数小时、数天间歇后，体温又升高，高热与正常体温交替有规律地反复出现，反复发作。常见于**疟疾**等。④不规则热：发热无一定规律，且持续时间不定。常见于**流行性感冒、肿瘤性发热**等。

(4) 护理措施：①密切观察：定时测量体温，一般每日测量 4 次，对高热病人应**每隔 4 小时 1 次**，待体温恢复正常 3 天后，改为每日 2 次。②卧床休息。③物理或药物降温：**体温超过 39.0 ℃可用冰袋冷敷头部**；体温超过 39.5 ℃时可用乙醇拭浴、温水拭浴或做大动脉冷敷。**药物或物理降温半小时后，应测量体温**，并做好记录及交班。④保暖：体温上升期，病人如伴寒战，应及时调节室温，注意保暖，必要时可饮热饮料。⑤补充营养和水分。⑥口腔护理。⑦保持皮肤清洁，及时更换潮湿衣服。⑧健康教育和心理护理。指导病人及家属正确测量体温的方法、简易的物理降温方法。

2. 体温过低　体温在 **35.0 ℃**以下，称**体温过低**。常见于**早产儿及全身衰竭的危重病人**。病人表现为躁动、嗜睡，甚至昏迷，心悸、呼吸频率减慢、血压降低、颤抖、皮肤苍白、四肢冰冷。护理措施：①保暖。②提高室温至 24～26 ℃。③密切观察生命体征的变化，每小时测量体温 1 次。④积极配合医生做好抢救准备。

(三) 测量体温的方法

1. 口腔测温法：①要点：将口表水银端斜放于舌下热窝，即舌系带两侧，**测量 3 分钟**。嘱病人紧闭口唇含住口表，用鼻呼吸，勿用牙咬，不要说话。②注意事项：婴幼儿、精神异常、昏迷、口鼻腔手术以及呼吸困难、不能合作的病人，均不宜采用口腔测温；病人进食或面颊热敷待 30 分钟后测量；病人不慎咬破体温计时，应先立即清除玻璃碎屑，然后口服蛋清或牛奶以延缓汞的吸收。在病情允许的情况下，可服**富粗纤维食物**（如韭菜、芹菜等）以促进汞的排泄。

2. 腋下测温法：①要点：擦干腋窝汗液，体温计水银端放于**腋窝深处**，使之紧贴皮肤。②嘱病人屈臂过胸夹紧体温计，不能合作的病人应协助夹紧手臂。③**10 分钟**后取出。④注意事项：凡消瘦不能夹紧体温计、腋下出汗较多者、腋下有炎症、创伤或手术的病人不宜使用腋下测温法；运动或沐浴者、腋窝局部冷敷者待 30 分钟后测温。

3. 直肠测温法：①要点：协助病人侧卧、俯卧或屈膝仰卧位，露出臀部。②润滑肛表水银端，将其轻轻插入肛门 **3～4 cm**（婴儿 1.25 cm，幼儿 2.5 cm）。③**3 分钟**后取出。④注意事项：**直肠或肛门手术、腹泻、心肌梗死的病人不宜直肠测温**；灌肠、坐浴者须 **30 分钟**后测温。

(四) 水银体温计的清洁、消毒和检查法

1. 清洁消毒

(1) 目的：保持体温计清洁，防止交叉感染。

(2) 消毒液：常用的有 70% 乙醇、1% 过氧乙酸、0.5% 碘附、1% 消毒灵等。

(3) 方法：**先消毒再清洗**（将使用过的体温计放入盛有消毒液的容器中浸泡 5 分钟后取出清水冲洗）；将体温计的水银甩至 35.0 ℃以下，再放入另一盛有消毒液容器内浸泡 30 分钟，取出后用冷开水冲洗，擦干放于清洁容器中备用。消毒液须每日更换，盛放的容器应每周消毒 1 次。**切忌**在 40.0 ℃以上的热水中浸泡体温计。

2. 检查方法　将所有体温计的水银柱甩至 35.0 ℃以下，同时置已经测试过的 40.0 ℃以下水中浸泡 3 分钟，读数相差 0.2 ℃以上，玻璃管有裂隙或水银柱自行下降的体温计弃用。

单元测试题 1

1. 在寒冷冬季,主要散热方式是 ( )
   A. 对流   B. 传导   C. 寒战   D. 辐射
   E. 蒸发

2. 高热是指口腔温度在 ( )
   A. 37.3～38.0 ℃   B. 38.1～39.0 ℃   C. 37 ℃以上   D. 39.1～41.0 ℃
   E. 41 ℃以上

3. 口腔温度为 38.1～38.9℃,属于 ( )
   A. 正常   B. 低热   C. 中等热   D. 高热
   E. 超高热

4. 全身衰竭、体温不升的危重患者除及时通知医生外首先应 ( )
   A. 补充能量   B. 提高室温使之保持在 24～26 ℃
   C. 给予热饮料   D. 热水袋保暖
   E. 增加盖被

5. 会导致体温调节中枢直接受损而引起发热的疾病是 ( )
   A. 脑卒中   B. 病毒性脑炎   C. 化脓性脑膜炎   D. 流行性脑脊髓膜炎
   E. 结核性脑膜炎

6. 体温上升期的特点是 ( )
   A. 散热增加而产热趋于正常   B. 产热大于散热
   C. 散热大于产热   D. 产热和散热趋于平衡
   E. 散热和产热在较高水平上平衡

7. 体温上升期病人表现为 ( )
   A. 畏寒、皮肤潮红、无汗   B. 畏寒、皮肤苍白、无汗
   C. 畏寒、皮肤苍白、出汗   D. 畏寒、皮肤潮湿、出汗
   E. 畏寒、皮肤潮红、出汗

8. 高热患者用温水擦浴为其降温,其散热的机制是 ( )
   A. 对流   B. 蒸发   C. 传递   D. 辐射
   E. 传导

9. 高热患者头用冰袋降温,其散热的机制是 ( )
   A. 对流   B. 蒸发   C. 传递   D. 辐射
   E. 传导

10. 患者,女,26 岁,发热 7 天,每日体温波动在 37.8～40 ℃,其体温热型为 ( )
    A. 波状热   B. 弛张热   C. 间歇热   D. 回归热
    E. 稽留热

11. 疟疾的热型特点是 ( )
    A. 高热与正常体温有规律反复出现   B. 体温高低不一,昼夜变动范围大于 1 ℃
    C. 体温 30.0～32.0 ℃   D. 体温在 1 日内变化不规则,持续时间不定
    E. 体温 30.0 ℃,瞳孔散,对光反射消失

12. 关于体温生理性变化的叙述,**错误**的是 ( )
    A. 清晨 2～6 时体温最低   B. 下午 2～8 时体温最高
    C. 昼夜体温变动范围不超过 1 ℃   D. 儿童基础代谢率高,体温可略高于成人
    E. 女性在月经前期和妊娠早期,体温可轻度降低

13. 患者,女,26 岁,因肺炎收入院,体温 39.6 ℃,在退热过程中护士应注意监测患者出现下列哪种情况 ( )
    A. 皮肤潮红   B. 低温   C. 虚脱   D. 畏寒
    E. 呼吸加快

14. 患者,男,70 岁。测口温时不慎将体温计咬碎,护士应立即采取的措施为 ( )
    A. 催吐   B. 洗胃   C. 服缓泻剂   D. 口服蛋清液
    E. 清除口腔内玻璃碎屑

15. 高热病人体温恢复正常几天后,可每日测体温 2 次 ( )
    A. 1 天   B. 2 天   C. 3 天   D. 4 天
    E. 5 天

16. 在对高热患者的护理中,下列护理措施哪项**不妥**(禁忌用冷的部位:其中枕后、耳郭、阴囊处,易冻伤) ( )

A. 卧床休息 B. 每 4 小时测体温 1 次
C. 口腔护理 2~3 日 D. 进食高热量流质饮食
E. 冰袋放枕部、腹股沟处

17. 人一天中体温最低的时间是 ( )
    A. 中午 12 时至下午 4 时 B. 上午 8~12 时
    C. 凌晨 2~6 时 D. 下午 4~8 时
    E. 下午 8 时至凌晨 2 时

18. 患者,女,42 岁。体温 40.2 ℃,应选用 ( )
    A. 热水袋 B. 冰袋 C. 冰槽 D. 乙醇擦浴
    E. 热水坐浴

19. 下列哪种情况一般**不会**出现体温过低 ( )
    A. 甲状腺功能亢进 B. 早产儿 C. 休克 D. 极度衰竭
    E. 重度营养不良

20. 下列哪项**不是**体温过低的临床表现 ( )
    A. 皮肤苍白 B. 轻度颤抖 C. 心跳呼吸增快 D. 血压降低
    E. 意识障碍

21. 体温过低患者的护理措施,下述**不妥**的是 ( )
    A. 提高室温 B. 足部放热水袋 C. 饮热饮料 D. 加盖被
    E. 增加患者活动量

22. 下列可用口腔测量法测体温的患者是 ( )
    A. 婴幼患儿 B. 昏迷患者
    C. 支气管哮喘发作患者 D. 痔疮术后患者
    E. 精神病患者

23. 病人灌肠后测肛温最少应间隔 ( )
    A. 10 分钟 B. 20 分钟 C. 30 分钟 D. 40 分钟
    E. 50 分钟

24. 关于肛温的测量,正确的是 ( )
    A. 插入肛门 3~4 cm,测 3 分钟 B. 插入肛门 2~3 cm,测 3 分钟
    C. 插入肛门 1~2 cm,测 2 分钟 D. 插入肛门 4~5 cm,测 2 分钟
    E. 插入肛门 5~6 cm,测 2 分钟

25. 关于测量不同部位的体温,下列叙述**错误**的是 ( )
    A. 腋温易受环境的影响不够准确 B. 口温多用于婴幼儿
    C. 测口温的部位应在舌下 D. 腹泻病人禁测肛温
    E. 洗浴、物理降温后应隔 30 分钟再测量腋温

26. 检查体温计准确性的方法是将体温计的水银柱甩至 35.0 ℃以下,同一时间放入 39.0 ℃的水中 ( )
    A. 1 分钟后取出检视,读数相差上下 0.2 ℃以上的不能使用
    B. 1 分钟后取出检视,读数相差上下 0.1 ℃以上的不能使用
    C. 3 分钟后取出检视,读数相差上下 0.2 ℃以上的不能使用
    D. 3 分钟后取出检视,读数相差上下 0.1 ℃以上的不能使用
    E. 如用体温计检测仪,则一支一支地检测,误差大于 0.1 ℃的弃去

27. 高热持续期的特点是 ( )
    A. 产热大于散热 B. 产热持续增加
    C. 散热持续减少 D. 散热增加而产热趋于正常
    E. 产热和散热在较高水平上趋于平衡

28. 患者,男,25 岁,在高温环境下工作时突然体温上升至 40.5 ℃左右,约 4 小时,面色潮红,皮肤灼热,无汗,呼吸脉搏增快,判断此时的临床表现属于 ( )
    A. 低热上升期 B. 高热上升期 C. 高热持续期 D. 中度热上升期
    E. 中热持续期

29. 患者,男,29 岁,持续高热 3 周,护士在评估过程中发现患者体温降至 36.6 ℃,患者神志清醒,请分析退热期的特点 ( )
    A. 产热多于散热 B. 散热大而产热少
    C. 产热和散热趋于平衡 D. 散热增加,产热趋于正常
    E. 散热和产热在较高水平上平衡

30. 患者,女,60岁,因肺炎入院,体温39.5℃,在退热过程中护士应注意监测患者情况,提示可能发生虚脱的症状是( )
    A. 皮肤苍白,寒战,出汗   B. 头晕、恶心、无汗
    C. 脉搏、呼吸渐慢,无汗   D. 脉速、四肢湿冷、出汗
    E. 脉速、面部潮红、无汗

(31~32题共用题干)
  患者,女,60岁。持续高热3天,每隔4小时测量1次体温,都在39.1℃以上,最高达40℃,经检查诊断为"伤寒"。

31. 该患者的热型属于 ( )
    A. 弛张热   B. 稽留热   C. 间歇热   D. 不规则热
    E. 波浪热

32. 护理该患者,正确的措施是 ( )
    A. 药物降温1小时后复测体温   B. 鼓励患者多饮水多运动
    C. 每日测体温4次   D. 体温超过39.2℃,给予乙醇拭浴
    E. 如患者有寒战,应注意保暖

33. 护士小王在做体温计的检测,请问检查体温计的准确性的水温应是 ( )
    A. 30℃以下   B. 32℃以下   C. 35℃以下   D. 40℃以下
    E. 41℃以下

34. 患者,男,40岁。诊断为"疟疾"。发热至正常,2天后再次发作,属于 ( )
    A. 弛张热   B. 稽留热   C. 间歇热   D. 不规则热
    E. 中等度热

35. 患者,女,22岁,患肺结核。护士为其测量体温后,应使用哪种方法消毒体温计 ( )
    A. 2%碘酊擦拭   B. 煮沸消毒   C. 戊二醛浸泡   D. 0.1%氯己定浸泡
    E. 70%乙醇浸泡

36. 肿瘤性发热常见热型为 ( )
    A. 稽留热   B. 弛张热   C. 间歇热   D. 超高热
    E. 不规则热

37. 李某,患肺炎。入院时体温40.0℃。为观察体温的变化,常规测量体温的时间为 ( )
    A. 每8小时1次   B. 每6小时1次   C. 每4小时1次   D. 每天1次
    E. 每小时1次

38. 患者,男,25岁,因中暑体温上升至40.5℃左右,面色潮红,皮肤灼热,无汗,呼吸脉搏增快,护士为其进行物理降温,再次测量体温的时间是 ( )
    A. 15分钟后   B. 20分钟后   C. 30分钟后   D. 40分钟后
    E. 60分钟后

39. 适宜测量口腔温度的是 ( )
    A. 幼儿   B. 躁狂者   C. 呼吸困难者   D. 极度消瘦者
    E. 口鼻手术者

40. **不宜**用直肠测量法测体温的是 ( )
    A. 幼儿   B. 昏迷病人   C. 极度消瘦病人   D. 心肌梗死病人
    E. 呼吸困难病人

41. 护士小李在为患者王某测口腔温度时,病人不慎咬破体温计,吞下水银后,这时护士应立即采用以下哪项措施 ( )
    A. 口服蛋清或牛奶   B. 催吐或洗胃
    C. 口服解毒药物   D. 大量喝水,冲洗毒物
    E. 嘱患者安静,密切观察病情

42. 患儿,男,3岁,因急性肠炎收治入院。护士为其测肛温,请问肛表用过后的消毒方法是 ( )
    A. 先浸入消毒液中,然后用清水冲净擦干备用
    B. 先浸入70%乙醇,然后用肥皂水擦洗冲净备用
    C. 先浸入0.1%苯扎溴铵溶液中30分钟后,再用肥皂水擦洗冲净备用
    D. 用1%过氧乙酸纱布擦净后浸于1%过氧乙酸液中5分钟,再放入1%过氧乙酸液中30分钟,再用清水冲净擦干备用
    E. 先用肥皂水擦洗,然后浸在0.1%苯扎溴铵溶液中30分钟后,清水冲洗干净

43. 患者,男,36岁。因肺炎收入院,持续发热2日,每天口腔温度波动范围在39.3~40.0℃,并伴有脉搏、呼吸明显增快,该患者的热型属于(常见于伤寒、肺炎球菌性肺炎、大叶性肺炎等) ( )
    A. 间歇热   B. 弛张热   C. 波浪热   D. 稽留热
    E. 不规则热

44. 患者,男,55岁。1周来体温持续39～40 ℃,护理查体:面色潮红,呼吸急促,口唇轻度发绀,意识清楚。该患者发热的热型是（　　）
   A. 弛张热　　　　B. 回归热　　　　C. 稽留热　　　　D. 间歇热
   E. 不规则热

45. 患者,男,50岁。因高热急诊入院,体温39.0 ℃。正确的物理降温措施是（　　）
   A. 嘱患者多饮水　　　　　　　　　B. 前额、头顶部置冰袋
   C. 全身冷水擦浴　　　　　　　　　D. 心前区乙醇擦浴
   E. 冰敷60分钟后测体温

46. 成人腋温的正常范围是（　　）
   A. 35.0～36.0 ℃　　　　　　　　　B. 36.0～37.0 ℃
   C. 36.3～37.2 ℃　　　　　　　　　D. 36.5～37.5 ℃
   E. 36.5～37.7 ℃

成人腋温的正常范围为36.0～37.0 ℃,口温的正常范围为36.3～37.2 ℃,肛温的正常范围为36.5～37.7 ℃。

（47～49题共用题干）
患者,男,34岁。以"发热待查"入院。主诉寒战、咳嗽、胸痛,持续数日体温不退。体温单如图所示。

47. 该患者的热型属于（　　）
   A. 回归热　　　　　　　　　　　　B. 弛张热
   C. 间歇热　　　　　　　　　　　　D. 稽留热
   E. 不规则热

48. 该热型常见于（　　）
   A. 疟疾　　　　　　　　　　　　　B. 败血症
   C. 风湿热　　　　　　　　　　　　D. 流行性感冒
   E. 肺炎链球菌性肺炎

49. 对该高热患者进行体温观察,正确的是（　　）
   A. 每日测温4次　　　　　　　　　B. 每日测温2次
   C. 每隔4小时测温1次　　　　　　　D. 每隔2小时测温1次
   E. 每隔1小时测温1次

二、脉搏

（一）脉搏的评估

1. **脉搏的概念**　随着心脏的节律性收缩和舒张,动脉管壁相应地出现扩张和回缩,动脉这种节律的搏动称为脉搏,常用"P"表示。

2. **正常脉搏的观察和生理变化**

（1）正常脉搏的观察:①脉率:即每分钟脉搏搏动的次数。在安静状态下,正常成人的脉率为60～100次/分钟。在正常情况下,脉率与心率是一致的,如脉率微弱难以测得,应测心率。脉搏与呼吸的比约为4∶1。②脉律:是指脉搏的节律性。正常脉搏的节律均匀、规则,间隔时间相等,在一定程度上反映了心脏的功能。③脉搏的强弱:正常情况下脉搏强弱一致。脉搏的强弱取决于心排出量、动脉的充盈程度、动脉管壁的弹性和脉压大小。④动脉管壁的弹性:管壁光滑、柔软,有一定的弹性。

（2）生理性变化:脉搏可随年龄、性别、情绪、运动等因素而变动。一般同年龄女性脉搏比男性稍快;幼儿比成人快;老人稍慢;运动、情绪变化时可暂时增快;休息、睡眠时较慢。

（二）异常脉搏(频率异常、节律异常、强弱的异常)

1. **频率异常(速脉、缓脉)**

（1）速脉:在安静状态下,成人脉率超过100次/分钟,又称心动过速。常见于发热、甲状腺功能亢进、休克、贫血、心肌炎、心力衰竭、疼痛、大出血前期病人。一般体温每升高1 ℃,成人脉率约增加10次/分钟,儿童则增加15次/分钟。

（2）缓脉:在安静状态下,成人脉率低于60次/分钟,又称心动过缓。常见于颅内压增高、房室传导阻滞、甲状腺功能减退病人或服用某些药物如洋地黄类药物等病人。正常人可出现生理性窦性心动过缓,多见于运动员。

小结提示:颅内压增高病人生命体征的特点是"两慢一高",即心率慢、呼吸慢、血压高。

2. **节律异常(间歇脉、绌脉)**

（1）间歇脉:在一系列正常均匀的脉搏中,出现1次提前而较弱的搏动,其后有一较正常延长的间歇(代偿性间隙),称为间歇脉,又称过早搏动或期前收缩。如每隔1个正常搏动后出现1次期前收缩,称二联律;每隔2个正常搏动后出现1次期前收缩,称三联律。每隔1个窦性搏动后出现2个期前收缩,称成对期前收缩。多见于各种器质性心脏病或洋地黄中毒等病人。正常人在过度劳累、情绪激动、体位改变时偶尔也可出现间歇脉。

（2）脉搏短绌(绌脉):是指在同一单位时间内,脉率少于心率。表现为脉搏细速,极不规则,听诊心律完全不规则,心

率快慢不一,心音强弱不等。常见于**心房纤维颤动**的病人。

3. 强弱的异常(**洪脉、丝脉、奇脉、水冲脉、交替脉**)

(1) **洪脉**:当心输出量增加,周围动脉阻力较小,动脉充盈度和脉压较大时,脉搏搏动强大有力,称洪脉。常见于**高热、甲状腺功能亢进**等病人。

(2) **丝脉**:又称细脉。当心输出量减少,周围动脉阻力较大,动脉充盈度降低时,脉搏搏动细弱无力,扪之如细丝,称为丝脉。常见于**心功能不全、大出血、休克病人**、主动脉瓣狭窄等病人。

(3) **奇脉**:当平静吸气时,脉搏明显减弱甚至消失的现象称奇脉(**吸停脉**),是由于心包腔内压力升高使心脏舒张充盈受限所致。见于**心包积液、缩窄性心包炎、心脏压塞的病人**。

(4) **水冲脉**:脉搏骤起骤落,有如潮水涨落,故名水冲脉。常见于**主动脉瓣关闭不全、先天性动脉导管未闭、动脉瘘、甲状腺功能亢进、严重贫血等病人**。

(5) **交替脉**:节律正常而强弱交替出现的脉搏。常见于高血压性心脏病、急性心肌梗死、主动脉瓣关闭不全等病人,由于左心室收缩力强弱不定所致,**是左心衰竭的重要体征**。

(三) 测量脉搏的方法

1. 测量部位 凡身体浅表靠近骨骼的动脉均可用以诊脉。常选择**桡动脉**,其次有**颞浅动脉、颈动脉、肱动脉**、腘动脉、足背动脉、胫后动脉和**股动脉**等。

2. 测量脉搏注意事项 ①测量前30分钟无过度活动,无紧张,情绪稳定。病人有剧烈活动或情绪激动时,应休息30分钟再测量。②以示指、中指、无名指的指腹按在桡动脉处,压力量大小以能清晰触及脉搏搏动为宜。③不可用拇指诊脉,以防拇指小动脉搏动与病人脉搏相混淆。④**正常脉搏测30秒(S)**,所测脉搏数值**乘以2**为脉率。异常脉搏、危重病人**应测1分钟**。若脉搏细弱触不清时,可用听诊器听心率1分钟代替触诊。⑤**短绌脉的测量:由两名护士同时测量,一人听心率,另一人测脉率**。由听心率者发出"起"与"停"的口令,两人同时开始,测1分钟。记录方式:次/分钟,如78次/分钟;绌脉:**心率/脉率**,如心率为120次/分钟,脉率为80次/分钟,则应写成:120/80次/分钟;记录脉率符号用红点。⑥为**偏瘫或肢体损伤的病人测脉搏应选择健侧肢体**,保证测量结果的准确性。

单元测试题 2

1. 速脉常见于 ( )
   A. 休克患者　　　　　　　　　B. 动脉硬化患者
   C. 颅内压增高患者　　　　　　D. 房室传导阻滞患者
   E. 甲状腺功能减退患者

2. 大出血前期的脉搏是 ( )
   A. 间歇脉　　B. 缓脉　　C. 丝脉　　D. 细脉
   E. 速脉

3. 当怀疑患者有心跳呼吸骤停时,为迅速确诊,首先就 ( )
   A. 测血压　　B. 做心电图　　C. 听心音　　D. 数呼吸
   E. 触颈、股动脉搏动

4. 患者,男,40岁,近日来头痛、恶心,有时呕吐,无发热,血压150/97 mmHg,脉搏46次/分钟,此脉搏为 ( )
   A. 丝脉　　B. 洪脉　　C. 水冲脉　　D. 缓脉
   E. 不整脉

5. 洋地黄中毒的脉搏是 ( )
   A. 间歇脉　　B. 缓脉　　C. 丝脉　　D. 细脉
   E. 速脉

6. 水冲脉的特点是 ( )
   A. 脉搏节律不规则　　　　　　B. 平静吸气时脉率<60次/分钟
   C. 脉搏骤起、骤落　　　　　　D. 脉搏一强经弱,交替出现
   E. 脉搏细弱无力

7. 脉搏少于心率称 ( )
   A. 不整脉　　B. 脉搏短绌　　C. 奇脉　　D. 交替脉
   E. 期前收缩

8. 患者,女,27岁,诊断为甲状腺功能亢进,患者常测到的脉搏为 ( )
   A. 间歇脉　　B. 二联律　　C. 三联律　　D. 细脉
   E. 洪脉

9. 失血性休克病人的脉搏特征是(快,细弱无力) ( )
   A. 间歇脉　　B. 细脉　　C. 奇脉　　D. 洪脉
   E. 丝脉

10. 成人正常脉率为 ( )
    A. 60～80 次/分钟	B. 60～100 次/分钟	C. 80～100 次/分钟	D. 100～120 次/分钟
    E. 90～120 次/分钟
11. 一般体检测量脉搏的方法中，正确的是 ( )
    A. 病人剧烈活动后立即测量	B. 测量前不必做解释工作
    C. 可用拇指诊脉	D. 测量部位只有桡动脉
    E. 有脉搏短绌，应两人同时分别测量心率、脉率
12. 出现脉搏短绌时其测量的时间及正确的记录方式是 ( )
    A. 心率/脉率/分	B. 脉率/心率/分
    C. 心率/脉率/30 秒	D. 脉率/心率/秒
    E. 心率/脉率/秒
13. 测量脉搏**不正确**的是 ( )
    A. 诊脉前患者应情绪稳定	B. 患者取坐位或卧位
    C. 选择健侧肢体	D. 指端轻按于桡动脉处
    E. 可用拇指诊脉
14. 患者，女，55 岁，下班后心悸来诊。护士测量脉搏时，发现每隔 2 个正常搏动出现 1 次过早的搏动。考虑此脉搏为 ( )
    A. 心律失常	B. 三联律	C. 交替脉	D. 间歇脉
    E. 绌脉
15. 属于节律异常脉搏的是 ( )
    A. 缓脉	B. 丝脉	C. 绌脉	D. 速脉
    E. 洪脉
16. 异常脉搏的临床意义中，**错误**的是 ( )
    A. 速脉见于周围循环衰竭	B. 交替脉见于室性期前收缩二联律
    C. 短绌脉常见于心房颤动	D. 水冲脉见于主动脉瓣关闭不全
    E. 奇脉见于缩窄性心包炎
17. 高热病人可出现 ( )
    A. 间歇脉	B. 缓脉	C. 丝脉	D. 绌脉
    E. 洪脉
18. 左心功能不全的主要体征是 ( )
    A. 肝大	B. 水肿	C. 颈静脉怒张	D. 交替脉
    E. 腹水
19. 缓脉可见于下列哪种疾病 ( )
    A. 高热	B. 颅内压升高	C. 休克早期	D. 贫血
    E. 甲状腺功能亢进
20. 患者，女，40 岁，缩窄性心包炎。患者的脉搏可表现为 ( )
    A. 洪脉	B. 细脉	C. 交替脉	D. 水冲脉
    E. 奇脉
21. 下列关于脉搏速率的描述中，**错误**的是 ( )
    A. 年龄越小，脉率越快	B. 女性比男性脉率稍快
    C. 体表面积越大，脉率越快	D. 忧郁情绪可使脉率减慢
    E. 洋地黄类药物可使脉率减慢
22. 关于脉搏、脉率下列叙述正确的是 ( )
    A. 任何时候，脉率与心率是一致的	B. 正常人 1 天中的脉率是一样的
    C. 怀孕期间脉率减慢	D. 因伤寒体温升高时，脉搏会加快
    E. 心肺复苏中，常测颈动脉以了解心跳情况
23. 关于测量脉搏，下述**不符合**要求的是 ( )
    A. 不用拇指诊脉	B. 患者情绪激动时，休息 20 分钟再测
    C. 异常脉搏须测 30 秒	D. 脉搏细弱测不清，可听心率
    E. 有绌脉者，2 人同时测量，一人听心率，一人测脉率
24. 正确测量、记录心脏病病人脉搏的方法 ( )
    A. 每次计数半分钟	B. 脉搏短绌应先测脉率后听心率
    C. 拇指诊脉	D. 记录脉率符号用红点

E. 绌脉记录为脉率/心率

25. 护士观察病情时,遇到哪种患者须两人同时分别测量心率和脉搏 (　　)
   A. 心动过速　　B. 心动过缓　　C. 心房纤颤　　D. 心律不齐
   E. 阵发性心动过速

26. 患者,男,62岁,因房颤住院治疗,心率114次/分,心率脉率不一致。此时护士测量脉搏与心率的方法是 (　　)
   A. 同一人先测心率,后测脉率　　　　　　　B. 同一人先测脉率,后测心率
   C. 两人分别测脉率和心率后求平均　　　　D. 两人分别测脉率和心率,同时起止
   E. 一人测心率,然后另一人测脉率

27. 患者,男,58岁,诊断"风湿性心脏病"入院,突然出现胸闷、胸痛,心律极不规则,心率快慢不一,心音强弱不等,心率102次/分,脉率78次/分。此脉搏属于 (　　)
   A. 洪脉　　B. 奇脉　　C. 间歇脉　　D. 交替脉
   E. 脉搏短绌

28. 患者,男,60岁。因"风湿性心脏病"入院,住院期间患者曾出现心房纤颤。护士为其测量脉搏时,错误的方法是 (　　)
   A. 应由两名护士同时测量心率和脉率　　　B. 测量前使患者安静
   C. 患者手臂放于舒适位置　　　　　　　　D. 将手指指端按压在桡动脉搏动处
   E. 记数30秒,将所测得数值乘以2

29. 测量脉搏首选动脉是 (　　)
   A. 颞动脉　　B. 桡动脉　　C. 肱动脉　　D. 足背动脉
   E. 颈动脉

30. 患者,男,62岁,因冠心病入院。查体:体温37.0℃,心率110次/分,脉率80次/分,呼吸18次/分。该脉搏正确的测量方法是 (　　)
   A. 先测脉率,再测心率　　　　　　　　　B. 护士测脉率,医生测心率
   C. 1人同时测脉率和心率　　　　　　　　D. 一人测脉率一人计时
   E. 一人听心率,一人测脉率,同时测1分钟

31. 患者,女,48岁,哮喘持续发作,呼吸36次/分,吸气时脉搏明显减弱,此时该患者的脉搏属于 (　　)
   A. 奇脉　　B. 短绌脉　　C. 洪脉　　D. 交替脉
   E. 水冲脉

32. 提示左心衰的临床表现是 (　　)
   A. 奇脉　　B. 平脉　　C. 水冲脉　　D. 脉搏短绌
   E. 交替脉

三、呼吸

(一)正常呼吸与生理变化

1. **正常呼吸**　在安静状态下,正常成人的呼吸频率为**16~20次/分**,节律规则,呼吸运动均匀,无声且不费力。呼吸与脉搏的比例为1:4。通常是男性及儿童以**腹式呼吸**为主,女性则以**胸式呼吸**为主。呼吸常用"R"表示。

2. **生理性变化**　可受年龄、性别、运动、情绪等因素的影响而变动,呼吸的频率和深浅度还受意识控制。一般年龄越小,呼吸频率越快,老年人稍慢;同年龄的女性呼吸较男性稍快;剧烈运动可使呼吸增快;休息和睡眠时呼吸频率减慢。

(二)异常呼吸的评估

1. 呼吸频率异常

(1) 呼吸增快:成人呼吸频率超过**24次/分**,称呼吸增快。常见于**高热**、缺氧、疼痛、甲状腺功能亢进、贫血、心功能不全的病人。发热时体温每升高**1.0℃**,呼吸增加约**4次/分**。

(2) 呼吸缓慢:成人呼吸频率少于**10次/分**,称呼吸缓慢。常见于呼吸中枢受抑制的疾病,如颅内压增高、巴比妥类药物中毒等病人。

2. 呼吸节律异常

(1) **潮式呼吸(陈-施呼吸)**:是一种周期性的呼吸异常。特点表现为开始**呼吸浅慢,以后逐渐加深加快,达高潮后,又逐渐变浅变慢,然后呼吸暂停5~30秒后,再重复出现以上的呼吸,如此周而复始**;其呼吸形态呈潮水涨落样,故称潮式呼吸。常见于中枢神经系统疾病,如脑炎、颅内压增高、酸中毒、巴比妥类药物中毒等病人。

(2) **间断呼吸(毕奥呼吸)**:表现为**呼吸和呼吸暂停现象交替出现**。特点为有规律地呼吸几次后,突然暂停呼吸,间隔时间长短不同,随后又开始呼吸;如此周而复始。为呼吸中枢兴奋性显著降低的表现,预后不良,多在呼吸停止前出现,是病情危急的体征。常见于**颅内压病变、呼吸中枢衰竭**等病人。

3. 呼吸深浅度异常

(1) 深度呼吸(库斯莫呼吸):**呼吸深长而规则**。见于**尿毒症、糖尿病**等引起代谢性酸中毒病人。

(2) 浅快呼吸:呼吸浅表而不规则。有时呈叹息样,见于**濒死病人**。

第一章 基础护理知识和技能

4. 声音异常

（1）蝉鸣样呼吸：表现为吸气时产生一种高音调的音响，声音似蝉鸣，称为蝉鸣样呼吸。常见于喉水肿、喉痉挛或喉有异物等病人。

（2）鼾声呼吸：表现为呼气时发出一种粗大的鼾声。多见于<u>深昏迷病人</u>，也可见于睡眠呼吸暂停综合征病人。

5. 呼吸困难　是指呼吸频率、节律、深浅度的异常。

（1）吸气性呼吸困难：<u>病人吸气困难</u>，呼气时间延长，重症患者出现呼吸困难<u>三凹症</u>，即胸骨上窝、锁骨上窝和肋间隙在吸气时明显下凹，并伴有干咳和高调的吸气性哮鸣音，其发生与大气道狭窄梗阻有关。

常见于各种原因引起的喉、气管、大支气管的狭窄与梗阻：①喉部疾患，如急性喉炎、喉水肿、喉痉挛、白喉、喉癌等。②气管疾病，如支气管肿瘤、气管异物或气管受压（甲状腺肿大、淋巴结肿大或主动脉瘤压迫）等。

（2）呼气性呼吸困难：是指由于肺组织弹性减弱、小支气管痉挛或狭窄所致。病人呼气费力，呼气时间延长，常伴有哮鸣音。多见于<u>支气管哮喘、慢性喘息性支气管炎、阻塞性肺气肿</u>等病人。

（3）混合性呼吸困难：病人吸气和呼气均感费力，呼吸表浅，频率增加，多见于<u>肺部感染病人</u>。

6. 常见异常呼吸气味　①<u>烂苹果味</u>：见于糖尿病酮症酸中毒病人。②肝腥味：见于肝性脑病病人。③尿臭味：见于慢性肾衰竭、尿毒症病人。④刺激性大蒜味：见于有机磷农药中毒的病人。⑤恶臭味：为厌氧菌感染，见于支气管扩张或肺脓肿病人。

（三）呼吸测量的方法　①在安静状态下测量，如病人情绪激动或有剧烈运动时，应休息30分钟再测量。②正常呼吸测<u>30秒(S)乘以2，呼吸异常病人测1分钟</u>。③呼吸可受意识控制及紧张等因素的影响，因此测量呼吸时应注意<u>不要让病人察觉</u>。测量脉搏后，手仍然按在病人手腕处，保持诊脉姿势继续测量呼吸，以免病人紧张而影响呼吸。④危重或呼吸微弱病人，如不易观察，可用少许棉花置于病人鼻孔前，观察棉花被吹动的次数，计时1分钟。

单元测试题3

1. 呼吸增快常见于　　（　　）
   A. 高热　　　　　　B. 颅内疾病　　　　　　C. 安眠药中毒　　　　　　D. 呼吸中枢衰竭
   E. 老年人

2. 节律改变的呼吸是（<u>潮式呼吸又称陈-施呼吸；间断呼吸又称毕奥呼吸</u>）（　　）
   A. 潮式呼吸　　　　B. 呼吸缓慢　　　　　　C. 蝉鸣样呼吸　　　　　　D. 深度呼吸
   E. 鼾声呼吸

3. 混合性呼吸困难多见于　　（　　）
   A. 哮喘　　　　　　B. 肺部感染　　　　　　C. 喉头水肿　　　　　　　D. 喉头异物
   E. 呼吸中枢衰竭

4. 代谢性酸中毒患者的呼吸为　　（　　）
   A. 浅快呼吸　　　　B. 蝉鸣样呼吸　　　　　C. 鼾声呼吸　　　　　　　D. 叹息样呼吸
   E. 深而规则的大呼吸

5. 患者，女，54岁。患糖尿病3年，近日出现糖尿病酮症酸中毒，其呼吸特点为（　　）
   A. 呼吸频率异常　　B. 呼吸节律异常　　　　C. 呼吸音响异常　　　　　D. 深大呼吸
   E. 浮浅性呼吸

6. 库斯莫(Kussmaul)呼吸是指　　　（　　）
   A. 浅快呼吸　　　　B. 蝉鸣样呼吸　　　　　C. 鼾声呼吸　　　　　　　D. 叹息样呼吸
   E. 深而规则的大呼吸

7. 喉有异物，呼吸可呈　　　（　　）
   A. 库斯莫尔呼吸　　　　　　　　　　　　　　B. 呼气性呼吸困难
   C. 鼾声呼吸　　　　　　　　　　　　　　　　D. 蝉鸣样呼吸
   E. 毕奥呼吸

8. 吸气性呼吸困难多见于　　（　　）
   A. 喉水肿患者　　　　　　　　　　　　　　　B. 代谢性酸中毒患者
   C. 支气管哮喘患者　　　　　　　　　　　　　D. 呼吸中枢衰竭患者
   E. 慢性阻塞性肺疾病患者

9. 测量呼吸时护士的手不离开诊脉的部位主要是为了　　　　　　　　　　　　　　　　　　　　　　　　　　　　　　　（　　）
   A. 易于记录时间　　　　　　　　　　　　　　B. 保持患者体位不变
   C. 易于观察呼吸的深浅度　　　　　　　　　　D. 不被患者察觉，以免紧张
   E. 保持护士姿势不变，以免疲劳

10. 患者，女，2岁。因误服安眠药中毒，意识模糊不清，呼吸微弱，浅而慢，不易观察，护士应采取的测量方法是（　　）
    A. 观察腹部起伏，一起一伏为1次　　　　　　B. 测脉率除以3，为呼吸次数

C. 手背置于患者鼻孔前,以感觉气流　　　　D. 用手放在患者鼻孔前,感觉呼吸气流计数
E. 用少许棉花置患者鼻孔前观察棉花飘动次数计数

11. 呼吸过慢常见于　　　　　　　　　　　　　　　　　　　　　　　　　　　　　　　　　　( )
    A. 镇静药过量　　　B. 疼痛　　　C. 高热　　　D. 甲状腺功能亢进
    E. 运动

(12～14题共用题干)
患者,男,47岁。因误服大量巴比妥类药物入院。住院期间,患者呼吸呈周期性变化:呼吸由浅慢逐渐变为深快,然后转为浅慢,经过一段时间呼吸暂停,又重复上述变化,其形态如潮水起伏。

12. 该患者的呼吸节律称为　　　　　　　　　　　　　　　　　　　　　　　　　　　　　　( )
    A. 陈-施呼吸　　　B. 毕奥呼吸　　　C. 浮浅性呼吸　　　D. 鼾声呼吸
    E. 库斯莫呼吸

13. 该呼吸节律中呼吸变为深快的主要机制是　　　　　　　　　　　　　　　　　　　　　　( )
    A. 呼吸中枢兴奋性增强　　　　　　　　B. 二氧化碳浓度降低刺激主动脉弓的化学感受器
    C. 高度缺氧刺激颈动脉体化学感受器　　D. 高度缺氧刺激呼吸中枢,使其兴奋性增强
    E. 二氧化碳浓度增高刺激颈动脉小球和主动脉小球(体)的化学感受器

14. 一段时间后,患者表现为呼吸和呼吸暂停现象交替出现,在有规律地呼吸几次后,突然停止呼吸,间隔一段时间后,又开始呼吸,如此反复交替出现。此呼吸称为　　　　　　　　　　　　　　　　　　　　　　　　　　　　( )
    A. 陈-施呼吸　　　B. 毕奥呼吸　　　C. 浮浅性呼吸　　　D. 鼾声呼吸
    E. 库斯莫呼吸

15. 昏迷病人呼吸道有较多分泌物蓄积时,可出现　　　　　　　　　　　　　　　　　　　　( )
    A. 库斯莫呼吸　　　B. 叹息样呼吸　　　C. 蝉鸣样呼吸　　　D. 鼾声呼吸
    E. 潮式呼吸

16. 女,40岁。因昏迷入院,查体发现呼吸深度增加但有规则,呼吸有烂苹果味,请问该病人呼吸异常属于　( )
    A. 频率异常　　　B. 深度异常　　　C. 性质异常　　　D. 节律异常
    E. 声音异常

17. 不属于吸气性呼吸困难的情况是　　　　　　　　　　　　　　　　　　　　　　　　　　( )
    A. 气管痉挛　　　B. 气管管腔狭窄　　　C. 气管异物　　　D. 喉癌
    E. 支气管哮喘

18. 男性,5岁,不慎将花生吸入气管,临床表现不可能出现的是　　　　　　　　　　　　　　( )
    A. 口唇发绀　　　B. 呼气费力　　　C. 吸气费力　　　D. 胸闷烦躁
    E. 鼻翼翕动

19. 呼气带有刺激性蒜味见于　　　　　　　　　　　　　　　　　　　　　　　　　　　　　( )
    A. 肝性脑病　　　　　　　　　　　　　B. 氯丙嗪中毒
    C. 酮症酸中毒　　　　　　　　　　　　D. 有机磷农药中毒
    E. 尿毒症

20. 患者,男,35岁。交通事故致重度复合创伤后1小时入院。患者呼吸呈叹息样,浅表而不规则,该患者的呼吸是　　　　　　　　　　　　　　　　　　　　　　　　　　　　　　　　　　　　　　　( )
    A. 潮式呼吸　　　B. 毕奥呼吸　　　C. 鼾声呼吸　　　D. 库斯莫呼吸
    E. 浮浅性呼吸

21. 呼吸中枢衰竭病人可出现　　　　　　　　　　　　　　　　　　　　　　　　　　　　　( )
    A. 呼吸增快　　　B. 呼吸减慢　　　C. 潮式呼吸　　　D. 间断呼吸
    E. 深大呼吸

22. 患者,女,56岁,糖尿病酮症酸中毒。患者的呼吸气味可能为　　　　　　　　　　　　　( )
    A. 烂苹果味　　　B. 肝腥味　　　C. 氨臭味　　　D. 芳香味
    E. 大蒜味

23. 呼气性呼吸困难常见于　　　　　　　　　　　　　　　　　　　　　　　　　　　　　　( )
    A. 急性喉炎　　　　　　　　　　　　　B. 气管异物
    C. 支气管哮喘　　　　　　　　　　　　D. 肺炎链球菌肺炎
    E. 喉头水肿

24. 患者,男,29岁。以脑膜炎收入院。入院后查体:口唇发绀,呼吸呈周期性,由浅慢变为深快,再由深快变为浅慢,经过一段呼吸暂停后,重复上述过程。该患者的呼吸属于　　　　　　　　　　　　　　　　　　　　　( )
    A. 潮式呼吸　　　B. 间断呼吸　　　C. 鼾声呼吸　　　D. 蝉鸣样呼吸
    E. 呼吸困难

四、血压

(一)血压的评估

1. 血压的概念 ①血压(常用"BP"表示):是指在血管内流动的血液对血管壁的侧压力。一般临床上所谓的血压是指动脉血压。②收缩压:当心室收缩时,血液对动脉管壁的侧压力最高,称为收缩压。③舒张压:当心室舒张时,动脉管壁弹性回缩,血液对动脉管壁的侧压力降至最低,称为舒张压。④脉压:收缩压与舒张压之差,称为脉压。

2. 正常血压的观察及生理性变化

(1) 正常血压:一般以肱动脉血压为标准。在安静状态下,正常成人收缩压为 90～139 mmHg(12～18.5 kPa),舒张压为 60～89 mmHg(8～11.8 kPa),脉压为 30～40 mmHg(4～5.3 kPa)。血压值单位的换算:1 kPa=7.5 mmHg,1 mmHg=0.133 kPa。

(2) 血压生理性变化 ①年龄和性别:血压随年龄的增长而逐渐增高,新生儿血压最低,儿童血压比成人低;同龄女性血压比男性偏低,但更年期后女性血压逐渐增高,与男性差别较小。②昼夜和睡眠:一天中,清晨血压一般最低,傍晚血压最高,夜间睡眠血压降低。如过度劳累或睡眠不佳,血压稍有升高。③环境:在寒冷刺激下血压可略升高;在高温环境中,血压略下降。④部位:一般右上肢血压高于左上肢(10～20 mmHg),下肢血压比上肢高(20～40 mmHg)。⑤其他:紧张、恐惧、害怕、兴奋及疼痛等精神状态的改变,均可致血压升高。此外,吸烟饮酒、盐摄入过多及药等也会影响血压值。

小结提示:寒冷刺激下→外周血管收缩→阻力增大→血压升高;高温环境下→外周血管扩张→阻力减小→血压下降。右上肢的肱动脉从主动脉弓的头臂干分出,左上肢的肱动脉从锁骨下动脉分出,因此右上肢血压高于左上肢;股动脉比肱动脉粗,因此下肢血压比上肢高。

(二)异常血压

1. 高血压 成人收缩压≥140 mmHg(18.7 kPa)和(或)舒张压≥90 mmHg(12 kPa),称为高血压。

2. 低血压 成人血压低于 90/60～50 mmHg(12/8～6.65 kPa)称为低血压。常见于大量失血、休克、急性心力衰竭病人。

3. 脉压变化 正常为 30～40 mmHg(4.0～5.3 kPa)。①脉压增大:脉压>40 mmHg(5.3 kPa)为脉压增大,主要见于主动脉瓣关闭不全、主动脉硬化、原发性高血压、甲亢、严重贫血等病人。②脉压减小:脉压<30 mmHg(3.9 kPa)为脉压减小,主要见于休克、心包积液、缩窄性心包炎、主动脉瓣狭窄、重度心功能不全等病人。

小结提示:脉压=收缩压-舒张压,当主动脉瓣关闭不全时,心脏舒张时有部分血液通过瓣膜反流回左心室,导致舒张压降低,而收缩压基本不变,因此脉压增大。主动脉狭窄时,收缩压下降,导致脉压减小。

(三)测量血压的方法

1. 方法 ①部位和体位:常用右上肢肱动脉。血压计"0"点应与肱动脉、心脏位于同一水平。坐位平第4肋软骨;仰卧位平腋中线。②测量前嘱病人休息 20～30 分钟,以消除劳累或缓解紧张情绪,防止影响血压值。③袖带平整无折地缠于上臂中部,袖带下缘距肘窝 2～3 cm,松紧以能放入一指为宜。听诊器胸件紧贴肱动脉搏动最明显处。④内充气至肱动脉搏动音消失,使水银柱再上升 20～30 mmHg(2.67～4.00 kPa)。⑤松开气门,使水银柱缓慢下降,速度为 4 mmHg/s(0.533 kPa/s),并注视水银柱所指的刻度,当从听诊器中听到第一声搏动音时水银柱上所指刻度,即为收缩压;随后搏动声逐渐增强,当搏动音突然变弱或消失时水银柱所指刻度为舒张压。⑥需重测时,应将袖带内的气体放尽,使水银柱降至"0"点,稍等片刻后再测量,避免连续加压。

2. 注意事项 ①测量前应检查血压计,如水银不足,可使血压值偏低。②需要密切观察血压的病人,应做到"四定",即定时间、定部位、定体位、定血压计。③注意测量部位和体位:若手臂位置高于心脏水平,测得血压偏低;反之,则偏高。④袖带宽窄、松紧要适宜:如袖带过宽使大段血管受压,致搏动音在到达袖带下缘之前已消失,故测得的血压值偏低,袖带过窄须加大力才能阻断动脉血流,测得的血压值偏高,袖带过松使橡胶袋呈球状,有效测量面积变窄,导致测得的血压值偏高,袖带过紧使血管在未充气前已受压,测得血压值偏低。⑤为偏瘫病人测血压应选择健侧。

单元测试题 4

1. 患者,男,45 岁,多次测得血压均为 125/85 mmHg,应考虑患者为 ( )
 A. 低血压　　　　　B. 高血压　　　　　C. 脉压大　　　　　D. 正常血压
 E. 临界高血压

2. 下列因素不会使血压值升高的是 ( )
 A. 睡眠不佳　　　　B. 寒冷环境　　　　C. 高热环境　　　　D. 兴奋
 E. 精神紧张

3. 关于血压的生理性变化,错误的叙述是 ( )
 A. 小儿血压低于成年人　　　　　　　　B. 中年以前女性血压低于男性
 C. 清晨血压低于傍晚　　　　　　　　　D. 上肢血压低于下肢
 E. 寒冷环境血压低于高温环境

4. 患者,女,69 岁。连续 3 天测血压 85/50 mmHg,属于 ( )
 A. 低血压　　　　　　　　　　　　　　B. 正常血压

C. 临界低血压 D. 收缩压正常,舒张压降低
E. 收缩压降低,舒张压正常

5. 脉压增大常见于 (　　)
   A. 主动脉瓣关闭不全　　B. 心肌炎　　C. 心包积液　　D. 肺心病
   E. 缩窄性心包炎

6. 测血压时,松开气门使汞柱缓慢下降,听到第一声搏动音时,袖带内压力 (　　)
   A. 大于心脏收缩压　　B. 等于心脏收缩压　　C. 小于心脏收缩压　　D. 等于心脏舒张压
   E. 小于心脏舒张压

7. 使血压测量值相对准确的措施**不**包括 (　　)
   A. 被测者坐位时,肱动脉平第4肋软骨　　B. 缠袖带松紧以放入一指为宜
   C. 偏瘫患者在健侧肢体测量　　D. 重测血压必须使汞柱降至"0"
   E. 须密切观察血压的患者,应固定测量者

8. 测血压时,应该注意 (　　)
   A. 听诊器胸件应塞在袖带内便于固定　　B. 测量时血压计"0"点与心脏、肱动脉在同一水平
   C. 测量前嘱患者先休息10～20分钟　　D. 固定袖带时应紧贴肘窝,松紧能放入一指为宜
   E. 放气速度应慢,约每秒2 mmHg

9. 测血压时袖带缠得过紧可使 (　　)
   A. 血压偏低　　B. 脉压加大　　C. 收缩压偏高　　D. 舒张压偏高
   E. 舒张压偏低

10. 陈女士,66岁,诊断心房纤维颤动,护士为其测血压。动脉搏动微弱而不易辨清,需重复测量。下述做法**错误**的是 (　　)
    A. 将袖带内气体驱尽　　B. 使汞柱降到"0"点
    C. 稍等片刻后重测　　D. 连续加压直到听清为止
    E. 测量值先读收缩压,后读舒张压

11. 袖带法测量血压时,下肢血压应比上肢高 (　　)
    A. 5～10 mmHg　　B. 20～40 mmHg　　C. 60～80 mmHg　　D. 10～20 mmHg
    E. 40～60 mmHg

12. 影响舒张压的最主要因素是 (　　)
    A. 心输出量　　B. 外周阻力　　C. 循环血流量　　D. 血液粘稠度
    E. 动脉壁的弹性

13. 脉压增大可见的疾病是 (　　)
    A. 甲状腺功能亢进　　B. 心包积液　　C. 缩窄性心肌炎　　D. 心力衰竭
    E. 心肌梗死

14. 脉压减小可见的疾病是 (　　)
    A. 主动脉瓣关闭不全　　B. 主动脉瓣狭窄　　C. 主动脉硬化　　D. 高血压
    E. 风湿性心脏病

15. 取坐位测量血压时,应使肱动脉 (　　)
    A. 平第2肋软骨,与心脏在同一水平上　　B. 平第3肋软骨,与心脏在同一水平上
    C. 平第4肋软骨,与心脏在同一水平上　　D. 平腋前线,与心脏在同一水平上
    E. 平腋后线,与心脏在同一水平上

16. 为患者测量上肢血压,下列哪项**不妥** (　　)
    A. 安静状态下取坐位　　B. 袖带下缘距肘窝2～3 cm
    C. 肱动脉平第4肋软骨　　D. 打气至肱动脉搏动音消失即松开气门
    E. 测毕血压,关闭水银槽开关

17. 需长期测血压的病人应做到"四定",其中**不**包括 (　　)
    A. 定部位　　B. 定测量者　　C. 定体位　　D. 定血压计
    E. 定时间

18. 护士为住院患者测量血压,其操作**不正确**的是 (　　)
    A. 测量前嘱患者休息20～30分钟　　B. 血压计零点、肱动脉平第3肋间
    C. 袖带平整缠于患者上臂　　D. 袖带下缘距肘窝2～3 cm
    E. 以每秒4 mmHg速度放气

19. 患者,男,69岁,脑出血。入院时意识不清,左侧肢体偏瘫。护士为其测量血压、体温,正确的操作是 (　　)
    A. 测直肠温,测上肢血压　　B. 测口温,测上肢血压

C. 测腋下温,测右上肢血压
D. 测腋下温,测左下肢血压
E. 测直肠温,测左上肢血压

20. 女,66岁,诊断心房纤维颤动。护士为其测血压。动脉搏动微弱而不易辨清,需重复测量。下列做法**错误**的是( )
    A. 将袖带内气体驱尽
    B. 使汞柱降到"0"点
    C. 稍等片刻后重测
    D. 连续加压直到听清为止
    E. 测量值先读收缩压,后读舒张压

21. 患者,男,63岁,有高血压冠心病史5年。入院血压195/135 mmHg,治疗后稍有下降,但时有波动。患者精神紧张,焦虑。护士为其拟定的护理措施**不包括** ( )
    A. 测得血压偏高时应保持镇静
    B. 测后与原基础血压对照后向患者、家属做好解释
    C. 安慰患者保持稳定乐观的情绪
    D. 将血压计与患者视线平行,以便观察病情
    E. 进行健康教育,促进患者改变不良生活方式

22. 护士为患者测量血压时,如果袖带太窄导致血压值偏高,其原因可能是 ( )
    A. 血流阻力减少
    B. 未注气前血管已受压
    C. 有效测量面积变窄
    D. 大段血管受压
    E. 需用较高压力阻断血流

23. 患者,男,42岁,近日头痛、恶心,有时呕吐,无发热,血压150/98 mmHg,脉搏46次/分,心率55次/分,呼吸22次/分钟。此患者生命体征发生了哪些异常 ( )
    A. 丝脉、脉短绌
    B. 缓脉、呼吸减慢
    C. 高血压、脉短绌
    D. 高血压、间歇脉
    E. 呼吸增快、速脉

24. 测量血压时出现假性高读数的原因可能是 ( )
    A. 血压计袖带宽度太宽
    B. 血压计袖带缠绕过紧
    C. 被测者手臂位置高于心脏
    D. 被测者在进餐后立即测量血压
    E. 测量时,放气速度太快

25. 下列各组成人生命体征测量值中正常的是 ( )
    A. 体温 36.9 ℃、脉搏 105 次/分、呼吸 22 次/分钟、血压 16/10 kPa
    B. 体温 38.0 ℃、脉搏 96 次/分、呼吸 24 次/分钟、血压 15/9 kPa
    C. 体温 36.8 ℃、脉搏 88 次/分、呼吸 20 次/分钟、血压 17/11 kPa
    D. 体温 35.8 ℃、脉搏 58 次/分、呼吸 15 次/分钟、血压 14/9 kPa
    E. 体温 36.40 ℃、脉搏 76 次/分、呼吸 16 次/分钟、血压 19/13 kPa

26. 患者,女,患高血压病入院,目前左侧肢体偏瘫。医嘱测血压4次/日。执行该医嘱时,**错误**的是 ( )
    A. 固定血压计
    B. 测右上肢血压
    C. 固定专人测量
    D. 卧位测量时肱动脉平腋中线
    E. 每日固定时间测量血压

27. 患者,男,65岁。以"原发性高血压"入院,患者右侧肢体偏瘫。测量血压操作**正确**的是 ( )
    A. 固定专人测量
    B. 测量左上肢血压
    C. 袖带下缘平肘窝
    D. 听诊器胸件置于袖带内
    E. 充气至水银刻度达 150 mmHg

28. 某患者因脑出血入院治疗,现意识模糊,左侧肢体瘫痪。护士为其测量体温、血压的正确方法是 ( )
    A. 测量口腔温度,右上肢血压
    B. 测量腋下温度,右上肢血压
    C. 测量腋下温度,左上肢血压
    D. 测量直肠温度,左上肢血压
    E. 测量口腔温度,左上肢血压

第八节 患者饮食的护理

人体所需营养素有糖类、蛋白质、脂肪、水、维生素和矿物质。《中国居民膳食指南》基本原则:食物多样、**以谷物类为主**、粗细搭配;多吃蔬菜水果和薯类;每天吃奶类、大豆或其制品;常吃适量鱼、禽、蛋和瘦肉;减少烹调油用量,吃清淡少盐膳食。

在"平衡膳食宝塔"底层的食物需要**量最多**,越往上需要量越少,最顶层的食物需要量最少。由下往上**第一层为谷物类**,**主要提供糖类**;**第二层为蔬菜水果类**,主要提供维生素C;**第三层为鱼、肉、蛋类**,**第四层为豆奶类**,第三层和第四层主要提供**蛋白质和钙**;**第五层为油脂类及盐**,主要提供脂肪和盐。

由于患者疾病和营养状态不同,所需的营养素也有所差异,因此,为适应不同病情需要,适当对某些营养素进行必要调整,以达到诊断、治疗、促进健康的目的,故将医院饮食分为3大类,即<u>基本饮食</u>、<u>治疗饮食</u>、<u>试验饮食</u>。

81

一、基本饮食

基本饮食包括：普通饮食、软质饮食、半流质饮食、流质饮食。

1. 普通饮食 适用于消化功能正常、病情较轻或疾病恢复期的病人，每日进餐3次。

2. 软质饮食 适用于咀嚼不便及老、幼病人，口腔疾病，术后和肠道疾病的恢复期。主食应较普食软烂，易于消化，无刺激性，不引起胀气。菜和肉应切碎、煮烂，如面条、软饭。每日进餐3次或4次。

3. 半流质饮食 适用于消化道疾病、吞咽咀嚼困难、发热及术后病人，刚分娩的产妇。少食多餐，无刺激性，易于咀嚼及吞咽；膳食纤维含量少，营养丰富。如粥、面条、馄饨、肉沫、豆腐、蒸鸡蛋。每日进餐5~6次。

4. 流质饮食 适用于高热、口腔疾患、各种大手术后、急性消化道疾患、危重或全身衰竭等病人。食物呈流体状，如奶类、豆浆、米汤等。因所含热量及营养素不足，只能短期使用。每日6~7次，每次200~300 ml。

二、治疗饮食

1. 高热量饮食 用于热能消耗较高的病人。适用于甲状腺功能亢进、高热、大面积烧伤、产妇及结核病等。每日总热量约为12.5 MJ(3 000 kcal)，主要是在基本饮食基础上加餐2次。

2. 高蛋白饮食 适用于高代谢性疾病、长期消耗性疾病，如结核、严重贫血、大面积烧伤、肾病综合征、甲状腺功能亢进、大手术后及癌症晚期、低蛋白血症、孕妇、乳母。主要是增加蛋白质的食物，如肉类、鱼类、蛋类、乳类、豆类。按体重计算1.5~2 g/(kg·d)，但总量不超过120 g/d，总热量10.5~12.5 MJ(2 500~3 000 kcal/d)。

3. 低蛋白饮食 适用于急性肾炎、尿毒症、肝性脑病等病人。成人蛋白质总量<40 g/d，病情需要时可低于20~30 g/d；肾功能不全的病人应多摄入动物性蛋白，忌食豆制品；肝性脑病者以植物蛋白为主。

4. 低脂肪饮食 适用于肝、胆、胰疾患、高脂血症、动脉硬化、冠心病、肥胖症及腹泻等病人。脂肪含量应少于50 g/d，肝、胆、胰病病人应少于40 g/d。避免动物脂肪的摄入。

5. 低胆固醇饮食 适用于高胆固醇血症、高脂血症、动脉硬化、高血压、冠心病等病人。成人胆固醇摄入量低于300 g/d，禁用或少用含胆固醇高的食物，如动物内脏、脑、蛋黄、鱼子、饱和脂肪等。

6. 低盐饮食 适用于急慢性肾炎、心脏病、肝硬化腹水、重度高血压和水肿较轻的病人。成人摄入食盐每天不超过2 g，但不包括食物内自然存在的氯化钠。禁食一切腌制食物，如咸菜、咸肉、香肠、火腿、皮蛋等。

7. 无盐低钠饮食 适用范围同低盐饮食，但水肿较重的病人。无盐饮食：除食物内自然含钠外，烹调时不放食盐。低钠饮食：除无盐外，还须控制食物中自然存在的含钠量的摄入（每天低于0.5 g），禁用腌制食物。禁用含钠多的食物和药物，如油条、挂面、汽水等食物和碳酸氢钠等药物。

8. 少渣饮食 适用于伤寒、痢疾、腹泻、肠炎、食管-胃底静脉曲张的病人。选择膳食纤维含量少的食物，如蛋类、嫩豆腐等。并注意少用油，不用刺激性强的调味品。

9. 高膳食纤维饮食 适用于便秘、肥胖症、高脂血症及糖尿病等病人。选择膳食纤维含量多的食物，如韭菜、芹菜、豆类、粗粮等。

10. 要素饮食

（1）概念：要素饮食又称要素膳、化学膳、元素膳，由人工配制，含有全部人体生理需要的各种营养成分，如游离氨基酸、单糖、必需脂肪酸、维生素、无机盐类和微量元素，不需消化或很少消化即可吸收的无渣饮食。

（2）适用范围：用于低蛋白血症、严重烧伤、胃肠道瘘、大手术后胃肠功能紊乱、重度营养不良、急性胰腺炎、短肠综合征、晚期癌症等病人。

（3）饮食原则：可口服、鼻饲或造瘘置管滴注，每日4~6次，每次250~400 ml，温度保持在38~40 ℃，滴速每分钟40~60 滴，最快每小时不宜超过150 ml。

（4）注意事项：①要素饮食需新鲜配制，并严格执行无菌操作，所有配制用物均严格灭菌后使用。每天配制1次，置冰箱保存，应于24小时内用完。②应用原则：一般是由低、少、慢开始，逐渐增加，待患者接受后，再稳定配餐标准、用量和速度。③停用要素饮食须逐渐减量，骤停易引起低血糖反应。④长期使用者应补充维生素和矿物质。⑤要素饮食不能用于婴幼儿和消化道出血者；消化道瘘和短肠综合征患者宜先采用几天全胃肠道外营养后逐渐过渡到要素饮食，糖尿病和胰岛素疾病患者应慎用。

小结提示：肾脏疾病除肾病综合征为高蛋白饮食外，其余均为低蛋白、低盐饮食；心血管疾病多为低盐、低热量、低脂、低胆固醇饮食；消化系统疾病为少渣饮食。

单元测试题 1

1. 属于医院基本饮食的是 （ ）
   A. 低盐饮食　　　　B. 软质饮食　　　　C. 高热量饮食　　　　D. 高蛋白饮食
   E. 糖尿病饮食

2. 病情较轻或恢复期的病人应给予 （ ）
   A. 普通饮食　　　　B. 高蛋白饮食　　　C. 无盐饮食　　　　D. 流质饮食
   E. 低蛋白饮食

3. 患者，男，78岁，因呼吸道疾病入院，有数颗牙缺失，宜采用 （ ）

A. 半流质饮食 B. 软质饮食 C. 普通饮食 D. 流质饮食
E. 要素饮食

4. 患儿,4岁,急性扁桃体炎。体温38.5℃,食欲缺乏,护士应为该患儿提供的饮食是 ( )
   A. 高脂肪饮食 B. 半流质饮食 C. 高蛋白饮食 D. 高纤维饮食
   E. 流质饮食

5. 患者,男,40岁,因流感高热3天,为保证病人足够营养宜选择的饮食是 ( )
   A. 普通饮食 B. 软质饮食 C. 半流质饮食 D. 流质饮食
   E. 要素饮食

6. 高热量饮食,每日供给的总热量是1 MJ(兆焦)=239 kcal(千卡) ( )
   A. 8.5 MJ B. 9.5 MJ C. 10.5 MJ D. 11.5 MJ
   E. 12.5 MJ

7. 流质饮食要求 ( )
   A. 每日2～3次,每次400～500 ml B. 每日3～4次,每次300～400 ml
   C. 每日4～5次,每次300～400 ml D. 每日5～6次,每次200～300 ml
   E. 每日6～7次,每次200～300 ml

8. 患者,男,50岁,既往有高血压病史15年,护士对其进行饮食指导,其中**错误**的是 ( )
   A. 低盐、低脂 B. 清淡、宜少量多餐
   C. 低胆固醇 D. 富含维生素和蛋白质
   E. 高热量、高纤维素饮食

9. 患者,女,30岁。低热3个月余、咳嗽、盗汗、消瘦,入院诊断为肺结核,为配合治疗应给予 ( )
   A. 高热量、高脂肪饮食 B. 高热量、高蛋白饮食
   C. 高热量、低脂肪饮食 D. 低脂肪、高蛋白饮食
   E. 高脂肪、高蛋白饮食

10. 肝硬化者选用 ( )
    A. 高热量、高蛋白、高维生素、易消化饮食 B. 低动物脂肪、低胆固醇、少糖少盐饮食
    C. 高热量、高维生素、高效价低蛋白饮食 D. 低盐、高维生素、低蛋白质饮食
    E. 高热量、低脂肪、低盐、忌蛋白质饮食

11. 尿毒症的病人应给予 ( )
    A. 普通饮食 B. 高蛋白饮食 C. 无盐饮食 D. 流质饮食
    E. 低蛋白饮食

12. 患者,女,74岁。因胆囊炎胆石症入院,查体:体温38℃,脉搏90次/分,呼吸21次/分。血压180/100 mmHg。应给予 ( )
    A. 低蛋白、低脂肪饮食 B. 低盐、低脂肪饮食 C. 低盐、低蛋白饮食 D. 高蛋白、低脂肪饮食
    E. 高蛋白、低盐饮食

13. 患者,女,56岁。因突发心梗入院,经治疗症状好转,现处于恢复期。此时患者最适宜的饮食是 ( )
    A. 高热量、高蛋白饮食 B. 高热量、低脂肪饮食
    C. 高维生素、低脂肪饮食 D. 高膳食纤维、高蛋白饮食
    E. 高膳食纤维、高热量饮食

14. 患者,女,24岁,重症肝炎,为减轻其肝脏负担,应采用 ( )
    A. 无盐饮食 B. 少渣饮食 C. 低脂肪饮食 D. 高蛋白饮食
    E. 高膳食纤维饮食

15. 急性胰腺炎病人禁食脂肪的目的是 ( )
    A. 防止呕吐 B. 减轻腹痛 C. 减少腹胀 D. 减少胃液分泌
    E. 减少胰液分泌

16. 一般**不选**用低盐饮食的疾病是 ( )
    A. 心力衰竭 B. 贫血 C. 高血压 D. 急性肾炎
    E. 肝硬化腹水

17. 患者,男,50岁,低钠饮食。每日控制的食物自然含钠量是 ( )
    A. <0.5 g B. 0.68 g C. 1 g D. 1.5 g
    E. 3 g

18. 需要提供低盐饮食的是 ( )
    A. 高热 B. 烧伤 C. 肝硬化腹水 D. 糖尿病
    E. 甲状腺功能亢进

19. 伤寒患者最适宜的饮食是 ( )
    A. 低盐饮食 B. 少渣饮食 C. 高热量饮食 D. 低胆固醇饮食
    E. 高膳食纤维饮食

20. 患者,男,20岁。伤寒,体温38℃,**不宜食用**的食物是 ( )
    A. 豆腐 B. 芹菜 C. 鱼汤 D. 赤豆粥
    E. 蒸鸡蛋

21. 患者,男,55岁,因肝硬化致食管-胃底静脉曲张,应指导患者采用 ( )
    A. 要素饮食 B. 少渣饮食 C. 低蛋白饮食 D. 无盐低钠饮食
    E. 低胆固醇饮食

22. 患者,男,36岁,因食物中毒导致腹泻,每日排泄7～10次,宜采用 ( )
    A. 高膳食纤维饮食 B. 高热量饮食 C. 低脂肪饮食 D. 低蛋白饮食
    E. 少渣饮食

23. 患者,女,28岁,产后一周出现便秘,应鼓励患者多进食 ( )
    A. 芹菜 B. 牛奶 C. 鸡蛋 D. 肉类
    E. 蛋糕

24. 适合给予高膳食纤维饮食的患者是 ( )
    A. 伤寒 B. 糖尿病 C. 痢疾 D. 肾炎
    E. 肝性脑病

25. 患者,男,50岁,患冠心病5年,为其做健康指导时应建议患者采用 ( )
    A. 要素饮食 B. 少渣饮食 C. 低蛋白饮食 D. 无盐低钠饮食
    E. 低胆固醇饮食

26. 属于治疗饮食的是 ( )
    A. 要素饮食 B. 软质饮食 C. 流质饮食 D. 胆囊造影饮食
    E. 吸碘试验饮食

27. 胆、胰疾病病人每天摄入脂肪量应低于 ( )
    A. 40 g B. 60 g C. 80 g D. 100 g
    E. 120 g

28. 腹泻、肝、胆、胰腺疾病患者宜采用的饮食是 ( )
    A. 高蛋白饮食 B. 低脂肪饮食 C. 低盐饮食 D. 高盐饮食
    E. 高纤维素饮食

29. 下列饮食中用于治疗的饮食是 ( )
    A. 普通饮食 B. 高脂肪饮食 C. 低蛋白饮食 D. 忌碘饮食
    E. 半流质饮食

30. 病人**不宜**长期使用流质饮食的原因是 ( )
    A. 影响消化吸收 B. 影响营养供给 C. 影响食欲 D. 影响休息
    E. 进食次数过多

31. 高热量饮食**不适用**于 ( )
    A. 胆结石患者 B. 甲亢患者 C. 高热患者 D. 产妇
    E. 大面积烧伤患者

32. 高蛋白饮食适用于下列哪类疾病的病人 ( )
    A. 肝炎 B. 胆囊炎 C. 高血压病 D. 贫血
    E. 肾衰竭

33. 女性,22岁,患甲状腺功能亢进,消瘦明显,应指导其进食 ( )
    A. 高蛋白、高热量饮食 B. 高脂肪、高热量饮食
    C. 高热量、低蛋白饮食 D. 低盐、高蛋白饮食
    E. 高热量、低脂肪饮食

34. 肾病综合征患者宜采用的饮食是 ( )
    A. 高热量饮食 B. 低脂肪饮食 C. 低蛋白饮食 D. 少渣饮食
    E. 正常量优质蛋白饮食

35. 下面哪种情况需要提供低蛋白饮食(急性肾炎、尿毒症、肝性脑病等病人) ( )
    A. 恶性肿瘤 B. 甲状腺功能亢进 C. 肾病综合征 D. 肝性脑病
    E. 孕妇

36. 低蛋白饮食要求成人每天摄入蛋白质量**不超过** ( )

A. 10 g　　　　　B. 20 g　　　　　C. 40 g　　　　　D. 60 g
E. 120 g

37. 患者,男,66岁,右心衰竭伴少尿。查体:右侧腹部胀痛,下肢水肿。为患者制定低盐饮食计划,要求每日摄盐量**不超过**　　　( )
    A. 6 g　　　　　B. 2 g　　　　　C. 4 g　　　　　D. 1 g
    E. 0.5 g

38. 急性肾炎患者宜采用的饮食是　　　　　　　　　　　　　　　　　　　　　　　　　　　　　　　　　　　　( )
    A. 低盐饮食　　　B. 低脂肪饮食　　　C. 高热量饮食　　　D. 高蛋白饮食
    E. 少渣饮食

39. 患者,男,56岁,肝硬化。自述乏力、食欲缺乏。体检:神志清楚,消瘦,轻度黄疸,腹部移动性浊音(＋)。X线钡餐检查提示胃底食管静脉曲张。护士为患者制定的饮食计划**不包括**　　　　　　　　　　　　　　　　　　　　( )
    A. 高蛋白饮食　　　　　　　　　　　B. 适量脂肪饮食
    C. 高热量饮食　　　　　　　　　　　D. 低盐饮食,适当限水
    E. 高纤维素、粗粮饮食,以保持大便通畅

40. 要素饮食所含的营养成分**不包括**　　　　　　　　　　　　　　　　　　　　　　　　　　　　　　　　( )
    A. 游离氨基酸　　　B. 麦芽糖　　　　C. 脂肪酸　　　　D. 维生素
    E. 无机盐

41. 急性胰腺炎病人适用于　　　　　　　　　　　　　　　　　　　　　　　　　　　　　　　　　　　　( )
    A. 普通饮食　　　B. 半流质饮食　　　C. 要素饮食　　　D. 软质饮食
    E. 流质饮食

42. 患者,男,45岁,脾切除术后,现已开始进食。为促进伤口愈合应注意多补充　　　　　　　　　　　　　　　　( )
    A. 蛋白质　　　B. 水　　　　C. 维生素　　　D. 无机盐
    E. 碳水化合物

43. 烧伤患者宜采用的饮食是　　　　　　　　　　　　　　　　　　　　　　　　　　　　　　　　　　　　( )
    A. 低蛋白、高维生素饮食　　　　　　B. 高热量、低脂肪饮食
    C. 高蛋白、高热量饮食　　　　　　　D. 高脂肪、高热量饮食
    E. 高维生素、高脂肪饮食

44. 肾病综合征的病人适宜　　　　　　　　　　　　　　　　　　　　　　　　　　　　　　　　　　　　　( )
    A. 高蛋白饮食　　　B. 低胆固醇饮食　　　C. 低脂肪饮食　　　D. 高热量饮食
    E. 低盐饮食

45. 需要**禁食**高蛋白饮食的患者是　　　　　　　　　　　　　　　　　　　　　　　　　　　　　　　　( )
    A. 急性扁桃体炎患者　B. 胃溃疡患者　　　C. 肝性脑病患者　　　D. 糖尿病患者
    E. 结肠癌患者

46. 为降低血氨浓度,肝性脑病昏迷的患者可鼻饲给予食物是(氨是蛋白质的产物,患者应给予低蛋白或无蛋白饮食)
    　　　( )
    A. 牛奶　　　　　B. 蛋汤　　　　C. 25%葡萄糖液　　　D. 豆浆
    E. 鸡汤

47. 男性,65岁。因心力衰竭引起双下肢水肿,体质虚弱,消瘦,因在家中卧床4周,骶尾部出现压疮,入院后应为其提供何种膳食　　　( )
    A. 高热量、高脂肪、高蛋白　　　　　B. 高热量、低蛋白、低盐
    C. 高蛋白、高维生素、低盐　　　　　D. 低热量、高蛋白、低盐
    E. 低蛋白、低脂肪、低盐

48. 慢性心力衰竭患者宜采用的饮食是　　　　　　　　　　　　　　　　　　　　　　　　　　　　　　　　( )
    A. 高热量、高蛋白、高维生素、低纤维素饮食　　B. 低热量、低糖低脂、高纤维素饮食
    C. 低脂、低热量、高盐、粗纤维素饮食　　　　　D. 高蛋白、高维生素、高铁饮食
    E. 低热量、低盐、高维生素饮食

49. 糖尿病患者宜采用的饮食是　　　　　　　　　　　　　　　　　　　　　　　　　　　　　　　　　　　( )
    A. 高热量、高蛋白、高维生素、低纤维素饮食　　B. 控制总热量、低糖低脂、高纤维素饮食
    C. 低脂、低热量、低盐、粗纤维素饮食　　　　　D. 高蛋白、高维生素、高铁饮食
    E. 低热量、低盐、低维生素饮食

50. 针对疾病的饮食指导,**不正确**的是　　　　　　　　　　　　　　　　　　　　　　　　　　　　　　　( )
    A. 高热量饮食可用于大手术后患者　　B. 高蛋白质饮食可用癌症患者
    C. 低蛋白质饮食可用于尿毒症患者　　D. 低盐饮食可用于高血压患者

E. 高膳食纤维饮食可用于伤寒患者
51. 关于医院饮食的种类正确的一组是 ( )
   A. 普通饮食,病号饮食,治疗饮食　　　　　　　B. 基本饮食,治疗饮食,试验饮食
   C. 流质饮食,半流质饮食,普通饮食　　　　　　D. 基本饮食,试验饮食,要素饮食
   E. 试验饮食,治疗饮食,要素饮食
52. 不符合半流质饮食原则是 ( )
   A. 营养丰富可口　　　B. 呈软烂状　　　C. 纤维素含量少　　　D. 少食多餐
   E. 无刺激性
53. 要素饮食护理错误的是 ( )
   A. 要素饮食配制要在室温下保存　　　　　　　B. 要素饮食配制后要在24小时内用完
   C. 由低浓度、小量、低速度开始输入　　　　　　D. 每日冲洗鼻饲导管2次
   E. 观察有无水与电解质紊乱发生
54. 患者,女,16岁,因营养不良收治入院。给予高蛋白饮食,每日蛋白质供应量为 ( )
   A. 不超过200 g　　B. 不超过150 g　　C. 不超过120 g　　D. 不超过100 g
   E. 不超过90g
55. 患者,男,55岁。患高胆固醇血症,其每日饮食中胆固醇摄入量不超过 ( )
   A. 100 g　　　B. 200 g　　　C. 300 g　　　D. 400 g
   E. 500 g
56. **不属于**医院基本饮食的是 ( )
   A. 普通饮食　　　B. 软质饮食　　　C. 半流质饮食　　　D. 流质饮食
   E. 治疗饮食

三、试验饮食

1. **胆囊造影饮食**　适用于需要X线或B超进行胆囊检查的病人。**检查前1天午餐进高脂肪饮食**,使胆囊收缩、胆汁排空,有助于造影剂进入胆囊;晚餐进无脂肪、低蛋白、高糖类、清淡的饮食,以减少胆汁的分泌;晚餐后口服造影剂,禁食、水,禁烟至次日上午摄X线片。**检查日晨禁食,第一次摄X线片后进食高脂肪餐**,临床上常用油煎荷包蛋2只,脂肪量不低于50 g。待30分钟后再次摄片,观察胆囊的收缩情况。

2. **隐血试验饮食**　用于配合大便隐血试验,以协助诊断消化道有无出血。试验前3天禁食肉类、**动物血**、**肝脏**、**含铁剂的药物及绿色蔬菜等**,以免产生假阳性反应。可食用牛奶、**豆制品**、冬瓜、白菜、土豆、粉丝、马铃薯等。

3. **吸碘试验饮食**　适用于进行甲状腺功能检查的病人,以协助放射性核素^{131}I检查,明确诊断。检查或治疗前7～60天,禁食含碘量高的食物及影响甲状腺功能的药物;禁用碘做局部消毒。需禁食60天的食物包括:海带、海蜇、**紫菜**、淡菜、苔菜等;需禁食14天的食物包括:海蜇、毛蚶、干贝、蚝王等;需禁食7天的食物包括:带鱼、鲷鱼、黄鱼、目鱼、虾等。

小结提示:隐血试验饮食需禁食的食物均为**暗红色或绿色**;吸碘试验饮食需禁食的食物均为含碘高的产品。

4. **肌酐试验饮食**　用于协助检查测定肾小球的滤过功能。试验期为3天,禁食含蛋白质物,如肉类、禽类、鱼类,禁饮茶与咖啡;全日主食在300 g以内,蛋白质总的摄入量<40 g,以排除外源性肌酐的影响。

四、饮食护理

(一) 影响饮食的因素
1. 生理因素　①年龄。②活动量。③身高和体重。
2. 心理因素　①食欲。②感官因素。③认知因素。④情绪状态。
3. 社会文化因素　①饮食习惯。②营养知识。③生活方式。④经济状况。
4. 病理因素　①疾病因素。②对食物过敏和不耐受。
5. 环境因素　①自然环境。②社会环境。③进餐环境。
6. 应用药物和饮酒。

(二) 饮食护理措施
1. 饮食评估　①一般饮食形态包括进餐次数、时间长短、进食方式、摄食种类及量、食欲状况、饮食有无规律、有无偏食等。②补充品的使用包括种类、剂量、服用时间等。③既往饮食调配成功或不成功的经验。
2. 营养的评估
(1) 体格检查:①身高和体重是**身高、体重**是综合反映生长发育及营养状况的**最重要指标**。常用的方法是:计算实测体重与标准体重的差值的百分数。标准体重:**男(kg)=身高(cm)－105;女(kg)=身高(cm)－105－2.5**。其公式:(实测体重－标准体重)/标准体重×100%。**标准体重±10%之内为正常;增加10%～20%为过重;超过20%为肥胖;减少10%～20%为消瘦,低于20%为明显消瘦**。②皮褶厚度。③营养状况评估:从皮肤、毛发、指甲、肌肉等方面进行初步评估。
(2) 生化检查。
3. 病人进食前的护理　①食物的准备。②环境的准备:去除一切不良气味及不良视觉刺激。③病人的准备:给予饮

食营养卫生健康教育,协助病人采取舒适的进餐姿势,取得病人同意,提供病人熟悉并喜欢的食物。进餐前暂时停止非紧急治疗、检查和护理工作。④护理人员准备:根据饮食单上的饮食种类,协助配餐员分发饮食。

4. 病人进食时的护理　①巡视、观察病人进食情况,检查是否按医嘱要求进食。②对禁食或限量饮食的病人,要及时检查医嘱落实情况,并讲解原因,以取得配合。③在不影响病人进食情况下,进行饮食健康教育。纠正不良饮食习惯及不遵守医嘱的饮食行为。④鼓励卧床病人自行进食,将食物、餐具等放在便于取放的位置,必要时护士给予协助。

5. 病人进食后的护理　病人进餐后,注意了解进食内容、进食量。评估病人进食量要做好出入量的记录。

单元测试题 2

1. 胆囊造影前 1 日午餐应给予　　　　　　　　　　　　　　　　　　　　　　　　　　　　　　　　　　(　　)
   A. 高蛋白饮食　　　　B. 高脂肪饮食　　　　C. 高热量饮食　　　　D. 高膳食纤维饮食
   E. 要素饮食

2. 胆囊造影前 1 日晚餐应给予　　　　　　　　　　　　　　　　　　　　　　　　　　　　　　　　　　(　　)
   A. 高脂肪、高蛋白饮食　　　　　　　　　　B. 高热量、高蛋白饮食
   C. 高热量、低蛋白饮食　　　　　　　　　　D. 无脂肪、低蛋白饮食
   E. 低蛋白、低糖饮食

3. 属于试验饮食的是　　　　　　　　　　　　　　　　　　　　　　　　　　　　　　　　　　　　　　(　　)
   A. 高蛋白饮食　　　　B. 软质饮食　　　　C. 胆囊造影饮食　　　D. 流质饮食
   E. 糖尿病饮食

4. 潜血试验前 3 天,患者应**禁食**　　　　　　　　　　　　　　　　　　　　　　　　　　　　　　　(　　)
   A. 豆制品　　　　　　B. 西红柿　　　　　C. 肉类　　　　　　　D. 牛奶
   E. 土豆

5. 患者,女,30 岁。胃溃疡出血入院,经治疗病情缓解,现需做潜血试验,适宜的食谱是　　　　　　　　(　　)
   A. 洋葱炒猪肝、青菜、榨菜肉丝汤　　　　　B. 鱼、菠菜、豆腐汤
   C. 芹菜炒肉丝、青椒豆腐干、蛋汤　　　　　D. 鲶鱼烧豆腐、土豆丝、豆腐汤
   E. 红烧肉、西红柿鸡蛋、蛋汤

6. 影响饮食生理因素为　　　　　　　　　　　　　　　　　　　　　　　　　　　　　　　　　　　　　(　　)
   A. 饮食习惯　　　　　B. 活动量大小　　　C. 治疗因素　　　　　D. 营养知识
   E. 经济情况

7. 大便隐血试验前 3 天可用的食物是　　　　　　　　　　　　　　　　　　　　　　　　　　　　　　(　　)
   A. 菠菜　　　　　　　B. 瘦肉　　　　　　C. 鸡蛋　　　　　　　D. 猪肝
   E. 血豆腐

8. 甲状腺吸 ^{131}I 测定,检查前 7~60 天,可食用的食物是　　　　　　　　　　　　　　　　　　　(　　)
   A. 海蜇　　　　　　　B. 紫菜　　　　　　C. 海带　　　　　　　D. 淡菜
   E. 淡水鱼

9. 患者,女,22 岁,患甲状腺功能亢进,需做吸碘试验,在检查前 7~60 天需忌食　　　　　　　　　　(　　)
   A. 河鱼　　　　　　　B. 紫菜　　　　　　C. 牛奶　　　　　　　D. 鸡蛋
   E. 白菜

10. 患者,女,49 岁。体重 72 kg,5 天前因乳腺肿块住院,精神状态尚好,饮食正常。今日医生告知欲行患侧乳腺切除术,患者情绪低落,1 天未进食。影响其进食的主要因素为　　　　　　　　　　　　　　　　　　　　(　　)
    A. 年龄　　　　　　　B. 疾病　　　　　　C. 体重　　　　　　　D. 心理
    E. 饮食习惯

11. 影响饮食和营养的病理因素是　　　　　　　　　　　　　　　　　　　　　　　　　　　　　　　　(　　)
    A. 营养知识　　　　　B. 焦虑　　　　　　C. 药物应用　　　　　D. 活动量
    E. 饮食习惯

(12~13 题共用题干)

患者,男,35 岁,胃十二指肠溃疡 10 年。近期自感上腹不适,疼痛规律与既往不同。医师查体后,安排其粪便隐血检查。

12. 护士安排该患者食用隐血饮食的时间是　　　　　　　　　　　　　　　　　　　　　　　　　　　　(　　)
    A. 试验前 6 小时　　　B. 试验前 12 小时　　C. 试验前 1 天　　　　D. 试验前 3 天
    E. 试验前 4 天

13. 隐血饮食可选择的食物是　　　　　　　　　　　　　　　　　　　　　　　　　　　　　　　　　　(　　)
    A. 鸡肉　　　　　　　B. 血豆腐　　　　　C. 猪肝　　　　　　　D. 鸡蛋清
    E. 瘦肉

14. 关于试验饮食,描述不正确的是 ( )
    A. 潜血试验的前3天禁食肉类及深色蔬菜   B. 肌酐试验应在检查前3天禁食各种肉类
    C. 胆囊造影应于检查前1天禁食早餐   D. 甲状腺吸碘试验,禁用碘做局部消毒
    E. 尿浓缩试验控制全天饮食中的水分总量在500~600 ml之间

15. 患者进行甲状腺摄碘试验查前应禁食含碘食物时间为 ( )
    A. 3天   B. 4~6天   C. 7~14天   D. 20~30天
    E. 7~60天

16. 饮食护理下列哪项不妥 ( )
    A. 护士应协助配餐员分发饮食   B. 进食前停止一切治疗和检查
    C. 检查治疗饮食实施情况   D. 对危重患者喂饮食时速度适中
    E. 危重患者进食后协助其漱口

17. 对病员饮食指导,错误的是 ( )
    A. 急性肾炎应多吃蔬菜和含糖高的食物   B. 高脂血症应禁食肥肉,限制菜油、豆油
    C. 高血压应用低盐饮食   D. 肝硬化腹水应增加肉、乳、豆类食物
    E. 做甲状腺吸碘测定,检查前一月禁食淡菜

(18~21题共用题干)
患者,女,51岁。身高155 cm,体重75 kg,因消化性溃疡少量出血入院检查。

18. 就以上信息,该患者的适宜饮食为 ( )
    A. 软质饮食   B. 低脂饮食   C. 流质饮食   D. 少渣饮食
    E. 低蛋白饮食

19. 经治疗,该患者出血停止。查体:体温38℃,脉搏88次/分,呼吸21次/分,血压165/95 mmHg。应为患者选择的最适宜饮食为 ( )
    A. 少渣高热量饮食   B. 低蛋白、低盐饮食
    C. 低脂、低盐饮食   D. 高纤维素、低脂饮食
    E. 高蛋白、高纤维素饮食

20. 进一步检查发现其血胆固醇含量明显高于正常,该患者适宜的食谱是 ( )
    A. 青椒炒鸡杂、三黄蛋、豆腐   B. 咸蛋黄、豆腐、牛肉、青菜
    C. 鱼、豆腐、菠菜   D. 皮蛋豆腐、鲫鱼、青椒炒肉丝
    E. 红烧肉、青炒肉片、豆腐

21. 进一步明确治疗效果,需做潜血试验,试验前1天患者可进食 ( )
    A. 皮蛋   B. 牛肉   C. 火腿   D. 土豆
    E. 青菜

22. 饮食护理,下列哪项是错误的 ( )
    A. 督促和协助配餐员分发饭菜   B. 检查治疗、试验饮食实施情况
    C. 观察患者进餐   D. 随时征求患者对饮食的意见
    E. 昏迷患者要谨慎喂食,以免食物呛入气管

23. **甲亢病人不宜进食的食物是** ( )
    A. 高糖的食物   B. 高碘的食物
    C. 高钾的食物   D. 高磷的食物
    E. 高蛋白质的食物

24. **禁止食用肉类、肝类、含铁丰富的药物、绿色蔬菜的试验饮食为** ( )
    A. 隐血试验饮食   B. 尿浓缩试验饮食
    C. 肌酐试验饮食   D. 胆囊造影饮食
    E. 甲状腺^{131}I试验饮食

25. 患者,男,56岁。需做大便潜血试验,护士指导其在标本采集前三天内,可食用的食物为 ( )
    A. 肉类   B. 动物肝   C. 绿叶蔬菜   D. 豆制品
    E. 动物血

26. 患者,女,32岁,医嘱行^{131}I甲状腺功能测定,护士指导该患者在试验期间应忌食的食物有 ( )
    A. 花菜   B. 紫菜   C. 芹菜   D. 西红柿
    E. 西兰花

27. 患者,女,54岁。因近半年来进食吞咽困难就诊。身高160 cm,体重40 kg。由此判断患者为 ( )
    A. 肥胖   B. 超重   C. 消瘦   D. 明显消瘦
    E. 正常

五、鼻饲法

（一）概念和目的

1. 概念 将胃管经一侧鼻腔插入胃内，经管灌注流质食物、水分及药物的方法。
2. 目的 供给不能经口进食者，适用于**昏迷、口腔疾患、食管狭窄、食管气管瘘、拒绝进食的病人**，以及早产儿、病情危重的婴儿和某些手术后或肿瘤病人。
3. 禁忌证：**上消化道出血、食管-胃底静脉曲张、食管癌、食管梗阻以及鼻腔、食管手术后的病人**禁用鼻饲法。

（二）操作方法

1. 插管的要点 ①病人取半卧位、坐位或仰卧位。②测量插管长度并作标记。测量方法有两种：a. **从发际到剑突的距离**；b. **从耳垂至鼻尖再到剑突的距离**。成人插入胃内的长度**45~55 cm**。③当导管插至咽喉部（14~16 cm处），嘱病人做吞咽动作，以利于插管。④插管过程中，**如病人出现恶心，应暂停插管**，嘱病人做深呼吸或吞咽动作；如插入不畅，应检查口腔，观察胃管是否盘在口中；如出现**呛咳、呼吸困难、发绀**等现象，表示误入气管，应立即拔出，休息片刻后，重新插入。⑤昏迷病人在插管前取去枕平卧位，将病人的头后仰；**当胃管插至14~16 cm时，用左手将病人头部托起**，使下颌尽量靠近胸骨柄，以增大咽喉部通道的弧度，便于胃管顺利通过会厌部。⑥插管时动作应轻稳，尤其是胃管通过食管的3个狭窄处（环状软骨水平处、平气管叉处、食管穿过膈处）的时候，以免损伤食管粘膜。

2. 确认胃管在胃内的方法 ①抽液法：将胃管末端接无菌注射器回抽，有胃液抽出，是最常用最准确的一种方法。②听诊法：将听诊器放在病人胃部（剑突下），用无菌注射器向胃管内注入10 ml空气，听到有气过水声。③呼气法：将导管末端放入盛有水的碗中，无气泡溢出。如有大量气泡，证明已误入气管。

3. 供食要点 ①必须先确认胃管在胃内后方可注食。②病人取半卧位，注食前后需注入少量温开水。③食物温度为**38~40 ℃**，每次量不超过**200 ml**，间隔时间不少于**2 小时**。④通过鼻饲管给药时，**应将药片先研碎、溶解后再注入**。⑤注射后保持原卧位20~30分钟。⑥口腔护理，每日2次。⑦记录插管时间、病人的反应、鼻饲液种类及量。

4. 拔胃管的要点 ①长期鼻饲需定期更换胃管时，**普通胃管每周换1次，硅胶胃管每月换1次**。②更换胃管时应在当天晚上最后1次灌注食物后拔管，第二天早晨从另一侧鼻孔插管。③拔管前应夹闭胃管末端，避免拔管时液体反流入呼吸道。④在病人深呼气时拔管，拔管到咽喉部时迅速拔出，以免胃管内残留液体流入气管。⑤协助清洁病人口腔、鼻腔，擦拭胶布痕迹，整理床单位及用物，洗手并记录。

小结提示：插管口诀：一释（解释目的、合作技巧）、二卧（坐位或半坐卧位，无法坐起者取右侧卧位）、三清孔（鼻腔）、四量（成人45~55 cm，即相当于前额发际至剑突长度）、五润（润滑管前端10~20 cm）、六插管（插入14~16 cm，即相当于鼻咽部时，嘱患者做吞咽动作）、七检（检查胃管是否在胃内的3种方法）、八固（鼻翼及面颊）、九温（注入少量温开水）、十注（注入流食或药物，温度为38~40 ℃，量不超过200 ml，其后再注入少量温开水）。

六、出入液量的记录

（一）目的 记录24小时摄入和排出的液体量对于动态掌握病人病情变化、确定重建平衡的治疗方案非常重要。

（二）记录的内容和要求

1. 摄入量 **每日饮水量、输液量、输血量、食物含水量以及针剂药液量**等。
2. 每日排出量 尿量、粪便量及其他排出量，如**胃肠减压抽出量、胸腹腔抽出量、痰量、呕吐量、咯血量、伤口渗出量、各种引流量**等。

（三）记录方法

1. 用蓝钢笔填写出入液量记录单的眉栏项目，如床号、姓名、住院号、日期等。
2. 出入液量记录 **晨7时至晚7时，用蓝笔记录；晚7时至次晨7时，用红笔记录**。
3. 出入液量总结 一般每日晚7时，做12小时的小结；次晨7时，做24小时总结，并用蓝笔记录在**体温单相应栏目内**。

管道更换的时间：一般插到**体腔内管道每周换1次**，如胃管、导尿管等；留在**体腔外面的管道每天更换1次**，如一次性输液器、集尿袋、负压吸引器、胸腔闭式引流瓶等。

单元测试题3

1. 下列哪类病人应给予鼻饲饮食　　　　　　　　　　　　　　　　　　　　　　　　　　　　（　　）
   A. 婴幼儿　　　　　B. 经常呕吐者　　　　C. 拒绝进食者　　　　D. 食欲低下者
   E. 拔牙者

2. 测量鼻饲管插入长度的方法为　　　　　　　　　　　　　　　　　　　　　　　　　　　　（　　）
   A. 耳垂到鼻尖的长度　　　　　　　　　　　B. 鼻尖到胸骨的长度
   C. 口唇到剑突的长度　　　　　　　　　　　D. 鼻尖到剑突的长度
   E. 鼻尖到耳垂再到剑突的长度

3. 胃管插入胃内的长度　　　　　　　　　　　　　　　　　　　　　　　　　　　　　　　　（　　）
   A. 40 cm　　　　　B. 45~50 mm　　　　C. 45~55 cm　　　　D. 60 cm
   E. 60 mm 左右

4. 患者,女,27岁,因脑外伤昏迷入院,为供给营养和水分给予鼻饲。为患者插鼻饲管至15 cm时要将患者头部托起,目的是 ( )
   A. 减轻患者痛苦　　　　　　　　　　　　B. 避免损伤食道粘膜
   C. 避免患者恶心　　　　　　　　　　　　D. 加大咽喉部通道的弧度
   E. 使喉肌舒张便于插入

5. 鼻饲时,为提高昏迷患者插管的成功率,在插管至会厌部时应将患者的头 ( )
   A. 后仰　　　　B. 贴近胸骨　　　　C. 保持原位　　　　D. 侧向右侧
   E. 侧向左侧

6. 插管操作结束后,为证实胃管是否确在胃内,**错误**的方法是 ( )
   A. 抽吸出胃液　　　　　　　　　　　　　B. 注入少量空气,同时听胃部有无气过水声
   C. 胃管末端放入水杯有无气体溢出　　　　D. 注入少量温开水,同时听胃部有无气过水声
   E. 抽吸出液体用pH试纸测试

7. 患者,女,55岁。高血压已15年,用药物控制。到公司跳舞时,突然感到头痛继而摔倒,意识丧失,住院治疗,现鼻饲管插管已1周,需要更换胃管,其正确的方法是 ( )
   A. 最后1次鼻饲饮食注入前拔管　　　　　B. 拔管前要检查胃管是否通畅
   C. 拔出胃管前应该夹紧其末端　　　　　　D. 拔管至咽喉处时动作宜缓慢
   E. 拔管后立即在另一鼻孔插管

8. 鼻饲患者的护理,下述**不妥**的是(每次的鼻饲量不能超过200 ml) ( )
   A. 每次灌注前回抽胃液　　　　　　　　　B. 每次鼻饲量500 ml
   C. 每周更换鼻饲管　　　　　　　　　　　D. 每日进行2次口腔护理
   E. 每次灌注流质后应注入温开水

9. 连续两次鼻饲的间隔时间应不少于 ( )
   A. 1小时　　　　B. 1.5小时　　　　C. 2小时　　　　D. 2.5小时
   E. 3小时

10. 长期鼻饲者,定期更换胃管的时间是 ( )
    A. 1天　　　　B. 3天　　　　C. 7天　　　　D. 10天
    E. 14天

11. 患者,男,60岁,肝硬化伴腹水,护士为其记录摄入液量的项目**不包括** ( )
    A. 饮水量　　　　B. 输血量　　　　C. 输液量　　　　D. 肌内注射药量
    E. 水果的含水量

12. **不需要**记入排出量的内容是 ( )
    A. 呕吐液　　　　B. 胃肠减压液　　　　C. 胆汁引流液　　　　D. 胸腹腔吸出液
    E. 汗液

13. 患者,男,48岁。入院诊断肝硬化失代偿期,入院次日出现呕血、黑便现象,医嘱要求暂禁食,并记录24小时排出量,记录项目正确的是 ( )
    A. 汗液、大便、尿量
    B. 呕吐液、大便、尿量
    C. 唾液、大便、尿量、痰液
    D. 胆汁、大便、尿量、呕吐液
    E. 胰液、胆汁引流液、大便、尿量

14. 体温单上记录的24小时出量,**不包括** ( )
    A. 尿量　　　　B. 呕吐量　　　　C. 胸腔积液量　　　　D. 不显性失水量
    E. 粪便量

15. **禁忌**使用鼻饲的患者是 ( )
    A. 昏迷　　　　B. 口腔手术　　　　C. 脑出血　　　　D. 婴幼儿
    E. 食管下段静脉曲张

16. 下列哪种情况**无需**给予鼻饲管饮食 ( )
    A. 昏迷　　　　B. 颅脑外伤　　　　C. 急性胃炎　　　　D. 破伤风
    E. 精神疾病

17. 鼻饲液的温度为 ( )
    A. 28～30 ℃　　　　B. 30～31 ℃　　　　C. 32～34 ℃　　　　D. 35～36 ℃
    E. 38～40 ℃

18. 患者,男,65岁,患脑血管意外,昏迷已半年,长期鼻饲,在护理操作中,下列措施哪项**不妥** ( )
    A. 每日做口腔护理2次　　　　　　　　　B. 每次鼻饲间隔时间不少于2小时
    C. 胃管应每日更换　　　　　　　　　　　D. 所有灌注物品每日消毒1次

E. 注入流质或药物前要检查胃管是否在胃内
19. 鼻饲插管中患者出现呛咳、发绀，护士正确的处置是 （　　）
    A. 托起患者的头部插管
    B. 嘱患者深呼吸，休息片刻后再继续插管
    C. 拔出胃管，休息片刻后重新插管
    D. 嘱患者做吞咽动作
    E. 用注射器抽吸胃液
20. 患者，男，60岁，脑梗死，昏迷。需要插胃管供给营养。为了提高插管成功率，护士操作时不宜采取的动作是 （　　）
    A. 插管时不可喂水
    B. 插管至15 cm时将患者的头部托起
    C. 使患者头和颈部保持在同一水平
    D. 插管动作要轻柔
    E. 插管长度45～55 cm
21. 为鼻饲病人拔管时，正确的操作是 （　　）
    A. 嘱病人做吞咽动作
    B. 病人必须右侧卧位，头后仰
    C. 协助病人维持原卧位20～30分钟
    D. 在病人深呼气时拔出
    E. 在病人深吸气时拔出
22. 患者，男，66岁，肝癌中晚期。患者极度消瘦，不思饮食，护士为其插胃管补充营养。判断胃管是否在胃内的最好方法是 （　　）
    A. 将胃管末端放入盛水碗中，观察有无气泡溢出
    B. 用注射器向胃内注入10 ml空气，听气过水声
    C. 用注射器向胃内注入10 ml生理盐水，听气过水声
    D. 用注射器抽取胃内容物
    E. 让患者晃动身体，感觉胃内是否有异物存在
23. 给鼻饲病员更换胃管，要求 （　　）
    A. 每天更换，晚上拔管，次晨插管
    B. 每周更换，晚上拔管，次晨插管
    C. 每周更换，上午拔管，晚上插管
    D. 每天更换，上午拔管，晚上插管
    E. 每天更换，上午拔管，次晨插管
24. 为病情危重的患者喂食，不正确的做法是 （　　）
    A. 卧床患者采取侧卧位
    B. 喂食动作应迅速、敏捷
    C. 进食流质可用吸管
    D. 昏迷患者鼻饲间隔在2小时以上
    E. 一次喂食量不宜超过200 ml
25. 记录24小时出入液量，下列哪项不妥 （　　）
    A. 晚上7时至次晨7时用红笔
    B. 晨7时至晚上7时用蓝笔
    C. 用蓝笔填写眉栏
    D. 夜班护士总结24小时总出入量
    E. 用红笔填写总量于体温单的专栏内
26. 患者，女，多器官功能衰竭，记录每日排出液量需除外 （　　）
    A. 出血量　　　B. 排尿量　　　C. 腹水　　　D. 抽出的胸水
    E. 呕吐物
27. 鼻饲的适用对象不包括 （　　）
    A. 昏迷患者　　B. 早产儿　　　C. 偏食者　　D. 拒绝进食者
    E. 口腔疾患手术后
28. 患者，25岁，在进行插胃管时，患者出现呛咳、呼吸困难、发绀时，护士应 （　　）
    A. 立即拔出胃管，待患者恢复后重插
    B. 将患者头托起，继续插管
    C. 让患者忍耐，继续插管
    D. 将患者扶起后，继续插管
    E. 暂停片刻，嘱患者深呼吸，恢复后继续插管
29. 正确测量胃管插入长度的方法是 （　　）
    A. 从鼻尖至剑突
    B. 从眉心至剑突
    C. 从前额发际至剑突
    D. 从眉心至胸骨柄
    E. 从前发际至胸骨柄

（30～31题共用题干）
患者，男，50岁。急性胰腺炎住院，医嘱：立即插胃管进行胃肠减压。
30. 护士携物品到床边后，该患者拒绝插胃管，护士首先应 （　　）
    A. 接受该患者的拒绝
    B. 告诉护士长并请护士长做患者的思想工作
    C. 把患者的拒绝转告给医生
    D. 告诉其家属并请家属做患者的思想工作
    E. 给该患者耐心解释插胃管的目的，并教他如何配合
31. 如果在插管过程中，该患者出现恶心呕吐，护士首先应 （　　）

A. 立即拔出胃管以减轻反应 B. 加快插管速度以减轻反应
C. 嘱患者头向后仰 D. 暂停插管并嘱患者深呼吸
E. 继续插管并嘱患者做吞咽动作

(32~34题共用题干)

患者,男,45岁。脑外伤昏迷2周,为其插鼻饲管协助进食,以满足营养需要。

32. 在为患者鼻饲插管时,为提高插管成功率,应重点采取的措施是　　　　　　　　　　　　　　　　　(　　)
A. 患者平卧位,利于胃管插入 B. 先稍向上而后平行再向后下缓慢轻轻地插入
C. 插管时动作要准确,让胃管快速通过咽部 D. 插入15 cm时,托起患者头部使下颌靠近胸骨柄
E. 边插边用注射器抽吸有无胃液,检验胃管是否在胃内

33. 每次为患者注入鼻饲液的量和时间间隔要求分别是　　　　　　　　　　　　　　　　　　　　　　(　　)
A. ≤200 ml;≥2 h　　B. ≤200 ml;≥4 h　　C. >200 ml;<4 h　　D. >200 ml;≤4 h
E. >200 ml;≥2 h

34. 通过鼻饲注入流质饮食后,再注入少量温开水的目的是　　　　　　　　　　　　　　　　　　　　(　　)
A. 使患者温暖舒适 B. 准确记录出入量
C. 防止患者呕吐 D. 冲净胃管,避免鼻饲液积存
E. 保证足够的水分摄入

35. 中国居民"平衡膳食宝塔"的最底层,即居民膳食中最基本的组成部分是(营养学)　　　　　　　　　(　　)
A. 鱼、禽、肉、蛋　　B. 蔬菜、水果类　　C. 奶类及豆类　　D. 五谷类
E. 油脂类

第九节　冷热疗法

一、冷疗法

(一)冷疗法的作用　冷疗目的是<u>降温</u>、<u>消炎</u>、<u>镇痛</u>、<u>止血</u>。

1. <u>控制炎症扩散</u>　冷疗可以使皮肤血管收缩,局部血流量减少、减慢,降低细胞的新陈代谢和微生物的活力,限制炎症扩散,适用于<u>炎症早期</u>。

2. <u>减轻疼痛</u>　冷疗可使<u>神经末梢的敏感性降低</u>,减轻患者的疼痛。同时冷疗还使毛细血管的通透性降低,从而减轻由于组织充血、肿胀而压迫神经末梢所导致的疼痛。适用于<u>牙痛</u>、<u>烫伤</u>、急性疼痛初期。

3. <u>减轻局部组织充血或出血</u>　适用于<u>扁桃体摘除术后</u>、<u>鼻出血和局部软组织损伤早期</u>(48小时以内)。

4. <u>降低体温</u>　冷疗与皮肤接触,通过传导与蒸发,使机体体温降低。适用于<u>高热</u>、<u>中暑</u>等病人。对脑外伤、脑缺氧病人,还可降低脑细胞的代谢和需氧量,促进恢复和预防脑水肿。

(二)影响冷疗效果的因素

1. 方式　冷疗分为干冷和湿冷。湿冷是以水为媒介物,而干冷是以空气及其他物体为媒介物。同样的温度,湿冷的效果要优于干冷。因为水是冷的良好导体,传导能力及渗透能力都比空气强。

2. 部位　皮肤薄、不经常暴露、较大血管经过的部位用冷效果好,如颈部、腋下、腹股沟、躯干等。

3. 面积　冷疗的效果与用冷面积大小成正比。

4. 时间　<u>一般为15~30分钟</u>。时间过长会引起继发性效应。

5. 温度差　用冷的温度与体表皮肤的温度相差越大,机体对冷刺激的反应越强;反之则越弱。

6. 个体差异　病人机体状况、精神状态、年龄及性别不同,对冷疗的耐受力及反应也不同,从而影响冷疗的效果。如年老病人,因感觉功能减退,对冷疗刺激反应比较迟钝;婴幼儿因体温调节中枢未发育完善,对冷疗反应较为强烈;女性病人对冷的感受较男性敏感等。

(三)冷疗法的禁忌证

1. 局部血液循环障碍　冷疗可使局部血管收缩,继续加强血液循环障碍,导致组织缺血、缺氧而变性坏死,因此对<u>休克</u>、<u>大面积受损</u>、<u>微循环明显障碍</u>的病人,不宜用冷疗。

2. 慢性炎症或深部有化脓病灶　冷疗可使局部血流量减少,影响炎症吸收。

3. 对冷过敏　对冷过敏的病人冷疗后可出现皮疹、关节疼痛、肌肉痉挛等现象。

4. <u>禁忌用冷的部位</u>　①枕后、耳郭、阴囊处:用冷易引起冻伤。②心前区:<u>用冷可反射性引起心率减慢</u>、<u>心律不齐</u>。③<u>腹部:用冷易引起腹泻</u>。④<u>足底:用冷可反射性引起末梢血管收缩</u>,影响散热,还可引起一过性冠状动脉收缩。

(四)冷疗的方法

1. 局部用冷法

(1)<u>冰袋</u>或冰囊:多用于降低体温、减少出血及减轻局部疼痛。高热降温时,<u>冰袋</u>可放在<u>前额</u>、头顶、侧颈部、腋下、腹股沟等部位;扁桃体摘除术后将冰袋置于<u>颈前颌下</u>,<u>以防出血</u>;冰囊使用后30分钟测体温并记录。注意观察用冷部位局部情况、皮肤色泽、防止冻伤。倾听病人主诉,有异常立即停止用冷。<u>用冷时间最长不超过30分钟</u>,如需再用应间隔1

小时。

(2) **冰帽或冰槽**：用于**头部降温**，**防止脑水肿**，**降低脑细胞的代谢**，减少其耗氧量，提高脑细胞对缺氧的耐受性，从而减轻脑细胞的损害。方法是头部置于冰帽中，**后颈部和两耳**处垫海绵垫，两耳塞不脱脂棉，防止水流入耳内；双眼覆盖凡士林纱布，保护角膜。排水管置于水桶内。观察冰帽有无破损、漏水，冰帽的冰块融化后，应及时更换或添加；观察头部皮肤的变化，尤其是**耳郭**部位应注意防止发生青紫、麻木及冻伤；测肛温，每 30 分钟 1 次，维持患者肛温在 33 ℃左右，不可低于 30 ℃，防止心房、心室纤颤或房室传导阻滞等并发症出现。

(3) 冷湿敷法：多用于**降温、止痛、止血及早期扭伤、挫伤的水肿**。在冷敷部位下面垫橡胶单及治疗巾，局部涂以凡士林，上面盖一层纱布，敷布浸于冰水或冷水中，用长钳拧敷布至不滴水为度，抖开折好，敷于患处；及时更换敷布，每 2～3 分钟 1 次，持续 15～20 分钟。注意观察局部皮肤的变化及病人的全身反应；冷敷部位如为开放性伤口，应按无菌原则处理。

2. 全身用冷疗法　是利于**乙醇**或**温水**接触身体皮肤，通过乙醇的蒸发、温水的传导作用增加机体散热，达到降温目的，多用于**高热病人降温**。

(1) 乙醇拭浴：常用浓度为 **25%～35%**，乙醇 **200～300 ml**，温度 32～34 ℃。①**将冰袋置于头部**，以助降温，并可防止**头部充血**。②**将热水袋放置足底**，使病人感觉舒适，促进足底血管扩张，有利于散热。

方法为以离心方向拭浴，顺序：双上肢→腰背部→双下肢。

1) 双上肢：助患者仰卧→颈外侧→肩→上臂外侧→手背；侧胸→腋窝→上臂内侧→肘窝→前臂内侧→手掌。

2) 腰背部：助患者侧卧→颈肩部→背部→腰部→臀部。穿衣、脱裤。

3) 双下肢：助患者仰卧→髋部→下肢外侧→足背；腹股沟→下肢内侧→内踝；股下→大腿后侧→腘窝→足跟。

腋窝、肘窝、手掌、腹股沟、腘窝处稍用力拍拭，并延长拍拭时间，以促进散热。时间：每侧 3 分钟，全过程 20 分钟以内。如拭浴途中患者面色苍白、寒战、脉搏及呼吸异常，应立即停止，及时通知医生。

胸（心）前区、腹部、后颈、足底为擦浴的**禁忌部位**；新生儿、**血液病**（使血管扩张，可能引起出血）病人、小儿传染病出现皮疹时等**禁忌使用**；拭浴应以拍拭方式进行，避免摩擦方式，因摩擦易生热；拭浴毕，取下热水袋；拭浴后 30 分钟测量并记录体温，如体温降至 39 ℃以下，应取下头部冰袋。

(2) 温水拭浴：温水擦浴无刺激，患者感觉舒适，适用于新生儿、婴幼儿降温。水温控制在 **32～34 ℃**。

单元测试题 1

1. 高热、中暑的患者使用冷疗法的目的是　　　　　　　　　　　　　　　　　　　　　　　　　　　　（　　）
   A. 减轻局部充血或出血　　B. 减轻疼痛　　C. 控制炎症扩散　　D. 降低体温
   E. 使患者舒适

2. 冷疗的目的**不包括**　　　　　　　　　　　　　　　　　　　　　　　　　　　　　　　　　　　　（　　）
   A. 促进炎症的消散　　B. 减轻出血　　C. 减轻疼痛　　D. 降低体温
   E. 减轻局部充血

3. 关于冷疗法的应用**不正确**的是　　　　　　　　　　　　　　　　　　　　　　　　　　　　　　（　　）
   A. 减轻牙疼痛　　B. 减轻深部组织充血　　C. 为高热病人降温　　D. 控制炎症扩散
   E. 扭伤早期减轻肿胀

(4～5 题共用题干)

刘小姐，24 岁。左侧第二磨牙牙龈红肿，牙痛影响睡眠。

4. 最佳的护理指导是　　　　　　　　　　　　　　　　　　　　　　　　　　　　　　　　　　　　（　　）
   A. 口含冰块　　　　　　　　　　B. 侧卧位面颊置热水袋
   C. 口含温开水　　　　　　　　　D. 侧卧位面颊置冰袋
   E. 红外线照射

5. 护理指导的依据是　　　　　　　　　　　　　　　　　　　　　　　　　　　　　　　　　　　　（　　）
   A. 热促进炎症的消散与局限　　　B. 热减轻组织充血
   C. 热减低痛觉神经的兴奋性　　　D. 冷使神经末梢敏感性降低
   E. 冷降低局部温度

6. 扁桃体摘除术后患者采用冷疗法的主要目的是　　　　　　　　　　　　　　　　　　　　　　　（　　）
   A. 减轻疼痛　　　　　　　　　　B. 减轻深部组织充血
   C. 限制炎症的扩散　　　　　　　D. 减轻局部出血
   E. 降低体温

7. 患者，女，全身微循环障碍，临床上**禁忌**使用冷疗的理由是　　　　　　　　　　　　　　　　（　　）
   A. 可引起过敏　　　　　　　　　B. 可引起腹泻
   C. 可发生冻伤　　　　　　　　　D. 可降低血液循环，会影响创面愈合
   E. 可导致组织缺血缺氧而变性坏死

8. **不可用**冷疗的病情是 ( )
   A. 鼻出血
   B. 头皮下血肿的早期
   C. 中暑
   D. 压疮
   E. 牙痛

9. 足底**忌**用冷疗是防止 ( )
   A. 一过性冠状动脉收缩
   B. 末梢循环障碍
   C. 局部组织坏死
   D. 体温骤降
   E. 心律异常

10. 组织损伤破裂的患者局部**禁**用冷疗的理由是 ( )
    A. 防止冻伤
    B. 防止引起反射性心率减慢
    C. 防止引起腹泻
    D. 冷疗可减少血液循环,影响愈合
    E. 防止引起一过性冠状动脉收缩

11. 患者,男,腋温39.7℃,使用冰袋为其降温应将冰袋放在 ( )
    A. 足底、腹股沟
    B. 背部、腋下
    C. 前额、头顶
    D. 颈前颌下
    E. 枕后、耳郭

12. 患者,女,17岁,行扁桃体摘除术,术后应将冰袋置于 ( )
    A. 前额
    B. 头顶部
    C. 颈前颌下
    D. 胸部
    E. 腋窝处

13. 患者,男,35岁,不慎左侧踝关节扭伤,为防止皮下出血与肿胀,早期应 ( )
    A. 松节油涂擦
    B. 冷湿敷
    C. 局部按摩
    D. 热湿敷
    E. 冷热交替敷

14. 患者,男,31岁,持续高热2天,以肺炎收入院。遵医嘱护士为其乙醇擦浴,宜选择的乙醇浓度是 ( )
    A. 5%～15%
    B. 25%～35%
    C. 45%～55%
    D. 70%～75%
    E. 90～95%

15. 乙醇拭浴时,在头部放置冰袋的目的(帮助头部降温、防止表皮血管收缩、头部充血)是 ( )
    A. 控制炎症的扩散
    B. 减少脑细胞需氧量
    C. 防止头部充血
    D. 减轻局部疼痛
    E. 控制毒素吸收

16. 男性,患儿,9岁,高热3天,行温水或乙醇拭浴时,**禁忌**擦浴的部位是 ( )
    A. 面部、腹部、足部
    B. 心前区、腹部、足底
    C. 面部、背部、腋窝
    D. 腘窝、腋窝、腹股沟
    E. 肘窝、手心、腹股沟

17. 乙醇拭浴操作正确的方法是 ( )
    A. 擦浴后10分钟测量体温
    B. 擦至胸、腹部时动作宜轻柔
    C. 发生寒战时应加快速度
    D. 头部放热水袋,足部放冰袋
    E. 擦拭腋窝、腹股沟等血管丰富处时应适当延长时间

18. 为降温做温水擦浴,水温宜选用 ( )
    A. 56～60℃
    B. 45～50℃
    C. 40～45℃
    D. 37～40℃
    E. 32～34℃

19. 腹部**禁**用冷疗是为了防止出现 ( )
    A. 腹泻
    B. 循环障碍
    C. 心律失常
    D. 体温骤降
    E. 冠状动脉收缩

20. 下列部位可放置冰袋降温的是 ( )
    A. 前额,足底
    B. 枕部,腋窝
    C. 头顶部,腹股沟
    D. 颈部
    E. 腋窝,胸部

21. **不宜**使用冷疗的患者是 ( )
    A. 局部软组织损伤早期的患者
    B. 扁桃体摘除术后的患者
    C. 高热患者
    D. 慢性炎症患者
    E. 烫伤患者

22. 女性,22岁。中暑高热,体温40℃,护士为其冰袋冷敷,下面的操作哪项**不妥** ( )
    A. 检查冰袋有无破损
    B. 小冰块装袋1/2～2/3容积
    C. 置于前额、腋窝、腹股沟等处
    D. 冰块融化后应及时更换
    E. 冰袋使用后1小时测体温并记录

23. 某肺炎球菌性肺炎患者,口温40℃,脉搏120次/分,口唇干燥,下列护理措施,哪项**不妥** ( )
   A. 卧床休息 B. 测体温每4小时1次
   C. 鼓励饮水 D. 冰袋放于头顶、足底处
   E. 每日口腔护理2～3次

24. 患者,女,21岁,眼部整形术后。患者上眼睑肿胀,局部有少量出血。为配合止血,护士可采取的措施是 ( )
   A. 手掌根部压迫上下眼睑 B. 局部红外线照射
   C. 眼部放置冰囊 D. 用50%硫酸镁湿热敷
   E. 局部涂凡士林保护皮肤,放置热水袋,注意避免烫伤

25. 物理降温最有效的方法是 ( )
   A. 使用冰槽进行头部降温 B. 冰袋头部冷敷
   C. 30%乙醇擦浴 D. 40℃温水擦浴
   E. 冰囊冷敷大动脉处

26. 为血液病伴高热的患者降温时,**不宜**采用的方法是 ( )
   A. 温水擦浴 B. 多饮水 C. 保暖 D. 头部置冰袋
   E. 乙醇擦浴

27. 冷疗控制炎症扩散的机制是 ( )
   A. 增强白细胞的吞噬功能 B. 增强新陈代谢
   C. 溶解坏死组织 D. 降低微生物的活力
   E. 清除坏死组织

(28～29题共用题干)
患者,男,27岁,高温车间工作。体温升至40℃,面色潮红,皮肤灼热,无汗,呼吸、脉搏增快。

28. 为患者采取的最好降温方法是 ( )
   A. 35%乙醇擦浴 B. 冰袋置大动脉降温
   C. 降温毯降温 D. 化学冰袋头部降温
   E. 冰囊置腘窝降温

29. 心前区禁忌用冷是为了防止 ( )
   A. 心动过速 B. 反射性心率减慢 C. 体温骤降 D. 反射性心搏骤停
   E. 心搏节律异常

30. 关于冷疗影响因素的描述,**错误**的是 ( )
   A. 湿冷比干冷效果好 B. 冷疗的效果与用冷面积成正比
   C. 冷疗的效果与用冷时间成正比 D. 冷环境用冷,效果会增强
   E. 婴幼儿对冷反应较为强烈

(31～33题共用题干)
患者,女,28岁,因产后高热,脸部潮红,呼吸急促,脉搏快速,医嘱用冰袋降温。

31. 冰袋放置部位**不妥**的是 ( )
   A. 前额 B. 头顶部 C. 腋下 D. 腹股沟
   E. 足底

32. 因为上述部位用冷后反射性引起 ( )
   A. 一过性冠状动脉收缩 B. 皮下出血
   C. 末梢血管收缩 D. 冻伤
   E. 血管扩张

33. 当体温降至多少以下时,即可取下冰袋 ( )
   A. 35℃ B. 46℃ C. 37℃ D. 38℃
   E. 39℃

34. 患者,女,28岁。因脑外伤入院。遵医嘱给予头部冰帽降温。采用此法给予降温主要目的是 ( )
   A. 制止炎症扩散 B. 减轻局部充血或出血
   C. 降低神经末梢的敏感性 D. 减轻对脑细胞的损害
   E. 促进炎症消散

(35～36题共用题干)
患者,女,35岁,发热待查入院。患者面色潮红、皮肤灼热,体温39.9℃进行乙醇拭浴降温。

35. 拭浴的方法下列哪项是正确的 ( )
   A. 头部放热水袋,足部放冰袋 B. 拭浴时以离心方向拍拭
   C. 擦至胸腹部时动作轻柔 D. 发生寒战时应减慢速度

E. 拭浴后10分钟测体温
36. 拭浴后何时为患者测体温 ( )
   A. 20分钟　　　　　B. 30分钟　　　　　C. 40分钟　　　　　D. 50分钟
   E. 60分钟
37. 患者,女,30岁。高热39℃,医嘱给予冰袋物理降温。冰袋正确放置的位置是 ( )
   A. 枕部　　　　　　B. 足底　　　　　　C. 颈前颌下　　　　D. 前额
   E. 颞部
38. 患者,女,70岁。今日下楼时不慎致踝关节扭伤1小时来院就诊,目前应进行的处理措施是 ( )
   A. 热敷　　　　　　　　　　　　　　　B. 冷敷
   C. 冷、热敷交替　　　　　　　　　　　D. 热水足浴
   E. 按摩推拿
39. 患者,男,40岁。发热38.3℃,行物理降温。右图示的哪个部位不适合放置冰袋 ( )
   A. 颈动脉　　　　　　　　　　　　　　B. 前额
   C. 腋动脉　　　　　　　　　　　　　　D. 股动脉
   E. 腹部
40. 使用冰槽时,为防止冻伤需保护的部位是 ( )
   A. 前额　　　　　　　　　　　　　　　B. 颞部
   C. 头顶　　　　　　　　　　　　　　　D. 耳部
   E. 面颊

二、热疗法

(一)热疗法的作用

1. 促进炎症的消散和局限　热疗可使局部血管扩张,血流速度加快,利于组织中毒素的排出;同时促进血液循环,血流量增多,白细胞数量增多,吞噬功能增强和新陈代谢增快。
   因而在炎症早期使用热疗可促进炎性渗出物的吸收和消散;炎症后期使用热疗可促进白细胞释放蛋白溶解酶,溶解坏死组织,使炎症局限。如软组织损伤或扭伤(48小时后),用热疗可促进软组织淤血的吸收和消散。
2. 缓解疼痛　热可降低痛觉神经的兴奋性,改善血液循环,减轻炎性水肿,以解除神经末梢的压力;使肌肉、肌腱和韧带等组织松弛,从而缓解疼痛。用于腰肌劳损、肾绞痛、胃肠痉挛等病人。
3. 减轻深部组织充血　热疗使局部血管扩张,体表血流增加,相对减轻深部组织的充血。
4. 保暖　使局部血管扩张,促进血液循环,使病人感到温暖舒适。

(二)热疗法的影响因素

1. 方式　热疗分为干热法和湿热法,湿热疗法比干热疗法强。
2. 部位　皮肤薄、不经常暴露、较大血管经过的部位效果好。
3. 面积　热疗的效果与用热面积大小成正比。
4. 时间　一般为10~30分钟。时间过长会引起继发性效应。
5. 温度差　机体对热的反应与热疗的温度与体表温度的差值成正比。
6. 个体差异　个体对温度的敏感性不同,昏迷、瘫痪、麻醉后、循环不良的病人、老年人,对热的敏感性差,以防烫伤。婴幼儿对热疗反应较为强烈;女性病人对热较男性敏感等。

(三)热疗法的禁忌证

1. 急腹症未明确诊断前　防止掩盖病情真相和炎症扩散。
2. 面部危险三角区感染　因面部危险三角区血管丰富又无静脉瓣,且与颅内海绵窦相通,热疗使该处血管扩张,血流量增多,导致细菌和毒素进入血液循环,使炎症扩散,造成颅内感染和败血症。
3. 各种脏器内出血时　热疗可加重出血倾向。
4. 软组织损伤早期(48小时内)　软组织损伤,如挫伤、扭伤或砸伤等早期,忌用热疗。因热疗可促进局部血液循环,从而加重皮下出血、肿胀及疼痛。
5. 金属移植物　金属是热的良好传导体,用热疗易发生烫伤。
6. 恶性肿瘤　热疗使细胞活动分裂及生长加快从而使肿瘤转移、扩散。
7. 麻痹及感觉异常者慎用热疗,防止烫伤。

小结提示:冷、热疗法作用对比:冷疗是减轻局部充血或出血,而热疗是减轻深部组织的充血;冷疗是控制炎症的扩散,而热疗是促进炎症的消散。

(四)热疗法的方法

1. 干热法
   (1)热水袋:用于保暖、解痉、镇痛。正常成人水温60~70℃,用热时间:30分钟。注意事项:①婴幼儿、老年人、末梢

循环不良、麻醉未清醒、感觉障碍、昏迷等病人,热水袋的水温应调至 **50 ℃以内**,并用大毛巾包裹,以避免直接接触病人的皮肤而引起烫伤。②热水袋使用过程中,应经常观察局部皮肤的颜色。如**发现皮肤潮红、疼痛,应立即停止使用**,并在局部涂凡士林以保护皮肤。③热水袋如需持续使用,应及时更换热水。④严格执行交接班制度。

(2) 红外线灯:用于**消炎、解痉、镇痛**,促进创面干燥结痂和肉芽组织生长,以利于伤口愈合。方法为灯距 **30~50 cm**,温热为宜(用手拭温),若意识不清、局部感觉障碍、血液循环妨碍、瘢痕者,治疗时应加大灯距,防止烫伤;前胸、面颈照射,应戴有色眼镜或用纱布遮盖,保护眼睛。每次照射时间为 **20~30 分钟**。应观察有无过热、心慌、头晕感觉及皮肤反应,如**皮肤出现桃红色的均匀红斑,为合适剂量**;如**皮肤出现紫红色,应立即停止照射**,并涂凡士林以保护皮肤。照射后应休息 **15 分钟后**再离开,以防感冒。

2. 湿热法

(1) 湿热敷:用于**消炎、消肿、解痉、镇痛**。水温 **50~60 ℃**,局部及周边涂以凡士林,上面盖一层纱布;敷布每 **3~5 分钟 1 次**,热湿敷时间为 **15~20 分钟**;观察皮肤颜色,防止烫伤;有伤口的部位作热湿敷时,应按无菌操作进行,敷后伤口按换药法处理;面部热湿敷后 15 分钟方能外出,以防受凉感冒。

(2) 热水坐浴:可减轻盆腔、直肠器官的充血,达到消炎、消肿、镇痛和局部清洁、舒适的作用,常用于会阴、肛门疾病及手术前后等病人。**热水坐浴前先排尿、排便**,因热水可刺激肛门、会阴部,易引起排尿、排便反射。**水温为 40~45 ℃**,坐浴时间一般为 **15~20 分钟**。

注意事项:①观察其面色、脉搏、呼吸等,如病人主诉头晕、乏力等,应立即停止坐浴,扶病人上床休息。②对会阴、肛门部有伤口的病人,应准备无菌浴盆及坐浴液,坐浴后应用无菌技术处理伤口。③女病人在月经期、妊娠末期、产后 2 周内及阴道出血,盆腔器官有急性炎症时,**不宜坐浴**,以免引起感染。

(3) 局部浸泡:用于消炎、镇痛、清洁及消毒伤口等。水温为 40~45 ℃,浸泡时间为 15~20 分钟。注意事项:①浸泡过程中,应注意观察病人局部皮肤情况,如出现发红、疼痛等反应,应及时处理。②浸泡过程中,应随时添加热水或药液,以维持所需温度;添加热水时,应将病人肢体移出盆外,以防烫伤。③有伤口病人,需用无菌浸泡盆及浸泡液,且浸泡后按换药法处理伤口。

单元测试题 2

1. 关于热水袋的使用操作,**不正确**的是 （　　）
   A. 置于足底,利于扩张血管　　　　　　　　B. 热水袋用布套好,测水温后再使用
   C. 灌水至 1/3~1/2 满　　　　　　　　　　　D. 一般施热时间为 10~30 分钟
   E. 昏迷患者使用热水袋的水温应为 70 ℃
2. 为病人保暖解痉最简便的方法是 （　　）
   A. 热水袋　　　　B. 热坐浴　　　　C. 热湿敷　　　　D. 温水浴
   E. 红外线照射
3. 患者,女,23 岁。因食入不洁食物后引起急性胃肠炎。腹痛,怕冷,护理时可以给患者在腹部 （　　）
   A. 放置热水袋　　B. 湿热敷　　　　C. 红外线照射　　D. 湿冷敷
   E. 乙醇按摩
4. 下列病人使用热水袋时,水温可以是 60~70 ℃的是 （　　）
   A. 昏迷病人　　　B. 瘫痪病人　　　C. 婴幼儿病人　　D. 老年病人
   E. 神志清醒的青年人
5. 为全麻未清醒患者用热水袋时,水温**不应超过** （　　）
   A. 40 ℃　　　　　B. 50 ℃　　　　　C. 60 ℃　　　　　D. 70 ℃
   E. 80 ℃
6. 刘先生,40 岁,左前臂Ⅱ度烧伤 5 天,局部创面湿润、疼痛。可在局部进行的处理是 （　　）
   A. 红外线照射,每次 20~30 分钟　　　　　　B. 湿热敷,水温 40~60 ℃
   C. 冷湿敷,促进炎症吸收　　　　　　　　　D. 放置热水袋,水温 60~70 ℃
   E. 放置冰袋,减轻疼痛
7. 患者,女,62 岁,风湿性关节炎,每日红外线照射 20 分钟,现照射中患者局部皮肤出现桃红色均匀红斑,说明 （　　）
   A. 照射剂量过小　B. 照射剂量过大　C. 照射剂量合适　D. 应立即停止照射
   E. 应延长照射时间

(8~10 题共用题干)
患者,女,28 岁,分娩时会阴部侧切,现切口部位出现红、肿、热、痛,给予红外灯局部照射。

8. 照射时间宜控制在 （　　）
   A. 5 分钟　　　　B. 10 分钟　　　　C. 10~20 分钟　　D. 20~30 分钟
   E. 40 分钟
9. 照射过程中发现局部皮肤出现紫红色,应采取的措施是 （　　）

A. 改用热湿敷   B. 局部纱布覆盖   C. 抬高照射距离   D. 换用低功率灯头
E. 立即停用,局部涂凡士林

10. 照射完,需嘱患者休息15分钟再离开治疗室,目的是 ( )
    A. 观察疗效   B. 预防感冒   C. 防止晕倒   D. 减轻疼痛
    E. 促进炎症局限

11. 患者,女,29岁,产钳助产导致会阴部撕裂伤,现患者外阴伤口出现红、肿、热,湿热敷操作时应特别注意 ( )
    A. 防止弄湿床单   B. 敷布每3~5分钟更换1次
    C. 水温调节适度   D. 严格执行无菌操作
    E. 伤口周围涂凡士林

12. 热坐浴的**禁忌证**是 ( )
    A. 肛门部充血   B. 外阴部炎症   C. 痔疮手术后   D. 肛门周围感染
    E. 妊娠后期痔疮疼痛

13. 为病人进行热疗时,下列说法正确的是 ( )
    A. 温水擦浴时水温应为32~34℃   B. 麻醉未清醒的病人应用热水袋温度为50~60℃
    C. 温水坐浴时水温为50~60℃   D. 湿热敷时水温是60~70℃
    E. 局部浸泡时水温应为50℃

14. 社区护士拟为居民讲座热疗基础知识,关于局部组织炎症后期应用热疗的目的是 ( )
    A. 促进炎性渗出物吸收和消散   B. 使局部血管扩张,改善血液循环
    C. 传导发散体内的热量   D. 提高痛觉神经的兴奋性
    E. 促进白细胞释放蛋白溶解酶、溶解坏死组织,使炎症局限和消散

15. 影响热效的因素,下述**不正确**的是 ( )
    A. 湿热比干热穿透力强   B. 个体对热的耐受性不同
    C. 热效应与热敷面积成正比   D. 热效应与热敷时间成正比
    E. 室温过低,热效应减低

16. 患者,女,38岁,突发剧烈腹痛来诊。视诊见患者面色苍白、出冷汗。确诊明确之前,值班护士**不宜**采用的措施是 ( )
    A. 测量生命体征   B. 与医生沟通,留血标本
    C. 了解病史,进行护理评估   D. 给予热水袋止痛
    E. 开放静脉通道,准备急救物品

17. 患者,男,20岁,因肠痉挛,疼痛难忍。社区护士建议患者缓解疼痛最好的办法是 ( )
    A. 腹部放置热水袋   B. 腹部放置冰袋   C. 腹部敷热毛巾   D. 温水坐浴
    E. 腹部红外线照射

18. 诊断不明的急腹症忌用热疗的主要原因是 ( )
    A. 腹部忌热   B. 热使肠蠕动减慢而致便秘
    C. 用热可能掩盖病情   D. 用热使体温升高
    E. 热使炎症扩散

19. 面部危险三角区感染病灶**不宜**做热敷的理由是 ( )
    A. 皮肤细嫩易烫伤   B. 易引起鼻出血   C. 易导致颅内感染   D. 加速病灶化脓
    E. 使局部疼痛加重

20. 可采用热敷的疾病是 ( )
    A. 术后尿潴留   B. 皮肤湿疹   C. 开放性伤口   D. 急性阑尾炎
    E. 脾破裂

21. **不宜**使用热疗的情况 ( )
    A. 痛经   B. 肠胀气   C. 末梢循环不良   D. 昏迷
    E. 踝关节扭伤早期

22. 用热水袋施热时,70℃水温适用的情况是 ( )
    A. 深昏迷患者   B. 高位截瘫患者   C. 婴幼儿患者   D. 腹泻患者
    E. 老年患者

23. 男性,20岁,右臂浅Ⅱ度烫伤5天,创面湿润,疼痛,应选择 ( )
    A. 红外线照射,每次20~30分钟   B. 局部冷敷
    C. 局部湿热敷   D. 热水袋
    E. 冰袋

24. 为患者实施红外线烤灯照射时,护士操作**不正确**的是 ( )

A. 评估患者的创面情况 B. 用手试温,温热为宜
C. 灯距为20~30 cm D. 时间为20~30分钟
E. 观察有无过热、心慌、头晕感觉及皮肤反应

25. 患者,女,31岁,分娩后行热水坐浴,护士交代其坐浴的时间是 ( )
A. 5~10分钟 B. 10~15分钟 C. 15~20分钟 D. 20~35分钟
E. 30~45分钟

26. 患儿,日龄7天,鼻塞,体温39.0 ℃,咽充血,诊断为"上感"。护士为其降温首选的方法是 ( )
A. 解开包被散热 B. 口服退热药 C. 应用退热栓 D. 用0.5%麻黄碱滴鼻
E. 用30%乙醇擦浴

27. 属热疗适应证的是 ( )
A. 鼻翼旁疖肿 B. 牙痛 C. 急性阑尾炎 D. 急性乳腺炎
E. 软组织挫伤10小时内

28. 患者,男,55岁,因关节疼痛需每日红外线照射1次,在照射过程中观察皮肤出现紫红色,此时护士应该 ( )
A. 停止照射,改用热敷 B. 立即停止照射,涂抹凡士林保护皮肤
C. 适当降低温度,继续照射 D. 改用小功率灯,继续照射
E. 改用大功率灯,继续照射

29. 患者,男,65岁,脑梗死入院,意识模糊2天,身体虚弱,生命体征尚平稳,四肢发凉。护士用热水袋为其进行保暖,正确的方法是(皮肤的改变是衰老的最初标志。皮肤的敏感性降低,阈值升高,皮肤的触觉、痛觉及温觉均减弱) ( )
A. 袋内水温为60 ℃ B. 热水袋外裹毛巾
C. 热水袋置于腹部 D. 热水袋水温与室温相同后撤走热水袋
E. 叮嘱家属随时更换袋内热水

30. 热疗的目的不包括 ( )
A. 促进炎症的消散和局限 B. 减轻深部组织缺血
C. 缓解疼痛 D. 减慢炎症扩散或化脓
E. 保暖

第十节 排泄护理

一、排尿的护理
(一)尿液的评估
1. 正常尿液的观察 ①尿量:成人每次尿量200~400 ml,**每24小时排出尿量1 000~2 000 ml**。②颜色和透明度:正常新鲜尿液呈**淡黄色或深黄色**,澄清、透明。静置后因磷酸盐析出沉淀而呈浑浊状。③比重:成人正常情况下,尿比重为**1.015~1.025**。④酸碱度:正常人尿液呈弱酸性,**pH 4.5~7.5,平均值为6**。⑤气味:新鲜尿液有特殊气味,来源于尿内的挥发性酸;当尿液静置一段时间后,会因尿素分解产生氨,而有氨臭味。

2. 异常尿液的观察
(1) 尿量异常:①多尿:指24小时尿量超过2 500 ml。多见于糖尿病、尿崩症、肾衰竭(多尿期)等病人。②少尿:指**24小时尿量少于400 ml**或每小时尿量少于17 ml。多见于心、肾、肝功能衰竭和发热、休克等病人。③无尿或尿闭:指**24小时尿量少于100 ml**或12小时内无尿。多见于严重休克、急性肾衰竭(无尿期)等病人。

小结提示:成人尿量1 000~2 000 ml/24 h;尿量<400 ml/24 h 为**少尿**,或每小时少于17 ml;无尿是指<100 ml/24 h;多尿是指尿量>2 500 ml/24 h。小儿尿量异常指(表1-4):**学龄前期儿童少于300 ml,婴幼儿少于200 ml**,即为少尿;每日尿量少于**50 ml**为无尿。夜尿增多是指每晚尿量大于**750 ml**。

表1-4 小儿尿量个体差异较大

年龄	正常尿量(ml/d)	少尿(ml/d)	无尿(ml/d)
婴儿期	400~500	200	50
幼儿期	500~600	200	50
学龄前期	600~800	300	50
学龄期	800~1 400	400	(近成人)

(2) 颜色异常:①**红色**或棕色为**肉眼血尿**,含大量红细胞时呈洗肉水色,见于急性肾小球肾炎、输尿管结石、泌尿系统肿瘤、结核等。②**黄褐色**或深黄色为**胆红素尿**,见于阻塞性黄疸或肝细胞性黄疸。③**乳白色为乳糜尿**,见于丝虫病。④**酱油色或浓红茶色**为**血红蛋白尿**,见于急性溶血、恶性疟疾或血型不合的输血反应。⑤**白色混浊尿为脓尿**。
(3) 透明度异常:尿中有脓细胞、红细胞、大量上皮细胞、粘液、管型等,新鲜尿液即可出现混浊。

(4) 比重异常：尿比重固定在1.010左右，提示肾功能严重受损。

(5) 气味异常：新鲜尿液有氨臭味，提示泌尿道感染；烂苹果味，见于糖尿病酮症酸中毒，尿内含有丙酮所致；尿液有粪臭味，考虑膀胱直肠瘘。

(6) 膀胱刺激征：主要表现为每次尿量少，且伴有尿频、尿急、尿痛症状。常见于膀胱及尿道感染的病人。

(二) 影响排尿的因素

1. 年龄和性别　婴儿排尿不受意识控制，3岁以后才能自我控制。老年人因膀胱张力降低，常有尿频现象；老年男性因前列腺增生而压迫尿道，常引起滴尿及排尿困难。女性在月经期、妊娠期时，排尿形态也有改变。

2. 饮食与气候　食物中含水量多或大量饮水，可使尿量增加；咖啡、茶、酒等饮料有利尿作用；食物中含钠盐多可导致机体水钠潴留，使尿量减少。气温较高时，呼吸增快，大量出汗，尿量减少。

3. 排尿习惯　排尿的时间常与日常作息有关，如晨起、睡前排尿等。排尿的姿势、排尿的环境如不适宜，也会影响排尿活动。

4. 治疗因素　如利尿剂可使尿量增加；手术中使用麻醉剂、术后疼痛可导致术后尿潴留。

5. 疾病因素　神经系统受损可使排尿反射的神经传导、控制排尿意识障碍，导致尿失禁；肾脏疾病可使尿液生成障碍，导致尿少或无尿；泌尿系统的结石、肿瘤、狭窄等可造成排尿功能障碍，出现尿潴留。

6. 心理因素　紧张、焦虑、恐惧等情绪变化，可引起尿频、尿急或因抑制排尿而出现尿潴留；暗示也会影响排尿，如听觉、视觉及身体其他部位的感觉刺激可诱导排尿。

(三) 排尿异常的护理

1. 尿潴留

(1) 概念：大量尿液存留在膀胱内不能排出，称为尿潴留。病人膀胱高度膨胀至脐部，膀胱容积可增至3 000～4 000 ml。病人主诉下腹部胀痛，排尿困难。体检见耻骨上膨隆、可触及囊性包块，叩诊呈实音，有压痛。原因包括机械性梗阻和非机械性梗阻。

(2) 护理措施：尿潴留原因如属机械性梗阻，应给予对症处理；如属非机械性梗阻，可采用以下护理措施，以解除病人的痛苦。①心理护理：消除焦虑和紧张情绪。②提供隐蔽的环境。③指导病人养成及时、定时排尿的习惯。④排尿时取适当体位，绝对卧床休息或某些手术者行床上排尿训练。⑤利用条件反射诱导排尿：如听流水声，或用温水冲洗会阴，以诱导排尿。⑥按摩、热敷病人下腹部，可解除肌肉紧张，促进排尿。⑦药物或针灸：根据医嘱肌内注射卡巴胆碱。利用针灸治疗，如针刺中极、曲骨、三阴交穴等刺激排尿。⑧经上述措施处理无效时，可根据医嘱采用导尿术。

2. 尿失禁

(1) 概念：排尿失去控制，尿液不自主流出，称为尿失禁。分为：①真性尿失禁(完全性尿失禁)：膀胱完全不能储存尿液，处于持续滴尿状态。多见于昏迷、截瘫病人。②假性尿失禁(充溢性尿失禁)：膀胱内储存部分尿液，当充盈到一定压力时即不自主地溢出少量尿液。多由于创伤感染、肿瘤所致的神经性排尿功能障碍以及膀胱以下的尿路梗阻(前列腺增生症、前列腺癌)所致。③压力性尿失禁(不完全性尿失禁)：当咳嗽、喷嚏或运动使腹压升高时，尿液不自主地溢出。多见于中老年女性，因膀胱括约肌张力减退、骨盆底肌肉及韧带松弛所致。

(2) 护理措施：①心理护理：应理解尊重病人，给予安慰、开导和鼓励。②皮肤护理：保持病人会阴部清洁干燥。床上加铺橡胶单和中单或使用尿垫；勤更换床单、尿垫、衣裤等；会阴部经常用温水冲洗；定时按摩受压部位，预防压疮发生。③设法接尿：应用接尿装置，女病人可用女式尿壶紧贴外阴接取尿液，男病人可将尿壶放在合适部位接尿，或用阴茎套连接集尿袋，接取尿液，但此法不宜长期使用。④留置导尿管引流：长期尿失禁病人，必要时用留置导尿管引流，可持续导尿或定时放尿。⑤室内环境：定时打开门窗通风换气，以除去不良气味，保持空气清新。

(3) 健康教育：帮助病人重建正常的排尿功能。①摄入适当液体：在病情允许情况下，指导病人每日白天摄入2 000～3 000 ml液体，以促进排尿反射，预防泌尿系统感染。入睡前可适当限制饮水量，以减少夜间尿量，以免影响病人休息。②训练规律的排尿习惯，促使膀胱功能的恢复。向病人及家属做好解释工作，以取得其合作。安排排尿时间表，定时使用便器。开始白天每隔1～2小时使用1次便器，夜间每隔4小时使用1次便器。排尿时指导病人用手轻按膀胱，并向尿道方向压迫，使尿液被动排空。以后间隔时间逐渐延长，以促进排尿功能的恢复。③训练肌肉力量：指导病人进行收缩和放松盆底肌肉的锻炼，以增强控制排尿的能力。方法是：病人取坐位、站立位或卧位，试做排尿(排便)动作。先慢慢收紧盆底肌肉，再缓缓放松，每次10秒左右，连续10遍，每日5～10次，以病人不感到疲乏为宜。

(四) 导尿术

1. 目的　①为尿潴留病人引出尿液，解除痛苦，使尿失禁病人保持会阴清洁干燥。②协助诊断：如留取无菌尿标本做细菌培养；了解尿量，观察肾功能；鉴别无尿及尿潴留；测量膀胱容量、压力及残余尿量；进行膀胱和尿道的造影等。③治疗膀胱和尿道的疾病，对膀胱肿瘤病人进行化疗等。

2. 操作要点

(1) 女病人导尿术：女性尿道短，长3～5 cm，富于扩张性，尿道外口在阴蒂下方，呈矢状裂，插导尿管时应正确辨认。①协助和指导病人清洗外阴。②病人取屈膝仰卧位，两腿略外展，暴露外阴。③初步消毒：自上至下、由外向内以尿道口为中心擦洗外阴。顺序为：阴阜、两侧大阴唇、两侧小阴唇、尿道口，最后一个棉球消毒尿道口至肛门，每个棉球只用1次。④再次消毒：自上至下、由内向外消毒尿道口。顺序为：尿道口、两侧小阴唇，再次消毒尿道口，每个棉球用1次。⑤用另一止血钳持导尿管轻轻插入尿道 **4～6 cm**,见尿液流出后再插入 1～2 cm,将尿液引流到治疗碗或弯盘内。⑥如需留**尿培养标本,用无菌标本瓶或试管接取中段尿 5 ml**,妥善放置。⑦导尿毕,轻轻拔出导尿管,擦净外阴,清理用物。

(2) 男病人导尿术:男性尿道全长**18～20 cm**,有 2 个弯曲:活动的耻骨前弯、固定的耻骨下弯;3 个狭窄:尿道内口、膜部和尿道外口。①病人取**屈膝仰卧位**,两腿略外展,露出外阴。②初步消毒顺序为:阴阜、阴茎背侧、阴茎腹侧、阴囊。左手持无菌纱布包住阴茎,后推包皮,自尿道口螺旋向外,严格消毒尿道口、阴茎头、冠状沟,**每个棉球限用 1 次**。在阴茎与阴囊之间垫一块无菌纱布。③再次消毒:同上法,用无菌纱布包住阴茎,后推包皮,暴露尿道口,自尿道口由内向外旋转消毒尿道外口、阴茎头和冠状沟,每个棉球限用 1 次。④左手持无菌纱布包住并提起阴茎,使之与腹壁成 60°(**使耻骨前弯消失,以利插管**)。嘱病人张口呼吸,另一止血钳持导尿管轻轻插入尿道**20～22 cm**,见尿液流出再插入 **1～2 cm**,将尿液引流到治疗碗或弯盘内。⑤若插导尿管遇到阻力,可稍待片刻,嘱病人做深呼吸,再缓缓插入,切忌用力过大增加病人痛苦,甚至造成损伤。

3. 注意事项 ①严格执行无菌操作,预防泌尿系统感染。②**操作时耐心解释并要遮挡环境,保护病人自尊心**。③选择粗细适宜的导尿管,插入导尿管时,动作要轻柔,以免损伤尿道粘膜。④为女病人导尿时,如**导尿管误入阴道,应立即拔出,重新更换无菌导尿管后再插入**。⑤对膀胱高度膨胀且极度虚弱的病人,**第 1 次导尿量不宜超过 1 000 ml,以防虚脱和血尿**(腹压急剧降低,大量血液滞留于腹腔血管内,导致血压下降,出现虚脱,亦可**因膀胱内压突然降低,导致膀胱粘膜急剧充血而引起血尿**)。

小结提示:一次放液知多少:①心包穿刺放液时,一次放液不超过 200 ml。②尿潴留病人一次放尿不超过 1 000 ml、胸腔积液、积气一次放液不超过 1 000 ml。③羊水过多时一次放羊水不超过 1 500 ml。④腹水病人一次放腹水 4 000～6 000 ml,不超过 10 000 ml。

(五) 导尿管留置术

1. 目的 ①用于抢救危重、休克病人时能准确记录尿量、测量尿比重,以观察病情变化。②盆腔器官手术前引流出尿液,保持膀胱空虚,避免手术中误伤。③某些泌尿系统疾病手术后留置导尿管,便于尿液引流及膀胱冲洗,还可减轻手术切口的张力,促进伤口的愈合。④为截瘫、昏迷、会阴部有伤口及尿失禁病人引流尿液,**可保持会阴部清洁、干燥,预防压疮**,还可为尿失禁病人进行膀胱功能训练。

2. 气囊固定法 使用双腔气囊导尿管时,插入导尿管后,见尿再插入 5～7 cm。再向气囊内注入 5～10 ml 生理盐水,向外轻拉导尿管有阻力感,可证实导尿管已经固定。

3. 护理措施

(1) 保持引流管通畅:**防止导尿管受压、扭曲**。每天定时进行膀胱冲洗,既有利于引流又可预防尿路感染。

(2) 防止逆行感染:①保持尿道口清洁:女病人用消毒液棉球擦拭外阴及尿道口,男病人用消毒液棉球擦拭尿道口、阴茎头及包皮,**每日 1～2 次**。②每日定时更换集尿袋,及时排空,并记录尿量。③**一般导尿管每周更换 1 次**,硅胶导尿管可酌情适当延长更换时间。④病人离床活动时,引流管和集尿袋应安置妥当,**不可高于耻骨联合**(集尿袋低于膀胱和尿道),以防尿液逆流。⑤如病情允许,应鼓励病人**多饮水**,勤更换卧位,通过增加尿量,达到自然冲洗尿道的目的。⑥注意倾听病人的诉说,并经常观察尿液,每周查 1 次尿常规。**若发现尿液浑浊、沉淀或出现结晶,应及时进行膀胱冲洗**。⑦训练膀胱功能:常采用**间歇性夹管**方式来阻断引流,每 3～4 小时开放 1 次,使膀胱定时充盈、排空,以促进膀胱功能的恢复。

单元测试题 1

1. 多尿指昼夜尿量至少超过 ( )
   A. 2 000 ml B. 2 300 ml C. 2 500 ml D. 2 800 ml
   E. 3 000 ml

2. 患者,女,30 岁,近几天来平均尿量为 14 ml/h,应视为 ( )
   A. 多尿 B. 少尿 C. 无尿 D. 尿潴留
   E. 正常尿量

3. 少尿的定义是 24 小时尿量低于 ( )
   A. 40 ml B. 100 ml C. 400 ml D. 500 ml
   E. 1 000 ml

4. 患者,女,50 岁,因患尿毒症而入院。患者精神萎靡,食欲差,24 小时尿量为 80 ml,下腹部空虚,无胀满。请评估患者目前排尿状况是 ( )
   A. 尿失禁 B. 尿闭 C. 少尿 D. 尿潴留
   E. 尿量偏少

5. 无尿的定义是 24 小时尿量低于 ( )
   A. 40 ml B. 100 ml C. 400 ml D. 500 ml
   E. 1 000 ml

6. 阻塞性黄疸病人的尿液呈(**黄褐色:胆红素尿,因尿内含有大量结合胆红素所致,见于肝细胞性黄疸及阻塞性黄疸**) ( )

A. 鲜红色 B. 乳白色 C. 黄褐色 D. 酱油色
E. 淡黄色

7. 尿比重固定在 1.010 左右提示 ( )
   A. 发热 B. 休克 C. 肾功能严重受损 D. 泌尿系感染
   E. 肾脏疾病

8. 膀胱刺激征的主要症状有 ( )
   A. 高热、尿频、尿急 B. 高热、尿少、尿急 C. 尿频、尿急、尿痛 D. 尿频、尿急、腹痛
   E. 血尿、尿急、尿痛

9. 患者,男,46岁,已10余小时未排尿,腹胀,为非尿路阻塞引起的尿潴留,用温水冲洗会阴的目的是 ( )
   A. 分散注意力,减轻紧张心理 B. 利用条件反射促进排尿
   C. 清洁会阴防止尿路感染 D. 利用温热作用预防感染
   E. 使患者感觉舒适

10. 患者,女,31岁。于23:00分娩一女婴,至次晨7:00未排尿,主诉下腹疼痛难忍,查体发现膀胱高度膨胀,对该产妇护理措施不妥的是 ( )
    A. 让其听流水声 B. 施行导尿术 C. 用力按压下腹部 D. 协助其坐起排尿
    E. 提供隐蔽的排尿环境

11. 患者,男,62岁。先是夜间尿频,后逐步排尿时间延长,尿不净。今下午排不出尿,小腹胀痛来院就诊。护士首先应如何处理 ( )
    A. 膀胱穿刺抽尿 B. 膀胱造瘘 C. 导尿并留置导尿管 D. 压腹部排尿
    E. 急诊做前列腺摘除术

12. 患者,女,56岁,近日来出现咳嗽、打喷嚏时不自主排尿现象,这种现象称为(**不完全性尿失禁**) ( )
    A. 压力性尿失禁 B. 反射性尿失禁 C. 急迫性尿失禁 D. 功能性尿失禁
    E. 部分尿失禁

13. 关于尿失禁病人的护理措施,**错误**的是 ( )
    A. 指导病人行盆底肌肉锻炼 B. 理解与尊重病人
    C. 保持会阴部清洁干燥 D. 长期尿失禁病人可留置导尿管
    E. 控制饮水,减少尿量

14. 患者,女,50岁,尿潴留需行导尿术,初次消毒时,首先消毒的部位是 ( )
    A. 大阴唇 B. 小阴唇 C. 尿道口 D. 阴阜
    E. 肛门

15. 插导尿管前再次消毒女性小阴唇的顺序是 ( )
    A. 自上而下,由内向外 B. 自上而下,由外向内 C. 自下而上,由内向外 D. 自下而上,由外向内
    E. 由外向内再由内向外

16. 为女性病人导尿时,符合无菌要求的操作是 ( )
    A. 导尿管误插入阴道后应拔出重插 B. 打开导尿包后应先铺洞巾后戴手套
    C. 手套污染后应立即用乙醇消毒 D. 两次外阴部的消毒均是由内向外自上而下
    E. 应留取中段尿液5 ml作培养检查

17. 为成年男性导尿时,提起阴茎使之与腹壁成60°的目的是 ( )
    A. 使耻骨前弯消失 B. 使耻骨下弯消失 C. 使耻骨上弯消失 D. 使耻骨后弯消失
    E. 扩张尿道膜部

18. 为男性病人导尿出现导尿管插入受阻,应该 ( )
    A. 拔出导尿管重新插入 B. 嘱病人忍耐,用力插入
    C. 更换金属导尿管 D. 稍停片刻,嘱病人深呼吸再缓慢插入
    E. 行局部麻醉后,再插入导尿管

19. 女病员导尿,下列步骤中哪项是**错误**的(**应更换导尿管重新插入**) ( )
    A. 严格无菌操作 B. 病员取屈膝仰卧位
    C. 插管动作宜轻慢 D. 导管插入尿道4~6 cm
    E. 导管误插入阴道,应立即拔出用原管重插

20. 患者,女,45岁,膀胱高度膨胀且极度虚弱。遵医嘱给予导尿,引流尿液约1 000 ml,终末尿液呈洗肉样,其原因可能是 ( )
    A. 肾盂急性感染、充血 B. 膀胱内压突然降低,导致膀胱粘膜急剧充血
    C. 插管损伤尿道粘膜 D. 膀胱内尿液减少,结石损伤粘膜
    E. 腹压急剧下降,致大量血液滞留于腹腔血管内

21. 患者,男,28岁,车祸后休克,护士遵医嘱留置导尿管,其主要目的是 ( )
    A. 引流尿液,减轻痛苦　　　　　　　　　　　B. 记录尿量,观察病情变化
    C. 协助诊断　　　　　　　　　　　　　　　　D. 训练膀胱功能
    E. 保持会阴部清洁干燥

22. 利用条件反射促进尿潴留患者排尿的措施是 ( )
    A. 听舒缓的音乐　　B. 按摩腹部　　C. 用热水袋敷下腹部　　D. 屏风隔挡
    E. 用温水冲洗会阴

23. 临床用药需要观察尿量的是 ( )
    A. 硫酸镁注射液　　B. 氨茶碱　　C. 甘露醇　　D. 阿托品
    E. 硝酸甘油

24. 正常尿比重的范围是 ( )
    A. 1.001～1.010　　B. 1.015～1.025　　C. 1.030～1.035　　D. 1.040～1.060
    E. 1.070～1.080

25. 患者,女,27岁,近日出现尿频、尿急、尿痛,排出的新鲜尿有氨臭味(尿路感染) ( )
    A. 肾结石　　B. 肾盂肾炎　　C. 糖尿病酮症酸中毒　　D. 尿毒症
    E. 急性肾小球肾炎

26. 下列哪种情况**不需**要留置导尿管 ( )
    A. 子宫切除术　　B. 膀胱镜检查　　C. 尿道修补术　　D. 大面积烧伤
    E. 前列腺增生尿潴留

27. 尿液呈酱油色的疾病是(血红蛋白尿呈酱油色) ( )
    A. 阻塞性黄疸　　B. 急性溶血　　C. 丝虫病　　D. 肾结石
    E. 尿路感染

28. 患者,女,50岁,拟在腰麻下行子宫肌瘤切除术。术前护士为其留置导尿管,并向其说明留置导尿管的主要目的是 ( )
    A. 避免术中出现尿潴留　　　　　　　　　　B. 避免术中出现尿失禁
    C. 便于术中观察尿量　　　　　　　　　　　D. 避免术中误伤膀胱
    E. 避免术中误伤肾

29. 患者,女,49岁,患有糖尿病酮症酸中毒,尿糖阳性,患者尿液气味是 ( )
    A. 酸臭味　　B. 臭鸡蛋味　　C. 腐臭味　　D. 血腥味
    E. 烂苹果味

30. 关于尿液外观的变化,下述正确的是 ( )
    A. 菌尿放置后可有白色絮状沉淀　　　　　　B. 脓尿呈云雾状,静置后不下沉
    C. 血红蛋白尿呈深黄色　　　　　　　　　　D. 乳糜尿为白色乳状尿液
    E. 胆红素尿呈浓红茶色

31. 代谢产物经肾排出,每日至少需要尿量 ( )
    A. 500～600 ml　　B. 100～200 ml　　C. 300～400 ml　　D. 800～900 ml
    E. 1 400～1 500 ml

32. 患者,女,29岁,于1:30顺利分娩一位女婴。8:30护理查房,产妇主诉有尿意,但未排尿。视诊,耻骨上膨隆;叩诊,膀胱区呈鼓音。护士应为其采取的护理措施**不包括** ( )
    A. 立即施行导尿术　　B. 让其听流水声　　C. 热敷下腹部　　D. 轻轻按摩下腹部
    E. 协助其坐起排尿

33. 患者,男,70岁,排尿困难2年,逐渐加重3个月。近日夜间尿液不自主流出。最可能发生的情况是(假性尿失禁) ( )
    A. 完全性尿失禁　　B. 压力性尿失禁　　C. 充盈性尿失禁　　D. 急迫性尿失禁
    E. 神经源性膀胱

34. 患者,女,50岁。下蹲或腹部用力时,常出现不由自主的排尿。根据患者病情应给予的护理诊断是 ( )
    A. 可逆性尿失禁与膀胱过度充盈有关　　　　B. 压力性尿失禁与腹压升高有关
    C. 反射性尿失禁与膀胱收缩有关　　　　　　D. 真性尿失禁与神经传导功能减退有关
    E. 压迫性尿失禁与膀胱括约肌功能减退有关

35. 对尿失禁病人的护理措施,下述**错误**的是 ( )
    A. 指导病人做盆底肌锻炼　　　　　　　　　B. 指导病人有意识地控制排尿
    C. 保持会阴部皮肤清洁干燥　　　　　　　　D. 对长期尿失禁病人可采用一次性导尿术
    E. 增加液体摄入量,保证在2 000～3 000 ml/d

36. 男性,30岁,因车祸截瘫,致尿失禁,对其进行的护理措施**不包括** ( )

A. 轻轻按摩或热敷下腹部 B. 指导病人多饮水,促进排尿反射
C. 1~2小时协助使用便盆1次 D. 长期尿失禁可留置导尿管
E. 加强皮肤与心理护理

37. 患者,男,75岁,因前列腺增生造成排尿困难,腹痛,尿潴留,已16小时未排尿。正确的护理措施是 ( )
A. 让患者坐起排尿　　B. 听流水声　　C. 行导尿术　　D. 用温水冲洗会阴部
E. 下腹部置热水袋

38. 患者膀胱高度膨胀且又极度衰弱,首次放尿不应超过 ( )
A. 600 ml　　B. 800 ml　　C. 1 000 ml　　D. 1 200 ml
E. 1 500 ml

39. 患者,男,45岁,车祸导致高位截瘫合并尿潴留。留置导尿管的护理不正确的是 ( )
A. 倾倒尿液时,引流管不高于耻骨联合 B. 每周更换集尿袋1次
C. 每周更换导尿管1次 D. 消毒尿道口自上而下,由内向外
E. 极度虚弱的患者,第1次导尿量<1 000 ml

40. 患者,女,30岁,因行剖宫产需进行术前准备,护士准备给其插导尿管,但其不同意,此时护士应 ( )
A. 患者自行排尿,解除膀胱压力 B. 请示护士长改用其他办法
C. 请家属协助劝说 D. 报告医生,择期手术
E. 耐心解释,讲清导尿的重要性,用屏风遮挡

41. 预防留置导尿管患者尿路感染的护理措施,错误的是 ( )
A. 保持尿道口清洁,每日消毒1~2次 B. 每日定时更换集尿袋
C. 鼓励患者多饮水,勤更换卧位 D. 持续引流尿液
E. 每周更换导尿管1次

42. 留置导尿管病人的护理,下列哪项与预防泌尿系统结石或感染无关 ( )
A. 更换贮尿袋时,防止尿液逆流 B. 鼓励病人多饮水,增加排尿量
C. 做间歇性引流夹管 D. 鼓励病人经常更换体位
E. 保持尿道口清洁,定时膀胱冲洗

43. 护理留置导尿管病人,不妥的是 ( )
A. 每天更换尿袋 B. 每周更换导尿管
C. 每周清洁尿道口2次 D. 嘱病人多喝水
E. 停止留置导尿管,间歇性夹闭引流管

44. 患者,男,前列腺增生,饮酒后出现急性尿潴留。护士为该患者导尿的目的是 ( )
A. 放出尿液,减轻痛苦　　B. 测量膀胱容量　　C. 检查残余尿　　D. 进行膀胱腔内化疗
E. 取不受污染的尿标本做细菌培养

45. 膀胱肿瘤病人采取导尿术的目的是 ( )
A. 放出尿液,减轻痛苦　　B. 测量膀胱容量　　C. 检查残余尿　　D. 进行膀胱腔内化疗
E. 取不受污染的尿标本做细菌培养

46. 为女性病人导尿时,导尿管插入的长度为 ( )
A. 2~3 cm　　B. 3~4 cm　　C. 4~6 cm　　D. 6~8 cm
E. 8~10 cm

47. 为男性病人导尿时,导尿管插入的长度为(见尿液流出再插入1~2 cm) ( )
A. 12~14 cm　　B. 14~16 cm　　C. 16~18 cm　　D. 18~20 cm
E. 20~22 cm

48. 患者,男,54岁,因外伤致尿失禁。行留置导尿管,尿液引流通畅,但尿色黄、混浊,医嘱抗感染治疗。护士护理患者时应注意 ( )
A. 必要时清洗尿道口 B. 及时更换尿管
C. 记录尿量 D. 指导患者练习排空膀胱
E. 鼓励多饮水并行膀胱冲洗

49. 导尿注意事项的描述错误的一项是 ( )
A. 须严格按无菌操作进行 B. 注意保护患者的自尊
C. 动作轻柔避免损伤尿道粘膜 D. 导尿管如误入阴道应立即拔出重新插入
E. 尿潴留患者导尿时首次放尿不超过1 000 ml

50. 为女患者导尿时,以下符合无菌操作原则的是 ( )
A. 先戴好无菌手套,再铺孔巾 B. 用物污染后立即用乙醇棉球擦拭
C. 导尿管误入阴道,应拔出后重插 D. 留取前段尿液5 ml左右做细菌培养

E. 打开导尿包后,先用手将小药杯置于边角

51. 患者,女,72岁,因脑出血、昏迷、尿失禁而入院,入院后给予留置导尿管,下述护理措施正确的是　　　　　　　（　　）
    A. 随时倾倒尿液,并提高引流管　　　　　　B. 每月做尿常规检查1次
    C. 每日更换留置导尿管　　　　　　　　　　D. 每周用消毒液棉球擦拭尿道口
    E. 发现尿液浑浊时进行膀胱冲洗

(52～54题共用题干)

患者,男,43岁,因外伤瘫痪致尿失禁,需留置导尿管。

52. 为患者插导尿管错误的是(插管长度为20～22 cm,见尿液流出再插入1～2 cm)　　（　　）
    A. 注意尿道的2个生理性弯曲　　　　　　　B. 插管长度为18～20 cm
    C. 插管动作应轻慢　　　　　　　　　　　　D. 注意尿道的3个狭窄部分
    E. 为患者插导尿管时阴茎与腹壁应呈60°

53. 预防尿路感染的护理措施为　　　　　　　　　　　　　　　　　　　　　　　（　　）
    A. 定时挤压尿袋以防引流不畅　　　　　　　B. 每天更换导尿管
    C. 持续放尿　　　　　　　　　　　　　　　D. 按医嘱进行膀胱冲洗
    E. 按医嘱正确使用抗生素

54. 为了重建患者正常排尿功能,护士应做到　　　　　　　　　　　　　　　　　（　　）
    A. 给患者听流水声刺激排尿　　　　　　　　B. 指导患者做骨盆底部肌肉锻炼
    C. 必要时适当控制患者饮水　　　　　　　　D. 使用便器时避免按压膀胱
    E. 初起每2～3小时为患者提供1次便器

55. 帮助留置导尿管病人锻炼膀胱反射功能,护理措施是　　　　　　　　　　　　（　　）
    A. 温水冲洗外阴　　B. 每周更换导尿管　　C. 间歇性引流夹管　　D. 定时给病人翻身
    E. 鼓励病人多饮水

56. 解除尿潴留病人的措施中错误的是(口服利尿剂适用于水钠潴留的病人)　　　（　　）
    A. 嘱病人坐起排尿　　B. 让其听流水声　　C. 口服利尿剂　　　　D. 轻轻按摩下腹部
    E. 用温水冲洗会阴

57. 患者,男,62岁。护士评估其排尿活动,影响排尿量增多因素　　　　　　　　（　　）
    A. 气温升高尿量增多　　　　　　　　　　　B. 情绪紧张引起尿急尿频
    C. 饮酒和茶后尿量增多　　　　　　　　　　D. 前列腺增生引起排尿困难
    E. 含钠盐高的食物引起尿量增加

58. 患者,女,54岁,不完全性尿失禁多年(压力性尿失禁),指导患者每日白天摄入2 000～3 000 ml液体,目的是（　　）
    A. 训练膀胱功能　　B. 增强控制排尿能力　　C. 训练肌肉功能　　D. 锻炼膀胱壁肌肉张力
    E. 促进排尿反射,预防泌尿系统感染

59. 患者,男,56岁,因脑血栓处于昏迷状态。医嘱进行留置导尿术。留置导尿管15天后,护士在观察尿液情况时,发现尿液混浊、沉淀。这时应(留置导尿管的患者尿液混浊、沉淀或结晶,常提示泌尿系逆行感染的可能。应保证患者的饮水供够,每日冲洗膀胱1～2次。)　　　　　　　　　　　　　　　　　　　　　　　　　　　　（　　）
    A. 拔出导尿管　　　　B. 清洗尿道口　　　　C. 膀胱内滴药　　　　D. 给予膀胱冲洗
    E. 定时更换卧位

60. 患者,男,70岁,因肾衰竭住院,护士观察其24小时尿量为360 ml,该患者的排尿状况是　　（　　）
    A. 正常　　　　　　　B. 尿量偏少　　　　　C. 无尿　　　　　　　D. 少尿
    E. 尿潴留

61. 患者,女,40岁。上午拟行子宫切除术,术前需留置导尿管。护士在导尿操作中应为患者安置的体位是（　　）
    A. 去枕仰卧位　　　　B. 侧卧位　　　　　　C. 屈膝仰卧位　　　　D. 截石位
    E. 头高足低位

(62～65题共用题干)

患者,女,56岁。卵巢癌术后,拔出尿管后7小时未能自行排尿。查体:耻骨上部膨隆,叩诊呈实音,有压痛,考虑尿潴留。

62. 为患者提供的护理措施中,维护其自尊的是　　　　　　　　　　　　　　　　（　　）
    A. 教育其养成良好的排尿习惯　　　　　　　B. 耐心解释并提供隐蔽的排尿环境
    C. 调整体位以协助排尿　　　　　　　　　　D. 按摩其下腹部,使尿液排出
    E. 温水冲洗会阴以诱导排尿

63. 为患者实施导尿时,第2次消毒的顺序是　　　　　　　　　　　　　　　　　（　　）
    A. 自上而下,由外向内　　　　　　　　　　B. 自下而上,由外向内
    C. 自下而上,由内向外　　　　　　　　　　D. 自上而下,由内向外

E. 自上而下,由内向外再向内
64. **首次导出尿液不应超过** ( )
   A. 1 000 ml　　　B. 1 200 ml　　　C. 1 500 ml　　　D. 1 700 ml
   E. 2 000 ml
65. **如果首次导尿过多,将会发生** ( )
   A. 膀胱挛缩　　B. 加重不舒适感　　C. 血尿和虚脱　　D. 诱发膀胱感染
   E. 膀胱反射功能恢复减慢

二、排便的护理

(一) 粪便的评估

1. 正常粪便的观察　正常成人每日排便1～3次,平均每次的量为150～200 g;婴幼儿每天排便3～5次。成年人粪便为成形软便,呈黄褐色或棕黄色,婴儿的粪便呈黄色或金黄色。粪便的气味是由于蛋白质食物被细菌分解发酵而产生的,与食物种类有关。正常粪便主要为食物残渣,并含有极少量混匀的粘液。

2. 异常粪便的观察　①次数:成年人排便超过每日3次,或每周少于3次,视为排便异常。②性状:排便次数增多,且粪便呈糊状或水样提示消化不良或急性肠炎;便秘时,粪便干结、坚硬、呈栗子样;直肠、肛门狭窄时,粪便呈扁条形或带状。③颜色:**柏油样便**提示上消化道出血;**暗红色便**提示下消化道出血;胆道梗阻呈**陶土色便**,阿米巴痢疾或肠套叠呈**果酱样便**;粪便表面有鲜血或排便后有鲜血滴出,多见于肛裂或痔疮出血的病人。④气味:消化不良的病人,粪便呈**酸臭味**;上消化道出血的柏油样便呈**腥臭味**;**直肠溃疡或肠癌者**,粪便呈**腐臭味**。⑤混合物:粪便中混有大量的粘液常见于肠道炎症;伴有**脓血者**常见于痢疾和直肠癌等;肠道寄生虫感染时,粪便内可见蛔虫、绦虫等。

(二) 影响排便的因素

1. 年龄　3岁以下的婴幼儿,不能控制排便。有些老年人因腹部肌肉张力下降,胃肠蠕动减慢,肛门括约肌松弛,导致排便异常。

2. 饮食　富含纤维素食物使粪便柔软利于排出。每天摄入足量液体,可使食糜顺利通过肠道。

3. 排便习惯　每个人都有自己习惯排便时间、便具等。当这些因素改变时,可影响正常排便。

4. 活动　适当的活动可维持肌肉的张力,刺激肠蠕动,以维持正常的排便功能。如病人长期卧床,可因缺乏活动导致排便困难。

5. 心理因素　当情绪紧张、焦虑时可导致吸收不良、腹泻;当精神抑郁时可导致便秘。

6. 药物　长期应用抗生素,可干扰肠道内正常菌群而导致腹泻;缓泻药可促进排便;治疗腹泻的收敛药,可以导致便秘;麻醉药和镇痛药物可致便秘。

7. 疾病　腹部和会阴部伤口疼痛可抑制便意;结肠炎可使肠蠕动增加而导致腹泻;神经系统受损可导致大便失禁。

(三) 排便异常的护理

1. 腹泻病人的护理措施　①祛除病因:停止进食被污染的饮食;遵医嘱为肠道感染者应用抗生素。②卧床休息:目的减少肠蠕动,同时应注意腹部保暖。③饮食护理:鼓励病人多饮水,给予清淡的流质或半流质饮食,**避免油腻**、**高纤维**等食物,**严重腹泻的病人应暂时禁食**。④按医嘱及时给予止泻剂,并补充电解质,如口服补液盐或静脉输液等,以免出现水、电解质紊乱。⑤皮肤护理:做好肛门周围皮肤的清洁,减少刺激。每次便后用软纸轻擦肛门,用温水清洗,并在肛门周围涂油膏,以保护局部皮肤。⑥观察病情:应注意观察、记录粪便的性质、颜色及次数,必要时留取标本送验。疑有传染性疾病,应按隔离原则护理病人。⑦心理护理:根据病人情况,给予合理的安慰和解释,消除焦虑不安的情绪,并主动关心、帮助病人,协助做好清洁护理,使其身心舒适。⑧健康教育:向病人讲解预防和护理腹泻有关知识,指导病人选择合理的饮食,预防脱水和电解质紊乱,使病人养成良好饮食、卫生习惯。

2. 大便失禁病人的护理措施　由于肛门括约肌不受意志控制而不自主地排便。①给予安慰和鼓励,保持室内空气新鲜。②保持肛门周围皮肤清洁干燥,每次便后用温水洗净。③重建排便能力:了解病人排便规律,适时给予便盆。在条件允许的情况下,帮助病人建立排便反射。④健康教育:教会病人进行肛门括约肌及盆底肌收缩运动锻炼,以利于肛门括约肌恢复控制能力。

3. 便秘病人的护理措施　指排便次数减少,无规律性,粪便干燥、坚硬,排便困难。①指导病人重建正常排便习惯,消除心理紧张因素。②提供适宜排便环境。③合理膳食:**增加膳食纤维**和维生素,多饮水,每天液体摄入不少于2 000 ml。④协助病人采取适当的排便姿势。⑤腹部**环行按摩**:排便时用手在腹部按升结肠、横结肠、降结肠的顺序**从右向左做环行按摩**,促进排便。⑥遵医嘱给缓泻剂:如番泻叶、酚酞等。⑦采用简易通便剂,常用的有:开塞露、甘油栓等,不宜长期使用。⑧灌肠:如以上方法无效,可遵医嘱灌肠。⑨健康教育:指导病人重建正常排便习惯,消除心理紧张因素;增加富含膳食纤维和维生素的食物,如摄取粗粮、新鲜水果、蔬菜,多饮水,每日清晨起床后饮1杯温开水;鼓励病人参加力所能及的体力活动,如散步、打太极拳、做操等;不能下床的病人可在床上做运动;简易通便剂:教会病人及家属使用的方法,但不可长期使用。

(四) 灌肠法

1. 大量不保留灌肠

(1) 目的:①软化和清除粪便,**解除便秘及肠胀气**。②清洁肠道,为肠道手术、检查或分娩做准备。③稀释并**清除肠**

道内有害物质,减轻中毒反应。④灌入低温液体,为**高热病人降温**。

(2) 常用灌肠溶液:0.9%氯化钠溶液或0.1%~0.2%肥皂水。

(3) 灌肠溶液的量及温度:成人每次用量为**500~1 000 ml**,小儿用量为**200~500 ml**,溶液温度为**39~41 ℃**,降温时温度为**28~32 ℃**,中暑病人可用**4 ℃的生理盐水**。

(4) 操作要点:①取左侧卧位,挂灌肠筒于输液架上,液面距肛门**40~60 cm**。②右手持肛管轻轻插入直肠**7~10 cm**,小儿插入深度**4~7 cm**。固定肛管,松开止血钳,使溶液缓缓流入直肠。③观察筒内液面下降情况和病人反应,如溶液流入受阻,可稍转动或挤压肛管;若病人感觉腹胀或有便意,应适当放低灌肠筒,以减慢流速,并嘱病人张口呼吸,以放松腹部肌肉,减轻腹压。④保留溶液**5~10分钟**后排便。⑤做好记录:记录方式为排便次数/E,如灌肠后排便1次记为1/E,灌肠后未排便记为0/E,**灌肠前排便1次,灌肠后排便1次记为1,1/E**。

(5) 注意事项:①保护病人自尊,减少暴露,防止受凉。②准确掌握灌肠溶液的温度、浓度、流速、压力(压力过大,液体流入速度过快,不易保留,且易造成肠道损伤)和液量。伤寒病人病变部位以回肠末端的淋巴组织为主,其主要并发症是肠出血、肠穿孔。所以,灌肠时肠筒内液面不得高于肛门**30 cm**,溶液量不得超过**500 ml**,压力要低;肝性脑病病人禁用**肥皂水灌肠**,以减少氨的产生和吸收,充血性心力衰竭和水钠潴留的病人,**禁用生理盐水灌肠**,减少钠的吸收。③灌肠过程中注意观察病情,若病人出现面色苍白、出冷汗、剧烈腹痛、脉速、心慌气急,应立即**停止灌肠**,并及时通知医生进行处理。④降温灌肠时保留**30分钟**,排便后30分钟再测量体温并记录。⑤禁忌证:**妊娠、急腹症、严重心血管疾病、消化道出血等病人,禁忌灌肠**。

2. 小量不保留灌肠 适用于腹部、盆腔手术后、保胎孕妇、危重病人、病儿及年老体弱病人等。

(1) 目的:①软化粪便,解除便秘。②排除肠道积气,以减轻腹胀。

(2) 常用溶液:①"1、2、3"溶液:即**50%硫酸镁30 ml,甘油60 ml,温开水90 ml**。②油剂:即甘油50 ml加等量温开水。溶液温度为38 ℃。

(3) 操作要点:①每次抽吸灌肠液时,应反折肛管,以防空气进入肠道引起腹胀。②注入灌肠液的速度不可过快,压力宜低。③筒内液面距肛门的距离低于30 cm,肛管轻轻插入直肠7~10 cm,病人保留溶液10~20分钟再排便。

3. 清洁灌肠 是反复多次进行大量不保留灌肠的方法。

(1) 目的:彻底清除滞留在结肠内粪便,为直肠、结肠X线摄片检查和手术前做肠道准备。

(2) 常用溶液:0.1%~0.2%肥皂液;0.9%氯化钠溶液。溶液温度为39~41 ℃。

(3) 操作方法:同大量不保留灌肠,首次用肥皂液灌肠,进行排便,然后用生理盐水灌肠多次,直至排出清晰无粪质为止。

(4) 注意事项:灌肠时压力要低,液面距肛门高度不超过40 cm;每次灌肠后让病人休息片刻。禁忌用清水反复灌洗,以防水、电解质紊乱。**在灌肠过程中若出现面色苍白,出冷汗,心慌气促时,应立即停止灌肠并通知医生**。

4. 保留灌肠 是自肛门灌入药物,保留在直肠或结肠内,通过肠粘膜吸收达到治疗目的。

(1) 目的:**镇静或催眠,治疗肠道感染**。

(2) 药液:镇静、催眠用**10%水合氯醛**;治疗肠道内感染用2%的小檗碱(黄连素)、0.5%~1%的新霉素等,一般药量不超过**200 ml**,温度为**39~41 ℃**。

(3) 操作要点:①体位:臀部抬高10 cm,以利于药液保留。**慢性细菌性痢疾**,病变多在乙状结肠和直肠,取左侧卧位为宜;**阿米巴痢疾**病变多在回盲部,取右侧卧位,以提高疗效。②肛管要细,插入要深,液量要少,压力要低,筒内液面距肛门的距离低于30 cm,肛管轻轻插入直肠**10~15 cm**,缓慢灌液,**保留药液1小时以上**,使药物充分吸收。④肛门、直肠、结肠等手术后及大便失禁的病人,均不宜保留灌肠。

(五) 排气护理

1. 肠胀气病人的护理 肠道内积聚大量气体而不能出。①向病人宣教要养成细嚼慢咽的好习惯,注意饮食合理,进食易消化的食物,勿食用产气食物或饮料,如豆类、糖、油炸类食物及碳酸饮料。②鼓励病人适当活动。③按摩:可做腹部按摩或进行腹部热敷。④必要时进行肛管排气。

2. 肛管排气法 是将肛管从肛门插入直肠,以排除肠腔内积气的方法。目的:**排除肠腔内积气,以减轻腹胀**。

操作要点:①润滑肛管前端后轻插入直肠**15~18 cm**。②保留肛管一般**不超过20分钟**,必要时可**2~3小时后再行排气1次**。③观察和记录排气情况,排气不畅可更换体位或按摩腹部,以促进排气。

小结提示:

1. 正确选用灌肠溶液:注意溶液的温度、浓度和量:①肝性脑病患者禁用**肥皂水灌肠**,以减少氨的产生和吸收;充血性心力衰竭或水钠潴留患者禁用**生理盐水灌肠**,以控制钠盐的摄入,减轻体液潴留;消化道出血、急腹症、妊娠、严重心血管疾病等患者禁用灌肠。②在体温单大便栏内记录:灌肠后排便1次记为1/E;灌肠后无大便记为0/E;灌肠前排便1次,灌肠后排便1次记为1,1/E。

2. 常用灌肠溶液:(1) 大量不保留灌肠和清洁灌肠:0.9%氯化钠溶液或0.1%~0.2%肥皂水。(2) 小量不保留灌肠:①"1、2、3"溶液:即50%硫酸镁30 ml,甘油60 ml,温开水90 ml。②油剂:即甘油50 ml加等量温开水。(3) 保留灌肠:镇静、催眠用10%水合氯醛;治疗肠道内感染用2%的小檗碱(黄连素)、0.5%~1%的新霉素等。

表 1-5 不同灌肠法的目的、卧位、液量、肛管插入深度、保留时间、温度、筒内液面距离肛门的比较

类型	目的	卧位	液量	肛管插入深度	保留时间	筒内液面距离肛门	温度
保留灌肠	将药液灌入直肠或结肠内，常用于镇静、催眠和治疗肠道感染	根据病情安置（臀部抬高10 cm，阿米痢疾取右侧卧位；慢性菌痢取左侧卧位）	<200 ml	10～15 cm	1小时以上	<30 cm	39～41 ℃
大量不保留灌肠	排便排气、清洁肠道减轻中毒、高热降温	左侧卧位	500～1 000 ml	7～10 cm	5～10 分钟（降温保留30 分钟）	40～60 cm	39～41 ℃ 降温28～32 ℃
		小儿	200～500 ml	4～7 cm			中暑者用 4 ℃
	（操作要点：反复多次进行大量不保留灌肠）						
清洁灌肠	彻底清除肠道内粪便，为直肠、结肠检查和手术做准备	左侧卧位	不定，直至排出液体清洁	7～10 cm	5～10 分钟	<40 cm	39～41 ℃
小量不保留灌肠	软化粪便，解除便秘；排出气体，减轻腹胀。适用于腹部或盆腔术后患者及危重患者，年老体弱患者、小儿及孕妇	左侧卧位	<500 ml	7～10 cm	10～20 分钟	<30 cm	38 ℃
肛管排气				15～18 cm	不超过 20 分钟		

单元测试题 2

1. 患者，男，胃、十二指肠溃疡出血，经对症治疗后出血停止，大便隐血阳性，吐血期间，患者大便呈 （ ）
   A. 鲜红色　　　　　B. 暗红色　　　　　C. 柏油色　　　　　D. 果酱色
   E. 黄褐色

2. 阻塞性黄疸病人的大便颜色呈 （ ）
   A. 黑色　　　　　　B. 黄褐色　　　　　C. 陶土色　　　　　D. 暗红色
   E. 鲜红色

3. 关于排便性质异常，**错误**的描述是 （ ）
   A. 上消化道出血为柏油样便　　　　　　B. 阿米巴痢疾时粪便呈果酱样
   C. 消化不良者大便呈腥臭味　　　　　　D. 痔出血在排便后有鲜血滴出
   E. 痢疾病人粪便呈粘液血便

4. 指导盆底肌肉收缩运动训练的护理措施适用于 （ ）
   A. 便秘病人　　　　B. 大便失禁病人　　C. 尿潴留病人　　　D. 腹痛病人
   E. 腹泻病人

5. 大量不保留灌肠的目的**不包括** （ ）
   A. 清洁肠道，为手术做准备　　　　　　B. 软化和清除粪便，解除便秘及胀气
   C. 稀释肠道内有害物质，减轻中毒　　　D. 治疗肠道感染
   E. 降温

6. 患者，女，55岁，患阿米巴痢疾。护士为其安置右侧卧位，进行保留灌肠治疗，安置卧位的依据是 （ ）
   A. 患者要求　　　　B. 病变部位　　　　C. 合作程度　　　　D. 操作程序
   E. 医嘱内容

7. 患者，女，43岁。中暑，体温41.5℃，遵医嘱灌肠为患者降温，正确的做法是 （ ）
   A. 选用 0.1%～0.2% 肥皂水　　　　　　B. 用 4 ℃的 0.9% 氯化钠溶液
   C. 灌肠液量每次＜500 ml　　　　　　　D. 灌肠时患者取右侧卧位
   E. 灌肠后患者保留 1 小时排便

8. 大量不保留灌肠溶液流入受阻时，首要的处理方法是 （ ）
   A. 提高灌肠筒　　　　　　　　　　　　B. 降低灌肠筒
   C. 转动或移动肛管　　　　　　　　　　D. 嘱病人深呼吸
   E. 拔出后重新插入

9. 为患者行大量不保留灌肠，当患者有便意时，处理方法为 （ ）

A. 转动肛管 B. 抬高灌肠筒
C. 立即停止灌肠 D. 嘱患者快速呼吸
E. 降低灌肠筒

10. 患者,女,47岁,肝性脑病,为患者灌肠时不宜用肥皂水,其原因是 ( )
    A. 防止发生腹胀 B. 防止发生酸中毒
    C. 防止对肠粘膜的刺激 D. 减少氨的产生与吸收
    E. 避免引起顽固性腹泻

11. 患者,男,48岁,因结肠癌入院,遵医嘱做术前肠道准备,灌肠过程中患者出现速脉,面色苍白、出冷汗,心慌气促,护士的正确处理措施是 ( )
    A. 移动肛管 B. 停止灌肠 C. 挤捏肛管 D. 提高灌肠筒高度
    E. 嘱患者张口呼吸

12. 小量不保留灌肠的目的**不包括** ( )
    A. 解除便秘 B. 软化粪便 C. 排出肠腔积气 D. 减轻腹胀
    E. 治疗肠道感染

13. 子宫全切术后3日,病人出现腹胀、便秘,最佳的灌肠方法是(甘油加温开水灌肠:是缓解盆腔术后腹胀、便秘症状的首选方法,刺激性简便有效) ( )
    A. 清洁灌肠 B. 服导泻药 C. 保留灌肠 D. 大量不保留灌肠
    E. 甘油加温开水 100 ml 灌肠

14. 患者,男,66岁,因直肠癌将于近日手术,手术前做肠道清洁准备,护士正确的做法是 ( )
    A. 行大量不保留灌肠一次,排出粪便 B. 行小量不保留灌肠一次,排出粪便
    C. 采用开塞露通便法,排出粪便及气体 D. 反复多次行大量不保留灌肠,至排出澄清液
    E. 行保留灌肠一次,刺激肠蠕动、促进、排便

15. 患者,男,34岁,阿米巴痢疾,为患者做保留灌肠时,应让患者采取右侧卧位,其目的是 ( )
    A. 利于药液保留 B. 减少对患者刺激
    C. 使患者舒适安全 D. 缓解患者痛苦
    E. 减轻药物毒副作用

16. 患者,男,55岁,入院诊断为慢性细菌性痢疾,需行灌肠治疗,护士应指导患者采取 ( )
    A. 仰卧位 B. 俯卧位 C. 膝胸位 D. 左侧卧位
    E. 右侧卧位

17. 行保留灌肠时,药量一般**不超过** ( )
    A. 200 ml B. 400 ml C. 500 ml D. 600 ml
    E. 800 ml

18. 患者,男,60岁。患失眠症。遵医嘱给予10%水合氯醛20 ml,9 pm行保留灌肠。正确的操作是 ( )
    A. 灌肠液的温度为28℃ B. 嘱患者右侧卧位
    C. 液面与肛门距离35~40 cm D. 将臀部垫高10 cm
    E. 将肛管插入直肠7~9 cm

19. 患者,男,54岁。3天未排便,遵医嘱给予开塞露灌肠,应嘱患者保留灌肠液的时间是 ( )
    A. 立即排出 B. 10~20分钟以上 C. 15分钟以上 D. 30分钟以上
    E. 60分钟以上

20. 患者,男,24岁。肠道内积聚过量气体不能排出,伴腹胀及腹痛。下列护理措施**错误**的是 ( )
    A. 向患者解释出现肠胀气的原因 B. 指导患者进食易消化的食物,多食用豆类
    C. 鼓励患者进行适当活动 D. 进行腹部热敷
    E. 必要时行肛管排气

21. 患者,男,35岁。在剖腹探查术后3日出现腹部胀痛,体检:腹部膨隆,叩诊呈鼓音。最佳的处理方法是 ( )
    A. 清洁灌肠 B. 保留灌肠 C. 大量不保留灌肠 D. 肛管排气
    E. 服药导泻

22. 下列插管长度**不妥**的是(男性导尿插管长度为20~22 cm,见尿液流出再插入1~2 cm) ( )
    A. 大量不保留灌肠:7~10 cm B. 小量不保留灌肠:7~10 cm
    C. 保留灌肠:10~15 cm D. 肛管排气:7~10 cm
    E. 男患者导尿:22~24 cm

23. 患者,女,26岁。出现肠胀气,肛管排气后缓解不明显,再次进行排气时应间隔 ( )
    A. 2~3小时 B. 60分钟 C. 40分钟 D. 30分钟
    E. 15分钟

24. 做肛管排气,下述哪项**不妥** ( )
    A. 协助病人仰卧或侧卧位　　　　　　　　　B. 肛管插入直肠 17 cm
    C. 保留肛管 1 小时　　　　　　　　　　　　D. 肛管所连接的橡胶管末端插入水瓶中
    E. 按结肠解剖位置做离心按摩

25. 患者,男,70 岁,家居养老。3 天未排便,社区护士应采取的正确措施是 ( )
    A. 增大运动量　　B. 延长活动时间　　C. 立即去医院就医　　D. 空腹饮水 500 ml
    E. 自右向左按摩腹部

26. 患者,女,36 岁,阑尾炎切除术后。术后 3 天患者无排气,腹胀明显。护士采取的最简单、有效的措施是 ( )
    A. 鼓励下床活动　　B. 胃肠减压　　C. 腹部热敷　　D. 肛管排气
    E. 腹部环行按摩

27. 下列预防便秘的措施,哪项**不妥** ( )
    A. 养成定时排便的习惯　　　　　　　　　　B. 选择富含纤维的饮食
    C. 多饮水　　　　　　　　　　　　　　　　D. 给卧床病人定时送便器
    E. 定时使用缓泻剂

28. 下列**不属于**大量不保留灌肠的禁忌证是 ( )
    A. 甲状腺手术 3 天无排便　　　　　　　　　B. 急性阑尾炎
    C. 充血性心力衰竭　　　　　　　　　　　　D. 上消化道出血
    E. 妊娠

29. 患者,男,28 岁。拟定明日进行结肠 X 线摄片检查,正确的肠道准备方法是(清洁灌肠液温度为 39～41 ℃) ( )
    A. 肛管排气　　B. 保留灌肠　　C. 清洁灌肠　　D. 小量不保存灌肠
    E. 大量不保存灌肠

30. 用大量不保留灌肠为高热病人降温,灌肠液的温度是 ( )
    A. 20～24 ℃　　B. 28～32 ℃　　C. 36～40 ℃　　D. 24～28 ℃
    E. 32～36 ℃

31. 镇静催眠选用的灌肠液是 ( )
    A. 10％水合氯醛　　B. 2％小檗碱　　C. "1.2.3"灌肠液　　D. 4 ℃生理盐水
    E. 0.1％～2％肥皂水

32. 某老年失眠患者,医嘱给 10％水合氯醛灌肠,下列操作哪项**不妥** ( )
    A. 嘱其先排便排尿　　　　　　　　　　　　B. 肛管插入深度 10～15 cm
    C. 左侧卧位　　　　　　　　　　　　　　　D. 嘱其保留半小时后排出
    E. 晚间睡眠前灌入

33. 肠道抗感染时选用的灌肠液是 ( )
    A. 10％水合氯醛　　B. 2％黄连素(小檗碱)　　C. "1.2.3"灌肠液　　D. 4 ℃生理盐水
    E. 0.1％～2％肥皂水

34. 大量不保留灌肠时液面距肛门的距离为 ( )
    A. 10～20 cm　　B. 20～40 cm　　C. 40～60 cm　　D. 60～70 cm
    E. ＞70 cm

35. 小量不保留灌肠时使用的"1.2.3"溶液的成分是 ( )
    A. 50％硫酸镁 20 ml,甘油 40 ml,温开水 600 ml　　B. 50％硫酸镁 10 ml,甘油 20 ml,温开水 30 ml
    C. 50％硫酸镁 40 ml,甘油 50 ml,温开水 60 ml　　D. 50％硫酸镁 30 ml,甘油 60 ml,温开水 90 ml
    E. 50％硫酸镁 50 ml,甘油 60 ml,温开水 70 ml

36. 某孕妇,30 岁,孕 32 周,出现便秘,选用的护理方法是 ( )
    A. 保留灌肠　　B. 清洁灌肠　　C. 口服泻药　　D. 大量不保留灌肠
    E. 小量不保留灌肠

    (37～39 题共用题干)
    某病人因患阿米巴痢疾,需用 2％小檗碱灌肠治疗。

37. 该病人应该选用哪种灌肠法 ( )
    A. 大量不保留灌肠　　B. 小量不保留灌肠　　C. 清洁灌肠　　D. 保留灌肠
    E. 口服大量高渗液同时清洁灌肠

38. 为该病人灌肠时,肛管插入的深度应为 ( )
    A. 3～6 cm　　B. 7～10 cm　　C. 10～15 cm　　D. 15～18 cm
    E. 18～22 cm

39. 为该病人灌肠时,液面距肛门的距离应为 ( )

A. <30 cm	B. 40 cm	C. 50 cm	D. 60 cm
E. >70 cm			

40. 为慢性菌痢病人做保留灌肠,正确的是 （　　）
   A. 应在晚间睡眠前灌入　　　　　　　　B. 肛管插入深度 7～10 cm
   C. 灌肠时取右侧卧位　　　　　　　　　D. 液面距肛门 40 cm
   E. 灌肠宜保留 20～30 分钟

41. 护理便秘病人时,下列不妥的是 （　　）
   A. 指导病人建立正常的排便习惯　　　　B. 给予足够的水分
   C. 每天晚上灌肠 1 次　　　　　　　　　D. 排便时注意采取适当体位
   E. 选食纤维素丰富的蔬菜水果

42. 下列灌肠的注意事项,哪项描述是错误的 （　　）
   A. 伤寒患者灌肠液量不得超过 500 ml　　B. 急腹症、消化道出血、妊娠等禁忌灌肠
   C. 肝性脑病患者可用肥皂水灌肠　　　　D. 中暑患者可用 4 ℃生理盐水进行大量不保留灌肠
   E. 对顽固性失眠可以保留灌肠进行镇静、催眠

43. 患者,女,30 岁,子宫全切除术后第 1 日患者腹胀应选用 （　　）
   A. 肥皂水灌肠　　B. 肛管排气　　C. 1.2.3 溶液灌肠　　D. 肥皂栓通便
   E. 保留灌肠

（44～45 题共用题干）

患者,男,55 岁,因心悸、气促、呼吸困难,来院就诊。有心脏病史,医生查体后诊断为充血性心力衰竭。

44. 因患者便秘而给予灌肠,以下灌肠液应禁用的是 （　　）
   A. 甘油+水　　B. 等渗盐水　　C. 1、2、3 溶液　　D. 0.1%醋酸水
   E. 0.1%～0.2%肥皂水

45. 患者病情稳定,较虚弱,灌肠方法应选择 （　　）
   A. 口服高渗溶液　　B. 清洁灌肠　　C. 保留灌肠　　D. 小量不保留灌肠
   E. 大量不保留灌肠

46. 患者,男,68 岁。便秘 5 天,医嘱:0.2%肥皂水大量不保留灌肠,护士选用的灌肠液的温度应为 （　　）
   A. 4～8 ℃　　B. 15～20 ℃　　C. 28～32 ℃　　D. 39～41 ℃
   E. 45～50 ℃

47. 患者,男,50 岁。术前医嘱:清洁灌肠。在灌肠过程中出现面色苍白、出冷汗、心慌气促,此时护士应采取的措施是 （　　）
   A. 边灌肠边通知医生　　　　　　　　　B. 立即停止灌肠并通知医生
   C. 转移患者的注意力　　　　　　　　　D. 边灌肠边指导患者深呼吸
   E. 减低灌肠筒高度减轻压力

（48～49 题共用题干）

患者,女,62 岁。肺癌晚期骨转移。化疗后食欲极差,腹胀痛,夜间不能入睡。近 3 天常有少量粪水从肛门排出,有排便冲动,却不能排出大便。

48. 患者最有可能出现的护理问题是 （　　）
   A. 腹泻　　B. 粪便嵌塞　　C. 肠胀气　　D. 便秘
   E. 排便失禁

49. 最恰当的护理措施是 （　　）
   A. 指导患者进行排便控制训练　　　　　B. 增加静脉输液量,防止水电解质紊乱
   C. 可给予口服导泻剂通便　　　　　　　D. 可适当减少饮食量,避免腹胀
   E. 可给予小量不保留灌肠,必要时人工取便

（50～51 题共用题干）

患者,男,56 岁。患胃癌入院,术前遵医嘱行清洁灌肠。

50. 灌肠时,患者应采取的体位是 （　　）
   A. 仰卧位　　B. 俯卧位　　C. 头高脚低位　　D. 左侧卧位
   E. 右侧卧位

51. 灌肠结束后,护士应嘱患者尽量保留灌肠溶液多久后再排便 （　　）
   A. 20～30 分钟　　B. 15～20 分钟　　C. 10～15 分钟　　D. 5～10 分钟
   E. 灌肠后立即排便

52. 患者,女,78 岁。在全麻下行膝关节置换术,术后当晚排稀便于床上。值班护士正确的做法是 （　　）
   A. 让家属更换床单　　　　　　　　　　B. 让患者自行更换病号服

C. 用75%乙醇擦洗局部皮肤　　　　　　　　　　　　D. 告诉患者以后不能再发生类似的事
E. 评估后再进行擦洗处理

53. 患者自行排便1次,灌肠后又排便2次,在体温单上的正确记录是　　　　　　　　　　　　（　）
A. 3 2/E　　　B. 1/2E　　　C. 2/E　　　D. 1/E
E. 1 2/E

（54～57题共用题干）

患儿,女,5岁。因肺炎入院。体温39.6℃,医嘱为该患儿灌肠降温。

54. 灌肠液的温度是降温（降温灌肠可用28～32℃等渗盐水,或用4℃等渗盐水。中暑时用4℃等渗盐水,一般降温用28～32℃等渗盐水。）　　　　　　　　　　　　（　）
A. 4℃　　　B. 29℃　　　C. 38℃　　　D. 40℃
E. 42℃

55. 灌肠时应为患儿安置的体位为　　　　　　　　　　　　（　）
A. 平卧位　　　B. 俯卧位　　　C. 中凹位　　　D. 左侧卧位
E. 右侧卧位

56. 灌肠时插入肛管的深度为（成人7～10 cm；小儿4～7 cm）　　　　　　　　　　　　（　）
A. 2.5～3 cm　　　B. 4～7 cm　　　C. 7～10 cm　　　D. 10～15 cm
E. 15～18 cm

57. 拔出灌肠管后,护士嘱患儿及家属,保留灌肠液的时间为　　　　　　　　　　　　（　）
A. 5分钟　　　B. 10分钟　　　C. 20分钟　　　D. 30分钟
E. 60分钟

第十一节　药物疗法和过敏试验法

一、给药的基本知识

（一）药物的领取和保管

1. **剧毒药和麻醉药**　应凭医生处方和空安瓿领取,应有明显标记,加锁保管,专人负责,专本登记,班班交接。
2. 药瓶标签明显　**内服药用蓝色边标签,外用药用红色边标签,剧毒药、麻醉药用黑色边标签**。标签上要明显注明中英文药名、剂量、浓度。字迹清晰,标签完好。
3. 药品应在药柜存放　**药柜应放在通风、干燥、光线明亮处,但不易阳光折射**,保持清洁。
4. 药品分类保管　按内服、外用、注射、剧毒、麻醉药分类放置,并按药物有效期限先后有计划地按顺序排列和使用,以免过期浪费。要有专人负责定期检查,发现药品有混浊、沉淀、变色、潮解、变性、异味、过期等,均不可使用。
5. 分类保存　根据药物不同性质妥善保存,以防药物变质,影响疗效,甚至增加毒性作用（表1-6）。

表1-6　药物分类保存表

药物性质分类	药物举例	药物保存方法
遇热易被破坏的药物	如各种疫苗、白蛋白、抗毒血清、青霉素皮试液等	置于**2～10℃**的环境中冷藏或置于阴凉干燥处（约20℃）
易挥发、潮解、风化的药物	如乙醇、糖衣片、酵母片等	应装瓶密闭保存
易氧化、遇光变质的药物	如盐酸肾上腺素、维生素C、氨茶碱、**硝酸甘油**硝普钠剂等	片剂应放在深色密闭瓶中,针剂应放在有黑纸遮盖的盒内,并置于阴凉处
易燃、易爆的药物	如乙醚、乙醇、环氧乙烷等	须密闭并单独放于阴凉低温处,远离明火,以防意外

6. 病人个人专用的特殊药物　应注明床号、姓名,并单独存放。

小结提示：遇光变质的药物常用的有肝素、**维生素C、维生素K**、维生素B_1、维生素B_2、维生素B_6、维生素B_{12}片剂及注射剂、维生素AD滴剂、**氨茶碱**、多巴胺、**肾上腺素、硝酸甘油、硝普钠**、对氨基水杨酸钠、**异烟肼片**及注射剂、**利福平片**、氢化可的松、醋酸可的松、**地塞米松注射液**、酚磺乙胺、卡巴克络、哌替啶、呋塞米（**速尿**）、**氢氯噻嗪片**、双氧水、乳酸依沙吖啶溶液（**利凡诺**）；滴眼剂：**毛果芸香碱、利巴韦林、硫酸阿托品**、喹诺酮类药、**左氧氟沙星**、环丙沙星等；胰岛素应避光保存,且放在温度2～8℃的冷室储存；缩宫素（催产素）、高锰酸钾。

（二）给药原则

1. 按医嘱准备给药是护士的首要职责,必须严格执行,不得擅自更改。护士对有疑问的医嘱,应确认无误后方可给药。一般情况下不执行口头医嘱。在紧急情况下,如抢救或手术过程中,护士对口头医嘱应先复述一遍,医护双方确认无误方可执行。事后在6小时内据实补记医嘱。

2. 严格执行查对制度,做到"三查、八对、八知道、五准确、一注意"。①"三查":操作前查、操作中查、操作后查(查"八对"内容)。②"八对":对床号、姓名、药名、浓度、剂量、方法、时间、有效期。③"八知道":知道床号、姓名、诊断、病情、治疗、饮食、护理、心理状况。④"五准确":准确的药物、准确的剂量、准确的方法、准确的时间、准确的患者。⑤"一注意":注意用药疗效和不良反应。

(三)给药途径及吸收速度

1. 给药途径与药效　药物可以经各种途径进入体内,途径不同,吸收和需要达到疗效不同。有些情况下,同一种药物不同的给药途径产生的药效也不同,如硫酸镁外敷可消炎祛肿,口服硫酸镁可产生导泻与利胆作用,而注射给药则产生镇静和降压的作用。常用的给药途径有消化道给药(口服、舌下给药、直肠给药)、注射给药(皮内注射、皮下注射、肌内注射、静脉注射等)、呼吸道吸入给药,皮肤粘膜给药。

2. 药物吸收速度　①静脉和动脉注射药液直接进入血液循环,<u>起效最快</u>。②其他药物吸收速度由快至慢的顺序:吸入>舌下含服>肌内注射>皮下注射>直肠>口服>皮肤。

(四)给药的次数和时间

给药的次数和时间取决于药物的半衰期,以维持有效血药浓度和发挥最大药效为最佳选择,同时考虑药物的特性及人体生理节奏。给药的次数、时间和部位常用外文缩写及中文译意(表1-7)。

表1-7　给药的常用外文缩写及中文译意

外文缩写	中文译意	外文缩写	中文译意	外文缩写	中文译意	外文缩写	中文译意
qm	每晨1次	biw	每周2次	q2h	每2小时1次	**ID**	皮内注射
hs	临睡前	ac	饭前	q3h	每3小时1次	**H**	皮下注射
qn	每晚1次	pc	饭后	q4h	每4小时1次	**IM/im**	肌内注射
qd	每日1次	St	立即	q6h	每6小时1次	**IV/iv**	静脉注射
bid	每日2次	Prn	需要时(长期有效)	am	上午	iv drip	(英)静脉滴注
tid	每日3次	SOS	必要时(限用1次,12小时内有效)	pm	下午	iv gtt	(希)静脉滴注
				12n	中午12时	gtt	滴
qid	每日4次	DC	停止	12mn	午夜12时	aa	各
qod	隔日1次	qh	每小时1次	PO	口服	ad	加至

二、口服给药法

口服给药是最常用、最方便、既经济又安全的给药方法。但口服给药慢,不适合急救、意识不清、严重呕吐、禁食患者使用。

(一)方法

1. 备药

(1)操作前着装整齐,洗手、戴口罩。

(2)备物核对:核对无误后按床号顺序将服药卡插入发药盘内,放好药杯。

(3)规范配药:核对医嘱、服药本、服药卡,无误后配药。

(4)规范取药:一般<u>先取固体药,再配液体药</u>。①<u>固体药:用药匙取</u>,同一患者的多种药片放入同一药杯内,药粉、含化及特殊要求的药物用纸包好。②液体药:摇匀<u>用量杯量取</u>,一手拇指置于所需刻度,使其与护士视线平行,另一手持药瓶,瓶签向上,倒药液至所需刻度处,倒毕以湿布擦净瓶口。<u>同时服用几种药液时,应分别倒入不同药杯。如更换药液品种,应洗净量杯</u>。③油剂或不足1ml药液(**1ml按15滴计算**),用滴管吸取,滴入事先加入少量温开水的药杯内,以免药液附着杯壁,影响剂量准确性。

2. 发药　①分发药物:在规定时间,核对、解释,分发药物。<u>确认病人服下后方可离开</u>。②危重病人应喂服;<u>鼻饲病人应将药物碾碎、溶解后从胃管内灌入</u>;因故不能服药者,应将药取回并交班;<u>病人因特殊检查或手术需禁食或病人不在、不能当时服药,应暂缓发药,应将药物带回保管,适时再发或交班</u>。③发药时,如<u>病人提出疑问</u>,应虚心听取,<u>重新核对</u>,确认无误后给予解释,再给病人服下。更换药物或停药要告诉病人。④发药完毕,收回药杯,<u>先浸泡消毒,再冲洗清洁,消毒备用;盛油剂的药杯,应先用纸擦净再消毒;一次性药杯集中消毒处理后销毁</u>。⑤发药后,注意观察药物疗效及不良反应并记录。

(二)根据药物性能,指导病人合理用药

1. <u>对牙有腐蚀作用或可使牙染色的药物</u>,如酸剂、<u>铁剂</u>,服用时应避免与牙接触,可由<u>吸水管吸入</u>,服后立即漱口。服用铁剂忌茶饮,酸性食物可促进铁的吸收。

2. 餐前服用的常用药物:①胃粘膜保护药:<u>硫糖铝</u>、枸橼酸铋钾。②<u>刺激食欲的药物</u>(健胃药):健胃消食片、胃蛋白酶合剂、胰酶、乳酶生、酵母片。③动力药:<u>多潘立酮、西沙必利、莫沙必利以及甲氧氯普胺等</u>。④其他:卡托普利、美托洛尔(倍他乐克)、培哚普利(雅施达)、**阿奇霉素**(空腹)、**红霉素**、阿莫西林、克拉霉素、磺酰脲类降糖药:格列苯脲(优降糖)、格列喹酮(糖适平)、格列吡嗪(美吡达)、格列齐特(达美康);双胍类降糖药:苯乙双胍(降糖灵);胰岛素在餐前注射。

3. **餐后服用的常用药物**:①对胃粘膜有刺激的药物:阿司匹林、水杨酸钠、保泰松、吲哚美辛、<u>硫酸亚铁</u>、金属卤化物(如碘化钾、氯化铵、溴化钠等)、盐酸小檗碱。②中和胃酸的药物(抗酸药):<u>铝碳酸镁片(达喜)</u>、<u>复方氢氧化铝(胃舒平)</u>、复方铝酸铋(胃得乐)。③胃酸分泌抑制物:<u>西咪替丁</u>、<u>法莫替丁(或餐中)</u>、雷尼替丁、<u>奥美拉唑(餐前服)</u>。④其他:<u>甲硝唑(灭滴灵)</u>维生素 B_2、普萘洛尔、氢氯噻嗪、螺内酯、苯妥因钠、呋喃妥因。⑤双胍类降糖药:二甲双胍(美迪康)。⑥助消化药:保和丸。

4. <u>止咳糖浆</u>对呼吸道粘膜起安抚作用,**服后不宜立即饮水**;同时服用**多种**药物时,**止咳糖浆应最后服用**,避免冲淡药液,降低疗效。

5. 服用**磺胺类药物和解热药应多饮水**。因磺胺类药物由肾脏排出,尿少时易析出结晶,堵塞肾小管,损伤肾功能;解热药多饮水可增加出汗,有利于降温,增加疗效。

6. 服用**强心苷类药物应先测脉率**(**或心率**),并注意节律变化。如成人脉率低于 **60 次/分钟**(婴幼儿低于 80 次/分钟或节律不齐,则应**停止服用**,及时与医生联系,酌情处理。

单元测试题 1

1. 需要专人负责、加锁保存并列入交班内容的药物是 ( )
   A. 可待因　　　　　B. 柴胡　　　　　C. 地西泮　　　　　D. 硝酸甘油
   E. 胎盘球蛋白
2. 剧毒药瓶上的标签颜色是 ( )
   A. 蓝色　　　　　B. 红色　　　　　C. 黑色　　　　　D. 绿色
   E. 黄色
3. 服用强心苷类药物的病人,心率低于多少次时应停用 ( )
   A. 30 次/分钟　　B. 40 次/分钟　　C. 50 次/分钟　　D. 60 次/分钟
   E. 70 次/分钟
4. 按照药物保管要求,应放置在 2~10 ℃冰箱内的药品是 ( )
   A. 白蛋白　　　　B. 氨茶碱　　　　C. 维生素 E　　　　D. 酵母片
   E. 苯巴比妥钠
5. 药物保管的原则**不正确**的一项是 ( )
   A. 药柜宜放在阳光充足的地方　　　　B. 内服药、外用药、注射药应分类放置
   C. 药瓶上应有明显标签　　　　　　　D. 剧毒药、麻醉药要加锁保管
   E. 由专人负责,定期检查
6. 符合药物保管原则的是 ( )
   A. 药柜应放在通风、干燥、阳光直射处　　B. 药瓶上标签明显,剧毒药用红色边的标签
   C. 各种药品按有效期放置,先领后用　　　D. 易挥发、潮解的药物应冷藏在 2~10 ℃的冰箱中
   E. 个人专用的特种药物,应单独存放
7. 发挥药效最快的给药途径是 ( )
   A. 静脉注射　　　B. 皮下注射　　　C. 口服　　　　　D. 外敷
   E. 吸入
8. 对易化、潮解的药物应放在 ( )
   A. 有色瓶内　　　B. 阴凉干燥处　　C. 密封瓶内　　　D. 避光纸盒内
   E. 冰箱内
9. 临睡前的外文缩写是 ( )
   A. am　　　　　　B. hs　　　　　　C. pm　　　　　　D. ac
   E. pc
10. 患者,女,35 岁,因糖尿病住院治疗。医嘱:胰岛素 8U,ac,H。护士应为其执行的时间是 ( )
    A. 上午　　　　　B. 饭后　　　　　C. 临睡前　　　　D. 饭前
    E. 必要时
11. **不符合**取药操作要求的是 ( )
    A. 取水剂药液前将药液摇匀　　　　　　B. 药液量不足 1 ml,用滴管吸取
    C. 取固体药用药匙　　　　　　　　　　D. 油剂药液滴入杯内后加入适量冷开水
    E. 患者个人专用药不可互相借用
12. 发口服药**不符合**要求的是 ( )
    A. 根据医嘱给药　　　　　　　　　　　B. 做好心理护理
    C. 鼻饲患者暂缓发药　　　　　　　　　D. 患者提出疑问须重新核对

E. 危重患者要喂服
13. 嘱患者服药时,应避免接触牙的药物是 ( )
 A. 对乙酰氨基酚 B. 抗菌优 C. 硝酸甘油 D. 洋地黄
 E. 硫酸亚铁糖浆
14. 宜饭前服用的药物是 ( )
 A. 胃蛋白酶合剂 B. 颠茄合剂 C. 维生素 C D. 氨茶碱
 E. 溴化铵
15. 指导病人服药,**错误**的方法是 ( )
 A. 服铁剂忌饮茶 B. 服酸类药物需用吸水管吸入
 C. 服止咳糖浆后不宜饮水 D. 中和胃酸的药饭前服
 E. 对胃有刺激的药物饭后服
16. 服用止咳糖浆的正确方法是 ( )
 A. 饭前服,服后立即饮少量水 B. 饭后服,服后立即饮大量水
 C. 睡前服,服后立即饮少量水 D. 咳嗽时服,服后立即饮大量水
 E. 在其他药物之后服,服后不立即饮水
17. 剧毒药的保管不妥的是 ( )
 A. 专人负责 B. 加锁保管 C. 班班交接 D. 专本登记
 E. 医生签名
18. 口服给药注意事项中正确的是 ( )
 A. 铁剂、阿司匹林宜饭前服 B. 服止咳糖浆后宜多饮水
 C. 服磺胺类药物后应多饮水 D. 服强心苷类药物前先测血压
 E. 镇静安神药宜清晨空腹服用
19. 患者,女,50岁,上呼吸道感染,医嘱口服磺胺药抗感染,护士嘱其服后多饮水,目的是 ( )
 A. 维持血液 pH 值 B. 增强药物疗效
 C. 减轻胃肠道刺激 D. 避免损坏造血系统
 E. 加快药物溶解避免结晶析出
20. 患者,女,68岁。冠心病史5年,饭后在小区散步突然发作心前区疼痛,此时用硝酸甘油的最佳途径是 ( )
 A. 吸入 B. 滴鼻 C. 舌下含化 D. 口服
 E. 外敷
21. 李某,急诊入院治疗,护士在药柜内取药时,发现蓝边标签的有色密闭瓶,其盛放的药物是 ( )
 A. 酵母片 B. 乙醇 C. 氨茶碱 D. 糖衣片
 E. 高锰酸钾
22. 易氧化和遇光变质的药物是 ( )
 A. 硫酸亚铁、葡萄糖酸钙 B. 维生素C、肾上腺素
 C. 过氧乙酸、酵母片 D. 疫苗、抗毒血清
 E. 乙醚、环氧乙酸
23. 患者,男,35岁,急性上呼吸道感染。体温39.6 ℃,遵医嘱口服阿司匹林,正确的用药指导是 ( )
 A. 多饮水,饭后服 B. 保暖 C. 多饮水,饭前服 D. 临睡前服
 E. 药物研碎服用
24. 关于药物的保管原则,下述正确的是 ( )
 A. 药柜应透明保持清洁 B. 药柜应放在阳光照射的地方,以确保光线明亮
 C. 瓶签模糊的药物需认真核对 D. 毒麻药应加锁保管,专人管理,并交班
 E. 药名应用中文书写,标明浓度和剂量,字迹清楚
25. **不属于**"三查""八对"内容的是 ( )
 A. 床号、姓名 B. 给药方法、时间
 C. 药名、浓度、剂量 D. 操作前、操作中、操作后查
 E. 查用药后反应
26. 执行给药原则中,最重要的一项是 ( )
 A. 遵医嘱给药 B. 正确实施给药
 C. 给药时间要准确 D. 注意用药不良反应
 E. 给药后要注意观察疗效
27. 每小时1次的外文缩写是 ( )
 A. qid B. qod C. qh D. qn

E. qd

28. 隔日1次的外文缩写是 （   ）
    A. qd   B. bid   C. tid   D. qid
    E. qod

29. "立即"的外文缩写正确的是 （   ）
    A. sos   B. hs   C. biw   D. st
    E. qd

30. qn 的中文意思是 （   ）
    A. 每天1次   B. 隔日1次   C. 临睡前   D. 每晚1次
    E. 每小时1次

31. 李某,低钙性抽搐,护士遵医嘱取回一盒为10%氯化钙静脉注射液,盒上标签每一支安瓿10 ml,盒内安瓿需仔细辨认才能看出药名,但剂量模糊不清,此盒药应 （   ）
    A. 查问清楚后再用   B. 酌情少量使用   C. 退回药房不用   D. 按医嘱使用
    E. 按盒上标签用

32. 患者,男,16岁,肺炎球菌性肺炎。医嘱：青霉素80万U,im,Bid。护士执行医嘱正确时间为 （   ）
    A. 每日8 am,1次
    B. 每日8 am,4 pm 各1次
    C. 每日8 am,12 n,4 pm,8 pm 各1次
    D. 每日8 am,12 n,4 pm,睡前各1次
    E. 每日8 am,8 pm,各1次

注：**qm** 每晨1次 6 am；**qd** 每日1次 8 am；**bid** 每日2次 8 am 4 pm；**tid** 每日3次 8 am 12 n 4 pm；**qid** 每日4次 8 am 12 n 4 pm 8 pm；**q 2 h** 每2小时1次 6 am 8 am 10 am 12 n 2 pm；**q 3 h** 每3小时1次 6 am 9 am 12 n 3 pm 6 pm；**q 4 h** 每4小时1次 8 am 12 n 4 pm 8 pm 12 mn；**q 6 h** 每6小时1次 8 am 2 pm 8 pm 2 am；**qn** 每晚1次 8 pm。

33. 服用洋地黄药物时,应重点观察 （   ）
    A. 体温   B. 心率   C. 成瘾性   D. 胃肠反应
    E. 有无皮疹

34. 患儿,4岁,毛细支气管炎。查体：体温39.6℃,脉搏110次/分钟,呼吸26次/分钟。医嘱：小儿百服宁1/4片,q 6 h,prn。该医嘱"q 6 h,prn"的含意是 （   ）
    A. 长期备用,每次间隔不少于6小时   B. 临时备用,每次间隔不少于6小时
    C. 长期备用,每次间隔6小时   D. 临时备用,每6小时1次
    E. 每次间隔6小时

35. 女性,50岁,患急性扁桃体炎来门诊治疗。医嘱给复方磺胺甲噁唑口服,每天2次。护士为其进行的用药指导,哪项**不正确**(bid：每日2次 8 am 4 pm) （   ）
    A. 向病人解释药物的作用、特点   B. 服药时间为上午6时和下午6时
    C. 服药期间应多饮水   D. 服药期间应多食蔬菜和水果
    E. 有不适的感觉应及时来医院就诊

36. 配发药物过程中,**不正确**的操作方法是 （   ）
    A. 药液不足1 ml的,须用滴管计量   B. 倒水剂药液时,应使标签向上
    C. 配药时,应先配水剂药,然后再配固体药 D. 如有因故不能服药者,应将其药取回并交班
    E. 分发药物时,应看病人服下后方可离开,危重病人应喂服

37. 应用**饮水管**吸取的口服药液是（酸剂和铁剂） （   ）
    A. 稀盐酸   B. 止咳糖浆   C. 磺胺合剂   D. 颠茄合剂
    E. 胃蛋白酶合剂

(38~39题共用题干)
患者,女,16岁,因食欲下降3个月来院就诊。面色苍白,血红蛋白：90 g/L,诊断为"营养性缺铁性贫血",需补充铁剂治疗。

38. 为提高疗效可适时服用 （   ）
    A. 维生素 B_1 B. 维生素 B_2 C. 维生素 C   D. 维生素 D
    E. 维生素 E

39. 服用铁剂的最佳时间是 （   ）
    A. 餐前   B. 餐后   C. 晨起时   D. 临睡前
    E. 两餐之间

40. 下列外文缩写正确的是 （   ）
    A. 每日1次 qod   B. 隔日1次 qd   C. 每晚1次 biw   D. 每晨1次 qm
    E. 每周1次 qn

第一章 基础护理知识和技能

41. 患者,男,65岁。上午10点行核磁共振检查,护士分发口服药时患者未回,此时正确的处理是 ( )
    A. 交给病友 B. 暂缓发药 C. 置于床头柜 D. 交给患者家属
    E. 将药品退回药房

42. 患儿6个月,患佝偻病。医嘱:鱼肝油6滴,每日1次。取药时,护士杯中放少量温开水的目的是 ( )
    A. 有利于吞服 B. 减少药量损失 C. 减少药物毒性 D. 避免药物挥发
    E. 稀释药物

43. 患者,男,同时口服下列药物时,宜最后服用的是 ( )
    A. 地高辛 B. 止咳糖浆 C. 维生素C D. 维生素B_1
    E. 复方阿司匹林

44. 患者,男,29岁。因高热、畏寒、咳嗽、流涕而住院治疗。医生开出以下口服药,护士在指导用药时,嘱患者宜最后服用的是 ( )
    A. 止咳糖浆 B. 利巴韦林 C. 维C银翘片 D. 对乙酰氨基酚
    E. 阿莫西林胶囊

45. 患者,女,64岁。患有多种慢性病,同时服下列几种药物,宜饭前服用的药物是 ( )
    A. 红霉素 B. 布洛芬 C. 健胃消食片 D. 氨茶碱
    E. 阿司匹林

(46~47题共用题干)

患者,男,68岁。2型糖尿病8年。胰岛素6U治疗,餐前30分钟,H. tid。

46. "H"译成中文的正确含义是 ( )
    A. 皮内注射 B. 皮下注射 C. 肌内注射 D. 静脉注射
    E. 静脉点滴

47. 每日给药次数 ( )
    A. 每日一次 B. 每日二次 C. 每日三次 D. 每日四次
    E. 每晚一次

48. 患者,男,70岁,高血压15年。昨受凉后出现剧烈头痛、头晕、呕吐。查:血压200/130 mmHg。遵医嘱给予硝普钠降压。用药护理正确的是 ( )
    A. 提前配制 B. 肌内注射 C. 静脉推注 D. 快速滴注
    E. 避光滴注

49. 需避光使用的药物是 ( )
    A. 垂体后叶素 B. 尼可刹米 C. 硝普钠 D. 脂肪乳
    E. 复方氨基酸

50. 某冠心病患者将其每日服用的氨氯地平、阿司匹林、辛伐他汀片(舒降之)、硝酸甘油和普萘洛尔放置于透明的塑料分药盒中,责任护士发现后立即告知患者有一种药物不宜放在此药盒中,这种药物是 ( )
    A. 氨氯地平 B. 阿司匹林 C. 辛伐他汀 D. 硝酸甘油
    E. 普萘洛尔

51. "地西泮 5 mg po sos"属于 ( )
    A. 长期医嘱 B. 长期备用医嘱 C. 临时医嘱 D. 短期医嘱
    E. 临时备用医嘱

52. 宜餐前服用的药物是 ( )
    A. 阿奇霉素 B. 氨茶碱 C. 阿司匹林 D. 维生素C
    E. 西咪替丁

53. 关于消化性溃疡患者用药的叙述,不正确的是(奥美拉唑主要不良反应:有头痛、头晕、口干、恶心、腹胀失眠等。西咪替丁主要不良反应:头晕、皮疹、头痛和消化道症状) ( )
    A. 氢氧化铝凝胶应在餐后1小时服用 B. 服用西咪替丁应注意观察有无头晕、皮疹
    C. 硫糖铝片应在餐前1小时服用 D. 奥美拉唑可引起头晕,服用时不可开车
    E. 甲硝唑应在餐前半小时服用

54. 口服液体铁剂的正确方法是 ( )
    A. 饭前服 B. 服前数心率 C. 吸管吸入 D. 茶水送服
    E. 服后不宜立即饮水

55. 消化性溃疡患者服用铝碳酸镁片的正确方法是(铝碳酸镁片的主要成分是碱式铝碳酸镁、碳酸镁、氢氧化铝,用于治疗胃酸过多,其特点为作用快且中和能力强,成人在饭后1~2小时) ( )
    A. 温水吞服 B. 咀嚼后服用 C. 餐后2小时服用 D. 餐前服用
    E. 餐中服用

56. 护士为患者分发口服药后将一次性药杯收回,正确的处理方法是 ( )
   A. 直接丢弃　　　　B. 消毒后销毁　　　　C. 清洗后销毁　　　　D. 消毒后备用
   E. 清洗后备用

57. 护士为某患者发口服药时恰逢其外出,此时正确的做法是 ( )
   A. 等候患者　　　　　　　　　　　　　B. 将药交给陪护
   C. 将药置于床头柜上　　　　　　　　　D. 暂缓发药
   E. 交给患者同室病友

58. 患者,女,28岁。咽炎,医嘱:复方磺胺甲噁唑 1.0 g,po bid,护士指导患者服药时间,正确的是 ( )
   A. 8 am—12 n—4 pm—8 pm　　　　　　B. 8 pm
   C. 8 am—4 pm　　　　　　　　　　　　D. 8 am
   E. 8 am—12 n—4 pm

三、雾化吸入疗法

吸入疗法是将药液以气雾状喷出,由呼吸道吸入以达到局部或全身治疗目的的方法。吸入疗法药物可直接作用于呼吸道局部,对呼吸道疾病疗效快,临床应用广泛。常用的方法有超声波雾化吸入法、氧气雾化吸入法、手压式雾化吸入法、压缩气体雾化吸入法。

(一)超声雾化吸入法　是应用超声波声能,使药液变成微小的气雾随患者吸气进入呼吸道的方法。

1. 目的　①湿化呼吸道,稀释痰液,帮助祛痰,改善通气功能。常用于气管切开术后、痰液粘稠等。②预防和治疗呼吸道感染,以消除炎症,减轻呼吸道粘膜水肿,保持呼吸道通畅。常用于胸部手术前后、呼吸道感染。③解除支气管痉挛,改善通气功能。常用于支气管哮喘等病人。④治疗肺癌,可间歇吸入抗癌药物以达到治疗效果。

2. 特点　雾滴小而均匀,直径在5μm以下,药液随着深而慢的吸气可到达终末细支气管与肺泡。

3. 常用药物及其作用　①预防和控制呼吸道感染:如庆大霉素、卡那霉素、红霉素和头孢类药物等。②解除支气管痉挛:如氨茶碱、沙丁胺醇(舒喘灵)等。③稀化痰液,帮助祛痰:如α-糜蛋白酶、沐舒坦(盐酸氨溴索)、乙酰半胱氨酸(痰易净)等。④减轻呼吸道粘膜水肿:如地塞米松等。

4. 操作步骤　①水槽内加入冷蒸馏水250ml,水量应浸没雾化罐底的透声膜;雾化罐内放药液,稀释至30～50 ml,将雾化罐放入水槽内,并盖盖紧。②接通电源,先开电源开关,再开雾化开关调节雾量,一般定时15～20分钟。③气雾喷出时,将口含管放入患者口中或面罩罩住口鼻,进行雾化吸入,嘱患者紧闭口唇深而慢地呼吸,使气雾进入呼吸道深部,更好发挥药效。④治疗毕,取下口含管或面罩,先关雾化开关,再关电源开关。⑤清理用物,放完水槽内的水,擦干;雾化罐、口含管、面罩和螺纹管浸泡消毒1小时,再清洗擦干备用,消毒双手并记录。

5. 注意事项　①水槽和雾化罐切忌加温水或热水;在使用过程中,如发现水槽内水温超过50℃或水量不足,应先关机,再更换冷蒸馏水;如发现雾化罐内药液过少,影响正常雾化,可增加药量,但不必关机,只需从盖上小孔向内注入即可。②水槽底部的晶体换能器和雾化罐底部的透声膜薄而质脆,易破碎,操作和清洗过程中,动作应轻,以免损坏。③连续使用雾化器应间歇30分钟,以免过热损坏机器。

(二)氧气雾化吸入法　是利用高速氧气气流,使药液形成雾状,随呼吸进入呼吸道的方法。

1. 目的　①治疗呼吸道感染,稀释痰液,保持呼吸道通畅。②解除支气管痉挛,改善呼吸功能。

2. 药物　同超声雾化吸入法。

3. 操作要点　①按医嘱将药物用蒸馏水稀释至5 ml后注入雾化器内。②氧气雾化吸入器连接完好,不漏气。③连接氧气装置与雾化器,氧气湿化瓶内不加水,以免降低药液浓度,影响药物疗效,调节氧流量在6～8升/分钟。④协助病人取舒适体位,指导病人手持雾化器,口含管放入口中,嘱病人紧闭口唇深吸气,呼气用鼻,使药液充分到达支气管及肺部,更好地发挥药效。⑤吸入完毕,先取下雾化器,再关闭氧气开关。雾化器浸泡在消毒液1小时后取出清洗,晾干备用。

4. 注意事项　严禁接触烟火及易燃品。

单元测试题2

1. 进行超声雾化吸入的**不正确**操作步骤是 ( )
   A. 雾化罐内药液稀释至30～50 ml　　　　　　B. 先开电源开关,再开雾化开关
   C. 水槽内盛冷蒸馏水　　　　　　　　　　　　D. 使用中水槽内换水时不必关机
   E. 治疗毕,先关雾化开关,再关电源开关

   (2～4题共用题干)
   患者,男,70岁,有慢性支气管炎病史,最近咳嗽加剧,痰液粘稠,伴呼吸困难,入院后给予超声雾化吸入。

2. 超声雾化吸入治疗的目的**不包括** ( )
   A. 消除炎症　　　　B. 稀释痰液　　　　C. 解除支气管痉挛　　　　D. 帮助祛痰
   E. 保持口腔清洁

3. 为该患者做雾化治疗时首选的药物是 ( )
   A. 庆大霉素　　　　B. 沙丁胺醇　　　　C. 地塞米松　　　　D. α-糜蛋白酶

E. 氨茶碱

4. 指导患者做超声雾化吸入时,下列**错误**的是 （　）
   A. 吸入罐内放药液稀释至 30～50 ml　　　　B. 水槽内加冷蒸馏水 250 ml
   C. 嘱患者张口呼吸　　　　　　　　　　　　D. 吸入时间为 15～20 分钟
   E. 治疗完毕,先关雾化开关,再关电源开关

5. 氧气雾化吸入时,下列操作方法**错误**的是 （　）
   A. 核对病人,做好解释　　　　　　　　　　B. 抽吸并稀释药液
   C. 湿化瓶内加入蒸馏水　　　　　　　　　　D. 嘱病人紧闭口唇深吸气,呼气用鼻
   E. 氧流量为 6～8 升/分钟

6. 患儿,7 岁。咳嗽、咳痰 5 天,医嘱给予氧气雾化吸入治疗。执行操作时**错误**的是 （　）
   A. 湿化瓶内盛 35% 乙醇　　　　　　　　　　B. 氧气雾化吸入器与氧气装置连接紧密,不漏气
   C. 调节氧流量 6～8 升/分钟　　　　　　　　D. 口含管放入患儿口中,嘱其紧闭口唇深吸气
   E. 吸入完毕,先取下雾化器再关氧气开关

7. 利于粘稠痰液吸出的方法是 （　）
   A. 体位引流　　B. 雾化吸入　　C. 增加吸痰次数　　D. 缩短吸痰间隔时间
   E. 延长每次吸痰时间

8. 下列有关超声雾化吸入的目的,**不正确**的叙述是 （　）
   A. 预防感染　　B. 解除痉挛　　C. 消除炎症　　D. 稀释痰液
   E. 缓解缺氧

9. 患者,女,46 岁,因 COPD 需要做雾化吸入,医嘱使用氨茶碱,其目的是 （　）
   A. 消除炎症　　B. 减轻粘膜水肿　　C. 解除支气管痉挛　　D. 保持呼吸道湿润
   E. 稀释痰液使其易于咳出

10. 超声雾化吸入时减轻呼吸道粘膜水肿常用的药物是 （　）
    A. 地塞米松　　B. 氨茶碱　　C. 庆大霉素　　D. 沙丁胺醇
    E. 糜蛋白酶

11. 氧气雾化吸入时,下述步骤哪项**不妥**(患者手持雾化器,把口含嘴放入口中,用力吸气的同时以手指堵住出气管,呼气时放开出气管) （　）
    A. 病人吸入前漱口　　　　　　　　　　　　B. 药物用蒸馏水稀释在 5 ml 以内
    C. 湿化瓶内不能放水　　　　　　　　　　　D. 嘱病人吸气时松开气口
    E. 氧流量用 6～8 升/分钟

12. 超声波雾化治疗结束后,先关雾化开关,再关电源开关,是防止损坏 （　）
    A. 电晶片　　B. 透声膜　　C. 电子管　　D. 雾化罐
    E. 晶体管

13. 超声波雾化器在使用中,水槽内水温超过一定温度应调换冷蒸馏水,此温度是 （　）
    A. 30 ℃　　B. 40 ℃　　C. 50 ℃　　D. 60 ℃
    E. 70 ℃

14. 超声雾化吸入的正确操作步骤是 （　）
    A. 水槽内加温水　　　　　　　　　　　　　B. 药液用温水稀释后放入雾化罐
    C. 先开雾化开关,再开电源开关　　　　　　D. 添加药液不必关机
    E. 停用时先关电源开关

(15～16 题共用题干)
患儿,5 岁。支气管炎,咳嗽,有痰不能自行咳出。按医嘱给予氧气雾化吸入。

15. 氧气湿化瓶内的物质应是 （　）
    A. 空气　　B. 温水　　C. 乙醇　　D. 蒸馏水
    E. 自来水

16. 使用该吸入法时氧流量应调节为 （　）
    A. 1～2 升/分钟　　B. 2～4 升/分钟　　C. 4～6 升/分钟　　D. 6～8 升/分钟
    E. 8～10 升/分钟

(17～22 题共用题干)
患者,男,62 岁,慢性喘息性支气管炎 10 年,本次因发热咳嗽加重而入院。医嘱给患者进行超声雾化治疗。

17. 护士在为患者介绍超声雾化器工作特点时,下列表述正确的是 （　）
    A. 雾点小而均匀,可吸入支气管末端　　　　B. 用氧量小,节约资源
    C. 雾滴颗粒大小不一　　　　　　　　　　　D. 雾量大小不固定,不必调节

E. 产生气雾温度低,治疗后不易着凉

18. **不适用**于超声雾化吸入的药物是　　　　　　　　　　　　　　　　　　　　　　　　　　　　　　　　　( )
   A. 沙丁胺醇　　　　B. 庆大霉素　　　　C. 必咳平　　　　D. 青霉素
   E. 地塞米松

19. 能够帮助患者祛痰、稀化痰液的药物是　　　　　　　　　　　　　　　　　　　　　　　　　　　　　　　( )
   A. 乙酰半胱氨酸　　B. 庆大霉素　　　　C. 沙丁胺醇　　　D. 红霉素
   E. 地塞米松

20. 超声雾化罐内应放药液的量是　　　　　　　　　　　　　　　　　　　　　　　　　　　　　　　　　　　( )
   A. 0～30 ml　　　　B. 30～50 ml　　　C. 50～70 ml　　　D. 70～90 ml
   E. 90～100 ml

21. 超声雾化吸入时水槽内应加入　　　　　　　　　　　　　　　　　　　　　　　　　　　　　　　　　　　( )
   A. 生理盐水　　　　B. 温水　　　　　　C. 开水　　　　　D. 冷蒸馏水
   E. 温蒸馏水

22. 超声雾化吸入后口含嘴、螺纹管、面罩和螺纹管浸泡消毒时间是(水槽不需消毒)　　　　　　　　　　　　　( )
   A. 20分钟　　　　　B. 40分钟　　　　　C. 1小时　　　　　D. 1.5小时
   E. 2小时

23. 患者,女,37岁。哮喘发作伴咳嗽,医嘱给予超声雾化吸入。正确的是　　　　　　　　　　　　　　　　　( )
   A. 接通电源,先开雾量开关,再调节定时开关15～20分钟
   B. 将面罩置于患者口鼻部,指导其闭口深呼吸
   C. 若水槽内水温超过70 ℃,立即停止使用
   D. 治疗结束先关电源开关,再关雾化开关
   E. 呼吸面罩应在消毒液中浸泡30分钟再清洗晾干备用

24. 患儿,女,1岁。诊断为"急性支气管炎"3天,咳嗽、咳痰加重。评估患儿痰液粘稠,患儿自己难以咳出。清理患儿呼吸道首先应选用的方法是　　( )
   A. 负压吸痰　　　　B. 少量多次饮水　　C. 体位引流　　　D. 超声雾化吸入
   E. 继续鼓励患儿咳嗽排痰

25. 患者,女,35岁。车祸后并发血气胸,进行手术治疗后医嘱常规进行沐舒坦(盐酸氨溴索)雾化吸入。用该药的目的是　　　( )
   A. 解痉　　　　　　B. 平喘　　　　　　C. 镇痛　　　　　D. 抑制腺体分泌
   E. 稀释痰液,促进排出

四、注射给药法

注射给药法是将一定量的无菌药液或生物制品用无菌注射器注入体内的方法,以达到预防、诊断、治疗疾病目的。

(一)注射原则

1. 严格遵守无菌操作原则　①操作环境整洁,符合无菌技术要求。②注射前洗手,戴口罩,衣帽整洁。③<u>注射器的空筒内面、活塞、乳头、针梗、针尖必须保持无菌</u>。④消毒注射部位皮肤,并保持无菌。常规消毒法:用棉签蘸2%碘酊,以注射点为中心,由内向外呈螺旋形涂擦,直径应在<u>5 cm</u>以上,待碘酊干后用70%乙醇同法脱碘,待干后,方可注射;或使用0.5%碘附消毒:用棉签以同法消毒两遍,不需脱碘。

2. 严格执行查对制度　①认真执行"三查七对",并仔细检查药物质量、药物有效期及安瓿是否完整。②如同时注射几种药物,<u>应注意查对药物有无配伍禁忌</u>。

3. 严格执行消毒隔离制度　注射用物1人1套,使用后按规定进行分类处理,不可随意丢弃。

4. <u>选择合适的注射器和针头</u>　根据药物的剂量、粘稠度、刺激性的强弱、注射部位,选择合适的注射器和针头。选择一次性注射器应型号合适,在有效期内,包装密封好。注射器应完整无裂痕,不漏气;针头应锐利、无钩、无弯曲;注射器和针头必须衔接紧密。

5. <u>选择合适的注射部位</u>　避开神经和血管。局部皮肤应无损伤、炎症、硬结、瘢痕、皮肤病。<u>长期注射的病人,应经常更换注射部位</u>。

6. 注射药液　应现用现配注射药液,应在规定注射时间前临时抽取,以防药液效价降低或被污染。

7. 排尽空气　进针前应排尽注射器内的空气,以防空气进入血管形成栓塞。

8. 掌握合适的进针角度和深度。

9. 检查回血　进针后注入药物前,应抽动活塞,检查有无回血。皮下注射、肌内注射必须无回血,才能注射药物;而动、静脉注射必须见回血,松开止血带后方可注入药液。

10. 熟练掌握无痛注射技术　①解除思想顾虑,分散注意力,取合适体位,使肌肉松弛,便于进针。②<u>注射时做到"两快一慢"</u>,即进针快、拔针快、推药慢,且注药速度应均匀。③<u>注射刺激性强的药物或油剂,应选择粗长针头,并且进针要深</u>。同时注射多种药物时,<u>应先注射无刺激性或刺激较弱的药物,再注射刺激性强的药物</u>,以减轻注射疼痛感。

第一章 基础护理知识和技能

（二）注射前准备

1. 用物准备 ①注射盘。②注射器和针头：按照注射原则进行选择。a. <u>注射器由乳头、空筒、活塞</u>（活塞体、活塞轴、活塞柄）构成，其中乳头、空筒内壁、活塞（活塞柄除外）应保持无菌；b. 针头分针尖、针梗和针栓3部分，除针栓外壁以外，其余部分应保持无菌，不得用手触摸。③注射药物：按医嘱备用。常用的有溶液、油剂、混悬液、结晶、粉剂等。④注射本：根据医嘱准备注射本，以便进行"三查八对"。

2. 药液抽吸法

（1）自安瓿内吸药 ①查对后将安瓿尖端药液弹至体部。②用70%乙醇棉签消毒安瓿颈部和砂轮，用砂轮在颈部划一锯痕，再次消毒拭去细屑，用无菌纱布包裹安瓿折断；如有蓝色标记，则不需划痕，用70%乙醇棉签消毒一遍即可折断安瓿。③检查并取出一次性注射器，抽动活塞柄，拧紧针栓，手持注射器，针尖斜面向下伸入安瓿内的液面下抽吸尽药液，排气后将安瓿套在针头上，再次核对，放于无菌盘内备用。吸药时手不能握住活塞体，只能持活塞柄，防止污染药液。

（2）自密封瓶内吸药：用启瓶器去除铝盖中心部分，用2%碘酊、75%乙醇消毒瓶塞及瓶塞边缘，待干。抽吸青霉素皮试液时，只用75%乙醇消毒待干。检查注射器后向瓶内注入与所需药液等量的空气，使密封瓶内压力增加，利于吸药。

（3）吸取结晶、粉剂、油剂、混悬剂等注射剂法：①吸取结晶、粉剂时，先用无菌0.9%氯化钠溶液（或注射用水，或专用溶媒）将药充分溶解，然后再吸取。②<u>油剂</u>：可先稍加温或用双手对搓药瓶（易被热破坏者除外），然后再用<u>较粗针头抽吸药液</u>。③混悬液摇匀后立即吸取，并选用稍粗针头抽吸注射。

（三）常用注射法

1. <u>皮内注射法（ID）</u> 将少量无菌药液注入<u>表皮和真皮之间</u>的方法。

（1）目的：<u>药物过敏试验；预防接种</u>；局部麻醉的先驱步骤。

（2）部位：<u>前臂掌侧下段</u>（药物过敏试验）；<u>上臂三角肌下缘</u>（预防接种，如卡介苗）。

（3）操作要点：选择注射部位，药物过敏试验者只用**70%乙醇棉签**消毒皮肤待干，以免影响对局部反应的观察；再次进行核对，排尽空气。左手绷紧皮肤，右手持注射器，**针尖斜面向上与皮肤呈5°刺入皮内**；进针角度不可过大，避免将药物推进皮下组织。左手拇指固定针栓，右手推注药液0.1 ml，使局部隆起药皮呈半球状，局部皮肤发白，毛孔变大。注药毕，快速拔针，**勿用棉签按压**，确保剂量准确。

（4）注意事项：①皮试需备0.1%盐酸肾上腺素和2 ml注射器，详细询问**用药史、过敏史、家族史**，对注射药物有过敏史者**禁做药物过敏试验**。②**忌用碘酊消毒皮肤**，以免影响结果判断。③拔针后切勿按揉局部，以免影响结果的观察。④不离开病室，20分钟后观察结果。⑤如需做对照试验，换另一注射器和针头，在另一前臂的相同部位，注入0.9%氯化钠注射液0.1 ml，20分钟后，观察对照反应。

2. <u>皮下注射法（H）</u> 皮下注射法是将少量无菌药液注入<u>皮下组织</u>的方法。

（1）目的：①不能或不宜口服，而需在一定时间内达到药效时采用（如糖尿病患者长期使用<u>胰岛素</u>）。②<u>预防接种</u>。③局部麻醉用药。

（2）部位：<u>上臂三角肌下缘、腹部、后背、大腿前侧及外侧</u>。

（3）要点：①<u>针尖斜面向上，与皮肤呈30°~40°</u>，快速将针梗的<u>1/2~2/3</u>刺入皮下。②抽吸无回血，缓慢、均匀注入药液。

（4）注意事项：①药液少于1 ml时，应用1 ml注射器吸药，以保证药物剂量准确。②如病人需长期进行皮下注射（胰岛素），应经常更换部位，轮流注射，以利药物的吸收。**进针角度不宜超过45°，以免刺入肌层**；如病人过瘦可捏起局部皮肤，并适当减小进针角度。

3. <u>肌内注射法（IM/im）</u> 是将一定量的药液注入<u>肌肉组织</u>的方法。

（1）目的：用于不宜或不能口服、皮下注射、静脉注射，且要求迅速产生疗效者。

（2）部位：应选择肌肉丰厚，且离大神经、大血管较远的部位，其中最常用的是<u>臀大肌</u>，其次为<u>臀中肌、臀小肌、股外侧肌、上臂三角肌</u>。

1）<u>臀大肌注射定位法</u>：①十字法：从臀裂顶点向左或右划一水平线，然后自髂嵴最高点作一垂线，取外上1/4处（避开内角）为注射部位。②连线法：取髂前上棘和尾骨连线的<u>外上1/3处</u>为注射部位。

2）<u>臀中肌、臀小肌注射定位法</u>：此处血管、神经较少，脂肪组织也较薄，可用于<u>小儿、危重或不能翻身的患者</u>。①<u>构角法</u>：示指尖和中指尖分别置于髂前上棘和髂嵴下缘处，示指、中指与髂嵴构成一个三角形，其示指和中指构成的内角为注射部位。②三指法：髂前上棘外侧三横指为注射部位（以病人自己的手指宽为标准）。

3）股外侧肌注射定位法：适用于多次注射者。在大腿中段外侧，<u>髋关节下10 cm至膝关节上10 cm</u>为注射部位，宽约7.5 cm。

4）上臂三角肌注射定位法：为上臂外侧，肩峰下**2~3横指处**。

（3）体位：<u>臀部肌内注射时</u>，为使肌肉放松，减轻痛苦和不适，常取的体位包括：①侧卧位：上腿伸直并放松，下腿稍弯曲。②俯卧位：足尖相对，足跟分开，头偏向一侧。③仰卧位：<u>臀中肌、臀小肌</u>注射时采用，常用于<u>小儿、危重和不能自行翻身的病人</u>。④坐位：坐椅应稍高，注射侧腿伸直，常用于门诊、急诊病人。

（4）操作要点：①针头与皮肤呈**90°**，快速刺入肌内2~3 cm，相当于针梗的2/3。②**2岁以下婴幼儿不宜进行臀大肌肌肉注射**，因其臀部肌肉较薄，**可导致肌肉萎缩**，或损伤坐骨神经，最好选用臀中肌、臀小肌注射。③长期进行肌内注射的病人,交替使用注射部位,以避免硬结发生,必要时可热敷或进行理疗。

4. **静脉注射法(IV/iv)** 静脉注射是将一定量无菌药液自静脉注入体内方法,是发挥药效最快的给药方法。

(1) 目的:①药物不宜口服、皮下或肌内注射时,需迅速产生药效,可采用静脉注射法。②由静脉注入药物,用于诊断性检查。③用于输液或输血。④用于静脉营养、治疗。

(2) 穿刺部位:常用的有**手背静脉网**、贵要静脉、肘正中静脉、头静脉、大隐静脉、小隐静脉、足背静脉网等浅静脉、小儿头皮静脉(**颞浅静脉**、额静脉、耳后静脉、枕静脉)、股静脉。

小儿头皮静脉的特点:①小儿头皮静脉丰富,分支细小,交错成网且浅表易见,**外观浅蓝色**,啼哭时充血明显。②不易滑动,易于固定。③血液向心方向流动。④无搏动感。⑤管壁薄,易被压瘪。⑥推注阻力小。

(3) 操作要点:①在穿刺部位肢体下垫小垫枕,**在穿刺部位上方约 6 cm 处扎紧止血带**,注意止血带末端应向上。②针尖斜面向上与皮肤呈15°~30°,自静脉上方或侧方刺入皮下再沿静脉走向潜行刺入静脉,见回血后进针少许。③松开止血带,嘱病人松拳,固定好针头,缓慢注入药液。④拔针时迅速按压穿刺点。

(4) 注意事项:①需长期静脉给药者,要有计划地使用和保护静脉,应由小到大,由远心端向近心端选择静脉。②观察注射局部及病情变化,防止药液外溢而发生组织坏死。③**对组织有强烈刺激的药,先注射少量 0.9%氯化钠溶液**,并定时试抽回血,**检查针头是否在静脉内**。

(5) 静脉注射失败的常见原因:①针头未刺入静脉,**抽吸无回血**。②针头未完全刺入静脉:**针尖斜面一半在静脉内,一半在静脉外,抽吸有回血**,注药时部分药液溢出至皮下,**使局部皮肤隆起有疼痛感**。此时应沿静脉走向再进针少许,试抽有回血,患者无疼痛感,可以注药。如注射刺激性强的药物,则应立即拔出针头,并作相应处理。③针头刺破对侧静脉壁:针头刺入较深,针尖斜面一半穿破对侧静脉壁,**抽吸有回血**,但回血较慢,注药时部分药液溢出深部组织,如推注药量较少,局部不一定隆起,但有疼痛感。应拔出针头,重新选择血管穿刺。④针尖刺破血管下壁进入深部组织:**抽吸无回血**,注入药物局部无隆起,主诉疼痛。应拔出针头重新选择血管穿刺。

5. 股静脉注射法

(1) 目的:用于急救时做加压输液、输血或采集血标本等。

(2) 部位:在股三角区,髂前上棘和耻骨结节连线的中点与股动脉相交,股动脉内侧 0.5 cm 处,即为**股静脉**。

(3) 体位:仰卧位,下肢伸直略外展。

(4) 操作要点:①操作者常规消毒左手示指和中指或戴无菌手套,然后在股三角区按定位法触及股动脉搏动最明显处,并加以固定。②针尖与皮肤呈90°或45°角,在股动脉内侧0.5 cm 处刺入。③抽动活塞,见暗红色血液,则提示针头已达股静脉。④根据需要缓慢推注药物,注射完毕快速拔针后局部无菌纱布加压止血 3~5 分钟,以防止出血或形成血肿。

(5) 注意事项:股静脉穿刺时,如抽出鲜红色血液,则提示针头刺入股动脉,应立即拔出针头,用无菌纱布紧压穿刺处5~10 分钟,直至无出血,再改由另一侧股静脉穿刺。

小结提示:为方便记忆,现将不同类型注射法进行总结、比较,见表 1-8。

表 1-8 各类注射法的比较

注射法	注射部位	进针角度	注意事项
皮内注射(id)	前臂掌侧下段	5°	①做过敏试验须备 0.1%盐酸肾上腺素。②忌用碘酊消毒皮肤。③拔针后勿用棉球按压
皮下注射(H)	上臂三角肌下缘等	30°~40°	①少于 1 ml 的药液,用 1 ml 注射器抽吸。②进针角度不宜超过 **45°**
肌内注射(IM)	臀大肌,臀中、小肌(图)等 臀大肌注射定位法:①连线法:髂前上棘和尾骨连线的外上 1/3 处为注射部。②十字法:从臀裂顶点向左或右划一水平线,然后自髂嵴最高点作一垂线,取外上 1/4 处(避开内角)为注射部位	90°	2 岁以下婴幼儿不宜选用臀大肌肌内注射,最好选用臀中肌、臀小肌,其定位法:①构角法:示指尖和中指尖分别置于髂前上棘和髂嵴下缘处,示指、中指与髂嵴构成一个三角形,其示指和中指构成的内角为注射部位。②三指法:髂前上棘外侧三横指为注射部位(以病人自己的手宽为标准)
静脉注射(IV)	手背静脉网、头静脉、肘正中静脉、贵要静脉、大小隐静脉、足背静脉弓、小儿头皮静脉(颞浅静脉)等	15°~30°	注射强烈刺激的药物,注射前先注入少量生理盐水,证实针头在血管内

单元测试题 3

1. 在灭菌注射器和针头中,下列哪一组可用手接触(针头包括针尖、针梗和针栓) ( )
   A. 乳头和针栓　　　B. 活塞和针梗　　　C. 空筒和针尖　　　D. 针栓和活塞柄
   E. 针梗和活塞轴

2. 需同时注射数种药物时首先应注意药物 （　　）
   A. 有无沉淀　　　　　B. 有效期　　　　　C. 配伍禁忌　　　　　D. 刺激性
   E. 作用
3. 皮内注射是将药液注入 （　　）
   A. 表皮　　　　　　　B. 真皮　　　　　　C. 皮下组织　　　　　D. 表皮与真皮间
   E. 真皮与皮下组织间
4. 皮内注射法用于药物过敏试验时,正确的做法是 （　　）
   A. 常选择三角肌下缘作为药物过敏试验部位　　B. 用2%碘酊消毒1遍,70%乙醇脱碘2遍
   C. 注射器的针尖斜面全部进入真皮下层　　　　D. 进针角度为25°左右
   E. 拔针时勿按压
5. 用皮内注射法接种卡介苗,正确的步骤是 （　　）
   A. 注入药物前要抽回血　　　　　　　　　　　B. 进针部位在前臂掌侧上段
   C. 注射前询问过敏史　　　　　　　　　　　　D. 进针时针头与皮肤呈5°角
   E. 拔针后用干棉签轻压针刺处
6. 皮下注射的进针角度为 （　　）
   A. 0~5°　　　　　　　B. 30°~40°　　　　C. 45°　　　　　　　　D. 60°
   E. 90°
7. 皮下注射给药,下述步骤哪项是**错误**的(30°~40°角) （　　）
   A. 药液不足1 ml可选择1 ml注射器　　　　　　B. 注射部位可选择三角肌下缘
   C. 抽吸无回血后推注药液　　　　　　　　　　D. 针头与皮肤呈10°~20°角进针
   E. 注射毕用干棉签轻压进针处,快速拔针
8. 患者,女,30岁,出现尿频、尿急、尿痛等症状,需肌内注射庆大霉素,抽吸药液的方法正确的是 （　　）
   A. 先将药液加温或双手对搓安瓿　　　　　　　B. 然后轻弹安瓿,将药液流至颈部
   C. 持注射器将针尖斜面向下伸入液面下　　　　D. 在安瓿颈部划一环形锯痕后直接折断安瓿
   E. 持注射器将针尖斜面向上伸入液面下
9. 实施无痛肌内注射的措施,下列哪项**不妥** （　　）
   A. 患者侧卧位时上腿弯曲　　　　　　　　　　B. 患者俯卧位时足尖相对,足跟分开
   C. 推注药液速度缓慢　　　　　　　　　　　　D. 不在有硬结的部位进针
   E. 同时注射两种药液时,应后注射刺激性强的药液
10. 静脉注射**不正确**的步骤是 （　　）
    A. 在穿刺点上方约6 cm处扎止血带　　　　　　B. 常规消毒皮肤后嘱病人握拳
    C. 见回血后即推注药液　　　　　　　　　　　D. 针头与皮肤呈20°角进针
    E. 注射后用干棉签按压拔针
11. 患者,男,45岁,护士为其静脉注射25%葡萄糖溶液时,患者自述疼痛,推注时稍有阻力,推注部位局部隆起,<u>抽无回血</u>,此情况应考虑是 （　　）
    A. 静脉痉挛　　　　　　　　　　　　　　　　B. 针头部分阻塞
    C. 针头滑出血管外　　　　　　　　　　　　　D. 针头斜面紧贴血管壁
    E. 针头斜面部分穿透血管壁
    (12~13题共用题干)
    患者,女,55岁,因哮喘发作在医院急诊就医,医嘱"氨茶碱0.2 g入25%葡萄糖20 ml,iv"。
12. 护士为患者行静脉注射时穿刺的角度为 （　　）
    A. 紧贴皮肤　　　　　B. 5°~10°　　　　　C. 15°~30°　　　　　D. 35°~38°
    E. 40°~45°
13. 注射过程中发现局部肿胀,抽有回血,患者主诉疼痛明显,可能的原因是 （　　）
    A. 针头斜面紧贴血管壁　　　　　　　　　　　B. 针头穿透血管壁
    C. 针头堵塞　　　　　　　　　　　　　　　　D. 针头斜面一半在血管外
    E. 针头穿刺过深致药物进入组织间隙
14. 患者,女,29岁,静脉注射时发现推注药液受阻,抽无回血,无明显疼痛。可能的原因是 （　　）
    A. 针头斜面一半在血管外　　　　　　　　　　B. 针头堵塞
    C. 针头穿透血管壁　　　　　　　　　　　　　D. 针头刺入过深,药物注入组织间隙
    E. 针头斜面紧贴血管壁
    针尖斜面紧贴血管壁,回抽有回血,推药也不会受阻。
15. 股静脉穿刺后,局部按压时间至少为 （　　）

A. 1分钟　　　　　B. 3分钟　　　　　C. 5分钟　　　　　D. 7分钟
E. 10分钟

16. 各种注射法中针头与皮肤的角度**错误**的是　　　　　　　　　　　　　　　　　　　　　　　　（　　）
    A. 静脉:15°～30°　　B. 皮下:20°　　C. 肌内:90°　　D. 皮内:5°
    E. 股静脉注射:90°

17. 选择静脉注射穿刺部位,下列哪项**不妥**　　　　　　　　　　　　　　　　　　　　　　　　　（　　）
    A. 选择粗直、弹性好的静脉　　　　　　　B. 由近心端到远心端选择血管
    C. 穿刺部位应避开关节　　　　　　　　　D. 避免在皮肤炎症处进针
    E. 不宜在静脉瓣部位进针

18. 静脉注射操作中,下述**不妥**的是　　　　　　　　　　　　　　　　　　　　　　　　　　　　（　　）
    A. 长期注射者由远端到近端选择血管　　　B. 在穿刺部位上方2 cm处扎止血带
    C. 在静脉上方或侧方进针　　　　　　　　D. 进针时,针头与皮肤呈20°角
    E. 拔针后用干棉签按压穿刺点

19. 患者,女,35岁。诊断为带状疱疹,医嘱抗病毒溶液静脉推注每日3次。正确的操作是　　　　　（　　）
    A. 选择细、弹性好的血管穿刺　　　　　　B. 0.5%碘附消毒注射部位1次
    C. 拔针后勿按压　　　　　　　　　　　　D. 注射时推注速度宜快
    E. 见回血再进针少许固定

20. 患者刘某,因糖尿病长期皮下注射胰岛素,护士在注射前要特别注意　　　　　　　　　　　　（　　）
    A. 评估病人局部组织状态　　　　　　　　B. 针梗不可全部刺入
    C. 询问病人进食的情况　　　　　　　　　D. 认真消毒病人局部皮肤
    E. 病人体位的舒适

21. 注射时防止感染的主要措施是　　　　　　　　　　　　　　　　　　　　　　　　　　　　　（　　）
    A. 选择无钩、无弯曲的锐利针头　　　　　B. 注意药物配伍禁忌
    C. 不可在硬结、瘢痕处进针　　　　　　　D. 不可使用变色、混浊的药物
    E. 注射前洗手、戴口罩,注射时皮肤消毒直径在5 cm以上

22. 同时注射几种药液时,下列说法**错误**的是　　　　　　　　　　　　　　　　　　　　　　　（　　）
    A. 注射应慢　　　B. 解除思想顾虑　　　C. 减轻疼痛　　　D. 分散注意力
    E. 先注射刺激性强的药物

23. 自安瓿内吸取药液的方法,**错误**的是　　　　　　　　　　　　　　　　　　　　　　　　　（　　）
    A. 吸药时手不能握住活塞　　　　　　　　B. 将安瓿尖端药液弹至体部
    C. 仔细查对　　　　　　　　　　　　　　D. 用砂轮在颈部划一锯痕,折断安瓿
    E. 将针头斜面向下放入安瓿内的液面下吸药

24. 病人王某,在注射过程中,主诉注射部位疼痛,检查:局部肿胀,抽吸有回血,应考虑　　　　（　　）
    A. 针头阻塞　　　　　　　　　　　　　　B. 针头滑出血管外
    C. 针头斜面部分在血管内　　　　　　　　D. 针头斜面穿透对侧血管壁
    E. 静脉痉挛(静脉痉挛时不会出现局部肿胀)

(25～26题共用题干)
患者,女,32岁。颅脑损伤后昏迷1周,现体温39.8℃。医嘱给予复方氨基比林针2 ml肌内注射,st。

25. 护士选择股外侧作为注射部位,正确的注射范围是　　　　　　　　　　　　　　　　　　　　（　　）
    A. 大腿外侧,膝关节以上　　　　　　　　B. 髋关节以下,膝关节以上大腿外侧
    C. 大腿内侧,膝关节以上10 cm　　　　　 D. 髋关节以下10 cm膝关节以上10 cm大腿外侧
    E. 髋关节以下10 cm膝关节以上10 cm大腿内侧

26. 为其肌内注射,进针深度为　　　　　　　　　　　　　　　　　　　　　　　　　　　　　　（　　）
    A. 全部针梗　　　　B. 针梗的1/2～2/3　　　C. 针梗的1/4～1/3　　　D. 针梗的1/3～1/2
    E. 针头斜面

27. 患儿,9个月,患急性肠炎,需选择头皮静脉输液,关于小儿静脉的特点,叙述**错误**的是　　（　　）
    A. 管壁薄,易被压瘪　　B. 外观浅蓝色　　C. 无搏动　　D. 易滑动
    E. 血液向心方向流动

28. **护士经股静脉采血,其穿刺部位在**　　　　　　　　　　　　　　　　　　　　　　　　　　（　　）
    A. 股动脉外侧0.5 cm　　　　　　　　　　B. 股动脉内侧0.5 cm
    C. 股神经内侧0.3 cm　　　　　　　　　　D. 股神经外侧0.5 cm
    E. 股动脉与股静脉之间

29. 陈某,65岁,女性,因2型糖尿病需注射胰岛素,出院时护士对其进行健康教育,对患者自行注射胰岛素的指导中,不

正确的是 ( )
　　A. 行皮下注射,进针角度90° 　　B. 不可在发炎、有瘢痕、硬结处注射
　　C. 进针后不能有回血 　　D. 应在上臂三角肌下缘处注射
　　E. 注射区皮肤要消毒
30. 患者,男,因结核性脑膜炎需肌内注射链霉素。患者取侧卧位时,正确的体位是 ( )
　　A. 下腿伸直,上腿稍曲 　　B. 上腿伸直,下腿稍曲
　　C. 双膝向腹部弯曲 　　D. 两腿弯曲
　　E. 两腿伸直
31. 臀大肌注射部位为 ( )
　　A. 髂前上棘与尾骨连线外上1/2处 　　B. 髂前上棘与尾骨连线内上1/2处
　　C. 髂前上棘与尾骨连线外上1/3处 　　D. 髂前上棘与尾骨连线内上1/3处
　　E. 髂前上棘与尾骨连线内下1/3处

(32～33题共用题干)
　　某新生儿出生后6小时,进行预防接种。(脊髓灰质炎活疫苗:口服;麻疹活疫苗:上臂外侧皮下注射;百日咳菌液、白喉类毒素、破伤风类毒素混合制剂:有吸附剂者臀肌或三角肌内注射,无吸附制剂者三角肌下缘皮下注射;乙肝疫苗:三角肌内注射;卡介苗:左上臂三角肌中部皮内注射。)
32. 接种卡介苗的正确方法是 ( )
　　A. 前臂掌侧下段ID 　　B. 三角肌下缘ID 　　C. 三角肌下缘H 　　D. 臀大肌IM
　　E. 上臂三角肌H
33. 接种乙肝疫苗的正确方法是 ( )
　　A. 前臂掌侧下段ID 　　B. 三角肌下缘ID 　　C. 三角肌下缘IM 　　D. 上臂三角肌H
　　E. 三角肌下缘H
34. 为婴儿进行静脉注射时,最常用的静脉是 ( )
　　A. 肘正中静脉 　　B. 颞浅静脉 　　C. 大隐静脉 　　D. 贵要静脉
　　E. 手背浅静网
35. 对于需要静脉输液的成年人,使用头皮针进行静脉穿刺时优先选择的血管是 ( )
　　A. 贵要静脉 　　B. 头静脉 　　C. 桡静脉 　　D. 手背静脉网
　　E. 肘正中静脉
36. 护士遵医嘱为患者行10%葡萄糖酸钙10 ml缓慢静脉推注,推注约5 ml后护士发现推注稍有阻力,局部略肿胀,抽出无回血。发生上述情况的原因可能是 ( )
　　A. 针头斜面紧贴血管内壁 　　B. 针刺入过深,穿破对侧血管壁
　　C. 静脉痉挛 　　D. 针头刺入皮下
　　E. 针头斜面一半在血管外
37. 患者,女,28岁。有习惯性流产史。现妊娠8周,遵医嘱给予黄体酮肌内注射。正确的操作是(黄体酮为一种油剂,应选用大号针头深部注射,硬结发生率明显减少) ( )
　　A. 乙醇消毒皮肤 　　B. 消毒范围3 cm
　　C. 选择粗长针头注射 　　D. 进针角度为45°
　　E. 见回血后方可推药
38. 图示肌内注射定位法最合适的人是 ( )
　　A. 孕妇 　　B. 老年人
　　C. 成年男性 　　D. 成年女性
　　E. 两岁以内婴幼儿
图中显示的是臀中肌、臀小肌定位法。两岁以内儿童臀大肌不发达,如使用臀大肌注射容易损伤坐骨神经,所以选臀中肌、臀小肌注射。

(39～41题共用题干)
　　患者,男,63岁,糖尿病10年,医嘱胰岛素8U,餐前30分钟,H,tid。
39. "H"的含义是 ( )
　　A. 皮内注射 　　B. 皮下注射 　　C. 肌内注射 　　D. 静脉注射
　　E. 静脉滴入
40. 最佳的注射部位是 ( )
　　A. 腹部 　　B. 股外侧肌 　　C. 臀大肌 　　D. 前臂外侧
　　E. 臀中肌、臀小肌
41. 患者出院时,护士对其进行胰岛素使用方法的健康指导,错误的内容是 ( )

A. 不可在发炎、有瘢痕、硬结处注射　　　　　　B. 注射部位要经常更换
C. 注射时进针的角度为30°～40°　　　　　　　D. 注射区皮肤要消毒
E. 进针后回抽要有回血

42. 患者,男,55岁,患急性淋巴细胞白血病,现需化疗,为预防静脉坏死,下列护理措施**不妥**的是　　（　　）
A. 首选中心静脉　　　　　　　　　　　　　　B. 药物推注速度要慢
C. 轮换使用血管　　　　　　　　　　　　　　D. 拔针前用生理盐水冲洗静脉
E. 注射前确保针头在血管内

43. 患儿,女,1岁。因淋巴结核住院,医嘱肌内注射数种药物。护士为该患儿肌内注射时,**不恰当**的操作是　（　　）
A. 宜选用肌肉肥厚的臀大肌　　　　　　　　　B. 注射时应固定好肢体,防止折针
C. 注意药物的配伍禁忌　　　　　　　　　　　D. 注意经常更换注射部位
E. 切勿将针梗全部刺入

五、药物过敏试验法

(一)青霉素过敏试验

1. **青霉素过敏反应的机制**　青霉素过敏反应是抗原与抗体在致敏细胞上相互作用而引起的。①青霉素是一种半抗原物质,进入机体后其降解产物(青霉烯酸和青霉噻唑酸)与组织蛋白结合形成全抗原(青霉噻唑蛋白),可使T淋巴细胞致敏,**产生特异性抗体IgE**。②IgE粘附在肥大细胞和嗜碱细胞表面,使机体处于致敏状态。③当机体再次接受该抗原刺激后,抗原即与特异性抗体(IgE)结合,发生抗原抗体反应,导致细胞破裂,释放组胺、缓激肽、慢反应物质、5-羟色胺等血管活性物质。这些物质分别作用于效应器官,引起平滑肌痉挛、微血管扩张、毛细血管通透性增高、腺体分泌增多,从而产生一系列过敏反应的临床表现。

2. **青霉素过敏反应的预防**　①做青霉素试验前应详细询问病人的用药史、过敏史、家族史,如**有青霉素过敏史,应禁止做过敏试验**。②青霉素过敏试验和注射前应备好**盐酸肾上腺素和注射器**。③首次注射后应观察30分钟,以防发生迟缓性过敏反应。④**青霉素治疗停药3天以上**,或用药中更换药物批号,均应重新做过敏试验,结果阴性方可使用。⑤过敏试验可疑阳性者,应用0.9%氯化钠溶液做对照试验。⑥**皮试结果阳性者禁止使用青霉素**。

3. **青霉素过敏试验的方法**　患者空腹时不宜进行过敏试验。
(1)皮试液的配制:<u>青霉素皮试液标准:**每毫升含青霉素200～500 U**</u>。现以**皮内试验的剂量0.1 ml(含50 U)**,即每毫升含500 U的青霉素皮试液(500 U/ml)为例,具体配制见表1-9。

表1-9　青霉素皮试液的配制方法

步骤	青霉素	加0.9%氯化钠溶液(ml)	药物浓度	要求
溶解药液	80万U/支	4 ml	20万U/ml	充分溶解
稀释1	取上液0.1 ml	0.9 ml	2万U/ml	混匀
稀释2	取上液0.1 ml	0.9 ml	2 000 U/ml	混匀
稀释3	取上液0.25 ml	0.75 ml	500 U/ml	混匀

注:稀释3,取上0.1 ml,0.9 ml,200 U/ml。所以注入皮内0.1 ml皮试液含**青霉素20～50 U**。

(2)试验方法:对无过敏史的病人,按皮内注射的方法在**前臂掌侧下段**注射青霉素皮试液0.1 ml(含青霉素50 U),20分钟后观察、判断试验结果。

(3)试验结果判断:①阴性:皮丘大小无改变,周围不红肿,无红晕,无自觉症状,无不适表现。②阳性:局部出现皮丘隆起、**红晕硬块**,**直径大于1 cm**或红晕周围有伪足,局部有痒感,严重时可出现过敏性休克。

(4)记录:阴性,以蓝色笔记"(一)";阳性,以红笔记"(＋)",并在医嘱单、病历卡、体温单、床头卡、注射卡、门诊卡上醒目地标明"青霉素试验阳性",同时告知本人及其家属,报告医生,**禁用青霉素**。

4. **青霉素过敏反应的临床表现**
(1)**过敏性休克**:属于Ⅰ型变态反应。可发生在皮试验过程中、初次用药时、连续用药时。表现:**最早出现的症状常为呼吸道症状和皮肤瘙痒**。①呼吸道阻塞症状:由于**喉头水肿、肺水肿**,病人感觉胸闷,**出现气急**、发绀,喉头堵塞伴濒危感。②循环衰竭症状:由于周围血管扩张,导致有效循环血量不足,病人面色苍白、出冷汗、脉细弱、血压下降等。③中枢神经系统症状:由于脑组织缺氧,病人出现头晕、眼花、面部及四肢麻木、意识丧失、抽搐、大小便失禁等。④皮肤过敏症状:瘙痒、荨麻疹及其他皮疹。

(2)**血清病型反应**:一般用药后7～12天发生,临床表现和血清病相似,**有发热、皮肤瘙痒、荨麻疹**、腹痛、关节肿痛、全身淋巴结肿大等。

(3)各器官或组织的过敏反应:①皮肤过敏反应:表现为皮肤瘙痒、皮疹(荨麻疹)、皮炎,严重者可发生剥脱性皮炎。②呼吸道过敏反应:可引起哮喘或诱发原有的哮喘发作。③消化系统过敏反应:可引起过敏性紫癜,主要症状是腹痛和便血。

5. **青霉素过敏性休克的处理**　①**立即停药,就地平卧**,注意保暖,同时报告医生。②首选**0.1%盐酸肾上腺素**,皮下

注射,成人剂量为0.5~1 ml,小儿酌减。具有收缩血管、增加外周阻力、兴奋心肌、增加心排血量及松弛支气管平滑肌的作用。如症状不缓解,可每隔30分钟皮下或静脉注射0.5 ml,直至脱离危险期。③**氧气吸入**,必要时给予呼吸兴奋剂,如肌内注射尼可刹米或洛贝林等。④抗过敏:**地塞米松**5~10 mg静脉注射,或用氢化可的松200 mg加入5%或10%葡萄糖液500 ml静脉滴注。⑤纠正酸中毒和**抗组胺类药物**。⑥对症治疗:如给予升压药;病人出现心跳呼吸骤停,应立即进行心肺复苏,抢救病人。⑦密切观察病人体温、脉搏、呼吸、血压、尿量及其他病情变化,做好病情动态的详细护理记录。注意病人未脱离危险期,不宜搬动。

(二) 链霉素过敏试验

1. 过敏试验法

(1) 皮试液的标准:**每毫升含链霉素 2 500 U**;**皮内试验的剂量 0.1 ml 含链霉素 250 U**,具体配制见表1-10。

表1-10 链霉素皮试液的配制方法

步骤	青霉素	加 0.9 氯化钠溶液(ml)	药物浓度	要求
溶解药液	100万 U/支	3.5 ml(溶解为 4 ml)	25万 U/ml	充分溶解
稀释1	取液 0.1 ml	0.9 ml	2.5万 U/ml	混匀
稀释2	取液 0.1 ml	0.9 ml	2 500 U/ml	混匀

(2) 试验方法:对无过敏史的病人,按皮内注射的方法在前臂掌侧下段**皮内注入 0.1 ml 含链霉素 250 U**,20分钟后进行观察,试验结果的判断方法同青霉素过敏试验,并正确记录皮试的结果。

2. 链霉素过敏反应的临床表现与青霉素过敏反应大致相同,但少见,一旦出现过敏性休克,其死亡率高。常伴有毒性反应,表现为全身麻木、肌肉无力、抽搐、耳鸣、耳聋等。出现过敏反应时可静脉注射**10%葡萄糖酸钙**或**5%氯化钙10 ml**,以使钙离子与链霉素结合而减轻中毒症状。其他处理同青霉素过敏反应。

(三)**破伤风抗毒素(TAT)过敏试验及脱敏疗法** 破伤风抗毒素是一种免疫马血清,对人体是一种异种蛋白,具有抗原性,注射后容易出现过敏反应。因此,在用药前应做过敏试验,曾用过 TAT 但超过7天者,如再使用,须重新做过敏试验。

1. 过敏试验法

(1) 皮试液的**配制**:以每毫升含 **150 U** 的破伤风抗毒素皮试液为标准,具体配制方法:取一支 1 ml 含 1 500 U 的破伤风抗毒素原液,抽出 0.1 ml 加 0.9%氯化钠溶液稀释到 1 ml,则每毫升含 150 U,即为**破伤风抗毒素皮试液**。

(2) 试验方法:按皮内注射的方法在**前臂掌侧下段皮内注入 TAT 皮试液 0.1 ml(含破伤风抗毒素 15 U)**,20分钟后进行观察、判断,并正确记录皮试结果。

2. 试验结果的判断 ①阴性:局部无红肿,全身无反应。②阳性:**局部有丘红肿、硬结**,**直径大于 1.5 cm**,**红晕直径超过 4 cm**,**有时出现伪足、有痒感**。全身过敏反应、血清病型反应同青霉素过敏反应。当试验结果不能肯定时,应做对照试验;如试验结果确定为阴性,应将余液 0.9 ml 做肌内注射;如试验结果证实为阳性,通常采用**脱敏注射法**。

3. **脱敏注射法**:是给过敏试验阳性者分多次少剂量注射药液,以达到脱敏目的的方法。由于破伤风抗毒素的特异性,没有可替代的药物,故对试验结果为阳性的病人,在一定时间内,用少量抗原多次消耗体内的抗体,使之全部消耗掉,最终将全部药液注射后,病人不产生过敏反应。具体方法为:**分4次**(0.1 ml、0.2 ml、0.3 ml、0.4 ml 和余量,分别加入生理盐水至 1 ml),**小剂量并逐渐增加**,**每隔20分钟肌内注射 1 次**,**每次注射后均应密切观察**(表1-11)。

表1-11 破伤风抗毒素脱敏注射法

次数	TAT(ml)	加 0.9 氯化钠溶液(ml)	注射法	间隔时间
1	0.1	0.9	肌内注射	20分钟
2	0.2	0.8	肌内注射	20分钟
3	0.3	0.7	肌内注射	20分钟
4	余量	稀释至 1 ml	肌内注射	20分钟

在脱敏注射过程中,如发现病人有全身反应,如面色苍白、气促、发绀、荨麻疹等,或过敏性休克时,应立即停止注射,并通知医生,迅速处理。如**反应轻微,可待反应消退后,酌情将每次注射的剂量减少,同时增加注射次数,以顺利注入所需的全部药液**。

(四)普鲁卡因过敏试验

1. 皮试液的配制 以 0.25%普鲁卡因为标准。具体配制方法:以 1 支 1%普鲁卡因(1 ml,10 mg)为例,取出 0.25 ml 药液,加 0.9%氯化钠溶液稀释至 1 ml,则**每毫升含 2.5 mg**,即为**普鲁卡因皮试液**。

2. 试验方法 按皮内注射的方法在前臂掌侧下段**注射普鲁卡因皮试液 0.1 ml(含普鲁卡因 0.25 mg)**,20分钟后进行观察、判断,并正确记录皮试结果。

3. 试验结果的判断及过敏反应的处理与青霉素过敏反应相同。

(五) 细胞色素 C 过敏试验 细胞色素 C 是一种辅酶,可引起过敏反应,在用药前应先做过敏试验。

1. 皮试液的配制 ①细胞色素 C 皮试液的标准:每毫升含细胞色素 C 0.75 mg。②细胞色素 C 皮试液的具体配制方法:以 1 支 2 ml 细胞色素 C(含 15 mg)为例,取出 0.1 ml 药液,加 0.9%氯化钠溶液稀释至 1 ml,则每毫升含 0.75 mg,即为细胞色素 C 皮试液。

2. 试验方法 ①皮内试验:按皮内注射的方法在前臂掌侧下段注射细胞色素 C 皮试液 0.1 ml(含细胞色素 C 0.075 mg),20 分钟后进行观察、判断,并正确记录皮试结果。②划痕试验:取细胞色素 C 原液(每毫升含 7.5 mg),在前臂掌侧下段皮肤上滴 1 滴,并用无菌针头在表皮划痕两道,长约 0.5 cm,深度以微量渗血为宜;20 分钟后观察、判断,并正确记录试验结果。③试验结果判断:局部发红,直径大于 1 cm,有丘疹者为阳性。

(六) 碘过敏试验 临床上常用碘化物造影剂做肾脏、膀胱、胆囊、支气管、心血管、脑血管造影,在造影前 1~2 天应先作过敏试验,结果阴性者,方可做碘造影检查。

1. 试验方法 ①口服法:口服 5%~10%碘化钾 5 ml,每日 3 次,共 3 天,然后观察、判断,并正确记录试验结果。②皮内注射法:按皮内注射的方法在前臂掌侧下段注射碘造影剂 0.1 ml,20 分钟后进行观察、判断,并正确记录试验结果。③静脉注射法:按静脉注射的方法,在静脉内缓慢推注碘造影剂 1 ml(30%泛影葡胺 1 ml),5~10 分钟后观察、判断,并正确记录试验结果。

2. 注意事项 ①在静脉注射造影剂前,应先进行皮内试验,结果阴性,再做静脉注射试验,结果也为阴性,方可进行碘剂造影。②少数病人虽经过敏试验阴性,但注射碘造影剂时仍可发生过敏反应,因此造影时必须备急救药品,过敏反应的处理同青霉素过敏。③试验结果的判断:a. 口服法:阴性:无任何症状,阳性:出现口麻、眩晕、心慌、流泪、恶心、呕吐、荨麻疹等症状。b. 皮内注射法:阴性:局部无反应,阳性:局部有红肿、硬块,直径>1 cm。c. 静脉注射法:阴性:无任何症状,阳性:出现血压、脉搏、呼吸、面色等改变。

单元测试题 4

1. 禁做青霉素过敏试验的病人是 ( )
   A. 首次使用青霉素 B. 病人有过敏史 C. 有家族过敏史 D. 停药 3 天后再用
   E. 用药中更换药物批号

2. 患者,男,35 岁,糖尿病,测尿糖(3+)。医嘱:胰岛素 12 U(40 U/ml/瓶;12÷40=0.3),H。护士应抽取的药液体积是 ( )
   A. 0.1 ml B. 0.2 ml C. 0.3 ml D. 0.4 ml
   E. 0.5 ml

3. 患者刘某,因淋球菌感染,医嘱为"青霉素皮试",护士的准备工作最重要的是 ( )
   A. 环境要清洁、宽阔 B. 准备好注射用物
   C. 抽药剂量要准确 D. 选择合适的注射部位
   E. 询问病人有无过敏史

4. 患者,女,32 岁。发热 3 天,咽喉疼痛,经检查诊断为急性扁桃体炎。静脉滴注青霉素后发生过敏反应。错误的处理是 ( )
   A. 立即停药 B. 皮下注射 0.1%盐酸肾上腺素
   C. 立即吸氧 D. 减慢输液速度,继续观察
   E. 静脉注射 5~10 mg 地塞米松

5. 患者,男,24 岁,结核病,医嘱链霉素治疗。链霉素皮试发生过敏性休克而出现中枢神经系统症状,其原因是 ( )
   A. 肺水肿 B. 肾衰竭
   C. 脑组织缺氧 D. 有效循环血容量锐减
   E. 毛细血管扩张,通透性增加

6. 肺结核患者使用链霉素治疗过程中,出现全身麻木抽搐,此时选用治疗的药物是 ( )
   A. 10%葡萄糖酸钙 B. 0.1%肾上腺素 C. 新斯的明 D. 地塞米松
   E. 洛贝林(山梗菜碱)

7. 患者,女,32 岁,不慎割破手指,医嘱 TAT 肌内注射,立刻执行。患者行 TAT 过敏试验,结果阳性,正确的做法是 ( )
   A. 注射肾上腺素等药物抗过敏 B. 备好抢救物品,直接注射 TAT
   C. 禁用 TAT 注射 D. 采用脱敏疗法注射 TAT
   E. 再做过敏试验并用生理盐水做对照试验

8. 不符合破伤风抗毒素皮试结果阳性的表现是 ( )
   A. 局部皮丘红肿扩大 B. 硬结直径为 1 cm
   C. 红晕大于 4 cm D. 皮丘周围有伪足、痒感
   E. 病人出现气促、发绀、荨麻疹

9. 在青霉素治疗过程中,下列哪种情况需重做皮试 ( )
   A. 肌内注射改静脉注射
   B. 肌内注射每天1次改每天2次
   C. 病人因故未注射药物
   D. 青霉素批号更改
   E. 病人病情加重
10. 注射前必须做皮肤过敏试验的麻醉药物是 ( )
    A. 普鲁卡因
    B. 利多卡因
    C. 丁卡因
    D. 丁哌卡因
    E. 罗哌卡因
11. 关于碘过敏试验,正确的是 ( )
    A. 静脉注射造影剂前不用做皮内试验
    B. 皮内注射试验时皮丘直径超过2 cm即可判断为阳性
    C. 试验方法包括口服法、眼结膜试验法
    D. 口服后出现眩晕、心慌等表现即可判断为阳性
    E. 过敏试验阴性者,造影时不会发生过敏反应
12. 下列皮试液1 ml含量错误的是 ( )
    A. 青霉素:500 U
    B. 链霉素:2 500 U
    C. 普鲁卡因:2.5 mg
    D. 细胞色C:7.5 mg
    E. 破伤风抗毒素:150 U
13. 皮肤过敏试验阳性可用脱敏注射的是 ( )
    A. 青霉素
    B. 链霉素
    C. 碘造影剂
    D. 头孢唑林钠
    E. 破伤风抗毒素
14. 再次使用同批号的青霉素时,免做过敏试验要求的间断时间是 ( )
    A. 不超过1天
    B. 不超过2天
    C. 不超过3天
    D. 不超过5天
    E. 不超过7天
15. 对于青霉素皮试结果阳性者,以下哪种做法不妥 ( )
    A. 告知病人及家属今后禁用青霉素
    B. 将试验结果填在体温单上
    C. 禁用青霉素
    D. 将试验结果在注射卡上做醒目标识
    E. 用生理盐水在对侧相应部位做对照试验
16. 导致过敏性休克时,出现面色苍白、发绀、血压下降等症状的原因是 ( )
    A. 支气管平滑肌痉挛
    B. 脑组织缺氧
    C. 腺体分泌增加
    D. 有效循环血量减少
    E. 血管神经性水肿
17. 青霉素过敏性休克时出现头晕眼花、烦躁不安、大小便失禁等症状的原因为 ( )
    A. 支气管平滑肌痉挛
    B. 有效循环血量减少
    C. 血清病反应
    D. 脑组织缺氧
    E. 毛细血管的通透性增加
18. 发生药物过敏性休克,病人最早出现的症状是 ( )
    A. 意识丧失
    B. 血压下降
    C. 抽搐
    D. 胸闷、气促
    E. 皮肤发绀
19. 患者,男,62岁,因"直肠癌"拟行手术治疗,医嘱"青霉素皮内试验"。青霉素皮试结果:局部皮肤红肿,直径1.2 cm,无自觉症状,下列处理正确的是 ( )
    A. 在对侧肢体做对照试验
    B. 可以注射青霉素,但需减少剂量
    C. 可以注射青霉素
    D. 禁用青霉素,及时报告医生
    E. 暂停该药,下次使用重新试验
20. 患者,女,30岁,因肠结核入院。医嘱:链霉素1 g,im,qd。皮肤过敏试验结果为阳性,此时护士的处置不正确的是 ( )
    A. 建议医生修改治疗方案
    B. 告知患者链霉素皮试阳性,应慎用
    C. 列入交班内容
    D. 将结果记录于体温单和医嘱记录单
    E. 注射链霉素前给予葡萄糖酸钙预防过敏
21. 链霉素皮肤过敏试验的注射剂量为(链霉素皮试液的标准:每毫升含2 500 U) ( )
    A. 0.1 ml,150 U
    B. 0.1 ml,2 500 U
    C. 0.1 ml,250 U
    D. 0.1 ml,0.25 mg
    E. 0.1 ml,0.075 mg
22. 患者,男,22岁,大叶性肺炎,注射青霉素后第10天出现皮肤瘙痒,腹痛,体检:体温37.8 ℃,膝关节肿痛,全身淋巴结肿大,病人可能发生了(该反应通常发生在用药后的7~12天) ( )
    A. 血清病型反应
    B. 皮肤过敏反应
    C. 消化道过敏反应
    D. 过敏性休克
    E. 呼吸道过敏反应
23. 使用破伤风抗毒素,停药后超过多久须重做皮试 ( )

A. 1天   B. 3天   C. 5天   D. 7天
E. 14天

24. 患者,女,25岁,因足部被生锈铁钉刺伤就诊。清创处理后,遵医嘱拟给予TAT注射。护士为患者行TAT皮肤过敏试验的注射剂量为(破伤风抗毒素皮试液标准:每毫升含150 U)   ( )
   A. 15 U/ml   B. 150 U/ml   C. 1 500 U/ml   D. 20万 U/ml
   E. 80万 U/ml

25. 患儿,1岁,10 kg,惊厥。医嘱:地西泮(安定)2 mg,iv,st。护士应抽取的药液容量是(1 ml含10 mg地西泮) ( )
   A. 0.2 ml   B. 0.4 ml   C. 0.7 ml   D. 1 ml
   E. 1.5 ml

26. 患者孙某,需注射破伤风抗毒素,皮肤试验结果阳性,采用脱敏疗法,第一次注射剂量为(1 ml,1 500 U/支) ( )
   A. 15 IU   B. 50 IU   C. 100 IU   D. 150 IU
   E. 200 IU

27. 患者,男,20岁,因患大叶性肺炎需青霉素治疗。皮试5分钟后病人出现胸闷、气急、皮肤瘙痒、面色苍白、脉搏细弱、血压下降、烦躁不安,请问病人发生了何种反应(过敏性休克,应立即平卧,皮下注射盐酸肾上腺素,吸氧) ( )
   A. 青霉素毒性反应   B. 血清病型反应
   C. 呼吸道过敏反应   D. 过敏性休克
   E. 皮肤组织过敏反应

28. 细胞色素C过敏试验皮内注射剂量为(细胞色素C皮试液的标准:每毫升含细胞色素C 0.75 mg) ( )
   A. 0.075 mg   B. 0.75 mg   C. 750 mg   D. 75 mg
   E. 7.5 mg

29. 下列药物中,不需做过敏试验的是 ( )
   A. 普鲁卡因   B. 链霉素   C. 破伤风抗毒素   D. 利多卡因
   E. 细胞色素C

30. 碘化物造影须做过敏试验,应在何时进行 ( )
   A. 造影前1~2小时   B. 造影前6~12小时
   C. 造影前12~24小时   D. 造影前24~48小时
   E. 造影前48~72小时

(31~32题共用题干)
患者,做破伤风抗毒素皮试20分钟后,观察结果为局部皮丘红肿,硬结大于1.5 cm,红晕超过4 cm,并有伪足、痒感。护士采用脱敏注射法为患者注射破伤风抗毒素。

31. 脱敏注射法的机制是 ( )
   A. 使抗原所致活性介质释放量增多   B. 封闭体内IgE,阻断与抗体结合
   C. 阻断组织胺的释放   D. 与体内IgE竞争变应原
   E. 逐步消耗体内IgE

32. 破伤风抗毒素脱敏注射中,有轻微反应症状时处理措施是 ( )
   A. 立即配合抢救   B. 立即减量增次注射
   C. 立即停止脱敏注射   D. 待反应消退后按原量注射
   E. 待症状消退后减量增次注射

33. 孙某,因足部感染需用青霉素治疗,在做皮试时,突然发生过敏性休克,其原因可能是 ( )
   A. 从未使用过青霉素   B. 体内已有特异性抗体(IgE)
   C. 青霉素剂量过大   D. 病人抵抗力差
   E. 致病菌对青霉素敏感

34. 护士按每次1 mg/m²的剂量给予某种免疫抑制药,如果为20 kg的小儿用药,则每次应给(<30 kg:小儿体重表面积 m² = 体重20 kg×0.035+0.1×1 mg/m² = 0.8 mg) ( )
   A. 0.3 mg   B. 0.4 mg   C. 0.5 mg   D. 0.8 mg
   E. 0.9 mg

(35~36题共用题干)
患者,男,65岁,因"直肠癌"拟行手术治疗,医嘱"青霉素皮内试验",护士配制好青霉素皮试液后给患者注射。

35. 注射的剂量应是(青霉素皮试液标准:每毫升含青霉素200~500 U) ( )
   A. 1 500 U   B. 200 U   C. 150 U   D. 20 U
   E. 15 U

36. 注射前应询问患者的情况不包括 ( )
   A. 既往是否使用过青霉素   B. 最后一次使用青霉素的时间

C. 有无其他药物或食物过敏 D. 是否对海鲜、花粉等过敏
E. 家属有无青霉素过敏

37. 患者，男，40岁。因足部外伤30分钟就诊。清创缝合后遵医嘱TAT肌内注射，注射前需做TAT过敏试验。**皮试液的浓度为** ( )
    A. 15 IU/ml   B. 150 IU/ml   C. 1 500 IU/ml   D. 15万 IU/ml
    E. 150万 IU/ml

38. 破伤风抗毒素皮试液的标准是每毫升皮试液含破伤风抗毒素 ( )
    A. 50 IU   B. 100 IU   C. 150 IU   D. 1 500 IU
    E. 15 000 IU

39. 患者，女，17岁。行破伤风抗毒素过敏试验。20分钟后结果显示局部皮丘红肿，硬结大于1.5 cm，红晕大于4 cm，自述有痒感。应采取的处理措施是 ( )
    A. 将抗毒素分成4等分，分次注射   B. 在对侧前臂做对照试验后再注射
    C. 将抗毒素稀释，分2次注射   D. 待患者痒感消失后再全量注射
    E. 将抗毒素分4次逐渐增加剂量注射

40. 患者，男，38岁。因肺部感染来院，医嘱行青霉素皮试。皮试3分钟后患者突然出现呼吸困难、脉搏细弱、面色苍白、意识丧失。护士应立即采取的措施是 ( )
    A. 将患者送入抢救室   B. 报告医生
    C. 皮下注射盐酸肾上腺素   D. 行心肺复苏术
    E. 通知家属

(41~42题共用题干)
患儿，男，8岁，跌倒时右手掌擦地，少量流血，当时除手掌擦伤外右腕疼痛，逐渐肿胀，活动障碍，诊断为桡骨下端骨折。骨折部位行石膏固定。

41. 该患儿最重要的健康教育要点是 ( )
    A. 不需要换石膏   B. 患侧前臂抬高，注意血液循环
    C. 随时进行腕关节活动   D. 随时进行肩关节活动
    E. 饮食教育

42. 给予患儿破伤风抗毒素注射治疗，皮试（+）。对于其破伤风抗毒素注射的最佳方法是 ( )
    A. 停止注射，改换其他药物
    B. 将药液分2次肌内注射，每次间隔20分钟
    C. 将药液分4次肌内注射，每次间隔20分钟
    D. 将药液稀释，分2次肌内注射，小剂量并逐渐增加，每次间隔20分钟
    E. 将药液稀释，分4次肌内注射，小剂量并逐渐增加，每次间隔20分钟

43. 患者，男，29岁。体温39.3 ℃，咽痛，诊断为化脓性扁桃体炎。医嘱头孢曲松钠皮试。护士进行皮试时，正确的操作是 ( )
    A. 选择前臂掌侧下段为注射部位   B. 用安尔碘消毒皮肤
    C. 注射时，针尖斜面向下   D. 针尖与皮肤呈15°刺入皮内
    E. 注射完毕，迅速拔出针头，用棉签按压针眼

44. 护士准备按医嘱给患者注射毛花苷C 0.1 mg，毛花苷C针剂的剂型是0.4 mg/2 ml。护士应该注射的毫升数是 ( )
    A. 0.1 ml   B. 0.2 ml   C. 0.3 ml   D. 0.4 ml
    E. 0.5 ml

45. 做碘过敏试验的时间应在碘化物造影检查前 ( )
    A. 2周   B. 1周   C. 3~5天   D. 2~3天
    E. 1~2天

第十二节　静脉输液和输血法

一、静脉输液法

（一）静脉输液的目的　①补充水分和电解质，纠正水、电解质和酸碱失衡。常用于各种原因导致的脱水、酸碱平衡失调等病人。②补充营养，供给热量。常用于慢性消耗性疾病、不能经口进食等病人。③输入药物，治疗疾病。常用于各种中毒、严重感染等病人。④**补充液体，纠正血容量不足，改善微循环，提升血压**。常用于抢救严重烧伤、大出血、休克等病人。⑤输入脱水药，降低颅内压，减轻或消除组织水肿。用于颅内压增高。

（二）常用溶液和作用

1. **晶体溶液**　特点为相对**分子质量小**，在**血管存留时间短**。常用液为：①**5%和10%葡萄糖溶液**，供给水分和热能。

②0.9%氯化钠、5%葡萄糖氯化钠、复方氯化钠等渗电解质溶液,供给水分和电解质,维持体液容量和渗透压平衡。③5%碳酸氢钠、11.2%乳酸钠溶液等碱性溶液,纠正酸中毒,调节酸碱平衡。④**20%甘露醇**、25%山梨醇和25%~50%葡萄糖高渗溶液,迅速提高血浆渗透压,**利尿、脱水、降低颅内压**。

2. 胶体溶液 特点为相对分子质量大,**在血液存留时间长**,能有效维持血浆胶体渗透压,增加血容量。常用溶液有:①**中分子右旋糖酐**:扩充血容量,提高血浆胶体渗透压;低分子右旋糖酐:改善微循环,降低血液粘稠度,抗血栓形成。②羧甲淀粉:羟乙基淀粉(706)、氧化聚明胶和聚维酮等溶液。提高血浆胶体渗透压,增加心排出量和循环血量,用于大出血时急用。③5%白蛋白、血浆蛋白等注射液:**提高血浆胶体渗透压,补充蛋白质和抗体**,减轻组织水肿和增强机体免疫力,促进组织修复。

3. 静脉高营养液 复方氨基酸、脂肪乳剂等,供给热能,维持正氮平衡,补充各种维生素及矿物质。

(三)静脉输液方法 临床上静脉输液的部位常采用周围静脉和中心静脉。

1. 周围静脉输液法 常用上、下肢浅静脉和头皮静脉(小儿)。

(1)**密闭式周围静脉输液法** 是临床上**最常用的**输液法。**操作要点**:①遵医嘱备药,核对病人,向病人解释。②打开密封瓶外盖,消毒瓶塞时应从瓶塞的中心点开始至瓶颈螺旋式消毒,按正确方法加入药物,并注意药物之间的配伍禁忌;检查输液器包装是否完好、有无漏气及是否在有效期内。打开输液器,关闭调节器,将输液针头插入瓶塞至针头根部,整理。③备齐用物携至床旁,再次核对病人,做好解释。④倒挂输液瓶于输液架上,将茂菲氏滴管倒置,打开调节器,使液体流入到茂菲滴管的1/3~2/3满时,将茂菲氏滴管放下,当液体流至乳头和头皮针连接处,输液管下段无气泡时,关闭调节器,将输液管放置妥当备用。⑤协助患者取舒适卧位,选好输液部位,垫小垫枕,扎止血带,确定合适静脉和穿刺点,再松开止血带。⑥用0.5%碘附或安尔碘消毒2次,消毒范围**直径不小于5 cm**,备输液贴,**距穿刺点上方6 cm扎止血带并且开口向上**,嘱病人握拳,使静脉充盈。⑦再次核对排气,去除头皮针针帽,打开调节器,再次排气后关闭调节器,检查无气泡。⑧左手固定静脉,右手持针柄,针尖斜面向上与皮肤呈15°~30°从静脉上方或侧方刺入皮下,再沿静脉方向潜行刺入,见回血后放平针头再进针少许,一手拇指固定针柄,**松开止血带**,嘱病人松拳,松开调节器("三松"),待药液滴入通畅后固定。⑨调节滴速:根据病人的年龄、病情、药物性质调节滴速。**一般成人40~60滴/分钟,儿童、老年人20~40滴/分钟**。⑩观察反应:输液中加强巡视,倾听患者主诉,观察穿刺部位**有无肿胀、针头有无阻塞、输液管道是否通畅**,注意有无输液故障及输液反应;如连续输液,应及时更换输液瓶;输液完毕,关闭调节器迅速拔针后用无菌敷贴按压**3~5分钟直至无出血**,并记录。

输液滴速:①小儿腹泻补充累计损失量时,滴速为8~10 ml/(kg·h)。②急性心力衰竭、肺癌病人术后滴速为20~30滴/分。③子宫收缩乏力,缩宫素的滴速为40滴/分。④化脓性骨髓炎开窗引流时滴速为50~60滴/分。⑤膀胱冲洗时滴速为60~80滴/分。

(2)开放式周围静脉输液法:能灵活变换输液种类,常用于手术病人、抢救危重病人及患儿等。

(3)外周静脉留置针输液法:是将导管留置针置入周围静脉进行输液的方法。使用静脉留置针可以减少穿刺次数,减轻痛苦,保护静脉,方便抢救和治疗。适用于长期输液及静脉穿刺困难的患者。要点:①在穿刺点上方10 cm处扎止血带并且开口向上,皮肤消毒范围为直径6~8 cm。②穿刺后,套管送入静脉内,抽出引导针;旋紧静脉帽,将输液针头插入静脉帽即可输液。③输液将结束时,关闭调节器,拔出输液器针头,常规消毒肝素帽胶塞,将抽好的封管液的注射器针头刺入肝素帽内进行脉冲正压封管。为保证正压封管,应边退针边推封管液,直至针头完全退出,防止发生血液凝固、阻塞输液通道。④再次输液时,常规消毒肝素帽胶塞,将输液器针头插入肝素帽内,打开调节器调节滴速,开始输液。封管**液可选用0.4%枸橼酸钠**生理盐水1~2 ml(0.9%氯化钠溶液5~10 ml)或稀肝素盐水2~5 ml。目前临床也有用正压可来福接头代替肝素帽胶塞,可不用封管液封管。

注意事项:①对需长期输液的病人,应保护和合理使用静脉,一般先从远端小静脉开始穿刺。②保持输液器及药液的无菌状态,连续输液超过24小时应**每日更换输液器**。③防止交叉感染,应做到"1人1巾1带",即每人1块治疗巾或小垫和1条止血带。④留置针一般可保留**3~5天**,最多不超过**7天**,并注意保护相应肢体,一旦发现针管内有回血,应立即用**肝素液冲洗**,以免堵塞管腔。⑤**严禁在输液的肢体侧时行抽血化验或测量血压**。⑥加压输液时必须有护士看护,输液完毕及时拔针。

2. 中心静脉输液法 中心静脉是指距心脏较近的大静脉(**颈外静脉**、锁骨下静脉、股静脉)。目的:①用于需长期输液和静脉穿刺困难的病人。②周围循环衰竭的危重病人,测量中心静脉压。③长期输入高浓度、刺激性强的药物或采用静脉营养疗法的病人。

颈外静脉输液法是临床最常用的**中心静脉输液法**。**颈外静脉**是颈部最粗大的浅静脉,现临床上多采取**静脉留置针**(又称**套管针**,为头皮针换代产品)进行穿刺,既可减轻对血管的损害,又可保证检查和治疗。其穿刺部位:**在下颌角与锁骨上缘中点连线之上1/3处**,颈外静脉外侧缘进针。操作者手持穿刺针与皮肤呈**45°角进针**,进入皮肤后改为25°角,沿颈外静脉方向刺入,见回血后,立即用手拇指按住针栓孔,右手持备好的硅胶管快速由针孔插入约10 cm,插管同时助手持注射器,一边抽回血一边缓慢注入0.9%氯化钠溶液。确定硅胶管确实在血管内,可退出穿刺针,撤去洞巾,接上输液器及肝素帽,输入液体。

注意事项:①置管后,**如发现硅胶管内有回血,应立即用肝素液冲洗**,以免堵塞管腔。②每天更换敷料,并用碘附消毒穿刺点及周围皮肤。③拔管时,应注意动作轻柔,以免硅胶管折断。

(四) 输液速度的调节

1. **调节输液速度的原则** ①对年老体弱、婴幼儿、心肺疾病者输入速度宜慢;严重脱水、心肺功能良好者输液速度可快。②**高渗盐水、含钾药物、升压药物速度宜慢**。

2. **输液速度的计算** 在输液过程中,溶液每毫升的滴数(gtt/ml)称为该输液器滴系数。各厂家生产输液器滴系数不同,临床常用的有 10 滴/ml、15 滴/ml、20 滴/ml、50 滴/ml,**最常见的 15 滴/ml**。

静脉输液的速度及输液所用时间的计算方法如下:

(1) 已知输入液体的总量和预计输完所用的时间,求**每分钟滴数**。

滴数(滴/分) = 液体的总量(ml) × 滴系数(滴/毫升)/输液所用时间(分钟)

(2) 已知输入液体的总量和每分钟滴数,求输液所用时间。

输液所用时间(h) = 液体的总量(ml) × 滴系数(滴/毫升)/[每分钟滴数(滴/分) × 60(分)]

3. **输液泵的使用** 临床上有些病人需严格控制输入液量,如危重病人、心血管疾病病人的治疗及抢救等。使用输液泵可将药液均匀、精确、持续地输入病人体内,常用于输入升压药物、抗心律失常药物等。使用时,可根据病人的具体情况设定输液速度、输液总量,以达到调节滴速、控制入量、治疗疾病的目的。

小结提示:

1. **临床补液的原则** 先盐后糖、先晶后胶、先快后慢、宁少勿多、尿畅补钾(静脉补钾四不宜:①不宜过早,尿畅补钾。②不宜过浓,**不超过0.3%**。③不宜过快,成人30~40滴/分钟。④不宜过多,成人每日总量不超过5 g,小儿每日 0.1~0.3 g/kg)。

2. **药液稀释公式** 溶液量1×溶液浓度1=溶液量2×溶液浓度2

3. **浓度计算公式** 甲浓度×甲溶量=乙浓度×乙溶量

(五) 输液常见故障和处理

1. **溶液不滴** ①针头滑出静脉外:由于液体注入皮下组织,**局部肿胀、疼痛、回抽无回血**。应拔出针头,另选静脉重新穿刺。②针头斜面紧贴静脉壁:表现为液体滴速很慢或不滴,**回抽有回血**。适当调整针头及肢体位置,直到点滴通畅为止。③针头阻塞:表现为药液不滴,轻轻挤压输液管有阻力,**且无回血**,可确定针头阻塞。**应更换针头,重新穿刺**。④压力过低:输液滴速缓慢或不滴,甚至头皮针处**自动有回血**。适当降低肢体位置或抬高输液瓶位置。⑤静脉痉挛:输液不畅,**但回抽有回血**,常因穿刺肢体在较冷环境中暴露时间过长,输入液体温度过低或患者精神紧张所致。穿刺局部用热水袋或热毛巾热敷,保暖可缓解。

2. **茂菲氏滴管内液面过高** 从输液架上取下输液瓶,倾斜液面,使插入瓶内的针头露于液面上,待溶液缓缓流下,至滴管露出液面,再将瓶挂于输液架上,继续进行滴注。

3. **茂菲氏滴管内液面过低** 折叠滴管下端输液管,同时挤压塑料滴管,迫使液体流入滴管,直至液面升高至滴管1/2处。

4. **茂菲氏滴管内液面自行下降** 检查滴管各接头部位是否松动,**上端输液管和滴管内有无漏气或裂隙**,必要时更换输液器。

(六) 输液反应及护理 发热反应(**最常见**)、急性肺水肿(循环负荷过重)、空气栓塞(**最严重**)、静脉炎。

1. **发热反应** 是输液反应中最常见的。

(1) 临床表现:多发生于输液后数分钟至1小时,主要表现为发冷、寒战及发热,轻症病人体温在38℃左右,停止输液数小时内恢复正常体温;重者体温可达 40.0 ℃以上。

(2) 原因:常因**输入致热物质**所致。多由于**输液瓶灭菌不彻底或又被污染**、输入的液体或药物制品不纯、消毒保存不良、输液器灭菌不严或被污染、输液过程中未能严格遵守无菌操作等。

(3) 预防:严格检查药液质量、输液器具的包装及灭菌有效期等;严格无菌技术操作,防止致热物质进入体内。

(4) 护理措施:①反应轻者**可减慢输液速度**;重者立即停止输液,通知医生处理,更换新的输液管,保持静脉通道。②观察病情及生命体征变化,每 30 分钟测量 1 次体温。③对症处理:如出现寒战时予以保暖,高热时行物理降温。④遵医嘱给予抗过敏药物或激素治疗。⑤做好护理记录,保留余液和输液器以便检测、查找原因。

2. **急性肺水肿**(循环负荷过重)

(1) 临床表现:在输液过程中,病人**突然出现呼吸困难**、胸闷、气促、咳嗽、咯粉红色泡沫样痰,严重时痰液可由口鼻涌出,肺部可闻及湿啰音,心率快且律不齐。

(2) 原因:**输液速度过快**,循环血量急剧增加;病人心肺功能不良。

(3) 护理措施:①预防:严格控制输液速度及输液量,尤其是心肺功能不良者、老人、小儿。②发生肺水肿,立即停止输液,通知医生紧急处理。③端坐位,两腿下垂,以减少下肢静脉血回流量,减轻心脏负担。④高浓度给氧,保持氧流量在**6~8 L/min**,以提高肺泡内氧分压,减少肺泡内毛细血管渗出液的产生,从而增加氧的弥散,改善低氧血症;同时,**可在湿化瓶内加入20%~30%乙醇溶液**,氧气经乙醇湿化,能降低肺泡内泡沫的表面张力,促使泡沫破裂消散,从而改善肺部气体交换,迅速缓解缺氧症状。⑤遵医嘱给予镇静、平喘、强心、利尿和扩血管药物,以舒张周围血管,加速液体排出。⑥必要时进行四肢轮流结扎,减少静脉回心血量。每**5~10 分钟轮流放松一侧肢体的止血带**。

3. 静脉炎

(1) 表现：沿静脉走行出现**条索状红线**，局部组织红、**肿**、**热**、**痛**，可伴畏寒、发热等。

(2) 原因：①**长期输入高浓度、刺激性较强的药物**。②局部静脉壁发生**化学炎症反应**。③无菌操作不严引起感染。

(3) 护理措施：

1) **预防**：①严格无菌操作。②刺激性药物稀释后缓慢输注。③防止药液外溢。④有计划更换输液部位，以保护静脉。⑤使用静脉留置针时，应选择无刺激或刺激性小的导管，且留置时间不宜过长。

2) **处理**：①立即停止局部输液。②**患肢抬高并制动**。③局部用 95% 乙醇或 50% 硫酸镁进行热湿敷。④超短波理疗，每日1次，每次15~20分钟。⑤如意金黄散加醋成糊状外敷，每日2次。⑥如合并感染，遵医嘱给予抗生素治疗。

4. 空气栓塞　输液时空气随液体进入静脉形成空气栓子，空气栓子随血流经右心房到达右心室。如空气量大，则较大的空气栓子在右心室内**阻塞肺动脉入口**，使血液不能进入肺内，导致气体交换障碍，可致机体严重缺氧而危及生命。**空气栓塞是最严重的输液反应**。

(1) 原因：①输液时，输液管内空气未排尽。②输液管衔接不紧密或有裂缝漏气。③加压输液、输血时无人守护，液体输完未及时更换药液或拔针，导致空气入静脉发生空气栓塞。

(2) 症状和体征：输液过程中，**病人突感胸部异常不适**，突发胸骨后疼痛，随即出现呼吸困难、严重发绀，有濒死感。听诊心前区可闻及响亮的、持续的"**水泡音**"，心电图呈心肌缺血和急性肺心病表现。

(3) 护理措施：①预防：排尽输液管空气，液体输完及时添加或拔针；确保输液器质量；**加压输液或输血时，应安排专人守护**。②处理：立即停止输液，通知医生进行抢救；病人取**左侧卧位和头低足高位**。因为头低足高位在吸气时可增加胸腔内压力，而减少空气进入静脉；左侧卧位可使肺动脉的位置低于右心室，**使气泡向上飘移至右心室尖部**，避开肺动脉入口，并随着心脏的舒缩，空气被搅成泡沫，使较大的气泡破碎，分次小量进入肺动脉内，逐渐被吸收；给予高流量氧气吸入；密切观察病情，对症处理。

单元测试题 1

1. 患者，男，46岁，因食用不洁食物引起腹泻、呕吐，为纠正水、电解质失衡，需输液治疗，可输入的溶液是　　(　　)
   A. 白蛋白　　　　　B. 右旋糖酐　　　　　C. 复方氯化钠　　　　　D. 20%甘露醇
   E. 25%葡萄糖溶液

2. 对严重烧伤、大出血、休克患者采用静脉输液治疗的目的是　　(　　)
   A. 补充水分及电解质　　　　　　　　　　B. 补充营养，供给热量
   C. 输入药物，治疗疾病　　　　　　　　　D. 增加循环血量，改善微循环
   E. 改善心脏功能

3. 下列哪一项**不是**输液的目的　　(　　)
   A. 纠正水电解质失调　B. 增加血容量　　　C. 输入药物　　　　D. 供给各种凝血因子
   E. 利尿消肿

4. 为了给病人补充热量，输液中应选用　　(　　)
   A. 各种羧甲淀粉　　B. 0.9%氯化钠　　　C. 5%碳酸氢钠　　　D. 5%~10%葡萄糖溶液
   E. 50%葡萄糖注射液

5. 供给电解质的溶液是　　(　　)
   A. 5%葡萄糖　　　　B. 复方氯化钠　　　C. 20%甘露醇　　　 D. 11.2%乳酸钠
   E. 脂肪乳剂

6. 对纠正体内电解质失调有显著效果的溶液是　　(　　)
   A. 浓缩白蛋白　　　B. 右旋糖酐　　　　C. 晶体溶液　　　　D. 血浆
   E. 全血

7. 患者，女，53岁，突然出现头晕、头痛，逐渐加重，伴有恶心、呕吐，以高血压、脑出血收住院。血压190/110 mmHg，立即给予脱水利尿溶液降低颅内压，首选的液体是　　(　　)
   A. 生理盐水　　　　B. 10%葡萄糖　　　　C. 15%山梨醇　　　D. 20%甘露醇
   E. 25%甘露醇

8. 对维持血浆胶体渗透压、增加血容量、升高血压有显著效果的溶液是　　(　　)
   A. 林格液　　　　　B. 生理盐水　　　　　C. 5%葡萄糖溶液　　D. 10%葡萄糖溶液
   E. 中分子右旋糖酐

9. 下列哪种药物可降低血液粘稠度，改善微循环　　(　　)
   A. 5%葡萄糖溶液　　　　　　　　　　　　B. 0.9%氯化钠溶液
   C. 低分子右旋糖酐　　　　　　　　　　　D. 10%葡萄糖溶液
   E. 5%碳酸氢钠

第一章 基础护理知识和技能

10. 患者,女,58岁。确诊慢性肾小球肾炎10余年,近1周来出现双下肢水肿加重。为其输液治疗应选用的胶体溶液为 ( )
    A. 浓缩白蛋白注射液　　　　　　　　　　B. 中分子右旋糖酐
    C. 低分子右旋糖酐　　　　　　　　　　　D. 低分子羟乙基淀粉
    E. 水解蛋白注射液

11. 输液溶液与其作用**不符**的是 ( )
    A. 输入5%的碳酸氢钠可调节酸碱平衡　　　B. 脂肪乳剂为静脉高营养液
    C. 20%甘露醇可补充血容量　　　　　　　D. 低分子右旋糖肝可改善微循环
    E. 浓缩白蛋白可补充蛋白质

12. 静脉留置针输液时,确定穿刺点,在其上方多少厘米处扎止血带 ( )
    A. 4 cm　　　　　B. 6 cm　　　　　C. 8 cm　　　　　D. 10 cm
    E. 12 cm

13. 颈外静脉穿刺点在下颌角与锁骨上缘中点连线的 ( )
    A. 下1/2处　　　B. 下1/4处　　　C. 下1/3处　　　D. 上1/3处
    E. 上1/4处

14. 患者,男,40岁。慢性阑尾炎,心肺功能良好。按医嘱给予头孢曲松钠静脉输注,适宜的滴速为 ( )
    A. 10～20滴/分钟　　　　　　　　　　　B. 20～40滴/分钟(儿童、老年人)
    C. 40～60滴/分钟　　　　　　　　　　　D. 60～90滴/分钟
    E. 90～120滴/分钟

15. 输液速度的调节与下列无关的是 ( )
    A. 药液的浓度　　B. 药液的刺激性　　C. 病人的年龄　　D. 治疗的要求
    E. 输液量的多少

16. 患者,男,78岁。因上呼吸道感染诱发慢性阻塞性肺病急性发作后入院,给予抗感染、平喘、祛痰治疗,输液总量为800 ml,计划5小时输完,输液器滴系数为15,每分钟滴数为 ( )
    A. 30滴　　　　　B. 35滴　　　　　C. 40滴　　　　　D. 45滴
    E. 50滴

17. 护士准备配制皮肤消毒用的苯扎溴铵溶液。现有5%苯扎溴铵(新洁尔灭)10 ml,欲加蒸馏水的容量是(消毒皮肤的浓度是0.1%) ( )
    A. 150 ml　　　　B. 250 ml　　　　C. 360 ml　　　　D. 490 ml
    E. 550 ml

药液稀释公式:溶液量1×溶液浓度1=溶液量2×溶液浓度2　　5%×10＝0.1%×Y　　5%×10÷0.1%－10＝490 ml

18. 护士巡视病房,发现病人静脉输液液体不滴,挤压时感觉输液管有阻力,松手时无回血此种情况是 ( )
    A. 输液瓶位置过低　　　　　　　　　　　B. 针头滑出血管外
    C. 针头斜面紧贴血管壁　　　　　　　　　D. 输液管漏气
    E. 针头阻塞

19. 输液时液体滴入不畅,注射部位无肿胀、疼痛,挤压输液管有回血其原因是 ( )
    A. 针尖滑出血管外　　　　　　　　　　　B. 针尖斜面一半在血管内,一半在外
    C. 针梗完全阻塞　　　　　　　　　　　　D. 针梗不完全堵塞
    E. 针头斜面贴紧血管壁

20. 颈外静脉置管后,如发现硅胶管内有回血,应立即用 ( )
    A. 0.9%氯化钠冲洗　　　　　　　　　　　B. 无菌注射用水冲洗
    C. 肝素液冲洗　　　　　　　　　　　　　D. 4%碳酸氢钠冲先
    E. 5%葡萄糖氯化钠冲洗

21. 男性,31岁。急性胃肠炎,呕吐腹泻2天,输液治疗的主要目的是 ( )
    A. 增加血容量,维持血压
    B. 纠正水和电解质失调,维持酸碱平衡,补充营养,治疗疾病
    C. 补充蛋白质,增加营养
    D. 补充能量,增加营养
    E. 改善微循环

22. 男性,45岁。心肌梗死,突然出现心源性晕厥,经除颤后恢复窦性心律,神志转清,血压逐渐恢复正常,为预防发生酸碱平衡紊乱,应立即补充的溶液是 ( )
    A. 5%碳酸氢钠　　　　　　　　　　　　　B. 10%乳酸钠溶液
    C. 0.9%氯化钠　　　　　　　　　　　　　D. 复方氯化钠

E. 5%葡萄糖氯化钠

23. 胶体溶液的性质**不包括** ( )
    A. 常用于纠正电解质紊乱
    B. 具有较高的渗透压
    C. 分子量大
    D. 有维持循环血量和升压作用
    E. 在血管内停留时间较长

24. 患者,男,60岁,慢性心力衰竭。医嘱:25%葡萄糖注射液20 ml+毛花苷C 4 mg,iv。护士注射中发现局部肿胀、疼痛,抽有回血,其可能的原因是 ( )
    A. 针头滑到血管外
    B. 针头斜面紧贴血管壁
    C. 注射静脉痉挛
    D. 针头斜面部分在血管外
    E. 针头部分阻塞

25. 颈外静脉输液后需用肝素封管,肝素的用量为 ( )
    A. 1~3 ml
    B. 5~10 ml
    C. 12~15 ml
    D. 2~5 ml
    E. 10~12 ml

26. 患者,男,45岁,肺炎球菌肺炎。上午8:30给予青霉素160万U+0.9%氯化钠100 ml,iv gtt。若滴速为45滴/分钟,则完成治疗的时间是 ( )
    A. 上午10:03
    B. 上午10:00
    C. 上午9:03
    D. 上午9:00
    E. 上午8:55

27. 患者,女,26岁,急性阑尾炎,阑尾切除术后。拟给予10%葡萄500 ml,0.9%氯化钠500 ml,9:30开始输液,流速50滴/分钟;1.5小时后流速改为60滴/分钟。护士估计液体输完的时间是 ( )
    A. 13:55
    B. 14:05
    C. 14:35
    D. 14:5
    E. 15:05

28. 患儿,14岁,中毒性肺炎、休克。经抢救病情稳定。医嘱:10%葡萄糖注射液400 ml+多巴胺20 mg,iv gtt。若滴速20滴/分钟,则告诉家长输液可维持的时间是 ( )
    A. 1小时
    B. 2小时
    C. 3小时
    D. 5小时
    E. 6小时

29. 配制0.1%苯扎溴铵(新洁尔灭)4 000 ml,需用5%苯扎溴铵多少(0.1%×4 000 = 0.5%×Y Y=4×20=80 ml) ( )
    A. 50 ml
    B. 30 ml
    C. 80 ml
    D. 90 ml
    E. 100 ml

30. 密闭式输液法操作中**不妥**的是 ( )
    A. 用物携至床边,再核对后排气,备好胶布
    B. 选择静脉,进针见回血后固定针头
    C. 根据年龄、病情及药物性质调节滴速
    D. 嘱家属观察病人,出现反应后及时通知护士
    E. 查对后,打开铝盖中心,消毒瓶塞,加入药液,插入输液管

31. 以下有关输液的叙述**不正确**的是 ( )
    A. 需长期输液者,一般从远端静脉开始
    B. 需大量输液时,一般选用较大静脉
    C. 输入多巴胺应调节较慢的速度
    D. 连续24小时输液时,应每12小时更换输液管
    E. 颈外静脉穿刺拔管后在穿刺点加压数分钟,避免空气进入

32. 需要长期输液者,要注意保护和合理使用静脉,准确叙述为 ( )
    A. 先从较大、较明显的静脉开始
    B. 先从手上的静脉开始
    C. 先从足背静脉开始
    D. 先从上肢静脉开始
    E. 先从远端小静脉开始

33. 护士巡视病房时,发现患者的输液不滴,注射部位肿胀、疼痛,无回血。护士应采取的措施为 ( )
    A. 用力挤压输液管,直至液体通畅
    B. 拔出针头,另选血管更换针头重新穿刺
    C. 调整针头位置或适当变换肢体位置
    D. 热敷注射部位下端血管,按摩肿胀部位
    E. 检查滴管各接头部位是否松动,上端输液管和滴管内有无漏气或裂隙

34. 朱女士,因蛛网膜下腔出血,昏迷3天,经抢救后病情渐稳定,现维持输液,请问静脉输液管的更换时间为 ( )
    A. qm
    B. qd
    C. qod
    D. biw
    E. bid

35. 静脉输液引起发热反应的常见原因是输入液体 ( )
    A. 量过多
    B. 速度过快
    C. 温度过低
    D. 时间过长
    E. 制剂不纯

36. 输液中发热反应的常见原因是 ( )
    A. 输入液体过多
    B. 输入致热物质

C. 输液时间过长 D. 输入速度过快
E. 输入高浓度、刺激性强的药物

37. 最严重的输液反应是 （　　）
    A. 过敏反应 B. 静脉炎
    C. 心脏负荷过重的反应 D. 空气栓塞
    E. 发热反应

38. 患者,女,74岁,输液过程中发生肺水肿,吸氧时需用20%~30%乙醇湿化。其目的是 （　　）
    A. 减低肺泡表面张力 B. 使患者呼吸道湿润
    C. 消毒吸入的氧气 D. 使痰液稀薄,易咳出
    E. 降低肺泡内泡沫表面张力

（39~41题共用题干）
患者,男,72岁,因慢性阻塞性肺气肿住院治疗,今晨9时开始静脉输入5%葡萄糖溶液500 ml及0.9%氯化钠溶液500 ml,滴速70滴/分钟,10时护士巡视病房,发现患者咳嗽、呼吸急促、大汗淋漓、咳粉红色泡沫痰。

39. 根据患者症状表现,可能发生了 （　　）
    A. 发热反应 B. 过敏反应
    C. 心脏负荷过重反应 D. 细菌污染反应
    E. 空气栓塞

40. 护士首先应做的事情是 （　　）
    A. 安慰患者 B. 给患者吸氧 C. 立即通知医生 D. 立即停止输液
    E. 协助患者坐起两腿下垂

41. 为减轻患者呼吸困难的症状,护士可采用乙醇湿化加压给氧,**乙醇浓度**为 （　　）
    A. 10%~20% B. 20%~30% C. 30%~40% D. 40%~50%
    E. 50%~70%

42. 患者,男,26岁,静脉滴注青霉素30分钟后,突然寒战,继之高热,体温40 ℃,并有头痛、恶心、呕吐。判断此患者可能出现了哪种情况 （　　）
    A. 过敏反应 B. 空气栓塞 C. 发热反应 D. 细菌污染反应
    E. 心脏负荷过重的反应

43. **不属于**导致静脉炎的原因的是 （　　）
    A. 长期输入高浓度溶液 B. 静脉内留置塑料管时间较长
    C. 无菌操作不严格 D. 反复输入刺激性强的药物
    E. 输液速度过快

44. 患者因输液左上肢引起索条状红线,红肿热痛,伴畏寒、发热。下述处理**错误**的是 （　　）
    A. 用抗生素 B. 95%乙醇湿敷 C. 超短波理疗 D. 抬高患肢
    E. 增加患肢活动

（45~47题共用题干）
患者,男,因肺癌化疗3天后,注射部位沿静脉走向出现条索状红线,并且有红、肿、热、痛等症状。

45. 根据患者的表现,初步判断患者可能发生了 （　　）
    A. 化学性静脉炎 B. 机械性静脉炎 C. 空气栓塞 D. 血栓性静脉炎
    E. 以上均不对

46. 正确处理的措施是 （　　）
    A. 适当降低患肢高度 B. 增加患肢活动 C. 局部冷敷 D. 减慢输液速度
    E. 硫酸镁湿敷

47. 为预防以上情况的发生,在为患者输液过程中应重点注意 （　　）
    A. 选择输液的血管应从远心端开始 B. 有刺激性的药物应用少量液体稀释
    C. 输液速度宜快,减少对血管的刺激 D. 有计划地更换输液部位,保护静脉
    E. 严格进行查对制度,防止差错发生

48. 患者,女,68岁,因乳腺癌住院化疗,为其输液过程中,患者出现呼吸困难,听诊心前区有响亮的"水泡音",患者可能发生空气栓塞,空气栓塞的部位是在 （　　）
    A. 主动脉入口 B. 肺动脉入口 C. 肺静脉入口 D. 上腔静脉入口
    E. 下腔静脉入口

49. 输液时如何处理因静脉痉挛导致滴注不畅 （　　）
    A. 减小滴液速度 B. 加压输液 C. 局部热敷 D. 适当更换肢体位置
    E. 降低输液瓶位置

50. 患者,男,66岁,因病情需要行加压静脉输液。加压输液期间,护士应 ( )
   A. 根据情况调节滴速
   B. 预防性服用抗过敏药
   C. 严格控制输液量
   D. 守候在患者床旁
   E. 预防性服用舒张血管药物

(51~52题共用题干)
患者,女,68岁。静脉输液过程中,患者主诉胸骨后疼痛,随即出现呼吸困难,严重发绀,听诊心前区有"水泡音"。

51. 根据患者临床表现,该患者可能出现 ( )
   A. 急性肺水肿   B. 心肌梗死   C. 过敏反应   D. 空气栓塞
   E. 发热反应

52. 此时应立即停止输液,协助患者取 ( )
   A. 俯卧位
   B. 头高足低位
   C. 去枕仰卧位
   D. 半坐卧位床尾抬高
   E. 左侧卧位,头低足高

53. 输液过程中导致静脉痉挛的原因是 ( )
   A. 输液速度过快
   B. 液体注入皮下组织
   C. 针头堵塞
   D. 患者肢体抬举过高
   E. 输入的液体温度较低

54. 患儿,5岁,支原体肺炎,给予红霉素静脉滴注。输液第3天,输液肢体沿血管走行出现条索状红肿、发热伴疼痛,此反应为静脉炎。若用乙醇热湿敷宜选用的浓度是 ( )
   A. 10%   B. 95%   C. 20%   D. 45%
   E. 75%

55. 下列输液所致的发热反应的处理措施,哪一项是**错误**的 ( )
   A. 寒战者给予保温处理
   B. 出现反应,立即停止输液(应减慢输液速度,继续观察)
   C. 通知医生及时处理
   D. 高热者给予物理降温
   E. 及时应用抗过敏药物

56. 患者叶某,静脉输液一周,现见右侧上臂沿静脉走向呈条索状红线,肿胀、疼痛,用硫酸镁热湿敷,其浓度宜用 ( )
   A. 25%   B. 35%   C. 50%   D. 70%
   E. 95%

57. 输液中发生空气栓塞,导致患者死亡的主要原因是 ( )
   A. 气泡阻塞大脑中动脉
   B. 气泡阻塞上腔静脉
   C. 气泡阻塞主动脉口
   D. 气泡阻塞肺动脉口
   E. 气泡阻塞肺静脉口

58. 输液中发现针头已阻塞,正确的处理方法是 ( )
   A. 调整针头位置
   B. 更换针头重新穿刺
   C. 用手用力挤压针头端的输液管
   D. 用注射器推注生理盐水
   E. 局部血管热敷

59. 最常见的输液反应是 ( )
   A. 过敏反应
   B. 静脉炎
   C. 心脏负荷过重的反应
   D. 空气栓塞
   E. 发热反应

60. **在静脉补钾时,200 ml 生理盐水中最多可加入 10%氯化钾的量是** ( )
   A. 12 ml   B. 10 ml   C. 8 ml   D. 6 ml
   E. 3 ml

静脉滴注液含钾浓度一般不超过 0.3%,即 500 ml 加入 10%氯化钾不超过 15 ml。浓度计算公式:甲浓度×甲容量=乙浓度×乙容量   0.3%×200=10%×y   0.6=10%×y   y= 0.6÷10%=6 ml

61. 患者,男,55岁。大面积烧伤,半小时内输入 500 ml 液体后突然出现气促、呼吸困难、咳粉红色泡沫样痰,为该患者吸氧时湿化瓶内应放入的液体是 ( )
   A. 乙醇溶液   B. 温开水   C. 蒸馏水   D. 矿泉水
   E. 生理盐水

62. 护士在巡回过程中发现某患者输液器小壶内液面不断自行下降,最可能的原因是 ( )
   A. 针头滑出血管外   B. 输液瓶位置过高   C. 患者静脉痉挛   D. 患者静脉扩张
   E. 输液管有漏气

63. 患者,女,20岁。因腹泻到门诊输液,输注的溶液含有氯化钾。患者诉穿刺局部疼痛,护士检查发现输液管内回血良

好,局部无肿胀。此时正确的处理方法是 (　　)
　　A. 拔针后另选静脉穿刺　　　　　　　　　　B. 将针头再插入少许
　　C. 给予局部止痛　　　　　　　　　　　　　D. 提高输液袋
　　E. 减慢输液速度

64. 护士在巡回过程中发现某患者静脉输液突然发生溶液不滴,该护士首先应采取的措施为 (　　)
　　A. 调整针头斜面　　B. 抬高输液瓶　　C. 穿刺部位热敷　　D. 挤压输液管
　　E. 观察穿刺部位有无红肿及疼痛

65. 患者,男,35岁。诊断:急性肠炎。按医嘱予静脉输液1 000 ml,计划4小时滴完(点滴系数为20)。护士应调节输液速度约为
　　A. 42滴/分　　　　B. 63滴/分　　　　C. 83滴/分　　　　D. 90滴/分
　　E. 95滴/分

66. 某使用静脉留置针的患者,输液完毕已使用肝素液封管,但第2日仍然发生血液反流堵塞导管。不是导致堵管的可能原因是 (　　)
　　A. 封管的肝素液量不够　　　　　　　　　　B. 推注封管液速度过快
　　C. 患者静脉压过高　　　　　　　　　　　　D. 患者穿刺侧肢体活动过度
　　E. 封管的肝素液浓度过大

(67~68题共用题干)
　　患者,男,67岁。因冠心病入院。在静脉输液过程中出现胸闷、呼吸困难、咳嗽、咳粉红色泡沫痰。

67. 该患者发生了 (　　)
　　A. 发热反应　　　　B. 急性肺水肿　　　C. 静脉炎　　　　　D. 空气栓塞
　　E. 过敏反应

68. 此时,护士应为患者采取的卧位是 (　　)
　　A. 去枕仰卧位　　　　　　　　　　　　　　B. 左侧卧位
　　C. 端坐位,两腿下垂　　　　　　　　　　　D. 休克卧位
　　E. 头低足高位

69. 给氧时,护士应选择的吸氧流量为 (　　)
　　A. 1~2 L/min　　　B. 3~4 L/min　　　C. 5~6 L/min　　　D. 6~8 L/min
　　E. 9~10 L/min

70. 一位住院患者在输液时担心某新护士的操作水平,提出让护士长来为其输液,此时,该新护士应当首先 (　　)
　　A. 让患者等着,先为其他患者输液　　　　　B. 装作没听见患者的话,继续操作
　　C. 找护士长来输液　　　　　　　　　　　　D. 表示理解患者的担心,告诉患者自己会尽力
　　E. 找家属,让其劝说患者同意为其输液

71. 患者,男,28岁。颅脑外伤术后脑水肿。给予20%甘露醇250 ml静脉输液,最佳的输液速度是(甘露醇需30分钟内输完 250×15÷30=125) (　　)
　　A. 20滴/分　　　　B. 40滴/分　　　　C. 60滴/分　　　　D. 80滴/分
　　E. 100滴/分

72. 医嘱0.9%氯化钠溶液500 ml iv gtt。患者从上午8点20分开始输,输液器点滴系数20。护士根据情况把输液速度调至40滴/分钟,预计输液完成的时间为(500 ml×20滴/ml=10 000滴÷40滴/分=250分,4小时10分) (　　)
　　A. 上午9时56分　　B. 上午11点54分　　C. 中午12时30分　　D. 下午11时20分
　　E. 下午2点15分

(73~74题共用题干)
　　患者,男,62岁。高血压10年。夜间睡眠突然憋醒,大汗淋漓,被迫坐起。喘息、咳粉红色泡沫痰。双肺闻及广泛哮鸣音。给予乙醇湿化吸氧。

73. 采用乙醇湿化吸氧的目的是 (　　)
　　A. 湿化气道　　　　B. 降低通气阻力　　　C. 净化空气　　　　D. 降低肺泡表面张力
　　E. 降低肺泡内泡膜的表面张力

74. 乙醇的浓度 (　　)
　　A. 20%~30%　　　B. 30%~40%　　　C. 40%~50%　　　D. 50%~60%
　　E. 60%~80%

75. 某护士为一患儿进行输液治疗,输液30分钟后患儿出现严重的不良反应并休克,经抢救病情好转并转入ICU继续治疗。对此,患儿家长反应强烈,质疑护士输液有误,护士应首先进行的重要工作是 (　　)
　　A. 按照规定封存未输完的液体　　　　　　　B. 与医生一起分析患儿病情
　　C. 继续与患儿家属沟通,做好解释　　　　　D. 帮助患儿家长完成抢救用药的缴费

E. 向护士长汇报抢救经过

76. 患者,男,80岁。原发性高血压10年。长期服用排钾利尿剂控制血压,现因低血钾收入院,护士在患者右手背进行静脉穿刺滴入含钾溶液,4小时后遵医嘱抽血复查血钾。不宜选择的采血部位是 ( )
   A. 右肘正中静脉   B. 左肘正中静脉   C. 左手背静脉   D. 右股静脉
   E. 左股静脉

二、静脉输血法

(一) 目的 ①**补充血容量**,增加有效循环血量,提高血压,改善心肌功能和全身血液灌流,促进血液循环,用于**失血、失液导致的血容量减少或休克的病人**。②补充血红蛋白,促进携氧功能,纠正贫血,用于严重贫血的病人。③补充抗体、补体,增加机体免疫力,用于严重感染、免疫缺陷、严重烧伤的病人。④补充血浆蛋白,维持血浆胶体渗透压,以减少组织渗出和水肿,用于低蛋白血症的病人。⑤补充各种凝血因子和血小板,预防和控制出血,用于凝血功能障碍的病人。

(二) 血液制品的种类

1. 全血　指采集的血液未经任何加工,全部保存于保养液中的血液,可分为:

(1) **新鲜血**:是指在4℃的**冰箱内**冷藏,用抗凝保养液保存1周以内的血液,基本保留了血液中原有的所有成分,**主要适用于血液病病人**,可补充各种血细胞、凝血因子和血小板。

(2) **库存血**:是指保存在**4℃冰箱内**(注意:胎盘球蛋白也是),**保存2~3周的血液**,虽然保存了血液的各种成分,但随着时间的延长,血液中的某些成分如白细胞、血小板、凝血酶原等成分破坏较多。因细胞逐渐破坏,细胞内钾离子析出,使血浆**钾离子含量增加**,**酸性增高**。故大量输注库存血可引起酸中毒和高钾血症。**适用于各种原因引起的大出血**。

(3) 自体血:自体输血是指采集患者本人的血液或收集患者术中丢失的血液,经过洗涤、加工,再回输给该患者的方法。自体输血是最安全的输血方法,**不需做血型鉴定及交叉配血试验**,避免了因抗原和抗体引起的免疫反应,并节约血源,又不发生输血传染性疾病。①脾切除、宫外孕的病人可利用血液回收装置进行术中失血回输。②对身体一般情况较好,符合自身输血条件的病人,可在手术前2~3周定期反复采集自身血液保存,手术时回输。

2. 成分血　根据血液成分的比重不同加以分离提纯,可根据病情需要输注有关成分。

(1) 红细胞:①浓集(缩)红细胞:全血经离心或沉淀后去除血浆余下的部分,**适用于血容量正常的贫血病人**、血液携氧功能缺陷的病人及心肺功能不全的病人。②洗涤红细胞:红细胞用等渗盐水洗涤数次后,再加入适量的等渗盐水,抗体成分减少,**适用于免疫性溶血性贫血、一氧化碳中毒、脏器移植术后、需反复输血、尿毒症的病人等**。③红细胞悬液:由提取血浆后的红细胞加入等量的红细胞保养液制成,**适用于战地急救和中、小手术的病人**。

(2) 白细胞浓缩悬液:4℃保存,48小时内有效。**适用于粒细胞缺乏伴严重感染的病人**。

(3) 血小板浓缩悬液:新鲜全血离心后制成,22℃保存,24小时内有效。**适用于血小板减少或血小板功能障碍出血的病人**。

(4) **血浆**:全血经离心后所得的液体部分,主要成分为血浆蛋白,无血细胞和凝集原,保存时间较长。①新鲜血浆:**适用于凝血因子缺乏的病人**。②保存血浆:用于低血容量、低血浆蛋白的病人。③冰冻血浆:-30℃保存,**有效期1年**,使用时先放置于**37.0℃**温水中融化,并于6小时内输入,用于维持血容量、补充血浆蛋白。④干燥血浆:真空装置下加以干燥而成,保存期限为5年。使用时可加适量0.9%氯化钠溶液或0.1%枸橼酸钠溶液进行溶解。

(5) 各种凝血制剂:用于各种原因引起的凝血因子缺乏的出血病人。

3. 其他血液制品:①白蛋白液:**适用于低蛋白血症病人**。②纤维蛋白原:适用于纤维蛋白缺乏症、弥散性血管内凝血(DIC)的病人。③抗血友病球蛋白浓缩剂:适用于血友病病人。

(三) 静脉输血法

1. 输血准备　①填写输血申请单,采集血标本,**做血型鉴定和交叉配血试验**。静脉输全血、红细胞、白细胞、血小板等血制品**必须做血型鉴定和交叉配血试验**;输入血浆前须做血型鉴定。②取血查对:凭取血单与血库人员共同进行"三查八对"。"三查"即查血液有效期、质量、输血装置质量;"八对"即对姓名、床号、住院号、血袋(瓶)号、血型、交叉配血试验结果、血液种类及剂量。③血液从血库取出后,**勿剧烈震荡**,避免红细胞大量破坏而引起**溶血**;血液不能加温,避免血浆蛋白凝固变性而引起输血反应;**自然复温**即室温下放置**15~20分钟**后再输入,一般应在**4小时内**输完。④输血前再次经两人核对无误后输血;输血后,血袋放入4℃左右冰箱保存24小时,以备患者出现输血反应时检查分析原因。如无输血反应,则集中焚化处理。

2. 直接输血法　将供血者血液抽出后,立即输给病人的方法。常用于婴幼儿、少量输血或无血库而病人又急需输血时。①无菌注射器须抽取定量抗凝剂(每50ml血液中加**3.8%枸橼酸钠溶液5ml**)。②选择大静脉(多选肘正中静脉),将血压计袖带在供血者上臂缠好,**充气维持压力在100mmHg左右**,以阻断静脉血流。③操作时需要3人合作,1人抽血,1人传递,另1人输血,如此连续进行。④在连续抽血时,不必拔出针头,只需更换注射器,并在更换时放松血压计袖带,用手指压住静脉前端,以减少出血。⑤从供血者静脉内抽血不可过急过快,向病人静脉内推注也不可过快,并随时观察供血者及病人的情况,倾听其主诉。

3. 间接输血法　按静脉输液法供给受血者。①先输入少量0.9%氯化钠溶液。②两位护士再仔细进行"三查八对",认真核对血液。③轻摇匀血液后输入,开始宜慢,**少于20滴/分钟**,观察**10~15分钟**,如无不良反应,再根据病情需要调节滴速,成人一般40~60滴/分钟,老人及儿童酌减。④**输两袋血之间输入少量生理盐水**;输血毕,再输少量生理盐水至

输血器内血液输完。⑤记录输血时间、种类、剂量、血型、血袋号、有无输血反应等。

4. 注意事项　输血前告知患者及家属输血的必要性及不良后果(**知情同意**),取得患者或家属理解,并让患者或家属在输血协议书上签字。①根据医嘱及输血申请单采集血标本,**每次只能为1位病人采集**,严禁同时采集2位及2位以上病人的血标本。②输血时必须经两人查对方可输入。③库存血输入前必须认真检查其质量。正常库存血分为两层,上层为血浆呈淡黄色、半透明,下层为红细胞呈均匀暗红色,两层界限清楚,无凝块;若血细胞呈暗紫色,血浆变红,血浆与血细胞的界线不清,有明显凝块,提示**血液变质**,不能使用。④输血前、后及输两袋血液之间,应输入少量**0.9%氯化钠溶液**,以免发生不良反应。⑤**血液内禁止加药**,防止血制品变质,出现血液凝集或溶血现象。⑥输血过程中,应加强巡视,注意倾听病人的主诉,观察有无输血反应。如发生严重反应,**必须立即停止输血,及时通知医生**,并保留余血以备检查原因。⑦**冷藏血制品不能加温**,防止血浆蛋白凝固变性。⑧加压输血时,专人守护,以免发生空气栓塞。⑨全血和成分血同时输入,应首先输入成分血(尤其是浓缩血小板),其次是新鲜血,最后为库存血,保证成分血新鲜输入。成分血除红细胞外要求在24小时内输完(从采血开始计时);除血浆、白蛋白制剂外均需做交叉配血相容试验。

(四) 血型

血型指红细胞膜上**特异抗原**的类型。血型系统:①ABO血型系统:ABO血型是根据红细胞膜上是否存在凝集原A与凝集原B而将血液分为**A、B、AB、O** 4种血型。②Rh血型系统:Rh血型以D抗原存在与否来表示Rh阳性或阴性。汉族中99%为**Rh阳性**,Rh阴性不足1%。

(五) 常见输血反应及护理　发热反应(**最常见**)、过敏反应、**溶血反应**(**最严重**)、与大量快速输血有关的反应(**肺水肿、出血倾向、枸橼酸钠中毒反应、酸中毒和高钾血症**)

1. 发热反应　是输血中最常见的反应。

(1) 症状:多发生在输血过程中或输血后**1~2小时内**;有畏寒或寒战,体温可达38~41℃,持续时间由30分钟至数小时不等;伴有皮肤潮红、头痛、恶心、呕吐等全身症状。

(2) 原因:①**主要与致热原有关**,如血制品、保养液或输血器等被致热原污染,导致致热原进入血液,输血后即可发生发热反应。②输血过程中,操作者违反无菌原则,造成污染而引起发热反应。③多次输血后,病人血液中产生白细胞抗体和血小板抗体,当再次输血可发生**抗原抗体反应**,从而引起发热反应。

(3) 护理措施:①预防:严格管理血液制品及输血器;严格执行无菌操作原则。②反应轻者,减慢滴速;严重者停止输血并及时通知医生。③对症处理:必要时按医嘱给予解热镇痛药和抗过敏药。④保留余血及输血器,查找原因。

2. 过敏反应

(1) 症状:轻者**皮肤瘙痒**、**荨麻疹**、眼睑、口唇水肿;重者喉头水肿、支气管痉挛,呼吸困难,两肺可闻及哮鸣音,甚至发生过敏性休克。

(2) 原因:①病人为过敏体质。②血液中含有致敏物质,如供血者在献血前服用过致敏的药物或食物等。③多次输血体内产生过敏性抗体。

(3) 预防:①勿选用有过敏史的供血者。②供血者在献血前4小时内,不宜进食富含蛋白质和脂肪的食物,可食用少量清淡饮食或糖水,不宜服用易致敏的药物。③对有过敏史的病人,输血前给抗过敏药物。

(4) 护理措施:①轻者可减慢滴速,重者立即停止输血。②呼吸困难者给予吸氧,严重喉头水肿者行气管切开,循环衰竭者应给予抗休克治疗。③遵医嘱给药,可皮下注射0.1%盐酸肾上腺素0.5~1 ml,或给予异丙嗪、苯海拉明、地塞米松等抗过敏药物。④严密观察生命体征变化。⑤保留余血及输血器,查找原因。

3. 溶血反应　是最严重的输血反应,通常输入10~15 ml血后,即可出现症状。**最典型的症状为四肢麻木、腰酸背痛、黄疸和血红蛋白尿**。

(1) 症状:①开始阶段:红细胞凝集成团,阻塞部分血管,导致组织缺氧,病人表现为**头胀痛、四肢麻木、胸闷、腰背部剧烈疼痛**等。②中间阶段:凝集的红细胞**溶解**,出现**黄疸和血红蛋白尿**(酱油色),并伴有**寒战、高热、呼吸急促、血压下降**等。③最后阶段:**肾小管因大量血红蛋白遇酸性物质结晶被阻塞**,同时因抗原抗体作用导致肾小管内皮细胞缺血缺氧而坏死脱落,加重肾小管阻塞,导致急性肾衰竭,出现少尿,无尿,尿内出现蛋白、管型,血尿素氮增高,血钾升高,酸中毒,严重者可导致肾衰竭而死亡。

(2) 原因:①**输入异型血**。②输入了变质的血液。③血液中加入高渗或低渗溶液或能影响血液pH变化的药物,致使红细胞大量破坏所致。

(3) 护理措施

1) 预防溶血反应认真做好血型鉴定和交叉配血试验;输血前仔细查对;严格执行血液采集、保存的要求。

2) 处理方法:①**立即停止输血**并通知医生,保留余血并采集病人血标本重新做血型鉴定及交叉配血试验;维持静脉通道,以备急救时静脉给药。②**双侧腰部封闭,并用热水袋敷双侧肾区**,解除肾血管痉挛,保护肾脏。③碱化尿液:遵医嘱口服或**静脉注射碳酸氢钠碱化尿液**,增加血红蛋白的溶解度,以减少结晶,**防止阻塞肾小管**。④密切观察并记录病人生命体征及尿量的变化,一旦出现尿少、尿闭,应按急性肾衰竭处理。⑤如出现休克症状,配合抗休克抢救。⑥做好心理护理,缓解病人焦虑及恐惧。

Rh血型不合所致溶血:Rh阴性的病人首次接受Rh阳性的血液不会发生溶血反应,仅在血清中产生抗体,当再次输入Rh阳性的血液时,才会发生溶血反应。因此,Rh血型不合所致的溶血反应,一般发生在输血后几小时至几天,且反应较慢,症状较轻,也较少发生。

4. 与大量快速输血有关的反应　大量输血是指24小时内紧急输血量大于或相当于病人的血液总量。常见的有**肺水肿、出血倾向、枸橼酸钠中毒反应、酸中毒和高钾血症**等。

(1) 肺水肿(心脏负荷过重):其临床表现、原因及护理措施与静脉输液反应相同。

(2) 出血倾向:①原因:反复输入血、短时间大量输入库存血(其中血小板基本被破坏,凝血因子不足)。②表现:皮肤瘀点、静脉穿刺部大块瘀斑、伤口渗血、牙龈出血等。③护理、预防:a. 间隔输入新鲜血液、血小板悬液或凝血因子;b. 观察意识、血压、脉搏、伤口渗血、皮肤瘀斑。

(3) 枸橼酸钠中毒反应:①表现:**手足抽搐**、出血倾向、心率缓慢、血压下降甚至心脏骤停等。②原因:由于**大量输入库存血**,导致大量枸橼酸钠进入体内,如果病人肝功能不全,导致枸橼酸钠尚未在肝脏代谢、氧化,即可与血中游离钙结合,使血钙下降,致使凝血功能障碍、毛细血管张力降低、血管收缩不良和心肌收缩无力等。③护理措施:a. **输入库存血超过1 000 ml时,可遵医嘱给予10%葡萄糖酸钙或氯化钙10 ml静脉注射,以补充钙离子**;b. 严密观察病人的反应。

(4) 酸中毒和高钾血症:因库存血随保留时间的延长,会出现酸性增加,钾离子浓度升高,故大量输入库存血,可导致酸中毒和高钾血症。遵医嘱每输库存血500 ml给予5%碳酸氢钠30~70 ml静脉注射。

5. 其他反应:①空气栓塞。②因输血传染而致疾病,如**病毒性肝炎、艾滋病、疟疾、梅毒**等。对此类反应,积极采取防范措施是非常重要的,如通过净化血源,加强供血者的管理,严格检测血液,以保证血液质量,减少疾病的传播。③细菌污染反应:血液被细菌污染所致,可发生于采血、贮血和输血操作的各个环节。

葡萄糖酸钙的应用:①每输入库存血1 000 ml,遵医嘱给予10%葡萄糖酸钙10 ml。②发生链霉素过敏时,遵医嘱静脉缓慢推注10%葡萄糖酸钙10 ml。③高钾血症时可静脉推注**10%葡萄糖酸钙以拮抗高钾对心肌的抑制**。④甲状旁腺误切引起抽搐时可遵医嘱静脉推注10%葡萄糖酸钙。⑤维生素D缺乏性手足搐搦症可在镇静的同时给予钙剂。⑥**硫酸镁中毒出现膝反射消失时可静脉缓慢推注10%葡萄糖酸钙**。⑦小儿腹泻引起低钙抽搐可缓慢推注10%葡萄糖酸钙。

单元测试题 2

1. 患者,男,38岁。患十二指肠溃疡突然呕血,面色苍白,脉搏120次/分钟,血压60/40 mmHg。医嘱输血400 ml。给患者输血的目的是补充　　　　　　　　　　　　　　　　　　　　　　　　　　　　　　　　　　　　　(　　)
   A. 血红蛋白　　　　　B. 血容量　　　　　C. 抗体　　　　　D. 凝血因子
   E. 血小板

2. 患者,女,32岁,贫血严重。医嘱为该患者静脉输血,其治疗目的是　　　　　　　　　　　　(　　)
   A. 补充血容量　　　B. 增加白蛋白　　　C. 补充血红蛋白　　　D. 排出有害物质
   E. 补充抗体和补体

3. 患儿,男性,8岁。两周前有上呼吸道感染史,近日出现畏寒、发热、全身皮肤、粘膜出血,并有大片瘀斑,实验室检查:血小板计数$18×10^9$/L,出血时间延长。对此患儿采取静脉输血治疗的目的是(输血目的:补充血容量、补充血红蛋白、补充白蛋白、补充各种凝血因子和血小板)　　　　　　　　　　　　　　　　　　　　　　　　　　(　　)
   A. 补充血容量　　　B. 纠正贫血　　　C. 供给血小板　　　D. 输入抗体、补体
   E. 增加白蛋白

4. 血液病患者最适合输入　　　　　　　　　　　　　　　　　　　　　　　　　　　　(　　)
   A. 新鲜血　　　B. 库存血　　　C. 自体血　　　D. 血浆
   E. 全血

5. 王小姐,20岁。因急性再生障碍性贫血入院治疗,实验室检查:红细胞(RBC)$2.1×10^{12}$/L,血红蛋白(Hb)60 g/L,白细胞(WBC)$3.0×10^9$/L,血小板$55×10^9$/L,该病人最适宜静脉输注　　　　　　　　　　　　(　　)
   A. 新鲜血　　　B. 新鲜冰冻血浆　　　C. 5%白蛋白　　　D. 浓缩白细胞悬液
   E. 库血

6. 应放在4 ℃冰箱内保存的药物是(库存血、胎盘球蛋白)　　　　　　　　　　　　　　　(　　)
   A. 青霉素　　　B. 氨茶碱　　　C. 泼尼松　　　D. 苯巴比妥钠
   E. 胎盘球蛋白

7. 患者大量输入库存血后容易出现(枸橼酸钠中毒反应:枸橼酸钠是常用抗凝剂,进入机体与血中游离钙结合使血钙下降,出现手足抽搐、出血倾向、血压下降、心率缓慢甚至心搏骤停。高钾血症和酸中毒。)　　(　　)
   A. 低钾血症　　　B. 低钙血症　　　C. 低磷血症　　　D. 高铁血症
   E. 高钠血症

8. 与血浆成分相比,血清不含有的物质是　　　　　　　　　　　　　　　　　　　　　(　　)
   A. 血液的有形成分　　　B. 水　　　C. 纤维蛋白原　　　D. 电解质
   E. 血浆白蛋白和球蛋白

9. 直接输血100 ml,应加入3.8%枸橼酸钠溶液(抗凝剂)的量为(每50 ml血液中加**3.8%枸橼酸钠溶液5 ml**)　(　　)
   A. 5 ml　　　B. 14 ml　　　C. 12 ml　　　D. 8 ml

E. 10 ml

10. 患者,女,28岁。需输入600 ml血液(共3袋),每2袋血之间应滴注 ( )
    A. 5%葡萄糖　　　　B. 复方氯化钠　　　　C. 0.9%氯化钠　　　　D. 3.8%枸橼酸钠
    E. 5%葡萄糖氯化钠

11. 输血前准备工作中正确的是 ( )
    A. 输全血应进行血型鉴定及交叉配血试验,而输成分血只需做血型鉴定
    B. 从血库取出的血如太冷,应放在温水中加温
    C. 血制品从血库取出不可剧烈震荡主要是防止血小板被破坏
    D. 输血前应输入少量生理盐水
    E. 发现血液内有血凝块应加入3.8%枸橼酸钠后再输入

12. 输血前准备工作,下列哪项是**错误**的 ( )
    A. 检查库血质量,血浆呈红色,不能使用　　　B. 血液从血库取出后,在室温内放置15分钟再输入
    C. 先给病人静脉滴注0.9%氯化钠溶液　　　　D. 两人核对供、受血者的姓名、血型和交叉试验结果
    E. 在血中加入异丙嗪25 mg,以防过敏反应

13. 发生输血所致的过敏反应,其原因**不包括** ( )
    A. 患者为过敏体质　　　　　　　　　　　　B. 输入的血液中含有致敏物质
    C. 患者已经多次输血　　　　　　　　　　　D. 短时间输入大量库血
    E. 供血者献血前服用了可致敏的食物

14. 使用前需放在37 ℃温水中提温的血液制品是 ( )
    A. 新鲜血　　　　B. 普通血浆　　　　C. 冰冻血浆　　　　D. 库存血
    E. 干燥血浆

(15～17题共用题干)
患者,女,78岁,输血15分钟后诉头胀痛、胸闷、腰背剧烈疼痛,随后出现酱油色尿。

15. 根据临床表现,该患者可能出现了 ( )
    A. 急性肺水肿　　　　B. 过敏反应　　　　C. 发热反应　　　　D. 溶血反应
    E. 空气栓塞

16. 尿液呈酱油色,是因为尿中含有(血红蛋白:因输入前血液剧烈震荡,破坏了红细胞) ( )
    A. 红细胞　　　　B. 白细胞　　　　C. 血红蛋白　　　　D. 血小板
    E. 胆红素

17. 发生此反应时,护士首先应 ( )
    A. 吸氧　　　　B. 通知医生　　　　C. 立即停止输血　　　　D. 腰部封闭治疗
    E. 静脉注射碳酸氢钠

18. 发生溶血反应后,**以碱化尿液**,增加血红蛋白在尿液中的溶解度,**避免肾小管阻塞**,常用 ( )
    A. 枸橼酸钠　　　　B. 氯化钠　　　　C. 5%碳酸氢钠　　　　D. 乳酸钠
    E. 葡萄糖酸钙

19. 因输血致溶血反应的处理中下列哪项是**错误**的 ( )
    A. 双侧腰部封闭或肾区热敷　　　　　　　　B. 维持静脉通路以备给药
    C. 立即停止输血　　　　　　　　　　　　　D. 肾衰竭者多饮水以排除毒素
    E. 将剩余血送检,重做血型鉴定和交叉配血试验

20. 预防溶血反应的措施**不包括** ( )
    A. 严格执行查对制度　　　　　　　　　　　B. 做好血液质量检查
    C. 输血前肌注异丙嗪　　　　　　　　　　　D. 血液中勿随意加入药物
    E. 血液不能加温、震荡

(21～22题共用题干)
患者,女,27岁。分娩时因大出血,输入大量库存血后心率缓慢、手足抽搐、血压下降、会阴伤口渗血。

21. 该患者可能发生了 ( )
    A. 休克加重　　　　B. 溶血反应　　　　C. 血清病型反应　　　　D. 急性心力衰竭
    E. 枸橼酸钠中毒反应

22. 出现该情况的原因是 ( )
    A. 血钙升高　　　　B. 血钙降低　　　　C. 血钾升高　　　　D. 血钾降低
    E. 血钠降低

23. 患者,女,28岁。手术后大量输血,现患者出现手足抽搐、血压下降,可静脉缓慢注射 ( )
    A. 10%氯化钙10 ml　　　　B. 4%碳酸氢钠10 ml

C. 0.9%氯化钠 10 ml　　　　　　　　　　　　D. 盐酸肾上腺素 2 ml
E. 地塞米松 5 mg

24. 大量输入库存血时,为防止枸橼酸钠毒性反应可(每输入库血 100 ml 时,静脉注射 10%葡萄糖酸钙或 10%氯化钙 10 ml,防止发生低钙血症)　　　　　　　　　　　　　　　　　　　　　　　　　　　　　　　(　　)
    A. 静脉注射 5%地塞米松　　　　　　　　　B. 静脉注射 10%葡萄糖酸钙
    C. 皮下注射异丙嗪　　　　　　　　　　　　D. 皮下注射肾上腺素
    E. 静脉滴注 5%碳酸氢钠

25. 患者,王某,输血 10 分钟后觉头胀、四肢麻木、腰背部剧痛,脉细弱,血压下降,下列护理措施**错误**的是 (　　)
    A. 减慢输血速度　　　　　　　　　　　　　B. 立即停止输血,通知医生处理
    C. 腰背部热敷　　　　　　　　　　　　　　D. 观察生命体征、尿色、尿量
    E. 送余血行血型鉴定和交叉配血试验

(26～27 题共用题干)
某患者,输血过程出现头胀、四肢麻木、腰背部剧痛、呼吸急促、血压下降、黄疸等症状。

26. 该患者因输血发生了 (　　)
    A. 发热反应　　　B. 过敏反应　　　C. 溶血反应　　　D. 急性肺水肿
    E. 枸橼酸钠中毒反应

27. 护士可给患者应用热水袋,放置于 (　　)
    A. 足底　　　　　B. 腹部　　　　　C. 腰部　　　　　D. 背部
    E. 腋窝处

28. 大量输注库存血后要防止发生 (　　)
    A. 碱中毒和低钾血症　　　　　　　　　　　B. 碱中毒和高钾血症
    C. 酸中毒和低钾血症　　　　　　　　　　　D. 酸中毒和高钾血症
    E. 低钾血症和低钠血症

29. 库存的血液在使用前需要自然复温,一般室温下放置的时间为 (　　)
    A. 50～60 分钟　　B. 40～30 分钟　　C. 20～30 分钟　　D. 15～20 分钟
    E. 10～15 分钟

30. **不宜**选择自体输血的情况是 (　　)
    A. 外伤性脾破裂失血　　　　　　　　　　　B. 妊娠破裂导致的腹内出血
    C. 大血管手术时失血　　　　　　　　　　　D. 肠破裂导致的腹内出血
    E. 门静脉高压症手术时失血

31. 下列输血前准备哪项是**错误**的 (　　)
    A. 抽取血标本做血型鉴定　　　　　　　　　B. 从血库取血时应认真核对
    C. 应检查血的质量　　　　　　　　　　　　D. 采血时禁止同时采集两位病人的血标本
    E. 若血的温度太低,可加温

32. 患者,女,28 岁。停经 8 周。尿检 HCG 阳性。因突发腹痛,面色苍白,四肢发冷急诊入院。B 超示宫外孕,右侧输卵管破裂,腹腔内大量出血。现患者需紧急手术,术中最好输入(自体输血不需做血型鉴定及交叉配血试验) (　　)
    A. 全血　　　　　B. 血浆　　　　　C. 自体血　　　　D. 血小板
    E. 洗涤红细胞

33. 产妇,29 岁,分娩后出血不止,急需输入血液。护士在输血前需输入的前导溶液是 (　　)
    A. 5%葡萄糖氯化钠溶液　　　　　　　　　 B. 0.9%氯化钠溶液
    C. 10%葡萄糖溶液　　　　　　　　　　　　D. 4%碳酸氢钠注射液
    E. 复方氯化钠注射液

34. 最严重的输血反应是 (　　)
    A. 过敏反应　　　B. 溶血反应　　　C. 发热反应　　　D. 肺水肿
    E. 枸橼酸钠中毒

35. 大量输血后出现枸橼酸钠中毒反应的表现中**不包括** (　　)
    A. 心率加快　　　B. 心率缓慢　　　C. 手足搐搦　　　D. 出血倾向
    E. 血压下降

36. 患者朱某,因消化道出血需输血 400 ml,下列操作中**错误**的一项是 (　　)
    A. 先输入少量生理盐水　　　　　　　　　　B. 由两位护士进行"三查"、"八对"
    C. 无误后,以手腕旋转动作轻轻将血液摇匀　D. 血液即将输完即拔针,以防空气栓塞
    E. 用 2%碘酊和 70%乙醇消毒贮血瓶橡胶塞再刺入输血器针头

37. 患者,女,19 岁,再生障碍性贫血。因全血细胞减少。医嘱:新鲜全血 200 ml,vd,st。护士注意到患者输血 100 ml 左

右时,发生寒战,继而诉头痛、恶心,测体温 39.5 ℃。最初宜采取的处理是 （　　）
  A. 20 ℃生理盐水灌肠降温　　　　　　　　B. 暂停输血,静脉滴注生理盐水
  C. 乙醇擦浴降温　　　　　　　　　　　　　D. 口服碳酸氢钠
  E. 静脉注射氢化可的松

38. 患者,女,40 岁。外伤,失血性休克,拟给予输血治疗。护士的操作**不利于**防范医疗事故的是(血袋需保留 24~48 小时,以备查对) （　　）
  A. 输血前严格执行查对制度　　　　　　　　B. 输血前查血型并进行交叉配血试验
  C. 输血前与患者家属签订输血协议　　　　　D. 对供血者的血液按规定进行抗原、抗休检测
  E. 输血后及时整理用物,血袋与输血器按医疗垃圾处理

39. 需保存在 4.0 ℃以下,48 小时以内有效的血液制品是 （　　）
  A. 白细胞浓缩悬液　　　　　　　　　　　　B. 白蛋白液
  C. 新鲜血浆　　　　　　　　　　　　　　　D. 冰冻血浆
  E. 血小板浓缩悬液

40. 应保存在 22.0 ℃环境下,24 小时内有效的血液制品是 （　　）
  A. 白细胞浓缩悬液　　　　　　　　　　　　B. 白蛋白液
  C. 新鲜血浆　　　　　　　　　　　　　　　D. 冰冻血浆
  E. 血小板浓缩悬液

41. 患者,男,25 岁,输血后 1 小时出现皮肤瘙痒,口唇、眼睑水肿,拟为过敏反应。请问下列哪一项是预防该反应的措施 （　　）
  A. 输血前注射肾上腺素 0.5~1 ml　　　　　B. 勿选用有过敏史的献血者
  C. 患者在输血前 4 h 应禁食　　　　　　　　D. 输血前先输入 0.9%氯化钠溶液
  E. 献血员在献血前可进食高蛋白、高脂肪饮食以补充营养

42. 患者,男,25 岁,因手术后输血出现皮肤瘙痒、眼睑、口唇水肿,应考虑为 （　　）
  A. 发热反应　　　B. 溶血反应　　　C. 细菌感染　　　D. 过敏反应
  E. 枸橼酸钠中毒反应

43. 一氧化碳中毒患者,最适宜输入的是 （　　）
  A. 红细胞混悬液　　　B. 白蛋白　　　C. 新鲜血　　　D. 库存血
  E. 血浆

44. 患者,男,56 岁。因外伤急诊入院,遵医嘱输血。在输血过程中出现溶血反应,其**典型症状**是 （　　）
  A. 四肢麻木,腰背部剧痛　　　　　　　　　B. 寒战、发热
  C. 荨麻疹,胸闷　　　　　　　　　　　　　D. 手足抽搐,心悸
  E. 呼吸困难,咯粉红色泡沫样痰

45. 下列哪一项不是溶血反应所致急性肾衰竭的临床表现 （　　）
  A. 少尿或无尿　　　B. 酸中毒　　　C. 尿素氮增高　　　D. 高钾血症
  E. 尿内有脓细胞

46. 患者,女,32 岁。患免疫性溶血性贫血,应输入的成分是 （　　）
  A. 浓缩红细胞　　　　　　　　　　　　　　B. 洗涤红细胞
  C. 红细胞悬液　　　　　　　　　　　　　　D. 血小板浓缩液
  E. 纤维蛋白原

47. 输血的主要适应证是 （　　）
  A. 低蛋白血症　　　B. 贫血　　　C. 严重的感染　　　D. 大出血
  E. 凝血异常

48. 输血时发生溶血反应的主要原因是 （　　）
  A. 血液加热　　　B. 细菌污染　　　C. 血液储存过久　　　D. 剧烈振荡
  E. 输入异型血

49. 输血引起溶血反应,最早出现的主要表现为 （　　）
  A. 呼吸困难、血压下降　　　　　　　　　　B. 少尿
  C. 寒战、高热　　　　　　　　　　　　　　D. 瘙痒、皮疹
  E. 头部胀痛、面部潮红、恶心、呕吐、腰背部剧痛

50. 溶血反应中,(中期)凝集的红细胞溶解,大量血红蛋白入血浆,出现的典型症状(后期肾衰竭:出现少尿、无尿) （　　）
  A. 胸闷气促　　　　　　　　　　　　　　　C. 腰背部剧痛、四肢麻木
  B. 寒战高热　　　　　　　　　　　　　　　D. 少尿无尿
  E. 黄疸、血红蛋白尿(酱油色)

51. 患者,女,50岁。确诊为特发性血小板减少性紫癜1年,全身多处淤斑3天入院。医嘱:浓缩血小板悬液15 U iv drip。以下输注浓缩血小板悬液的做法错误的是(由血库取出的血液应在室温下放置15～20分钟再给患者输入) ( )
    A. 从血库取血回来后应尽早输注　　　　　　B. 输注前需2位护士进行"三查八对"
    C. 输注前后均需输入少量生理盐水　　　　　D. 输注速度调节至20～30滴/分钟
    E. 输注过程中应加强巡视患者

52. 患者,女,20岁。诊断:再生障碍性贫血,医嘱:输注浓缩红细胞。护士巡房时发现输血速度变慢,穿刺点局部无肿胀,无压痛,挤捏输血器无阻力,局部皮温正常。护士首先应 ( )
    A. 用生理盐水冲管　　　　　　　　　　　　B. 热敷患者穿刺局部
    C. 拔针后另行穿刺　　　　　　　　　　　　D. 更换输血器后继续输血
    E. 使用恒温器加热血液

53. 关于输血的叙述,错误的是 ( )
    A. 输血前须两个人进行查对　　　　　　　　B. 输血前先输入少量生理盐水
    C. 输血后输入少量生理盐水　　　　　　　　D. 在输血卡上记录输血时间、滴速、患者状况等
    E. 输血完毕后及时将输血器、血袋等物品进行消毒、分类弃置

54. 患者,女,43岁。因重型再生障碍性贫血收入院,拟对其进行输血治疗。护士在进行输血前的准备时,不正确的操作是 ( )
    A. 进行血型鉴定和交叉配血试验　　　　　　B. 提血时,和血库人员共同做好"三查八对"
    C. 库存血取出后,如紧急需要,可低温加热　　D. 输血前,需与另一名护士再次核对
    E. 输血前应先征得患者同意并签署知情同意书

(55～57题共用题干)

患者,女,36岁。急性淋巴细胞白血病。医嘱浓缩红细胞和血小板输注。在首先输注浓缩红细胞过程中患者出现全身皮肤瘙痒伴颈部、前胸出现荨麻疹。

55. 首先考虑该患者发生了 ( )
    A. 发热反应　　　　B. 溶血反应　　　　C. 过敏反应　　　　D. 超敏反应
    E. 急性肺水肿

56. 针对上述患者发生的情况,护士因首先采取的处理是 ( )
    A. 密切观察体温,局部涂抹止痒药膏　　　　B. 停止输注浓缩红细胞并保留血袋、余血及输血器送检
    C. 减慢输血速度并按医嘱给予抗过敏药物　　D. 停止输注浓缩红细胞并重新采集血标本进行交叉配血
    E. 停止输注浓缩红细胞并待患者情况好转后重新输血

57. 护士在执行输注血小板的过程中,错误的是 ( )
    A. 采用双人核对法　　　　　　　　　　　　B. 直接缓慢输注血小板
    C. 输注前轻摇血袋　　　　　　　　　　　　D. 血液内不能加入其他药物
    E. 记录输注时间及血型、血量

输注血小板速度以患者能耐受为准,一般为每分钟60～80滴。输注中应密切观察输血反应,及时处理,防止发热引起血小板消耗。

58. 患者,女,45岁。因门脉高压大出血入院。医嘱输血1 000 ml,静脉注射10%葡萄糖酸钙10 ml,补钙的目的是 ( )
    A. 使钾离子从细胞外向细胞内转移　　　　　B. 降低血钾
    C. 纠正酸中毒　　　　　　　　　　　　　　D. 降低神经肌肉的应激性
    E. 对抗钾离子对心肌的抑制作用

第十三节　标本采集

一、标本采集的原则

采集各种检验标本应遵循的基本原则:遵照医嘱、充分准备、严格查对、正确采集、及时送检。

(一) 按医嘱采集标本　按医嘱采集各种标本,由医生填写检验申请单,要求目的明确、字迹清楚,并应签全名。

(二) 做好采集前准备　①采集标本前,应明确检查项目、检验目的、标本采集的方法。②根据检验目的,选择适当的标本容器,并在容器标本上贴上标签。③采集标本前应仔细查对医嘱,核对检验申请单,核对病人。④做好解释,向病人说明检验目的及注意事项,以取得病人合作。

(三) 确保标本的质量　①掌握正确的采集方法,如做妊娠试验要留晨尿,因为晨尿内绒毛膜促性腺激素的含量高,容易获得阳性检验结果。②标本采集后,应及时送检,不应放置过久,以免影响检验结果,特殊标本应注明采集时间。

(四) 培养标本的采集　采集细菌培养标本应在病人使用抗生素之前。如已经用药,应在血药浓度最低时采集,并在检验单上注明。采集时严格执行无菌操作,标本应放入无菌容器内,且容器无裂缝,瓶塞干燥,不可混入防腐剂、消毒剂或药物。

二、各种标本采集方法

(一)静脉血标本采集法

1. 分类 ①全血标本:需加**抗凝剂**,用于**红细胞沉降率、血常规和测定血液中某些物质的含量**,如血糖、血氨、尿素氮、肌酸、肌酐、尿酸等。②血清标本:使用普通干燥管,用于血清酶、脂类、电解质、肝功能等的测定。③血培养标本:查找血液中的病原菌。

2. 将血液分别注入标本容器

(1) 血培养标本:①注入密封瓶:去除铝盖中心部分→常规消毒瓶盖→更换无菌针头→将血液注入无菌瓶内,轻轻摇匀。②注入三角烧瓶的方法:松开封瓶的纱布,取出棉塞→在酒精灯火焰上消毒瓶口→**取下针头**→将血液注入瓶内,轻轻摇匀→消毒瓶口、瓶塞后盖好,扎紧封瓶纱布。③取血量:**一般血培养取血 5 ml**;恶急性细菌性心内膜炎病人应取血 10~15 ml,以提高细菌培养阳性率。

(2) 全血标本:立即取下针头,将血液沿管壁缓慢注入盛有抗凝剂的试管内,并轻轻摇动,使血液和抗凝剂充分混匀,避免血液凝固。

(3) 血清标本:立即取下针头,将血液沿管壁缓慢注入干燥试管内,勿将泡沫注入,并避免震荡,以防红细胞破裂溶血而直接影响检验结果的准确性。

小结提示:①取全血标本和血培养标本时,须**轻轻摇动**;而取血清标本,**需避免摇动**。②全血标本使用盛有抗凝剂的试管;血清标本使用**普通干燥管**;血培养标本使用**无菌容器**。③采好的血液标本如果通过针孔,会破坏血细胞,造成溶血,故采血后应**取下针头再将血液注入**。

注意事项:①肝功能、空腹血糖等检查宜清晨空腹抽血,通知病人禁食,避免因进食而影响检验结果。②同时抽取不同类型的血标本,注入顺序:**血培养瓶→抗凝管→普通干燥试管**。③严禁在输液、输血的针尖处或同侧肢体抽取,应在对侧肢体采集血标本。

3. 评估 病人诊断;明确检查项目、采血量、抗凝剂。真空采血管以颜色标识标本的种类。生化检测为**红色或黄色**;全血标本为**紫色**;凝血标本为**蓝色**;红细胞沉降率为**黑色**。

(二)尿标本采集法

1. 尿常规标本采集法

(1) 目的:用于检查**尿液的颜色、透明度、比重、细胞、管型、蛋白质和尿糖定性**检测等。

(2) 采集要点:①能自理的病人,嘱患者将**晨起第1次尿液约100 ml**留于清洁标本容器内。因晨尿浓度较高,未受饮食的影响,检验结果较准确。②告知患者在留取尿标本时,不可将粪便混入,以免粪便中的微生物使尿液变质。③危重或行动不便者,协助其床上排尿,留取足量的尿于尿杯中。留置导尿者,先放空尿袋中的尿,待重新有尿时打开尿袋下方引流孔的橡胶塞收集尿液。

2. 尿培养标本采集法

(1) 目的:采集未被污染的尿液查找致病菌,明确诊断;或做细菌药物敏感试验,用于治疗。

(2) 采集要点:①清洗分泌物,消毒尿道口后,嘱患者排尿不中断。弃去前段尿,用试管夹夹住试管管身于酒精灯上消毒试管后,**留取中段尿 5 ml**。②不合作(昏迷)、尿失禁、尿潴留者用导尿法留取标本。③留取尿培养标本,应严格无菌操作,以防污染尿液标本,而影响检验的结果。

3. 12 小时或 24 小时尿标本采集法

(1) 目的:**用于各种定量检查**,如钠、钾、氯、肌酐、肌酸、17-羟类固醇、17-酮类固醇、**尿糖定量、尿蛋白定量及尿浓缩查结核分枝杆菌**等。

(2) 采集要点:①准备容量为 **3 000~5 000 ml** 的集尿瓶,标签注明起止时间,按需备防腐剂。②12 小时尿标本留取(**弃前留后**):嘱病人于晚 **7 时**排空膀胱,弃去尿液后,开始留取尿液,至次晨 **7 时**留取最后一次尿,将全部尿液盛于集尿瓶。③24 h 尿标本留取(弃前留后):嘱病人于清晨 **7 时**排空膀胱,弃去尿液后,开始留取尿液,至次晨 **7 时**留取最后一次尿,将全部尿液盛于集尿瓶。

小结提示:艾迪氏计数(Ad~discount)即 **12 小时尿细胞**排泄数是诊断尿路感染传统的、常用的尿细胞学检查方法,临床常用于慢性肾盂肾炎尿常规无明显异常者。

根据检验要求加入防腐剂,混匀送检。常用防腐剂的作用及用法见表 1-12。

表 1-12 常用防腐剂的作用及使用方法

名称	作用	用法	临床应用
甲醛	固定尿液中有机成分,防腐	每 30 ml 尿液中加 40% 甲醛 1 滴	艾迪计数(管型、细胞检查)
浓盐酸	使尿液保持在酸性环境中,防止尿液中激素被氧化,防腐	24 小时尿液中加浓盐酸 5~10 ml	17-羟类固醇、17-酮类固醇、钙、磷酸盐、草酸盐检测
甲苯	可形成一薄膜覆盖于尿液表面,防止细菌污染,以保持尿液的化学成分不变,防腐	应在第 1 次尿液倒入后再加,按每 100 ml 尿液加入 0.5%~1% 甲苯 10 ml	尿蛋白定量、尿糖定量及钾、钠、氯、肌酐、肌酸定量检查

注意事项：①清晨留取尿标本前不宜做剧烈运动，以免使尿液中红细胞、白细胞、蛋白质增加。②妊娠试验留晨尿，因晨尿中绒毛膜促性腺激素的含量增高，易得到阳性结果。③女性病人在月经期不宜留取尿标本。

（三）粪便标本采集

1. 粪便常规标本

（1）目的：检查粪便的颜色、性状、其中的混合物和细胞等。

（2）采集要点：①解粪便于清洁便盆内。②用检便匙在粪便中央部分取或取粘液、脓血等异常部分，量约 5 g，放入检便盒内。③水样便盛于容器中送检。

2. 粪便培养标本　①目的：检查粪便中的致病菌。②采集要点：采集时注意无菌操作，应用无菌棉签取粪便中央部分或取粘液脓血部分，无菌容器盛放。如患者无便意，则用无菌长棉签蘸无菌生理盐水，插入肛门 6～7 cm，顺同一方向轻轻旋转并退出，将棉签置于无菌试管内，塞紧管口。

3. 寄生虫及虫卵标本

（1）目的：检查粪便中的寄生虫、幼虫、虫卵。

（2）采集要点：①检查寄生虫：用检便匙在粪便不同部位采集带血或粘液部分，量 5～10 g，放入检便盒内。如病人服用驱虫药或做血吸虫孵化检查，应留取全部粪便。② 检查阿米巴原虫：采集前，应先将便盆加温，再嘱病人排便，并连同便盆立即送检，保持阿米巴原虫的活动状态。③检查蛲虫：睡前或晨起前，将透明胶带贴在肛门周围，取下后粘于玻片上送检。

4. 隐血标本　检查粪便中肉眼不能察见的微量血液；嘱病人在检查前 3 天禁食肉类、动物血、肝脏、含铁剂药物及绿色蔬菜，以避免出现假阳性。粪标本不得混入尿液。

小结提示：除了粪寄生虫标本须取不同部位标本，其他类型的粪标本均取中央部分或粘液脓血部分。

（四）痰标本采集

1. 常规痰标本　①目的：检查痰液的一般性状，做涂片经特殊染色查细菌、虫卵和癌细胞，以协助诊断。②采集要点：病人晨起未进食前，先用清水漱口，去除口腔杂质→深呼吸，用力咳出气管深处的第一口痰液，留于痰盒中。

2. 痰培养标本　①目的：检查痰液中的致病菌。②采集要点：病人晨起未进食前，先用朵贝尔溶液（复方硼酸溶液）漱口，去除口腔细菌→清水漱口，清洁口腔→深呼吸后，用力咳出气管深处的痰液，留于无菌集痰器中。

3. 24 小时痰标本　用于检查 24 小时痰液的量和性状，以协助诊断。在集痰器内加少量清水→嘱病人晨起未进食前，漱口后，留 24 小时（晨 7 时至次日 7 时）的痰液送检。

4. 注意事项　①如留痰标本查找癌细胞，采集后立即送检；或用 10%甲醛溶液或 95%乙醇溶液固定后送检。②采集痰培养标本时，应严格无菌操作。③嘱病人不可将漱口液、唾液、鼻涕等混入标本。

（五）咽拭子标本采集法　从咽部或扁桃体采集分泌物做细菌培养或病毒分离。

1. 要点：嘱病人张口发"啊"音，暴露咽喉部→取出咽拭子中的无菌长棉签→用长棉签快速擦拭两侧腭弓、咽、扁桃体的分泌物→酒精灯消毒试管口及塞子→将棉签插入试管，盖紧。

2. 注意事项　为防止呕吐，采集咽拭子标本应在进食 2 小时后进行；采集真菌培养标本时，应在口腔溃疡面上采取分泌物。

单元测试题

1. 患者，女，28 岁。近日晨起呕吐。月经停止，疑为妊娠前期，为确诊需采集尿标本，留取标本时间宜为 （　　）

   A. 饭前　　　　　　B. 饭后　　　　　　C. 即刻　　　　　　D. 睡前

   E. 晨起

2. 采集细菌培养血标本时，不正确的做法是 （　　）

   A. 使用抗生素之前采集　　　　　　　　B. 放入无菌容器内

   C. 培养液应足量　　　　　　　　　　　D. 培养液无变质

   E. 加入防腐剂

（3～5 题共用题干）

患者，男，67 岁，1 年前诊断为心绞痛，今日午后无明显诱因出现心前区疼痛，服硝酸甘油不能缓解。急诊入院，医嘱要求检查 CPK。（肌酸激酶(CK)，旧称肌酸磷酸激酶(CPK)，主要存在于骨骼肌、脑和心肌组织中。）

3. 适宜的采血时间为（肌酸磷酸激酶(CPK)是出现最早、恢复最早的酶，也是最早发生变化的、急性心肌梗死特有的酶。CPK 的高低不受进食的影响，因此要立即进行。） （　　）

   A. 即刻　　　　　　B. 睡前　　　　　　C. 晚饭前　　　　　D. 服药后 2 小时

   E. 次日晨起空腹

4. 采集血标本时，正确的措施是 （　　）

   A. 快速将血液注入试管内　　　　　　　B. 采血后避免振荡，防止溶血

   C. 取血 1 ml　　　　　　　　　　　　　D. 采血后更换针头再注入试管内

E. 可在静脉留置针处取血
5. 试管外标签注明的内容**不包括** （ ）
   A. 科室　　　　　　B. 床号　　　　　　C. 姓名　　　　　　D. 取血量
   E. 送检目的
6. 需收集全血标本的是 （ ）
   A. 血清酶测定　　　B. 肝功能测定　　　C. 血钠测定　　　　D. 血钾测定
   E. 尿素氮测定
7. **不符合**血培养标本采集原则的是 （ ）
   A. 标本容器外贴标签　　　　　　　　　B. 在使用抗生素前采集
   C. 采集量一般为3 ml　　　　　　　　　D. 采集时严格执行无菌操作
   E. 血液注入标本瓶后轻轻摇匀
8. 患者,男,49岁,为查找癌细胞需留痰标本,固定标本的溶液宜选用 （ ）
   A. 40%甲醇　　　　B. 5%苯酚　　　　C. 95%乙醇　　　　D. 40%甲醛
   E. 稀盐酸
9. 查找癌细胞的痰标本不能及时送检,固定时应选择 （ ）
   A. 10%甲醛　　　　B. 75%乙醇　　　　C. 1%甲醛　　　　　D. 5%浓盐酸
   E. 10%冰醋酸
10. 采血清标本做肝功能检查,**错误**的步骤是 （ ）
    A. 采血后取下针头缓慢注入试管　　　　B. 空腹采血
    C. 用干燥试管　　　　　　　　　　　　D. 血液泡沫不能注入试管
    E. 血液注入试管后要摇动
11. 患者,女,52岁,近期乏力明显,食欲下降,巩膜黄染,医嘱查碱性磷酸酶,护士取血时间是 （ ）
    A. 即刻　　　　　　B. 饭前　　　　　　C. 睡前　　　　　　D. 晨起空腹时
    E. 饭后2小时
12. 有关血标本采集法,**错误**的一项是 （ ）
    A. 血气分析应备干燥注射器和肝素　　　B. 血清标本应放抗凝血管内
    C. 输血时应在对侧肢体抽血　　　　　　D. 血培养标本应在使用抗生素前采血
    E. 血生化标本应在空腹时采血
13. 患者,男,30岁,为协助确诊肾小球肾炎,留12小时尿做艾迪氏计数,留取尿液的正确方法是 （ ）
    A. 晨7时开始留尿,至晚7时弃去最后1次尿　　B. 晨7时排空膀胱后开始留尿,至晚7时最后1次尿
    C. 晚7时开始留尿,至次晨7时弃去最后1次尿　　D. 任意取连续12小时尿液
    E. 晚7时排空膀胱后开始留尿,至次晨7时留取最后1次尿
14. 采集血清标本的方法,**错误**的是 （ ）
    A. 选用干燥试管　　　　　　　　　　　B. 避免过度振荡
    C. 取下针头　　　　　　　　　　　　　D. 立即送检
    E. 采血后去针头顺管壁将血浆和泡沫注入试管
15. 患者,男,69岁,患肾脏疾病,需做尿蛋白定量检查,为保持尿液的化学成分不变,需在标本中加入 （ ）
    A. 甲醛　　　　　　B. 甲苯　　　　　　C. 乙醇　　　　　　D. 稀盐酸
    E. 浓盐酸
16. 患者,男,45岁。初步诊断为"糖尿病",需做尿糖定量检查,为保持尿液化学成分不变,尿标本中需加入 （ ）
    A. 浓盐酸　　　　　B. 甲苯　　　　　　C. 甲醛　　　　　　D. 草酸
    E. 乙醇
17. 患者,女,28岁,1周来晨起眼睑水肿,排尿不适,尿色发红,疑急性肾小球肾炎,需留12小时尿做艾迪计数。为防止尿液久放变质,应在尿液中加入 （ ）
    A. 甲醛　　　　　　B. 乙醛　　　　　　C. 己烯雌酚　　　　D. 稀盐酸
    E. 浓盐酸
18. 对17-羟类固醇检查的尿标本使用浓盐酸防腐剂的作用是 （ ）
    A. 防止尿中激素被氧化　　　　　　　　B. 固定尿中有机成分
    C. 保持尿液的化学成分不变　　　　　　D. 避免尿液被污染变质
    E. 防止尿液颜色改变
19. 留24小时尿标本时加入甲醛的作用是 （ ）
    A. 固定尿中有机成分　　　　　　　　　B. 防止尿液中的激素被氧化
    C. 防止尿液被污染变质　　　　　　　　D. 保持尿液中的化学成分

E. 防止尿液改变颜色

20. 留取中段尿的正确方法是 ( )
    A. 尿量不宜太多，2 ml即可
    B. 尿量不宜太少，10 ml即可
    C. 尿内勿混有消毒液
    D. 必须留取晨起时第一次尿
    E. 女性病人在月经期可以留取尿标

21. 粪标本采集，方法**不正确**的是 ( )
    A. 腹泻应取粪便含粘液部分
    B. 检查寄生虫卵，应取不同部位粪便
    C. 查阿米巴原虫应在采粪便前将容器用热水加温
    D. 做血吸虫孵化检查应留取全部粪便
    E. 粪培养标本采集时，用竹签取少量异常粪便即可

22. 采集粪便标本的正确方法是 ( )
    A. 服用驱虫药时应留取清晨第一次粪便标本
    B. 做粪便隐血检查时应禁食肉类，可食各种蔬菜
    C. 做血吸虫孵化检查应留取5～10 g粪便送检
    D. 查寄生虫卵应留取全部粪便标本立即送检
    E. 嘱病人先排尿避免尿液混入粪便中影响检测

23. 患者，女，24岁，血吸虫感染，现需留取粪便标本做血吸虫孵化检查，护士告知患者标本留取的正确方法是 ( )
    A. 留取全部粪便并及时送检
    B. 将便盆加温再留取少许粪便
    C. 用检便匙取脓血处粪便
    D. 取少量异常粪便置蜡纸盒送检
    E. 进试验饮食后第3日留便送检

24. 患者，男，25岁，需留取粪便标本检查蛲虫，护士应告知患者标本采集的时间为 ( )
    A. 早餐后立即采集
    B. 餐后2小时内
    C. 上午9时
    D. 午休后2小时内
    E. 晚上睡觉前

25. 采集粪便标本检查阿米巴原虫前，将便盆加热的目的是 ( )
    A. 减少污染
    B. 保持原虫活力
    C. 降低假阳性率
    D. 降低假阴性率
    E. 使患者舒适

26. 采集粪便标本做隐血试验时应禁食 ( )
    A. 牛奶
    B. 西红柿
    C. 动物肝脏
    D. 豆制品
    E. 土豆

27. 患者，女，35岁。突然出现大便为暗红色，遵医嘱做粪便隐血检查。其检查前3天可以进食的食物是 ( )
    A. 动物血
    B. 肝
    C. 豆制品
    D. 肉类
    E. 绿色蔬菜

28. 送生化检验的血标本，最佳的采集时间是 ( )
    A. 清晨空腹
    B. 餐后0.5小时
    C. 餐后2小时
    D. 晚餐前0.5小时
    E. 任何时间均可

29. 关于采集尿标本，错误的是（做尿糖<u>定性检查时应留取尿规标本</u>） ( )
    A. 痰培养标本，采集前先漱口
    B. 尿妊娠试验，留清晨第一次尿
    C. 尿糖定性，留取12小时尿标本
    D. 粪便查阿米巴原虫，便盆应先加温
    E. 咽拭子培养，在扁桃体及咽部取分泌物

30. 患者，女，35岁，胆道感染。非手术治疗中，患者出现阵发性寒战、高热、面色潮红、呼吸急促、腹泻。行血液细菌培养，最佳的采血时间是 ( )
    A. 发热高峰时
    B. 腹泻缓解后
    C. 寒战前
    D. 寒战时(体温上升)
    E. 呼吸平稳后

31. 若同时采集多种类型的血标本时，应先留取（注入顺序：**血培养瓶-抗凝试管-干燥试管**） ( )
    A. 无添加剂的干燥空管
    B. 促凝管
    C. 血培养管
    D. 生化管
    E. 抗凝管

32. 为亚急性细菌性心内膜炎的患者采集血培养标本，最佳的时间是 ( )
    A. 发热前，抗生素应用前
    B. 发热期间，抗生素应用前
    C. 发热期间，抗生素应用后
    D. 抗生素应用后的退热期
    E. 任何时间均可

33. 采集血细菌培养标本时，血量宜为 ( )
    A. 2 ml
    B. 4 ml
    C. 5 ml
    D. 7 ml
    E. 10 ml

34. 做血气分析的血标本应放置于 ( )

A. 干燥试管中密封 B. 肝素抗凝注射器中密封
C. 无菌试管中密封 D. 枸橼酸钠试管中密封
E. 草酸钾抗凝试管中密封

35. 做尿蛋白及尿糖**定性检查**应留取 （　　）
   A. 中段尿标本　　B. 尿浓缩标本　　C. 24小时尿标本　　D. 尿常规标本
   E. 尿培养标本

36. 患者,女,18岁,持续高热1周,可疑败血症,医嘱做血培养,其目的是 （　　）
   A. 测定血钙浓度 B. 测淀粉酶水平
   C. 测定脂肪酶水平 D. 查找血液中致病菌
   E. 测定血糖浓度

37. 患者,女,65岁。间断腹泻1年,有轻度贫血,需做粪便隐血试验。目前患者正在服用硫酸亚铁和硝苯地平等药,刷牙时偶有出血。留到标本错误的方法是 （　　）
   A. 牙龈出血时唾液不要咽下 B. 晚餐不要进食动物肝、血
   C. 留1小块粪便即可 D. 保持盛粪便的容器干燥
   E. 停用以前所用的药物

38. 患者,女,40岁,遵医嘱欲做中段尿细菌培养及药敏试验,护士对其做如下采集标本指导,其中**不正确**的是 （　　）
   A. 采集前清洁外阴,苯扎溴铵消毒尿道口 B. 弃去前段尿液
   C. 标本立即送检 D. 将尿液排到清洁干燥容器内
   E. 尿液排尽前停止采集尿液

39. 李女士,22岁,高热两日,咽部肿痛,全身乏力,遵医嘱做咽拭子培养,**错误**的操作是 （　　）
   A. 采集咽部及扁桃体分泌物 B. 用无菌拭子培养管留取标本
   C. 病人先漱口 D. 用长棉签蘸无菌生理盐水擦拭采集部位
   E. 培养管口应在酒精灯火焰上消毒

40. 病人陈某,准备做胃大部切除术,术前需采血做肝功能检查,标本容器用 （　　）
   A. 肝素抗凝管 B. 清洁干燥试管
   C. 液状石蜡试管 D. 1.34%草酸钠试管
   E. 3.8%枸橼酸钠试管

41. 行口腔真菌培养,采集人分泌物的部位宜在 （　　）
   A. 溃疡面　　B. 两侧腭弓　　C. 口腔粘膜　　D. 扁桃体
   E. 咽部

42. 患者,女,35岁,持续高热,疑为败血症,护士为该病人采集血培养标本时,**错误**的操作是 （　　）
   A. 检查瓶塞是否干燥 B. 检查容器有无裂缝
   C. 选择干燥试管 D. 检查培养基是否干燥
   E. 采集时严格执行无菌操作

43. 尿常规标本应留取的尿量为 （　　）
   A. 30 ml　　B. 50 ml　　C. 60 ml　　D. 80 ml
   E. 100 ml

44. 需采集血清标本的检查项目是(电解质) （　　）
   A. 血氨　　B. 血肌酐　　C. 血钾　　D. 尿素氮
   E. 血糖

45. 患者,女,45岁。因心前区不适而入院,为确诊是否为亚急性心内膜炎,医嘱抽血检查,护士采血前的准备哪项是正确的 （　　）
   A. 经肝素湿润的注射器 B. 抗凝试管
   C. 干燥试管 D. 无菌密封管
   E. 有液状石蜡油的抗凝管

46. 患者,女,34岁。因尿频、尿急、尿痛而以泌尿系感染收住入院,医嘱留尿标本检查尿液中的致病菌。以下留取尿标本的方法哪种恰当 （　　）
   A. 插导尿管留取尿标本 B. 留中段尿无需清洗外阴
   C. 留中段尿加防腐剂 D. 嘱患者晨起留第一次尿标本 100 ml
   E. 嘱患者清洗外阴部,留取中段尿标本

47. 采集痰标本时可用的漱口液是 （　　）
   A. 1%～3%过氧化氢溶液 B. 朵贝尔溶液
   C. 0.1%醋酸溶液 D. 0.9%氯化钠溶液

E. 1‰～4‰碳酸氢钠溶液

48. 符合标本采集原则的是 （ ）
   A. 细菌培养标本应加防腐剂　　　　　　　　　B. 注明标本采集时间
   C. 所有容器必须无菌　　　　　　　　　　　　D. 医生填写检验申请单
   E. 检验单一出即刻采集

49. 留24小时尿标本时，**不正确**的是 （ ）
   A. 贴上标签，按要求注明各项内容　　　　　　B. 备清洁带盖的大容器
   C. 选用合适防腐剂　　　　　　　　　　　　　D. 次晨7时排最后一次尿于容器中
   E. 告知患者晨7时开始留尿于容器中

50. 采集咽拭子的时间不宜安排在餐后2小时内，其原因是 （ ）
   A. 防止污染　　　B. 防止呕吐　　　C. 减轻疼痛　　　D. 减少口腔细菌
   E. 保持细菌活力

51. 检查蛲虫时，留取标本的方法是 （ ）
   A. 取中央部分粪便　　　　　　　　　　　　　B. 取不同部位的粪便
   C. 取异常部分粪便　　　　　　　　　　　　　D. 取全部粪便
   E. 取肛周虫卵

52. 患者，女，29岁。白血病，化疗过程中因口腔溃疡做咽拭子培养，采集标本的部位应选 （ ）
   A. 口腔溃疡面　　　B. 两侧腭弓　　　C. 舌根部　　　D. 扁桃体
   E. 咽部

（53～54题共用题干）
   患者，男，8岁。因高热、下腹阵发性腹痛、腹泻、排脓血便伴里急后重收入院治疗，医生查体后诊断为细菌性痢疾，医嘱要求做粪便培养。

53. 选用的容器是 （ ）
   A. 清洁检便盒　　　B. 无菌检便盒　　　C. 无菌培养瓶　　　D. 无菌大便器
   E. 蜡纸盒

54. 患者如无排便，应选择的采集方法为 （ ）
   A. 等待患者自行排便　　　　　　　　　　　　C. 保留灌肠
   B. 口服导泻药　　　　　　　　　　　　　　　D. 小量不保留灌肠
   E. 用长棉签蘸无菌等渗盐水，插入肛门6～7cm，再旋转退出

55. 防止血标本溶血，下列哪项是**错误**的 （ ）
   A. 采血后带针头沿管壁将血液注入　　　　　　B. 选用干燥注射器和针头
   C. 标本应及时送检　　　　　　　　　　　　　D. 避免过度震荡血标本
   E. 需用全血标本时，应采用抗凝管

56. 患者，男，45岁。因尿频、尿急、尿痛就诊。医嘱做尿培养，患者神志清楚，一般情况好，护士留尿标本的方法是 （ ）
   A. 收集24小时尿　　　　　　　　　　　　　　B. 收集12小时尿
   C. 留取中断尿　　　　　　　　　　　　　　　D. 随机留尿
   E. 留晨起第一次尿

57. 亚急性心内膜炎血培养标本采血量应为 （ ）
   A. 1～3 ml　　　B. 4～6 ml　　　C. 7～9 ml　　　D. 10～15 ml
   E. 16～18 ml

58. 尿常规检查时，留取尿标本的时间正确的是 （ ）
   A. 饭前半小时　　　　　　　　　　　　　　　B. 全天尿液
   C. 早晨第一次尿　　　　　　　　　　　　　　D. 随时收集尿液
   E. 饭后半小时

59. 采集24小时尿标本时，其正确的采集时间是 （ ）
   A. 早7:00至次晨7:00　　　　　　　　　　　　B. 早9:00至次晨9:00
   C. 早11:00至次日9:00　　　　　　　　　　　　D. 晚7:00至次日晚7:00
   E. 晚11:00至次日晚11:00

60. 患者，男，29岁。初步诊断为阿米巴痢疾收入院，医嘱：留取粪便做阿米巴原虫检查。护士应为患者准备的标本容器是 （ ）
   A. 无菌容器　　　　　　　　　　　　　　　　B. 清洁容器
   C. 干燥容器　　　　　　　　　　　　　　　　D. 装有培养基的容器
   E. 加温的清洁容器

61. 患者,女,25岁。以急性肾小球肾炎入院,医嘱做艾迪计数检查。护士应准备的防腐剂是 ( )
   A. 0.5%~1%甲苯　　　　　　　　　　　B. 40%甲醛
   C. 1%~2%甲苯　　　　　　　　　　　　D. 10%甲醛
   E. 浓盐酸

(62~63题共用题干)
患者,男,55岁。1周来体温持续39~40 ℃,护理查体:面色潮红,呼吸急促,口唇轻度发绀,意识清楚。

62. 为明确诊断,需查心肌酶、血沉及血培养,应选用的血沉标本容器是[血沉标本的容器:使用干燥的康氏试管(抗凝剂:全血 1∶4)或一次性含枸橼酸钠的真空采血管] ( )
   A. 血培养瓶　　　B. 无菌试管　　　C. 干燥试管　　　D. 抗凝试管
   E. 石蜡油试管

63. 采集上述血标本后,注入容器的先后顺序是 ( )
   A. 抗凝试管、干燥试管、血培养瓶　　　　B. 干燥试管、血培养瓶、抗凝试管
   C. 干燥试管、抗凝试管、血培养瓶　　　　D. 血培养瓶、干燥试管、抗凝试管
   E. 血培养瓶、抗凝试管、干燥试管

64. 患者,男,45岁。因高热、牙龈出血及多处皮肤淤点5天入院。医嘱开具下列检验单,护士采血时,应优先采取的标本是(同时抽取几个种类的血标本,注入顺序:一般先将血液注入血培养瓶,再注入抗凝管,最后注入干燥管) ( )
   A. 血常规　　　B. 血生化组合　　　C. 凝血四项　　　D. ABO血型
   E. 血培养

65. 检测红细胞沉降率应使用的容器是 ( )
   A. 干燥试管　　　B. 抗凝试管　　　C. 血培养瓶　　　D. 乳酸钠试管
   E. 液状石蜡管

66. 24小时尿标本检查需要加入甲醛作为防腐剂的检查项目是
   A. 艾迪计数　　　B. 17-酮类固醇　　　C. 尿糖定量　　　D. 尿蛋白定量
   E. 肌酐定量

第十四节　病情观察和危重患者的抢救

一、病情观察和危重患者的支持性护理

(一)病情观察

1.一般情况

(1)面容与表情:疾病可使人的表情与面容出现痛苦、忧虑、疲惫等变化。疾病发展到一定程度,可出现特征性的面容与表情。①**急性病容**:病人表现为**面色潮红、呼吸急促、烦躁不安、口唇干裂、表情痛苦**等,见于肺炎球菌性肺炎、疟疾等急性热病的病人。②**慢性病容**:病人表现为**面色苍白或灰暗、面容憔悴、精神萎靡**等,见于肺结核、恶性肿瘤等慢性消耗性疾病的病人。③**病危面容**:病人面容枯槁、面色灰白或发绀、表情淡漠、眼眶凹陷、皮肤湿冷、大汗淋漓,见于严重脱水、大出血、休克等病人。④**二尖瓣面容**:病人面容晦暗、口唇微绀、两面颊呈淤血性的发红,见于风湿性心脏病二尖瓣狭窄病人。⑤**甲状腺功能亢进症面容**:病人面容惊愕、眼裂增宽、眼球突出、目光炯炯有神、情绪激动易怒。

(2)饮食与营养:患者的食欲是否降低,进食量是否能满足机体的需要,以及饮食习惯、进食后反应、有无特殊喜好或偏食等;并通过皮肤、毛发、皮下脂肪和肌肉发育情况来综合判断其营养状况。临床上将**营养状态分为良好、中等、不良、肥胖4个等级。肥胖是指体重超过标准体重的20%;消瘦是指体重低于正常体重的10%。**

(3)姿势与体位:多数患者可以采取主动体位;极度衰竭或昏迷的患者呈被动体位;急性腹痛患者常双腿蜷曲,以减轻腹部疼痛,呈被迫体位。

(4)皮肤与粘膜:注意评估患者皮肤颜色、弹性、温度、湿度、完整性,有无出血、皮疹、水肿、压疮、黄疸和发绀等情况。皮下出血按之不退色,直径<2 mm 称为**出血点**;直径3~5 mm 称为**紫癜**;直径5 mm以上称为**淤斑**;片状出血伴皮肤显著隆起称为**血肿**。

(5)休息与睡眠:观察患者休息的方式、睡眠的习惯,有无睡眠形态、时间的变化,是否有难以入睡、易醒、失眠、嗜睡等现象。

(6)呕吐与排泄:注意观察呕吐物、排泄物的性状、颜色、气味、量、次数,呕吐和排泄的方式等,如喷射状呕吐常见于颅内压增高的患者,柏油样便见于上消化道出血的患者。

2.生命体征

(1)体温的变化:体温突然升高,多见于急性感染的病人;**体温低于35.0 ℃,多见于休克和极度衰竭的病人;持续高热、超高热、体温持续不升均表示病情严重。**

(2)脉搏的变化:观察脉搏的快慢、强弱和节律,如脉搏低于60次/分或高于140次/分,出现间歇脉、脉搏短绌、细脉等,均表示病情有变化。

(3) 呼吸的变化：观察呼吸的频率、节律、深浅度和呼吸的声音，如出现呼吸频率高于 40 次/分或低于 8 次/分、潮式呼吸、间停呼吸等，均表示病情较重。

(4) 血压的变化：观测病人的收缩压、舒张压、脉压的变化，特别是观察高血压及休克病人的血压具有重要意义。如收缩压持续低于 70 mmHg 或脉压低于 20 mmHg，多见于休克病人；如收缩压持续高于 180 mmHg 或舒张压持续高于 100 mmHg，表示为重度高血压。

3. 意识状态　意识是大脑高级中枢功能活动的综合表现，即对环境的知觉状态。**意识是判断病情变化的重要指标**。意识障碍是指人对周围环境及自身状态的识别和觉察能力出现障碍。可表现为**嗜睡、意识模糊、昏睡、昏迷**。

(1) **嗜睡**：最轻度的意识障碍。**病人处于持续睡眠状态，但能被言语或轻度刺激唤醒，醒后能正确、简单而缓慢地回答问题**，但反应迟钝，刺激去除后又很快入睡。

(2) **意识模糊**：其程度较嗜睡深，表现为思维和语言不连贯，对时间、地点、人物的定向力完全或部分发生障碍。此外还有一种以兴奋性增高为主的高级神经中枢急性活动失调状态，称为**谵妄**。临床表现为定向力丧失、感觉错乱（错觉、幻觉）、躁动不安、言语杂乱。

(3) **昏睡**：病人处于熟睡状态，不易被唤醒。**压迫眶上神经、摇动身体等强刺激可被唤醒**，醒后答话含糊或答非所问，**停止刺激后即进入熟睡状态**。

(4) **昏迷**：最严重的意识障碍，按其程度可分为：①**浅昏迷**：意识大部分丧失，无自主运动，对声、光刺激无反应，对疼痛刺激（如压迫眶上缘）可有痛苦表情及躲避反应。瞳孔对光反射、角膜反射、眼球运动、吞咽反射、咳嗽反射等可存在。呼吸、血压、心跳无明显改变，可有大小便失禁或潴留。②**深昏迷**：意识完全丧失，对各种刺激均无反应。全身肌肉松弛，肢体呈弛缓状态，深浅反射均消失，偶有深反射亢进及病理反射出现。机体仅能维持循环与呼吸的最基本功能，呼吸不规则，血压下降，大小便失禁或潴留。也可出现以兴奋性增高为主的高级神经中枢的急性失调状态即**谵妄**。

4. 瞳孔　瞳孔变化是颅脑疾病、药物中毒、昏迷等疾病病情变化的重要指征。

(1) 瞳孔的形状及大小

1) 正常瞳孔：在自然光线下，瞳孔直径 **2.5～5 mm**，圆形，两侧等大、等圆，边缘整齐。

2) 异常瞳孔：**瞳孔直径＜2 mm 称为瞳孔缩小；瞳孔直径＞5 mm 为瞳孔扩大**。①**双侧瞳孔缩小**：常见于有机磷农药、吗啡、氯丙嗪等药物中毒。②**单侧瞳孔缩小**：常提示同侧小脑幕裂孔疝早期。③**双侧瞳孔散大**：常见于颅内压增高、颅脑损伤、颠茄类药物中毒及濒死状态。④**一侧瞳孔散大、固定**：常提示同侧颅内病变（如颅内血肿、脑肿瘤等）所致的小脑幕裂孔疝的发生。

小结提示：瞳孔先缩小后散大提示**小脑幕切迹疝**，瞳孔时小时大提示**脑干损伤**。

(2) 瞳孔对光反应正常情况下，双侧瞳孔经光线照射立即缩小，移去光源后又迅速复原，称为对光反应灵敏。如瞳孔经光线照射后，其大小不随光线的刺激而变化，称为对光反射消失，常见于**深昏迷或危重病人**。

5. 自理能力　观察病人的活动能力及活动耐力，如能否自己进食、如厕、清洁、上下床、穿着与修饰等，可了解病人的自理程度，确定需要帮助的等级。

6. 心理状态　通过患者的语言表达、面部表情、情绪状态、饮食及睡眠等方面的变化，了解心理活动。危重病人常见的心理反应有**紧张、焦虑、悲伤、抑郁、恐惧、猜疑、绝望**等。

7. 治疗后反应　包括药物治疗和特殊治疗后的反应的观察。

(二) 危重病人的支持性护理

1. 严密观察生命体征。

2. **保持呼吸道通畅**　昏迷病人应将**头偏向一侧**；及时用吸引器吸出呼吸道分泌物，以防误吸而导致呼吸困难，甚至窒息。

3. 确保安全　对谵妄、躁动不安、意识丧失的病人，应合理使用保护具，以防坠床或自行拔管，确保病人安全。牙关紧闭或抽搐的病人，可用牙垫或压舌板（裹上数层纱布）放于上、下臼齿之间，以防舌咬伤；同时，室内光线宜暗，工作人员动作宜轻，以避免外界刺激而引起病人抽搐。

4. 加强临床护理　①眼的护理：眼睑不能自行闭合的病人，可涂金霉素眼膏或覆盖凡士林纱布，以防角膜干燥而导致角膜炎、结膜炎或溃疡的发生。②口腔及皮肤护理：每日做口腔护理 2～3 次，注意保护病人的皮肤清洁卫生。③肢体活动：病情许可时，可为病人做肢体的被动运动或主动运动，每日 2～3 次，并做按摩，以促进血液循环，增加肌肉张力，防止出现肌肉萎缩、关节强直、**静脉血栓**的形成。

5. 补充营养和水分　对不能经口进食的病人，可采用鼻饲法或给予静脉营养。

6. 维持排泄功能　协助病人大小便。

7. 保持引流管通畅　危重病人身上常会安置多种引流管，如胃肠减压管、留置导尿管、伤口引流管等，应注意妥善放置，防止扭曲、受压、脱落，以确保引流通畅。

8. 心理护理　注意观察清醒患者的心理变化，及时满足患者的需求，尊重患者的权利，保护患者的自尊。及时鼓励、安慰、疏导患者，解释说明各种抢救措施的目的，关心理解患者，缓解患者的心理压力。

单元测试题 1

1. 休克患者应重点观察 （　　）
   A. 脉搏　　　　　　　B. 血压　　　　　　　C. 呼吸　　　　　　　D. 体温
   E. 意识
2. 护士应该知晓危重患者病情恶化的最重要指征是 （　　）
   A. 血压急速下降　　　B. 出现压疮　　　　　C. 呼吸困难　　　　　D. 意识模糊
   E. 瞳孔扩散
3. 患者,29 岁,头部外伤急诊入院。查体:患者呈睡眠状态;可以唤醒,随后入睡;可回答问题,但反应迟钝。护士判断该患者的意识状态为 （　　）
   A. 浅昏迷　　　　　　B. 昏迷　　　　　　　C. 嗜睡　　　　　　　D. 意识模糊
   E. 谵妄
4. 护理意识不清病人时,下列哪项**不妥** （　　）
   A. 室内光线宜暗,动作要轻,以免抽搐　　　B. 将压舌板放于上下门齿间,以防咬伤舌
   C. 眼部可覆盖凡士林纱布,以保护角膜　　　D. 适当使用床档或保护具,确保安全
   E. 给予鼻饲或静脉高营养支持
5. 患者精神异常,误食不明药物中毒,出现双侧瞳孔散大。最有可能是下列哪种药物 （　　）
   A. 洋地黄　　　　　　B. 颠茄酊　　　　　　C. 氯丙嗪　　　　　　D. 吗啡
   E. 毛果芸香碱
6. 张某,女,因与家人争吵口服大量氯丙嗪造成中毒,可见其瞳孔 （　　）
   A. 双侧扩大　　　　　B. 双侧缩小　　　　　C. 双侧大小不等　　　D. 双侧同向偏斜
   E. 单侧缩小并固定
7. 有关瞳孔观察的叙述,正确的是 （　　）
   A. 瞳孔散大常见于有机磷中毒　　　　　　　B. 两侧瞳孔不等大常见于脑外伤的病人
   C. 瞳孔缩小常见于颅压增高　　　　　　　　D. 吗啡中毒常表现为瞳孔对光反射消失
   E. 虹膜炎症病人瞳孔直径多大于 5 mm

（8～10 题共用题干）
　　男性,60 岁。家务劳动时突然摔倒,昏迷,摔倒前有喷射状呕吐,双侧瞳孔不等大。
8. 喷射状呕吐应考虑 （　　）
   A. 急性胃肠炎　　　　B. 颅内压增高　　　　C. 急性肠梗阻　　　　D. 幽门梗阻
   E. 急性上消化道出血
9. 双侧瞳孔不等大提示 （　　）
   A. 阿托品中毒　　　　B. 脑疝形成　　　　　C. 吗啡中毒　　　　　D. 急性脑膜炎
   E. 休克
10. 对此病人实施的护理措施哪项**不正确** （　　）
    A. 头偏一侧,防止误吸　　　　　　　　　　B. 保持床单位干燥平整
    C. 减少搬动　　　　　　　　　　　　　　　D. 密切观察生命体征变化
    E. 20% 甘露醇缓慢静点
11. 患者,女,25 岁。夜间急诊入院,患者表情很痛苦,呼吸急促,伴有鼻翼扇动,口唇有疱疹,面色潮红,测体温 39 ℃,该患者属于 （　　）
    A. 急性病容　　　　　B. 慢性病容　　　　　C. 病危病容　　　　　D. 休克病容
    E. 恶性病容
12. 双侧瞳孔缩小见于(双侧缩小常见于有机磷农药、吗啡、氯丙嗪等药物中毒) （　　）
    A. 有机磷中毒　　　　B. 颅内压增高　　　　C. 硬脑膜下血肿　　　D. 脑疝早期征象
    E. 以上都不是
13. 正常人瞳孔直径为 （　　）
    A. 1～2 mm　　　　　B. 2～3 mm　　　　　C. 2.5～5 mm　　　　D. 4～5 mm
    E. 5 mm 以上
14. 大叶性肺炎患者,体温 40.2 ℃,脉搏细速,血压 90/60 mmHg,观察病情时应特别警惕发生 （　　）
    A. 晕厥　　　　　　　B. 昏迷　　　　　　　C. 休克　　　　　　　D. 惊厥
    E. 心律失常
15. 患者,女,68 岁。处于昏迷状态,观察患者昏迷深浅度最可靠的指标是 （　　）
    A. 肌张力　　　　　　B. 皮肤颜色　　　　　C. 皮肤温度　　　　　D. 瞳孔对光反应

E. 对疼痛刺激的反应

16. 患者,男,38岁,肝硬化腹水,近日神志恍惚,躁动不安,答非所问,此情况属 ( )
    A. 狂躁　　　　　　B. 谵妄　　　　　　C. 浅昏迷　　　　　　D. 意识模糊
    E. 精神错乱

17. 以兴奋性增高为主的高级神经中枢急性失调状态称为 ( )
    A. 意识模糊　　　　B. 嗜睡　　　　　　C. 谵妄　　　　　　　D. 昏睡
    E. 昏迷

18. 患者,男,58岁。因肝癌晚期入院。患者出现烦躁不安,躁动。为保证患者安全,最重要的护理措施是 ( )
    A. 用牙垫放于上下白齿之间　　　　　　B. 加床档,用约束带保护患者
    C. 室内光线宜暗　　　　　　　　　　　D. 护理动作要轻
    E. 减少外界的刺激

19. 面容枯槁、面色灰白或发绀,表情淡漠、眼眶凹陷称为 ( )
    A. 慢性病容　　　　B. 危重病容　　　　C. 满月病容　　　　　D. 急性病容
    E. 二尖瓣病容

20. 护士巡视病房时,发现破伤风病人段某,角弓反张四肢抽搐,牙关紧闭,应立即采取的护理措施是 ( )
    A. 通知医生配合抢救　　　　　　　　　B. 纱布包裹压舌板放于上下白齿间,以防舌咬伤
    C. 口对口人工呼吸　　　　　　　　　　D. 给予氧气吸入
    E. 注射破伤风抗毒素

21. 患者,女,62岁,因外伤入院,一直昏迷不醒,以下护理工作中需特别注意的是 ( )
    A. 保暖　　　　　　　　　　　　　　　B. 按时服药
    C. 做好基础护理　　　　　　　　　　　D. 准确执行医嘱
    E. 保持呼吸道通畅

22. 患者,男,33岁,全麻术后呕吐严重,为防止吸入性肺炎或窒息的发生,卧位应注意 ( )
    A. 头向后倾　　　　B. 头向前倾　　　　C. 头偏向一侧　　　　D. 抬高头部15°
    E. 保持头部水平位

23. 将昏迷病人头偏向一侧的目的是 ( )
    A. 保持颅骨外形防止偏斜　　　　　　　B. 便于头部固定避免颈椎骨折
    C. 减少枕骨压迫,防止枕后压疮　　　　D. 利于观察病情及时治疗护理
    E. 引流分泌物保持呼吸道通畅

24. 患者,女,73岁,脑出血昏迷1周,护士护理患者时,正确的措施是 ( )
    A. 用约束带保护,防止坠床　　　　　　B. 保持病室安静,光线宜暗
    C. 测口温时护士扶托体温计　　　　　　D. 用干纱布盖眼防止发生角膜炎
    E. 每隔3小时给患者鼻饲流质饮食

（25~26题共用题干）
患者,女,55岁,因脑出血昏迷1年余。每日给予鼻饲、翻身等护理。患者眼睑不能闭合,因尿失禁留置尿管。

25. 保护眼睛的最好措施是 ( )
    A. 液状石蜡纱布覆盖　　　　　　　　　B. 眼周擦润滑剂
    C. 定时滴眼药水　　　　　　　　　　　D. 按揉上睑至闭合
    E. 凡士林纱布覆盖

26. 向家属解释护眼目的,主要是预防 ( )
    A. 结膜炎　　　　　B. 角膜溃疡　　　　C. 红眼病　　　　　　D. 不适感
    E. 睫状体炎

27. 抢救时间的记录**不**包括 ( )
    A. 病人到达的时间　　　　　　　　　　B. 抢救措施落实的时间
    C. 医生到达的时间　　　　　　　　　　D. 病情变化的时间
    E. 家属到达的时间

28. 护理危重患者下列哪项是错误的 ( )
    A. 眼睑不能闭合,覆盖凡士林纱布　　　B. 为患者定时做肢体被动运动
    C. 定时帮助患者更换体位　　　　　　　D. 牙关紧闭,抽搐患者的病室光线应较暗
    E. 发现患者心脏骤停,首先通知医生

29. 需要密切观察血压,精确记录尿量的是 ( )
    A. 脑出血　　　　　B. 肺性脑病　　　　C. 极度衰弱　　　　　D. 肝性脑病
    E. 急性肾衰竭

30. 不属于皮肤粘膜观察的内容有 （ ）
    A. 皮疹　　　　　B. 弹性　　　　　C. 瘢痕　　　　　D. 颜色
    E. 温度与湿度

31. 患者,男,35岁,在工作不慎触电跌倒,此时急救的首要步骤是 （ ）
    A. 口对口人工呼吸　　　　　　　　　B. 胸外心脏按压
    C. 判断意识情况　　　　　　　　　　D. 给予氧气吸入
    E. 挤压简易呼吸器

32. 患者,男,65岁。晨起取牛奶的路上突然摔倒,意识丧失,大动脉搏动消失。此时恰巧被张护士遇到,请问张护士对该患者应立即采取的措施是(ABC) （ ）
    A. 呼叫120来抢救　　　　　　　　　B. 立即送回医院实施抢救
    C. 呼叫医生来抢救　　　　　　　　　D. 先畅通气道,再行人工呼吸、人工循环
    E. 先人工呼吸、人工循环,再畅通气道

33. 患者,女,53岁。因突起意识障碍伴右侧肢体瘫痪入院。查体:呼之不应,压眶有痛苦表情,角膜反射及瞳孔对光反射存在。护士判断该患者意识状态为 （ ）
    A. 嗜睡　　　　　B. 昏睡　　　　　C. 意识模糊　　　　　D. 浅昏迷
    E. 深昏迷

34. "二尖瓣面容"的表现是 （ ）
    A. 面颊潮红,呼吸急促　　　　　　　B. 面容憔悴,面色苍白
    C. 面容惊愕,眼球突出　　　　　　　D. 面色灰白,表情淡漠
    E. 两颊部绀红,口唇轻度发绀

35. 患者,男,39岁。近日来咳嗽,食欲减退,四肢乏力。入院时患者面色晦暗,消瘦,结核菌检查结果为阳性,诊断为肺结核。患者呈现的面容属于 （ ）
    A. 急性病容　　　　B. 慢性病容　　　　C. 病危面容　　　　D. 二尖瓣面容
    E. 贫血面容

36. 患者,男,28岁。因车祸致颅脑损伤急诊入院,经医护人员全力抢救无效死亡。其家属情绪激动,对医护人员说"这么年轻的小伙子,进医院还能呼吸,怎么就死了！你们怎么治？我家就这么一个孩子！"此时影响家属心理状态的主要因素是 （ ）
    A. 家属对结果无法接受　　　　　　　B. 护士和家属交流受限
    C. 医院急救设备陈旧　　　　　　　　D. 医护人员技术水平欠佳
    E. 家属缺乏对护士的信任

37. 患者,男,60岁。肝硬化10年。近2日嗜睡,今晨测体温时呼之不应,但压迫其眶上神经有痛苦表情。该患者的意识状态是 （ ）
    A. 深昏迷　　　　B. 昏睡　　　　C. 嗜睡　　　　D. 浅昏迷
    E. 意识模糊

38. 患者,男,29岁。因车祸急诊入院,患者意识丧失,无自主动作,压迫眼眶有躲避反应。此时患者的意识障碍属于 （ ）
    A. 深昏迷　　　　B. 浅昏迷　　　　C. 嗜睡　　　　D. 昏睡
    E. 谵妄

39. 意识完全丧失,对各种刺激均无反应及生命体征不稳定属于意识状态的 （ ）
    A. 嗜睡　　　　B. 意识模糊　　　　C. 昏睡　　　　D. 浅昏迷
    E. 深昏迷

二、抢救室的管理与抢救设备

(一)抢救室的管理　急诊室和病区均应设抢救室,急诊室应设有单独抢救室,病区抢救室应设在靠近护士办公室的单独房间内。要求有专人负责,环境宽敞、整洁、安静、光线充足。一切急救药品、器械等应保持齐全,严格执行"五定"制度(定位置、定期消毒灭菌、定数量、定保管和定期维修)。**完好率达到100%**。

(二)抢救室的设备
1. 抢救车　最好是能升降的活动床,应另备木板床一块,以便在需要时作胸外心脏按压。
2. 急救药品
(1) 中枢兴奋药:尼克刹米(可拉明)、山梗菜碱(**洛贝林**)等。
(2) 升压药:**盐酸肾上腺素**、去甲肾上腺素、异丙肾上腺素、间羟胺(阿拉明)、多巴胺等。
(3) 抗高血压药:**硝普钠**、肼屈嗪(肼苯哒嗪)、硫酸镁注射液等。
(4) 抗心力衰竭药:**地高辛**、毛花苷C(**西地兰**)、毒毛花苷K(毒毛旋花子苷K)等。
(5) 抗心律失常药:**利多卡因**、维拉帕米(异搏定)、胺碘酮等。

(6) 血管扩张药：甲磺酸酚妥拉明、硝酸甘油、硝普钠、氨茶碱等。
(7) 止血药：卡巴克洛(安络血)、酚磺乙胺(止血敏)、**维生素 K_1**、氨甲苯酸、鱼精蛋白、**垂体后叶素**等。
(8) 镇痛镇静药：哌替啶(**度冷丁**)、苯巴比妥钠(鲁米那)、氯丙嗪(冬眠灵)、吗啡等。
(9) 解毒药：**阿托品**、碘解磷定、氯解磷定、亚甲蓝、二巯丙醇、硫代硫酸钠等。
(10) 抗过敏药：异丙嗪、苯海拉明、氯苯那敏(扑尔敏)、阿司咪唑等。
(11) 抗惊厥药：**地西泮(安定)**、苯巴比妥钠、硫喷妥钠、**硫酸镁**注射液等。
(12) 脱水、利尿药：20%**甘露醇**、25%山梨醇、呋塞米(**速尿**)、依他尼酸(利尿酸钠)等。
(13) 碱性药：5%碳酸氢钠、11.2%乳酸钠。
(14) 激素类药：氢化可的松、地塞米松、可的松等。
(15) 其他：**0.9%氯化钠溶液**、各种浓度的葡萄糖、低分子右旋糖酐、10%**葡萄糖酸钙**、羧甲淀粉、**氯化钾**、**氯化钙**等。

(三) 一般物品 各种无菌物品及无菌急救包。
(四) 急救器械 氧气装置、电动引器、电除颤器、心脏起搏器、呼吸机、简易呼吸器、心电图机、心电监护仪、电动洗胃机等。

三、吸氧法

缺氧的分类：①低张性缺氧：特点为动脉血氧分压(PaO_2)**降低**，使动脉血氧含量减少，组织供氧不足。常见于慢性阻塞性肺部疾病、先天性心脏病、高山病等。②血液性缺氧：由于**血红蛋白数量减少或性质改变**，造成血氧含量降低或血红蛋白结合的氧释放所致。常见于**贫血**、一氧化碳中毒、高铁血红蛋白症。③循环性缺氧：由于**组织血流量少致组织供氧量减少**。常见于休克、心力衰竭、栓塞等。④组织性缺氧：由于组织**细胞利用氧**异常所致。常见于氰化物中毒、大量放射线照射等。

(一) 缺氧程度的判断和吸氧的适应证

1. 吸氧的适应证 ①肺活量减少：如肺炎、肺气肿、支气管哮喘等。②心肺功能不全：是肺部充血而致呼吸困难，如心力衰竭、心包积液等。③各种中毒引起的呼吸困难：如药物中毒、一氧化碳中毒等。④昏迷病人。⑤其他：某些外科手术前后、大出血休克的病人及分娩产程过长或胎心音不良等。

2. 缺氧程度的判断 除临床表现外，动脉血氧分压(PaO_2)是反映缺氧的敏感指标，是决定是否给氧的重要依据。动脉血氧分压(PaO_2)正常值(80~100 mmHg)10.6~13.3 kPa。当病人 PaO_2 低于(50 mmHg)6.6 kPa(中度和重度缺氧时)时，应给予吸氧。缺氧程度的判断见表1-13。**1(千帕)kPa=7.5 mmHg**

表1-13 缺氧程度的判断

程度	呼吸困难	发绀	神志	氧分压(PaO_2)/kPa	二氧化碳分压($PaCO_2$)/(kPa)	氧疗
轻度	不明显	轻度	清楚	6.6~9.3	>6.6	一般不需氧疗
中度	明显	明显	正常或烦躁不安	4.6~6.6	>9.3	需氧疗
重度	严重,三凹征明显	显著	昏迷或半昏迷	≤4.6	>12.0	氧疗绝对适应证

(二) 氧气筒和氧气表的装置

1. 氧气筒
(1) 总开关：用来控制氧气的放出，在氧气筒的顶部。使用时，将总开关沿逆时针方向旋转1/4周，即可放出足够的氧气，不用时将其沿顺时针方向旋紧即可。
(2) 气门：是氧气自筒中输出的途径，与氧气表相连，在氧气筒顶部的侧面。

2. 氧气表
(1) 压力表：表上指针所指的刻度表示筒内氧气的压力，以 MPa(kg/cm^2) 表示。压力越大，说明筒内氧气贮存量越大。
(2) 减压器：**可以将来自氧气筒内的压力减低至 0.2~0.3 MPa**，是一种弹簧自动减压装置，以使流量平衡，保证安全，便于使用。
(3) 流量表：内装有浮标，当氧气通过时，将浮标吹起，其上端平面所指的刻度，即表示每分钟氧气的流出量。
(4) 湿化瓶：**瓶内装入1/3~1/2的冷开水或蒸馏水**，通气管浸入水中，出气管和鼻导管相连。瓶内的水可湿润氧气，以免病人呼吸道粘膜受干燥气体的刺激。
(5) 安全阀：当氧气流量过大，压力过高时，其内部活塞即自行上推，使过多的氧气由四周小孔流出，以保证安全。

3. 装表法
(1) 吹尘：将氧气筒置于架上，将总开关逆时针旋转打开，使小量氧气从气门冲出，随即迅速顺时针旋转关好总开关，**以达清洁该处的目的，防止灰尘吹入氧气表内**。
(2) 装表：将氧气表与氧气筒的气门衔接并旋紧，使氧气表直立。
(3) 将湿化瓶接好。
(4) 检查：先打开总开关，再打开流量开关，检查氧气流出是否通畅，各连接部位有无漏气。

(三)吸氧法

1. 鼻导管法 ①单侧鼻导管给氧法:将鼻导管与流量表的橡胶管连接,调节适宜氧流量(小儿1~2 L/min;成人2~4 L/min;严重缺氧4~6 L/min;);测定好长度,鼻导管长度约为鼻尖至耳垂的2/3,此法节省氧气,但对鼻粘膜有刺激,病人不易耐受。②双侧鼻导管给氧法:将双侧鼻导管与橡胶管连接,调节适宜氧流量,双侧鼻导管插入鼻孔内约1 cm,病人无不适,适合长期吸氧的病人。

2. 鼻塞法 可避免鼻导管对粘膜刺激,病人感觉舒适方便,可两侧交替使用,适合长期吸氧病人。

3. 面罩法 将氧气导管接于面罩上,调节氧流量为6~8 L/min,将面罩紧贴病人口鼻部,用松紧带固定,适合张口呼吸及病情较重的病人。

4. 漏斗法 使用简单,无刺激,但耗氧量大,适用于婴幼儿或气管切开的病人。将氧气导管接于漏斗上,调节氧流量,将漏斗置于距离病人口鼻1~3 cm处,用绷带固定好,以防移位。

5. 头罩法 将病人头部置于头罩里,罩面上有多个孔,可以保持罩内一定的氧浓度、温度和湿度。头罩与颈部保持适当的空隙,防止二氧化碳潴留及重新吸入。此法主要用于小儿患者。

6. 氧气枕法 适用于家庭氧疗、抢救危重病人或转移病人途中,以枕代替氧装置。

(四)吸氧浓度与流量关系

1. 氧浓度与氧流量关系公式 吸氧浓度(%)=21+4×氧流量(L/min)。可参阅氧浓度和氧流量关系对照表(表1-14)。

表1-14 氧浓度和氧流量关系对照表

氧流量(L/min)	1	2	3	4	5	6	7	8	9	10
氧浓度(%)	25	29	33	37	41	45	49	53	57	61

2. 不同浓度、流量给氧的用途

(1) 低浓度吸氧:给氧浓度低于41%,即氧流量低于5 L/min。用于低氧血症伴二氧化碳潴留的病人。如慢性阻塞性肺疾病,呼吸的调节主要依靠对周围化学感受器的刺激来维持,吸入高浓度氧,解除缺氧对呼吸的刺激作用,使呼吸中枢抑制加重,甚至呼吸停止。因此应低流量、低浓度持续吸氧。如氧浓度低于25%,则和空气中氧含量(占20.93%)相似,无治疗价值。

(2) 中浓度吸氧:给氧浓度40%~46%,即氧流量5~10 L/min。用于血红蛋白低或心排血量不足者,如心肌梗死、肺水肿、休克等。

(3) 高浓度吸氧:给氧浓度高于60%,即氧流量大于10 L/min。用于单纯性缺氧而无二氧化碳潴留的病人,如成人型呼吸窘迫综合征、心肺复苏后的生命支持阶段,但持续时间超过24小时,可出现氧疗不良反应。常见的不良反应有:①氧中毒:病人表现为胸骨下不适、疼痛、灼热感,继而出现呼吸增快、恶心、呕吐、烦躁、继续的干咳。预防措施是避免长时间、高浓度氧疗及经常做血气分析,动态观察氧疗的治疗效果。②肺不张:吸入高浓度氧后,肺泡内氧气被大量置换,一旦气管有阻塞时,其所属肺泡内的氧被肺循环血液迅速吸收,引起吸入性肺不张。表现为烦躁、呼吸、心率增快、血压上升,继而出现呼吸困难、发绀、昏迷。预防措施是鼓励病人做深呼吸,多咳嗽和经常改变卧位、姿势,防止分泌物阻塞。③呼吸道分泌物干燥:氧气是一种干燥气体,如持续吸入未经湿化且浓度较高的氧气,超过48小时,支气管粘膜因干燥气体的直接刺激而产生损害,使分泌物粘稠、结痂、不易咳出。因此,氧气吸入前一定要先湿化再吸入,以减轻呼吸道粘膜的刺激作用。④晶状体后纤维组织增生:仅见于新生儿,以早产儿多见。由于视网膜血管收缩、视网膜纤维化,最后出现不可逆转的失明,因此应控制氧浓度和吸氧时间。⑤呼吸抑制:常发生于低氧血症伴二氧化碳潴留的病人吸入高浓度的氧气之后。

(五)注意事项

1. 用氧前,检查氧气装置有无漏气,是否通畅。

2. 严格遵守操作规程,注意用氧安全,做好"四防",即防震、防火、防热、防油。①在搬运氧气筒时,避免倾倒,勿撞击,以防爆炸。②氧气筒应放在阴凉处,距火炉至少5 m,暖气1 m,以防引起燃烧。③氧气表及螺旋口上勿涂油,也不可用带油的手装卸。

3. 使用氧气时,应先调节氧流量再插管应用;停用氧气时,应先拔出导管,再关闭氧气开关,放完余氧,最后关闭流量开关。中途改变氧流量时,应先将氧气管与吸氧管分开,调节好氧流量后再接上,以免因开错开关,使大量气体突然冲入呼吸道而损伤肺组织。

4. 常用湿化液有冷开水、蒸馏水。急性肺水肿用20%~30%乙醇。

5. 持续鼻导管给氧的病人,鼻导管应每日更换2次以上,双侧鼻孔交替插管,以减少刺激鼻粘膜,及时清除鼻腔分泌物,以防堵塞鼻导管;鼻塞给氧应每日更换鼻塞;面罩给氧应4~8小时更换1次面罩。

6. 氧气筒内氧气不可用尽。压力表指针降至0.5 MPa时,即不可再用,以防灰尘进入,再次充气时发生爆炸。

7. 对已用空和未用的氧气筒,应分别挂"空"或"满"的标志,以方便及时调换氧气筒。

单元测试题 2

1. 升压药**不包括** ( )
   A. 阿拉明　　　　B. 肾上腺素　　　　C. 多巴胺　　　　D. 阿托品
   E. 去甲肾上腺素

2. 属于抗心律失常的药物是 ( )
   A. 普鲁卡因　　　B. 利多卡因　　　　C. 硝普纳　　　　D. 硫酸镁
   E. 阿托品

3. 急救室应备的急救器械一般**不包括** ( )
   A. 呼吸机　　　　B. 吸氧设备　　　　C. 心电图机　　　D. 电动吸引器
   E. 超声雾化吸入器

4. 当患者的动脉血氧分压低于**多少千帕**(kPa)时需给予吸氧 ( )
   A. 4.6 kPa(35 mmHg)　　　　　　　　B. 5.6 kPa(42 mmHg)
   C. 6.6 kPa(50 mmHg)　　　　　　　　D. 7.6 kPa(57 mmHg)
   E. 8.6 kPa(65 mmHg)

5. 中度缺氧病人的动脉血氧分压低于 ( )
   A. 4.6 kPa　　　　B. 6.6 kPa　　　　C. 9.3 kPa　　　　D. 12.0 kPa
   E. 13.3 kPa

6. 对氧气湿化瓶的处理**不妥**的是 ( )
   A. 通气管浸入液面下　　　　　　　　B. 瓶内水量为2/3满
   C. 装入冷开水　　　　　　　　　　　D. 雾化吸入时瓶内不放水
   E. 湿化瓶定时更换

7. 患者,男,60岁,慢性支气管炎,鼻导管吸氧后病情好转,停用氧时首先应 ( )
   A. 取下湿化瓶　　　　　　　　　　　B. 记录停氧时间
   C. 关闭氧气流量表　　　　　　　　　D. 拔出鼻导管
   E. 关闭氧气筒总开关

8. 吸氧过程中需要调节氧流量时,正确的做法是 ( )
   A. 先关总开关,再调氧流量　　　　　B. 先拔出吸氧管,再调氧流量
   C. 先关流量表,再调氧流量　　　　　D. 先拔出氧气连接管,再调氧流量
   E. 先分离吸氧管与氧气连接管,再调氧流量

9. 下述用氧方法正确的是 ( )
   A. 氧气筒应至少距火炉1 m,暖气5 m　　B. 氧气表及螺旋口上应涂油润滑
   C. 用氧时,先插入鼻导管再调节氧流量　D. 停用氧时,先拔出鼻导管再关闭氧气开关
   E. 持续用氧者,每周更换鼻导管2次

(10~11题共用题干)
某患者被人搀扶着步入医院,接诊护士看见其面色发绀,口唇呈黑紫色,呼吸困难,询问病史得知,其有慢性阻塞性肺病史。

10. 护士需立即对其采取的措施是 ( )
    A. 分诊协助其就医　　　　　　　　　B. CPR(心肺复苏术)
    C. 鼻塞法吸氧　　　　　　　　　　　D. 电击除颤
    E. 不作处理,静候医生

11. 护士采取相应措施时应特别注意 ( )
    A. 对患者实施呼吸道隔离　　　　　　B. 让患者保持镇静
    C. 氧流量1~2 L/min　　　　　　　　D. 只能除颤1次
    E. 人工呼吸与胸外心脏按压比例为2∶30

12. 患者,男,81岁,肺心病,现呼吸困难,行气管切开,术后患者给氧方法宜采用(适用于**婴幼儿**或**气管切开病人**) ( )
    A. 头罩法　　　　B. 鼻塞法　　　　C. 漏斗法　　　　D. 面罩法
    E. 双侧鼻导管法

13. 患儿,5岁。急性肺炎入院。呼吸急促,肺部听诊有痰鸣音,给予氧气吸入。最适合于**患儿**的用氧方法是 ( )
    A. 鼻塞法　　　　B. 单侧鼻导管法　　C. 面罩法　　　　D. 头罩法
    E. 氧气帐法

14. 血管扩张药**不包括** ( )
    A. 硝普钠　　　　B. 尼卡地平　　　　C. 硝酸甘油　　　D. 酚妥拉明

E. 利多卡因
15. 无治疗价值的氧气浓度是低于 （　）
   A. 25%　　　B. 30%　　　C. 35%　　　D. 40%
   E. 45%

(16~17题共用题干)

患者,男,56岁。因肺心病收住院治疗,护士巡视病房时,发现患者口唇发绀,血气分析结果显示:PaO_2 50 mmHg, $PaCO_2$ 70 mmHg。

16. 根据患者症状及血气分析,判断其缺氧程度为 （　）
   A. 轻度缺氧　　B. 中度缺氧　　C. 重度缺氧　　D. 极度缺氧
   E. 过重度
17. 护士为患者提供的用氧方式是(低浓度持续给氧,其目的是防止二氧化碳潴留) （　）
   A. 低流量、低浓度持续给氧　　　　　　B. 高流量、高浓度间断给氧
   C. 低流量、低浓度间断给氧　　　　　　D. 低流量、高浓度间断给氧
   E. 低流量、高浓度持续给氧
18. 氧气筒应放阴凉处保存,距明火至少 （　）
   A. 1 m　　　B. 2 m　　　C. 3 m　　　D. 5 m
   E. 10 m
19. 某慢性肺源性心脏病患者,70岁。缺氧和二氧化碳潴留同时并存,发绀,宜吸入的氧浓度为(1~2 L/min) （　）
   A. 18%~24%　　B. 25%~29%　　C. 30%~36%　　D. 36%~42%
   E. 46%~53%
20. 某患者正在行氧气疗法,其流量表指示流量为 4 L/min,该患者的吸入氧浓度是(21+4×4) （　）
   A. 21%　　　B. 26%　　　C. 49%　　　D. 37%
   E. 41%
21. 患者,男,64岁。诊断为"肺气肿",吸入氧浓度为33%,应调节氧流量为(33=21+4y;33-21=4y) （　）
   A. 1 L/min　　B. 2 L/min　　C. 3 L/min　　D. 4 L/min
   E. 5 L/min
22. 鼻导管给氧过程中,**错误**的操作方法是 （　）
   A. 插入鼻导管前应先调好流量　　　　　B. 插管深度约为鼻尖至耳长度的2/3
   C. 吸氧结束时,应先关流量表再将导管拔出　D. 吸氧结束后,关闭总开关后还应再打开流量表放气
   E. 持续鼻导管吸氧者,每天应更换鼻导管2次以上
23. 吸氧时先调节流量后插管的目的是 （　）
   A. 病人易接受　　　　　　　　　　　　B. 防止损伤肺组织
   C. 节约氧气　　　　　　　　　　　　　D. 便于操作
   E. 更快达到治疗效果
24. 用氧安全的重点是做好"四防",其内容**不包括** （　）
   A. 防震　　　B. 防火　　　C. 防热　　　D. 防油
   E. 防移动
25. 更换氧气筒的标志是氧气表的压力显示(压力表指针降至0.5 MPa时,即不可再用;1 MPa=10 kg) （　）
   A. 5 kg/cm²　　B. 10 kg/cm²　　C. 15 kg/cm²　　D. 20 kg/cm²
   E. 25 kg/cm²
26. 患者,男,50岁,慢性鼻窦炎。鼻部手术后以口呼吸,患者主诉心前区不适,拟采用面罩吸氧,其氧流量应该为 （　）
   A. 1 L/min　　B. 2~3 L/min　　C. 4~5 L/min　　D. 6~8 L/min
   E. >9 L/min
27. 患者,男,56岁。因心前区持续疼痛1小时,舌下含服硝酸甘油不能缓解,急诊入院。诊断为急性心肌梗死收入CCU,给予溶栓和扩冠治疗,护士突然发现患者血压下降,下列药物可以升高血压的是 （　）
   A. 可拉明　　B. 阿拉明　　C. 异丙嗪　　D. 氯丙嗪
   E. 地西泮
28. 男性,56岁,突然心悸,气促,咯粉红色泡沫痰,血压195/90 mmHg,心率136次/分钟,应准备好 （　）
   A. 毛花苷C、硝酸甘油、异丙肾上腺素　　B. 硝普钠、毛花苷C、呋塞米
   C. 哌乙啶、酚妥拉明、多巴胺　　　　　D. 毒毛花苷K、硝普钠、普萘洛尔
   E. 硝酸甘油、毛花苷C、多巴胺
29. **不属于**急救物品管理"五定"内容的是 （　）
   A. 定点安置　　B. 定数量、品种　　C. 定人保管　　D. 定时间

E. 定期消毒灭菌

30. 脑水肿病人脱水治疗时常选用 ( )
    A. 可拉明　　　　B. 阿托品　　　　C. 阿拉明　　　　D. 哌替啶
    E. 20％甘露醇

31. 晚期癌症病人镇痛时可选用 ( )
    A. 可拉明　　　　B. 阿托品　　　　C. 阿拉明　　　　D. 哌替啶
    E. 20％甘露醇

32. 下列哪项**不属于**吸氧的适应证 ( )
    A. 支气管哮喘　　B. 急性心力衰竭　　C. 一氧化碳中毒　　D. 急性肠炎
    E. 颅脑损伤后昏迷

33. 氧气筒的减压器可以将来自氧气筒内的压力减低至 ( )
    A. 0.1～0.2 MPa　　　　　　　　　　B. 0.2～0.3 MPa
    C. 0.3～0.4 MPa　　　　　　　　　　D. 0.4～0.5 MPa
    E. 0.5～0.6 MPa

34. 装氧气表前打开氧气筒总开关的目的是 ( )
    A. 检查筒内是否有氧气　　　　　　　　B. 测试筒内氧气压力
    C. 估计筒内氧气流量　　　　　　　　　D. 清洁气门,防止飞尘吹入氧气表内
    E. 了解氧气流出是否通畅

35. 患者,女,76 岁。高浓度吸氧 2 天,提示患者可能出现氧中毒的表现是 ( )
    A. 轻度发绀　　　　　　　　　　　　　B. 显著发绀
    C. 动脉血 $PaCO_2 > 12$ kPa　　　　　　D. 三凹征明显
    E. 干咳、胸痛

36. 单侧鼻导管给氧,导管插入的长度为 ( )
    A. 鼻尖至耳垂　　　　　　　　　　　　B. 鼻尖至耳垂的 1/3
    C. 鼻尖至耳垂的 1/2　　　　　　　　　D. 鼻尖至耳垂的 2/3
    E. 鼻尖至耳的 3/4

37. 轻度缺氧时,血气分析 PaO_2 指标为 ( )
    A. 10.6～13.3 kPa　　　　　　　　　　B. 9.3～10.6 kPa(80～100 mmHg)
    C. 6.6～9.3 kPa(50～70 mmHg)　　　　D. 4.6～6.6 kPa(40～50 mmHg)
    E. 2.6～4.6 kPa(20～50 mmHg)

38. 患儿,4 岁。先天性心脏病并发急性心衰急诊入院,经急诊处理后,情况基本稳定,欲转往儿科病房行进一步治疗。护士为其在转运途中采取的最合适的供氧装置是 ( )
    A. 氧气筒　　　　B. 氧气枕　　　　C. 中心管道　　　　D. 人工呼吸机
    E. 简易呼吸器

39. 吸氧时流量为 3 L/min,其氧浓度为(21＋4×氧流量) ( )
    A. 29％　　　　　B. 33％　　　　　C. 37％　　　　　　D. 41％
    E. 45％

40. 患者,男,56 岁。因肺心病需要吸氧,错误的操作是 ( )
    A. 插管前用湿棉签清洁鼻孔　　　　　　B. 插管前检查导管是否通畅
    C. 先调节好流量再插管　　　　　　　　D. 给氧期间不可直接调节氧流量
    E. 停用氧气时先关流量开关

41. 患者,男,50 岁。以外伤入院治疗,在用氧过程中,家属私自将鼻导管氧流量调至 10 L/min,15 分钟后患者继之出现烦躁不安、面色苍白、进行性呼吸困难等表现。该患者最可能出现了(吸入高浓度氧气后,肺泡内氧气被大量置换,一旦支气管有阻塞时,其所属肺泡内的氧气被肺循环血液迅速吸收,引起吸入性肺不张。主要表现为烦躁、呼吸、心率增快、血压上升,继而出现呼吸困难、发绀、昏迷。) ( )
    A. 肺水肿　　　　B. 肺不张　　　　C. 肺气肿　　　　D. 氧中毒
    E. 心力衰竭

42. 患儿,女,1 岁。细菌性肺炎入院,目前患儿烦躁不安、呼吸困难。医嘱:吸氧。适宜该患儿的吸氧方式为 ( )
    A. 单侧鼻导管法　B. 面罩法　　　　C. 鼻塞法　　　　D. 漏斗法
    E. 头罩法

四、吸痰法

(一)概念　吸痰法是指经口腔、鼻腔或人工气道,将呼吸道内的分泌物吸出,以保持呼吸道通畅的方法。预防吸入性肺炎、呼吸困难、发绀,甚至窒息。用于危重、年老、昏迷、麻醉未清醒前等各种原因引起的不能有效咳、排痰者。

(二) 电动吸引器吸痰法

1. 原理：利用负压原理，将痰吸出。
2. 要点 ①连接并检查吸引器各部件性能，正确连接；吸引器贮瓶放置消毒液。调节负压为(300～400 mmHg) 40.0～53.3 kPa，小儿应<(300 mmHg) 40 kPa。②体位：平卧位或侧卧位，头偏向操作者一侧。③连接吸痰管，用生理盐水试吸，以检查负压大小，吸痰管是否通畅，同时可润滑导管前端。④护士一手反折吸痰管末端，另一手用无菌镊或止血钳夹住其前端，插入吸痰管至口咽部，进行吸痰，先吸净口腔咽喉的分泌物后，再吸气管内分泌物。⑤吸痰方法：动作应轻柔，左右旋转，缓慢上移，向上提出，避免损伤呼吸道粘膜，吸净痰液；每次吸痰时间应小于15秒，以防缺氧。⑥吸痰导管退出后，应用生理盐水抽吸冲洗，以免被分泌物堵塞。⑦观察并记录病人吸痰后的情况，以及吸出液的量、颜色、性质等。

(三) 注意事项

1. 密切观察病情 观察气道是否通畅，病人的生命体征的变化等，如发现病人排痰不畅或喉头有痰鸣音，应及时吸痰。
2. 为昏迷病人吸痰，可用压舌板或开口器先将口启开，再进行吸痰；如为气管插管或气管切开病人，需经气管插管或套管内吸痰；如经口腔吸痰有困难，可由鼻腔插入吸引。
3. 吸痰管的选择应粗细适宜，不可过粗，特别是为小儿吸痰。
4. 吸痰时负压调节应适宜，插管过程中，不可打开负压，且动作应轻柔，以免损伤呼吸道粘膜。
5. 吸痰前后，应增加氧气的吸入，且每次吸痰时间应小于15秒，以免造成缺氧。如连续吸痰，中间间隔3～5分钟。
6. 严格执行无菌操作，吸痰所用物品应每天更换1～2次，吸痰导管应每次更换，并做好口腔护理。
7. 如病人痰液粘稠，可协助病人变换体位，配合叩击(叩击背部顺序：自下而上，自外而内)、雾化吸入等方法，通过振动、稀释痰液，使之易于吸出。
8. 储液瓶内的吸出液应及时倾倒，一般不应超过瓶的2/3，以免痰液吸入损坏机器。

五、洗胃法

(一) 目的 ①解毒：清除胃内毒物或刺激物，减少毒物的吸收，用于口服中毒病人。服毒后6小时内洗胃效果最好。②减轻胃粘膜水肿，用于幽门梗阻的病人。③手术或某些检查前的准备。

小结提示：①日光照射消毒时需在太阳光下暴晒6小时。②洗胃在6小时内进行最有效。③断肢再植应力争在6小时内进行。④溶栓应在6小时内进行。⑤腰麻后去枕平卧6～8小时。⑥清创缝合应取在6～8小时内进行。⑦产褥期为6周，产后6周可恢复性生活。⑧抢救时未来得及书写病历应在抢救结束后6小时内据实补记，并注明。

(二) 方法

1. 口服催吐法 指让病人口服洗胃溶液，再自动呕出的方法。适用于清醒、能主动配合的病人。准备洗胃溶液量为10 000～20 000 ml，液体温度为25～38 ℃。
2. 漏斗胃管洗胃法 是将漏斗胃管经鼻腔或口腔插入胃内，利用虹吸原理，排出胃内容物及毒物。胃管插入45～55 cm，漏斗举高，超过头部约30～50 cm。
3. 电动吸引器洗胃法 利用负压吸引原理，吸出胃内毒物；负压宜保持在(100 mmHg) 13.3 kPa左右。
4. 注洗器洗胃法 适用于幽门梗阻、胃手术前病人的洗胃。
5. 自动洗胃机洗胃法。

(三) 要点 ①中毒轻者取坐位或半坐卧位，中毒较重病人取左侧卧位(此卧位可减轻胃排空，延缓毒物进入十二指肠的速度)，昏迷病人取去枕平卧位、头偏向一侧。②抽尽胃内容物，留取标本送检。③一次灌洗液量300～500 ml。注洗器洗胃每次注入洗胃液约200 ml。

(四) 注意事项

1. 急性中毒病人应迅速采用口服催吐法，必要时进行胃管洗胃，以减少毒物吸收。
2. 插胃管时，动作应轻、快，并将胃管充分润滑，以免损伤食管粘膜或误入气管。
3. 当中毒物质不明时，应先抽出胃内容物送检，以明确毒物性质；洗胃溶液可先选用温开水或0.9%氯化钠溶液进行，待确定毒物性质后，再选用对抗剂洗胃。
4. 若病人误服强酸或强碱等腐蚀性药物，则禁忌洗胃，以免造成胃穿孔。可遵医嘱给予药物解毒或物理性对抗剂，如豆浆、牛奶、米汤、蛋清水(用生鸡蛋清调水至200 ml，蛋清可粘附在粘膜或创面表面，从而起保护作用，可减轻病人的疼痛)等，以保护胃粘膜。
5. 肝硬化伴食管胃底静脉曲张、近期曾有上消化道出血、胃穿孔的病人禁忌洗胃；食管阻塞、消化性溃疡、胃癌等病人不宜洗胃；昏迷病人洗胃应谨慎，可采用去枕平卧位、头偏向一侧，以防窒息。
6. 在洗胃过程中，应密切观察病人面色、呼吸、脉搏、血压、抽出液的性质及有无腹痛等。如病人感到腹痛，灌洗出的液体呈血性或出现休克现象，应立即停止洗胃，并通知医生进行处理。
7. 每次灌入洗胃液量以300～500 ml为宜，不能超过500 ml，并保持灌入量与抽出量的平衡。防灌入量过多，液体可从口鼻腔涌出，易引起窒息；或导致急性胃扩张，使内压升高，促进中毒物质进入肠道，增加毒物的吸收；突然的胃扩张还可兴奋迷走神经，反射地引起心脏骤停。
8. 为幽门梗阻病人洗胃，宜在饭后4～6小时或空腹时进行，记录胃内潴留量，以便了解梗阻情况。

9. 各种药物中毒的灌洗溶液(解毒剂)和禁忌药物见表 1-15。

表 1-15 各种药物中毒的灌洗溶液(解毒剂)和禁忌药物

中毒药物	灌洗溶液	禁忌药物
酸性物	镁乳、蛋清水、牛奶	强酸药物
碱性物	5%醋酸、白醋、蛋清水、牛奶	强碱药物
氰化物	口服3%过氧化氢溶液后引吐,1:15 000~1:20 000 高锰酸钾洗胃	
敌敌畏	2%~4%碳酸氢钠、1%盐水、1:15000~1:20 000 高锰酸钾洗胃	
1605、1059、4049(乐果)	2%~4%碳酸氢钠洗胃	高锰酸钾
敌百虫(美曲膦酯)	1%盐水或清水洗胃 1:15 000~1:20 000 高锰酸钾洗胃	碱性药物
DDT、666	温开水或0.9%氯化钠溶液洗胃,50%硫酸镁导泻	油性泻药
巴比妥类(安眠药)	1:15 000~1:20 000 高锰酸钾洗胃,硫酸钠导泻	硫酸镁
异烟肼(雷米封)	1:15 000~1:20 000 高锰酸钾洗胃,硫酸钠导泻	
灭鼠药(磷化锌)	1:15 000~1:20 000 高锰酸钾洗胃,0.1%硫酸铜洗胃,口服 0.5%~1%硫酸铜溶液每次 10 ml,每 5~10 分钟 1 次	鸡蛋、牛奶、脂肪及其他油类食物

注：①1605、1059、4049(乐果)等禁用高锰酸钾(氧化剂)洗胃,防止氧化为毒性更强的敌敌畏。②敌百虫中毒禁用碱性药物洗胃,因敌百虫遇碱性药物可分解出毒性更强的敌敌畏。③磷化锌中毒：口服硫酸铜催吐可使其转化为无毒的磷化铜沉淀,阻止其吸收,并促进其排出体外。磷化锌易溶于油类物质,应忌用鸡蛋、牛奶、油类等脂肪类食物,以免加速磷的溶解吸收,加重中毒症状。④巴比妥类药物中毒采用硫酸钠导泻,是利用其在肠道内形成的高渗透压,而阻止肠道水分和残留巴比妥类药物的继续吸收,促使其尽早排出体外。硫酸钠对心血管和神经系统没有抑制作用,不会加重巴比妥类药物的中毒症状。

单元测试题 3

1. 电动吸痰器吸痰的原理 ( )
   A. 正压原理　　　　B. 负压原理　　　　C. 虹吸原理　　　　D. 空吸原理
   E. 静压原理

2. 危重患者,处于昏迷状态,呼吸有痰鸣音,护士用吸痰管进行气管内吸痰,方法正确的是 ( )
   A. 自上而下抽吸　　　　　　　　　　　B. 自下而上抽吸
   C. 上下移动导管进行抽吸　　　　　　　D. 左右旋转向上提吸
   E. 固定一处抽吸

3. 患者,男,患肺炎合并脑病,肺部听诊有痰鸣音,给予持续氧气、雾化吸入,巡视病房时发现患者出现呼吸困难、发绀,这时应采取的措施是 ( )
   A. 使用呼吸兴奋剂　　　　　　　　　　B. 调大氧流量
   C. 加压吸氧　　　　　　　　　　　　　D. 乙醇湿化
   E. 吸痰

4. 患儿,男,5岁,玩耍时误服老鼠药后急诊入院,护士应告知家长饮食中应禁吃 ( )
   A. 米汤　　　　　　B. 脱脂牛奶　　　　C. 烂面条　　　　　D. 肥肉
   E. 馒头

(5~6题共用题干)
　　患者,女,8岁,误服磷化锌(灭鼠药)后被送往医院抢救,护士立即实施抢救工作。

5. 应选择的洗胃液是 ( )
   A. 5%的醋酸溶液　　　　　　　　　　B. 1%的盐水
   C. 2%~4%碳酸氢钠溶液　　　　　　　D. 硫酸铜
   E. 蛋清水

6. 电动吸引胃负压应始终保持在 ( )
   A. 5.5 kPa　　　　　B. 7.5 kPa　　　　C. 9.5 kPa　　　　D. 11.3 kPa
   E. 13.3 kPa

7. 吸痰时痰液粘稠辅助叩背的目的是
   A. 胸壁震荡促进胸肌血液循环　　　　　B. 气管震动促进 IgA 功能
   C. 促使痰液松动　　　　　　　　　　　D. 胸壁震荡提高呼吸肌功能
   E. 胸壁气管震动对抗气管刺激

8. 使用电动吸引器吸痰时,储液瓶内的吸出液应及时倾倒,不应超过瓶的 ( )

A. 3/4　　　　　　B. 2/3　　　　　　C. 1/2　　　　　　D. 1/4

E. 1/5

9. 患者,男,自行咳痰困难,使用吸引器为患者进行吸痰时,正确的做法是　　　　　　　　　　　　(　)

A. 操作者站在患者头侧,协助患者抬颈,使头后仰　　B. 一手捏导管末端,一手持吸痰导管头端插入患者口腔

C. 尽早为昏迷患者行气管切开,方便呼吸道管理　　D. 气管切开者应先吸口、鼻腔,再吸气管套管处分泌物

E. 吸痰过程中随时观察呼吸改变

10. 洗胃目的**不包括**　　　　　　　　　　　　　　　　　　　　　　　　　　　　　　(　)

A. 清除胃内刺激物　　　　　　　　　　　　B. 减轻胃粘膜水肿

C. 用灌洗液中和毒物　　　　　　　　　　　D. 手术或检查前准备

E. 排除肠道积气

11. 8岁男童,误服灭鼠药,送到医院洗胃。护士在操作过程中发现有血性液体流出,应立即采取的护理措施是　　(　)

A. 更换洗胃液重新灌洗　　　　　　　　　　B. 灌入止血剂止血

C. 减低吸引压力　　　　　　　　　　　　　D. 灌入蛋清水保护胃粘膜

E. 立即停止操作并通知医生

(12～13题共用题干)

患者,男,57岁。因十二指肠溃疡造成幽门梗阻。恶心、呕吐,手术前3日用高渗盐水洗胃以减轻胃粘膜水肿和炎症。利于术后恢复。

12. 为幽门梗阻患者洗胃的适宜时间是　　　　　　　　　　　　　　　　　　　　　　　(　)

A. 饭后0.5小时　　　B. 饭后1小时　　　C. 饭后2小时　　　D. 饭后3小时

E. 空腹

13. 适用于幽门梗阻患者的洗胃法是　　　　　　　　　　　　　　　　　　　　　　　(　)

A. 口服催吐法　　　　　　　　　　　　　　B. 漏斗胃管洗胃法

C. 电动吸引器洗胃法　　　　　　　　　　　D. 注洗器洗胃法

E. 自动洗胃机洗胃法

14. 在现场抢救急性中毒患者时,应先采用的排出毒物的方法是　　　　　　　　　　　　(　)

A. 催吐　　　　　　　B. 漏斗洗胃　　　　C. 电动洗胃机洗胃　　D. 硫酸镁导泻

E. 造瘘口洗胃

15. 患者,男,27岁,因交友情感受挫,自服有机磷农药,被同伴急送医院,护士为中毒者洗胃前先抽取胃内容物再行灌洗的主要目的是　　　　　　　　　　　　　　　　　　　　　　　　　　　　　　　(　)

A. 送检毒物测其性质　　　　　　　　　　　B. 减少毒物吸收

C. 防止胃管阻塞　　　　　　　　　　　　　D. 预防急性胃扩张

E. 防止灌入气管

16. 急诊室接诊一位中毒患者,意识模糊,陪同患者就医者不知患者服用何种物质而致中毒,护士的正确处理方法是(　)

A. 请家属立即查清毒物名称后洗胃　　　　　B. 用生理盐水清洗,灌肠,减少毒物的吸收

C. 鼻饲牛奶或蛋清水,以保护胃粘膜　　　　D. 禁忌洗胃,待清醒后用催吐法排出毒物

E. 抽出胃内容物送检,再用温开水洗胃(胃管插入长度为45～55 cm)

17. 患者,男,21岁,5分钟前误服硫酸,目前患者神志清楚。应立即给患者　　　　　　　(　)

A. 饮牛奶　　　　　　　　　　　　　　　　B. 口服碳酸氢钠

C. 用硫酸镁导泻　　　　　　　　　　　　　D. 用2%碳酸氢钠洗胃

E. 用1:15 000高锰酸钾洗胃

18. 患者,女,52岁。与家人争吵后服下半瓶敌敌畏,洗胃时每次灌入的溶液量应为　　　(　)

A. 100～200 ml　　B. 200～300 ml　　C. 300～500 ml　　D. 400～600 ml

E. 500～700 ml

19. 乐果中毒禁用　　　　　　　　　　　　　　　　　　　　　　　　　　　　　　　(　)

A. 2%～4%碳酸氢钠　　　　　　　　　　　B. 1:15 000～1:20 000高锰酸钾

C. 0.1%硫酸铜　　　　　　　　　　　　　　D. 5%醋酸

E. 牛奶

20. 以下患者禁忌洗胃的是　　　　　　　　　　　　　　　　　　　　　　　　　　　(　)

A. 幽门梗阻者　　　　　　　　　　　　　　B. 昏迷者

C. 食管胃底静脉曲张　　　　　　　　　　　D. 胆囊炎患者

E. 胃溃疡患者

21. 患者,女,35岁,误食灭鼠药中毒,被送入急诊室,为患者洗胃首选(灭鼠药、安眠药、异烟肼中毒洗胃均首选用1:

15 000 高锰酸钾溶液）　　　　　　　　　　　　　　　　　　　　　　　　　　　　（　）
　　A. 温开水　　　　　　B. 生理盐水　　　　C. 2％碳酸氢钠　　　D. 4％碳酸氢钠
　　E. 1∶15 000 高锰酸钾溶液
22. 磷化锌中毒**禁**用　　　　　　　　　　　　　　　　　　　　　　　　　　　　（　）
　　A. 2％～4％碳酸氢钠　　　　　　　　　　B. 牛奶
　　C. 0.1％硫酸铜　　　　　　　　　　　　　D. 5％醋酸
　　E. 1∶15 000～1∶20 000 高锰酸钾
23. 评估患者需要吸痰的主要指征是　　　　　　　　　　　　　　　　　　　　　　（　）
　　A. 血气分析结果　　　B. 面色发绀　　　　C. 痰鸣音　　　　　D. 心率
　　E. 呼吸困难
24. 为小儿吸痰时，电动吸引器的负压宜调至　　　　　　　　　　　　　　　　　　（　）
　　A. >53 kPa　　　　　B. >40 kPa　　　　C. <40 kPa　　　　D. <30 kPa
　　E. <20 kPa
25. 气管内吸痰一次吸引时间**不宜**超过 15 秒，其主要原因是　　　　　　　　　　（　）
　　A. 吸痰器工作时间过长易损坏　　　　　　B. 吸痰管通过痰液过多易阻塞
　　C. 引起病人刺激性呛咳造成不适　　　　　D. 引起病人缺氧和发绀
　　E. 吸痰用托盘暴露时间过久造成细菌感染
26. 为病人吸痰时，哪种做法**不**妥　　　　　　　　　　　　　　　　　　　　　　（　）
　　A. 每次吸痰时间不宜超过 15 秒　　　　　B. 插管过程不可有负压
　　C. 成人吸痰负压 300～400 mmHg　　　　D. 吸痰过程病人咳嗽剧烈，宜休息片刻后再进行
　　E. 为气管切开的病人吸痰时，应先将口腔内痰液吸净，再吸气管切开处
27. 对清除肠内毒物有积极意义的洗胃时限是　　　　　　　　　　　　　　　　　　（　）
　　A. 食物中毒 3 小时内　　　　　　　　　　B. 食物中毒 4 小时内
　　C. 食物中毒 6 小时内　　　　　　　　　　D. 食物中毒 8 小时内
　　E. 食物中毒 10 小时内
28. 患者，男，19 岁，因高考失利轻生，服药自尽（药名不详）。急诊护士为其洗胃应首先　（　）
　　A. 立即灌入 25～38 ℃洗胃液　　　　　　B. 灌入温开水或生理盐水
　　C. 灌入牛奶或蛋清水　　　　　　　　　　D. 抽取毒物立即送检
　　E. 向家属、患者询问病史
29. 口服催吐法，常用的洗胃溶液的温度为　　　　　　　　　　　　　　　　　　　（　）
　　A. 10～20 ℃　　　　B. 20～30 ℃　　　　C. 25～38 ℃　　　　D. 39～41 ℃
　　E. 43～45 ℃
30. 误服强酸后，**不宜**进行的治疗是　　　　　　　　　　　　　　　　　　　　　（　）
　　A. 洗胃　　　　　　　　　　　　　　　　B. 口服镁乳 60 ml 导泻
　　C. 口服牛奶或生蛋清　　　　　　　　　　D. 补液
　　E. 灌肠　　　　　　　　　　　　　　　　E. 用过的吸痰管及纱布装入高危品袋中焚烧
31. 患者，黄某，65 岁，脑出血，咳嗽反射迟钝，导致痰液难以排出，需给患者吸痰，下列操作方法正确的是（　）
　　A. 插管时打开负压　　　　　　　　　　　B. 吸痰时从深部开始左右旋转，向上提升
　　C. 吸痰后将管冲洗干净后再用　　　　　　D. 一次吸痰时间不超过 30 秒
　　E. 吸痰管每天更换
32. 治疗盘内吸痰用物更换时间为　　　　　　　　　　　　　　　　　　　　　　　（　）
　　A. 每周 2 次　　　　　B. 每次吸痰后　　　C. 每日 1 次　　　　D. 每周 1 次
　　E. 每日 1～2 次
33. 为便于排痰，给患者拍背，其顺序为　　　　　　　　　　　　　　　　　　　　（　）
　　A. 自上而下，自外而内　　　　　　　　　B. 自下而上，自外而内
　　C. 自上而下，自内而外　　　　　　　　　D. 自下而上，自内而外
　　E. 沿脊柱两侧，自上而下
34. 为敌百虫（美曲膦酯）中毒患者进行洗胃时，**禁**用的洗胃液是　　　　　　　　（　）
　　A. 温开水　　　　　　B. 生理盐水　　　　C. 蛋清水　　　　　D. 高锰酸钾液
　　E. 碳酸氢钠溶液
35. 患儿，女，10 岁。约半小时前误服农药，被急送入院，现意识清醒，能准确回答问题。护士首选处理方法是（　）
　　A. 口服催吐　　　　　B. 注洗器洗胃　　　C. 漏斗胃管洗胃　　D. 电动吸引器洗胃
　　E. 自动洗胃机洗胃

36. 患者，女，29岁。口服地西泮100片，被家人发现时呼之不应，意识昏迷，急诊来院。错误的护理措施是(忌用硫酸镁导泻，以防加重中枢抑制)。( )
    A. 立即洗胃　　　　　　　　　　B. 0.9%生理盐水洗胃
    C. **硫酸镁导泻**　　　　　　　　D. 立即催吐
    E. 监测生命体征

37. 护士为使用呼吸机的患者吸痰，发现痰液粘稠不易吸出，错误的处理措施是 ( )
    A. 叩拍胸背部　　　　　　　　　B. 增加负压吸引力
    C. 滴入化痰药物　　　　　　　　D. 滴入生理盐水
    E. 雾化吸入

38. 患者，男，60岁。因巴比妥中毒急诊入院，立即给洗胃，应选择的灌洗溶液是 ( )
    A. 蛋清水　　　B. 牛奶　　　C. 高锰酸钾溶液　　　D. 硫酸铜
    E. 硫酸镁

禁用硫酸镁，因为镁离子可加重巴比妥类药物的中枢神经抑制作用。

六、人工呼吸器使用法

(一) 简易人工呼吸器

1. 目的　①维持和增加机体通气量。②纠正威胁生命的低氧血症。
2. 操作方法　病人去枕仰卧，如有活动义齿应取下；松开衣领，清除上呼吸道分泌物或呕吐物。操作者站在病人头侧，使病人头尽量后仰，托起下颌，使气道开放。将面罩紧扣病人的口鼻部，使其不漏气。挤压呼吸气囊，空气由气囊进入肺部，放松时，肺部气体经活瓣排出，如此有规律地进行挤压、放松，**挤压与放松的时间比为1∶2，一次挤压的送气量为500～1 000 ml**。频率为16～20次/分。按照"一清、二仰、三托、四扣、五挤、六松"的过程正确使用简易呼吸器，确保辅助呼吸有效。如病人有自主呼吸，人工呼吸应与之同步。

(二) 人工呼吸机　人工呼吸机是进行人工呼吸最有效的方法之一，可通过人工或机械装置产生通气，对无呼吸病人进行强迫通气，对通气障碍的病人进行辅助呼吸。达到增加通气量、改善换气功能、减轻呼吸肌做功目的。常用于各种病因所致呼吸停止或呼吸衰竭的抢救及手术麻醉期间呼吸管理。人工呼吸机主要参数的调节见表1-16。

表1-16　呼吸机主要参数的调节

项目	数值	项目	数值
呼吸频率(R)	10～16/min	呼气压力(EPAP)	0.147～1.96 kPa(一般<2.94 kPa)
每分钟通气量(VE)	8～10 L/min	呼气末正压(PEEP)	0.49～0.98 kPa(渐增)
成人潮气量(VT)	10～15 ml/kg(600～800 ml)	供氧浓度	30%～40%(一般<60%)
吸/呼时间比率(I/E)	1∶1.5～1∶3.0		

(三) 注意事项

1. 观察病情变化　观察病人的生命体征、尿量、意识状态、原发病情况、心肺功能，是否有自主呼吸及呼吸机与之同步，了解通气量是否合适。①通气量合适：吸气时胸廓隆起，肺部呼吸音清晰，生命体征较平稳。②通气量不足：因二氧化碳潴留，皮肤潮红、多汗、烦躁、血压升高、脉搏加快、表浅静脉充盈消失。③通气过度：病人可出现昏迷、抽搐等碱中毒的症状。
2. 注意呼吸机工作情况　检查呼吸机各管路连接是否紧密，有无脱落，有无漏气，各参数是否符合病人需要。
3. 保持呼吸道通畅，湿化吸入气体；鼓励并协助病人咳嗽、深呼吸、翻身、拍背，促进痰液排出。
4. 定期监测血气分析及电解质的变化。
5. 预防和控制感染　每日更换呼吸机各管道，更换螺纹管、呼吸机接口、雾化器等，并用消毒液浸泡消毒；病室空气用紫外线每天照射1～2次，每次15～30分钟；病室的地面、病床、床旁桌等，用消毒液擦拭，2次/天。
6. 加强营养，做好生活护理。

单元测试题4

1. 患者，女，50岁。呼吸衰竭入院。现患者无自主呼吸，应用简易呼吸器抢救。正确的做法是 ( )
    A. 协助患者去枕仰卧，固定活动义齿　　　B. 护士站在患者头侧，使患者尽量前倾，开放气道
    C. 每次挤压40 ml气体　　　　　　　　　D. 有规律地挤压、放松呼吸气囊，8～12次/分钟
    E. 有自主呼吸，应在吸气时挤压气囊

(2～3题共用题干)
患者，男，33岁，因车祸致颅脑损伤，观察病情时发现患者呼吸突然停止。

2. 应用简易呼吸器维持呼吸时，挤压的速率一般为 ( )
    A. 6～8次/分钟　　　B. 8～10次/分钟　　　C. 10～12次/分钟　　　D. 12～14次/分钟

E. 16～20次/分钟

3. 简易呼吸器挤压气囊1次可供气体是 ( )
   A. 200～400 ml　　B. 300～500 ml　　C. 400～600 ml　　D. 800～1 500 ml
   E. 500～1 000 ml

4. 患者,女,74岁,使用呼吸机以增加机体通气量。对患者进行病情监测的内容**不包括** ( )
   A. 两侧胸廓运动对称情况　　　　　　B. 缺氧症状有无改善
   C. 血气分析结果　　　　　　　　　　D. 呼吸机管路连接有无漏气
   E. 患者生命体征平稳与否

5. 便用人工呼吸器,吸呼比应为 ( )
   A. 1∶(0.5～1.0)　　B. 1∶(0.5～2.0)　　C. 1∶(1.0～3.0)　　D. 1∶(1.5～3.0)
   E. 1∶(1.5～2.5)

6. 成人使用人工呼吸机,潮气量的标准是每千克体重(10～15 ml/kg) ( )
   A. 5 ml　　　　　　B. 6 ml　　　　　　C. 8 ml　　　　　　D. 17 ml
   E. 12 ml

7. 患者,男,68岁,呼吸突然停止,应用呼吸机辅助呼吸,呼吸频率和每分通气量设为 ( )
   A. 12～16次/分钟,10～15 L　　　　B. 10～16次/分钟,8～10 L
   C. 10～16次/分钟,6～8 L　　　　　D. 8～12次/分钟,6～8 L
   E. 8～12次/分钟,4～6 L

8. 对使用呼吸机的患者应观察其自主呼吸与呼吸机是否同步。通气量合适时患者表现为 ( )
   A. 胸部起伏,皮肤潮红　　　　　　　B. 血压升高,脉搏加快
   D. 烦躁,生命体征平稳　　　　　　　C. 多汗,浅表静脉充盈消失
   E. 胸廓起伏规律,肺部呼吸音清晰,生命体征平稳

9. 患者呼吸困难应用呼吸机辅助通气时,若患者通气过度,通常表现为 ( )
   A. 皮肤潮红,多汗　　　　　　　　　B. 抽搐、昏迷
   C. 烦躁,脉率快　　　　　　　　　　D. 血压升高
   E. 胸部起伏规律

10. 观察呼吸机工作是否正常,下列做法**不妥**的是 ( )
    A. 各管道连接是否紧密　　　　　　　B. 随时检查有无脱落
    C. 各参数是否与病人符合　　　　　　D. 发现异常情况停止使用
    E. 及时检查有无漏气

11. 使用人工呼吸机注意事项中,**错误**的一项是 ( )
    A. 定期做血气分析和电解质测定　　　B. 做好口腔及皮肤护理
    C. 保持呼吸道通畅　　　　　　　　　D. 呼吸器的湿化器应每周清洁、消毒
    E. 病室空气每日消毒1～2次

12. 呼吸机辅助呼吸的目的**不包括** ( )
    A. 增加通气量　　　　　　　　　　　B. 减轻呼吸肌做功
    C. 改善换气功能　　　　　　　　　　D. 提高动脉血氧含量
    E. 促进机体无氧代谢

13. 呼吸机辅助呼吸的供氧浓度一般为 ( )
    A. 20%～25%　　B. 20%～33%　　C. 30%～35%　　D. 30%～40%
    E. >60%

14. Ⅱ型呼衰的病人在使用人工呼吸机时,护士考虑患者是**通气过度**,支持该诊断的是 ( )
    A. 皮肤潮红、出汗　　　　　　　　　B. 呼吸深大
    C. 病人可出现烦躁不安　　　　　　　D. 呼吸性酸中毒
    E. 呼吸性碱中毒

15. 机械通气治疗阻塞性肺疾病成败的关键是 ( )
    A. 呼吸机的类型　　B. 呼吸机的动力　　C. 病情严重程度　　D. 肺组织弹性
    E. 自主呼吸与呼吸机是否协调

16. 使用人工简易呼吸器前,首要的步骤是 ( )
    A. 清除呼吸道分泌物　　　　　　　　B. 松开领口腰带
    C. 俯卧,人工呼吸　　　　　　　　　D. 氧气吸入
    E. 使用呼吸中枢兴奋药

第十五节 临终病人的护理

一、概述

（一）死亡的概念

1. 死亡 是指个体生命活动的永久终止。呼吸停止、心跳停止是传统判断死亡的标准。目前医学界主张将脑死亡作为判断死亡标准。脑死亡即全脑死亡，包括大脑、中脑、脑干、小脑的不可逆死亡。不可逆的脑死亡是生命活动结束的象征。

2. 脑死亡的判断标准 ①不可逆的深度昏迷。②自发呼吸停止。③脑干反射消失。④脑电波平直。以上4条标准24小时反复测量无变化，排除体温低于32 ℃及中枢神经抑制的影响。

（二）死亡过程的分期

1. 濒死期 又称临终状态，是死亡过程的开始阶段。此期由于疾病末期或意外事故而造成人体主要器官生理功能趋于衰竭，脑干以上的神经中枢功能处于抑制或丧失状态，死亡即将发生。此期若得到及时、有效的治疗及抢救，生命可复苏。反之，则进入临床死亡期。

2. 临床死亡期 又称躯体死亡期或个体死亡期，此期中枢神经系统的抑制过程由大脑皮质扩散至皮质下部位，延髓处于极度抑制状态。表现为心跳、呼吸停止，各种反射消失，瞳孔散大并固定，但各种组织细胞仍有短暂而微弱的代谢活动。此期持续时间一般为5～6分钟，超过这个时限，大脑将发生不可逆的变化。此期若得到及时、有效的急救措施，病人生命仍有复苏的可能。反之，则进入生物学死亡期。

3. 生物学死亡期 是死亡过程的最后阶段。此期整个中枢神经系统和机体各器官的新陈代谢相继终止，并出现不可逆变化。整个机体已不可能复活。随着此期的进展，相继出现早期尸体现象，即尸冷（是最早发生的尸体现象）、尸斑（通常出现在死亡后2～4小时）、尸僵（多出现在死亡后6～8小时）、尸体腐败等。

二、临终病人的护理

（一）临终病人的躯体状况和心理反应

1. 临终病人的躯体状况

(1) 循环与呼吸方面：循环表现为脉搏快而弱、不规则并逐渐消失，血压下降或测不出；呼吸频率逐渐减慢，呼吸表浅，可有潮式呼吸、间断呼吸，出现呼吸困难，多有痰鸣音等。

(2) 饮食与排泄方面：表现为恶心、呕吐、食欲缺乏、腹胀、便秘及口干、脱水，可出现大小便失禁、尿潴留等。

(3) 皮肤与骨骼方面：表现为皮肤苍白、湿冷、四肢冰凉、发绀、肌张力降低、肢体软弱无力，不能进行自主活动。

(4) 感知觉、意识改变：表现为视觉减退，逐渐视力丧失。听觉通常是人体最后消失的一个感觉；意识改变可表现为嗜睡、意识模糊、昏睡、昏迷等。

(5) 疼痛：表现为血压及心率改变，疼痛面容。

(6) 临近死亡：各种反射消失，通常呼吸先停止，随后心跳停止。

2. 临终病人的心理反应 心理学家罗斯博士提出临终病人的心理反应过程分为5个时期，即否认期、愤怒期、协议期、忧郁期、接受期。

(1) 否认期：当病人得知自己病重即将面临死亡时，其心理反应为"不，不可能，不会是我！一定是搞错了！这不是真的"，以此来极力否认，拒绝接受事实，四处求医，希望是误诊。否认期是心理表现第一期。

(2) 愤怒期：当否认无法持续，病人通常会生气、愤怒、怨恨、嫉妒，产生"这不公平，为什么是我？"的心理反应。内心不平衡，病人常常迁怒于周围的人，向医护人员、家属、朋友等发泄愤怒。

(3) 协议期：病人开始承认和接受临终的事实。希望尽可能延长生命，并期望奇迹出现。此期病人变得非常和善、宽容，对病情抱有一线希望，能积极配合治疗。

(4) 忧郁期：随着病情的恶化，病人认识到无法阻止死亡的来临，治疗已无望时，往往会产生强烈的失落感，表现为情绪低落、消沉、退缩、悲伤、沉默、哭泣等，甚至有轻生念头。

(5) 接受期：病人变得平静、安详。病人常常处于嗜睡状态，情感减退，静等死亡的来临。

（二）临终病人的心理护理措施

1. 否认期的护理：以真诚的态度，保持与病人的坦诚沟通。①既要维护病人的知情权，也不要轻易揭穿病人防卫心理，使病人逐步适应。②经常陪伴在病人身旁，多运用非语言交流。③护理人员要采取理解、同情的态度。

2. 愤怒期的护理：①护理人员理解病人的发怒的原因，允许病人发怒、抱怨，给病人机会以宣泄心中的忧虑和恐惧，理解其不合作的行为。②做好病人家属的工作，给予病人宽容、关爱和理解。

3. 协议期的护理：①主动关心病人，鼓励其说出内心的感受，尽量满足其要求。②指导病人更好地配合治疗，以控制症状，减轻病人的痛苦。③协助病人完成角色义务，实现病人的愿望。

4. 忧郁期的护理：①经常陪伴病人，更多地给予同情和照顾，允许病人表达其悲哀的情绪。②精神上给予病人支持，尽量满足病人的合理要求，可以安排亲朋好友会面，让家属陪伴在身旁。③注意病人安全，预防自杀倾向。

5. 接受期的护理：①尊重病人，不强迫与其交谈，减少外界干扰，提供安静、舒适的环境。②陪伴病人加强生活护理，让其平静、安详地离开人间。

三、尸体护理

(一) 目的 ①保持尸体整洁,姿势良好,易于辨认。②给家属以安慰,减轻哀痛。

(二) 操作方法

1. 评估 ①死者的诊断、死亡时间、原因、死亡诊断书,是否有传染病。②死者面容,尸体清洁程度,有无伤口或引流管等。③死者的民族、宗教信仰,以及死者家属对死亡态度。

2. 操作步骤 ①撤去一切治疗用物,将床放平,**尸体仰卧**,头下垫一枕头,以防面部淤血变色。②洗脸,闭合口、眼:如眼睑不能闭合,可用毛巾湿敷或按摩后将眼睑闭合;如不能闭口,可用绷带托起,如有义齿将其装上,以维持尸体良好的外观。③**用棉花将口、鼻、耳、阴道、肛门等孔道塞住**,以防体液外溢,注意棉花不要外露。④清洁消毒床单位:在体温单40~42℃下填写死亡时间,停止一切医嘱。

(三) 注意事项

1. 病人死亡后,必须由医师开具**死亡诊断书**,家属同意后,护士尽快进行尸体护理,以防僵硬。

2. 系识别卡:**将第一张尸体识别卡系于死者的右手腕部**。用床单包裹尸体,绷带固定胸、腰、踝部,**系第二张尸体识别卡于尸单外面的腰部**。送尸体至太平间停尸槽内,放第三张尸体识别卡于停尸屉外。

3. 如为传染病病人,应用消毒液清洁尸体,孔道应用浸有**1%氯胺溶液**的棉球进行填塞。用不透水的尸袋包裹尸体,外面有传染标志。

4. 做尸体护理时,态度应严肃认真,尊重死者,满足家属合理要求。

5. 应维护尸体隐私权,不可暴露尸体,并安置于自然体位。

6. 清理患者遗物交给家属。若家属不在时,由2名护士共同清理遗物,并列清单,交护士长保管,最终归还家属。

单元测试题

1. 脑死亡的诊断标准**不包括** ( )
   A. 脑电波消失　　　　　　　　　　B. 自主呼吸停止
   C. 心电图呈直线　　　　　　　　　D. 不可逆的深度昏迷
   E. 脑干反射消失

2. 病人的临终状态又称为 ( )
   A. 临床死亡期　B. 脑死亡期　C. 生物学死亡期　D. 濒死期
   E. 代谢衰退期

3. 濒死期病人的心理表现第一期是 ( )
   A. 否认　　　　B. 愤怒　　　　C. 协议　　　　D. 忧郁
   E. 接受

4. 临终患者心理反应的最后阶段是 ( )
   A. 愤怒期　　　B. 否认期　　　C. 协议期　　　D. 接受期
   E. 忧郁期

5. 下列哪项**不是**临床死亡期的特征 ( )
   A. 呼吸停止　　　　　　　　　　　B. 心跳停止
   C. 各种反射消失　　　　　　　　　D. 延髓处于深度抑制状态
   E. 组织细胞新陈代谢停止

6. 张先生,66岁。车祸撞伤脑部,出血后出现深昏迷,脑干反射消失,脑电波消失,瞳孔散大,无自主呼吸,病人以上表现应属于 ( )
   A. 濒死期　　　B. 临床死亡期　C. 生物学死亡期　D. 疾病晚期
   E. 脑死亡期

7. 濒死患者最后消失的感觉是 ( )
   A. 视觉　　　　B. 触觉　　　　C. 听觉　　　　D. 味觉
   E. 嗅觉

8. 大脑出现**不可逆**变化的阶段是 ( )
   A. 濒死期　　　B. 临床死亡期　C. 生物学死亡期　D. 临终状态
   E. 以上都不是

9. 尸斑通常出现在死亡后 ( )
   A. 2~4小时　　B. 4~6小时　　C. 6~8小时　　D. 8~10小时
   E. 10~12小时

10. 死亡的三个阶段是 ( )
    A. 昏迷、呼吸停止、心跳停止　　　B. 尸斑、尸冷、尸僵

C. 濒死、临床死亡、生物学死亡 D. 肌力消退、肌张力减退、反射消失
E. 心跳停止、呼吸停止、对光反射消失

11. 患者,女,79岁,现处于临终状态,护理该患者的主要措施是 （ ）
    A. 帮助其行走 B. 帮助患者刷牙
    C. 检验生化指标 D. 置肢体于功能位
    E. 减轻疼痛

12. 临终关怀的宗旨是 （ ）
    A. 停止无望的救治 B. 减少死亡率
    C. 延长生命 D. 放弃特殊治疗
    E. 提供姑息疗法、让病人舒适、安详

13. 患者,男,80岁。终末期肺病,身体极度衰弱。对其护理应是 （ ）
    A. 让病人有尊严地度过余生 B. 请家属做好心理准备
    C. 放弃特殊治疗 D. 安排家属陪护
    E. 实施安乐死

14. 心理反应处于否认期的临终患者表现为 （ ）
    A. 心情不好,对工作人员发脾气 B. 表情淡漠、嗜睡
    C. 忧郁、悲哀 D. 不承认自己的病情,认为"不可能"
    E. 配合治疗,想尽一切办法延长寿命

15. 患者,女,60岁,宫颈癌末期,常常自语"这不公平,为什么是我?"出现这种心理反应,提示患者处于 （ ）
    A. 接受期 B. 否认期 C. 愤怒期 D. 协议期
    E. 忧郁期

（16~17题共用题干）
患者,女,35岁,确诊骨癌2个月,近来病情发展迅速,病人情绪低落、悲伤、沉默、常哭泣。

16. 病人的心理反应处于 （ ）
    A. 否认期 B. 忧郁期 C. 愤怒期 D. 协议期
    E. 接受期

17. 护士给予患者的护理措施首选的是 （ ）
    A. 报告主管医生前来诊治 B. 给予镇静药以缓解症状
    C. 通知病人家属来医院探视 D. 允许病人家属陪住,以避免焦虑
    E. 加强与病人沟通,鼓励病人倾诉并给予疏导和安慰

18. 某癌症晚期患者,处于临终状态,感到恐惧和绝望,当其发怒时,护士应 （ ）
    A. 热情鼓励,帮助其树立信心 B. 指导用药,减轻患者痛苦
    C. 说服患者理智面对病情 D. 理解、陪伴、保护患者
    E. 同情照顾,满足患者要求

19. 患者,女,67岁。胰腺癌晚期,自感不久于人世,常常1人呆坐,泪流满面,十分悲哀。相应护理措施为 （ ）
    A. 维持患者希望 B. 鼓励患者增强信心
    C. 指导患者更好配合 D. 尽量不让患者流露失落情绪
    E. 安慰患者并允许家属陪伴

20. 对已有死亡准备的终末期病人,护士应 （ ）
    A. 让病人安静并给予适当支持 B. 多与病人交谈
    C. 鼓励与疾病做斗争 D. 安慰人不要过度悲伤
    E. 与家属讨论事后安排

21. 临床上进行尸体料理的依据是 （ ）
    A. 呼吸停止 B. 各种反射消失
    C. 心跳停止 D. 意识丧失
    E. 医生做出死亡诊断后

22. 进行尸体护理,下列做法**不妥**的是 （ ）
    A. 置尸体去枕平卧 B. 装上活动义齿
    C. 必要时用绷带托扶下颌 D. 有伤口者要更换敷料
    E. 各孔道用棉花填塞

23. 在医院病故的传染病患者,护士用消毒液清洁尸体后,填塞尸体孔道的棉球应浸有 （ ）
    A. 1%氯胺溶液 B. 过氧化氢溶液 C. 生理盐水 D. 乙醇
    E. 碘酊

24. 下列有关濒死病人的皮肤特点的描述错误的是 （ ）
    A. 弹性增高　　　　B. 发绀　　　　　　C. 湿冷　　　　　　D. 铅灰色
    E. 苍白
25. 临床死亡期的特征为 （ ）
    A. 血压、脉搏测不到　　　　　　　　　B. 心跳停止、血压测不到
    E. 呼吸停止、瞳孔散大　　　　　　　　D. 呼吸停止、反射性反应消失
    C. 呼吸心跳停止、反射性反应消失
26. 临床死亡期患者生命仍有复苏的可能，此期持续时间一般是 （ ）
    A. 11～15分钟　　B. 9～10分钟　　　C. 7～8分钟　　　D. 5～6分钟
    E. 3～4分钟
27. 死亡后最先出现的尸体现象为 （ ）
    A. 尸斑　　　　　B. 尸僵　　　　　　C. 尸冷　　　　　　D. 尸体缓解
    E. 尸体腐败
28. 尸斑一般出现在尸体的哪个部位 （ ）
    A. 面部　　　　　B. 胸部　　　　　　C. 四肢部　　　　　D. 腹部
    E. 最低部
29. 尸僵多出现在死亡后 （ ）
    A. 1～6小时　　　B. 2～6小时　　　　C. 4～10小时　　　D. 6～8小时
    E. 6～12小时
30. 患者，女，64岁，胰腺癌广泛转移，病情日趋恶化。为其提供的临终护理，其主要目的**不**包括 （ ）
    A. 让患者得到全身心照顾　　　　　　　B. 维护患者的尊严和权利
    C. 提高患者的生命质量　　　　　　　　D. 延长患者的生存时间
    E. 使患者平静地接受死亡
31. 濒死期病人临终阶段的心理反应，一般排列顺序为 （ ）
    A. 否认期、忧郁期、协议期、愤怒期、接受期　　B. 否认期、协议期、愤怒期、接受期、忧郁期
    C. 否认期、愤怒期、协议期、忧郁期、接受期　　D. 忧郁期、愤怒期、否认期、协议期、接受期
    E. 忧郁期、否认期、愤怒期、协议期、接受期
32. 尸体护理的目的**不**包括 （ ）
    A. 安慰死者家属　　　　　　　　　　　B. 是家属宣泄感情的一种方法
    C. 维持尸体良好的外观　　　　　　　　D. 是整体护理的最后步骤
    E. 使尸体易于辨认
33. 患者，男，70岁，癌症晚期。患者极度衰弱，对周围事物无兴趣，常处嗜睡状态。护士评估该患者的心理反应是（ ）
    A. 回避期　　　　B. 愤怒期　　　　　C. 默认期　　　　　D. 压抑期
    E. 接受期
34. 死亡后遗物的处理何项**不**妥 （ ）
    A. 将遗物当面点清交给家属　　　　　　B. 家属不在，护士长将遗物清点，并列出清单保存
    C. 将贵重物品及清单交给护士长保存　　D. 无家属者，由护士长点清交给死者工作单位负责人
    E. 由护士长根据清单点清交给家属
35. 下列哪一项**不符合**协议期临终病人表现的是 （ ）
    A. 病人的愤怒逐渐消退　　　　　　　　B. 病人有侥幸心理，希望是误诊
    C. 病人很和善、很合作　　　　　　　　D. 病人认为做善事可以死里逃生
    E. 病人开始接受自己患了不治之症
36. 进行尸体护理时下列做法**错误**的是 （ ）
    A. 撤去治疗用物，去枕，放低头部　　　B. 洗脸，闭合眼睛
    C. 装上义齿　　　　　　　　　　　　　D. 擦净身体，必要时填塞孔道
    E. 穿上尸衣裤，一张尸体识别卡系于右手腕部

（37～39题共用题干）
男性，47岁。肝癌晚期，有大量腹水，经常出现阵发性剧烈疼痛。病人近日来常对其家人说：让我快点死吧，我不想再活下去了。尤其在疼痛发作时求死欲望强烈，情绪烦躁，在疼痛缓解时拒绝与人交流。

37. 该病人正处于哪一心理反应期 （ ）
    A. 否认期　　　　B. 忧郁期　　　　　C. 协议期　　　　　D. 愤怒期
    E. 接受期
38. 对于该病人，以下哪项为解除疼痛的最佳措施 （ ）

    A. 告诉病人疼痛是难免的　　　　　　　　　B. 慎用哌替啶或吗啡，以免药物成瘾
    C. 口服止痛药物　　　　　　　　　　　　　D. 应用吗啡类药物止痛
    E. 疼痛发作时密切观察血压变化
39. 以下**除哪项外**，均是护士为该病人提供的有效护理措施　　　　　　　　　　　　　　　　　　（　　）
    A. 鼓励病人树立战胜疾病的信心　　　　　　B. 让病人听自己喜爱的音乐分散对疼痛的注意力
    C. 帮助病人采取舒适卧位　　　　　　　　　D. 做好晚间护理，帮助病人入睡
    E. 鼓励家属陪伴
40. 临终患者通常最早出现的心理反应期是　　　　　　　　　　　　　　　　　　　　　　　　　（　　）
    A. 协议期　　　　　B. 愤怒期　　　　　C. 否认期　　　　　D. 接受期
    E. 忧郁期
41. 目前医学界主张判断死亡的诊断标准是　　　　　　　　　　　　　　　　　　　　　　　　　（　　）
    A. 瞳孔散大固定　　B. 各种反射消失　　C. 呼吸停止　　　　D. 心跳停止
    E. 脑死亡
42. 一位临终患者向护士叙述："我得病不怪别人。拜托你们尽力治疗，有什么新疗法，可以在我身上先试验。奇迹总是
    有的啊。"该患者处在心理反应的　　　　　　　　　　　　　　　　　　　　　　　　　　　（　　）
    A. 否认期　　　　　B. 愤怒期　　　　　C. 协议期　　　　　D. 忧郁期
    E. 接受期
43. 患者，男，52岁。因胃部不适来院就诊，经检查确诊为胃癌。患者获悉病情后，神情呆滞，多次要求家人带其到其他医
    院检查确认。此时患者所处的心理反应阶段是　　　　　　　　　　　　　　　　　　　　　　（　　）
    A. 否认期　　　　　B. 愤怒期　　　　　C. 磋商期　　　　　D. 抑郁期
    E. 接受期
44. 进行尸体护理时，头下垫一软枕的目的是　　　　　　　　　　　　　　　　　　　　　　　　（　　）
    A. 防止面部淤血变色　　　　　　　　　　　B. 用于安慰家属
    C. 便于家属识别　　　　　　　　　　　　　D. 保持尸体整洁
    E. 保持尸体位置良好
45. 患者，男，48岁。确诊为支气管肺癌后，患者表现为沉默，食欲下降，夜间入睡困难，易怒。护理工作中最应重视的问
    题是　　（　　）
    A. 继续加强与患者的沟通交流　　　　　　　B. 鼓励患者自我表达，宣泄情绪
    C. 家属安慰　　　　　　　　　　　　　　　D. 防自杀、防伤人、防出走
    E. 可利用治疗效果好的病人现身说法，正面宣教
46. 患者，男，65岁。因尿血来诊，诊断为肾癌。在得知自己的病情后，患者拒绝治疗，继而赴多家医院反复就诊、咨询。
    其心理状况处于　　　　　　　　　　　　　　　　　　　　　　　　　　　　　　　　　　　（　　）
    A. 愤怒期　　　　　B. 抑郁期　　　　　C. 震惊否认期　　　D. 协议期
    E. 接受期
（47～48题共用题干）
    患者，男，27岁。车祸伤及内脏出现循环衰竭症状，经抢救无效死亡。
47. 护士进行尸体护理措施的前提是　　　　　　　　　　　　　　　　　　　　　　　　　　　　（　　）
    A. 患者的心跳呼吸停止后　　　　　　　　　B. 抢救工作的效果不显著时
    C. 患者的意识丧失之后　　　　　　　　　　D. 在家属的请求之后
    E. 医生做出"死亡"诊断之后
48. 尸体护理时，为了防止面部淤血变色，易于辨认。护士应采取的护理措施是　　　　　　　　　（　　）
    A. 洗脸，闭合眼睛后　　　　　　　　　　　B. 擦洗身体，填塞身体孔道
    C. 头下垫枕头　　　　　　　　　　　　　　D. 第一张尸体识别卡系于右手腕部
    E. 第二张尸体识别卡别在尸单外面的腰部
49. 患者，男，45岁。当天上午被诊断为肝癌，在与患者沟通中，患者的哪项表述提示其处于震惊否认期　　（　　）
    A. "我身体那么好，得肝癌是因为酒喝得太多吗？"　B. "你看我能吃能喝，癌症病人有这样的吗？再查查吧！"
    C. "我的孩子还没毕业，我这一病怎么办啊？"　　　D. "能帮我打听一下哪里治肝癌的效果特别好吗？"
    E. "你们去忙吧，别管我了。"
50. 临终患者最后丧失的感觉是　　　　　　　　　　　　　　　　　　　　　　　　　　　　　　（　　）
    A. 视觉　　　　　　B. 嗅觉　　　　　　C. 味觉　　　　　　D. 听觉
    E. 触觉

第十六节 医疗和护理文件的书写与处理

一、概述

（一）医疗和护理文件的重要性

1. 医疗和护理文件　包括病历、体温单、医嘱单、出入液量记录单、特别护理记录单、病室报告、护理病历等。

2. 意义　记录了病人的病情变化、诊断治疗及护理的全过程；**是医疗工作的最原始记录**，为医疗、护理、教学和科研工作提供了重要的依据；完整的记录为病人诊断、治疗和护理等工作提供了重要依据；**为医学研究提供了原始材料；是法律上的证明文件**；反映医院的医疗护理的质量水平。因而，它是衡量医院医疗护理管理水平的关键指标之一。

（二）医疗和护理文件的书写要求　包括**及时、准确、真实、完整、简明扼要、清晰**，按规定使用红、蓝墨水钢笔书写，字体清楚、端正，不出格，不跨行，不涂改、剪贴，或滥用简化字。如有错误，应在相应文字上画双横线，就近书写正确文字并签全名。

（三）医疗和护理文件的管理

1. 保管要求

（1）医疗护理文件应按规定放置，记录或使用后必须放回原处。

（2）注意保持医疗护理文件的清洁、整齐、完整，防止破损、污染、拆散、丢失，收到化验单等检验报告单应及时进行粘贴。

（3）按规定，病人及家属有权复印体温单、医嘱单、护理记录单。患者及家属不得随意翻阅医疗与护理文件，不得擅自将医疗护理文件带出病区。

（4）医疗护理文件应妥善保存。**住院期间由病房负责保管**，出院或死亡后，**将其整理好交病案室**，并按卫生行政所规定的保存期限保管。**体温单、医嘱记录单、特别护理记录单作为病历的一部分病历放置，病人出院后送病案室长期保存；病室报告本保存 1 年，医嘱保存 2 年**，以备查阅。

2. 病历的排列顺序　住院、出院病人的病案排列见本章第三节。

二、护理文件的书写

（一）体温单

1. 体温单记录的内容　体温单排列为病历的**首项**，包括体温、脉搏、呼吸、血压、出入院、手术、分娩、转科、死亡的时间、大便、出入液量、体重、特殊治疗、药物过敏等。

2. 体温单上各项目的记录方法

（1）**眉栏用蓝黑墨水或碳素墨水笔填写。**

1）一般情况：姓名、科别、病室、床号、入院日期（年、月、日）、住院号。

2）日期栏：每页体温单的第一天应写明年、月、日，其余 6 天只写日。如中间换年或月份，应填写年、月、日（如：2014—04—25）或月、日（如：04—25）。

3）住院天数：自入院当天开始计数，直至出院。

4）手术天数：自手术或分娩后次日为第 1 天，连续写 14 天，如 14 天内进行第 2 次手术，则第 1 次手术天数作分母，第 2 次手术天数作分子填写，依次填写至第 2 次手术的第 14 天为止。如第 1 次手术的第 9 天开始第 2 次手术，则手术日期写成 1/9、2/9、3/9……14/9。

（2）**在 40～42 ℃横线之间**：用红色水笔在 40～42 ℃横线之间相应时间栏内，**纵行填写入院时间、手术、分娩时间、转入时间、转科、出院时间、死亡时间**。所填时间**按 24 小时制记录，且一律中文写×时×分**。

（3）体温曲线的绘制：绘制体温曲线用蓝笔。①体温符号：口温以蓝"●"表示，腋温以蓝"×"表示，肛温以蓝"○"表示；相邻体温符号之间以蓝线相连。②物理和药物降温后 30 分钟所测的体温，绘制在降温前体温的相应纵格内，以红"○"表示，并用红色虚线与降温前的体温相连。下一次体温应与降温前体温相连。③当体温＜35 ℃时，则用蓝笔在 35 ℃线上划蓝"●"，并在蓝点处向下划"↓"，占两格（每小格为 0.2 ℃）。

（4）脉搏曲线的绘制：绘制脉搏曲线用红笔。①符号：**脉搏以红"●"表示，每小格为 4 次/分钟；心率以红"○"表示**，相邻符号用红线相连。②当体温与脉搏重叠时，先划体温符号，再用红笔在体温符号外划红圈表示脉搏。③若有脉搏短绌，需同时绘制心率和脉率，并于心率与脉率曲线之间以红笔画直线涂满。

（5）呼吸记录：呼吸次数用蓝笔以阿拉伯数字记录，相邻两次呼吸次数应上下错开；也可绘制呼吸曲线（呼吸用蓝"●"表示），相邻两次呼吸之间用蓝线相连。使用呼吸机患者的呼吸用 R 表示。

（6）**底栏填写**用蓝笔以阿拉伯数字记录，免写计量单位（体温单前已注明）。

1）**大便次数**：每 24 小时填写前 1 日的大便次数。①未解大便记"0"。②灌肠后的大便次数用"E"符号，以分数形式表示，如灌肠后排大便 3 次记为 3/E；若两次灌肠后大便 3 次用 3/2E 表示，**1,2/E 表示自行排便 1 次，灌肠后排便 2 次**；0/E 表示灌肠后无大便。③大便失禁记为"*"。

2）**出入液量**：单位为"ml"，**在相应栏内记录前 1 日 24 小时的统计数字**。

3）尿量：单位为"ml"，记录前 1 日 24 小时的总尿量。

4）血压：单位为"mmHg"，以分式表示。次数按护理常规或医嘱进行，新入院病人应测量血压并记录，住院期间每周至少记录一次。

5）体重：单位为"kg"，新入院病人应测量体重并记录，住院期间每周至少记录1次。如因病情不能测量体重可记为"卧床"。

6）空格：作为机动用，根据病情需要可记录痰量、**抽出液**、特殊用药、腹围、药物过敏等。

7）页码：用蓝墨水或碳素墨水笔逐页填写。

（二）医嘱单

医嘱是护士执行治疗护理等工作的重要依据，也是护士完成医嘱前后的查核依据。

1. 医嘱的内容　包括日期、时间、病人的床号和姓名、医生和护士签名；护理常规、护理级别、隔离种类、饮食、卧位、药物治疗、其他治疗、各种检查、化验等。如药物治疗应写明药名、浓度、剂量、用法、时间，手术治疗应写明手术名称、时间、麻醉种类、术前准备等。

2. 医嘱的种类

（1）长期医嘱：有效时间在 **24 小时**以上，至医生停止医嘱方才失效。如一级护理、流质饮食、青霉素 80 万 U im Bid 等。

（2）临时医嘱：有效时间在 **24 小时以内**，一般只执行1次，应在短时间内执行，有的须立即执行，有的限定执行时间。

（3）备用医嘱：包括**长期备用医嘱（prn）**和临时备用医嘱（sos）。

1）长期备用医嘱：指有效时间在 24 小时以上，需要时使用，医生注明停止时间医嘱方为失效，并需注明间隔时间。如哌替啶 50 mg im q 8 h prn。

2）临时备用医嘱：仅在 12 小时内有效，必要时使用，只执行1次，过期尚未执行则**自动失效**。如吗啡 10 mg im sos。

3. 医嘱的处理

（1）医嘱的处理原则：先急后缓，先临时后长期，先执行后抄写。即先执行临时医嘱，再执行长期医嘱，最后转抄到医嘱单上，执行者签全名。

（2）医嘱的处理方法

1）临时医嘱：医生直接写在临时医嘱单上。护士先将其转抄到各种临时治疗单或治疗卡上，需立即执行的临时医嘱应安排护士马上执行，注明执行时间并签全名。

2）长期医嘱：医生直接写在长期医嘱单上。护士先将其分别抄至各种长期治疗单或治疗卡上，核对后签全名。

3）长期备用医嘱：医生直接写在长期医嘱单上。需要时，护士每次执行后在临时医嘱单上记录，注明执行时间并签全名。

4）临时备用医嘱：**医生直接写在临时医嘱单上，12 小时内有效**。执行后注明执行时间并签全名。**过期未执行自动失效，由护士在该医嘱后用红笔注明"未用"两字**。

5）停止医嘱：医生直接在长期医嘱单相应医嘱的停止栏内注明日期、时间、签名。护士在各有关治疗单或治疗卡上注销该医嘱，写明停止日期、时间并签名。

6）重整医嘱：长期医嘱调整项目较多时以及病人转科、手术、分娩时，均需要重整医嘱。

4. 注意事项　①护士在处理医嘱的过程中，应认真、细致、及时、准确，字迹整齐、清楚，**不得进行涂改**。②所有医嘱必须有医生签名方为有效。一般情况下不执行口头医嘱，**在手术过程中或抢救时，医生提出口头医嘱，护士必须复诵一遍，双方确认无误，方可执行**。抢救结束后，须由医生及时补写医嘱。③护士应严格执行医嘱，但不能机械地处理和执行，**如有疑问，应核对清楚，无误方可执行**。④严格执行查对制度。医嘱须每班小查对，每日查对，每周应进行总查对，查对者在登记本上注明查对时间，并签全名。⑤对需下一班执行的临时医嘱，**应进行交接班**，并在交班记录上注明。

（三）特别护理记录单　特别护理记录常用于危重、抢救、大手术后、**特殊治疗后**需严密观察病情变化的病人，利于及时了解病情的动态变化和治疗、护理的效果。

1. 记录内容　包括：生命体征、神志、瞳孔、出入液量、用药情况、病情动态变化、各种治疗和护理措施及其效果等。

2. 记录方法　①用蓝墨水笔填写眉栏各项，包括病人姓名、科别、病室、床号、住院号、页数等。②即 7：00 时至下午 19：00 用蓝墨水笔记录，19：00 起至次晨 7：00 用红色水笔记录。③出入液量应每12小时和24小时做一总结，并记录于体温单上。④应详细记录病人的病情变化、症状表现、治疗、护理措施及其效果，签全名。**因抢救病人未能及时记录，应在抢救结束后 6 小时内据实补记所有内容**。

（四）病室报告　病室报告是值班护士对病区内病人的动态变化所作的书面交班记录。病室交班报告一般应由**主班护士书写**。

1. 书写要求　①病室报告应于各班交班前书写完成。②各班均用蓝墨水笔书写，**要求字迹清楚，不得涂改，写完签全名**。③"特殊交班"应书写各班需要交代的相关事项，文字应简明扼要。④病人动态内容的书写要求各班之间应空一行。

2. 书写顺序

（1）填写眉栏各项：用蓝墨水笔填写，包括病室、日期、原有病人数、出院、转出、死亡、新入院、转入、现有病人数、手术、分娩、病危、病重、外出、特护人数、一级护理人数等。

(2) **书写交班报告的顺序**：根据下列顺序按床号先后写报告，**先写离开病室患者**：出院、转出、死亡；**再写进入病室患者**：入院、转入；**最后写本班重点患者**：手术、分娩、危重及有异常情况的患者。

3. 交班内容 ①**病人出院**、**转出**、死亡、新入院、转入、手术、分娩等，应写明床号、姓名、诊断和时间。②病危、病重等病人，应交代人数、床号、姓名。③特殊交班情况应简明扼要。

单元测试题

1. 关于病历的保管，叙述**错误**的是 （ ）
   A. 应按规定位置放置　　B. 病人出院后由病案室保管
   C. 家属不得随意翻阅　　D. 特殊情况，出院后可由病人本人保管
   E. 病区医护人员有责任防止其损坏和丢失

2. 体温单填写"手术后日期"至术后第几天 （ ）
   A. 5 天　　B. 7 天　　C. 10 天　　D. 14 天
   E. 20 天

3. 体温单记录单 40～42 ℃栏内填写的内容**不包括** （ ）
   A. 转入时间　　B. 手术时间　　C. 分娩时间　　D. 首次治疗时间
   E. 死亡时间

4. "阿普唑仑 0.4 mg，qn"此医嘱是 （ ）
   A. 长期医嘱　　B. 停止医嘱　　C. 长期备用医嘱　　D. 临时备用医嘱
   E. 即刻医嘱

5. 患者，女，50 岁。护士在收集资料时得知患者有链霉素过敏史。护士将这个信息记录在 （ ）
   A. 体温单　　B. 病程记录　　C. 交班报告　　D. 特别护理记录单
   E. 可以不做记录

6. 口头医嘱正确的执行方法是 （ ）
   A. 医生签名后执行　　B. 两名护士核对后执行
   C. 护士签名后执行　　D. 抄写至治疗单后执行
   E. 护士向医生复述，双方确认无误后执行

7. 属于临时医嘱的是 （ ）
   A. 半坐卧位　　B. 病危　　C. 氧气吸入　　D. 心电图检查
   E. 半流质饮食

8. 患者，女，33 岁。卵巢囊肿摘除术后，疼痛剧烈，医嘱"哌替啶 5 mg，im，prn"。此医嘱属于 （ ）
   A. 长期医嘱　　B. 临时医嘱　　C. 长期备用医嘱　　D. 停止医嘱
   E. 临时备用医嘱

9. 医嘱：美林 8 ml，q 6 h，prn。其中 q 6 h，prn 的意思是 （ ）
   A. 长期备用，每次间隔不少于 6 h　　B. 临时备用，每次间隔不少于 6 h
   C. 长期备用，每 6 h 1 次　　D. 临时备用，每 6 h 1 次
   E. 每次间隔不少于 6 h

10. 属于长期医嘱的是 （ ）
    A. 血常规　　B. 青霉素皮试
    C. 动脉血气分析，即刻　　D. 二级护理
    E. 超声心电图检查

11. 有关医嘱的说法，**不正确**的是 （ ）
    A. 医嘱是护士对患者实施治疗的依据　　B. 执行医嘱时必须仔细核对
    C. 执行医嘱后需签名　　D. 抢救患者时，应立即执行口头医嘱
    E. 护士发现医嘱有明显错误时，需告知相关医生

12. 临时备用医嘱的有效期为 （ ）
    A. 4 小时　　B. 6 小时　　C. 8 小时　　D. 10 小时
    E. 12 小时

13. 护士处理医嘱时，应首先执行 （ ）
    A. 新开的长期医嘱　　B. 临时医嘱
    C. 临时备用医嘱　　D. 长期备用医嘱
    E. 停止医嘱

14. 口头医嘱执行后，补写书面医嘱的时间是 （ ）
    A. 抢救结束后 2 小时内　　B. 抢救结束后 4 小时内

C. 抢救结束后6小时内　　　　　　　　　　　　D. 抢救结束后12小时内
E. 抢救结束后24小时内

15. 特别护理记录的内容**不包括** （　　）
    A. 生命体征　　　B. 病情变化　　　C. 医生医嘱　　　D. 出入液量
    E. 神态状况

16. 特别护理记录单的记录方法正确的是 （　　）
    A. 眉栏填写用铅笔　　　　　　　　　　　　B. 日间用红色笔填写
    C. 夜间用蓝色笔填写　　　　　　　　　　　D. 护理记录单采用PO记录格式
    E. 总结24小时出入量后记录于体温单上

17. 病室报告的填写顺序为 （　　）
    A. 重点病人—新进入病人—当日离去病人　　B. 当日离去病人—重点病人—新进入病人
    C. 新进入病人—当日离去病人—重点病人　　D. 当日离去病人—新进入病人—重点病人
    E. 重点病人—当日离去病人—新进入病人

18. 护士小张书写交班报告时,最后书写患者的是 （　　）
    A. 25床,陈某,下午行胸腔穿刺术　　　　　　B. 18床,李某,上午9时入院
    C. 21床,于某,上午8时手术　　　　　　　　D. 41床,王某,病情危重
    E. 4床,万某,上午10时出院

19. 张先生,45岁,因鼻腔出血1小时,医嘱给予立止血(巴曲酶)1 U im st,属于 （　　）
    A. 长期医嘱　　　B. 长期备用医嘱　　　C. 临时医嘱　　　D. 临时备用医嘱
    E. 指定时间的医嘱

20. 患者,男,40岁,新入院。在体温单40～42℃相应时间栏内纵行填写的内容是 （　　）
    A. 住院日数　　　B. 入院时间　　　C. 手术日数　　　D. 病情变化
    E. 出入液量

21. 护士在书写日间病室交班报告时,首先应写的内容是 （　　）
    A. 3床,李某,于上午10时入院　　　　　　　B. 5床,杨某,于下午3时转科
    C. 8床,张某,于上午9时手术　　　　　　　D. 12床,赵某,于下午3时出院
    E. 17床,谢某,病危,治疗护理过程

22. 患者,女,41岁。灌肠前未排便,灌肠后排便2次,正确的记录方法是 （　　）
    A. 1/E　　　B. 2/E　　　C. 0/E　　　D. 1,2/E
    E. 1/2E

23. 患者,男,20岁。因高热乙醇降温,30分钟后将所测体温绘制在体温单上。正确的绘制方法是 （　　）
    A. 红圈,红实线与降温前体温相连　　　　　B. 蓝圈,以蓝实线与降温前体温相连
    C. 红点,以红实线与降温前体温相连　　　　D. 蓝点,以蓝虚线与降温前体温相连
    E. 红圈,红虚线与降温前体温相连

24. 脉搏或心率的记录正确的是 （　　）
    A. 脉搏以红圈"○"表示,心率以红点"●"表示　　B. 脉搏以红点"●"表示,心率以红圈"○"表示
    C. 脉搏以蓝圈"○"表示,心率以蓝点"●"表示　　D. 相邻脉搏或心率之间用蓝线相连
    E. 当脉搏与体温重叠时,先画脉搏符号,再用蓝笔在外画红圈"○"

25. 胡女士今晨行乳腺部分切除术,11 am回病房,医生医嘱:哌替啶50 mg im sos,此医嘱失效的时间是 （　　）
    A. 9 pm　　　B. 11 pm　　　C. 次日11 am　　　D. 次日8 am
    E. 医生注明停止时间后

26. 齐先生,胃大部切除术后,为明确诊断,护士书写交班报告内容**不包括** （　　）
    A. 手术时间　　　B. 术前检查　　　C. 麻醉方式　　　D. 回病房时间
    E. 麻醉清醒时间

27. 以下医嘱应最先执行的是 （　　）
    A. pm　　　B. SOS　　　C. st　　　D. Qh
    E. bid

28. 患者,女,69岁,心力衰竭。护士测得体温34.5℃,其体温绘制方法是 （　　）
    A. 在35℃线上划蓝点,并在该处向下划"↓"　　B. 在35℃线上向下划蓝"↓"
    C. 在35℃线上划红点,并在该处向下划"↓"　　D. 在35℃线上划红圈,并在该处向下划"↓"
    E. 在35℃线上划蓝"×",并在该处向下划"↓"

29. 患者在住院期间,其医疗护理文件应保管于 （　　）
    A. 病房　　　B. 住院处　　　C. 护理部　　　D. 医务处

E. 病案室

30. 出院后医疗护理文件应保管于 （ ）
    A. 出院处　　　　　　B. 住院处　　　　　　C. 医务处　　　　　　D. 护理部
    E. 病案室

31. 病案的保管，下列哪项不妥 （ ）
    A. 要求整洁　　　　　　　　　　　　　　　B. 不能撕毁
    C. 不能擅自携出病区　　　　　　　　　　　D. 不能随意拆散
    E. 病员希望查看，护士应满足他的要求

32. 患者大便失禁，护士需将此内容用符号形式记录在体温单上，表示便失禁的符号是 （ ）
    A. "0"　　　　　　B. "×"　　　　　　C. "."　　　　　　D. "E"
    E. "*"

33. 患者住院治疗已一周，卧床未下地活动，护士可以在患者病历首页的体温单上见到 （ ）
    A. 眉栏各项用红笔填写的内容　　　　　　B. 底栏填写的手术后日数
    C. 底栏"体重"一栏中记录为"卧床"　　　　D. 40~42℃栏内蓝色笔纵行填写手术时间
    E. 底栏用铅笔填写并注明计量单位的内容

34. 不属于医嘱内容的是 （ ）
    A. 给药途径　　　　　B. 护理级别　　　　　C. 隔离种类　　　　　D. 药物剂量
    E. 测生命体征的方法

35. 医嘱的内容不包括 （ ）
    A. 卧位　　　　　　B. 饮食　　　　　　C. 护理诊断　　　　　D. 护理级别
    E. 麻醉种类

36. 下列属于长期备用医嘱的是 （ ）
    A. 一级护理　　　　　　　　　　　　　　B. 可待因 30 mg q 8 h po prn
    C. 普食　　　　　　　　　　　　　　　　D. 氧气吸入
    E. 青霉素 80 万单位 im q 6 h

37. 医嘱"地西泮 5 mg sos. po"。护士正确执行该医嘱的方法是 （ ）
    A. 可执行多次　　　　　　　　　　　　　B. 过期尚未执行即失效
    C. 需立即执行　　　　　　　　　　　　　D. 24 小时以内都视为有效
    E. 在医生未注明失效时可随时执行

38. 患者，女，36 岁，子宫全切除术后第二天，主诉伤口疼痛无法入睡，医嘱："地西泮 10 mg，im，st"，此项医嘱属于 （ ）
    A. 应立即执行的临时医嘱　　　　　　　　B. 按时执行的长期医嘱
    C. 按时执行的临时医嘱　　　　　　　　　D. 需要时可用的临时备用医嘱
    E. 需要时可用的长期备用医嘱

39. 患者，女，30 岁。因急性肾炎入院，患者出院时病历排在第一页的是 （ ）
    A. 住院病历首页　　　B. 入院记录　　　C. 体温单　　　　D. 病程记录
    E. 病史及体格检查记录

40. 术后患者需药物止痛，护士对医嘱"哌替啶 5 mg，im，st"，有疑问，护士应 （ ）
    A. 与同组护士商量后执行　　　　　　　　B. 与另一护士核对执行
    C. 凭经验执行　　　　　　　　　　　　　D. 询问医生，核实医嘱内容
    E. 自行执行，及时询问患者药效

41. 患者，男，34 岁，行胆囊切除术，患者安返病房后，护士对患者术后医嘱处理正确的是 （ ）
    A. 在原医嘱末项下面划一红横线　　　　　B. 在横线下用红笔写"重整医嘱"
    C. 抄录原医嘱内容后两人核对　　　　　　D. 将红线上未停的长期医嘱依序抄至红线下
    E. 核对新抄录的医嘱无误后，签重整者全名

42. 急性胰腺炎伴意识模糊患者入住 ICU，其特护记录单记录的内容不包括 （ ）
    A. 护理措施　　　　　B. 生命体征　　　　C. 出入液量　　　　D. 神志、瞳孔
    E. 患者社会关系

43. 病室交班报告一般应 （ ）
    A. 由护士长书写　　　　　　　　　　　　B. 由主班护士书写
    C. 由高年资护士书写　　　　　　　　　　D. 由年轻护士书写
    E. 由实习护士书写

44. 下列关于医疗文件的重要性的说法，错误的是 （ ）
    A. 提供法律的证明文件　　　　　　　　　B. 提供医学统计的原始资料

C. 临床工作的原始记录　　　　　　　　　　D. 反映医院的医疗护理质量
E. 反映病人的流动情况

45. 体温单的记录方法,正确的是 (　　)
   A. 底栏可以填写手术后日数　　　　　　　B. 总结 24 小时出入量后记录于体温单底栏内
   C. 眉栏各项用红笔填写　　　　　　　　　D. 40~42 ℃栏内蓝色笔纵行填写入院时间
   E. 底栏一律用蓝笔填写,注明计量单位

46. 体温单底栏的空格作为机动,可填写 (　　)
   A. 体重　　　　　　B. 页码　　　　　　C. 饮食　　　　　　D. 腹围
   E. 尿量

47. 关于医嘱种类的解释,下列哪项**错误** (　　)
   A. 长期医嘱有效时间 24 小时以上　　　　B. 临时备用医嘱有效时间在 24 小时以内
   C. 临时医嘱一般只执行 1 次　　　　　　　D. 长期医嘱医生注明停止时间后失效
   E. 长期备用医嘱须由医生注明停止时间后方为失效

48. 需做特别护理记录的患者是 (　　)
   A. 进行特殊治疗后的患者　　　　　　　　B. 次日晨空腹抽血的患者
   C. 次日欲行手术患者　　　　　　　　　　D. 阑尾切除术后的患者
   E. 手术前检查准备阶段的患者

49. 患者,女,72 岁,护士收集资料时获悉患者"青霉素过敏"。护士应将这个信息记录在 (　　)
   A. 交班报告　　　　B. 体温单　　　　　C. 病程记录　　　　D. 可以不记
   E. 特别护理记录单

(50~53 题共用题干)
患者,女,55 岁。2 小时前因上腹剧烈疼痛伴恶心、呕吐 1 次,30 分钟后突然晕厥、出冷汗伴濒死感而急诊入院。入院时间为:14:30,体格检查:腋温 38.5 ℃,脉搏 102 次/分,呼吸 22 次/分,血压 70/50 mmHg。

50. 关于入院时间的记录方法,表述正确的是 (　　)
   A. 在体温单 40~42 ℃栏内蓝笔纵行填写　　B. 在体温单<38 ℃栏内红笔纵行填写
   C. 在体温单 40~42 ℃栏内红笔纵行填写　　D. 在体温单<38 ℃栏内蓝笔纵行填写
   E. 在体温单栏填写

51. 关于生命体征的绘制方法,正确的是 (　　)
   A. 呼吸的记录符号为红"○"　　　　　　　B. 体温的记录符号为蓝"×"
   C. 心率以红"●"表示　　　　　　　　　　D. 脉搏的记录符号为红"○"
   E. 物理降温后的体温以蓝"×"表示

52. 给予物理降温后,复测体温为 38.7 ℃,护理人员应 (　　)
   A. 在相应时间栏内以蓝"×"表示　　　　　B. 在降温前体温的相应纵栏内以蓝"×"表示
   C. 重新测量,核实后记录　　　　　　　　D. 在相应时间栏内以红"○"表示
   E. 在降温前体温的相应纵栏内以红"○"表示

53. 该患者诊断为急性广泛性前壁心肌梗死,需立即执行的医嘱是 (　　)
   A. 一级护理　　　　　　　　　　　　　　B. 禁食
   C. 记录 24 小时出入量　　　　　　　　　D. 哌替啶 50 mg 肌内注射 st
   E. 10%葡萄糖 500 ml+10%氯化钾 15 ml+胰岛素 8 U 静脉滴注 qd

56. 护士对医嘱的执行,**不正确**的是 (　　)
   A. 根据需要自行调整医嘱　　　　　　　　B. 凡需要下一班执行的临时医嘱需要交班
   C. 有疑问时重新核对医嘱　　　　　　　　D. 医嘱执行者须在医嘱单上签全名
   E. 抢救时执行医生的口头医嘱

57. 护士在书写病室交班报告时,应先书写 (　　)
   A. 死亡病人　　　　B. 转出病人　　　　C. 手术病人　　　　D. 出院病人
   E. 新入院病人

58. 在护理实践中,护士有权拒绝执行医嘱的情形是 (　　)
   A. 护理程序太繁琐　　　　　　　　　　　B. 医嘱中需要监测的生理指标太多
   C. 需要额外的劳动和付出　　　　　　　　D. 医嘱有错误
   E. 费用太昂贵

59. 在下列患者中,护士在书写交班报告时首先应写 (　　)
   A. 4 床,患者甲,上午 10 时转呼吸科　　　B. 18 床,患者乙,上午 9 时入院
   C. 21 床,患者丙,上午 8 时手术　　　　　D. 25 床,患者丁,下午行胸腔穿刺术

E. 41床,患者戊,医嘱特级护理

60. 患者在住院期间,护士整理病历应排在首页的是 ( )
    A. 住院病历首页　　B. 长期医嘱单　　C. 临时医嘱单　　D. 体温单
    E. 入院记录

61. 体温单底栏的填写内容是 ( )
    A. 体温　　B. 脉搏　　C. 呼吸　　D. 住院天数
    E. 胃液引流量

62. 患者,女,34岁。今早主诉昨晚夜间多梦易醒,下午医生开出医嘱:地西泮5 mg,PO,sos。当晚患者睡眠良好,该项医嘱未执行。值班护士应在次日上午,在该项医嘱栏内 ( )
    A. 用红笔写上"失效"　　　　　　　　B. 用蓝笔写上"失效"
    C. 用红笔写上"未用"　　　　　　　　D. 用蓝笔写上"未用"
    E. 用红笔写上"作废"

63. 一位患者因胆绞痛入院。患者疼痛剧烈,医嘱吗啡5 mg,iv。护士认为医嘱存在错误,去找这位医生沟通,医生拒绝修改。护士的做法不妥的是 ( )
    A. 报告给护士长　　　　　　　　　　B. 报告给上级医生
    C. 按医嘱执行　　　　　　　　　　　D. 暂缓执行医嘱
    E. 报告给科主任

64. 某患者自行排便1次,灌肠后又排便2次,在体温单上正确的记录是 ( )
    A. 3,2/E　　B. 1/2E　　C. 2/E　　D. 1/E
    E. 1,2/E

65. "地西泮5 mg po sos"属于必要时(限用1次,12小时内有效) ( )
    A. 长期医嘱　　　　　　　　　　　　B. 长期备用医嘱
    C. 临时医嘱　　　　　　　　　　　　D. 临时备用医嘱
    E. 短期医嘱

66. 护士在体温单上绘制肛温的符号为(口温:●(蓝色),腋温:×(蓝色),肛温:○(蓝色)) ( )
    A. ☉(蓝色)　　B. ○(蓝色)　　C. ●(红色)　　D. ×(蓝色)
    E. ●(蓝色)

67. 属于长期医嘱的是 ( )
    A. 地塞米松5 mg iv qd　　　　　　　B. 奎尼丁0.2 g po q 2 h×5
    C. B超　　　　　　　　　　　　　　D. 地西泮5 mg po sos
    E. 呋塞米5 mg im st

68. 不需记录患者出入量的情况是 ( )
    A. 心衰伴下肢水肿　　　　　　　　　B. 大面积烧伤
    C. 大叶性肺炎　　　　　　　　　　　D. 肝硬化伴腹水
    E. 肾功能不全

69. 护士可以执行医生口头医嘱的情况是医生在 ( )
    A. 抢救病人时　　B. 手术过程中　　C. 电话告知时　　D. 外出会诊时
    E. 换药期间

第二章　中医护理

第一节　中医护理学的基本特点

中医护理学的基本特点是：**整体观念**和**辨证施护**以及独特护理技术。

一、整体观念

中医护理学的整体观念强调**人体是一个有机的整体**。人体是以**五脏为中心**，通过**经络**系统将全身各组织器官联系成一个有机整体，并通过**精、气、血、津液**的作用，来完成机体统一的机能活动。人体自身的整体性体现在生理上相互配合，病理上相互影响，临床上就是依据这一观念来指导疾病的诊断、治疗和护理。如肝与体表的关系是肝主筋，其华在爪，开窍于目，临床观察如有手足麻木、爪甲薄软色淡、视物模糊等表现，考虑是肝血不足所致，可选用补养肝血的方药治疗及饮食护理。同时也注重**人与自然、社会环境的有机联系**。认为人与自然、社会环境密切相关，自然界的运动变化及社会因素将直接或间接地影响人体，而机体则产生生理或病理上的反应。护理中要考虑这些因素并采取适当的护理措施，从而减轻或防止对人的健康带来不良影响。

二、辨证施护

辨证施护就是在整体观念的指导下将**望、闻、问、切**四诊所收集的病情资料，进行分析、综合，辨清疾病的病因、病位、病性和邪正之间的关系，概括、判断为某种证候，从而制定相应的护理计划与护理措施。辨证施护的过程就是认识疾病和护理疾病的过程。**辨证施护**是指导中医临床护理的**基本原则**。辨证施护注重处理好人、病、证三者的关系，强调人的个体差异而因人施护；用辨证的观点看待疾病与证的关系，临床上采取"同病异护"、"异病同护"的护理方法。

三、独特的护理技术

中医护理学有许多独特的护理技术，如**针灸、推拿、拔罐**、刮痧、放血和足疗等等。中医的特色护理还有情志护理、饮食调养、药物护理、康复养生指导等。

单元测试题

1. 中医辨证论治中"论治"的主要依据是　　　　　　　　　　　　　　　　　　　　　　　　　　　　（　　）
   A. 阴阳盛衰　　　　　B. 疾病病位　　　　　C. 疾病性质　　　　　D. 邪正盛衰
   E. 辨证的结果
2. 中医护理的基本特点是　　　　　　　　　　　　　　　　　　　　　　　　　　　　　　　　　　（　　）
   A. 因人施护　　　　　B. 辨证施护　　　　　C. 统一施护　　　　　D. 同病异护
   E. 标本兼护
3. 中医护理原则中体现"先安未受邪之地"的是　　　　　　　　　　　　　　　　　　　　　　　　（　　）
   A. 未病先防　　　　　B. 以防为重　　　　　C. 同病异护　　　　　D. 异病异护
   E. 既病防变
4. 在人体这一个有机的整体中，是以　　　　　　　　　　　　　　　　　　　　　　　　　　　　（　　）
   A. 经络为中心　　　　B. 脏腑为中心　　　　C. 五脏为中心　　　　D. 精气血为中心
   E. 辨证论治为中心
5. "未病先防"的特点，应**除外**　　　　　　　　　　　　　　　　　　　　　　　　　　　　　　（　　）
   A. 锻炼身体　　　　　B. 调节饮食　　　　　C. 顺应自然　　　　　D. 人工免疫
   E. 早期诊治
6. 关于中医学认识疾病和治疗疾病的最基本原则为　　　　　　　　　　　　　　　　　　　　　　（　　）
   A. 标本论治疗　　　　B. 整体论治　　　　　C. 辨证论治　　　　　D. 对症治疗
   E. 辨病论治

第二节　中医护理学的理论基础

一、阴阳五行学说

1. **阴阳的概念**　**阴阳**是对自然界相互关联的某些事物或现象对立双方属性的概括。它代表着相关联事物与现象相互对立又相互联系的两个方面。

2. **阴阳学说的基本内容**　即阴阳的**对立制约**、阴阳的**互根互用**、阴阳的**消长平衡**、阴阳的**相互转化**。

3. **五行的概念**　五，指构成客观世界的五种物质，即**木、火、土、金、水**。行，指运动变化。**五行即指木、火、土、金、水**五种物质的运动变化。世界上的一切事物都是由**金、木、水、火、土**这五种基本物质之间的运动变化而生成的。

4. 五行的基本内容

(1) 相生：是指这一事物对另一事物具有促进、助长和滋生的作用。五行中相生的次序是：木生火，火生土，土生金，金生水，水生木(木→火→土→金→水→木)。母子关系：生我者为"母"，我生者为"子"。如木为火之母，为水之子。将相生关系对应到五脏，则为肝生心、心生脾、脾生肺、肺生肾、肾生肝(肝→心→脾→肺→肾→肝)。五脏相生，决定了母脏和子脏之间存在着相互依存、相互补充的关系。

(2) 相克：是指这一事物对另一事物具有抑制和制约的作用。五行中相克的次序是：木克土，土克水，水克火，火克金，金克木(木→土→水→火→金→木)。我克者为我之"所胜"，克我者为我之"所不胜"。如木之所胜土，所不胜为金。

相生、相克来解释事物之间的相互联系和相互协调。相生相克都是正常现象。对于人体来说，也属于生理现象。

(3) 相乘：乘，即欺负。相乘，是指五行中的某一行对其所胜一行的过度克制，即相克太过。相乘与相克的次序是一致的，即木乘土，土乘水，水乘火，火乘金，金乘木(木→土→水→火→金→木)。

(4) 相侮：侮，即欺负。相侮，是指五行中的某一行对其所不胜一行的反向克制。又称"反克"。相侮的次序与相克次序相反，即木侮金，金侮火，火侮水，水侮土，土侮木(木←土←水←火←金←木)。

相乘、相侮可以用来表示事物之间的协调平衡被打破后的相互影响。都是不正常的相克现象，可同时发生。

二、藏象学说

"藏"是指藏于体内脏腑；"象"是指脏腑显现于外的生理表现和病理表现。脏象学说是通过对人体外部生理和病理现象的观察来探求人体内各脏腑组织的生理功能、病理变化及其相互关系学说。藏象以脏腑为基础，而脏腑又可分为五脏、六腑和奇恒之腑。

1. 五脏　心、肝、脾、肺、肾，称为五脏。

2. 六腑　胆、胃、大肠、小肠、膀胱和三焦，称为六腑。

3. 奇恒之腑　脑、髓、骨、脉、胆、女子胞(子宫)。形态似腑，功能似脏，故称之为奇恒之腑。

4. 五脏的主要生理功能

(1) 心的生理功能：主血脉和主神志。心开窍于舌，其华在面。心与小肠相表里。

(2) 肝的生理功能：主疏泄，主藏血；肝开窍于目，其筋，其华在爪。肝与胆相表里。中医所指的"刚脏"和"将军之官"均是肝。

(3) 脾的生理功能：主运化主升清；主统血；主肌肉和四肢；开窍于口，其华在唇。脾与胃相表里。

(4) 肺的生理功能：主气，司呼吸；主宣发肃降；通调水道；朝百脉，主治节，主皮毛，开窍于鼻。肺与大肠相表里。

(5) 肾的生理功能：主藏精；主人的生长发育与生殖；主水液；主纳气；主骨，生髓；通于脑，其华在发，开窍于耳及二阴。肾与膀胱相表里。

5. 六腑的主要生理功能

(1) 胆的生理功能：主贮藏、排泄胆汁，促进饮食消化的作用；主决断，在人的精神意识思维活动中，对事物有判断、决定作用。

(2) 胃的生理功能(水谷之海)：主受纳、腐熟水谷，主通降。

(3) 小肠的生理功能：主受盛和化物，泌别清浊。其接受由胃中传来的水谷之后，进一步消化吸收，清者经脾传至全身，浊者下注大肠。

(4) 大肠的生理功能：主传导糟粕。

(5) 膀胱的生理功能：贮尿和排尿。

(6) 三焦的主要生理功能：上焦、中焦和下焦的合称。主通行元气，运行水液。

6. 五脏与六腑之间的关系　就是阴阳表里关系。脏属阴，腑属阳，脏为里，腑为表。一脏一腑，一阴一阳，一里一表相互配合，通过经脉互相络属，构成了心与小肠，肺与大肠，脾与胃，肝与胆，肾与膀胱5对表里关系。它们生理上相互协调，病理上相互影响，治疗上有脏病治腑、腑病治脏、脏腑病同治等方法。

三、精、气、血、津液

1. 精的概念　精是构成人体和维持人体生命活动的基本物质，精有广义与狭义之分。狭义之"精"，即肾中所藏的生殖之精；广义之"精"，泛指一切精微物质，包括气、血、津液和从食物中摄取的营养物质，故称作"精气"。

2. 气

(1) 气的概念：①气是构成人体和维持人体生命活动的最基本物质(物质之气)。人体生长发育，各脏腑组织器官的生理活动，皆离不开气。如元气、宗气、营气、卫气。②气又指脏腑组织的功能活动(即功能之气)。如经络之气、脏腑之气、肾气、心气。

(2) 气的主要功能：推动作用、温煦作用、防御作用、固摄作用、气化作用。

3. 血

(1) 血的概念：血是循行于脉中极富营养作用的红色液态物质，是构成人体和维持人体生命活动的基本物质之一。

(2) 血的主要功能：营养和滋润全身，血是神志活动的主要物质基础。气属阳，血属于阴。气为血之帅，是指气能生血、行血和摄血；血为气之母，是指血能载气、养气。

4. 津液的概念　津液是机体内一切正常水液的总称，是构成人体和维持人体生命活动的基本物质。津液包括各脏腑组织器官的内在体液及其正常的分泌物,如胃液、肠液、涕、泪等。**清而稀薄的称之为津,浊而稠厚的称之为液**。

四、经络

经络是运行全身气血,联络脏腑官窍肢节,沟通上下内外的通路,是经脉和络脉的总称。其中经脉是主干,络脉是分支。经络把人体的五脏六腑、四肢百骸、五官九窍、皮肉筋骨等联成一个统一的有机整体,使人体生理活动保持协调平衡,保证生命活动的正常进行。

五、病因与病机

1. **病因** 是指导致疾病发生原因。主要有六淫、疠气、七情、饮食、劳逸、外伤和虫兽伤等。

2. **六气、六淫** **风、寒、暑、湿、燥、火(热)** 是指自然界的六种正常气候,简称"六气"。但当气候变化异常,超过了一定的限度,如六气太过或不及,或当人体正气不足时就有可能成为致病因素。**这种能使人致病的反常气候称为"六淫"**。

3. **"六淫"致病的共同特点** ①季节性:指六淫致病多与时令气候变化密切相关。如冬季多寒病。②外感性:指六淫致病多先侵犯肌表,或由口鼻而入,或两者同时受邪。故又称"外感六淫"之称。③地域性:指六淫致病多与人们的生活区域、居住环境有密切关系。如久居湿地常有湿邪为病。④相兼性:指六淫邪气不但可单独侵袭人体致病,还可两种或两种以上同时侵犯人体致病。如**风寒感冒、风寒湿痹**等。⑤转化性:指六淫致病,在一定条件下可以互相转化,如寒邪入里可化热。

4. **六淫致病的性质和致病特点**

(1) **风邪**的性质及致病特点:①风为阳邪,其**性开泄,易袭阳位**。②**风性善行而数变**。③**风为百病之长**。④风性主动。

(2) **寒邪**的性质及致病特点:①寒为阴邪:亦伤阳气。②**寒性凝滞**:"凝滞"即凝结、阻滞不通之意,不通则痛。③**寒性收引**:"收引"即收缩牵引之意。

(3) **暑邪**的性质及致病特点:①暑为阳邪,其性炎热。②暑性升散,耗气**伤津**。③暑多挟湿。

(4) **湿邪**的性质及致病特点:①湿性重浊。②湿为阴邪:易阻遏气机,损伤阳气。③湿性**粘**滞:"粘"即粘腻,"滞"即停滞。④湿性趋下,易袭阴位。

(5) **燥邪**的性质及致病特点:①燥性干涩,易**伤津**液。②燥易伤肺,肺为**娇脏**,喜润而恶燥。

(6) **火邪**的性质及致病特点:①火热为阳邪,其性炎上。②火易**伤津**耗液。③火易生风动血。④火易致肿疡。⑤炎易扰心神。

5. **疠气** ①疠气的概念:疠气是一类具有**强烈致病性和传染性的外感病邪**。在中医文献中记载有"瘟疫"、"疫毒"、"异气"、"毒气"等名称。②疫疠致病特点:发病急骤,病情危重,症状相似,**传染性强,易于流行**等特点。

6. **七情** 即**喜、怒、忧、思、悲、恐、惊**七种情志变化,是机体的精神状态。七情是人体对客观事物的不同反映。一般情况下,七情是不会使人致病的。只有突然、强烈或长期持久的情志刺激,超过了人体本身正常的生理承受能力,才能使人体气机紊乱、脏腑阴阳气血失调,从而导致疾病的发生。七情致病伤及内脏的规律是:**喜伤心,怒伤肝,思伤脾,悲忧伤肺,惊恐伤肾**。

7. **痰饮** 痰和饮都是机体水液代谢障碍所形成的病理产物。质较稠浊的为痰,较清稀者为饮。

单元测试题

1. 对于"土"的特性,正确的描述是(稼穑:种谷和收谷,农事的总称) （　　）
   A. 炎上 B. 肃革 C. 寒润 D. 曲直
   E. 稼穑

2. 下列开窍于心的脏器是 （　　）
   A. 口 B. 耳 C. 鼻 D. 目
   E. 舌

3. 肝开窍于 （　　）
   A. 目 B. 耳 C. 口 D. 鼻
   E. 舌

4. 脾最主要的生理功能是 （　　）
   A. 运化水谷 B. 生成津液 C. 生成气血 D. 宣发肃降
   E. 外举清气

5. 具有生长发育与生殖功能的脏腑为 （　　）
   A. 心 B. 肝 C. 脾 D. 肺
   E. 肾

6. 五脏六腑之间的关系实际上为 （　　）
   A. 虚实关系 B. 相生关系 C. 相克关系 D. 阴阳表里关系
   E. 连带关系

7. 中医学中,广义的"精"是指 （　　）
   A. 血 B. 津液 C. 一切精微物质 D. 生殖之精

E. 脏腑

8. 六淫的概念是 ( )
   A. 风、寒、暑、湿、燥、火在正常情况下称为"六气"
   B. 内风、内寒、内暑、外湿、外燥、外火
   C. 风、寒、暑、湿、燥、火六种外感病邪的统称
   D. 内风、内寒、内暑、内湿、内燥、内火
   E. 外风、外寒、外暑、外湿、外燥、外火

9. 风邪的特点 ( )
   A. 易伤阳气   B. 火易耗伤津液   C. 燥易伤肺   D. 善行而数变
   E. 易致肿疡

10. 在邪气中,"其性开泄,易袭阳位"是指 ( )
    A. 风邪   B. 寒邪   C. 湿邪   D. 暑邪
    E. 火邪

11. 六淫致病中,性属"粘滞"的病邪为 ( )
    A. 风邪   B. 寒邪   C. 暑邪   D. 湿邪
    E. 燥邪

(12～13题共用题干)
有3名小学生先后出现发热、耳下腮部漫肿疼痛,经辨证分析,中医诊断为痄腮。

12. 寻找致痄腮发生的原因是 ( )
    A. 六淫   B. 疠气   C. 七情   D. 饮食
    E. 劳倦

13. 护理上采取呼吸道隔离直至腮腺完全消肿后1周,护士在宣教时。告知患者行此措施的依据为 ( )
    A. 发病急骤   B. 病情较重   C. 症状相似   D. 学龄儿易发病
    E. 易于流行

14. 人体生命的原动力之气是指 ( )
    A. 宗气   B. 营气   C. 卫气   D. 心气
    E. 元气

15. 下列哪项是指气的运动的(气的运动,称为"气机"。表现为升、降、出、入四种基本形式) ( )
    A. 气升   B. 气行   C. 气机   D. 气运
    E. 气消

16. 中医学中关于疾病的基本病机的正确描述是 ( )
    A. 五行失调   B. 脏腑虚损   C. 六淫侵袭   D. 阴阳失调
    E. 正邪失衡

17. 具有"泌别清浊"功能的脏腑是 ( )
    A. 胃   B. 大肠   C. 小肠   D. 肺
    E. 胆

18. "水谷之海"指的是 ( )
    A. 胃   B. 脾   C. 肾   D. 肝
    E. 胆

19. 中医所指的"刚脏"是 ( )
    A. 心   B. 肝   C. 肺   D. 膀胱
    E. 胃

20. 人体精神活动的主要物质基础是 ( )
    A. 精   B. 气   C. 血   D. 津
    E. 液

21. 火邪、燥邪、暑邪三者共同致病特点是 ( )
    A. 上炎   B. 伤津   C. 失血   D. 生风
    E. 气虚

22. 五行**相克**规律的正确描述是 ( )
    A. 木→土→水→火→金→木   B. 木→火→土→金→水→木
    C. 木→水→火→土→金→木   D. 水→火→金→土→木→水
    E. 土→木→金→水→火→木

23. 中医学中的"将军之官"是指 ( )
    A. 肾   B. 肝   C. 肺   D. 心
    E. 脾

24. 属于津液输布运行的主要通道是 （ ）
    A. 淋巴　　　　　　B. 经络　　　　　　C. 三焦　　　　　　D. 神经
    E. 脏腑
25. 通行元气的脏腑是 （ ）
    A. 肺　　　　　　　B. 小肠　　　　　　C. 肾　　　　　　　D. 胆
    E. 三焦
26. 五脏六腑的关系是阴阳表里互相配合的关系。脏为阴，腑为阳；阳者为表，阴者为里。脏腑表里关系描述**不正确**的是
 （ ）
    A. 心与小肠　　　　B. 肺与三焦　　　　C. 脾与胃　　　　　D. 肝与胆
    E. 肾与膀胱
27. 中医六腑指的是 （ ）
    A. 胆、胃、脑、骨、骨髓、膀胱　　　　　B. 胆、胃、大肠、小肠、膀胱和三焦
    C. 脑、骨、髓、脉、女子胞、胆　　　　　D. 心、脑、脉、骨、髓、三焦
    E. 脑、骨、髓、膀胱、胆、三焦
28. 属于心的生理功能的是 （ ）
    A. 主纳气　　　　　B. 主运化　　　　　C. 主神志　　　　　D. 主宣发肃降
    E. 主疏泄
29. 肺的生理功能 （ ）
    A. 藏精　　　　　　B. 主宣发、肃降　　C. 主血脉　　　　　D. 主升清
    E. 主疏泄
30. 属于奇恒之腑的是 （ ）
    A. 三焦　　　　　　B. 胃　　　　　　　C. 心　　　　　　　D. 脑
    E. 小肠
31. 既是六腑之一，又是奇恒之腑之一的是 （ ）
    A. 三焦　　　　　　B. 髓　　　　　　　C. 胆　　　　　　　D. 女子胞
    E. 脉
32. 下列治法中针对感冒风热犯肺的是 （ ）
    A. 辛温解表　　　　B. 辛凉解表　　　　C. 逐水通淤　　　　D. 调和肝脾
    E. 温中散寒
33. 一类具有强烈传染性的病邪是 （ ）
    A. 六淫　　　　　　B. 七情　　　　　　C. 疠气　　　　　　D. 痰饮
    E. 淤血
34. 在五行相生的理论中属于脾的"子"脏的是 （ ）
    A. 心　　　　　　　B. 肺　　　　　　　C. 肝　　　　　　　D. 肠
    E. 脑
35. 能反映肃杀、收敛、沉降属性的事物是 （ ）
    A. 火　　　　　　　B. 土　　　　　　　C. 水　　　　　　　D. 木
    E. 金
36. 肾为气之根与肾的哪项功能有关 （ ）
    A. 主水　　　　　　B. 藏精　　　　　　C. 纳气　　　　　　D. 化生元气
    E. 温煦全身
37. 对自然界相互关联的事物或现象对立双方属性的概括指的是 （ ）
    A. 五脏　　　　　　B. 五行　　　　　　C. 阴阳　　　　　　D. 经络
    E. 痰饮
38. 下列关于五行相生与相克的说法错误的是 （ ）
    A. 木为水之子　　　B. 水为金之子　　　C. 金为木之所胜　　D. 土为水之所不胜
    E. 金为水之母
39. 中医学中"阴中求阳，阳中求阴"治法的理论依据是 （ ）
    A. 阴阳失调平衡　　B. 阴阳对立制约　　C. 阴阳互根互用　　D. 阴阳相互转化
    E. 阴阳相互消长
40. **中医五脏指的是** （ ）
    A. 脾、胆、胃、肺、女子胞　　　　　　　B. 肝、胆、胃、大肠、小肠
    C. 心、肝、脾、肺、膀胱　　　　　　　　D. 心、肝、脾、肺、肾

E. 心、肝、脾、胆、胃
41. 中医五行学说最基本概念是　　　　　　　　　　　　　　　　　　　　　　　　　　　　　(　　)
　　A. 生、长、化、收、藏　　　　　　　　　　　B. 青、赤、黄、白、黑
　　C. 金、木、水、火、土　　　　　　　　　　　D. 心、肝、脾、肺、肾
　　E. 阴、阳、精、气、血
42. 中医情志指的是　　　　　　　　　　　　　　　　　　　　　　　　　　　　　　　　　　(　　)
　　A. 怒、喜、思、悲、恐　　　　　　　　　　　B. 酸、苦、甘、辛、咸
　　C. 木、火、土、金、水　　　　　　　　　　　D. 风、暑、湿、燥、寒
　　E. 青、赤、黄、白、黑
43. 拔火罐的适应证是　　　　　　　　　　　　　　　　　　　　　　　　　　　　　　　　(　　)
　　A. 急性腰扭伤　　　　　　　　　　　　　　　B. 外感风寒，风寒湿痹
　　C. 平素体质虚弱　　　　　　　　　　　　　　D. 各种疮疡疖肿
　　E. 高热、抽搐、昏迷
44. 不属于中医急重症的是　　　　　　　　　　　　　　　　　　　　　　　　　　　　　　(　　)
　　A. 高热　　　　　　B. 神昏　　　　　　C. 痿症　　　　　　D. 痉证
　　E. 血证
45. 在中医五行归类中，人体五官是　　　　　　　　　　　　　　　　　　　　　　　　　(　　)
　　A. 筋、脉、肉、皮毛、骨　　　　　　　　　　B. 筋、脉、肉、气血、髓
　　C. 目、舌、鼻、唇、耳　　　　　　　　　　　D. 目、舌、鼻、唇、喉
　　E. 目、舌、鼻、口、耳
46. 经常不能获得正常睡眠的病症，中医称之为　　　　　　　　　　　　　　　　　　　　(　　)
　　A. 眩晕　　　　　　B. 不寐　　　　　　C. 痿症　　　　　　D. 神昏
　　E. 头痛

第三节　中医的四诊

　　四诊是指**望、闻、问、切**四种诊察疾病的基本方法。中医通过综合四诊所取得的资料，为临床辨证论治提供全面和可靠的依据。

　　一、望诊

　　望诊内容包括：全身望诊（望神、色、形体、姿态）；局部望诊（望头面、五官、躯体、四肢、二阴、皮肤）；舌诊（望舌体、舌苔）；望排泄物（望痰涎、呕吐物、大便、小便等）；望小儿指纹。

　　二、闻诊

　　闻诊的主要内容包括听声音和嗅气味。

　　1. 听声音　主要是用耳听取病人的语言、呼吸、咳嗽、嗳气、呕吐、腹鸣等声音。

　　2. 嗅气味　主要是用鼻嗅呼吸、口腔、分泌物和排泄物的气味。

　　三、问诊

　　主要内容包括：一般情况、主诉、现病史、既往史、个人生活史、家族史等。

　　1. 问寒热的临床意义　寒与热是疾病常见症状之一，是辨别病邪性质和机体阴阳盛衰重要依据。

　　（1）**恶寒发热**：病人恶寒与发热同时出现，多见于外感病的表证阶段。

　　（2）**但寒不热**：病人只怕冷而不发热为里寒证；新病恶寒，为里实寒证；久病畏寒，为里虚寒证。

　　（3）**但热不寒**：病人只发热而不怕冷，多见于里热证。①**壮热**（高热）：病人高热不退，不恶寒反恶热，属里实热证。②**潮热**：定时发热或定时热甚，有如潮汐。常见于午后或入夜热甚的阴虚潮热；或胃肠燥热内结的日晡潮热；或午后热甚，身热不扬的湿温潮热。③**微热**：发热不高，不超过 38 ℃，但较长时间不退，多见于阴虚或气虚发热。

　　（4）**寒热往来**：恶寒与发热交替出现，为半表半里证的特征，可见于少阳病和疟疾。

　　2. 问汗的临床意义　通过询问了解病人汗出的异常情况，对诊察病邪的性质及人体阴阳盛衰有重要意义。

　　3. 问二便的临床意义　①大便：健康人每日 1 次，成形不燥，排便通畅，多呈黄色，无脓血、粘液、未消化食物。②小便：健康人日间排尿 3～5 次，夜间 0～1 次，每昼夜总尿量为 1 000～2 000 ml。

　　4. 问饮食的临床意义　通过询问饮食口味情况，可以了解体内津液的盈亏及输布是否正常、脾胃及有关脏腑功能的盛衰。

　　四、切诊

　　切诊即**脉诊**，是通过切按患者的脉搏来了解病情变化的一种中医独特诊断方法。常用的脉诊部位是寸口脉（寸口是指**桡动脉**的腕后搏动部位），寸口是**寸、关、尺**三个部位的总称。

单元测试题

1. 在病情观察中,中医的"四诊"方法是 ( )
   A. 望、触、叩、听
   B. 望、触、问、切
   C. 望、闻、问、切
   D. 触、摸、按、压
   E. 触、摸、叩、听

(2~3题共用题干)

患者,女,46岁。高热数日,体温在39℃以上不退,不觉恶寒,反而热。口渴喜冷饮,小便,大便燥结,舌红苔黄,脉滑数。

2. 该患者的发热类型属于 ( )
   A. 潮热
   B. 壮热
   C. 微热
   D. 寒热往来
   E. 阴虚内热

3. 医生诊治后以清热保津,除烦消渴的方剂治疗,护士告知患者如何服药时,以下哪项是正确的 ( )
   A. 饭后服用
   B. 服药与进食间隔半小时
   C. 小量频服
   D. 药可凉服
   E. 每4小时服药一次,使药力持续

第四节 中医辨证方法

一、八纲辨证

八纲是表、里、寒、热、虚、实、阴、阳 8类辨证纲领。

1. 表证与里证 表里是辨证病变部位、病情轻重和病势趋向的两个纲领。
   (1) 表证:是六淫、疠气、虫毒等邪气经皮毛、口鼻侵入机体,正气(卫气)抗邪所表现轻浅证候的概括。主要见于外感疾病初起阶段。常见症候表现:**恶寒发热**,头身疼痛,脉浮,苔薄白为主要表现,或可见鼻塞、流清涕、喷嚏、咽喉痒痛等症。
   (2) 里证:泛指病变部位在内,由脏腑、气血、骨髓等受病所导致的症候。常见症候表现:不同的里证,表现为不同的证候,但其基本特点为:**无新起恶寒发热并见**,以脏腑症状为主要表现,起病可急可缓,一般病情较重、病程较长。
   (3) 表证与里证的鉴别要点:辨别表证和里证,主要是审察寒热症状、内脏证候是否突出、舌象、脉象等变化。在外感病中,**发热恶寒**同时并见的属**表证**,发热不恶寒或但寒不热的属**里证**;**表证**以头身疼痛、鼻塞或喷嚏为主症;**里证**以内脏证候,如咳嗽、心悸、腹痛等表现为主症;表证舌苔变化不明显;里证舌苔多有变化。**表证多见浮脉;里证多见沉脉**。

2. 寒证与热证 寒热是辨别疾病性质的两个纲领。
   (1) 寒证:感受寒邪或阳虚阴盛,导致机体功能活动衰退所表现具有冷凉特点证候。
   (2) 热证:感受热邪,或脏腑阳气亢盛,或阴虚阳亢,导致机体功能活动亢进所表现具有温、热证候。
   (3) 寒热证鉴别要点 热证面色赤,寒证面色白;热证恶热喜冷,寒证恶寒喜热;热证口渴喜冷饮,寒证口淡不渴;热证手足烦热,寒证手足厥冷;热证小便短赤、大便燥结,寒证小便清长、大便溏薄;热证舌红苔黄,寒证舌淡苔白;热证脉滑数,寒证脉沉迟。

3. 虚证与实证 虚实是用以概括和辨别正气强弱和邪气盛衰的两个纲领。
   (1) 虚证:指人体阴阳、气血、津液、精髓等正气亏虚,不足的病证,表现为不足、松弛、衰退特征的各种证候。
   (2) 实证:指人体感受外邪,或疾病过程中阴阳气血失调,体内病理产物蓄积,以邪气盛、正气不虚为基本病理,表现为有余、亢盛、停聚特征的各种证候。
   (3) 虚实证鉴别要点:虚证病程长,实证病程短;虚证者体质多虚弱,实证者体质多壮实;虚证者**精神萎靡**,实证者精神兴奋;虚证者**声低息微**,实证者声高气粗;虚证者疼痛喜按,实证者疼痛拒按;虚证者胸腹按之不痛、涨满时减,实证者胸腹按之疼痛、涨满不减;虚证者**五心烦热、午后微热**,实证者蒸蒸壮热;虚证者畏寒、得以近火则减,实证者恶寒、添衣加被不减;虚证舌质嫩、苔少或无苔,实证舌质老、苔厚腻;**虚证脉象无力**,**实证脉象有力**。

二、脏腑辨证与护理

脏腑辨证是在认识脏腑生理功能、病变特点的基础上,将通过四诊所收集的症状、体征及有关病情资料,进行综合分析,从而判断疾病所在的脏腑部位,病因、病理性质等的一种辨证方法。脏腑辨证是辨证护理的前提和依据,是中医临床各科实施辨证护理的基础。

三、卫气营血辨证

将外感温热病发展过程中所反映的不同病理阶段,分为卫分证、气分证、营分证、血分证4类,用以说明病位的深浅、病情的轻重和传变的规律,并指导临床治疗。

单元测试题

1. 八纲辨证是指:表里、寒热、虚实和 ( )

A. 浮沉 B. 盛衰 C. 润燥 D. 正邪
E. 阴阳

2. 询问汗的有无,可以判断感受外邪的性质和卫阳盛衰,表证有汗常见于 （   ）
   A. 多属外感寒邪所致的伤寒表实证
   B. 外邪入里的里热证
   C. 里热炽盛
   D. 外感风邪所致的中风表虚证,或为外感风热所致的表热证
   E. 阳气不足,蒸化无力所致

3. 表证和里证的鉴别要点为 （   ）
   A. 咳嗽是否伴有咳痰 B. 寒热症状、内脏症候是否突出
   C. 头身疼痛与否 D. 舌象的变化
   E. 出汗量之多少

4. 患者恶寒与发热同时出现,常见于 （   ）
   A. 里实寒证 B. 阴虚或气虚发热
   C. 外感病的表证阶段 D. 少阳病和疟疾
   E. 实热证

5. 下面属**虚证**的临床症状为 （   ）
   A. 体质多壮实 B. 精神萎靡,声低息微
   C. 声高气粗 D. 胸腹按之疼痛,涨满不减
   E. 脉象有力

6. 患者卵巢癌术后在化疗过程中出现了头痛眩晕口干咽燥,腰酸腿软,形体消瘦,舌红苔少,脉细弱。其证候是 （   ）
   A. 脾胃虚弱证 B. 肝肾阴虚证 C. 水湿浸渍证 D. 风水泛滥证
   E. 湿毒浸淫证

7. 阴水的临床特征应**除外** （   ）
   A. 发病较缓 B. 面色萎黄,四肢不温
   C. 下肢水肿,按之凹陷不起 D. 粪便溏薄
   E. 烦热口渴

8. 能反映阴虚发热特点的是 （   ）
   A. 午后热盛 B. 口淡不渴 C. 高热不退 D. 寒热往来
   E. 四肢不温

9. 属于阴的症状是 （   ）
   A. 声高气粗 B. 精神亢奋 C. 面色潮红 D. 脉细涩
   E. 舌苔黄糙

10. 属于阴的脉象是(脉学认为:浮脉、长脉、洪脉、滑脉属于阳脉;涩脉、沉脉、短脉属于阴脉) （   ）
    A. 洪脉 B. 长脉 C. 浮脉 D. 实脉
    E. 涩脉

11. 浮脉多见于 （   ）
    A. 里证 B. 寒证 C. 虚证 D. 热证
    E. 表证

12. 中医辨证理论体系中,属于辨证总纲的是 （   ）
    A. 脏腑辨证 B. 六经辨证 C. 气血津液辨证 D. 八纲辨证
    E. 卫气营血辨证

13. 八纲辨证中,辨别疾病性质的两个纲领是 （   ）
    A. 表里辨证 B. 虚实辨证 C. 寒热辨证 D. 阴阳辨证
    E. 脏腑辨证

14. 八纲辨证中,辨别疾病盛衰的两个纲领是 （   ）
    A. 表里辨证 B. 虚实辨证 C. 寒热辨证 D. 阴阳辨证
    E. 脏腑辨证

15. 八纲辨证中,辨别疾病部位和病势浅深的两个纲领是 （   ）
    A. 表里辨证 B. 虚实辨证 C. 寒热辨证 D. 阴阳辨证
    E. 脏腑辨证

16. 患儿,男,9岁,自觉发热轻微,遇风则冷,自汗,脉浮缓,此为 （   ）
    A. 风寒表证 B. 风热表证 C. 伤风表证 D. 伤湿表证

E. 伤暑证
17. 下列哪项**不是**鉴别寒证与热证的要点 （　　）
    A. 身热与身冷　　　B. 面赤与面白　　　C. 口渴与不渴　　　D. 舌苔黄与白
    E. 头痛与不痛
18. 表证与里证最主要的鉴别点是 （　　）
    A. 寒热是否并见　　B. 是否有汗　　　　C. 舌苔黄与白　　　D. 是否头身疼痛
    E. 是否咳嗽有痰
19. 患者,女,26岁,小便频数,尿急尿痛,小便短赤已3天,此因 （　　）
    A. 膀胱湿热　　　　B. 肝胆湿热　　　　C. 大肠湿热　　　　D. 肾虚不固
    E. 脾虚气陷

（20～21题共用题干）
    患者,男,30岁。素体健,冬春交季时着单衣外出回家后即觉头身疼痛,恶寒发热。鼻塞,流清脉浮,舌苔薄白。
20. 根据八纲辨证的方法,此患者有可能是 （　　）
    A. 里证　　　　　　B. 热证　　　　　　C. 实证　　　　　　D. 阳证
    E. 表证
21. 此患者的病因有可能是 （　　）
    A. 六淫　　　　　　B. 疠气　　　　　　C. 七情　　　　　　D. 饮食
    E. 劳倦伤

第五节　中医治病八法

①**汗法(解表法)**:是运用解表发汗方药,使病人出汗而逐邪外出一种治法。②**吐法(催吐法)**:**引导病邪或有害物质,使从口涌吐方法**。③下法:用通泻大便的方法,排除蓄积。④和法:用和解方法。⑤温法:祛除寒邪和补益元阳方法。⑥清法:治疗热证,有清热保津,除烦解渴作用。⑦消法:消散、消导、破削,具有渐消缓散,破坚消积作用。⑧补法:补益人体阴阳气血之不足或脏腑虚损,以增强机体功能。

单元测试题

1. 引导病邪或有害物质,使之从口涌吐的方法为 （　　）
    A. 汗法　　　　　　B. 下法　　　　　　C. 吐法　　　　　　D. 和法
    E. 清法

（2～3题共用题干）
    患者,男,56岁,素体较胖,经常酗酒,10年前曾有头晕、头痛、耳鸣、烦躁易怒等症状。近两年来,上述症状均有加重,面色发青,耳鸣如潮。前1日因精神刺激,大怒后突然昏倒,经抢救苏醒后,口眼歪斜,语言不清,喉中痰鸣。舌淡红,苔黄腻。
2. 通过临床表现,认为该患者目前受累的脏腑为 （　　）
    A. 肾脏　　　　　　B. 肺脏　　　　　　C. 肝脏　　　　　　D. 脾脏
    E. 心
3. 目前患者表现为口眼歪斜,可据此判断,患者目前的情况属于 （　　）
    A. 惊风　　　　　　B. 中风　　　　　　C. 破伤风　　　　　D. 伤寒
    E. 疟疾
4. 体质素弱、年老体衰或孕妇、产妇及出血病人必须慎用或禁用的治法是 （　　）
    A. 汗法　　　　　　B. 和法　　　　　　C. 吐法　　　　　　D. 补法
    E. 清法
5. 下列哪项**不属于**治疗八法 （　　）
    A. 汗法　　　　　　B. 和法　　　　　　C. 下法　　　　　　D. 清法
    E. 扶正

第六节　养生与治则

1. **中医养生的基本原则**　主要有顺应自然、形神兼养、节欲保精、动静结合等。
2. **中医养生的主要方法**　常用的有精神养生法、起居养生法、饮食养生法、房事养生法、运动养生法、药物养生法、推拿养生法、针灸养生法等。
3. **中医治则**　包括早治防变、治病求本、扶正祛邪、调整阴阳、调理气血、调治脏腑、三因制宜等。

第七节 中药

1. **中药的性能** 中药的性能是对中药作用的基本性质和特征的高度概括，是依据用药后的机体反应归纳出来的，是以人体为观察对象，中药性能又称药性，药性理论是中药理论的核心，主要包括**四气、五味、归经、升降浮沉、毒性等**。

2. **中药的四气五味** 四气即中药的**寒、热、温、凉**四种药性，反映药物在影响人体阴阳盛衰，寒热变化方面的作用倾向，是说明药物作用性质的重要概念之一。中药四气中，温热与寒凉属于两类不同的性质，温热属阳，寒凉属阴，故**四性**从本质而言，实际上是寒热二性。**五味**是指**酸、苦、甘、辛、咸**五种味道。酸，有收敛、固涩等作用；苦，有泻火、燥湿、通泄、下降等作用；甘，有滋补、和中或缓急的作用；辛，有发散、行气作用；咸，有软坚、散结等作用。五味入五行的规律是：酸入木，苦入火，甘入土，辛入金，咸入水（酸→木，苦→火，甘→土，辛→金，咸→水）。五味入五脏的规律是：酸入肝，苦入心，甘入脾，辛入肺，咸入肾（酸→肝，苦→心，甘→脾，辛→肺，咸→肾）。

小结提示：中医五行分类表——五行与人体和自然界的对应关系

自然界					五行	人体				
五味	五色	五化	五气	五季		脏	腑	五官	五体	情态
酸	青	生	风	春	木	肝	胆	目	筋	怒
苦	赤	长	暑	夏	火	心	小肠	舌	脉	喜
甘	黄	化	湿	长夏	土	脾	胃	口	肉	思
辛	白	收	燥	秋	金	肺	大肠	鼻	皮	悲
咸	黑	藏	寒	冬	水	肾	膀胱	耳	骨	恐

3. **服药方法** 中药的服药方法分为：**口服给药**、含漱给药、滴鼻给药、滴眼给药、滴耳给药、皮肤给药、肛门给药、阴道给药、注射给药。

4. **口服给药** 是临床使用中药的主要给药途径。口服给药的效果，除受到剂型等因素的影响外，还与服药的时间、服药的多少及服药的冷热等服药方法有关。

(1) 服药时间：适时服药是合理用药的重要方面。

1) 清晨空腹时，因胃及十二指肠内均无食物，所服药物可避免与食物混合，能迅速吸收入肠，充分发挥药效。**峻下逐水药晨起空腹时服药**，可利于药物迅速进入肠发挥作用，而且可以避免晚间频频起床影响睡眠。

2) 驱虫药、攻下药及其他治疗胃肠道疾病的药物宜饭前服用，因饭前服用，有利于药物的消化吸收，故多数药物都宜饭前服用。

3) 对胃肠道有刺激性的药物、消食药宜饭后服用，胃中存有食物可使药物与食物混合，减轻药物对胃肠的刺激。无论饭前服或饭后服用的药物，服药与进食都应间隔 1 小时左右，以免影响药物与食物的消化吸收与药效的发挥。

4) 安神药宜在睡前 30 分钟至 1 小时服用。

5) 缓下剂**宜在睡前**服用，以便于次日清晨排便。

6) 涩精止遗药宜在晚间服用。

7) 截疟药宜在疟疾发作前 2 小时服药。

8) 急性病则不规定时间服用。

(2) 服药量：①一般疾病服药，每日 1 剂，每剂分 2～3 次服用。②病情危重者，可每隔 4 小时左右服药 1 次，昼夜不停，使药力持续。③发汗药、泻下药，如药力较强，服药应适可而止。一般以得汗、得下为度，以免汗、下太过，损伤正气。④呕吐病人服药宜小量频服，以免引起呕吐。

(3) 服药温度：①一般汤药多宜温服。寒证用热药，宜于热服；辛温发汗解表药用于外感风寒表实证，不仅药宜热服，服药后还需要加盖衣被。②热病用寒药，如热在胃肠，病人欲冷饮者，药可凉服；如热在其他脏腑，患者不欲冷饮者，寒药仍以温服为宜。

5. **汤剂的煎法**

(1) 煎药用具：**沙锅**是最常用的煎药容器。沙锅性质稳定、传热性能缓和、不易与中药所含成分发生化学变化。**不锈钢锅、搪瓷锅、玻璃烧杯也可采用**，忌用铁锅（切忌用铁、铜、锡等器具，以免发生化学反应，影响疗效或产生毒副作用）。

(2) 煎药前浸泡：**煎药前用冷水浸泡 30 分钟至 1 小时为宜**。目的使水渗进药物内部。

(3) 煎药时加水要适量：**第 1 煎加水至超过药面 3～5 cm 为宜，第 2 煎加水至超过药面 2～3 cm 为宜**。

(4) 煎药用火：通常遵循"先武后文"的原则。**一般在未沸腾前用武火**，沸后用文火，以免水分迅速蒸发，影响药物有效成分的浸出。

(5) 特殊煎法：包括先煎（龟甲、龙骨、石决明、生附子、生乌头等）、后下（沉香、砂仁、木香等）、包煎（滑石、车前子、蒲黄、旋覆花等)、烊化(阿胶、龟胶、鹿角胶等)、另煎(西洋参、人参、羚羊角、冬虫夏草等)、泡服(胖大海、番泻叶、藏红花)、冲服(三七、麝香)等。

(6) 煎药时间:见表2-1。

表2-1 中药煎煮时间表

类别	第一煎于沸后煮	第二煎于沸后煮
解表药	20分钟	15分钟
一般药	30分钟	25分钟
滋补药	60分钟	50分钟

单元测试题

1. 中药的四气 ( )
   A. 是指中药的四种特殊气味　　　　　　B. 寒凉药具有散寒、助阳的作用
   C. 是指中药的寒、热、温、凉四种药性　D. 是指中药的辛、咸、甘、苦四种味道
   E. 温热药具有清热、解毒的作用

2. 峻下逐水药的服用时间是 ( )
   A. 清晨空腹　　　　B. 饭后　　　　C. 饭前　　　　D. 睡前
   E. 发作前

3. 安神类中药最佳的服用时间是 ( )
   A. 饭前服用　　　　B. 睡前服用　　　C. 两餐间服用　　D. 清晨服用
   E. 饭前服用

(4~5题共用题干)

患者,女,6岁,素体虚弱。近日来,不思饮食,嗳腐吞酸,大便量多而臭,脘腹饱胀,舌质淡红,苔白腻。

4. 护士应判断该患者的病位在 ( )
   A. 肺　　　　B. 大肠　　　　C. 胃　　　　D. 小肠
   E. 胆

5. 医生予消食导滞法治疗,口服保和丸,护士告知患者的最佳服药时间为 ( )
   A. 饭前服　　　B. 饭后服　　　C. 睡前服　　　D. 晚间服
   E. 清晨服

6. 中药缓下剂的服用时间应是 ( )
   A. 饭前服用　　　B. 睡前服用　　　C. 饭后服用　　　D. 清晨服用
   E. 两餐间服用

7. 呕吐患者正确服用中药的方法为 ( )
   A. 大剂量服用　　B. 吐后立即服用　　C. 少量频服　　D. 吐前服用
   E. 昼夜不停服用

8. 感冒风热犯肺证的治法是 ( )
   A. 辛温解表　　　B. 辛凉解表　　　C. 清暑祛湿解表　　D. 益气解表
   E. 滋阴解表

9. 指导家长对寒性哮喘患儿中药汤剂服用,适宜的方法是 ( )
   A. 温服　　　B. 热服　　　C. 凉服　　　D. 冷服
   E. 急服

10. 为防止中草药变性,影响疗效,煎药用具**不宜**用 ( )
    A. 沙锅　　　B. 瓦罐　　　C. 搪瓷罐　　　D. 铁锅
    E. 不锈钢锅

11. 需要先入锅煎煮的中药是 ( )
    A. 鳖甲　　　B. 茯苓　　　C. 杏仁　　　D. 阿胶
    E. 薄荷

12. 煎制时需要包煎的中药是 ( )
    A. 沉香　　　B. 滑石　　　C. 龟甲胶　　　D. 枸杞子
    E. 黄连

13. 最常用的煎药容器是 ( )
    A. 沙锅　　　B. 瓦罐　　　C. 搪瓷罐　　　D. 铁锅

E. 不锈钢锅

(14～16题共用题干)

患者,男,32岁,于1天前受凉,自感恶寒,头身疼痛,鼻塞、流清涕、喷嚏、咽喉痒痛等症就诊。

14. 该患者应属于 ( )
   A. 表证　　　　B. 里证　　　　C. 寒证　　　　D. 热证
   E. 半表半里证

15. 医生开了3副汤药,护士在给病人讲解煎药时间时,应把握 ( )
   A. 煎煮中药时第一煎于沸后煮20分钟,第二煎于沸后煮15分钟
   B. 煎煮中药时第一煎于沸后煮30分钟,第二煎于沸后煮25分钟
   C. 煎煮中药时第一煎于沸后煮40分钟,第二煎于沸后煮20分钟
   D. 煎煮中药时第一煎于沸后煮60分钟,第二煎于沸后煮50分钟
   E. 煎煮中药时第一煎于沸后煮80分钟,第二煎于沸后煮30分钟

16. 服药时的注意事项 ( )
   A. 温服,服药后加盖衣被,使微汗出　　B. 出汗后立即洗浴
   C. 凉服　　　　　　　　　　　　　　D. 少饮水
   E. 服药后可进一些冷饮

17. 咸味应该归属于五行的哪一行(木、火、土、金、水) ( )
   A. 木行　　　　B. 火行　　　　C. 金行　　　　D. 水行
   E. 土行

18. 在食物的五味中,属于酸先入的脏的是(酸、苦、甘、辛、咸) ( )
   A. 肝　　　　　B. 心　　　　　C. 脾　　　　　D. 肺
   E. 肾

19. 中药的主要给药途径是 ( )
   A. 坐浴给药　　B. 注射给药　　C. 口服给药　　D. 外治给药
   E. 肛门给药

20. 阿胶入煎剂时宜 ( )
   A. 包煎　　　　B. 烊化　　　　C. 冲服　　　　D. 泡服
   E. 先煎

21. 西洋参入煎剂时宜 ( )
   A. 另煎　　　　B. 先煎　　　　C. 冲服　　　　D. 烊化
   E. 包煎

(22～24题共用题干)

患者,男,23岁。向来体虚,日前食冷饮后,不思饮食少纳呆,腹痛喜按,得热痛减。精神萎靡,口渴,舌淡苔白,脉沉迟。

22. 可判断此患者的病位在 ( )
   A. 肝　　　　　B. 肺　　　　　C. 胃　　　　　D. 小肠
   E. 大肠

23. 依据辨证施治的原则,此患者应采用的治病方法为 ( )
   A. 汗法　　　　B. 吐法　　　　C. 消法　　　　D. 清法
   E. 温法

24. 此患者适合五味中的 ( )
   A. 酸　　　　　B. 苦　　　　　C. 甘　　　　　D. 辛
   E. 咸

25. **中医饮食上五味指的是** ( )
   A. 酸、苦、甘、辛、咸　　　　　　　B. 酸、苦、甘、甜、涩
   C. 酸、苦、麻、辣、涩　　　　　　　D. 甜、辣、苦、涩、咸
   E. 甜、辣、苦、酸、辛

26. 中医在自然界中"五色"是指 ( )
   A. 青、赤、紫、橙、黑　　　　　　　B. 青、赤、黄、白、黑
   C. 赤、橙、黄、绿、紫　　　　　　　D. 蓝、绿、紫、橙、黑
   E. 红、黄、蓝、白、黑

第三章 法规与护理管理

小结提示：
一、卫生法律责任的种类

1. **民事责任** 卫生法中的民事责任，主要是指医疗机构、医疗卫生工作人员或从事与医药卫生事业有关的机构，违反法律规定、侵害公民的健康权利时，应对受害人承担赔偿责任。

2. **行政责任** 是行政法律责任的简称，是指违反有关行政管理法律的规定，但未构成犯罪的行为所依法应当承担的损害赔偿责任。

（1）**行政处分**：一般是指国家机关、企事业单位依法给予隶属于它的违法或违纪行为人的一种制裁处理。我国行政处分有：警告、记过、记大过、降级、撤职、开除。

（2）**行政处罚**：是指国家行政机关及其他依法可以实施行政处罚权的组织，对违反行政法律、法规、规章，尚不构成犯罪的公民、法人及其他组织实施的一种制裁行为。行政处罚的种类主要有：警告、罚款；没收违法所得、没收非法财物；责令停产、停业；暂扣或者吊销执照等。

3. **刑事责任** 是行为人实施犯罪必须承担的法律后果。犯罪行为即触犯刑律的行为，是指危害社会，依照刑法应受刑罚处罚的行为。卫生法中须承担的刑事责任，主要有：①违反传染病防治法的规定，引起甲类传染病传播的犯罪。②违反国境卫生检疫规定，引起检疫传染病传播或者有传播严重危险的犯罪。③医务人员严重不负责任造成严重后果的犯罪。④非法行医情节严重的犯罪。⑤生产、销售假药、劣药的犯罪；生产伪劣商品的犯罪。⑥非法采集、供应血液或者制作、供应血液制品的犯罪。⑦造成严重食物中毒事故或者其他严重食源性疾患的犯罪。⑧利用职务之便牟取不正当利益的犯罪。

二、主要的卫生法渊源

（一）**宪法** 宪法是卫生法的最高表现形式和根本法源。

（二）**法律** 是由全国人民代表大会及其常委会制定的规范性文件，是卫生法最基本和最主要的表现形式。由全国人大常委会制定的卫生法律有：《母婴保健法》《执业医师法》《传染病防治法》《职业病防治法》《国境卫生检疫法》《食品安全法》《药品管理法》《献血法》《人口与计划生育法》《红十字会法》等 10 部。

（三）**行政法规** 是由国务院制定的法律效力低于法律高于地方性法规的规范性文件，是卫生法重要的表现形式。如《公共场所卫生管理规定》《医疗机构管理条例》《医疗事故处理条例》《护士条例》《计划生育技术服务管理条例》《医疗器械管理条例》等。

（四）**地方性法规** 省、自治区、直辖市的人民代表大会及其常务委员会等制定的规范性文件。

（五）**规章** 主要有部门规章和地方性规章，二者合称行政规章，如卫生部规章等。

第一节 与护士执业注册相关的法律法规

一、护士条例

《护士条例》于 **2008 年 5 月 12 日开始实施**，其立法宗旨是，**既要维护护士的合法权益，又要规范护理行为；根本宗旨在于促进护理事业发展，保障医疗安全和人体健康**。

（一）护士执业注册应具备的基本条件

1. **具有完全民事行为能力**。中国《民法通则》规定：**18 周岁以上的公民是成年人，具有完全民事行为能力，可以独立进行民事活动，是完全民事行为能力人**。16 周岁以上不满 18 周岁的公民，以自己的劳动收入为主要生活来源的，视为完全民事行为能力的人。

2. **具有中专及以上学历** 在中等职业学校、高等学校完成教育部和国家卫生和计划生育委员会规定的**普通全日制 3 年以上的护理**、助产专业课程学习，包括在教学、综合医院完成 **8 个月**以上护理临床实习，并取得相应学历证书。

本规定强调凡申请护士注册资格必须具备两个基本条件：一是**专业**的要求，必须经过护理专业教育；二是**学历**要求，必须取得普通中等卫(护)校的毕业文凭或高等医学院校大专以上毕业文凭。

3. **通过国家卫生和计划生育委员会组织的护士执业资格考试**。护理专业**应届毕业生**可以参加全国护士执业资格考试，考试成绩合格后方可申请护士执业注册，这是取得护士执业证书的条件之一。

4. 符合护士执业注册管理办法规定的健康标准：①**无精神病史**。②**无色盲、色弱、双耳听力障碍**。③**无影响履行护理职责的疾病、残疾或功能障碍**。

（二）护士的权利与义务 详见第四章"护理伦理"中相关章节。

（三）护士执业中医疗卫生机构的职责

医院、卫生院、诊所是我国医疗机构主要形式。护士条例中规定了医疗卫生机构三方面职责：

1. **合理配备护理人员** 《护士条例》第二十条规定：**医疗卫生机构配备护士的数量不得低于国家卫生和计划生育委**

员会规定的护士配备标准。未达到护士配备标准的医疗卫生机构,必须按照相关规定分步实施,**自条例施行之日起3年内达到相应的配备标准**。

2. **保障护士合法权益** ①应当为护士提供卫生防护用品,并采取有效卫生防护措施和医疗保健措施。②**应当执行国家有关工资、福利待遇和社会保险等规定**。③对在艰苦边远地区工作,或者从事直接接触有毒有害物质、有感染传染病危险工作的护士,所在医疗卫生机构应当按照国家有关规定给予津贴。④根据需要,开展护士培训。

3. **加强护士管理** ①应当按照国家卫生和计划生育委员会的规定,设置专门机构或者配备专(兼)职人员负责护理管理工作;**不得允许未取得护士执业证书的人员、未依照条例规定办理执业地点变更手续的护士以及护士执业注册有效期届满未延续执业注册的护士在本机构从事诊疗技术规范规定的护理活动**;在教学、综合医院进行护理临床实习的人员应当在护士指导下开展有关工作。②应当建立护士岗位责任制并进行监督检查。护士因不履行职责或者违反职业道德受到投诉的,其所在医疗卫生机构应当进行调查;经查证属实的,医疗卫生机构应当对护士做出处理,并将调查处理情况告知投诉人。

(四)法律责任

1. **医疗卫生机构的法律责任**

(1)医疗卫生机构的护士配备数量低于国家卫生和计划生育委员会规定的护士配备标准的;或允许未取得护士执业证书的人员或者允许未依照本条例规定办理执业地点变更手续、延续执业注册有效期的护士在本机构从事诊疗技术规范规定的护理活动的,由县级以上地方人民政府卫生和计划生育委员会主管部门**责令限期改正,给予警告**;逾期不改正的,将会受到**核减其诊疗科目**,或者**暂停其6个月以上1年以下执业活动**的处理。

(2)医疗卫生机构未执行国家有关工资、福利待遇等规定的;对在本机构从事护理工作的护士,未按照国家有关规定足额缴纳社会保险费用的;未为护士提供卫生防护用品,或者未采取有效的卫生防护措施、医疗保健措施的;对在艰苦边远地区工作,或者从事直接接触有毒有害物质、有感染传染病危险工作的护士,未按照国家有关规定给予津贴的,将会受到有关法律、行政法规规定的处罚。

2. **护士执业中的法律责任** 《护士条例》规定,护士在执业活动中有下列情形之一的,由县级以上地方人民政府卫生和计划生育委员会主管部门依据职责分工责令改正,**给予警告**;情节严重的,**暂停其6个月以上1年以下执业活动**,直至由原发证部门**吊销其护士执业证书**:①发现患者病情危急未立即通知医生。②**发现医嘱违反法律、法规、规章或者诊疗技术规范的规定,应当及时向开具医嘱的医师提出**;必要时,应当向该医师所在科室的负责人或者医疗卫生机构负责医疗服务管理的人员报告。③泄露患者隐私的。④发生自然灾害、公共卫生事件等严重威胁公众生命健康的突发事件,不服从安排参加医疗救护的。

护士在执业活动中造成医疗事故,依照医疗事故处理的有关规定承担法律责任。承担法律责任有三种形式:**警告、暂停执业活动和吊销其护士执业证书**,并且一旦被吊销执业证书的,**自执业证书被吊销之日起2年内不得申请执业注册**。同时所受到行政处罚、处分的情况将被记入护士执业不良记录。

二、护士的执业注册申请与管理

为规范护士执业注册管理,卫生部于2008年5月4日颁布第59号中华人民共和国卫生和计划生育委员会令,根据《护士条例》,制定并通过《护士执业注册管理办法》,于2008年5月12日起施行。《护士执业注册管理办法》规定我国实行护士执业许可制度,它包括**首次执业注册、再次执业注册、变更执业注册、重新执业注册、注销执业注册**等情况以及建立护士执业记录制度。

1. **首次执业注册** 护士首次执业注册应当自**通过护士执业资格考试之日起3年内提出执业注册申请**,提交**身份证、学历证书及专业学习中的临床实习证明**、护士执业资格考试**成绩合格证明**、省、自治区、直辖市人民政府卫生和计划生育委员会行政部门指定的医疗机构出具的申请人6个月内**健康体检证明**以及医疗卫生机构**拟聘用的相关材料**,接受审核。**护士执业注册有效期5年**。《护士执业注册管理办法》规定,卫生和计划生育委员会行政部门应当自受理申请之日起20个工作日内,对申请人提交的材料进行审核。审核合格的,准予注册,发给《护士执业证书》。

2. **申请延续(再次)执业注册** 护士执业注册有效期届满需要继续执业的,**应当在有效期届满前30日**,向原注册部门申请延续注册。提交材料:①护士延续注册申请审核表。②申请人的《护士执业证书》。③省、自治区、直辖市人民政府卫生和计划生育委员会行政部门指定的医疗机构出具的申请人6个月内健康体检证明。注册部门自受理延续注册申请之日起**20日**内进行审核。审核合格的,予以延续注册。

3. **变更执业注册** 护士在其执业注册有效期内变更执业地点的,应当向拟执业地点注册主管部门报告,并提交下列材料:①护士变更注册申请审核表。②申请人的《护士执业证书》。注册部门应当自受理之日起**7个工作日**内为其办理变更手续。护士跨省、自治区、直辖市变更执业地点的,收到报告的注册部门还应当向其原执业地注册部门通报。**护士变更注册后其执业许可期限也为5年**。

承担卫生和计划生育委员会行政部门交办或者批准的任务以及履行医疗卫生机构职责的护理活动,包括经医疗卫生机构批准的进修、学术交流的,不需要办理变更手续。

4. **重新执业注册** 对注册有效期届满未延续注册的、受吊销《护士执业证书》处罚,**自吊销之日起满2年的护理人员,需要重新进行执业注册**。

5. **注销执业注册** 护士执业注册后有下列情形之一的,原注册部门办理注销执业注册:①注册有效期届满未延续注册。②受吊销《护士执业证书》处罚。③护士死亡或者丧失民事行为能力。

6. 执业记录制度 建立护士执业记录是进行护士执业注册变更、延续的依据,卫生和计划生育委员会行政部门进行监督管理的反映,医疗卫生机构评价护士成绩、晋升职称、进行奖惩的基础材料。

单元测试题

1. 以下法规性文件,法律效力最低的是 （ ）
   A. 《中华人民共和国执业医师法》 B. 《中华人民共和国宪法》
   C. 《护士条例》 D. 《医院感染管理办法》
   E. 《中华人民共和国传染病法》

2. 《护士条例》的根本宗旨是 （ ）
   A. 维护护士合法权益 B. 促进护理事业发展,保障医疗安全和人体健康
   C. 规范护理行为 D. 保持护士队伍稳定
   E. 保证护理专业性

3. 《护士条例》施行的时间是 （ ）
   A. 1993年3月26日 B. 1994年1月1日 C. 2008年1月31日 D. 2008年5月12日
   E. 2004年5月20日

4. 关于《护士条例》,以下说法正确的是 （ ）
   A. 自公布之日起生效 B. 只对护士有规范作用
   C. 没有约束力 D. 由全国人大常委会公布施行
   E. 属于专业规章

5. 以下属于行政法规的是 （ ）
   A. 《中华人民共和国民法通则》 B. 《医院感染管理办法》
   C. 《护士条例》 D. 《中华人民共和国职业病防治法》
   E. 《中华人民共和国残疾人保障法》

6. 护士从事护理活动唯一合法的法律文书是 （ ）
   A. 护理或助产专业毕业证书 B. 护士执业证书
   C. 《护士条例》 D. 《护士管理办法》
   E. 医疗事故处理条例

7. 以下高(中)等医学院校不同学制毕业生,**不能**申请护士执业注册的是 （ ）
   A. 5年制大学本科 B. 3年制大学专科 C. 3年制中专 D. 2年制中专
   E. 2年制研究生

8. 申请注册的护理专业毕业生,应在教学或综合医院完成临床实习,其时限至少为 （ ）
   A. 6个月 B. 8个月 C. 10个月 D. 12个月
   E. 3个月

9. 以下可作为申请护士执业注册的学历证书是 （ ）
   A. 成人高等学校全日制护理学专业专升本毕业证书 B. 普通中等专业学校三年全日制普通中专毕业证书
   C. 普通高等学校夜大护理学专业大专毕业证书 D. 高等教育自学考试护理学专业本科毕业证书
   E. 重点高等医学教育机构网络教育毕业证书

10. 护士配备是否合理对其无直接影响的是 （ ）
    A. 医院的工作质量 B. 护理质量 C. 患者安全 D. 医院的经济效益
    E. 对患者的服务水准

11. 医疗卫生机构配备护士的标准按照以下文件的相关规定,但**不包括** （ ）
    A. 《综合医院组织编制原则(试行草案)》 B. 《突发公共卫生事件应急条例》
    C. 《卫生部医院质量管理评价指南》 D. 《医疗机构基本标准》
    E. 《医院管理评价指南》

12. 关于医疗机构对护士在职培训的义务,叙述**不正确**的是 （ ）
    A. 应当制定本机构护士在职培训计划 B. 应当实施本机构护士在职培训计划
    C. 保证护士接受培训 D. 医疗机构仅应针对本机构执业护士进行在职培训
    E. 根据临床专科护理发展开展对护士的专科护理培训

13. 针对护士在执业活动中面临职业危害的问题,《护士条例》中**未做**以下规定 （ ）
    A. 护士应当获得与其所从事的护理工作相适应的卫生防护、医疗保健服务
    B. 从事有感染传染病危险工作的护士,应当接受职业健康监护
    C. 不得要求护士从事直接接触有毒有害物质的危险工作

D. 护士患职业病的,有依照有关法律、行政法规的规定获得赔偿的权利
E. 从事直接接触有毒有害物质的护士,应当按照国家有关规定给予津贴

14. 《护士条例》规定的医疗卫生机构的职责**不包括** ( )
   A. 按照卫生部的要求配备护士 B. 为护士办理执业注册
   C. 保障护士合法权益 D. 明确护理责任
   E. 加强护士管理

15. 医疗卫生机构出现下列情形且逾期没有改正,可以暂停其6个月以上、1年以下执业活动的是 ( )
   A. 未为护士提供卫生防护用品
   B. 未按照国家有关规定为护士足额交纳社会保险费用
   C. 对从事直接接触有毒有害物质的护士,未按照国家有关规定给予津贴
   D. 允许未依照条例规定办理执业变更手续的护士在本机构从事诊疗技术规范规定的护理活动
   E. 没有专科护士培训制度

16. 注册有效期届满未延续注册的,满几年需要重新进行执业注册 ( )
   A. 1年 B. 2年 C. 3年 D. 4年
   E. 5年

17. 护士申请延续注册的时间应为 ( )
   A. 有效期届满前半年 B. 有效期届满前30天
   C. 有效期届满当日 D. 有效期届满后30天
   E. 有效期届满后半年

18. 以下情形中,不应撤销护士执业注册的是 ( )
   A. 违反护士管理办法 B. 以欺骗、贿赂等不正当手段取得的护士执业注册
   C. 违反法定程序做出的护士执业注册 D. 护士死亡或者丧失行为能力
   E. 非卫生和计划生育委员会行政部门进行的护士执业注册

19. 我国实施执业护士考试试点和注册制度始于(考试试点和注册制度始于1994年;1995年6月在**全国举行首次护士执业考试**) ( )
   A. 1992年 B. 1993年 C. 1994年 D. 1995年
   E. 1996年

20. 王女士,注册护士。因病中断注册五年,现已康复,她想重新注册,按规定需参加临床实践 ( )
   A. 1个月 B. 2个月 C. 3个月 D. 4个月
   E. 6个月

21. 护士,女,28岁。原在某市医院工作,现要到另一城市医院工作,有关该护士执业注册**不正确**的是 ( )
   A. 必须办理执业注册变更 B. 提交护士变更注册申请审核表
   C. 提交《护士执业证书》 D. 受理注册机关应在10个工作日内进行审查
   E. 护士变更注册后其执业许可期限为5年

22. 以下什么情形护士**不能**注册 ( )
   A. 服刑期间 B. 因健康原因不能或不宜执行护理业务
   C. 违反护士管理办法被中止或取消注册 D. 其他不宜从事护士工作的
   E. 以上都是

23. 被吊销执业证书的,几年内不得申请护士执业注册 ( )
   A. 1年 B. 2年 C. 4年 D. 5年
   E. 6年

24. 申请护士执业注册者,之前必须先得到 ( )
   A. 申请注册省市户籍 B. 健康检查证明
   C. 学历证书 D. 护士执业考试合格证书
   E. 医院实习证明

25. 申请护士执业注册时,须向注册机关缴验的证件**不包括** ( )
   A. 护士执业资格考试成绩合格证明 B. 健康检查证明
   C. 身份证 D. 申请人学历证书及专业学习中的临床实习
   E. 工作证

26. 按照规定,护理人员每年参加继续护理学教育的学分**不能**低于 ( )
   A. 25学分 B. 20学分 C. 15学分 D. 30学分
   E. 50学分

27. 《中华人民共和国护士管理条例》的颁发年度是1993 中华人民共和国卫生部颁发了新中国成立以来第1个关于护士

职业和注册的部长令与《中华人民共和国护士管理办法》。 ( )
　　A. 1993 年　　　　B. 1995 年　　　　C. 1980 年　　　　D. 1985 年
　　E. 1990 年

28. 关于护理立法的意义,**错误**的是 ( )
　　A. 有利于维护服务对象的正当权利　　　　B. 促进护理管理法制化
　　C. 有利于促进全民健康　　　　D. 促进护理人员不断学习和接受培训
　　E. 促进护理教育及护理学科的发展

29. 护士,女,18 岁。2012 年护士执业资格考试成绩合格,她几年内可以提出执业注册申请 ( )
　　A. 1 年　　　　B. 2 年　　　　C. 3 年　　　　D. 4 年
　　E. 5 年

30. 以下哪项**不是**护士执业中的医疗卫生机构的职责 ( )
　　A. 加强护士管理
　　B. 当有投诉时,医疗卫生机构不必将调查处理情况告知投诉人
　　C. 保障护士的合法权益
　　D. 为在本机构从事护理工作的护士足额缴纳社会保险费用
　　E. 按照国家卫生和计划生育委员会要求配备护理人员

31. 护士,女,18 岁。在护理执业过程中哪种行为应承担法律责任 ( )
　　A. 在甲流期间积极参加医疗救护工作　　　　B. 发现患者病情危急,因工作忙,未立即通知医师
　　C. 发现医嘱与患者病情不符提出报告　　　　D. 正确执行护理操作规程
　　E. 注意保护患者隐私

32. 护士在什么情况下必须服从卫生和计划生育委员会行政部门的调遣,参加医疗救护和预防保健工作 ( )
　　A. 地震　　　　B. 非典　　　　C. 矿难　　　　D. 大火灾
　　E. 以上都是

33. 护士在职业过程中违法,应承担的法律责任形式正确的一组是 ( )
　　A. 写检查、警告、吊销执业证书　　　　B. 警告、暂停其 6 个月执业活动、吊销执业证书
　　C. 写检查、警告、暂停其 2 个月执业活动　　　　D. 警告、暂停其 2 个月执业活动、吊销执业证书
　　E. 开除、暂停其 6 个月执业活动、吊销执业证书

(34～36 题共用题干)
　　护士,女,21 岁。2009 年参加护士执业资格考试,成绩合格。

34. 该护士最迟哪年可以提出执业注册申请 ( )
　　A. 2008 年　　　　B. 2009 年　　　　C. 2010 年　　　　D. 2011 年
　　E. 2012 年

35. 注册机关在受理注册申请后,多少个工作日内完成审核工作 ( )
　　A. 10　　　　B. 30　　　　C. 20　　　　D. 40
　　E. 50

36. 护士执业注册的有效期为 ( )
　　A. 2 年　　　　B. 5 年　　　　C. 8 年　　　　D. 10 年
　　E. 终生

37. 护士甲某,进行护士执业注册未满 5 年,现因工作调动,欲往外地某医院继续从事护理工作。现在应办理的申请是 ( )
　　A. 护士执业注册申请　　　　B. 逾期护士执业注册申请
　　C. 护士延续注册申请　　　　D. 重新申请护士执业注册
　　E. 护士变更注册申请

38. **在申请护士执业注册应当具备的条件中错误的是** ( )
　　A. 具有完全民事行为能力
　　B. 符合国家卫生和计划生育委员会主管部门规定的健康标准
　　C. 在中等职业学校、高等学校完成教育部和卫生和计划生育委员会规定的普通全日制学习,并取得相应学历证书
　　D. 获得经省级以上卫生行政部门确认免考资格的普通中等卫生(护士)学校护理专业毕业文凭者,可以免于护士执业考试
　　E. 通过国家卫生和计划生育委员会主管部门组织的护士执业资格考试

39. **护士办理执业注册变更后其执业许可期限为** ( )
　　A. 1 年　　　　B. 3 年　　　　C. 5 年　　　　D. 10 年
　　E. 15 年

40. 下列人员中,允许在医疗机构从事诊疗技术规范规定的护理活动的是 （　　）
    A. 护理学本科毕业未取得护士执业证书的护士　　B. 护士执业注册有效期满未延续注册的护士
    C. 工作调动,执业证书未变更执业地点的护士　　D. 工作十年,因故吊销执业证书的护士
    E. 取得执业证书1年,后出国留学2年再次返回原医院的护士

41. 一位患者因胆绞痛入院。患者疼痛剧烈,医嘱吗啡5 mg,iv。护士认为医嘱存在错误,去找这位医生沟通,医生拒绝修改。护士的做法不妥的是 （　　）
    A. 报告给护士长　　B. 报告给上级医生　　C. 按医嘱执行　　D. 暂缓执行医嘱
    E. 报告给科主任

42. 某护生在一所二级甲等医院完成毕业实习后,但未通过护士执业资格考试。护理部考虑其平时无护理差错,且普外科护士严重短缺,因此聘用其任普外科护士,护理部的做法违反的是 （　　）
    A. 护士条例　　B. 医疗机构管理办法　　C. 民法通则　　D. 侵权责任法
    E. 医疗事故处理条例

43. 申请护士执业注册,应具备"具有完全民事行为能力"条件,申请者年龄至少应在 （　　）
    A. 16周岁以上　　B. 17周岁以上　　C. 18周岁以上　　D. 19周岁以上
    E. 20周岁以上

44. 申请注册的护理毕业生,必须完成临床实习的最少时限是不少于 （　　）
    A. 6个月　　B. 7个月　　C. 8个月　　D. 9个月
    E. 10个月

45. 医生为某患者开具医嘱青霉素肌注。护士在核对医嘱时,注意到该患者无青霉素用药史记录,医生也未开青霉素皮试医嘱。此时,护士首先 （　　）
    A. 拒绝转抄医嘱　　　　　　　　　　　B. 向护士长报告
    C. 执行医嘱　　　　　　　　　　　　　D. 为患者行青霉素皮试
    E. 向医生提出开具青霉素皮试医嘱

46. 申请护士执业注册时,不影响申请者申报的情况是 （　　）
    A. 精神病史　　B. 色盲　　C. 色弱　　D. 近视
    E. 双耳听力障碍

(47~48题共用题干)
　　护理专业应届毕业生甲已经完成了国务院教育主管部门和卫生主管部门规定的全日制4年护理专业课程学习,本人拟申请护士执业注册。

47. 不属于申请护士执业注册的条件是 （　　）
    A. 年龄18周岁以上　　　　　　　　　　B. 护理专业学历证书
    C. 健康证明　　　　　　　　　　　　　D. 护士执业资格考试成绩合格证明
    E. 户籍证明

48. 从事护理活动唯一合法的凭证是 （　　）
    A. 护理专业学历证书　　　　　　　　　B. 实习证明
    C. 在校成绩单　　　　　　　　　　　　D. 护士执业资格考试成绩合格证明
    E. 护士执业资格证书

第二节　与临床护理工作相关的法律法规

一、传染病防治法

　　《中华人民共和国传染病防治法》最近的一部是2004年8月28日修订,于**2004年12月1日开始实施**。本法规定传染病一共37种,其中甲类传染病2种、乙类传染病25种、丙类传染病10种。随着传染病病情的变化,我国在2008年将手足口病列入丙类传染病,2009年将甲型H_1N_1流感纳入乙类传染病,使得法定传染病共计39种,其中甲类传染病2种(**鼠疫和霍乱**),乙类传染病26种,丙类传染病11种。其中传染性非典型肺炎(急性严重呼吸综合征,SARS)、炭疽中的肺炭疽和人感染高致病性禽流感被列入乙类传染病,但按照甲类传染病管理。
　　2009年4月30日,卫生和计划生育委员会经国务院批准,将甲型H_1N_1流感纳入乙类传染病,并采取**甲类传染病**的预防、控制措施。2009年7月10日改为乙类乙管。
　　1. **立法目的和方针**　目的是为了预防、控制和消除传染病的发生与流行,保障人民健康和公共卫生。其中包含三层含义,即强调疾病发生前的预防措施、已发生后采取的控制措施,最终达到消除传染病的目的。国家对传染病防治实行**预防为主的方针、防治结合、分类管理、依靠科学、依靠群众**。
　　2. **各级政府在传染病防治工作中的职责**　各级人民政府领导传染病防治工作。县级以上人民政府制定传染病防治规划并组织实施,建立健全传染病防治的疾病预防控制、医疗救治和监督管理体系。应当加强传染病医疗救治服务网络

的建设,指定具备传染病救治条件和能力的医疗机构承担传染病救治任务,或者根据传染病救治需要设置传染病医院。

3. 卫生和计划生育委员会行政部门和有关部门的职责 国家卫生和计划生育委员会主管全国传染病防治及其监督管理工作。**县级以上地方人民政府**卫生和计划生育委员会**行政部门负责本行政区域内的传染病防治及其监督管理工作**。

4. 医疗机构的职责 医疗机构必须严格执行国家卫生和计划生育委员会行政部门规定的管理制度、操作规范,防止传染病的医源性感染和医院感染。**应当确定专门的部门或者人员,承担传染病疫情报告、本单位的传染病预防、控制以及责任区域内的传染病预防工作**;承担医疗活动中与医院感染有关的危险因素监测、安全防护、消毒、隔离和医疗废物处置工作。

医疗机构的基本标准、建筑设计和服务流程,应当符合预防传染病医院感染的要求。应当按照规定对使用的医疗器械进行消毒;对按照规定一次使用的医疗器具应在使用后**予以销毁**。医疗机构应当按照传染病诊断标准和治疗要求,采取措施,提高传染病医疗救治能力。

医疗机构应当对传染病病人或者疑似传染病病人提供医疗救护、现场救援和接诊治疗,书写病历记录以及其他有关资料,并妥善保管。应当实行传染病预检、分诊制度;对传染病病人、疑似传染病病人,应当引导至相对隔离的分诊点进行初诊。

5. 传染病疫情报告、通报和公布 传染病疫情报告**遵循属地原则**,疾病预防控制机构、医疗机构和采供血机构及其执行职务人员发现本法规定的传染病时,应当遵循疫情报告**属地管理原则**,按照规定的**时限、内容、程序和方式报告**;增加传染病疫情通报制度,县级以上地方政府卫生和计划生育委员会主管部门应当及时向本行政区域内的疾病预防控制机构和医疗机构通报传染病疫情以及监测、预警的相关信息。规范传染病疫情公布制度,国家卫生和计划生育委员会行政部门和省、自治区、直辖市人民政府卫生和计划生育委员会行政部门定期公布全国或者各地的传染病疫情信息。传染病暴发、流行时,由国家卫生和计划生育委员会主管部门负责向社会公布传染病疫情信息,并可以授权省、自治区、直辖市人民政府卫生和计划生育委员会主管部门向社会发布发生在本行政区域的传染病疫情信息。

疫情报告中的第三十五条规定:责任疫情报告人发现甲类传染病和乙类传染病中的艾滋病、肺炭疽的病人、病原携带者和疑似传染病病人时,**城镇于 6 小时内上报,农村于 12 小时内上报**。以最快的通讯方式向发病地的卫生防疫机构报告,并同时报出传染病报告卡。甲类传染病及乙类传染病中按甲类管理的传染病必须在 2 小时内电话报告。责任疫情报告人发现乙类传染病病人、病原携带者和疑似传染病病人时,要求**城镇于 12 小时内,农村于 24 小时内**向发病地的卫生防疫机构报出传染病报告卡。**任何单位和个人发现传染病患者或疑似传染病患者时,应当及时向附近的疾病预防控制机构或医疗机构报告**。依照本法的规定负有传染病疫情报告职责的人民政府有关部门、疾病预防控制机构、医疗机构、采供血机构及其工作人员,不得隐瞒、谎报、缓报传染病疫情。

6. 疫情控制 修订后的法律规定,医疗机构发现甲类传染病时,应当及时采取下列措施:对患者、病原携带者,**予以隔离治疗**,隔离期限根据**医学检查结果确定**;对疑似患者,确诊前在指定场所**单独隔离治疗**;对医疗机构内的患者、病原携带者、疑似患者的**密切接触者,在指定场所进行医学观察和采取其他必要的预防措施**。

甲类传染病病例的场所或者该场所内的特定区域的人员,可以由县级以上地方人民政府实施隔离措施。拒绝隔离治疗或者隔离期未满擅自脱离隔离治疗的,可以由**公安机关协助医疗机构采取强制隔离治疗**措施。在隔离期间,实施隔离措施的人民政府应当对被隔离人员提供生活保障;被隔离人员有工作单位的,所在单位不得停止支付其隔离期间的工作报酬。

医疗机构发现乙类或者丙类传染病患者,应当根据病情采取必要的治疗和控制传播措施。医疗机构对本单位内被传染病病原体污染的场所、物品以及医疗废物,必须依照法律、法规的规定实施消毒和无害化处置。

患甲类传染病、炭疽死亡的,**应当将尸体立即进行终末消毒处理,就近火化**。患其他传染病死亡的,必要时,应当将尸体进行卫生处理后火化或者按照规定深埋。为了查找传染病病因,医疗机构在必要时可以按照国家卫生和计划生育委员会行政部门的规定,对传染病患者尸体或者疑似传染病患者尸体进行解剖查验,并应当告知死者家属。

发生传染病疫情时,疾病预防控制机构和省级以上人民政府卫生和计划生育委员会行政部门指派的其他与传染病有关的专业技术机构,可以进入传染病疫点、疫区进行调查、采集样本、技术分析和检验。

7. 监督管理 县级以上人民政府卫生和计划生育委员会行政部门对传染病防治工作履行下列监督检查职责。县级以上人民政府卫生和计划生育委员会行政部门在履行监督检查职责时,有权进入被检查单位和传染病疫情发生现场调查取证,查阅或者复制有关的资料和采集样本。被检查单位应当予以配合,不得拒绝、阻挠。

8. 保障措施 国家卫生和计划生育委员会行政部门会同国务院有关部门,根据传染病流行趋势,确定全国传染病预防、控制、救治、监测、预测、预警、监督检查等项目。

中央财政对困难地区实施重大传染病防治项目给予补助。省、自治区、直辖市人民政府根据本行政区域内传染病流行趋势在国家卫生和计划生育委员会行政部门确定的项目范围内,确定传染病预防、控制、监督等项目,并保障项目的实施经费。县级以上地方人民政府按照本级政府职责负责本行政区域内传染病预防、控制、监督工作的日常经费。

二、医疗事故处理条例

国务院发布了新的《医疗事故处理条例》,该条例于**2002 年 9 月 1 日起施行**。条例就医疗事故的范围、鉴定、赔偿和处理作了详细的规定。新条例分总则、医疗事故的预防与处置、医疗事故的技术鉴定、医疗事故的行政处理与监督、医疗事故的赔偿、罚则、附则共七章六十三条。

(一)"医疗事故"构成要素

医疗事故是指医疗机构及其医务人员在医疗活动中,违反医疗卫生管理法律、行政法规、部门规章和诊疗护理规范、常规,**过失**造成患者人身损害的事故。"医疗事故"的构成至少包括以下几方面内容:

1. **主体是医疗机构及其医务人员** "医疗机构",是指取得《医疗机构职业许可证》的机构。"医务人员",是指依法取得执业资格的医疗卫生专业技术人员,如医师和护士等。

2. **客体** 行为具有违法性是医疗事故的客体。医疗事故是由于医务人员违反了相关医疗卫生法律法规、部门规章和诊疗护理规范而发生的事故。因此行为是否违法是判断医疗事故的最好标准。

3. **过失造成患者人身损害** 两个含义:一是"过失"造成的,即是医务人员的过失行为,而不是有伤害患者的主观故意;二是对患者要有"人身损害"后果。这是判断是否医疗事故至关重要一点。

4. **过失行为和后果之间存在因果关系** 虽然存在过失行为,但是并没有给患者造成损害后果,这种情况不应该被视为医疗事故;虽然存在损害后果,但是医疗机构和医务人员并没有过失行为,也不能判定为医疗事故。这种因果关系的判定,还关系到追究医疗机构和医务人员的责任,确定对患者的具体赔偿数额等。

(二)医疗事故的分级 根据对患者人身造成的损害程度,将医疗事故分为四级:①一级医疗事故:造成患者**死亡、重度残疾的**。②二级医疗事故:造成患者**中度残疾、器官组织损伤导致严重功能障碍的**。③三级医疗事故:造成患者**轻度残疾、器官组织损伤导致一般功能障碍的**。④四级医疗事故:造成患者明显人身损害的其他后果的。

(三)医疗事故的预防和处置 医疗机构及其医务人员在医疗活动中,必须严格遵守医疗卫生管理法律、行政法规、部门规章和诊疗护理规范、常规,恪守医疗服务职业道德。

强调病历在诊疗中的重要性与病历书写的时效性。根据《病历书写基本规范(试行)》要求,病历书写应当客观、真实、准确、及时、完整。因抢救急危患者,未能及时书写病历的,有关医务人员应当在抢救结束后**6小时内**据实补记,并加以注明。要保持病历完整权,**患者有权复印**或者复制其门诊病历、住院志、体温单、医嘱单、化验单(检验报告)、医学影像检查资料、特殊检查同意书、手术同意书、手术及麻醉记录单、病理资料、护理记录以及国家卫生和计划生育委员会行政部门规定的其他病历资料。**严禁涂改、伪造、隐匿、销毁或者抢夺病历资料**。条例明确规定了患者的知情权,要求在医疗活动中,医疗机构及其医务人员应当将患者的病情、医疗措施、医疗风险等如实告知患者,及时解答其咨询;但是,应当避免对患者产生不利后果。

关于医疗事故的预案及报告制度,条例规定医务人员在医疗活动中发生或者发现医疗事故、可能引起医疗事故的医疗过失行为或者发生医疗事故争议的,应当立即逐级上报(**发生重大医疗过失行为的,医疗机构应当在12小时内向所在地卫生和计划生育委员会行政部门报告**),立即进行调查、核实,将有关情况如实向本医疗机构的负责人、所在地卫生和计划生育委员会行政部门报告,并向患者通报、解释。发生或者发现医疗过失行为,医疗机构及其医务人员应当立即采取有效措施,避免造成对患者身体健康的损害,防止损害扩大。

(四)医疗事故的技术鉴定

条例规定了医疗事故技术鉴定的法定机构是**各级医学会**。根据《医疗事故技术鉴定暂行办法》及其他相关规定,委托鉴定的途径共有以下三种:医患双方共同委托;行政委托;司法委托。医学会不接受医患任何单方的申请;不接受非法行医造成的人身损害,由医学会出具医疗事故技术鉴定书。鉴定意见主要是分析:医疗行为是否违反医疗卫生管理法律、行政法规、部门规章和诊疗护理规范、常规;医疗过失行为与人身损害后果之间是否存在因果关系;鉴定结论主要是分析:医疗事故等级;医疗过失行为在医疗事故损害后果中的责任程度;对医疗事故患者的医疗护理医学建议。其中医疗事故中医疗过失行为责任程度分为:①**完全责任**:指医疗事故损害后果**完全由医疗过失行为造成的**。②**主要责任**:指医疗事故损害后果**主要由医疗过失行为造成**,其他因素起次要作用。③**次要责任**:指医疗事故损害后果**主要由其他因素造成**,医疗过失行为起次要作用。④**轻微责任**:指医疗事故损害后果**绝大部分由其他因素造成**,医疗过失行为起轻微作用。

有下列情形之一的,不属于医疗事故:①**在紧急情况下为抢救垂危患者生命而采取紧急医学措施造成不良后果的**。②在医疗活动中由于**患者病情异常或者患者体质特殊而发生医疗意外的**。③**在现有医学科学技术条件下,发生无法预料或者不能防范的不良后果的**。④**无过错输血感染造成不良后果的**。⑤**因患方原因延误诊疗导致不良后果的**。⑥**因不可抗力造成不良后果的**。

(五)罚则 条例在罚则中规定了对造成医疗事故的医疗机构与医务人员的处罚。包括:**医务人员由于严重不负责任,造成就诊人死亡或者严重损害就诊人身体健康的,处三年以下有期徒刑或者拘役**。该条文的罪名为(重大)医疗事故罪。以下情形属于对医疗机构违反相关规定的行政处罚:①未如实告知患者病情、医疗措施和医疗风险的。②没有正当理由,拒绝为患者提供复印或者复制病历资料服务的。③未按照国务院卫生和计划生育委员会行政部门规定的要求书写和妥善保管病历资料的。④未在规定时间内补记抢救工作病历内容的。⑤未按照本条例的规定封存、保管和启封病历资料和实物的。⑥未设置医疗服务质量监控部门或者配备专(兼)职人员的。⑦未制定有关医疗事故防范和处理预案的。⑧未在规定时间内向卫生行政部门报告重大医疗过失行为的。⑨未按照本条例的规定向卫生和计划生育委员会行政部门报告医疗事故的。⑩未按照规定进行尸检和保存、处理尸体的。

三、侵权责任法

《侵权责任法》自**2010年7月1日**起施行。该法主要解决民事权益受到侵害时所引发的责任承担问题。第七章是医疗损害责任,最后一章为附则。对明确医疗损害责任,化解医患矛盾纠纷有着重要意义。其中规定:

1. 患者在诊疗活动中受到损害,医疗机构及其医务人员有过错的,由医疗机构承担赔偿责任。
2. 医务人员在诊疗活动中应当向患者说明病情和医疗措施。需要实施手术、特殊检查、特殊治疗的,医务人员应当及时向患者说明医疗风险、替代医疗方案等情况,并取得其书面同意;不宜向患者说明的,应当向患者的近亲属说明,并取得其书面同意。医务人员未尽到前款义务,造成患者损害的,医疗机构应当承担赔偿责任。本法明确规定医务人员的"说明义务"和患者的"同意权"。体现了对患者自主决定权的尊重。
3. 因抢救生命垂危的患者等紧急情况,不能取得患者或者其近亲属意见的,经医疗机构负责人或者授权的负责人批准,可以立即实施相应的医疗措施。就是说在抢救危急患者等紧急情况下,虽然没有患者同意,经医院负责人同意,也可以进行手术抢救。
4. 医务人员在诊疗活动中未尽到与当时医疗水平相应的诊疗义务,造成患者损害的,医疗机构应当承担赔偿责任。
5. 患者有损害,因下列情形之一的,推定医疗机构有过错:①违反法律、行政法规、规章以及其他有关诊疗规范的规定。②隐匿或者拒绝提供与纠纷有关的病历资料。③伪造、篡改或者销毁病历资料。
6. 因药品、消毒药剂、医疗器械的缺陷,或者输入不合格的血液造成患者损害的,患者可以向生产者、血液提供机构或者医疗机构请求赔偿。
7. 患者有损害,遇到下列情形之一的,医疗机构不承担赔偿责任:患者或其亲属不配合医疗机构进行符合诊疗规范的诊疗;医务人员在抢救生命垂危的患者等紧急情况下已经尽到合理诊疗义务;限于当时的医疗水平难以诊疗。
8. 医疗机构及其医务人员应当按照规定填写并妥善保管住院志、医嘱单、检验报告、手术及麻醉记录、病理资料、护理记录、医疗费用等病历资料。患者要求查阅、复制前款规定的病历资料的,医疗机构应当提供。如果医院隐匿或者拒绝提供与纠纷有关的病历资料;或者伪造、篡改或者销毁病历资料,可推定医疗机构有过错。
9. 医疗机构及其医务人员应当对患者的隐私保密。泄露患者隐私或者未经患者同意公开其病历资料,造成患者损害的,应当承担侵权责任。以下情形就可以属于侵犯患者隐私:第一,未经患者许可而允许学生观摩;第二,未经患者同意公开患者资料;第三,乘机窥探与病情无关的身体其他部位;第四,其他与诊疗无关故意探秘和泄露患者隐私。但如患者患有传染病、职业病以及其他涉及公共利益和他人利益的疾病就不应当隐瞒。

四、献血法

《中华人民共和国献血法》自1998年10月1日实施。

我国实行无偿献血制度,提倡十八周岁至五十五周岁的健康公民自愿献血。

血站是采集、提供临床用血的机构,是不以营利为目的的公益性组织。设立血站向公民采集血液,必须经国务院卫生和计划生育委员会行政部门或者省、自治区、直辖市人民政府卫生和计划生育委员会行政部门批准。血站应当为献血者提供各种安全、卫生、便利的条件。血站采集血液必须严格遵守有关操作规程和制度,采血必须由具有采血资格的医务人员进行,一次性采血器材用后必须销毁,确保献血者的身体健康。血站对采集的血液必须进行检测;未经检测或者检测不合格的血液,不得向医疗机构提供。

血站对献血者必须免费进行必要的健康检查;身体状况不符合献血条件的,血站应当向其说明情况,不得采集血液。**每次采集血液量一般为200 ml,最多不得超过400 ml,两次采集间隔不少于6个月**。严格禁止血站对献血者超量、频繁采集血液。

无偿献血的血液必须用于临床,不得买卖。血站、医疗机构不得将无偿献血的血液出售给采血浆站或者血液制品生产单位。

公民临床用血时只交付用于血液的采集、储存、分离、检验等费用;无偿献血者临床需要血时免交前款规定的费用。

为保障公民临床急救用血的需要,**国家提倡并指导择期手术的患者自身储血**,动员家属、亲友、所在单位以及社会互助献血。为保证应急用血,医疗机构可以临时采集血液,但应当依照本法规定,确保采血用血安全。

本法也对医疗机构用血提出要求。规定医疗机构临床用血应当制定用血计划,遵循合理、科学的原则,不得浪费和滥用血液。为了最大限度地发挥血液的功效,本法对医疗机构合理、科学用血提出了具体指导原则,即采用成分输血,这样就可以使血液能得以充分利用,同时还可以减少浪费。

医疗机构的医务人员违反本法规定,将不符合国家规定标准的血液用于患者的,由县级以上地方人民政府卫生和计划生育委员会行政部门责令改正;给患者健康造成损害的,应当依法赔偿,对直接负责的主管人员和其他直接责任人员,依法给予行政处分;构成犯罪的,依法追究刑事责任。

五、疫苗流通和预防接种管理条例

国务院2005年3月16日第83次常务会议通过《疫苗流通和预防接种管理条例》,决定自2005年6月1日起施行。疫苗是指为了预防、控制传染病的发生、流行,用于人体预防接种的疫苗类预防性生物制品。疫苗分为两类。**第一类疫苗**,是指政府**免费**向公民提供,公民应当依照政府的规定受种的疫苗,包括国家免疫规划确定的疫苗,省、自治区、直辖市人民政府在执行国家免疫规划时增加的疫苗,以及县级以上人民政府或者其卫生和计划生育委员会主管部门组织的应急接种或者群体性预防接种所使用的疫苗;**第二类疫苗**,是指由公民**自费**并且自愿受种的其他疫苗。

国家对儿童实行预防接种证制度。在儿童出生后1个月内,其监护人应当到儿童居住地承担预防接种工作的接种单位为其办理预防接种证。接种单位对儿童实施接种时,应当查验预防接种证,并做好记录。

医疗卫生人员在实施接种前,应当告知受种者或者其监护人所接种疫苗的品种、作用、禁忌、不良反应以及注意事项,询问受种者的健康状况以及是否有接种禁忌等情况,并如实记录告知和询问情况。受种者或者其监护人应当了解预防接种相关知识,并如实提供受种者健康状况和接种禁忌等情况。

医疗卫生人员应当对符合接种条件的受种者实施接种,并依照国家卫生和计划生育委员会主管部门的规定,填写并保存接种记录。对于因有接种禁忌而不能接种的受种者,医疗卫生人员应当对受种者或者其监护人提出医学建议。

六、艾滋病防治条例

2006年1月29日,国务院颁布《艾滋病防治条例》,于2006年3月1日起实施。就艾滋病防治,本条例突出以下重点:

第一,社会因素在艾滋病的传播中起着重要的作用,这意味着对艾滋病的防治,需要全社会的参与。针对经注射吸毒传播艾滋病的美沙酮维持治疗等措施;针对经性传播艾滋病的推广使用安全套措施,以及规范、方便的性病诊疗措施;针对母婴传播艾滋病的抗病毒药物预防和人工代乳品喂养等措施;早期发现感染者和有助于危险行为改变的自愿咨询检测措施;健康教育措施;提高个人规范意识以及减少危险行为的针对性同伴教育措施。

第二,加强宣传教育。预防为主,**宣传教育为主是我国艾滋病控制的工作方针**。

第三,严格防控医源性感染。条例规定医疗机构和出入境检验检疫机构应当按照卫生部的规定,遵守标准防护原则,严格执行操作规程和消毒管理制度,防止发生艾滋病医院感染和医源性感染。

条例第三十五条规定,血站、单采血浆站应当对采集的人体血液、血浆进行艾滋病检测;不得向医疗机构和血液制品生产单位供应未经艾滋病检测或者艾滋病检测阳性的人体血液、血浆。医疗机构应当对因应急用血而临时采集的血液进行艾滋病监测,对临床用血艾滋病检测结果进行核查;对未经检测、核查或者艾滋病检测阳性的血液,不得采集或者使用。另外,条例规定,采集或者使用人体组织、器官、细胞、骨髓等的,应当进行艾滋病检测,否则与艾滋病检测阳性的一样,不得采集或者使用。无论是医疗卫生机构,还是血站、单采血浆站等,如果违反条例的相关规定,都要依法被追究法律责任,构成犯罪的,依法追究刑事责任。

第四,条例明确规定了艾滋病病毒感染者、艾滋病病人及其家属的权利和义务。**不得歧视艾滋病病毒感染者和艾滋病病人,要保障艾滋病病毒感染者和艾滋病病人的权利**。条例明确规定,任何单位和个人不得歧视艾滋病病毒感染者、艾滋病病人及其家属,他们享有的婚姻、就业、就医、入学等合法权益受法律保护;未经本人或者其监护人同意,任何单位和个人不得公开艾滋病病毒感染者、艾滋病病人及其家属的有关信息;医疗机构不得推诿或者拒绝为艾滋病病毒感染者或艾滋病病人治疗其他疾病。同时,为维护公众健康,条例第三十八条也明确了艾滋病病毒感染者和艾滋病病人应当履行的义务:接受疾病预防控制机构或者出入境检验检疫机构的流行病学调查和指导;**将其感染或者发病的事实及时告知与其有性关系者**;就医时,**将其感染或者发病的事实如实告知接诊医生**;采取必要的防护措施,防止感染他人;不得以任何方式故意传播艾滋病。故意传播艾滋病的,依法承担民事赔偿责任;构成犯罪的,依法追究刑事责任。

第五,财政保障艾滋病防治费用,免费提供多项医疗救助。条例从第四十三条到第四十七条规定:向农村艾滋病人和城镇经济困难的艾滋病人免费提供抗艾滋病病毒治疗药品;适当减免抗机会性感染治疗药品的费用;向接受艾滋病咨询、检测的人员免费提供咨询和初筛检测;向感染艾滋病病毒的孕产妇免费提供预防艾滋病母婴传播的治疗和咨询;对生活困难的艾滋病病人遗留的孤儿和感染艾滋病病毒的未成年人减免相应的教育费用;对生活困难并符合社会救助条件的艾滋病病毒感染者、艾滋病病人及其家属给予生活救助,对有劳动能力的艾滋病病毒感染者和艾滋病病人,扶持其从事力所能及的生产和工作。条例规定,各级政府应当将艾滋病防治经费列入本级财政预算,加强和完善艾滋病预防、检测、控制、治疗和救助服务网络的建设,建立健全艾滋病防治专业队伍。

七、人体器官移植条例

中华人民共和国国务院2007年3月21日第171次常务会议通过《人体器官移植条例》,自2007年5月1日起正式实施。《人体器官移植条例》共五章三十条。在中华人民共和国境内从事人体器官移植,适用本条例。

人体器官移植是指摘取人体器官捐献人具有特定功能的**心脏、肺脏、肝脏、肾脏或者胰腺**等器官的全部或者部分,将其植入接受人身体以代替其病损器官的过程。从事人体**细胞和角膜、骨髓**等人体组织移植,不属于人体器官移植,不适用本条例。本条例强调以下重点:

第一,**捐献人体器官,要严格遵循自愿的原则**。为此,条例作了五方面的规定:一是公民有权捐献或者不捐献其人体器官;任何组织或者个人不得强迫、欺骗或者利诱他人捐献人体器官。二是**捐献人体器官的公民应当具有完全民事行为能力**,并应当以书面形式表示。三是**公民已经表示捐献其人体器官意愿的,有权随时予以撤销**。四是**公民生前表示不同意捐献其人体器官的,任何组织或者个人不得捐献、摘取该公民的人体器官**;公民生前未表示不同意捐献其人体器官的,该公民死亡后,其配偶、成年子女、父母可以以书面形式共同表示同意捐献该公民人体器官的意愿。五是任何组织或者个人不得摘取未满18周岁公民的活体器官用于移植。**任何组织或者个人不得强迫、欺骗或者利诱他人捐献人体器官,也不得通过捐献人体器官牟取任何经济利益**,这是开展人体器官捐献工作必须遵守的**两项基本原则**。

第二,活体器官接受人必须与活体器官捐献人之间**有特定的法律关系,即配偶关系、直系血亲或者三代以内旁系血亲关系,或者有证据证明与活体器官捐献人存在因帮扶等形成了亲情关系**。

第三,任何组织或者个人不得以任何形式买卖人体器官,不得从事与买卖人体器官有关的活动。同时,对人体器官移植手术收取费用的范围作了界定,规定:医疗机构实施人体器官移植手术,只能依照条例的规定收取摘取和植入人体器官的手术费、药费、检验费、医用耗材费以及保存和运送人体器官的费用,不得收取或者变相收取所移植人体器官的费用。

第四，条例对人体器官移植医疗服务规定了准入制度。

人体器官移植条例第十七条规定：在摘取活体器官前或者尸体器官捐献人死亡前，负责人体器官移植的执业医师应当向所在医疗机构的《人体器官移植技术临床应用与伦理委员会》提出摘取人体器官审查申请。《人体器官移植技术临床应用与伦理委员会》不同意摘取人体器官的，医疗机构不得做出摘取人体器官的决定，医务人员不得摘取人体器官。经2/3以上委员同意，《人体器官移植技术临床应用与伦理委员会》方可出具同意摘取人体器官的书面意见。

由医学会、法学、伦理学等方面专家组成的《人体器官移植技术临床应用与伦理委员会》，该委员会中从事人体器官移植的医学专家不超过委员人数的1/4。

单元测试题

1. 《传染病防治法》规定，各级各类医疗卫生机构在传染病防治方面的职责是 （　　）
   A. 对传染病防治工作实行统一监督治理
   B. 发生传染病疫情时，对疫点、疫区进行调查和分析
   C. 领导所管辖区域传染病防治工作
   D. 负责所管辖区域内传染病预防、控制、监督工作的日常经费
   E. 确定专人承担传染病疫情报告、本单位内传染病预防和控制工作

2. 医疗事故是指 （　　）
   A. 虽有诊疗护理错误，但未造成患者死亡、残疾、功能障碍的
   B. 由于病情或患者体质特殊而发生难以预料的不良后果的
   C. 在诊疗护理中，因医务人员诊疗护理过失，直接造成患者死亡、残疾、功能障碍的
   D. 发生难以避免的并发症
   E. 医务人员在诊疗护理中存在失误，导致病人不满意

3. 遵照《医疗事故处理条例》规定，造成患者中度残疾、器官组织损伤导致严重功能障碍的医疗事故，属于 （　　）
   A. 4级医疗事故　　　B. 2级医疗事故　　　C. 3级医疗事故　　　D. 1级医疗事故
   E. 严重医疗事故

4. 一位急诊患者在就诊过程中，护士没有询问患者有无青霉素过敏史即为患者做青霉素试验，造成患者休克死亡。护士的医疗过失行为所占的比重是 （　　）
   A. 完全责任　　　B. 主要责任　　　C. 同等责任　　　D. 次要责任
   E. 轻微责任

5. 以下属于医疗事故的是 （　　）
   A. 无过错输血感染造成不良后果　　　B. 药物不良反应造成不良后果
   C. 病人行动不慎造成不良后果　　　D. 因患方原因延误诊疗导致不良后果
   E. 在紧急情况下为抢救垂危患者生命而采取紧急医学措施造成不良后果

6. 护士在执业活动中出现的情形，**不适合**依照护士条例进行处罚的是 （　　）
   A. 泄露患者隐私　　　B. 发生公共卫生事件不服从安排参加医疗救护
   C. 因工作疏忽造成医疗事故　　　D. 发现患者病情危急未及时通知医师
   E. 违反了医院诊疗技术规范，未出现明显不良反应

7. **不属于**医疗事故的情况是 （　　）
   A. 肌内注射致病人坐骨神经损伤，留下腿部残疾
   B. 病人在加压输液时因无人守护，致病人发生空气栓塞而死亡
   C. 护士严格询问过敏史和家族史后进行青霉素皮试，病人在皮试后突然死亡
   D. 病人按铃后，护士没有及时应铃导致病人摔倒而骨折
   E. 门诊护士换药时未严格执行无菌技术导致病人伤口交叉感染

8. 护士因认为药物无误，没有进行查对，导致输错药物而致使病人死亡。其行为属于 （　　）
   A. 渎职罪　　　B. 过失犯罪　　　C. 故意犯罪　　　D. 疏忽大意
   E. 受贿

9. 医疗卫生法规的制定原则**不正确**的是 （　　）
   A. 预防为主原则　　　B. 公平原则　　　C. 保护医护人员原则　　　D. 以患者为主原则
   E. 促进健康原则

10. 患者，男，20岁，需要输血治疗，下面导致医疗事故操作的是 （　　）
    A. 护理人员去血库取所需配血　　　B. 输血前查血型并进行交叉配血试验
    C. 输血时严格查对制度　　　D. 不得同时抽取二人或以上患者的配血标本
    E. 输血后马上整理用物，输血袋与输血器按医疗垃圾处理

11. 患者，男，45岁。自愿捐献人体器官，用于人体器官移植，按照我国《人体器官移植条例》移植**不包括** （　　）

A. 心脏　　　　　B. 肺脏　　　　　C. 角膜、骨髓　　　　　D. 肾脏
E. 肝脏

12. 患者,男,35岁,急性阑尾炎,急诊手术。手术情况正常,后因缝合羊肠线不为其机体吸收导致伤口愈合不良,近1个月治疗后获得痊愈。依据《医疗事故处理条例》的规定,该患者被拖延近1个月才得以痊愈,这一客观后果,应当属于（　　）
　　A. 二级医疗事故　　　　　　　　　　　　B. 三级医疗事故
　　C. 正常医疗现象　　　　　　　　　　　　D. 因患者体质特殊而发生的医疗意外
　　E. 一级医疗事故

13. 关于医疗机构临床用血的规定,正确的是（　　）
　　A. 主要动员家属、亲友为患者献血　　　　B. 可将临床多余用血出售给血液制品生产单位
　　C. 必须进行配型检查　　　　　　　　　　D. 献血者每次采集血液量一般为600 ml
　　E. 对同一献血者两次采集间隔不少于3个月

14. 重大医疗事故的报告时限为（　　）
　　A. 12小时　　　B. 18小时　　　C. 1天　　　D. 2天
　　E. 3天

15. 护士未认真核对,将患者液体输错,但及时发现未造成不良后果,该行为属于（　　）
　　A. 三级甲等医疗事故　　　　　　　　　　B. 二级乙等医疗事故
　　C. 意外事故　　　　　　　　　　　　　　D. 四级乙等医疗事故
　　E. 不属于医疗事故

16. 以下可定义为医疗事故的是（　　）
　　A. 及时并严格遵照心肺复苏指南抢救心搏骤停者未成功
　　B. 注射维生素 B_{12} 时患者出现过敏性休克,抢救无效死亡
　　C. 术前乙肝表面抗原阴性,手术中输血2个月后发生乙型病毒性肝炎
　　D. 车祸后肇事者逃逸未及时呼叫120,致伤者抢救不及时死亡
　　E. 急救车在转送患者过程中,遇山体滑坡受阻,导致抢救不及时患者死亡

17. 患者,男,40岁,艾滋病患者。农村家庭,生活困难,有劳动能力,国家可免费提供的医疗救助**不包括**（　　）
　　A. 免费提供抗艾滋病病毒治疗药品　　　　B. 完全减免抗机会性感染治疗药品的费用
　　C. 免费提供艾滋病咨询　　　　　　　　　D. 如果符合社会救助条件的给予生活救助
　　E. 扶持其从事力所能及的生产和工作

18. 《突发公共卫生事件应急条例》的方针是（　　）
　　A. 统一领导,统一措施　　　　　　　　　　B. 分级负责,责任到人
　　C. 预防为主,常备不懈　　　　　　　　　　D. 反应及时,措施果断
　　E. 加强合作,协同落实

19. 卫生行政处罚**不包括**（　　）
　　A. 暂扣或吊销许可证　　　　　　　　　　　B. 责令停产停业
　　C. 行政拘留　　　　　　　　　　　　　　　D. 警告
　　E. 降级

20. 活体器官接受人与捐献人应有特定的法律关系,其中**错误**的是（　　）
　　A. 师生关系　　　　　　　　　　　　　　　B. 配偶关系
　　C. 直系血亲　　　　　　　　　　　　　　　D. 三代以内旁系血亲关系
　　E. 由于帮扶等形成的亲情关系

21. 人体器官的捐献应是（　　）
　　A. 供体捐献前无须检查身体　　　　　　　　B. 死刑犯应无条件捐献
　　C. 捐献者必须是自愿　　　　　　　　　　　D. 以器官价格高低为原则
　　E. 父亲可代替儿子做出捐献决定

22. 某患者,无青霉素过敏史,青霉素皮试阴性,护士随即遵照医嘱给药。几分钟后患者突然发生休克。这种状况应判定为（　　）
　　A. 护理事故　　　B. 医疗事故　　　C. 护理差错　　　D. 意外事件
　　E. 护理缺陷

23. 《中华人民共和国传染病防治法》中,对拒绝隔离治疗或者隔离期未满擅自脱离隔离治疗的,可协助采取强制隔离治疗措施的部门是（　　）
　　A. 公安部门　　　B. 医疗保健机构　　　C. 卫生行政机构　　　D. 卫生防疫机构
　　E. 治疗单位

24. 关于医疗事故,下列说法**错误**的是 （   ）
    A. 主体是医疗机构和医务人员
    B. 造成患者人身损害的事故
    C. 不可避免的
    D. 违反医疗卫生管理法律、行政法规、部门规章和诊疗护理规范、常规、过失
    E. 在医疗活动中

25. 关于法定传染病的叙述**不正确**的是 （   ）
    A. 法定传染病共37种
    B. 甲类传染病2种
    C. 乙类传染病25种
    D. 传染性非典型肺炎和人感染高致病性禽流感是乙类传染病,应乙类传染病管理
    E. 丙类传染病10种

26. 护士,女,18岁。在传染病医院工作,当发现甲类传染病时所采取的措施**错误**的是 （   ）
    A. 对患者予以隔离治疗　　　　　　　　　　B. 隔离期间根据医学检查结果确定
    C. 对病原携带者予以隔离治疗　　　　　　　D. 对疑似患者,确诊前在指定场所集中隔离治疗
    E. 患甲类传染病、炭疽死亡的,应当将尸体立即进行卫生处理,就近火化

27. 患者,女,68岁。心功能衰竭。在住院期间,护士为其输液时滴速过快,导致急性肺水肿,抢救后患者成植物人状态。这属于 （   ）
    A. 护理差错　　　B. 四级医疗事故　　　C. 三级医疗事故　　　D. 二级医疗事故
    E. 一级医疗事故

28. 护士,女,18岁。因未严格执行查对制度,将1床患者青霉素注射给2床患者,2床患者未发生不良反应,属于 （   ）
    A. 一级医疗事故　　　　　　　　　　　　　B. 二级医疗事故
    C. 三级医疗事故　　　　　　　　　　　　　D. 四级医疗事故
    E. 一般护理差错

29. 某医院因手术中误切除了患者健侧手臂,患者及家属请求做医疗事故技术鉴定。根据我国《医疗事故鉴定暂行办法》有关规定,医疗事故技术鉴定叙述**错误**的是 （   ）
    A. 司法委托　　　　　　　　　　　　　　　B. 医学会可以接受医患任何单方的申请
    C. 行政委托　　　　　　　　　　　　　　　D. 医患双方共同委托
    E. 医疗事故技术鉴定的法定机构是各级医学会

30. 护士,女,23岁。为患者输错血型,造成患者死亡,其医疗事故中医疗过失行为责任程度为 （   ）
    A. 完全责任　　　B. 主要责任　　　C. 次要责任　　　D. 严重责任
    E. 轻微责任

31. 护士,女,38岁。护理临床教师,她在下列带领实习护士工作中,哪项侵犯患者的隐私 （   ）
    A. 经患者许可让学生观摩　　　　　　　　　B. 未经患者同意公开患者资料
    C. 不窥探与病情无关患者身体其他部位　　　D. 不探秘和泄露与诊疗无关的患者隐私
    E. 患者患有传染病、职业病以及其他涉及公共利益和他人利益的疾病不应当隐瞒

32. 有关献血法叙述**不正确**的是 （   ）
    A. 我国实行无偿献血制度　　　　　　　　　B. 提倡18周岁至60周岁的健康公民自愿献血
    C. 血站是采集、提供临床用血的机构　　　　D. 一次性采血器用后必须销毁
    E. 采用成分输血

33. 以下医疗法规中开始施行时间**不正确**的是 （   ）
    A. 《侵权责任法》2010年7月1日　　　　　　B. 《医疗事故处理条例》2002年9月1日
    C. 《艾滋病防治条例》2006年3月1日　　　　D. 《中华人民共和国传染病防治法》2004年12月1日
    E. 《中华人民共和国献血法》2000年10月1日

34. 献血员在采血前4小时用少量清淡饮食是为了防止 （   ）
    A. 过敏反应　　　B. 发热反应　　　C. 枸橼酸钠中毒　　　D. 酸碱平衡失调
    E. 手足搐搦

    （35～36题共用题干）
    为预防、控制传染病的发生、流行,保障人体健康和公共卫生,国家对儿童实行预防接种证制度。

35. 新生儿出生后,应接受注射的一类疫苗**除外**哪一种 （   ）
    A. 百白破疫苗、麻疹疫苗　　　　　　　　　B. 脊髓灰质炎疫苗
    C. 卡介苗　　　　　　　　　　　　　　　　D. 甲肝疫苗
    E. 新生儿用乙型乙肝疫苗

36. 关于疫苗及预防接种叙述错误的是 ( )
    A. 第一类疫苗政府免费向公民提供
    B. 第二类疫苗公民自费,并且自愿受种
    C. 国家对儿童实行预防接种证制度
    D. 接种单位对儿童实施接种时,应当查验预防接种证,并做好记录
    E. 儿童出生后2个月内,其监护人应到有关机构为其办理预防接种证

37. 下列属于甲类传染病的疾病是 ( )
    A. 肺炎　　　　　B. 猩红热　　　　　C. 肺结核　　　　　D. 霍乱
    E. 伤寒

38. 护士了解到病房内的一位患者曾有吸毒史,患者要求其保密。她可以向谁提及此事 ( )
    A. 患者的上级领导　　B. 医务处处长　　C. 患者的主治医师　　D. 护理部干事
    E. 患者的配偶和女儿

39. 某医院预防保健科护士执行流感疫苗接种操作前,发现部分疫苗出现浑浊现象。护士应采取的措施是 ( )
    A. 先接种,再报医院处理　　　　　　　　B. 停止接种,通知疾控中心
    C. 就地销毁,记录经过　　　　　　　　　D. 先接种,再报卫生局处理
    E. 停止接种,报告医院相关部门处理

40. 预防、医疗、保健机构发现艾滋病病毒感染者时,以下不正确的是 ( )
    A. 身体约束　　　　　　　　　　　　　B. 给予宣教
    C. 定期和不定期访诊　　　　　　　　　D. 医学观察
    E. 留观

41. 患者,女,25岁,孕17周,诊断淋病入院。护士向其解释淋病对妊娠、分娩及胎儿和新生儿的影响后,孕妇出现下列哪一项表述时,表明护士仍需要对其进行健康教育 ( )
    A. "淋病会导致胎儿窘迫。"　　　　　　B. "淋病会导致新生儿肺炎。"
    C. "我不想让我丈夫知道这件事。"　　　D. "我会因此发生盆腔感染。"
    E. "孕晚期我要注意胎膜早破的症状。"

42. 患者,男,55岁。因胆结石合并胆道梗阻拟手术治疗,患者的妻子、父母、大哥及其30岁的儿子都到了医院,医务人员介绍了手术的重要性及风险,其手术协议签订人应首选 ( )
    A. 患者本人　　　B. 患者的父母　　　C. 患者的妻子　　　D. 患者的大哥
    E. 患者的儿子

(43～44题共用题干)
患者,女,45岁。行阑尾切除术后,给予青霉素治疗,护士未做青霉素过敏试验,给患者输入青霉素后致过敏性休克死亡。

43. 该事件属于 ( )
    A. 医疗事故　　　B. 护理质量缺陷　　C. 责任心不强　　D. 护理差错
    E. 医疗纠纷

44. 医疗事故预防措施不包括 ( )
    A. 设立医疗质量监控部门人员　　　　　B. 加强职业道德教育
    C. 严格控制探视　　　　　　　　　　　D. 提高护理人员的知识和技术水平
    E. 持续质量改进

45. 一车祸患者急需新鲜O型血液,在下列配型合格的献血者中最合适的是 ( )
    A. 男,16岁,在校大学生
    B. 男,26岁,现役军人,在三月前献血400 ml
    C. 女,55岁,机关公务员
    D. 女,40岁,医生,因甲状腺切除终身服用药物替代治疗,现甲功正常
    E. 男,36岁,教师,因高血压长期服药控制,血压维持在110～130/70～80 mmHg

46. 关于医疗机构临床用血的规定,正确的是 ( )
    A. 必须先行缴费后使用　　　　　　　　B. 可将临床多余用血出售给血液制品生产单位
    C. 必须进行配型核查　　　　　　　　　D. 主要动员家属、亲友为患者献血
    E. 可自行采集

(47～49题共用题干)
男,42岁。因剧烈腹泻来诊。根据临床症状和查体结果,高度怀疑为霍乱。正在等待实验室检查结果以确认诊断。

47. 此时,对该患者的正确处置方法是 ( )
    A. 在指定场所单独隔离　　　　　　　　B. 在留下联系电话后要求其回家等通知

C. 在医院门诊等待结果 D. 收住入本院消化科病房
E. 要求患者尽快自行前往市疾控中心确诊

48. 该患者经检查确诊为霍乱，予以隔离治疗。护士应告知其家属，患者的隔离期限是 （   ）
    A. 以临床症状消失为准 B. 根据医学检查结果确定
    C. 由公安机关决定 D. 由隔离场所的负责人确定
    E. 由当地人民政府决定

49. 该患者治疗无效不幸死亡，应将其尸体立即进行卫生处理并 （   ）
    A. 由患者家属自行处理 B. 按规定深埋
    C. 送回患者家乡火化 D. 石灰池掩埋
    E. 就近火化

（50～51题共用题干）
患者，女，55岁，因急性有机磷农药中毒到急诊科进行抢救，经过洗胃等抢救，现患者病情稳定。

50. 护士在抢救结束后要及时据实补记抢救记录和护理病历，时间为 （   ）
    A. 2小时内 B. 3小时内 C. 6小时内 D. 8小时内
    E. 9小时内

51. 患者需要复印病历，不能复印的病历资料是 （   ）
    A. 体温单 B. 化验单 C. 门诊病历 D. 会诊记录
    E. 医学影像资料

52. 《中华人民共和国献血法》规定，我国实行 （   ）
    A. 有偿献血制度 B. 无偿献血制度 C. 自愿献血制度 D. 义务献血制度
    E. 互助献血制度

53. 护士误给某青霉素过敏的患者注射青霉素，造成患者死亡，此事故属于 （   ）
    A. 一级医疗事故 B. 二级医疗事故 C. 三级医疗事故 D. 四级医疗事故
    E. 严重护理差错

54. 患者在诊疗活动中受到损害，医疗机构及其医务人员有过错的，承担赔偿责任的是 （   ）
    A. 医务人员 B. 医疗机构
    C. 医疗机构负责人 D. 医务人员和医疗机构
    E. 医务人员及其家属

55. 根据我国《献血法》规定，为保障临床急救用血需要，对择期手术患者，应提倡采用用血方式是 （   ）
    A. 互助献血 B. 同型输血 C. 自身储血 D. 自愿献血
    E. 输成分血

56. 医疗事故等级共有 （   ）
    A. 2级 B. 4级 C. 5级 D. 6级
    E. 10级

57. 下列属于侵犯患者隐私权的是 （   ）
    A. 未经患者许可对其体检时让医学生观摩 B. 对疑难病例进行科室内讨论
    C. 在征得患者同意下将其资料用于科研 D. 在患者病历上标注患有传染性疾病
    E. 对患有淋病的患者询问其性生活史

58. 患者，女，28岁。因"婚后2年、未避孕、未孕"诊断为"不孕症"而入院，入院后，在进行妇科检查时，发现患者伴有尖锐湿疣。护士便将此信息告知了科室的其他护士，并告知了同病房的其他病人。该护士的行为属于 （   ）
    A. 渎职行为 B. 侵犯病人的隐私权
    C. 侵犯病人的同意权 D. 侵犯病人的生命健康权
    E. 侵犯病人知情权

59. 列入乙类传染病，但按甲类传染病管理的是 （   ）
    A. 高致病性禽流感 B. 血吸虫病
    C. 肺结核 D. 百日咳
    E. 疟疾

60. 属于甲类传染病的是 （   ）
    A. 疟疾 B. 炭疽 C. 艾滋病 D. 黑热病
    E. 鼠疫

61. 属于乙类传染病，但按照甲类传染病管理的疾病是 （   ）
    A. 伤寒 B. 破伤风 C. 鼠疫 D. 霍乱
    E. 传染性非典型肺炎

62.《艾滋病防治条例》规定,艾滋病病毒感染者和艾滋病病人应当将其感染或者发病的事实如实告知 ( )
   A. 朋友   B. 同事   C. 亲属   D. 同学
   E. 与其有性关系者

63. 关于人体器官移植的叙述,正确的是 ( )
   A. 捐献器官是公民的义务
   B. 人体器官移植包括心、肺、肾、骨髓等移植
   C. 活体器官的捐献与接受需经过伦理委员会审查
   D. 公民生前表示不同意捐献器官的,该公民死亡后,其配偶可以以书面形式表示同意捐献
   E. 任何组织或个人不得摘取未满20周岁公民的活体器官用于移植

64.《献血法》规定,负责组织献血工作的机构是 ( )
   A. 地方各级人民政府   B. 县级以上人民政府
   C. 行业协会   D. 地方各级采供血机构
   E. 地方各级卫生行政部门

(65～66题共用题干)
  患者,女,78岁。由于脑血栓导致左侧肢体偏瘫入院,病情稳定,医嘱二级护理。次日凌晨1时,患者坠床,造成颅内出血,虽经全力抢救,终因伤势过重死亡。

65. 造成该事件的最主要原因是 ( )
   A. 护士没有进行健康教育   B. 护士没有升起床档
   C. 病房环境过于昏暗   D. 没有安排家属陪护
   E. 没有安排专人24小时照护

66. 根据对患者造成的伤害程度,该事故属于 ( )
   A. 三级医疗事故   B. 一级医疗事故   C. 二级医疗事故   D. 医嘱差错
   E. 护理差错

67. 某癌症患者在检查过程中发现患有艾滋病,对此患者的护理中违反伦理要求的是 ( )
   A. 像对待其他患者一样,一视同仁   B. 尊重患者,注重心理护理
   C. 认真观察患者病情   D. 以该患者为例大力宣传艾滋病的知识
   E. 主动接近患者,鼓励患者积极配合治疗

68. 行导尿术时护士未用屏风遮挡,导致投诉。其行为应视为 ( )
   A. 侵权   B. 过失犯罪   C. 受贿   D. 渎职罪
   E. 无过失行为

69. 需要采取传染病防治法所称"甲类传染病的预防、控制措施的疾病"不包括 ( )
   A. 急性严重呼吸综合征(SARS)   B. 猩红热
   C. 肺炭疽   D. 霍乱
   E. 人感染致病性禽流感

70. 医院发现甲类传染病时,错误的护理措施是 ( )
   A. 对病人和病原携带者进行隔离治疗
   B. 对疑似病人的密切接触者要在指定的场所进行医学观察
   C. 隔离期间根据医学检查确定结果
   D. 患者确诊前应收住入医院传染科病房观察、治疗
   E. 对疑似病人的密切接触者采取必要的预防措施

71. 某医院心内科病房,相邻床位内出现了3例不明原因的腹泻患者,临床科室医务人员怀疑出现医院感染,应首先 ( )
   A. 报告科室主任和医院感染管理部门   B. 密切观察暴发病例是否增加
   C. 报告院长   D. 报告卫生行政部门
   E. 积极进行有关检查,等暴发感染的诊断明确后及时报告

72. 某值班护士在23:00行药物治疗,由于患者已入睡,护士未叫醒患者,错将患者甲的药输注给患者乙,导致患者出现皮肤过敏反应。此事件中,该护士应承担 ( )
   A. 无责任   B. 轻微责任   C. 次要责任   D. 一半责任
   E. 主要责任

73. 患者,女,23岁。车祸致大量失血,入院时已昏迷。为抢救患者的生命,需立即手术治疗。但短期内无法联系到患者家属,此时合理的处理措施是 ( )
   A. 继续尝试联系家属   B. 转诊其他医疗机构
   C. 联系患者单位   D. 请示上级主管卫生部门

E. 由医院负责人决策

(74~75题共用题干)

某男,20岁。健康,清晨空腹到血站要求献血。

74. 血站护士应向其说明,每次献血量最多不超过 ( )
   A. 200 ml　　B. 250 ml　　C. 300 ml　　D. 350 ml
   E. 400 ml

75. 献血结束,其下次献血的间隔时间不得少于 ( )
   A. 2个月　　B. 4个月　　C. 6个月　　D. 8个月
   E. 12个月

(76~80题共用题干)

患者,男,31岁。主诉因"近日高热、咳嗽伴有头痛、全身酸痛、不适、乏力等"就诊,经检查确诊为非典型肺炎并收住院治疗。

76. 应将患者安置于 ( )
   A. 隔离病房　　B. 手术室　　C. 普通病房　　D. ICU病房
   E. 抢救室

77. 应对患者采取 ( )
   A. 消化道隔离　　B. 保护性隔离　　C. 呼吸道隔离　　D. 接触隔离
   E. 严密隔离

78. 在隔离过程中,错误的护理措施是 ( )
   A. 住双人房间
   B. 护士进入病室穿隔离衣
   C. 拒绝家属探视
   D. 病室空气消毒每天一次
   E. 排泄物需严格消毒处理

79. 患者病情进一步加重,对其行气管切开术,污染敷料应 ( )
   A. 紫外线照射　　B. 高压灭菌　　C. 焚烧　　D. 煮沸
   E. 浸泡

80. 患者病情进一步恶化后死亡,护士应为其进行 ( )
   A. 一般消毒处理
   B. 保护性处理
   C. 院外消毒处理
   D. 终末消毒处理
   E. 太平间美容处理

81. 某患者因慢性肾衰竭接受了肾移植手术,术后恢复良好,心怀感激,多次向责任护士打听捐肾者家庭住址,想登门致谢,面对患者的请求,责任护士正确的做法是 ( )
   A. 建议给予经济补偿
   B. 婉拒患者的请求
   C. 建议电话致谢
   D. 宣传捐献者事迹
   E. 与患者一道登门致谢

82. "120"接诊了一名车祸致昏迷的患者,脑部CT提示颅内大量出血,需立刻行开颅手术。患者无亲属陪伴,也无证实其身份和联系人的信息,依据《侵权责任法》的规定,术前正确的做法是 ( )
   A. 报告科室负责人获批
   B. 报告派出所寻找家属
   C. 通知手术室准备手术
   D. 报告医院负责人获批
   E. 报告卫生行政部门负责人获批

(83~84题共用题干)

某医院将组织全院党团员义务献血活动,急诊科年轻护士甲、乙、丙均积极报名参加。

83. 献血前错误的准备是 ( )
   A. 不能服药　　B. 不能饮酒　　C. 保证充足睡眠　　D. 适当休息
   E. 进食高脂食物

84. 顺利完成自愿献血后的正确做法是 ( )
   A. 绝对卧床休息1周
   B. 采血侧肢体可以抬举重物
   C. 献血完毕按压止血棉球1分钟以免皮下血肿
   D. 保护穿刺部位,至少8小时内勿被水浸湿
   E. 可以正常工作,避免通宵娱乐和剧烈运动

第三节　医院护理管理的组织原则

护理组织管理是指运用现代护理管理科学的组织理论,通过组织设计,建立合适的工作模式,合理地组织人力、时间和空间等环节,有效地运用护理人员的工作能力,高效地完成护理工作任务,达到护理目标。

组织原则是指为了实现有效管理职能、提高管理效率和实现一定的目标而建立管理机构共同遵循的原则。

一、等级和统一指挥的原则

将组织的职权、职责按照上下级关系划分，**上级指挥下级，下级听从上级指挥组成垂直**（直线型组织结构，即命令与服从的关系）**等级结构**，实现统一指挥。如护理组织上划分为**护理部主任→科护士长→护士长→护士**的管理等级结构。为了避免多头指挥和无人负责的现象，提高管理效率，在管理中需要统一领导、统一指挥。强调无论什么岗位，组织的每一个层级只能有一个人负责，下级只接受一位上级管理人员的命令和指挥，对一位管理人员负责，避免两个以上领导人同时对一个下级和一项工作行使权力，容易造成下级无所适从。下级只向直接上级请示，只有在确认直接指挥错误时可越级上报。上级不要越级指挥，以维护下级组织领导的权威。

二、专业化分工与协作的原则

要提高管理的效能，组织中多个人为一个目标工作，就需要有分工和协作。对每个部门和个人的工作内容、工作范围、相互关系、协作方法等都有明确规定。分工是根据组织的任务、目标，按照专业进行合理分工，使每一个部门和个人明确各自任务、完成的手段、方式和目标。**组织内的活动应按照专业化分工**，以及按照组织需要而定，不能过细，也不能过粗，给每个成员分配相应有限的任务，使其工作更加熟练。护理工作依此分配到群体或个人，使其技能得到有效的利用。**但要更好地实现组织目标，还要进行有效的合作**，协作是以明确各部门之间的关系为前提，协作是各项工作顺利进行的保证，协调则是促进组织成员有效协作的手段。

三、管理层次的原则

要做到组织有效地运转，**组织中的层次应越少越好，命令路线越短越好**。从上级到下级建立明确的职责、职权和联系的正式渠道，组织层次越多，指令和命令必须通过组织层次逐层下达或上传，会增加沟通困难。**组织层次的多少与管理宽度相关，相同人数的组织，管理宽度大则组织层次少，反之则组织层次多**。近年来，随着现代通讯设备的应用，出现了加宽管理宽度，减少层次，使组织趋于扁平结构的趋势。比如护理管理模式由原来的**三级管理变成扁平式二级管理模式**。

四、有效管理幅度的原则

管理幅度（**管理宽度**或**管理跨度**）是指**不同层次管理人员能直接领导的隶属人员人数**，管理幅度应是合理有限的。管理幅度是随着各自的工作性质、类型、特点、护士的素质、技术水平、经验、管理者的能力而定。根据情况和条件适当建立管理幅度，有效的管理监督要在合理的管理幅度下才能实现。层次越高，管理的下属人数应相应减少。护理管理中，**护理部主任、科护士长、护士长**的管理幅度要适当和明确，管理幅度过宽，管理的人数过多，任务范围过大，使护理人员接受的指导和控制受到影响，管理者则会感到工作压力大；如果管理幅度过窄，管理中又不能充分发挥作用，造成人力浪费。应根据具体条件确立适当的管理宽度，以确保能够提供有效的监督和管理。

五、职责与权限一致的原则

权利是完成任务的必要工具，职位和权利是相对等的。分工本身就意味着明确职务，承担责任，并确定与职务和责任相对应的利益。为了**实现职、责、权、利的对应，要做到职务实在，责任明确，权利恰当，利益合理**。遵循这一原则，要有正确的授权，组织中的一些部门或者人员所负责的任务，应赋予相应的职权。授予的权力不应大于或小于其职责，下级也不能超越自身的权利范围。**上级掌管总的权限，其他权限分配给下级，既统一领导，又分级负责**。如果有权无责会助长瞎指挥和官僚主义，有责无权或权限太小，会阻碍或束缚管理者的积极性、主动性和创造性，使组织缺乏活力，不能真正履行相应的责任。

六、集权分权结合原则

集权是把权力相对集中在高层领导者手中，使其最大限度地发挥组织的权威。集权能够强化领导的作用，有利于协调组织的各项活动。分权是把权力分配给每一个管理层和管理者，使他们在自己的岗位上就管理范围内的事情做出决策。分权能够调动每一个管理者的积极性，使他们根据需要灵活有效地组织活动。分权使不同层次的管理者对于日常例行性业务按照常规措施和标准执行，领导只需要加以必要的监督和指导，下属定期向上级汇报工作，只有在偏离正常运作的特殊情况时，才向上级报告，由上级亲自处理。这种上下级的分工，有利于领导摆脱日常事务，集中精力研究及解决全局性管理问题，也有利于调动下级的工作积极性。

七、任务和目标一致的原则

强调各部门的目标与组织的总目标保持一致，各部门或者科室的分目标必须服从组织的总目标。只有目标一致，才能同心协力完成工作。例如护理部的目标必须根据医院总体目标制订，并始终保持一致。病房、门诊、手术室等护理管理目标必须服从护理部的总体目标。组织的存在和发展是以任务和目标为核心的，组织的调整、改造也应以是否实现组织目标为衡量标准。要因任务、目标设事，以事为中心，因事设机构，因事设职位，因事配人。

八、稳定适应的原则

稳定是指组织内部结构要有相对的稳定性，这是组织工作得以正常运转的保证，但组织的稳定是相对的，建立起来的组织不是一成不变的，随着组织内外环境的变化做出适应性的调整。组织既稳定又灵活，能在多变的环境中生存和发展。

九、精干高效原则

组织必须形成精简高效的组织结构形式，以社会效益和经济效益作为自身生存和发展的基础。

十、执行与监督分设原则

执行机构与监督机构分开设立，赋予监督机构相对独立性，才可能发挥作用。在组织的运行过程中，必然会出现各种各样的问题,如何保证这些问题得到及时发现和解决,就需要监督机构的有效监督。监督的力度及有效性取决于监督机构的独立性。

附:领导行为四分图理论

领导行为四分图是管理学名词。领导行为四分图理论:1945年,美国俄亥俄州立大学教授斯多基尔、沙特尔在调查研究基础上把领导行为归纳为"关心工作"和"关心人"两大类。

"关心工作"强调以工作为中心,是指领导者以完成工作任务为目的,强调组织目标实现。为此只注意工作是否有效地完成,只重视组织设计、职权关系、工作效率,而忽视部属本身的问题,对部属严密监督控制,不太关心人际关系。

"关心人"强调以人为中心,是指领导者强调建立领导者与部属之间的互相尊重、互相信任的关系,倾听下级意见和关心下级。

1. 高工作低关系　最关心的是工作任务。适用下属成熟度低的情况。因为下属不成熟,没有能力也不愿意承担责任,所以要采取高任务低关系的领导风格。

2. 高工作高关系　对工作对人都较为关心,一般来说,这种领导方式效果较好。适用于下属较为不成熟的情况。因为下属有承担责任的愿望,但没有承担责任的能力。所以领导既要关心工作,又要关心、鼓励下属,需要采取高任务高关系的领导风格。

3. 低工作高关系　大多数较为关心领导者与部属之间的合作,重视互相信任和互相尊重的气氛。适用下属比较成熟的情况。因为下属已经比较成熟,基本能胜任工作,而且还不太满意领导者的指示与约束。所以领导者应采取低任务高关系的领导风格。

4. 低工作低关系　对组织对人都漠不关心,一般来说,这种领导方式效果较差。适用下属高度成熟的情况。因为下属有能力承担责任,而且也有能力完成任务。因此,领导者应赋予下属一定的权力。所以领导者应采取低任务低关系的领导风格。

单元测试题

1. 关于管理层次的原则,下列正确的是　　　　　　　　　　　　　　　　　　　　　　　　　　　(　　)
   A. 组织中的层次应越多越好　　　　　　　　B. 组织层次的多少与管理宽度无关
   C. 命令路线越短越好　　　　　　　　　　　D. 相同人数的组织,管理宽度大则组织层次多
   E. 相同人数的组织,管理宽度小则组织层次多

2. 某病房近期出现护理投诉和差错,两位科护士长介入帮助整改,病房护士长针对问题和整改建议进行工作,但是对于两位科护士长的部分不同要求感到无所适从。从管理的角度来看,违背的组织原则是　　　　　　(　　)
   A. 管理层次的原则　　　　　　　　　　　　B. 专业化分工与协作的原则
   C. 有效管理幅度的原则　　　　　　　　　　D. 职责与权限一致的原则
   E. 等级和统一指挥的原则

3. 李护士长是重症监护病房的护士长,近期被分派护理学院的专科护士培训、科内质量控制、医院建设新病房的筹划工作等,她感到工作压力很大,病房接受的指导和控制也受到影响。这种情况说明在管理上没有得到有效遵循的原则是　　　(　　)
   A. 等级和统一指挥的原则　　　　　　　　　B. 管理层次的原则
   C. 有效管理幅度的原则　　　　　　　　　　D. 职责与权限一致的原则
   E. 专业化分工与协作的原则

4. 小杨是儿科儿童组的护士,工作表现突出,护士长经常指派她负责一些工作,但小杨工作起来常缩手缩脚,护士长意识到没有给小杨职权,有责无权,造成了限制,遂任她为儿童组组长,提高了小杨工作的积极性和创造性,这种做法体现的组织原则是　　(　　)
   A. 职责与权限一致的原则　　　　　　　　　B. 集权分权结合原则
   C. 精干高效原则　　　　　　　　　　　　　D. 稳定适应的原则
   E. 任务和目标一致的原则

5. 某医院一名护士,毕业于某大学的护理学硕士,现为急诊科护士长,但该护士从不过问科室的各项工作,只是专心做科研、学习,此案例违背了医院护理管理的哪一项组织原则　　　　　　　　　　　　　　　　　　　　(　　)
   A. 职责与权限一致的原则　　　　　　　　　B. 集权分权结合的原则
   C. 稳定适应原则　　　　　　　　　　　　　D. 精干高效原则
   E. 任务和目标一致的原则

6. 王主任是某护理部主任,她把工作分配给总护士长等管理人员,对于例行性业务按照常规措施和标准执行,她做必要的监督和指导,只有特殊情况时她来处理。她可集中精力研究及解决全局性管理问题,也调动了下级的工作积极性。这种工作方式遵循的组织原则是　　　　　　　　　　　　　　　　　　　　　　　　　　　　　　　　　　　　(　　)
   A. 集权分权结合原则　　　　　　　　　　　B. 任务和目标一致的原则
   C. 精干高效原则　　　　　　　　　　　　　D. 专业化分工与协作的原则

E. 执行与监督分设原则

7. 随着护理管理模式的不断演变,某医院护理部将科护士长纳入护理部进行综合办公,使原有的护理部-科护士长-护士长-三级管理体系变为扁平式二级管理模式。这种做法体现了哪项组织原则。（　　）
   A. 管理层次的原则　　　　　　　　　　　B. 职责与权限一致的原则
   C. 有效管理幅度的原则　　　　　　　　　D. 集权分权结合原则
   E. 任务和目标一致的原则

8. 陈护士长是门诊眼科的副护士长,近期医院开展护士长岗位竞聘,全部取消了副护士长的职位,陈护士长改为竞聘其他职位。这种情况反映的组织原则是（　　）
   A. 等级和统一指挥的原则　　　　　　　　B. 职责与权限一致的原则
   C. 精干高效的原则　　　　　　　　　　　D. 执行与监督分设原则
   E. 稳定适应的原则

9. 王主任是某医院护理部主任,她考虑到在组织的运行过程中,必然会出现各种各样的问题,为保证这些问题得到及时发现和解决,设立了有效的监督机构,这种工作方式遵循的组织原则是（　　）
   A. 等级和统一指挥的原则　　　　　　　　B. 职责与权限一致的原则
   C. 精干高效原则　　　　　　　　　　　　D. 稳定适应的原则
   E. 执行与监督分设原则

10. 属于授权的原则中最根本的一条准则的是（　　）
    A. 公平公正　　B. 职责分明　　C. 合理合法　　D. 视能授权
    E. 一律平等

11. 关于授权原则,**不正确**的是（　　）
    A. 视能授权　　B. 公平竞争　　C. 合法合理　　D. 监督控制
    E. 权责对等

（12～13题共用题干）
宫主任是某三甲医院护理部主任,管理工作中善于原则性和灵活性相结合。

12. 在制订护理部的工作计划时,她认真研究了医院的总体目标,并注意保持一致,她遵循的组织原则是（　　）
    A. 管理层次的原则　　　　　　　　　　　B. 有效管理幅度的原则
    C. 精干高效原则　　　　　　　　　　　　D. 职责与权限一致的原则
    E. 任务和目标一致的原则

13. 她认为有权无责助长官僚主义,有责无权会束缚创造性,这是对下列哪项组织原则的正确理解（　　）
    A. 管理层次的原则　　　　　　　　　　　B. 有效管理幅度的原则
    C. 精干高效原则　　　　　　　　　　　　D. 职责与权限一致的原则
    E. 任务和目标一致的原则

14. 某医院耳鼻喉科夜间值班时间,当日行喉癌手术的患者陈某突发大出血,值班护士紧张地配合医生抢救。这时医院值班领导来检查病区,看到这一情景指挥该护士如何抢救,并电话给科室护士长、主任,人员到齐后,大家纷纷指挥该护士如何抢救,结果该护士慌忙中不慎将血浆打翻,此案例违背了护理管理哪一项组织原则（　　）
    A. 管理层次的原则　　　　　　　　　　　B. 专业化分工与协作的原则
    C. 有效管理幅度的原则　　　　　　　　　D. 职责与权限一致的原则
    E. 等级和统一指挥的原则

15. 某医院新近发生多次医患纠纷,医院为避免出现更严重的后果,号召全院职工关注医患、护患关系。护理部在随后的工作安排中,要求各科室每周举行一次护患代表交流会。此案例遵循了医院护理管理的哪一项组织原则（　　）
    A. 管理层次的原则　　　　　　　　　　　B. 专业化分工与协作的原则
    C. 精干高效原则　　　　　　　　　　　　D. 职责与权限一致的原则
    E. 任务和目标一致的原则

16. 领导生命周期理论中,领导行为进行逐步推移的程序是（　　）
    A. 高工作与高关系→低工作与低关系→高工作与低关系→低工作与高关系
    B. 低工作与低关系→高工作与低关系→低工作与高关系→高工作与高关系
    C. 高工作与低关系→高工作与高关系→低工作与低关系→低工作与高关系
    D. 高工作与低关系→高工作与高关系→低工作与高关系→低工作与低关系
    E. 高工作与低关系→低工作与高关系→低工作与低关系→高工作与高关系

17. 护士小刚从护校毕业,缺乏工作经验,工作中听从护士长的安排,同时护士长经常检查她的工作,并给予指导和督促。护士小王和护理领导者间形成的工作行为和领导行为关系是（　　）
    A. 高工作与低关系　　B. 高工作与高关系　　C. 低工作与高关系　　D. 低工作与低关系
    E. 疏远型关系

18. 对主管护师以上的护理人员,应采取的领导方式是 （　　）
    A. 高工作、低关系
    B. 高工作、高关系
    C. 低工作、高关系
    D. 低工作、低关系
    E. 亲密型关系

第四节　临床护理工作组织结构

一、护理管理组织结构

我国医院护理管理组织结构的形式主要有：①在院长领导下，设护理副院长-护理部主任-科护士长-护士长，实施垂直管理。②在主管医疗护理副院长领导下，设护理部主任-科护士长-护士长三级负责制。③床位不满 300 张的医院，不设护理部主任，只设立总护士长-护士长的二级管理。④在主管院长的领导下，设立护理部主任-科护士长-护士长，但科护士长纳入护理部合署办公，实行扁平化的二级管理模式。

1. 护理部的地位和作用　护理部是医院管理中的职能部门，既是医院的参谋机构又是医院的管理机构。在院长或主管护理的副院长领导下，负责组织和管理医院的护理工作，护理部与医务、行政、后勤、教学、科研等职能部门相互配合，在医院管理和完成医疗、教学、科研和预防、保健任务中具有重要作用。

2. 护理部的管理职能　护理部对全院护理人员进行统一管理，实行目标管理，制定各种护理技术操作规程、护理常规、确立各项护理质量标准，建立完备的工作制度和规范；合理地配备和使用护理人力资源；对不同层次的护理人员进行培训、考核和奖惩，保证各项护理工作的落实和完成，并不断提高护理质量。提高临床教学和护理科研的水平；策划护理学科建设等。

3. 科护士长职能　科护士长在护理部主任领导下，全面负责所管辖科室的业务及管理工作，并且参与护理部对全院护理工作的指导和促进工作。

4. 护士长职能　护士长是医院病房和基层单位的管理者，负责对护理单元的人、财、物、时间、信息进行有效管理，保证护理质量的稳定性。在护理单元设有护士长（病房护士长）、护士、护理员。

二、护理工作模式

1. **个案护理**　是指 **1 位患者所需要的全部护理由 1 位当班护士全面负责**，护理人员直接管理某个患者，即由专人负责实施个体化护理。常用于危重症患者、大手术后需要特殊护理的患者。在这种工作模式下，护理人员责任明确，责任心较强。护士掌握患者的病情变化，全面掌握和满足患者的需求。缺点是需要护理人员有一定的工作能力，护理人员轮班所需要人力较大，成本高。

2. **功能制护理**　是以工作中心为主的护理方式，将工作的特点和内容划分几个部分。按岗位分工，可分为处理医嘱的主班护士、治疗护士、药疗护士、生活护理护士等。其优点是，护士分工明确，工作效率高，所需护理人员较少，易于组织管理，护士长能够依照护理人员的工作能力和特点分派工作。缺点是护理人员对患者的病情和护理缺乏整体性概念，容易忽略患者的整体护理和需求。

3. **小组护理**　是将护理人员和患者分成若干小组，1 位或 1 组护士负责 1 组患者的护理方式。小组成员由不同级别的护理人员组成，小组组长负责制订护理计划和措施，指导小组成员共同参与和完成护理任务。小组护理的优点是，小组任务明确，成员需要彼此合作，互相配合，维持良好工作氛围；小组中发挥不同层次护理人员的作用，调动积极性，护理人员能够获得较为满意的结果。其缺点是护理工作是责任到组，而不是责任到人，护士的责任感受到影响；同时患者没有固定的护士负责，缺乏归属感。

4. **责任制护理**　是由责任护士和相应辅助护士对患者从入院到出院进行有计划、有目的的整体护理。以患者为中心，以护理计划为内容，对患者实施有计划的、系统的、全面的整体护理。责任制护理与小组护理相结合，明确分工责任，进行整体护理，是目前倡导的护理工作模式。

责任制护理的特点有：一是**整体性**，即护理评估及护理计划包括对患者的生理、心理、社会方面的护理问题，从整体认识患者。二是**连续性**，即患者从入院到出院由一位固定的责任护士负责全部护理活动，保持连续性。三是**协调性**，责任护士为患者负责与其他医务人员沟通、联系、协调各种事物满足患者需要。四是**个体化**，护理活动依照患者个体化需求制订。这种护理模式的优点是，护士能够全面了解患者的情况，为患者提供连续、整体的个体化护理，护理人员责任感增强，患者安全感增强。护患之间关系比较熟悉亲切，增加了交流，护士独立性强。但要求责任护士有更高的业务水平。护理人力需求也会大一些。

小结提示：个案护理为 1 名护士全面照顾 1 名患者；功能护理相当于工厂里面的流水线；小组护理为 1 组护士照顾 1 组患者；责任制护理为管床护士负主要责任，其他护士协助实施。

5. 系统性整体护理　**整体护理**是以人的健康为中心，以现代护理观为指导，以护理程序为核心，为患者提供心理、生理、社会、文化等全方位的最佳护理，并将护理临床业务和护理管理环节系统化的工作模式，是责任制护理的进一步完善。

6. 临床路径　**临床路径**是指医院包括医生、护士、医技人员、辅助人员等一组成员，共同针对某一病种的诊断和手术，从入院到出院制订最佳的、有准确时间要求的、有严格工作顺序的整体诊疗护理计划，以减少康复的延迟和资源的浪费。

单元测试题

(1~2题共用题干)

患者,女,50岁。交通事故导致复合创伤后1小时入院。患者呼吸由浅慢逐渐加深加快,又由深快逐渐变为浅慢,继之暂停30秒后再度出现上述状态的呼吸。

1. 该患者手术后安置在ICU,须要对其进行 ( )
   A. 个案护理　　B. 功能制护理　　C. 小组式责任制护理　　D. 小组护理
   E. 临床路径

2. 经医护人员精心治疗和护理,患者病情稳定转科至普通外科病房,为提供优质护理服务目前倡导护理工作模式是 ( )
   A. 个案护理　　B. 功能制护理　　C. 小组式责任制护理　　D. 小组护理
   E. 临床路径

(3~5题共用题干)

小刘是ICU护士,从毕业工作3年来,基本上是1个人护理某个患者,患者需要的全部护理由她全面负责,实施个体化护理。

3. 在ICU常运用的护理方式是 ( )
   A. 个案护理　　B. 功能制护理　　C. 责任制护理　　D. 小组护理
   E. 临床路径

4. 对ICU的重症患者护理以下**错误**的是 ( )
   A. 一对24小时特级护理　　　　　　B. 备齐各种急救设施和药品
   C. 制定并执行护理计划　　　　　　D. 正确及时做好各项治疗
   E. 半小时巡视患者1次

5. 对ICU的重症患者进行护理记录时**不宜**采取的做法是 ( )
   A. 字迹端正清晰　　　　　　　　　B. 动态反映病情变化
   C. 使用蓝黑色水笔书写　　　　　　D. 写错可刮涂后重写
   E. 体现以患者为中心

6. 小张、小王、小刘、小李均是医院综合内科的护士,小张是处理医嘱的主班护士,小王是治疗护士,小李是药疗护士,小刘是生活护理护士。她们每隔一段时间就会由护士长安排进行调换岗位。这种工作方式被称为(流水作业) ( )
   A. 个案护理　　B. 功能制护理　　C. 责任制护理　　D. 小组护理
   E. 临床路径

7. 护士小张和小王在同一个病房工作,病房护理人员分为两组,每组3人,她们分别为组长。带领护士为患者提供服务,护士们互相配合完成工作。这种工作模式是 ( )
   A. 个案护理　　B. 功能制护理　　C. 责任制护理　　D. 小组护理
   E. 临床路径

8. 由责任护士和其辅助护士负责一定数量患者从入院到出院,以护理计划为内容,包括入院教育、各种治疗、基础护理和专科护理、护理病历书写、观察病情变化、心理护理、健康教育、出院指导。这种形式的护理方式是 ( )
   A. 个案护理　　B. 功能制护理　　C. 责任制护理　　D. 小组护理
   E. 临床路径

9. 某病区护士人员的工作方式是:一组护理人员应用护理程序的工作方法,共同完成对一组病人的护理工作。该种工作方式是 ( )
   A. 小组护理　　B. 综合护理　　C. 个案护理　　D. 责任制护理
   E. 经验护理

10. 某病区护理人员的工作方式是:一位责任护士对其所管患者从入院到出院提供连续、全面、整体的护理。该种工作方式是 ( )
    A. 个案护理　　B. 责任制护理　　C. 经验护理　　D. 小组护理
    E. 综合护理

11. 功能制护理的特点**不**包括 ( )
    A. 以工作为中心的护理方式　　　　B. 分工不明确,不利于按护士能力分工
    C. 有利于提高护士技能操作熟练程度　D. 易产生疲劳、厌烦情绪,工作满意度降低
    E. 护患之间缺乏沟通和理解

12. 关于小组护理的优点,下列哪项**除外** ( )
    A. 小组任务明确　　　　　　　　　B. 组中发挥不同层次护理人员的作用
    C. 成员互相配合　　　　　　　　　D. 责任到人,令患者有归属感

E. 成员间彼此合作，氛围好
13. 目前创建优质护理服务示范医院活动 倡导的护理工作模式是 （　　）
    A. 个案护理　　　　　　B. 功能制护理　　　　　　C. 小组式责任制护理　　D. 小组护理
    E. 临床路径
14. 以减少患者康复的延迟和资源的浪费为目的的护理工作模式是 （　　）
    A. 个案护理　　　　　　B. 功能制护理　　　　　　C. 责任制护理　　　　　D. 小组护理
    E. 临床路径
15. 患者，男，冠心病。从入院到出院，得到了医护人员严格工作程序的诊疗照顾，这属于何种护理工作模式 （　　）
    A. 个案护理　　　　　　B. 功能制护理　　　　　　C. 责任制护理　　　　　D. 小组护理
    E. 临床路径
16. 某消化内科护士，针对肝硬化的患者，从入院到出院按照时间要求和工作顺序，与医生等合作团队，为患者提供整体照顾计划。该护士采用的这种方式为 （　　）
    A. 个案护理　　　　　　B. 功能制护理　　　　　　C. 责任制护理　　　　　D. 小组护理
    E. 临床路径
17. 某医院现有床位280张，其护理组织结构正确的是 （　　）
    A. 设立护理副院长一名　　　　　　　　　　　　B. 设立护理主任两名
    C. 设立总护士长一名　　　　　　　　　　　　　D. 设立总护士长一名，护士长多名
    E. 设立护理主任两名，总护士长一名
18. 以人为中心，以护理程序为基础，以现代护理观为指导，对人实施生理、心理和社会各个方面的护理，从而使人达到最佳健康状况的护理是 （　　）
    A. 小组护理　　　　　　B. 功能制护理　　　　　　C. 个案护理　　　　　　D. 整体护理
    E. 责任制护理
19. 男，38岁。骨髓移植术后第1天。护士长安排1名护士专人对该患者进行24小时监护，此种护理工作方式是（　　）
    A. 个案护理　　　　　　B. 功能制护理　　　　　　C. 小组制护理　　　　　D. 责任制护理
    E. 系统化整体护理
20. 某医院的护理管理架构是护理部主任、科护士长、病区护士长，请问该医院护理管理的层次数是 （　　）
    A. 1级　　　　　　　　　B. 2级　　　　　　　　　　C. 3级　　　　　　　　　D. 4级
    E. 5级
21. 肝胆外科病区护士夜班查房时发现某床患者不在病房，也没有请假。该护士首先应该告知的是 （　　）
    A. 护理部主任　　　　　B. 外科总护士长　　　　　C. 普外科病区护士长　　D. 肝胆外科主任
    E. 肝胆外科病区护士长
22. 年初一的早晨，结束夜班工作的护士发现接班的护士没有来，且无法联系。此时，夜班护士正确的处理方法是报告 （　　）
    A. 护士长　　　　　　　B. 护理部主任　　　　　　C. 值班医生　　　　　　D. 科主任
    E. 住院总值班
23. 肝脏移植术后患者，每个班次由一名护士负责该患者的全部护理。这种护理工作方式属于 （　　）
    A. 个案护理　　　　　　B. 责任制护理　　　　　　C. 功能制护理　　　　　D. 整体护理
    E. 综合护理
24. 以"病人为中心"的优质护理服务工作模式是 （　　）
    A. 分组制护理　　　　　B. 分级制护理　　　　　　C. 分层制护理　　　　　D. 功能制护理
    E. 责任制整体护理

第五节　医院常用的护理质量标准

一、护理质量标准体系结构

1. **要素质量**　是指提供护理工作的基础条件质量，是构成护理服务的基本要素。内容包括人员**配备**，如编制人数、职称、学历构成等；可开展业务项目及合格程度的技术质量、仪器设备质量、药品质量、器材配备、环境质量、排班、值班传呼等时限质量、规章制度等基础管理质量。

2. **环节质量**　是指各种要素通过组织管理形成的工作能力、服务项目、工作程序和工序质量。**主要指护理工作活动过程质量**。包括管理工作及护理业务技术活动过程。如**执行医嘱**、观察病情、患者管理、护理文件书写、技术操作、心理护理、健康教育等。

3. **终末质量**　是指患者所得到的护理效果的质量。如皮肤压疮发生率、差错发生率、一级护理合格、住院满意度、出院满意度等患者对护理服务的**满意度**调查结果等。

二、护理质量标准

1. **护理技术操作的质量标准** 实施以患者为中心的整体护理,严格执行三查七对,操作正确及时、安全、节力、省时、省物。严格执行无菌原则及操作程序,操作熟练。

2. **护理管理的质量标准**

(1)护理部管理质量标准:有健全的领导体制,完成各项护理质量指标;管理目标明确;做到有年计划、季计划、月计划,及时总结,有达标措施。护理管理制度健全,有全院统一的管理制度。有健全的会议制度;能落实护理检查和质量控制;有计划、有目标地培养护理人员;开展护理教学和科研工作,建立、健全护理技术档案;有各项登记、信息管理制度。有科护士长、护士长考核办法;有各级人员及护士岗位职责、考核标准并定期考核。各科疾病护理常规完备,并定期组织修改完善。全院护理单元有质量监控制度,有查房查岗制度,有护理工作情况登记制度。

(2)病房护理工作质量标准:

1)病房管理:病房内清洁、整齐、安静、舒适。病室规范,工作有序;贵重药、毒麻药有专人管理,药柜加锁,账物符合;病室陪伴率符合医院标准;预防医院感染和护理并发症的发生;有健康教育制度。

2)基础护理与重症护理:病情观察全面及时,掌握患者基本情况。患者<u>六洁</u>(口腔、头发、皮肤、指趾甲、会阴、床单位整洁)<u>四无</u>(无压疮、无坠床、无烫伤、无交叉感染);落实基础护理和专科护理,有效预防并发症。各种引流管、瓶清洁通畅,达到要求;晨晚护理符合规范;危重患者有护理计划、专科护理到位,无并发症;急救物品齐全、抢救技术熟练,医嘱执行准确及时。做好监护抢救护理及护理记录,整舒安全、无并发症。

3)无菌操作及消毒隔离:无菌技术操作符合无菌要求;消毒物品方法正确;浸泡器械的消毒液浓度、更换时间及液量达到标准;<u>扫床套及患者小桌擦布"1人1套"、"1人1巾"</u>,用后浸泡消毒;餐具及便器用后消毒;治疗室、处置室、换药室严格执行消毒隔离制度,定期消毒并做空气细菌培养,做好记录;传染患者按病种进行隔离;应使用一次性注射器、输液器;所有无菌物品均注明灭菌日期,单独放置,确保无过期物品;了解各种消毒液使用的浓度、范围及配制方法;<u>医疗垃圾使用黄塑料袋集中处理</u>。建立预防院内感染的质检机构,制度及措施,有检测消毒、灭菌效果的手段。

4)岗位责任制健全:明确护理部主任、科护士长、护士长、护士、护理员等工作职责。

5)护士素质:服装清洁整齐、举止大方;对患者态度和蔼,语言文明,待人礼貌,热情主动做好各项护理工作,贯彻保护性医疗制度;关心热爱集体,团结协作,努力学习业务;遵守规章制度、坚守岗位;热心为患者做好健康宣教工作。

(3)门诊护理工作质量标准:坚守岗位,衣帽整齐、举止大方;诊室清洁整齐,做好分诊,传染病患者不漏诊;服务态度好;维持良好候诊、就诊秩序;进行健康教育。

(4)手术室质量标准:巡回护士和洗手护士遵守手术室各岗位工作制度,严格执行无菌操作规程,<u>无菌手术感染率小于0.5%</u>,三类切口感染有追踪登记制度;有消毒隔离制度;<u>每月定期进行细菌培养及对手术室空气、医护人员的手、物品进行监测</u>;无过期无菌物品;对感染手术严格执行消毒隔离制度。手术室应清洁、卫生、安静,有定期清扫制度;工作人员的衣、帽、鞋按要求穿戴;对参观人员、实习人员有管理要求;高压灭菌达到无菌要求。

(5)供应室质量标准:包括无菌操作和消毒隔离,物品供应。

3. **护理文件书写的质量标准** 护理文件包括体温单、医嘱执行单、护理记录单、手术护理记录单等。护理记录书写客观、真实、可靠、准确、及时、完整,体现以患者为中心,使用碳素或蓝黑色水笔书写,病情描述确切、简要、动态反映病情变化,重点突出,运用医学术语。字迹清晰、端正、无错别字,不得用刮、粘、涂等方法掩盖或去除原字迹。体温单绘制清晰,不间断、无漏项。<u>执行医嘱时间准确、双人签名</u>。

4. **临床护理的质量标准**

(1)特级、一级护理:①特级患者:<u>设专人24小时护理</u>,备齐各种急救药品、器材。制订并执行护理计划,严密观察病情。正确及时做好各项治疗、护理,并做好特护记录。做好各项基础护理,患者无并发症。②一级护理患者:按病情需要准备急救用品,制订并执行护理计划,<u>每1小时巡视1次患者</u>,密切观察病情变化,并做好记录。做好晨晚间护理,保护皮肤清洁无压疮。

(2)急救物品:急救物品管理做到"<u>五定</u>",即<u>定量供应、定点放置、定专人保管、定期消毒及灭菌、定期检查维修</u>。急救物品准备完好率要<u>求达到100%</u>。

(3)基础护理:包括晨晚间护理、口腔护理、皮肤护理、出入院护理等。患者清洁、整齐、舒适、安全、无并发症。

(4)消毒灭菌:有负责消毒隔离的健全的组织机构,有预防院内感染的规定和措施,有监测消毒灭菌的技术手段;严格区分无菌区及有菌区,无菌物品必须放置在无菌专用柜内储存,有明显标签,注明时间;熟练掌握各种消毒方法及消毒液的浓度及用法;手术室、供应室、产房、婴儿室、治疗室、换药室等定期做空气培养。应用紫外线空气消毒应有登记检查制度。<u>各项无菌物品灭菌合格率100%</u>。

单元测试题

1. 体现护理质量标准体系结构中要素质量的内容是 （   ）
   A. 护士编制　　　　　　　　　　B. 患者管理
   C. 出院满意度　　　　　　　　　D. 健康教育
   E. 技术操作

2. 体现护理质量标准体系结构中环节质量的内容是 （ ）
   A. 设备质量　　　　　B. 药品质量　　　　　C. 执行医嘱　　　　　D. 差错发生率
   E. 护士学历
3. 体现护理质量标准体系结构中终末质量的条目是 （ ）
   A. 仪器设备质量　　　B. 药品质量　　　　　C. 住院满意度　　　　D. 健康教育
   E. 技术操作
4. A病区是普通外科，每个病室收治3个患者。小王是刚进临床的护校实习学生，小张是她的带教老师，在见习病房清洁、消毒工作时，小张发现小王错误的做法是 （ ）
   A. 氧气瓶用消毒液浸泡　　　　　　　　　B. 扫床套"1人1套"
   C. 餐具用后消毒　　　　　　　　　　　　D. 便器用后消毒
   E. 小桌擦布"1室1巾"
5. 小王是刚进临床的护校实习学生，小张是她的带教老师，在提问小王关于医疗垃圾处理问题时，小王回答错误的是（应放在双层黄色袋中） （ ）
   A. 垃圾处理时防止针刺伤　　　　　　　　B. 病区的垃圾可分为医用垃圾和生活垃圾
   C. 医用垃圾使用红塑料袋　　　　　　　　D. 废弃的血标本放在黄色袋中
   E. 针头放在利器盒中
6. 手术室的无菌手术感染率要求小于 （ ）
   A. 0.1%　　　　　　　B. 0.5%　　　　　　　C. 1.0%　　　　　　　D. 1.5%
   E. 2.0%
7. 对手术室医护人员的手、物品进行定期细菌培养的周期是 （ ）
   A. 每天　　　　　　　B. 每周　　　　　　　C. 每两周　　　　　　D. 每月
   E. 每季度
8. 一级护理患者巡视的时间是 （ ）
   A. 每半小时　　　　　B. 每1小时　　　　　C. 每2小时　　　　　D. 每3小时
   E. 随时

（9～11题共用题干）
急诊要配备完好的急救物品及药品，保证物品完好、完整无缺，处于备用状态。做到及时检查维修和维护，以确保患者的及时使用和护理安全。

9. 急救物品和药品在保管使用中错误的环节是 （ ）
   A. 定人保管　　　　　B. 定量供应　　　　　C. 定点放置　　　　　D. 定人使用
   E. 定期消毒
10. 急救物品的合格率应保持在 （ ）
    A. 100%　　　　　　 B. 99%以上　　　　　C. 98%以上　　　　　D. 95%以上
    E. 90%以上
11. 无菌物品灭菌合格率是 （ ）
    A. 100%　　　　　　 B. 99%以上　　　　　C. 98%以上　　　　　D. 95%以上
    E. 90%以上
12. 某医院护理部进行月总结，用标准体系评价各科室的护理质量，其中错误的选项是 （ ）
    A. 需考虑要素质量、环节质量和终末质量　　B. 人员配备是构成护理服务的基本要素之一
    C. 患者满意度调查结果属于终末质量　　　　D. 评价科室的护理质量看终末质量
    E. 护理技术操作质量是护理质量评价项目之一
13. 护理质量标准不包括 （ ）
    A. 护理技术操作质量标准　　　　　　　　B. 护理文书书写质量标准
    C. 护理质量缺陷　　　　　　　　　　　　D. 临床护理质量标准
    E. 护理管理质量标准
14. 关于护理质量标准体系，下列说法不正确的是 （ ）
    A. 包括要素质量、环节质量和终末质量　　B. 根据服务对象的特点等制定
    C. 以患者满意为标准　　　　　　　　　　D. 所有医院的护理质量标准及指标都相同
    E. 是衡量护理质量标准的准则，是规范护理行为的依据
15. 护理文件不包括 （ ）
    A. 体温单　　　　　　B. 医嘱单　　　　　　C. 手术护理记录单　　D. 医嘱本
    E. 注射卡
16. 某医院护理部要提高全院护理质量，不宜采取的措施是 （ ）

A. 明确管理目标　　　　　　　　　　　　B. 健全的会议制度
C. 培养护理人员　　　　　　　　　　　　D. 取消护理教学和科研工作
E. 定期考核

17. 护士长张某,新近被提拔为科护士长,主要负责病房护理工作,她工作主要方面**不包括**　　（　　）
   A. 病室管理　　　B. 供应室管理　　　C. 消毒隔离规章制度　　　D. 基础护理
   E. 重症护理

18. 某医院手术室1个月完成无菌手术600台,按照手术室质量标准最多可以出现几例感染　　（　　）
   A. 1　　　　B. 2　　　　C. 3　　　　D. 4
   E. 5

19. 护师孙某,升为病房护士长,在管理病房时**不正确**的是　　（　　）
   A. 病房内清洁、整齐、安静、舒适　　　　B. 病室规范,工作有序
   C. 禁止探视　　　　　　　　　　　　　　D. 预防医院感染和护理并发症的发生
   E. 贵重药、毒麻药有专人管理,药柜加锁

（20～21题共用题干）

小刘是IUC护士,大专毕业工作4年,护师。上班时她总是一个人护理某个患者。

20. 小刘对ICU的重症患者实施的护理,做法**错误**的是　　（　　）
   A. 正确及时做好各项治疗　　　　　　　B. 保证呼吸机处于备用状态
   C. 特级护理　　　　　　　　　　　　　D. 制定护理计划
   E. 半小时巡视患者1次

21. 每天小刘都要记录患者的生命体征、出入量等,这属于　　（　　）
   A. 环节质量　　　B. 要素质量　　　C. 终末质量　　　D. 临床路
   E. 目标管理

22. 护理管理的质量标准是实行　　（　　）
   A. 自由管理　　　B. 集权管理　　　C. 授权管理　　　D. 分级管理
   E. 民主管理

23. 病区护理管理的核心是　　（　　）
   A. 患者管理　　　B. 探视管理　　　C. 护理质量管理　　　D. 病区环境管理
   E. 陪护的指导与管理

24. **在临床护理质量标准中,对无菌物品合格率的规定是**　　（　　）
   A. 100%　　　　B. 95%　　　　C. 90%　　　　D. 85%
   E. 80%

第六节　医院护理质量缺陷及管理

一、护理质量缺陷的概念

护理质量缺陷是指在护理活动中,出现技术、服务、管理等方面的失误。一切不符合质量标准的现象都属于质量缺陷。护理质量缺陷表现为患者对护理的**不满意、医疗事故**(前述)、**医疗纠纷**,包括**护理事故、护理差错、护理投诉**等。

护理差错是指在护理活动中,由于责任心不强、工作疏忽、不严格执行规章制度、违反医疗卫生管理法律、行政法规、部门规章和诊疗护理规范、常规,**过失造成患者直接或间接的影响,但未造成严重后果,未构成医疗事故的**。护理差错一般分为严重护理差错和一般护理差错。严重护理差错是指在护理工作中,由于技术或者责任原因发生错误,虽然给患者造成了身心痛苦或影响了治疗工作,但未造成严重后果和构成事故者。一般护理差错是指在护理工作中由于责任或技术原因发生的错误,造成了患者轻度身心痛苦或无不良后果。

医疗纠纷时患者或者其家属对医疗护理服务的过程、内容、结果、收费或者服务等不同方面存在不满而发生的诉求,或者对同一医疗事件的原因、后果、处理方式或其轻重程度产生分歧发生争执。

二、护理质量缺陷的预防和处理

护理质量缺陷的控制关键在预防。预防为主的思想是整个质量管理的核心。运用风险管理的措施有效降低护理缺陷的发生。

认真履行差错事故上报制度。发生护理事故后,当事人应立即报告科室护士长及科室领导,科室护士长应立即向护理部报告,护理部随即报告给医务处或者相关医院负责人。发生严重差错或者事故的各种有关记录、检验报告及造成事故的可疑药品、器械等,不得擅自涂改销毁。派专人妥善保管有关的各种原始资料和物品,需要时封存病历。立即进行调查核实与处理,并上报上级卫生管理部门。

发生护理差错后,当事人应立即报告护士长及科室相关领导,**护士长应在24小时内填写报表上报护理部**。护理单元应在一定时间内组织护理人员认真讨论发生差错的原因,分析、提出处理和改进措施。护理部应根据科室上报材料,深入

临床进行核实调查,做出原因分析,帮助临床找出改进的方法和措施,改进工作。

对发生护理差错事故的当事人,可根据发生问题情节的严重程度,给予口头批评、通报批评、书面检讨、情节严重者给予处分、经济处罚、辞退等处理。

三、护理质量缺陷的控制

在护理安全管理中,要本着预防第一的原则,做好环节安全的管理,重视事前控制,做好流程改造和系统改进。抓住隐患苗头,重点分析,改进工作。对容易出现差错的人、环境、环节、时间、部门要做持续的改进。

严格执行和落实差错事故上报处理制度,不隐报、瞒报,要认真对待发生的问题,积极改进。正确评价护理差错的发生情况,不宜简单地以差错多少,评价1个护理单元的工作优劣,要做多原因分析,要从个人原因和责任找问题,也要从护理组织管理指导和领导等多方面寻求原因,吸取经验教训。

建立健全护理**不良事件上报制度**和流程,提倡真实反映临床中存在和发现的各种不良事件和隐患。如**皮肤压力伤、跌倒、管道滑脱、坠床**等。**鼓励不良事件上报**。积极发现可能存在的各种隐患,提出可行的改良措施,起到预防为主的有效作用。

坚持全面质量管理的思想,运用品质圈活动,对工作环境、影响质量的因素,运用**PDCA**循环的护理管理的基本方法,对护理质量和安全**持续改进**。

P代表计划,即检查质量状况,找出存在问题,查出产生质量问题的原因,针对主要原因制定具体实施计划。**D代表实施**,即贯彻和实施预定的计划措施。**C代表检查**,即检查预定目标执行情况。**A代表处理**,即总结经验教训,存在问题转入下一个管理循环中。

单元测试题

1. 护士小张清晨为一位患者行术前准备时,同病房的另一位患者如厕时发生跌倒,此时尚未到白班上班时间,病区只有她一名护士。小张对跌倒的患者首选应该 (　　)
   A. 立即联系病区护士长汇报意外事件　　　　B. 立即通知主管医生检查患者的情况
   C. 初步检查、判定患者跌倒后受伤的情况　　D. 教育患者注意再次跌倒
   E. 立即联系家属

   (2~3题共用题干)
   在工作中,1位护士晚上下班交班时发现,遗漏了上午某个患者的1份口服药。药物包括降压药、维生素C等。

2. 护士首先应采取的措施是 (　　)
   A. 补发药物即可　　B. 汇报护士长　　C. 向患者解释　　D. 向患者道歉
   E. 寻求医生帮助

3. 此事应上报护理部的时间不超过 (　　)
   A. 12小时　　B. 24小时　　C. 36小时　　D. 48小时
   E. 72小时

4. 属于护理质量管理的自我监控中最关键的层次是 (　　)
   A. 病区护士长层次　　B. 总护士长层次　　C. 护理部层次　　D. 护士层次
   E. 护士组长层次

5. 护士小李在给患者调节氧流量时,忘记分离连接管,没控制好调节器,很大气流冲入患者鼻腔,造成患者当时的不适,这属于 (　　)
   A. 一般护理差错　　B. 严重护理差错　　C. 医疗纠纷　　D. 意外事件
   E. 医疗事故

   (6~10题共用题干)
   护理质量控制以预防为主。护理部质控组运用PDCA的管理办法,定期到临床进行查找存在问题,在检查中注重要素质量、环节质量和终末质量及发现产生质量问题的原因,针对主要原因定出具体实施计划,贯彻和实施预定的计划和措施,反馈预定目标执行情况,并总结经验教训,将存在问题转入下一个管理循环中。

6. 护理质量控制的作用是 (　　)
   A. 监督指导　　B. 循环管理　　C. 持续改进　　D. 目标管理
   E. 检查落实

7. 护理质量控制的依据是 (　　)
   A. 统计数据　　B. 质量标准　　C. 个人观察　　D. 问卷调查
   E. 书面报告

8. 护理质量控制以预防为主,鼓励上报分析的是 (　　)
   A. 差错事故　　B. 护理纠纷　　C. 护理事故　　D. 不良事件
   E. 护理缺陷

9. 从患者得到的护理效果评价是 (　　)

A. 环境质量 B. 观察病情 C. 患者管理 D. 心理护理
E. 出院满意度

10. 环节质量控制的项目是 (　　)
    A. 护理文件书写 B. 住院满意度 C. 药品质量 D. 规章制度
    E. 护士职称

11. 护士小齐打算为患者输血,发现输血袋有破损,有漏血现象,她立即同血库联系退换事宜。这种情况是护士的自我控制,作为控制类型来说它属于 (　　)
    A. 预先控制 B. 现场控制 C. 结果控制 D. 直接控制
    E. 生产控制

12. 在招收护士的过程中。某三甲医院只招收有护士执业证书并且身体健康的护士作为新员工,以预防在岗护士因无资质或疾病导致的生产力低下和不必要的损失。这种控制手段属于 (　　)
    A. 前馈控制 B. 过程控制 C. 结果控制 D. 成本控制
    E. 直接控制

13. 科室护士长每个月都要将护理质量检查结果反馈给护士,并且针对护理差错及护理投诉进行分析和讨论,促进护士们认识和改进。这种做法属于 (　　)
    A. 前馈控制 B. 过程控制 C. 反馈控制 D. 直接控制
    E. 间接控制

14. 护士小王在上夜班时,有一位患者的家属在熄灯后执意要进入病房探视,小王担心影响患者休息加以阻拦,但患者家属不听劝阻并和小王产生争执,第2天还向护士长投诉。护士长应首先做的工作是 (　　)
    A. 向家属解释 B. 向家属道歉 C. 训斥小王 D. 了解情况
    E. 告诉医生

15. PDCA循环管理包括诸多阶段,其中关键的阶段是 (　　)
    A. 评估阶段 B. 规划阶段 C. 督促阶段 D. 处理阶段
    E. 反馈阶段

16. 护士长开展工作一般是从科室的整体出发,全面统筹规划。这个工作方式体现了与计划工作的某项原则一致,该项原则是 (　　)
    A. 核心原则 B. 考核原则 C. 重点原则 D. 系统原则
    E. 平等原则

17. 新护士小李第1天值班,由于欠缺工作经验而发生了护理差错,她立即向病区护士长作了报告。该护士长上报护理部的时间要求是 (　　)
    A. 1周内 B. 1天内 C. 2天内 D. 不超过3天
    E. 一班内,即8小时内

18. 护理管理者在人力资源管理上,应遵循某项原则使得在保证优质、高效基础上减少人力成本投入,该项原则是 (　　)
    A. 病人优先原则 B. 合理分配原则 C. 合理组合原则 D. 经济效能原则
    E. 动态调整原则

19. 某护士长每周排班都是根据患者数量、患者的病情等,配备数量合适、优势互补的护理人员。她的这种做法符合护理排班的原则是 (　　)
    A. 以病人为中心原则 B. 重点原则 C. 合理结构原则 D. 平等原则
    E. 经济效能原则

20. 关于执行医嘱时应负的法律责任,说法**正确**的是 (　　)
    A. 任何时候,护士均无权拒绝执行医嘱
    B. 病人对医嘱提出质疑,应先执行再核实
    C. 随意篡改或无故不执行医嘱违法行为
    D. 即使病情发生变化,也应按时执行医嘱
    E. 凡因医嘱错误造成的后果,护士不承担法律责任

21. 下列不属于控制护理质量缺陷的方法是 (　　)
    A. 增强各级护理人员的护理质量安全意识
    B. 增强护理人员的法制观念
    C. 提高护理人员的专业技能和业务水平
    D. 出现护理事故、护理差错、护理投诉
    E. 严格执行和落实差错事故上报处理制度

22. 护理质量控制以预防为主,鼓励上报分析的是 (　　)
    A. 护理事故 B. 不良事件 C. 医疗事故 D. 护理缺陷
    E. 医疗纠纷

23. 下列情况常规作为不良事件上报护理部的是 (　　)
    A. 患者给药错误 B. 患者治疗延误 C. 家属不满投诉 D. 护士夜班脱岗
    E. 患者管路滑脱

24. 运用PDCA循环的护理管理方法,检查质量状况,找出产生质量问题的原因,定出具体实施计划,实施预定计划和措施,检查预定目标执行情况,总结经验教训,存在问题转入下一个管理循环中,这种方式起到的作用是 (　　)
    A. 监督指导　　　　B. 循环管理　　　　C. 持续改进　　　　D. 目标管理
    E. 检查落实

(25～28题共用题干)

护理质量控制以预防为主。某三甲医院运用PDCA的管理办法,定期到临床查找存在的问题,在检查中注重要素质量、环节质量和终末质量,分析质量问题的原因,针对主要原因定出具体的实施计划,贯彻实施预定的计划和措施,反馈预定目标执行情况,并总结经验教训,将存在的问题转入下一循环中。

25. 其中C代表 (　　)
    A. 计划　　　　　　B. 实施　　　　　　C. 检查　　　　　　D. 处理
    E. 循环

26. 护理人员在检查过程中,体现环节质量的内容是 (　　)
    A. 药品质量　　　　B. 技术操作　　　　C. 护士学历　　　　D. 规章制度
    E. 皮肤压疮发生率

27. 护理质量控制的作用是 (　　)
    A. 持续改进　　　　B. 监督指导　　　　C. 循环管理　　　　D. 目标管理
    E. 检查落实

28. 检查中发现某科室差错发生率较高,这项指标计入 (　　)
    A. 要素质量　　　　B. 环节质量　　　　C. 评价标准　　　　D. 患者管理
    E. 终末质量

29. 护士在病房发药时不慎将2床患者的维生素C 0.2克发给了3床的患者。发现错误后,护士应该直接向谁汇报 (　　)
    A. 值班医生　　　　B. 科护士长　　　　C. 病房护士长　　　D. 护理部主任
    E. 主班护士

30. **PDCA循环中的"D"代表** (　　)
    A. 管理　　　　　　B. 计划　　　　　　C. 实施　　　　　　D. 检查
    E. 处理

第四章 护理伦理

护理伦理学是研究护理**职业道德**的科学,是运用一般伦理学原理研究护理科学发展中,特别是**护理实践中护理人员之间**,以及护理人员与患者、与其他医务人员、与社会之间关系的**道德意识**、**规范和行为**的科学。护理伦理学是以护理实践领域中的护理**道德现象和道德关系**为研究对象。"护理道德义务"是社会道德义务在护理实践中的具体体现,是护理人员对患者、对社会应尽的责任。护理人员最基本的义务:**救死扶伤**,**防病治病**。

第一节 护士执业中的伦理具体原则

主要包括<u>自主原则、不伤害原则、公正原则、行善原则</u>等。

一、自主原则

自主原则又称**尊重原则**,是指自我选择、自主行动或依照个人意愿做自我的管理和决策。护士在职业活动中自主原则集中体现在尊重病人自己做决定,即护理人员在为病人提供医疗照护活动之前,事先向病人说明医护活动的目的、益处以及可能的结果,然后征求病人的意见,由病人自己决定。**自主原则适用于能够做出理性决定的人**,对自主能力减弱或没有自主能力的病人如婴儿、**严重智障者**、**昏迷病人并不适用**。自主原则中**最能代表尊重病人自主的方式是"知情同意"**。

对于**缺乏或丧失自主能力的病人**,护理人员应当尊重家属、监护人的选择权力。但是,如果这种选择违背了丧失自主能力病人的意愿或利益,护理人员不能听之任之,而应向病人单位或社会有关机构寻求帮助,以维护病人的权益。**如果病人处于生命的危急时刻**,出于病人的利益和护理人员的责任,**护理人员可以本着护理专业知识**,**行使护理自主权**,选择恰当的护理措施。**如果病人的选择对自身、他人的健康和生命构成威胁或对社会产生危害**,如传染病人拒绝隔离,**护理人员有责任协助医生对病人的自主权加以限制**。

小结提示:一般情况下,病人可自主选择、自我决策,但是,当病人病情危重,须进行紧急抢救时,护士可自己决定;同时当病人的选择会危害自身和他人健康时,护士要对病人的自主权进行限制。如急性心肌梗死病人应绝对卧床休息,以免加重心肌损害,当病人拒绝卧床,希望下床活动时,护士可强迫病人卧床。

二、不伤害原则

不伤害原则是指不给病人带来本来可以避免的肉体和精神上的痛苦、损伤、疾病甚至死亡。不伤害原则不是**一个绝对原则**,是**"权衡利害"的原则**,是**双重影响的原则**。双重影响是指一个行动的结果产生一有害的影响,此一有害影响是间接的且事先可以预知的,但不是恶意或故意造成,完全是为了正当的行动所产生的附带影响。

三、公正原则

公正是指每一个社会成员都应具有平等享受卫生资源合理或公平分配的权利,而且对卫生资源的使用和分配,也具有参与决定的权利。公正包括两方面的**内容**:一是平等对待病人,二是合理分配医疗资源。

四、行善原则

行善原则又称为有利原则,是指护理人员对病人**直接或间接**履行仁慈、善良和有利的德行。包括不应对病人施加伤害、应该预防伤害、应该去除伤害、应该做或促进对病人有利的事。

单元测试题

1. 目前我国护理伦理学主要的研究方向是 ( )
   A. 公民道德问题　　　　　　　　　　　B. 临床护理问题
   C. 公共道德的学说和体系　　　　　　　D. 生命科学的发展
   E. 护理实践中的道德意识、规范和行为问题

2. 护理伦理学的研究对象**不包括** ( )
   A. 医护之间的关系　　　　　　　　　　B. 护理人员和社会的关系
   C. 政府行政部门之间的关系　　　　　　D. 护理人员和护理专业发展之间的关系
   E. 护理人员和病人的关系

3. 护士可使用自主原则的情况是 ( )
   A. 护理昏迷患者　　　　　　　　　　　B. 护理精神疾患的患者
   C. 护理三级护理的患者　　　　　　　　D. 不听从护士指导的患者
   E. 护理严重智障的患者

4. 护理伦理学具体原则**不包含** ( )
   A. 不伤害原则　　　B. 行善原则　　　C. 自主原则　　　D. 照顾原则
   E. 公正原则

5. 护理伦理具体原则中的自主原则要求护理人员 ( )

A. 建立信任,帮助病人确认健康问题,自主决定
B. 坚决维护病人的愿望和决定
C. 重视病人愿望,不给病人带来精神上的任何伤害
D. 尊重和满足病人的正当愿望和合理要求
E. 对于缺乏或丧失自主能力的病人,护理人员必须尊重家属、监护人的选择权利

6. 治疗要获得病人的知情同意,其实质是 ( )
   A. 尊重患者自主性
   B. 尊重患者社会地位
   C. 尊重患者人格尊严
   D. 患者不会做出错误决定
   E. 患者提出的要求总是合理的

7. 以下哪项是护理伦理学研究的核心问题 ( )
   A. 医患关系
   B. 医医关系
   C. 护护关系
   D. 护理人员同医学科研关系
   E. 护患关系

8. 治疗要获得病人的知情同意,其道德价值**不包括** ( )
   A. 维持社会公正
   B. 保护患者自主权
   C. 解脱医生责任
   D. 协调医患关系
   E. 保证医疗质量

9. 对病人自主与医生做主之间关系的最正确的理解是 ( )
   A. 病人自主与医生做主是对立的
   B. 病人自主与医生做主不是对立的
   C. 强调病人自主,也充分看到医生做主的存在价值
   D. 强调医生决定,兼顾病人自主
   E. 强调病人自主,目的在于减轻医生的责任

10. 为了切实做到尊重病人自主性或决定,医生向病人提供信息时要避免 ( )
    A. 理解   B. 诱导   C. 适量   D. 适度
    E. 开导

11. 尊重病人自主性或决定,在病人坚持己见时,可能要求医生 ( )
    A. 放弃自己的责任
    B. 听命于患者
    C. 无需具体分析
    D. 必要时限制病人自主性
    E. 不伤害患者

12. 下列哪项做法最能体现尊重病人的自主权 ( )
    A. 想当然地向患者提供相关信息
    B. 提供的信息隐其害扬其利
    C. 提供的信息掺入虚假成分
    D. 提供信息时恐吓患者,以强制患者接受治疗
    E. 向患者提供关键、适量的信息

13. 护士为患有精神疾病的患者保密,体现了什么原则(体现了尊重患者的自主权和伦理学中的自主原则) ( )
    A. 不伤害原则
    B. 保护患者隐私
    C. 协调医患关系
    D. 尊重患者自主
    E. 保证医疗质量

14. 不会对病人造成伤害的是 ( )
    A. 医务人员的知识和技能低下
    B. 医务人员的行为疏忽和粗枝大叶
    C. 医务人员强迫病人接受检查和治疗
    D. 医务人员对病人的呼叫或提问置之不理
    E. 医务人员为治疗疾病适当地限制或约束病人的自由

15. 某中年男患者因心脏病发作被送到急诊室,症状及检查结果均明确提示心肌梗死。患者很清醒,但拒绝住院,坚持要回家。此时医生应该 ( )
    A. 尊重患者自主权,自己无任何责任,同意他回家
    B. 尊重患者自主权,但应尽力劝导患者住院,无效时办好相关手续
    C. 尊重患者自主权,但应尽力劝导患者住院,无效时行使干涉权
    D. 行使医生自主权,为救治病人,强行把患者留在医院
    E. 行使家长权,为治病救人,强行把患者留在医院

16. 某年轻女患者,因患左侧乳腺癌住院行根治术。术中同时为右侧乳房一个不明显硬节也做了常规的冰冻病理切片,结果提示:右侧乳房小肿块部分癌变。此时,医生的最佳伦理选择是 ( )
    A. 依人道原则,立即行右乳大部切除术
    B. 依救死扶伤原则,立即行右乳大部切除术
    C. 依有利原则,立即行右乳根治术
    D. 依知情同意原则,立即行右乳根治术
    E. 依知情同意原则,立即行右乳大部切除术

17. 患者,女,51岁,发热、头疼1天。医生要为她做腰穿检查,患者有恐惧感。从伦理要求考虑,临床医生应向病人做的

主要工作是 （　　）
A. 动员家属做病人思想工作
B. 告知做腰穿的必要性,嘱病人配合
C. 要得到病人知情同意
D. 告知做腰穿时应注意的事项
E. 因诊断需要,先动员,后检查

18. 下列做法中**不是**违背护理伦理学不伤害原则的是 （　　）
A. 造成本可避免的人格伤害
B. 发生故意伤害
C. 造成本可避免的残疾
D. 造成本可避免的病人自杀
E. 因急于手术抢救患者,未由家属或患者签手术同意书

19. 一位3岁病儿患急性菌痢住进医院,经治疗本已好转,即将出院。其父母觉得小儿虚弱,要求输血。碍于情面,医生同意了。可护士为了快点交班,提议给予静脉推注输血。当时病儿哭闹,医护齐动手给他输血。病儿突发心搏骤停死亡。此案例中医护人员的伦理**过错**是 （　　）
A. 无知,无原则,违背了有利病人的原则
B. 无知,无原则,违背了人道主义原则
C. 曲解家属自主权,违反操作规程,违背了有利病人的原则
D. 曲解家属自主权,违反操作规程,违背了不伤害病人的原则
E. 曲解家属自主权,违反操作规程,违背了人道主义原则

20. 一位护士遵照医嘱给某病人服药,待病人服药后该护士才想起给病人服错了药,就漫不经心地站在走廊一头对另一头的护士大喊:"老张头儿吃错药了!",此话被病人听到后,急忙自己寻来肥皂水喝下打算把"错药"呕吐出来,结果引发了严重呕吐加上心力衰竭当场死亡。事后经查,吃错的药是维生素B_6。对此案,下列说法正确的是 （　　）
A. 维生素B_6是有益身体健康的,吃错了无妨
B. 病人喝肥皂水致死,这是他自己的责任,不关医护人员的事
C. 护士不应该把真相说出来
D. 病人缺乏相应的医学知识而造成这样的恶果
E. 医护人员的语言和行为都要从有利于病人和不伤害病人的角度出发

21. 公正不仅指形式上的类似,更强调公正的 （　　）
A. 本质　　B. 内容　　C. 基础　　D. 内涵
E. 意义

22. 在卫生资源分配上,形式公正是根据每个人 （　　）
A. 都享有公平分配的权利
B. 实际的需要
C. 能力的大小
D. 社会贡献的多少
E. 在家庭中的角色地位

23. 在医务人员的行为中,**不符合**行善原则的是 （　　）
A. 与解除病人的疾苦有关
B. 使病人受益且产生的副作用很小
C. 可能解除病人的疾苦
D. 使病人受益,但却给别人造成了较大的伤害
E. 在人体实验中,可能使受试者暂不得益,但却使社会、后代受益很大

24. 一位足部患有严重溃疡的糖尿病病人,经治疗病情未减轻,且有发生败血症的危险,此时为保证病人的生命而需要对病人截肢。这里包含的冲突是 （　　）
A. 行善原则与公正原则的冲突
B. 行善原则与尊重原则的冲突
C. 不伤害原则与行善原则的冲突
D. 不伤害原则与公正原则的冲突
E. 不伤害原则与尊重原则的冲突

25. 《南丁格尔誓言》指出:"我将不做有害之事,不用任何有毒药品……",体现了护理伦理学 （　　）
A. 自主原则　　B. 公正原则　　C. 不伤害原则　　D. 行善原则
E. 人道原则

26. 对护理人员而言,最基本的道德义务指 （　　）
A. 尊重病人的人格、权利
B. 为病人服务,防病治病
C. 协助医生解释病情
D. 推动护理事业的发展
E. 积极主动而负责地执行医嘱

27. 护理伦理学研究对象主要是 （　　）
A. 道德培养　　B. 道德评价　　C. 道德现象　　D. 道德规范
E. 道德理论

28. 患者,女,40岁,因宫颈癌入院治疗。在检查过程中发现有梅毒,对患者护理**违反**了伦理要求的是 （　　）
A. 尊重患者,注意心理和情绪波动
B. 平等地对待该患者
C. 认真观察患者病情
D. 鼓励患者积极配合治疗

E. 以该患者为例大力宣传性病知识
29. 在临床护理工作中践行护理伦理基本原则中的尊重原则时,重点内容**不包括** （　）
   A. 各种用药目的要详细向病人和家属解释　　B. 在护理过程中要尊重病人和家属的自主权
   C. 在护理过程中要保守病人的隐私　　　　　D. 各种护理手段要获得病人和家属的知情同意
   E. 在护理活动中要尊重病人的选择
30. 患者,女,30岁。右侧乳腺癌全切除术后情绪低落,终日以泪洗面,并曾有自杀的想法,因此护士要求其家属寸步不离守护患者,并加强了对患者的心理护理和巡视。此措施体现了 （　）
   A. 关心原则　　B. 监护原则　　C. 不伤害原则　　D. 知情同意原则
   E. 紧急救助原则
31. 具有同样护理需要以及同等社会贡献和条件的病人给予同样的护理医疗待遇,这体现了护理道德的 （　）
   A. 自主原则　　B. 公正原则　　C. 不伤害原则　　D. 尊重原则
   E. 以上都对
32. 下列哪项**不是**危重病人抢救中的护理道德 （　）
   A. 果断与审慎　　B. 敏捷与严谨　　C. 机警与冷静　　D. 热情与关怀
   E. 慎独与协作
33. 护理伦理学是研究 （　）
   A. 护理道德本质的科学　　　　　　　　　　B. 护理道德的科学
   C. 护理道德实践的科学　　　　　　　　　　D. 护理道德与法律的科学
   E. 护理道德现象的科学

(34~35题共用题干)
产妇剖宫产后要求出院,医生同意其出院但尚未开具出院医嘱。该产妇家属表示先带产妇和孩子回家,明天来医院结账。而护士考虑到住院费用没有结清,有漏账的风险,故没有同意家属的要求。但家属不听护士的劝阻并准备离开。这时,护士借口为孩子沐浴把孩子抱走了。产妇知情后大哭。

34. 该护士的行为违反了 （　）
   A. 自主原则　　B. 不伤害原则　　C. 公正原则　　D. 行善原则
   E. 公平原则
35. 该家属的行为没有履行 （　）
   A. 积极配合医疗护理的义务　　　　　　　　B. 自觉遵守医院规章制度的义务
   C. 公民的义务　　　　　　　　　　　　　　D. 保持和恢复健康的义务
   E. 自觉维护医院秩序的义务
36. 在护理实践中,尊重原则主要是指尊重患者的 （　）
   A. 健康　　B. 家属　　C. 个体差异　　D. 自主性
   E. 疾病

第二节　护士的权利与义务

一、护士的权利

1. 享有获得物质报酬的权利　护士执业,有按照国家有关规定获取工资报酬、享受福利待遇、参加社会保险的权利。任何单位或者个人不得克扣护士工资,降低或者取消护士福利等待遇。

2. **享有安全执业的权利**　护士执业,**有获得与其所从事的护理工作相适应的卫生防护、医疗保健服务的权利**。从事直接接触有毒有害物质、有感染传染病危险工作的护士,有依照有关法律、行政法规的规定<u>接受职业健康监护</u>的权利;患职业病的,有依照有关法律、行政法规的规定获得赔偿权利。

3. 享有学习、培训的权利　护士按照国家有关规定获得与本人业务能力和学术水平相应的专业技术职务、职称的权利;有参加专业培训、从事学术研究和交流、参加行业协会和专业学术团体的权利。

4. 享有获得履行职责相关的权利　护士有获得疾病诊疗、护理相关信息的权利和其他与履行护理职责相关的权利,<u>可以对医疗卫生机构和卫生主管部门的工作提出</u>意见和建议。

5. 享有获得表彰、奖励的权利　依据国务院有关规定,在护理工作中做出杰出贡献的护士,应当授予先进工作者荣誉称号或南丁格尔奖,受到表彰、奖励的护士享受省部级劳动模范、先进工作者待遇;对长期从事护理工作的护士应当颁发荣誉证书。

6. 享有人格尊严和人身安全不受侵犯的权利　扰乱医疗秩序,阻碍护士依法开展执业活动,侮辱、威胁、殴打护士,或有其他侵犯护士合法权益行为的,<u>由公安机关依照治安管理处罚的规定给予处罚</u>;构成犯罪,依法追究刑事责任。对于医护人员的人身权利保护方面,以医疗事故为由,寻衅滋事、抢夺病历资料,扰乱医疗机构正常医疗秩序和医疗事故技术鉴定工作,依照刑法关于扰乱社会秩序罪的规定,依法追究刑事责任;尚不够刑事处罚的,依法给予治安管理处罚。

二、护士的义务(维护病人的利益)

1. 依法进行临床护理义务，护士执业应当遵守法律、法规、规章和诊疗技术规范的规定。这是护士的根本准则，即合法性原则。通过法律、法规、规章和诊疗技术规范的约束，护士履行对患者、患者家属以及社会的义务。

    护士依法执业的另一重要体现，就是正确书写包括护理记录在内等病历材料。医疗机构应当按照国务院卫生行政部门规定的要求，书写并妥善保管病历资料。因抢救急危患者未能及时书写病历的，应当在抢救结束后6小时内据实补记，并加以注明。

2. 紧急救治病人的义务　护士在执业活动中，发现病人病情危急，应当立即通知医师；在紧急情况下为抢救垂危病人生命，应当先行实施必要的紧急救护。

3. 正确查对、执行医嘱的义务　护士发现医嘱违反法律、法规、规章或者诊疗技术规范规定的，应当及时向开具医嘱的医师提出；必要时，应当向该医师所在科室的负责人或者医疗卫生机构负责医疗服务管理的人员报告，但护士不得自行改动医嘱。

4. 保护病人隐私的义务　护士应当尊重、关心、爱护病人，保护病人的隐私。所谓隐私是病人在就诊过程中向医师公开的、不愿让他人知道的个人信息、私人活动或私有领域，如可造成病人精神伤害的疾病、病理生理上的缺陷，有损个人名誉的疾病、病人不愿他人知道的隐情等。由于治疗护理的需要，护士在工作中可能会接触病人的一些隐私，根据条例，护士对保护病人隐私负有义务和责任。这既是一种职业道德层面的要求，也是法定义务要求。

    在医疗活动中，医疗机构及其医务人员应当将患者的病情、医疗措施、医疗风险等如实告知患者，及时解答其咨询；但是，应当避免对患者产生不利后果。

5. 积极参加公共卫生应急事件救护的义务　护士有义务参与公共卫生和疾病预防控制工作。发生自然灾害、公共卫生事件等严重威胁公众生命健康的突发事件，护士应当服从县级以上人民政府卫生主管部门或者所在医疗卫生机构的安排，参加医疗救护。

单元测试题

1. 对于患职业病的护士，应享受以下权利，除了　　　　　　　　　　　　　　　　　　　　　　　　　　　(　　)
    A. 依法享受国家规定的职业病待遇
    B. 诊疗、康复费用按照国家有关工伤社会保险的规定执行
    C. 被诊断患有职业病，但用人单位没有依法参加工伤社会保险的，其医疗的生活保障由用人单位承担
    D. 用人单位除负责患职业病护士的生活保障外，不负责其他经济损失，护士不得向用人单位提出赔偿要求
    E. 明确职业病诊断，可由工伤社会保险给付

2. 对于医疗卫生机构中发生的殴打护士情形，进行行政处罚的机关是　　　　　　　　　　　　　　　　　　(　　)
    A. 医疗卫生机构保卫部门　　　　　　　　　B. 卫生管理机构
    C. 医疗卫生机构　　　　　　　　　　　　　D. 公安机关
    E. 劳动保障机构

3. 以下属于护士权利的是　　　　　　　　　　　　　　　　　　　　　　　　　　　　　　　　　　　　(　　)
    A. 遵守法律、法规、规章和诊疗技术规范的规定
    B. 保护患者隐私
    C. 对医疗卫生机构和卫生主管部门的工作提出意见和建议
    D. 发现患者病情危急，立即通知医生
    E. 能力不足时不能参加病人的抢救

4. 护士在执业过程中，应当遵守　　　　　　　　　　　　　　　　　　　　　　　　　　　　　　　　　(　　)
    A. 法律　　　　　B. 法规　　　　　C. 规章　　　　　D. 诊疗技术规范
    E. 以上都对

5. 护士在紧急情况下为抢救患者生命实施必要的紧急救护，应该做到以下几点，但不包括　　　　　　　　　(　　)
    A. 必须依照诊疗技术规范
    B. 必须有医师在场指导
    C. 立即通知医师
    D. 根据患者的实际情况和自身能力水平进行力所能及的救护
    E. 避免对患者造成伤害

6. 以下护士在执业活动中的表现，错误的是　　　　　　　　　　　　　　　　　　　　　　　　　　　　(　　)
    A. 发现患者病情危急，立即通知医师
    B. 抢救垂危患者时，不能实施紧急救护，必须遵医嘱
    C. 医师不能马上赶到时，护士应当先行实施必要的紧急救护
    D. 发现医嘱违反诊疗技术规范规定，如有必要，向该医师所在科室负责人报告
    E. 发现医嘱违反法律、法规、规章或者诊疗技术规范规定，向开具医嘱的医师提出

第四章 护理伦理

7. 关于紧急救护,以下说法**不正确**的是 ( )
   A. 遇有患者病情危急时,护士应立即通知医师
   B. 医师不能马上赶到时,护士应当先行实施必要的紧急救护
   C. 护士实施必要的抢救措施,要避免对患者造成伤害
   D. 护士有权独立抢救危重病人
   E. 必须依照诊疗技术规范救治病人

8. 护士发现医师医嘱可能存在错误,但仍然执行错误医嘱,对病人造成严重后果,该后果的法律责任承担者是 ( )
   A. 开写医嘱的医师   B. 执行医嘱的护士
   C. 医师和护士共同承担   D. 医师和护士无需承担责任
   E. 医疗机构承担责任

9. 以下不属于护士权利的是 ( )
   A. 护士执业,按规定获取工资报酬   B. 保护患者隐私
   C. 享受专业知识能力的教育和培训   D. 在护理工作中做出杰出贡献有获得表彰、奖励的权利
   E. 对医疗卫生机构和卫生主管部门的工作提出意见和建议

10. 一位年轻的未婚妇女因子宫出血过多住院。患者诉子宫出血与她的月经有关,去年就发生过几次。医生按照其主诉施行相应的治疗。一位正在妇科实习的护士和患者很谈得来,成为无话不谈的好朋友。在一次聊天中谈及病情时,患者说自己是因为服用了流产药物而造成的出血不止,并要求这位护士为她保密。根据上述描述,实习护士应该 ( )
    A. 遵守保密原则,不将患者真情告诉医生
    B. 拒绝为她保密的要求
    C. 因为不会威胁到患者的生命,所以应该保密
    D. 了解病因、病史是医生的事,与护士无关,所以应尊重患者的决定
    E. 为了患者的治疗,应该说服患者将真实情况告诉医生,但一定要为患者保密

11. 在处理保守医疗秘密与讲真话二者关系时应该对 ( )
    A. 慢性病人保密,不讲疾病实情   B. 传染病人保密,不讲疾病实情
    C. 妇科病人保密,不讲疾病实情   D. 晚期癌症病人保密,不讲疾病实情
    E. 早期癌症病人保密,不讲疾病实情

12. 某肝癌患者病情已到晚期,处于极度痛苦之中,自认为是肝硬化,寄希望于治疗,病情进展和疼痛发作时,多次要求医生给予明确说法和治疗措施。此时,医生最佳的伦理选择应该是 ( )
    A. 恪守保密原则,继续隐瞒病情,直至患者病死
    B. 遵循病人自主原则,全面满足病人要求
    C. 依据知情同意原则,应该告知病人所有信息
    D. 依据有利原则,劝导病人试用一些民间土方
    E. 正确对待保密与讲真话的关系,经家属同意后告知实情,重点减轻病痛

13. 保守病人的秘密,其实质是(或体现了什么原则) ( )
    A. 尊重患者自主   B. 不伤害患者自尊
    C. 保护患者隐私   D. 医患双方平等
    E. 人权高于一切

14. 以下属于护士义务的是 ( )
    A. 按照国家有关规定获取工资报酬、享受福利待遇,参加社会保险
    B. 获得与本人业务能力和学术水平相应的专业技术职务、职称
    C. 参与公共卫生和疾病预防控制
    D. 对医疗卫生机构和卫生主管部门的工作提出意见和建议
    E. 从事有感染传染病危险工作的护士,应当接受职业健康监护

15. 某护士在给患者配药时,不小心将患者的药掉落在地上。该护士悄悄进行了处理,当做什么事情没发生。这种做法**违反了** ( )
    A. 慎独精神   B. 奉献精神   C. 公正精神   D. 关爱精神
    E. 自强精神

16. **不正确**的护理行为是 ( )
    A. 加压输液时守护病人
    B. 因值班医生离岗,自己根据经验在无医嘱情况下用药
    C. 输血时严格三查七对
    D. 发现医嘱有错误,应当及时向开具医嘱的医师提出

E. 进行各种注射时严格执行无菌操作

17. 护士在执行口头医嘱时正确的是 ( )
   A. 医生提出口头医嘱应立即执行
   B. 任何情况均应执行口头医嘱
   C. 坚决不执行口头医嘱
   D. 一人听到口头医嘱即可
   E. 抢救完毕,应让医生及时补上书面医嘱

18. 关于医嘱执行**不正确**的是 ( )
   A. 若病人病情变化,及时通知医生,与医生协商是否暂停医嘱
   B. 执行医嘱时,应熟知各项医疗护理常规,各种药物的作用、副作用及使用方法
   C. 如病人对医嘱提出质疑,护士应该核实医嘱的准确性
   D. 抢救病人时,应立即执行口头医嘱
   E. 护士发现医嘱有明显错误时,有权拒绝执行

19. 关于医疗机构对护士在职培训的义务,叙述**不正确**的是 ( )
   A. 应当制定本机构护士在职培训计划
   B. 应当实施本机构护士在职培训计划
   C. 保证护士接受培训
   D. 医疗机构仅应针对本机构执业护士进行在职培训
   E. 根据临床专科护理发展开展对护士的专科护理培训

20. 护士在执业活动中出现的情形,**不适合**依照护士条例进行处罚的是 ( )
   A. 泄露患者隐私
   B. 发生公共卫生事件不服从安排参加医疗救护
   C. 因工作疏忽造成医疗事故
   D. 发现患者病情危急未及时通知医师
   E. 违反了医院诊疗技术规范,未出现明显不良反应

21. 保密原则的具体要求在必要时可以 ( )
   A. 保护患者隐私
   B. 保护家庭隐私
   C. 告知家属必要信息
   D. 不公开患者提出保密的不良诊断
   E. 不公开患者提出保密的预后判断

22. 保密的重要性**不包括**哪一项 ( )
   A. 不引起医患矛盾
   B. 不危害他人及社会
   C. 不引起患者家庭纠纷
   D. 不导致患者自残等后果
   E. 不引起对患者的歧视

23. 在处理及执行医嘱中,护士法律责任**不正确**的是 ( )
   A. 护士要慎重对待口头医嘱
   B. 护士要慎重对待"必要时"等形式的医嘱
   C. 若护士明知医嘱有错,但不质疑,或因疏忽大意而忽视医嘱中的错误,造成的后果由医生护士共同承担
   D. 护士如发现医嘱有错误,应马上修改
   E. 若病人病情变化,及时通知医生,与医生协商是否暂停医嘱

(24~26题共用题干)
患者,男,30岁,经诊断患有不育症。患者向护士提出为其向家人保密的要求。

24. 作为王某的护士应 ( )
   A. 将诊断告知王某的医生
   B. 为避免对王某产生不利后果不应将病情如实告知王某
   C. 将诊断告知前来会诊的泌尿科医生
   D. 将诊断告知王某的母亲
   E. 将诊断告知王某的妻子

25. 该做法体现了护士履行了何种义务 ( )
   A. 依法进行临床护理的义务
   B. 为患者保守医疗秘密的义务
   C. 正确执行医嘱的义务
   D. 紧急救助的义务
   E. 积极参加公共卫生应急事件救护的义务

26. 该护士的做法符合哪项护理伦理原则 ( )
   A. 不伤害原则　　　B. 自主原则　　　C. 有利原则　　　D. 行善原则
   E. 公正原则

27. 某护士在某医院肿瘤科工作,经常接触抗肿瘤药物,其应享受的权利是 ( )
   A. 享有安全执业的权利
   B. 享有参加社会保险的权利
   C. 有参加学习、培训的权利
   D. 享有获得表彰奖励的权利
   E. 人身安全不受侵犯的权利

28. 护士在从事护理工作时,首要的义务是 ( )
   A. 维护病人利益
   B. 维护护士的利益
   C. 维护医生的利益
   D. 维护医院的利益

E. 维护医院的声誉
29. 护士了解到病房内的一位患者曾有吸毒史，患者要求其保密。她可以向谁提及此事　　　　　　　　　　　　（　　）
　　A. 护理部干事　　　　B. 医务处处长　　　　C. 患者的主治医师　　　　D. 患者的上级领导
　　E. 患者的配偶和儿女
30. 某护士轮值夜班。凌晨2点时应为患者翻身，护士觉得很困乏。认为护士长没在，别人也没有看到，少翻一次身不会
　　就这么巧出现压疮的，这种做法违反了　　　　　　　　　　　　　　　　　　　　　　　　　　　　　　　（　　）
　　A. 自强精神　　　　　B. 慎独精神　　　　　C. 奉献精神　　　　　　　D. 安全感
　　E. 舒适感
31. 患者，女，35岁。因急性有机磷农药中毒到急诊科进行抢救，经过洗胃等抢救，现患者病情稳定。护士在抢救结束后
　　要及时据实补记抢救记录和护理病历，时间为　　　　　　　　　　　　　　　　　　　　　　　　　　　（　　）
　　A. 2小时　　　　　　B. 3小时　　　　　　C. 6小时　　　　　　　　D. 8小时
　　E. 9小时
32. 护士执业过程中要求定期进行健康体检，目的是享有　　　　　　　　　　　　　　　　　　　　　　　　（　　）
　　A. 人身安全不受侵犯的权利　　　　　　　　　　　　B. 履行职责相关的权利
　　C. 安全执业的权利　　　　　　　　　　　　　　　　D. 获得报酬的权利
　　E. 培训的权利

第三节　病人的权利与义务

一、病人的权利

　　1. 病人有个人隐私和尊严被保护的权利　病人有权要求有关其病情资料、治疗内容和记录应如同个人隐私，须保守秘密。病人有权要求对其医疗计划，包括病例讨论、会诊、检查和治疗都应审慎处理，不允许未经同意而泄露，不允许任意将病人姓名、身体状况、私人事务公开，更不能与其他不相关人员讨论病人的病情和治疗，否则就是侵害公民名誉权，受到法律的制裁。

　　病人享有不公开自己的病情、家庭史、接触史、身体隐私部位、异常生理特征等个人生活秘密和自由的权利，医院及其工作人员不得非法泄露。

　　2. 病人有获得全部实情的知情权　病人有权获知有关自己的诊断、治疗和预后的最新信息。在医疗活动中，医疗机构及其医务人员应当将患者的病情、医疗措施、医疗风险等如实告知患者，及时解答其咨询；但是，应当避免对患者产生不利后果。

　　小结提示：一般情况下，护士应告诉病人病情、诊断结果、治疗方案、预后等，但是当病人知情后（如恶性肿瘤）可能会影响其配合和治疗效果，护士可向病人隐瞒病情，将相关信息告诉病人家属。

　　3. 病人有平等享受医疗的权利　当人们的生命受到疾病的折磨时，他们就有解除痛苦、得到医疗照顾的权利，有继续生存的权利。任何医护人员和医疗机构都不得拒绝病人的求医要求。医护人员应平等地对待每一个病人，自觉维护一切病人的权利。

　　4. 病人有参与决定有关个人健康的权利　病人有权在接受治疗前获知有关的详情，如手术、重大的医疗风险、医疗处置有重大改变等情形时；病人有权得到正确的信息，只有当病人完全了解可选择的治疗方法并同意后，治疗计划才能执行。

　　病人有权在法律允许范围内拒绝接受治疗。医务人员要向病人说明拒绝治疗对生命健康可能产生的危害。如果医院计划实施与病人治疗相关的研究时，病人有权被告知详情并有权拒绝参加研究计划。

　　5. 病人有权获得住院时及出院后完整的医疗　医院对病人的合理的服务需求要有回应。医院应依病情的紧急程度，对病人提供评价、医疗服务及转院。

　　6. 病人有服务的选择权、监督权　病人有比较和选择医疗机构、检查项目、治疗方案的权利。病人同时还有权利对医疗机构的医疗、护理、管理、后勤、管理医德医风等方面进行监督。

　　7. 病人有免除一定社会责任和义务的权利　按照病人的病情，可以暂时或长期免除服兵役、献血等社会责任和义务。这也符合病人的身体情况、社会公平原则和人道主义原则。

　　8. 有获得赔偿的权利　由于医疗机构及其医务人员的行为不当，造成病人人身损害的，病人有通过正当程序获得赔偿的权利。

二、病人的义务

　　1. 积极配合医疗护理的义务　病人患病后，有责任和义务接受医疗护理，和医务人员合作，共同治疗疾病，恢复健康。病人要如实提供病史，不隐瞒有关信息。由于病人的错误陈述或不与医方配合导致护理诊疗事故的，医方不承担民事责任。病人在同意治疗方案后，要遵循医嘱。

　　2. 自觉遵守医院规章制度　医院的就诊须知、入院须知、探视制度等都对病人和家属提出要求，病人有义务遵从医院的规章制度。这是为了维护广大病人利益的需要。例如患者不遵从医嘱擅自离开医院而引起病情恶化的，由自己承

担,但医院不能以规章制度限制病人的人身自由。

3. 自觉维护医院秩序　病人应自觉维护医院秩序,包括安静、清洁、保证正常的医疗活动以及不损坏医院财产。尊重医务人员的劳动及人格尊严。

4. 病人有责任选择合理的生活方式,养成良好的生活习惯,保持和促进健康。

5. 支付医疗费用及其他服务费用的义务。

6. 有不影响他人治疗,不将疾病传染给他人的义务。

7. 有接受强制性治疗的义务(急危患者、戒毒、传染病、精神病等)。

单元测试题

1. 关于医患双方权利与义务的下述口号和做法中,**不可取**的是　　　　　　　　　　　　　　　　( )
   A. 把维护患者正当权利放在第一位　　　　B. 医务人员不是上帝
   C. 患者是上帝　　　　　　　　　　　　　D. 医护人员的正当权益也必须得到保证
   E. 患者的权利往往意味着医者的义务

2. 一位因车祸受重伤的男子被送去医院急救,因没带押金,医生拒绝为病人办理住院手续,当病人家属拿来钱时,已错过了抢救最佳时机,病人死亡。本案例违背了病人的　　　　　　　　　　　　　　　　( )
   A. 隐私权　　　　　　　　　　　　　　　B. 知情同意权
   C. 享有保密权　　　　　　　　　　　　　D. 享有基本的医疗权
   E. 参与治疗权

3. 关于病人的权利,下述说法中正确的是　　　　　　　　　　　　　　　　　　　　　　( )
   A. 病人都享有一切卫生资源分配的权利　　B. 病人都有要求请假休息的权利
   C. 病人有要求护士为其保守任何秘密的权利　D. 病人可以随意免除社会责任
   E. 知情同意是病人自主权的具体体现

4. 患者不能拒绝　　　　　　　　　　　　　　　　　　　　　　　　　　　　　　　　　( )
   A. 治疗　　　　　B. 公开病情　　　　　C. 手术　　　　　D. 实验
   E. 遵守医院制度

5. 以下哪点**不是**病人的义务　　　　　　　　　　　　　　　　　　　　　　　　　　( )
   A. 如实提供病情和有关信息　　　　　　　B. 避免将疾病传播他人
   C. 遵守医院规章制度　　　　　　　　　　D. 参与决定自己的护理方案
   E. 尊重护理人员的劳动

6. 下列属于侵犯患者隐私权的是　　　　　　　　　　　　　　　　　　　　　　　　　　( )
   A. 未经患者许可对其体检时让医学生观摩　B. 将与病情相关的隐私告知前来会诊的医生
   C. 向家属通报患者的病情　　　　　　　　D. 由于公共利益的需要,经患者同意公开其隐私
   E. 为了救治患者而获知了患者的隐私

7. 下列权力中最能体现自主权的是　　　　　　　　　　　　　　　　　　　　　　　　　( )
   A. 保密权　　　　　B. 肖像权　　　　　C. 获得赔偿的权利　　　　D. 知情同意权
   E. 医疗服务监督权

8. 下列护士的哪种做法最能实现患者的知情同意　　　　　　　　　　　　　　　　　　　( )
   A. 想当然地向患者提供相关信息
   B. 向患者提供信息时夸大有利因素,而不提对患者不利因素
   C. 向患者提供有虚假成分的信息
   D. 为使患者接受自己的意见,提供信息时恐吓患者
   E. 向患者提供关键、适量的信息,客观如实地提供信息

9. 对患者的义务的认识,下列哪项是**不正确**的　　　　　　　　　　　　　　　　　　　( )
   A. 不能怀疑护士的护理方案　　　　　　　B. 为支持医学教学而为学生示教
   C. 支付医疗费用　　　　　　　　　　　　D. 尊重医务人员的劳动
   E. 避免将疾病传给他人

10. 患者,女,28岁,到一家医院看妇科病。门诊大厅里坐着不少陪女士来看病的男性,而门口分号的护士却毫无顾忌地大声重复李小姐对病情的描述。对此情况伦理论述正确的是　　　　　　　　　　　　　　　　　　　　　　　　( )
    A. 护士的言行符合护患关系的道德规范
    B. 护士并未给患者造成身体上的伤害,因此符合不伤害原则
    C. 患者知情同意权受到了损害
    D. 护士损害了患者的隐私权
    E. 护士损害了患者平等的医疗权

11. 李某因淋病住院观察。他很担心病情被同事知道,可是当同事探访他时,正好碰上护士在填写他的床头卡。因此,同事都知道了他的病情。后来,李某拒绝探访。该护士损害了患者的 （   ）
    A. 生命健康权   B. 知情同意权
    C. 要求保护隐私权   D. 免除一定社会责任权
    E. 名誉权

12. 患者,女,80 岁,身患肝癌,生命垂危,家属明确要求不惜一切代价地抢救,医生应选择 （   ）
    A. 由于抢救费用太高,而且成功希望渺茫,因此放弃抢救
    B. 仅进行支持性地治疗
    C. 实施主动安乐死
    D. 尊重家属意见,尽最大努力进行抢救
    E. 积极劝导家属放弃抢救

13. 患者,男,56 岁。因急性腹膜炎入院,无其他疾病,实行手术治疗中一般患者知情权**不包括** （   ）
    A. 患者有权知道详细的手术方案   B. 有权选择为其主刀的医生
    C. 有权知道预后的情况   D. 有家属代为决定权力
    E. 有权获得自己护理方案

14. 关于患者有免除一定社会责任和义务的权利,叙述正确的是 （   ）
    A. 患者有权住院期间不工作,仍获得奖金
    B. 患者有权住院期间自由行事,不受医院规章制度约束
    C. 患者有权疾病恢复后继续住院治疗
    D. 患者有权将家庭事务交由护士处理
    E. 患者有权不献血

15. 患者,男,65 岁。48 小时前急性心肌梗死入院,现其病情稳定,家属强烈要求探视,但未到探视时间,此时护士应首先 （   ）
    A. 请护士长出面调解   B. 请主管大夫出面调解
    C. 不予理睬   D. 悄悄让家属进入病房
    E. 向家属耐心解释取得家属理解

(16~17 题共用题干)
　　产妇剖宫产后要求出院,医生同意其出院但尚未开具**出院医嘱**。该产妇家属表示先带产妇和孩子回家,明天来医院结账。而护士考虑到住院费用没有结清,有漏账的风险,故没有同意家属的要求。但家属不听护士的劝阻并准备离开。这时,护士借口为孩子沐浴把孩子抱走了。产妇知情后大哭。

16. 该护士的行为违反了 （   ）
    A. 自主原则   B. 不伤害原则   C. 公正原则   D. 行善原则
    E. 公平原则

17. 该家属的行为没有履行 （   ）
    A. 积极配合医疗护理的义务   B. 自觉遵守医院规章制度的义务
    C. 公民的义务   D. 保持和恢复健康的义务
    E. 自觉维护医院秩序的义务

18. 当病人对护士所实施的护理行为有质疑时,护士必须详细介绍,在病人同意后才能继续进行。这属于病人的护理伦理的 （   ）
    A. 平等医疗权   B. 疾病认知权
    C. 知情同意权   D. 社会责任权
    E. 保护隐私权

19. 患者,女,37 岁。因剧烈腹痛,独自到急诊科就诊,经检查确诊为宫外孕大出血。因其无监护人签字且没带够手术费用,值班医生未及时进行手术,而是让其在急诊科输液留观,当患者家属接到消息赶到医院付款时,错过了最佳手术时机。本案例侵犯了病人的 （   ）
    A. 自主权   B. 知情同意权
    C. 参与治疗权   D. 基本医疗权
    E. 保密和隐私权

(20~22 题共用题干)
　　患者,女,21 岁,在校大学生。因急性腹痛就诊,诊断为异位妊娠破裂出血,拟急诊手术。

20. 术前护理人员向患者介绍病情及预后,体现了护理人员的 （   ）
    A. 保证患者权益的义务   B. 及时救治患者的义务
    C. 保护患者隐私义务   D. 维护患者治疗安全的义务

E. 认真执行医嘱的义务

21. 患者要求医护人员不要将真实情况告知同学,体现了患者的 （　　）
    A. 知情权　　　　　B. 回避权　　　　　C. 服务选择权　　　　　D. 隐私权
    E. 公平权

22. 患者在了解病情后签字同意手术治疗,体现了伦理学的 （　　）
    A. 自主原则　　　　B. 不伤害原则　　　C. 公平原则　　　　　　D. 行善原则
    E. 有利原则

23. 患者进行肿瘤切除术后,需要进行化疗,输注化疗药前与患者沟通,最重要的注意事项是 （　　）
    A. 健康教育　　　　　　　　　　　　　　B. 评估血管
    C. 保护血管　　　　　　　　　　　　　　D. 告知患者,并要求签署化疗同意书
    E. 血液检验指标正常

第五章 人际沟通

第一节 概述

一、护理人际沟通的相关概念

(一)人际沟通的概念

1. **沟通** 是指信息发送者凭借一定的媒介(语言、文字、形态、眼神、手势等)并遵循一定的规则,将信息发给接受者,以寻求反馈而达到相互理解的过程。沟通本是指开沟使两水相通,后用以泛指使两方相通连,也指疏通彼此的意见。沟通背景:信息背景、信息发送者和接受者、信息内容、信息传送渠道(视听触味嗅觉)及反馈六个基本要素。沟通是一种文化,也是一门技术。良好的沟通能力是一个人取得成功的关键。

"**沟通名言**":一个人必须知道说什么、什么时候说、对谁说、怎么说。

2. **人际沟通** 是指人们运用语言或非语言形式进行信息交流沟通的过程。在人们沟通过程中,不仅仅是单纯的信息交流,也是思想和情感的渗透。

(二)人际沟通的类型

1. **语言沟通** 指信息以**语言为媒介**的一种准确、有效、广泛的沟通形式,包括口头语言沟通和书面语言沟通。口头语言沟通就是通常意义的交谈,常用于调查、访问、讨论、演说、咨询等。其特点是传递迅速、反馈及时,既灵活又适应面广。书面语言沟通是指借助书面文字材料进行信息交流。常用于会议记录、书面报告、书信、通知等。其特点表现为周密、逻辑性强,且便于保存。

2. **非语言沟通** 是通过非语言媒介,如**表情、眼神、姿势、动作、服饰**等类语言实现的沟通。

小结提示:区分语言沟通和非语言沟通:除语言和文字属于语言沟通外,其余均属于非语言沟通。

(三)人际沟通在护理工作中的作用

1. **连接作用** 沟通是人与人之间情感连接的主要桥梁。在护理工作中,沟通是护士与患者、医务工作者之间情感连接的纽带。

2. **精神作用** 沟通可以加深积极的情感体验、减弱消极的情感体验。通过沟通,患者之间可以相互诉说各自的喜怒哀乐,从而增进彼此之间情感交流,增进亲密感;通过沟通,患者可以向医护人员倾诉,以保持心理平衡,促进身心健康。

3. **调节作用** 沟通可增进人们之间的理解,调控人们的行为。护士通过与患者有效沟通,可以帮助患者正确对待健康问题,建立健康的生活方式和遵医行为。

二、影响人际沟通的因素

人际沟通的效果会受到多种因素的影响,主要有环境因素和个人因素。

(一)环境因素 光线、音量等物理因素常会影响沟通者情绪和沟通效果。同时考虑地点、时间、距离等因素,以增加沟通交流的效果。

1. **噪声** 嘈杂的环境将影响沟通的顺利进行。白天医院较理想的声音强度在 35~40 dB。

2. **距离** 沟通者之间的距离不仅会影响沟通者的参与程度,还会影响沟通过程中的气氛。较近的距离容易形成亲密、融洽、合作的气氛,而较远的距离则易形成防御、甚至敌对气氛。

3. **隐秘性** 当沟通内容涉及个人隐私时,若有其他无关人员在场,如同事、朋友、亲友等,将会影响沟通的深度和效果。因此,有条件时,最好选择无其他人员在场的环境;无条件时,应注意减低声音,避免让他人听到。

(二)个人因素

1. 生理因素 ①**永久性生理缺陷**:感官功能不健全,如听力、视力障碍;智力不健全,如弱智、痴呆等。②暂时性生理不适:包括**疼痛、饥饿**、疲劳等暂时性生理不适因素。这些因素将暂时影响沟通的有效性,当生理因素得到控制或消失后,沟通可以正常进行。

2. 心理因素 ①**情绪**:是指一种具有感染力的心理因素,可直接影响沟通的有效性。一般而言,轻松、愉快的情绪可增强沟通者沟通的兴趣和能力;焦虑、烦躁的情绪将干扰沟通者传递、接受信息的能力。沟通者在特定的情绪状态时,常会导致对信息的误解:当沟通者处于**愤怒、激动状态时,对某些信息会出现过度的反应**;当沟通者处于悲痛、伤感时,对某些信息会出现淡漠、迟钝的反应,从而影响沟通的效果。②个性:热情、直爽、健谈、开朗、大方、善解人意的人容易与他人沟通;而冷漠、拘谨、内向、固执、孤僻、以自我为中心的人很难与他人沟通。③态度:真心、诚恳的态度有助于沟通的顺利进行,而缺乏实事求是的态度可导致沟通障碍。

3. 文化因素 包括知识、信仰、习俗和价值观等,它规定和调节人的行为。不同的文化背景很容易使沟通双方产生误解,造成沟通障碍。

4. 语言因素 沟通者的语音、语法、语义、语构、措辞及语言表达方式均会影响沟通的效果。

单元测试题

1. 影响人际沟通效果的环境因素是 ( )
   A. 沟通者情绪烦躁　　　　　　　　　　B. 沟通者听力障碍
   C. 沟通双方距离较远　　　　　　　　　D. 沟通双方信仰不同
   E. 沟通双方价值观不同

   (2～3题共用题干)
   患者,男,69岁,农民,文化水平较低,胃癌术后。护士在探视时间与其进行交谈。交谈过程中,护士手机来电,护士立刻将手机关闭;患者感到伤口阵阵疼痛,并很烦躁,患者的女儿轻轻地安慰,最终交谈无法再进行下去,不得不终止。

2. 影响此次护患沟通的隐秘性因素是 ( )
   A. 患者伤口疼痛　　　　　　　　　　　B. 患者为文盲
   C. 护士未关闭手机　　　　　　　　　　D. 患者女儿在场
   E. 患者年龄较大

3. 导致此次交谈失败的个人生理因素是患者 ( )
   A. 文化水平较低　　B. 情绪烦躁　　C. 年龄较大　　D. 伤口疼痛
   E. 患者女儿在场

4. 根据信息载体的不同,人际沟通可分为 ( )
   A. 语言性沟通和非语言性沟通　　　　　B. 口头沟通和书面沟通
   C. 书面沟通和非语言性沟通　　　　　　D. 正式沟通和非正式沟通
   E. 有意沟通和无意沟通

5. 患者,男,85岁,因肺炎入院治疗。患者听力严重下降,护士在与其沟通过程中做法**不妥**的是 ( )
   A. 可以通过触摸加强沟通的效果　　　　B. 让患者看见护士的面部表情和口形
   C. 进行适当的小结　　　　　　　　　　D. 用手势和面部表情辅助信息的传递
   E. 让患者用点头或摇头来回答问题

6. 沟通基本要素中,属于主动因素的是 ( )
   A. 信息内容　　B. 信息传递方式　　C. 反馈　　D. 信息接受者
   E. 信息发出者

7. 几种沟通媒介相互冲突属于 ( )
   A. 发送障碍　　B. 接收障碍　　C. 反馈障碍　　D. 编码障碍
   E. 沟通通道的障碍

8. 人际沟通在护理中的作用 ( )
   A. 激励作用　　B. 宣传作用　　C. 调节作用　　D. 评判作用
   E. 教育作用

9. 影响护患沟通的个人因素**不包括** ( )
   A. 生理因素　　B. 价值观　　C. 社会环境　　D. 个性因素
   E. 情绪状态

10. 患者,男,68岁。脑出血急诊入院,医嘱一级护理,给予心电监护。接诊护士在给患者女儿作入院介绍时,遭到了家属强烈拒绝。最可能的原因是 ( )
    A. 正在对患者进行抢救　　　　　　　　B. 护士着装不整齐
    C. 护士介绍不到位　　　　　　　　　　D. 护士表情不自然
    E. 病房环境较嘈杂

    (11～12题共用题干)
    患者,女,32岁。在得知自己被确诊为乳腺癌早期时,忍不住躺在病床上失声痛哭。这时护士问:"你现在觉得怎么样?"但患者一直低头不语,不愿意和护士沟通。之后的几天内,患者情绪很低落,常为一些小事伤心哭泣。

11. 当护士试图和患者沟通时,目前,影响护患沟通的核心问题是患者的 ( )
    A. 个性　　B. 情绪　　C. 能力　　D. 态度
    E. 生活背景

12. 当患者因沮丧而哭泣时,护士**不恰当**的沟通行为是 ( )
    A. 制止她哭泣,告诉她要坚强面对　　　B. 坐在她身边,轻轻递给她纸巾
    C. 轻轻地握住她的手,默默陪伴她　　　D. 在她停止哭泣时,鼓励她说出悲伤的原因
    E. 当她表示想独自一人安静一会时,为她提供一个适当的环境

13. 患者,女,50岁,工人,高中文化,有听力障碍。护士在病室与其沟通时,不妥的方式是 ( )
    A. 可适当使用文字交流　　　　　　　　B. 倾听时身体位置与患者同高

C. 核实信息　　　　　　　　　　　　D. 提高讲话声音与其交流
E. 用手势和表情加强信息传递

第二节　护理工作中的人际关系

一、人际关系的基本概念

(一)人际关系的概念　　人际关系是指人们在社会生活中,通过相互认知、情感互动和交往行为所形成和发展起来的人与人之间的相互关系,是人与人交往过程中所产生的各种社会关系的总和。

(二)人际关系与人际沟通的辩证关系　　人际关系与人际沟通既有密切联系,又有一定区别。建立和发展人际关系是人际沟通的目的和结果。良好的人际关系又是顺利交往与沟通的基础条件。人际沟通和人际关系在研究侧重点上有所不同,人际沟通侧重点是研究人与人之间联系的形式和程序;人际关系则重点是研究在人与人沟通基础上形成的心理和情感关系。

(三)人际关系的特点

1. 社会性　　人是社会的产物,社会性是人的本质属性,是人际关系的基本特点。

2. 复杂性　　人际关系是多方面不断变化的因素联系起来的,并且人际关系还具有高度个性化和以心理活动为基础的特点。

3. 多重性　　是指人际关系具有多因素和多角色的特点。每个人在社会交往中扮演着不同的角色,如在病人面前扮演护士角色,在家庭中可能扮演着妻子或母亲的角色等。在扮演各种角色的同时,又会因物质利益或精神因素导致角色的强化或减弱,这种集多角色多因素的状况,使人际关系具有多重性。

4. 多变性　　人际关系随着年龄、环境、条件的变化,不断发展变化。

5. 目的性　　在人际关系的建立和发展过程中,均具有不同程度的目的性。

二、影响人际关系的因素

(一)仪表　　包括容貌、衣着、体态、风度等。在人际关系建立初期,仪表占有重要地位;随着交往密切,仪表因素作用可逐渐缩小。人们将更多地关注内在气质、性格、道德、学识、修养等。

(二)空间距离与交往频率　　可影响人际关系的疏密程度。人与人在空间距离上越近,交往的频率越高,双方更容易了解、熟悉,人际关系更加密切。

(三)相似性与互补性　　一般情况下,在教育水平、经济收入、籍贯、职业、社会地位、宗教信仰、人生观、价值观等方面具有相似性的人们容易相互吸引;而在性格等方面,当交往双方的特点需要互补关系时,也会产生相互的吸引力。

(四)个性品质　　优良的个人品质会成为人际关系持久的吸引力。

三、护理人际关系

在护理工作中,主要人际关系包括护士与患者关系、护士与患者家属关系、护士与医生关系和护际关系。

(一)护士与患者的关系

1. 护患关系的性质与特点　　护士与病人的关系简称为护患关系,护患关系具有以下五个特点:

(1) 护患关系是帮助系统与被帮助系统的关系:在医疗护理服务过程中,护士与病人通过提供帮助和寻求帮助形成特殊的人际关系。两个系统中任何一位个体的态度、情绪、责任心都会影响医疗护理工作的质量和护患关系。

(2) 护患关系是一种专业性的互动关系:护患关系不是护患之间简单的相遇关系,而是护患之间相互影响、相互作用的专业性互动关系。这种互动不仅仅限于护士与患者之间,还表现在护士与患者家属、亲友和同事等社会支持系统之间,是一种多元性的互动关系。

(3) 护患关系是一种治疗性的工作关系:治疗性关系是护患关系职业行为的表现,是一种有目标、需要认真促成和谨慎执行的关系,并具有一定强制性。无论护士是否愿意,也无论患者的身份、职业和素质如何,作为一名帮助者,有责任与患者建立良好的治疗性关系,以利于患者疾病治疗、恢复健康。

(4) 护士是护患关系后果的主要责任者:作为护理服务的提供者,护士在护患关系中处于主导地位,其言行在很大程度上决定着护患关系的发展趋势。因此,一般情况下,护士是促进护患关系向积极方向发展的推动者,也是护患关系发生障碍的主要责任承担者。

(5) 护患关系的实质是满足患者的需要:护士通过提供护理服务满足患者需要是护患关系区别于一般人际关系的重要内容。

2. 护患关系的基本模式

(1) 主动-被动模式:是一种传统的护患关系模式,也称支配服从型。此模式的特点是"护士为病人做治疗",模式关系的原型为母亲与婴儿的关系。在此模式中,护士常以"保护者"的形象,处于专业知识的优势地位和治疗护理的主动地位,而病人则处于服从护士处置和安排的被动地位。在临床护理工作中,此模式主要适用于不能表达主观意愿、不能与护士进行沟通交流的患者,如危重病人、神志不清、休克、婴幼儿、痴呆以及某些精神病患者。

(2) 指导-合作模式:此模式特点是"护士告诉病人应该做什么和怎么做",模式关系的原型为母亲与儿童的关系。在此模式中,护士常以"指导者"的形象出现,根据病人病情决定护理方案和措施,对病人进行健康教育和指导;病人处于"满足护士需要"的被动地位,根据自己对护士的信任程度有选择地接受护士的指导并与其合作。

这种模式能够发挥病人主观能动性,有利于提高诊疗护理效果,有利于及时纠正护理差错,对协调护患关系起积极作用。此模式可用于**一般清醒病人**,**如急性病病人和外科手术后恢复期病人**。

(3) **共同参与模式**:是一种双向、平等、新型的护患关系模式。此模式以护患间平等合作为基础,强调护患双方具有平等权利,共同参与决策和治疗护理过程。此模式的特点是"**护士积极协助病人进行自我护理**",模式关系的**原型为成人与成人的关系**。在此模式中,护士常以"同盟者"的形象出现,为病人提供合理的建议和方案,病人主动配合治疗护理,积极参与护理活动,双方共同分担风险,共享护理成果。在临床护理工作中,**此模式主要适用于具有一定文化知识的慢性疾病病人,如高血压、糖尿病等**。

小结提示:①**主动-被动型模式**相当于生活中的父母与婴儿,婴儿没有自主能力,完全由父母做主,主要适用于**昏迷、婴幼儿、全麻等病人**。②**指导-合作型模式**相当于生活中的父母与儿童,主要由父母做主,但父母也会考虑儿童的想法,主要适用于病情较重,但神志清醒的病人。③**共同参与型模式**相当于成人与成人,双方共同决定,主要适用于慢性病人和受过教育的病人。

3. 护患关系的发展过程

(1) 初始期(熟悉期):是护士与患者的初识阶段,也是**护患之间开始建立信任关系**的时期。此期的工作重点是**建立信任关系**,确认患者的需要。

(2) **工作期**:**是护士为患者实施治疗护理的阶段**,也是护士完成各项护理任务、患者接受治疗和护理的主要时期。此期的工作重点是通过护士高尚的医德、熟练的护理技术和良好的服务态度,获得患者的信任、取得患者的合作,最终满足患者的需要。

(3) 结束期:经过治疗和护理,患者病情好转或基本康复,已达到预期目标,可以出院修养,护患关系即转入结束期。此期工作重点是与患者共同**评价护理目标的完成情况**,并根据尚存的问题或可能出现的问题制订相应的对策。

4. 影响**护患关系**的主要因素

(1) **信任危机**:信任感是建立良好护患关系的前提和基础,而良好的服务态度、认真负责的工作精神、扎实的专业知识和娴熟的操作技术是赢得患者信任的重要保证。如果护士态度冷漠或出现技术上**差错**、**失误**,均会失去病人的信任,严重影响护患关系的建立和发展。

(2) **角色模糊**:在护患关系中,如对自己所承担的角色功能不明确,如护士不能积极主动地为患者提供帮助,或患者不积极参与康复护理,不服从护士的管理等,均可能导致护患沟通障碍、护患关系紧张。

(3) 责任不明:与角色模糊密切相关。护患双方往往由于对自己的角色认识不清,不了解自己的责任和应尽的义务,从而导致护患关系冲突。护患责任不明主要表现在两个方面:一是对于患者的健康问题,应由谁来承担责任;二是对于改善患者的健康状况,该由谁负责。

(4) 权益影响:获得安全、优质的健康服务是患者的正当权益。但由于患者缺乏健康专业知识,在维护自己的权益的过程中处于被动依赖的地位,护士处于护患关系的主动地位。但在处理护患双方权益争议时,容易倾向于自身利益和医院的利益,忽视患者的利益。

(5) 理解差异:由于护患双方在年龄、职业、教育程度、生活环境等方面的不同,在交流沟通过程中容易产生差异,从而影响护患关系。

5. 护士在促进护患关系中的作用 (**角色是人们在现实生活的社会位置及相应的权利、义务和行为规范。**)

(1) **明确护士的角色功能**:护士承担着**护理者**(照顾者)、安慰者、计划者、管理者、决策者、教育者、研究者、改革者、维护者、协调者、**帮助者**和咨询者等多种角色。护士只有全面认识和准确定位自己的角色功能,才能更好地履行自己的角色责任和工作职责,使自己的言行符合患者对护士角色的期待。

(2) **帮助患者认识角色特征**:护士应根据患者的特点了解患者对"新角色"的认识,分析影响患者角色适应的因素,努力帮助患者尽快适应患者角色,避免、缓解可能出现的**角色不良**。

1) 病人角色:就是社会对一个人患病时的权力、义务和行为所做的规范。①病人可酌情免除正常的社会角色所应承担的责任,病人可免除或部分免除其日常的角色行为和所承担的社会责任。②病人对其陷入疾病状态是没有责任的,他们有权利获得帮助。③病人有治好病的义务,有恢复健康的责任。④病人应主动寻求专门技术的帮助。

2) **病人角色适应不良的类型**:①**病人角色行为缺如**:指病人没有进入病人角色,**不承认自己是病人**,不能很好地配合医疗和护理。②**病人角色行为冲突**:主要发生于由常态下的社会角色转向病人角色时,表现为意识到自己有病,但不能接受病人这一角色,且有愤怒、焦虑、烦躁、茫然或悲伤等情绪反应。③**病人角色行为强化**:指病人**安于病人角色**,对自我能力表示怀疑,**产生退缩和依赖心理,表现为依赖性增强**。④**病人角色行为消退**:指病人适应病人角色后,但由于某种原因,又重新承担起本应免除的社会角色的责任而放弃病人角色。⑤**病人角色行为异常**:久病或是重病病人常有悲观、厌倦甚至自杀等心理和行为表现。

小结提示:病人角色行为不良的类型可简单地理解为:①角色行为**缺如**是指病人没进入病人角色。②角色行为**冲突**是指病人想进入病人角色,但与正常的角色相冲突。③角色行为**强化**是指病人安于病人角色。④角色行为**消退**是指病人已经进入病人角色,但中途又退出病人角色重新承担正常的社会角色。

(3) **主动维护患者的合法权益**:维护患者的权益是护士义不容辞的责任,护士应给予高度重视,主动维护患者的合法权益。

(4) 减轻或消除护患之间的理解分歧：护士在与患者沟通时，应注意沟通内容的准确性、针对性和通俗性；根据患者的特点，选择适宜的沟通方式和语言；同时鼓励患者及时提问，以确保沟通的效果。

(二) 护士与患者家属的关系 患者家属是患者病痛的共同承受者，是患者的心理支持者、生活照顾者，也是治疗护理过程的参与者；是护士沟通和联络患者感情、调整护患关系的重要纽带。因此，护士不仅要与患者建立良好的人际关系，还要与患者家属保持良好的人际关系。

1. 影响**护士与患者家属**关系的主要因素

(1) **角色期望冲突**：患者家属往往因亲人的病情而产生紧张、焦虑、烦恼、恐慌等一系列心理反应，对医护人员期望值过高。希望医护人员能妙手回春、药到病除，要求护士有求必应、随叫随到、操作无懈可击等。然而，护理工作的繁重、护理人员的紧缺等临床护理现状难以完全满足患者家属的需要，加之个别护士的不良态度及工作方式，往往引发护士与患者家属关系的冲突。

(2) **角色责任模糊**：在护理患者的过程中，家属和护士应密切配合，共同为患者提供心理支持，生活照顾。然而部分家属将全部责任，包括一切生活照顾推给护士，自己只扮演旁观者和监督者的角色；个别护士也将本应自己完成的工作交给家属，从而严重影响护理质量，甚至出现护理差错、事故，最终引发护士与患者家属之间的矛盾。

(3) **经济压力过重**：当患者家属花费了高额的医疗费用、却未见明显的治疗效果时，往往产生不满情绪，从而引发护士与患者家属间的冲突。

2. 护士在促进与患者家属关系中的作用 护理人员要注重尊重病人家属，并给予必要的帮助和指导。给予病人家属心理支持，要以同情的态度对待家属的焦虑和不理解，做好耐心细致的解释；向家属**适当介绍病人病情**，主动参与疾病治疗与护理的过程，求得其配合与支持。

(三) 护士与医生的关系

护士与医生的关系简称医护关系，是指医生和护士两种不同职业的人们在医疗护理活动中形成的相互关系，是护理人际关系中重要的组成部分。良好的医护关系是确保医疗护理质量的重要环节，是促进和维护患者健康的重要保障。

1. 影响医护关系的主要因素

(1) **角色心理差位**：在为患者提供健康服务的过程中，医护双方各有自己的专业技术领域和业务优势，是一种平等的合作关系。但是，由于长期以来受传统的主导—从属型医护关系模式的影响，部分护士对医生产生依赖、服从的心理，在医生面前感到自卑、低人一等。此外，也有部分高学历的年轻护士或年资高、经验丰富的老护士与年轻医生不能密切配合，均可影响医护关系的建立与发展。

(2) **角色压力过重**：由于医护岗位设置不合理、待遇悬殊等因素，导致护士心理失衡，角色压力过重，心理和情感变得脆弱、紧张和易怒，从而导致医护关系紧张。

(3) **角色理解欠缺**：医护双方对彼此专业、工作模式、特点和要求缺乏必要的了解，导致工作中相互埋怨、指责，从而也影响医护关系的和谐。

(4) **角色权利争议**：医护根据分工在各自职责范围内承担责任，享有相应的自主权。但在某些情况下，医护常常会觉得自己的自主权受到对方侵犯，从而引发矛盾冲突。

2. 护士在促进医护关系中的作用 ①主动介绍专业：护士应主动向医生介绍护理专业的特点和进展，以得到医生的理解和支持。②相互学习理解：医护双方应在相互尊重的基础上，相互学习、理解，营造相互支持的氛围。③加强双方沟通：加强沟通是确保医护双方信息畅通、团结协作的基础。护士应积极、主动与医生沟通，虚心听取医生的不同意见，同时善意提出合理化建议。

(四) 护际关系

1. 影响**护理管理者与护士之间关系的主要因素** 由于双方从不同角度在**要求、期望值上差异**。

(1) 护理管理者对护士的要求：作为护理工作的基层管理者，护士的直接领导，护理管理者对护士的要求主要体现在以下四个方面：①希望护士有较强的工作能力，能按要求完成各项护理工作。②希望护士能够服从管理，支持科室工作。③希望护士能够处理好家庭与工作的关系，全身心地投入工作。④希望护士有较好的身体素质，能够胜任繁忙的护理工作。

(2) 护士对护理管理者的期望：作为护理工作的具体实施者，护士对护理管理者的希望主要体现在以下三个方面：①希望护理管理者具有较强的业务能力和组织管理能力，能够在各方面给予自己帮助和指导。②希望护理管理者能严格要求自己，以身作则。③希望护理管理者能够公平公正地对待每一位护士，关心每一位护士。由于护理管理者和护士出发点、需求不同，双方的期望和关注点不同。在工作中，往往因管理者过分关注工作的完成情况而忽略对护士个人的关心，或因护士过分强调个人困难而忽略科室工作等问题而产生矛盾。

2. **护际之间的关系**

(1) 影响新、老护士之间关系的主要因素：新、老护士之间往往由于**年龄、身体状况、学历、工作经历**等方面差异，相互之间缺乏理解、尊重，从而相互埋怨、指责，导致关系紧张。

(2) 影响不同学历护士之间关系的主要因素：不同学历的护士由于学历、待遇的不同，产生心理上的不平衡，导致交往障碍。

(3) 影响护士与实习护生之间关系的主要因素：一般情况下，护士与实习护生容易建立良好的人际关系。但是，如果护士对实习护生带教不负责，会使实习护生产生不满；如果实习护生态度不端正，也会使带教护士产生反感，从而引发矛盾。

3. 建立良好护际关系的策略 ①营造民主和谐的人际氛围。②创造团结协作的工作环境。

小结提示：影响护理人际关系的主要因素
1. 影响**护患关系**的主要因素 **信任危机**、**角色模糊**、责任不明、权益影响、**理解差异**。
2. 影响**护士与患者家属**关系的主要因素 **角色期望冲突**、**角色责任模糊**、经济压力过重。
3. 护士与医生的关系 角色心理差位、角色压力过重、角色理解欠缺、角色权利争议。
4. **护际关系**
   (1) 影响**护理管理者与护士**之间关系的主要因素：由于双方从不同角度在要求，**期望值上差异**。
   (2) 影响新、老护士之间关系的主要因素：年龄、身体状况、学历、工作经历等方面差异。
   (3) 影响不同学历护士之间关系的主要因素：护士学历和待遇的不同。
   (4) 影响护士与实习护生之间关系的主要因素：护士对实习生带教不负责或实习生态度不端正。

单元测试题

1. 属于人际关系主要特点的是 （ ）
   A. 单纯性　　　　　B. 灵活性　　　　　C. 稳定性　　　　　D. 多重性
   E. 随意性

2. 下列关于护患关系的性质与特点说法**错误**的是 （ ）
   A. 护患关系是一种专业性的互动关系　　　　B. 护患关系是帮助系统和被帮助系统的关系
   C. 护患关系是一种治疗性的工作关系　　　　D. 护患关系的实质是满足患者的一切需要
   E. 护士是护患关系后果的主要责任人

3. 护患关系的实质是 （ ）
   A. 满足患者需求　　　　　　　　　　　　　B. 规范患者的遵医行为
   C. 促进患者的配合　　　　　　　　　　　　D. 强化患者自我护理能力
   E. 帮助患者熟悉医院规章制度

4. 患者，男，67 岁，大学教授，因高血压住院治疗。适用于该患者的最佳护患关系模式为 （ ）
   A. 指导型　　　　　B. 被动型　　　　　C. 共同参与型　　　D. 指导-合作型
   E. 主动-被动型

5. 1 位护士正在为 1 位即将出院的术后患者进行出院前的健康指导。此时护患关系处于 （ ）
   A. 准备期　　　　　B. 初始期　　　　　C. 工作期　　　　　D. 结束期
   E. 熟悉期

(6～8 题共用题干)

患者，女，81 岁，退休干部。冠心病住院治疗，住院前 3 天与护士们关系融洽。第 4 天，年轻护士张某在为其进行静脉输液时，静脉穿刺 3 次均失败，更换李护士后方成功。患者非常不满，其女儿向护士长抱怨。从此，患者拒绝张护士为其护理。

6. 针对此患者的特点，最佳的护患关系模式为 （ ）
   A. 指导型　　　　　B. 被动型　　　　　C. 共同参与型　　　D. 指导-合作型
   E. 主动-被动型

7. 护患关系发生冲突的主要因素是 （ ）
   A. 角色压力　　　　B. 责任不明　　　　C. 角色模糊　　　　D. 信任危机
   E. 理解差异

8. 护患关系发展到工作期的主要任务是 （ ）
   A. 与病人建立互相信任的关系　　　　　　　B. 为病人日后的健康保健制订计划
   C. 采取措施解决病人健康问题　　　　　　　D. 对整个护患关系进行评价
   E. 了解病人对其健康状况和护患关系的满意程度

9. 一位住院患者，因便秘要求其主治医生给其用通便药。医生答应给患者晚上给其口服药通便灵，但未开临时医嘱。第二天早晨，护士因患者晚间未服通便灵受到埋怨。护士为此对该医生产生极大不满。导致医护关系冲突的主要原因为 （ ）
   A. 角色心理差位　　B. 角色压力过重　　C. 角色理解欠缺　　D. 角色权利争议
   E. 角色期望冲突

10. 影响医护关系的主要因素不包括 （ ）
    A. 角色心理差位　　B. 角色期望冲突　　C. 角色压力过重　　D. 角色权利争议

E. 角色理解欠缺

11. 人际关系的特点**不包括** ( )
    A. 社会性　　　B. 互利性　　　C. 目的性　　　D. 多重性
    E. 复杂性

12. 主动-被动性护患关系不适用于 ( )
    A. 婴幼儿患者　　　　　　　　　　B. 阑尾炎术后恢复患者
    C. 昏迷患者　　　　　　　　　　　D. 休克患者
    E. 重度精神障碍患者

13. 在建立护患关系的初期,护患关系发展的主要任务是 ( )
    A. 为病人制定护理计划　　　　　　B. 与病人建立信任关系
    C. 收集病人资料　　　　　　　　　D. 明确病人健康问题
    E. 解决病人健康问题

14. 护士增进个人人际关系吸引力的要素,**不包括** ( )
    A. 提供治疗性的环境　　　　　　　B. 无条件地关心病人,给予温暖
    C. 适度的同感心　　　　　　　　　D. 绝对保密
    E. 敏锐的询问

15. 适用于危重患者的护患关系的类型是 ( )
    A. 主动-被动型　　　　　　　　　　B. 指导-合作型
    C. 指导-被动型　　　　　　　　　　D. 共同参与型
    E. 主动参与型

16. 护士长因护士小李经常在工作时间学习英语,请假读夜大很不满意,而护士小李则认为护士长心胸狭隘,不鼓励青年人上进,两人关系一直紧张,造成这种现象的原因是 ( )
    A. 角色压力过重　　B. 经济压力过重　　C. 角色权力争议　　D. 角色期望差异
    E. 角色责任模糊

17. 某糖尿病患者出院时,护士指导其学习自行注射胰岛素,此时护士担任的角色是 ( )
    A. 照顾者　　　　B. 教育者　　　　C. 领导者　　　　D. 咨询者
    E. 管理者

18. 慢性病患者与护士间适用的关系模式是 ( )
    A. 主动-指导型模式　　　　　　　　B. 主动-合作型模式
    C. 指导-命令型模式　　　　　　　　D. 共同参与型模式
    E. 被动参与型模式

19. 患者,女,43岁,Ⅱ期高血压。病人有头晕、失眠、心悸等症状。护士通过收集资料了解到该病人存在知识缺乏,并为其制定护理计划。此时护士与病人处于护患关系发展时期的 ( )
    A. 熟悉期　　　　B. 工作期　　　　C. 进展期　　　　D. 初始期
    E. 结束期

20. 患者,男,45岁,血压持续升高3天,住院检查。患者入院后,护士主动自我介绍,并帮助患者熟悉病区环境和病友。此时,护士与患者处于护患关系发展时期的 ( )
    A. 熟悉期　　　　B. 工作期　　　　C. 协作期　　　　D. 解决期
    E. 结束期

21. 患儿,3岁,因先天性心脏病入院,3天后并发心衰,转入重症监护病房。患儿家长非常担心患儿情况,病房护士正确的处理是 ( )
    A. 工作很忙可问其他护士　　　　　B. 问值班医生比较好
    C. 告知其完全正常　　　　　　　　D. 客观介绍患者情况
    E. 要注意隐私权,需保密患儿病情

22. 患者,男,65岁。因突发脑出血入院。经治疗后好转,已进入康复期。护士嘱其尽早开展康复锻炼,但患者认为自己应该静养,拒绝配合护士实施康复训练。该案例影响护患关系的原因是 ( )
    A. 信任危机　　　B. 角色模糊　　　C. 责任不明　　　D. 权益影响
    E. 理解差异

23. 患者,男,58岁。双下肢瘫痪。其生活主要由家属负责照料,以下护士与患者家属建立良好关系的做法中**不正确**的是 ( )
    A. 热情接待,耐心听取家属意见　　　B. 积极对家属提出的问题给予解释
    C. 主动向患者家属介绍病情、治疗护理措施　　D. 对家属给予必要的指导
    E. 因担心家属的护理专业性不强,禁止家属参与患者的护理过程

24. 以下**不属于**影响人际关系的因素是 （ ）
    A. 个性品质　　　　　B. 受教育水平　　　　C. 相似性与互补性　　D. 仪表
    E. 空间距离与交往频率

25. 建立良好的护患关系最主要的是 （ ）
    A. 同情患者　　　　　B. 关心患者　　　　　C. 尊重患者人格　　　D. 不表示厌恶
    E. 帮助患者

26. 患者,男,48岁,支气管哮喘。患者呼吸困难,不能平卧,护士将其床头抬高,并给予氧气吸入,此时护士的角色是 （ ）
    A. 护嘱制定者　　　　B. 研究者　　　　　　C. 关怀者　　　　　　D. 教育者
    E. 临床护理者

27. 护患冲突的主要责任人是 （ ）
    A. 护士长　　　　　　B. 患者　　　　　　　C. 医生　　　　　　　D. 患者家属
    E. 护士

28. 护士小王通过对新入院的冠心病病人谢某进行观察并与病人和家属做了沟通,收集患者的各种健康资料,并对健康状况进行评估,提出护理问题,制定切实可行的护理计划,并负责护理计划的实施、评价。小王承担的主要角色是 （ ）
    A. 护理者　　　　　　B. 管理者　　　　　　C. 咨询者　　　　　　D. 计划者
    E. 协调者

29. 患者,女,36岁。因子宫内膜癌手术治疗,术后第5天患者仍不愿意下床活动,吃饭、喝水、洗脸、洗手等都需要家人协助,患者觉得自己得了肿瘤,生活必须依赖别人,患者的这种反应属于 （ ）
    A. 患者角色行为消退　　　　　　　　　　　B. 患者角色行为冲突
    C. 患者角色行为强化　　　　　　　　　　　D. 患者角色行为缺如
    E. 患者角色行为适应

30. 年轻貌美的舞蹈演员小青在一场车祸中失去了双腿,她出现哭闹、拒食拒饮、拒绝治疗、拒绝见家属和朋友等反应,患者的这种情况属于 （ ）
    A. 患者角色行为消退　　　　　　　　　　　B. 患者角色行为冲突
    C. 患者角色行为强化　　　　　　　　　　　D. 患者角色行为缺如
    E. 患者角色行为适应

31. 构成护患关系基础的是 （ ）
    A. 道德关系　　　　　B. 技术性关系　　　　C. 利益关系　　　　　D. 法律关系
    E. 文化关系

32. 护士在与患者沟通时所采取的促进有效沟通的行为**不包括** （ ）
    A. 及时更正患者不正确的观念　　　　　　　B. 观察患者的反应
    C. 及时反馈　　　　　　　　　　　　　　　D. 环境舒适,注意保护患者隐私
    E. 病人担心疾病预后可做出保证

33. 主管护师王某为研究生学历,在呼吸内科已工作10年,工作经验丰富,新毕业的医生小刘值班时碰到哮喘持续状态病人不知如何处理,为此王某对小刘产生极大不满。导致医护关系冲突的主要原因为 （ ）
    A. 角色心理差位　　　B. 角色压力过重　　　C. 角色理解欠缺　　　D. 角色权利争议
    E. 角色期望冲突

34. 护士为长期卧床的病人做背部护理,此时护士的角色是 （ ）
    A. 健康照顾者　　　　B. 健康教育者　　　　C. 病人权利的维护者　D. 协调人员
    E. 护理研究员

35. 王女士,36岁。因患乳腺癌接受了乳腺根治术,病人术后常有自卑感,不愿见人。护士应特别注意满足病人的 （ ）
    A. 生理的需要　　　　B. 安全的需要　　　　C. 爱与归属的需要　　D. 尊重的需要
    E. 自我实现的需要

36. 患者,女,26岁。剖宫产术后5天。患者想提前出院,由于当天是星期天无法办理出院手续,也无法结账,故护士希望等第2天办完出院手续后患者再离开。但患者及家属坚持要离开,并说明天一定会来结账办手续。此时护士最佳处理方式是 （ ）
    A. 坚持要患者服从医院规章制度,办完手续再离开
    B. 将患者的孩子抱走以此要求患者不得离院
    C. 向患者及家属耐心解释,如果患者及家属坚持要离开,则向护士长请示后让其签字后离开
    D. 让患者离开
    E. 请值班医生进行劝说

37. 患者,女,38岁。缩窄性心包炎1年,拟择日行心包切除术。夜班护士发现患者失眠,心率120次/分钟,双手颤抖。沟通中患者表示深恐手术发生意外,但又因病情重不敢不行手术。护士采取的措施**不妥**的是　　　　(　　)
   A. 向患者介绍手术成功的病例　　　　B. 告诉患者手术没有任何风险
   C. 向患者说明手术目的　　　　D. 教会患者使用放松技术
   E. 鼓励家属在探视时给予心理支持

38. 患者,女,36岁。多发性子宫肌瘤入院治疗,护士为其安排好床位后,说:"我是您的责任护士,我姓张,叫我小张好了,有事请按床头呼叫器,我随时为您服务。"此时护士承担的主要角色是　　　　(　　)
   A. 热情的接待者　　B. 主动的介绍者　　C. 细心的照顾者　　D. 病房的管理者
   E. 护理的协调者

39. 患者,男,30岁。半小时前因汽车撞伤头部入院,入院时已昏迷。对于此患者应采取的护患关系模式是　　(　　)
   A. 主动-主动型　　B. 被动-被动型　　C. 主动-被动型　　D. 指导-合作型
   E. 共同参与型

40. 患者,女,28岁。因宫外孕急诊入院手术。术后宜采用的护患关系模式是　　　　(　　)
   A. 主动型　　B. 主动-被动型　　C. 指导-合作型　　D. 支配-服从型
   E. 共同参与型

41. 患者,女,因乳腺癌住院治疗,治疗期间得知自己儿子因患急性肾炎住院需要照顾,就立即放弃自己的治疗去照顾儿子,这种情况属于　　　　(　　)
   A. 患者角色行为消退　　　　B. 患者角色行为冲突
   C. 患者角色行为强化　　　　D. 患者角色行为缺如
   E. 患者角色行为适应

(42~43题共用题干)
患儿,5岁。不明原因出血、发热入院。查体发现肝、脾、淋巴结肿大。

42. 护士在护理患儿的过程中,能体现护士照顾角色的行为是　　　　(　　)
   A. 对患儿和其陪护的母亲进行健康教育　　　B. 与患儿的母亲共同制定护理计划
   C. 及时向医生及其他护士理解患儿的情况　　D. 帮助照顾患儿的饮食起居
   E. 归纳总结患儿的情况,探讨类似患儿的护理模式

43. 护士为患儿进行口腔护理时,最容易让患儿接受的言语技巧是　　　　(　　)
   A. 问候式语言　　B. 夸赞式语言　　C. 言他式语言　　D. 关心式语言
   E. 介绍性语言

44. 患者,男,58岁。患有肥厚性心肌病5年。近1个月来常有心绞痛发作及一过性晕厥,患者因此非常紧张,整日卧床、不敢活动。该患者出现的角色行为改变属于　　　　(　　)
   A. 角色行为强化　　B. 角色行为缺如　　C. 角色行为冲突　　D. 角色行为差异
   E. 角色行为消退

45. 护士甲与护士乙同在一个病房工作,两人性格各异。乙觉得甲做事风风火火、不够稳重,甲觉得乙做事慢条斯理、拖拖拉拉,所以两人经常产生一些矛盾。造成**护际关系紧张**的主要因素是　　　　(　　)
   A. 职位因素　　B. 年龄因素　　C. 学历因素　　D. 收入因素
   E. 心理因素

46. 患者,男,28岁。因车祸致颅脑损伤急诊入院,经医护人员全力抢救无效死亡。其家属情绪激动,对医护人员说"这么年轻的小伙子,进医院还能呼吸,怎么就死了!你们怎么治的?我家就这么一个孩子!"此时影响家属心理状态的主要因素是　　　　(　　)
   A. 医院急救设备陈旧　　　　B. 护士和家属交流受限
   C. 家属对结果无法接受　　　　D. 医护人员技术水平欠佳
   E. 家属缺乏对护士的信任

47. 要建立良好的护际关系,沟通策略**不包括**　　　　(　　)
   A. 管理沟通人性化　　　　B. 形成互帮互助氛围
   C. 实现年龄、学历各因素的互补　　　　D. 遇到冲突时据理力争、坚守阵地
   E. 构建和谐工作环境

48. 护理工作中,护士观察患者病情的最佳方法是　　　　(　　)
   A. 多倾听交班护士的汇报　　　　B. 经常与患者交谈,增加日常接触
   C. 经常与家属交谈,了解患者需要　　D. 多加强医护间的沟通
   E. 经常查看护理记录

49. 患者,男,72岁。来自偏远山区,因次日要行胃部切除术,护士告诉患者:"您明天要手术,从现在开始,不要喝水,不要吃饭。"患者答应,第2天术前护士询问患者时,患者回答说:"我按你说的没有喝水,也没有吃饭,就喝了两袋牛奶。"

影响护患沟通的因素是 ( )
  A. 经济收入   B. 疾病程度   C. 个人经历   D. 理解差异
  E. 情绪状态

50. 患儿,女,2个月。因肺炎、高热急诊入院。护士为其进行静脉输液时,2次穿刺失败。患儿父亲非常气愤,甚至谩骂护士。导致此事件发生的主要因素是 ( )
  A. 角色责任模糊   B. 角色期望冲突   C. 角色心理差位   D. 角色权力争议
  E. 经济压力过重

51. 患者,男,36岁,农民,尿毒症晚期,因无法承担高额的治疗费用欲放弃治疗,护士长发动全体护士为其捐款,此举动护士承担的主要角色是 ( )
  A. 决策者   B. 协调者   C. 照顾者   D. 帮助者
  E. 管理者

52. 患者,女,62岁,因肠梗阻入院治疗,责任护士来到其床边询问病史,此时她们的关系处于护患关系的 ( )
  A. 准备期   B. 初始期   C. 工作期   D. 结束期
  E. 延续期

53. 护士甲因为孩子患病最近经常请假,护士长认为其影响了工作而不满。护士甲则认为护士长对她不体谅、缺乏人情味,两人关系比较紧张。影响她们关系的主要原因是 ( )
  A. 经济压力过重   B. 期望值差异   C. 角色压力过重   D. 角色权力争议
  E. 角色责任模糊

第三节 护理工作中的语言沟通

一、语言沟通的基本知识

(一)语言沟通的类型

1. 口头语言沟通 是人们利用有声的自然语言符号系统,通过口述和听觉来实现的,也就是人与人之间通过对话来交流信息、沟通心理。

2. 书面语言沟通 是用文字符号进行的信息交流,是对有声语言符号的标注和记录,是有声语言沟通由"可听性"向"可视性"的转化。

(二)护患语言沟通的原则 (日常护理用语:招呼用语、介绍用语、电话用语、安慰用语、征询用语和迎送用语)

1. 目标性原则 护患之间的语言沟通是一种有意识、有目标的沟通活动。护士无论是向病人询问一件事、说明一个事实,还是提出一个要求,均应做到目标明确、有的放矢,以达到沟通的目的。

2. 规范性原则 护士与患者进行沟通时,应做到发音纯正、吐字清楚,用词朴实、准确,语法规范、精练。同时要有系统性和逻辑性。

3. 尊重性原则 尊重是确保沟通顺利进行的首要原则。护患沟通中,护士应将对患者的尊重放在第一位,不可伤害患者的尊严,更不能侮辱患者的人格。

4. 治疗性原则 护士的语言可以起到辅助治疗、促进康复的作用,也可以产生扰乱患者情绪、加重病情的后果。因此,护士应慎重选择语言(慎言守密),避免使用任何刺激性语言伤害患者。

5. 情感性原则 在语言沟通过程中,护士应以真心诚意的态度,从爱心出发,加强与患者的情感交流,努力做到态度谦和、语言文雅、语音温柔,使患者感到亲切感。

6. 艺术性原则 艺术性的语言沟通不仅可以拉近医护人员与患者和家属的距离,还可以化解医患、护患之间的矛盾。如儿科护理中多采用夸奖鼓励的语言,而少用责骂言语。

二、交谈的基本概念

(一)交谈的概念 交谈是语言沟通的一种形式,是两个或两个以上的人用口头语言进行思想、感情和信息交流,达到相互了解的一种语言表述活动,它是人类语言表达活动中最基本、最常用的。

(二)交谈的基本类型

1. 个别交谈与小组交谈 根据参与交谈人员的数量,可将交谈分为个别交谈和小组交谈。

(1) 个别交谈:是指在特定环境中两个人之间进行的以口头语言为载体的信息交流。

(2) 小组交谈:是指3人或3人以上的交谈。为了保证效果,小组交谈最好有人组织;参与人员数量最好控制在3~7人,最多不超过20人。

2. 面对面交谈与非面对面交谈

(1) 面对面交谈:交谈双方同处一个空间,均在彼此视线范围内,可以借助表情手势等肢体语言帮助表达观点和意见,使双方信息表达和接受更加准确。护患交谈多采用此种形式。

(2) 非面对面交谈:人们可以通过电话、互联网等非面对面方式进行交谈。在非面对面交谈时,交谈双方可不受空间和地域的限制,也可以避免面对面交谈时可能发生的尴尬场面,使交谈双方心情更加放松、话题更加自由。

3. **一般性交谈与治疗性交谈** ①一般性交谈：一般用于解决一些个人或家庭的问题。交谈的内容比较广泛，一般不涉及健康与疾病问题。②治疗性交谈：一般用于解决健康问题或减轻病痛、促进康复等问题。护患之间交谈多为治疗性交谈。

（三）护患交谈的技巧

1. **倾听** 在倾听过程中要全神贯注、集中精力，要与对方保持适当的距离（1 m左右为好），采取稍向对方倾斜的姿势，保持目光的接触。在护患交谈过程中，护士应特别注意以下几点：①目的明确。②控制干扰。③目光接触：用30%～60%的时间注视患者的面部，并面带微笑。④姿势投入：护士应面向患者，保持合适的距离和姿势。身体稍微向患者方向倾斜，表情不要过于丰富，手势不要太多，动作不要过大，以免患者产生畏惧或厌烦心理。⑤及时反馈：护士可通过微微点头、轻声应答"嗯"、"哦"、"是"等，以表示自己正在倾听。⑥判断慎重：在倾听时，护士不要急于作出判断，应让患者充分诉说，以全面完整地了解情况。⑦耐心倾听：患者诉说时，护士不要随意插话或打断患者的话题，一定要待患者诉说完后再阐述自己的观点。无意插话或有意制止患者说话均为不礼貌的举动。⑧综合信息：护士应综合信息的全部内容寻找患者谈话主题，主要是患者的非语言行为，以了解其真实想法。

2. **核实** 是指在交谈过程中，为了验证自己对内容的理解是否准确所采用的沟通策略，是一种反馈机制。护士可通过重述、澄清两种方式进行核实。

（1）重述：重述包括患者重述和护士重述两种情况，即：一方面，护士将病人的话重复一遍待患者确认后再继续交谈；另一方面，护士可以请求病人将说过的话重述一遍，待护士确认自己没有听错后再继续交谈。

（2）澄清：护士根据自己的理解，将病人一些模棱两可、含糊不清或不完整的陈述描述清楚，与患者进行核实，从而确保信息的准确性。

3. **提问** 提问是收集信息和核对信息的重要方式，也是确保交谈围绕主题持续进行的基本方法。

（1）开放式提问：又称敞口式提问，即所问问题的回答没有范围限制，病人可根据自己的感受、观点自由回答，护士可从中了解患者的真实想法和感受。其优点是护士可获得更多、更真实的资料；其缺点是需要的时间较长。

（2）封闭式提问：又称限制性提问，是将问题限制在特定的范围内，病人回答问题的选择性很小，可以通过简单的"是"、"不是"、"有"、"无"等即可回答。其优点是护士可以在短时间内获得需要的信息，其缺点是患者没有机会解释自己的想法。

4. **阐释** 即阐述观点、进行解释。在护患交谈过程中，护士往往运用阐释技巧解答病人的各种疑问；解释某项护理操作的目的及注意事项；针对患者存在的健康问题提出建议和指导。阐释的基本原则包括：①尽可能全面地了解病人的基本情况。②将需要解释的内容以通俗易懂的语言向病人阐述。③使用委婉语气向病人阐释自己观点和看法，使病人可以选择接受、部分接受或拒绝。

5. **移情** 即感情进入的过程。移情是从他人的角度感受、理解他人的感情，是分享他人的感情，而不是表达自我感情，也不是同情、怜悯他人。在护患交谈过程中，为了深入了解患者、准确地掌握患者的信息，护士应从病人的角度理解、体验其真情实感。

6. **沉默** 沉默是一种交谈技巧。在倾听过程中，护士可以通过沉默起到以下四个方面的作用：①表达自己对病人的同情和支持。②给病人提供思考和回忆的时间、诉说和宣泄的机会。③缓解病人过激的情绪和行为。④给自己提供思考、冷静和观察的时间。

7. **安慰鼓励** 在与患者的交谈过程中，护士适时对患者进行安慰鼓励，可增强患者战胜疾病信心。

8. 特殊情况下的沟通技巧

（1）愤怒的患者：护士应首先证实患者是否在生气或愤怒，可问他："看来你很不高兴，是吗？"然后可说："我能理解你的心情"，以表示接受他的愤怒。其次是帮助患者分析发怒的原因，并规劝他做些可能的运动。最主要的是护士不能失去耐心被患者的言辞或行为所激怒，要动之以情、晓之以理，视其愤怒为一种健康反应，尽量让患者表达和发泄焦虑或不满，从中了解他的需求，尽最大可能地与他们沟通，缓解他们心里的压力，解决他们的问题，稳定他们的情绪，使其身心尽快恢复平衡。

（2）病情严重的患者：患者病情严重或处于危重状态时，与患者沟通的时间要尽量缩短，一般不要超过10～15分钟。对有意识障碍的患者，护士可以重复同一句话，以同样的语调反复与他说，以观察患者的反应。对这样的患者进行触摸可以是一种有效的沟通途径，但在触摸前要告诉患者，要假设患者是能够听到的。同时应注意尽可能保持安静的环境。

（3）要求过高的患者：一般有过分要求的患者可能认为自己患病后没有引起他人足够的重视或同情，从而以苛求的方式以引起他人的重视。此时，护士应多与其沟通，允许患者抱怨。在对患者表示理解的同时，可用沉默或倾听的方式使其感受到护士的关心和重视。但对其不合理要求要进行一定限制。

（4）悲哀的患者：当患者患了绝症或遇到较大的心理打击时，会产生失落、沮丧、悲哀等反应。护士可以鼓励患者及时表达自己的悲哀，允许患者独处。还可应用鼓励、发泄、倾听、沉默等技巧表示对患者的理解、关心和支持，多陪伴患者，使其尽快度过悲哀，恢复平静。

（5）抑郁的患者：抑郁的患者往往说话慢，反应少和不主动，由于他很难集中注意力，有悲观情绪，或者显得很疲乏，甚至有自杀想法，所以不容易进行交谈，护士应以亲切和蔼的态度提出一些简短的问题，并以实际行动使他感到有人关心照顾他。

(6) 哭泣的患者：当患者哭泣时或患者想哭泣时，应让他发泄而不要阻止他。哭泣有时是一种健康的有益的反应，最好能与他在僻静的地方待一会（除非他愿意独自待着），可以轻轻地安抚他，片刻后给一块冷毛巾和一杯温饮料。在哭泣停止后，用倾听的技巧鼓励患者说出流泪的原因。

(7) 对感觉有缺陷的患者：如听力丧失的患者，要想到他听不到护士进病房时的动静，可轻轻地抚摸让他知道你的到来，在患者没见到你之前不要开始说话，应让患者很容易看到你的脸部和口型，并可用手势和脸部表情来加强你的表达。可将声音略为提高，但不能喊叫，要有耐心，不能着急或发怒。

（四）护患交谈的注意事项

1. 选择恰当的交谈环境和时机　　当护士主动与患者进行交谈时，应根据交谈的内容选择适当的交谈环境，如地点、温度、光线、隐秘性、有无噪音等，同时注意根据患者的生理、心理状况选择患者适宜的交谈时机。

2. 尊重理解患者，以诚相待　　护士在与患者交谈过程中，首先应尊重患者。无论患者的年龄、职业、地位、经济条件、身体状况等，均应以礼貌、真诚、友善对待患者，做到面带微笑、语言谦和。其次，护士应体谅患者的生理痛苦、心理压力、经济负担，多从患者的角度考虑、分析问题。

3. 注重非语言信息的传递　　护士不仅要熟练掌握语言交谈技巧，还要重视非语言信息在交谈过程中的传递。护士的姿态、表情、语调等均能传达对患者的尊重、关注程度，从而影响交谈的效果。

三、治疗性沟通

治疗性沟通是围绕患者的健康问题，具有服务精神、和谐、有目的，可以起到治疗作用的沟通行为。目的是为了了解患者的情况，确定患者的健康问题与各种需求，对患者进行健康教育。

（一）治疗性沟通的原则　　目的原则、易懂原则、和谐原则、尊重原则。

（二）治疗性沟通的分类

1. 指导性沟通　　指由护士解答患者提出其不意的问题，或者是护士围绕患者的病情阐明观点、说明病因、解释与治疗护理有关的注意事项以及措施等。

2. 非指导性沟通　　属于商讨问题式的沟通。护患双方地位平等，患者有较高的参与程度。但需要较长时间，工作繁忙时较难开展。

（三）治疗性沟通的步骤

1. 准备计划阶段。

2. 交谈开始阶段　　①有礼貌地称呼对方。②主动介绍自己。③说明交谈的目的。④帮助患者取舒适的体位。

3. 交谈进行阶段　　①提出问题。②采用不同语言表达技巧。③注意非语言沟通。④及时反馈。

4. 交谈结束阶段　　①结束语。②感谢合作。

四、护理操作及健康教育中的护患沟通

（一）护理操作中的人际沟通

1. 操作前的沟通　　①亲切、礼貌称呼患者，并做自我介绍，让患者感到护士热情、友善。②向患者讲解本次操作的目的和意义。③真诚地向患者承诺用熟练的护理操作技术，最大限度地减轻患者的不适，征得患者同意后再准备操作。

2. 操作中的沟通　　①在护理操作过程中，询问患者有无不适，仔细观察患者的反应，对于患者的感受给予重视，并视情况做出相应调整。②使用安慰性语言，转移其注意力，可围绕患者最关心的问题进行交流。

3. 操作后的沟通　　操作完成后给予结束语。结束语包括询问患者的感受，交代应注意的问题和感谢患者的合作。

（二）护理健康教育中的人际沟通

1. 健康教育的方法　　①主动讲解：护士要根据患者的具体情况及动态变化，主动向患者进行宣传教育。如食管癌、肺癌患者术后呼吸道管理很重要，术前需要患者练习腹式深呼吸及有效咳嗽，护士要主动向患者讲解练习的目的、意义及方法，使患者了解其重要性，以引起重视并主动配合。②被动讲解：由患者提出问题，护士有针对性地做出回答，以此来进行健康教育。③随时讲解：护士可利用床头交接班，做治疗护理的同时，抓住点滴时间对患者进行健康教育。如胆术后患者下床活动时，可一边扶患者下床，一边向其讲解早期活动的意义，使患者积极配合。④与患者交谈：体现在护患关系是一种帮助与被帮助的关系。如癌症患者在得知自己的病情后，往往难以接受严酷的现实，极易产生悲观、恐惧等不良心理反应。护士要关心同情患者，深入了解患者对疾病的认识程度，强调手术效果和治愈希望，向患者介绍抗癌成功的病例，增强患者战胜疾病的信心。

2. 健康教育中的技巧　　①护患沟通技巧：主要包括语言沟通技巧和非语言沟通技巧。②健康教育有效沟通的四大要素：清楚、直言、诚实和循序渐进是健康教育有效交流的四大要素，也是专业护士必须具备的沟通能力和素质。

五、护患交谈中的常用语言

（一）指导性语言　　是指当患者不具备医学知识或者医学知识缺乏时，护士采用一种灌输式方法将疾病和健康保健知识有关的内容交给患者，使其配合医护人员的工作以达到康复的目的的一种语言表达方式。如护士除了为患者治疗疾病以外，还要对患者进行健康教育和健康促进，帮助他们建立和形成有益于健康的行为和有利的生活方式，从而增强体质，预防疾病。

（二）解释性语言　　是指当患者提出问题需要简答时，护士采用的一种语言表达方式。如一位因炎症反应导致白细胞升高的患者，误以为自己为白血病而极度恐惧，护士知情后对患者进行了及时的解释，使其放下包袱并积极配合治疗。

（三）**劝说性语言** 是指当患者行为不当时，护士对其采用的一种语言表达方式。如针对吸烟患者，护士对患者晓之以理、动之以情，向患者讲清吸烟的危害及对疾病治疗的影响，患者就比较容易接受。

（四）**鼓励性语言** 是指护士通过交流，帮助患者增强信心的语言表达方式。常用于小儿、病情较重且预后较差的患者。由于患者缺乏面对现实的勇气和战胜疾病的信心，消极悲观，甚至拒绝接受治疗。护士要根据患者的具体情况，帮助他们树立信心，积极配合治疗。在临床工作中可对患者说"你配合得很好"、"你很理智，这件事考虑得很周到"……当护士内心明确地希望患者达到某种具体目标时，鼓励才会有效。尤其是对慢性患者，更需要经常结合治疗中的具体处境和问题给予鼓励。

（五）**疏导性语言** 主要用于心理性疾患的患者。护士在工作中应用疏导性语言能使患者倾诉心中的苦闷和忧郁，是治疗心理障碍的一种有效手段。如某中年妇女因儿子车祸不幸身亡而住院，从而悲痛至极茶饭不思。此时护士应该接近患者，耐心倾听她的诉说，当患者倾诉完后，可以对她说："阿姨，不幸的事情谁也无法料到，您别太难过，现在悲痛也不能挽回您儿子的生命，您要多保重身体，您儿子也不希望您这样。"

（六）**安慰性语言** 是一种使人心情舒适的语言表达方式。使用安慰性语言可稳定患者情绪，帮助患者克服暂时性的困难，树立战胜疾病的信心，有利于疾病的康复和治疗。

（七）**暗示性语言** 暗示是一种普遍存在的现象，在无对抗度下，用含蓄、间接的方法对人的心理和行为产生影响。暗示心理影响表现为使人按一定的方式行动，或接受一定的信念或意见。如有患者患有严重疾病，但经过医护人员的暗示："您的病并不严重，您看这几天的治疗效果不错嘛"，此时患者会比较好。有些患者因疾病缠身导致受暗示性增高，再加上医护人员在其心中的权威，如采用积极的暗示，其效果有时超过药物的治疗。恰当地运用暗示，有利于改善患者的心理状态树立信心，对患者的康复起到意想不到的效果。

单元测试题

1. 语言沟通的主要媒介是 （   ）
   A. 表情　　　　　　　B. 眼神　　　　　　　C. 文字　　　　　　　D. 手势
   E. 姿势
2. 护患沟通的首要原则是 （   ）
   A. 治疗性　　　　　　B. 保密性　　　　　　C. 规范性　　　　　　D. 尊重性
   E. 艺术性
3. 良好的语言能给患者带来精神上的安慰，体现了语言的 （   ）
   A. 广泛性　　　　　　B. 保密性　　　　　　C. 规范性　　　　　　D. 情感性
   E. 通俗性
4. 在护理工作中，护士与患者进行小组交谈时，患者数量最好控制在 （   ）
   A. 1~2人　　　　　　B. 3~7人　　　　　　C. 8~10人　　　　　　D. 10~15人
   E. 16~20人
5. 在护患交谈过程中，如果护士希望得到更多的、更真实的患者信息，可采用的最佳技巧是 （   ）
   A. 阐释　　　　　　　B. 核实　　　　　　　C. 重述　　　　　　　D. 提问
   E. 沉默
6. 一位护士在与患者的交谈中，希望了解更多患者对其疾病的真实感受和治疗的看法。最适合的交谈技巧为 （   ）
   A. 认真倾听　　　　　B. 仔细核实　　　　　C. 及时鼓励　　　　　D. 封闭式提问
   E. 开放式提问
7. 在护患交谈中，护士**移情**是指护士 （   ）
   A. 同情患者　　　　　B. 怜悯患者　　　　　C. 鼓励患者　　　　　D. 表达自我感情
   E. 理解患者感情
8. 在护患交谈过程中，为了给自己提供思考和观察的时间，护士可采用的最佳技巧为 （   ）
   A. 倾听　　　　　　　B. 核实　　　　　　　C. 鼓励　　　　　　　D. 沉默
   E. 患者重述
9. 患者，女，50岁。因多功能器官衰竭住重症监护室。护士与她沟通时应注意 （   ）
   A. 做全面的健康教育　　　　　　　　　　B. 交谈中多用手势、眼神与患者交流
   C. 交谈尽量简短（10~15分钟）　　　　　D. 鼓励患者倾诉自己的不安
   E. 跟患者多说与疾病无关的话题来转移患者的注意力
10. 患者："我每天只喝一点点酒。"护士："请您告诉我您每天喝几次酒？每次喝多少？"请问在上述对话中，护士应用了哪一种沟通技巧 （   ）
    A. 复述　　　　　　　B. 反映　　　　　　　C. 阐述　　　　　　　D. 澄清
    E. 总结
11. 交谈过程中，患者因对病情担忧而伤心地哭泣，为表示对病人的尊重和理解，此时护士可采取的沟通方式为 （   ）

A. 目光注视病人 　　　　　　　　　　　　B. 陪伴病人,沉默片刻
C. 安慰病人,阻止其悲伤 　　　　　　　　D. 暂离开,让病人情绪平静
E. 鼓励病人尽快说出悲伤的其他原因

12. 护士在进行护患沟通提问时应注意避免 （　　）
    A. 交替使用封闭性提问和开放性提问 　　B. 过多地使用医学术语
    C. 一次只提一个问题 　　　　　　　　　D. 围绕预定目标进行谈话
    E. 核实患者给出的信息

13. 护士小张用床号代替姓名称呼患者,该做法违反了护患沟通中哪项原则 （　　）
    A. 科学性　　　　B. 尊重性　　　　C. 通俗性　　　　D. 委婉性
    E. 严肃性

14. 患者,男,36岁,病情恢复出院,李护士在送患者出院时可嘱咐 （　　）
    A. 谢谢光临　　　B. 对不起　　　　C. 注意休息　　　D. 欢迎下次再来
    E. 再也见不到您了

15. 患者,男,29岁。护士张某在与其交谈过程中,下列哪项做法**不妥** （　　）
    A. 要全神贯注　　B. 双方位置平持　C. 保持眼神接触　D. 身体稍向后倾斜
    E. 保持适当距离

16. 护士向产妇祝贺:"恭喜您产一位男婴"。产妇听后很生气,分析其原因可能是 （　　）
    A. 不够诚恳　　　B. 态度生硬　　　C. 环境嘈杂　　　D. 说话时距产妇较远
    E. 用词不当

17. 下列有关**倾听**这一非语言交流技巧的描述正确的是 （　　）
    A. 避免护患双方眼神的接触 　　　　　　B. 患者叙述时,护士可思考问题
    C. 避免看清对方表情 　　　　　　　　　D. 不打断患者谈话,对话题表示出兴趣
    E. 说话声音宜大,避免听不清楚

18. 关于倾听**错误**的是 （　　）
    A. 距离以双方能看清对方表情为宜 　　　B. 全神贯注地去听
    C. 保持眼神接触 　　　　　　　　　　　D. 倾听就是单纯去听,而不要谈话
    E. 用心倾听可使病人感觉到护理人员对自己关心

19. 患者,女,24岁,外伤后。护士欲询问外伤史,有助于建立有效沟通的措施是 （　　）
    A. 病人处于昏迷状态时暂不沟通 　　　　B. 患者情绪处于激动时及时沟通
    C. 沟通距离尽可能靠近 　　　　　　　　D. 用通俗易懂的语言进行沟通
    E. 与患者讲话要诚实、严肃

20. 治疗性沟通的双方是护士和患者,是护理范畴内与健康有关的专业性内容,其特点是 （　　）
    A. 以病人为中心的沟通 　　　　　　　　B. 可随意与病人进行交谈
    C. 一般性的治疗性沟通 　　　　　　　　D. 调整身心使疾病康复
    E. 指有关治疗措施的交谈

21. 与病人交谈时正确的做法是 （　　）
    A. 尽量避免跟病人的眼神交流 　　　　　B. 适当点头或轻声说"是"
    C. 尽量使用专业术语 　　　　　　　　　D. 及时对病人谈话的内容做出是非判断
    E. 不断提问引导谈话的进行

22. 属于语言性沟通的是 （　　）
    A. 点头示意　　　B. 面带微笑　　　C. 愉快表情　　　D. 宣教资料
    E. 肢体运动

23. 关于有效沟通的方法,**不正确**的是 （　　）
    A. 用30%~60%的时间注视对方的面部 　B. 交谈中不打断、批评他人
    C. 关注对方的语言和非语言行为 　　　　D. 减少聆听时间,保持快速的判断
    E. 沟通应有明确的目的

24. 可以促进有效沟通的行为是 （　　）
    A. 按病人叙述内容转移展开的话题 　　　B. 病人担心疾病预后时可做出保证
    C. 不评论病人所谈内容 　　　　　　　　D. 避免长时间的倾听,及时插话
    E. 全神贯注,保持目光的接触

25. 护士与哭泣的患者交流时,方法**不正确**的是 （　　）
    A. 安慰并阻止患者哭泣 　　　　　　　　B. 待患者平静下来可主动聆听
    C. 鼓励其将哭泣的原因说出来 　　　　　D. 不能训斥、评论患者

E. 陪伴患者

26. 患者与护士交流时,对住院的高额收费不满,情绪激动。缓解患者情绪可采用的交谈技巧是 （ ）
    A. 争论　　　　　　B. 安慰　　　　　　C. 提问　　　　　　D. 教育
    E. 沉默

27. 治疗性沟通的目的**不包括** （ ）
    A. 减轻病人身体上的痛苦　　　　　　　　B. 创造良好的治疗环境
    C. 提供心理社会支持　　　　　　　　　　D. 利于患者共同参与治疗护理中
    E. 为病人提供个性化整体护理

28. 患者,男,28岁,需进行导尿术。当护士将物品带到床边后,该患者拒绝插导尿管,护士首先应 （ ）
    A. 让家属来进行劝解　　　　　　　　　　B. 请医生帮助劝导患者
    C. 尊重患者的决定,不予以导尿　　　　　D. 不管患者的拒绝,强行进行护理操作
    E. 给患者耐心解释插导尿管的目的,并教他如何配合,消除其恐惧

29. 患者,女,25岁,因胃、十二指肠溃疡住院治疗。患者入病区因环境陌生有些紧张,护士首先应使用 （ ）
    A. 迎送性语言　　　B. 指导性语言　　　C. 安慰性语言　　　D. 招呼性语言
    E. 礼节性语言

30. 在核实过程中,用简单、概括的方式将患者话再叙述一遍属于 （ ）
    A. 复述　　　　　　B. 改述　　　　　　C. 澄清　　　　　　D. 总结
    E. 叙述

31. 护理人员与患者相互作用的最佳时间是 （ ）
    A. 患者刚入院的时候　　　　　　　　　　B. 患者即将要手术的时候
    C. 患者即将要出院的时候　　　　　　　　D. 患者病情好转的时候
    E. 患者表示对沟通感兴趣的时候

32. "我姓王,是您的责任护士,主要负责您入院后的护理工作。"此种护理日常用语属于 （ ）
    A. 介绍用语　　　　B. 安慰用语　　　　C. 电话用语　　　　D. 迎送用语
    E. 招呼用语

33. 人与人交往,约多大比例上运用语言性交流技巧 （ ）
    A. 30%　　　　　　B. 50%　　　　　　C. 35%　　　　　　D. 65%
    E. 70%

34. 护士在与患者进行沟通时,应注意护理用语的 （ ）
    A. 保密性、艺术性和情感性　　　　　　　B. 道德性、艺术性和规范性
    C. 规范性、道德性和保密性　　　　　　　D. 规范性、情感性和艺术性
    E. 规范性、保密性和情感性

35. 李先生,40岁,因患急性肠炎需要静脉输液治疗,下列哪项**不属于**护理操作前解释用语 （ ）
    A. 病人准备工作　　　　　　　　　　　　B. 操作的步骤
    C. 谢谢病人的合作　　　　　　　　　　　D. 本次操作目的
    E. 执行者的承诺

36. 以下属于治疗性交谈谈话内容的是 （ ）
    A. 如何解决患者的经济困难　　　　　　　B. 患者年仅3岁的女儿如何佩戴围巾
    C. 患者术后康复运动的计划　　　　　　　D. 最近流行的音乐
    E. 女性职业服饰

37. 一位护士与一位肾炎患者交谈中,当患者说道:"我今天早上尿里面有血"时,护士道:"您刚才说您早上出现血尿吗?"护士运用了交谈技巧中的 （ ）
    A. 耐心倾听　　　　B. 重述　　　　　　C. 改述　　　　　　D. 仔细阐述
    E. 封闭式提问

38. 护士对患者说:"您刚才说了那么多,其实是不想做手术,想先用药物治疗的方式,是吗?"护士的沟通属于核实中的 （ ）
    A. 重述　　　　　　B. 改述　　　　　　C. 澄清　　　　　　D. 归纳总结
    E. 回应

39. 护士小王和小李见面后,互相微笑并问候"你好",然后各自分开。她们之间的沟通属于 （ ）
    A. 寒暄式沟通　　　B. 陈述事实的沟通　C. 分享感觉　　　　D. 沟通高峰
    E. 分享个人的想法

40. 患者住院后,在病房把电视声音调得很响,引起别的患者不满,此时护士应对其采用的一种语言表达方式为 （ ）
    A. 解释性语言　　　B. 暗示性语言　　　C. 劝说性语言　　　D. 安慰性语言

E. 鼓励性语言

41. 患者因突发性疾病住院,烦躁不安,担忧恐惧,护士对他说:"您看,刚才给您用的这种药疗效很好,许多患者服用后都有所好转,您的情况比他们好,一定也会有效的"。护士的这种语言属于 ( )
   A. 解释性语言　　B. 暗示性语言　　C. 劝说性语言　　D. 安慰性语言
   E. 指导性语言

(42~43题共用题干)
患者,男,65岁,大学教授。因冠心病心肌梗死发作48小时后入院,病情基本稳定,护士欲与其进行治疗性沟通。

42. 在沟通开始阶段,护士应采取的措施是 ( )
   A. 直呼患者的姓名　　　　　　　　B. 直接进入交流的正题
   C. 对患者表示感谢　　　　　　　　D. 不必介绍自己
   E. 说明交谈的目的和所需时间

43. 在沟通进行阶段,下列哪项护士行为**不妥**(不应该同时提问多个问题或使用患者不懂的专业术语) ( )
   A. 提问是应采用开放式问题　　　　B. 交流时不断核实自己获得的信息
   C. 护士应以患者为中心　　　　　　D. 护士应鼓励患者交谈
   E. 询问患者"您以前有过心肌梗死发作吗?"您对心肌梗死的认识有多少

44. 在沟通结束阶段,下列哪项行为**不妥**(结束阶段,E不符合,会使沟通继续下去而无法结束) ( )
   A. 对患者的合作表示感谢　　　　　B. 简单总结交流内容
   C. 核实记录的准确性　　　　　　　D. 预约下次交流的时间
   E. 问患者:"关于疾病您还有什么希望了解的吗?"

45. 患者,女,65岁。因输尿管结石行震波碎石术后康复出院时护士叮嘱道:"您回家要多休息和按时服药,注意按规定时间来复查。您慢走。"这属于 ( )
   A. 介绍用语　　B. 解释用语　　C. 迎送用语　　D. 招呼用语
   E. 安慰用语

46. 患儿,男,10岁。以大叶性肺炎收入院。入院当晚,护士正在巡视病房。此时患儿对护士说:"你们都是坏人,把我的爸爸妈妈赶走了,平时都是他们陪我入睡的。"护士正确的回答是 ( )
   A. "根据医院的管理规定,在住院期间,你的父母都不能在这里陪你。"
   B. "如果你乖乖的睡觉,我就找人给你买好吃的。"
   C. "你再闹的话,我就给你扎针了。"
   D. "你想爸爸妈妈了吧?我陪你说说话吧。"
   E. "爸爸妈妈一会就来,你先睡吧。"

47. 患者,男,48岁。确诊为支气管肺癌后,患者表现为沉默、食欲下降、夜间入睡困难、易怒。护理工作中最应重视的问题是 ( )
   A. 继续加强与患者的沟通交流　　　B. 鼓励患者自我表达,宣泄情绪
   C. 防自杀、防伤人、防出走　　　　D. 可利用治疗效果好的病人现身说法,正面宣教
   E. 家属加强支持与安慰

48. 患者,女,34岁。因呕吐、腹泻急诊入院进行静脉输液,护士**不宜**采用的用语是 ( )
   A. "今天您呕吐腹泻多次,过会给您输液。"　　B. "您快点儿去卫生间,回来就要输液了。"
   C. "现在给您输液,请您叫什么名字"　　　　　D. "等会扎针时,有什么不舒服您可以告诉我。"
   E. "输液的滴速已经调好了,请您不要自行调节。"

49. 患者,男,得知自己患上淋巴瘤后情绪易怒,且有时会拒绝治疗。此时,护士与他沟通时应避免的行为是 ( )
   A. 为他提供发泄的机会　　　　　　B. 倾听了解他的感受
   C. 当拒绝治疗时对他进行批评　　　D. 及时满足他的合理需求
   E. 对他的不合理行为表示理解

50. 一位住院患者在输液时担心某新护士的操作水平,提出让护士长来为其输液,此时,该新护士应当首先 ( )
   A. 找家属,让其劝说患者同意为其输液　　　　B. 找护士长来输液
   C. 装作没听见患者的话,继续操作　　　　　　D. 让患者等着,先去为其他患者输液
   E. 表示理解患者的担心,告诉患者自己会尽力

51. 护士对抑郁症患者进行健康宣教时,患者表示不耐烦,此时护士的最佳反应是 ( )
   A. "你该认真听讲,不然你的病会更重的。"　　B. "如果你不想听,我陪您坐一会儿吧。"
   C. "你这样孤独对你没有好处,这是为你好。"　D. "不听可不行,护士长会来检查的。"
   E. "不想听也行,我把宣传材料放在这里,您一会自己看吧。"

52. 患者,女,42岁。因卵巢癌住院,常常哭泣,并且焦虑不安,对该患者首选的护理措施是 ( )
   A. 倾听其倾诉并给予安慰　　　　　B. 通知主管医生

C. 让家属探视 D. 同意家属陪伴
E. 给予镇静药

53. 患儿 4 岁，因肺炎入院治疗。入院时患儿拒绝治疗，并哭闹不止。护士的下列做法，不恰当的是 （　　）
   A. 多对患儿进行正面评价
   B. 允许患儿把喜爱的玩具留在医院
   C. 多与患儿进行互动交流
   D. 允许患儿用哭喊等方式发泄
   E. 对患儿拒绝治疗的行为进行批评

54. 护士从患者角度，通过倾听和询问与患者交谈，理解患者感受，护士采用的交谈策略是 （　　）
   A. 沉默　　　　B. 核对　　　　C. 阐述　　　　D. 移情
   E. 反应

55. 护患沟通时提问首先应遵循的原则是 （　　）
   A. 中心性原则
   B. 开放性原则
   C. 鼓励性原则
   D. 安慰性原则
   E. 谨慎性原则

56. 在倾听病人的话语时，错误的做法是 （　　）
   A. 全神贯注
   B. 集中精神
   C. 不必保持目光的接触
   D. 用心听讲
   E. 双方保持合适的距离

57. 患者，女，63 岁。长期胃溃疡，近 1 年加重明显，患者担心和忧郁病情反复，病程漫长，告诉护士常因疾病引起焦虑不安，并"常与老伴为小事争吵"。该护士不恰当的回答是 （　　）
   A. "您认为是胃溃疡引起了您的焦虑吗？"
   B. "您不必为胃溃疡过于焦虑不安。"
   C. "您是因为胃溃疡可能癌变才觉得焦虑的吗？"
   D. "我们可以想办法避免那些您生气的小事。"
   E. "我们可以想一些办法来缓解身心的不适。"

58. 患者，女，36 岁，心脏术后恢复良好。今日输液后患者突然发生心搏骤停，医护人员全力抢救。家属在旁哭声不断，此时护士对家属最适宜的言论是 （　　）
   A. "请您别哭，不要吵着其他病人。"
   B. "放心，她一定能活过来。"
   C. "请您先离开抢救现场，谢谢。"
   D. "我们现在进行的心脏肺复苏步骤是……"
   E. "这样的情况在我们这里太多了，不要担心，一定能成功。"

59. 患者，男，73 岁。慢性肾功能不全尿毒症晚期患者，需行维持性血液透析治疗。常抱怨家属照顾欠周到。今天早上对护士说"你们治来治去，怎么也治不好，我不治了！"下列护士的答复中，最恰当的是 （　　）
   A. "要是不治疗，您的病情比现在严重多了！"
   B. "您的心情我理解，我们也在努力，需要您的配合。"
   C. "尿毒症是终末期疾病，治愈是不可能的。"
   D. "您觉得治疗效果不理想，可以找找别的治疗途径。"
   E. "您这样扰乱了病房的秩序，影响了我们工作。"

60. 属于开放式提问的是 （　　）
   A. "您昨天呕吐了几次？"
   B. "您早餐后服过药了么？"
   C. "现在您头还晕么？"
   D. "您需要吃点什么吗？"
   E. "您昨晚睡了几个小时？"

61. 属于开放式提问的是 （　　）
   A. "您今天感觉怎么样？"
   B. "服药后，您还觉得头痛吗？"
   C. "昨天的检查结果是阴性，您知道了吗？"
   D. "您是第一次住院吗？"
   E. "您今天吃药了吗？"

62. 下列护患沟通中，属开放式提问的是 （　　）
   A. "您今天早上吃过药了吗？"
   B. "您为什么不愿意选择手术治疗呢？"
   C. "您的学历是本科吧？"
   D. "您现在有疼痛的感觉吗？"
   E. "您每天运动的时间有 1 小时吗？"

63. 患者，女，45 岁。患子宫肌瘤住院治疗。护士在收集资料时提出若干问题，正确的提问方法是 （　　）
   A. 您出现过括约肌痉挛的现象吗？
   B. 您服药后感觉好多了吗？
   C. 您怎么还躺在床上？
   D. 您一天喝 1 000 ml 还是 1 500 ml？
   E. 您用过青霉素吗？

64. 在儿科的实习护士下班后在电梯中与外科护士说"告诉您，……大明星的女儿今天入住我们的病房，你想不想知道是啥原因？"外科护士的正确回答是 （　　）
   A. "我们去病房说吧，这里是公共场所，不适合讨论病情。"
   B. "你简单跟我说说病情好了，我不能去看她。"
   C. "请不要跟我说这些，你不能透露这些消息。"

D. "告诉我床号,明天我自己去看她。"
E. "如果是外科的疾病就告诉我吧,我也许能帮助你。"

65. 需要护士进一步澄清的患者陈述是 ( )
   A. "我每天抽2包烟,已经10年了。" B. "我每天只吃两顿饭。"
   C. "我每天喝一杯酒。" D. "我痰中有血丝已经10天了。"
   E. "这次住院的费用比我的预算多出600元。"

注:"C. 每天一杯酒"。因为一杯酒是多少没有确定,而痰中带血,每天出血量是少于10 ml的。

66. 患者,女,36岁。左上腹痛伴进行性血压下降6小时。因诊断不明需做剖腹探查,患者担心"白挨一刀。"此时护士进行心理疏导,其目的应除外(心理疏导不能提高手术成功率) ( )
   A. 消除患者顾虑 B. 提高手术成功率
   C. 增加人性化服务 D. 增加医患间沟通
   E. 增加患者合作度

67. 患者,女,45岁。小学文化,刚刚知晓自己被诊断为原发性支气管肺癌。询问护士:"我是不是活不了多久了?"针对该患者的心理护理,错误的是 ( )
   A. 耐心倾听患者的诉说 B. 讲解有关疾病知识及治疗措施
   C. 安排家庭成员和朋友定期看望患者 D. 指导患者立遗嘱安排后事
   E. 安慰患者,保持积极情绪

68. 患者,女,38岁。1周前因"发热待查"收入院。护士在采集血标本时,患者说"我住院都1周了,病情怎么一直没好转?",护士恰当的回答应该是 ( )
   A. "别担心,你的病很容易治愈。" B. "是吗?那你的病可能挺严重吧。"
   C. "我只负责采血,有事问医生吧。" D. "你觉得主要是哪些方面没有变化?"
   E. "你的主管大夫可是我们的骨干,要相信他。"

69. 某患者因"腹痛6小时"被家属送来急诊。患者意识模糊、面色苍白、脉搏细弱,诊断为急性胰腺炎伴休克收入重症监护室。家属急切地向重症监护室护士询问"他怎么样?""他能活过来吗?"护士最恰当的回答是 ( )
   A. "我们现在正在忙着抢救别的病人,完事以后医生会给您交代情况。"
   B. "您必须签知情同意书,办完入院手续我们才能开始治疗。"
   C. "医生正在积极治疗您的家人,请配合我们,谢谢。"
   D. "我们处理过很多这样的患者,病情不算重,放心。"
   E. "你们家属来这么晚,我们没法保证结果。"

70. 在治疗性沟通的交谈阶段,护士提出问题时应注意的是 ( )
   A. 最好一次把所有的问题都提出
   B. 问题要符合患者的职业、年龄和文化程度
   C. 为了简洁,尽可能使用医学名词的简称或英文缩写
   D. 为准确表达,应多使用专业术语
   E. 只需使用闭合式提问

71. 建立良好医护关系的原则是双方应相互 ( )
   A. 依存 B. 独立 C. 监督 D. 尊重
   E. 补充

72. 患者:"我每天都要喝一点酒。"护士:"请问您每天具体喝多少?"护士使用的沟通技巧是 ( )
   A. 叙述 B. 重复 C. 澄清 D. 反映
   E. 反馈

73. 患者,男,19岁。尿道损伤后出现排尿困难。护士遵医嘱为其置尿管。患者表情紧张问:"会不会很疼呀?"下列回答较妥当的是 ( )
   A. "当然会疼,谁让你受伤了呢!" B. "放心,一点儿也不疼!"
   C. "不太清楚。" D. "为了治病,疼也得忍着!"
   E. "会有一些疼痛,我会尽量帮你减轻痛苦。"

第四节 护理工作中的非语言沟通

一、非语言沟通的基本知识

(一)非语言沟通的含义 非语言沟通是指借助非词语符号,如人的仪表、服饰、动作、表情等,以非自然语言为载体所进行的信息传递。是语言沟通的自然流露和重要补充,能够使沟通信息的含义更加明确、圆满。非语言沟通是人际沟通的重要方式之一。

(二)非语言沟通的特点　包括真实性、广泛性、持续性、情境性。

1. 真实性　非语言沟通往往比语言沟通更能够表露、传递信息的真实含义。人的非语言行为更多是一种对外界刺激的无意识的直接反应;而在语言沟通中,人们可以控制词语的选择。

2. 广泛性　非语言沟通的运用是极为广泛的,即使在语言差异很大的环境中,人们也可以通过非语言信息了解对方的想法和感觉,从而实现有效的沟通。

3. 持续性　非语言沟通是一个持续的过程。在一个互动的环境中,自始至终都有非语言载体在自觉或不自觉地传递信息。从沟通开始,双方的仪表、举止就传递出相关的信息,双方的距离、表情、身体动作就显示着各种特定的关系。

4. 情境性　在不同的情境中,相同的非语言符号表示不同的含义。例如,在不同的情境下,流泪既可表达悲痛、生气、委屈、仇恨的情感,也可以表达幸福、兴奋、感激、满足等情感。

二、非语言沟通的技巧

1. 目光接触　目光既可表达和传递情感,又可显示个性的某些特征,影响他人的行为。会谈时,护士镇定的目光,可使恐慌的患者有安全感;护士热情的目光,可使沮丧患者有信心,但目光接触不宜过长,否则可能会引起副作用。①注视角度:护士注视病人时,最好是平视,在与患儿交谈时,护士可采取蹲式、半蹲式或坐位;与卧床患者交谈时,可采取坐位或身体尽量前倾,以降低身高等。②注视病人的部位:宜采用社交凝视区域,即以双眼为上线,唇心为下顶角所形成的倒三角区内,使病人产生一种恰当、有礼貌的感觉。③注视时间:护患沟通过程中,护士与病人目光接触的时间应不少于全部谈话时间的30%,也不超过谈话全部时间的60%;如果是异性病人,每次目光对视时间应不超过10秒。

2. 面部表情　面部表情是人的情绪和情感的生理性表露,特别是面孔上部,尤其眼睛周围更为重要。护士应恰当地运用面部表情,有时话语不一定要很多,只要微微一笑,所起的作用可能更大。但微笑也不可滥用,在患者伤心时、病故时,都不可用。患者的面部表情也反映了心理活动,护士要细心观察其面部表情,捕捉其表达的信息。微笑是最有吸引力、最有价值的面部表情,但只有真诚、自然、适度、适宜的微笑才能真正发挥其作用。

3. 运用肢体语言　肢体语言也是重要的沟通方式,如用挥手、点头、摇头、扬眉、耸肩等外表姿态进行沟通。如友善地点头,轻轻地挥手或拍拍背,也会使患者感到温暖或快乐,有安全感和受尊重感。

4. 保持适当的空间距离　人际距离是指个体之间在进行沟通时通常保持的距离。这种距离受到个体之间由于相容关系不同而产生的情感距离的影响一般可分为4类。

(1) 亲密距离(0~0.5 m):可感受到对方的气味、呼吸、体温等私密性刺激,通常用于情人与恋人之间、父母与子女之间。当护士进行查体、治疗、安慰时,与病人之间的距离属于亲密距离。

(2) 个人距离(0.5~1.2 m):此距离是朋友之间进行沟通的适当距离。护士与病人进行交谈时使用。

(3) 社交距离(1.2~4 m):通常的正式社交活动、外交会议,人们都保持这种程度的距离。如护士与同事一起工作时或护士通知病人做检查、吃饭等。

(4) 公共距离(4 m以上):在公共场所人与人之间的距离。如教师讲课、礼堂做报告等。

5. 触摸　触摸动作可产生关怀、同情、安慰、鼓励、支持的作用,产生良好的沟通效果。触摸与性别、年龄、文化、社会因素有关。其效果有正负,要慎重使用。如对儿童可搂抱、抚摸,对成年患者,护士可为呕吐患者轻轻拍背,为动作不便者变换体位或按摩骨突出部位等。注意观察患者的反应,对有可能产生的误解,用语言交流补充。触摸在护理工作中的应用主要有3个方面:①健康评估:如护士触摸腹痛患者的腹部,了解是否有压痛、反跳痛、肌紧张等。②给予心理支持:触摸是一种无声的安慰和重要的心理支持方式,可以传递关心、理解、体贴、安慰等。如产妇分娩时,护士的触摸或握住产妇的手,会使产妇放松,减轻产妇的疼痛感觉。③辅助疗法:触摸可以激发人体免疫系统,使人的精神兴奋,具有一定的保健和辅助治疗作用。

三、非语言沟通的作用

1. 表达情感　由于一个人的思想情感深藏于心中,必须借助非语言沟通的独特表达渠道才能将其复杂、丰富的感情(如快乐、忧愁、兴奋、软弱、愤怒等)显露出来。

2. 修饰补充　非语言沟通可以起到修饰语言的作用,使语言的表达更加准确、更深刻。

3. 替代语言　是指用非语言沟通代替语言沟通传递信息。如中国人熟悉的非语言沟通方式,点头表示是,摇头表示否;怒目圆睁意味憎恨,喜笑颜开代表愉快等。

4. 强调目的　非语言沟通不仅可以在特定情况下替代有声语言,发挥信息载体的作用,还可以在许多场合起到强化有声语言的效果。

5. 调节作用　是指用非语言沟通来协调和调控人与人之间的言语交流状态。调节动作主要有点头、摇头、注视、转看别处、皱眉、降低声音、改变体位等。

四、非语言沟通的基本要求

1. 尊重患者　护士尊重患者的人格,就是尊重患者的个性心理,尊重患者作为社会成员所应有的尊严,即使是精神病患者也同样应该受到尊重。

2. 适度得体　在护患沟通过程中,护士的姿态要落落大方,笑容要适度自然,举止要礼貌热情。

3. 因人而异　在与患者的交往中,护士应根据患者的特点,采用不同的非语言沟通方式,以保证沟通的有效性。

单元测试题

1. 下列属于非语言沟通的特点是 (　　)
   A. 持续性　　　　B. 专业性　　　　C. 规范性　　　　D. 幽默性
   E. 多变性

2. 触摸应用于辅助疗法时,主要作用是 (　　)
   A. 镇痛　　　　B. 止咳　　　　C. 降低体温　　　　D. 促进血液循环
   E. 缓解心动过速

3. 以下哪项**不属于**非语言性沟通技巧 (　　)
   A. 倾听　　　　B. 提问　　　　C. 眼神交流　　　　D. 触摸
   E. 沉默

4. 女,43岁,因乳腺癌行乳腺切除术,术后恢复良好给予出院。护士向患者进行出院指导时,应采用的沟通距离是 (　　)
   A. 0~40 cm　　　　B. 50~120 cm　　　　C. 120~350 cm　　　　D. 350~500 cm
   E. 500 cm 以上

5. 患者,女,80岁,肿瘤晚期。患者全身极度衰竭,意识有时模糊。为安慰患者,护士与其交流时应使用的距离是 (　　)
   A. 亲密距离　　　　B. 社交距离　　　　C. 熟人距离　　　　D. 工作距离
   E. 演讲距离

6. 护士与病人交谈时的距离为 0.46~1.2 m,此距离属于 (　　)
   A. 亲密距离　　　　B. 个人距离　　　　C. 社会距离　　　　D. 安全距离
   E. 演讲距离

7. 公众距离指沟通双方的距离是 (　　)
   A. 100~120 cm　　　　B. 120~250 cm　　　　C. 250~300 cm　　　　D. 120~360 cm
   E. >360 cm

8. 患者,女,50岁,乳腺癌晚期。患者情绪低落,护士与其交流特别注意语言的 (　　)
   A. 趣味性　　　　B. 严谨性　　　　C. 规范性　　　　D. 安慰性
   E. 礼貌性

9. 患者,女,50岁,肺炎康复期。患者清晨告诉护士:"我昨晚做噩梦没有睡好,现在头有点痛,心情糟糕透了,我想……"判断护患双方沟通的层次是 (　　)
   A. 礼貌性沟通　　　　B. 分享个人想法　　　　C. 陈述事实　　　　D. 分享感受
   E. 一致性的沟通

10. 对非语言性沟通的理解正确的是(非语言沟通的特点为无意识性、可信性、情境性、个性化) (　　)
    A. 都是无声的　　　　B. 都是无意识的　　　　C. 都是有意识的　　　　D. 可以是有声的
    E. 在交流中不起关键作用

注:A、B、C项表述过于绝对,可以排出。非语言性沟通可以是有声的,有时在交流中可起关键作用,如人们在非语言沟通过程中,通过身体的某部位所发出的非语言性声音。

11. 当一个人的语言和非语言行为发生矛盾时,我们更倾向于相信非语言行为,这是因为非语言行为具有以下哪项特点 (　　)
    A. 多渠道　　　　B. 多功能　　　　C. 真实性　　　　D. 情绪表现
    E. 多种含义

12. 最容易被误解的非语言行为是 (　　)
    A. 触摸　　　　B. 目光的接触　　　　C. 面部表情　　　　D. 手势
    E. 身体的姿势

13. 适用于婴儿护理的心理沟通方式是 (　　)
    A. 因势利导　　　　B. 搂抱与抚摸　　　　C. 安慰性语言　　　　D. 社会交流
    E. 适时鼓励

14. 一位即将动第二次手术的病人对护士说:"一想到上次手术后我所经历刀口的疼痛,我就害怕得不得了。"与该病人沟通时应 (　　)
    A. 告知手术不用担心　　　　B. 要病人面对现实
    C. 使用沉默的沟通技巧　　　　D. 陪伴病人,理解他的担心和不安
    E. 告诉病人不应该害怕,否则不利于他的手术

15. 患者,男,80岁。患慢性阻塞性肺气肿。病人听力下降,视力尚可。护士沟通方法**不正确**的是 (　　)
    A. 让病人看见护士的脸部和口形　　　　B. 适当采取触摸加强沟通效果
    C. 交流时给病人充分的时间　　　　D. 用手势和表情加强信息的传递

E. 倾听时不等病人说完就阐述自己的观点

16. 临床上以下哪类病人可以与护士进行充分的语言交流 （　　）
    A. 幼儿　　　　　　　　　　　　　　B. 隔离的精神病病人
    C. 气管切开后手术病人　　　　　　　　D. 休克病人
    E. 急性胃肠炎

17. 患者，女，23岁。因车祸导致双下肢截肢。早上护士进病房时发现她躺在病床上暗暗地流泪，此时护士的最佳反应应该是 （　　）
    A. 继续进行护理操作　　　　　　　　　B. 悄悄离开病房
    C. 询问家属情况　　　　　　　　　　　D. 静静地坐在床旁陪陪她
    E. 教育患者不要悲观难过

18. 患者，女，40岁。初次就诊，见到护士未主动说话，护士在接待中发现患者表现出紧张情绪。护士首先应怎样与患者沟通 （　　）
    A. 倾听　　　　　　　　　　　　　　B. 询问患者症状
    C. 询问患者一般情况　　　　　　　　　D. 微笑和视线接触
    E. 以上都正确

19. 男，40岁。护士对其健康教育交谈过程中，发现他左顾右盼、东张西望、目光游离不定。护士应采取的措施是 （　　）
    A. 及时调整谈话的内容或方式　　　　　B. 沉默
    C. 教育患者应专心听取健康教育内容　　D. 提醒患者注意力集中
    E. 触摸患者

20. 患儿，男，出生1周，早产。患吸入性肺炎，住育婴箱。护士在护理此患儿时，需要加强哪项沟通 （　　）
    A. 触摸　　　　B. 倾听　　　　C. 移情　　　　D. 阐述
    E. 注意语言、语调

（21～23题共用题干）

患者，女，40岁。在得知自己被确诊为乳腺癌早期时，忍不住失声大哭。之后的几天内，患者经常暗自流泪。

21. 护士与患者开始交谈时，哪句话最合适 （　　）
    A. 你为什么这几天不开心呀　　　　　　B. 哭是解决不了问题的，我们谈谈好吗
    C. 你想知道手术的过程吗　　　　　　　D. 你看起来有心事，能和我说说吗
    E. 别哭了，我们医务人员都在尽力想办法呢

22. 在交谈开始时，患者一直低头不语。目前，影响护患沟通的核心问题是患者的 （　　）
    A. 能力　　　　B. 情绪　　　　C. 性格　　　　D. 文化水平
    E. 生活态度

23. 在交谈过程中，患者又因沮丧而哭了，此时护士最好是 （　　）
    A. 制止她哭泣　　　　　　　　　　　　B. 叫患者家属来安慰患者
    C. 轻轻地握住她的手，默默陪伴她　　　D. 中断交谈，让她独自待一会儿
    E. 询问她的原因

24. 下列不属于非语言交流技巧的是 （　　）
    A. 护士拍拍病人的肩膀以示安慰　　　　B. 与患者沟通时护士面带微笑
    C. 耐心倾听患者的主诉　　　　　　　　D. 病人哭泣时护士默默地陪在一旁
    E. 使用通俗易懂的宣教手册为患者提供信息

25. 下列哪项不属于非语言交流 （　　）
    A. 倾听　　　　B. 倾诉　　　　C. 沉默　　　　D. 面部表情
    E. 专业性皮肤接触

26. 非语言沟通**不包括** （　　）
    A. 手势　　　　B. 身体运动　　　C. 面部表情　　　D. 健康教育
    E. 身体姿势

27. 非语言沟通中手语是指(非语言沟通包括：标记性语言、动作性语言和物体语言。其中**标记性语言**：如聋哑人的手语、旗语、交通警的指挥手势、裁判的手势，以及人们惯用的一些表意手势等。**动作性语言**：如饭桌上的吃相能反映出一个人的修养。**物体语言**：如总把办公物品摆放很整齐的人，能看出是个干净利落、讲效率的人） （　　）
    A. 指导性动作　　B. 标记性动作　　C. 调节性动作　　D. 适应动作
    E. 情感动作

28. 患者是一位年轻的男子，护士在和其交往时，每次目光对视的时间不要超过 （　　）
    A. 5秒　　　　B. 10秒　　　　C. 15秒　　　　D. 20秒
    E. 30秒

29. 护士在注视患者时,正确的做法是 （ ）
    A. 持续凝视患者眼睛　　B. 斜视　　　　　　C. 仰视　　　　　　D. 平视
    E. 尽量回避患者的目光以免尴尬

（30～32题共用题干）

患者,男,75岁。因肺炎高热入院治疗。该患者来自山区,投奔儿子而来,不会普通话,不识字,只有儿子听得懂他的话。

30. 护士与患者交流时采用的做法是 （ ）
    A. 不需要与其交流,按医嘱护理　　　　　　B. 全部用手势语传递信息
    C. 教会其讲普通话　　　　　　　　　　　　D. 请护士长解决问题
    E. 允许患者的儿子在场帮助双方理解信息

31. 护士为其进行护理时,非语言沟通方面表现**不合适**的地方是 （ ）
    A. 为其抽血时,轻拍患者的肩膀　　　　　　B. 为其测体温时,微笑送上体温计
    C. 为其雾化吸入后轻拍背部　　　　　　　　D. 为其铺床时将患者衣物塞于床下
    E. 为其做口腔护理时,轻轻拭去嘴角液体

32. 患者住院后,处于愤怒、激动的状态,对护士的某些信息出现了过度反应,这是由于 （ ）
    A. 文化因素对沟通的影响　　　　　　　　　B. 态度因素对沟通的影响
    C. 个性因素对沟通的影响　　　　　　　　　D. 情绪因素对沟通的影响
    E. 认知因素对沟通的影响

33. 患者,女,58岁。因支气管哮喘发作入院治疗。护士向患者说明服药注意事项时,应采用的沟通距离是 （ ）
    A. 0～40 cm　　B. 50～120 cm　　C. 130～250 cm　　D. 300～400 cm
    E. 400 cm 以上

34. 患儿,2岁。因急性支气管炎入院,护士选择头皮静脉穿刺为患儿输液,此时护士与患儿的人际距离是 （ ）
    A. 亲密距离　　B. 个人距离　　C. 社会距离　　D. 公众距离
    E. 心理距离

35. 护士的面部表情应根据不同的环境和需要而不同,下面叙述**不妥**的是 （ ）
    A. 在面对病人时,表现真诚和友好　　　　　B. 面对生命垂危的病人,表情凝重
    C. 面对疼痛的患者应微笑　　　　　　　　　D. 对疾病缠身的患者表现出关注和抚慰
    E. 在任何情况下都不能表现出不满或气愤

36. 初产妇,正常阴道分娩。第二产程时宫缩频繁,疼痛难忍,痛苦呻吟。此时护士最恰当的沟通方式是 （ ）
    A. 劝其忍耐　　B. 默默陪伴　　C. 抚摸腹部　　D. 握紧产妇的手
    E. 投以关切的目光

37. 患儿,女,3岁。因急性淋巴细胞白血病入院。在与患儿沟通时,护士始终采用半蹲姿势与其交谈。此种做法主要是应用了沟通技巧的 （ ）
    A. 倾听　　B. 触摸　　C. 沉默　　D. 目光接触
    E. 语言沟通

38. 使用呼吸机的患者常常用手势和表情与护士传递交流信息,此时的非语言行为对语言具有 （ ）
    A. 补充作用　　B. 替代作用　　C. 驳斥作用　　D. 调整作用
    E. 修饰作用

39. 患者,男,28岁。主诉腹痛、腹泻2天,以急性胃肠炎收入院,护士遵医嘱为其进行静脉输液,操作过程中护士运用的主要非语言沟通形式是 （ ）
    A. 触摸　　B. 眼神　　C. 仪表　　D. 手势
    E. 表情

40. 患者,女,44岁,敏感多疑,怀疑单位同事有意和她作对,故意给其工作和生活设置障碍,近期经常听到耳边有人说话,对其行为进行评论,护士对其心理护理中,正确的是 （ ）
    A. 明确告诉患者没有人陷害她　　　　　　　B. 经常与患者讨论单位同事对她的评价
    C. 与患者争辩其说话的对象不存在　　　　　D. 耐心倾听患者诉说,尽量满足患者合理要求
    E. 在患者面前应低声交谈,以免引起患者猜疑

第五节　护理工作中的礼仪要求

一、礼仪的基本概念

（一）礼仪的概念　礼仪是在人际交往过程中得到共同认可的行为规范和准则,是对礼貌、礼节、仪表、仪式等具体形式的统称。

1. **礼貌** 是人与人之间在交往过程中相互表示尊重和友好的行为。通过语言和动作表现出敬意的行为规范,如尊称、主动打招呼、道谢、握手等。

2. **礼节** 是指人们在社会交往过程中表现敬意、问候、祝贺、迎来送往等方面的惯用形式,是礼貌在语言、行为、仪态等方面的具体表现形式。

3. **仪表** 是人体的外表,包括容貌、服饰、姿态、风度等内容,是礼节的第一形象。

4. **仪式** 是在较为庄重的场合为表示敬意或隆重,举行具有专门程序的规范化活动,如开学典礼、升旗仪式、各种会议、项目的开幕式或闭幕式、颁奖仪式等。

（二）礼仪的原则

1. **敬人原则** 在交际活动中应首先注意尊重对方,与交往对象既要互相谦让、互尊互敬、友好相处,又要注意处处不可失敬于人,或伤害他人尊严,更不能侮辱他人人格。

2. **遵守原则** 在交际活动中,每一位参与者必须自觉、自愿地遵守礼仪规则,以礼仪规范自己的言行举止。

3. <u>**自律原则** 礼仪规范由"对待他人的做法"和"对待自己的要求"两部分组成,其中最重要的就是对自我的要求</u>,即运用中需要重视自我要求、自我约束、自我控制、自我检点、自我反省,<u>对待个人的要求是礼仪的基础和出发点</u>。

4. **适度原则** 应用礼仪时,必须注意技巧,特别要注意把握分寸,合乎规范。在与人交往时,首先要感情适度,既要彬彬有礼,又不能低三下四;其次是要谈吐适度,既要坦率真诚,又不能言过其实;第三是要举止适度,既要优雅得体,又不能夸张造作。

5. **宽容原则** 即在交际活动中,不仅要严于律己,更要宽以待人,多理解、体谅、容忍他人,而不要求全责备、过分苛求、咄咄逼人。不必强求他人与自己完全保持一致,也不能用一个标准去要求所有的人。

6. **真诚原则** 真诚是人与人相处的基本态度,是一个人外在行为与内在道德的统一。真诚原则要求人们在运用礼仪时,务必以诚待人,表里如一、言行一致,不得口是心非、阳奉阴违。

7. **从俗原则** 在人际交往中,往往因国情、民俗、文化背景等差异导致礼仪要求的不同。礼仪交往要求人们尊重对方、入乡随俗,而不要妄自尊大、自以为是,或简单地否定其他民族和国家的习俗。

8. <u>**平等原则** 平等是礼仪的核心</u>,对人应以诚相待,一视同仁,给予同等礼遇。不因交往对象之间的年龄、性别、种族、职业、地位、财富以及与自己关系亲疏等方面的不同,厚此薄彼、区别对待。

二、护理礼仪的基本概念

（一）护理礼仪的含义 护理礼仪是护理工作者在进行医疗护理和健康服务过程中,形成的被大家公认和自觉遵守的行为规范和准则。

（二）护理礼仪的特征

1. **规范性** 护理礼仪是护士必须遵守的行为规范,是在相关法律、规章制度、守则的基础上,对护士待人接物、律己敬人、行为举止等方面规定的模式或标准。

2. **强制性** 护理礼仪中的各项内容是基于法律、规章、守则和原则基础上的,对护士具有一定的约束力和强制性。

3. **综合性** 护理礼仪作为一种专业文化,是护理服务科学性与艺术性的统一,是人文与科技的结合,是伦理学与美学的结合。在护理活动中,体现出护士的科学态度、人文精神和文化内涵。

4. **适应性** 护士对不同的服务对象或不同的文化礼仪具有适应能力。在护理工作中,护士应充分尊重患者的信仰、文化、习俗,并在交往中相互融合适应。

5. **可行性** 规则简明、易学易会、实用可行、切实有效、便于操作,是礼仪的主要特点,学习中既要把握总体原则、规范,更要注意一系列细节上的方式、方法和行为要求。

三、护士仪表礼仪的要求

（一）护士仪容礼仪要求

1. 面部仪容礼仪 护士在工作期间应保持面部仪容自然、清新、高雅、和谐。在保持面部清洁的基础上,化淡妆。

2. 头饰礼仪 头发最好为短发,并做到前不过眉,侧不过耳,后不过领;如为长发,应盘起或戴网罩;如果是短发,也不应超过耳下 3 cm,否则也应盘起或使用网罩。对于男性护士,不应留长发;一般情况下,不应剃光头。

（二）护士服饰礼仪要求

1. 护士服着装原则

(1) 端庄大方:护士工作期间必须穿工作装,即护士服,这是护理职业的基本要求。护士在着装上应做到端庄实用、简约朴素、线条流畅,呈现护士的青春活力美。

(2) 干净整齐:<u>**干净整齐是护士工作装的基本要求**</u>,也是护士职业特殊品质的显示和护士精神面貌的显示。

(3) 搭配协调:穿着护士服时,要求大小、长短、型号适宜,腰带平整、松紧适度。同时注意与其他服饰的统一,如护士帽、护士鞋等。

2. 护士服着装具体要求

(1) 护士服:护士服是职业礼服,要求式样简洁、美观,穿着合体,松紧适度,操作灵活;面料挺拔、透气、易清洗、消毒;颜色清淡素雅。<u>护士应保持护士服清洁、平整</u>,衣扣整齐,腰带调整适度。

(2) 护士鞋:为了便于工作,护士鞋要求软底、坡跟或平跟、防滑;<u>颜色以白色或奶白色为宜</u>;护士应注意保持鞋面清洁。

(3) 袜子：**袜子以肉色、白色等浅色、单色为宜**。

(4) 饰物：**护士工作期间不宜佩戴过多饰物**，如戒指、手链、手镯及各种耳饰。

(三) 护士基本行为礼仪　护士在工作期间，站姿、坐姿、走姿的基本要求如下：

1. 站姿　抬头、颈直，下颌微收、嘴唇自然闭合；双眼平视前方，面带微笑；两肩外展，双臂自然下垂；挺胸、收腹；双腿直立，两膝和脚跟并拢，脚尖分开。

2. 坐姿　抬头颈直，**下颌微收，目视前方**；挺胸立腰，双肩平正放松；上身与大腿、大腿与小腿均呈 90°；**双膝自然并拢，双脚并拢**，平落于地或一前一后；**坐在椅子的前 2/3 或 1/2 处**（或 2/3~3/4 处），女士落座后，双手应掌心向下，重叠放置于一侧大腿上。

3. 走姿　上身正直、抬头，下颌微收，目视前方，面带微笑，挺胸收腹，立腰，足尖向前，双臂自然摆动；步态轻盈、稳健，步幅适中，匀速前进。

单元测试题

1. 护理礼仪的特点为　　　　　　　　　　　　　　　　　　　　　　　　　　　　(　)
   A. 强制性　　　　B. 专业性　　　　C. 服从性　　　　D. 灵活性
   E. 操作性

2. 仪容美的最高境界是　　　　　　　　　　　　　　　　　　　　　　　　　　(　)
   A. 仪容的自然美　　　　　　　　　　B. 仪容的修饰美
   C. 仪容的内在美　　　　　　　　　　D. 仪容的肤色美
   E. 仪容的发式美

3. 身材矮小者宜选择的发式是　　　　　　　　　　　　　　　　　　　　　　　(　)
   A. 长发　　　　　B. 短发　　　　　C. 披肩长发　　　D. 长汤发
   E. 蓬松长发

4. 职业女性首选的发式是　　　　　　　　　　　　　　　　　　　　　　　　　(　)
   A. 长发　　　　　B. 蓬松长发　　　C. 披肩长发　　　D. 长汤发
   E. 盘发

5. 护士与病人交谈时常用目光是　　　　　　　　　　　　　　　　　　　　　　(　)
   A. 扫视　　　　　B. 眯视　　　　　C. 直视　　　　　D. 虚视
   E. 无视

6. 护士与病人交谈时笑容是　　　　　　　　　　　　　　　　　　　　　　　　(　)
   A. 微笑　　　　　B. 大笑　　　　　C. 冷笑　　　　　D. 媚笑
   E. 狞笑

7. 适用于同时与多人打交道，表示自己"一视同仁"的是　　　　　　　　　　　(　)
   A. 环视　　　　　B. 扫视　　　　　C. 凝视　　　　　D. 直视
   E. 盯视

8. 基本手势不包括以下哪个动作　　　　　　　　　　　　　　　　　　　　　　(　)
   A. 持物　　　　　B. 垂放　　　　　C. 背手　　　　　D. 握手
   E. 鼓掌

9. 有关护士仪表的叙述，**不正确**的是　　　　　　　　　　　　　　　　　　　(　)
   A. 护士的衣着应平整、简洁、大方　　B. 仪容清新素颜
   C. 可简单化淡妆　　　　　　　　　　D. 护士的姿态应体现护士的高傲品质
   E. 护士的步速快、步幅小而均匀

10. 关于护士衣着服饰的要求，**错误**的是　　　　　　　　　　　　　　　　　　(　)
    A. 护士服穿着应整洁、平整，衣扣要扣齐　　B. 护士鞋要求平跟、软底，以白色为主
    C. 护士上班期间可佩戴耳环、项链等首饰　　D. 护士表应佩戴在左胸前，用胸针别好
    E. 护士袜应以单色为主，袜口不能露在裙摆外

11. 关于护士的仪表**错误**的是　　　　　　　　　　　　　　　　　　　　　　　(　)
    A. 根据情况可着单色或彩色护士裙服　　B. 护士鞋以白色或乳白色为主
    C. 不可佩戴饰物　　　　　　　　　　　D. 护士可化淡妆
    E. 衣服样式简洁

12. 下列对于护士仪表素质的描述不正确的选项是　　　　　　　　　　　　　　(　)
    A. 护士服样式应简洁挺括、透气、易消毒
    B. 根据工作环境和患者特点选择单色或彩色的护士工作服

C. 工作时不宜佩戴夸张的饰物
D. 护士工作时可化淡妆
E. 护士鞋和袜的颜色可以是单色的也可以是复色的

13. 不规范的坐姿是 ( )
    A. 双膝分开脚后收   B. 轻稳地坐于椅面的前2/3
    C. 头正,颈直   D. 捋平护士服下端
    E. 双手自然放于腿上

14. 护士的坐姿不正确的是 ( )
    A. 上半身挺直,两肩放松   B. 两腿略分开
    C. 背和大腿呈直角   D. 双脚并拢
    E. 两手自然放于腿上

15. 护士在工作时可能佩戴的饰物是 ( )
    A. 戒指   B. 手链   C. 手表   D. 粗长的项链
    E. 长耳环

16. 护士赵某,刚到一家医院上班,她的服饰错误的是 ( )
    A. 袜子以浅色或肉色为宜   B. 护士表佩戴在护士服左胸前
    C. 护士服要求简洁、美观   D. 工作时可以佩戴饰物如戒指等,增加美观
    E. 护士鞋要求是坡跟或平跟软底鞋

17. 关于护士在工作中坐姿的叙述,错误的是 ( )
    A. 坐在椅子的前部1/2~1/3处   B. 两膝并拢,两脚并拢
    C. 上半身挺直,抬头   D. 双手交叉相握于腹前
    E. 目视前方,下颌微收

18. 值班护士在听到呼叫器传来呼救:"××床的患者突然昏迷了"。此时护士去病室的行姿应为 ( )
    A. 慢步走   B. 快步走   C. 跑步   D. 小跑步
    E. 快速跑步

第六章 循环系统疾病病人的护理

第一节 循环系统解剖生理

循环系统由心、血管和调节血液循环的神经体液系统组成。血液循环是指血液在心血管闭合的管道内按一定方向，周而复始不停地流动。血液循环可分为体循环和肺循环。心血管系统由心和血管（动脉、毛细血管和静脉）组成。其主要功能是为全身各组织、器官运输血液，通过血液将氧、营养物质和激素等物质输送给组织、器官，并将代谢废物运走，以保证人体进行正常的新陈代谢。

（一）心 心有4个腔：右心房、右心室、左心房、左心室。左、右心房之间有**房间隔**；左、右心室之间有**室间隔**。**左心房、室之间通过二尖瓣相通**，右心房、室之间通过**三尖瓣相通**；左心室和主动脉之间通过**主动脉瓣相通**，右心室和肺动脉之间通过**肺动脉瓣相通**。**心瓣膜**具有防止心房和心室在收缩或舒张时出现血液反流的功能。

心壁由外向内可为心外膜、肌层、心内膜，**心外膜**即心包脏层紧贴于心脏表面，为浆膜心包的脏层，其与心包壁层形成心包腔，心包腔内有少量**浆液**（约 30 ml）起润滑作用。

心自身的血液供应来自于**冠状动脉**，分别起源于**主动脉根部两侧**，分为左、右2支，行走于心脏的表面。左冠状动脉分前室间支和旋支，主要负责供血于左心房、左心室前壁、侧壁及室间隔前 2/3 部位心肌；右冠状动脉主要负责供血于右心房、右心室、左心室后壁、室间隔后 1/3 部位的心肌和窦房结、房室结等。

心的正常心电活动起源于**窦房结**（为起搏细胞，又称 **P 细胞，自律性最高**）。沿心的特殊传导系统（窦房结、结间束、房室结、房室束（希氏束）、左右束支及其分支和浦肯野纤维）通道下传。正常人**心室除极始于室间隔中部**，自左向右方向除极；随后左右心室游离壁**从心内膜朝向心外膜方向除极**；左心室基底部与右心室肺动脉圆锥部是心室最后除极的部分。

（二）血管 血管分为动脉、静脉、毛细血管。动脉是将心脏输出的血液运送到全身器官。静脉是运送血液回心的血管。毛细血管位于小动脉与小静脉之间的微细血管，是进行物质交换的场所。动脉可在各种血管活性物质的作用下收缩和舒张，从而**改变外周血管的阻力**，又称"**阻力血管**"；静脉容量大，机体的血液有 60%～70% 存在于静脉中，又称为"**容量血管**"；毛细血管又称"**功能血管**"。

（三）神经体液调节 支配心脏的传出神经为交感神经和副交感神经。当交感神经兴奋时，心肌收缩力增强、心率加快、外周血管收缩、血管阻力增加、血压升高；当副交感神经兴奋时，心肌收缩力减弱、心率减慢、外周血管扩张、血管阻力减小、血压下降。心肌细胞和血管内皮细胞也具有内分泌功能，在调节心、血管的运动和功能方面有重要作用。

单元测试题

1. 心包腔内液体的生理作用是 （　）
   A. 维持心包腔内压力　　B. 润滑作用　　C. 营养心肌　　D. 免疫作用
   E. 维持心肌张力

2. 心脏自身的血液供应主要来自于 （　）
   A. 主动脉　　B. 锁骨下动脉　　C. 冠状动脉　　D. 肺动脉
   E. 肺静脉

3. 下列具有自律性的心肌细胞为 （　）
   A. 心房肌细胞　　B. 心室肌细胞　　C. 乳头肌细胞　　D. 心内膜细胞
   E. 窦房结

4. 心脏正常窦性心律的起搏点是 （　）
   A. 心房　　B. 窦房结　　C. 房室结　　D. 希氏束
   E. 左心室

5. 正常情况下心室的除极方向是 （　）
   A. 由心内膜到心外膜　　　　　　　B. 由心外膜至心内膜
   C. 有心底到心尖　　　　　　　　　D. 由心尖到心底
   E. 由左到右

6. 心包腔内有少量浆液起润滑作用，浆液约为 （　）
   A. 5 ml　　B. 10 ml　　C. 20 ml　　D. 30 ml
   E. 50 ml

7. 二尖瓣的解剖位置是 （　）
   A. 左心房与左心室之间　　　　　　B. 右心房与右心室之间
   C. 右心室与肺动脉之间　　　　　　D. 左心房与主动脉之间

E. 左心房与肺静脉之间
8. 下列哪项为正常心脏的兴奋传导途径 （　　）
   A. 结间束—房室结—窦房结—房室束—浦肯野细胞　　B. 左右束支—房室束—房室结—浦肯野细胞
   C. 窦房结—结间束—房室束—房室结—浦肯野细胞　　D. 浦肯野细胞—房室束—窦房结—结间束—房室结
   E. 窦房结—结间束—房室结—房室束—左右束支—浦肯野纤维

第二节　心功能不全病人的护理

各种心脏疾病引起心肌收缩力下降，**心排血量不能满足机体代谢的需要**，出现器官、组织血液灌注不足，以肺循环和（或）体循环淤血为主要特征的一种临床综合征，又称充血性心力衰竭。或是心肌收缩力尚可，心排血量维持正常，但由于各种原因引起的左心室充盈压异常增高，**致使肺静脉血液回流受阻而导致肺循环淤血，称之为舒张性心力衰竭**。

心力衰竭的临床类型按其发展速度分为慢性和急性心力衰竭，以慢性多见；按其发生的部位分为左心、右心和全心衰竭；按有无舒缩功能障碍分为收缩性和舒张性心力衰竭。

一、慢性心力衰竭

（一）心功能分级　根据病人的自觉活动能力将心功能分为 4 级。

Ⅰ 级：体力活动**不受限制**。此时要注意休息。

Ⅱ 级：体力活动**轻度受限制，日常活动可引起乏力、气急、心悸**。此时应注意劳动时增加休息，尤其是下午应多休息。

Ⅲ 级：体力活动**明显受限制，稍事活动即引起乏力、气急、心悸**。此时应**严格限制活动**。

Ⅳ 级：体力活动**重度受限制，休息时也乏力、气急、心悸**。此时**需严格卧床**，一切活动由他人完成。

小结提示：心功能 Ⅰ 级不受限制，心功能 Ⅳ 级完全受限制；心功能 Ⅱ 级是**日常活动会引起气急、心悸**；心功能 Ⅲ 级是**稍微活动会引起气急、心悸**。

（二）病因和诱因

1. 病因

（1）原发性心肌损害：如冠心病、心肌炎、心肌病和心肌代谢障碍性疾病。

（2）心脏负荷过重：①容量（前负荷）负荷过重：见于主动脉瓣关闭不全或二尖瓣关闭不全，使左心室舒张期灌量增加因而负荷加重。先心病：房间隔缺损、室间隔缺损、动脉导管未闭；循环血容量增多：甲状腺功能亢进症、慢性贫血等。②压力（后负荷）负荷过重：见于高血压、主动脉瓣狭窄、肺动脉高压、肺动脉瓣狭窄等，使左心室或右心室负荷加重。

小结提示：容量负荷过重主要见于瓣膜关闭不全引起反流，心腔血容量增加或心房、心室之间存在异常通道；压力负荷过重主要见于瓣膜狭窄导致心室收缩时射血阻力增加。

2. 诱因　①感染：呼吸道感染是最常见、最重要的诱因。②生理或心理压力过大：过度劳累、精神紧张、情绪激动等。③血容量增加：如输液过多、过快，摄入高钠食物等。④心律失常：特别是**心房颤动**。⑤药物治疗不当：如洋地黄用量不足或过量、不恰当应用某些抑制心肌收缩力的药物等。⑥妊娠和分娩。

小结提示：**诱因：心力衰竭、呼吸衰竭、肾衰竭**的主要诱因是**感染**，尤其是**呼吸道感染**；**肝性脑病**最常见的诱因是**上消化道出血**。

（三）临床表现

1. 左心衰竭　主要表现为**肺循环淤血**。

（1）主要症状：①呼吸困难：**最早出现的是劳力性呼吸困难**，经休息后缓解；**最典型的是阵发性夜间呼吸困难**；最严重者可发生急性肺水肿；晚期出现**端坐呼吸**。②咳嗽、咳痰、咯血：咳嗽、咳痰早期即可出现，多发生在夜间，坐、立位可减轻。痰液特点为**白色泡沫样**，如发生急性肺水肿，则咳大量**粉红色泡沫痰**，为肺泡和支气管粘膜淤血、毛细血管破裂所致。③其他：由于心排血量降低，出现倦怠、乏力、头昏、失眠、嗜睡、烦躁等症状，重者可有少尿及肾功能损害的症状。

（2）体征：心率加快、第一心音减弱、心脏扩大、心尖区舒张期奔马律，部分病人可出现**交替脉**（是脉搏一强一弱交替出现，但节律正常，这是由于心室收缩力强弱不均所致），**交替脉**是**左心室衰竭特征性体征**。两肺底可闻及湿啰音，急性肺水肿时可出现哮鸣音。

2. 右心衰竭　主要表现为**体循环静脉淤血**。

（1）症状：腹胀、食欲不振、恶心、呕吐、少尿、液尿等。

（2）体征：①水肿（**心源性水肿**）：早期出现在身体的**低垂部位**（如双下肢水肿、腹水、卧床病人的水肿腰骶尾部最明显），常为对称性、凹陷性水肿。严重者可出现全身水肿，并伴有胸腔积液、腹水和阴囊水肿。②**颈静脉怒张和肝颈静脉回流征阳性**：右心衰竭可见颈静脉怒张；压迫病人的腹部或肝脏，可见颈静脉怒张更明显，称为肝颈静脉回流征阳性。③肝大伴压痛：胃肠道及肝淤血，不宜进食粗纤维食物，以防引起血管破裂出血。④发绀：是由于血液中**还原血红蛋白增多**所致。

小结提示：

（1）**右心衰的表现为"一水（水肿）两大（颈静脉增大和肝大）及其他（发绀）"**。

（2）**水肿产生的机制和特点**：**心源性水肿**：主要机制是水钠潴留、静脉淤血、毛细血管滤过压增高、组织液回收减少;水肿从低垂部位开始,颜面部一般无水肿。②**肾源性水肿**:肾炎性水肿主要机制是"球-管失衡"导致水钠潴留;肾病性水肿主要机制是大量蛋白尿导致低蛋白血症,血浆胶体渗透压下降等。③**肝源性水肿**:主要机制是门静脉高压和低蛋白血症,水肿可从踝部开始,主要表现为腹水,头面部、上肢无水肿。④**营养不良性水肿**:主要机制是低蛋白血症和维生素B_1缺乏。⑤**粘液性水肿**:为非凹陷性水肿,颜面及下肢较明显。

3. 全心衰竭 病人同时出现左心衰竭和右心衰竭的表现。

(四)辅助检查 ①X线检查:心影大小及外形可为病因诊断提供依据;有无肺淤血可反映心功能状态。②**超声心动图**:能准确提供各心腔大小变化及心瓣膜结构情况。③放射性核素检查。④有创性血流动力学检查:可采用漂浮导管在床边检查。

(五)治疗要点 药物治疗的主要原则为**利尿、强心、扩血管**。

1. 治疗病因、消除诱因。
2. 减轻心脏负荷。

(1)休息:**限制体力活动**,避免精神紧张,**减轻心脏负荷**。
(2)饮食:**低钠饮食**,同时要少食多餐。水肿明显时应限制水的摄入量。
(3)吸氧:2~4 L/min 持续给氧。
(4)**应用利尿剂**:可排出体内潴留的液体,减轻心脏前负荷,改善心功能。常用的利尿剂包括:①排钾利尿剂:襻利尿剂,如呋塞米(**速尿**);噻嗪类利尿剂,如氢氯噻嗪(**双氢克尿噻**)等。排钾利尿药主要不良反应可引起**低钾血症**,应补充氯化钾或与保钾利尿药同用。噻嗪类利尿剂如氢氯噻嗪可抑制尿酸排泄,引起**高尿酸血症**,大剂量长期应用可影响胆固醇及糖的代谢,应严密监测。②保钾利尿剂:如螺内酯(安体舒通)、氨苯蝶啶。肾功能不全者禁用保钾利尿药。

3. 扩血管药物 扩张小静脉,能减轻心脏容量负荷,临床上以硝酸酯类为主。如硝酸甘油(**避光**)、硝酸异山梨酯(消心痛)等。扩张小动脉,能减轻心脏压力负荷,如血管紧张素转换酶抑制药(ACEI):卡托普利、贝那普利;醛固酮受体拮抗药有螺内酯,同时为保钾利尿药;$α_1$受体阻滞药有硝普钠、哌唑嗪(可同时扩张小动脉和小静脉);α受体阻滞药有酚妥拉明;直接舒张血管平滑肌药有双肼屈嗪等。

4. **正性肌力药物** 是治疗心力衰竭的主要药物,具有**增强心肌收缩力**作用。

(1)**洋地黄类药物**:是临床最常用的强心药物,具有增强心肌收缩力和减慢心率作用,在**增加心肌收缩力**的同时,**不增加心肌耗氧量**。

1)适应证:慢性充血性心力衰竭,尤其对伴有心房颤动和心室率增快的心力衰竭效果较好,对心房颤动、心房扑动和室上性心动过速均有效。
2)禁忌证:严重房室传导阻滞、肥厚性梗阻型心肌病、**急性心肌梗死 24 小时内不宜使用**。洋地黄中毒或过量者为**绝对禁忌证**。
3)洋地黄治疗心力衰竭有效的指标:呼吸困难缓解,水肿消失,尿量增加,发绀减轻。
4)洋地黄类制剂:①**地高辛**为口服制剂,维持量为 0.25 mg,1 次/天。适用于中度心力衰竭的维持治疗。②毛花苷C(**西地兰**)为静脉注射制剂,注射后 10 分钟起效,1~2 小时达高峰,每次 0.2~0.4 mg。适用于急性心衰或慢性心衰加重时,尤其适用于心衰伴快速心房颤动者。
5)毒性反应:药物的治疗剂量和中毒剂量接近,易发生中毒,**使用后应重点观察其中毒反应**。①胃肠道:最常见的洋地黄药物中毒的临床表现为**胃肠道反应**,表现为食欲下降、恶心、呕吐等。②神经系统:**视力模糊、黄视绿视**、头晕、头痛等。③心血管系统:是较严重的毒性反应,常出现各种**心律失常**,心率或脉搏<**60 次/分**,心率由规则变为不规则,最常见为**室早二联律**,常有室上性心动过速伴房室传导阻滞、房室传导阻滞、窦性心动过缓等。

小结提示:洋地黄的中毒反应只需知道毒性反应有**神经系统表现、胃肠道表现、心血管系统**表现即可。考试时运用排除法即能作出选择。

6)毒性反应的处理:①立即停用洋地黄类药,**严格卧床**,半卧位。②停用排钾利尿药。③积极补充钾盐。④快速纠正心律失常。⑤对缓慢心律失常,可使用阿托品治疗。⑥对快速心律失常,如果血钾不低,则可使用利多卡因或苯妥英钠。
7)护理措施:①严格遵医嘱给药,当病人脉搏<**60 次/分**(**当婴幼儿心率<80 次/分**应停药)或节律不规则,应暂停服药并通知医生。②静脉给药时务必稀释后缓慢静注,并同时监测心率、心律及心电图变化。③**注意不要与奎宁丁、普罗帕酮**(心律平)、维拉帕米(异搏定)、**钙剂**、肾上腺素、胺碘酮等药物合用,以免增加药物的毒性。如必须与**钙剂**合用,**应间隔 4 小时以上**。④监测血清地高辛浓度。⑤肝肾功能不全者应减量。

(2)β受体兴奋剂:常用的药物有多巴酚丁胺和多巴胺。静脉使用应从小剂量开始,逐渐增加用量。适用于急性心肌梗死伴心力衰竭的病人;小剂量多巴胺能扩张肾动脉,增加肾血流量和排钠利尿,从而用于充血性心力衰竭的治疗;大剂量多巴胺可维持血压,用于心源性休克的治疗。

(3)磷酸二酯酶抑制剂:常用的有氨力农、米力农,具有正性肌力作用和扩张周围血管作用,可缓慢静脉滴注,宜短期使用。

5. β受体阻滞剂 常用药物有卡维地洛、美托洛尔等。同时患有支气管哮喘、心动过缓、房室传导阻滞或不耐受者禁用。

(六)护理问题 ①气体交换受损:与左心衰竭致肺循环淤血有关。②体液过多:与右心衰竭致体循环淤血、水钠潴留、低蛋白血症有关。③活动无耐力:与心排血量下降有关。④潜在并发症:洋地黄中毒。

（七）护理措施

1. 一般护理 ①休息与活动:根据病人心功能分级制定活动计划:心功能Ⅰ级:**不限制活动**;心功能Ⅱ级:可适当从事轻体力活动,但要增加休息时间;心功能Ⅲ级:以卧床休息为主,**限制活动**;心功能Ⅳ级:**绝对卧床休息**。**口诀:心功能分等级,一正二轻三受限,四级卧床是关键**。②饮食:**低盐**(每日食盐摄入量少于 **5 g**,但因合并水肿,按水肿要求每日食盐摄入量少于 **2 g**),给予低热量、高蛋白、高维生素、易消化的清淡食物,**少量多餐**,限制腌制品、海产品、发酵面食、罐头、味精、啤酒、碳酸饮料等食品,多食蔬菜、水果,可适当使用葱、姜、辣椒等调味品增进饮食,戒烟酒。③吸氧:持续性鼻导管吸氧,一般为**2～4升/分钟**,肺心病心衰病人应为**1～2升/分钟**。④严格控制输液量和速度:一般为 **20～30 滴/分钟**。⑤保持大便通畅。

2. 病情观察 ①密切观察病人的呼吸困难、水肿的程度,记录 24 小时出入水量。②观察病人大便情况。③密切观察体温、咳嗽、咳痰情况。④定期检查电解质及酸碱平衡情况等。

3. 心理护理 给予病人精神安慰及心理支持,减轻焦虑和恐惧,以增强战胜疾病的信心。

4. 用药护理

(1) 使用利尿剂的护理:排钾和补钾利尿剂同时服用时,不必补充钾盐。保钾利尿剂不宜和钾盐长期合用,以防引起高钾血症,肾功能不全病人禁用保钾利尿剂;低钾血症易诱发洋地黄中毒和心律失常。肺源性心脏病病人应用大量利尿剂时应注意补充氯化钾。含钾丰富的食物有深色蔬菜、柑橘、瓜果、大枣、菇类、豆类等。利尿剂宜在早晨或白天使用,避免影响病人休息。

(2) 使用血管扩张剂的护理:应用硝酸酯制剂应注意观察和预防不良反应发生,如头痛、面红、心动过速、血压下降等。**硝普钠**静滴时应严格掌握滴速,**严密监测血压**,改变体位时动作**不宜过快**,以防发生**直立性低血压**。

（八）健康教育

1. 向病人及其家属讲解慢性心力衰竭的**病因、诱因**,如**避免感冒,积极治疗呼吸道感染**。指导患者进行自我病情监测。育龄妇女应在医生的指导下决定是否能妊娠与分娩。

2. 饮食应低盐、清淡、易消化,少食多餐,多食蔬菜、水果,防止便秘。

3. 合理安排休息与活动,卧床病人应进行肢体锻炼以防静脉血栓形成。

4. 告知病人应严格遵医嘱服药,**不得随意增减或撤换药物**,帮助病人熟悉所用药物的名称、剂量、用法、服药时间、可能出现的不良反应及预防方式。教会病人自我用药监测,**如服洋地黄药物时要学会自测脉率**,若脉率少于 **60 次/分钟**或有厌食、恶心、呕吐,为洋地黄中毒,应停服并就诊。

二、急性心力衰竭病人的护理

急性心力衰竭是指由于急性心脏病变引起心排血量急剧下降,导致组织灌注不足和淤血的综合征。临床最常见的是**急性左心衰竭**,主要表现为**急性肺水肿和心源性休克**。

(一) 病因 与冠心病有关的急性广泛心肌梗死、高血压急症、严重心律失常、输液过多过快、感染性心内膜炎等。

(二) 临床表现 特征性表现为病人**突发严重呼吸困难**,呈端坐呼吸,呼吸频率达 30～40 次/分钟,咳嗽,咳**大量粉红色泡沫痰**、乏力、尿少、血压降低等。病人极度烦躁不安、大汗淋漓、口唇青紫、面色苍白,直至休克。查体可见心率和脉率增快,**两肺满布湿啰音**和哮鸣音,心尖部可闻及舒张期奔马律,第一心音减弱。

小结提示:左心衰竭时→左心室舒张末期血溶量增加,压力升高→肺毛细血管静水压升高→液体、红细胞渗入肺泡→呼吸困难、咳粉红色泡沫痰,肺部听诊有湿啰音。

(三) 治疗要点

1. **体位** 取端坐位,两腿下垂以减少静脉回流。

2. **吸氧** 吸入**高流量(6～8升/分钟)**氧气,加入 **20%～30%乙醇湿化**,降低肺泡及气管内泡沫的表面张力,使泡沫破裂,改善肺通气(时间不宜过长,应间歇使用)。

3. 镇静 吗啡具有镇静和扩张静脉及小动脉作用,从而减轻心脏负荷。皮下注射或静推吗啡 3～10 mg。老年病人须酌情减量或改为肌内注射。伴颅内出血、神志障碍、慢性肺部疾病时禁用。

4. 利尿 静脉注射**呋塞米**(速尿)20～40 mg,是治疗急性肺水肿的首选药物。速尿可扩张血管,降低外周阻力,减轻心脏负荷。

5. 血管扩张剂 **硝普钠**缓慢静脉滴注,直接扩张小动脉和小静脉,使血压迅速下降。使用中应**严密监测血压**;该药时间不宜连续超过 24 小时,以免发生硫氰酸中毒,尤其肾功能损害者。硝酸甘油静脉能扩张小静脉,降低回心血量,降低左室舒张压和肺毛细血管压,应用过程中要严密观察血压变化。酚妥拉明静脉滴注,扩张小动脉及毛细血管。

6. 强心剂 毛花苷 C(西地兰)0.4 mg 缓慢静脉注射。

7. 平喘药 氨茶碱缓慢静脉注射。

8. 糖皮质激素 地塞米松 10～20 mg 或琥珀酸氢化可的松 100 mg 静脉滴注。

小结提示:吸氧流量:①0.5～1升/分钟,小儿肺炎鼻导管吸氧。②1～2升/分钟,COPD,2型呼吸衰竭给氧。③**2～4升/分钟**,右心室衰竭给氧。④4～5升/分钟,有机磷农药中毒时给氧。⑤**6～8升/分钟**,急性肺水肿给氧,氧气雾化吸入时的氧流量。⑥8～10升/分钟或高压氧舱,CO中毒时给氧。

(四)护理问题

①气体交换受损:与急性肺水肿有关。②恐惧:与病情重、发展快有关。③清理呼吸道无效:与呼吸道内大量分泌物有关。④潜在并发症:心源性休克、呼吸道感染。

(五)护理措施

1. 一般护理　协助病人<u>取端坐位,双腿下垂</u>;吸入用20%~30%的乙醇湿化、高流量(6~8升/分钟)氧气;协助病人排痰,<u>保持呼吸道通畅</u>。

2. 病情观察　严密观察病人生命体征、神志、皮肤颜色、肺部啰音的变化等。监测电解质和血氧饱和度。观察尿量,记录24小时尿量。

3. 饮食　应摄取低热量、高蛋白、高维生素、少盐、易消化清淡饮食,少量多餐,减轻心脏负担,避免进食产气食物。

4. 心理护理　病人常因严重呼吸困难而有濒死感,焦虑和恐惧可使心率加快,加重心脏负担,应加强床旁监护,给予精神安慰及心理支持,减轻焦虑和恐惧,以增加安全感。

5. 用药护理　<u>迅速建立静脉通道</u>,遵医嘱正确使用药物,<u>控制静脉输液速度,一般为每分钟20~30滴</u>。用吗啡时应注意病人有无呼吸抑制、心动过缓;用利尿剂要严格记录尿量,注意水、电解质变化和酸碱平衡情况;用血管扩张剂要注意调节输液速度、监测血压变化、防止低血压的发生,<u>用硝普钠应现用现配</u>,<u>避光滴注</u>,有条件者可用输液泵控制滴速;洋地黄制剂静脉使用时要稀释,推注速度宜缓慢,同时观察心电图变化。

急性左心衰竭记忆口诀:①左心衰,呼吸快;<u>泡沫痰,粉红色</u>。②听诊肺,湿啰音;<u>端坐位,腿下垂</u>。③快给氧,<u>高流量</u>;<u>醇湿化</u>,泡沫消。

单元测试题

1. 患者,女,70岁。入院诊断为冠心病,心功能Ⅲ级。患者入院3天未解大便,自诉腹胀、食欲减退、排便困难。针对该情况进行处理,下列哪项是**错误**的　　　　　　　　　　　　　　　　　　　　　　　　　　　　　　　　　　　　(　　)
   A. 训练床上排便　　　　　　　　　　　　B. 增加活动量以促进肠蠕动
   C. 多食粗纤维食物　　　　　　　　　　　D. 必要时可使用开塞露
   E. 不可用力排便以免加重心力衰竭

2. 张女士,36岁,有慢性风湿性心脏病二尖瓣狭窄病史。近日稍事(轻度)活动即感乏力、心悸、气促。经护理评估,此病人心功能分级为　　　　　　　　　　　　　　　　　　　　　　　　　　　　　　　　　　　　　　(　　)
   A. Ⅰ级　　　　　B. Ⅱ级　　　　　C. Ⅲ级　　　　　D. Ⅳ级
   E. 不能确定

3. 心脏前负荷(容量负荷)过重见于(二尖瓣、主动脉关闭不全等)　　　　　　　　　　　　　　(　　)
   A. 高血压　　　　B. 主动脉瓣狭窄　　C. 二尖瓣狭窄　　D. 肺动脉高压
   E. 二尖瓣关闭不全

4. 直接引起心脏后负荷(压力负荷)加重的瓣膜病为(高血压、主动脉瓣狭窄、肺动脉高压、动脉瓣狭窄等)　　(　　)
   A. 主动脉瓣狭窄　B. 主动脉瓣关闭不全　C. 二尖瓣狭窄　　D. 二尖瓣关闭不全
   E. 三尖瓣关闭不全

5. 引起右室压力负荷过重的疾病是　　　　　　　　　　　　　　　　　　　　　　　　　(　　)
   A. 严重贫血　　　　　　　　　　　　　　B. 肺动脉高压
   C. 肺动脉瓣关闭不全　　　　　　　　　　D. 三尖瓣关闭不全
   E. 高血压

6. 左心室后负荷增加的主要因素是　　　　　　　　　　　　　　　　　　　　　　　　　(　　)
   A. 血容量增加过速　B. 左心室流入道狭窄　C. 体循环动脉高压　D. 慢性肺气肿
   E. 主动脉返流

7. 患者,女,50岁。因胸闷、咳嗽、咳痰、呼吸困难、尿少就诊,既往有风湿性心脏病二尖瓣狭窄。考虑患者出现了心力衰竭,诱发心力衰竭最常见的诱因是　　　　　　　　　　　　　　　　　　　　　　　(　　)
   A. 摄入高钠食物　B. 呼吸道感染　　C. 严重脱水　　　D. 劳累过度
   E. 各种缓慢型心律失常

8. 左心功能不全最早出现的呼吸困难是　　　　　　　　　　　　　　　　　　　　　　　(　　)
   A. 端坐呼吸　　　　　　　　　　　　　　B. 阵发性夜间呼吸困难
   C. 急性肺水肿　　　　　　　　　　　　　D. 劳力性呼吸困难
   E. 心源性哮喘

9. 左心衰竭最典型的呼吸困难是　　　　　　　　　　　　　　　　　　　　　　　　　　(　　)
   A. 劳力性呼吸困难　　　　　　　　　　　B. 阵发性夜间呼吸困难
   C. 端坐呼吸　　　　　　　　　　　　　　D. 咳嗽、咳痰
   E. 嗜睡

10. 心源性呼吸困难最严重的为 ( )
    A. 劳力性呼吸困难					B. 阵发性夜间呼吸困难
    C. 端坐呼吸					D. 心源性哮喘
    E. 急性肺水肿

11. 患者，男，50 岁。患有高血压、慢性心力衰竭，长期服用降压药和强心药物，对该患者的健康指导中**不妥当**的是( )
    A. 预防感冒					B. 低盐饮食
    C. 合理安排休息和活动					D. 学会根据自己的情况调整用药
    E. 避免情绪激动

12. 心源性水肿的原因是 ( )
    A. 左心衰竭		B. 心包炎		C. 右心衰竭		D. 心肌炎
    E. 心肌病

13. 洋地黄类药物的使用**禁忌证**是 ( )
    A. 心房颤动					B. 心房扑动
    C. 三度房室传导阻滞					D. 慢性心力衰竭
    E. 室上性心动过速

14. 长期卧床的慢性心功能不全病人，其水肿的分布特点是 ( )
    A. 以踝内侧明显					B. 以胫前部明显
    C. 以颜面部明显					D. 以腰背部、骶尾部明显
    E. 以四肢明显

15. **不符合**心源性水肿的是 ( )
    A. 水肿从眼睑开始					B. 水肿呈凹陷性
    C. 体循环淤血导致水肿					D. 水肿部位易发生溃烂
    E. 摄入钠盐过多可加重水肿

16. 以下属于右心衰竭表现的是 ( )
    A. 咳嗽		B. 咳痰		C. 交替脉		D. 肝脏肿大
    E. 肺部湿啰音

17. 右心衰竭是 ( )
    A. 体循环静脉淤血					B. 上腔静脉淤血
    C. 下腔静脉淤血					D. 门静脉淤血
    E. 肠系膜静脉淤血

18. 导致左心衰竭症状的原因主要是 ( )
    A. 高血压		B. 肺循环淤血		C. 体循环淤血		D. 循环血量减少
    E. 心室重构

19. 患者，女，50 岁，因咳嗽、咳痰、尿少、呼吸困难加重，既往有风湿性心脏病二尖瓣狭窄、心力衰竭。医生考虑患者有急性左心衰，其咳嗽、咳痰的性质是 ( )
    A. 白色浆液样痰					B. 偶尔咳嗽，咳粉红色泡沫样痰
    C. 频频咳嗽，咳大量粉红色泡沫样痰					D. 偶尔咳嗽，咳白色泡沫状痰
    E. 痰中带血丝

20. 患者，女，78 岁，因间断胸闷 1 周，1 天前于夜间突然被迫坐起，频繁咳嗽，严重气急，咳大量粉红色泡沫样痰，既往患冠心病十年。考虑其发生左心衰、急性肺水肿，为减轻呼吸困难首先应采取的护理措施是 ( )
    A. 高浓度吸氧					B. 利尿，低盐饮食
    C. 端坐，双腿下垂					D. 平卧，抬高双腿
    E. 皮下注射吗啡

21. 下列药物静脉滴注过程中需严密监测血压的是（硝普钠降压作用强，起效快，维持时间短，口服不吸收。主要用于高血压危象治疗，特别适用于伴有急性心肌梗死或左心功能衰竭的严重高血压患者。该药遇光易破坏，故药液应新鲜配制和避光。） ( )
    A. 利多卡因		B. 氨茶碱		C. 胺碘酮		D. 硝普钠
    E. 呋塞米

22. 男性，56 岁，突然心悸，气促，咳粉红色泡沫痰，血压 195/90 mmHg，心率 136 次/分钟，你应首先备好下列哪组药物 ( )
    A. 毛花苷 C，硝酸甘油，异丙肾上腺素					B. 硝普钠，毛花苷 C，呋塞米
    C. 毒毛花苷 K，硝普钠，普萘洛尔					D. 胍乙啶，酚妥拉明，毛花苷 C
    E. 硝酸甘油，毛花苷 C，多巴胺

23. 患者,女,65岁,急性左心衰竭。住院治疗后心力衰竭症状有所缓解,近2日食欲有所改善。护士应给予正确的饮食指导是 ( )
   A. 低盐、易消化
   B. 高蛋白、低维生素
   C. 高热量、低蛋白
   D. 低热量、高蛋白
   E. 低热量、少纤维

24. 患者,女,50岁,因胸闷、咳嗽、咳痰、呼吸困难、尿少就诊,既往有风湿性心脏病二尖瓣狭窄。考虑患者出现了心力衰竭,在饮食护理上患者要低盐饮食,其原因是 ( )
   A. 提高心肌收缩力
   B. 减轻肾脏负担
   C. 减轻肺水肿
   D. 减少液体潴留
   E. 避免肝脏受损

25. 减轻心脏负担的主要措施是 ( )
   A. 卧床休息
   B. 预防风湿复发
   C. 预防心衰
   D. 防止栓塞发生
   E. 防寒保暖

26. 马女士,有风湿性心脏病史,因心源性水肿给予噻嗪类利尿剂治疗时,特别注意预防 ( )
   A. 低钾血症
   B. 高钠血症
   C. 低钠血症
   D. 高钾血症
   E. 低镁血症

27. 洋地黄与钙剂应避免同时应用,如有必要至少应间隔 ( )
   A. 2小时
   B. 4小时
   C. 7小时
   D. 8小时
   E. 10小时

28. 洋地黄药物治疗心衰,最危险的中毒表现是 ( )
   A. 食欲减退、恶心、呕吐
   B. 头痛、头晕、伴黄视
   C. 心率减慢至每分钟60次
   D. 室性早搏呈二联律
   E. 二度房室传导阻滞

29. 胡女士,20岁,因心悸、气急伴双下肢水肿3年,加重3天入院,诊为风湿性心脏病二尖瓣狭窄兼主动脉瓣关闭不全,心力衰竭二度(心功能Ⅱ级),给予地高辛等药物治疗。胡女士在用药期间,出现下列哪种情况应考虑地高辛中毒 ( )
   A. 心率75次/分钟
   B. 心律变为不规则
   C. 双下肢水肿消退
   D. 体重减轻
   E. 尿量增加

30. 患者,女,68岁。入院诊断:慢性心力衰竭,遵医嘱服用地高辛每日0.125 mg,某日患者将白墙看成黄墙,提示患者出现 ( )
   A. 心衰好转征象
   B. 心律恢复正常
   C. 洋地黄药物中毒
   D. 血钾过低
   E. 血钠过高

31. 下列**不属于**正性肌力药的是 ( )
   A. 氨苯蝶啶
   B. 地高辛
   C. 多巴胺
   D. 氨力农
   E. 米力农

32. 女士,47岁,患风湿性心脏病二尖瓣狭窄6年余,近日上呼吸道感染后出现心力衰竭表现,乏力、稍事活动就心慌、憋气,伴有食欲不振,肝区胀痛,双下肢轻度水肿,双肺底湿啰音。心率128次/分钟。护士应如何指导病人休息 ( )
   A. 活动不受限制
   B. 从事轻体力活动
   C. 严格限制活动量
   D. 增加睡眠时间,可起床做轻微活动
   E. 严格卧床休息,采取半卧位

33. 鼓励长期卧床的心力衰竭病人在床上活动下肢,其主要目的是 ( )
   A. 改善末梢循环
   B. 维持神经兴奋性
   C. 预防下肢静脉血栓
   D. 防止肌肉功能退行减退
   E. 减少回心血量

34. 心力衰竭病人的饮食,下列哪项**不妥**(心力衰竭病人宜低盐、高蛋白、高维生素饮食) ( )
   A. 低盐
   B. 高热量
   C. 高维生素
   D. 易消化
   E. 少量,多餐

35. 患者,女,45岁,因风湿性心脏病二尖瓣狭窄、慢性心力衰竭、心功能Ⅲ级就诊。住院后强心、利尿、扩血管治疗,利尿剂的最佳使用时间是 ( )
   A. 早晨
   B. 上午
   C. 中午
   D. 下午
   E. 夜间

36. 胡女士,20岁,因心悸、气急伴双下肢水肿3年,加重3天入院,诊为风湿性心脏病二尖瓣狭窄兼主动脉瓣关闭不全,心力衰竭二度(心功能Ⅲ级),给予地高辛等药物治疗。护士在给地高辛前,下列哪项**不需做**　　(　　)
    A. 测血压　　　　　　B. 询问有无恶心　　　C. 询问有无呕吐　　　D. 询问有无色视
    E. 测脉搏、心率、心律

37. 患者,女,60岁,慢性心力衰竭3年,服用呋塞米(速尿)可导致　　　　　　　　　　　　(　　)
    A. 低钾、低镁血症　　B. 高钠血症　　　　　C. 尿素氮水平降低　　D. 高钙血症
    E. 高镁血症

38. 患者,女,35岁。患风心病10年,近日出现活动后气促,休息后可缓解。下列哪项检查**不能反映**该患者的心功能状态　　(　　)
    A. 心脏彩超　　　　　　　　　　　　　　　B. 放射性核素检查
    C. 胸部CT　　　　　　　　　　　　　　　D. 胸部X线透视
    E. 有创伤性血流动力学检查

39. 患者,女,54岁。因风心病、慢性心力衰竭入院。对于心力衰竭的患者合并肾功能不全时**禁用**　　(　　)
    A. 硝酸甘油　　　　　B. 毛花苷C　　　　　C. 地高辛　　　　　　D. 排钾利尿剂
    E. 保钾利尿剂

40. **不能**引起心脏容量负荷增加的是　　　　　　　　　　　　　　　　　　　　　　(　　)
    A. 慢性贫血　　　　　　　　　　　　　　　B. 动脉导管未闭
    C. 主动脉狭窄　　　　　　　　　　　　　　D. 主动脉关闭不全
    E. 甲状腺功能亢进症

41. 患者,女,37岁。因患有风心病、慢性心力衰竭,需长期服用地高辛,近日出现窦性心动过缓,心率50次/分钟,考虑洋地黄药物中毒,下列处理正确的是　　(　　)
    A. 停用地高辛、补钾　　　　　　　　　　　B. 停用地高辛、给予阿托品
    C. 心脏临时起搏器　　　　　　　　　　　　D. 停用排钾利尿剂
    E. 补钾、给予苯妥因钠

42. 下列疾病中,可导致右心室后负荷过重的是　　　　　　　　　　　　　　　　　　(　　)
    A. 房间隔缺损　　　　　　　　　　　　　　B. 主动脉瓣关闭不全
    C. 动脉导管未闭　　　　　　　　　　　　　D. 慢性阻塞性肺气肿
    E. 肺动脉瓣关闭不全

43. 心力衰竭晚期呼吸困难的表现是　　　　　　　　　　　　　　　　　　　　　　(　　)
    A. 劳力性呼吸困难　　　　　　　　　　　　B. 阵发性夜间呼吸困难
    C. 端坐呼吸　　　　　　　　　　　　　　　D. 吸气性呼吸困难
    E. 呼吸频率和节律的改变

44. 患者,男,72岁。2周来体力活动时发生呼吸困难,休息后缓解,应考虑为　　　　　(　　)
    A. 急性肺水肿　　　　　　　　　　　　　　B. 劳力性呼吸困难
    C. 阵发性夜间呼吸困难　　　　　　　　　　D. 端坐呼吸
    E. 急性右心衰竭

45. 下列属于左心衰竭的重要体征是　　　　　　　　　　　　　　　　　　　　　　(　　)
    A. 交替脉　　　　　　　　　　　　　　　　B. 心尖区收缩期奔马律
    C. 肺部湿啰音　　　　　　　　　　　　　　D. 水冲脉
    E. 体循环淤血

46. 慢性右心衰竭首要的护理问题是　　　　　　　　　　　　　　　　　　　　　　(　　)
    A. 有感染的危险:与肺淤血有关　　　　　　B. 皮肤完整性受损:与水肿有关
    C. 活动无耐力:与氧供求失衡有关　　　　　D. 体液过多:与水钠潴留和静脉淤血有关
    E. 潜在电解质紊乱:与用利尿剂和低盐饮食有关

47. 心源性水肿最早出现的部位是　　　　　　　　　　　　　　　　　　　　　　　(　　)
    A. 眼睑　　　　　　　B. 上肢　　　　　　　C. 下肢　　　　　　　D. 踝部
    E. 会阴

48. 右心衰竭引起皮肤发绀的机制是　　　　　　　　　　　　　　　　　　　　　　(　　)
    A. 肺循环血液中还原血红蛋白增多　　　　　B. 体循环静脉血中还原血红蛋白增多
    C. 肺循环血液中还原血红蛋白减少　　　　　D. 体循环静脉血中还原血红蛋白减少
    E. 血液中高铁血红蛋白减少

49. 使用洋地黄类药物的绝对禁忌证是　　　　　　　　　　　　　　　　　　　　　(　　)
    A. 急性心肌梗死24小时内　　　　　　　　　B. 严重房室传导阻滞

C. 心房颤动或扑动 D. 洋地黄中毒或过量
E. 肥厚型梗阻型心肌病

50. 患者,男,38岁,因心悸、气短5年,突然咯血2小时来诊。查体:血压150/90 mmHg,心率96/分钟,心律不齐,心尖部可闻及舒张期隆隆样杂音,肺动脉瓣第二心音亢进,双肺底可闻及湿啰音。应首选的治疗药物是 ( )
    A. 毛花苷C B. 呋塞米静脉注射
    C. 酚磺乙胺静脉注射 D. 氨茶碱
    E. 美托洛尔

51. 洋地黄类药物较严重的毒性反应是 ( )
    A. 胃肠道反应:食欲不振 B. 神经系统反应:黄视、绿视
    C. 呼吸系统反应:呼气中有烂苹果味 D. 心血管系统反应:各种心律失常
    E. 泌尿系统反应:血尿、蛋白尿

52. 护士给予慢性心力衰竭患者的饮食指导**不妥**的是 ( )
    A. 每日摄盐量应少于5 g B. 饮食应清淡、易消化
    C. 应少量多餐 D. 限制腌制食品和碳酸饮料
    E. 增加味精和酱油等调味品的食用,以促进食欲

53. 患者,女,入院时查体肝颈静脉回流征阳性,下肢水肿,护士指导病人饮食,每日限制食盐量**不超过** ( )
    A. 3.2 g B. 2 g C. 1.5 g D. 0.8 g
    E. 0.7 g

(54~58题共用题干)
患者,女,65岁,患风湿性心脏病8年余,近日上呼吸道感染后出现乏力,稍事活动就心悸、气急,伴有乏力,食欲不振,肝区胀痛,双下肢轻度水肿。查体:双肺底湿啰音,肝大,肝颈静脉回流征阳性,心率128次/分钟。

54. 护士为病人制定的休息活动计划是 ( )
    A. 可在床上做轻微活动 B. 从事轻体力活动
    C. 活动不受限制 D. 卧床休息,限制活动量
    E. 严格卧床休息,半卧位

55. 护士告诫病人**不适宜**的饮食是 ( )
    A. 低盐饮食 B. 高纤维食物 C. 少食多餐 D. 禁烟酒
    E. 禁食辛辣、刺激性食物

56. 护士在发给心力衰竭病人地高辛之前,应先数心率,心率少于多少次则不能给药 ( )
    A. 100次/分钟 B. 90次/分钟 C. 80次/分钟 D. 70次/分钟
    E. 60次/分钟

57. 某心力衰竭病人近1周来应用毛花苷C治疗,观察中毒的严重表现是 ( )
    A. 恶心、呕吐 B. 少尿 C. 呼吸困难 D. 心律失常
    E. 黄、绿色视

58. 患者出现洋地黄毒性反应,首要的处理措施是 ( )
    A. 补液,稀释体内药物 B. 利多卡因,纠正心律失常
    C. 电击除颤 D. 利尿,促进排泄
    E. 停用洋地黄药物

59. 下列药物中是通过扩张动脉和静脉减轻心脏负荷的是(哌唑嗪:扩张血管、降低血压。部分患者首次服用可出现严重的直立性低血压等"首剂现象") ( )
    A. 硝酸甘油 B. 美托洛尔
    C. 螺内酯(安体舒通) D. 哌唑嗪
    E. 地高辛

60. 急性肺水肿病人,采用乙醇湿化给氧,其目的是 ( )
    A. 减少肺毛细血管血流量 B. 促进肺血液循环,减轻肺水肿
    C. 扩张支气管,改善通气 D. 降低肺泡内泡沫的表面张力
    E. 减轻肺循环淤血

61. 患者,女,68岁。因急性心肌梗死入院。入院1天后突然呼吸困难,频繁咳嗽,咳大量粉红色泡沫痰。考虑该患者发生了急性肺水肿。应采取下列哪项给氧方式 ( )
    A. 一般流量给氧 B. 低流量,10%~20%乙醇溶液湿化
    C. 高流量,20%~30%乙醇溶液湿化 D. 低流量,20%~30%乙醇溶液湿化
    E. 高流量,10%~20%乙醇溶液湿化

62. 患者,女,57岁,突发呼吸困难,咳粉红色泡沫痰,血压190/110 mmHg,护士应首先采取的措施是(硝普钠降压作用

强,起效快,维持时间短,口服不吸收。主要用于高血压危象治疗,特别适用于伴有急性心肌梗死者或左心功能衰竭的严重高血压患者。该药遇光易破坏,故药液应新鲜配制和避光。) （   ）

  A. 输注毛花苷 C   B. 输注硝普钠
  C. 舌下含服硝酸甘油   D. 输注氨茶碱
  E. 卧床休息

63. 患者,女,66 岁,诊断为风湿性心脏病,昨日夜间患者突然从睡梦中憋醒,坐在床边,咳嗽气促,烦躁不安,当班护士听诊患者双肺带满湿啰音,血压 180/95 mmHg,心率 125 次/分钟,该护士为患者采取的护理措施中应**除外** （   ）
  A. 立即通知值班医生   B. 备好急救物品和药品
  C. 给予氧气吸入   D. 协助患者取双腿下垂端坐位
  E. 补充水分稀释痰液

64. 患者,女,75 岁,因活动后胸闷、气促 20 余年,加重伴双下肢水肿 1 周入院,对该患者的护理**不正确**的是(控制入水量为前一日尿量＋500 ml) （   ）
  A. 输液速度为 20～30 滴/分钟   B. 密切观察水肿部位的皮肤
  C. 记录 24 小时尿量   D. 予低钠高蛋白饮食
  E. 每日入水量控制在 500 ml 左右

65. 患者,女,74 岁,因慢性心力衰竭,心功能Ⅳ级入院。经治疗、护理心功能恢复至Ⅱ级,但患者不愿下床活动,护士对其宣教长期卧床的危险,**应除外** （   ）
  A. 活动减少使消化功能减退   B. 易发生便秘
  C. 易形成深静脉血栓   D. 易发生扩张性心肌病
  E. 长期卧床,致肌肉萎缩

66. 导致左心室压力负荷过重的病因是 （   ）
  A. 二尖瓣关闭不全   B. 主动脉瓣关闭不全
  C. 甲状腺功能亢进   D. 高血压
  E. 肺动脉瓣狭窄

67. 临床治疗心力衰竭时,应用洋地黄的主要目的是 （   ）
  A. 增强心肌收缩力   B. 减慢心室率
  C. 调节心肌耗氧量   D. 抑制心脏传导系统
  E. 提高异位起搏点的自律性

68. 患者,男,55 岁。因心力衰竭使用洋地黄进行治疗。治疗期间的下列医嘱中,护士应对哪项提出质疑和核对 （   ）
  A. 氯化钾溶液静滴   B. 生理盐水静滴
  C. 5％葡萄糖溶液静滴   D. 葡萄糖酸钙溶液静滴
  E. 乳酸钠溶液静滴

69. 服用下列药物时,需常规测量脉搏或心率的是 （   ）
  A. 普萘洛尔   B. 地西泮   C. 洋地黄   D. 泼尼松
  E. 氯丙嗪

70. 患者,女,50 岁。因心力衰竭入院,诊断为心功能Ⅱ级。患者应表现为 （   ）
  A. 不能从事任何体力活动   B. 日常活动后出现呼吸困难,休息后缓解
  C. 轻微活动后出现呼吸困难,休息后不易缓解   D. 一般活动不引起疲乏、呼吸困难
  E. 休息时即有呼吸困难

71. 患者,男,55 岁,因心力衰竭收住入院,采用地高辛治疗。护士查房时,患者主诉食欲明显减退,视力模糊,护士测心率 50 次/分钟,心律不齐,上述症状最可能的原因是 （   ）
  A. 心力衰竭加重   B. 颅内压增高   C. 心源性休克   D. 低钾血症
  E. 洋地黄中毒

72. 右心功能不全主要临床症状出现的**病理生理**基础是 （   ）
  A. 肺循环淤血   B. 体循环淤血
  C. 血流动力学改变   D. 心肌损害
  E. 心室重构

73. 患者,男,70 岁,高血压 15 年。昨受凉后出现剧烈头痛,头晕,呕吐。查:血压 200/130 mmHg,遵医嘱给予硝普钠降压。用药护理正确的是 （   ）
  A. 提前配制   B. 肌内注射   C. 静脉推注   D. 快速滴注
  E. 避光滴注

74. 需**避光**使用的药物是 （   ）
  A. 垂体后叶素   B. 尼可刹米   C. 硝普钠   D. 脂肪乳

E. 复方氨基酸

75. 慢性左心功能不全患者最主要的临床表现是 ( )
    A. 咳嗽　　　　　　B. 心悸　　　　　　C. 下肢水肿　　　　　　D. 肝脏肿大
    E. 呼吸困难

76. 护士准备按医嘱给患者注射毛花苷C 0.1 mg,毛花苷C针剂的剂型是 0.4 mg/2 ml。护士应该注射的毫升数是 ( )
    A. 0.1 ml　　　　　　B. 0.2 ml　　　　　　C. 0.3 ml　　　　　　D. 0.4 ml
    E. 0.5 ml

77. 慢性心功能衰竭患者经保守治疗,病情好转出院。患者做出以下哪项陈述,表明其还没有充分了解出院指导 ( )
    A. "如果我睡不好觉,只能坐能睡着,我应当来复诊。"
    B. "如果我呼吸越来越短,越来越急,我应当来复诊。"
    C. "如果我饮食没变化,但体重越来越重,我应当来复诊。"
    D. "如果我把开的药都吃完,病情没什么变化,就来复诊继续开药"
    E. "如果我咳嗽、发烧,应当先把剩下的抗生素吃掉,然后来复诊。"

78. 地高辛用于治疗心力衰竭的主要药理作用是(2012,2013) ( )
    A. 扩张冠状动脉　　　B. 增强心肌收缩力　　　C. 减轻心脏前负荷　　　D. 减少心律失常发生
    E. 降低心脏的传导性

79. 右心衰竭患者的特征性体征是(肝-颈静脉反流征阳性是最具有特征性体征) ( )
    A. 肝颈静脉回流征阳性　　　　　　　　　　B. 肝大和压痛
    C. 水肿　　　　　　　　　　　　　　　　　D. 肺动脉瓣区第二心音亢进
    E. 双肺可闻及哮鸣音

80. 长期服用利尿剂(呋塞米)的心衰患者,护士应当最关注的不良反应是 ( )
    A. 低血压　　　　　　B. 低钾血症　　　　　　C. 低钠血症　　　　　　D. 脱水
    E. 发热

81. 为慢性心力衰竭患者进行输液治疗时,输液速度宜控制在 ( )
    A. 10~20 滴/分钟　　　　　　　　　　　　　B. 20~30 滴/分钟
    C. 30~40 滴/分钟　　　　　　　　　　　　　D. 40~50 滴/分钟
    E. 50~60 滴/分钟

第三节　心律失常病人的护理

心律失常是指心脏冲动的频率、节律、起源部位、传导速度或激动次序的异常。临床上根据心律失常发作时心率的快慢可分为快速性心律失常和缓慢性心律失常。心律失常按其发生原理可分为冲动形成异常和冲动传导异常。

1. **冲动形成异常**　①窦房结心律失常:窦性心动过速、窦性心动过缓、窦性心律不齐。②异位心率:期前收缩、阵发性心动过速、心房扑动、心房颤动、心室扑动、心室颤动等。

2. **冲动传导异常**　①传导阻滞常见的有窦房传导阻滞、房室传导阻滞、房内传导阻滞、室内传导阻滞。②房室间传导途径异常:预激综合征。

一、窦性心律失常

心脏的正常起搏点位于**窦房结**,其冲动产生的频率是**60~100次**/分钟,产生的心律称为窦性心律。窦房结冲动形成过快、过缓、节律不规则或停止发放冲动称为窦性心律失常。

(一)窦性心动过速　成人窦性心律在**100~150次**/分钟,偶有高达200次/分钟,称窦性心动过速。心电图特征:窦性P波规律出现,频率>100次/分钟,P-P间隔<0.6秒。多见生理情况:吸烟、饮茶、咖啡、酒、剧烈运动或情绪激动等情况下可发生。病理情况:发热、甲亢、贫血、心肌缺血、心衰、休克、药物影响(去甲肾上腺素、阿托品等)可引起。一般不必治疗,必要时可应用β受体阻滞药如美托洛尔,减慢心率。

(二)窦性心动过缓　成人窦性心律频率<**60次/分钟**,称窦性心动过缓。心电图特征:窦性P波规律出现,频率<60次/分钟,P-P间隔>1秒。常见于健康的青年人、运动员,为迷走神经张力增高所致。病理状态:**颅内压增高**、**洋地黄过量**、器质性心脏病、**严重缺氧**、**高钾**、甲状腺功能减低、阻塞性黄疸、心肌炎、药物影响(洋地黄类药物、β受体阻滞剂、胺碘酮等)可引起。无症状者不需治疗;若心率太慢,患者出现胸闷、头晕、晕厥或心排血量不足症状时,可用阿托品、麻黄碱或异丙肾上腺素等药物;症状不能缓解者应考虑安装心脏起搏器。

(三)窦性心律不齐　窦性心律频率在60~100次/分钟,**快慢不规则**称为窦性心律不齐。心电图特征:窦性P波P-P或R-R间隔长短不一,**相差>0.12秒以上**。

二、期前收缩

期前收缩是窦房结以外的异位起搏点兴奋性增高,过早发出冲动引起的心脏搏动,也称为**早搏**,是临床上**最常见**的心律失常。根据异位起搏点部位的不同，可分为房性、房室交界性和室性期前收缩，其中最常见的是**室性期前收缩**。起源于一个异位起搏点的期前收缩，称为单源性；起源于多个异位起搏点，称为多源性。偶尔出现的期前收缩，称为偶发性期前收缩；期前收缩**大于5个/分钟**，称**频发性期前收缩**。每隔1个窦性搏动后出现1个期前收缩，称为**二联律**；每隔两个窦性搏动后出现1个期前收缩，称为**三联律**；每隔1个窦性搏动后出现2个期前收缩，称为成对期前收缩。连续3个或以上期前收缩称为**房性**或**室性**心动过速。

（一）病因　过度劳累、情绪激动、大量吸烟和饮酒、饮浓茶、进食咖啡因等健康人可引起期前收缩。各种器质性心脏病，如冠心病、心肌炎、心肌病、风湿性心脏病、二尖瓣狭窄等可引起期前收缩。电解质紊乱（低钾血症或高钾血症常见）、药物（洋地黄、奎尼丁、麻醉药等）亦可引起期前收缩。

（二）心电图特征

1. 房性期前收缩　提早出现P波，其形态与窦性P波不同，P-R间期＞0.12秒，QRS波群形态与正常窦性心律的QRS波群相同，期前收缩后有一不完全代偿间歇。

2. 室性期前收缩　QRS波群提前出现，形态**宽大畸形**，QRS时限＞0.12秒，其前一个P波无相关；T波常与QRS波群的主波方向相反；期前收缩后有完全代偿间歇。

（三）临床表现　偶发期前收缩大多无症状，可有心悸或感到1次心跳加重或有**心跳暂停感**。频发期前收缩使心排血量降低，引起乏力、头晕、胸闷等。脉搏检查可有脉搏不齐，有时期前收缩本身的脉搏减弱或不能触及，形成脉搏短绌。听诊呈心律不齐，期前收缩的第一心音常增强，第二心音相对减弱甚至消失。

（四）治疗要点　①积极治疗病因，消除诱因。②偶发期前收缩一般不需治疗，亦可用小剂量镇静剂或β阻滞剂如普萘洛尔（心得安）等。③症状明显，呈联律的期前收缩应用抗心律失常药物治疗，如**频发房性**、**交界性期前收缩**常选用**维拉帕米**（异搏定）、β阻滞剂等；**室性期前收缩**常选用**利多卡因**、美西律（慢心率）、胺碘酮等。洋地黄中毒引起的室性期前收缩应立即停用洋地黄，补钾，并给予**苯妥英钠**治疗。

三、阵发性心动过速

（一）病因

1. 阵发性室上性心动过速　①常见于无器质性心脏病的正常人。②可见于冠心病、高血压、风心病、甲状腺功能亢进、洋地黄中毒等心脏病患者。

2. 阵发性室性心动过速　多见于器质性心脏病病人，如冠心病，特别是心肌梗死。

（二）临床表现

1. 阵发性室上性心动过速　**突发突止**，持续数秒至数小时或数天不等。发作时有心悸、胸闷、乏力、头痛等。

2. **阵发性室性心动过速**　非持续性室性心动过速病人可无症状；持续性室性心动过速病人可出现呼吸困难、心绞痛、血压下降和晕厥，心脏听诊第一心音强弱不一。**随时有猝死的危险**。

（三）心电图主要特征

1. 阵发性室上性心动过速　连续3次或3次以上快而规则的房性或交界性期前收缩（QRS波群形态正常），频率为150~250次/分钟。

2. 阵发性室性心动过速　连续3次或3次以上室性期前收缩（QRS波群宽大畸形，大于0.12秒，T波常与QRS波群主波方向相反），心室率140~200次/分钟，节律可略不规则。

（四）治疗要点

1. 阵发性室上性心动过速　发作时间短暂，可自行停止，不需特殊治疗。对持续发作几分钟以上或原有心脏病病人应采取**兴奋迷走神经方法**，如刺激咽部引起呕吐反射、屏气、按压颈动脉窦等。上述方法无效，则可选用药物治疗，常用有升压药、β受体阻滞药等，对于合并**心力衰竭病人**，洋地黄可作为**首选**。

2. 阵发性室性心动过速　发作时治疗**首选利多卡因**静脉注射。药物治疗无效，或病人已出现低血压、休克、心绞痛等严重循环障碍表现时，可用同步直流电复律。

四、颤动

当异位搏动的频率超过阵发性心动过速的范围时，形成的心律称为扑动或颤动。颤动根据异位起搏点的部位不同分为心房颤动和心室颤动。**心室颤动是最严重、最危险的心律失常**。

（一）病因

1. 心房颤动　**大多数发生于器质性心脏病病人**，如**风湿性心瓣膜病**（二尖瓣狭窄最常见）、冠心病、心肌病、甲亢性心脏病、洋地黄中毒等。少数正常人在运动、情绪激动或饮酒时发生。

2. 心室颤动　是**最危险**的心律失常。心室颤动往往也是心肌梗死短时间内（通常入院24小时）导致死亡的最常见原因。**常见于急性心肌梗死**、心肌病、电击伤、洋地黄中毒、严重低钾血症、胺碘酮、奎宁丁中毒等。

（二）临床表现

1. 心房颤动　房颤心室率＜150次/分钟，病人可有心悸、气促、心前区不适等症状，心室率超过150次/分钟时，可因心排血量降低而发生晕厥、急性肺水肿、心绞痛或休克。持久性房颤，易形成**左心房附壁血栓**，若脱落可引起**动脉栓塞**，**如脑栓塞**、肢体动脉栓塞、视网膜动脉栓塞。心脏听诊**第一心音强弱不一致**、**心律绝对不规则**。脉搏表现为**快慢不均，强弱不等**，发生脉搏短绌现象，称为**短绌脉**。

2. 心室颤动 一旦发生，患者迅速出现意识丧失、抽搐、发绀，继而呼吸停止，瞳孔散大，甚至死亡。**听诊心音消失、脉搏触不到、血压测不到**。

(三) 心电图特征

1. 心房颤动 窦性 P 波消失，代之以大小形态及规律不一的 f 波，频率 350～600 次/分钟；QRS 波群形态正常，R-R 间隔完全不规则；心室率极不规则，通常为 100～160 次/分钟。

2. 心室颤动 QRS 波群与 T 波完全消失，呈完全无规则波浪状曲线，其波形、频率及振幅极不规则。

(四) 治疗要点

1. 心房颤动 积极查出房颤的原发病及诱发原因，并给予相应的处理。**急性期应首选同步电复律**治疗。心率快，且发作时间长，**可用洋地黄减慢心室率**，维拉帕米、地尔硫䓬等药物终止房颤。

2. 心室颤动 **发生室颤应立即做非同步直流电除颤**，同时进行胸外心脏按压及人工呼吸，保持呼吸道通畅，迅速建立静脉通路，并经静脉注射复苏和抗心律失常药物等抢救措施。

五、护理问题

①焦虑：与心律失常导致的躯体及心理不适有关。②活动无耐力：与心律失常引起的心排血量减少有关。③有受伤的危险：与心律失常导致的晕厥有关。④潜在并发症：心力衰竭、心搏骤停。

六、护理措施

1. 休息与活动 影响心脏排血功能的心律失常病人应绝对卧床休息，协助完成日常生活。血流动力学改变不大者，应注意劳逸结合，避免劳累及感染，可维持正常工作和生活，积极参加体育运动，改善自主神经功能。

2. 心理护理 对于轻度心律失常病人，给予必要的解释和安慰，以稳定情绪。对于严重心律失常病人，加强巡视，加强生活护理，给予心理支持，消除恐惧心理，增加病人安全感。

3. 饮食护理 宜选择**低脂、易消化、营养饮食，不宜饱食、少量多餐**，避免吸烟、酗酒，刺激性或含咖啡因的饮料或饮食。

4. 病情观察 密切观察生命体征及神志、面色等全身变化。**随时有猝死危险的心律失常：阵发性室性心动过速、心室颤动、三度房室传导阻滞**等。心脏复苏首选**肾上腺素**。

5. 用药护理 ①利多卡因：可引起中枢抑制，静脉注射过快、过量，可导致传导阻滞、低血压、抽搐甚至呼吸抑制和心脏骤停。②奎尼丁：有较强的心脏毒性作用，使用前须**测血压、心率**，用药期间应经常监测血压、心电图。③胺碘酮：心外毒性最严重的为肺纤维化，可导致死亡。

6. 心脏电复律护理

(1) 心脏电复律适应证：**非同步电复律**适用于**室颤、持续性室性心动过速**。**同步电复律**适用于有 R 波存在的各种快速异位心律失常，如**房颤、室性阵发性心动过速**等。

(2) 心脏电复律禁忌证：**病史长、心脏明显扩大、同是伴二度Ⅱ型或三度房室传导阻滞的房颤和房扑病人；洋地黄中毒或低钾血症病人**。

(3) 操作配合。

(4) 电复律后的护理：病人绝对卧床休息 24 小时，严密观察心律、心率、呼吸、血压，**每半小时测量**并记录 1 次直至平稳，并注意面色、神志、肢体活动情况。遵医嘱给予抗心律失常药物并观察药物的副作用。

7. 心脏起搏器安置术后护理

(1) 术后可心电监护 24 小时，注意起**搏频率和心率**是否一致，监测起搏器工作情况。

(2) **绝对卧床 1～3 天，取平卧位或半卧位，不要压迫植入侧**。指导病人 6 周内限制体力活动，植入侧手臂、肩部应避免过度活动，避免剧烈咳嗽等以防电极移位或脱落。

(3) 遵医嘱给予抗生素治疗，同时注意伤口有无渗出和感染。

(4) 做好病人的术后宣教，如何观察起搏器工作情况和故障、定期复查的必要、日常生活中要随身携带"心脏起搏器卡"等。

单元测试题

1. 患者，男，22岁，因心悸、心率快，来医院检查，下列检查可明确诊断心律失常最好的方法是 （ ）
   A. 心电图　　　　　　　B. 心音图　　　　　　　C. 超声心动图　　　　　D. 放射性核素检查
   E. 心脏X线

2. 窦性心动过速心电图特征为：窦性P波规律出现，频率为 （ ）
   A. 60～80 次/分　　　　B. 80～100 次/分　　　　C. 100～150 次/分　　　D. 180～200 次/分
   E. 200～220 次/分

3. 窦性心动过速的常见病因是 （ ）
   A. 睡眠状态　　　　　　　　　　　　　　　　　B. 应用受体阻滞剂时
   C. 健康运动员　　　　　　　　　　　　　　　　D. 使用阿托品时
   E. 洋地黄过量时

4. 患者,女,62岁。心前区剧烈疼痛2小时入院。患者恶心、呕吐、烦躁,大汗淋漓,经休息和含服硝酸甘油后疼痛未见缓解。患者病情尚不稳定,提示可能发生室颤的心律失常是 ( )
   A. 窦性心动过速　　　　　　　　　　　　B. 窦性心动过缓
   C. 室上性心动过速　　　　　　　　　　　D. 偶发房性期前收缩
   E. 室性心动过速

5. 患者,男,50岁,住院期间发现有窦性心动过缓,可能引起其出现的原因有 ( )
   A. 休克　　　　B. 贫血　　　　C. 发热　　　　D. 甲亢
   E. 甲减

6. 心源性晕厥最常见的病因是 ( )
   A. 严重心律失常　　B. 主动脉狭窄　　C. 肥厚性心肌病　　D. 病毒性心肌炎
   E. 感染性心内膜炎

7. 频发性室性期前收缩的定义是 ( )
   A. 室性期前收缩>60次/分钟　　　　　　B. 室性期前收缩>30次/分钟
   C. 室性期前收缩>20次/分钟　　　　　　D. 室性期前收缩>10次/分钟
   E. 室性期前收缩>5次/分钟

8. 刺激迷走神经可终止发作的心律失常是 ( )
   A. 窦性心动过速　　　　　　　　　　　　B. 心房颤动
   C. 心室颤动　　　　　　　　　　　　　　D. 阵发性室性心动过速
   E. 阵发性室上性心动过速

9. 以下因素**不会**诱发期前收缩的是 ( )
   A. 过度劳累　　B. 大量饮酒　　C. 高钠饮食　　D. 饮浓茶
   E. 情绪激动

10. 临床上最常见的心律失常为 ( )
    A. 窦性心动过速　　B. 窦性心动过缓　　C. 窦性心律不齐　　D. 期前收缩
    E. 心室颤动

11. 患者,女,56岁。因急性心肌梗死入院。住院时心电监测示频发性期前收缩,心率93次/分钟。针对该患者的心律失常,首选的治疗药物是 ( )
    A. 阿托品　　B. 硝酸甘油　　C. 利多卡因　　D. 硝苯地平
    E. 多巴胺

12. 持久性心房颤动最常见的并发症是 ( )
    A. 房室传导阻滞　　B. 室性期前收缩　　C. 肺感染　　D. 感染性心内膜炎
    E. 动脉栓塞

（13~15题共用题干）
患者,女,50岁。因"先天性心脏病、心房纤维颤动、左侧肢体偏瘫"收住院。

13. 该患者常见的脉搏为(短绌脉:脉率低于心率。脉搏极不规则,见于心房颤动的患者。由两名护士同时测量,一人听心率,另一人测健侧肢体脉率,由听心率者发出"起""停"命令,计时1分钟。记录为:心率/脉率次/分钟,如100/70次/分钟) ( )
    A. 洪脉　　B. 速脉　　C. 短绌脉　　D. 缓脉
    E. 丝脉

14. 此脉搏属于 ( )
    A. 频率异常　　B. 波形异常　　C. 节律异常　　D. 强弱异常
    E. 动脉壁弹性异常

15. 护士为其测量心率、脉率的正确方法是 ( )
    A. 先测心率,再测右侧脉率　　　　　　　B. 先测左侧脉率,再测心率
    C. 1人同时测心率和脉率,共测1分钟　　　D. 1人听心率,1人测右侧脉率,同测1分钟
    E. 1人听心率,1人测左侧脉率,同时测1分钟

16. 心室纤颤最常见的病因是 ( )
    A. 休克　　B. 急性心肌梗死　　C. 心肌病　　D. 心脏瓣膜病
    E. 预激综合征

17. 心室纤颤的临床表现**不包括** ( )
    A. 意识丧失　　B. 面色苍白　　C. 血压测不清　　D. 脉搏触不到
    E. 心音消失

18. 患者,男,70岁。突然意识丧失,血压测不清,颈动脉搏动消失。住院心电图监测为心室颤动,此时应采用最有效的治

疗是 ( )
    A. 非同步直流电复律   B. 人工呼吸
    C. 心脏按压   D. 静注利多卡因
    E. 心腔内注射肾上腺素
19. 心律失常基本症状是 ( )
    A. 心源性休克   B. 呼吸困难   C. 晕厥   D. 心悸
    E. 急性肺水肿
20. 引起心房颤动最常见的病因是 ( )
    A. 酗酒   B. 风湿性心瓣膜病   C. 缩窄性心包炎   D. 剧烈运动
    E. 情绪激动
21. 心动过缓病人应避免用力排便等屏气用力动作,其目的是 ( )
    A. 防止血压增高   B. 防止血压降低
    C. 防止诱发心动过速   D. 防止加重心动过缓
    E. 节省体力
22. 患者,男,54 岁,劳累后感心悸。查脉搏,每隔 2 个正常搏动后出现 1 次过早搏动。判断此脉律为 ( )
    A. 二联律   B. 三联律   C. 频发期前收缩   D. 成对期前收缩
    E. 脉搏短绌
23. 随时有猝死危险的心律失常**不包括** ( )
    A. 心室颤动   B. 心室扑动
    C. 阵发性室性心动过速   D. 阵发性室上性心动过速
    E. 三度房室传导阻滞
24. 患者,男,32 岁,体检发现心律失常,心电图为偶发室性期前收缩,X 线胸透及超声心电图均正常。宜给予该患者的处理是 ( )
    A. 口服抗心律失常药物   B. 不宜劳累
    C. 服糖皮质激素   D. 卧床休息,用血管扩张药
    E. 不需常规抗心律失常治疗
25. 无需绝对卧床的心律失常是 ( )
    A. 持久性心房颤动   B. 二度Ⅱ型房室传导阻滞
    C. 多源或频发性室性期前收缩   D. 室性阵发性心动过速
    E. 三度房室传导阻滞
26. 房颤病人主要应观察 ( )
    A. P 波的频率   B. 病人的主诉   C. 血压的变化   D. 心室率的改变
    E. 脉搏的改变
27. 室性心动过速首选的治疗药物是 ( )
    A. 洋地黄   B. 硝酸甘油   C. 普萘洛尔   D. 利多卡因
    E. 酚妥拉明
28. 心室颤动的脉搏特征是 ( )
    A. 快而规则   B. 慢而规则   C. 快而不规则   D. 慢而不规则
    E. 测不到
29. 随时有猝死危险的心律失常是 ( )
    A. 阵发性室性心动过速   B. 病态窦房结综合征
    C. 心房颤动   D. 二度Ⅱ型房室传导阻滞
    E. 频发室性期前收缩
30. 患者,男,68 岁。突发晕厥就诊,心电图示三度房室传导阻滞。实施安装永久起搏器,下列哪项护理措施**不正确** ( )
    A. 术侧卧位   B. 绝对卧床 1~3 天
    C. 避免剧烈咳嗽   D. 置入侧手臂应制动
    E. 48 小时后适当地床上活动
31. 关于起搏器植入术后的护理,**不妥**的是 ( )
    A. 持续 24 小时心电监护   B. 平卧 24 小时
    C. 禁止术侧卧位   D. 术侧上肢制动 24 小时
    E. 沙袋压迫伤口 4~6 小时
32. 电复律治疗后的患者,护士给予的护理措施中**应除外** ( )

A. 注意面色、神志的变化　　　　　　　　　　B. 测量心率、血压 2 次/天
C. 绝对卧床休息 24 小时　　　　　　　　　　D. 注意肢体活动情况
E. 按医嘱给予抗心律失常药物并观察药物的副作用

33. 电复律治疗心房颤动，术后护理**不恰当**的是　　　　　　　　　　　　　　　　　　　　　　（　　）
   A. 持续 24 小时心电监护　　　　　　　　　B. 按时服用抗心律失常药
   C. 常规低流量吸氧　　　　　　　　　　　　D. 禁食至清醒后 2 小时
   E. 术后应立即下床活动

34. 关于电复律术后的常规护理，**不妥**的是　　　　　　　　　　　　　　　　　　　　　　（　　）
   A. 常规高流量鼻导管吸氧　　　　　　　　　B. 持续 24 小时心电监护
   C. 绝对卧床 24 小时　　　　　　　　　　　D. 注意电击局部皮肤有无灼伤
   E. 继续服用抗心律失常药物

35. 下列抗心律失常药物中，属于钙通道阻滞剂的药物是　　　　　　　　　　　　　　　　（　　）
   A. 利多卡因　　　　B. 美西律　　　　C. 普萘洛尔(心得安)　　　　D. 维拉帕米(异搏定)
   E. 胺碘酮

36. 某心衰病人使用洋地黄类药物，频发室性期前收缩，每隔 1 个正常搏动后出现 1 次过早搏动，应采取措施是（　　）
   A. 不宜使用 β 受体阻滞药　　　　　　　　B. 减少洋地黄的用量
   C. 停用洋地黄　　　　　　　　　　　　　　D. 洋地黄维持原量
   E. 停用洋地黄并处理洋地黄中毒反应

（37～39 题共用题干）

患者，男，72 岁，心前区压榨性疼痛 2 小时急诊入院。入院后出现呼吸困难、心悸。护士查体血压下降，心率 160 次/分钟，心电图示 QRS 波群宽大畸形，QRS 时限＞0.12 秒，R-R 间期不绝对相等，刺激迷走神经时心率无变化。

37. 该护士首选考虑患者出现的心律失常是　　　　　　　　　　　　　　　　　　　　　　（　　）
   A. 室上性心动过速　　　　　　　　　　　　B. 室性心动过速
   C. 心房颤动　　　　　　　　　　　　　　　D. 窦性心动过速
   E. 心室颤动

38. 护士应首选准备好的急救设备是　　　　　　　　　　　　　　　　　　　　　　　　　　（　　）
   A. 呼吸机　　　　　　　　　　　　　　　　B. 除颤器
   C. 体外反搏器　　　　　　　　　　　　　　D. 准备安装心脏起搏器
   E. 心电图机

39. 应首选的药物治疗是　　　　　　　　　　　　　　　　　　　　　　　　　　　　　　　（　　）
   A. 苯妥英钠　　　　B. 毛花苷 C　　　　C. 利多卡因　　　　D. 多巴胺
   E. 胺碘酮

40. 护士如果为患者行心脏电复律，则电极板的位置是　　　　　　　　　　　　　　　　　（　　）
   A. 胸骨左缘 2、3 肋间和心尖部　　　　　　B. 胸骨右缘 2、3 肋间和心尖部
   C. 胸骨右缘 4、5 肋间和心尖部　　　　　　D. 胸骨两侧 2、3 肋间
   E. 剑突下和心尖部

41. 下列因素中，可能引起窦性心动过缓的是(电解质紊乱：高钾血症、尿毒症或血液酸碱度改变者)（　　）
   A. 缺氧　　　　B. 发热　　　　C. 失血性贫血　　　　D. 甲亢
   E. 高钾血症

42. 最危急的心律失常类型是　　　　　　　　　　　　　　　　　　　　　　　　　　　　　（　　）
   A. 窦性心动过速　　　　　　　　　　　　　B. 心房颤动
   C. 室上性心动过速　　　　　　　　　　　　D. 房室传导阻滞
   E. 心室颤动

43. 心动过缓是指安静状态下成人脉率每分钟少于　　　　　　　　　　　　　　　　　　　（　　）
   A. 40 次　　　　B. 50 次　　　　C. 60 次　　　　D. 70 次
   E. 80 次

44. 通过解除紧张情绪能缓解的心律失常是　　　　　　　　　　　　　　　　　　　　　　（　　）
   A. 窦性静止　　　　　　　　　　　　　　　B. 房性期前收缩
   C. 三度房室传导阻滞　　　　　　　　　　　D. 室性期前收缩
   E. 心室颤动

45. 患者，女，60 岁，因心律失常入院，入院后给予心电监护，护士在观察心电监护时，出现下列哪种心律失常可导致猝死
（　　）
   A. 室性期前收缩　　　　　　　　　　　　　B. 阵发性室上性心动过速

C. 心房颤动 D. 阵发性室性心动过速

E. 二度房室传导阻滞

46. 患者,男,55岁。因频发室性早搏入院。如厕时突然倒地不省人事,颈动脉扪不到搏动,未闻及呼吸音,双侧瞳孔散大,此时应立即采取的措施是 （ ）

A. 平卧保暖 B. 氧气吸入
C. 心肺复苏 D. 心电监护
E. 建立静脉通路

47. 患者,男,70岁。行12导联心电图检查。其中V1导联电极的安放位置应为图中的（ ）

A. A B. B
C. C D. D
E. E

(心电图导联的V1导联选择A。就只有V1导联在胸骨右缘第4肋间,反映右心室的电位变化)

48. 患者,男,42岁,码头搬运工人。安装永久性起搏器10天后出院。正确的出院指导是 （ ）

A. 可以恢复正常工作 B. 可以行磁共振检查
D. 术前上肢弯曲下垂,不能抬起 C. 学会每天自测脉搏
E. 1年内无心律失常可取出永久起搏器

49. 窦性心动过速是指心率大于 （ ）

A. 80次/分钟 B. 100次/分钟 C. 120次/分钟 D. 160次/分钟
E. 180次/分钟

50. 预防室性心律失常的最佳方法是 （ ）

A. 良好的饮食习惯 B. 保持情绪稳定
C. 适宜的锻炼 D. 经常进行健康体检
E. 控制器质性心脏病病情

51. 心室颤动患者的脉搏特征是(表现相当于心室停搏) （ ）

A. 快而规则 B. 慢而规则 C. 快而不规则 D. 慢而不规则
E. 摸不到

52. 高钾血症引起心律失常时,静脉注射应首选的药物是 （ ）

A. 10%硫酸镁溶液 B. 5%碳酸氢钠溶液
C. 利尿剂 D. 5%葡萄糖溶液＋胰岛素
E. 5%氯化钙溶液＋等量5%葡萄糖溶液

53. 患者,女,28岁,诉心慌不适来诊,医嘱行心电图检查。护士在给该患者做心电图检查时单极胸导联V1电极应放在 （ ）

A. 胸骨右缘第4肋间 B. 胸骨左缘第4肋间
C. 左腋前线第4肋间 D. 左腋中线第5肋间
E. 左锁骨中线与第5肋间相交点

第四节　先天性心脏病病人的护理

一、小儿循环系统解剖生理特点

1. **心脏**　小儿心脏相对比成人重。**胚胎发育2～8周为心脏形成的关键期,先天性心脏畸形的形成主要在这一期**。新生儿和<2岁的婴幼儿的心脏呈**横位**,心尖搏动位于胸骨左侧第4肋间锁骨中线外**1.0～2.0 cm**;2岁以后,小儿心脏由横位逐渐转成斜位,心尖搏动下移至左第五肋间隙锁骨中线处,**7岁以后心尖位置逐渐移至锁骨中线内侧0.5～1 cm**。

2. **心率**　小儿新陈代谢旺盛和交感神经兴奋性较高,所以**心率较快**。随着年龄增长而逐渐减慢。**新生儿时期,心率120～140次/分,1岁以内110～130次/分,2～3岁100～120次/分,4～7岁80～100次/分,8～14岁,70～90次/分**。一般体温每升高1℃,脉搏增加**10～15次/分**。

小结提示:小儿心率的规律:在8岁之前,年龄增加1岁,心率减慢10次。只要记住新生儿心率后,其他年龄段的心率就依次推出。如4～7岁的心率,年龄增加了4岁,心率就在新生儿基础上减去40,即为80～100次/分。

3. **血压**　新生儿收缩压平均为60～70 mmHg,1岁时为70～80 mmHg。2岁以后小儿收缩压＝(年龄×2＋80)mmHg,小儿的舒张压＝收缩压×2/3。高于此标准20 mmHg以上可考虑高血压,低于此标准20 mmHg以下可考虑低血压。

儿童患病与年龄有着密切关系,**婴幼儿多见于先天性心脏病,年长儿多见于风湿性心脏病、病毒性心肌炎**等。

二、先天性心脏病病人的护理

先天性心脏病是胎儿期心脏及大血管发育异常而致的先天畸形,是小儿时期最常见的心脏病。**发病率为活产婴儿的 5‰～8‰**,年龄越小,发病率越高。以青紫、气促、呼吸困难、反复呼吸道感染、生长发育迟缓为主要表现。

（一）病因

1. 遗传因素　染色体异常、多基因突变等。
2. 环境因素　主要是妊娠早期的<u>宫内感染</u>,如风疹病毒、流行性感冒病毒、流行性腮腺炎病毒、柯萨奇病毒感染等。此外,孕妇接触过量放射线,服用抗肿瘤药、抗癫痫药物等;患代谢性疾病如糖尿病、高钙血症、苯丙酮尿症等;吸毒、饮酒等。

（二）分类　根据左右心腔及大血管之间有无分流和临床有无青紫,将先天性心脏病分为3类。

1. <u>左向右分流型(潜伏青紫型)</u>　这是<u>最常见的类型</u>,包括<u>房间隔缺损</u>、<u>室间隔缺损</u>和<u>动脉导管未闭</u>等。一般情况下,由于体循环压力高于肺循环,故血液从左向右分流而不出现青紫。当剧烈哭闹或任何原因使肺循环或右心压力增高并超过左心压力时,血液自右向左分流,静脉血流入动脉而出现暂时性青紫。若肺动脉高压显著而<u>持久便出现持久性青紫</u>,称艾森曼格综合征。
2. <u>右向左分流型(青紫型)</u>　是先心病中<u>最严重的类型</u>。此类型最常见的是<u>法洛四联症</u>。由于畸形(肺动脉狭窄)的存在,使右心压力增高并超过左心压力,血流从右向左分流,使大量静脉血流入体循环,出现持续性青紫。
3. <u>无分流型(无青紫型)</u>　指心脏左、右心腔或动、静脉之间无分流或无异常通道,如<u>主动脉狭窄</u>和<u>肺动脉狭窄</u>等。

小结提示：理解房、室间隔缺损或动脉导管未闭为<u>潜伏青紫型</u>;法洛四联症为<u>持续青紫型</u>。左心腔压力比右心腔高,当房、室间存在缺损时,左心室经过氧合后的血液流入右心,所以患儿不出现青紫,当出现肺动脉高压右向左分流时,未经氧合的血液流入左心,到达外周小动脉,小儿出现青紫。法洛四联症患儿<u>右心室肥厚</u>,右心腔压力比左心高,导致右心室血液持续流入左心室,患儿出现持续青紫。

（三）常见先天性心脏病的特点

1. 左向右分流型

(1) 室间隔缺损:为最常见的先天性心脏病。缺损大者生长发育迟缓、**体格瘦小**、**乏力**、**活动后气促**、**易患肺部感染**,婴幼儿常出现心力衰竭;<u>胸骨左缘第3、4肋间听到响亮粗糙的全收缩期杂音</u>,肺动脉第二心音增强。易并发气管炎、支气管肺炎、充血性心力衰竭、肺水肿和感染性心内膜炎。

(2) 房间隔缺损:缺损较大者症状同室间隔缺损;<u>胸骨左缘第2、3肋间可闻见Ⅱ～Ⅲ级收缩期喷射性杂音</u>,肺动脉瓣区第二心音增强伴固定分裂。晚期也可出现发绀,即艾森曼格综合征。并发症为反复呼吸道感染、充血性心力衰竭、肺水肿和感染性心内膜炎等。

(3) 动脉导管未闭:导管粗大者同样有生长发育迟缓、气促、易疲乏等,当肺动脉压力超过主动脉压时,出现差异性发绀,即<u>下半身青紫、左上肢轻度青紫、右上肢正常</u>。查体时在胸骨左缘第2肋间可闻及粗糙响亮的连续性机器样杂音,P_2亢进,脉压增大(>40 mmHg),周围血管征阳性,即<u>水冲脉</u>、<u>毛细血管搏动</u>和<u>股动脉枪击音</u>等。常见并发症为呼吸道感染、充血性心力衰竭、感染性心内膜炎等。

2. 右向左分流型　以法洛四联症最常见。由4种畸形组成：<u>肺动脉狭窄</u>、<u>室间隔缺损</u>、<u>主动脉骑跨</u>和<u>右心室肥厚</u>。其中以<u>主动脉狭窄</u>为主要畸形。

(1) 症状:①<u>青紫为最突出的表现</u>,其程度和出现早晚与肺动脉狭窄程度有关。多见于口唇、指(趾)、甲床、球结膜等处。吃奶、哭吵、活动等,即可出现气急和青紫加重。②<u>蹲踞现象</u>:是保护性姿势,因蹲踞时下肢屈曲,静脉回心血量减少,减轻心脏负荷,同时<u>下肢动脉受压</u>,<u>体循环阻力增加</u>,使血液右向左分流量减少,动脉血氧含量相对增高,缺氧症状得以暂时缓解。③阵发性<u>缺氧</u>发作:多见婴儿,常在吃奶、哭闹、排便时发生阵发性呼吸困难,严重者发生晕厥、抽搐、意识丧失,甚至死亡。年长儿常诉头疼、头昏,是狭窄的肺动脉漏斗部发生肌痉挛,引起一过性肺动脉梗阻,致颅内缺氧加重而形成的。

(2) 体征:①患儿发育落后,心前区略隆起,<u>胸骨左缘2～4肋间闻及Ⅱ～Ⅲ级喷射性收缩期杂音</u>,肺动脉瓣区第二心音(P_2)减弱或消失。②<u>杵状指(趾)</u>。<u>常见并发症为脑血栓</u>、脑脓肿及亚急性感染性心内膜炎。

（四）辅助检查

1. 胸部X线检查　①左向右分流型先天性心脏病:心影增大,肺动脉段突出,肺野充血,胸透可见肺门"舞蹈征"。②右向左分流型先天性心脏病(法洛四联症):心影呈<u>靴形</u>,即心尖上翘、心腰凹陷,两侧肺纹理减少,透亮度增加。
2. 心电图检查　主要反映心房和心室有无增大。
3. 超声心动图检查　能显示心脏内部结构的精确图像以及分流的方向和大小,诊断正确率高,<u>是诊断先天性心脏病的首选无创性检查</u>。其次还有心导管检查、心血管造影等。

（五）治疗要点

(1) 内科治疗:维持正常活动,防止并发症,使之安全达到手术年龄。
(2) 外科治疗:<u>左向右分流型先心病的大缺损多能施行根治手术,手术的适当年龄一般以4～6岁为宜。分流量小的房间隔缺损和动脉导管未闭患儿,还可采用心导管介入疗法。右向左分流型先心病,大多数在2岁前施行根治手术。</u>

（六）护理问题　①心输出量减少:与心肌收缩无力有关。②活动无耐力:与氧供失调有关。③营养失调:低于机体需要量。④潜在并发症:心力衰竭,感染性心内膜炎、脑血栓等。⑤有感染的危险:与肺血流多有关。⑥生长发育迟缓:与体循环血量减少影响生长发育有关。⑦焦虑：与疾病的严重性、手术的复杂性以及治疗经费有关。

（七）护理措施

1. 休息　**休息是恢复心脏功能的重要条件。因休息可减少组织对氧的需要，减少心脏负担，可使症状缓解。**所以应建立适合儿童的合理的生活作息时间，保证睡眠，根据病情安排适当活动量，以免加重心脏负荷。

2. 室内温度适宜　20～22 ℃，湿度55％～60％，空气新鲜，环境安静。

3. 注意观察病情，防止并发症发生。

（1）注意观察：法洛四联症患儿**一旦缺氧发作，应立即予以膝胸卧位，给予吸氧**，并遵医嘱给予吗啡及普萘洛尔（**心得安：减慢心率**）抢救治疗。观察有无心力衰竭的表现，一旦出现，置患儿半卧位，吸氧，按心力衰竭护理。

（2）法洛四联症**患儿血液粘稠度高**，发热、出汗、吐泻时，体液量减少，加重血液浓缩**易形成血栓**。因此，要**注意供给充足液体，必要时可静脉输液**。

4. 预防感染　注意气温变化，按气温改变及时加减衣服，避免受凉引起呼吸系统感染。注意保护性隔离，以免交叉感染。**做小手术时，**如拔牙、扁桃体切除术应给予足量抗生素，**防止发生感染性心内膜炎**。

5. 饮食护理　**给予高蛋白质、高热量、高维生素、适量粗纤维食物，少量多餐**，避免呛咳和呼吸困难。心功能不全有水钠潴留者，应采用无盐或低盐饮食。

6. 药物治疗护理　①洋地黄药物：服药前数脉搏1分钟，如脉搏数过低（**年长儿＜60次/分，婴幼儿＜80次/分**）应停药并通知医生；口服剂量一定要准确，应避免与其他药物同时服用，如服用维生素C药物时，应间隔30分钟以上，以免影响洋地黄药物的疗效。钙剂与洋地黄有协同作用，**用洋地黄类药物时，应避免用钙剂**。②利尿药：注意防止低钾血症。

（六）健康教育　指导患儿家长掌握先天性心脏病的日常护理，**建立合理的生活制度，合理用药，预防感染和其他并发症。定期复查**，调整心功能到最好状态，使患儿能安全达到手术年龄。心功能较好者可按时预防接种。

单元测试题

1. 下列对于婴儿心率范围正确的描述是　　　　　　　　　　　　　　　　　　　　　　　（　）
   A. 120～140次/分　　B. 110～130次/分　　C. 100～110次/分　　D. 90～100次/分
   E. 70～90次/分

2. 2～3岁小儿心率为　　　　　　　　　　　　　　　　　　　　　　　　　　　　　　　（　）
   A. 100～120次/分　　B. 80～100次/分　　C. 120～140次/分　　D. 90～100次/分
   E. 110～130次/分

3. 2岁以下小儿，心脏位置较高，多呈　　　　　　　　　　　　　　　　　　　　　　　　（　）
   A. 横位　　　　　　　B. 左前横位　　　　　C. 右前横位　　　　　D. 斜位
   E. 左前斜位

4. 某5岁小儿体检心脏大小，哪个结果是正常的　　　　　　　　　　　　　　　　　　　　（　）
   A. 心尖部在左第4肋间，锁骨中线外2 cm　　B. 心尖部在左第4肋间，锁骨中线外1 cm
   C. 心尖部在左第5肋间，锁骨中线处　　　　D. 心尖部在左第5肋间，锁骨中线内0.5 cm
   E. 心尖部在左第5肋间，锁骨中线内1 cm

5. 应用于计算小儿收缩压的公式是　　　　　　　　　　　　　　　　　　　　　　　　　（　）
   A. 身高×2+80 mmHg　　　　　　　　　　　B. 身高×2+70 mmHg
   C. 年龄×2+80 mmHg　　　　　　　　　　　D. 年龄×3+80 mmHg
   E. 年龄×2+60 mmHg

6. 新生儿的正常心率为　　　　　　　　　　　　　　　　　　　　　　　　　　　　　　（　）
   A. 120～140次/分　　B. 110～130次/分　　C. 100～110次/分　　D. 90～100次/分
   E. 70～90次/分

7. 引起先天性心脏病的最主要因素是　　　　　　　　　　　　　　　　　　　　　　　　（　）
   A. 宫内病毒感染　　　　　　　　　　　　　B. 孕母患妊高征
   C. 孕母患糖尿病　　　　　　　　　　　　　D. 孕母服过某些药物
   E. 孕母受过量放射线照射

8. 护士判断先天性心脏病右向左分流型最明显的外观特征是　　　　　　　　　　　　　　（　）
   A. 心脏杂音　　　　　　　　　　　　　　　B. 乏力、气促
   C. 持续发绀（青紫）　　　　　　　　　　　D. 声音嘶哑
   E. 杵状指

9. 属于无分流型先天性心脏病的是　　　　　　　　　　　　　　　　　　　　　　　　　（　）
   A. 室间隔缺损　　　　　　　　　　　　　　B. 房间隔狭窄
   C. 三尖瓣下移畸形　　　　　　　　　　　　D. 主动脉窦瘤破裂
   E. 肺动脉狭窄

10. 下列检查中属于既能明确先天性心脏病的诊断又是无创性的检查项目是　　　　　　　　　　　　　　　　（　）
    A. 动态心电图　　　　　　B. 常规心电图　　　　　　C. 超声心动图　　　　　　D. 心导管检查
    E. 心血管造影
11. "肺门舞蹈"最多见于下列哪个疾病(最常见的先天性心脏病畸形为室间隔缺损)　　　　　　　　　（　）
    A. 室间隔缺损　　　　　　B. 房间隔缺损　　　　　　C. 动脉导管未闭　　　　　D. 法洛四联症
    E. 右位心

（12～14题共用题干）

男孩,3岁。经常反复呼吸道感染,体格检查发现胸骨左缘第2肋间有Ⅱ～Ⅲ级收缩期杂音,无震颤,P_2音亢进伴固定分裂。胸透示肺门血管增粗,搏动强烈,右心室饱满。

12. 该患儿最可能的诊断是　　　　　　　　　　　　　　　　　　　　　　　　　　　　　　　　（　）
    A. 房间隔缺损　　　　　　B. 室间隔缺损　　　　　　C. 动脉导管未闭　　　　　D. 法洛四联症
    E. 病毒性心肌炎
13. 根据其血流动力学改变,主要表现为　　　　　　　　　　　　　　　　　　　　　　　　　　（　）
    A. 左心房、左心室增大　　　　　　　　　　　　　　B. 右心房、右心室增大
    C. 左心房、右心室增大　　　　　　　　　　　　　　D. 左心室、右心室增大
    E. 右心室、肺动脉增大
14. 最佳的治疗措施是　　　　　　　　　　　　　　　　　　　　　　　　　　　　　　　　　　（　）
    A. 长期随访,待自行闭合　　　　　　　　　　　　　B. 建议4～5岁时手术修补或行介入治疗
    C. 随访至学龄期手术　　　　　　　　　　　　　　　D. 增加营养,促使缺损自己闭合
    E. 可以等到成人期手术
15. 患儿,2岁,室间隔缺损,发热、咳嗽、呼吸困难1天,以"肺炎"收入院。患儿全身发绀,精神差。其发绀的主要原因是
    　　（　）
    A. 肺炎致气体交换受损　　　　　　　　　　　　　　B. 肺炎致肺循环血流量增多
    C. 体循环血流量减少　　　　　　　　　　　　　　　D. 肺动脉高压致血液由右向左分流
    E. 室间隔缺损致血液由左向右分流
16. 患儿,3岁,室间隔缺损,突然烦躁不安、发绀。查体:意识清楚,两肺底有少许湿啰音,心率190/分,肝肋下4 cm。考虑该患儿可能出现的情况是　　　　　　　　　　　　　　　　　　　　　　　　　　　　（　）
    A. 支气管肺炎　　　　　　B. 心力衰竭　　　　　　　C. 循环衰竭　　　　　　　D. 中毒性脑病
    E. 亚急性细菌性心内膜炎
17. 法洛四联症最重要的畸形是　　　　　　　　　　　　　　　　　　　　　　　　　　　　　　（　）
    A. 房间隔缺损　　　　　　B. 肺动脉狭窄　　　　　　C. 室间隔缺损　　　　　　D. 主动脉骑跨
    E. 右心室肥厚
18. 法洛四联症的畸形应**除外**　　　　　　　　　　　　　　　　　　　　　　　　　　　　　（　）
    A. 房间隔缺损　　　　　　B. 室间隔缺损　　　　　　C. 肺动脉狭窄　　　　　　D. 右心室肥厚
    E. 主动脉骑跨
19. 患儿,男,2岁,胸部X线检查结果为肺血量减少,呈"靴形"心影。下列最可能的诊断是　　　　（　）
    A. 房间隔狭窄　　　　　　B. 左心室肥厚　　　　　　C. 大血管错位　　　　　　D. 法洛四联症
    E. 肺动脉狭窄
20. 患儿,女,3岁,诊断为法洛四联症。突然脑缺氧发作,护士应立即采取的措施是　　　　　　　（　）
    A. 冰帽降温　　　　　　　B. 注射毛花苷C　　　　　C. 注射呋塞米　　　　　　D. 置于膝胸卧位
    E. 吸氧、半卧位
21. 对于强心苷应用过程中的患儿的饮食护理正确的是(含钾高的食物如牛奶、柑橘、菠菜、豆类等)（　）
    A. 应多给患儿进食含钾高的食物　　　　　　　　　　B. 应多给患儿进食含钠高的食物
    C. 应多给患儿进食含钙高的食物　　　　　　　　　　D. 应多给患儿进食含镁高的食物
    E. 应多给患儿进食含铁高的食物

强心苷安全范围小,一般治疗量已接近中毒剂量的60%。低钾血症、高钙血症、低镁血症、酸碱平衡失调、心肌缺氧、肾衰竭、发热等易发强心苷中毒。

22. 对于先心病患儿的健康指导中**应除外**　　　　　　　　　　　　　　　　　　　　　　　　（　）
    A. 维持营养,宜少食多餐　　　　　　　　　　　　　B. 尽量避免到公共场所和人群密集的地方
    C. 避免接受任何预防接种　　　　　　　　　　　　　D. 教会家长观察心力衰竭、脑缺氧的表现
    E. 青紫型病儿因血液粘稠应多饮水
23. 左向右分流型心脏病有　　　　　　　　　　　　　　　　　　　　　　　　　　　　　　　　（　）
    A. 房间隔缺损　　　　　　B. 大动脉转位　　　　　　C. 主脉狭窄　　　　　　　D. 肺动脉狭窄

E. 法洛四联症

24. 右向左分流型心脏病有 ( )
    A. 房间隔缺损　　B. 室间隔缺损　　C. 动脉导管未闭　　D. 主动脉狭窄
    E. 法洛四联症

25. 房间隔缺损患儿如行胸部X线检查,可发现(左向右分流型先天性心脏病胸透可见肺门"舞蹈征") ( )
    A. 左房明显增大　　B. 主动脉弓抬高　　C. 左室增大　　D. 肺门舞蹈征
    E. 心脏外形无改变

26. 先天性心脏病在活产婴儿中的发病率为 ( )
    A. 1‰～2‰　　B. 3‰～4‰　　C. 5‰～8‰　　D. 9‰～12‰
    E. 12‰～14‰

27. 房间隔缺损患儿如需外科手术,手术时机一般选择在 ( )
    A. <1岁　　B. 1～3岁　　C. 1～5岁　　D. 3～5岁
    E. 出现持续青紫后

28. 最常见的先天性心脏畸形为 ( )
    A. 房间隔缺损　　B. 室间隔缺损　　C. 动脉导管未闭　　D. 法洛四联症
    E. 肺动脉狭窄

29. 先天性心脏病患儿仅出现下半身青紫,首先应考虑为 ( )
    A. 房间隔缺损　　B. 室间隔缺损　　C. 动脉导管未闭　　D. 法洛四联症
    E. 肺动脉狭窄

30. 患儿,男,4岁。自幼青紫,生长发育落后,杵状指(趾),喜蹲踞,诊断为法洛四联症。20分钟前,在剧烈活动后突然发生昏厥,可能为 ( )
    A. 癫痫　　B. 重度贫血　　C. 缺氧发作　　D. 呼吸衰竭
    E. 心力衰竭

(31～33题共用题干)
4岁男孩因青紫、气短,经常出现蹲踞现象,诊断为"先心病"。在就诊过程中,突然出现晕厥、抽搐。

31. 最有效的抢救措施是 ( )
    A. 肌注毛花苷C　　　　　　　　B. 身体取膝胸卧位
    C. 吸氧　　　　　　　　　　　　D. 静脉滴入碳酸氢钠
    E. 静脉注射普萘洛尔(心得安)

32. 晕厥发作的原因是 ( )
    A. 血液粘稠度增高　　　　　　　B. 氧与血红蛋白的亲和力降低
    C. 血压下降　　　　　　　　　　D. 组织耗氧量增加
    E. 肺动脉漏斗部肌肉痉挛,肺血流量突然减少

33. 蹲踞能减轻缺氧症状的最主要原因是 ( )
    A. 减少组织耗氧量　　　　　　　B. 减轻漏斗部肌肉痉挛
    C. 减轻心脏负荷　　　　　　　　D. 减少下肢静脉回流
    E. 使肢体循环阻力增加,减少右向左分流

34. 患儿,男,6岁。患轻度室间隔缺损,尚未治疗。现因龋齿需拔牙,医生在拔牙前给予抗生素,其目的是预防 ( )
    A. 上呼吸道感染　　B. 牙龈炎　　C. 支气管炎　　D. 充血性心力衰竭
    E. 感染性心内膜炎

35. 患儿,男,3岁。诊断为法洛四联症。患儿缺氧发作时宜采取的体位是 ( )
    A. 去枕平卧位　　B. 取半坐位　　C. 膝胸卧位　　D. 侧卧位
    E. 患儿头肩抬高15°～30°

36. 患儿,2岁,诊断为动脉导管未闭。对该患儿做健康指导时,不妥的是 ( )
    A. 建立合理的生活制度　　　　　B. 充分运动,增强体质
    C. 指导定期复诊　　　　　　　　D. 预防呼吸道感染
    E. 合理营养,促进生长

37. 法洛四联症患儿缺氧发作时,使用普萘洛尔(心得安)进行治疗的目的是 ( )
    A. 控制惊厥　　　　　　　　　　B. 减慢心率
    C. 纠正代谢性酸中毒　　　　　　D. 减少水钠潴留
    E. 抑制呼吸中枢

38. 属于青紫型先天性心脏病的是 ( )
    A. 法洛四联症　　B. 室间隔缺损　　C. 动脉导管未闭　　D. 房间隔缺损

E. 主动脉缩窄

39. 患儿5岁,在门诊诊断为"房间隔缺损",拟择期手术治疗。门诊护士对家属的健康教育要点,错误的是 ( )
   A. 本病为一种先天性心脏病　　　　　　B. 经过治疗,大多数情况下预后良好
   C. 治疗方案以手术为主　　　　　　　　D. 术前最重要的是防止皮肤破损
   E. 术前注意保暖,避免着凉、感冒

40. 护理法洛四联症患儿时,给予充足水分的主要目的是 ( )
   A. 预防形成脑血栓　　　　　　　　　　B. 预防并发亚急性细菌性心内膜炎
   C. 预防并发肺感染　　　　　　　　　　D. 预防心力衰竭
   E. 预防中枢神经系统感染

41. 先天性心脏病患儿出院时对家长的健康宣教,错误的是(休息是恢复心脏功能的重要条件) ( )
   A. 避免患儿长时间哭闹　　　　　　　　B. 积极参加各种体育运动
   C. 避免受凉、防止感冒　　　　　　　　D. 按免疫程序接种疫苗
   E. 少量多餐,给予高蛋白、高热量、易消化的饮食

42. 某患者,3岁。出生4个月后出现发绀,剧烈哭闹时有抽搐史。发育比同龄儿童稍差,平时经常感冒。查体:杵状指,嘴唇发绀明显;心前区闻及Ⅲ级收缩期喷射样杂音。X线胸片提示肺血少,右心室增大。最可能的临床诊断是
   ( )
   A. 房间隔缺损　　B. 室间隔缺损　　C. 动脉导管未闭　　D. 法洛四联症
   E. 肺动脉狭窄

43. 关于先心病儿童的个性心理特征表现,错误的叙述是 ( )
   A. 性格内向　　B. 情绪不稳　　C. 依赖心理增强　　D. 明显的恐惧感
   E. 记忆力强

44. 患儿,女,3岁。患法洛四联症,择期手术,患儿入院5天来,不让父母离开身边,见到医护人员和陌生人员靠近会躲避,睡眠中常有惊醒。患儿出现上述表现的主要原因是 ( )
   A. 对黑暗恐惧　　B. 分离性焦虑　　C. 对死亡恐惧　　D. 对手术焦虑
   E. 对医源性限制的焦虑

分离性焦虑是患儿与其依恋对象分离时表现出过度焦虑。常于生活事件后发生,如入托、入学、迁居、住院等。

第五节　高血压病人的护理

高血压是以体循环动脉压增高为主要表现的临床综合征,是最常见的心血管疾病。可分为原发性高血压和继发性高血压。95%以上患者,高血压的病因不明,称为原发性高血压。约5%的患者血压升高是继发某些疾病基础之上的症状,称为继发性高血压,肾小球肾炎、肾动脉狭窄、嗜铬细胞瘤等。

高血压病理生理作用的主要靶器官是心脏和血管,长期高血压引起心脏改变主要是心室肥大、扩大,引起全身小动脉改变主要是管腔内径缩小,壁腔比值增加,导致心、脑、肾等靶器官缺血。

目前,我国采用的血压分类和标准见表6-1。**高血压定义为收缩压≥140 mmHg和/(或)舒张压≥90 mmHg**,根据血压升高的程度,可分为Ⅰ～Ⅲ级高血压。

表6-1　血压水平的定义和分类

类别	收缩压(mmHg)	舒张压(mmHg)
正常血压	<120	<80
正常高值	**120～139**	**80～89**
Ⅰ级高血压(轻度)	**140～159**	**90～99**
Ⅱ级高血压(中度)	**160～179**	**100～109**
Ⅲ级高血压(重度)	**≥180**	**≥110**
单纯收缩期高血压	≥140	<90

小结提示:高血压的分级遵循一定规律:收缩压增加20 mmHg,舒张压增加10 mmHg,记住正常高值后,Ⅰ级、Ⅱ级、Ⅲ级血压值就很容易推导出来。当收缩压和舒张压分属于不同分级时,以较高的级别作为标准。

一、病因

病因可能与遗传、年龄增大、脑力活动过度、环境因素、摄入过量钠盐及肥胖等有关。原发性高血压主要危险因素:①年龄:男>55岁,女>65岁。②吸烟。③胆固醇>6.5 mmol/L。④糖尿病。⑤家族早发冠心病史,发病年龄:男性<

55岁,女性<65岁。

二、临床表现

1. **一般表现** 大多数患者起病缓慢,早期多无症状,部分患者在查体时发现血压升高,亦可有头晕、头痛、耳鸣、眼花、乏力、失眠等症状。

2. **并发症** 血压持久升高,可致**脑、心、肾、视网膜血管**等靶器官受累的表现。

(1) 脑血管意外:**脑出血、脑血栓形成、脑栓塞、短暂性脑缺血发作**等。

(2) 心力衰竭:左心室长期负荷过重可导致左心室肥大、扩大,导致高血压性心脏病,最终导致充血性心力衰竭。长期高血压可促使冠状动脉粥样硬化,可出现冠心病。

(3) 肾衰竭:肾小球毛细血管压力增高,引起肾小球的肥大、硬化;引起肾小球通透性增加,造成肾小管损害,最终导致肾衰竭。**恶性高血压的死亡原因为急性肾衰竭**。

(4) 视网膜改变:视网膜小动脉早期发生痉挛,随发展出现硬化、视网膜动脉狭窄、渗出、出血、视盘水肿。

(5) 高血压危象:以收缩压升高为主,收缩压达 260 mmHg、舒张压达 120 mmHg 以上。在高血压**早期与晚期**均可发生。主要表现有**头痛、烦躁、眩晕、心悸、气急**、视力模糊、恶心、呕吐等症状,同时可伴有动脉痉挛和累及靶器官缺血症状。**诱因**常是紧张、疲劳、寒冷、嗜铬细胞瘤发作、突然停用降压药等。

(6) 高血压脑病:由于过高的血压突破了脑血流自动调节范围,发生循环障碍,导致脑水肿和颅内压升高,出现严重头痛、呕吐、意识障碍、精神错乱、抽搐,甚至昏迷。

三、辅助检查

常规检查项目有尿常规、血糖、血脂、肾功能、血尿酸、血电解质和心电图、眼底检查等,这些检查有助于发现相关的危险因素、病情程度和靶器官损害。

四、治疗要点

高血压治疗目的是降压,血压达到或接近正常范围,预防或延缓并发症发生。

(一) **改善生活行为** 适用于所有高血压患者:①减轻体重,尽量将体重指数控制在**≤25**。②限制钠盐摄入,**每日食盐量不超过 6 g**。③补充钙和钾盐,每日食用新鲜蔬菜 400~500 g,牛奶 500 ml,可以补充钾 1 000 mg 和钙 400 mg。④减少脂肪摄入,脂肪量应控制在膳食总热量的25%以下。⑤戒烟、限制饮酒,每日饮酒量不超过 50 g 乙醇的量。⑥低、中强度运动,可根据年龄和身体状况选择运动方式,如**慢跑、步行**,每周 3~5 次,每次可进行 20~60 分钟。

(二) **药物治疗** ①利尿剂:常用**氢氯噻嗪(双克)**、呋塞米(速尿)等,主要不良反应有**电解紊乱**和**高尿酸血症**。②β受体阻滞剂:如美托洛尔、阿替洛尔、普萘洛尔(心得安)等,主要不良反应有**心动过缓、哮喘**等。③钙通道阻滞剂(CCB):如**硝苯地平**、维拉帕米(异搏定)等。主要不良反应有颜面潮红、头痛,长期服用硝苯地平可出现胫前水肿。④血管紧张素转换酶抑制剂(ACEI):如**卡托普利**、依那普利等,**主要不良反应有刺激性干咳**、味觉异常、皮疹等。⑤血管紧张素Ⅱ受体阻滞剂(ARB):如氯沙坦、缬沙坦等,不良反应较少。⑥α₁受体阻滞剂:如**哌唑嗪**,部分患者首次服用哌唑嗪可出现严重的**直立性低血压**等"**首剂现象**"。

(三) **并发症的治疗原则** 处理**高血压急诊临床上一般情况下首选的药物为硝普钠**,注意**避光保存、现用现配、严密监测血压**。

五、护理问题

①急性疼痛:与血压升高导致脑血管痉挛有关。②活动无耐力:与并发心力衰竭有关。③有受伤的危险:与头晕和视力模糊或意识障碍、体位性低血压等有关。④知识缺乏:缺乏高血压病的治疗和自我保健知识。⑤潜在并发症:高血压急诊。

六、护理措施

1. 避免重体力活动,保证足够的睡眠。

2. 高血压脑血管意外病人应半卧位,避免活动、安定情绪、遵医嘱给予镇静剂,血压增高时遵医嘱静点硝普钠治疗。

3. 发生心力衰竭时给予吸氧 **4~6 L/min**,有急性肺水肿时可给予35%乙醇湿化吸氧,**6~8 L/min**。

4. **用药护理** 药物一般从**小剂量开始**,逐步递增剂量,达到满意血压水平后进行长期降压治疗;可联合用药,以增强疗效,减少不良反应。某些降压药物可有**直立性低血压不良反应,应指导病人在改变体位时要动作缓慢,当出现头晕、眼花、恶心、眩晕时,应立即平卧**,以增加回心血量,改善脑部血液供应。

5. 限制钠盐摄入**≤每天 6 g**,可减少水、钠潴留,减轻心脏负荷。

6. 减轻体重,特别是向心性肥胖病人,**应限制每日摄入总热量**。

7. 运动,如跑步、行走、游泳,运动量指标可以为收缩压升高、心率的增快,但舒张压不升高,一段时间后,血压下降,心率增加的幅度下降的运动量。

8. **避免诱因** ①指导病人自己控制情绪,调整生活节奏。②冬天外出时注意保暖,室温不宜过低。③保持大便通畅,避免剧烈运动和用力咳嗽,以防发生脑血管意外。④**避免突然改变体位,禁止长时间站立**。⑤不用过热的水洗澡和蒸汽浴。

七、健康教育

1. 教育病人服药剂量必须遵医嘱执行,**不可随意增减药量**或突然撤换药物。并注意观察药物的不良反应。

2. 指导病人重视综合治疗,要尽量去除高血压的各种危险因素,改善饮食结构,坚持恰当的体育运动,减轻体重。

3. **自我监测** 教会病人及家属正确测量血压方法并做好记录,定期随诊,病情变化时立即就诊。血压的测量应在静息的情况下进行,测量血压前应**休息 5~10 分钟**,测量前 **30 分钟内不要吸烟**,避免喝浓茶、咖啡及其他刺激性饮料。

4. 指导病人坚持**低盐(<6 g/d)**、**低脂**、**低胆固醇**饮食,限制动物脂肪、内脏、鱼子、软体动物、甲壳类食物,补充适量蛋白质,多吃新鲜蔬菜、水果,防止便秘。

单元测试题

1. 依据 2000 年中国高血压防治指南血压分级,血压 145/93 mmHg 属于 （　）
   A. 正常血压　　　　　B. Ⅰ级高血压　　　　C. 正常高值　　　　D. Ⅱ级高血压
   E. 单纯收缩期高血压

2. 下列血压测定的结果,可作为高血压判断标准的是 （　）
   A. 140/90 mmHg　　　B. 120/75 mmHg　　　C. 90/60 mmHg　　　D. 100/105 mmHg
   E. 160/90 mmHg

3. 患者,男,40 岁,有头痛、烦躁、眩晕、心悸、气急、视物模糊、恶心呕吐等症状,同时伴有尿少。既往有高血压史,平时血压没有控制,查体:血压 262/127 mmHg。考虑患者有高血压危象。高血压危象发生在高血压疾病的时段是 （　）
   A. 早期发生　　　　　　　　　　　　　　B. 早期与晚期均可发生
   C. 晚期发生　　　　　　　　　　　　　　D. 无靶器官损害期
   E. 靶器官损害期

4. 患者,女,42 岁,近 1 年来血压逐渐升高,伴头痛、烦躁、心悸、多汗等,上周出现视物模糊。查体:血压 262/130 mmHg,心率 180 次/分,心浊音界向左下扩大。该患者的诊断可能是 （　）
   A. 高血压Ⅱ级　　　　B. 高血压Ⅲ级　　　　C. 高血压脑病　　　　D. 恶性高血压
   E. 高血压危象

5. 高血压脑病的临床表现是 （　）
   A. 头痛、呕吐、抽搐、意识模糊　　　　　B. 头痛、失眠、记忆力减退
   C. 性格和行为改变　　　　　　　　　　　D. 精神错乱及自知力丧失
   E. 昏迷伴偏身瘫痪

6. 患者,男,60 岁,原发性高血压二期。血压突然升至 230/130 mmHg(30.6/17.3 kPa),伴剧烈头痛、恶心、呕吐、抽搐及嗜睡。患者可能发生的情况是 （　）
   A. 恶性高血压　　　　B. 高血压脑病　　　　C. 脑血管痉挛　　　　D. 脑血栓形成
   E. 脑出血

7. 下列为急进性高血压病人受损最严重的器官是(高血压可造成心、脑、肾等器官损害) （　）
   A. 肾　　　　　　　　B. 小脑　　　　　　　C. 心　　　　　　　　D. 肝
   E. 视网膜

8. 关于原发性高血压最常见的死亡原因正确的是 （　）
   A. 心室颤动　　　　　B. 肾衰竭　　　　　　C. 心力衰竭　　　　　D. 脑血管意外
   E. 高血压危象

9. 主要不良反应为颜面潮红、头痛的药物是 （　）
   A. β受体阻滞剂　　　B. 利尿剂　　　　　　C. 钙通道阻滞剂　　　D. α_1 受体阻滞剂
   E. 血管紧张素转换酶抑制剂

10. 患者,男,55 岁,1 期高血压,并发充血性心力衰竭。此时治疗高血压首选的药物是 （　）
    A. 阿替洛尔　　　　　B. 普萘洛尔　　　　　C. 尼莫地平　　　　　D. 氢氯噻嗪
    E. 硝普钠

11. 使用药物氢氯噻嗪降压治疗的过程中,护士应尤其注意观察 （　）
    A. 心率　　　　　　　B. 血压　　　　　　　C. 血氧饱和度　　　　D. 血钾
    E. 肾功能

12. 治疗高血压的药物氨氯地平(络活喜)属于 （　）
    A. 血管紧张素受体阻滞剂　　　　　　　　B. β受体阻滞剂
    C. 钙离子拮抗剂　　　　　　　　　　　　D. 血管紧张素转换酶抑制剂
    E. α受体阻滞剂

13. 硝苯地平可降低动脉血压,该药的药理作用是 （　）
    A. 减少水钠潴留　　　　　　　　　　　　B. 抑制肾素释放
    C. 阻滞 β 受体　　　　　　　　　　　　　D. 抑制血管紧张素Ⅱ生产
    E. 阻止钙离子进入心肌细胞

14. 患者,女,65 岁。原发性高血压。于降压治疗后,病人出现面部潮红、头痛。产生此不良反应的可能药物是 （　）
    A. 呋塞米　　　　　　B. 硝苯地平　　　　　C. 卡托普利　　　　　D. 阿托品

E. 阿司匹林

15. 患者,男,68 岁。因头痛、头晕 1 周,加重 3 天伴视力模糊住院,血压 180/110 mmHg,眼底检查可见棉絮状渗出,心电图左室心肥大。给予降压治疗,下列药物通过选择性抑制 Ca^{2+} 经细胞膜上的钙通道进入细胞内作用,而达到降压效果的是 (　　)
   A. 氯沙坦　　　　　　B. 维拉帕米　　　　　C. 美托洛尔　　　　　D. 氢氯噻嗪
   E. 卡托普利

16. **不属于**血管扩张药的是 (　　)
   A. 硝普钠　　　　　　B. 硝酸甘油　　　　　C. 尼莫地平　　　　　D. 利多卡因
   E. 酚妥拉明

17. 患者,女,45 岁。因头痛、头晕 3 天,加重 1 天伴视物不清住院,血压 190/125 mmHg,脉搏 95 次/分;眼底检查可见视盘水肿;心电图示左心室肥大。首要的处理是 (　　)
   A. 硝酸甘油舌下含服　B. 服用硝苯地平　　　C. 静脉注射毛花苷 C　D. 甘露醇快速静滴
   E. 静脉给呋塞米

18. 患者,女,38 岁。血压 140/90 mmHg,患者主诉平时工作繁忙,睡眠不足,有头晕、头痛、耳鸣,伴有心前区不适。护士为该患者进行健康指导时,最重要的项目是 (　　)
   A. 口服降压药　　　　B. 促进身心休息为主　C. 测量血压,2 次/天　D. 给予镇静药
   E. 防止高血压并发症

19. 高血压病人降压时,出现头晕、眼花、眩晕应该 (　　)
   A. 增加降压药剂量　　B. 撤换降压药　　　　C. 给予镇静剂　　　　D. 立即平卧
   E. 调整生活节奏

20. 护理高血压急症病人,**不正确**的是 (　　)
   A. 氧气吸入　　　　　　　　　　　　　　　B. 立即建立静脉通路
   C. 置病人半卧位　　　　　　　　　　　　　D. 静脉滴注降压药须每小时测血压 1 次
   E. 加床栏予以保护

21. 关于高血压患者的护理措施**应除外** (　　)
   A. 协助用药尽快将血压降至较低水平　　　　B. 改变体位动作宜缓慢
   C. 指导患者合理控制体重的方法　　　　　　D. 头晕、恶心时协助其平卧并抬高下肢
   E. 限制钠盐摄入

22. 有关降压用药用药护理正确的是 (　　)
   A. 可以自行增减药物　　　　　　　　　　　B. 出现头晕、眼花属正常反应
   C. 降压越快效果越好　　　　　　　　　　　D. 效果差可自行撤换药物
   E. 改变体位动作要慢

23. 首次应用下列哪种药物需防止病人出现体位性低血压 (　　)
   A. 硝苯地平　　　　　B. 氢氯噻嗪　　　　　C. 哌唑嗪　　　　　　D. 阿替洛尔
   E. 卡托普利

24. 患者,男,55 岁,血压 160/95 mmHg,诊断为原发性高血压,需要长期治疗,护士对患者进行长期用药指导的内容**不包括** (　　)
   A. 药物的名称、剂量、用法　　　　　　　　B. 教会病人或家属观察药物的不良反应
   C. 教会病人或家属观察药物的疗效　　　　　D. 降压效果好可自行停药
   E. 指导患者药效时间的观点

25. 患者,男,71 岁,身高 170 cm,体重 80 kg,患高血压 20 年,为控制患者体重所采取的措施不应包括 (　　)
   A. 检测体重变化　　　　　　　　　　　　　B. 制定个体化膳食方案
   C. 吃减肥药　　　　　　　　　　　　　　　D. 规律运动
   E. 控制饮食

26. 患者,男,50 岁,高血压 2 年。体态肥胖,无烟酒嗜好。为减轻患者体重,适宜的运动是 (　　)
   A. 散步　　　　　　　B. 举重　　　　　　　C. 冬泳　　　　　　　D. 攀岩
   E. 跳绳

27. 患者,男,69 岁,患Ⅱ期高血压。护士向患者进行健康指导时,**应除外** (　　)
   A. 增加饮食中的镁,因为缺镁可升高血压　　B. 戒烟,因为尼古丁收缩血管
   C. 应食入低盐、低脂饮食　　　　　　　　　D. 停止太极拳,因为运动可升高脉率与血压
   E. 限制饮酒,因为乙醇可引起血压升高

28. 原发性高血压病人静脉输液速度及每日输液量**不宜**超过 (　　)
   A. 每分钟 30 滴,每日 500 ml　　　　　　　B. 每分钟 40 滴,每日 1 000 ml

C. 每分钟50滴,每日1 500 ml　　　　　　　　D. 每分钟60滴,每日2 000 ml
E. 每分钟80滴,每日2 500 ml

29. 原发性高血压病人,吸烟史20年,肥胖,目前血压160/95 mmHg,下列健康教育内容哪项**错误**　　　　　　　　(　　)
    A. 保持情绪稳定　　　B. 适量运动　　　C. 高热量、高糖饮食　　　D. 戒烟
    E. 控制高血压

30. 某高血压病人,突然剧烈头痛、喷射性呕吐、昏迷,诊断为脑出血。正确的护理措施是　　　　　　　　(　　)
    A. 取去枕平卧位　　　　　　　　　　　B. 补充血容量
    C. 头部热敷　　　　　　　　　　　　　D. 8小时后给鼻饲饮食
    E. 发病24~48小时内避免搬动

31. 患者,男,70岁,高血压15年。昨受凉后出现剧烈头痛,头晕,呕吐。查:血压200/130 mmHg。遵医嘱给予**硝普钠**降压。用药护理正确的是　　　　　　　　(　　)
    A. 提前配制　　　B. 肌内注射　　　C. 静脉推注　　　D. 快速滴注
    E. 避光滴注

(32~33题共用题干)

患者,女,62岁,患高血压7年,诉血压波动范围170/105~140/90 mmHg,未予重视,只是在头晕、头痛时服降压药,缓解后即减量或停药,身体肥胖。近1周劳累过度,今日出现剧烈头痛、头晕、恶心,测血压205/120 mmHg。确诊为高血压病,住院一周后症状消失,血压恢复至140/90 mmHg。

32. 护士认为目前病人存在的主要护理诊断的是　　　　　　　　(　　)
    A. 潜在并发症:心力衰竭　　　　　　　B. 活动无耐力
    C. 疼痛　　　　　　　　　　　　　　　D. 知识缺乏
    E. 潜在并发症:脑血管意外

33. 出院前,护士向患者介绍服用降压药的注意事项,其内容**应除外**　　　　　　　　(　　)
    A. 合理控制体重　　　　　　　　　　　B. 应遵医嘱用药,不可自行增减或停药
    C. 改变不良生活行为　　　　　　　　　D. 服药期间不可采用非药物治疗
    E. 降压药需长期服用,不可停药

34. 患者,女,50岁。因高血压3年,反复来医院就诊,始终不理解自己为什么会得上高血压。护士给其进行健康教育时,讲解高血压疾病发病因素,**不包括**的因素是　　　　　　　　(　　)
    A. 遗传因素　　　B. 年龄增大　　　C. 体重超重　　　D. 自身免疫缺陷
    E. 脑力活动过于紧张

35. 患者,男,52岁。近期工作劳累后出现头痛、头晕、心慌,测血压165/110 mmHg,以原发性高血压收住入院。该患者的高血压会导致　　　　　　　　(　　)
    A. 右心室前负荷加重　　　　　　　　　B. 右心室后负荷加重
    C. 左心室前负荷加重　　　　　　　　　D. 两心室前负荷加重
    E. 左心室后负荷加重

36. 患者,女,56岁。因头晕、头痛就医,测血压165/105 mmHg,有高血压家族史。诊断为原发性高血压。原发性高血压最严重的并发症是　　　　　　　　(　　)
    A. 脑出血　　　B. 充血性心力衰竭　　　C. 肾衰竭　　　D. 冠心病
    E. 糖尿病

37. 原发性高血压治疗的目的是　　　　　　　　(　　)
    A. 降低颅内压　　　　　　　　　　　　B. 预防和延缓并发症的发生
    C. 提高疗效　　　　　　　　　　　　　D. 降低病死率
    E. 推迟动脉硬化

38. 患者,男,45岁,近日诊断为高血压,饮食护理中食盐摄入量应是　　　　　　　　(　　)
    A. <1 g/d　　　B. <3 g/d　　　C. <6 g/d　　　D. <8 g/d
    E. <10 g/d

39. 患者,男,60岁,血压140/90 mmHg,诊断为Ⅰ级高血压,遵医嘱给予非药物治疗,下列**不正确**的是　　　　　　　　(　　)
    A. 合理膳食　　　B. 减轻体重　　　C. 保持健康心态　　　D. 参加举重活动
    E. 气功及其他行为疗法

40. 患者,女,58岁。因近日睡眠不好、头晕、有时步态不稳而就诊,发现血压高,既往曾有过高血压情况,医生主张非药物治疗,非药物治疗措施**不包括**　　　　　　　　(　　)
    A. 限制钠盐摄入　　　B. 运动锻炼　　　C. 戒烟　　　D. 给氧
    E. 保持健康心态

41. 高血压危象药物治疗可首选　　　　　　　　(　　)

A. 硝普钠　　　　　　B. 硝酸甘油　　　　　　C. 利尿剂　　　　　　D. 美托洛尔（倍他乐克）
E. 甘露醇

42. 患者，女，62岁。高血压1年，使用降压药时应注意　　　　　　　　　　　　　　　　　　　　（　　）
    A. 从小剂量开始　　　　　　　　　　　B. 最好睡前服用
    C. 一周测量血压1次　　　　　　　　　D. 血压正常后即可停药
    E. 短期内将血压降至正常

43. 应用降压药物有效的治疗必须使血压降到　　　　　　　　　　　　　　　　　　　　　　　　　（　　）
    A. 120/80 mmHg 以下　　　　　　　　B. 130/85 mmHg 以下
    C. 140/90 mmHg 以下　　　　　　　　D. 150/95 mmHg 以下
    E. 160/100 mmHg 以下

44. 主要不良反应为电解质紊乱的药物是　　　　　　　　　　　　　　　　　　　　　　　　　　　（　　）
    A. 利尿剂　　　　　　　　　　　　　　B. β受体阻滞剂
    C. 钙通道阻滞剂　　　　　　　　　　　D. 血管紧张素转换酶抑制剂
    E. $α_1$ 受体阻滞剂

45. 主要不良反应为颜面潮红、头痛的药物是　　　　　　　　　　　　　　　　　　　　　　　　　（　　）
    A. 利尿剂　　　　　　　　　　　　　　B. β受体阻滞剂
    C. 钙通道阻滞剂　　　　　　　　　　　D. 血管紧张素转换酶抑制剂
    E. $α_1$ 受体阻滞剂

46. 高血压、动脉粥样硬化老年患者的饮食不需限制　　　　　　　　　　　　　　　　　　　　　（　　）
    A. 高胆固醇食物　　B. 高动物脂肪食物　　C. 高糖食物　　　　D. 高钠食物
    E. 高钙食物

47. 下列哪种药物治疗能最迅速降压　　　　　　　　　　　　　　　　　　　　　　　　　　　　　（　　）
    A. 普萘洛尔　　　　B. 硝普钠　　　　　　C. 呋塞米　　　　　D. 依那普利
    E. 硝酸甘油

48. 患者，男，53岁。此次体检时发现血压高达160/100 mmHg。既往有支气管哮喘病史。该患者**禁用**下列哪种降压药
    　　　（　　）
    A. 氢氯噻嗪　　　　B. 普萘洛尔　　　　　C. 硝苯地平　　　　D. 氯沙坦
    E. 依那普利

（49～51题共用题干）
患者，男，62岁。高血压2年，因今日血压控制不佳入院。查体：血压180/110 mmHg，神志清楚。X线和心电图示左心室肥大。

49. 若该患者合并冠状动脉痉挛所致的心绞痛，应首选下列哪种药　　　　　　　　　　　　　　　（　　）
    A. 阿托品　　　　　B. 美托洛尔　　　　　C. 硝酸甘油　　　　D. 硝苯地平
    E. β受体阻断剂

50. 若该患者突然出现剧烈头痛、呕吐，烦躁不安，左侧肢体麻木，可能出现了　　　　　　　　　（　　）
    A. 高血压危象　　　B. 急进性高血压　　　C. 高血压脑病　　　D. 急性左心衰竭
    E. 细菌性脑膜炎

51. 下列哪项检查可明确诊断　　　　　　　　　　　　　　　　　　　　　　　　　　　　　　　　（　　）
    A. 脑电图　　　　　B. 脑部CT　　　　　　C. 脑血管造影　　　D. 动态心电图
    E. 心脏彩超

52. 高血压病的治疗药物卡托普利最常见的副作用是　　　　　　　　　　　　　　　　　　　　　（　　）
    A. 头痛　　　　　　B. 乏力　　　　　　　C. 心率增快　　　　D. 心率减慢
    E. 刺激性干咳

53. 患者，女，56岁。既往有高血压病史10余年，因情绪激动后出现剧烈头痛，呕吐。入院查体：血压220/140 mmHg，昏迷，瞳孔放大。医嘱给予输注甘露醇，其目的是　　　　　　　　　　　　　　　　　　　　　　　（　　）
    A. 降血压　　　　　B. 降低血液粘稠度　　C. 溶栓　　　　　　D. 降低颅内压
    E. 止血

54. 患者，女，50岁。初诊为高血压，目前血压维持在145/85 mmHg。护士在评估中发现患者喜好下列食物。护士应指出，其中最不利于控制高血压的食物是（低盐、低脂饮食，多食新鲜蔬菜、水果）　　　　　　　（　　）
    A. 猪肝　　　　　　B. 鲫鱼　　　　　　　C. 瘦肉　　　　　　D. 河虾
    E. 竹笋

55. Ⅲ级高血压是指血压的范围为　　　　　　　　　　　　　　　　　　　　　　　　　　　　　　（　　）
    A. 收缩压160～180 mmHg,舒张压90～100 mmHg　　　B. 收缩压160～180 mmHg,舒张压100～110 mmHg

C. 收缩压≥180 mmHg,舒张压 90～100 mmHg D. 收缩压≥180 mmHg,舒张压 100～110 mmHg
E. 收缩压≥180 mmHg,舒张压≥110 mmHg

56. 患者,女,52 岁。诊断为**高血压急症**,医嘱呋塞米 **20 mg,iv**。执行后患者出现乏力、腹胀、肠鸣音减弱的症状。该患者可能发生了(呋塞米为排钾利尿剂)　　　　　　　　　　　　　　　　　　　　　　　　　　　　　　　　　　　（　　）
    A. 高钾血症　　　　B. 低钾血症　　　　C. 高钠血症　　　　D. 低钠血症
    E. 低氯血症

57. 患者,女,66 岁。高血压病史多年。曾多次发生短时间肢体麻木或眩晕,持续几分钟后恢复正常,发作时曾有跌倒现象。目前最重要的护理措施是　　　　　　　　　　　　　　　　　　　　　　　　　　　　　　　　　　　　　　（　　）
    A. 给予低脂、低盐、低胆固醇饮食　　　　　　B. 向患者讲解疾病相关知识
    C. 安抚患者情绪　　　　　　　　　　　　　D. 指导患者配合,进行有效安全防护
    E. 嘱患者戒烟限酒

58. 患者,男,42 岁,诊断高血压 3 年。性情温和,体态匀称。平素面食为主,饮食清淡,喜食咸菜等腌制食品。目前对其最主要的饮食护理指导是　　　　　　　　　　　　　　　　　　　　　　　　　　　　　　　　　　　　　　（　　）
    A. 低脂饮食　　　　B. 低磷饮食　　　　C. 低钠饮食　　　　D. 低蛋白饮食
    E. 低纤维素饮食

59. 某病人,患高血压病 3 年,入院后给予降压药等治疗,在用药护理中指导病人改变体位时动作宜缓慢,其目的为　　　（　　）
    A. 避免发生高血压脑病　　　　　　　　　　B. 避免发生高血压危象
    C. 避免血压增高　　　　　　　　　　　　　D. 避免发生体位性低血压
    E. 避免发生急进型高血压

60. 根据血压水平的定义和分类,血压 130/88 mmHg 属于　　　　　　　　　　　　　　　　　　　　（　　）
    A. 正常血压　　　　B. 正常高值　　　　C. Ⅰ级高血压　　　D. Ⅱ级高血压
    E. Ⅲ级高血压

61. 通过利尿作用达到降压效果的药物是　　　　　　　　　　　　　　　　　　　　　　　　　　　（　　）
    A. 氯沙坦　　　　　B. 硝苯地平　　　　C. 普萘洛尔　　　　D. 氢氯噻嗪
    E. 卡托普利

62. 利尿剂降低血压的主要作用机制是　　　　　　　　　　　　　　　　　　　　　　　　　　　　（　　）
    A. 减少血容量　　　B. 阻断 β 受体　　　C. 阻断 α 受体　　　D. 阻滞钙通道
    E. 扩张小动脉

63. 患者,女,50 岁。最近血压波动在(160～170)/(90～95),诊断为高血压,属于　　　　　　　　　　（　　）
    A. 舒张期高血压　　B. 收缩期高血压　　C. Ⅰ级高血压　　　D. Ⅱ级高血压
    E. Ⅲ级高血压

64. 患者,男,68 岁。因高血压来诊。医嘱予降压药口服治疗。护士应指导患者,为评估降压效果,患者应自行测量、记录血压。测量血压的最佳时段是　　　　　　　　　　　　　　　　　　　　　　　　　　　　　　　（　　）
    A. 服用降压药前　　　　　　　　　　　　　B. 两次服用降压药之间
    C. 服用降压药后　　　　　　　　　　　　　D. 服用降压药半小时后
    E. 服用降压药 2 小时后

短效降压制剂一般在服药后 2 小时作用达到最大程度。所以应用服药降压药后 2～6 小时测量血压,评估降压效果。

65. 患者,男,70 岁。高血压 10 年。今在服用降压药物后出现头晕、恶心、乏力。查体:血压 110/70 mmHg,脉搏 106 次/分钟。目前最主要的处理措施是　　　　　　　　　　　　　　　　　　　　　　　　　　　　　　　　　　（　　）
    A. 吸氧　　　　　　B. 肌注止吐剂　　　C. 心电监护　　　　D. 加服降压药物
    E. 安置头低足高位

66. 患者,男,41 岁。近期出现头晕、乏力,连续 3 天血压(140～150)/(90～96) mmHg。患者的血压属于　　（　　）
    A. 正常值　　　　　B. 正常高值　　　　C. Ⅰ级高血压　　　D. Ⅱ级高血压
    E. Ⅲ级高血压

第六节　冠状动脉粥样硬化性心脏病病人的护理

冠状动脉粥样硬化性心脏病是冠状动脉粥样硬化后造成管腔狭窄、阻塞,和(或)因冠状动脉功能性改变导致<u>心肌缺血</u>、缺氧或坏死而引起的心脏病,简称<u>冠心病</u>,又称缺血性心脏病。

一、心绞痛

心绞痛是指冠状动脉供血不足,导致**心肌急剧的、暂时的缺血与缺氧**引起的以胸疼为主要特征的临床综合征。

(一)病因　本病的最基本原因是**冠状动脉粥样硬化引起血管腔<u>狭窄</u>和(或)痉挛**。

(二)临床表现

1. 症状　主要表现为**发作性胸痛**,典型的疼痛特点有：①疼痛部位：<u>多位于胸骨体上或中段之后</u>,可波及心前区,甚至整个前胸,边界不清,常放射至左肩、左臂内侧达无名指和小指,或至颈、咽、下颌、背部、上腹部等。②疼痛性质：<u>为**压迫性不适或紧缩**、发闷、烧灼感,但无锐痛或刺痛</u>,偶伴濒死恐惧感。③持续时间：多在**1～5 分钟**内,一般不超过 15 分钟。④缓解方式：<u>**休息或含服硝酸甘油后几分钟内缓解**</u>。⑤诱发因素：<u>**体力劳动**、**情绪激动**、**饱餐**、**寒冷**、**吸烟**、**心动过速**、**休克**</u>等均可诱发。

2. 体征　发作时可有心率增快,暂时血压升高。有时出现第四或第三心音奔马律。

(三)辅助检查

1. **心电图检查**　<u>是发现心肌缺血、诊断心绞痛最常用的检查方法</u>。心绞痛发作时常可出现暂时性心肌缺血性的 ST 段≥0.1 mV,T 波低平或倒置。

2. 冠状动脉造影　可明确病变部位和程度。当管腔直径缩小 70%～75%以上时,将严重影响心肌供血。

3. 运动负荷试验　运动中出现典型心绞痛,心电图 ST 段水平型或下斜型压低≥0.1 mV,持续 2 分钟即为运动负荷试验阳性。

(四)治疗要点

1. 心绞痛发作时治疗　①立即休息。②应用**硝酸酯类药物**：<u>是**最有效**、**作用最快**的终止心绞痛发作的药物</u>。如**舌下含化硝酸甘油** 0.3～0.6 mg,1～2 分钟开始起效,作用持续 30 分钟左右,或舌下含化硝酸异山梨醇酯(消心痛)5～10 mg,2～5 分钟起效,作用持续 2～3 小时。

2. 缓解期治疗　①避免诱发因素。②选用作用持久的抗心律失常药物,如硝酸酯制剂(硝酸异山梨醇酯)、β受体阻滞剂(普萘洛尔、阿替洛尔、美托洛尔)、钙离子拮抗剂(硝苯地平、地尔硫䓬)。③冠状动脉介入治疗：可行经皮冠状动脉腔内形成术(PTCA)及冠状动脉内支架植入术。④外科治疗：可行冠状动脉旁路移植术。

(五)护理问题　①**急性疼痛**：<u>**与心肌缺血、缺氧有关**</u>。②活动无耐力：与心肌缺血、缺氧有关。③知识缺乏：缺乏有关冠心病的知识。④潜在并发症：急性心肌梗死。⑤焦虑：与疼痛反复发作、疗效不佳有关。

(六)护理措施

1. 休息与活动　心绞痛发作时立即卧床休息；缓解期可适当活动,避免剧烈运动。

2. 饮食护理　<u>宜**低热量**、**低脂肪**、**低胆固醇**、**少糖**、**少盐**、**适量蛋白质**、**纤维素和丰富的维生素饮食**</u>,宜少食多餐,不宜过饱,不饮浓茶、咖啡,避免辛辣刺激性食物。忌烟、酒。

3. 病情观察　心绞痛发作时观察疼痛的部位、性质、持续时间、缓解方式、伴随症状等。监测心电图变化,观察有无心律失常、急性心肌梗死等。密切观察血压、心率、心律的变化。

4. 用药护理　发作时予舌下含服硝酸甘油,并观察药物的不良反应。<u>含服硝酸甘油后应平卧,以防发生低血压</u>。部分患者服用**硝酸甘油**后出现**头胀**、**面红**、**头晕**、**心动过速**等不适。注意硝酸甘油需避光保存,按失效期(一般为 6 个月)及时更换。

5. 心理护理　心绞痛发作时,患者常有焦虑或恐惧,护士应鼓励患者说出内心感受,并给予心理安慰,增加患者的安全感。

(七)健康教育　向患者及家属讲解心绞痛的病因及诱因,避免诱因。教会患者心绞痛发作时的缓解方法。合理安排休息和活动,心绞痛发作时立即停止活动。<u>洗澡水温不要过冷或过热</u>,时间不宜过长,不要锁门,以防意外。

二、急性心肌梗死

急性心肌梗死是在冠状动脉硬化的基础上,**冠状动脉血供应急剧减少或中断**,使相应的心肌发生严重而持久的**缺血**,导致心肌坏死,是冠心病的一种严重类型。

(一)病因　基本病因是冠状动脉粥样硬化,极少部分为冠状动脉栓塞、炎症、先天性畸形、痉挛和冠状动脉口狭窄。<u>当一支或多支冠状动脉管腔狭窄超过 75%,以致心肌严重而持久地急性缺血达 1 小时以上,均可发生急性心肌梗死</u>。急性心肌梗死病人不能维持正常有效循环血量的主要原因是心排出血量减少。

(二)临床表现

1. 先兆表现　50%以上病人在发病数日前有胸闷、心悸、乏力、恶心、大汗、烦躁、血压波动、心律失常、心绞痛等前驱症状,其中以新发生心绞痛或原有心绞痛加重最为突出。

2. 主要症状

(1) **疼痛**：**为最早、最突出的症状**,多发生于清晨或安静时,无明显诱因,疼痛部位和性质与心绞痛相似,但程度更剧烈,伴有烦躁、大汗、濒死感。疼痛可持续数小时或数天,**经休息和含服硝酸甘油无效**。

(2) 全身症状：一般在疼痛发生后 **24～48 小时**,出现发热、心动过速、白细胞增高、血沉增快。体温在 38 ℃左右,多在 1 周内恢复正常。

(3) **心源性休克**：常于心肌梗死后数小时至 1 周内发生。

(4) **心律失常**：<u>是急性心肌梗死病人死亡的主要原因</u>。多发生于病后 1～2 天内,**前 24 小时内发生率最高**,以**室性心律失常最多见**,室颤是急性心肌梗死早期病人死亡的主要原因。

(5) 心力衰竭：主要为急性左心衰,可在起病最初几天内发生,或在疼痛或休克好转后出现,为梗死后心肌收缩力显著减弱或不协调所致。

（三）辅助检查

1. **心电图检查**　心电图检查有定性和定位诊断价值，是急性心肌梗死最有意义的辅助检查。特征性改变：①宽而深的病理性Q波。②出现S-T段抬高呈弓背向上。③出现T波倒置。④在背向心肌梗死的导联则出现R波增高、S-T段压低，T波直立并增高。

2. **血清心肌酶测定**　出现肌酸激酶同工酶、肌酸磷酸激酶、门冬氨酸氨基转移酶、乳酸脱氢酶升高，其中肌酸磷酸激酶（CPK）是出现最早、恢复最早的酶，也是最早发生变化的、急性心肌梗死特有的酶。CPK的高低不受进食的影响，因此要立即进行。肌酸激酶同工酶（CK-MB）诊断的特异性较高，在起病后4小时内增高，16～24小时达高峰，3～4日恢复正常，其增高的程度能较准确地反映梗死的范围，高峰出现时间是否提前有助于判断溶栓治疗的成功。

（四）治疗要点

1. 一般治疗　①急性期卧床休息12小时，若无并发症，24小时内应鼓励病人床上活动肢体，第3天可床边活动，第四天起逐步增加活动，1周内可达到每日3次步行100～150米。②急性期进行心电图、血压、呼吸监护。③急性期持续吸氧4～6 L/min，如发生急性肺水肿，给予6～8 L/min，并以35%乙醇湿化。④无禁忌证病人予嚼服肠溶阿司匹林150～300 mg，连服3日。

2. 止痛　哌替啶（度冷丁）50～100 mg肌内注射，吗啡5～10 mg皮下注射或罂粟碱30～60 mg肌内注射，也可用硝酸甘油静脉滴注。

3. 再灌注心肌　应在发病12小时内，最好在3～6小时内进行，使冠状动脉再通。主要方法有介入治疗（PCL）、溶栓疗法。溶栓疗法常用药物有尿激酶、链激酶、重组组织型纤维酶原激活剂。发病12小时以上的病人不宜实施PCL。

4. 治疗心律失常　室性心律失常应立即给予利多卡因静脉注射；发生室颤时立即实施非同步电复律；对房室传导阻滞等缓慢心律失常，可用阿托品、异丙肾上腺素，严重者需安装人工心脏起搏器。

5. 控制休克　补充血容量，应用升压药物及血管扩张剂，纠正酸碱平衡紊乱。

6. 心力衰竭　主要是急性左心衰竭。急性心肌梗死24小时内禁止使用洋地黄制剂。

小结提示：心绞痛首选硝酸甘油舌下含服；阵发性室性心动过速发作时首选利多卡因静脉注射；心室颤动立即实施非同步电复律。

（五）护理问题　①急性疼痛：与心肌缺血坏死有关。②恐惧：与剧烈疼痛产生的濒死感有关。③活动无耐力：与心功能下降有关。④有便秘的危险：与进食、绝对卧床不习惯床上排便有关。⑤潜在并发症：心律失常、心源性休克、猝死、心力衰竭。

（六）护理措施

1. 休息　急性期绝对卧床休息，尽量避免搬动，避免诱因减少疼痛发作。卧床病人24小时后应鼓励做床上被动运动，防止下肢静脉血栓形成。

2. 吸氧　鼻导管吸氧，流量为4～6 L/min，可改善心肌缺氧，减轻疼痛。

3. 病情观察　心电监护，监测心率、心律、血压的变化，发现心律失常、猝死和休克征兆，及时通知医生处理。

4. 饮食护理　低盐、低热量、低脂、易消化食物，少量多餐，发病4小时内禁食，发病1周内流质或半流质饮食。忌烟、酒。多食含纤维素和果胶的食物，防止便秘，切忌用力排便，以免诱发心律失常、心脏破裂及猝死。必要时应用缓泻剂或开塞露、低压灌肠。

小结提示：心力衰竭、心肌梗死、颅内压升高、直肠肛管疾病术后、孕妇等禁忌高压灌肠。

6. 用药护理　应用抗凝药物如阿司匹林、肝素，使用过程中应严密观察有无出血倾向。心肌梗死6小时内的病人，可遵医嘱给予溶栓治疗。应用溶栓治疗时应严密监测出凝血时间和纤溶酶原，防止出血，注意观察有无牙龈、皮肤、穿刺点出血和大小便的颜色。

7. 控制心源性休克、心律失常、心力衰竭等并发症的发生。

（七）健康教育　①向患者及家属讲解急性心肌梗死的病因。②避免精神紧张、寒冷、用力排便等危险因素。③调整生活方式，缓解压力，克服不良情绪，养成良好生活习惯。④坚持遵医嘱给药，注意药物的不良反应，定期随诊。

单元测试题

1. 典型心绞痛的特点是　　　　　　　　　　　　　　　　　　　　　　　　　　　　　　　　　　　　　（　　）
   A. 发作性胸痛　　　　B. 持续15分钟左右　　　　C. 无明显诱因　　　　D. 休息后不能缓解
   E. 疼痛剧烈，难以忍受

2. 典型心绞痛不发生于　　　　　　　　　　　　　　　　　　　　　　　　　　　　　　　　　　　　　（　　）
   A. 饱餐时　　　　B. 吸烟时　　　　C. 情绪激动时　　　　D. 卧床休息
   E. 寒冷时

3. 患者，女，67岁。因急性心肌梗死急诊入院，住院期间为防止患者便秘，采取的措施正确的是（　　）
   A. 多运动　　　　　　　　　　　　　　　　　　　　　B. 不予缓泻剂
   C. 不用床边坐器　　　　　　　　　　　　　　　　　　D. 必要时高压肥皂水灌肠

    E. 必要时低压清洁灌肠
4. 心绞痛发作的典型部位在 ( )
    A. 心尖部　　　　　　　　　　　　　　B. 胸骨体中上段之后部
    C. 剑突附近　　　　　　　　　　　　　D. 心前区
    E. 胸骨体中下段之后部
5. 下列关于心绞痛疼痛的描述正确的是 ( )
    A. 无明显诱因　　　　　　　　　　　　B. 持续时间一般为3～5分钟
    C. 休息后不能缓解　　　　　　　　　　D. 含服硝酸甘油不能缓解
    E. 疼痛部位多位于胸骨体中下段
6. 典型心绞痛患者含硝酸甘油后疼痛缓解时间多在 ( )
    A. 10～15分钟　　B. 1～5分钟　　C. 5～10分钟　　D. 15～30分钟
    E. ＞30分钟
7. 患者,男,65岁。因胸痛就诊,既往有心绞痛十年。鉴别急性心肌梗死与心绞痛,心电图的主要区别是 ( )
    A. T波低平　　B. 病理性Q波　　C. T波倒置　　D. ST段低
    E. ST段抬高
8. 心绞痛发作的首要护理措施是 ( )
    A. 立即描记心电图　　　　　　　　　　B. 让病人立即安静坐下或半卧
    C. 建立静脉通路　　　　　　　　　　　D. 给予吸氧
    E. 观察疼痛性质
9. 患者,男,59岁。饭前与家人争执,饭后出现心前区胸痛,放射至左肩。自含硝酸甘油后逐渐缓解,考虑为 ( )
    A. 自发性气胸　　B. 急性胰腺炎　　C. 心肌梗死　　D. 心绞痛
    E. 急性右心衰竭
10. 下列属于急性心肌梗死病人最早出现、最突出的症状是 ( )
    A. 心源性休克　　B. 心律失常　　C. 心前区疼痛　　D. 呼吸困难
    E. 腹痛、腹泻
11. 患者,男,64岁,心前区疼痛4小时,舌下含服硝酸甘油不缓解急诊入院。心电图示:V1～V5导联ST段抬高,弓背向上。实验室检查:血肌酸激酶同工酶增高。该患者的诊断为 ( )
    A. 不稳定型心绞痛　　　　　　　　　　B. 急性心肌梗死
    C. 心包炎　　　　　　　　　　　　　　D. 主动脉夹层动脉瘤破裂
    E. 病毒性心肌炎
12. 患者,男,44岁,近半年来发现劳累时心前区疼痛,确诊为心绞痛。患者吸烟多年,进食不规律,喜饮浓茶,化验检查三酰甘油增高,护士为其进行健康教育,之后要求患者复述要点,以下患者复述出的内容需护士再次讲解要点是 ( )
    A. 戒烟、戒酒、不饮浓茶　　　　　　　B. 低盐、低脂饮食,不宜过饱
    C. 心力衰竭　　　　　　　　　　　　　D. 心律失常
    E. 含服硝酸甘油1片后心绞痛仍不缓解,可间隔1小时再服1片
13. 患者,男,60岁。因胸痛就诊,既往有心绞痛十年。鉴别急性心肌梗死与心绞痛,症状的主要区别是 ( )
    A. 疼痛持续时间不同　　　　　　　　　B. 疼痛表现不同
    C. 疼痛部位不同　　　　　　　　　　　D. 疼痛性质不同
    E. 引起诱因不同
14. 应用硝酸甘油缓解心绞痛,正确的护理是 ( )
    A. 观察头昏,血压偏高表现　　　　　　B. 药物置口中,立即咽下
    C. 药物用温开水送服　　　　　　　　　D. 含药时宜平卧以防低血压
    E. 舌下含化,药物被唾液溶解使吸收减少
15. 患者,女,58岁,急性前壁心肌梗死4小时后出现左心功能不全表现。能正确地评价左心功能状态的检查是 ( )
    A. 心电图检查　　B. 中心静脉压监测　　C. 超声心动图　　D. 胸部X线片
    E. 24小时动态血压
16. AMI(急性心肌梗死)时,血清酶升高最早、恢复最快的是(肌酸磷酸激酶) ( )
    A. LDH　　B. AST　　C. CPK　　D. ALT
    E. 肌钙蛋白
17. 患者,男,58岁,诊断为急性心肌梗死,医嘱要求查肌酸磷酸激酶(CPK),护士制定适宜取血的时间是 ( )
    A. 饭前　　B. 即刻　　C. 饭后2小时　　D. 服药后
    E. 明日晨起空腹时
18. 适合于心绞痛患者的饮食是 ( )

A. 高热量、高蛋白、高维生素饮食 B. 高热量、低脂肪、高蛋白饮食
C. 低热量、高蛋白、高维生素饮食 D. 低热量、适量蛋白、低脂肪饮食
E. 低热量、适量蛋白、高脂肪饮食

19. 心绞痛胸疼的特点**不包括** （ ）
    A. 疼痛位于胸骨后 B. 一般持续数分钟 C. 常有明显诱因 D. 休息后可缓解
    E. 呈针刺样疼痛

20. 急性心肌梗死病人应绝对卧床休息至少达 （ ）
    A. 12 小时 B. 48 小时 C. 1 周 D. 2 周
    E. 3~5 周

21. 急性心肌梗死病人,医嘱要求应用尿激酶,其目的是 （ ）
    A. 疏通心肌微循环 B. 增强心肌收缩力
    C. 促进心肌能量代谢 D. 溶解冠脉内血栓
    E. 减轻心脏前负荷

22. 急性心肌梗死 24 小时内禁用 （ ）
    A. β受体阻滞剂 B. 钙离子拮抗剂 C. 硝酸酯制剂 D. 洋地黄制剂
    E. 镇痛药物

23. 鼓励急性心肌梗死病人,自第 2 周开始在床上作四肢轻微活动是为了 （ ）
    A. 预防压疮 B. 增加消化功能 C. 避免肌肉萎缩 D. 防止血栓形成
    E. 促进心功能恢复

24. 最易导致急性心肌梗死病人突然发生意外的情况是 （ ）
    A. 饮食过饱 B. 便秘 C. 呼吸道感染 D. 情绪激动
    E. 未及时进行四肢被动运动

25. 患者,男,62 岁。因心前区压榨样疼痛 2 小时余,伴冷汗、濒死感来院急诊,护士采取的措施中应**除外** （ ）
    A. 吸氧 B. 抗凝治疗 C. 拍 X 线胸片 D. 绝对卧床
    E. 急性期进行心电图、血压、呼吸监护

(26~27 题共用题干)
女性,60 岁。3 小时前胸骨后压榨样疼痛发作,伴呕吐、冷汗及濒死感而入院。护理体检:神清,合作,心率 112 次/分,律齐,交替脉,心电图检查显示有急性广泛性前壁心肌梗死。

26. 此患者存在的最主要护理问题是 （ ）
    A. 活动无耐力 B. 心输出量减少 C. 体液量过多 D. 潜在心律失常
    E. 潜在感染

27. 24 小时内死亡的主要原因为 （ ）
    A. 室壁瘤 B. 室性心律失常 C. 心脏破裂 D. 心源性休克
    E. 心力衰竭

28. 患者,男,50 岁,因胸痛就诊,诊断为心绞痛。发生心绞痛的主要病因是 （ ）
    A. 主动脉瓣狭窄 B. 主动脉瓣关闭不全 C. 心动过速 D. 心动过缓
    E. 冠状动脉狭窄或痉挛

29. 周女士,65 岁,肥胖。有高血脂史及高血压 180/100 mmHg,近日心前区发生疼痛。如考虑为心绞痛,胸痛性质应是 （ ）
    A. 隐痛持续整天 B. 锻炼后可减轻 C. 阵发针刺样痛 D. 刀割样痛
    E. 压迫、发闷或紧缩感

30. 发生心肌梗死,心肌缺血时间需达 （ ）
    A. 30 分钟以上 B. 15 分钟以上 C. 45 分钟以上 D. 60 分钟以上
    E. 120 分钟以上

31. 急性心肌梗死后室性心律失常最常发生于 （ ）
    A. 6 小时内 B. 3 小时内 C. 12 小时内 D. 24 小时内
    E. 48 小时内

32. 室性心动过速最常见的病因是 （ ）
    A. 心脏瓣膜病 B. 冠心病 C. 心肌病 D. 心肌炎
    E. 感染性心内膜炎

33. 急性心肌梗死病人出现阵发性室性心动过速,预示即将发生 （ ）
    A. 心室颤动 B. 心房颤动
    C. 心搏骤停 D. 不完全性房室传导阻滞

E. 完全性房室传导阻滞

34. 患者,男,58岁。心绞痛2年,4小时前出现胸骨中段剧烈疼痛,舌下含服硝酸甘油不能缓解。查体:心率增快,心尖部可闻及舒张期奔马律。心电图ST段抬高。该患者的检查结果最可能出现 ( )
   A. 血糖减低
   B. C反应蛋白降低
   C. 红细胞沉降率正常
   D. 白细胞减少
   E. 血清心肌酶升高

35. 患者,女,62岁,患冠心病10年,半年来频繁发作心前区不适,2小时前再次发作,自行含服硝酸甘油无效,疑为急性心肌梗死,最具诊断意义的检查是 ( )
   A. 血常规
   B. 心肌酶
   C. 血沉
   D. 超声波
   E. 心电图

36. 急性心肌梗死患者入院第一周内,**不恰当**的护理措施是 ( )
   A. 疼痛缓解后可搬入普通病房
   B. 安抚患者紧张情绪,派专人守护
   C. 急性期绝对卧床休息
   D. 协助洗漱,床上排便
   E. 可进半流质饮食

(37~38题共用题干)
患者,男,56岁。因劳累后突感心前区闷痛不适。既往有心绞痛病史。

37. 该患者应立即采取的措施是 ( )
   A. 立即休息,舌下含服硝酸甘油
   B. 立即休息,口服镇痛药
   C. 立即停止争吵,就地休息
   D. 立即舌下含服速效救心丸
   E. 立即口服硝酸异山梨酯

38. 入院后,护士对该患者进行健康教育**错误**的是 ( )
   A. 避免寒冷刺激
   B. 少吃多餐,不宜过饱
   C. 保持良好的心态
   D. 随身携带硝酸甘油
   E. 不宜室外活动,最好室内健身

39. 缓解心绞痛发作最有效、作用最快的药物是 ( )
   A. 硝苯地平
   B. 普萘洛尔
   C. 阿司匹林
   D. 硝酸甘油
   E. 阿托品

40. 患者,男,59岁。冠心病、心绞痛5年。3小时前发生心前区剧烈疼痛,服用硝酸甘油3片未缓解,急诊入院。心电图检查发现ST段弓背上抬,随后相应导联出现病理性Q波,血压85/55 mmHg,心率108次/分,律齐。入监护室观察治疗,经用药后疼痛缓解。2小时后心电监测示血压70/50 mmHg,心率118次/分,患者烦躁不安,皮肤湿冷。此时最可能发生了 ( )
   A. 脑出血
   B. 室壁瘤破裂
   C. 心源性休克
   D. 心律失常
   E. 心力衰竭

41. 下列哪项化验结果是冠心病的危险因素 ( )
   A. 血清总胆固醇下降
   B. 血清甘油三酯下降
   C. 血清高密度脂蛋白胆固醇增高
   D. 血清低密度脂蛋白胆固醇增高
   E. 血清肌酸磷酸激酶降低

42. 关于心绞痛疼痛特点的叙述,**错误**的是 ( )
   A. 阵发性前胸、胸骨后部疼痛
   B. 劳累或情绪激动时发作
   C. 可放射至心前区与左上肢
   D. 持续时间长,像针刺刀扎样痛
   E. 持续数分钟,为压榨性疼痛

43. 患者,男,62岁。心绞痛2年。4小时前出现胸骨中段剧烈疼痛,舌下含服硝酸甘油不能缓解。查体:心率增快,心尖部可闻及舒张期奔马律。心电图ST段抬高。该患者的检查结果最可能出现 ( )
   A. 血糖减低
   B. 白细胞减少
   C. 血清心肌酶升高
   D. C反应蛋白降低
   E. 红细胞沉降率正常

44. 对急性心肌梗死患者给予吸氧的主要目的是 ( )
   A. 改善心肌缺氧,减轻疼痛
   B. 预防心源性休克
   C. 减少心律失常
   D. 防止心力衰竭
   E. 促进坏死组织吸收

45. 患者,男,58岁。冠心病史6年,因心绞痛急诊入院。患者情绪紧张,主诉乏力,食欲不振。医嘱:药物治疗,绝对卧床休息。护士评估患者存在的健康问题,需要首先解决的是 ( )
   A. 焦虑
   B. 生活自理缺陷
   C. 疲乏
   D. 疼痛
   E. 便秘

46. 患者,女,60岁。因急性心肌梗死入院,病情不稳定。该患者出现哪项心律失常时需高度警惕室颤的发生 (　　)
   A. 房室传导阻滞　　B. 窦性心动过缓　　C. 室上性心动过速　　D. 房颤
   E. 室性心动过速

47. 某冠心病患者将其每日服用的氨氯地平、阿司匹林、辛伐他汀片(舒降之)、硝酸甘油和普萘洛尔置于透明的塑料分药盒中,责任护士发现后立即告知患者有一种药物不宜放在此药盒中,这种药物是 (　　)
   A. 氨氯地平　　B. 阿司匹林　　C. 舒降之　　D. 硝酸甘油
   E. 普萘洛尔

48. 患者,男,70岁。冠心病史15年。活动后出现心前区压榨样疼痛2小时。首选的治疗措施是 (　　)
   A. 口服螺内酯片(安体舒通)　　B. 嚼服铝碳酸镁片(达喜)
   C. 口服氯苯那敏　　D. 舌下含服硝酸甘油
   E. 肌内注射哌替啶(度冷丁)

49. 某急性心肌梗死患者发病48小时后,要求到厕所大便,责任护士应该 (　　)
   A. 如无便秘史,应允许前往　　B. 用开塞露后,再允许前往
   C. 嘱家人陪同前往　　D. 先给予缓泻剂,再允许前往
   E. 制止患者,指导其床上使用便盆

50. 急性心肌梗死患者发病后24小时内主要死亡的原因是 (　　)
   A. 心脏破裂　　B. 心律失常　　C. 心力衰竭　　D. 心源性休克
   E. 室壁瘤

51. 某患者接受冠状动脉造影术后回到病房,医嘱沙袋压迫股动脉穿刺点6小时。为防止局部出血和栓塞护士应重点观察 (　　)
   A. 呼吸　　B. 心率　　C. 血压　　D. 足背动脉搏动
   E. 肌力

52. 患者,男,65岁。急性心肌梗死冠脉支架术后半年,在家休养,心情低落,少与人交流,对周围事物不感兴趣。其最可能的心理问题是 (　　)
   A. 谵妄　　B. 抑郁　　C. 焦虑　　D. 恐惧
   E. 愤怒

53. 患者,女,44岁。患心肌梗死住院治疗。首次静脉泵入硝酸甘油时,在30分钟内应特别注意的是 (　　)
   A. 尿量　　B. 中心静脉压　　C. 血氧饱和度　　D. 心率
   E. 血压

(54～56题共用题干)
患者,男,52岁,因"胸骨后压榨性疼痛半日"急诊入院。心电图:急性广泛前壁心肌梗死。

54. 升高最早也是恢复最早的心肌损伤标记物是 (　　)
   A. 乳酸脱氢酶　　B. 门冬氨酸转移酶　　C. 肌酸磷酸激酶　　D. 碱性磷酸酶
   E. 谷氨酸转移酶

55. 为减轻患者疼痛,首选的药物是 (　　)
   A. 地西泮　　B. 阿司匹林　　C. 吗啡　　D. 硝酸甘油
   E. 硝苯地平

56. 最有可能导致患者24小时内死亡的原因是 (　　)
   A. 右心衰竭　　B. 心源性休克　　C. 室颤　　D. 心脏破裂
   E. 感染

57. 患者,男,43岁,踢球时突感左臂及心前区剧痛,有濒死感,就地休息30分钟未缓解,伴烦躁不安、恶心、出冷汗,急送至急诊科。心电监护示多导联ST段弓背状抬高,T波倒置,可见异常深宽Q波,最可能发生了 (　　)
   A. 稳定型心绞痛　　B. 急性心包炎　　C. 急性心肌梗死　　D. 心脏神经官能症
   E. 急性主动脉夹层动脉瘤

第七节　心脏瓣膜病病人的护理

心脏瓣膜病是由于多种原因引起的单个或多个瓣膜的结构异常和功能异常,导致瓣口狭窄和(或)关闭不全。风湿性心瓣膜病主要与**A族乙型溶血性链球菌**(A组β溶血性链球菌)反复感染有关。**最常受累的是二尖瓣,其次是主动脉瓣。最常见的联合瓣膜病是二尖瓣狭窄合并主动脉瓣关闭不全**。心脏瓣膜病最常见病因为风湿热,因风湿性炎症过程所致的瓣膜损害称为风湿性心脏病(简称风心病)。

考点小结:与链球菌感染的疾病:①风湿性心瓣膜疾病:A族乙型溶血性链球菌。②小儿急性肾小球肾炎:A族β溶血性链球菌。③猩红热:A族乙型溶血性链球菌。④风湿热:A族乙型溶血性链球菌。⑤急性蜂窝织炎:溶血性链球菌。⑥急性

淋巴管炎和淋巴结炎：化脓性链球菌。⑦亚急性细菌性心内膜炎：草绿色链球菌。

一、常见心脏瓣膜病的临床表现及辅助检查

（一）二尖瓣狭窄

1. 临床表现

（1）症状：最常出现的早期症状是**劳力性呼吸困难**，常伴有咳嗽、咯血。随着瓣膜口狭窄的加重，可出现阵发性夜间呼吸困难，严重时可导致急性肺水肿，咳嗽、咳粉红色泡沫痰。咯血可表现为血性或血丝痰，严重二尖瓣狭窄的突然大咯血可能与肺静脉曲张破裂出血有关。常出现以**房颤**为代表的心律失常，可有心悸、乏力，甚至可有食欲减退、腹胀、肝区疼痛、下肢水肿。

小结提示：二尖瓣狭窄时→左心房流入左心室血液减少→左心房压力升高、心肌肥厚→左心衰竭→肺循环淤血→肺水肿，咳嗽、咳粉红色泡沫痰。

（2）体征：重度二尖瓣狭窄可出现面部两颧绀红、口唇轻度发绀，称"二尖瓣面容"。心尖部可触及舒张期震颤；**心尖部可闻及舒张期隆隆样杂音**，是最重要的体征。

2. 辅助检查 ①X线：**左房增大呈梨形**，后前位左缘变直，右缘双心房影。②心电图：二尖瓣狭窄重者可有"二尖瓣型P波"，P波宽度>0.12秒，伴有切迹。③**超声心动图**：是明确诊断的可靠方法。

小结提示：二尖瓣狭窄致左房增肥呈**梨形心**；左心室肥大，心脏呈**靴形心**；心包积液呈**烧瓶样心**；病毒性心肌炎呈**普大心**。

（二）二尖瓣关闭不全

1. 临床表现

（1）症状：首先出现的突出症状是**疲乏无力**，肺淤血的症状（如**呼吸困难**）出现较晚。

（2）体征：心脏搏动增强并向左下移位；心尖部可闻及全收缩期**粗糙吹风样杂音**，是最重要体征，第一心音减弱，肺动脉瓣区第二心音亢进。

2. 辅助检查 ①X线：左房增大，伴肺淤血。重者左房左室增大，可有间质性肺水肿征。②心电图：重者可有左房增大、左室肥厚，ST-T非特异改变。常出现房颤。

（三）主动脉瓣狭窄

1. 临床表现

（1）症状：**劳力性呼吸困难**（因左心衰竭、肺淤血）、**心绞痛**（冠状动脉灌注不足而缺血）、**晕厥**（颈动脉供血少而脑缺血）是主动脉瓣狭窄典型的**三联征**。

（2）体征：主动脉瓣区可闻及响亮、**粗糙的收缩期吹风样杂音**是主动脉瓣狭窄最重要的体征，可向颈部传导。

2. 辅助检查 ①X线：心影正常或左心房、左心室轻度增大，升主动脉根部可见狭窄后扩张。重者可有肺淤血征。②心电图：重度狭窄者左心房增大、左心室肥厚并有S-T改变。可有房颤、房室传导阻滞及室性心律失常。③**超声心动图**：是明确诊断、判断狭窄程度的重要方法。

（四）主动脉瓣关闭不全

1. 临床表现

（1）症状：轻者可无症状。重者可有心悸，心前区不适、头部强烈的震动感，常有体位性头晕。如反流量大，主动脉舒张压显著降低，可引起冠状动脉灌注不足，出现心绞痛。

（2）体征：**第二主动脉瓣区**可听到舒张早期叹气样杂音。颈动脉搏动明显，血压收缩压升高，舒张压降低，**脉压增大而产生周围血管征**，如毛细血管搏动征、**水冲脉**、大动脉枪击音等。

2. 辅助检查 ①X线：急性期可有肺淤血或肺水肿征。慢性期左心房、左心室增大。升主动脉继发性扩张。②心电图：急性者常见窦性心动过速和非特异ST-T改变，慢性者可有左心室肥厚。③**超声心动图**：M型显示二尖瓣前叶或室间隔舒张期纤细扑动，是可靠诊断征象。

小结提示：**心电图**对心律失常、急性心肌梗死的诊断有重要价值；**冠状动脉造影**检查可明确冠状动脉狭窄部位和性质；**超声心动图**对心脏瓣膜病、感染性心内膜炎的诊断有重要价值，也是诊断先天性心脏病最好的无创性检查。

二、并发症

（一）二尖瓣狭窄 ①**充血性心力衰竭**：是风湿性心瓣膜病首要的潜在并发症，也是就诊和**致死的主要原因**。②心律失常：以心**房颤动**最常见，易有血栓形成。③栓塞：以**脑动脉栓塞**最多见。④亚急性感染性心内膜炎。⑤肺部感染为诱发急性心力衰竭的主要原因之一。⑥**急性肺水肿**为重度二尖瓣狭窄的严重并发症。

小结提示：引起脑栓塞的疾病有：瓣膜病、感染性心内膜炎和法洛四联症等。**主要死亡原因**：急性心肌梗死病人死亡的主要原因是**心律失常**；心脏瓣膜病死亡的主要原因是**充血性心力衰竭**。

（二）二尖瓣关闭不全 并发症与二尖瓣狭窄相似，但感染性心内膜炎发生率较二尖瓣狭窄高，而体循环栓塞较二尖瓣狭窄少。

（三）主动脉瓣狭窄 10%的病人可发生心房颤动，感染性心内膜炎、体循环栓塞较少见。

（四）主动脉瓣关闭不全 **左心衰竭**为其主要并发症，并发亚急性感染性心内膜炎、室性心律失常常见。

三、治疗要点

①内科治疗:病因治疗,限制体力活动,预防风湿热复发,防止感染以及并发症的治疗。②外科治疗:**手术**是根本性解决瓣膜病的手段,如人工瓣膜置换术等。③介入治疗:主要针对二尖瓣狭窄。

四、护理问题

①活动无耐力:与心排出量减少有关。②有感染的危险:与肺淤血、风湿活动有关。③知识缺乏:缺乏有关疾病知识及保健知识。④潜在并发症:心力衰竭、栓塞、心律失常。

五、护理措施

(一)预防风湿活动或合并感染

1. 休息　卧床休息期间,应协助患者做肢体的被动运动,<u>防止下肢静脉血栓形成</u>。
2. 观察病情　观察有无风湿活动的表现。
3. 饮食　给予<u>高热量、高蛋白、高维生素且易消化饮食,少量多餐</u>,提高机体抵抗力。
4. 用药护理　遵医嘱予抗生素及抗风湿药物治疗,并观察药物的不良反应。

(二)心力衰竭的护理　①积极预防和控制感染,纠正心律失常,避免劳累和情绪激动等诱因。②当病人出现心力衰竭症状时,按心力衰竭病人护理。

(三)防止栓塞

1. 指导病人避免长时间盘腿或蹲坐、勤换体位、肢体保持功能位,腿部常活动保持肌肉张力,以防发生下肢静脉血栓。
2. 有房颤者,遵医嘱给予阿司匹林,预防止血栓形成。
3. 观察有无栓塞发生征象,一旦发生栓塞,应配合医生积极抢救,给予溶栓、抗凝治疗。

六、健康教育

1. 疾病知识指导　告诉患者及家属本病的病因和诱因,说明该病长期治疗的重要性。有手术适应证者劝病人尽早择期手术。
2. 育龄妇女应在医生指导下,根据心功能情况决定妊娠与分娩时机。
3. 预防感染　尽可能改善居住环境,避免潮湿、阴暗,防治风湿活动。要注意适当锻炼、注意保暖、加强营养、提高机体抵抗力,<u>避免呼吸道感染</u>,一旦发生感染应立即就诊、用药治疗。
4. 避免诱因　协助病人做好休息与活动的安排,避免劳累过度和剧烈运动。

单元测试题

1. 患者,女,46岁,风心病伴二尖瓣狭窄5年,伴心房颤动3年,无明显原因突然出现意识障碍,最可能原因是（　　）
   A. 心排出量减少,脑供血不足　　　　　　B. 发生室颤
   C. 发生房颤　　　　　　　　　　　　　　D. 高凝状态,脑血栓形成
   E. 心房血栓脱落,脑栓塞
2. 风湿性心脏病二尖瓣狭窄病人的早期表现,应**除外**（　　）
   A. 心悸　　　B. 劳力性呼吸困难　　　C. 水肿　　　D. 咯血
   E. 咳嗽
3. 严重二尖瓣狭窄的突然大咯血最可能的原因是（　　）
   A. 充血性心力衰竭　　　　　　　　　　　B. 支气管小动脉破裂
   C. 急性肺水肿　　　　　　　　　　　　　D. 肺静脉曲张破裂出血
   E. 食管、胃底静脉曲张破裂出血
4. 能引起心脏后负荷加重的瓣膜病为(<u>后负荷过重:见于高血压、主动脉瓣狭窄、肺动脉高压、肺动脉瓣狭窄</u>)（　　）
   A. 二尖瓣狭窄　　　　　　　　　　　　　B. 主动脉瓣狭窄
   C. 二尖瓣关闭不全　　　　　　　　　　　D. 三尖瓣关闭不全
   E. 主动脉瓣关闭不全
5. 患者,女,64岁,慢性支气管炎20年,劳力性心悸、呼吸困难3年。3天前肺部感染,昨晚突然呼吸困难,端坐床边,咳大量粉红色泡沫痰。查体:口唇发绀,心尖区触及震颤,听诊心尖区闻及舒张期隆隆样杂音,第一心音增强,两肺布满哮鸣音和湿啰音,考虑可能为（　　）
   A. 主动脉瓣关闭不全伴肺部感染　　　　　B. 主动脉瓣关闭不全伴心力衰竭
   C. 二尖瓣关闭不全伴肺部感染　　　　　　D. 二尖瓣狭窄伴急性左心衰竭
   E. 二尖瓣狭窄伴急性肺水肿
6. 心脏瓣膜疾病最常见的病因为（　　）
   A. 贫血　　　B. 高血压　　　C. 风湿热　　　D. 糖尿病
   E. 甲状腺功能亢进症
7. 最易引起急性肺水肿的瓣膜疾病是（　　）

A. 主动脉关闭不全　　B. 二尖瓣关闭不全　　C. 主动脉瓣狭窄　　D. 二尖瓣狭窄
E. 三尖瓣狭窄

8. 患者,男,67岁,查体:皮肤苍白,颈动脉搏动明显,有水冲脉(收缩压升高,舒张压降低,脉压增大,见于主动脉瓣关闭不全),毛细血管搏动征阳性,心尖向左下移位,主动脉瓣第二听诊区有舒张期杂音。此患者最可能的情况是 (　　)
   A. 主动脉瓣狭窄　　　　　　　　　　　　　B. 主动脉瓣狭窄并关闭不全
   C. 主动脉瓣关闭不全　　　　　　　　　　　D. 二尖瓣狭窄
   E. 二尖瓣关闭不全

9. 二尖瓣狭窄的患者予胸部 X 线检查,示心脏呈 (　　)
   A. 靴形心　　B. 烧瓶样心　　C. 普大心　　D. 呈梨形心
   E. 球形心

10. 患者,女,30岁,因患慢性风湿性心瓣膜病、二尖瓣狭窄收入院。患者近来症状严重,医生要求护士观察心律变化,及时发现心律失常的发生。风心病二尖瓣狭窄最常见的心律失常是 (　　)
    A. 心房颤动　　B. 窦性心动过速　　C. 窦性心动过缓　　D. 室性期前收缩
    E. 房室传导阻滞

11. 风湿性心脏病二尖瓣狭窄发生栓塞时,最常见的栓塞部位在 (　　)
    A. 脑动脉　　B. 下肢动脉　　C. 肠系膜动脉　　D. 视网膜中央动脉
    E. 肺动脉

(12～13题共用题干)
女性,47岁。患风湿性心脏病二尖瓣狭窄6年余,近日上呼吸道感染后出现心力衰竭表现,即乏力,稍事活动就心慌、憋气,伴有食欲不振,肝区胀痛,双下肢轻度水肿,双肺底湿啰音,心率128次/分。

12. 对该病人护士应如何指导病人休息 (　　)
    A. 增加睡眠时间,可起床做轻微活动　　　　B. 从事轻体力活动
    C. 活动不受限　　　　　　　　　　　　　　D. 卧床休息,限制活动量
    E. 严格卧床休息,采取半卧位

13. 应用地高辛治疗后,病人出现食欲明显减退、恶心、呕吐、视力模糊,心率为50次/分,律不齐。应考虑病人出现了哪种情况 (　　)
    A. 心力衰竭加重　　B. 颅内压增高　　C. 洋地黄中毒　　D. 心源性休克
    E. 低钾血症

14. 患者,女,40岁。患风心病主动脉狭窄10余年。典型主动脉狭窄的三联征为 (　　)
    A. 呼吸困难、心绞痛和肺部感染　　　　　　B. 呼吸困难、心绞痛和晕厥
    C. 呼吸困难、心绞痛和周围血管征　　　　　D. 心律失常、晕厥和肺部感染
    E. 心律失常、晕厥和周围血管征

15. 患者,女,46岁。患风心病5年,住院期间出现心房颤动,心房颤动患者的脉搏特点为(脉搏短绌:脉率低于心率,心律极不规则,常见于心房颤动) (　　)
    A. 脉搏短绌　　　　　　　　　　　　　　　B. 脉搏消失
    C. 脉搏骤起骤落　　　　　　　　　　　　　D. 节律规则而强弱交替
    E. 吸气时脉搏明显减弱

16. 防治风湿活动关键是 (　　)
    A. 注意保暖　　　　　　　　　　　　　　　B. 防治链球菌感染
    C. 防寒避湿　　　　　　　　　　　　　　　D. 户外作业防止受潮
    E. 避免上呼吸道感染

17. 女性,50岁,因胸闷、咳嗽、咳痰、呼吸困难、尿少就诊。既往有风湿性心脏病二尖瓣狭窄。考虑患者出现了心力衰竭,在饮食护理上患者要低盐饮食,其原因是 (　　)
    A. 提高心肌收缩力　　B. 减轻肾脏负担　　C. 减轻肺水肿　　D. 减少液体潴留
    E. 避免肝脏受损

18. 患者,男,50岁。风湿性心脏病病史10年,本次因阵发性夜间呼吸困难入院。查体典型的二尖瓣面容。听诊心尖部闻及舒张期隆隆样杂音,护士指导患者多活动下肢,温水泡脚,目的是 (　　)
    A. 防止动脉栓塞　　　　　　　　　　　　　B. 防止下肢静脉血栓形成
    C. 防止附壁血栓形成　　　　　　　　　　　D. 预防风湿复发
    E. 减轻心脏负担

19. 女性,50岁。因咳嗽、咳痰、尿少、呼吸困难加重。既往有风湿性心脏病二尖瓣狭窄、心力衰竭。医生考虑患者有急性左心衰竭,进行强心、利尿、扩血管治疗,利尿剂的最佳使用时间是 (　　)
    A. 早晨　　B. 中午　　C. 下午　　D. 傍晚

E. 夜间

20. 女性,50岁,有风湿性心脏病二尖瓣狭窄、心力衰竭,进行强心、利尿、扩血管治疗,以下药物**不属于**增强心肌收缩力类的药物是 （　　）
    A. 地高辛　　　　　　B. 多巴酚丁胺　　　　C. 氨力农　　　　　　D. 氨茶碱
    E. 毒毛花苷K

(21~23题共用题干)

患者,男,68岁。风湿性心脏瓣膜病,二尖瓣狭窄10余年。3天前受凉后出现咳嗽、咳黄色粘痰,伴发热、胸闷、心悸、气短,上5层楼梯需中间休息5分钟,自服感冒药后未见改善,急诊以"风湿性心瓣膜病、心力衰竭、肺部感染"收入院。

21. 引起该患者发生心力衰竭的基本病因是 （　　）
    A. 原发性心肌损害　　　　　　　　　　　B. 心室舒张充盈受限
    C. 心室后负荷过重　　　　　　　　　　　D. 右房代偿性扩张
    E. 心室前负荷过重

22. 导致患者发生心力衰竭的主要诱因是 （　　）
    A. 肺部感染　　　　B. 心律失常　　　　C. 缺乏休息　　　　D. 恶劣的气候
    E. 用药不当

23. 护士根据患者目前的情况,判断患者心功能分级属于 （　　）
    A. Ⅰ级　　　　　　B. Ⅱ级　　　　　　C. Ⅲ级　　　　　　D. Ⅳ级
    E. Ⅴ级

24. 患者,女,50岁,有风湿性心脏病二尖瓣狭窄,与此病发病有密切关系的细菌是 （　　）
    A. 乙型溶血性链球菌　　　　　　　　　　B. 金黄色葡萄球菌
    C. 表皮葡萄球菌　　　　　　　　　　　　D. 革兰阴性杆菌
    E. 大肠杆菌

25. 慢性风湿性心瓣膜病最常受累的瓣膜是 （　　）
    A. 二尖瓣　　　　　B. 三尖瓣　　　　　C. 肺动脉瓣　　　　D. 主动脉瓣
    E. 静脉瓣

26. 二尖瓣狭窄最早出现的症状是 （　　）
    A. 水肿　　　　　　B. 咯血　　　　　　C. 劳力性呼吸困难　D. 咳嗽
    E. 端坐呼吸

27. 二尖瓣关闭不全最有意义的体征是 （　　）
    A. 心尖部舒张期隆隆样杂音　　　　　　　B. 心尖部全收缩期吹风样杂音
    C. 第一心音减弱　　　　　　　　　　　　D. 第一心音增强
    E. 心尖部舒张期叹气样杂音

28. 主动脉瓣狭窄最重要的体征是 （　　）
    A. 细迟脉　　　　　　　　　　　　　　　B. 主动脉瓣区响亮、粗糙的收缩期吹风样杂音
    C. 主动脉瓣区舒张早期叹气样杂音　　　　D. 主动脉瓣第二听诊区舒张早期叹气样杂音
    E. 主动脉瓣第二听诊区响亮、粗糙的收缩期吹风样杂音

29. **不属于**周围血管征表现的是(周围血管征多见于**主动脉关闭不全**,如水冲脉) （　　）
    A. 脉压增大　　　　B. 大动脉枪击音　　C. 毛细血管搏动征　D. 水冲脉
    E. 细迟脉

30. 临床上最常见的联合瓣膜病是 （　　）
    A. 三尖瓣关闭不全合并主动脉瓣关闭不全　B. 二尖瓣狭窄合并主动脉瓣关闭不全
    C. 二尖瓣狭窄合并主动脉瓣狭窄　　　　　D. 二尖瓣狭窄合并肺动脉瓣关闭不全
    E. 二尖瓣狭窄合并三尖瓣狭窄

31. 患者,女,35岁。因心悸、气促1天入院。既往有风心病、慢性心力衰竭病史。对风心病患者出院指导中最重要的是 （　　）
    A. 预防呼吸道感染　B. 多休息　　　　　C. 防寒保暖　　　　D. 定期门诊复查
    E. 避免暴饮暴食

32. 患者,女,70岁,有风湿性心脏病二尖瓣狭窄,反复住院治疗,此次住院治疗效果不佳,病情不稳定而死亡。风湿性心瓣膜病最主要的致死原因是 （　　）
    A. 充血性心力衰竭　　　　　　　　　　　B. 亚急性感染性心内膜炎
    C. 心律失常　　　　　　　　　　　　　　D. 栓塞
    E. 急性肺水肿

33. 与A组乙型溶血性链球菌反复感染有关的心脏病是 （　　）

A. 肺源性心脏病　　　　　　　　　　　　B. 慢性风湿性心脏瓣膜病
C. 冠心病　　　　　　　　　　　　　　　D. 高血压性心脏病
E. 病毒性心肌炎

34. 风湿性心脏瓣膜病的根治方法是　　　　　　　　　　　　　　　　　　　　　　　　　（　　）
   A. 控制感染　　　　B. 控制心率　　　　C. 瓣膜置换　　　　D. 控制心衰
   E. 控制心律

35. 确诊二尖瓣狭窄的最可靠的辅助检查是　　　　　　　　　　　　　　　　　　　　　　　（　　）
   A. 心电图　　　　　B. 胸部X线片　　　C. 超声心动图　　　D. 心导管检查
   E. CT

36. 患者,女,43岁。有风湿性心脏瓣膜病史。患者于户外运动时,突然出现右侧肢体无力,站立不稳,并有口角歪斜。该患者最可能是并发了　　（　　）
   A. 脑栓塞　　　　　　　　　　　　　　B. 短暂性脑缺血发作
   C. 蛛网膜下腔出血　　　　　　　　　　D. 颅内肿瘤
   E. 颅内动静脉瘤破裂

37. 患者,男,49岁。因风湿性心瓣膜病入院。给予抗感染和抗心衰治疗后好转,拟于今日出院,护士在指导中应强调预防链球菌感染最重要的措施是　　　　　　　　　　　　　　　　　　　　　　　　　　　　　　　　　（　　）
   A. 坚持锻炼,防止呼吸道感染　　　　　B. 减少运动,多休息
   C. 坚持限制钠盐饮食　　　　　　　　　D. 减轻心理压力,增强康复信心
   E. 定期复查,必要时作细菌培养

38. 二尖瓣面容的特点是　　　　　　　　　　　　　　　　　　　　　　　　　　　　　　　（　　）
   A. 两颊部蝶形红斑　　　　　　　　　　B. 两颊部紫红,口唇轻度发绀
   C. 两颊黄褐斑　　　　　　　　　　　　D. 午后两颊潮红
   E. 面部毛细血管扩张

39. 风湿性心脏病二尖瓣狭窄患者,最常见的心律失常是　　　　　　　　　　　　　　　　　（　　）
   A. 室上性心动过速　　B. 心房颤动　　　　C. 窦性心动过速　　　D. 室性早搏
   E. 房室传导阻滞

40. 患者,男,62岁。2年前行"人工瓣膜置换术",术后遵医嘱服用华法林。护士建议该患者日常生活中使用电动剃须刀剃须,主要目的是　　　　　　　　　　　　　　　　　　　　　　　　　　　　　　　　　　　　　（　　）
   A. 避免出血　　　　B. 经济实用　　　　C. 避免交叉感染　　　D. 方便老年人使用
   E. 避免损伤皮肤引发感染性心内膜炎

41. 预防风湿性心瓣膜病的根本措施是　　　　　　　　　　　　　　　　　　　　　　　　　（　　）
   A. 长期服用抗风湿药物　　　　　　　　B. 积极防治链球菌感染
   C. 居室要防寒避湿　　　　　　　　　　D. 增加营养,避免过劳
   E. 防止复发,卧床休息

42. 胸部X线检查心影呈梨形提示　　　　　　　　　　　　　　　　　　　　　　　　　　　（　　）
   A. 心包积液　　　　B. 三尖瓣关闭不全　　C. 二尖瓣关闭不全　　D. 二尖瓣狭窄
   E. 主动脉瓣狭窄

第八节　感染性心内膜炎病人的护理

感染性心内膜炎是指微生物感染心内膜表面,同时伴赘生物形成。赘生物为大小不等、形状不一的血小板和纤维素团块,内有微生物和炎症细胞。**瓣膜**为最常见的受累部位,间隔缺损部位、腱索或心壁内膜也可发生感染。根据病程可分为急性和亚急性,又可分为**自体瓣膜**、人工瓣膜和静脉药瘾者的心内膜炎。本节主要阐述自体瓣膜心内膜炎。

一、病因

急性感染性心内膜炎主要由**金黄色葡萄球菌**引起,其次为肺炎链球菌、淋球菌、流感杆菌等。**亚急性感染性心内膜炎**最常见的致病菌是**草绿色链球菌**。恶急性病例至少占2/3以上,主要发生于器质性心脏病的基础上,以心脏瓣膜病为主,其次为先天性心脏病。急性病例主要累及正常心瓣膜,**主动脉瓣受累常见**。

二、临床表现

(一)症状

1. 发热　**发热是感染性心内膜炎最常见的症状**,可呈弛张热,一般<39℃,午后和晚上高热,常伴有头痛、背痛和肌肉关节痛。**急性者呈暴发性脓毒症过程,有高热、寒战**。常可突发心力衰竭。亚急性者起病隐匿,可有全身不适、乏力、食欲缺乏和体重减轻等症状。

2. 动脉栓塞　栓塞可出现在身体的任何部位。**体循环动脉**栓塞部位常见于脑、心、脾、肾、肠系膜和四肢,**脑栓塞最**

常见。由左向右分流的先心病或右心内膜炎时,肺循环栓塞常见。

(二)体征 ①心脏杂音:大多数有病理性杂音。②周围体征:多为非特异性。可表现为:淤点,指、趾甲下线状出血等。

(三)并发症

1. 心脏 心力衰竭为最常见并发症,主要由瓣膜关闭不全所致,常见于主动脉瓣和二尖瓣。
2. 细菌性动脉瘤 多见于亚急性者,受累动脉多为近端主动脉及主动脉窦、脑、内脏和四肢,一般出现在病程晚期,多无症状。
3. 迁移性脓肿 多见于急性者,多发生在肝、脾、骨髓和神经系统。
4. 神经系统 约1/3病人有神经系统受累的表现,如脑栓塞、脑细菌性动脉瘤等。
5. 肾脏 大多数病人有肾损害,如肾动脉栓塞及梗死、肾小球肾炎、肾脓肿。

三、辅助检查

1. 血液 血培养是最重要的诊断方法,是诊断菌血症和感染性心内膜炎最有价值的方法。血常规检查见进行性贫血,白细胞计数正常或轻度升高,中性粒细胞轻度左移。
2. 尿常规 可见镜下血尿和轻度蛋白尿。
3. 超声心动图 经胸超声检查可检出50%~70%的赘生物;经食管超声可检出小于5 mm的赘生物,敏感性达95%以上。但超声心动图未发现赘生物时并不能排除该病。

四、治疗要点

1. 药物治疗原则 药物是治疗本病最重要的措施。原则为:①早期、大剂量、长疗程应用杀菌性抗生素,而不可等病原菌明确后再用药。以静脉用药为主。
2. 药物选择 ①亚急性感染性心内膜炎:青霉素(用药4周)可作为首选或加庆大霉素(用药2周)。②急性感染性心内膜炎:选用对金黄色葡萄球菌有效的抗生素:半合成青霉素耐酶类:如萘夫西林(新青霉素Ⅲ)、苯唑西林、氯唑西林、双氯西林(作用最强),用药4~6周;也可选用头孢菌素,如第一代:头孢氨苄、头孢唑啉、头孢拉定;第二代:头孢呋辛、头孢克洛;第三代:头孢噻肟、头孢拉定、头孢曲松等,用药4~6周。
3. 手术治疗 有严重心脏并发症或抗生素治疗无效的病人,应考虑手术治疗。

五、护理问题

①体温过高:与感染有关。②营养失调:低于机体需要量:与长期发热、食欲下降等有关。③焦虑:与发热、病情反复、疗程长、出现并发症有关。④潜在并发症:心力衰竭、动脉栓塞。

六、护理措施

1. 休息 高热病人卧床休息,注意病室的温度和湿度适宜,给予物理降温。心脏超声可见巨大赘生物的病人,应绝对卧床休息,防止赘生物脱落。
2. 饮食护理 高热可引起的机体消耗,给予清淡、高热量、高蛋白、高维生素、易消化的半流质或软食。鼓励病人多饮水,做好口腔护理。
3. 正确采集血标本 告诉病人及家属暂停抗生素和反复多次抽取血的必要性,以取得病人的理解和配合。①对于未开始治疗的亚急性感染性心内膜炎病人,应在第1天每间隔1小时采血1次,共3次。如次日未见细菌生长,重复采血3次后,开始抗生素治疗。已用过抗生素病人,应停药2~7天后采血。②急性感染性心内膜炎病人应在入院后3小时内,每隔1小时采血1次,共3次,然后按医嘱开始治疗。本病的菌血症为持续性,无需在体温升高时采血。每次采静脉血10~20 ml。
4. 病情观察 ①每4~6小时测量体温1次。②评估病人有无皮肤淤点、指(趾)甲下线状出血。③有无栓塞征象。

七、健康教育

1. 向病人及家属讲解本病的相关知识 在实行口腔内手术如拔牙、扁桃体摘除术等侵入性诊治或其他外科手术治疗前,预防性使用抗生素。口腔、上呼吸道操作或手术者,应给予针对草绿色链球菌的抗生素;泌尿、生殖及消化系统手术或操作者,应针对肠球菌用药。术前1天开始肌注青、链霉素至术后3天停药。
2. 加强营养,增强机体抵抗力 注意防寒、保暖,保持口腔和皮肤清洁,少去公共场所。勿挤压痤疮、疖、痈等感染病灶,减少病原菌侵入机会。
3. 帮助病人掌握病情自我观察方法 如自测体温,观察体温变化,观察有无栓塞表现等,定期门诊随诊,有病情变化及时就诊。

单元测试题

1. 急性感染性心内膜炎最常见的致病菌是 ( )
   A. 草绿色链球菌 B. 金黄色葡萄球菌 C. 淋球菌 D. 肺炎球菌
   E. 肠球菌
2. 女,40岁。发现室间隔缺损38年。3个月前拔牙后持续发热至今。查体:体温37.6 ℃,睑结膜苍白,有淤点,胸骨左缘第3肋间可闻及全收缩期杂音,脾肋下可触及。最有助于确诊的检查是 ( )

A. 腹部 B 超　　　　　B. 血常规　　　　　C. 血培养　　　　　D. 血清铁
E. 尿蛋白

3. 感染性心内膜炎应用抗生素时**不正确**的是　　　　　　　　　　　　　　　　　　　　　　　　　　（　　）
   A. 早期治疗　　　　B. 选用有效的抑菌剂　　　C. 剂量足　　　　　D. 以静脉给药为主
   E. 疗程长

4. 一位亚急性感染性心内膜炎病人,血培养为草绿色链球菌,首选的治疗药物是(急性感染性心内膜炎病人首选的治疗
   药物是氨苄西林加庆大霉素)　　　　　　　　　　　　　　　　　　　　　　　　　　　　　　　　（　　）
   A. 环丙沙星　　　　B. 青霉素　　　　　　C. 头孢氨苄　　　　D. 万古霉素
   E. 氨苄西林加庆大霉素

5. 男,54 岁,发热 2 周余,体温为 37.2~38.2 ℃。未用抗生素治疗。风湿性二间瓣狭窄合并关闭不全病史。超声心动图
   提示:二尖瓣上有赘生物。入院第 1 天应为该患者做血培养需采血　　　　　　　　　　　　　　　　（　　）
   A. 1 次　　　　　　B. 2 次　　　　　　　C. 3 次　　　　　　　D. 4 次
   E. 5 次

6. 一风湿性心脏病二尖瓣狭窄的 25 岁患者,因左下 3、5 龋齿,需要拔掉,为防止亚急性感染性心内膜炎的发生,正确的
   做法是　　　（　　）
   A. 术后给予青霉素静脉滴注 3 天　　　　　　　　B. 术后给以庆大霉素肌注 3 天
   C. 术后口服头孢氨苄　　　　　　　　　　　　　D. 术前休息 1 天,术后给以青、链霉素肌注 3 天
   E. 术前 1 天开始肌注青、链霉素至术后 3 天停药

7. 女性,30 岁。心悸、气促 2 年,发热 1 个月,伴关节痛,梨形心,心尖部有收缩期及舒张期杂音,心率 90 次/分,脾触及,
   有杵状指,尿蛋白(2+),红细胞每高倍视野 1~10 个,最可能的诊断是风心病合并　　　　　　　　　　　（　　）
   A. 肺部感染　　　　　　　　　　　　　　　　　B. 亚急性感染性心内膜炎
   C. 上呼吸道感染　　　　　　　　　　　　　　　D. 肾盂肾炎
   E. 风湿活动

8. 关于感染性心内膜炎用抗生素治疗的原则,下列哪项是**错误**的　　　　　　　　　　　　　　　　　　（　　）
   A. 早期用药　　　　B. 长疗程　　　　　　C. 大剂量　　　　　D. 联合用药
   E. 只能根据血培养及药敏试验用药

9. 感染性心内膜炎引起的心脏最常见的并发症是　　　　　　　　　　　　　　　　　　　　　　　　　（　　）
   A. 心房颤动　　　　B. 心律失常　　　　　C. 心力衰竭　　　　D. 心肌梗死
   E. 脑栓塞

10. 诊断感染性心内膜炎的最重要方法是　　　　　　　　　　　　　　　　　　　　　　　　　　　　　（　　）
    A. 免疫学检查　　　B. 心电图检查　　　　C. X 线检查　　　　D. 血培养
    E. 常规生化检查

11. 关于感染性心内膜炎选用抗生素的原则**除外**　　　　　　　　　　　　　　　　　　　　　　　　　（　　）
    A. 待病原菌明确后,应及早用药　　　　　　　　B. 疗程宜长,应不短于 4~6 周
    C. 以选择杀菌制剂为主　　　　　　　　　　　　D. 尽量联合用药,加强协同杀菌作用
    E. 要足量用药,以便药物在赘生物内达到治疗浓度

(12~14 题共用题干)

患者,男,56 岁。10 天前突发高热、寒战,伴背部疼痛,恶心,近 2 天来心悸伴气短,活动后加重,夜间不能平卧入院。
2 周前患甲沟炎而行拔甲术。查体:体温 38.5 ℃,足底可见直径 3 mm 的无痛出血性红斑,行拔甲术的手指仍有肿胀。化
验白细胞 $19×10^9$/L,多核粒细胞 0.85,镜下血尿,尿蛋白(+)。

12. 最可能的诊断是　　　　　　　　　　　　　　　　　　　　　　　　　　　　　　　　　　　　　（　　）
    A. 急性支气管炎　　B. 二尖瓣狭窄并感染　C. 病毒性心肌炎　　D. 急性淋巴结炎
    E. 急性感染性心内膜炎

13. 最可能的病原菌是　　　　　　　　　　　　　　　　　　　　　　　　　　　　　　　　　　　　（　　）
    A. 肺炎球菌　　　　B. 金黄色葡萄球菌　　C. 化脓性链球菌　　D. 表皮葡萄球菌
    E. 脑膜炎球菌

14. 下列检查中能明确诊断的是　　　　　　　　　　　　　　　　　　　　　　　　　　　　　　　　（　　）
    A. 血培养　　　　　B. 心电图　　　　　　C. 血常规　　　　　D. 超声心动图
    E. 血免疫学检查

15. 亚急性心内膜炎血培养标本采血量应为　　　　　　　　　　　　　　　　　　　　　　　　　　　（　　）
    A. 1~31 ml　　　　B. 4~6 ml　　　　　　C. 7~9 ml　　　　　D. 10~15 ml
    E. 16~18 ml

16. 患儿,男,6 岁。患轻度室间隔缺损,尚未治疗。现因龋齿需拔牙,医生在拔牙前给予抗生素,其目的是预防　（　　）

A. 上呼吸道感染   B. 牙龈炎   C. 支气管炎   D. 充血性心力衰竭
E. 感染性心内膜炎

17. 引起亚急性自体瓣膜心内膜炎最常见的**致病菌**是 （　　）
    A. 草绿色链球菌   B. 肺炎球菌   C. 淋球菌   D. 流感嗜血杆菌
    E. 金黄色葡萄球菌

(18~19题共用题干)

患者,女,25岁,患风湿性心脏瓣膜病。不明原因持续发热1月余,体温波动在37.5~38.5℃之间,应用多种抗生素治疗无效,今晨以"感染性心内膜炎"收住入院。

18. 现遵医嘱行血培养检查,抽取血培养标本时间的选择,正确的是 （　　）
    A. 第一日间隔1小时采血,共3次,体温升高时采血   B. 第一日间隔1小时采血,共3次,无需体温升高时采血
    C. 第一日间隔1小时采血,共3次,寒战时采血   D. 入院3小时内采血,间隔1小时,共3次
    E. 停用抗生素2~7天后采血,无需体温升高时采血

19. 入院后心脏彩超检查示二尖瓣有大小为 10 mm×10 mm 赘生物。据此护士最应预防和关注的是 （　　）
    A. 心力衰竭   B. 肺部感染   C. 动脉栓塞   D. 出血
    E. 深静脉血栓

20. 患者,男,38岁,感染性心内膜炎。患者住院期间突然出现失语,吞咽困难,瞳孔大小不等,神志模糊,最可能出现的并发症是 （　　）
    A. 脑栓塞   B. 肾栓塞   C. 肺栓塞   D. 脾栓塞
    E. 肝栓塞

21. 患者,女,45岁。反复不规则发热6个月,半个月前出现左下肢酸痛,行走困难,伴胸闷、心悸,被诊断为"亚急性感染性心内膜炎,二尖瓣脱垂伴关闭不全",建议手术治疗。患者对手术非常担心,适宜的护理措施是 （　　）
    A. 向患者介绍手术成功的例子   B. 建议患者签字放弃治疗
    C. 建议患者转院   D. 告诉患者手术很简单
    E. 告知患者手术已经安排,无法更改

第九节　心肌疾病病人的护理

心肌疾病是除先天性心血管病、心脏瓣膜病、冠心病、高血压心脏病、肺心病和甲状腺功能亢进性心脏病等以外的以心肌病变为主要表现的一组疾病。

心肌病病人的护理

心肌病是指伴有心肌功能障碍的心肌病。根据病理生理学将心肌病分为扩张型、肥厚型、限制型和致心律失常型右室心肌病。本节只介绍扩张型和肥厚型心肌病。

一、扩张型心肌病

扩张型心肌病是**原发性**心肌病最常见的类型。主要特征是单侧或双侧心腔扩大,心肌收缩功能减退,可产生心力衰竭。本病男性多于女性,<u>常伴有心律失常</u>、血栓栓塞和猝死。病死率较高,也是导致心力衰竭的最常见的病因。

(一)病因　迄今未明。相关因素有家族遗传因素、持续病毒感染(**柯萨奇病毒B**感染最为密切)。此外,围生期、酒精中毒、抗癌药物、心肌能量代谢紊乱和神经激素受体异常等因素也可引起本病。

(二)临床表现

1. 症状　起病缓慢,早期可只有心脏轻度扩大而无明显症状。后期病人有气急,甚至端坐呼吸、水肿、肝大等<u>充血性心力衰竭</u>症状,伴各种心律失常,部分病人可发生栓塞或猝死。死亡原因多为<u>心力衰竭</u>、<u>严重心律失常</u>。

2. 体征　**心脏扩大为主要体征**。常可闻及第三或第四心音,心率快时呈奔马律。

(三)辅助检查　①X线检查:心影明显增大,肺淤血。②心电图:可见心房颤动,传导阻滞等各种心律失常。③**超声心动图**:首选的辅助检查,心脏各腔均扩大,以**左心室扩大**早而显著。

(四)治疗要点　针对心力衰竭和各类心律失常治疗。<u>但本病易发生**洋地黄中毒**,故应慎用</u>。选用β受体阻滞剂从小剂量开始,视症状和体征调整用量,长期使用可延缓病情进展。对长期严重心力衰竭、内科治疗无效的病例,可考虑进行心脏移植。预防栓塞可给予阿司匹林,对于有附壁血栓形成或发生栓塞的病人可进行抗凝治疗。**室性心律失常和猝死是扩张型心肌病的常见症状**,预防猝死主要是控制室性心律失常。

二、肥厚型心肌病

肥厚型心肌病是以心肌**不对称性肥厚**并累及室间隔、心室腔变小、左心室血液充盈受阻、舒张期顺应性下降为特征的心肌病。根据左心室流出道有无梗阻又可分为**梗阻性肥厚型**和非梗阻性肥厚型心肌病。**本病主要死亡原因是心源性猝死**,为青年猝死的常见原因。

(一)病因　本病常有明显家族史(如孪生兄弟),是**常染色体显性遗传**疾病,肌节收缩蛋白基因突变是主要的致病因素。儿茶酚胺代谢异常、细胞内钙调节异常、高血压、高强度运动等均为本病的促进因子。

（二）临床表现

1. 症状　心悸、胸痛、劳力性呼吸困难、**头晕及晕厥甚至猝死**。部分病人可无自觉症状,因猝死或在体检中被发现。**猝死原因多为室性心律失常**,特别是**室颤**。

2. 体征　心脏轻度增大,梗阻性肥厚型心肌病人胸骨左缘第3、4肋间可闻及喷射性收缩期杂音,心尖区也可闻及吹风样收缩期杂音。

（三）辅助检查　①X线检查:心影增大多不明显。②心电图:最常见的为左心室肥大,可有ST-T改变,深而不宽的病理性Q波、室性心律失常。③**超声心动图**:是**主要诊断手段**。可示室间隔非对称性肥厚。

（四）治疗要点

1. 药物治疗　最常用β受体阻滞剂、钙通道阻滞剂,以减慢心率,降低心肌收缩力,减轻流出道梗阻。常用的药物有美托洛尔或维拉帕米等。**避免使用增强心肌收缩力如洋地黄等以及减轻心脏前负荷的药物,禁用硝酸酯类药物如硝酸甘油等**,以免加重左室流出道梗阻。

2. 手术治疗　切除肥厚的室间隔心肌。

三、心肌病护理问题

①活动无耐力:与心排血量减少有关。②气体交换受损:与心力衰竭有关。③急性疼痛:与肥厚心肌耗氧量增加、冠状动脉供血相对不足有关。④有受伤的危险:与梗阻性肥厚型心肌病引起的**晕厥**有关。⑤潜在并发症:栓塞、猝死、心力衰竭、心律失常。

四、心肌病病人的护理措施

1. 疼痛护理　立即停止活动,卧床休息;安慰病人,解除紧张情绪;遵医嘱使用钙通道阻滞剂或β受体阻滞剂,注意有无心动过缓等不良反应;**梗阻性肥厚型心肌病病人禁用硝酸酯类药物**;持续吸氧,氧流量2~4 L/min。

2. 避免诱因　嘱病人避免剧烈劳动、持重、突然起立或**屏气**、情绪激动、饱餐、寒冷刺激、戒烟酒,防止诱发心绞痛。疼痛加重或伴有冷汗、恶心、呕吐时告诉医护人员。

3. 心力衰竭护理　因扩张型心肌病病人对洋地黄耐受性差,**应警惕发生中毒**。严格控制输液量及滴速,**防止诱发急性肺水肿**。

4. 饮食护理　高蛋白、高维生素、富含纤维素的清淡饮食。心力衰竭时低盐饮食。

五、健康教育

1. 疾病知识指导　**避免劳累**,防寒保暖,预防上呼吸道感染。肥厚型心肌病患者应避免情绪激动、持重、屏气及剧烈运动等,减少晕厥和猝死。有晕厥史者应避免单独外出活动,以防发生意外。

2. 用药　坚持遵医嘱服药,**不可随意增减药物或突然撤换药物**;应教会病人及家属观察药物疗效和不良反应。嘱病人定期随诊,症状加重时,要立即就诊。

单元测试题 1

1. 扩张型心肌病超声心动图示　　　　　　　　　　　　　　　　　　　　　　　　　　（　　）
   A. 心脏室间隔非对称性肥厚　　　　　　　　B. 心脏室间隔对称性肥厚
   C. 心脏增大,以左心室为著　　　　　　　　D. 心脏增大,以右心室为著
   E. 心脏赘生物>2 mm

2. 肥厚型心肌病超声心动图示　　　　　　　　　　　　　　　　　　　　　　　　　　（　　）
   A. 心脏室间隔非对称性肥厚　　　　　　　　B. 心脏室间隔对称性肥厚
   C. 心脏增大,以左心室为著　　　　　　　　D. 心脏增大,以右心室为著
   E. 心脏赘生物>2 mm

3. 原发性心肌病最常见的类型是　　　　　　　　　　　　　　　　　　　　　　　　　（　　）
   A. 扩张型心肌病　　B. 肥厚梗阻型心肌病　　C. 限制型心肌病　　D. 特异型心肌病
   E. 克山病

4. 扩张型心肌病的主要临床表现为　　　　　　　　　　　　　　　　　　　　　　　　（　　）
   A. 栓塞　　　　　　B. 充血性心力衰竭　　　C. 猝死　　　　　　D. 食欲减退
   E. 肺部感染

5. 原发性心肌病最严重的类型是　　　　　　　　　　　　　　　　　　　　　　　　　（　　）
   A. 心律失常型心肌病　　　　　　　　　　　B. 肥厚型梗阻性心肌病
   C. 扩张型心肌病　　　　　　　　　　　　　D. 心肌硬化型心肌病
   E. 限制型心肌病

6. 引起扩张型心肌病可能的原因是　　　　　　　　　　　　　　　　　　　　　　　　（　　）
   A. 病毒感染　　　　B. 细菌感染　　　　　　C. 高血压　　　　　D. 冠心病
   E. 代谢性疾病

7. 可诱发心绞痛的心肌病是　　　　　　　　　　　　　　　　　　　　　　　　　　　（　　）

A. 扩张型心肌病　　　　　　　　　　　B. 心肌硬化型心肌病
C. 限制型心肌病　　　　　　　　　　　D. 肥厚梗阻型心肌病
E. 心律失常型心肌病

8. 目前彻底治疗扩张型心肌病的方法是　　　　　　　　　　　　　　　　　　　　　　　（　　）
   A. 控制诱因　　　B. 控制心力衰竭　　　C. 预防附壁血栓形成　　　D. 控制心律失常
   E. 心脏移植

9. 肥厚型心肌病的主要病因是　　　　　　　　　　　　　　　　　　　　　　　　　　　（　　）
   A. 病毒感染　　　B. 遗传　　　C. 高血压　　　D. 二尖瓣狭窄
   E. 药物中毒

10. 患者,男,42岁,肥厚型心肌病入院。护士交班时,监护仪显示心房颤动,心率200次/分,节律不齐,双肺底可闻湿啰音。该护士应首先采取转复心律的措施是　　　　　　　　　　　　　　　　　　　　　　（　　）
    A. 电复律　　　B. 胺碘酮静注　　　C. 毛花苷C静注　　　D. 奎宁丁静注
    E. 维拉帕米静注

11. 患者,男,21岁。运动时常有呼吸困难。体检:胸骨左缘第3～4肋间Ⅲ级粗糙的喷射性收缩期杂音,父亲病故的原因是心源性猝死。该患者最可能的诊断为　　　　　　　　　　　　　　　　　　　　　（　　）
    A. 冠心病心绞痛　　　B. 高血压心脏病　　　C. 主动脉瓣狭窄　　　D. 心内膜炎
    E. 肥厚型梗阻性心肌病

12. 对确诊肥厚型心肌病最有价值的检查是　　　　　　　　　　　　　　　　　　　　　（　　）
    A. 胸部透视　　　B. 十二导联心电图　　　C. 超声心动图　　　D. 心脏彩超
    E. 心电图运动负荷试验

13. 对心肌病病人进行健康教育时,较重要的是　　　　　　　　　　　　　　　　　　　（　　）
    A. 低盐饮食　　　B. 戒烟酒　　　C. 避免感染　　　D. 限制体力活动
    E. 预防性服用胺碘酮

14. 患者,男,32岁,因头晕、胸闷1日,以扩张型心肌病入院。曾有晕厥史。检查:心脏扩大,心率38次/分。心电图提示三度房室传导阻滞。最恰当处理是　　　　　　　　　　　　　　　　　　　　　　　（　　）
    A. 静脉点滴异丙基肾上腺素
    B. 安装临时性人工心脏起搏器
    C. 注射阿托品
    D. 静脉点滴氢化可的松
    E. 安装永久性人工心脏起搏器

15. 关于肥厚型心肌病,错误的是　　　　　　　　　　　　　　　　　　　　　　　　　（　　）
    A. 应用洋地黄可缓解梗阻
    B. 能听到第四心音
    C. 部分无症状
    D. 卧位下蹲可减轻流出道梗阻
    E. 胸骨左缘第3、4肋间可闻及收缩期喷射性杂音

16. 肥厚型心肌病猝死最常见的诱因是　　　　　　　　　　　　　　　　　　　　　　　（　　）
    A. 肺部感染　　　B. 静脉输液过快过多　　　C. 剧烈运动　　　D. 心率过慢
    E. 使用负性肌力药物

17. 肥厚型心肌病的特征为　　　　　　　　　　　　　　　　　　　　　　　　　　　　（　　）
    A. 心脏扩大为主,累及左右心室
    B. 心肌收缩功能减低
    C. 心力衰竭
    D. 心肌非对称性肥厚,心室腔变小
    E. 以左心室受累为主,伴有不同程度的肥厚

18. 护士对于心力衰竭控制后扩张型心肌病病人的健康教育**不正确**的是　　　　　　　　（　　）
    A. 注意观察病情变化,症状加重及时就医
    B. 长期休息,适当限制体力活动
    C. 避免诱发因素
    D. 坚持药物治疗
    E. 加强锻炼和体力活动,增强活动耐力

19. 对心肌疾病患者进行长期用药指导的内容不包括　　　　　　　　　　　　　　　　　（　　）
    A. 药物的名称、剂量、用法
    B. 教会患者或家属观察药物的不良反应
    C. 教会患者或家属观察药物的疗效
    D. 根据药物疗效调整药物剂量
    E. 指导患者时间药效的观点

20. 扩张型心肌病的主要体征是　　　　　　　　　　　　　　　　　　　　　　　　　　（　　）
    A. 听诊心脏杂音　　　B. 叩诊心界扩大　　　C. 咳粉红色泡沫痰　　　D. 心率增快
    E. 出现心律失常

(21～22题共用题干)

患者,男,32岁。因出差劳累,发作性头、胸闷半月余,突然晕厥1小时,以"晕厥原因待查、梗阻性肥厚型心肌病待查"急诊收入院。有猝死家族史。

21. 入院当晚,患者情绪较为紧张,迟迟无法入睡,多次呼叫值班护士,诉"头晕、胸闷",但每次床边检查生命体征,除脉搏稍快外,其余均正常。其发生上述表现最主要的原因是 ( )
    A. 床铺不舒服　　　　B. 不习惯熄灯睡觉　　　C. 担心会突发死亡　　　D. 环境陌生
    E. 不习惯与陌生人同住

22. 对其进行健康指导,错误的做法是 ( )
    A. 若失眠可独自出去活动,以改善睡眠　　　　　B. 避免屏气用力
    C. 保持二便通畅　　　　　　　　　　　　　　　D. 如厕、沐浴时,要告知家人或同室病友,无需反锁
    E. 解释保持情绪稳定的重要性,必要时遵医嘱使用镇静剂

23. 患者,女,41岁,患有肥厚型心肌炎,因胸疼1小时急诊入院。首要的护理措施是 ( )
    A. 绝对卧床　　　　　　　　　　　　　　　　　B. 氧气吸入
    C. 病情观察　　　　　　　　　　　　　　　　　D. 遵医嘱使用钙通道阻滞剂
    E. 安慰病人,解除紧张情绪

24. 肥厚型心肌病患者猝死的先兆症状是 ( )
    A. 心律失常　　　　B. 晕厥　　　　　　C. 心前区疼痛　　　　D. 全身乏力
    E. 呼吸困难

25. 护士指导梗阻性肥厚型心肌病患者避免屏气的主要目的是 ( )
    A. 避免心衰　　　　B. 避免出血　　　　C. 防止晕厥　　　　D. 防止栓塞
    E. 防止抽搐

26. 扩张型心肌病病人心脏结构最基本的改变是 ( )
    A. 单侧或双侧心腔扩大　　B. 心室容积减少　　C. 室间隔肥厚　　D. 左心室肥厚
    E. 右心室流出道梗阻

病毒性心肌炎病人的护理

一、病因与发病机制

病毒性心肌炎是由病毒感染引起的心肌炎症性病变。以**肠道和呼吸道感**染的病毒最常见,尤其是**柯萨奇病毒B病毒最为常见**。其发病机制:①病毒直接作用对心肌的损害。②病毒介导的免疫损伤作用,主要是T细胞免疫。

二、临床表现

病毒性心肌炎临床表现差异很大,轻者可无明显症状,重者可猝死。

1. 病毒感染症状　在发病前1～3周,有发热"感冒"样症状或消化道症状。
2. 心脏受累症状　常出现心悸、胸闷、呼吸困难、心前区隐痛、乏力等表现。严重者甚至出现阿-斯综合征、心源性休克。
3. 体征　心脏扩大;心动过速与发热程度不平行;各种心律失常,心尖区第一心音减弱、交替脉、心尖区可闻及舒张期奔马律,或有肝大、颈静脉怒张等心力衰竭体征。

三、辅助检查

1. 实验室检查　血清心肌酶增高;病毒中和抗体效价测定恢复期较急性期增高4倍;白细胞增高、红细胞沉降率增快、C反应蛋白增高。
2. 心电图检查(ECG)　常见ST-T改变和各型心律失常,特别是房室传导阻滞和室性期前收缩。
3. 其他　确诊依靠心内膜、心肌或心包组织内病毒、病毒抗原、病毒基因片段或病毒蛋白的检出。

四、治疗要点

1. 休息　急性期应卧床休息及多食富含维生素及蛋白质的食物。
2. 一般治疗　应用营养心肌、促进心肌代谢的药物,如辅酶A、大剂量维生素C等。
3. 对症治疗　心力衰竭者使用利尿药、血管扩张药、血管紧张素转化酶抑制药。频发室性期前收缩或有快速性心律失常者,可选用抗心律失常药物;完全性房室传导阻滞者,可使用临时起搏器。目前不主张早期使用糖皮质激素。慎用洋地黄。
4. 抗病毒治疗　应用利巴韦林、阿昔洛韦、干扰素等药物。

五、护理问题

①体温过高:与心肌炎症有关。②活动无耐力:与心肌受损、心律失常有关。③潜在并发症:心力衰竭。④焦虑:与病情加重、担心疾病预后有关。

六、护理措施

1. 一般护理　急性期绝对卧床休息4周,好转出院后继续卧床休息2～3个月,半年至1年内避免重体力劳动。保证充分的睡眠。待症状消失、心肌酶、病毒中和抗体、白细胞等化验指标及体征正常后,方可逐渐增加活动。
2. 饮食护理　应给予高蛋白、高维生素、易消化、富含维生素C的饮食,心力衰竭者限制钠盐摄入,避免刺激性食物,如浓茶、浓咖啡等,戒烟、酒。

3. 病情观察 急性期应进行心电监测,发现异常及时就诊。

七、健康教育

加强营养,合理安排休息和活动、定期随访。注意保暖,预防感染;教会病人及家属自测脉搏,发现异常及时就诊。

单元测试题 2

1. 患者,女,21 岁。感冒 2 周后出现心悸、气促 1 个月,患者既往体健。初步诊断为病毒性心肌炎,其发病机制是 ( )
   A. 病毒直接侵犯心肌　　　　　　　　　B. 免疫反应造成心肌损害
   C. 心肌缺血、缺氧所致　　　　　　　　D. 发病机制不明确
   E. 病毒直接侵犯心肌和免疫反应同时存在

2. 引起病毒性心肌炎最常见的病毒是 ( )
   A. 轮状病毒　　　　B. 脊髓灰质炎病毒　　　C. 疱疹病毒　　　　D. 流感病毒
   E. 柯萨奇病毒 B

3. 病毒性心肌炎患者发病前 1~3 周有 ( )
   A. 病毒感染　　　　B. 细菌感染　　　　C. 真菌感染　　　　D. 寄生虫感染
   E. 立克次体感染

4. 急性病毒性心肌炎患者最有效的治疗措施是 ( )
   A. 保证患者充分休息和营养　　　　　　B. 保证蛋白质供够
   C. 给予易消化的饮食　　　　　　　　　D. 给予多种维生素
   E. 严格记录每日出入液量

(5~6 题共用题干)

患儿,男,8 岁。疲乏无力伴心前区不适 4 天,患儿 1 周前呼吸道感染。检查:心脏扩大,心动过速,早搏,第一心音低钝。心肌酶谱测定:血清肌酸激酶(CK)及其同工酶(CK~MB)、心肌钙蛋白数值均升高。

5. 该患儿可能的诊断是 ( )
   A. 风湿性心脏病　　　B. 急性心肌炎　　　C. 病毒性心肌炎　　　D. 扩张型心肌病
   E. 心律失常

6. 若患儿发病时伴有发热,在急性期限应至少卧床休息至热退后 ( )
   A. 1~2 周　　　　　B. 2~3 周　　　　　C. 3~4 周　　　　　D. 4~5 周
   E. 5~6 周

7. 对病毒性心肌炎的治疗**不正确**的是 ( )
   A. 绝对卧床休息　　　　　　　　　　　B. 使用抗病毒治疗
   C. 早期使用糖皮质激素　　　　　　　　D. 使用大剂量维生素 C
   E. 使用辅酶 A 等改善心肌营养

8. 患者,男,25 岁。因心悸、气促 3 天,诊断为病毒性心肌炎。有关病毒性心肌炎的描述中**错误**的是 ( )
   A. 轻者可无明显症状　　　　　　　　　B. 体温与心动过速不成比例
   C. 体温越高,心率越快　　　　　　　　D. 重症可出现心源性休克
   E. 发病前 1~3 周多有呼吸道感染病史

9. 患者,男,20 岁。感冒后第 4 天出现心悸、气促。查体:心率 120 次/分钟,心尖区可闻及收缩期杂音。初步诊断为病毒性心肌炎。该患者应慎用的药物为 ( )
   A. 洋地黄药物　　　B. β受体阻滞剂　　　C. 大剂量维生素 C　　　D. 营养心肌药物
   E. 血管紧张素转换酶抑制剂

10. 患者,男,30 岁,农民。患病毒性心肌炎经治疗康复后出院。出院医嘱要求患者出院后限制活动 6 个月。患者认为现无不适现象,询问为何不能下地干农活。护士向患者说明此时合理休息的主要原因是 ( )
    A. 减少疲劳感　　　B. 减轻精神压力　　　C. 减少心肌耗氧量　　　D. 恢复体力,增强体质
    E. 增加战胜疾病的信心

第十节　心包疾病病人的护理

心包疾病按病因可分为感染性和非感染性心包炎。按病情进展,可分为急性心包炎、亚急性渗出性缩窄性心包炎、慢性心包积液、粘连性心包炎、慢性缩窄性心包炎等。临床上以**急性心包炎**和**慢性缩窄性心包炎**为最常见。

一、急性心包炎

急性心包炎为心包脏层与壁层的急性炎症,心包炎常是某种疾病表现的一部分或为其并发症,因此常被原发病掩盖,但也可独立表现。根据其病理变化,可分为纤维蛋白性或渗出性两种。在急性期,心包壁层和脏层上有纤维蛋白、白细胞和少量内皮细胞的渗出,**无明显液体积聚**,为**纤维蛋白性心包炎**;**如果液体增加**,则为**渗出性心包炎**,液体多为黄而清,偶

有混浊、化脓性或呈血性。

（一）病因

1. 感染性　见于病毒、细菌、真菌、寄生虫、立克次体等感染。

2. 非感染性　①急性非特异性。②自身免疫：见于风湿热及其他结缔组织疾病、心肌梗死后综合征。③肿瘤。④代谢性疾病：尿毒症、痛风。⑤物理因素：放射性、外伤。⑥邻近器官疾病：急性心肌梗死、胸膜炎、主动脉夹层、肺梗死等。

常见的病因为风湿热、结核(我国目前最常见的急性心包炎的病因)、细菌感染，近年来病毒感染、肿瘤、尿毒症性和心肌梗死性心包炎发病率显著增多。

（二）临床表现

1. 症状

（1）胸痛：心前区疼痛是纤维蛋白性心包炎主要症状，疼痛性质呈压榨样或锐痛，与呼吸运动有关，常因咳嗽、深呼吸、变换体位或吞咽而加重。

（2）呼吸困难：是渗出性心包炎最突出的症状。严重呼吸困难病人可呈端坐呼吸。

（3）心包压塞：心包积液快速增加可引起急性心脏压塞，出现气促、心动过速、血压下降、大汗淋漓、四肢冰凉。严重者可意识恍惚，发生急性循环衰竭、休克等。如积液积聚较慢，可出现亚急性或慢性心脏压塞，表现为颈静脉怒张、静脉压升高、奇脉。

2. 体征

（1）心包摩擦音：是急性纤维蛋白性心包炎典型体征，多位于心前区，以胸骨左缘第3、4肋间、坐位时身体前倾、深吸气最为明显。心前区听到心包摩擦音就可诊断为心包炎。

（2）心包积液：心浊音界向两侧增大，皆为绝对浊音区；心尖搏动弱，且位于心浊音界的内侧或不能扪及；积液大量时可出现心包积液征(Ewart征)，即在左肩胛骨下叩诊浊音和闻及因左肺受压引起的支气管呼吸音。

（3）心包压塞：按心脏压塞程度，脉搏可表现为正常、减弱或出现奇脉。奇脉是大量积液病人，触诊时桡动脉搏动呈吸气时显著减弱或消失，呼气时又复原的现象，又称吸停脉，是由于心包腔内压力升高使心脏舒张充盈受限所致。

（三）辅助检查　①实验室检查：感染者白细胞计数增加、血沉增快等。②胸部X线检查：渗出性心包炎(心包积液当心包积液超过250ml以上时可出现心影增大，呈烧瓶状；心影随体位改变而移动)的典型的特点是心影向两侧增大，而肺部无明显充血现象。③心电图。④超声心动图：对诊断心包积液迅速可靠。可见液性暗区以确定诊断。⑤心包穿刺：指征是心脏压塞和未能明确病因的渗出性心包炎。

（四）治疗要点　①心包穿刺：解除心脏压塞和减轻大时渗液引起的压迫症状，必要时可经穿刺在心包腔内注入抗菌药物或化疗药物等。②病因治疗：抗结核、抗生素等治疗。③非特异性心包炎的治疗：非甾体类抗炎药，治疗无效可用糖皮质激素。④心包切开引流及心包切除术等。

二、缩窄性心包炎

缩窄性心包炎是心脏被致密厚实的纤维化或钙化的心包所包围，使心室舒张期充盈受限而引发一系列循环障碍的病症。

（一）病因　缩窄性心包炎继发于急性心包炎，以结核性心包炎为最常见，其次为化脓性、创伤性心包炎、肿瘤性心包炎及非特异性心包炎等。

（二）临床表现

1. 症状　心包缩窄多在急性心包炎后1年内形成，少数可长达数年。常见症状为劳力性呼吸困难，可伴有疲乏、食欲缺乏、上腹胀满或疼痛等症状。

2. 体征　有颈静脉怒张、肝大、腹水、下肢水肿、心率增快等；可见Kussmaul征，即吸气时颈静脉怒张更明显，腹水常较皮下水肿出现早、明显得多。心浊音界正常或稍增大，心尖搏动减弱或消失，心音减低，奇脉和心包叩击音。

（三）辅助检查　①X线检查：心影偏小、正常或轻度增大。②心电图：QRS波群低电压，T波低平或倒置。③超声心动图：可见心包增厚、室壁活动减弱，室间隔矛盾运动。④右心导管检查：血流动力学改变。

（四）治疗要点　早期实施心包切除术。通常在心包感染被控制、结核活动静止时即手术，并在术后继续服药1年。

三、心包疾病护理问题

①急性疼痛：与心包炎症有关。②气体交换受损：与肺淤血及肺组织受压有关。③营养失调：低于机体需要量，与结核、肿瘤等病有关。④体温过高：与感染有关。⑤活动无耐力：与心排血量减少有关。⑥体液过多：与体循环淤血有关。⑦焦虑：与病因不明、疗效不满意有关。⑧潜在并发症：心包填塞。

四、心包疾病护理措施

（一）体位与休息　半卧位或坐位，利于呼吸。心脏压塞的病人往往被迫采取前倾坐位。勿用力咳嗽、深呼吸或突然改变体位，以免使疼痛加重。

（二）病情观察　观察病人的生命体征、神志。密切观察病人呼吸困难的程度、胸痛的部位及性质、有无心包摩擦音和心脏压塞的表现。

（三）用药护理　遵医嘱给予非甾体抗炎药、糖皮质激素、抗生素、抗结核、抗肿瘤等药物，观察药物的疗效及不良反应。

(四)心包穿刺术的护理

1. **术前准备** 向患者说明手术目的和重要性,以消除思想顾虑,必要时遵医嘱给予镇静剂;询问患者有无咳嗽,必要时给予镇咳药;建立静脉通道,准备抢救药物如**阿托品**,以备术中发生迷走反射时使用;进行心电监测;应在 B 超引导下穿刺;择期操作者可**禁食 4～6 小时**。协助病人取坐位或半卧位。

2. **术中护理** ①嘱病人勿剧烈咳嗽或深呼吸,严格无菌操作。②抽液过程中要注意随时夹闭胶管,防止空气进入心包腔。③抽液要缓慢,**第 1 次抽液量不超过 200 ml**,若抽出新鲜血,应立即停止抽吸,密切观察有无心脏压塞症状。

3. **术后护理** 穿刺后密切观察生命体征变化。待心包引流液 **25 ml/d** 时拔除导管。

五、健康教育

1. **疾病知识指导** 嘱病人注意休息,加强营养,增强抵抗力。给予高热量、高蛋白、高维生素的易消化饮食,限制钠盐摄入。注意防寒保暖,预防呼吸道感染。

2. **用药与治疗** 不可擅自停药,防止复发;注意药物不良反应;定期随访肝、肾功能。

单元测试题

1. 患者,男,38 岁。因急性心包炎入院。入院后查体发现患者有奇脉,奇脉(吸停脉)的表现为 ( )
   A. 脉搏搏动呈吸气性显著减弱,呼气时消失
   B. 脉搏搏动呈吸气性显著消失,呼气时减弱
   C. 脉搏搏动呈呼气性显著减弱或消失,吸气时又复原
   D. 脉搏搏动呈吸气性显著减弱或消失,呼气时又复原
   E. 脉搏搏动呈呼气性显著减弱或消失,吸气时减弱或有停顿

2. 患者,男,46 岁,因急性心包炎入院。心脏超声心动图示大量心包积液。行心包穿刺抽液时,患者出现面色苍白,脉搏增快,血压下降。心电监测示频发性室性期前收缩,应立即采取的处理措施为 ( )
   A. 减慢抽液速度   B. 夹闭胶管   C. 准备抢救药物   D. 立即通知医生
   E. 安慰患者

3. 心脏压塞病人被迫采取的体位是 ( )
   A. 左侧卧位   B. 右侧卧位   C. 俯卧位   D. 前倾坐位
   E. 仰卧位

4. 急性心包炎病人出现心脏压塞时最突出的症状是 ( )
   A. 呼吸困难   B. 血压升高   C. 心前区疼痛   D. 发热
   E. 上腹痛

5. 患者,女,63 岁,肺气肿 10 年,上感后气促、发热伴胸骨后疼痛 1 天。查体:体温 39 ℃,左下肺听诊有低音调的摩擦音,屏气时仍持续存在。高度怀疑患者的情况是 ( )
   A. 胸膜炎   B. 肺实变   C. 心包摩擦   D. 肺不张
   E. 胸腔积液

6. 急性心包炎早期表现中具有诊断价值的是 ( )
   A. 发热   B. 胸痛   C. 心包摩擦音   D. 呼吸深大
   E. 血压下降、脉压减小

7. 心包积液的临床表现**不包括**(心包积液最突出的症状是呼吸困难) ( )
   A. 心脏搏动减弱   B. 心音低钝、遥远
   C. 左肩胛下区叩诊浊音   D. 出现呼吸困难
   E. 心包摩擦音

8. 急性心包炎患者,当心影向两侧扩大,呈烧瓶样时,提示心包积液量 ( )
   A. 大于 50 ml   B. 大于 100 ml   C. 大于 150 ml   D. 大于 200 ml
   E. 大于 250 ml

(9～11 题共用题干)

患者,男,32 岁。3 个月低热,乏力,服感冒药后无明显好转。近一周来心悸伴气促,心前区不适,活动时明显,夜间平卧感不适入院。查体:体温 37.7 ℃,脉搏 98 次/分,血压 95/65 mmHg,颈静脉充盈,左下肺呼吸音低钝,心界扩大,肝大,下肢水肿。

9. 患者最可能的情况是 ( )
   A. 心力衰竭   B. 心肌梗死   C. 心包积液   D. 胸腔积液
   E. 肺源性心脏病

10. 下列检查中属于可以明确诊断,又是最简便有效的检查是 ( )
    A. 心电图   B. 胸部 CT   C. 心导管检查   D. 血细菌培养
    E. 超声心动图

11. 该疾病最可能的病因是(我国目前最常见的急性心包炎、缩窄性心包炎的病因均是结核性) （　）
    A. 细菌性　　　　　　　B. 结核性　　　　　　　C. 肿瘤性　　　　　　　D. 遗传性
    E. 化脓性
12. 患者,男,52岁。活动后气促,颈静脉怒张,心音遥远,肝大,下肢水肿。X线胸片示心腔向两侧扩大,肺野清晰,应诊断为 （　）
    A. 充血性心力衰竭　　　B. 肝硬化　　　　　　　C. 胸腔积液　　　　　　D. 急性心包炎
    E. 风湿性二尖瓣狭窄并关闭不全
13. 急性心包炎导致的心脏压塞征**不包括** （　）
    A. 颈静脉怒张　　　　　B. 发绀　　　　　　　　C. 血压下降甚至休克　　D. 水冲脉
    E. 奇脉
14. 下列症状属于缩窄性心包炎最早期的症状是 （　）
    A. 劳力性呼吸困难　　　B. 胸痛　　　　　　　　C. 端坐呼吸　　　　　　D. 呼气性呼吸困难
    E. 夜间阵发性呼吸困难
15. 下列疾病的心脏叩诊中,可听到心包叩击音的是 （　）
    A. 心包积液　　　　　　B. 病毒性心肌炎　　　　C. 急性心包炎　　　　　D. 缩窄性心包炎
    E. 肥厚性心肌病
16. 缩窄性心包炎患者心影的特点是 （　）
    A. 心影大小正常,呈三角形　　　　　　　　　　B. 心影明显增大,呈三角形
    C. 心影大小正常,呈烧瓶样　　　　　　　　　　D. 心影明显增大,呈烧瓶样
    E. 心影大小正常,呈梨形
17. 诊断缩窄性心包炎的辅助检查项目**不包括** （　）
    A. 胸部 X 线　　　　　　B. 胸部 CT　　　　　　　C. 心电图　　　　　　　D. 超声心动图
    E. 心肌核素显像
18. 对急性心包炎患者,进行反复多次心包穿刺抽液的目的为 （　）
    A. 了解病情　　　　　　　　　　　　　　　　　B. 明确病因
    C. 心包腔内注入化疗药物　　　　　　　　　　　D. 解除心脏压塞
    E. 明确有无积液
19. 患者,男,16岁。3周前出现咳嗽、活动后气促,下列哪项检查最有利于明确急性心包炎的病因 （　）
    A. 心电图　　　　　　　B. 胸部 CT　　　　　　　C. 心包穿刺抽液检查　　D. 胸片
    E. 心脏超声心动图

(20～22题共用题干)

患者,男,23岁。因呼吸困难3天入院。查体:体温38.3℃,颈静脉怒张、奇脉,心浊音界向两侧增大。初步考虑该患者可能有急性心包炎、大量心包积液。

20. X线检查心脏呈 （　）
    A. 梨形心　　　　　　　B. 靴形心　　　　　　　C. 烧瓶心　　　　　　　D. 普大心
    E. 马蹄形心
21. 诊断心包积液迅速、可靠的方法是 （　）
    A. 心电图　　　　　　　B. 心包镜　　　　　　　C. 心包穿刺　　　　　　D. X线检查
    E. 超声心动图
22. 若为结核性心包炎最主要的处理措施是 （　）
    A. 卧床休息　　　　　　B. 加强营养　　　　　　C. 营养心肌　　　　　　D. 静脉予抗生素
    E. 心包穿刺抽液并注射抗结核药物
23. 奇脉常见于 （　）
    A. 心包积液　　　　　　B. 右心衰竭　　　　　　C. 冠心病　　　　　　　D. 房室传导阻滞
    E. 主动脉瓣关闭不全
24. 缩窄性心包炎最常见的临床表现是 （　）
    A. 胸前区疼痛,干咳　　　　　　　　　　　　　B. 微热,盗汗
    C. 血沉增快　　　　　　　　　　　　　　　　　D. 呼吸困难,心浊音界扩大
    E. 颈静脉怒张,肝大,腹水
25. 诊断急性心包炎最具特征的体征是 （　）
    A. 心界随体位改变　　　B. 心音减弱　　　　　　C. 心包摩擦音　　　　　D. 奇脉
    E. 体循环淤血征
26. 患者,男,30岁,心慌、气短10天来诊。超声心电图检查后诊断为心包积液。体检时,最不可能出现的体征是 （　）

A. 颈静脉怒张　　　　　　B. 肝大　　　　　　C. 动脉血压升高　　　　　　D. 奇脉
E. 脉压减小

27. 心包炎患者做出下列哪项表述时,护士应对其加强饮食教育　　　　　　　　　　　　　　　　　　　　　（　　）
    A. "要多吃蔬菜,不然会便秘。"　　　　　　B. "我的身体正在恢复,要每天吃点肉和鱼。"
    C. "每天饭菜量必须足够,不能饿着。"　　　D. "我每天都要吃一些新鲜水果。"
    E. "医院的饭太淡,我自己带了几个咸鸭蛋。"

28. 护士配合医生进行心包穿刺操作时,正确的是　　　　　　　　　　　　　　　　　　　　　　　　　　（　　）
    A. 术前嘱患者禁食 2～3 小时　　　　　　B. 第一次可抽液 350 ml 以上
    C. 术前准备阿托品　　　　　　　　　　　D. 抽液中禁止夹闭胶管
    E. 术后待心包引流液小于 50 ml/d 时可拔管

29. 患者,女,38 岁,缩窄性心包炎 1 年,拟择日行心包切除术,夜班护士发现患者失眠,心率 120 次/分,双手颤抖。沟通
    中患者表示惊恐手术发生意外,但又因为病情重不敢不行手术。护士采取的措施不妥的是　　　　　　　（　　）
    A. 向患者介绍手术成功的病历　　　　　　B. 告诉患者手术没有任何风险
    C. 向患者说明手术目的　　　　　　　　　D. 教会患者学会使用放松技术
    E. 鼓励家属在探视时给予心理支持

30. 我国目前最常见的缩窄性心包炎的病因是　　　　　　　　　　　　　　　　　　　　　　　　　　　　（　　）
    A. 风湿性　　　　　　　B. 化脓性　　　　　　C. 结核性　　　　　　D. 真菌性
    E. 创伤性

31. 听诊时为清楚地听到急性心包炎患者的心包摩擦音,患者应采取的体位是　　　　　　　　　　　　　　（　　）
    A. 坐位且身体后仰　　　B. 端坐位　　　　　　C. 坐位且身体前倾　　D. 右侧卧位
    E. 左侧卧位

第十一节　周围血管疾病病人的护理

一、下肢静脉曲张病人的护理

下肢静脉曲张是指下肢浅静脉,因血液回流障碍引起的静脉扩张和迂曲为主要表现的一种疾病。

（一）病因　下肢静脉曲张的主要病因是**静脉瓣膜功能不全**。

1. 先天因素　**静脉瓣膜缺陷和静脉壁薄弱**是全身支持组织薄弱的一种表现,与遗传因素有关。

2. 后天因素　增加下肢血柱重力和循环血量超负荷是造成下肢静脉曲张的后天因素。如**长期站立、重体力劳动、妊娠、慢性咳嗽、习惯性便秘**等,都可使静脉瓣膜承受过度压力,逐渐松弛而关闭不全。循环血量经常超过负荷,造成压力升高、静脉扩张可导致瓣膜相对性关闭不全。

（二）临床表现　以**大隐静脉曲张**为多见,单独的小隐静脉曲张比较少见;左下肢多见,但双下肢可先后发病。主要表现为**下肢浅静脉曲张、蜿蜒扩张、迂曲**。早期仅在长时间站立后患肢小腿感觉沉重、酸胀、乏力和疼痛。后期曲张静脉明显**隆起、蜿蜒成团**,严重者**小腿下 1/3 内侧溃疡**,可出现踝部轻度肿胀和足靴区皮肤营养不良。

（三）辅助检查

1. 特殊检查

（1）**深静脉通畅试验**（Perthes 实验-波氏试验）:**是检查深静脉是否通畅的方法**。病人站立,待浅静脉明显充盈时,于大腿中部绑扎止血带,阻断大腿浅静脉主干,嘱病人连续用力踢腿 20 次或反复下蹲 3～5 次。若活动后曲张静脉消失或充盈程度减轻,表示深静脉通畅,可以手术治疗;**若在活动后浅静脉曲张更为明显、张力增高,甚至出现胀痛,则表示深静脉不畅**,不能进行手术治疗。

（2）大隐静脉瓣膜及交通支瓣膜功能试验（Trendelenburg 实验-曲试实验）:

1）曲试实验 I:检查**大隐静脉瓣膜功能**。检查时,病人先平卧,抬高患肢,使浅静脉血液回流排空,在大腿根部扎止血带阻后,让病人站立,立即松开止血带,若曲张静脉**自上而下迅速逆向充盈,提示大隐静脉瓣膜功能关闭不全**。

2）曲试实验 II:检查**交通静脉瓣膜功能**。检查方法基本与试验 I 相同,但在病人站立后若未放开止血带前,下方的静脉在 **30 秒内已充盈并曲张**,则表明交通静脉瓣膜关闭不全。

2. 影像学检查　①下肢静脉造影:可观察下肢静脉是否通畅、瓣膜功能情况及病变程度,是诊断下肢静脉曲张**最可靠方法**。②血管超声检查:可以观察瓣膜关闭活动及有无逆向血流。

（四）治疗要点

1. 非手术治疗　只能改善症状,主要方法包括:

（1）促进静脉回流:避免久站、久坐,间歇性抬高患肢。**患肢穿弹力袜或用弹力绷带**。

（2）注射硬化剂和压迫疗法:适用于病变范围小且局限者,常用的硬化剂有鱼肝油酸钠、酚甘油液等。将硬化剂注入曲张的静脉后局部加压包扎,利用硬化剂造成的静脉炎症反应使其闭塞。

（3）处理并发症:①血栓性浅静脉炎:给予抗菌药物及局部热敷治疗。②湿疹和溃疡:抬高患肢并给予创面湿敷。

③曲张静脉破裂出血：局部加压包扎止血，必要时予以缝扎止血。

2. 手术治疗　适用于**深静脉通畅**、无手术禁忌证者，**手术**是治疗下肢静脉曲张**根本**的有效方法。

（五）护理问题　①活动无耐力：与下肢静脉回流障碍有关。②皮肤完整性受损：与皮肤营养障碍、慢性溃疡有关。③潜在并发症：深静脉血栓形成、小腿曲张静脉破裂出血。

（六）护理措施

1. 促进下肢静脉回流，改善活动能力

（1）穿弹力袜或扎弹力绷带：指导病人行走时穿弹力袜或使用弹力绷带，促进静脉回流。穿弹力袜时应抬高患肢，排空曲张静脉内的血液后再穿。**弹力绷带应自下而上包扎，包扎不应妨碍关节活动**，并注意保持合适的松紧度，**以能扪及足背动脉搏动**和保持足部正常皮肤温度为宜。**手术后弹力绷带一般需维持 2 周方可拆除**。

（2）保持合适体位：采取良好坐姿，坐时双膝勿交叉过久，以免压迫腘窝，影响静脉回流；休息或卧床时**抬高患肢 30°～40°，以利静脉回流**。

（3）避免引起腹内压和静脉压增高的因素：保持大便通畅，避免长时间站立，肥胖者应有计划地减轻体重。

2. 预防或处理创面感染　①观察患肢情况：观察患肢远端皮肤的温度、颜色、是否有肿胀、渗出，局部有无红、肿、压痛等感染征象。②加强下肢皮肤护理：预防下肢创面继发感染，做好皮肤湿疹和溃疡的治疗和换药，促进创面愈合。

3. 并发症的预防和护理

（1）术后早期活动：病人卧床期间指导其做足部伸屈和旋转运动；应抬高患肢 30°，做**足背屈伸**运动，以利静脉回流，**术后 24～48 小时鼓励病人下地行走**，促进下肢静脉回流，避免深静脉血栓形成。当下肢深静脉血栓形成，预防肺栓塞应注意：①非手术治疗者，从发病之日起应严格卧床 2 周。②严禁按摩患肢。③禁止施行对患肢有压迫的检查。④出现栓塞的 24 小时内，病人应限制自身活动和保持呼吸节律正常。⑤通知医院，等待医治。

（2）保护患肢：活动时避免外伤引起曲张静脉破裂出血，如发现有局部出血、感染和血栓性静脉炎等并发症时，应及时报告医生妥善处理。

（七）健康教育　①指导病人进行适当的体育锻炼，增强血管壁弹性。②非手术治疗病人应坚持长期使用弹力袜或弹力绷带，术后宜继续使用 1～3 个月。③平时应保持良好的坐姿，避免久站，坐时避免双膝交叉过久，休息时抬高患肢。④去除影响下肢静脉回流的因素：避免用过紧的腰带和紧身衣物。⑤保持大便通畅，避免肥胖。

二、血栓闭塞性脉管炎病人的护理

血栓闭塞性脉管炎（TAO）又称 Buerger 病，是一种累及血管的炎症性、节段性和周期性发作的慢性闭塞性疾病。主要侵及四肢中、**小动静脉**，尤其是**下肢的小动脉、小静脉**也常受累。好发于男性青壮年。

（一）病因

1. 外来因素　主要有**吸烟**、寒冷与潮湿的生活环境、慢性损伤和感染。

2. 内在因素　自身免疫功能紊乱、性激素和前列腺素失调及遗传因素。上述因素中，主动或被动吸烟是参与本病发生和发展的重要环节。**多数病人有吸烟史**，戒烟可使病情缓解，再度吸烟常使病情反复。免疫功能紊乱可能是本病发病的重要因素。

（二）临床表现　起病隐匿，进展缓慢，常呈周期性发作，经过较长时间后症状逐渐明显和加重。按病变发展程度，临床上可分为 3 期。

1. 局部缺血期　以**血管痉挛为主**，患肢动脉供血不足，出现肢端发凉、怕冷及**间歇性跛行**，这是血栓闭塞性脉管炎**早期的典型症状**。

2. 营养障碍期　有明显血管壁增厚及血栓形成，特征性表现为常出现**静息痛（休息痛），夜间尤甚**。常有夜间肌肉抽搐，**患肢胫后动脉和足背脉搏动消失**。

3. 组织坏死期　患肢动脉完全闭塞，发生干性坏疽，此后，坏死组织可自行脱落，在残端留下经久不愈的溃疡创面。当继发细菌感染时，可转为湿性坏疽，疼痛剧烈，**屈膝抱足为血栓闭塞性脉管炎坏死期的典型体位**。

（三）辅助检查

1. 一般检查　①测定跛行距离和跛行时间。②测定皮肤温度：在 15～25 ℃室温下，若双侧肢体对应部位皮肤温度相差 2 ℃以上，提示皮温降低侧肢体**动脉血流减少**。③**肢体抬高试验（Buerger 试验）**：病人平卧，**患肢抬高 70°～80°，持续 60 秒，若出现麻木、疼痛、苍白或蜡黄色为阳性**，提示动脉供血不足。再让病人下肢自然下垂床缘以下，正常人皮肤色泽可在 10 秒内恢复正常。若超过 45 秒且皮肤色泽不均匀，进一步提示患肢存在动脉供血障碍。

2. 特殊检查　①B 超。②动脉造影：可以明确动脉阻塞的部位。

（四）治疗要点

1. 非手术治疗

（1）一般治疗：①严禁吸烟，以消除烟碱对血管的刺激而引起的血管收缩作用。②**防止受冷、受潮和外伤，但不应使用热疗**，以免组织需氧量增加而加重症状。③**患肢应进行锻炼（Buerger 运动，博格运动）**，以促进侧支循环建立。④止痛：疼痛是本病患者的较为突出的症状。可适当使用吗啡或哌替啶（度冷丁）类止痛剂。

（2）药物治疗：适用中、早期病人。

（3）高压氧疗法：通过高压氧治疗，提高血氧含量，改善组织缺氧程度。

(4) 创面处理:对干性坏疽创面,应在消毒后包扎创面,预防继发感染。
2. 手术治疗。

(五)护理问题 ①急性疼痛:与患肢缺血、组织坏死有关。②焦虑:与患肢剧烈疼痛、久治不愈、对治疗失去信心有关。③组织完整性受损:与肢端坏疽、脱落有关。④活动无耐力:与患肢远端供血不足有关。⑤潜在并发症:术后切口出血和栓塞。

(六)护理措施
1. 改善下肢血液循环,预防组织损伤 **绝对戒烟**,告知病人吸烟的危害,消除烟碱对血管的收缩作用。告知病人应注意肢体保暖,避免受寒冷刺激,但应避免用热水袋或热水给患肢直接加温。抬高下肢,保持皮肤清洁干燥、防止受损。有效镇痛。
2. 休息和运动 鼓励病人多活动,可进行 Buerger 运动。
3. 并发症的预防和护理 ①体位:**血管造影术后病人应平卧位**,**穿刺点加压包扎 24 小时**。患肢制动 6～8 小时,患侧髋关节伸直、避免弯曲。**静脉手术后抬高 30°,制动 1 周;动脉手术后患肢平放,制动 2 周**。②术后严密观察:患者血压、脉率;切口、穿刺点渗血或血肿情况;肢体远端血运情况;**双侧足背动脉搏动、皮肤温度、皮肤颜色及感觉**,并做记录。若动脉搏动消失、皮肤温度降低、颜色苍白、感觉麻木,提示有动脉栓塞;若动脉重建术后出现肿胀、皮肤颜色发紫、皮肤温度降低,可能为重建部位的血管发生痉挛或继发性血栓形成。

(七)健康教育
1. 绝对戒烟,以消除烟碱对血管的毒性作用。
2. 体位 病人睡觉或休息时取头高脚低位,使血液容易灌流至下肢。告知病人避免长时间维持同一姿势,坐时应避免将一腿搁在另一腿膝盖上,以防腘动、静脉受压和血流受阻。
3. 保护患肢切勿赤足行走,避免外伤;注意患肢保暖,避免受寒;鞋子必须合适,不穿高跟鞋;穿棉袜子,勤换袜子,预防真菌感染。
4. 指导病人进行**患肢功能锻炼,促进侧支循环建立,改善局部症状**。方法是:病人平卧位,抬高患肢 45°,坚持 2～3 分钟;然后坐位:双足自然下垂床边 2～5 分钟,再将患肢平放 2～3 分钟,同时进行踝部和足趾运动,如此反复锻炼 5 次,每日 3～4 次。

单元测试题

1. 曲氏试验 I 的检查目的是 ( )
   A. 交通静脉瓣膜功能　　　　　　　　B. 小隐静脉瓣膜功能
   C. 大隐静脉瓣膜功能　　　　　　　　D. 深静脉是否通畅
   E. 交通静脉是否通畅
2. 在双侧肢体对应部位测定皮肤温差,相差多少度以上则提示皮温降低侧肢体动脉供血不足 ( )
   A. 1 ℃　　　　B. 3 ℃　　　　C. 2.5 ℃　　　　D. 4 ℃
   E. 2 ℃
3. 治疗下肢静脉曲张最根本有效的方法是 ( )
   A. 患肢抬高休息　　B. 弹力绷带包扎　　C. 穿弹力袜　　D. 注射硬化
   E. 手术治疗
4. 患者,男,60 岁。患左下肢静脉曲张 20 年,行大隐静脉高位结扎,加小腿静脉分段结扎。术后 3 小时起立行走时,小腿处伤口突然出血不止。紧急处理应 ( )
   A. 就地站立位包扎　　B. 指压止血　　C. 钳夹止血　　D. 用止血带
   E. 平卧,抬高患肢,加压包扎
5. 患者,男,38 岁,右小腿持续剧烈疼痛,不能行走,到医院就诊,检查:右小腿皮肤苍白、肌萎缩,足背动脉搏动消失,诊断为血栓闭塞性脉管炎,目前患者最主要的护理诊断是 ( )
   A. 组织灌注量改变　　　　　　　　B. 潜在皮肤完整性受损
   C. 有外伤出血的危险　　　　　　　D. 疼痛
   E. 知识缺乏
6. 患者,男,36 岁。较长距离步行后,感下肢疼痛、肌肉抽搐,休息后症状消失,再走一段路后症状又出现。平时有右足发凉、怕冷及麻木感。检查:右足背动脉较左侧搏动减弱。应考虑为 ( )
   A. 静脉血栓形成　　B. 血栓性静脉炎　　C. 血栓闭塞性脉管炎　　D. 雷诺综合征
   E. 动静脉瘘
7. 血栓闭塞性脉管炎,坏疽(死)期的典型体位为 ( )
   A. 间歇性跛行　　B. 静息痛,喜平卧　　C. 屈膝抱足,彻夜难眠　　D. 静息痛,喜运动
   E. 屈膝抱腹,彻夜难眠
8. 患者,女,58 岁。右下肢静脉曲张,入院后行右侧大隐静脉曲张高位结扎剥脱术,患者术后护士采取的护理措施中**不正**

确的是(小腿有溃疡者,术前应加强换药,局部包扎) ( )
　　A. 抬高患肢25°～30°,做足背伸屈运动　　　　　B. 术后弹力绷带包扎患肢2周,松紧合适
　　C. 术后24～48小时鼓励病人下地行走　　　　　D. 密切观察切口有无渗出
　　E. 小腿有溃疡禁止包扎

9. 下肢静脉曲张形成的主要病因是 ( )
　　A. 腹腔内负压改变　　B. 心功能不全　　C. 下肢运动过多　　D. 长期卧床
　　E. 静脉瓣膜功能不全

10. 下肢静脉曲张主要发生在 ( )
　　A. 大隐静脉　　B. 小隐静脉　　C. 股静脉　　D. 腘静脉
　　E. 大隐静脉和小隐静脉

11. 患者,男,35岁。因下肢大隐静脉曲张做体格检查,让病人站立,在其大腿中部扎止血带,然后让其下蹲15次,病人诉小腿胀痛,并见大隐静脉充盈加重,说明 ( )
　　A. 交通支瓣膜功能不全　　　　　　　　　　　B. 大隐静脉瓣膜功能不全
　　C. 下肢深静脉不通畅　　　　　　　　　　　　D. 大隐静脉侧支循环受阻
　　E. 小隐静脉瓣膜功能不全

12. 患者,女,52岁。做下肢静脉瓣膜功能试验,先平卧,抬高患肢,待曲张静脉淤血排空后,在大腿根部扎止血带,病人站立后松开止血带,曲张静脉由上而下迅速充盈,提示 ( )
　　A. 大隐静脉瓣膜功能不全　　　　　　　　　　B. 小隐静脉瓣膜功能不全
　　C. 深静脉瓣膜功能良好　　　　　　　　　　　D. 交通支瓣膜功能良好
　　E. 旋髂浅静脉瓣膜功能不全

13. 患者,女,40岁。下肢静脉曲张。行下肢静脉瓣膜功能试验,先平卧,抬高患肢,待曲张静脉淤血排空后,在大腿根部扎止血带,患者站立后,30秒内曲张静脉迅速充盈,从该结果显示 ( )
　　A. 交通瓣膜功能不全　　　　　　　　　　　　B. 小隐静脉瓣膜功能良好
　　C. 深静脉瓣膜功能良好　　　　　　　　　　　D. 大隐静脉瓣膜功能不全
　　E. 浅静脉瓣膜功能不全

14. 患者,男,49岁,足靴区轻度肿胀,色素沉着,久坐后出现酸胀,小腿有迂回的静脉团,诊断为大隐静脉曲张。深静脉通畅试验阴性,应采取的治疗方案是 ( )
　　A. 穿弹力袜　　　　　　　　　　　　　　　　B. 局部注射硬化剂
　　C. 治疗深静脉血栓　　　　　　　　　　　　　D. 小隐静脉瓣膜成形术
　　E. 大隐静脉高位结扎加分段剥脱术

15. 下肢静脉曲张术后早期活动是为了防止 ( )
　　A. 患肢肿胀　　B. 关节僵硬　　C. 肌肉萎缩　　D. 肺不张
　　E. 深静脉血栓形成

16. 下肢静脉曲张术后多少小时后下床 ( )
　　A. 12～24小时　　B. 24小时后　　C. 36小时后　　D. 24～48小时
　　E. 48小时后

17. 血栓闭塞性脉管炎早期的典型症状是 ( )
　　A. 经久不愈的溃疡　　B. 间歇性跛行　　C. 肢端湿性坏疽　　D. 血栓形成
　　E. 足背动脉搏动消失

18. 血管性间歇性跛行主要是由于 ( )
　　A. 血栓静脉炎　　B. 动脉供血不足　　C. 动脉栓塞　　D. 雷诺病
　　E. 肌无力

19. 血栓闭塞性脉管炎营养障碍期的主要临床表现是 ( )
　　A. 肢端发黑、干性坏疽　　　　　　　　　　　B. 间歇性跛行
　　C. 游走性静脉炎　　　　　　　　　　　　　　D. 静息痛
　　E. 肢端经久不愈的溃疡

20. 有关血栓闭塞性脉管炎治疗措施描述**不正确**的是 ( )
　　A. 鼓励病人戒烟　　　　　　　　　　　　　　B. 病人肢体发冷时用热水袋
　　C. 动脉重建手术　　　　　　　　　　　　　　D. 麻醉止痛
　　E. 应用活血化淤类中药

21. 患者,女,54岁。久站后右下肢出现酸胀感,右小腿内侧可见静脉突起,诊断为下肢静脉曲张。对此患者健康宣教中**不正确**的是 ( )
　　A. 尽量减少下肢活动　　　　　　　　　　　　B. 尽量避免患肢外伤

C. 尽量避免久站 D. 使用弹力袜
E. 休息时抬高患肢

22. 患者,男,32岁。稍长距离步行后感右小腿疼痛,肌肉抽搐而跛行,休息后症状消失,近段时间来症状加重,休息不能缓解,尤以夜间小腿疼痛明显。应考虑为 ( )
    A. 血栓闭塞性脉管炎 B. 深静脉血栓形成 C. 动脉粥样硬化 D. 血栓性静脉炎
    E. 下肢静脉曲张

23. 患者,男,40岁。吸烟10年,出现左下肢麻木、发凉、间歇性跛行6年。患者初次门诊下列哪项措施尤为重要 ( )
    A. 嘱患者戒烟 B. 使用激素 C. 使用抗生素 D. 使用免疫抑制剂
    E. 嘱患者防止受寒

24. 肢体抬高试验阳性是 ( )
    A. 下肢抬高30°,后下垂,肤色由白变紫 B. 下肢抬高30°,后下垂,肤色由黄变白
    C. 下肢抬高45°,后下垂,肤色由白变红 D. 下肢抬高60°,后下垂,肤色由黄变红
    E. 下肢先抬高70°~80°,持续60秒,出现麻木、疼痛、苍白或蜡黄者

25. 血管闭塞性脉管炎的病因**不**包括 ( )
    A. 长期大量吸烟 B. 气候寒冷潮湿 C. 神经内分泌紊乱 D. 下肢活动减少
    E. 免疫功能异常

26. 静脉曲张晚期的临床表现中,最主要的是 ( )
    A. 皮肤厚硬 B. 小腿下1/3内侧溃疡
    C. 小腿水肿 D. 色素沉着
    E. 局部瘙痒

27. 深静脉血栓形成的患者。急性期应绝对卧床休息10~14天,床上活动时避免动作幅度过大,**禁止按摩患肢**,目的是 ( )
    A. 防止血栓脱落 B. 预防出血 C. 促进静脉回流 D. 缓解疼痛
    E. 防止再次血栓形成

28. 血栓闭塞性脉管炎护理中,促进侧支循环建立的措施是 ( )
    A. 做博格运动 B. 严禁吸烟、肢体保暖
    C. 高压氧疗法 D. 应用扩血管药物
    E. 腰交感神经封闭

29. 防止大隐静脉曲张术后深静脉血栓形成的主要护理措施是 ( )
    A. 避免腹内压升高 B. 严格无菌操作 C. 抬高患肢30° D. 术后早期活动患肢
    E. 弹力绷带包扎患肢

30. 血栓闭塞性脉管炎最常见的病变部位是 ( )
    A. 上肢大动脉 B. 上肢大静脉 C. 下肢大动脉 D. 下肢中、小动脉
    E. 上肢中、小动静脉

31. 患者,男,43岁。因左下肢静脉曲张行大隐静脉高位结扎剥脱术。术后该患者的患肢应 ( )
    A. 平放 B. 内收 C. 外展 D. 抬高
    E. 垂落床边

32. 患者,男,40岁。行血栓闭塞性脉管炎术后,为了解反映肢体远端血运情况,护士应观察的体征不包括 ( )
    A. 皮肤感觉 B. 皮肤温度 C. 皮肤颜色 D. 皮肤出血
    E. 双侧足背动脉搏动

33. 患者,女,63岁。因右下肢静脉曲张行大隐静脉高位结扎剥脱术。术后护士指导其使用弹力绷带的正确方法是 ( )
    A. 包扎后应能扪及足背动脉搏动 B. 手术部位的弹力绷带应缠绕得更紧
    C. 两圈弹力绷带之间不能重叠 D. 由近心端向远心端包扎
    E. 包扎前应下垂患肢

34. 患者,男,63岁,因下肢不适6个月来院就诊,被诊断为**下肢静脉曲张**,护士最有可能观察到的临床表现是 ( )
    A. 皮肤溃疡 B. 足部水肿
    C. 下肢酸胀乏力 D. 下肢静脉迂曲、隆起
    E. 足部皮肤苍白、发冷、肌肉萎缩

(35~36题共用题干)

患者,男,46岁。右下肢发冷、小腿抽痛、足趾麻木半年余。1周前出现右足趾持续性疼痛难忍,夜间尤甚,以血栓闭塞性脉管炎收入院。医生告知其应积极配合治疗,多做博格(Buerger)运动,否则有截肢的危险。现在患者坐卧不宁,经常无故地发怒,与家人争吵,对医护人员的服务不满。

35. 此时对其进行心理护理,主要是减轻患者的 ( )
   A. 焦虑　　　　　B. 紧张　　　　　C. 恐惧　　　　　D. 绝望
   E. 抑郁
36. 护士指导其做博格运动的主要目的是 ( )
   A. 减轻下肢水肿　　　　　　　　　B. 减慢肢体坏疽速度
   C. 促进患者舒适　　　　　　　　　D. 促进侧支循环建立
   E. 提高日常活动能力
37. 患者,男,64岁,偏瘫卧床3年。近日出现小腿疼痛、肿胀、苍白,疑深静脉血栓形成。社区护士指导家属禁止按摩,其目的是 ( )
   A. 预防出血　　B. 防止血栓脱落　　C. 促进静脉回流　　D. 缓解疼痛
   E. 减轻水肿

第十二节　心脏骤停病人的护理

　　心脏骤停是指心脏射血功能突然终止。病人过去有或无心脏病史,在发生之前大多没有预兆,完全出乎人们的意料,使人措手不及。若不及时处理,会造成脑和全身器官组织的不可逆的损害而导致死亡;若及时采取正确的心肺复苏措施,则有可能恢复。

　　一、成人心脏骤停
　　(一)病因
　　1. 心源性原因　以**冠心病**最为多见,占80%。其他如瓣膜病变、心肌炎、心肌病、高度房室传导阻滞、某些先天性心脏病等也可以引起心脏骤停。
　　2. 非心源性原因　电击、雷击、溺水、严重的电解质与酸碱平衡紊乱、药物中毒或过敏、麻醉和手术中的意外等。
　　(二)临床表现　心脏骤停是临床死亡的标志,其症状和体征依次出现如下:①**心音消失**,**大动脉**(成人以**颈动脉**、股动脉,幼儿以股动脉、肱动脉为准)**搏动消失**,**血压测不出**。②**突然意识丧失**或伴有全身抽搐。心脏停搏30秒则陷入昏迷状态。③**呼吸停止**或呈叹息样呼吸,多发生在心脏停搏后20~30秒内。④**瞳孔散大**,**对光反射消失**。⑤皮肤苍白或发绀。
　　(三)诊断依据　诊断**心跳、呼吸骤停**的主要依据为"三消失":**意识丧失**,**大动脉搏动消失**,**呼吸动作消失**。
　　(四)治疗要点
　　心肺脑复苏(CPCR):使心跳呼吸骤停的病人迅速恢复**循环**、**呼吸**和脑功能所采取的抢救措施。
　　心肺复苏(CPR)时间:因**大脑缺血缺氧超过 4~6 分**钟,即可发生不可逆的损害,因此,要求心肺脑复苏应在呼吸、心搏骤停后**4~6 分**钟进行,避免脑细胞死亡。
　　心肺复苏:处理心脏骤停分为5个阶段:①评估。②基础生命支持(BLS)即 CAB 操作。③高级生命支持(ACLS)。④心脏骤停后处理。⑤长期治疗。其中 BLS 的目标是做到为紧急提供通气和全身性血液灌注。心肺复苏成功的关键是速度,BLS 及时与否直接关系到心脏骤停的病死率和病残率。
　　1. 心肺复苏的开始阶段　①判断意识与反应:**判断过程要求在15秒内完成**。②请求帮助:确定病人意识丧失后,应迅速呼救或通知急救中心。③体位:将病人仰卧在坚硬、平坦的地面上;若在床上,必须抽去枕头,垫木板。
　　2. 基础生命支持(C、A、B)
　　(1) C-人工循环(circulation):建立人工循环时通常采用**胸外心脏按压**法,按压部位为**胸骨中下1/3 交界处**(定位:两乳头连线中点)。以另一手的掌根部放在按压区,掌根与胸骨长轴重叠,然后将定位之手放下,将掌根重叠于另一手背上,手指脱离胸壁。抢救者双臂应绷直,双肩在病人胸骨上方正中,垂直向下用力按压。按压应平稳、有规律地进行,不能间断,不能冲击式地猛压。**按压频率 100 次/分**,成人按压深度**至少 5 cm**。无论是单人心肺复苏还是双人心肺复苏,**胸外心脏按压与人工呼吸之比均为 30:2**。儿童和婴儿单人操作 30:2,两人操作 15:2。**按压和松开的时间比例为 1:1 时**,心排血量最大。**儿童心脏按压用单手根按压胸骨中点处**,每次下压至少1/3前后径,约5 cm(旧指南2~3 cm)。**婴儿两拇指按压胸骨中点处**,**下压至少1/3前后径**,**约 4 cm**(旧指南 1~2 cm),**按压频率至少 100 次/分**。
　　(2) A-气道通畅(airway):**开放气道**,**维持气道通畅**是复苏的关键。清除病人口鼻咽腔异物。心跳呼吸停止后,意识丧失,全身肌肉(包括舌肌)松弛,舌根下坠,造成呼吸道阻塞。由于舌附于下颌,若将下颌向上抬,并向前移,舌将离开咽喉部,气道即可开放。打通气道的方法有以下两种:①仰头举颌(颏)法:即一手置于前额,使头部向后仰,另一手的示指与中指置于下颌骨近下颏或下颌角处,抬起下颌,但要注意不要压迫病人颈前部颌下软组织,以防压迫气道,不要使颈部过度伸展。②托颌法:如有颈部损伤时,不能使头部后仰,以免进一步加重颈椎损伤,在这种情况下采用托颌法开放气道较安全,具体方法为用双手置于病人头部两侧下颌角,肘部支撑在病人躺的平面上,用力向前上托起下颌,并使头向后仰。
　　开放气道后,先将耳贴近病人口鼻,头部侧向病人胸部,眼睛观察病人胸部有无起伏,面部感觉气道有无气体排出;耳听呼吸道有无气流呼出的声音。若无上述体征,可确定为呼吸停止。**判断及评价时间不得超过 10 秒**。大多数呼吸或心搏骤停病人均无呼吸或呼吸异常,不规则呼吸。若判断为无呼吸或呼吸异常时,应立即实施人工呼吸,在不能确定通气是否异常时,也应立即进行人工呼吸。

(3) B-恢复呼吸(breathing):**人工呼吸**:最简易、有效、及时的人工呼吸法是**口对口人工呼吸**。具体方法:将按于前额一手的拇指与示指捏闭病人鼻孔,另一手的拇指将病人口部扳开,抢救者深吸气后贴近病人的口部用力吹气,每分钟均匀地吹气 **10~12 次**。每次吹气应**持续 2 秒(s)以上**,看见病人胸部抬起方为有效。

复苏成功的标志是**大动脉出现搏动**,收缩压 60 mmHg 以上,瞳孔缩小,发绀减退,自主呼吸恢复,意识恢复。

呼吸囊(简易呼吸器)应用:在未能进行气管插管时,面罩呼吸囊加压通气,每次可压入 500~1 000 ml 气体,起到辅助呼吸作用。

3. 高级生命支持应与基础生命支持结合进行　ACLS 是 BLS 的继续,是借助于器械设备及先进的复苏技术和知识,以争取较佳疗效的阶段。有条件时 ACLS 与 BLS 应同时进行,其中包括呼吸、循环支持、心电监护、电除颤及复苏药物的应用。电除颤是治疗心室纤颤的有效方法。复苏时最常用的方法是胸外电除颤。

复苏药物的应用:给药途径以**静脉给药**为主,其他可用气管内、心内给药。常用的药物如下:①**肾上腺素**:是心脏复苏的首选药物。能增强心肌传导系统的自律性和**心肌收缩力**,增快心率,提高血压。②**利多卡因**:是治疗和预防**心室颤动的首选药物**。③碳酸氢钠:纠正酸碱失衡,必须保证充分的通气。④阿托品:解除迷走神经对心脏的抑制作用,提高窦房结和房室结的自律性和传导性,可以抑制腺体分泌,有助于改善通气。对心动过缓有较好的疗效。

(五)护理问题　①心输出量减少:与心脏停搏有关。②气体交换形态受损/低效呼吸形态:与呼吸停止有关。③误吸的危险:意识丧失有关。④恐惧:复苏后面临死亡威胁有关。

(六)护理措施

1. 判断意识和反应　轻拍或轻摇病人肩膀并大声呼喊病人名字。若无反应,考虑病人意识丧失。

2. 摆放复苏体位使病人平卧地上或硬板床上,将病人前臂紧贴躯体旁。传呼有关人员参加抢救。

3. 建立静脉通路　**迅速建立至少两条静脉通路**,以维持有效循环和使用各类抢救药物。

4. 保持呼吸道通畅　吸氧(流量为 5~6 L/min),必要时行气管插管和使用人工呼吸器。

5. 心电监护　观察抢救效果,必要时除颤起搏。

6. 记录　及时准确记录病人的情况及抢救过程。

7. 脑复苏及脑复苏后的护理

(1) 脑复苏及护理　心跳呼吸骤停引起脑损害的基本病理是**脑缺氧和脑水肿**。①降温:低温可减少脑耗氧量。②常用 **20%甘露醇**或 25%山梨醇进行脱水疗法,每次 200~250 ml,快速(**15~30 分**)静脉滴注。③激素疗法:应用改善脑细胞代谢的药物、高压氧治疗和镇静解痉等。

(2) 脑复苏后的治疗和护理　①专人监护心率、心律的变化,心率应维持在**80~120 次/分钟**,心率过缓、过速或心律不齐应及时采取防治措施。②降低颅内压,预防脑水肿,可置冰袋,冰帽于头部、腹股沟等大血管处,**保持体温 32~35 ℃**,遵医嘱给以脱水剂、细胞活化剂,保护脑组织。病人头部及上身抬高 10°~30°。③严密监测血压,病人血压应维持在 **(80~90)/(50~60) mmHg**,若血压测不到,应通知医生。④复苏后的呼吸功能不健全,可表现为呼吸不规则、表浅、潮式呼吸、间断呼吸等,鼓励病人咳嗽排痰等,必要时行气管插管,使用人工呼吸机或做气管切开术。⑤严格记录 24 小时尿量,以判断病情。⑥预防感染,严格遵守各项无菌操作,尽早拔除插管,合理使用抗生素。

二、小儿呼吸心脏骤停

(一)病因与发病机制　①窒息是小儿心跳、呼吸骤停的主要直接原因,见于各种原因所致的新生儿窒息。②突发意外。③心脏疾病。④药物中毒及过敏。⑤电解质紊乱及酸碱平衡失调,特别是高钾血症或低钾血症。⑥医源性因素:如心脏手术、麻酸意外等。心跳、呼吸骤停,缺氧、CO_2 潴留致脑水肿,脑细胞死亡出现于心跳、呼吸停止后 4~6 分钟。

(二)临床表现　①意识突然丧失。②大动脉搏动消失。③呼吸停止或严重的呼吸困难。④短暂抽搐,瞳孔散大、对光反射消失。⑤心音消失、微弱或进行性心率下降,年长儿心率<30 次/分钟,婴幼儿<80 次/分钟,新生儿<100 次/分钟。

(三)护理措施

1. 立即实行心肺复苏抢救,复苏程序同成人。心肺复苏成功的标志:①摸到颈、肱、股动脉搏动,测得血压>60 mmHg。②听到心音,心律失常转为窦性心律。③瞳孔收缩,为组织灌流量和氧供给量足够的最早指征。④口唇、甲床颜色转红。

2. 气管插管型号的选择　1~10 岁小儿气管插管内径公式为[年龄(岁)/4]+3。

3. **人工循环**　**胸外心脏按压部位为两乳头连线中点**。年长儿用双掌法,幼儿可用单掌法;婴儿可用双拇指重叠环抱按压法(即双手拇指重叠放在按压部位,其余手指及手指掌环抱患儿胸廓),新生儿亦可采用环抱法或单手示指、中指按压法。按压频率至少 **100 次/分**。按压深度为胸腔前后径 **1/3~1/2**,以产生大动脉搏动为准。按压通气比新生儿为 3∶1;大于 8 岁儿童同成人,无论单、双人操作均为 30∶2;小于 8 岁儿童双人操作为 15∶2,单人操作为 30∶2。

单元测试题

1. 心脏骤停最主要的病因是　　　　　　　　　　　　　　　　　　　　　　　　　　　　　　　　　　　(　　)

　A. 心肌病　　　　　　B. 急性心肌炎　　　　C. 主动脉瓣狭窄　　　D. 冠心病及其并发症

　E. 溺水

2. 在意外事故现场,诊断受难者是否心跳停止最迅速、有效的方法是 （　　）
   A. 观察胸廓起伏　　　B. 观察心尖搏动　　　C. 观察瞳孔反应　　　D. 触颈动脉搏动
   E. 拍打病人观察反应

3. 患者,男,30岁,在高空劳作时不慎跌落,意识丧失,心音消失,脉搏触不到,在对其进行开放气道时应采取（疑有颈部损伤者,常仅托举下颌而不抬颈,以免损伤脊髓） （　　）
   A. 托下颌法　　　　　B. 仰头举颏法　　　　C. 抬颌法　　　　　　D. 举颌法
   E. 后仰法

4. 心肺复苏时,判断及评价呼吸的时间不得超过 （　　）
   A. 5秒　　　　　　　B. 6秒　　　　　　　C. 8秒　　　　　　　D. 10秒
   E. 15秒

5. 脑复苏时,静脉滴注250 ml甘露醇的所用时间应是 （　　）
   A. 15～30分钟　　　B. 30～50分钟　　　C. 45～60分钟　　　D. 60～70分钟
   E. 90～100分钟

6. 患者,男,59岁,患冠心病20年,某日突然神志丧失,呼吸不规则,即刻进行心肺复苏,心脏按压的频率是 （　　）
   A. 60次/分钟　　　　B. 80次/分钟　　　　C. 100次/分钟　　　D. 110次/分钟
   E. 120次/分钟

7. 患者,女,70岁,护士巡视时发现其突然意识丧失伴抽搐,呼吸断续,瞳孔散大,在对其进行心肺复苏时,胸外按压与人工呼吸的比例应为 （　　）
   A. 15∶1　　　　　　B. 15∶2　　　　　　C. 30∶1　　　　　　D. 30∶2
   E. 30∶4

8. 成人胸外心脏按压时,胸骨下陷深度正确的是 （　　）
   A. 3～4 cm　　　　　B. 4～5 cm　　　　　C. 至少5 cm　　　　　D. 4～6 cm
   E. 小于6 cm

9. 患者,女,65岁。晨练的路上突然摔倒,意识丧失,大动脉搏动消失。此时恰巧被护士遇到,护士应立即采取的措施是（新：C、A、B） （　　）
   A. 立即寻找患者家属　　　　　　　　　　B. 胸外心脏按压,再开放气道、人工呼吸
   C. 呼叫120来抢救　　　　　　　　　　　D. 先胸外按压,再人工呼吸
   E. 先人工呼吸、人工循环,再开放气道

10. 小儿心肺复苏过程与成人相似,但其胸廓按压幅度要小于成人,婴幼儿按压幅度为 （　　）
    A. 0～1 cm　　　　　B. 1～2 cm　　　　　C. 2～3 cm　　　　　D. 3～4 cm
    E. 4～5 cm

儿童心脏按压用单手掌根按压胸骨中段,每次按压至少1/3前后径,约5 cm(旧指南2～3 cm)。婴幼儿两拇指按压胸骨中点,下压至少1/3前后径,约4 cm(旧指南1～2 cm)。

11. 心跳停止后,必须建立有效人工循环的时限为 （　　）
    A. 3～4分钟　　　　B. 4～6分钟　　　　C. 5～6分钟　　　　D. 8～10分钟
    E. 10分钟

12. 心脏骤停后最容易发生的继发性病理变化是（脑缺氧性损伤） （　　）
    A. 肺梗死　　　　　　B. 急性肾衰竭　　　　C. 急性肝衰竭　　　　D. 脑缺氧和脑水肿
    E. 心肌缺血

13. 小儿胸外按压的部位是 （　　）
    A. 胸骨上段　　　　　B. 胸骨中、下1/3处　　C. 胸骨下段　　　　　D. 胸骨中段
    E. 胸骨中点

14. 患者,女,36岁,在野外遭雷击心脏骤停,现场抢救开放气道后,下一步的措施是 （　　）
    A. 拨打120　　　　　　　　　　　　　　　B. 迅速查明患者身份
    C. 马上送至附近医院　　　　　　　　　　　D. 胸外心脏按压
    E. 人工呼吸

15. 早期判断心跳、呼吸停止的主要依据是 （　　）
    A. 呼吸停止　　　　　　　　　　　　　　　B. 心电图呈一直线
    C. 瞳孔消失　　　　　　　　　　　　　　　D. 意识丧失伴大动脉搏动消失
    E. 脉搏消失,血压测不出

16. 成人胸外心脏按压部位正确的是 （　　）
    A. 胸骨中段　　　　　B. 胸骨下段　　　　　C. 胸骨角　　　　　　D. 胸骨左侧
    E. 胸骨右侧

17. 判断心脏按压的有效指标**应除外** ( )
    A. 能触到大动脉搏动　　　　　　　　　　　B. 神经反射出现
    C. 收缩压>60 mmHg　　　　　　　　　　　D. 瞳孔散大
    E. 皮肤、粘膜色泽转为红润
18. 心肺复苏后**最重要**的处理措施是 ( )
    A. 稳定循环　　　B. 机械呼吸　　　C. 应用各种复苏药物　　　D. 维持血容量
    E. 保护脑细胞
19. 脑复苏时采用降温疗法体温一般降至 ( )
    A. 18～22 ℃　　　B. 22～26 ℃　　　C. 26～30 ℃　　　D. 30～33 ℃
    E. 33～35 ℃
20. 脑复苏中冬眠低温疗法作用是 ( )
    A. 避免发热　　　B. 升颅内压　　　C. 降低脑组织耗氧量　　　D. 制止寒战和抽搐
    E. 使患者长睡不起
21. 护理心肺复苏后的患者，如有气管插管，该插管不得超过多少小时 ( )
    A. 12 小时　　　B. 24 小时　　　C. 48 小时　　　D. 72 小时
    E. 108 小时
22. 患者，男，30 岁。因触电造成心脏骤停，心肺复苏成功的标志**不包括** ( )
    A. 大动脉出现搏动　　　　　　　　　　　B. 神志恢复
    C. 收缩压 100 mmHg 以上　　　　　　　　D. 自主呼吸恢复
    E. 瞳孔缩小
23. 患者，女，27 岁。因车祸致伤，现场急救时发现心跳呼吸已停止约 4 分钟，复苏时首先应采取的措施是 ( )
    A. 呼唤患者　　　B. 胸外心脏按压　　　C. 口对口人工呼吸　　　D. 清理呼吸道
    E. 心内注射肾上腺素
24. 患者，女，48 岁。车祸致心脏骤停，复苏成功后，护理时为保持呼吸道通畅最可靠的方法是 ( )
    A. 口咽通气道　　　B. 鼻咽通气道　　　C. 喉罩　　　D. 气管插管
    E. 上呼吸机
25. 患者，女，50 岁。车祸致心脏骤停，复苏成功后，为防止复苏后脑的缺氧损害，护士观察时最应引起注意的是哪种情况 ( )
    A. 心力衰竭　　　B. 肺水肿　　　C. 脑水肿　　　D. 肾衰竭
    E. 肝衰竭

    （26～27题共用题干）
    患者，女，30岁。因车祸致呼吸心脏骤停，经抢救初期复苏成功后，立即送往医院进行二期复苏及后期复苏。
26. 该患者使用复苏药物的最佳途径是 ( )
    A. 皮下注射　　　B. 肌内注射　　　C. 静脉注射　　　D. 心内注射
    E. 气管内给药
27. 该患者应用复苏药的目的**不包括** ( )
    A. 预防感染　　　B. 防治脑水肿　　　C. 防治心律失常　　　D. 纠正急性酸中毒
    E. 激发心脏复跳并增强心肌收缩力
28. 抗心律失常的首选药物是 ( )
    A. 洛贝林　　　B. 肾上腺素　　　C. 阿托品　　　D. 碳酸氢钠
    E. 利多卡因
29. 下列关于人工呼吸的说法错误的是 ( )
    A. 气道通畅后应迅速进行人工呼吸　　　　　B. 首先连吹 2 次，之后每分钟吹气 10～12 次
    C. 吹吸气时均应捏紧鼻孔　　　　　　　　D. 每次吹气要见明显胸廓起伏才算有效
    E. 口对口人工呼吸是最简单有效的方法
30. 成人心肺复苏人工呼吸的频率是 ( )
    A. 8～10 次/分　　　B. 10～12 次/分　　　C. 12～16 次/分　　　D. 16～18 次/分
    E. 18～20 次/分
31. 心肺复苏开始前的判断与呼救应在 ( )
    A. 5～10 秒内完成　　　B. 30 秒内完成　　　C. 1～2 分钟内完成　　　D. 3～4 分钟内完成
    E. 5～10 分钟内完成
32. 下列关于成人胸外心脏按压的说法，**错误**的是 ( )
    A. 按压时使胸骨下陷至少 5 cm　　　　　　B. 按压部位为胸骨下段

C. 患者仰卧在硬板上
E. 手掌始终不能离开按压部位
D. 按压频率为60~80次/分钟

33. 心脏复苏首选的药物是 （　　）
   A. 阿托品　　　　　B. 利多卡因　　　　C. 肾上腺素　　　　D. 异丙肾上腺素
   E. 氯化钙

34. 心肺脑复苏(CPR)ABC三个步骤中的"A"是指 （　　）
   A. 胸外心脏按压　　B. 人工呼吸　　　　C. 清理口腔污物　　D. 开放气道
   E. 头部降温

35. 心肺复苏后的处理措施不包括 （　　）
   A. 维持有效的循环和呼吸功能
   B. 维持水、电解质和酸碱平衡
   C. 防治脑缺氧和脑水肿
   D. 做好心理护理,减轻病人的恐惧心理
   E. 由家属代为陪护,满足病人的情感需求

36. 患者,男,58岁,因遭遇车祸后出现心跳呼吸骤停,护士达到现场后进行胸外按压,操作手法错误的是 （　　）
   A. 按压部位为胸骨中下1/3交界处
   B. 按压频率为80次/分钟
   C. 按压不能间断
   D. 心脏按压与人工呼吸之比为30∶2
   E. 按压力度使胸骨下陷4~5 cm

37. 护士巡视时发现一冠心病患者突然出现抽搐、意识丧失,颈动脉触诊无搏动,此时首要的急救措施是 （　　）
   A. 吸氧
   B. 心内注射肾上腺素
   C. 通知医生
   D. 进行心肺复苏
   E. 静脉推注利多卡因

38. 心肺复苏时首选的给药途径是 （　　）
   A. 中心静脉输注　　B. 气管内注射　　　C. 心内注射　　　　D. 外周静脉输注
   E. 骨髓腔注射

39. 男,8岁,不慎溺水,检查发现该男童面部青紫,意识丧失,自主呼吸停止,颈动脉搏动消失。护士实施抢救时首先应采取的措施是 （　　）
   A. 准备好给氧装置
   B. 清除口鼻分泌物和异物
   C. 准备开口器撑开口腔
   D. 放清洁纱布于男童口部
   E. 将男童双手放于其躯干两侧

40. 患者,男,58岁,因心脏呼吸骤停进行心肺复苏。胸外心脏按压操作中错误的是 （　　）
   A. 按压力度使胸骨下陷5 cm
   B. 按压部位为胸骨下段
   C. 患者仰卧在硬板上
   D. 按压频率至少100次/分钟
   E. 下压和放松时间为1∶2

41. 患者,男,55岁。因频发室性早搏入院。如厕时突然倒地不省人事,颈动脉扪不到搏动,未闻及呼吸音,双侧瞳孔散大,此时应立即采取的措施是 （　　）
   A. 平卧保暖　　　　B. 氧气吸入　　　　C. 心肺复苏　　　　D. 心电监护
   E. 建立静脉通路

42. 男,8岁,不慎溺水,检查发现该男童面部青紫,意识丧失,自主呼吸停止,颈动脉搏动消失。护士实施抢救时首先应采取的措施是 （　　）
   A. 准备好给氧装置
   B. 准备开口器撑开口腔
   C. 清除口鼻分泌物和异物
   D. 放清洁纱布于男童口部
   E. 将男童双手放于其躯干两侧

43. 患者,女,30岁。因心脏骤停正在抢救。家属在旁哭声不断,此时护士对家属最佳的指导是 （　　）
   A. "请您别哭,不要吵着其他病人。"
   B. "别怕,医生可以救活她。"
   C. "请您先离开抢救现场,谢谢。"
   D. "我们现在进行的心肺复苏步骤是……"
   E. "我们过去抢救过这样的患者,都很成功。"

44. 为成人进行心肺复苏(CPR),心脏按压的按压点应位于图示的 （　　）
   A. A　　　　　　　　　　　　　　B. B
   C. C　　　　　　　　　　　　　　D. D
   E. E

胸外心脏按压的正确部位是病人:胸骨中下1/3交界处,两乳头中间,即图中C点的位置。

45. 医务人员在现场判断成人是否出现心脏骤停时,最主要的方法是触摸图中哪个位置的动脉搏动
   （ ）
   A. 颞浅动脉搏动   B. 颈动脉搏动
   C. 股动脉搏动   D. 桡动脉搏动
   E. 足背动脉搏动

46. 肾上腺素用于治疗心脏骤停,其主要的药理作用是   （ ）
   A. 增强心肌收缩力   B. 扩张外周血管
   C. 减慢心率   D. 抗心律失常
   E. 纠正酸碱平衡

（47～48题共用题干）

患者,男,22岁。HIV阳性,因患风湿性心脏病住院。护士巡视病房时发现患者面色苍白,呼之不应,立即呼救,触摸颈动脉无搏动。

47. 护士首要采取的措施是   （ ）
   A. 心脏按压   B. 开放气道   C. 人工呼吸   D. 通知医生
   E. 建立静脉通路

48. 如该患者出现呼吸骤停,此时最适宜的辅助呼吸方法是   （ ）
   A. 鼻导管给氧   B. 口对口人工呼吸
   C. 配合医生气管插管   D. 配合医生气管切开
   E. 简易呼吸器辅助呼吸

49. 一般认为心脏骤停多长时间后会出现脑水肿（心脏呼吸骤停引起脑损害<u>基本病理</u>是<u>脑缺氧</u>和<u>脑水肿</u>。脑缺血缺氧4～6分钟即可发生不可逆的损害）   （ ）
   A. 1分钟   B. 2分钟   C. 3分钟   D. 10分钟
   E. 15分钟

第七章 消化系统疾病病人的护理

第一节 消化系统解剖生理

一、食管

食管起于第 6 颈椎平面，上连咽门，下接贲门，长约 **25 cm**，门齿距食管起点约 **15 cm**。食管分为颈、胸、腹 3 段，胸段又分为上、中、下 3 段。胸上段自胸廓入口至气管分叉水平，**胸中段**自气管分叉水平至贲门全长度的上一半，**是食管癌的好发部位**，胸下段自气管分叉水平至贲门全长度的下一半。食管有 3 处狭窄：**第 1 处在环状软骨下缘平面，即食管的入口处**；**第 2 处在主动脉弓水平处**，有主动脉和**左支气管横跨食管**；**第 3 处在食管下端，即食管穿过膈的裂孔处**。这 3 处狭窄是生理性的，但常为瘢痕性狭窄、憩室、肿瘤等病变的好发区域。

二、胃

胃位于左上腹，是消化系统中最膨大的部分，可容纳食物 $1\sim 2$ L，胃的排空时间为 **4～6 小时**。上连食管，入口为贲门，出口为幽门，连接十二指肠。胃分为贲门部、胃底、胃体和幽门部，其中幽门部又称为胃窦，可分为幽门窦和幽门管。胃溃疡好发的部位是**胃窦部小弯侧**，就是在胃底腺区和幽门腺区两种不同结构的交界处，即胃体和胃窦粘膜交界处胃角，约占胃溃疡的 75% 左右，其次是**幽门管**，偶见于胃大弯。

胃壁从外向内分为浆膜层、肌层、粘膜下层和粘膜层。肌层在贲门和幽门处均增厚形成贲门和幽门括约肌。粘膜下层有丰富的血管、淋巴管及神经丛。粘膜层有丰富的腺体，由功能不同的细胞组成：①**主细胞，分泌胃蛋白酶原和凝乳酶原**。②**壁细胞，分泌盐酸和内因子**。③粘液细胞，分泌碱性粘液，有保护粘膜、对抗胃酸腐蚀的作用。胃底和胃体腺由主细胞、壁细胞和粘液细胞组成，而胃窦只含粘液细胞。④胃窦部有 G 细胞分泌促胃液素。

胃是贮存和消化食物的重要脏器，具有运动和分泌两大功能。胃腺分泌胃液，正常成人每日分泌量为 1 500～2 000 ml，胃液的主要成分为胃酸、胃酶、电解质、粘液和水。胃液分泌可分为自然分泌（消化间期分泌）和刺激性分泌（消化期分泌）。食物是胃液分泌的刺激物。

三、小肠

成人小肠全长 5～7 米，包括十二指肠、空肠和回肠。十二指肠位于幽门和空肠之间，呈"C"形，长约 25 cm，分为**球部（是溃疡好发部位）**、降部、横部和升部四部分。十二指肠除接受胆汁和胰液外，本身还能分泌碱性十二指肠液，内含多种消化酶。空肠大部分位于上腹部，回肠主要位于左下腹和盆腔，末端连接盲肠。小肠系膜长，呈扇形，根部窄，固定在腹后壁，活动度较大。小肠壁由内至外分粘膜、粘膜下层、肌层和浆膜层。空肠回肠的血液供应来自肠系膜上动脉，静脉分布与动脉相似，最后汇入门静脉。小肠每天吸收液体约 9 L，其中 6～7 L 为身体本身分泌的消化液，其余为摄入的水分。**小肠是食物消化和吸收的主要部位**，小肠粘膜分泌含有多种酶的碱性肠液，使食糜在小肠内分解和吸收。消化期小肠的运动形式有**紧张性收缩、分节运动和蠕动**。

四、大肠

大肠包括盲肠、阑尾、升结肠、横结肠、降结肠、乙状结肠、直肠和肛管。在回肠进入盲肠处，有粘膜和环形肌折叠成的回盲瓣，能阻止大肠内容物反流入小肠，并控制食物残渣进入大肠的速度。**结肠的主要生理功能是吸收水分和无机盐**、储存和转运粪便。结肠内存在的细菌能利用肠内物质合成维生素 K、维生素 B 复合物和短链脂肪酸等，供体内代谢需要。大肠的运动形式有：①**袋状往返运动**：是空腹时最常见的运动形式。②分节推进运动和多袋推进运动。③蠕动：使该肠段排空并闭合。快速推进较远的蠕动，称为集团蠕动，也称集团运动。

阑尾位于右髂窝内，起于盲肠根部，呈蚯蚓状，其体表投影约在**脐与右髂前上棘连线中外 1/3 交界处**，称为**麦氏点**。阑尾动脉是肠系膜上动脉所属回结肠动脉的分支，属无侧支的**终末动脉**，当血运障碍时易致阑尾坏死。阑尾管腔细而长，易致细菌感染，发生阑尾炎。

直肠是粪便暂存的部位。位于盆腔的后部，上接乙状结肠，下连肛管，长 **12～15 cm**。由肛管内括约肌、直肠纵肌的下部、肛管外括约肌的深部和部分肛提肌共同组成**肛管直肠环**，具有括约肛管的功能，若手术切断后，可引起肛门失禁。**齿状线是直肠和肛管的交界线**，具有重要的解剖学标志。肛管长 3～4 cm，上自齿状线，下至肛门缘。

五、肝、胆道系统

1. **肝** 肝是人体最大的重要实质性器官。肝被镰状韧带分为左、右两叶，右叶大而厚，左叶小而薄。肝下面有连成"H"形的沟。**肝结构和功能的基本单位是肝小叶**。肝主要生理功能：①物质代谢功能。②产生胆汁及胆红素排泄。③解毒：肝是**人体主要解毒器官**。④防御、制造凝血因子、维生素和激素代谢等功能。

2. **胆道系统** 包括肝内和肝外胆管、胆囊及肝胰壶腹括约肌（**Oddi 括约肌**）。胆道可分为肝内和肝外两大系统。肝内胆管起始于肝内毛细胆管，汇集成小叶间胆管、肝段、肝叶胆管和肝内左右肝管。肝外胆管包括肝外左右肝管、肝总管、胆囊、胆囊管和胆总管。胆道系统具有**贮存**、**浓缩**和**输送**胆汁的功能。

3. **胆总管** ①肝总管与胆囊管、肝下缘构成胆囊三角（Calot 三角），是手术中易发生误伤的危险区。②胆总管与主胰管汇合成一略膨大的共同管道,开口于十二指肠大乳头,这种共同通道和开口是**胰腺疾病与胆道疾病**相互关联的**解剖学基础**。③胆总管的十二指肠壁内段及壶腹外层有**Oddi 括约肌**围绕,可调节胆汁的流动。

六、胰腺

胰腺是体内一个非常重要的**分泌器官**,它位于胃的后下面,紧靠腹后壁,横于上腹部第 1~2 腰椎前方,属腹膜后器官。主胰管穿出胰头后与胆总管汇合成肝胰壶腹,共同开口于十二指肠乳头。这种共同通路或开口是胰腺疾病和胆道疾病相互关联的**解剖学基础**。

胰腺具有外分泌和内分泌功能。胰腺外分泌产生胰液,每日分泌量 750~1 500 ml,主要成分为水、碳酸氢盐和胰酶。胰酶是胰腺分泌多种水解酶的总称。**胰淀粉酶能将淀粉分解成麦芽糖**;**胰脂肪酶能将脂肪分解成一酰甘油、甘油和脂肪酸**;**胰蛋白酶原可被小肠的肠致活酶、盐酸、胰蛋白酶本身等激活成有活性的胰蛋白酶**,胰蛋白酶又可使糜蛋白酶原激活为糜蛋白酶;它们可将蛋白质分解成多肽和氨基酸。胰腺的内分泌由**胰岛**的多种细胞构成。其中以 **B 细胞数量最多,分泌胰岛素**;A 细胞分泌胰高血糖素;D 细胞分泌生长抑素;还有少数胰岛细胞分泌胰多肽、促胃液素、血管活性肠肽等。

七、儿童消化系统解剖生理特点

1. 口腔　足月新生儿出生时已具有较好的吸吮吞咽功能。**3 个月以下小儿唾液中淀粉酶含量低,不宜喂淀粉类食物**。婴儿口底浅,不能及时吞咽所分泌的唾液,常出现生理性流涎。

2. 胃　婴儿胃呈水平位,幽门括约肌发育良好,贲门括约肌发育差,加上吸奶时常吞咽过多空气,**易发生溢乳**和呕吐。这种胃食管反流在 **8~10 个月**时消失。

3. 肠　小儿肠系膜相对较长且活动度大,易发生肠套叠和肠扭转。**肠乳糖酶活性低,易发生乳糖吸收不良**。

4. 肝　肝细胞发育尚不完善,肝功能亦不成熟,解毒能力较差。婴儿期胆汁分泌较少,对脂肪的消化、吸收功能较差。**肝糖原储存较少,易发生低血糖**。

5. 肠道菌群　单纯母乳喂养儿肠内菌以**双歧杆菌**为主,人工喂养儿肠内菌以**大肠埃希菌**为主。

6. 健康小儿粪便　新生儿出生**12 小时**内排出胎粪,呈墨绿色,质地粘稠,无臭味,**3~4 天**排完。若出生后 24 小时内仍无胎粪排出,应注意是否有消化道畸形。①纯母乳喂养儿粪便:呈黄色或金黄色,均匀糊状,偶有细小乳凝块,不臭,有酸味,每日排便 2~4 次。一般在添加辅食后次数减少,1 周岁前减至 1~2 次/天。②人工(牛、羊乳)喂养儿粪便呈淡黄色或灰黄色,较稠,为碱性或中性,量多,较臭,每日 1~2 次,易发生便秘。③混合喂养儿粪便与单纯牛乳喂养儿相似,但较软、黄色。添加辅食后,粪便性状逐渐接近成人。每日 1~2 次。

单元测试题

1. 成人食管的长度约为(成人门齿距食管起点长度约 15 cm) 　　　　　　　　　　　　　　　　　　　　(　　)
   A. 10 cm　　　　B. 15 cm　　　　C. 18 cm　　　　D. 20 cm
   E. 25 cm

2. 婴儿发生溢乳的原因是 (　　)
   A. 胃排空快　　　　　　　　　　　　　　　　B. 胃容量小
   C. 胃较垂直　　　　　　　　　　　　　　　　D. 幽门括约肌发育好,贲门肌发育差
   E. 幽门括约肌发育差,贲门肌发育好

3. 新生儿食管狭窄部位共有 (　　)
   A. 1 个　　　　B. 2 个　　　　C. 3 个　　　　D. 4 个
   E. 5 个

4. 临床上区分直肠和肛管的解剖标志是 (　　)
   A. 肛瓣　　　　B. 齿状线　　　　C. 直肠柱　　　　D. 肛柱
   E. 肛乳头

5. 属于急性胰腺炎发病解剖基础的是 (　　)
   A. 胆石症与胆道疾病　　　　　　　　　　　　B. 两个器官同属迷走神经支配
   C. Oddi 括约肌存在　　　　　　　　　　　　D. 胰管与胆总管共同通道及开口
   E. 大量饮酒和暴饮暴食

6. 下列体征中可以提示壁腹膜有炎症的是 (　　)
   A. 腹部压痛　　　　B. 腹肌紧张　　　　C. 腹部反跳痛　　　　D. 腹部拒按
   E. 恶心、呕吐

7. 急性阑尾炎易出现坏死穿孔,其最主要的解剖因素是 (　　)
   A. 阑尾,管腔狭小,排空欠佳　　　　　　　　B. 阑尾管壁淋巴组织丰富
   C. 阑尾系膜短易扭曲　　　　　　　　　　　　D. 阑尾是与盲肠相连的弯曲管道,呈蚯蚓状
   E. 阑尾动脉是一条终末血管,且无侧支

8. 胆囊的生理功能除外 (　　)
   A. 分泌胆汁　　　　B. 调节胆管内压力　　　　C. 浓缩胆汁　　　　D. 储存胆汁

E. 排出胆汁

9. 母乳喂养有助于增进婴儿免疫力,其可促进某种细菌的生长,该细菌是 ( )
   A. 志贺菌　　　B. 双歧菌　　　C. 金黄色葡萄球菌　　　D. 大肠埃希菌
   E. 肺炎克雷伯村菌

10. 上下消化道的分界线是 ( )
    A. 食管穿膈处
    B. 十二指肠大乳头
    C. 十二指肠空肠曲
    D. 屈氏韧带
    E. 回肠

11. 食管癌好发部位是 ( )
    A. 食管上段和食管下段
    B. 食管中段
    C. 食管下段
    D. 食管下段和食管中段
    E. 食管上段和食管中段

12. 胃直接分泌的物质**除外** ( )
    A. 盐酸　　　B. 粘液　　　C. 胃泌素　　　D. 胃蛋白酶
    E. 碳酸氢盐

13. 患儿,女,5个月。近1个月来常有流涎,但无发热及拒奶,生长发育可,流涎的原因可能是 ( )
    A. 疱疹性口炎　　　B. 单纯性口炎　　　C. 生理性流涎　　　D. 溃疡性口炎
    E. 鹅口疮

14. 空腹时大肠最常见的运动形式是 ( )
    A. 集团蠕动　　　B. 多袋推进运动　　　C. 紧张性收缩　　　D. 袋状往返运动
    E. 分节运动

15. 结肠的主要功能是 ( )
    A. 吸收水分和盐类
    B. 吸收胆盐和维生素 B_{12}
    C. 分泌消化液
    D. 吸收脂肪的水解产物
    E. 产生排便反射

16. 正常情况下,胰液进入十二指肠,在肠激素的作用下首先激活的是(当胰液进入十二指肠后,胰蛋白酶原被肠液中的肠致活酶激活成为具有活性的胰蛋白酶。) ( )
    A. 糜蛋白酶原　　　B. 激肽释放酶原　　　C. 前弹力蛋白酶　　　D. 前磷脂酶
    E. 胰蛋白酶原

17. 肝脏组织基本的功能单元是 ( )
    A. 肝细胞　　　B. 肝小叶　　　C. 肝窦　　　D. 肝段
    E. 门脉系统

第二节　口炎病人的护理

口炎是指口腔粘膜的炎症。若病变仅局限于舌、齿龈、口角亦可称为舌炎、齿龈炎或口角炎。可由病毒、细菌、真菌等感染引起,亦可因口腔粘膜局部受理化因素刺激而发生。多见于婴幼儿,临床以口腔粘膜破损、疼痛、流涎及发热为特点。

一、病因及临床表现

溃疡性口腔炎、鹅口疮(雪口病)、疱疹性口腔炎的病因及临床表现见表7-1。

表7-1　三种常见口炎的病因及临床特点

	溃疡性口腔炎	鹅口疮(雪口病)	疱疹性口腔炎
病原体	**链球菌、金黄色葡萄球菌、肺炎链球菌**等	**白色念珠菌**	**单纯疱疹病毒**
年龄	婴幼儿	新生儿及菌群紊乱者	1~3岁小儿
病因及诱因	常继发于急性感染、长期腹泻及口腔不洁	常继发于营养不良、长期应用广谱抗生素或糖皮质激素	常见于卫生条件差的家庭及托幼机构,有**传染性**
临床表现	粘膜充血、水肿,口臭。散在溃疡,周边规则,覆盖**灰白或黄色假膜**,流涎、疼痛、发热,颌下淋巴结肿大	粘膜无红肿,有**白色点或片状物**,似**乳凝块样物**,无流涎、疼痛、发热	口腔粘膜可见黄白色小水疱,周围红晕,破裂后成溃疡,覆盖**黄色渗出物**,流涎、剧痛、发热,颌下淋巴结肿大

二、治疗要点

以清洁口腔和局部涂药为主,发热时可用退热剂,有继发细菌感染时可选用有效抗生素,注意水分和营养的补充。

三、护理问题
①口腔粘膜受损:与护理不当、口腔不洁、抵抗力低下及病原体感染有关。②急性疼痛:与口腔粘膜炎症和破损伤有关。③知识缺乏:患儿及家长缺乏口炎的预防及护理知识。

四、护理措施
(一)促进口腔粘膜愈合

1. 保持口腔清洁　**溃疡性口炎用3%过氧化氢溶液或0.1%依沙吖啶(利凡诺)溶液清洗溃疡面**,较大儿童可用含漱剂。**鹅口疮患儿用2%碳酸氢钠溶液清洁口腔,每日2~4次,以餐后1小时**左右为宜。鼓励患儿多饮水,进食后漱口,保持口腔粘膜湿润和清洁。

碳酸氢钠的作用:①1%~2%的碳酸氢钠可提高沸点,去污防锈。②1%~4%的碳酸氢钠可用于口腔**真菌感染**。③2%~4%的碳酸氢钠可用于外阴、**阴道假丝酵母菌病**的阴道灌洗。④2%碳酸氢钠可用于**鹅口疮**患儿口腔的清洗。美曲膦酯(敌百虫)农药中毒者**禁忌使用1%~4%的碳酸氢钠洗胃**。急性溶血时可使用碳酸氢钠碱化尿液。

小结提示:病人沐浴、口腔患儿的口腔清洁、糖尿病病人的运动时间均为**餐后1小时**。

2. 按医嘱正确涂药　**鹅口疮患儿局部涂抹10万~20万U/ml制霉菌素鱼肝油混悬溶液,每日2~3次**;**疱疹性口腔炎**患儿局部可涂碘苷(疱疹净)抑制病毒,亦可喷西瓜霜、锡类散等中药。**溃疡性口腔炎患儿可涂5%金霉素鱼肝油、锡类散**等。涂药前先清洗口腔,然后将纱布或干棉球垫于颊粘膜腮腺管处或舌系带两侧以隔断唾液;用干棉球将病变部粘膜表面吸干净后再涂药。**涂药后嘱患儿闭口10分钟再取出纱布或棉球**,并嘱患儿不可立即漱口、饮水或进食。

小结提示:①**疱疹性口腔炎**患者用3%过氧化氢溶液或0.1%依沙吖溶液清洗创面。②**鹅口疮**患者2%碳酸氢钠溶液清洗口腔;**疱疹性口腔炎**患儿局部可涂碘苷(疱疹净)抑制病毒,亦可喷西瓜霜、锡类散等中药。

(二)减轻口痛　供给微凉流质或半流质食物,避免酸辣或粗、硬食物。可按医嘱在进食前局部涂**2%利多卡因**。

(三)防止继发感染及交叉感染　护士为患儿进行护理前后要洗手,患儿的食具、玩具、毛巾等要及时消毒,鹅口疮患儿使用过的奶瓶、水瓶及奶头应放于**5%碳酸氢钠溶液**浸泡30分钟后洗净再煮沸消毒。疱疹性口腔炎具有较强的传染性,应**隔离**,以防传染。

小结提示:丹毒、破伤风和疱疹性口腔炎都具有传染性,需隔离。

五、健康教育
1. 向家长讲解口炎发生的原因和预防要点及清洁口腔及局部涂药的方法。
2. 教育孩子养成良好的卫生习惯,进食后漱口;指导家长对食具、玩具进行清洁消毒。
3. 宣传均衡营养对提高机体抵抗力的重要性,培养良好的饮食习惯。避免长期应用广谱抗生素和激素。

单元测试题

1. 疱疹性口炎的病原是　　　　　　　　　　　　　　　　　　　　　　　　　　　　　　　　　　( )
   A. 链球菌　　　　B. 白色念珠菌　　　　C. 单纯疱疹病毒　　　　D. 柯萨奇病毒
   E. 腺病毒

2. 应与健康儿隔离的口炎是(具有较强的传染性)　　　　　　　　　　　　　　　　　　　　　　( )
   A. 鹅口疮　　　　B. 疱疹性口腔炎　　　　C. 口角炎　　　　D. 溃疡性口腔炎
   E. 单纯性口腔炎

3. 患儿,女,10个月。因发热,食欲差,哭闹就诊,医生诊断为疱疹性口炎。为减轻口痛,护士应指导家长在患儿进食前,在病损处为患儿涂抹　　　　　　　　　　　　　　　　　　　　　　　　　　　　　　( )
   A. 0.1%依沙吖啶(利凡诺)溶液　　　　B. 3%过氧化氢溶液
   C. 2%利多卡因溶液　　　　D. 5%金霉素鱼肝油
   E. 10万U/ml制霉菌素鱼肝油

(4~8题共用题干)

患儿,男,5个月,因感染用抗生素治疗10天,晨间护理时护士发现其口腔颊粘膜**有乳凝块样附着物**,不易擦掉,强行擦去,下面有红色创面。

4. 该患儿的口炎是　　　　　　　　　　　　　　　　　　　　　　　　　　　　　　　　　　( )
   A. 口角炎　　　　B. 溃疡性口腔炎　　　　C. 单纯性口腔炎　　　　D. 鹅口疮
   E. 疱疹性口腔炎

5. 护士为患儿做口腔护理时应选用的液体是　　　　　　　　　　　　　　　　　　　　　　　　( )
   A. 呋喃西林　　　　　　　　　　　　B. 生理盐水
   C. 0.1%利凡诺溶液　　　　　　　　　D. 2%碳酸氢钠溶液
   E. 3%过氧化氢溶液

6. 为患儿做口腔护理的时间应在　　　　　　　　　　　　　　　　　　　　　　　　　　　　　( )
   A. 餐后即可　　　　B. 餐后15分钟　　　　C. 餐后30分钟　　　　D. 餐后60分钟
   E. 餐后2小时

7. 护士处理患儿使用过的奶具时,应选下列何种溶液浸泡后再煮沸消毒 （　　）
   A. 75％乙醇溶液浸泡
   B. 含氯消毒液浸泡
   C. 1％过氧乙酸溶液
   D. 3％过氧化氢溶液
   E. 5％碳酸氢钠溶液
8. 局部用药时宜选用 （　　）
   A. 5％金霉素鱼肝油
   B. 疱疹净
   C. 锡类散
   D. 西瓜霜
   E. 10万U/ml制霉菌素鱼肝油
9. 鹅口疮的病原体是 （　　）
   A. 链球菌
   B. 柯萨奇病毒
   C. 金黄色葡萄球菌
   D. 单纯疱疹病毒
   E. 白色念珠菌
10. 患儿,6个月。患鹅口疮5天。其首选的护理诊断是 （　　）
    A. 疼痛　　B. 低效性呼吸形态　　C. 体温过高　　D. 口腔粘膜改变
    E. 有皮肤完整性受损的危险
11. 有效预防小儿口炎的措施是 （　　）
    A. 3％过氧化氢溶液清洗口腔
    B. 0.1％利凡诺溶液清洗口腔
    C. 注意加强体育锻炼
    D. 经常保持口腔清洁
    E. 2％碳酸氢钠溶液清洗口腔
(12~13题共用题干)
    患儿,女,11个月。因哭闹、发热、流涎1天就诊。查体:体温39.2℃,口腔颊部有多个小溃疡,溃疡表面有灰白色假膜覆盖,诊断为溃疡性口炎。
12. 该患儿的口炎是由下列何种原体感染所致 （　　）
    A. 白色念珠菌　　B. 大肠埃希菌　　C. 幽门螺杆菌　　D. 铜绿假单胞菌
    E. 链球菌
13. 护士为家长作健康指导,错误的是 （　　）
    A. 进普食　　B. 勤喂水　　C. 避免擦拭口腔　　D. 注意保持口周皮肤干燥
    E. 涂药时应用棉签在溃疡面上滚动式涂药
14. 患儿,男,9个月。因哭闹、拒食就诊。体检:体温38.2℃,口腔粘膜内见多个小溃疡,覆以黄白色纤维渗出物(疱疹性口腔炎)。最可能是下列哪种疾病 （　　）
    A. 鹅口炎　　B. 齿龈炎　　C. 溃疡性口腔炎　　D. 单纯性口腔炎
    E. 疱疹性口腔炎
15. 疱疹性口腔炎患者清洗时宜选用的漱口液是 （　　）
    A. 3％过氧化氢溶液
    B. 2％碳酸氢钠溶液
    C. 金霉素鱼肝油
    D. 2％利多卡因溶液
    E. 蒸馏水
16. 关于口腔炎的护理措施,错误的是 （　　）
    A. 鼓励患儿多饮水以清洁口腔
    B. 清洗口腔应在饭后立即进行
    C. 饮食以微温或凉的流质为宜
    D. 局部涂药后勿立即饮水或进食
    E. 清洗口腔时动作应轻、快、准
(17~18题共用题干)
    患者,女,68岁。患大叶性肺炎,高热昏迷10天,10天内给予大量抗生素治疗。近日发现其口腔粘膜破溃,创面上附着白色膜状物,拭去附着物可见创面轻微出血。
17. 该患者口腔病变原因可能是 （　　）
    A. 病毒感染　　B. 真菌感染　　C. 维生素缺乏　　D. 凝血功能障碍
    E. 铜绿假单胞菌感染
18. 为该患者口腔护理时,最适宜的漱口液是 （　　）
    A. 生理盐水　　B. 0.1％醋酸　　C. 朵贝尔液　　D. 0.02％呋喃西林
    E. 1％~4％碳酸氢钠
19. 患儿,男,6个月。因间歇发热、咳嗽半个月,拟诊"支气管炎",给予口服"头孢拉定"治疗。近2天发现口腔有白色点片状乳凝乳块样物(鹅口疮),不易拭去。护士在为患儿进行口腔护理时,宜选择的溶液是 （　　）
    A. 来苏水　　B. 生理盐水　　C. 0.1％利凡诺　　D. 2％碳酸氢钠溶液
    E. 3％过氧化氢溶液

20. 患儿,女,1.5岁。疱疹性口腔炎。护士在口腔涂药后应协助患儿闭口 （　　）
   A. 5分钟　　　　B. 10分钟　　　　C. 15分钟　　　　D. 20分钟
   E. 25分钟

第三节　慢性胃炎病人的护理

慢性胃炎是由各种病因引起的胃粘膜慢性炎症,是胃部最常见的疾病之一,发病率在胃疾病中居首位。慢性胃炎分为慢性浅表性胃炎和慢性萎缩性胃炎。慢性萎缩性胃炎可再分为多灶萎缩性胃炎和自身免疫性胃炎,慢性萎缩性胃炎可能发展成**胃癌**。

（一）病因

1. **幽门螺杆菌(HP)感染**　慢性胃炎90%由**幽门螺杆菌**感染所引起,易发于**胃窦部**。
2. 自身免疫反应　以富含壁细胞的胃体和胃底部粘膜萎缩为主。
3. 理化因素影响　胆汁反流、长期服用非甾体抗炎药物,长期饮用浓茶、酒、咖啡等。

（二）临床表现　慢性胃炎病程迁延,浅表性胃炎多无明显症状。部分病人有消化不良的表现,多数为**上腹部隐痛**或不适、反酸、**上腹部饱胀**、嗳气、食欲缺乏、恶心、呕吐等症状。自身免疫性胃炎患者常有恶性贫血,是因为壁细胞被破坏,内因子缺乏,影响维生素 B_{12} 吸收所致的巨幼红细胞贫血。

（三）辅助检查　**胃镜检查**是最可靠的确诊方法。

小结提示：胃镜是急慢性胃炎、胃十二指肠、胃癌、上消化道出血等疾病确诊**首选的检查方法**。

（四）治疗要点

1. 灭幽门螺杆菌治疗　常应用两种抗生素如**阿莫西林、克拉霉素、替硝唑**等和（或）**枸橼酸铋**二联或三联治疗。
2. 根据病因给予相应处理　**硫糖铝在餐前1小时**与睡前服用效果最好,如需同时使用抑酸药,抑酸药(如氢氧化铝凝胶、雷尼替丁等)应在硫糖铝服前半小时或服后1小时给予。还可用**多潘立酮(吗丁啉)**或西沙必利等胃动力药,促进胃排空,**应在饭前服用**,不宜与阿托品等解痉剂合用。应避免口服**泼尼松**等药物,以免诱发消化性溃疡、并发和加重感染。**硫糖铝**常见的不良反应有**便秘**、**口干**、恶心、皮疹、眩晕等,不宜与**碱性药物**合用。
3. 恶性贫血　注射维生素 B_{12} 及叶酸加以纠正。

（五）护理诊断　①慢性疼痛:与粘膜炎症、损伤有关。②营养失调:低于机体需要量:与腹胀、腹痛、进食少有关。③活动无耐力:与进食减少、贫血有关。④焦虑:与应激出血、担心病情有关。⑤潜在并发症:上消化道大出血。

（六）护理措施

1. 休息　急性发作期,应卧床休息；恢复期,病人生活要有规律,避免过度劳累。
2. 饮食护理　急性发作期病人可给予无渣、半流质的温热饮食,如**牛奶**、**米汤**等,以中和胃酸。剧烈呕吐、呕血的病**人应禁食**,进行静脉补充营养。恢复期给予高热量、高蛋白、高维生素、易消化的饮食。定时进餐,少量多餐,避免食用过粗、过咸、过甜、过冷、过热和刺激性强的饮食,如辛辣食物、浓茶、咖啡等。尽可能**停用非甾体抗炎**、**激素**等药物。胃酸缺乏者可酌情食用酸性食物如山楂、食醋、浓肉汤、鸡汤,胃酸多者应避免进食酸性食物及高脂肪食物。
3. 疼痛的护理　遵医嘱给予**局部热敷**、**按摩**、**针灸**或给止痛药物等缓解疼痛。禁用阿司匹林等解热镇痛药。
4. 防止癌变　因萎缩性胃炎可有少数病人转为胃癌,病人坚持定期门诊复查,防止病情进展。

（七）健康教育　①疾病知识指导。②用药指导:根据病人的病因、具体情况进行指导,如避免使用对胃粘膜有刺激的药物。③生活指导:帮助病人纠正不良的生活、饮食习惯,如合理安排生活和工作,保证充足的睡眠和休息,避免过度劳累；定时进食,少食多餐,细嚼慢咽,戒烟、戒酒。

单元测试题

1. 慢性胃炎的临床表现是 （　　）
   A. 上腹痛或不适　　B. 易饥饿感　　　　C. 黑便　　　　　　D. 体重减轻
   E. 呕血
2. 慢性胃炎临床表现一般**不包括** （　　）
   A. 食欲不振　　　　B. 餐后腹胀　　　　C. 恶心呕吐　　　　D. 反酸嗳气
   E. 规律性上腹痛
3. 慢性胃炎服用多潘立酮(吗丁啉)的最佳时间是 （　　）
   A. 晨起时　　　　　B. 饭前　　　　　　C. 饭后　　　　　　D. 饭中
   E. 睡前
4. 慢性胃炎三联疗法包括 （　　）
   A. 利福平＋雷米封＋乙胺丁醇　　　　　　B. 阿莫西林＋甲硝唑＋枸橼酸铋钾
   C. 卡那霉素＋红霉素＋青霉素　　　　　　D. 氯霉素＋红霉素＋青霉素
   E. 黄连素＋呋喃唑酮＋链霉素

5. 下列慢性胃炎保健指导中,**不妥**的是 ( )
   A. 养成细嚼慢咽的进食习惯
   B. 戒烟,忌酒
   C. 腹痛时口服阿司匹林
   D. 上腹饱胀、反酸时口服多潘立酮
   E. 避免使用泼尼松及利血平

6. 慢性胃炎的临床特点是 ( )
   A. 中上腹不适
   B. 上腹部节律性疼痛
   C. 腹泻
   D. 症状缺乏特异性
   E. 持续性上腹部饱胀不适

7. 下列对慢性胃炎病人的健康教育中,**不正确**的是(保护胃粘膜和促进胃肠动力药应在饭前服用。) ( )
   A. 养成细嚼慢咽的进食习惯
   B. 避免使用泼尼松及利血平
   C. 戒烟戒酒
   D. 硫糖铝应在餐后1小时服用
   E. 多潘立酮等促胃肠动力药应在饭前半小时服用

8. 关于慢性胃炎病人的饮食护理,**错误**的是 ( )
   A. 剧烈呕吐、呕血的患者应禁食
   C. 剧烈呕吐、呕血的患者可静脉补充营养
   B. 定时进餐,宜少量多餐
   D. 急性发作期病人应禁食
   E. 避免食用过咸、过甜、辛辣、生冷等刺激性食物

9. 患者,女,26岁。诊断为慢性胃炎。护士指导其饮食,适合食用的是 ( )
   A. 浓茶
   B. 咖啡
   C. 辣椒
   D. 脱脂牛奶
   E. 油炸食品

10. 胃炎患者有少量出血可 ( )
    A. 静注垂体后叶素
    B. 少量温热流质饮食
    C. 冰水洗胃
    D. 禁食
    E. 普食

11. 下列慢性胃炎的预防原则,不适当的是 ( )
    A. 注意饮食卫生
    B. 避免食用刺激性食物、药物
    C. 戒烟酒
    D. 常规服用抗生素
    E. 定期检查胃镜

12. 患者,王某,行胃镜检查结果显示:慢性胃炎,医师嘱其口服1%稀盐酸(用于胃酸缺乏的患者),对于该患者进行的护理措施**错误**的是(稀盐酸对牙有腐蚀,应用吸管服用,服后多饮水) ( )
    A. 以缓解身心不适
    B. 少量多餐
    C. 注意饮食卫生
    D. 忌暴饮暴食、饮烈性酒、吸烟
    E. 稀盐酸直接口服,不可稀释

13. 慢性胃炎应避免口服 ( )
    A. 链霉素
    B. 庆大霉素
    C. 泼尼松
    D. 多潘立酮
    E. 甲氧氯普胺(胃复安)

14. 患者,男,58岁,行动不便。3天前反复上腹痛,进餐后发作或加重,伴反酸嗳气。电话咨询社区护士应进哪项检查,社区护士建议 ( )
    A. 腹部平片
    B. B超
    C. 胃镜检查
    D. CT
    E. NRI

15. 患者,男,27岁。因上腹部不适、食欲减退等就诊,诊断为慢性胃炎。护士在对其进行宣教时,应告知其与慢性胃炎发病相关的细菌是 ( )
    A. 大肠杆(埃希)菌
    B. 幽门螺杆菌
    C. 沙门菌
    D. 空肠弯曲菌
    E. 嗜盐杆菌

16. 符合慢性胃炎临床表现的是 ( )
    A. 上腹饱胀不适,餐后加重
    B. 长期上腹痛,餐后缓解
    C. 反酸,呕吐,腹泻
    D. 上腹部疼痛,向肩背部放射
    E. 贫血,消瘦

17. 患者,男,38岁,因上腹部胀痛、饭后嗳气及反酸明显来诊,胃镜报告示慢性胃炎。下列食物适合患者食用的有(面食容易消化,且多数含碱可中和胃酸) ( )
    A. 浓茶
    B. 咖啡
    C. 辣椒
    D. 面条
    E. 油条

18. 慢性胃炎患者腹痛发作时,可以缓解腹痛的护理措施不包括 ( )
    A. 腹部捂热水袋
    B. 增加活动量
    C. 转移注意力
    D. 播放轻音乐
    E. 腹部按摩

19. 急慢性胃炎患者有少量出血时,为中和胃酸给予 ( )

A. 米汤	B. 肉汤	C. 绿色蔬菜	D. 温开水	
E. 凉开水				

20. 患者,女,64 岁。患有多种疾病。同时服用下列几种药物,宜饭前服用的药物是 （ ）
    A. 红霉素　　　　　B. 布洛芬　　　　　C. 健胃消食片　　　　　D. 氨茶碱
    E. 阿司匹林
21. 患者,男,70 岁。2 年前诊断为慢性胃炎,由于病情反复,病程延长,自述常因疾病造成心情焦虑,"常为小事发脾气"。对此,不恰当的回答是 （ ）
    A. "您认为胃炎引起了您的焦虑吗?"　　　　B. "您是因为胃炎可能癌变才觉得焦虑的吗?"
    C. "您不必为胃炎过于焦虑。"　　　　　　　D. "我们可以想办法避免哪些让您生气的小事。"
    E. "我们可以想一些办法来缓解身心的不适。"
22. 执行慢性胃炎患者的医嘱时,使用前应着重与医生进行沟通的药物是 （ ）
    A. 消胆胺　　　　　B. 山莨菪碱　　　　C. 雷尼替丁　　　　　D. 泼尼松
    E. 多潘立酮
23. 服用胃粘膜保护剂硫糖铝后最常见的不良反应是 （ ）
    A. 头晕　　　　　　B. 皮疹　　　　　　C. 乏力　　　　　　　D. 便秘
    E. 口干

第四节　消化性溃疡病人的护理

发生在胃和十二指肠的慢性溃疡,由于溃疡的形成与**胃酸及胃蛋白酶**的消化作用有关,故称为消化性溃疡,也称胃、十二指肠溃疡。临床上十二指肠溃疡较胃溃疡为**多见**。十二指肠溃疡可见于任何年龄,但以青壮年居多,胃溃疡(GU)的发病年龄较十二指肠溃疡(DU)迟,平均晚 10 年。

（一）病因　消化性溃疡的病因是多种因素综合作用的结果。最为重要的是**幽门螺杆菌感染(Hp)**、**胃酸分泌过多**和**胃粘膜防御机制的破坏**。

1. **幽门螺杆菌感染**　为消化性溃疡的主要发病原因。
2. **胃酸分泌过多(激活胃蛋白酶)**　胃蛋白酶的蛋白水解作用和胃酸都对胃和十二指肠粘膜有侵袭作用,**胃酸的作用占主导地位**。胃酸分泌增多在十二指肠溃疡的发病机制中起主导作用,是起**决定性作用的因素**。
3. **胃粘膜屏障损害**　非甾体类抗炎药、肾上腺皮质激素、胆汁盐、乙醇等均可破坏胃粘膜屏障,引起胃粘膜水肿、出血、糜烂,甚至溃疡。长期使用非甾体类抗炎药(阿司匹林、布洛芬、吲哚美辛)者胃溃疡的发病率显著升高。
4. 其他因素　包括吸烟、遗传、心理压力、咖啡因等。"O"型血者患十二指肠溃疡比其他血型显著增高。

（二）临床表现　主要表现为**慢性病程**、**周期性发作**、**节律性上腹痛**,春秋季节易发作,容易复发,常见诱因有不良精神刺激、情绪波动、饮食失调等。

1. **症状**　上腹痛为主要症状(表 7-2)。
 (1) 胃溃疡:疼痛的性质为烧灼感或痉挛感,剑突下正中或稍偏左,疼痛常在**进餐后 30 分钟～1 小时**出现,持续 1～2 小时后缓解,下次进餐食后疼痛复发,即**进食-疼痛-缓解**。
 (2) 十二指肠溃疡:疼痛部位在上腹正中或稍偏右,表现为钝痛、灼痛、胀痛或剧痛,以及**饥饿痛**、**空腹痛**或夜间痛,进食后可缓解,即**疼痛-进食-缓解**。少数患者可无症状,首发症状多为呕血和黑便。

消化性溃疡还可表现为反酸、嗳气、恶心、呕吐等消化不良的症状。全身症状可表现为失眠、多汗等自主神经功能失调症状,也可有消瘦、贫血等症状。

2. **体征**　发作时可有上腹部局限性压痛点。

表 7-2　胃溃疡和十二指肠溃疡疼痛的鉴别表

鉴别点	胃溃疡(GU)	十二指肠溃疡(DU)
疼痛时间	进餐后 1/2～1 小时,至下次进餐前消失,较少发生夜间痛	进餐后 3～4 小时,至下次进餐后缓解,常有午夜疼痛
疼痛部位	剑突下正中或偏左	上腹正中或偏右
疼痛性质	烧灼感或痉挛感	饥饿感或烧灼感
疼痛规律	**进食-疼痛-缓解**	**疼痛-进食-缓解**

3. 并发症
 (1) 出血:是**消化性溃疡最常见的并发症**,十二指肠溃疡比胃溃疡易发生。可表现为**呕血与黑便**,易发休克。
 (2) 穿孔:十二指肠溃疡多见,主要表现为突发**上腹部刀割样剧痛**并向全腹蔓延,查体全腹压痛、反跳痛、肌紧张呈"板样"强直(**腹膜刺激征**);叩诊肝浊音界缩小或消失;听诊肠鸣音减弱或消失;X线检查可见膈下游离气体。腹腔穿刺可抽出黄色浑浊液体。

(3) 幽门梗阻：主要发生于十二指肠溃疡或幽门管溃疡，主要表现为餐后上腹部饱胀，**频繁呕吐大量宿食**，严重时可引起水和电解质紊乱，并有**营养不良**和**体重下降**症状。

(4) 癌变：少数胃溃疡可发生癌变，十二指肠溃疡则少见。发生癌变时，疼痛节律发生改变为无规律性。

口诀记忆 溃疡病经常见；四大恶魔常出现，出血与穿孔，梗阻与癌变；出血表现为黑便，穿孔出现为腹膜炎，梗阻病人呕吐宿食，少数病人会癌变。

(三) 辅助检查

1. **胃镜检查**与胃粘膜活组织检查（活检） 可直接观察溃疡病变部位、大小、性质，并可夹取适当组织做病理检查和幽门螺杆菌检测，是**确诊消化性溃疡的首选方法**。

2. X线钡剂检查：溃疡的X线直接征象是**龛影**，对溃疡有确诊价值，是诊断溃疡的重要依据。

3. 幽门螺杆菌检测：是消化性溃疡的常规检查项目，可对病因治疗提供依据。

4. 胃液分析：胃溃疡病人胃酸分泌正常或稍低于正常，十二指肠溃疡病人则常有胃酸分泌增高。

5. 粪便隐血试验：粪便隐血试验阳性提示溃疡有活动，一般治疗1～2周内转阴，若胃溃疡病人粪便隐血试验持续阳性，且伴有疼痛的节律性改变，应考虑有癌变的可能。

(四) 治疗疗要点 治疗目的在于消除病因、控制症状、治愈溃疡、防止复发和避免并发症。

1. 降低胃酸的药物治疗

(1) 抗酸药（中和胃酸药）：使胃内酸度降低，常用药物有氢氧化铝（胃舒平）、碳酸氢钠、**铝碳酸镁**（威地美、达喜）。应在**餐后1小时**或**睡前服用**，避免与乳制品、酸性食物或饮料同服。

(2) H_2受体拮抗药（胃酸分泌抑制药）：其抑制胃酸分泌作用强而持久，疗程短，溃疡愈合率较高，常用药物有**西咪替丁**、雷尼替丁和法莫替丁。主要不良反应为头晕、乏力、嗜睡和腹泻。应在**餐中或餐后即刻服用**，也可把1天的剂量在睡前服用，如需同时服用抗酸药，两种药应间隔**1小时以上**。

(3) 质子泵抑制药：以**奥美拉唑**（洛赛克、奥克）为代表，是目前**最强的胃酸分泌抑制药**，可以抑制壁细胞分泌胃酸的关键酶$H^+—K^+—ATP$酶，减少胃酸的分泌。常用的药物有奥美拉唑、兰索拉唑、泮托拉唑和雷贝拉唑，**饭前口服**。

2. 保护粘膜的药物

(1) **枸橼酸铋钾**：可形成防止酸和胃蛋白酶侵袭的保护屏障，兼有抗幽门螺杆菌的作用。**饭前或睡前服用**。该药可致**大便呈黑色**，应与出血鉴别。

(2) 硫糖铝：可与溃疡面上带正电荷的渗出蛋白质相结合，刺激内源性前列腺素合成，对粘膜起保护作用。宜在**餐前1小时服用**。

(3) 前列腺素类药物：如米索前列醇。

3. 根除幽门螺杆菌治疗 对于幽门螺杆菌阳性的病人，**应首先给予抗幽门螺杆菌治疗**。常用质子泵抑制药或胶体铋剂和两种抗菌药物的**三联治疗方案**。如奥美拉唑或枸橼酸铋钾加上**克拉霉素和阿莫西林**或甲硝唑，可使幽门螺杆菌根除率达80%以上。

4. 手术治疗

(1) **胃大部分切除术：是最常用的方法**。①毕Ⅰ式：适用于胃溃疡治疗，方法是胃大部切除后，将残胃与十二指肠吻合。②毕Ⅱ式：适用于各种胃、十二指肠溃疡，特别是十二指肠溃疡。方法是切除远端胃大部后，缝闭十二指肠残端，残胃与上段空肠吻合。

(2) 迷走神经切断术。

(五) 护理问题 ①慢性疼痛：与胃、十二指肠粘膜受侵蚀、胃酸刺激有关。②营养不良：低于机体需要量与腹痛、消化吸收障碍有关。③潜在并发症：胃、十二指肠溃疡、出血、穿孔、幽门梗阻、癌变。

(六) 护理措施

1. 疼痛观察 观察病人疼痛的特点，包括部位、程度、持续时间、诱发因素、与饮食的关系。

2. 休息和活动 活动性溃疡病人或粪隐血试验阳性的病人应卧床休息，病情较轻的病人可边工作边治疗，避免过度劳累、紧张，保持良好的心情。戒烟戒酒。

3. 指导病人有规律进食 做到定时进餐，**少量多餐**。不宜过快、过饱，溃疡活动期病人每天可进餐4～5次，以中和胃酸。同时以清淡、营养丰富的饮食为主，可进食面食、软饭、米粥，避免粗糙、过冷、过热、刺激性食物或饮料，如浓茶、咖啡、油炸食品等。戒烟、禁酒。两餐之间可给适量的脱脂牛奶。

4. 用药护理 ①抗酸药：如氢氧化铝凝胶等应在**饭后1小时**或**睡前服用**，抗酸药应避免与**奶制品**同时服用，酸性的食物及饮料不宜与**抗酸**药同服。②质子泵抑制药：抑制胃酸分泌，应在**饭前口服**，因为此药会受胃酸破坏失活，饭前口服胃酸分泌少，且饭后口服会导致药物胃中滞留时间过长，因为此药物必须在肠中吸收后才发挥治疗作用。**奥美拉唑**可引起**头晕**，特别是用药初期，应嘱病人用药期间避免开车或做其他必须高度集中注意力的工作。**兰索拉唑**的主要不良反应包括荨麻疹、皮疹、瘙痒、头痛、口苦、肝功能异常。③硫糖铝：**宜在餐前1小时服用**，可有便秘、口干、皮疹、眩晕、嗜睡等不良反应。④枸橼酸铋钾：因其在酸性环境中方起作用，故宜**餐前半小时服用**。服此药过程中可使牙、舌变黑，**可用吸管直接吸入**。不可与**抗酸药**、**牛奶**同时服用。部分病人服药后出现便秘和粪便变黑。⑤抗胆碱能药及胃动力药：如多潘立酮（吗丁林）、西沙必利等应在餐前1小时及睡前1小时服用。

小结提示：

1. **餐前服用的常用药物**：①胃粘膜保护药：**硫糖铝、枸橼酸铋钾**。②助消化药：**健胃消食片**、胃蛋白酶合剂、胰酶、乳酶生、酵母片。③动力药：吗丁啉、西沙必利、莫沙必利以及甲氧氯普胺等。④其他：卡托普利、美托洛尔（倍他乐克）、培哚普利（雅施达）、**阿奇霉素**（空腹）、**红霉素**（空腹）、阿莫西林、克拉霉素；磺酰脲类降糖药：格列苯脲（优降糖）、格列喹酮（糖适平）、格列吡嗪（美吡达），格列齐特（达美康）；双胍类降糖药：苯乙双胍（降糖灵）；胰岛素在餐前注射。

2. **餐后服用的常用药物**：①对胃粘膜有刺激的药物：阿司匹林、水杨酸钠、保泰松、吲哚美辛、**硫酸亚铁**、金属卤化物（如碘化钾、氯化铵、溴化钠等）、盐酸小檗碱。②中和胃酸的药物（抗酸药）：铝碳酸镁片（威地美、达喜）、复方氢氧化铝（胃舒平）、复方铝酸铋（胃得乐）。③胃酸分泌抑制物：**西米替丁**、法莫替丁（或餐中）、雷尼替丁、**奥美拉唑**（**餐前服**）。④其他：**柳氮磺吡啶**（磺胺类抗菌药：主要治疗溃疡性结肠炎）、甲硝唑（灭滴灵）、维生素 B_2、普萘洛尔、氢氯噻嗪、螺内酯、**苯妥英钠**、呋喃妥因。⑤双胍类降糖药：二甲双胍（美迪康）。保和丸饭后服，多数抗癫痫药物有胃肠道反应，宜饭后口服，如苯妥英钠、卡马西平。

（七）手术治疗护理

1. **手术前护理** ①心理护理。②给予高蛋白、高热量、富含维生素、易消化、无刺激的饮食，少食多餐，每天进餐4～5次，以中和胃酸。③应用抗酸、解痉、减少胃酸分泌的药物。④急性穿孔的病人，应密切观察腹痛、腹膜刺激征及肠鸣音等病情变化。最重要的护理措施是**禁食、禁饮、胃肠减压**，以减少胃肠内容物继续流入腹腔。采取平卧位，输液、应用抗生素，监测生命体征，做好急症手术前准备。⑤合并出血的病人应密切监测生命体征，特别注意观察血压变化，观察并记录呕血和便血情况及量，平卧位、**输液、输血**，抗休克治疗，**禁食**，对症治疗，有继续出血者，进行手术准备。⑥合并幽门梗阻者应禁食，胃肠减压，观察呕吐情况；术前3天每晚用300～500 ml等渗盐水洗胃，以减轻胃壁水肿和炎症，有利于术后吻合口愈合。⑦术前留置胃管。

2. **手术后护理** 最重要的措施是应密切观察胃管引流液与血压变化。①密切观察生命体征、神志、尿量等病情变化。②全麻清醒血压平稳后，硬膜外麻醉术后6小时改为**半卧位**。③禁食、胃肠减压，妥善固定胃管，防止脱出或打折，如果脱出不可重新插回。保持胃管通畅，观察胃液的颜色、性质和量。术后3～4天，胃液量减少，可拔出胃管。④鼓励病人早期离床活动，预防肠粘连等并发症。⑤肠蠕动恢复，**拔出胃管后进少量水或米汤**，第2天改为半量流质饮食，第3天进全量流质，进流食后无不适症状后，第4天改为半流质饮食。术后10～14天改为软食。避免进食牛奶、豆类等产气食物，忌生、冷、硬和刺激性食物，少食多餐。

（八）手术后并发症护理

1. **术后胃出血** 正常术后24小时内，胃管内流出血性液体，不超过300 ml，若**术后短期内从胃管引流了大量鲜血**，甚至呕血和黑便，提示吻合口出血。多采用非手术治疗，包括禁食、应用止血药物和输新鲜血。若非手术疗法不能达到止血效果时，应手术止血。

2. **十二指肠残端破裂** 是毕Ⅱ式胃大部切除术后近期的严重并发症，多发生于术后24～48小时。表现为右上腹突发剧痛等急性弥漫性腹膜炎症状。处理：手术。

3. **胃肠吻合口破裂或瘘** 常在术后5～7天发生。吻合口破裂可引起明显的腹膜炎症状和体征。

4. **吻合口梗阻** 多发生于毕Ⅱ式术后，按梗阻部位分为吻合口梗阻、输入段梗阻及输出段梗阻，共同特征是**呕吐**，呕吐物为食物，不含胆汁。

5. **早期倾倒综合征** 多发生餐后10～30分钟内，因胃容积减少及失去对胃排空的控制，多量高渗食物快速进入十二指肠或空肠，大量细胞外液转至肠腔，循环血量骤然减少。出现的胃肠道症状包括上腹饱胀、恶心、呕吐，肠鸣频繁，可有绞痛，继而腹泻。循环系统症状包括心悸、大汗、头晕、乏力、面色苍白等，治疗方法主要为饮食调整，包括**少食多餐、避免过甜、过咸、过浓、过热流食，宜进低糖类、高蛋白饮食，进餐后平卧10～20分钟**。多数病人在术后6～12个月内能逐渐自愈。

6. **低血糖综合征** 高渗食物迅速进入小肠，快速吸收后血糖升高，使胰岛素大量释放，继而发生反应性低血糖。表现为**餐后2～4小时**，病人出现**心悸、无力、眩晕、出汗**、手颤、嗜睡，也可导致虚脱。出现症状时稍进饮食，尤其是糖类即可缓解。

（九）健康教育

1. 告知病人导致消化性溃疡发病和病情加重的相关因素。

2. 指导病人保持情绪稳定，避免精神过度紧张，避免或消除工作、家庭等方面的精神刺激等，有利于疾病的康复。

3. 指导病人提高对环境的适应能力，避免与他人发生纠纷，创造宽松、和睦的家庭和社会环境，以及和谐的人际关系。

4. 帮助病人纠正不良的生活、饮食习惯，保证充足的睡眠和休息，避免过度劳累；定时进食，少食多餐，细嚼慢咽，防过饥过饱，忌暴饮暴食，禁食辛辣、过酸的食物和油炸食品，不吃过冷或过热的食物，禁喝咖啡、红茶、酒类等饮料，戒烟、禁酒。建立合理的饮食结构，进富含营养、高热量、易消化、非刺激性食品，如豆浆、蛋汤、牛奶等。因豆浆、牛奶含钙和蛋白较高，可刺激胃酸分泌，不宜多吃；油腻食物在胃内停留时间长，可使胃过度扩张，应少食。

5. 教会病人正确使用药物的方法，介绍常用药物的不良反应及其预防，嘱病人按医嘱坚持治疗和忌用或慎用对胃粘膜有损害的药物，如阿司匹林、吲哚美辛、糖皮质激素等。

6. 告知病人消化性溃疡常见并发症出血、穿孔、幽门梗阻、癌变等的迹象,叮嘱病人一旦出现异常,及时就诊。

单元测试题

1. 消化性溃疡患者应在餐前半小时服用的药物是 ( )
   A. 西米替丁　　　B. 法莫替丁　　　C. 枸橼酸铋钾　　　D. 硫糖铝混悬液
   E. 氢氧化铝-镁乳合剂

2. 下列引起胃肠粘膜损害因素**除外** ( )
   A. 非甾体类消炎药　B. 前列腺素　　　C. 吸烟　　　D. 过度精神紧张
   E. 幽门螺杆菌

3. 消化性溃疡发病病人有家族聚集现象是由于 ( )
   A. 全家饮食高热量　　　　　　　　　B. 全家都饮酒
   C. 全家都吸烟　　　　　　　　　　　D. 幽门螺杆菌有传染性
   E. 一家食谱相同

4. 胃溃疡疼痛的典型节律为 ( )
   A. 进食-疼痛-缓解　　　　　　　　　B. 进食-缓解-疼痛
   C. 疼痛-进食-缓解　　　　　　　　　D. 疼痛-缓解-进食
   E. 无明显规律

5. 十二指肠溃疡的好发部位是 ( )
   A. 球部　　　　　B. 降部　　　　　C. 水平部　　　　D. 升部
   E. 降部和升部

6. 患者,女,32岁,3年来常出现左上腹痛,常在进食后疼痛,先后曾呕血3次,胃肠钡餐检查未发现明显异常,体检仅上腹压痛。该患者最有可能的诊断是 ( )
   A. 慢性胃炎　　　B. 胃癌　　　　　C. 胃溃疡　　　　D. 肠梗阻
   E. 十二指肠溃疡

7. 消化性溃疡最常见的并发症是 ( )
   A. 穿孔　　　　　B. 出血　　　　　C. 幽门梗阻　　　D. 癌变
   E. 感染

8. 患者,男,37岁,有溃疡病史。中午饱餐后,出现上腹部刀割样剧烈疼痛,持续性,伴恶心呕吐入急诊,急诊护士查体:腹式呼吸消失,移动性浊音阳性,全腹压痛、反跳痛、腹肌紧张,上腹为甚。该护士初步诊断是 ( )
   A. 胆囊炎　　　　B. 胃溃疡癌变　　C. 胃溃疡出血　　D. 幽门梗阻
   E. 胃十二指肠溃疡急性穿孔

9. 患者,男,44岁。有溃疡病病史。患者近日感觉上腹饱胀不适,餐后疼痛加重,并有大量反复呕吐,呕吐物为酸腐味的宿食。此时对该患者最有效的护理措施是 ( )
   A. 静脉补液　　　B. 绝对卧床休息　C. 禁食洗胃　　　D. 解痉镇痛
   E. 心理护理

10. 患者,男,26岁。1个月前出现进食后上腹部胀痛,夜间常痛醒,进食后可以缓解,今日进食后感上腹饱胀,频繁呕吐宿食,初步诊断为 ( )
    A. 胃溃疡伴出血　B. 慢性胃炎　　　C. 胃癌　　　　　D. 急性胃炎
    E. 十二指肠溃疡伴幽门梗阻

(11~16题共用题干)

患者,男,65岁,胃溃疡伴瘢痕性幽门梗阻。今晨在气管内麻醉下行毕Ⅱ式胃大部切除术,术毕返回病房。术后留置胃管、腹腔引流管。现麻醉未醒。

11. 应给患者安置何种体位 ( )
    A. 低半卧位　　　B. 头高足低位　　C. 仰卧位　　　　D. 头低足高位
    E. 平卧,头侧向一边

12. 术后第1天,以下观察内容中最主要的项目是 ( )
    A. 胃排空延迟　　B. 吻合口瘘　　　C. 倾倒综合征　　D. 肛门排气
    E. 术后出血

13. 术后第1天,胃管引流出鲜红色血性液400 ml,正确的处理是 ( )
    A. 继续观察　　　B. 停止胃肠减压　C. 应用止血药、输血　D. 加快输液速度
    E. 马上送手术室止血

14. 拔除胃管后第3日,患者问护士可吃些什么,回答是 ( )
    A. 面条　　　　　B. 米饭　　　　　C. 牛奶　　　　　D. 豆浆

E. 蛋汤、菜汤、藕粉
15. 患者进食后出现上腹饱胀、呕吐，呕吐物为食物，不含胆汁。考虑可能并发了 ( )
   A. 倾倒综合征　　B. 吻合口梗阻　　C. 输出袢梗阻　　D. 十二指肠残端破裂
   E. 输入袢梗阻
16. 怀疑有上述并发症时，首选的检查是 ( )
   A. X线造影　　B. 粪便隐血试验　　C. 胃镜检查　　D. 胃酸测定
   E. 血常规
17. 消化性溃疡患者进餐应有规律，主食应以何为主（面食容易消化，且多数含碱可中和胃酸，适用消化性溃疡） ( )
   A. 流质（如牛奶）　　B. 半流质（如稀饭）　　C. 普通饮食不忌嘴　　D. 面食
   E. 杂粮
18. 消化性溃疡患者饮食宜少量多餐，其意义是（避免胃窦部过度扩张而刺激壁细胞分泌胃酸增多，从而加重病情） ( )
   A. 减少对胃刺激　　B. 中和胃酸　　C. 减轻腹痛　　D. 避免胃窦部过度扩张
   E. 促进消化
19. 抗酸药合理的服药时间是 ( )
   A. 饭前2小时　　B. 饭前1小时　　C. 饭后1小时　　D. 饭后2小时
   E. 疼痛发作时
20. 某消化性溃疡病人，出院时咨询有关食用汤类中哪种对他较适宜（A、C、D、E答案：汤的脂肪含量较高，可刺激胃酸分泌增多，故不易消化性溃疡患者使用，菜末蛋花汤含脂肪较少，适于消化性溃疡患者使用。） ( )
   A. 咖喱牛肉汤　　B. 菜末蛋花汤　　C. 榨菜肉丝汤　　D. 老母鸡汤
   E. 竹笋肉汤
21. 消化性溃疡同时伴有少量出血病人的饮食应 ( )
   A. 低蛋白饮食　　B. 暂禁食　　C. 温凉流质饮食　　D. 半流质饮食
   E. 禁蛋白饮食
22. 引起消化性溃疡的损害因素中，占主导地位的是 ( )
   A. 饮食不当　　B. 精神紧张　　C. 细菌感染　　D. 消炎药刺激
   E. 胃酸-胃蛋白酶
23. 消化性溃疡患者应**避免**口服 ( )
   A. 链霉素　　B. 庆大霉素　　C. 泼尼松　　D. 多潘立酮
   E. 甲氧氯普胺
24. 严重呕血病人饮食护理正确的是 ( )
   A. 暂禁食　　B. 温热的流食　　C. 温凉的流食　　D. 软食
   E. 普食
25. 下列疼痛节律属于十二指肠溃疡患者上腹部的典型疼痛的是 ( )
   A. 疼痛-进食-缓解　　　　　　　　B. 持续性疼痛
   C. 缓解-疼痛-进食　　　　　　　　D. 进食-疼痛-缓解
   E. 无规律性疼痛
26. 胃溃疡的表现包括 ( )
   A. 进食粗糙、刺激性食物可使疼痛加重　　B. 上腹部节律性疼痛，进食后30~60分钟发作
   C. 腹壁柔韧感　　　　　　　　　　　　D. 上腹部局限性压痛点
   E. 上腹部节律性疼痛，进食后2~3小时发作，有时夜间被痛醒
27. 十二指肠溃疡好发于 ( )
   A. 幼儿　　B. 少年　　C. 青壮年　　D. 妇女
   E. 老年
28. 患者，女，37岁，胃溃疡，胃大部分切除术。术后24小时内，护士应重点观察 ( )
   A. 生命体征变化　　　　　　　　　B. 有无尿潴留
   C. 切口感染　　　　　　　　　　　D. 胃管引流液与血压变化
   E. 咳嗽与肺部并发症
29. 胃溃疡穿孔的腹痛性质是 ( )
   A. 持续性刀割样疼痛　　　　　　　B. 阵发性烧灼痛
   C. 阵发性钝痛　　　　　　　　　　D. 持续性绞痛
   E. 持续性疼痛阵发性加剧
30. 提示溃疡病急性穿孔最有价值的体征是 ( )

A. 上腹痛加剧　　　　B. 腹肌紧张　　　　C. 休克征象　　　　D. 疼痛节律性消失
E. 肝浊音界消失

31. 患者,女,40 岁,胃大部分切除术后第 3 天,肠蠕动未恢复,护士查体发现患者腹胀仍非常明显,该护士给予患者最有效的护理措施是（　　）
    A. 增加床上活动　　B. 胃肠减压　　　　C. 腹部热敷　　　　D. 肛管排气
    E. 环形按摩腹部

32. 患者,男,63 岁,胃溃疡多年。今晨突发腹部剧痛后无力,面色苍白,急诊入院。护士急查血压 70/45 mmHg,体温正常,腹部移动性浊音阳性,该护士判断患者可能发生了（　　）
    A. 腹水　　　　　　B. 感染性休克　　　C. 胃溃疡穿孔　　　D. 溃疡并出血
    E. 发生癌变

33. 溃疡并发幽门梗阻患者的主要临床表现为（　　）
    A. 体重下降　　　　B. 食欲减退　　　　C. 水和电解质紊乱　D. 餐后上腹部饱胀
    E. 呕吐大量宿食

34. 男,40 岁。上腹隐痛伴反酸嗳气 2 个月。检查上腹部有轻度压痛,粪隐血试验阳性。对下列用药指导**错误**的是（　　）
    A. 硫糖铝在餐前服用　　　　　　　　　　　B. 奥美拉唑应在餐前服用
    C. 法莫替丁在**餐前**口服　　　　　　　　D. 氢氧化铝可在睡前服用
    E. 多潘立酮在餐前服用

35. 患者,女,39 岁。因消化性溃疡入院治疗,病情稳定后准备出院。护士对其进行药物指导时**错误**的是（硫糖铝在餐前1小时或睡前嚼服最佳）（　　）
    A. 奥美拉唑避免在开车时服用　　　　　　　B. 氢氧化铝凝胶避免与奶制品同时服用
    C. 硫糖铝在睡前 1 小时服用　　　　　　　　D. 氢氧化铝凝胶应在饭后 1~2 小时或睡前服用
    E. 法莫替丁应在餐中或餐后立即服用

36. 患者,男,45 岁。因十二指肠溃疡并发瘢痕性幽门梗阻,反复呕吐宿食,消瘦、皮肤干燥、弹性消失,术前准备后,行胃大部分切除术。该患者目前存在的主要护理问题是（　　）
    A. 组织灌注量改变　B. 体液不足　　　　C. 知识缺乏　　　　D. 心排血量不足
    E. 活动无耐力

37. 消化性溃疡患者的疼痛节律会改变或消失,常提示患者其可能的原因是（　　）
    A. 晨起　　　　　　B. 饮酒过度　　　　C. 夜晚　　　　　　D. 癌变
    E. 过度疲劳

38. 为胃溃疡穿孔的病人行腹穿,其抽出液是（　　）
    A. 黄色,浑浊,无臭味,可有食物残渣　　　　B. 稀脓性略带臭味
    C. 暗红色血性液　　　　　　　　　　　　　D. 淡黄色透明液体
    E. 血性,胰淀粉酶含量增高

(39~40 题共用题干)

患者,男,39 岁。因反复上腹部疼痛 5 年一直未就诊,本次因腹痛加重 2 周入院。患者夜间突然发生呕吐,呕吐物为宿食,量大,有腐败酸臭味。

39. 该患者所患疾病可能是（　　）
    A. 胃炎　　　　　　B. 幽门梗阻　　　　C. 胃溃疡　　　　　D. 胆石症
    E. 肝炎

40. 大量呕吐会导致该患者出现（　　）
    A. 呼吸性碱中毒　　B. 呼吸性酸中毒　　C. 代谢性酸中毒　　D. 代谢性碱中毒
    E. 高钾血症

41. 以下哪项符合胃溃疡的特点（　　）
    A. 发病年龄多见于老年人　　　　　　　　　B. 上腹压痛点常在上腹偏右
    C. 好发于胃大弯　　　　　　　　　　　　　D. 疼痛多在饭后 3~4 小时发生
    E. X 线钡餐检查可见龛影

42. 西咪替丁治疗消化性溃疡的机制是（　　）
    A. 阻断 $H^+—K^+—ATP$ 酶　　　　　　　　B. 拮抗 H_2 受体
    C. 中和胃酸　　　　　　　　　　　　　　　D. 加速胃排空
    E. 延缓胃排空

43. 患者,女,56 岁,胃窦部多发溃疡,今日患者在硬膜外麻醉下行胃大部分切除术,术后安返病房。病区护士在术后的 12 小时内,应注意观察的并发症是（　　）
    A. 吻合口瘘　　　　B. 吻合口炎症　　　C. 吻合口出血　　　D. 近侧空肠段梗阻

E. 十二指肠残端瘘

44. 消化性溃疡患者饮食应少量多餐,其意义是 （ ）
   A. 减少对胃刺激　　　B. 中和胃酸　　　C. 减轻腹痛　　　D. 减少胃酸分泌
   E. 促进消化

45. 奥美拉唑治疗消化性溃疡患者的主要机制是 （ ）
   A. 阻止组胺与其受体结合　　　　　　　　B. 抑制 H^+-K^+-ATP 酶
   C. 中和胃酸　　　　　　　　　　　　　　D. 保护胃粘膜
   E. 杀灭幽门螺杆菌

46. 十二指肠溃疡患者疼痛的特点是 （ ）
   A. 餐后即痛,持续 2 小时后缓解　　　　　B. 餐后 1 小时开始,持续 2 小时后缓解
   C. 餐后 1 小时开始,持续 1 小时后缓解　　D. 餐后 3～4 小时开始,进餐后缓解
   E. 无规律性

47. 患者,女,50 岁。胃大部分切除术后 2 周。进食 10～20 分钟后出现上腹饱胀、恶心、呕吐、头晕、心悸、出汗、腹泻等。应考虑并发了 （ ）
   A. 吻合口炎症　　　B. 吻合口梗阻　　　C. 倾倒综合征　　　D. 低钾血症
   E. 代谢性酸中毒

48. 患者,男,32 岁,反复间歇性上腹痛 2 年,诊断为十二指肠球部溃疡,缓解腹痛措施正确的是 （ ）
   A. 睡前加餐　　　B. 腹部热敷　　　C. 取平卧体位　　　D. 服用镇痛药物
   E. 尽早手术治疗

49. 患者,男,22 岁,消化性溃疡患者,给予胶体次枸橼酸铋+克拉霉素+呋喃西林三联治疗期间出现黑便,担心病情加重。行大便隐血试验,报告呈阴性。此时应向患者解释其黑便原因是 （ ）
   A. 溃疡出血　　　　　　　　　　　　B. 胶体次枸橼酸铋不良反应
   C. 溃疡癌变　　　　　　　　　　　　D. 克拉霉素不良反应
   E. 呋喃西林不良反应

50. 以下哪种药物抑制胃酸分泌最强 （ ）
   A. 奥美拉唑　　　B. 法莫替丁　　　C. 氢氧化铝镁　　　D. 枸橼酸铋钾
   E. 硫糖铝

51. 十二指肠溃疡患者腹痛的节律特点为 （ ）
   A. 空腹时腹痛明显　　　　　　　　　B. 餐后即刻腹痛明显
   C. 进餐时腹痛明显　　　　　　　　　D. 餐后 0.5～1 小时腹痛明显
   E. 餐后 2 小时腹痛明显

52. 患者,男,41 岁。有消化性溃疡病史 4 年。1 天来胃痛明显,无恶心呕吐,今晨觉头昏、乏力、黑蒙,排尿排便 1 次。对于该患者,除腹痛外,护士还应重点询问 （ ）
   A. 排便习惯　　　B. 粪便颜色　　　C. 尿液颜色　　　D. 尿量
   E. 有无眩晕

53. 患者,男,45 岁。患十二指肠球部溃疡 5 年,近日原疼痛节律消失,变为持续上腹痛,伴频繁呕吐隔宿酵酸性食物。最可能的并发症是 （ ）
   A. 上消化道出血　　　B. 溃疡穿孔　　　C. 幽门梗阻　　　D. 溃疡癌变
   E. 复合性溃疡

(54～56 题共用题干)

患者,男,40 岁。近几天来上腹部疼痛不适反复发作,2 小时前在睡眠中突感上腹刀割样剧痛,继之波及全腹。既往有十二指肠溃疡病史。根据临床表现和辅助检查结果,拟诊为十二指肠穿孔。

54. 肠穿孔的重要诊断依据为 （ ）
   A. 既往病史　　　　　　　　　　　　B. 腹膜炎和腹腔积液体征
   C. 患者自觉症状　　　　　　　　　　D. X 线示膈下游离气体
   E. B 超示腹腔液性暗区

55. 该患者先试行非手术治疗,其措施**不**包括 （ ）
   A. 禁食　　　B. 胃肠减压　　　C. 静脉补液　　　D. 腹腔引流
   E. 应用抗生素

56. 该患者最恰当的体位是 （ ）
   A. 平卧位　　　B. 半卧位　　　C. 膝胸卧位　　　D. 侧卧位
   E. 头低足高位

57. 与消化性溃疡发生关系密切的细菌是(主要致病因素) （ ）

A. 链球菌 B. 霍乱弧菌 C. 幽门螺杆菌 D. 痢疾杆菌
E. 大肠埃希菌

58. 在消化性溃疡发病中起决定性作用的因素是 ( )
   A. 药物 B. 吸烟 C. 精神因素 D. 饮食失调
   E. 胃酸蛋白酶

59. 患者,女,50岁。确诊为胃溃疡活动期,其最可能腹痛特点是 ( )
   A. 餐后即刻腹痛明显 B. 空腹晨腹痛明显
   C. 夜间腹痛明显 D. 进餐后1/2~1小时腹痛出现
   E. 进餐时腹痛明显

60. 患者,男,30岁,因反复间歇性上腹疼痛就诊。入院后诊断为十二指肠溃疡给予手术治疗。手术病情平稳,护士应协助患者取 ( )
   A. 平卧位 B. 头高脚低位 C. 半卧位 D. 左侧卧位
   E. 中凹卧位

61. 消化性溃疡患者服用铝碳酸镁片的正确方法是(铝碳酸镁片的主要成分是碱式铝碳酸镁、碳酸镁、氢氧化铝,用于治疗胃酸过多,其特点为作用快且中和能力强,成人在饭后1~2小时。不能与抑酸类药物和胃动力药共同服用。) ( )
   A. 温水吞服 B. 咀嚼后服用
   C. 餐后2小时服用 D. 餐前服用
   E. 餐中服用

62. 患者,男,36岁。胃溃疡5年,规律用药但反复发作。护士在收集资料时发现患者饮食极不规律,常暴饮暴食,每日饮酒量约500ml。在进行健康指导时应着重给患者讲解的是 ( )
   A. 合理饮食的重要性 B. 胃溃疡的并发症
   C. 药物的不良反应 D. 胃溃疡的发病机制
   E. 保持情绪稳定的重要性

63. 患者,男,58岁。行动不便。3天来反复上腹痛,进餐后发作或加重,伴反酸嗳气。电话咨询社区护士其应进行哪项检查,社区护士的建议是 ( )
   A. 腹部平片 B. B超 C. CT D. 胃镜
   E. MRI

64. 胃溃疡的好发部位是(胃溃疡的好发部位是在胃窦部小弯侧,约占胃溃疡的75%左右,其次是幽门管处,偶见于胃大弯。) ( )
   A. 胃小弯 B. 胃大弯 C. 胃底 D. 贲门
   E. 幽门管

65. 患者,女,54岁。因近半年来进食吞咽困难就诊。身高160 cm,体重40 kg。由此判断患者为 ( )
   A. 肥胖 B. 超重 C. 消瘦 D. 明显消瘦
   E. 正常
   解析:身高、体重是综合反映生长发育及营养状况的最重要指标。常用的方法是:计算实测体重与标准体重的差值的百分数。标准体重:男(kg)=身高(cm)-105;女(kg)=身高(160 cm)-105-2.5=52.5
   其公式:(实测体重-标准体重)/标准体重×100%。(40-52.5)/40×100%=-31.25%
   标准体重±10%之内为正常;增加10%~20%为过重;超过20%为肥胖;减少10%~20%为消瘦,低于20%为明显消瘦。

66. 消化性溃疡最主要的发病因素是 ( )
   A. 十二指肠肠壁薄弱 B. 习惯性便秘 C. 先天畸形 D. 粘膜萎缩
   E. 幽门螺杆菌感染

67. 消化性溃疡特征性的临床表现是 ( )
   A. 黄疸 B. 食欲下降 C. 恶心、呕吐 D. 反酸、嗳气
   E. 节律性和周期性上腹痛

68. 患者,男,45岁。十二指肠球部溃疡并发幽门梗阻。医嘱中出现下列哪种药物时,护士应提出质疑的是(口服补液盐:幽门梗阻者禁用) ( )
   A. 氢氧化铝 B. 口服补液盐 C. 奥美拉唑 D. 枸橼酸铋钾
   E. 克拉霉素
   患者幽门梗阻,应进行胃肠减压,胃肠减压期间应禁食、禁饮,故应采取补液,不应使用口服补液盐。

69. 关于消化性溃疡患者用药的叙述,不正确的是(甲硝唑(灭滴灵)宜饭后服用) ( )
   A. 氢氧化铝凝胶应在餐后1小时服用 B. 服用西咪替丁应注意观察有无头晕、皮疹

C. 硫糖铝片应在餐前1小时服用 D. 奥美拉唑可引起头晕,服用时不可开车
E. 甲硝唑应在餐前半小时服用

70. 宜餐前服用的药物是(阿奇霉素空腹服用) ( )
    A. 阿奇霉素 B. 阿司匹林 C. 氨茶碱 D. 维生素C
    E. 西咪替丁

71. 中国居民"平衡膳食宝塔"的最底层,即居民膳食中最基本的组成部分是(营养学) ( )
    A. 鱼、禽、肉、蛋 B. 蔬菜、水果类 C. 油脂类 D. 五谷类
    E. 奶类及豆类

72. 患者,男,60岁。由于严重恶心、呕吐导致急性消化液大量丢失。医生开具以下医嘱,应首先为该患者输入的是 ( )
    A. 5% $NaHCO_3$ 溶液 B. 10%葡萄糖溶液
    C. 3%氯化钠溶液 D. 5%葡萄糖溶液
    E. 平衡盐液

73. 消化道手术后,提示患者肠蠕动恢复的有效指征是 ( )
    A. 胃管的引流液较前减少 B. 听诊有肠鸣音
    C. 患者有饥饿感 D. 患者有便意
    E. 肛门排气

74. 患者,男,35岁。胃肠道术后第1天尚未排气,但患者感觉饥饿要求进食,护士首先应采取的措施是 ( )
    A. 告知其不能进食的原因 B. 询问患者想进食的食物
    C. 直接拒绝患者请求 D. 告知可进食的食物种类
    E. 直接将此情况报告医生

75. 患者,男,26岁,血友病16年,胃大部分切除术后2小时出现烦躁不安,术口敷料渗血,值班护士首先应采取的措施是(血友病是一组最常见的遗传性凝血因子缺乏的出血性疾病) ( )
    A. 观察皮肤受压情况 B. 监测生命体征
    C. 监测血糖变化 D. 查看患者病历
    E. 查看四肢活动情况

76. 低钾性碱中毒最可能出现于 ( )
    A. 尿毒症 B. 胃手术后 C. 大量输血 D. 术后少尿
    E. 严重创伤

第五节 溃疡性结肠炎病人的护理

溃疡性结肠炎是一种病因不明的慢性**直肠**和**结肠**非特异性炎症性疾病。主要临床表现是**腹泻、粘液脓血便、腹痛及里急后重**。本病多发生于青壮年。

(一)病因 本病主要与以下因素有关:①免疫因素。②氧自由基损伤。③遗传因素。④感染因素。⑤精神因素。

(二)临床表现 病程长,可迁延数年,常有发作期与缓解期交替,少数症状持续并逐渐加重。

1. 症状

(1)消化系统表现:主要表现为**腹泻、腹痛**。**腹泻**为最主要的临床表现,**粘液脓血便**是本病活动期的重要表现。大量脓血,甚至成血水样便,**常有里急后重感觉**。轻度、中度**腹痛**,局限于左下腹或下腹部。排便后疼痛可减轻或缓解(**有疼痛-便意-便后缓解的规律**)。若并发中毒性结肠扩张或炎症波及腹膜,可有持续性剧烈腹痛。还可有腹胀、食欲缺乏、恶心、呕吐。

(2)全身表现:重症可有高热、贫血、消瘦、水与电解质平衡失调、低蛋白血症及营养不良。部分病人还可出现皮肤结节红斑、关节痛、脾大、口腔粘膜溃疡等。

2. 体征 慢性病容,精神差,重者呈消瘦、贫血貌。轻型病人有左下腹轻压痛;重症者常有明显腹膜刺激征。**如出现反跳痛、腹肌紧张、肠鸣音减弱等,应警惕中毒性结肠扩张肠、穿孔发生**。

3. 并发症 中毒性巨结肠、直肠结肠癌变、直肠结肠大量出血、肠梗阻、急性肠穿孔等。

(三)辅助检查

1. 血液检查 活动期白细胞计数增高,**红细胞沉降率增快、C反应蛋白增高是活动期的标志**。
2. 粪便检查 粪便病原学检查的目的是排除**感染性结肠炎**,是本病诊断的一个重要步骤。
3. X线钡剂灌肠检查 应用气钡双重对比造影可见肠粘膜紊乱,有多发溃疡病灶。
4. 结肠镜及病理检查 **结肠镜检查是本病确诊的依据**,可直接观察病变粘膜并进行活检。

(四)治疗要点 治疗目的在于控制急性发作、缓解病情、减少复发、防止并发症。

1. 一般治疗 急性发作期应卧床休息,保持心情平静。病情严重者应禁食。

2. 药物治疗 ①氨基水杨酸制剂：柳氮磺吡啶简称 SASP，作为首选药物，适用于轻、中型或重型使用糖皮质激素治疗已有缓解者。其药物不良反应有恶心、呕吐、皮疹、白细胞减少等。也可用对氨基水杨酸保留灌肠治疗。②肾上腺糖皮质激素：适用于暴发型或重型病人。注意使用原则：初始剂量要足，维持用药期要长，停药要慢。③免疫抑制：对于糖皮质激素治疗效果不佳或对糖皮质激素依赖的病例可用免疫抑制剂如硫唑嘌呤或嘌呤。

3. 手术治疗 对药物治疗无效、有严重合并发症，应及时采用手术疗法。

（五）护理问题 ①腹泻：与炎症导致肠蠕动增加，肠内水、钠吸收障碍有关。②腹痛：与肠道粘膜的炎性浸润、溃疡有关。③有体液不足的危险：与频繁腹泻有关。④营养失调：低于机体需要量：与长期腹泻及吸收障碍有关。⑤焦虑：与频繁腹泻、疾病迁延不愈有关。⑥有皮肤完整性受损的危险：与频繁腹泻刺激肛周皮肤有关。

（六）护理措施

1. 休息 提供安静、舒适的休息环境，劳逸结合，生活规律，保持心情舒畅。

2. 严密观察病情 注意观察病人的生命体征变化及皮肤弹性，有无脱水表现。

3. 饮食护理 给予高热量、高维生素、高蛋白、少纤维、易消化、低渣软食物，禁食生、冷食物及含纤维素多的蔬菜、水果，忌食牛乳和乳制品。

4. 腹泻护理 腹泻频繁、里急后重明显者，应将病人安排在带卫生间的房间，或室内留置便器。注意观察粪便的量、性状、排便次数。做好肛门及周围皮肤的护理，手纸要柔软，擦拭动作宜轻柔，便后用温水清洗肛周皮肤，轻轻拭干后给予护肤软膏涂擦。

5. 用药护理 应向病人详细说明药物的用法和不良反应，柳氮磺吡啶（磺胺类药物）应饭后服用，以减少其消化道反应。嘱病人坚持服药，不能自行改药、停药。对于采用灌肠疗法的病人，应指导病人左侧卧位，达到延长药物在肠道内停留时间的目的。

6. 心理护理 解除病人焦虑心理，保持良好心态，积极配合治疗。

（七）健康教育 向病人及家属介绍有关的疾病知识；指导病人自我护理，注意劳逸结合，合理饮食；嘱病人遵医嘱用药，定期复诊。

单元测试题

1. 患者，女，36 岁，间断发作下腹部疼痛伴腹泻 2 年，每天排便 3～4 次，为脓血便，常有里急后重，排便后疼痛缓解。该患者最可能的诊断是 （ ）
   A. 慢性腹泻　　　　　　　B. 阿米巴脓肿　　　　　　C. 肠结核　　　　　　　D. 肠易激综合征
   E. 溃疡性结肠炎

2. 溃疡性结肠炎病变常见的累及部位是 （ ）
   A. 直肠和结肠　　　　　　B. 回盲部　　　　　　　　C. 盲肠　　　　　　　　D. 结肠
   E. 升结肠

3. 患者，男，18 岁，腹泻近 1 月，每天 3～4 次，有粘液，常有里急后重，伴腹部疼痛，便后疼痛减轻。查体：左下腹轻压痛，余无特殊。进一步确诊有重要价值的检查是 （ ）
   A. 大便隐血试验　　　　　B. 血液检查　　　　　　　C. X 线钡剂灌肠　　　　D. 结肠镜检查
   E. 药物治疗

4. 患者，女，40 岁，间断发作下腹部疼痛伴腹泻近 2 年。每天排便 4～5 次，常有里急后重感，并且排便后疼痛能够缓解。下列检查中与本病无关的是 （ ）
   A. 血液检查　　　　　　　B. 粪便检查　　　　　　　C. X 线钡剂灌肠　　　　D. B 超检查
   E. 结肠镜检

5. 患者，女，41 岁，诊断为"溃疡性结肠炎"收住入院，每天腹泻 5～6 次，有少量脓血便，对此类患者饮食护理应注意 （ ）
   A. 易消化、高纤维素饮食　　　　　　　　　　　B. 低蛋白饮食
   C. 高脂饮食　　　　　　　　　　　　　　　　　D. 多进食新鲜水果
   E. 进食无渣流质或半流质饮食

6. 溃疡性结肠炎的消化系统表现主要为 （ ）
   A. 恶心呕吐　　　　　　　B. 腹部包块　　　　　　　C. 腹水　　　　　　　　D. 腹胀、厌食
   E. 腹痛、腹泻、大便呈粘液状

7. 溃疡性结肠炎最主要的临床表现是 （ ）
   A. 高热　　　　　　　　　B. 腹泻　　　　　　　　　C. 血便　　　　　　　　D. 腹痛
   E. 脓血便

8. 关于溃疡性结肠炎的描述应除外 （ ）
   A. 腹痛主要局限在右下腹　　　　　　　　　　　B. 活动期有低热或中等度发热
   C. 粘液脓血便　　　　　　　　　　　　　　　　D. 具有疼痛-便意-便后缓解的规律

E. 活动期有轻或中度腹痛,为左下腹或下腹的阵痛

9. 患者,男,29岁。因近1月常出现腹泻、腹痛、脓血便就诊,诊断为溃疡性结肠炎入院治疗。入院3天后患者突然感觉剧烈腹痛,呈持续性,护士查体:腹肌紧张,反跳痛明显,肠鸣音减弱。该护士判断患者可能发生的并发症为（　）
   A. 直肠结肠癌变　　B. 中毒性巨结肠　　C. 急性肠穿孔　　D. 直肠癌变
   E. 结肠大量出血

10. 患者,女,21岁。左下腹隐痛伴脓血便2年,加重2个月,诊断为溃疡性结肠炎。护士应给予的护理措施为（　）
    A. 嘱患者积极进行室内活动　　　　　B. 嘱患者便后用温水清洗肛门及周围皮肤
    C. 患者可以饮酒　　　　　　　　　　D. 给予患者富含纤维素的食物
    E. 指导患者宜在饭前服用柳氮磺胺吡啶

11. 判断溃疡性结肠炎活动期的标志性检查项目是（　）
    A. 红细胞沉降率增高　　　　　　　　B. 白细胞增高
    C. C反应蛋白增高　　　　　　　　　D. 粪便检查见血、脓和粘液
    E. X线钡剂灌肠检查:可见粘膜粗乱或有细颗粒改变

12. 下述哪项**不是**溃疡性结肠炎的常见并发症（　）
    A. 中毒性巨结肠　　B. 癌变　　C. 直肠结肠出血　　D. 多发性瘘管
    E. 急性肠穿孔

13. 下列药物中用于治疗轻、中型溃疡性肠炎的**首选药物**是（　）
    A. 糖皮质激素　　B. 免疫抑制剂　　C. 柳氮磺吡啶　　D. 氯霉素
    E. 止泻药

（14～16题共用题干）
    患者,男,28岁。腹泻、脓血便4周,4～5次/天,伴下腹阵痛,便后缓解。

14. 最可能的诊断是（　）
    A. 克罗恩病　　B. 肠易激综合征　　C. 直肠肛管周围脓肿　　D. 肠结核
    E. 溃疡性结肠炎

15. 为明确诊断,应进行的检查是（　）
    A. X线钡剂灌肠检查　　B. 腹部B超　　C. 粪便检查　　D. 结肠镜
    E. 腹部CT

16. 首选的治疗为（　）
    A. 异烟肼　　B. 糖皮质激素　　C. 匹维溴铵　　D. 柳氮磺吡啶
    E. 血管紧张素转化酶抑制药

17. 患者,男,30岁。粘液脓血便伴里急后重2年,诊断为溃疡性结肠炎。近1周腹痛加重伴发热入院治疗。护士遵医嘱为患者保留灌肠治疗,患者应采取的体位是（　）
    A. 右侧卧位　　B. 左侧卧位　　C. 仰卧位　　D. 俯卧位
    E. 半卧位

18. 患儿,女,3岁,患溃疡性结肠炎,护士指导患儿家长留取粪便标本,正确的是（　）
    A. 留取全部粪便　　　　　　　　　　B. 选取粘液脓血部分粪便送检
    C. 便盆应加温　　　　　　　　　　　D. 选取不同部分粪便送检
    E. 选取中央部分粪便送检

19. 患者,女,32岁,患溃疡性结肠炎3年,急性加重2周入院。入院后护士评估患者的粪便形态最可能发现的是（　）
    A. 米泔水样便　　B. 柏油便　　C. 粘液脓血便　　D. 白陶土样便
    E. 黄色软便

20. 溃疡性结肠炎的好发部位为(左侧溃疡性结肠炎的好发部位,如直肠和乙状结肠)（　）
    A. 升结肠　　B. 横结肠　　C. 降结肠　　D. 乙状结肠
    E. 盲肠

21. 患者,女,26岁。半年前开始出现反复发作的腹泻、腹痛、排粘液脓便,疑诊溃疡性结肠炎,拟行肠镜检查,门诊护士告知患者应在行肠镜检查的（　）
    A. 前4小时可进食　　　　　　　　　B. 前1天晚餐后禁食
    C. 前2天停服铁剂　　　　　　　　　D. 前2天清洁灌肠
    E. 前3天停服阿司匹林类药物

肠镜检查注意事项:①检查前3天,停服铁剂药品。②检查前一天晚上服用轻泻剂,同时多饮水。③检查当日进无渣流质饮食或禁食,检查前2小时清洁洗肠。④有严重心脏病、心肺功能不全、严重高血压、急性腹泻、严重溃疡性结肠炎、腹膜炎、妊娠、精神病,腹部曾多次手术且有明显粘连者禁止做此项检查。

第六节 小儿腹泻病人的护理

小儿腹泻是一组由多种病原、多因素引起的以大便次数增多和大便性状改变为特点的消化道综合征,严重者可引起脱水和电解质紊乱,以6个月～2岁婴幼儿多见,夏秋季发病率最高,是小儿时期重点防治"四病"之一。

一、病因

1. 易感因素 ①婴幼儿消化系统发育不完善,对食物耐受性差。②生长发育快;对营养物质的需求相对较多,肠道负荷重。③胃肠道防御功能较差,加之婴儿血清中免疫球蛋白IgM、IgA和胃肠道分泌型IgA(sIgA)及胃酸均较低。④肠道菌群失调。⑤人工喂养缺乏母乳中含有的抗感染物质,且人工喂养的食具极易被污染等。

2. 感染因素

(1) 肠道内感染:主要是饮食不洁引起。①病毒感染:80%婴幼儿腹泻是由病毒感染引起,**以轮状病毒引起的秋冬季腹泻最为常见**。②细菌感染:以致病性**大肠(杆)埃希菌**引起的夏季腹泻多见。③真菌感染:长期应用广谱抗生素或肾上腺皮质激素,使机体免疫力低下,可引起真菌感染。④寄生虫感染。

(2) 肠道外感染:如上呼吸道感染、肺炎、中耳炎、泌尿道感染、皮肤感染的病原体等。

3. 非感染性因素 ①饮食因素。②食物过敏。③乳糖酶、双糖酶缺乏或气候变化等因素引起的腹泻。

二、临床表现

根据病因分为感染性腹泻和非感染性腹泻;根据病程分为急性腹泻(病程＜2周,最多见)、迁延性腹泻(病程在2周～2个月)和慢性腹泻(病程＞2个月);根据病情分为轻型腹泻及重型腹泻。肠道内感染性腹泻临床又称肠炎。

(一) 轻型腹泻 多为饮食因素或肠道外感染引起。以胃肠道症状为主,主要表现为食欲下降,可有溢乳或呕吐,大便次数增多,一般每日在10次以内,每次大便量少,呈黄色或黄绿色稀水样,有酸味,**常见白色或黄白色奶瓣和泡沫**。多数患儿体温正常,无明显脱水征及全身中毒症状。

(二) 重型腹泻 多为肠道内感染引起或由轻型腹泻发展而来。起病急,除有较重的胃肠道症状以外,还有**明显的脱水、电解质紊乱、酸碱失衡及全身中毒症状**。

1. 胃肠道症状明显 常有呕吐,腹泻频繁,**大便每日可达10余次至数10次**,多为**黄水样便或蛋花汤样便**,量多,有少量粘液。

2. 全身中毒症状明显 如发热、烦躁不安、精神萎靡、嗜睡甚至昏迷、休克等。

3. 出现水、电解质和酸碱平衡紊乱 主要表现为**脱水、代谢性酸中毒、低钾血症、低钙和低镁血症**。

(1) 脱水

1) 由于吐、泻丢失体液和摄入量不足,使体液总量减少,导致不同程度的脱水(表7-3)。

表7-3 不同程度脱水的临床表现

项目	轻度	中度	重度
失水占体重百分比	＜5%	5%～10%	＞10%
精神状态	稍差	烦躁、萎靡	昏睡或昏迷
皮肤弹性	稍差	差	极差
口腔粘膜	稍干燥	干燥	极干燥
眼窝、前囟	稍凹陷	明显凹陷	深度凹陷、眼睑不能闭合
眼泪	少	明显减少	无
尿量	稍减少	明显减少	极少或无
休克症状	无	无	有

2) 由于水和电解质丢失比例不同而导致不同性质的脱水,以等渗性、低渗性脱水多见(表7-4)。

表7-4 不同性质脱水的临床表现

项目	低渗性	等渗性	高渗性
血钠(mmol/L)	＜130	130～150	＞150
口渴	不明显	明显	极明显
皮肤弹性	极差	稍差	尚可
血压	明显下降	下降	正常和(或)稍低
神志	嗜睡和(或)昏迷	萎靡	烦躁和(或)惊厥

(2) 代谢性酸中毒:原因:①腹泻丢失大量碱性物质。②进食少,肠吸收不良,热能不足引起体内脂肪分解增加,产生

大量酮体。③血容量不足致乳酸堆积。④肾血流量不足,酸性代谢产物滞留体内(表7-5)。

表7-5 代谢性酸中毒的分度及临床表现

项目	轻度	中度	重度
CO_2CP(mmol/L)	18～13	13～19	<9
精神状态	正常	精神萎靡、烦躁不安	昏睡、昏迷
呼吸改变	呼吸稍快	呼吸深大	呼吸深快、节律不整、有烂苹果味
口唇颜色	正常	**樱桃红**	发绀

(3) 低钾血症:正常血清钾浓度为3.5～5.5 mmol/L。当<3.5 mmol/L时为低血钾症。病因:①呕吐、腹泻时大量丢失钾盐。②进食少,钾摄入不足。③肾脏保钾功能比保钠差。低钾血症常出现脱水、酸中毒纠正、排尿后,表现为精神萎靡、**腹胀**、全身乏力、严重者出**现肠麻痹,肠鸣音减弱或消失,腱反射减弱或消失**;心率增快、心音低钝、心律失常、心电图出现U波。

(4) 低钙和低镁血症:原因为进食少、吸收不良、腹泻丢失、佝偻病活动期、脱水和酸中毒被纠正后。临床表现为手足**抽搐或惊厥**。

小结提示:小儿腹泻、维生素D缺乏性搐搦症、甲状旁腺误切、枸橼酸钠中毒、出血坏死性胰腺炎可出现**低钙血症**;小儿腹泻、急性肾衰竭等,可出现低钾血症,其首要的表现为**疲乏无力**。

(三) 不同病因所致腹泻的临床特点

1. **轮状病毒肠炎** 多发生于秋冬季节,又称秋季腹泻,多见于6个月～2岁婴幼儿。起病急,常伴发热和上呼吸道感**染症状,中毒症状不明显**,常伴脱水、酸中毒及电解质紊乱,**大便呈黄色水样或蛋花汤样**,含少量粘液,**无腥臭味**。大便检查可见少量白细胞,血清抗体多在感染后3周上升。

2. **大肠(杆)埃希菌肠炎** 多发生在5～8月份气温较高的季节,腹泻频繁。致病性大肠埃希菌肠炎和产毒性大肠埃希菌肠炎大便呈蛋花汤样或水样,含有粘液,全身中毒症状较明显,可伴发热、脱水、电解质紊乱和酸中毒。侵袭性大肠埃希菌肠炎腹泻频、大便带脓血、**有腥臭味**。出血性大肠埃希菌肠炎大便次数多,开始为黄色水样便,后转为血水便,**有特殊臭味**。

3. **金黄色葡萄球菌肠炎** 多继发于使用**大量抗生素后**,常伴有不同程度的全身中毒症状、脱水和电解质紊乱,甚至发生休克。典型大便为暗绿色似海水样,量多含粘液,少数为血便。大便检查有大量脓细胞,葡萄球菌培养阳性。

4. **真菌性肠炎** 多为**白色念珠菌**所致,常继发其他感染或菌群失调,伴鹅口疮。大便稀黄,泡沫较多带粘液,有时可见豆腐渣样细块,大便涂片可见**真菌孢子和假菌丝**。

5. "**生理性腹泻**" 多见于6个月以内虚胖的婴儿,常伴湿疹;生后不久即出现腹泻,大便呈黄绿色稀便,食欲好,一般情况好,生长发育不受影响,添加辅食后自然痊愈。

三、辅助检查

①粪便检查:轻型腹泻患儿粪便镜检可见大量脂肪球;中、重度腹泻患儿粪便镜检可见大量白细胞。有些可有不同数量红细胞。粪便细菌培养可做病原学检查。②血常规:白细胞计数及中性粒细胞增多提示细菌感染,降低提示病毒感染,过敏性肠炎及寄生虫引起的肠炎嗜酸性细胞增多。③血生化检查:血清钠、钾、钙和镁均有不同变化;二氧化碳结合力降低。

四、治疗要点

(一) 调整饮食 强调继续饮食,满足生理需要,补充疾病消耗,促进恢复和缩短腹泻病程。

(二) 药物治疗

1. 控制感染 合理使用抗生素。水样便,一般不用抗生素;粘液脓血便应根据临床特点,结合大便细菌培养和药敏试验结果选用有效抗生素;病毒性肠炎以饮食疗法和支持疗法为主。

2. 肠道微生态疗法 常用双歧杆菌、嗜酸乳杆菌等制剂。

3. **肠粘膜保护剂** 如蒙脱石散(思密达)等。(蒙脱石散治疗成年人及儿童急、慢性腹泻,过量服用,易致**便秘**)

(三) 预防和纠正水、电解质和酸碱平衡紊乱

1. **口服补液盐** 口服补液盐(ORS)溶液的传统(1971年)配方为:**氯化钠3.5 g,枸橼酸钠2.5 g,氯化钾1.5 g**,葡萄糖20 g,加温开水至1 000 ml配成**2/3张的液体(总渗透压为310 mmol/L)**。2006年推荐的低渗透压配方为:氯化钠2.6 g,枸橼酸钠2.9 g,氯化钾1.5 g,葡萄糖13.5 g加温开水至1 000 ml配成总渗透压为245 mmol/L,其张力为**1/2张**,与传统配方比较同样有效,但更为安全。一般用于**轻度、中度脱水无明显呕吐者**,新生儿和有明显呕吐、腹胀、心肾功能不全等患儿不宜采用。口服液量:轻度脱水50～80 ml/kg,中度脱水80～100 ml/kg,**少量多次服用**,于8～12小时内补足累积损失量。脱水纠正后,可将ORS液用等量水稀释按病情需要随意口服。

2. **静脉补液** 适用于中度以上脱水、呕吐或腹胀明显的患儿。

(1) 常用液体种类、成分及配制

1) **非电解质溶液**:5%葡萄糖溶液为**等渗液**,10%葡萄糖溶液为**高渗液**,主要用于补充水分和提供部分能量,因葡萄

糖输入体内将迅速被氧化分解为水,无维持血浆渗透压的作用,故为无张力溶液。

2)电解质溶液:主要用于补充损失的电解质和纠正酸碱失衡。①生理饮盐水(0.9%氯化钠溶液):为等渗液。②氯化钾溶液:用于纠正低钾血症,常用的有10%和15%氯化钾溶液,均不能直接饮用,须稀释成0.15%~0.3%浓度的溶液静脉滴注,含钾溶液不能静脉推注,注入速度过快可发生心肌抑制而死亡。③碳酸氢钠溶液:是治疗代谢性酸中毒的首选药物。(1.4%碳酸氢钠溶液为等渗溶液,5%碳酸氢钠溶液为高渗溶液)临床一般用10%葡萄糖按3.5倍稀释为等渗液使用。④混合溶液:将几种溶液按一定比例配制成不同的混合液,以互补其不足,常用混合液的组成见表7-6。

小结提示:"补钾五不宜",即不宜过早、不宜过浓、不宜静推、不宜过量、不宜过快。

表7-6 几种常用混合液组成

种类溶液	生理盐水(份)	5%或10%葡萄糖(份)	1.4%碳酸氢钠(1.87%乳酸钠)(份)	电解质渗透压(张力)	临床用途
1:1	1	1	—	1/2	轻、中度等渗性脱水
1:2	1	2	—	1/3	高渗性脱水
1:4	1	4	—	1/5	生理需要
2:1	2	—	1	等张	重度或低渗性脱水
2:3:1	2	3	1	1/2	轻度等渗性脱水
4:3:2	4	3	2	2/3	中度、低渗性脱水

小结提示:混合溶液张力的计算:葡萄糖溶液进入体内后被氧化成二氧化碳和水,不产生张力,在计算张力时只需考虑生理盐水和碳酸氢钠的容积。如4:3:2溶液的张力为(4+2)/(4+3+2)=2/3张。

(2)补液原则:应做到三定(定量、定性、定速)、三先(先盐后糖、先浓后淡、先快后慢)、三补(见酸补碱、尿畅补钾、防惊补钙或镁)。第1天的补液总量包括累计损失量、继续损失量和生理需要量。

1)补充累计损失量:①定输液量(定量):补液量根据脱水的程度而定。原则上婴幼儿轻度脱水30~50ml/kg,中度脱水50~100ml/kg,重度脱水100~120ml/kg,实际应用时先按上述量的2/3给予,学龄前儿童及学龄儿童应酌减1/4~1/3。②定输液种类(定性):根据脱水的性质决定。一般情况下低渗性脱水补2/3张含钠液,等渗性脱水补1/2张含钠液,高渗性脱水补1/3~1/5张含钠液。如临床判断脱水性质有困难,可先按等渗脱水处理。③定输液速度(定速):补液的速度取决于脱水的程度,原则上先快后慢。累计损失量应在8~12小时内补足。滴速为每小时8~10ml/kg。重度脱水或有周围循环衰竭者应首先静脉推注或快速滴入2:1等张含钠液,20ml/kg,总量不超过300ml,于30~60分钟内静脉输入,在循环改善出现排尿后及时补钾。

2)补充继续损失量:指补液开始后继续丢失的液体量,原则为丢多少补多少。腹泻患儿一般可按每天10~40ml/kg计算,常用1/3~1/2张含钠液,同时应注意钾的补充。

3)供给生理需要量:指补充基础代谢需要的量,每天60~80ml/kg,可用1/4~1/5张含钠液。

继续损失量和生理需要量两部分液体,于补完累积损失量后12~16小时内输入,每小时约5ml/kg。在实际补液过程中综合以上三部分第1天补液总量为:轻度脱水为90~120ml/kg,中度脱水为120~150ml/kg,重度脱水为150~180ml/kg。第2天及以后的补液,一般只需补充继续损失量和生理需要量,于12~24小时内均匀输入,能口服者应尽量口服。

4)纠正酸中毒:碳酸氢钠可作为首选药物。碱性药物计算:①根据剩余碱(BE)计算:5%碳酸氢钠量(ml)=(-BE)×0.5×体重(kg),稀释成1.4%溶液输入。一般先给公式量的1/2,以后根据治疗情况决定是否继续补给。②若无化验条件时可先用5%碳酸氢钠溶液5ml/kg或11.2%乳酸钠溶液3ml/kg计算,稀释后静脉滴注。

5)纠正低钾血症:纠酸后钾离子进入细胞内使血钾降低,在循环改善、出现排尿后应及时补钾。①尿畅补钾。②切忌静脉推注,以免发生心肌抑制而死亡。③补钾浓度一般不超过0.3%,每日补钾总量静滴时间不应短于6~8小时,氯化钾一般200~300mg/(kg·d),即10%氯化钾溶液2~3ml/(kg·d),严重者3~4ml/(kg·d)。治疗低钾血症须持续给钾4~6天或更长。

6)纠正低血钙和低血镁:出现低钙时可用10%葡萄糖酸钙加5%或10%葡萄糖20~30ml稀释后,缓慢(10分钟以上)静脉推注或静脉滴注,避免药液外渗。低镁者用25%硫酸镁按每次0.1mg/kg深部肌内注射。

五、护理问题

①腹泻:与喂养不当、感染导致胃肠道功能紊乱有关。②体液不足:与腹泻、呕吐丢失过多和摄入不足有关。③有皮肤完整性受损的危险:与大便次数增多刺激臀部皮肤有关。④体温过高:与肠道感染有关。⑤潜在并发症:低钾血症、低钙血症、代谢性酸中毒等。

六、护理措施

(一)补液的护理

1. 口服补液 2岁以下患儿每1~2分钟喂5ml(约1小勺),稍大的患儿可用杯子少量多次饮用;如有呕吐,停10分钟后再喂,每2~3分钟喂5ml,于8~12小时内将累计损失量补足。应注意:①按使用说明,一次性冲到规定容量均匀服用,或遵医嘱稀释到 1/2 张液体,以免张力过高。②若患儿出现眼睑水肿,应停止服用,及时就医。

2. 静脉补液

(1) 输液前全面了解患儿的病情,熟悉所输液体的组成、张力、配制方法。

(2) 输液中按**先快后慢、先浓后淡、先盐后糖、见尿补钾**的原则按医嘱分批输入液体。

(3) 严格掌握输液速度,输液过快容易导致肺水肿、心力衰竭,过慢脱水不能及时纠正,最好使用输液泵控制速度。

(4) **观察补液效果**:准确记录第 1 次排尿时间和尿量,若补液合理,**3~4 小时应排尿**,**表明血容恢复**;若 24 小时患儿皮肤弹性及前囟、眼窝凹陷恢复,说明脱水已纠正;若仅是**尿量多而脱水未纠正**,可能是输入的液体中葡萄糖比例过高;若补液后患儿出现眼睑水肿,可能是**电解质溶液比例过高**。

(5) 准确记录 24 小时出入量,保证静脉输液通畅,观察局部有无红肿、渗液。

(二) 观察病情　①监测生命体征。②观察并记录大便次数、性状及量,正确收集粪便送检。③观察全身中毒症状:如发热、烦躁、精神萎靡或嗜睡等。④观察水、电解质紊乱和酸碱平衡紊乱症状。

(三) 合理喂养,调整饮食　呕吐严重者可暂禁食 **4~6 小时(不禁水)**,好转后尽早恢复喂养,**母乳喂养的患儿继续母乳喂养**,缩短每次哺乳时间,少量多次喂哺,**暂停辅食**,人工喂养的患儿可喂稀释的牛奶或米汤、脱脂奶等,腹泻次数减少后给予半流质饮食如粥、面条,**病毒性肠炎多有双糖酶(尤其乳糖酶)缺乏,不宜用蔗糖,可暂停乳类喂养,改用豆类代乳品、发酵乳或去乳糖配方奶粉**等,以减轻腹泻,缩短病程。饮食调整原则为**由少到多,由稀到稠**,逐渐过渡到正常饮食。

(四) 控制感染　严格消毒隔离,护理患儿前后认真洗手,防止交叉感染。选用针对病原菌的抗生素,并随时进行调整。

(五) 按医嘱用药　**一般不用止泻药**,特别是感染性腹泻,因止泻药多抑制胃肠动力,增加细菌繁殖和毒素的吸收;微生态制剂如果是活菌剂,服用时应与口服抗生素间隔至少 1 小时以上。

(六) 维持皮肤的完整性

1. 原则　保持臀部及会阴部皮肤的清洁、干爽。患儿每次大便后,都要用温水清洗臀部。清洗臀部时,应用手蘸水进行清洗,避免用毛巾直接擦洗,然后用柔软的毛巾或纸巾轻轻吸干。清洁后,可涂鞣酸软膏等,以预防臀红发生。应选择柔软、吸水性好的棉织品,勤更换,避免使用不透气的塑料布或橡胶布。

2. **臀红的护理**　将臀部暴露于空气中,保持皮肤干燥,局部可用红外线或鹅颈灯**照射臀部 15~20 分钟**,每日 2~3 次,照射灯距一般为 35~45 cm。

七、健康教育

1. 向家长介绍有关本病的致病因素、治疗要点及护理措施等相关知识。教会家长如何观察病情,了解补液过程中可能出现的问题。

2. 嘱家长注意饮食卫生,食物新鲜、食具清洁;合理喂养;气候变化时避免腹部受凉;教育儿童饭前便后洗手;加强体格锻炼,适当户外活动;避免长期应用广谱抗生素。

单元测试题

1. 小儿迁延性腹泻的病程是　　　　　　　　　　　　　　　　　　　　　　　　　　　　　　　　　　　　　　　(　)
   A. 1~4 周　　　　　　B. 2~4 周　　　　　　C. 1~8 周　　　　　　D. 2~8 周
   E. 3~12 周

2. 腹泻脱水的患儿,当判断脱水性质有困难时,先按何种情况处理　　　　　　　　　　　　　　　　　　　　(　)
   A. 高渗性脱水　　　　B. 低渗性脱水　　　　C. 输生理维持液　　　D. 输 1/3 张液体
   E. 等渗性脱水

3. 重度脱水的失水量占体重的　　　　　　　　　　　　　　　　　　　　　　　　　　　　　　　　　　　　　(　)
   A. >5%　　　　　　　B. >10%　　　　　　C. >15%　　　　　　D. >20%
   E. >25%

4. 等渗性脱水时,血清钠浓度是　　　　　　　　　　　　　　　　　　　　　　　　　　　　　　　　　　　　(　)
   A. 100~120 mmol/L　　B. 110~130 mmol/L　C. 120~140 mmol/L　D. 130~150 mmol/L
   E. 150~170 mmol/L

5. 患儿,女,9 个月,呕吐、腹泻 3 天,眼窝轻度凹陷,口唇略干,皮肤弹性稍差,尿量略少,血清钠 145 mmol/L。判断该患儿的脱水程度是　　(　)
   A. 无脱水　　　　　　B. 轻度脱水　　　　　C. 中度脱水　　　　　D. 重度脱水
   E. 极重度脱水

6. 患儿,男,3 个月,腹泻 2 天,每天 10 余次,稀水便,呕吐,尿少,前囟凹陷,精神萎靡,呼吸深快,口唇樱桃红,考虑该患儿腹泻伴有　　　(　)
   A. 休克　　　　　　　B. 酸中毒　　　　　　C. 败血症　　　　　　D. 低钾血症
   E. 中毒性脑病

7. 当补液纠正脱水和酸中毒时,患儿突然发生惊厥,可能是　　　　　　　　　　　　　　　　　　　　　　　(　)
   A. 低钾血症　　　　　B. 低钠血症　　　　　C. 低钙血症　　　　　D. 低镁血症

E. 低血糖
8. 小儿腹泻的主要原因为 （　　）
   A. 消化系统不完善　　　　　　　　　　　B. 生长发育快
   C. 胃肠道防御功能差　　　　　　　　　　D. 肠道菌群失调
   E. 肠道内感染
9. 轮状病毒肠炎患儿的大便性状是 （　　）
   A. 粘液便　　　　B. 果酱样便　　　　C. 脓血便　　　　D. 柏油便
   E. 蛋花汤样便
10. 不属于轮状病毒肠炎特点的是 （　　）
    A. 多见于6个月~2岁小儿　　　　　　　B. 常伴有上呼吸道感染
    C. 多见于秋季　　　　　　　　　　　　D. 全身中毒症状不明显
    E. 大便有腥臭味
11. 患儿，女，1岁，今日发热、咳嗽、呕吐并出现腹泻，每日10余次，大便为黄色蛋花汤样，量多，无腥臭味。尿少、前囟、眼窝稍凹陷。根据该患儿的临床表现，考虑最可能的病原体是 （　　）
    A. 侵袭性大肠埃希菌　　B. 白色念珠菌　　C. 空肠弯曲菌　　D. 轮状病毒
    E. 耶尔森菌
12. 患儿，男，1岁，腹泻5天，大便4~5次/天，为黄色稀水便，含脓血及粘液。体检：体温38.7℃，皮肤弹性尚可，心肺正常。大便镜检：大量红白细胞。考虑该患儿腹泻的原因可能是 （　　）
    A. 肠内细菌感染　　B. 轮状病毒感染　　C. 肠道菌群失调　　D. 消化酶分泌减少
    E. 肠道外感染导致
    (13~14题共用题干)
    2个月女婴，5.2kg，母乳喂养，未添加任何辅食，大便5~6次/日，黄色糊状便，无臭味。大便细菌培养阴性。
13. 护士考虑该患儿为 （　　）
    A. 病毒性肠炎　　B. 生理性腹泻　　C. 迁延性腹泻　　D. 真菌性肠炎
    E. 消化不良
14. 该患儿的治疗正确的是 （　　）
    A. 庆大霉素　　B. 利巴韦林　　C. 氨苄西林　　D. 诺氟沙星
    E. 添加辅食及助消化药
15. 下列符合口服补盐液的适应证为 （　　）
    A. 休克　　B. 明显腹胀　　C. 肾功能不全　　D. 心功能不全
    E. 轻度脱水，无呕吐者
16. 静脉补钾的浓度一般不超过(0.15%~0.3%) （　　）
    A. 0.3‰　　B. 0.3%　　C. 3%　　D. 2‰
    E. 2%
17. 婴儿腹泻的病因，下列哪项是**错误**的 （　　）
    A. 肠道内感染　　B. 喂养不当　　C. 肠道外感染　　D. 血液中IgG偏低
    E. 消化系统发育不成熟
18. 患儿，男，11个月，呕吐、腹泻3天，补液治疗后患儿出现低钾血症症状，护士遵医嘱为患儿补钾，下列处理**不正确**的是 （　　）
    A. 患儿有尿后再进行补钾　　　　　　　B. 必要时可将含钾液静脉缓慢推注
    C. 静脉补钾的浓度不超过0.3%　　　　　D. 最好用输液泵控制输液速度
    E. 滴注速度不可过快
19. 属于等张液体的是 （　　）
    A. 5%碳酸氢钠溶液　　　　　　　　　　B. 0.9%氯化钠溶液
    C. 1：1液　　　　　　　　　　　　　　D. 10%葡萄糖溶液
    E. 口服补液盐(ORS)溶液
20. 患儿，男，1岁，因呕吐、腹泻5天，4小时无尿入院。查体：重度脱水貌，四肢凉，护士遵医嘱为患儿快速滴入2：1等张含钠液，正确的配制方法是 （　　）
    A. 2份10%葡萄糖溶液，1份生理盐水　　　B. 2份生理盐水，1份1.4%碳酸氢钠溶液
    C. 2份生理盐水，1份10%葡萄糖溶液　　　D. 2份1.4%碳酸氢钠溶液，1份生理盐水
    E. 2份10%葡萄糖溶液，1份1.4%碳酸氢钠溶液
21. 小儿腹泻其脱水性质不明时，第一天补液可选用 （　　）
    A. 1/4张　　B. 1/3张　　C. 1/2张　　D. 2/3张

E. 等张

22. 患儿,男,11个月,因呕吐、腹泻中度脱水,估计其累积损失量为 （　　）
    A. 30～50 ml/kg   B. 50～70 ml/kg   C. 50～100 ml/kg   D. 100～120 ml/kg
    E. 120～150 ml/kg

23. 患儿,女,11个月,腹泻,等渗性脱水。第一天补液时应选择的含钠液体是 （　　）
    A. 1/5张～1/4张   B. 1/4张～1/3张   C. 1/3张～1/2张   D. 1/2张～2/3张
    E. 2/3张～等张

24. 患儿,男,1岁。腹泻、呕吐4～5天。12小时无尿。体检:神志模糊。面色苍白,口唇樱桃红,呼吸深快,前囟、眼窝深凹,无泪,皮肤弹性差,四肢冷,脉搏细弱。护士应协助医生给予的紧急治疗是 （　　）
    A. 1:1含钠液,20 ml/kg,静脉推注   B. 3:2:1含钠液,180 ml/kg,静脉滴注
    C. 3:1含钠液,150 ml/kg,静脉滴注   D. 2:1等张含钠液,20 ml/kg,静脉推注
    E. 4% NaHCO₃,50 ml/kg,静脉推注

25. 小儿腹泻导致中度脱水,第1天的补液总量为 （　　）
    A. 60～90 ml/kg   B. 90～120 ml/kg   C. 120～150 ml/kg   D. 150～180 ml/kg
    E. 180～210 ml/kg

26. 患儿,7个月,腹泻2天,稀水便,每日5～6次,呕吐2次,医生建议口服补液,护士指导家长正确的喂服方法是（　　）
    A. 少量多次   B. 1次全量   C. 配制后再加糖   D. 服用期间不饮水
    E. 用等量水稀释

27. 脱水患儿经补液后血容量已恢复的主要临床表现是 （　　）
    A. 皮肤弹性恢复   B. 血压恢复正常   C. 眼眶凹陷恢复   D. 尿量增加
    E. 口舌湿润,无口渴

28. 患儿,男,2岁,因腹泻脱水、电解质紊乱入院治疗,已补液6小时,护士巡视时发现患儿出现眼睑水肿,最可能的原因是 （　　）
    A. 补液量不足   B. 血容量未恢复   C. 酸中毒未纠正   D. 输入葡萄糖液过多
    E. 输入电解质溶液过多

29. 患儿,女,10个月,因腹泻、呕吐频繁,医嘱禁食,护士告诉家长患儿需要**禁食**的时间是 （　　）
    A. 2～4小时   B. 4～6小时   C. 6～8小时   D. 8～10小时
    E. 10～12小时

30. 患儿,男,1岁。腹泻3日,每日4～5次,伴有轻度呕吐,皮肤弹性稍差。给予家长饮食管理的指导**不正确**的是（　　）
    A. 暂禁食4～6小时   B. 减少食量,停止不当饮食
    C. 调整原则为由少到多,由稀到稠   D. 患儿可继续母乳喂养,暂停辅食
    E. 根据患儿的耐受情况对饮食进行调整

31. 关于秋季腹泻的病原体正确的是 （　　）
    A. 痢疾杆菌   B. 大肠埃希菌   C. 轮状病毒   D. 埃可病毒
    E. 乙型溶血性链球菌

32. 对于腹泻并伴脱水的患儿,首选的检查的项目是 （　　）
    A. B超   B. 血常规   C. 心电图   D. 血电解质
    E. 胸部X线检查

33. 判断脱水性质最有效的辅助检查是 （　　）
    A. 测体重   B. 尿量   C. 血钠浓度   D. 血钾浓度
    E. 二氧化碳结合力

34. 女患儿,7个月。呕吐、腹泻2天入院,烦躁,口渴,前囟明显凹陷,口唇粘膜干燥,皮肤弹性差,尿少,血钠在140 mmol/L,第一天补液宜用(B;中度、等渗性脱水、1/2张) （　　）
    A. 2:1等渗液   B. 2:3:1液   C. 4:3:2液   D. 口服补液盐
    E. 生理盐水

35. 婴儿腹泻时最易发生的酸碱平衡紊乱是 （　　）
    A. 混合性酸中毒   B. 代谢性酸中毒   C. 呼吸性酸中毒   D. 代谢性碱中毒
    E. 呼吸性碱中毒

36. 真菌性肠炎的病原体是(白色念珠菌) （　　）
    A. 细菌   B. 病毒   C. 假丝酵母菌   D. 寄生虫
    E. 衣原体

37. 患儿,男,1岁,因发热、腹泻、呕吐2天入院。被诊断为高渗性脱水,下列症状中患儿最早出现的表现为 （　　）
    A. 尿少   B. 乏力   C. 口渴   D. 血压下降

E. 禁止灌肠

38. 护士应用下列药物护理臀红,但应**除外** ( )
    A. 硝酸咪康唑霜　　B. 氧化锌软膏　　C. 3%~5%鞣酸软膏　　D. 紫草油
    E. 0.02%高锰酸钾溶液

39. 引起夏季(5~8月份)腹泻的常见病原体是 ( )
    A. 阿米巴原虫　　B. 耶尔森菌　　C. 轮状病毒　　D. 艾柯病毒
    E. 致病性大肠埃希菌

(40~42题共用题干)

男患儿,1岁,呕吐、腹泻2天。于2004年12月10日至门诊,就诊前1天发热,体温38.5℃,轻咳,呕吐2~3次,次日腹泻,大便呈黄色蛋花样,无腥臭味,1日7~8次,大便镜检白细胞0~2/HP。

40. 最可能的诊断是 ( )
    A. 粘附性大肠埃希菌肠炎　　　　　　　　B. 轮状病毒肠炎
    C. 真菌性肠炎　　　　　　　　　　　　　D. 产毒性大肠埃希菌肠炎
    E. 侵袭性大肠埃希菌肠炎

41. 下列治疗何者**不当** ( )
    A. 微生态调节剂　　　　　　　　　　　　B. 肠粘膜保护剂
    C. 积极用广谱抗生素　　　　　　　　　　D. 防治脱水与纠正电解质及酸碱平衡
    E. 调整饮食,补充微量元素及维生素

42. 最主要的护理问题是 ( )
    A. 体温过高　　B. 腹泻　　C. 有感染的危险　　D. 皮肤完整性受损
    E. 有营养不足的危险

(43~44题共用题干)

患儿,18个月。体重11 kg,呕吐、腹泻3天,大便为稀水样,1天来尿少,精神差,眼窝凹陷明显,皮肤弹性差。

43. 患儿的累积损失量为(中度脱水50~100 ml/kg) ( )
    A. 400~500 ml　　B. 500~800 ml　　C. 550~1 100 ml　　D. 650~1 200 ml
    E. 750~1 300 ml

44. 第1天补液总量为(中度脱水为120~150 ml/kg) ( )
    A. 60~80 ml/kg　　B. 70~90 ml/kg　　C. 80~110 ml/kg　　D. 110~130 ml/kg
    E. 120~150 ml/kg

45. 4份0.9%氯化钠、3份10%葡萄糖、2份1.4%碳酸氢钠的混合液,其张力为 ( )
    A. 高张　　B. 2/3张　　C. 等张　　D. 1/3张
    E. 1/2张

46. 5%碳酸氢钠溶液,用5%或10%葡萄糖稀释多少倍,即为1.4%碳酸氢钠溶液 ( )
    A. 2倍　　B. 2.5倍　　C. 3倍　　D. 3.5倍
    E. 4倍

47. 需配制1:1液200 ml,其配制方法为5%葡萄糖液中应加入生理盐水 ( )
    A. 50 ml　　B. 100 ml　　C. 150 ml　　D. 200 ml
    E. 250 ml

48. 需配制2:3:1液600 ml,约需5%碳酸氢钠(600÷6=100 ml,100×1.4%=Y×5%　Y=28) ( )
    A. 100 ml　　B. 75 ml　　C. 55 ml　　D. 30 ml
    E. 20 ml

49. 属于1/2张的液体是 ( )
    A. 1:1溶液　　B. 1:2溶液　　C. 1:2:3溶液　　D. ORS溶液
    E. 0.9%氯化钠溶液

50. 下列溶液配比中属于等渗液的是 ( )
    A. 1:2溶液　　B. 2:1溶液　　C. 4:2:3溶液　　D. ORS溶液
    E. 2:3:4溶液

51. 小儿腹泻伴严重脱水的主要表现是 ( )
    A. 有水、电解质紊乱　　B. 发热　　C. 水样便　　D. 频繁呕吐
    E. 大便次数明显增多

52. 下列能反映轻型腹泻与重型腹泻主要区别的是 ( )
    A. 恶心、呕吐　　　　　　　　　　　　　B. 水、电解质紊乱及全身中毒症状
    C. 大便的次数　　　　　　　　　　　　　D. 大便镜检见脂肪球

第七章 消化系统疾病病人的护理

E. 精神倦怠

53. 患儿，1岁，腹泻4天，每日大便20余次。现意识不清，血压下降，无尿。诊断为重度低渗性脱水。补液时应首先给予 （ ）
    A. 2∶1液(等张)   B. 2∶3∶1(1/2张)   C. 10%葡萄糖溶液   D. 5%葡萄糖溶液
    E. 0.9%氯化钠溶液

54. 脱水患儿输液时累积丢失量应于多少小时内补完 （ ）
    A. 3～4小时   B. 4～6小时   C. 6～8小时   D. 8～12小时
    E. 10～12小时

55. 对于小儿脱水补液的正确方法应**除外** （ ）
    A. 轻、中度脱水可口服补液   B. 中、重度脱水应选静脉补液
    C. 重度伴休克者先扩容   D. 补充累积丢失量，滴速为5 ml/(kg·h)
    E. 继续损失量和生理需要量在12～16小时滴完

56. 护士给腹泻的脱水患儿补液，应注意继续损失与生理需要量的输完时间为 （ ）
    A. 1～2小时   B. 2～4小时   C. 4～8小时   D. 8～12小时
    E. 12～16小时

57. 等渗脱水患儿应补张力液为 （ ）
    A. 1/5张   B. 1/4张   C. 1/3张   D. 1/2张
    E. 等张

(58～59题共用题干)

男患儿，1岁。呕吐、腹泻稀水便5天，1天来尿量极少，精神萎靡，前囟及眼窝极度凹陷，皮肤弹性差，四肢发凉，脉细弱，血清钠125 mmol/L。

58. **请判断患儿脱水程度及性质** （ ）
    A. 中度低渗性脱水   B. 重度低渗性脱水
    C. 中度等渗性脱水   D. 重度等渗性脱水
    E. 中度高渗性脱水

59. 根据患儿脱水程度和性质，应首先给下列哪种液体 （ ）
    A. 2∶1等张含钠液   B. 1/2张含钠液   C. 1/3张含钠液   D. 1/4张含钠液
    E. 1/5张含钠液

60. 婴儿腹泻时生理需要量可按多少补充适宜 （ ）
    A. 40～60 ml/kg   B. 60～80 ml/kg   C. 80～100 ml/kg   D. 100～120 ml/kg
    E. 110～130 ml/kg

61. 关于小儿腹泻的治疗措施应**除外** （ ）
    A. 纠正水、电解质紊乱   B. 严重脱水应及时补液
    C. 及时使用止泻药   D. 给予助消化药
    E. 要注意补钾

62. 患儿，6个月。近1天出现腹泻，为黄绿色稀便，内有奶瓣和泡沫，量较少，无呕吐。为防止脱水，可为该患儿选择 （ ）
    A. 禁食4小时   B. 静脉补充等渗液
    C. 少量多次饮温开水   D. 少量多次喂服ORS(口服补液盐)
    E. 静脉补充10%葡萄糖溶液

63. 腹泻患儿如补液合理一般于补液后多少小时排尿 （ ）
    A. 1～2小时   B. 2～3小时   C. 3～4小时   D. 4～5小时
    E. 5～6小时

64. 关于腹泻患儿的饮食护理正确的是 （ ）
    A. 禁食1天   B. 迅速静脉补充营养
    C. 继续添加辅食   D. 继续母乳喂养
    E. 呕吐明显者鼻饲喂养

65. 护士为腹泻小儿采取的饮食疗法，**不包括** （ ）
    A. 脱水患儿需禁食2天   B. 严重呕吐者暂禁食4～6小时，不禁水
    C. 停喂不消化和脂肪类食物   D. 人工喂养者可喂米汤、酸奶等
    E. 病毒性肠炎者以豆制代乳品，可减轻腹泻

(66～68题共用题干)

患儿，女，10个月，因严重腹泻入院，经输液治疗后，病情好转已排尿，但查体仍有四肢无力、腹胀、心音低钝。

66. 该患儿最可能的原因是 ( )
    A. 低钾血症   B. 低血糖症   C. 高钾血症   D. 低镁血症
    E. 低钠血症

67. 护士估计目前患儿脱水的程度属于 ( )
    A. 重度脱水   B. 无脱水   C. 中度脱水   D. 休克
    E. 轻度脱水

68. 目前患儿失水量应占其体重的百分比是 ( )
    A. 4%   B. 8%   C. 16%   D. 12%
    E. 10%

(69~72题共用题干)

女患儿,7个月,吐泻4天,大便10~15次/天。呈蛋花汤样,有腥臭味,尿量极少,皮肤弹性差,可见花纹,前囟、眼窝明显凹陷,四肢厥冷,大便镜检白细胞偶见。血清钠体135 mmol/L。

69. 患儿病原学诊断最可能是 ( )
    A. 金黄色葡萄球菌肠炎   B. 梭状芽胞杆菌肠炎
    C. 空肠弯曲菌肠炎   D. 产毒性大肠埃希菌肠炎
    E. 假丝酵母菌肠炎

70. 患儿脱水的程度及性质为 ( )
    A. 中度等渗性脱水   B. 中度低渗性脱水   C. 重度低渗性脱水   D. 重度等渗性脱水
    E. 重度高渗性脱水

71. 对患儿进行液体治疗,首批静脉输液应给予 ( )
    A. 2∶1等张含钠液 20 ml/kg   B. 2∶1等张含钠液 100~120 ml/kg
    C. 1/2张含钠液 100~120 ml/kg   D. 2/3张含钠液 50~100 ml/kg
    E. 1/2张含钠液 50~100 ml/kg

72. 补液中对该患儿的病情观察最为重要的是 ( )
    A. 第一次排尿时间、尿量   B. 大便情况
    C. 呼吸情况   D. 体温变化
    E. 有无低血钙表现

73. 10月龄患儿患病毒性肠炎入院,不宜进食的食物有(病毒性肠炎主要是乳糖酶缺乏,暂停乳类喂养,改用豆类乳品、发酵乳或去乳糖配方奶粉) ( )
    A. 母乳   B. 纯牛乳   C. 发酵乳   D. 去乳糖配方乳
    E. 豆制代乳品

74. 患儿,男,1岁6个月,患小儿腹泻来诊。家长的哪项表述提醒护士需要进一步对家长进行健康教育 ( )
    A. "我会适当减少孩子的食物量"   B. "我会让孩子一次少吃一点"
    C. "我会给孩子吃点脂肪丰富的食物"   D. "我会给孩子用吸水性强的纸尿布"
    E. "孩子每次大便后我会用温水帮孩子清洗臀部"

75. 轮状病毒肠炎所致腹泻的临床特点不包括 ( )
    A. 多发生在秋、冬季   B. 常伴上呼吸道感染症状
    C. 大便无腥臭味   D. 全身感染中毒症状不明显
    E. 常伴腹痛、里急后重

76. 患儿,女,3岁。半年来"感冒"反复发作,家长多次自行给予"阿司匹林"、"阿莫西林"、"头孢拉定"、"罗红霉素"等药物治疗。5天前患金黄色葡萄球菌肠炎入院。出院时护士对家长进行健康指导应特别强调 ( )
    A. 合理喂养   B. 注意饮食卫生
    C. 多进行户外活动   D. 注意儿童个人卫生
    E. 滥用抗生素的严重后果

77. 患儿,7个月,腹泻。排黄绿色稀水样便2天,每日4~5次,精神状态好。为预防脱水给口服补液盐(ORS),其张力是 ( )
    A. 1/5张   B. 1/4张   C. 1/3张   D. 1/2张
    E. 2/3张

    解析:2006(1/2张):氯化钠 2.6 g,枸橼酸钠 2.9 g,氯化钾 1.5 g,葡萄糖 13.5 g加水至 1 000 ml,总渗透压 245 mmol/L;传统(2/3张):氯化钠 3.5 g,碳酸氢钠 2.5 g,氯化钾 1.5 g,葡萄糖 20 g加水至 1 000 ml,总渗透压 310 mmol/L。

78. 在静脉补钾时,200 ml生理盐水中最多可加入10%氯化钾的量是 ( )
    A. 12 ml   B. 10 ml   C. 8 ml   D. 6 ml

E. 3 ml

(79～82题共用题干)

患儿,女,11个月。腹泻3天。大便为蛋花汤样带粘液,无腥臭味,无尿8小时,眼窝凹陷极度明显;血钠125 mmol/L,诊断为

79. 该患儿感染的病原体主要是 ( )
    A. 金黄色葡萄球菌　　B. 柯萨奇病毒　　C. 轮状病毒　　D. 变形杆菌
    E. 致病性大肠埃希菌

80. 患儿脱水的程度和性质为 ( )
    A. 中度低渗性脱水　　B. 中度等渗性脱水　　C. 重度等渗性脱水　　D. 重度低渗性脱水
    E. 重度高渗性脱水

81. 护士晨起观察到患儿出现四肢厥冷、脉弱、血压下降的情况,提示可能出现了 ( )
    A. 贫血　　B. 休克　　C. 低钾血症　　D. 低钙血症
    E. 继发感染

82. 首要的处理措施是 ( )
    A. 利尿　　B. 记出入量　　C. 静脉补液　　D. 限制饮水
    E. 应用抗生素

83. 有助于维护和修复小儿肠道粘膜屏障功能的药物是 ( )
    A. 蒙脱石散(思密达)　　B. 盐酸小檗碱　　C. 制霉菌素　　D. 青霉素
    E. 双歧杆菌

84. 某9个月男婴,腹泻2天,大便每日15～16次,蛋花汤样。判断患儿脱水程度的评估指标不包括 ( )
    A. 精神状态　　B. 尿量　　C. 肠鸣音　　D. 皮肤弹性
    E. 前囟

85. 患儿,女,3个月,轻型腹泻,家长主诉给患儿清洁臀部时哭闹明显。护士进行健康教育评估时要特别注意患儿的 ( )
    A. 每日大便次数　　B. 呼吸　　C. 尿量　　D. 肛周皮肤
    E. 体温

第七节　肠梗阻病人的护理

一、病因及分类

(一)按梗阻发生的基本病因可分为

1. **机械性肠梗阻**　最常见。由于肠腔堵塞(如蛔虫团、粪便堵塞)、肠壁病变(如肿瘤、肠套叠)、肠管受压(如肠粘连肠梗阻、嵌顿性疝)等原因引起肠腔狭窄,使肠内容物通过发生障碍。

(1) 粘连性肠梗阻:常在腹腔内手术、炎症、创伤、出血、异物等引起肠粘连的基础上,由于肠功能紊乱、饮食不当、剧烈活动、体位突然改变等因素诱发肠梗阻的发生,临床上有典型的机械性肠梗阻表现。一般采用非手术治疗,非手术治疗期间需严密观察病情,若症状加重或有肠绞窄表现,应及时手术治疗。

(2) 肠扭转:小肠扭转多见于青壮年,常在饱食后剧烈运动时而发病。表现为突发脐周剧烈绞痛,常牵涉至腰背痛,频繁呕吐,腹胀不对称,病人早期即可发生休克。腹部检查有时可扪及压痛的扩张肠袢,腹部X线检查可见空肠和回肠换位或"假瘤征"等影像特点。因肠扭转极易发生绞窄性肠梗阻,故应及时手术治疗。乙状结肠扭转多见于老年人,与便秘有关,钡灌肠可见"鸟嘴状"影。

(3) 肠套叠:多见于2岁以内的儿童,以回肠末端套入结肠最多见。急性肠套叠三大典型症状是腹痛、血便和腹部包块。常为突然发作剧烈的阵发性腹痛,伴有呕吐和在发病后6～12小时排出果酱样血便,腹部可扪及腊肠形肿块,并有压痛。X线空气或钡剂灌肠检查,可见到空气或钡剂在套叠远端受阻呈"杯口状",甚至呈"弹簧状"阴影。早期可用空气或钡剂灌肠复位,首选空气灌肠复位。如复位不成功,或病期已超过48小时,或出现肠坏死、肠穿孔,应立即通知医生,及时手术治疗。

2. **动力性肠梗阻**　是由于神经反射或毒素刺激引起肠壁肌功能紊乱导致肠内容物不能正确运行。可分为麻痹性肠梗阻和痉挛性肠梗阻。

3. **血运性肠梗阻**　较少见,由于肠系膜血管受压、栓塞或血栓形成,使肠管血运障碍,继而发生肠麻痹。

(二)按肠壁有无血运障碍分为　①单纯性肠梗阻:有梗阻,无肠壁血运障碍。②绞窄性肠梗阻:不仅有肠内容物通过受阻,同时发生肠管血运障碍。

(三)按梗阻程度可分为完全性肠梗阻和不完全性肠梗阻。

(四)按病情缓急可分为急性肠梗阻和慢性肠梗阻。

(五)按梗阻部位可分为高位肠梗阻和低位肠梗阻。

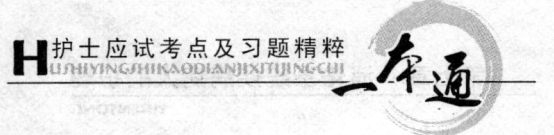

二、临床表现

（一）症状　肠梗阻最典型的症状为**肛门停止排便、排气**。

1. 腹痛　机械性肠梗阻的腹痛特点是**阵发性剧烈绞痛**，绞窄性肠梗阻的腹痛特点是**持续性剧烈腹痛伴阵发性加重**，麻痹性肠梗阻的腹痛特点是**全腹持续性胀痛**。

2. 呕吐　高位肠梗阻时呕吐出现**早且频繁**，呕吐物主要为食物或胃液；低位肠梗阻时呕吐**迟而少**，呕吐物为**粪样**；麻痹性肠梗阻时呕吐呈溢出性；若呕吐物呈**棕褐色或血性，表明肠管有血运障碍**。

3. 腹胀　高位肠梗阻腹胀**不明显**；低位肠梗阻腹胀**明显**；麻痹性肠梗阻为**均匀性全腹胀**；腹胀**不对称为绞窄性肠梗阻**的特征。

4. **停止排便排气**　见于急性完全性肠梗阻，但发病早期，尤其是高位肠梗阻，其梗阻以下的肠腔内尚残留的气体或粪便，可以自行或灌肠后排出；不完全性肠梗阻可有多次少量的排气、排便；**绞窄性肠梗阻，可排出血性粘液样粪便**。

（二）体征　机械性肠梗阻可见肠型和**蠕动波**，听诊肠鸣音亢进，有气过水声或金属音。绞窄性肠梗阻腹部有固定性压痛和腹膜刺激征，移动性浊音阳性。麻痹性肠梗阻时则肠鸣音**减弱或消失**。全身表现：单纯性肠梗阻早期多无全身症状，晚期引起脱水和代谢性酸中毒症状。严重脱水和感染中毒则可引起严重休克和多器官功能障碍综合征（MODS）。

三、辅助检查

1. 实验室检查　肠梗阻病人后期因脱水和血液浓缩使血红蛋白及血细胞比容高，尿比重增高；绞窄性肠梗阻时白细胞和中性粒细胞可明显增高，呕吐物和粪便检查，可有大量红细胞或隐血试验阳性。肠梗阻晚期可出现血气分析和血清电解质的变化。

2. X线检查　一般梗阻发生**4～6**小时后，**可见多个阶梯状排列气液平面**。绞窄性肠梗阻可见**孤立、突出、胀大的肠袢**。

四、治疗要点

解除梗阻和纠正因梗阻引起的全身生理紊乱是治疗肠梗阻的要点，包括：**禁食、禁饮、胃肠减压、解痉止痛、纠正体液失调、防治感染和中毒等非手术治疗**；症状无缓解可采用手术治疗，如粘连松解术、肠切开取除异物、肠套叠或肠扭转复位术、肠切除肠吻合术、短路手术、肠造口术等。

五、护理问题

①体液不足：与禁食、呕吐、腹腔和肠腔大量积液、胃肠减压有关。②急性疼痛：与肠蠕动增强或肠壁缺血有关。③体温升高：与肠腔内细菌繁殖有关。④潜在并发症：吸入性肺炎、腹腔感染、肠瘘、肠粘连等。

六、护理措施

1. 非手术治疗护理

（1）**禁食、胃肠减压**：如发现有血性液体，可能发生了**绞窄性肠梗阻**；机械性肠梗阻在非手术治疗期间，最重要的护理措施是保持有效的**胃肠减压**，可减轻肠腔腹胀，降低肠腔压力，有利改善肠壁血循环，缓解腹胀、腹痛。梗阻解除的重要标志是**肛门排便、排气**。

（2）无休克时取半卧位，有利于减轻腹痛；有休克时采用休克体位。

（3）缓解疼痛、腹胀：顺时针轻柔按摩腹部或使用解痉镇痛药，如**阿托品**。禁用吗啡、哌替啶**止痛**，避免掩盖病情，延误治疗。

（4）呕吐病人避免误吸，记录呕吐物的量、颜色及性状。

（5）记录出入液量和合理输液，平衡液为最接近细胞外液的液体，适合于迅速补充有效循环血量，防止休克。

（6）防止感染和脓毒症：使用有效、足量抗生素控制感染。

（7）严密观察病情变化：肠梗阻的病情观察中，最重要的是区分单纯性肠梗阻和绞窄性肠梗阻，因为绞窄性肠梗阻预后严重，必须及早进行手术治疗。

2. 术后护理　①观察生命体征、腹部情况和腹部体征。记录引流管通畅情况，引流液的色、性、量。②血压平稳后改半卧位。③禁食期间给予补液，肠蠕动恢复后给予流食。④预防吸入性肺炎、腹腔感染及肠瘘并发症发生。⑤病情允许，早期离床活动。

小结提示：肠梗阻和急性胰腺炎病人首要的处理措施是**禁食和胃肠减压**。

七、健康教育

①**术后早期下床活动，防止发生肠粘连**。②养成良好饮食习惯，多吃富含营养易消化的食物，注意饮食卫生，忌暴饮暴食，忌食生硬及**刺激性食物，避免腹部受凉和餐后剧烈活动**。③出院后有腹痛、腹胀、呕吐等不适时应及时复诊。

单元测试题

1. 患者，女，30岁，饱餐后剧烈运动后突发脐周围持续性剧痛，伴阵发性加剧，腹胀明显，早期即出现休克症状，应考虑为 （　　）

A. 肠系膜动脉栓塞　　B. 粘连性肠梗阻　　C. 小肠扭转　　D. 肠套叠

E. 麻痹性肠梗阻

2. 单纯性肠梗阻与绞窄性肠梗阻的主要区别是 （　　）

A. 梗阻的病因 B. 梗阻的时间
C. 梗阻的严重程度 D. 肠管壁有无血运障碍
E. 有无并发症

3. 高位小肠梗阻的特征性表现是 （ ）
   A. 腹胀明显 B. 呕吐频繁 C. 叩诊呈鼓音 D. 停止排便排气
   E. 腹部包块

4. 下列肠梗阻患者需立即做好急诊手术前准备的是 （ ）
   A. 麻痹性肠梗阻 B. 粘连性肠梗 C. 急性肠扭转 D. 蛔虫性肠梗
   E. 肠套叠

5. 单纯性机械性肠梗阻最早的表现是 （ ）
   A. 阵发性腹痛伴肠鸣音亢进 B. 持续性绞痛，频繁呕吐
   C. 腹胀明显，肛门停止排气 D. 持续性胀痛，肠鸣音消失
   E. 持续性剧痛，腹胀不对称

6. 绞窄性肠梗阻的表现**不包括** （ ）
   A. 持续性剧烈腹痛 B. 早期出现休克 C. 腹膜刺激 D. 肠鸣音活跃
   E. 腹腔穿刺抽出血性液

7. 肛门停止排便排气提示有 （ ）
   A. 肠套叠 B. 结肠癌 C. 腹膜炎 D. 肠麻痹
   E. 肠梗阻

8. 急性肠梗阻患者采取非手术治疗时，正确的措施是 （ ）
   A. 去枕平卧位 B. 禁食胃肠减压 C. 及早进食 D. 吗啡镇痛
   E. 高压灌肠

9. 患者，男，36岁，因急性阑尾炎穿孔行"阑尾切除术"。术后5天，感腹部持续性胀痛，伴恶心呕吐，未排便排气。体检：全腹膨胀，肠鸣音消失。未触及腹部肿块，腹部X线片检查见小肠及结肠均有大量充气及气液平面。对于该患者的处理，最适宜的是 （ ）
   A. 立即剖腹探查 B. 口服钡剂全胃肠道透视
   C. 钡剂灌肠 D. 腹腔穿刺，灌洗
   E. 胃肠减压及支持疗法

10. 腹腔手术后，预防肠粘连的主要护理措施是 （ ）
    A. 保持腹腔引流通畅 C. 及时拔除腹腔引流管
    B. 遵医嘱使用抗生素 D. 鼓励患者早期活动
    E. 保持有效的胃肠减压

11. 肠梗阻时，最主要的是观察 （ ）
    A. 梗阻的原因 B. 梗阻的部位 C. 梗阻的程度 D. 梗阻发生的速度
    E. 梗阻是否发生绞窄

（12~15题共用题干）
患者，男，45岁，暴饮暴食后出现上腹阵发性疼痛，并伴有腹胀，恶心呕吐。呕吐物为宿食，停止肛门排气，患者半年前曾作阑尾切除术。体检：腹胀，见肠型；腹软。轻度压痛，肠鸣音亢进。

12. 下列检查最有意义的是 （ ）
    A. 腹部CT B. 腹部穿刺 C. 钡剂灌肠 D. 腹部X线平片
    E. 纤维结肠镜检查

13. 该患者出现肠梗阻，最可能的原因为 （ ）
    A. 肠粘连 B. 肿瘤 C. 粪块堵塞 D. 肠扭转
    E. 肠麻痹

14. 目前该患者发生的肠梗阻类型，**不可能**是 （ ）
    A. 急性肠梗阻 B. 完全性肠梗阻 C. 绞窄性肠梗阻 D. 单纯性肠梗阻
    E. 机械性肠梗阻

15. 下列哪项护理措施是**错误**的 （ ）
    A. 取半卧位 B. 胃肠减压 C. 禁饮食 D. 可给吗啡止痛
    E. 防治感染和中毒

（16~18题共用题干）
患者，男，40岁，1小时前午餐后打篮球时出现腹部剧烈疼痛，呈持续性，腹胀，呕吐宿食，含少量血性液体，口渴，烦躁不安，中腹部可扪及压痛包块，移动性浊音阳性。肠鸣音减弱。血常规：白细胞计数 $13.4\times10^9/L$。发病以来未排便

排气。
16. 根据病情,应考虑 ( )
    A. 急性单纯水肿性胰腺炎   B. 输尿管结石
    C. 肠结核   D. 胆囊结石
    E. 肠扭转
17. 最合适的治疗措施是 ( )
    A. 禁食、胃肠减压   B. 口服液体石蜡   C. 低压灌肠   D. 手术探查
    E. 抗休克
18. 该患者目前主要的护理诊断为 ( )
    A. 排便困难   B. 体液不足   C. 皮肤完整性受损   D. 个人应对无效
    E. 活动无耐力
19. 患儿,女,1岁,阵发性哭闹半天,1小时前排果酱样大便1次,分诊护士考虑该患儿可能的诊断是 ( )
    A. 急性阑尾炎   B. 肠蛔虫症   C. 急性肠套叠   D. 肠扭转
    E. 肠道畸形
20. 患儿,女,6个月,因阵发性哭闹,右上腹触及腊肠样包块,怀疑为肠套叠,该患儿首选检查治疗是 ( )
    A. 结肠镜检   B. 空气灌肠   C. 直肠活检   D. 腹部CT
    E. 钡剂灌肠
21. 最常见的肠梗阻类型是 ( )
    A. 血运性肠梗阻   B. 动力性肠梗阻   C. 痉挛性肠梗阻   D. 机械性肠梗阻
    E. 麻痹性肠梗阻
22. 老年人便秘引起的肠梗阻属于 ( )
    A. 慢性、低位、机械性肠梗阻   B. 慢性、高位、机械性肠梗阻
    C. 慢性、低位、动力性肠梗阻   D. 急性、高位、绞窄性肠梗阻
    E. 急性、高位、血运性肠梗阻
23. 粘连性肠梗阻原因是(粘连性肠梗阻最常见的原因是**腹腔手术**) ( )
    A. 肠系膜栓塞   B. 阑尾炎手术后   C. 肠套叠   D. 肠扭转
    E. 低钾血症
24. 麻痹性肠梗阻引起腹痛的特点是 ( )
    A. 钻顶样剧痛   B. 阵发性剧痛   C. 持续性绞痛   D. 持续性剧痛伴阵发性剧痛
    E. 持续性胀痛
25. 患者,女,40岁,因单纯性粘连性肠梗阻入院。采用非手术治疗期间,如出现下列哪种腹痛性质,说明可能发生了肠绞窄 ( )
    A. 持续性胀痛   B. 腹痛突然减轻
    C. 钻顶样绞痛   D. 持续性疼痛阵发性加剧
    E. 阵发性疼痛
26. 患者,女,55岁,胃穿孔术后4天。患者持续腹胀,无排气、排便。查体:腹部膨隆,全腹轻压痛及反跳痛,肠鸣音消失;X线腹片示小肠、结肠充气。诊断为 ( )
    A. 粘连性肠梗阻   B. 急性肠套叠   C. 麻痹性肠梗阻   D. 急性肠梗阻
    E. 痉挛性肠梗阻
27. 不同原因肠梗阻的共同表现是 ( )
    A. 腹痛、腹胀、呕吐、肠鸣音亢进   B. 腹痛、腹胀、呕吐、肠鸣音消失
    C. 腹痛、腹胀、呕吐、肠型   D. 腹痛、便秘、呕吐、肠鸣音亢进
    E. 腹痛、腹胀、呕吐、肛门停止排便排气
28. 阵发性腹痛、腹胀、呕吐、无排便排气,可听到气过水声和金属音,最可能是 ( )
    A. 机械性肠梗阻   B. 胃肠穿孔   C. 麻痹性肠梗阻   D. 痉挛性肠梗阻
    E. 急性胃炎
29. 对诊断肠梗阻有重要意义的体征是 ( )
    A. 肠鸣音亢进,有气过水声及金属音   B. 腹部膨隆
    C. 腹肌紧张   D. 移动性浊音
    E. 腹部压痛、反跳痛
30. 患者,男,39岁,出现腹痛、呕吐、腹胀、肛门停止排气排便,X线检查见肠管扩张、积气及多个液平面,诊断为粘连性不完全性肠梗阻,该患者的治疗以下列哪种为主 ( )
    A. 以非手术治疗为主   B. 以解痉治疗为主

C. 以手术治疗为主 　　　　　　　　　　　　D. 以抗感染治疗为主
E. 以上都不是

31. 患者,阵发性脐周痛,恶心,伴呕吐,明显口渴,尿少。轻度腹胀,可见肠型,右侧腹部轻压痛,肠鸣音亢进。上半年行阑尾炎切除术,诊断为粘连性肠梗阻,针对患者的处理措施**不正确**的是　　　　　　（　）
    A. 补液　　　　　　B. 禁食　　　　　　C. 胃肠减压　　　　　　D. 应用抗生素
    E. 高压灌注

32. 患者,女,65岁,长期便秘,突发腹痛,腹胀3天,未吐,少量粘液便1次,未排气,1年前曾有类似发作,查体:全腹高度膨胀,右下腹可见巨大肠型并有轻度压痛,反跳痛,肠鸣音亢进。为明确诊断,该患者应做的检查是　　（　）
    A. 腹部立位X线平片　　B. 磁共振　　　　　　C. 剖腹探查　　　　　　D. 直肠指诊
    E. CT

33. 肠梗阻非手术治疗期间,梗阻解除的标志是　　　　　　　　　　　　　　　　　　　　　　　　（　）
    A. 肠胃减压后腹痛减轻　　　　　　　　　　B. 腹壁软、轻度压痛
    C. 肠鸣音消失　　　　　　　　　　　　　　D. 肛门排便排气
    E. 生命体征平稳

34. 女性,40岁。因急性肠梗阻频繁呕吐,出现口渴、尿少、脱水征、血压偏低。进行液体疗法时应首先静脉滴注下列哪种液体　　　　　　　　　　　　　　　　　　　　　　　　　　　　　　　　　　　　（　）
    A. 5%葡萄糖液　　　　B. 右旋糖酐　　　　　C. 5%葡萄糖盐水　　　　D. 复方氯化钠
    E. 0.3%氯化钾

35. 小儿肠套叠大便的特点是　　　　　　　　　　　　　　　　　　　　　　　　　　　　　　　　（　）
    A. 淘米水样便　　　　B. 果酱样便　　　　　C. 粘液血便　　　　　　D. 蛋花样便
    E. 陶土样便

(36～38题共用题干)

患儿,女,3岁。近日腹泻,1小时前突然剧烈腹痛,哭闹,呕吐,腹胀,10分钟前有少量果酱样粪便,右侧腹可触及腊肠样肿物,长约7 cm。

36. 初步诊断为　　　　　　　　　　　　　　　　　　　　　　　　　　　　　　　　　　　　　　（　）
    A. 肠肿瘤　　　　　　B. 肠扭转　　　　　　C. 肠套叠　　　　　　　D. 蛔虫性肠梗阻
    E. 机械性肠梗阻

37. 为明确诊断,首选下列哪项检查　　　　　　　　　　　　　　　　　　　　　　　　　　　　　（　）
    A. 空气灌肠造影　　　B. 口服钡剂造影　　　C. 腹部B超　　　　　　D. 腹腔穿刺
    E. 肛门指诊

38. 现患儿仍为患病早期,首选的治疗是　　　　　　　　　　　　　　　　　　　　　　　　　　　（　）
    A. 腹部按摩,手法复位　B. 补液　　　　　　　C. 胃肠减压　　　　　　D. 空气灌肠
    E. 镇痛

39. 肠梗阻时,胃肠减压的液体为血性时,首先考虑　　　　　　　　　　　　　　　　　　　　　　（　）
    A. 肠管绞窄坏死　　　B. 并发胆道出血　　　C. 肝破裂　　　　　　　D. 胃肠减压管刺破胃粘膜
    E. 凝血机制障碍

40. 肠梗阻患者的临床表现**不包括**　　　　　　　　　　　　　　　　　　　　　　　　　　　　　（　）
    A. 腹痛　　　　　　　B. 腹胀　　　　　　　C. 腹泻　　　　　　　　D. 肛门停止排气排便
    E. 呕吐

41. 预防肠扭转最重要的措施是避免　　　　　　　　　　　　　　　　　　　　　　　　　　　　　（　）
    A. 进食高蛋白饮食　　B. 进食高脂饮食　　　C. 进食辛辣饮食　　　　D. 饱餐后剧烈运动
    E. 腹部受凉

42. 患者,女,63岁。胃穿孔修补术后,为预防粘连性肠梗阻,应指导患者　　　　　　　　　　　　（　）
    A. 早期取半卧位　　　B. 早期离床活动　　　C. 早期进食　　　　　　D. 保持排便通畅
    E. 多饮水

第八节　急性阑尾炎病人的护理

一、病因

阑尾腔阻塞是急性阑尾炎最常见的原因。导致阑尾腔阻塞的主要原因为管壁内丰富淋巴滤泡的明显增生,其次是粪石阻塞,异物、炎性狭窄、寄生虫、肿瘤等引起。阑尾腔阻塞后,阑尾腔内压力升高,细菌生长繁殖并分泌内外毒素,损害粘膜形成溃疡,细菌穿过粘膜引起感染。阑尾动脉为终末动脉,无吻合支,管壁极易坏死、穿孔。致病菌多为肠道内的各种革兰阴性杆菌和厌氧菌。

二、临床表现

(一)症状

1. 腹痛　大多数病人具有典型的**转移性右下腹疼痛**,腹痛多始于脐周或上腹部,数小时(6~8小时)后疼痛转移并局限于右下腹部。少数病例开始即出现右下腹疼痛。

2. 胃肠道症状　发病早期有轻度恶心、呕吐、腹泻等胃肠道症状。若并发弥漫性腹膜炎,可出现腹胀等麻痹性肠梗阻表现。

3. 全身症状　多数病人早期仅有低热、乏力。炎症加重时可出现体温升高、脉率增快等全身中毒症状。阑尾穿孔时体温可达39℃以上。如发生门静脉炎时可出现寒战、高热和轻度黄疸。

(二)体征

1. **右下腹固定的压痛**　是急性阑尾最常见的重要体征,压痛部位常在麦氏(McBurney)点,即右髂前上棘与脐连线的中外1/3交界处。

2. 腹膜刺激征　阑尾化脓、坏疽时可伴有**反跳痛、腹肌紧张**。如**阑尾炎穿孔**时,疼痛范围也随之扩大,但仍以阑尾部位压痛最为明显。右下腹触及边界不清和较为固定的压痛性包块时,提示阑尾周围脓肿形成。

3. 辅助诊断性试验　结肠充气试验(病人仰卧位,检查者用右手压迫病人左下腹结肠区,再用左手挤压近侧结肠,结肠内气体可传至盲肠和阑尾,引起右下腹疼痛为阳性)、腰大肌试验(病人左侧卧位,左腿屈曲,被动过伸右腿,引起右下腹疼痛者为阳性,提示阑尾位于盲肠后位,贴近腰大肌)、闭孔内肌试验(病人仰卧位,右髋屈曲90°并内旋,引下腹痛为阳性,表示阑尾位置较低,靠近闭孔内肌)、直肠指诊可作为辅助诊断的依据。

三、辅助检查

1. 实验室检查　血常规检查白细胞计数、中性粒细胞比例增高;盲肠后位阑尾炎累及输尿管时,尿中可出现少量红细胞和白细胞。

2. 影像学检查　阑尾穿孔、腹膜炎时,腹部X线检查可见盲肠扩张和气液平面。

四、治疗要点

绝大多数急性阑尾炎确诊后,应及早施行**阑尾切除术**。非手术治疗仅适用于早期单纯性阑尾炎或有手术禁忌证者,包括禁食、补液、应用抗生素、中药等;**阑尾周围脓肿**先使用抗生素控制症状,一般3个月后再行手术切除阑尾。

五、护理问题

①急性疼痛:与阑尾炎症刺激腹膜有关。②潜在并发症:内出血、切口感染、**腹腔脓肿**、肠瘘等。

六、护理措施

1. 减轻或控制疼痛　根据疼痛的程度,采取非药物或药物方法止痛。

(1) 采取适当卧位:①协助病人**采取半卧位,以减轻腹壁张力**,有助于缓解疼痛。②指导病人进行有节律的深呼吸,达到放松和减轻疼痛的作用。

(2) 合理饮食:①拟手术治疗的病人予以禁食。②非手术治疗的病人,在严密的病情观察下,指导病人进食清淡饮食,防止腹胀而引起疼痛。

(3) 药物止痛:对诊断明确疼痛剧烈的病人,可遵医嘱给予解痉或止痛药。

(4) 控制感染:遵医嘱应用抗菌药物,以有效控制感染的目的。

2. 并发症的预防和护理

(1) 腹腔内出血:多因阑尾系膜结扎线松脱所致,**常发生在术后24小时内**,故手术后当天应**严密观察脉搏、血压**。病人如有面色苍白、脉速、血压下降等内出血的表现,或是腹腔引流管有血液流出。应立即将病人平卧,静脉快速输液、输血,报告医生并做好手术止血的准备。

(2) 切口感染:**是术后最常见的并发症**。表现为术后3~5天体温升高,切口疼痛且局部有红肿、压痛或波动感。应给予抗生素、理疗等治疗,如**已化脓应拆线引流,正确换药促使其愈合**。

(3) **腹腔脓肿**:炎症渗液积聚于**膈下、肠间、盆腔**而形成。表现为**术后5~7天体温升高**,或下降后又上升,并有腹痛、腹胀、腹部包块或排便排尿改变等,应及时和医生取得联系进行处理。

(4) 肠瘘:多因阑尾残端结扎线松脱,或术中误伤盲肠所致。表现为发热、腹痛、**少量粪性肠内容物从腹壁伤口流出**。经全身支持疗法、有效抗生素应用,局部引流,大多数病人可愈合。

七、健康教育

1. 指导手术后病人应摄入营养丰富易消化的食物,注意饮食卫生,避免腹部受凉,防止发生胃肠功能紊乱。

2. **鼓励病人早期床上或下床活动**,促进肠蠕动恢复,**防止发生肠粘连**。

3. **阑尾周围脓肿病人出院后3个月**,再次住院行阑尾切除术。术后7天忌灌肠。

单元测试题

1. 急性阑尾炎发生的最重要的原因是　　　　　　　　　　　　　　　　　　　　　　　　　　　　　　　(　　)
   A. 阑尾腔梗阻　　　　　B. 阑尾损伤　　　　　C. 胃肠道功能紊乱　　　　　D. 全身感染
   E. 神经反射

2. 急性阑尾炎术后第7天出现高热、寒战,右上腹疼痛,伴有呃逆。判断该患者可能发生的情况是 ( )
   A. 盆腔脓肿 B. 吻合口瘘 C. 胆囊炎 D. 肝脓肿
   E. 膈下脓肿
3. 急性阑尾炎早期脐周或上腹疼痛的原因是 ( )
   A. 胃肠功能紊乱 B. 内脏神经反射 C. 躯体神经反射 D. 阑尾位置不固定
   E. 阑尾管壁痉挛
4. 诊断急性阑尾炎时,最重要的体征是 ( )
   A. 腹肌紧张 B. 腰大肌试验阳性 C. 结肠充气试验阳性 D. 闭孔肌试验阳性
   E. 阑尾点固定性压痛
5. 麦氏点是指 ( )
   A. 左髂前上棘与脐连线中外 1/3 交界处 B. 右髂前上棘与脐连线中外 1/3 交界处
   C. 左髂前上棘与脐连线中内 1/3 交界处 D. 右髂前上棘与脐连线中内 1/3 交界处
   E. 右髂前上棘与脐连线中外 2/3 交界处
6. 阑尾手术切口的标志点为 ( )
   A. 麦氏点 B. 华氏点 C. 墨氏点 D. 雷氏点
   E. 左下腹
7. 提示阑尾炎的体格检查**错误**的是 ( )
   A. 墨菲征阳性 B. 腰大肌试验阳性 C. 麦氏点压痛 D. 阑尾压痛
   E. 结肠充气试验阳性
8. 患者,男,40岁,因急性阑尾炎入院,入院后腹痛曾有短暂的缓解,以后又呈持续性加剧,应考虑 ( )
   A. 单纯性阑尾炎 B. 化脓性阑尾炎 C. 坏疽性阑尾炎 D. 穿孔性阑尾炎
   E. 阑尾周围脓肿
9. 患者,男,35岁,诊断为"阑尾周围脓肿",患者行阑尾切除术的时间应在体温正常 ( )
   A. 1周后 B. 2个月后 C. 3个月后 D. 3周后
   E. 5个月后
10. 阑尾炎症时可引起 ( )
    A. 小肠脓肿 B. 结肠脓肿 C. 胰腺脓肿 D. 门静脉炎和肝脓肿
    E. 脾脓肿
11. 下列**不是**急性阑尾炎术后给予半卧位的主要目的是 ( )
    A. 利于呼吸 B. 减轻切口张力 C. 预防肠粘连 D. 利于腹腔引流
    E. 腹腔渗液积聚于盆腔
12. 阑尾切除术后患者,第1天应注意观察的并发症是 ( )
    A. 内出血 B. 盆腔脓肿 C. 肠粘连 D. 门静脉炎
    E. 切口感染
13. 阑尾切除术后伤口感染体温增高表现在 ( )
    A. 2~3日 B. 3~5日 C. 5~7日 D. 9日
    E. 14日
14. 护理阑尾切除术后的患者,护士应注意术后患者忌灌肠的天数是 ( )
    A. 6天 B. 7天 C. 10天 D. 5天
    E. 8天
15. 患者,女,40岁,阑尾切除术后5天,体温38.7℃,诉伤口疼痛,无咳嗽,应首先考虑 ( )
    A. 粘连性肠梗阻 B. 腹膜炎 C. 吸收热 D. 伤口缝线反应
    E. 切口感染

(16~18题共用题干)

患者,女,21岁,自诉疼痛开始于上腹及脐周,位置不定,以后疼痛位置转移到右下腹部,并出现全腹持续性疼痛。体检示:体温39.2℃,脉搏124次/分,血压105/65 mmHg;右下腹压痛,肌紧张,有反跳痛。肠鸣音消失;白细胞计数 12.5×10^9/L,中性粒细胞比例 0.82;腹部X线平片可见盲肠扩张和气液平面。行急诊手术治疗,术后第3天患者体温为38.9℃,切口红肿、压痛。

16. 入院时应考虑 ( )
    A. 急性胰腺炎 B. 急性化脓阑尾炎 C. 坏疽性阑尾炎 D. 穿孔性阑尾炎
    E. 急性单纯性阑尾炎
17. 该患者术后发生 ( )
    A. 腹腔内出血 B. 切口感染 C. 腹腔感染 D. 盆腔感染

E. 腹腔脓肿

18. 手术第 3 天后,下列哪项护理措施最关键 ( )
    A. 继续静脉补液
    B. 及时更换被渗液污染的敷料
    C. 做好引流管护理
    D. 做好生活护理
    E. 康复知识教育

19. 男,30 岁。疑为急性阑尾炎,查体示腰大肌试验阳性,提示(说明阑尾位于腰大肌前方,盲肠后位或腹膜后位) ( )
    A. 低位阑尾
    B. 阑尾位置较高
    C. 阑尾位于盆腔
    D. 阑尾位置较深
    E. 阑尾过长

20. 患者,女,26 岁,阑尾切除术后。腹胀、腹痛难忍,为其缓解疼痛,护士可采用 ( )
    A. 腹部红外线照射
    B. 硫酸镁腹部热湿敷
    C. 大量不保留灌肠
    D. 局部温水擦浴
    E. 沿结肠走向做环行肠按摩

21. 患者,女,34 岁,阑尾炎手术后第 5 天,并发切口感染,脓液粘稠成灰白色,其致病菌是 ( )
    A. 大肠埃希菌
    B. 无芽胞性厌氧菌
    C. 金黄色葡萄球菌
    D. 溶血性链球菌
    E. 铜绿假单胞菌

22. 患者,男,30 岁。拟行阑尾切除术。术前常规禁食时间不得少于(常规禁食、禁水时间为6~8小时) ( )
    A. 6 小时
    B. 8 小时
    C. 4 小时
    D. 14 小时
    E. 12 小时

23. 患者,女,45 岁,阑尾炎切除术后 5 天,伤口红肿,触之有波动感,穿刺抽到浓液,其最佳的处理是 ( )
    A. 无需特殊治疗
    B. 全身应用抗生素
    C. 局部理疗
    D. 用雷夫奴尔纱布换药
    E. 拆去缝线,伤口敞开引流

24. 男性,25 岁。转移性右下腹痛 6 小时,伴恶心呕吐。右下腹有固定而明显的压痛点,诊断为单纯性阑尾炎。采用非手术治疗,**不必要**的护理措施是 ( )
    A. 流质软食
    B. 静脉输液
    C. 使用抗生素
    D. 胃肠减压
    E. 禁用止痛剂

(25~27题共用题干)
男性,22 岁。转移性右下腹痛 8 小时,右下腹痛有固定的压痛点,临床诊断为阑尾炎,准备手术治疗。

25. 提示急性炎症的阑尾后位的特殊体征是 ( )
    A. 右下腹有触痛的包块
    B. 闭孔内肌试验阳性
    C. 腰大肌试验阳性
    D. 直肠指检右上方有触痛
    E. 结肠充气试验阳性

26. 急诊手术前护理,下列哪项护理措施**不需要** ( )
    A. 禁食 12 小时,禁饮 4 小时
    B. 应用抗生素
    C. 备皮
    D. 麻醉前用药
    E. 普鲁卡因皮试

27. 阑尾发生炎症时,阑尾容易坏死的解剖因素是 ( )
    A. 阑尾开口于盲肠
    B. 静脉回流至门静脉
    C. 阑尾动脉为终末动脉
    D. 阑尾卷曲
    E. 阑尾位置多变

28. 急性阑尾炎发生疼痛开始部位是 ( )
    A. 全身痛
    B. 左上腹
    C. 上腹部或脐周
    D. 左下腹
    E. 右下腹

29. 患者,男,70 岁。2 天前因急性阑尾炎行阑尾切除术,现诉腹胀,未排气、排便,下列护理措施错误的是 ( )
    A. 评估患者腹胀情况
    B. 鼓励患者床上多翻身
    C. 给予阿托品肌注
    D. 必要时给予肛管排气
    E. 鼓励患者下地活动

30. 患者,男,53 岁。患急性化脓性阑尾炎行阑尾切除术后 1 天。护士要求患者下床活动,其最主要目的是 ( )
    A. 预防压疮
    B. 预防肺不张
    C. 预防血栓性静脉炎
    D. 防止肠粘连
    E. 有利于伤口愈合

31. 患者,男,36 岁,1 天前右下腹有转移性腹痛,麦氏点有固定的压痛。诊断为阑尾炎,采取保守治疗。现腹痛缓解后突然加重,范围加大,应考虑是 ( )
    A. 单纯性阑尾炎
    B. 化脓性阑尾炎
    C. 坏疽性阑尾炎
    D. 阑尾周围脓肿
    E. 阑尾穿孔

32. 患者,男,38岁。阑尾穿孔合并腹膜炎手术后第7天,体温39℃,伤口无红肿,大便次数增多,混有粘液,伴里急后重。该患者可能并发了 ( )
   A. 肠炎　　　　　　B. 肠粘连　　　　　　C. 盆腔脓肿　　　　　　D. 膈下脓肿
   E. 细菌性痢疾
33. 急性阑尾炎患者最典型的症状是 ( )
   A. 转移性脐周疼痛　　　　　　　　　　B. 转移性右下腹疼痛
   C. 固定的脐周疼痛　　　　　　　　　　D. 固定的右下腹疼痛
   E. 腹痛位置无规律
34. 消化道手术后,提示患者肠蠕动恢复的有效指征是 ( )
   A. 听诊有肠鸣音　　B. 肛门排气　　　　C. 患者有饥饿感　　　　D. 患者有便意
   E. 胃管的引流液较前减少

第九节　腹外疝病人的护理

体内某个器官或组织离开其正常解剖部位,通过先天或后天形成的**薄弱点、缺损处或孔隙**进入另一部位,即称为疝。疝最多发生在腹部,**以腹外疝多见**。腹外疝是腹内器官或组织推挤壁腹膜并经腹壁的薄弱点或孔隙向体表突出而形成的包块(疝块)。腹外疝根据其发生部位可以分为腹股沟疝、股疝、脐疝、切口疝、白线疝等。腹股沟疝又可分为腹股沟斜疝和腹股沟直疝。其中**腹股沟斜疝的发病率最高**,占全部的75%~90%,是最常见的外科疾病之一。

一、病因及病理解剖
(一)**病因**　腹壁强度降低和腹内压力增高是腹外疝的主要原因。
(二)**病理解剖**　典型的腹外疝由疝环、疝囊、疝内容物和疝外被盖组成。①疝环(疝门):是腹壁的薄弱或缺损处,是疝内容物突向体表的门户。②疝囊:是壁腹膜经疝环向外突出形成的囊袋。③疝内容物:是进入疝囊的腹内脏器或组织,**以小肠最为多见**,大网膜次之。④疝外被盖:是覆盖在疝囊外的腹壁各层组织。

二、临床分类
根据疝的可复程度和血供情况等,腹外疝可分以下4种类型。
1. **易复性疝**　凡疝内容物很容易回纳入腹腔的,称为易复性疝。
2. **难复性疝**　疝内容物不能或**不能完全回纳**入腹腔内,称难复性疝。
3. **嵌顿性疝**　疝环较小而腹内压突然增高时,疝内容物可强行扩张疝囊颈而进入疝囊,随后因疝囊颈的弹性收缩,将内容物卡住,使其**不能回纳**,称为嵌顿性疝。
4. **绞窄性疝**　嵌顿若未能及时解除,肠管及其系膜受压程度不断加重,可使**动脉血流减少**,最后导致完全阻断,疝内容物缺血坏死,即为绞窄性疝。

三、临床表现
(一)**腹股沟斜疝**　**是临床最多见的腹外疝**,腹内脏器或组织自腹股沟管深环(内环),向内、向下、向前斜行经腹股沟管,穿出腹股沟管浅环(皮下环),突向阴囊或大阴唇者。①易复性疝:**腹股沟区有肿块和偶有胀痛**。常在站立、行走、咳嗽或用力时出现肿块。如病人平卧休息用手将肿块推送向腹股沟回纳而消失。②难复性疝:除胀痛稍重外,主要特点是疝块不能完全回纳腹腔。③嵌顿性疝:**多发生于斜疝**,主要原因是**强体力劳动**或**用力排便**等腹内压骤增。疝块突然增大,伴有明显疼痛,平卧或用手推送不能使之回纳。④绞窄性疝:因疝内容物发生感染,侵及周围组织,会引起疝块局部软组织的急性炎症和腹膜炎的表现,严重者可发生脓毒症。
(二)**腹股沟直疝**　是腹内脏器或组织经腹壁下动脉内侧的直疝三角区突出而形成的疝,常见于年老体弱者。病人站立时,在腹股沟内侧端、耻骨结节外上方出现一半球形肿块,不伴有疼痛或其他症状;因疝囊颈宽大,平卧后肿块多能自行消失;**直疝不进入阴囊**,故极少发生嵌顿。斜疝与直疝的区别见表7-7。

表7-7　斜疝与直疝的区别

鉴别点	斜疝	直疝
发病年龄	多见于儿童及青壮年	多见于老年人
突出途径	经腹股沟管突出,可进阴囊	由直疝三角突出,不进阴囊
疝块外形	椭圆形或梨形,上部呈蒂柄状	半球形,基底较宽
回纳疝块后压住深环	疝块不再突出	疝块仍可突出
精索与疝的关系	精索在疝囊后方	精索在疝囊前外方
疝囊颈与腹壁下动脉关系	疝囊颈在腹壁下动脉外侧	疝囊颈在腹壁下动脉内侧
嵌顿机会	较多	较少

（三）股疝 是腹内脏器或组织自股环、经股管向股部卵圆窝突出形成的疝，称为股疝。疝块不大，多在腹股沟韧带下方卵圆窝处有一半球形的突起。多见于40岁以上妇女，妊娠导致的腹内压增高是引起股疝的主要原因。平卧回纳内容物后，疝块可消失或不完全消失。**股疝极易嵌顿**，一旦嵌顿可迅速发展为绞窄性疝。

（四）脐疝 是疝囊通过脐环突出的疝称为脐疝。小儿脐疝多见，患儿啼哭时脐疝突出，安静时肿块消失。成人脐疝少见，多数是中年经产妇，由于疝环狭小，发生嵌顿或绞窄者较多。

四、治疗要点

（一）非手术治疗 因为婴幼儿腹肌可随生长逐渐强壮，疝有自行消失的可能，故半岁以内婴儿可暂不手术。可采用棉线束带或绷带压住腹股沟管深环，防止疝块突出。年老体弱或伴有其他严重疾病而不能手术者，白天可在回纳疝块后，用疝带一端的软压垫对着疝环顶住，阻止疝块突出。长期使用疝带可使疝囊颈受到反复摩擦而增厚，易致疝囊与疝内容物粘连，成为难复性疝。

（二）手术治疗 治疗腹股沟疝**最有效方法是手术**。手术方法有**单纯疝囊高位结扎术**和**疝囊修补术**。

（三）嵌顿性和绞窄性疝的处理原则 嵌顿性疝具备下列情况者先试行手法复位：①嵌顿时间在3～4小时内，局部**压痛不明显**，无腹部压痛或腹肌紧张等腹膜刺激征者。②年老体弱或伴有其他较严重疾病而估计肠袢尚未绞窄坏死者。手法复位后，必须**严密观察腹部体征**，一旦**出现腹膜炎或肠梗阻的表现**，应尽早**手术探查**。绞窄性疝的内容物已坏死，需**手术治疗**。

五、护理问题

①知识缺乏：与缺乏预防腹内压升高的相关知识有关。②急性疼痛：与疝块突出、嵌顿或绞窄及术后切口张力大有关。③潜在并发症：术后阴囊水肿、切口感染。

六、护理措施

1. 提供病人预防腹内压增高的相关知识

（1）术前护理

1）消除致腹内压升高的因素：**凡术前有咳嗽、便秘、排尿困难等腹压升高因素者，均应给予对症处理**。

2）活动与休息：疝块较大者减少活动，多卧床休息；离床活动时使用疝带压住疝环口，避免腹腔内容物脱出而造成疝嵌顿。

3）病情观察：观察病人的腹部情况，若出现明显腹痛，伴疝块突然增大、紧张发硬且触痛明显、不能回纳腹腔，应高度警惕嵌顿疝发生的可能。

4）灌肠与排尿：**术前晚灌肠，清除肠内积粪，防止术后腹胀及排便困难**。进手术室前，嘱其排空小便或留置尿管，以防术中误伤膀胱。

5）急诊手术病人应禁食、静脉输液、胃肠减压、抗感染、纠正水、电解质及酸碱平衡失调，并备皮、配血。

（2）术后护理

1）病情观察：观察伤口渗血情况，及时更换浸湿的敷料，估计并记录出血量。

2）**体位**：取平卧位，**膝下垫一软枕**，使髋、膝关节微屈，以**降低腹股沟切口的张力和减小腹腔内压力**，利于切口愈合和减轻切口疼痛。

小结提示：疝术后、子宫脱垂术后均取**平卧位**，以降低腹股沟区或外阴的张力，促进切口愈合。

3）饮食：**病人一般于术后6～12小时若无恶心、呕吐可进水及流质**，次日可进半流质、软食或普食。行肠切除吻合术者，术后应禁食，待肠道功能恢复后方可进食。

4）活动：一般疝修补术后**3～5天下床活动**。采用无张力疝修补术的病人一般术后次日即可离床活动。年老体弱、复发性疝、绞窄性疝、巨大疝病人，卧床时间延长至术后10日方可下床活动，以免疝复发。卧床期间注意适当床上活动。

5）防止腹内压升高：剧烈咳嗽和用力大小便等均可引起腹内压升高，不利于愈合。

2. 减轻或有效缓解疼痛 **术后平卧3日，髋关节微屈，以松弛腹股沟切口的张力**。

3. 维持体液平衡 若发生嵌顿或绞窄，应予禁食、胃肠减压、输液、纠正水、电解质及酸碱失衡。肠切除吻合术者术后禁食期间，应给予补液和支持治疗。

4. 并发症的预防和护理

（1）预防阴囊水肿：**术后预防阴囊肿胀最主要的措施是沙袋压迫伤口12～24小时，用丁字带将阴囊托起**，并密切观察阴囊肿胀情况。

（2）预防切口感染：切口感染是疝复发的主要原因，术前应做好阴囊及会阴部的皮肤准备，术后及时、合理应用抗菌药物，观察切口情况，保持切口敷料清洁、干燥，观察体温和脉搏的变化及切口有无红、肿、疼痛。

七、健康教育

1. 活动 出院后逐渐增加活动量，**3个月内应避免重体力劳动或提举重物**。

2. 避免腹内压增高的因素 需注意保暖，防止受凉而引起咳嗽；指导病人在咳嗽时用手掌按压切口部位，以免缝线撕脱。**保持排便通畅，养成定时排便习惯，防止疝的复发**。

3. 复诊和随诊 定期门诊复查。若疝复发，应及早诊治。

单元测试题

1. 腹股沟斜疝术后下床活动的适宜时间是 （　　）
   A. 术后第 1～2 天　　　　　　　　　B. 术后第 5～7 天
   C. 术后第 2 周　　　　　　　　　　　D. 术后第 4 周
   E. 无限制
2. 最常见的腹外疝是 （　　）
   A. 脐疝　　　　　B. 股疝　　　　　C. 切口疝　　　　　D. 腹股沟斜疝
   E. 腹股沟直疝
3. 发生腹部切口疝最主要的原因是 （　　）
   A. 腹壁肌被切断　　　B. 缝线滑脱　　　C. 切口感染　　　D. 切口过长
   E. 缝合时强行拉拢创缘
4. 腹外疝最重要的发病原因是（腹壁强度降低）
   A. 慢性咳嗽　　　　　　　　　　　　B. 长期便秘
   C. 排尿困难　　　　　　　　　　　　D. 腹壁有薄弱点或腹部缺损
   E. 经常从事导致腹腔内压增高的工作
5. 患者，女，63 岁。右腹股沟斜疝修补术后 7 天，恢复顺利，明日出院。健康教育最重要的是 （　　）
   A. 增加营养　　　B. 定期复查　　　C. 适当活动　　　D. 避免便秘
   E. 3 个月内避免重体力劳动
6. 嵌顿性疝与绞窄性疝的主要区别是 （　　）
   A. 疝囊有无压痛　　　　　　　　　　B. 疝内容物能不能回纳
   C. 疝内容物有无血运障碍　　　　　　D. 是否有机械性肠梗阻的表现
   E. 是否有休克
7. 患儿，女，3 个月，脐部可复性肿块，在哭闹、咳嗽时疝块脱出，安静平卧时消失，诊断为脐疝。关于脐疝下列叙述**不正确**的是 （　　）
   A. 婴儿脐疝比成人多见　　　　　　　B. 婴儿脐疝多为易复性疝
   C. 婴儿脐疝可自行愈合　　　　　　　D. 对该患儿应积极采取手术疗法
   E. 多因脐环闭锁不全或脐部组织不够坚强所致
8. 疝修补后，最适宜的卧位是 （　　）
   A. 侧卧位　　　B. 半卧位　　　C. 俯卧位　　　D. 斜坡卧位
   E. 平卧位，膝部垫枕

（9～10 题共用题干）

患者，男，42 岁，患腹外疝 1 年，站立或咳嗽右侧腹股沟区出现疝块，可进入阴囊，平卧或用手推送，疝块可回纳腹腔而消失。

9. 为患者回纳疝块时，可闻及肠鸣音，疝内容物最可能的是 （　　）
   A. 小肠　　　　　B. 乙状结肠　　　　C. 膀胱　　　　　D. 大网膜
   E. 直肠
10. 若患者用力排便时，疝块突然增大不能回纳，伴有局部疼痛和压痛，此时疝的临床类型属于 （　　）
    A. 易复性疝　　　B. 难复性疝　　　C. 滑动性疝　　　D. 嵌顿性疝
    E. 绞窄性疝
11. 患者，女，65 岁。患腹股沟斜疝，术后回到病房，为防止术后出血，切口部压沙袋，压迫的时间是 （　　）
    A. 2～4 小时　　　B. 5～6 小时　　　C. 7～9 小时　　　D. 12～24 小时
    E. 36～48 小时

（12～15 题共用题干）

患者，男，62 岁，右腹股沟可复性肿块 10 年。患者有长期便秘史和吸烟史。肿块在站立时明显，平卧时消失，肿块有时可进入阴囊，可还纳。体检发现右腹股沟区肿块，约 10 cm×8 cm 大小，质软，可还纳，外环口容 2 指，压迫内环口后，肿块不再出现。透光试验阴性。

12. 该患者可能的诊断是 （　　）
    A. 右侧腹股沟斜疝　　B. 腹股沟直疝　　C. 股疝　　　　　D. 睾丸鞘膜积液
    E. 精索静脉曲张
13. 护理评估时必须询问的内容**不包括** （　　）
    A. 慢性咳嗽史　　B. 慢性便秘史　　C. 尿频、尿急史　　D. 工作单位
    E. 工作种类

14. 准备为该患者行无张力疝修补术,手术前准备措施**不包括** ( )
    A. 皮肤准备　　　　　　　　　　　　B. 积极处理腹内压增高因素
    C. 戒烟　　　　　　　　　　　　　　D. 局部热敷
    E. 安慰患者,以免紧张

15. 斜疝修补术后护理,**错误**的是 ( )
    A. 鼓励早期下床活动　B. 防止腹压增加　C. 切口处沙袋压迫　D. 托起阴囊
    E. 伤口处污染

16. 最常见的疝内容物是 ( )
    A. 盲肠和大网膜　　　B. 小肠和大网膜　　C. 横结肠　　　　　D. 乙状结肠
    E. 膀胱和直肠

17. 在腹外疝发病的诸多因素中,最重要的因素是 ( )
    A. 妊娠　　　　　　　B. 举重　　　　　　C. 慢性腹水　　　　D. 慢性咳嗽
    E. 腹壁强度降低

18. 最易发生嵌顿的腹外疝是 ( )
    A. 腹股沟斜疝　　　　B. 腹股沟直疝　　　C. 脐疝　　　　　　D. 股疝
    E. 切口疝

19. 疝内容物与疝囊发生粘连而不能完全回纳,可伴胀痛的疝是指 ( )
    A. 直疝　　　　　　　B. 斜疝　　　　　　C. 难复性疝　　　　D. 嵌顿性疝
    E. 绞窄性疝

20. 患者,男,6小时前剧烈咳嗽时,右侧腹股沟斜疝被嵌顿。护士观察到下列哪项说明疝发生绞窄,应做好急诊手术前准备 ( )
    A. 疝块紧张发硬,有触痛　　　　　　B. 腹胀明显、恶心、呕吐
    C. 疝块增大,不能回纳　　　　　　　D. 阵发性腹痛伴停止排便、排气
    E. 全腹有压痛,肌紧张

21. 某男性病人,右侧斜疝嵌顿5小时,有持续性腹痛,伴呕吐。检查见下腹压痛,肌紧张;疝块肿,触痛明显,不能自纳。其病理类型是 ( )
    A. 易复性疝　　　　　B. 难复性疝　　　　C. 滑动性疝　　　　D. 嵌顿性疝
    E. 绞窄性疝

22. 男性,60岁。发现右腹股沟肿块5年,举重物或咳嗽时出现,平卧时消失,压迫内环口,嘱其咳嗽,肿块仍出现,且不降入阴囊,其诊断是 ( )
    A. 股疝　　　　　　　B. 腹股沟斜疝　　　C. 腹股沟直疝　　　D. 腹股沟脓肿
    E. 腹股沟淋巴结肿大

23. 患儿,5个月,随腹压增高出现腹部包块,诊断为腹股沟斜疝。治疗原则是 ( )
    A. 立即手术　　　　　B. 限期手术　　　　C. 早期手术　　　　D. 暂不手术
    E. 禁忌手术

24. 绞窄性疝的处理原则为 ( )
    A. 紧急手术　　　　　B. 手法复位　　　　C. 补液　　　　　　D. 胃肠减压
    E. 解痉镇痛

25. 用于治疗腹股沟疝的最常用方法是 ( )
    A. 疝成形术　　　　　B. 疝囊低位结扎术　C. 疝修补术　　　　D. 暂不手术
    E. 疝环填补术

26. 外科术后采取半卧位,哪项**除外** ( )
    A. 阑尾炎手术后　　　　　　　　　　B. 血胸闭式引流术后
    C. 气胸闭式引流术后　　　　　　　　D. 腹股沟疝手术后
    E. 胃大部切除术后

27. 疝修补术后**不正确**的护理是 ( )
    A. 注意保暖,避免受凉　　　　　　　B. 术后平卧,膝下垫一软枕,使髋关节微曲
    C. 术后不宜过早下床活动　　　　　　D. 注意观察有无伤口渗血
    E. 血压平稳后改半卧位

28. 患者,男,62岁,左侧腹股沟斜疝嵌顿1小时,经手法复位成功。护士应观察的重点是 ( )
    A. 疝块有无再次出现　　　　　　　　B. 恶心、呕吐
    C. 腹痛、腹膜刺激征　　　　　　　　D. 感染中毒症状
    E. 疝块部位红、肿、痛

(29～30题共用题干)

患者,男,62岁。5年来站立、咳嗽时反复出现左侧腹股沟肿块,呈梨形,平卧可消失。1小时前搬家具时肿块增大,有明显疼痛,平卧和手推均不能回纳,肛门停止排便排气。诊断为腹外疝入院治疗。

29. 该患者最合适的治疗措施是 ( )
  A. 立即手术 B. 手法复位 C. 药物止痛 D. 平卧观察
  E. 抗生素治疗

30. 患者治疗后即将出院,护士给予指导,其中不正确的是 ( )
  A. 出院后3个月内避免重体力劳动 B. 减少和消除引起腹外疝复发的因素
  C. 调整饮食习惯,保持排便通畅 D. 定期随访,疝复发时可在家中观察
  E. 注意避免增加腹内压的动作,如剧烈咳嗽等

(31～34题共用题干)

患者,男,50岁,慢性便秘多年。近半年来站立时发现阴囊出现肿块,平卧时可还纳,入院诊断为腹股沟斜疝,拟行手术治疗。

31. 对患者的术前护理措施不妥的是 ( )
  A. 应积极消除患者的便秘 B. 用肥皂水灌肠,清洁肠道
  C. 术晨应置胃管 D. 入手术室前应排空膀胱
  E. 按下腹部手术备皮范围进行皮肤准备

32. 术毕患者回病房,护士为其采取平卧位,腘窝部垫枕,其主要目的是 ( )
  A. 减轻切口疼痛及渗血 B. 缓解张力,以利愈合
  C. 防止复发和感染 D. 减少阴囊血肿的发生
  E. 减轻术后头痛

33. 术后为预防阴囊血肿,对患者采取的主要措施是 ( )
  A. 保持敷料清洁、干燥 B. 托起阴囊、伤口沙袋压迫
  C. 仰卧位 D. 不可过早下床活动
  E. 应用抗生素

34. 可有效防止患者术后复发的措施是 ( )
  A. 备皮 B. 治疗便秘 C. 利尿 D. 短期禁食
  E. 长期服止痛药

35. 患者,男,45岁。行腹股沟斜疝修补术,术后仰卧位,腘窝处下放置一小枕,主要目的是 ( )
  A. 减轻切口疼痛和渗液 B. 减少阴囊水肿的发生
  C. 减轻术后疼痛 D. 减轻切口张力,利于切口愈合
  E. 防止复发和感染

36. 某患儿,3个月。因哭闹时脐部隆起就医,诊断为脐疝。患儿家长很是担心。护士对家长进行健康教育,不妥的是 ( )
  A. 解释脐疝的发病原因及临床特点 B. 嘱其保持患儿大便通畅,防止便秘
  C. 定期来院复查 D. 建议尽早手术治疗
  E. 疝块还纳后局部可用大于脐环并外包纱布的硬币压迫

37. 患者,男,25岁。在硬膜外麻醉下行左腹股沟斜疝修补术。恰当的术后饮食护理是 ( )
  A. 术后应禁食48小时 B. 术后即进普通饮食
  C. 术后应胃肠减压 D. 术后应静脉供给营养3天
  E. 若术后6小时无恶心即可进流质饮食

第十节 痔病人的护理

痔是直肠下段粘膜或肛管皮肤下的静脉丛淤血扩张和迂曲所形成的静脉团。

一、病因及分类

(一)病因

1. 肛窦、肛腺炎 患者常有肛门瘙痒、疼痛、有分泌物等表现,肛窦、肛腺慢性感染易导致直肠下部粘膜下静脉丛周围炎,静脉失去弹性而扩张。

2. 刺激性食物 长期饮酒、好食辛辣等刺激性食物等,易导致直肠静脉丛扩张充血。

3. 腹内压增高 如长期的坐与立、便秘、前列腺增生、腹水、妊娠、盆腔肿瘤等,导致直肠静脉丛扩张充血。

4. 解剖因素 直肠上静脉丛位于门静脉系的最低位,且无静脉瓣膜,静脉回流困难;直肠上下静脉丛壁薄、位置表浅,加之缺乏周围组织支持,易于形成静脉扩张。

(二)分类 痔可分为内痔、外痔和混合痔3类。①内痔位于齿状线上方,表面覆盖直肠粘膜。好发于直肠下端的左侧、右前或右后方(截石位3、7、11点)。②外痔位于齿状线下方,表面覆盖肛管皮肤。③混合痔则为同一部位的直肠上、下静脉丛扩张、迂曲、融合而形成的痔。

二、临床表现

1. 内痔 主要表现为排便时无痛性间歇性出血和痔块脱出,分为4期:

Ⅰ期:排便时无痛性间歇性出血,痔块不脱出肛门外。

Ⅱ期:便血加重,严重时呈喷射状,排便时痔块脱出,但便后能自行回纳。

Ⅲ期:便血量常减少,痔块脱出不能自行回纳,需用手托回。

Ⅳ期:痔块长期脱出于肛门外或回纳后又即脱出。直肠指检常不能触及,肛门镜检查可见暗红色、质软的半球形肿物。

2. 外痔 主要表现为肛门不适、潮湿、有时伴局部瘙痒。若形成血栓性外痔,则有肛门剧痛,排便、咳嗽时加剧,数日后可减轻;在肛门表面可见红色或暗红色硬结。

3. 混合痔 临床上兼有内、外痔的临床表现。

小结提示:内痔:Ⅰ期有便血,无脱出;Ⅱ期有便血,脱出后自行回纳;Ⅲ期便血少,脱出后需手托回;Ⅳ期痔块长期脱出。

三、辅助检查

1. 检查体位 ①膝胸卧位:临床上是最常用,病人屈膝跪卧于床上,双肘着床,头部垫枕,臀部抬高,对进行乙状结肠镜检查最方便,但这种体位不舒适,也比较劳累,因此只适于短时间检查,对病情严重和老年体弱者不适用。②侧卧位:多取左侧卧位,左侧下肢伸直,右侧髋、膝关节各屈90°,适用于年老体弱或重症病人。③截石位:仰卧在检查床上或手术台上,两腿分开,屈膝抬高,双膝放在腿架上,适用于肛门手术。④蹲位:病人下蹲,用力增加腹压,适用于检查内痔脱出或直肠脱垂等。

2. 肛门视诊、直肠指诊或肛门镜协助。内镜检查可确定内痔部位和数量。

四、治疗要点

痔初期,只需调节饮食,保持大便通畅,便后热水坐浴,加强体育锻炼,不需特殊治疗。血栓性外痔经局部热敷、外敷消炎止痛药物后,若疼痛缓解则不需手术。嵌顿性痔初期,应尽早手法还纳痔核。①非手术治疗:Ⅰ~Ⅱ期内痔可选用注射疗法(注射硬化剂如5%鱼肝油酸钠等)、胶圈套扎疗法。②手术治疗:Ⅱ、Ⅲ期内痔及混合痔,行痔核切除术。对疼痛剧烈的血栓性外痔,可行血栓性外痔剥离术。

五、护理问题

①急性疼痛:与血栓形成、痔块嵌顿等有关。②便秘:与不良饮食、排便习惯等有关。③潜在并发症:尿潴留、术后出血、伤口感染、肛门狭窄等。

六、护理措施

1. 有效缓解疼痛 ①局部热敷或温水坐浴:可有效改善局部微循环,促进炎症吸收,减轻疼痛。便后及时清洗,保持局部清洁舒适,必要时用1:5 000高锰酸钾溶液温水坐浴,水温43~46℃,一般2次/天,每次20~30分钟。②遵医嘱用药:血栓性外痔者局部应用抗菌药物软膏。③及时回纳痔:嵌顿性痔应尽早行手法复位,注意动作轻柔,避免损伤。

2. 保持大便通畅

(1) 术前:①调节饮食结构:多饮水,进食新鲜水果、蔬菜和粗粮,避免饮酒,少吃辛辣刺激食物。②养成定时排便习惯。③活动:适当增加运动量,以促进肠蠕动;避免久站、久坐、久蹲。

(2) 术后:术后1~2天应以无渣或少渣流质、半流质为主。之后应保持大便通畅,防止用力排便,崩裂伤口。若有便秘,可口服液状石蜡(液状石蜡是一种透明的矿物油,在肠道内不被吸收或消化,服用后能润滑肠壁,阻止肠内水分吸收,软化粪便而导泻)或其他缓泻剂,但忌灌肠。

小结提示:心力衰竭、心肌梗死、直肠肛管疾病术后、颅内压增高者禁忌灌肠。

3. 并发症的预防和护理

(1) 尿潴留:术后24小时内,每4~6小时嘱病人排尿1次。避免因手术、麻醉、疼痛等因素造成术后尿潴留。若术后8小时仍未排尿且感下腹胀满、隆起时,可行诱导排尿或导尿等。

(2) 切口出血:术后24小时内,病人在床上适当活动四肢、翻身等,但不宜过早下床,以免伤口疼痛及出血。24小时后可适当下床活动,逐渐延长活动时间,并指导病人进行轻体力活动。伤口愈合后可以恢复正常工作、学习和劳动,但要避免久站或久坐。

(3) 术后切口感染:①完善术前肠道准备:避免清洁灌肠,防止反复插肛管造成肛门皮肤粘膜的破裂。可于术前1天口服20%甘露醇250 ml,饮水1 500 ml清洁肠道。②术前及时纠正贫血,提高机体抵抗力。③加强术后会阴部护理:保持肛门周围皮肤清洁,每次大便后用1:5 000高锰酸钾温水溶液坐浴。④肛门狭窄:多为术后瘢痕挛缩所致。术后应观察病人有无排便困难及大便变细,以排除肛门狭窄。若发生狭窄,应及早行扩肛治疗。

七、健康教育

1. 直肠肛管疾病常与排便不畅有关,应保持排便通畅。养成每天定时排便的习惯;在排便时避免读书看报,避免延长蹲坐的时间,否则易造成肛管持续下坠,加剧局部静脉的扩张淤血;鼓励病人**多饮水**,**多吃蔬菜**、**水果等含粗纤维食物**,**避免辛辣**、**刺激性食物**;**不饮酒**;粪便干结时宜口服缓泻剂。

2. 鼓励年老体弱的病人进行适当的活动,长久站立或坐位工作的人要坚持做保健体操,做肛门括约肌锻炼活动。局部清洁,**常肛门坐浴**。直肠肛管疾病应及时治疗,并耐心坚持治疗至治愈为止。

单元测试题

1. 内痔的早期症状是 ( )
   A. 排便时出血　　　　B. 痔核脱出　　　　C. 排便时疼痛　　　　D. 肛门瘙痒
   E. 里急后重

（2～3题共用题干）

患者,男,30岁,1年前出现血便,常见便纸上有血迹,并伴肛门肿块脱出,平卧时可自行回纳。

2. 应考虑该患者为 ( )
   A. Ⅰ期内痔　　　　B. Ⅱ期内痔　　　　C. Ⅲ期内痔　　　　D. 嵌顿性内痔
   E. 血栓性外痔

3. 术后针对该患者的护理措施,**错误**的是 ( )
   A. 术后3天给予流质饮食　　　　　　　B. 术后1～2天内可适当给予止痛剂
   C. 及时处理尿潴留　　　　　　　　　　D. 3天后便秘者可给予灌肠
   E. 便后用1∶5 000高锰酸钾温水坐浴

4. 下列治疗方法中,可使痔核逐步缺血坏死脱落的是 ( )
   A. 冷冻疗法　　　　B. 红外线凝固　　　　C. 枯痔丁疗法　　　　D. 温水坐浴
   E. 结扎法

5. 混合痔是指 ( )
   A. 同时存在内痔和外痔　　　　　　　　B. 2个以上内痔
   C. 2个以上外痔　　　　　　　　　　　D. 齿状线上、下静脉丛互相吻合而成
   E. 痔与肛裂同时存在

6. 在开展社区护理时,白女士诉其患内痔多年,经常便秘。护士对她的健康指导中,**不妥**的措施是 ( )
   A. 鼓励多喝水　　　　B. 多食水果蔬菜　　　　C. 坚持每日定时排便　　　　D. 每日服用泻药
   E. 坚持适当体育活动

7. 痔切除术后第1天,应密切观察 ( )
   A. 伤口出血　　　　B. 排便情况　　　　C. 排尿情况　　　　D. 肛门疼痛
   E. 肠蠕动恢复

8. 直肠肛管疾病患者非手术治疗期间宜采用何种饮食 ( )
   A. 流质　　　　　　　　　　　　　　　B. 少渣半流质
   C. 富含膳食纤维的普食　　　　　　　　D. 普食
   E. 禁食

9. 内痔病人预防便秘的措施中,**无关**的是 ( )
   A. 每天坚持适当活动　　　　　　　　　B. 多饮水、多吃蔬菜
   C. 忌酒和辛辣食物　　　　　　　　　　D. 养成每天定时排便习惯
   E. 坚持每晚肛门坐浴

（10～12题共用题干）

患者,男,49岁,6年前出现排便时出血,多为便纸上带血,时有鲜血附于粪便表现,无局部疼痛,无肿块脱出。往往于进食辛辣食物、大便硬结时发作和症状加重。体检:截石位,在齿状线上1 cm约7点处触及柔软团状肿块,无触痛,指套退出无染血。

10. 引起该患者便血的原因首选 ( )
    A. Ⅰ期内痔　　　　B. Ⅱ期内痔　　　　C. Ⅲ期内痔　　　　D. 血栓性外痔
    E. 混合痔

11. 对于该患者的处理方案中**错误**的是 ( )
    A. 鼓励患者多饮水,增加膳食中纤维含量　　B. 注射硬化剂
    C. 便后1∶5 000高锰酸钾温水坐浴　　　　　D. 胶圈套扎疗法
    E. 痔切除术

12. 对于该患者的护理,以下说法**不妥**的是 ( )
    A. 养成定时排便习惯　　　　　　　　　B. 每日服用泻药
    C. 嘱患者多吃粗粮　　　　　　　　　　D. 避免久站、久坐、久蹲

E. 便后用1∶5 000高锰酸钾溶液热坐浴

13. 内痔患者预防便秘的措施中,**无关**的是 （ ）
    A. 每天坚持适当活动　　　　　　　　　　B. 多饮水、多吃蔬菜
    C. 忌酒和辛辣食物　　　　　　　　　　　D. 养成每天排便习惯
    E. 坚持每晚肛门坐浴

14. 患者,女,43岁。进行乙状结肠镜检查,应采取的体位是 （ ）
    A. 俯卧位　　　　B. 头高足低位　　　　C. 头低足高位　　　　D. 膝胸卧位
    E. 端坐位

15. 肛门坐浴的护理,以下正确的是 （ ）
    A. 便前坐浴,以解痉、促进排便　　　　　B. 1∶1000高锰酸钾
    C. 水温60℃　　　　　　　　　　　　　D. 溶液量约1 000 ml
    E. 坐浴时间20～30分钟

16. 容易发生痔疮的高危人群**不包括** （ ）
    A. 门脉高压症患者　　B. 长期饮酒者　　　C. 经常体育锻炼者　　　D. 习惯性便秘者
    E. 80岁的老人伴有营养不良

(17～18题共用题干)

患者,男,45岁。反复出现排便后疼痛、肛门局部瘙痒4年余,昨日突发便后肛门剧烈疼痛,咳嗽及排便时加剧。体检见肛门口一紫红色肿块,直径约2 cm。有触痛。诊断为血栓性外痔。

17. 以下哪项处理方案最佳 （ ）
    A. 便后1∶5 000高锰酸钾温水坐浴　　　　B. 注射硬化剂
    C. 口服缓泻剂　　　　　　　　　　　　　D. 胶圈套扎疗法
    E. 局部热敷后,疼痛不缓解可行血栓外痔剥离术

18. 若该患者行手术治疗,术后护理应注意 （ ）
    A. 术后当天即应尽早下床活动　　　　　　B. 术后24小时内,每4～6小时嘱患者排尿1次
    C. 术后进普食,同时增加食物纤维,预防便秘　D. 术后有便秘者应及时灌肠处理
    E. 术后24小时予扩肛治疗,防止肛门狭窄

19. 患者,男,40岁。因混合痔行痔核切除术,护士指导病人最合适的术后卧位是 （ ）
    A. 膝胸位　　　　B. 侧卧位　　　　　　C. 俯卧位　　　　　　D. 头低足高位
    E. 中凹位

20. 患者,男,39岁。Ⅲ期混合痔行痔核切除术后,每日须行温水坐浴和换药。护士指导患者正确的步骤是 （ ）
    A. 大便—清洁—换药—坐浴　　　　　　　B. 坐浴—大便—清洁—换药
    C. 换药—坐浴—大便—清洁　　　　　　　D. 大便—坐浴—清洁—换药
    E. 坐浴—换药—大便—清洁

21. 属于可由门静脉高压症引起的疾病是 （ ）
    A. 直肠脓肿　　　B. 肛门狭窄　　　　　C. 直肠脱垂　　　　　D. 痔
    E. 直肠息肉

22. 患者,男,52岁,便表面带血4年。每于便秘时,即有便鲜血,量少或滴出,附在粪便表面,无痛。诊断为内痔。其扩大曲胀的血管主要是 （ ）
    A. 直肠上静脉丛　　B. 直肠下静脉丛　　　C. 直肠上下动脉　　　D. 肛管静脉
    E. 肛管动脉

23. 内痔好发部位是截石位的 （ ）
    A. 3、5、9点　　　B. 4、8、11点　　　　C. 3、7、11点　　　　D. 4、7、11点
    E. 5、9、12点

24. 门诊一般患者进行肛门直肠检查最常用的体位是 （ ）
    A. 右侧卧位　　　B. 截石位　　　　　　C. 俯卧位　　　　　　D. 膝胸卧位
    E. 头高足低位

25. 血栓性外痔的主要临床表现为 （ ）
    A. 脓血便　　　　B. 柏油样便　　　　　C. 果酱样便　　　　　D. 粘液便
    E. 剧烈疼痛

26. 患者,男,32岁,肛门缘出现疼痛性包块2天。查体:包块紫色、张力大,压痛明显,考虑痔的可能性大,其病变的类型与分期为 （ ）
    A. Ⅰ期内痔　　　B. Ⅱ期内痔　　　　　C. Ⅲ期内痔　　　　　D. 单纯性外痔
    E. 血栓性外痔

27. 注射疗法仅适应于 （　　）
   A. 血栓性外痔　　B. 外痔　　C. 混合痔　　D. 内痔嵌顿
   E. 单纯性内痔
28. 关于肛门坐浴的作用，下列哪项错误 （　　）
   A. 促进炎症吸收　　B. 能增进局部血运　　C. 有止血作用　　D. 清洁作用
   E. 缓解肛门括约肌痉挛

（29～32题共用题干）

女性,31岁。会计,喜食辛辣食物,患痔疮4年,近期无痛性便血加重,在排便时间歇滴血,痔核脱出肛门外,排便后不可自行恢复。

29. 该病人的病情属于 （　　）
   A. 内痔第Ⅰ期　　B. 内痔第Ⅱ期　　C. 内痔第Ⅲ期　　D. 血栓性外痔
   E. 混合痔
30. 手术前应采取的护理措施正确的是 （　　）
   A. 术前一般不控制饮食　　　　　　　B. 排便时可看报以放松心情
   C. 坐浴时水温以低于30 ℃为宜　　　　D. 绝对卧床休息避免活动
   E. 痔块脱出后应立即还纳,然后清洁肛周皮肤
31. 在接受痔切除术后,对病人护理正确的是 （　　）
   A. 侧卧以减少伤口压迫　　　　　　　B. 术后3天内应尽量不排便
   C. 一旦出现尿潴留应立即导尿　　　　D. 排便后先更换敷料,然后坐浴
   E. 若松解敷料后仍有肛门疼痛,可适当给予止痛药
32. 病人出院指导中不恰当的是 （　　）
   A. 定时排便　　B. 提肛运动　　C. 少吃水果　　D. 避免辛辣食物
   E. 排便后清洁肛周皮肤
33. 患者,男,55岁。肛门常有瘙痒不适,少量便血。护士指导其温水坐浴的水温是(43～46 ℃) （　　）
   A. 32～35 ℃　　B. 37～39 ℃　　C. 40～45 ℃　　D. 45～49 ℃
   E. 50～56 ℃
34. 内痔的主要表现是 （　　）
   A. 肛门不适　　　　　　　　　　　　B. 排便时无痛性间歇性出血
   C. 肛门环状肿物　　　　　　　　　　D. 肛周有红肿
   E. 有浓液渗出

（35～37题共用题干）

患者,男,51岁,反复出现排便后肛门疼痛,时有瘙痒4年余,站立或行走过久时肿胀感,昨日突发便后肛门剧烈疼痛,咳嗽时疼痛加剧。查体见肛门处有一紫红色肿块,有触痛感,直径约50px。

35. 最可能的诊断是 （　　）
   A. 直肠息肉脱出　　B. 血栓性外痔　　C. 肛管周围脓肿　　D. 肛裂
   E. 内痔并发感染
36. 患者行手术治疗,术后正确的护理措施是 （　　）
   A. 术后48小时内控制排便　　　　　　B. 术后当天下床活动
   C. 术后当天可进普食　　　　　　　　D. 术后尽量减少或不使用镇痛剂
   E. 术后每天用1∶500的高锰酸钾溶液坐浴
37. 患者术后不会出现的情况是 （　　）
   A. 伤口出血　　B. 尿潴留　　C. 肛门疼痛　　D. 伤口渗血
   E. 肠粘连

第十一节　肛瘘病人的护理

一、病因及分类

（一）病因　肛瘘是指直肠下部或肛管与肛周皮肤间形成的慢性感染性管道。**多为直肠、肛管周围脓肿**自行破溃或切开引流后未彻底愈合而形成肛瘘,少数是结核分枝杆菌感染或由损伤引起。脓肿形成是直肠肛管周围炎症的急性阶段,而肛瘘则是慢性期。典型的肛瘘由内口、瘘管、外口3部分组成,其内口多位于齿状线附近,外口位于肛周皮肤。

（二）分类　①按瘘口、**瘘管数量分类**:1个内口,1个外口和1条瘘管为单纯性肛瘘,1个内口,多个外口和多条瘘管为复杂性肛瘘。②按**瘘管位置高低分类**:以肛门外括约肌深部为界,瘘管位于肛门外括约肌深部以下者为低位肛瘘;以上并跨越肛门外括约肌深部为高位肛瘘。

二、临床表现

1. 疼痛　多为隐痛不适。急性感染时,有较剧烈的疼痛。
2. 瘘口排脓　瘘口经常有脓液排出,在脓液排出后,外口可以暂时闭合;当脓液积聚到一定量时,再次冲破外口排脓,如此反复发作。反复形成脓肿是肛瘘的特点。
3. 发热　肛瘘引流不畅时,脓液积聚,毒素吸收可引起发热、头痛、乏力等表现。
4. 肛周瘙痒　瘘口排出的脓液刺激肛周皮肤,使肛门部潮湿、瘙痒,久之可形成湿疹。

三、辅助检查

1. 直肠指检　瘘管位置表浅时可触及硬结样内口及条索状瘘管,在内口处有轻压痛。
2. 内镜检查　肛门检查时可发现内口。
3. 特殊检查　若无法判断内口位置,可将白色纱布条填入肛管及直肠下端,并从外口注入亚甲蓝溶液,根据染色部位确定内口。
4. 实验室检查　当发生直肠肛管周围脓肿时,可出现白细胞计数及中性粒细胞比例的增高。
5. 影像学检查　做碘油瘘管造影检查可明确瘘管分布。

四、治疗要点

主要是手术治疗。原则是切开瘘管,敞开创面,促进愈合。手术方法包括:①瘘管切开术或瘘管切除术:适用于低位肛瘘。②挂线疗法:适用于高位单纯性肛瘘的治疗或高位复杂性肛瘘的辅助治疗。

五、护理问题

①急性疼痛:与脓液刺激有关。②皮肤完整性受损:与肛周皮肤瘙痒有关。③便秘:与疼痛惧怕排便有关。④潜在并发症:伤口感染、肛门狭窄、肛门失禁等。

六、护理措施

1. 非手术疗法及术前护理　①饮食:注意清淡,忌辛辣食物,多进新鲜水果蔬菜,多饮水。②养成良好排便习惯。③保持肛周皮肤清洁、干燥:不可搔抓,避免皮肤损伤和感染。
2. 术后护理
(1) 体位:侧卧位,以减轻对左侧结肠的压迫,促进血液循环。
(2) 保持大便通畅:术后病人因惧怕疼痛,常拒绝排便,应向其解释术后排便的意义,在有意排便时及时排便;可口服缓泻剂,必要时应用止痛剂以缓解疼痛。
(3) 温水坐浴:手术后第2天开始,每日早晚及便后用1:5 000高锰酸钾溶液坐浴,水温43~46℃,一般2次/天,每次20~30分钟。浴后擦干局部,涂以抗生素软膏。
(4) 挂线后护理:嘱病人每5~7天至门诊收紧药线,直到药线脱落。脱线后局部可涂生肌散或抗生素软膏,以促进伤口愈合。
(5) 术后并发症的预防和护理:定期行直肠指诊,以及时观察伤口愈合情况。为防止肛门狭窄,术后5~10天内可用示指扩肛,每日1次;肛门括约肌松弛者,术后3天起指导病人进行提肛运动。

七、健康教育

1. 局部清洁,常做肛门坐浴,保持肛门清洁。
2. 直肠肛管疾病应及时治疗,并耐心坚持治疗至痊愈为止。
3. 嘱病人养成良好的饮食习惯　注意清淡饮食,忌辛辣食物,多进新鲜水果;多饮水,保持大便通畅,适当加强体育锻炼。

单元测试题

1. 瘘管切除术不适用于高位瘘管的原因是　　　　　　　　　　　　　　　　　　　　　　　　　(　　)
   A. 术后无法换药　　　　　　　　　　　　B. 易切断外括约肌,引起肛门失禁
   C. 手术,不易进行　　　　　　　　　　　D. 手术切除不能彻底治愈疾病
   E. 造成局部缺血坏死

(2~5题共用题干)

患者,男,61岁,2个月前出现肛门周围疼痛,肛门左侧皮肤出现发红、肿胀及触痛,偶有黄色分泌物排出。体检:胸膝位9点、距肛门3 cm处见一红色乳头状突起,略红肿。压之有少量脓性分泌物排出。直肠指诊在直肠左壁可扪及一硬结及条索样管状物。

2. 应考虑该患者患有　　　　　　　　　　　　　　　　　　　　　　　　　　　　　　　　　　　(　　)
   A. 肛裂　　　　　B. 肛瘘　　　　　C. 内痔　　　　　D. 外痔
   E. 肛旁疖肿

3. 引起该病的最常见原因是　　　　　　　　　　　　　　　　　　　　　　　　　　　　　　　　(　　)
   A. 直肠肛管周围脓肿　　B. 直肠肛管外伤　　C. 直肠肛管恶性肿瘤　　D. 肛垫下移
   E. 直肠肛管结核

4. 可明确管状物的分布情况的检查是 （　　）
   A. 直肠指诊　　　　　B. 肛门镜　　　　　C. 血常规检查　　　　　D. 碘油瘘管造影
   E. B超
5. 根据所述病情,该患者目前主要的护理诊断为 （　　）
   A. 体温过高　　　　　B. 疼痛　　　　　C. 便秘　　　　　D. 焦虑
   E. 个人应对无效
6. 肛瘘常继发于下列哪种疾病 （　　）
   A. 直肠脱垂　　　　　B. 炎性内痔　　　　　C. 内痔嵌顿　　　　　D. 血栓性外痔
   E. 肛周脓肿
7. 女,27岁,6个月前因肛周皮下脓肿切开引流,以后局部皮肤反复红肿、破溃,伴瘙痒。肛周脓肿破溃后形成了 （　　）
   A. 内痔　　　　　B. 外痔　　　　　C. 肛裂　　　　　D. 肛瘘
   E. 肛窦炎
8. 下列治疗方法中,针对高位肛瘘的办法是 （　　）
   A. 瘘管切开术　　　　　B. 填塞压迫　　　　　C. 挂线疗法　　　　　D. 缝合瘘管
   E. 切开引流
9. 患者,男,45岁,肛瘘切除术后。患者行温水坐浴和换药,正确的步骤是 （　　）
   A. 先换药,再大便,后坐浴　　　　　B. 先坐浴,再大便,后换药
   C. 先大便,再换药,后坐浴　　　　　D. 先坐浴,再换药,后大便
   E. 先大便,再坐浴,后换药
10. 患者,女,29岁,肛瘘手术后行热水浴,该患者肛门坐浴的水温应为 （　　）
    A. 23~36 ℃　　　　　B. 33~36 ℃　　　　　C. 43~46 ℃　　　　　D. 53~56 ℃
    E. 63~66 ℃
11. 患者,男,29岁。因肛瘘行瘘管切除术,护士指导患者最合适的体位是 （　　）
    A. 侧卧位　　　　　B. 中凹位　　　　　C. 平卧位　　　　　D. 半坐位
    E. 头低足高位
12. 患者,男,28岁。肛瘘手术后行热水坐浴,应控制使用时间为 （　　）
    A. 5~10分钟　　　　　B. 10~15分钟　　　　　C. 15~20分钟　　　　　D. 20~30分钟
    E. 30~40分钟
13. 患者,男,27岁。肛瘘切除术后。护士的健康教育不正确的是 （　　）
    A. 保持肛门清洁　　　　　B. 保持大便通畅
    C. 可以适当进食辛辣饮食　　　　　D. 多饮水
    E. 适当加强体育锻炼
14. 引起肛瘘最常见的原发病是 （　　）
    A. 痔疮　　　　　B. 直肠息肉　　　　　C. 肛裂　　　　　D. 直肠癌
    E. 直肠肛周围脓肿
15. 患者,女,29岁,因肛瘘行瘘管切除术,术后护士指导其进行肛门坐浴,错误的是 （　　）
    A. 用1∶5 000高锰酸钾坐浴　　　　　B. 溶液为3 000 ml
    C. 水温为50~60 ℃　　　　　D. 每次20~30分钟
    E. 浴后擦干局部,涂以抗生素软膏

第十二节　直肠肛管周围脓肿病人的护理

一、病因

直肠肛管周围脓肿是直肠下段或肛管周围软组织内或其周围间隙发生的急性化脓性感染及脓肿形成。**多由肛腺感染引起**,少数原因为肛周皮肤感染、肛管直肠损伤。由于直肠肛管周围间隙为疏松结缔组织,感染极易蔓延扩散,形成不同部位的脓肿。病原体主要是**大肠埃希菌**。

二、临床表现

1. **肛门周围脓肿**　最常见,多由慢性化脓性感染引起,全身症状不明显,肛周可有持续性跳痛,局部红肿、触痛、脓肿形成后有波动感。

2. **坐骨肛管间隙脓肿**　较常见,形成较大脓肿,全身症状较重,可有乏力、高热等,持续性胀痛,排便行走时疼痛较重,有里急后重感或排尿困难。直肠指诊有触痛和波动感,可穿出脓液。

3. **骨盆直肠间隙脓肿**　少见,全身症状更严重,可有持续性高热、头痛、直肠坠胀感,有明显排便痛和排尿困难。直肠指诊可触及局限性隆起和触痛,有波动感,局部穿刺可抽出脓液。

三、治疗要点

早期使用抗菌药物、局部理疗或热水坐浴，促使炎症消退。为缓解病人排便时疼痛，可口服缓泻剂或液状石蜡以促进排便。**脓肿形成后及时切开引流**。治疗延误或术后引流不畅，易致肛瘘。

四、护理问题

①急性疼痛：与肛周脓肿及手术有关。②便秘：与疼痛惧怕排便有关。③体温升高：与全身感染有关。

五、护理措施

1. 体位　指导病人采取舒适体位，避免局部受压加重疼痛。
2. 热水坐浴　指导病人用 1∶5 000 高锰酸钾溶液 3 000 ml 坐浴，<u>温度为 43～46 ℃</u>，每日 2～3 次，<u>每次 20～30 分钟</u>。
3. 保持大便通畅
(1) 饮食：嘱病人多饮水，摄入有促进排便的食物，如香蕉、新鲜蔬菜等，鼓励病人排便。对于排便疼痛者，应提供相关知识。
(2) 予以缓泻剂：根据医嘱，给予麻仁丸或<u>液状石蜡</u>等口服。
4. 遵医嘱应用抗菌药物　全身应用革兰阳性菌敏感的抗菌药物控制感染，并根据药敏试验结果选择和调整敏感抗菌药物。
5. 脓肿切开引流护理　对脓肿切开引流者，应密切观察引流液的颜色、量、性状，保持引流通畅。<u>当脓液变稀、引流量每天少于 50 ml 时，可考虑拔管</u>。

六、健康教育

①局部清洁，常作肛门坐浴。②直肠肛管疾病应及时治疗，并耐心坚持治疗至治愈为止。③嘱病人养成良好的饮食习惯。

单元测试题

1. 多见的直肠肛管周围脓肿是　　　　　　　　　　　　　　　　　　　　　　　　　　　　　　　　　（　）
   A. 肛周皮下脓肿　　　　　　　　　　　　　　　　B. 坐骨肛管间隙脓肿
   C. 直肠粘膜下脓肿　　　　　　　　　　　　　　　D. 直肠后间隙脓肿
   E. 骨盆直肠间隙脓肿

2. 关于肛门坐浴，以下正确的是　　　　　　　　　　　　　　　　　　　　　　　　　　　　　　　　（　）
   A. 1∶1 000 高锰酸钾　　　　　　　　　　　　　　B. 溶液量约 1 000 ml
   C. 水温 60 ℃　　　　　　　　　　　　　　　　　D. 便前坐浴，以解痉、促进排便
   E. 坐浴时间 20～30 分钟

3. 关于肛门周围脓肿的叙述正确的是　　　　　　　　　　　　　　　　　　　　　　　　　　　　　　（　）
   A. 是急性化脓性感染　　　　　　　　　　　　　　B. 常自行破溃，可形成低位肛瘘
   C. 肛周疼痛不剧烈　　　　　　　　　　　　　　　D. 在直肠肛管周围脓肿中较少见
   E. 多有高热、寒战、全身疲乏不适

（4～5题共用题干）

患者，男，70岁。较长时间大便干燥，近 2 周来，排便时疼痛伴出血，经检查，肛管皮肤全层裂开，形成溃疡。诊断为肛裂。采用坐浴等非手术治疗。

4. 该患者做直肠肛管检查时最合适的体位是　　　　　　　　　　　　　　　　　　　　　　　　　　　（　）
   A. 蹲位　　　　　B. 左侧卧位　　　　　C. 右侧卧位　　　　　D. 膝胸位
   E. 截石位

5. 该患者肛门坐浴的水温应为　　　　　　　　　　　　　　　　　　　　　　　　　　　　　　　　　（　）
   A. 23～26 ℃　　　B. 33～36 ℃　　　　C. 43～46 ℃　　　　D. 53～56 ℃
   E. 63～66 ℃

6. 患者，女，48岁，考虑直肠脱垂，直肠指检时常用的体位是　　　　　　　　　　　　　　　　　　　（　）
   A. 左侧卧位　　　B. 截石位　　　　　　C. 右侧卧位　　　　　D. 胸膝位
   E. 蹲位

7. 肛门周围脓肿的常见症状是　　　　　　　　　　　　　　　　　　　　　　　　　　　　　　　　　（　）
   A. 肛周持续性跳痛　B. 里急后重　　　　　C. 肛门瘙痒　　　　　D. 无痛性便血
   E. 排便时肛门疼痛

8. 患者，女，26岁。肛周肿痛 1 周伴发热，有里急后重感。肛周红肿有波动感。考虑肛门周围脓肿，拟行直肠指检时常用的体位是　　　　　　　　　　　　　　　　　　　　　　　　　　　　　　　　　　　　　　　（　）
   A. 左侧卧位　　　B. 截石位　　　　　　C. 右侧卧位　　　　　D. 胸膝位
   E. 蹲位

(9~10题共用题干)

患者,女,25岁。肛周肿痛1周伴发热,有里急后重感。肛周红肿有波动感。

9. 诊断考虑为 ( )
   A. 直肠癌　　B. 痔　　C. 肛瘘　　D. 肛裂
   E. 肛周脓肿

10. 主要治疗方案 ( )
    A. 抗生素　　B. 湿水坐浴　　C. 脓肿切开引流　　D. 口服缓泻剂
    E. 理疗

11. 关于骨盆直肠间隙脓肿的叙述正确的是 ( )
    A. 肛周红、肿、热、痛明显　　C. 全身感染中毒症状明显
    B. 属于慢性化脓性感染　　D. 病变发展可形成低位肛瘘
    E. 最常见的直肠肛管周围脓肿

12. 患者,男,36岁,肛门周围脓肿手术切开引流术后。手术当日,伤口疼痛,夜间不能入睡。值班护士采取的护理措施中应**不包括** ( )
    A. 观察引流液颜色、量　　B. 保护引流管通畅
    C. 涂敷消炎止痛软膏　　D. 伤口内填塞敷料
    E. 敷料渗透后,及时更换

13. 直肠肛管疾病病人非手术治疗期间宜采用何种饮食 ( )
    A. 少渣半流质　　B. 流质　　C. 禁食　　D. 普食
    E. 富含膳食纤维的普食

14. 患者,男,63岁,脓血便2周。首选的检查方法是 ( )
    A. 肛门镜检查　　B. 纤维结肠镜　　C. 直肠指检　　D. 腹部超声
    E. X线钡剂造影检查

15. 下列是肛裂患者最重要的治疗方法是 ( )
    A. 止痛　　B. 服用通便药物　　C. 扩张肛管　　D. 手术切除
    E. 肛裂内括约肌切除

16. 患者,女,24岁,一周前肛门周围持续性跳痛,皮肤红肿,并有局部压痛及波动感,可能出现了 ( )
    A. 直肠脱垂　　B. 肛裂　　C. 内痔　　D. 外痔
    E. 肛门周围脓肿

17. 患者,女,24岁,患肛周脓肿,行手术治疗,直肠肛管手术后护理**不宜** ( )
    A. 便秘时口服液状石蜡　　B. 腹胀时肛管排气
    C. 尿潴留时导尿　　D. 术后早期起床活动
    E. 便后高锰酸钾坐浴

18. 有关直肠肛管周围脓肿的叙述,错误的是 ( )
    A. 多由肛腺或肛窦感染引起　　B. 坐骨直肠窝脓肿很少见
    C. 肛门周围脓肿最多见　　D. 骨盆直肠窝脓肿全身中毒症状明显
    E. 一旦脓肿形成应及时切开引流

19. 患者,女,19岁。肛管直肠手术后医嘱高锰酸钾坐浴。不正确的坐浴方法是 ( )
    A. 坐浴盆用前应消毒　　B. 高锰酸钾溶液浓度为1∶5 000
    C. 感觉头晕不适立即停止坐浴　　D. 坐浴时间20分钟
    E. 水温30~32 ℃

20. 患者行局部麻醉下肛周脓肿手术,进入手术室时,患者常出现的心理反应是 ( )
    A. 兴奋　　B. 恐惧　　C. 烦躁　　D. 忧郁
    E. 愤怒

(21~22题共用题干)

患者,男,41岁。肛周肿痛3天,肛门左侧皮肤发红伴疼痛,以坐时及排便时明显。2天前加剧并局部肿胀,无畏寒、发热。查体:膝胸位肛门11点处局部肿胀约2 cm×2 cm,有脓头,周围皮肤发红,波动感(+)。

21. 引起该病最常见的原因是 ( )
    A. 外伤　　B. 肛周皮肤感染　　C. 肛腺感染　　D. 血栓性外痔
    E. 痔行药物注射治疗后

22. 目前对该患者生活影响最大的护理问题是 ( )
    A. 个人应对无效　　B. 疼痛　　C. 便秘　　D. 体位过高
    E. 皮肤完整性受损

23. 患者,男,23岁。直肠肛管周围脓肿切开引流术后3天,在饮食指导中错误的是 （　　）
   A. 多喝水　　　　B. 均衡饮食　　　　C. 少吃水果蔬菜　　　　D. 避免辛辣食物
   E. 避免油炸食物

第十三节　肝硬化病人的护理

肝硬化由一种或几种病因引起慢性、弥漫性、进行性肝病。**病理变化**有广泛肝细胞变性、坏死、肝小叶支架塌陷,再生肝细胞不沿原支架排列,形成不规则肝细胞团,肝细胞团周围弥漫性纤维结缔组织增生,形成**假小叶**。结节性再生、结缔组织增生及纤维化,致使肝脏血液循环障碍和肝细胞的功能丧失,肝脏逐渐变硬变形而发展为肝硬化。

一、病因

在我国以**病毒性肝炎引起肝硬化为主要原因**。
1. 病毒性肝炎　　主要见于乙型肝炎、丙型或丁型肝炎,**我国以乙型肝炎最常见**。而甲型、戊型病毒性肝炎一般为急性,不演变为肝硬化。
2. 慢性乙醇中毒　　长期饮酒导致肝硬化的机制是乙醇直接损伤肝细胞。
3. 胆汁淤积　　胆管阻塞,胆汁酸和胆红素损害肝细胞,纤维组织增生,发展为胆汁性肝硬化。
4. 药物及化学毒物　　长期接触化学毒物或服用肝性毒物(如异烟肼等),可引起中毒性肝炎,最终演变为肝硬化。
5. 其他　　营养不良、循环障碍、血吸虫病、免疫紊乱等。

二、临床表现

1. 代偿期　　症状轻、无特异性,常以**疲乏无力、食欲减退**为主要表现,可伴腹胀、恶心、轻微腹泻等。肝轻度肿大,质变硬,无或轻度压痛,脾轻度肿大。
2. 失代偿期　　主要表现为肝功能减退和门脉高压症。
(1) 肝功能减退的表现:①全身症状:营养状况较差,可有不规则低热,消瘦乏力,精神不振,重者衰弱而卧床不起,皮肤干枯,**面色晦暗无光泽**(肝病面容)。②消化系统症状:食欲减退,畏食,进食后常感上腹饱胀不适、恶心、呕吐,稍进油腻肉食易引起腹泻。③出血倾向和贫血:常有皮肤紫癜、牙龈出血、鼻出血、胃肠出血等倾向,病人常有程度不同的贫血。主要与肝合成凝血因子减少、脾功能亢进等因素有关。④内分泌紊乱:**肝功能减退对雌激素灭活作用下降**,导致雌激素、醛固酮升高,男性患者可出现性欲减退、睾丸萎缩、毛发脱落、乳房发育等。女性患者出现月经不调、闭经等。病人可在面部、颈、上胸、背部、肩、上肢出现蜘蛛痣,在手掌大小鱼际及指端腹侧有红斑,称之为**肝掌**。⑤**皮肤瘙痒**:由于肝硬化功能受损,**病人血清胆红素增高所致**。
(2) **门脉高压症的三大表现**:脾大、侧支循环的建立和开放、腹水。
1) **脾大**:由于脾脏淤血,可有轻、中度脾脏肿大。晚期可伴有脾功能亢进,表现为**白细胞、血小板和红细胞计数减少**。
2) 侧支循环的建立和开放:①**食管下段和胃底静脉曲张**:是引起上消化道出血的重要原因,**破裂时,可发生呕血、黑便**及休克症状。②腹壁和脐周静脉曲张:表现在脐周与腹壁弯曲的静脉,以脐为中心向上及下腹延伸。③痔静脉扩张:是门静脉的直肠上静脉与下腔静脉的直肠中、下静脉吻合,可扩张形成痔核,破裂时引起便血。
3) 腹水:约75%以上失代偿期病人有腹水,**是肝硬化最突出的临床表现**。病人常有腹胀感、呼吸困难、脐疝、下肢水肿。腹壁叩诊有移动性浊音。
小结提示:在上述交通支中,其中最重要的是**胃底-食管下段交通支**,因为其可引起上消化道出血。
(3) 肝触诊:早期肝大,表面尚光滑。晚期肝缩小,表面可呈结节状,质地坚硬。
3. 并发症
(1) **上消化道出血**:**为最常见的并发症**,多突然发生**大量呕血或黑便**,常引起出血性休克、诱发肝性脑病。
(2) **肝性脑病**:是**晚期肝硬化最严重的并发症**,亦是常见死亡原因。
(3) 感染:常易并发细菌感染,如肺炎、败血症、胆道感染及自发性腹膜炎等。
(4) 原发性肝癌:肝硬化病人在短期内出现肝增大,且表面有肿块,**持续肝区疼痛**,应考虑并发**原发性肝癌**的可能。
小结提示:乙型肝炎→肝硬化→肝癌。

三、辅助检查

1. 血常规　　脾功能亢进时**白细胞和血小板计数减少**。
2. 肝功能检查　　失代偿期:转氨酶增高,以血清丙氨酸氨基转移酶(ALT或GPT)增高显著。
3. 血生化检查　　血清总蛋白常降低,**白蛋白明显降低**、**球蛋白增高**。白蛋白/球蛋白比值降低或倒置。
4. 食管吞钡X线检查　　可见食管下段或胃底静脉曲张。
5. 尿液检查　　有黄疸时尿中可出现胆红素;尿胆原增加。

四、治疗要点

1. 药物治疗　　药物种类不宜过多,适当选用保肝药物,如葡醛内酯、维生素等。
2. 腹水的治疗
(1) 限制钠、水的摄入:**限制盐在1～2 g/天**,进水量限制在1 000 ml/天左右。

(2) 增加钠、水的排泄：利尿药：**首选螺内酯**（安体舒通：可竞争性拮抗醛固酮发挥保钾排钠排水利尿作用，长期服用**可引起高钾血症**），也可联用氢氯噻嗪或呋塞米。利尿不宜过快，以每天体重减轻不超过 0.5 kg 为宜，过度利尿易造成电解质紊乱甚至诱发肝性脑病，治疗时应特别注意观察。

(3) 导泻：可用甘露醇导泻，通过肠道排出水分减轻水肿，也可服用乳果糖。

(4) 腹腔穿刺放腹水：腹胀严重，呼吸困难者可行穿刺放腹水，每次放腹水在 4 000～6 000 ml，亦可 1 次放 10 000 ml，甚至放完，同时静脉滴注白蛋白 40～60 g。**大量放腹水可能诱发肝性脑病**，须谨慎进行，严密观察。

(5) 提高血浆胶体渗透压：每周输注新鲜血、白蛋白、血浆，禁用库存血。

(6) 腹水浓缩回输：抽出腹水，通过浓缩处理后再静脉回输，既可减少腹水，又可防止抽腹水所致的蛋白质丢失，对顽固性腹水是一种较好治疗方法。

3. 手术治疗　为降低门脉压力及消除脾功能亢进，常行各种分流术和脾切除术。

五、护理问题

①营养失调：低于机体需要量与肝硬化所致的摄食量少及营养吸收障碍有关。②体液过多：与肝硬化所致的门脉高压、低蛋白血症及水钠潴留有关。③有感染的危险：与机体抵抗力低下有关。④有皮肤完整性受损的危险：与黄疸皮肤瘙痒、水肿、长期卧床有关。⑤潜在并发症：上消化道出血、肝性脑病。

六、护理措施

1. 休息与体位　代偿期病人可参加轻体力活动，避免过度疲劳。失代偿期病人，应卧床休息，避免劳累。轻度腹水患者应取平卧位，并抬高下肢以增加肝、肾血流量，改善肝细胞营养，提高肾小球滤过率，减轻水肿。大量腹水患者可取半卧位，以使膈肌下降，有利于呼吸，减轻呼吸困难和心悸。

2. 饮食护理　给予**高热量**、高蛋白、高维生素、易消化的食物，**避免进食粗糙**、**尖锐或刺激性食物**，此类食物可能摩擦曲张的食管-胃底静脉，使之破裂而发生上消化道大出血。**禁烟酒**，肝功能显著损害**或有肝性脑病先兆者**，应限制或禁食**蛋白质**。有腹水时应给予低盐饮食，限制进水量。

3. 病情观察　注意观察生命体征、尿量等情况，准确记录出入量，观察腹围、体重，注意有无呕血及黑便，有无精神行为异常表现。

4. 皮肤护理　每日可用温水擦浴，保持皮肤清洁，避免用力搓擦。病人衣着宜宽大柔软、宜吸汗，床铺应平整洁净。长期卧床病人应定时更换体位，以防发生压疮。皮肤瘙痒者可给予止痒处理，嘱病人勿用手抓挠，以免皮肤破损引起感染。

5. 腹腔穿刺放腹水的护理　术后用无菌敷料覆盖穿刺部位，并观察穿刺部位是否有溢液。**术毕应缚紧腹带，防止腹穿后腹内压骤降**。记录抽出腹水的量、性质、颜色，标本及时送检。

七、健康教育

1. 向病人及家属介绍并使其掌握本病有关知识和自我护理方法，劳逸结合，注意休息。

2. 制订合理的营养食谱，注意低盐（少食含钠较高的食品如味精、咸菜、松花蛋、香肠、咸肉、啤酒、汽水等）、低纤维饮食，禁酒。熟悉并发症的诱因和表现，如发生并发症，及时就诊。

3. 嘱病人按医嘱用药，讲明药物的名称、剂量、服药方法及不良反应，指导病人定期复诊。

单元测试题

1. 肝硬化大出血诱发肝性脑病的主要机制是　　　　　　　　　　　　　　　　　　　　　　　　　　　　　　　　　(　　)
   A. 肠道积血产氨增多　　　　　　　　　　　　B. 失血量大干扰脑代谢
   C. 失血量多导致休克　　　　　　　　　　　　D. 失血造成脑组织缺氧
   E. 失血后引起肾衰竭，毒物无法排出

2. 在我国引起肝硬化的主要病因是（我国以**乙型肝炎**最常见）　　　　　　　　　　　　　　　　　　　　　　　(　　)
   A. 病毒性肝炎　　　　B. 乙醇中毒　　　　C. 胆汁淤积　　　　D. 遗传和代谢性疾病
   E. 化学毒物或药物

3. 患者，男，67岁，酗酒30多年，每日约半斤白酒。查体：肝肋下3 cm，脾脏肋下4 cm。面颈部见蜘蛛痣。化验检查外周血三系均减少，其减少的主要原因应是　　　　　　　　　　　　　　　　　　　　　　　　　　　　　　　　　(　　)
   A. 骨髓移植　　　　　B. 病毒感染　　　　C. 脾功能亢进　　　　D. 消化道大量出血
   E. 肠道吸收障碍

4. 患者，男，52岁，酗酒近30年，每日半斤白酒。查体：肝肋下3 cm，脾脏肋下4 cm。面颈部见蜘蛛痣。患者出现蜘蛛痣可能的原因是　　(　　)
   A. 雄激素减少　　　　B. 雌激素增多　　　　C. 糖皮质激素减少　　　　D. 继发性醛固酮增多
   E. 抗利尿激素增多

5. 门静脉高压症形成后**首先**出现的是　　　　　　　　　　　　　　　　　　　　　　　　　　　　　　　　　(　　)
   A. 少尿　　　　　　　B. 腹水　　　　　　C. 肝大　　　　　　D. 脾大
   E. 侧支循环的建立

6. 对门静脉高压症的诊断最有价值的表现是 （ ）
   A. 肝功能不全　　　　B. 黄疸、腹水　　　　C. 上消化道大出血　　　D. 食管-胃底静脉曲张
   E. 脾大,脾功能亢进
7. 肝硬化患者肝功能减退的临床表现**除外** （ ）
   A. 脾大　　　　　　　B. 贫血　　　　　　　C. 蜘蛛痣　　　　　　D. 肝掌
   E. 恶心、呕吐

(8~10题共用题干)

患者,女,65岁,有肝硬化病史5年,因饮食不当出现呕血、黑便1天入院。呕吐暗红色液体3次,量约800 ml,解黑便2次,量约500 g。查体:体温37.8 ℃,脉搏120次/分钟,呼吸22次/分钟。血压85/60 mmHg,精神萎靡,面色苍白,四肢湿冷,医嘱予以输血800 ml。

8. 该患者出血最可能的原因为 （ ）
   A. 急性糜烂出血性胃炎　　　　　　　　　　B. 胃癌
   C. 胃溃疡　　　　　　　　　　　　　　　　D. 食管-胃底静脉曲张破裂
   E. 十二指肠球部溃疡
9. 该患者目前最主要的护理问题是 （ ）
   A. 体液不足　　　　　B. 体温升高　　　　　C. 焦虑　　　　　　　D. 活动无耐力
   E. 营养失调:低于机体需要量
10. 最有可能出现的并发症为 （ ）
    A. 肝肾综合征　　　　B. 肝肺综合征　　　　C. 肝性脑病　　　　　D. 消化道出血
    E. 水、电解质、酸碱平衡紊乱
11. 患者,男,45岁,为肝硬化大量腹水患者,突然出现不明原因的发热、腹痛,触诊发现腹肌紧张,有压痛,并伴轻度反跳痛,此时该患者最可能的并发症是 （ ）
    A. 上消化道出血　　　B. 自发性腹膜炎　　　C. 肝性脑病　　　　　D. 穿孔
    E. 肝肾综合征
12. 患者,男,56岁,肝硬化病史7年。近1个月来出现肝脏进行性肿大及持续性肝区疼痛,腹水呈血性。该患者最可能的并发症为 （ ）
    A. 上消化道出血　　　B. 感染　　　　　　　C. 活动性肝炎　　　　D. 原发性肝癌
    E. 肝脓肿
13. 患者,男,67岁。有长期的酗酒史,因肝硬化多次住院。此次因腹水和黄疸再次入院,查体:体温36.1 ℃,脉搏92次/分,呼吸26次/分,血压140/80 mmHg。根据其现病史,他的实验室检查结果可能有 （ ）
    A. 血钾增高　　　　　　　　　　　　　　　B. 血氨降低
    C. 凝血时间延长　　　　　　　　　　　　　D. 丙氨酸氨基转移酶水平降低
    E. 白细胞增高
14. 肝硬化的治疗主要是 （ ）
    A. 肝叶切除　　　　　B. 中医可根治　　　　C. 西医可根治　　　　D. 肝移植
    E. 护肝及支持
15. 患者,男,61岁,诊断为肝硬化。入院查体:面部蜘蛛痣、肝掌、乳房发育。出现下列体征的原因是 （ ）
    A. 肾功能不全　　　　B. 肝功能不全　　　　C. 免疫力减退　　　　D. 垂体性腺功能紊乱
    E. 肾上腺皮质功能减退
16. 高热量、高蛋白、高维生素、适量脂肪、低盐饮食适用于 （ ）
    A. 结核病患者　　　　B. 糖尿病患者　　　　C. 肝硬化腹水患者　　D. 急性心肌梗死患者
    E. 肾功能不全氮质血症期患者
17. 患者,男,54岁。有长期的酗酒史,因肝硬化多次住院。此次因腹水和黄疸再次入院,查体:体温36.8 ℃,脉搏96次/分,呼吸24次/分,血压130/90 mmHg。为他提供适当的液体摄入时,**不宜**静脉输入的液体是 （ ）
    A. 5% GS　　　　　　B. 5% GNS　　　　　 C. 10% GS　　　　　　D. 0.9% NaCl 溶液
    E. 白蛋白
18. 肝硬化腹水病人,每日进水量宜限制在 （ ）
    A. 300 ml　　　　　　B. 500 ml　　　　　　C. 800 ml　　　　　　D. 1 000 ml
    E. 1 500 ml
19. 对顽固性腹水的治疗,较好的方法是 （ ）
    A. 应用利尿剂　　　　B. 甘露醇导泻　　　　C. 腹腔穿刺放腹水　　D. 定期输新鲜血
    E. 腹水浓缩回输
20. 患者,女,58岁。有慢性肝炎病史15年,患肝硬化7年,曾多次住院。此次因为出现腹水和黄疸再次入院,查体:体温

36.4 ℃,脉搏 88 次/分,呼吸 22 次/分,血压 130/80 mmHg。目前该患者最主要的护理问题是 （   ）
 A. 焦虑   B. 恐惧   C. 知识缺乏   D. 活动无耐力
 E. 体液过多
21. 肝硬化患者,女,53 岁,近 3 天感腹胀、呼吸困难,B 超示大量腹水,护士为患者采取护理措施**不包括** （   ）
 A. 避免用力排便 B. 安置患者平卧位 C. 协助放腹水 D. 严格限制水、钠摄入
 E. 测体重腹围
22. 患者,男,45 岁,因肝硬化腹水住院。放腹水后出现精神错乱、幻觉、嗜睡伴有扑翼样震颤、脑电图异常等表现,护士采
 取的饮食护理措施**应除外** （   ）
 A. 静脉补充葡萄糖供给热量   B. 钠盐限制在 250 mg/d
 C. 以葡萄糖为主的饮食   D. 昏迷者鼻饲流质饮食
 E. 清醒后供动物性蛋白质
23. 下面哪一项**不是**门脉高压的常见表现 （   ）
 A. 脾肿大和脾亢进 B. 腹壁曲张 C. 痔核形成 D. 腹水
 E. 肝大
24. 肝硬化患者出现全血细胞减少的原因主要是 （   ）
 A. 血液稀释 B. 脾功能亢进 C. 肝衰竭 D. 营养不良
 E. 失血过多
25. 肝硬化失代偿期的主要临床表现是 （   ）
 A. 男性乳房发育 B. 黄疸、蜘蛛痣 C. 贫血、肝掌 D. 肝病面容
 E. 门脉高压、肝功能减退
26. 肝硬化晚期患者出现大量腹水,腹水产生的主要原因(机制)是 （   ）
 A. 门静脉高压和低蛋白血症   B. 淋巴回流受阻
 C. 饮食不当   D. 醛固酮和抗利尿激素增多
 E. 右心功能不全
27. 肝硬化失代偿期最突出的表现为 （   ）
 A. 肝病面容 B. 脾大 C. 蜘蛛痣 D. 腹壁静脉怒张
 E. 腹水
28. 晚期肝硬化最常见的死亡原因是 （   ）
 A. 感染 B. 肝肾综合征 C. 休克 D. 肝性脑病
 E. 上消化道出血
29. 为清除肝硬化病人肠内积血,灌肠时选哪种液体(应用弱酸性溶液清洁灌肠,以保持肠道内酸性环境,减少氨的产生,
 从而防止发生肝性脑病) （   ）
 A. 温开水 B. 生理盐水 C. 稀醋溶液 D. 碳酸氢钠溶液
 E. 肥皂水
30. 肝硬化失代偿期患者的饮食,特别强调 （   ）
 A. 进营养丰富的普通饮食   B. 应禁止蛋白质食物,以防诱发肝性脑病
 C. 饮食宜清淡,避免粗糙食物   D. 少量饮酒可扩张血管,改善门静脉循环
 E. 腹水时每天补水量不能少于 2 000 ml
31. 肝硬化大量放腹水时容易诱发 （   ）
 A. 呕吐 B. 肠扭转 C. 呼吸困难 D. 肝性脑病
 E. 休克
32. 肝硬化病人最常见的并发症为 （   ）
 A. 肝性脑病 B. 胆汁淤积 C. 感染 D. 上消化道出血
 E. 功能性肾衰
33. 肝硬腹水产生的机制为 （   ）
 A. 血清蛋白增多 B. 脾功能亢进 C. 门静脉压力增高 D. 肾小球滤过增加
 E. 醛固酮分泌减少
34. 肝硬化腹水患者,应首选的利尿剂是 （   ）
 A. 甘露醇 B. 利尿酸钠 C. 双氢氯噻嗪 D. 螺内酯(安体舒通)
 E. 呋塞米
35. 某肝硬化患者,饮酒后大量呕血来就诊,此时最简便有效的止血措施是 （   ）
 A. 应用三腔二囊管   B. 口服去甲肾上腺素
 C. 冰盐水洗胃   D. 静脉滴注酚磺乙胺(止血敏)

E. 静脉滴注垂体后叶素

36. 肝硬化腹水患者,3小时前呕鲜红色血 800 ml,急诊入院。血压 115/60 mmHg,心率 122 次/分钟。以下护理措施不妥的是 ( )
    A. 建立静脉通路　　　　　　　　　　　　B. 去枕平卧,头偏向一侧
    C. 流质饮食　　　　　　　　　　　　　　D. 密切观察生命体征及神志变化
    E. 备好三腔二囊管

37. 患者,男,62 岁,诊断为肝硬化,自述乏力、食欲差。护理体检:神志清,消瘦,轻度黄疸,腹部移动性浊音(+)。X线钡剂检查提示胃底食管静脉曲张。护士为患者制定的饮食护理中应**除外** ( )
    A. 无渣不烫半流食　　　　　　　　　　　B. 营养丰富、高热量饮食
    C. 适量脂肪饮食　　　　　　　　　　　　D. 低盐饮食,并适当限水
    E. 多食粗纤维和粗粮以保持排便通畅

38. 给肝硬化腹水患者腹腔穿刺放液时应注意 ( )
    A. 指导患者限制饮水　　B. 取平卧位　　C. 加强静脉补液　　D. 观察尿量是否减少
    E. 束紧多头腹带

39. 肝硬化伴大量腹水取半卧位的原因是 ( )
    A. 减轻心脏负荷　　　B. 增加回心血量　　C. 有利于腹水消退　　D. 减轻呼吸困难
    E. 降低腹内压力

40. 患者,男,53 岁。右上腹胀痛不适 5 年,食欲差、乏力。体检:颈、胸部有蜘蛛痣,为进一步诊断做辅助检查,下列哪项不可能出现 ( )
    A. 白/球蛋白比例升高　　　　　　　　　　B. 转氨酶升高
    C. 腹水呈漏出液　　　　　　　　　　　　D. B超示脾静脉和门静脉增宽
    E. X线吞钡检查示胃底静脉曲张

41. 患者,男,40 岁。患酒精性肝硬化入院。护士对其生活方式和行为的指导中,最重要的是 ( )
    A. 避免过度劳累　　　B. 适量饮酒　　　C. 戒酒　　　D. 服用解酒护肝药
    E. 低脂饮食

42. 肝硬化合并上消化道出血最主要的原因是 ( )
    A. 缺乏维生素 K　　　B. 急性胃粘膜糜烂　　C. 血小板减少　　　D. 反流性食管炎
    E. 食管胃底静脉曲张破裂

43. 患者,男,50 岁。患肝硬化入院。自诉"皮肤瘙痒,睡觉的时候会把皮肤挠破"。皮肤瘙痒的原因最可能是 ( )
    A. 叶酸缺乏　　　B. 凝血时间延长　　C. 胆红素水平提高　　D. 高钾血症
    E. 低蛋白血症

44. 患者,男,48 岁。肝硬化病史 5 年。查体:腹部膨隆,腹壁皮肤张紧发亮,脐周可见静脉迂曲。患者腹壁膨隆的最可能原因是 ( )
    A. 肝大　　　B. 脾大　　　C. 大量腹水　　　D. 腹腔积气
    E. 腹腔肿瘤

45. 严重肝脏疾病病人手术前,最需要补充的维生素是 ( )
    A. 维生素 A　　　B. 维生素 B　　　C. 维生素 C　　　D. 维生素 K
    E. 维生素 E

46. 肝硬化合并上消化道大出血经止血后常并发 ( )
    A. 癌变　　　B. 窒息　　　C. 肝性脑病　　　D. 感染
    E. 黄疸

47. 肝硬化腹水患者每日氯化钠的摄入量宜控制在 ( )
    A. 1.2~2.0 g　　　B. 2.5~3.0 g　　　C. 3.5~4.0 g　　　D. 4.5~5.0 g
    E. 5.0~7.5 g

48. 患者,女,60 岁。肝硬化 10 年伴大量腹水,现昏迷急诊平车入院。该患者应安置的体位是 ( )
    A. 中凹卧位,头偏向一侧　　　　　　　　B. 半卧位,头下加枕
    C. 俯卧位,膝下垫枕　　　　　　　　　　D. 左侧卧位,头下加枕
    E. 仰卧位,头偏向一侧

49. 门静脉系与腔静脉系之间最主要的交通支是 ( )
    A. 直肠下段肛管交通支　　　　　　　　　B. 前腹壁交通支
    C. 腹膜后交通支　　　　　　　　　　　　D. 胃底、食管下段交通支
    E. 肠系膜交通支

50. 肝硬化患者出现性欲减退、睾丸萎缩、乳房发育及蜘蛛痣是由于 ( )

A. 雄激素过多　　　B. 垂体功能减退　　　C. 雌激素过多　　　D. 肾上腺皮质激素过多
E. 继发性醛固酮增多

51. 患者,男,50岁。因严重肝硬化伴门静脉高压症进行脾肾分流术。出院时进行预防上消化道出血的健康指导,最重要的是　　(　　)
    A. 继续卧床休息　　B. 低蛋白低脂饮食　　C. 选择细软不烫食物　　D. 服用护肝药物
    E. 应用维生素K

52. 以假小叶形成为主要病理改变的疾病是　　　　　　　　　　　　　　　　　　　　　　　　　　　(　　)
    A. 慢性肝淤血　　B. 弥漫型肝癌　　C. 急性重型肝炎　　D. 肝硬化
    E. 亚急性重型肝炎

53. 肝硬化失代偿期患者最常见的并发症是(上消化道出血、感染、肝性脑病、肝肾综合征)　　　　(　　)
    A. 电解质紊乱　　B. 肝性脑病　　C. 原发性肝癌　　D. 肝肾综合征
    E. 上消化道出血

54. 患者,男,56岁,肝硬化腹水,在放腹水的过程中突然出现昏迷,首先采取的措施是　　　　　　(　　)
    A. 吸氧　　　　B. 头部降温　　　C. 停止放腹水　　　D. 补充血容量
    E. 保持呼吸道通畅

第十四节　细菌性肝脓肿病人的护理

细菌性肝脓肿是指化脓性细菌引起的肝内化脓性感染。**最常见致病菌为大肠埃希菌和金黄色葡萄球菌,脓液是黄白色**。其次为链球菌、类杆菌属等。

小结提示：细菌性肝脓肿、肾盂肾炎、继发性腹膜炎最常见的致病菌为**大肠埃希菌**。

一、病因

由于肝有双重血液供应,又通过胆道与肠道相通,因而受细菌感染的机会多。细菌可从以下途径进入肝。

1. **胆道系统**　是最主要的入侵途径,胆道感染是最常见病因。细菌沿胆管上行,**是引起细菌性肝脓肿的主要原因**,包括胆囊炎、胆道蛔虫症或胆石等原因所致胆管狭窄与阻塞等。

2. 肝动脉、肝门静脉、肝外伤　特别是肝的贯通伤或闭合伤后肝内血肿的感染而形成脓肿。

二、临床表现

1. **寒战和高热**　是最常见的早期症状,为骤起寒战、高热,体温可高达39～40℃,一般为稽留热或弛张热,伴多汗,脉率增快。

2. **肝区疼痛**　多数病人出现肝区持续性胀痛或钝痛,是肝大、肝包膜急性膨胀和炎性渗出物的局部刺激所致,有时可伴有右肩牵涉痛。

3. **消化道及全身症状**　病人有乏力、食欲减退、恶心、呕吐;少数病人可有腹泻、腹胀及难以止住的呃逆等症状。

4. **体征**　最常见为肝区压痛和肝大,右下胸部和肝区有叩击痛。严重者可出现黄疸。

三、辅助检查

1. 实验室检查　①白细胞计数及中性粒细胞增多。②肝功能检查可见轻度异常。

2. 影像学检查　①X线检查示:右叶脓肿可见右膈肌升高,运动受限。②**B超**:能分辨肝内直径2 cm的液性病灶,并明确其部位和大小。阳性诊断率在96%以上,为首选的检查方法,必要时可做CT。

3. 诊断性肝穿刺　必要时可在肝区压痛最剧处或在超声探测引导下施行诊断性穿刺,抽出脓液即可证实,脓液细菌培养有助于明确致病菌,选择敏感的抗生素。

四、治疗要点

早诊断,早治疗,处理原发病,避免并发症。

1. 非手术治疗　适用于急性期尚未局限的肝脓肿和多发性小脓肿。

(1) 支持治疗:给予营养支持;纠正水、电解质、酸碱失衡;少量多次输血,改善肝功能,增强机体抵抗力。

(2) 用药治疗:**大剂量、联合应用抗菌药物**。

(3) 经皮肝穿刺脓肿置管引流术:单个较大的脓肿可在B超引导下穿刺抽脓,抽除脓液后可向脓腔注入抗菌药物,或由穿刺针内插入PTCD导管或细硅胶管作持续引流。

2. 手术治疗　①脓肿切开引流术:适用于较大的脓肿。②肝叶切除术:适用于慢性厚壁肝脓肿切开引流术后长期不愈或肝内胆管结石合并左外叶多发性肝脓肿且该肝叶功能丧失者。

五、护理问题

①体温过高:与感染有关。②疼痛:与肝脓肿致肝包膜张力增加有关。③潜在并发症:腹膜炎、膈下脓肿、胸腔内感染、休克。④营养失调:低于机体需要量与进食减少,感染引起分解代谢增加有关。

六、护理措施

1. **有效控制感染,注意高热护理**　①引流管护理:旨在彻底引流脓液,促进脓腔闭合。当脓腔引流液少于**10 ml**时,可拔除引流管,改为凡士林纱条引流,适时换药,直至脓腔闭合。②做好高热护理:除须控制入水量者,保证高热病人每天至少摄入 2 000 ml 液体,以防缺水。

2. 病情观察　加强对生命体征和腹部体征的观察,注意并发症发生。

3. 营养支持　应鼓励病人**多食高蛋白、高热量、富含维生素和膳食纤维的食物**;必要时经静脉输注血制品或提供肠内、外营养支持。

4. 其他　根据病人的情况给予适宜的止痛措施。

七、健康教育

指导病人遵循治疗护理计划要求,要有战胜疾病的信心;讲解肝脓肿的预防、治疗知识;出院后按时复诊,如有明显不适应及时就诊。

单元测试题

1. 患者,女,33岁,右上腹痛伴高热7天。考虑细菌性肝脓肿,应首先做哪项检查　　　　　　　　　　　　(　　)
   A. 诊断性肝穿刺　　　　　B. 肝B超检查　　　　　C. X线胸腹透视　　　　　D. 肝动脉造影
   E. 静脉胆道造影

2. 关于细菌性肝脓肿,下列叙述正确的是　　　　　　　　　　　　　　　　　　　　　　　　　　　(　　)
   A. 大部分是胆源性肝脓肿　　　　　　　　　　B. 致病菌多为 G^+ 球菌
   C. 脓液多为棕褐色　　　　　　　　　　　　　D. 多由于溃疡性结肠炎所致
   E. 手术引流是唯一有效的方法

3. 患者,男,33岁,高热,右上腹痛7天。B型超声波和CT检查提示肝脓肿,曾有胆道感染病史。引起该疾病的最可能原因是　　　(　　)
   A. 胆道化脓性感染　　　　　　　　　　　　　B. 坏疽性阑尾炎
   C. 开放性肝损伤　　　　　　　　　　　　　　D. 肝包虫病
   E. 右侧膈下脓肿

4. 细菌性肝脓肿最常见的致病菌是　　　　　　　　　　　　　　　　　　　　　　　　　　　　　　(　　)
   A. 大肠埃希菌、链球菌　　　　　　　　　　　B. 金黄色葡萄球菌、链球菌
   C. 链球菌、类杆杆菌　　　　　　　　　　　　D. 金黄色葡萄球菌、类杆杆菌
   E. 大肠埃希菌、金黄色葡萄球菌

5. 细菌性肝脓肿患者脓液的颜色是　　　　　　　　　　　　　　　　　　　　　　　　　　　　　　(　　)
   A. 黄白色　　　　　　　　B. 黄色　　　　　　　　C. 白色　　　　　　　　D. 棕褐色
   E. 绿色

(6～7题共用题干)

患者,女,30岁,3个月来畏寒、发热,体温 38.9～39.4 ℃,右上腹持续痛。查体:急性病容,右上腹压痛伴肝大。白细胞 $22×10^9/L$,中性粒细胞0.95。B型超声波检查提示肝脏有液性病灶。

6. 该患者最可能的诊断是　　　　　　　　　　　　　　　　　　　　　　　　　　　　　　　　　　(　　)
   A. 细菌性肝脓肿　　　　　B. 胆道感染　　　　　　C. 原发性肝癌　　　　　　D. 乙醇肝
   E. 急性重型肝炎

7. 为预防脱水,应保证该患者每天至少摄入的液体量为　　　　　　　　　　　　　　　　　　　　　(　　)
   A. 500 ml　　　　　　　　B. 1 000 ml　　　　　　C. 2 000 ml　　　　　　　D. 1 500 ml
   E. 4 000 ml

8. 细菌性肝脓肿患者最常见的原因是　　　　　　　　　　　　　　　　　　　　　　　　　　　　　(　　)
   A. 溃疡性结肠炎　　　　　B. 坏疽性阑尾炎　　　　C. 细菌性心内膜炎　　　　D. 胆道感染
   E. 胃十二指肠溃疡穿孔

9. **发生细菌性肝脓肿时,细菌侵入肝脏最主要的途径是**　　　　　　　　　　　　　　　　　　　　(　　)
   A. 肝动脉　　　　　　　　B. 门静脉　　　　　　　C. 肝静脉　　　　　　　　D. 胆道系统
   E. 十二指肠

10. **细菌性肝脓肿最常见的早期症状是**　　　　　　　　　　　　　　　　　　　　　　　　　　　　(　　)
    A. 恶心　　　　　　　　　B. 黄疸　　　　　　　　C. 贫血　　　　　　　　　D. 寒战、高热
    E. 右上腹肌紧张,局部触痛明显

第十五节　肝性脑病病人的护理

肝性脑病又称肝昏迷,是严重肝病引起的、以代谢紊乱为基础、中枢神经系统功能失调的综合病征,主要临床表现为**意识障碍、行为失常和昏迷**。

一、病因

1. **各型肝硬化及门静脉分流手术后**是引起肝性脑病最常见原因。我国以**病毒性肝炎后肝硬化**最多见。
2. 常见的诱因

(1) 上消化道出血:为**肝性脑病最常见的诱因**,出血后血液的血红蛋白经肠道消化吸收后,产生大量的氨及其他有毒代谢产物,随门体分流而进入脑部,从而促发肝性脑病。

(2) 大量排钾利尿、放腹水:大量排钾利尿可引起低钾血症和碱中毒,促使氨进入脑产生氨中毒。大量放腹水,可造成血容量减少及大量蛋白质丢失,从而诱发肝性脑病。

(3) 高蛋白饮食:造成肝性脑病的毒物大多是蛋白质代谢产物,病人摄入高蛋白饮食,使毒物生成增加,在体内蓄积,诱发肝性脑病。

(4) 感染:机体感染时增加了肝脏负荷,发热引起水、电解质、酸碱失衡,发热还增加组织蛋白质分解代谢,增加了氨的产生。

(5) 药物:利尿剂可导致电解质平衡失调,尤其低钾,可加速肝性脑病的发生。**镇静药(如地西泮)、麻醉药**抑制神经中枢,加重意识障碍。含氮药物可引起**血氨增高**。加重肝损害的药物也是诱发肝性脑病常见原因,如乙醇、抗结核药等。

(6) 便秘:使粪便长期滞留在肠道,肠道细菌分解食物残渣,产生氨等毒物,由肠道吸收入血,诱发肝性脑病。

肝性脑病的**发病机制**迄今尚未完全明了。主要学说:①氨中毒学说:血氨增高对大脑的毒性作用主要是**干扰脑的能量代谢**及直接干扰神经传导。②假神经递质学说:当假神经递质被脑细胞摄取并取代了突触中的正常递质,则发生神经传导障碍。③**氨基酸代谢不平衡学说**:芳香族氨基酸增多进入脑组织形成假神经递质,从而抑制神经冲动的传导。

二、临床表现

一期(前驱期):**轻度性格改变和行为失常**,如欣快激动或淡漠、随地便溺。病人应答尚准确,但有时吐字不清且较缓慢。可有扑翼样震颤(**扑翼样震颤是肝性脑病最具有特征性的体征**),脑电图多数正常。

二期(昏迷前期):**以意识错乱、睡眠障碍、行为失常为主**。定向力和理解力均减退,**不能完成简单计算**。言语不清,举止反常,多有睡眠时间倒错。甚至有幻觉、恐惧、躁狂。此期病人有明显神经系统体征,如腱反射亢进、肌张力增高、巴宾斯基征阳性。扑翼样震颤存在,脑电图表现异常。

三期(昏睡期):**以昏睡和精神错乱为主**,大部分时间呈昏睡状态,但可唤醒。各种神经体征加重,肌张力增加,锥体束征呈阳性。扑翼样震颤仍存在。脑电图表现异常。

四期(昏迷期):神志完全丧失,**不能唤醒**。**浅昏迷时,对疼痛刺激有反应**,腱反射和肌张力亢进;**深昏迷时**,各种腱反射消失,瞳孔散大。扑翼样震颤无法引出。脑电图明显异常。肝功能损害严重的肝性脑病常有明显黄疸、出血倾向、肝臭,并易发各种感染、肝肾综合征和脑水肿等。

三、辅助检查

1. 血氨 慢性肝性脑病**血氨升高**,急性肝衰竭所致脑病血氨多正常。
2. 简易智力测验 主要用于早期肝性脑病,尤其是轻微肝性脑病的诊断。

四、治疗要点

1. 消除诱因 积极防治感染和上消化道出血,避免快速、大量排钾利尿和放腹水。不用或慎用镇静安眠药、麻醉药。
2. 减少肠内氨的生成和吸收

(1) 减少或临时停止蛋白质饮食(**蛋白质进入体内后,分解产生氨**),减少氨的生成。

(2) 灌肠或导泻:以清除肠内积食、积血,**可用生理盐水或弱酸性溶液灌肠**,**禁用碱性溶液如肥皂水灌肠**。口服或鼻饲50%硫酸镁溶液导泻,亦可用乳果糖灌肠或**口服乳果糖**导泻。乳果糖在结肠中被细菌分解为乳酸和醋酸,**使肠内呈酸性**,从而减少氨的产生、吸收。乳果糖因在肠内产气较多,可引起腹胀、腹绞痛、恶心、呕吐及电解质紊乱等。

(3) 抑制肠道细菌生长:口服**新霉素(首选)**或庆大霉素等,抑制肠内细菌生长,减少氨的形成和吸收。

3. 清除有毒物质,纠正氨基酸的代谢紊乱

(1) 降氨药物:**谷氨酸钾**或谷氨酸钠与**游离氨结合**形成谷氨酰胺,从而降低血氨。谷氨酸盐为碱性,使用前可先注射3~5 g维生素C,碱血症者不宜使用。**精氨酸也是常用的降血氨药物,为酸性,适用于碱中毒**。(血氨升高是肝性脑病的临床特征之一,氮代谢紊乱引起氨中毒是肝性脑病十分重要的发病机制。精氨酸可促进尿素循环,从而降血氨)

(2) 支链氨基酸(结氨酸、亮氨酸等):可纠正氨基酸代谢的不平衡,抑制大脑中假神经递质的形成。

4. 其他 如纠正水、电解质紊乱和酸碱失衡,防治脑水肿。

五、护理问题

①急性意识障碍:与血氨增高、大脑受抑制有关。②有受伤的危险:与早期肝性脑病致精神异常、烦躁不安有关。③有皮肤完整性受损的危险:与黄疸导致皮肤瘙痒有关。④知识缺乏:缺乏预防肝性脑病发生的知识。

六、护理措施

1. 严密监测病情 密切注意肝性脑病的早期征象,观察病人思维及认知改变,观察并记录病人的生命体征、瞳孔大小、对光反射等。
2. 避免各种诱发因素

(1) **禁止**给病人应用**安眠药和镇静药物**及对肝有损害的药物。

(2) 防止感染：保持口腔、会阴部、皮肤的清洁，注意预防肺部感染。

(3) 防止大量进液或输液：过多液体可引起低钾血症、稀释性低钠血症、脑水肿等，可加重肝性脑病。

(4) 避免**快速利尿**和**大量放腹水**，及时纠正频繁的腹泻和呕吐，防止有效循环血容量减少，水电解质紊乱和酸碱失衡。

(5) 保持大便通畅：大便通畅有利于<u>清除肠内含氮物质</u>。便秘者，可口服或鼻饲**50%硫酸镁** 30～50 ml 导泻，也可用**生理盐水或弱酸溶液洗肠**。弱酸溶液洗肠可有利于肠道的氨转变为铵离子随粪便排出。<u>忌用肥皂水灌肠</u>，因其可使肠腔**内呈碱性**，促进铵离子转变为氨，吸收入血液循环至脑组织，使肝性脑病加重。

3. 饮食护理（高热量、低脂低盐、忌蛋白质饮食） 限制蛋白质摄入，发病开始数日<u>内禁食蛋白质</u>，供给足够的热量和维生素，以糖类为主要食物。<u>昏迷者应忌食蛋白质</u>，可鼻饲或静脉补充葡萄糖供给热量。清醒后可逐步增加蛋白质饮食，每天控制在**20 g**以内，**最好给予植物蛋白**，如豆制品。植物蛋白质含<u>支链氨基酸</u>，含芳香族氨基酸（酪氨酸、苯丙氨酸）少，适用于肝性脑病。<u>显著腹水病人应限制钠、水量，每天应钠 250 mg</u>，**水入量一般为每天尿量加 1 000 ml**。多食新鲜蔬菜水果，补充维生素。<u>禁用维生素 B$_6$</u>，因其可影响多巴胺进入脑组织，减少正常神经递质。

4. 意识障碍病人的护理 对于躁动不安者须加床档，必要时宜用约束带，以防坠床。

5. 昏迷病人的护理 病人保持卧位，头偏向一侧，保证病人呼吸道通畅，必要时给予吸氧。做好病人的口腔护理、皮肤护理、防压疮。

6. 药物护理 遵医嘱迅速给予降氨药物，并注意观察药物的疗效及副反应。静脉滴注精氨酸时速度<u>不宜过快</u>，以免出现流涎、面色潮红与呕吐等不良反应。

七、健康教育

1. 向病人及家属讲解本病的发生、发展过程及治疗、预后。鼓励病人树立战胜疾病的信心，保持乐观情绪，积极配合治疗。

2. 向病人及家属介绍肝性脑病的诱发因素和避免的方法，合理饮食，避免使用镇静催眠药、含氮药和对肝功能有损害的药物、保持大便通畅、避免各种感染、戒除烟酒等。教会病人家属识别肝性脑病的早期征象，如出现及时到医院就诊。

3. 嘱病人按医嘱规定的剂量、用法服药，了解药物不良反应，定期随访复诊。

单元测试题

1. 患者，男，56 岁。肝硬化病史 7 年，此次因腹水入院治疗。某日大量利尿放腹水后出现肝性脑病。导致该患者肝性脑病最主要的诱因是 （　　）
   A. 上消化道出血　　　B. 高蛋白饮食　　　C. 低钾性碱中毒　　　D. 感染
   E. 药物

2. 肝硬化病人不宜大量放腹水，因可导致 （　　）
   A. 肝性脑病　　　B. 脱水　　　C. 上消化道出血　　　D. 电解质紊乱
   E. 蛋白质丢失

3. 患者，男，60 岁。肝硬化 5 年，少量腹水，口服利尿剂，近日为补充营养，口服蛋白粉。今日家属发现其表情淡漠，回答问题准确，但吐字不清，有双手扑翼样震颤，初步诊断为肝性脑病，其发病诱因为 （　　）
   A. 上消化道出血　　　B. 高蛋白饮食　　　C. 感染　　　D. 大量排钾利尿
   E. 放腹水

4. 血氨升高是肝性脑病的发病机制之一，氨吸收的主要部位在 （　　）
   A. 胃　　　B. 十二指肠　　　C. 小肠　　　D. 结肠
   E. 直肠

5. 肝性脑病患者最早出现的表现为 （　　）
   A. 意识模糊　　　B. 扑翼样震颤　　　C. 脑电图异常　　　D. 血氨增高
   E. 性格和行为改变

6. 患者，男，65 岁。"肝硬化伴上消化道大出血"入院，出现性格改变、行为异常。有扑翼样震颤，该患者可能出现的并发症为 （　　）
   A. 原发性肝癌　　　B. 肝肾综合征　　　C. 肝性脑病　　　D. 肝肺综合征
   E. 中枢神经系统感染

7. 患者有严重肝脏疾病，住院即将进行手术，术前最需要补充的维生素是 （　　）
   A. 维生素 A　　　B. 维生素 K　　　C. 维生素 C　　　D. 维生素 D
   E. 维生素 B$_6$

8. 患者，女，54 岁。患肝硬化 8 年，近日出现大部分时间昏睡，可唤醒，有扑翼样震颤，肌张力增加，脑电图异常，锥体束征阳性，此时该患者处于肝性脑病的昏睡期。目前给患者安排哪种饮食为宜。 （　　）
   A. 给予低蛋白饮食　　　　　　　　　　B. 补充大量维生素 A
   C. 保证总热量和糖类摄入　　　　　　　D. 给予富含粗纤维饮食

E. 限制含钾食物的摄入
9. 护理肝性脑病患者，**不正确**的是 ( )
   A. 忌食蛋白质　　　B. 低盐饮食　　　C. 大量放腹水　　　D. 避免消化道出血诱因
   E. 便秘时弱酸溶液
10. 肝性脑病患者禁用的灌肠液是 ( )
    A. 弱酸性溶液　　　B. 高渗盐水　　　C. 肥皂水　　　D. 水合氯醛
    E. 低渗盐水
11. 肝性脑病合并碱中毒时应选用 ( )
    A. 谷氨酸　　　B. 精氨酸　　　C. 鸟氨酸　　　D. 色氨酸
    E. 半胱氨酸
12. 患者，男，65岁。有慢性肝炎病史10年，患肝硬化5年，近日出现大部分时间昏睡，可唤醒，有扑翼样震颤，肌张力增加，脑电图异常。目前该患者最主要的护理问题是 ( )
    A. 焦虑　　　B. 恐惧　　　C. 知识缺乏　　　D. 活动无耐力
    E. 有受伤的危险
13. 在肝性脑病的治疗中，禁止使用的药物是 ( )
    A. 西咪替丁　　　B. 地西泮（安定）　　　C. 谷氨酸钾　　　D. 精氨酸
    E. 硫酸镁
14. 患者，男，56岁，肝硬化病史2年。因上消化道大量出血急诊入院，后并发肝性脑病，出血后3天未排大便。应首选的措施是 ( )
    A. 清水灌肠　　　B. 开塞露　　　C. 肥皂水灌肠　　　D. 口服番泻叶
    E. 25%硫酸镁导泻＋乳果糖口服
15. 患者，男，68岁。因肝硬化、肝性脑病、腹水入院，护士给患者家属解释给病人口服**乳果糖**的主要目的是 ( )
    A. 促进排便　　　　　　　　　　　B. 抑制大脑假神经递质的形成
    C. 减少氨的产生　　　　　　　　　D. 抑制肠内细菌生长
    E. 补充能量
16. 肝性脑病者选用 ( )
    A. 低盐、高维生素、低蛋白质饮食　　　B. 低动物脂肪、低胆固醇、少糖少盐
    C. 高热量、高维生素、高效价低蛋白　　D. 高热量、高蛋白、高维生素、易消饮食
    E. 高热量、低脂低盐、忌蛋白质饮食
17. 肝性脑病病人经治疗神志恢复后可逐渐给予蛋白质饮食，最适宜的选择是 ( )
    A. 动物蛋白质　　　B. 蔬菜、水果　　　C. 碳水化合物　　　D. 植物蛋白质
    E. 每日蛋白质在40 g以上
18. 患者，男，65岁。因肝硬化合并上消化道出血后诱发肝性脑病。患者目前处于昏迷状态，下列护理措施**错误**的是 ( )
    A. 发生尿潴留应给予留置导尿　　　　B. 使用床档防止坠床
    C. 保持呼吸道通畅　　　　　　　　　D. 给无蛋白高热量饮食
    E. 给予舒适体位
19. 最易导致肝病病人并发肝性脑病的因素是（肝细胞功能衰竭和门-腔静脉侧支循环形成，使来自肠道的许多毒性产物未被肝解毒经侧支循环进入体循环，透过大脑屏障，引起脑功能紊乱） ( )
    A. 大量进食含氮食物或药物　　　　　B. 门—体静脉分流存在
    C. 休克和贫血　　　　　　　　　　　D. 脑水肿和继发感染
    E. 糖和水电解质紊乱

（20～21题共用题干）
患者，男，42岁。意识模糊，既往有肝硬化病史，一年来乏力，胃纳减退，口有臭味，有扑翼样震颤，血氨升高。
20. 对该病人不妥的护理措施是 ( )
    A. 避免使用麻醉镇静剂　　　　　　　B. 消除病因，减少有毒物质的产生和吸收
    C. 保持大便通畅，必要时用弱酸溶液灌肠　　D. 鼻饲饮食，供给足够能量，以减少蛋白分解
    E. 注意水、电解质平衡，限制钠盐和钾盐摄入
21. 病人经治疗，病情稳定出院休养予以健康指导，**除**下列哪项 ( )
    A. 介绍疾病相关知识　　　　　　　　B. 指导合理饮食，严格限制蛋白质及粗纤维食物摄入
    C. 避免使用对肝脏有损害的药物　　　D. 指导病人按医嘱用药，并定期门诊随访
    E. 告知家属肝性脑病的早期征象，一旦发现及时就医
22. 患者，男，48岁，肝硬化8年，今日出现昏迷，可唤醒，有扑翼样震颤，脑电图异常，该患者最主要的护理问题是 ( )

A. 急性意识障碍　　　　　　　　　　　　　　B. 体液过多
C. 活动无耐力　　　　　　　　　　　　　　　D. 营养失调:低于机体需要量度
E. 恐惧

23. 患者,女,56岁,肝硬化病史5年,今晨出现表情淡漠,言语缓慢且吐字不清,下列有关该患者的护理措施**错误**的是（　　）
    A. 防止大量输液　　　　　　　　　　　　　B. 尿潴留可快速利尿药
    C. 防止感染　　　　　　　　　　　　　　　D. 便秘者可口服50%硫酸镁导泻
    E. 可用弱酸溶液灌肠

24. 患者,男,52岁,肝硬化病史十余年,伴大量腹水10天,近日出现意识障碍,血氨增高,肝肾功能减退,下列治疗哪项**不妥**（　　）
    A. 精氨酸静脉滴注　　　　　　　　　　　　B. 选用谷氨酸钠,降低血氨
    C. 稀醋酸灌肠　　　　　　　　　　　　　　D. 忌用一切对肝、肾功能有损害的药物
    E. 口服乳果糖,降低肠腔pH,减少氨生成和吸收

25. 肝硬化患者合并上消化道大出血经止血后,为清除肠道积血,减少氨的生成,预防肝性脑病发生应采取的措施是（　　）
    A. 肥皂水灌肠　　　B. 缓泻剂　　　C. 开塞露　　　D. 含粗纤维食物
    E. 生理盐水或新霉素溶液灌肠

26. 肝性脑病昏迷前期最突出的表现是（　　）
    A. 睡眠习惯改变　　　B. 记忆力下降　　　C. 定向力障碍　　　D. 扑翼样震颤
    E. 脑电图异常

27. 患者,女,45岁,呕吐、腹泻1天,意识模糊,行为异常来急诊。查体:生命体征正常,有乙肝病史15年,胸部有蜘蛛痣,心、肺、腹未见异常,脾大,双上肢散在出血点,血糖7.1 mmol/L,尿糖(+),尿酮(−),尿镜检(−),最有价值的辅助检查是（　　）
    A. CT　　　B. 甲胎蛋白　　　C. B超　　　D. 血氨
    E. 乙肝五项

28. 肝性脑病患者使用精氨酸的目的是（　　）
    A. 使肠内呈碱性,减少氨的吸收　　　　　　B. 防止酸碱平衡紊乱
    C. 改善肝功能　　　　　　　　　　　　　　D. 抑制脑内神经递质的合成
    E. 与游离氨结合,从而降低血氨

29. 对肝性脑病病人的护理,**不妥**的是（　　）
    A. 禁蛋白饮食　　　　　　　　　　　　　　B. 用弱酸溶液灌肠
    C. 保持大便通畅　　　　　　　　　　　　　D. 烦躁不安时给予巴比妥镇静
    E. 注意观察生命体征改变

30. 肝性脑病病人暂停蛋白质饮食是为了（　　）
    A. 减少氨的形成　　　B. 减少氨的吸收　　　C. 促使氨的转化　　　D. 降低肠道内pH
    E. 降低血尿素氮

31. 为降低血氨浓度,肝性脑病昏迷病人可鼻饲（　　）
    A. 牛奶　　　B. 鸡汤　　　C. 果汁　　　D. 鱼汤
    E. 25%葡萄糖

32. 对肝性脑病患者,**错误**的护理措施是（　　）
    A. 低热量饮食　　　　　　　　　　　　　　B. 暂停蛋白质摄入
    C. 清除肠内积血　　　　　　　　　　　　　D. 米醋加生理盐水灌肠
    E. 口服50%硫酸镁溶液导泻

33. 患者,男,52岁,患肝硬化2年。因上消化道大出血后并发肝性脑病入院,入院后3天未解大便。应首选的措施是（　　）
    A. 肥皂水灌肠　　　B. 清水灌肠　　　C. 给开塞露　　　D. 口服番泻叶
    E. 生理盐水灌肠

34. 引起肝性脑病最常见的病因为（　　）
    A. 肝脓肿　　　B. 胆石症状　　　C. 胆囊炎　　　D. 门体分流手术
    E. 肝硬化

(35~38题共用题干)

患者,女,45岁,因肝硬化腹水入院。放腹水后出现精神错乱、幻觉、嗜睡伴有扑翼样震颤、脑电图异常等表现。

35. 患者此时处于肝昏迷的（　　）

A. 典型期　　　　　　B. 嗜睡期　　　　　　C. 昏睡期　　　　　　D. 浅昏迷期
E. 深昏迷期

36. 遵医嘱用硫酸镁导泻,重点观察内容**除外**　　　　　　　　　　　　　　　　　　　　　　　　　　(　　)
    A. 体温　　　　　　　B. 心率　　　　　　　C. 血压　　　　　　　D. 呼吸
    E. 排便量

37. 该患者的饮食护理**不正确**的是　　　　　　　　　　　　　　　　　　　　　　　　　　　　　　　(　　)
    A. 忌食蛋白质　　　　B. 限盐饮食　　　　　C. 高热量饮食　　　　D. 补充多种维生素
    E. 清醒后供植物性蛋白质

38. 因其可使多巴在外周神经处转为多巴胺,影响多巴进入脑组织,减少中枢神经系统的正常传导递质,肝性脑病患者**禁**
    用的维生素是　　　　　　　　　　　　　　　　　　　　　　　　　　　　　　　　　　　　　　(　　)
    A. 维生素 B_1　　　B. 维生素 B_2　　　C. 维生素 C　　　　D. 维生素 B_{12}
    E. 维生素 B_6

(39~41题共用题干)

男性,48岁。有肝硬化病史8年,6个月来,出现腹水。4天前开始解黑便,今天因淡漠少言、反应迟钝就诊,怀疑有肝性脑病可能。

39. 该患者肝性脑病的诱发因素最可能与下列哪项因素有关　　　　　　　　　　　　　　　　　　　　　(　　)
    A. 上消化道出血　　　B. 疼痛　　　　　　　C. 感染　　　　　　　D. 大量放腹水
    E. 摄入大量蛋白质饮食

40. 为防止肝性脑病进一步加重,目前最重要的治疗措施是　　　　　　　　　　　　　　　　　　　　　(　　)
    A. 禁食　　　　　　　B. 抗感染　　　　　　C. 静脉输注白蛋白　　D. 吸氧
    E. 止血和清除肠道积血

41. 医嘱给予患者乳果糖口服的主要作用是　　　　　　　　　　　　　　　　　　　　　　　　　　　(　　)
    A. 补充热量　　　　　B. 抑制血氨形成　　　C. 抑制肠道细菌繁殖　D. 改变肠道 pH
    E. 增加糖的供给,保护肝

42. 患者,女,53岁。因突然意识障碍伴右侧肢体瘫痪入院。查体:呼之不应,压眶有痛苦表情,角膜反射及瞳孔对光反射
    存在。护士判断该患者意识状态为　　　　　　　　　　　　　　　　　　　　　　　　　　　　(　　)
    A. 昏迷　　　　　　　B. 嗜睡　　　　　　　C. 浅昏迷　　　　　　D. 深昏迷
    E. 意识模糊

43. 患者,男,75岁,诊断为肝性脑病入院。患者目前处于昏迷状态,下列护理措施错误的是　　　　　　(　　)
    A. 口腔护理预防口腔感染　　　　　　　　　　B. 使用床档防止坠床
    C. 给予舒适体位　　　　　　　　　　　　　　D. 长期留置导尿管,以防尿液浸湿皮肤
    E. 定时翻身防止压疮

44. **肝性脑病最具有特征性的体征是**　　　　　　　　　　　　　　　　　　　　　　　　　　　　　(　　)
    A. 腱反射亢进　　　　B. 肌张力增加　　　　C. 扑翼样震颤　　　　D. 踝阵挛
    E. 巴宾斯基征阳性

45. 患者,男,临床诊断为肝性脑病昏迷前期。下列对于该患者**不宜**食用的食物是　　　　　　　　　　(　　)
    A. 肉末蛋糕,拌菠菜　B. 果汁,蛋糕　　　　C. 豆腐脑,什锦菜　　D. 炒米饭,蘑菇汤
    E. 稀粥,烧饼

46. 患者,男,52岁。确诊为肝性脑病,现给予乳果糖口服,目的是为了　　　　　　　　　　　　　　　(　　)
    A. 导泻　　　　　　　B. 酸化肠道　　　　　C. 抑制肠菌生长　　　D. 补充能量
    E. 保护肝脏

47. 肝性脑病患者禁用的维生素是(因维生素 B_6 可使多巴在外周神经处转为多巴胺,影响多巴进入脑组织,减少中枢神
    经系统的正常递质传递)　　　　　　　　　　　　　　　　　　　　　　　　　　　　　　　　　(　　)
    A. 维生素 C　　　　　B. 维生素 B_1　　　C. 维生素 A　　　　　D. 维生素 B_6
    E. 维生素 E

(48~49题共用题干)

患者,男,50岁。因"神志不清、行为异常5天,昏迷1天"入院,既往有肝硬化病史8年。入院查体:呼之不应,压眶反射无反应。皮肤可见蜘蛛痣。实验室检查:血氨 145 μg/dl。脑电图显示 s 波每秒3次。诊断为肝硬化、肝性脑病。

48. 患者入院后制定的护理措施**不恰当**的是　　　　　　　　　　　　　　　　　　　　　　　　　　(　　)
    A. 取仰卧位,头偏向一侧　　　　　　　　　　B. 鼻饲25%葡萄糖供给热量
    C. 必要时使用约束带　　　　　　　　　　　　D. 每日入液量以尿量加1 000 ml为标准
    E. 如有便秘及时用肥皂水灌肠

49. **患者经积极治疗后好转,神志清醒,此时适宜的饮食是**(清醒后可逐步增加蛋白质饮食,最好给予植物性蛋白如豆制

品,可减少氨的生成)　　　　　　　　　　　　　　　　　　　　　　　　　　　　　　　(　　)
　　A. 逐步增加蛋白质饮食,以动物蛋白为主　　　B. 限制碳水化合物的摄入
　　C. 绝对禁食蛋白质饮食　　　　　　　　　　　D. 逐步增加蛋白质饮食,以植物蛋白为主
　　E. 增加脂肪的摄入,以保证热量的供给
50. 关于肝性脑病患者饮食护理的叙述,正确的是　　　　　　　　　　　　　　　　　　　　(　　)
　　A. 每日饮水量不少于 2 000 ml　　　　　　　　B. 血氨偏高限制蛋白质的摄入
　　C. 每月总热量以脂肪为主　　　　　　　　　　D. 病情好转后主要选择动物蛋白
　　E. 应控制饮食中维生素的摄入
51. 属于氨中毒引起肝性脑病的主要机制是　　　　　　　　　　　　　　　　　　　　　　(　　)
　　A. 氨导致蛋白质代谢障碍　　　　　　　　　　B. 氨干扰脑的能量代谢
　　C. 氨取代正常神经递质　　　　　　　　　　　D. 氨引起神经传导异常
　　E. 氨使氨基酸代谢不平衡

第十六节　胆道感染病人的护理

胆道感染是指细菌侵袭胆囊壁和(或)胆管壁而发生的炎症反应,胆汁中有细菌生长。胆内结石可引起胆道梗阻,造成胆汁淤滞、细菌繁殖而致胆道感染;胆道反复感染又是胆石形成的致病因素和促发因素。

一、胆囊炎病人的护理

胆囊炎是**细菌性感染**或**化学性刺激**引起的胆囊炎性病变。根据发病的缓急和病程的长短分为急性胆囊炎和慢性胆囊炎。

(一)病因　　引起急性胆囊炎的常见病因是**胆囊结石堵塞胆囊管**,其他如蛔虫堵塞、致病菌侵入(**经胆道逆行而入侵胆囊,主要为革兰阴性杆菌**)、较大手术及胰液反流等创伤和理化刺激也可引起急性胆囊炎。

(二)临床表现

1. 急性胆囊炎

(1) 症状　①腹痛:急性发作典型表现是突发**右上腹阵发性绞痛**,常在**饱餐、进食油腻食物**数小时后发生,疼痛可放射至**右肩背部**(牵涉性疼痛)。②消化道症状:疼痛时常伴有恶心、呕吐、厌食等消化道症状。③发热:感染严重或化脓性、坏疽性胆囊炎时,患者可出现寒战、高热,体温可高达 40 ℃。

(2) 体征　①腹部压痛:右上腹可有不同程度和不同范围的**压痛**、**反跳痛和肌紧张**,Murphy 征(**墨菲征**)**阳性**。②黄疸:10%～25%的病人可出现轻度黄疸。

2. 慢性胆囊炎:症状常不典型,主要表现为上腹部饱胀不适、厌食油腻和嗳气等消化不良症状及右上腹和肩背部隐痛。多数病人曾有典型的胆绞痛病史。

(三)辅助检查　①B超检查:**为首选的检查方法**,可显示胆囊增大,胆囊壁增厚,大部分患者可见胆囊内有结石影像。因为进食后胆囊会收缩而影响检查,所以在行**超声检查前**,**禁食 10 小时以上**,最好是**清晨空腹做检查**,这样就可以很清楚地看到胆囊内的情况。慢性胆囊炎 B 超为显示胆囊壁增厚,胆囊腔缩小或萎缩,排空功能减退或消失,常伴胆囊结石。②实验室检查:血白细胞计数及中性粒细胞比例增高。

(四)治疗要点

1. 非手术治疗　包括禁食、胃肠减压、纠正水、电解质和酸碱平衡紊乱、解痉止痛、控制感染及全身支持,服用消炎利胆及解痉药物。在非手术治疗期间若病情加重或出现胆囊坏疽、穿孔等并发症时应及时手术治疗。

2. 手术治疗　胆囊切除术或腹腔镜胆囊切除术。

(五)护理问题　①急性疼痛:与结石嵌顿、胆汁排空受阻致胆囊强烈收缩或继发胆囊感染有关。②有体液不足危险:与不能进食和手术前后需要禁食有关。③潜在并发症:胆囊穿孔。

(六)护理措施

1. 减轻疼痛　根据疼痛的程度和性质,采取非药物或药物的方法正确处理。

(1) 卧床休息:协助病人采取舒适体位。

(2) 合理饮食:病情较轻的病人,指导其清淡饮食,**忌油腻食物**;病情严重且拟急诊手术的病人予以禁食和胃肠减压,以减轻腹胀和腹痛。

(3) 药物止痛:对诊断明确的剧烈疼痛者,可给予消炎利胆、解痉或止痛药,以缓解疼痛。**吗啡有使胆囊口括约肌痉挛的作用**,**增加胆道压力**,**加重病情**,**应禁止使用**。

(4) 控制感染:遵医嘱及时合理应用抗菌药物。

2. 维持水、电解质及酸碱平衡。

3. 并发症的预防及护理

(1) 加强观察:严密监测病人生命体征及腹痛程度、性质和腹部体征变化。**若腹痛进行性加重**,**且范围扩大**,**出现压痛、反跳痛、肌紧张等**,**同时伴有寒战、高热的症状**,**提示胆囊穿孔**或病情加重。

（2）减轻胆囊内压力：遵医嘱应用敏感抗菌药物，以有效控制感染，减轻炎性渗出，达到减少胆囊内压力、预防胆囊穿孔的目的。

（3）及时处理胆囊穿孔：一旦发生胆囊穿孔，应及时报告医师，并配合做好紧急手术准备。

（七）健康教育　避免过度劳累及精神高度紧张；忌油腻食物，宜少量多餐，避免过饱；非手术治疗及行胆囊造口术的病人，若出现腹痛、发热和黄疸等症状时，应及时就诊。

二、急性梗阻性化脓性胆管炎（AOSC）

急性梗阻性化脓性胆管炎是在胆道梗阻基础上，并发胆道的急性化脓性细菌感染。它是胆道感染疾病中的严重类型，亦称急性重症胆管炎。

（一）病因　<u>胆管结石是最常见的梗阻因素</u>，其次为胆道蛔虫、胆管狭窄或肿瘤等。造成胆道感染的致病细菌有<u>大肠埃希菌</u>、多变杆菌、产气杆菌、铜绿假单胞菌等革兰阴性杆菌，厌氧菌亦多见。

（二）临床表现　起病急骤，突发剑突下或上腹部顶胀痛或绞痛，继而寒战、高热、恶心、呕吐。除胆道感染的<u>夏柯 Charcot 三联症（腹痛、寒战高热、黄疸）</u>外，病人迅速出现感染性<u>休克</u>和<u>中枢神经系统受抑制</u>，即雷诺（Reynolds）五联症。如未予有效治疗，继续发展，并发多器官功能衰竭，可在短期内死亡。查体可有不同程度的上腹部压痛和腹膜刺激征。

（三）辅助检查

1. 实验室检查　白细胞计数升高，可超过 $20\times10^9/L$，中性粒细胞比例明显升高，可出现中毒颗粒；血小板计数降低；凝血酶原时间延长。

2. 影像学检查　<u>首先 B 超检查</u>，可显示胆管内有结石影，近段扩张。

3. 其他检查　PTC（经皮肝穿刺胆管造影）和 ERCP（经内镜逆行胰胆管造影）检查有助于明确梗阻部位、原因和程度。<u>PTC 术后平卧 4～6 小时，每小时监测血压、脉搏 1 次至平稳</u>。

（四）治疗要点　<u>边抗休克边紧急手术解除胆道梗阻并减压</u>。①抗休克：补液、扩容、恢复有效循环血量等。②联合应用足量、有效、广谱抗菌药物，控制感染。③全身支持、对症治疗。④手术治疗：胆总管切开减压、取石、T 型管引流术。

（五）护理问题　①体液不足：与呕吐、禁食、胃肠减压和感染性休克等有关。②体温过高：与胆管梗阻并继发感染有关。③潜在并发症：<u>胆道出血、胆瘘、多器官功能障碍或衰竭</u>。

（六）护理措施　①严密监护病人的生命体征和循环功能；补液扩容，纠正休克，维持水、电解质及酸碱平衡。②采用物理降温、药物降温和控制感染。③采取合适体位；禁食和胃肠减压；解痉镇痛；氧气吸入。④低脂饮食 1 个月以上，且以少量多餐为原则。⑤并发症的预防和护理。

（七）健康教育

1. 合理饮食　<u>低脂肪、高蛋白、高维生素易消化的饮食</u>，预防结石的形成。

2. 及时就诊　出现腹痛、发热、黄疸时及时到医院诊治。

3. T 管护理　病人带 T 型引流管出院时，应告知病人留置 T 型引流管引流目的，指导其进行自我护理。①妥善固定引流管和放置引流袋，防止扭曲或受压。②避免举重物或过度活动，以防管道脱出或胆汁逆流。③沐浴时应采取淋浴的方式，并用塑料薄膜覆盖引流伤口处。④<u>引流管伤口每日换药 1 次</u>，敷料被渗湿时，应及时更换，以防感染，伤口周围皮肤<u>涂氧化锌软膏保护</u>。⑤<u>每日同一时间更换引流袋</u>，并记录引流液的量、颜色及形状。若引流管脱出、引流液异常或身体不适应及时就诊。

单元测试题

1. 急性胆囊炎引起的腹痛常发生于　　　　　　　　　　　　　　　　　　　　　　　　　　　　　　　（　　）
   A. 睡眠时　　　　　　B. 剧烈运动时　　　　　C. 空腹时　　　　　　D. 油腻餐后
   E. 紧张工作时

2. 急性胆囊炎的右肩背部疼痛属于　　　　　　　　　　　　　　　　　　　　　　　　　　　　　　　（　　）
   A. 内脏性疼痛　　　　B. 躯体性疼痛　　　　　C. 牵涉性疼痛　　　　D. 转移性疼痛
   E. 胆绞痛

3. 普查和诊断胆道疾病的首选检查方法是　　　　　　　　　　　　　　　　　　　　　　　　　　　（　　）
   A. X 线平片　　　　　B. B 超　　　　　　　　C. CT　　　　　　　　D. MRI（磁共振）
   E. ERCP

4. B 超检查胆囊前应常规禁食　　　　　　　　　　　　　　　　　　　　　　　　　　　　　　　　（　　）
   A. 3 小时　　　　　　B. 4 小时　　　　　　　C. 6 小时　　　　　　D. 8 小时
   E. 12 小时

5. 急性胆囊炎在非手术治疗期间若出现胆囊穿孔，最主要的护理措施是　　　　　　　　　　　　　（　　）
   A. 药物降温　　　　　B. 药物止痛　　　　　　C. 非药物止痛　　　　D. 物理降温
   E. 做好紧急手术的准备

6. 急性梗阻性化脓性胆管炎（AOSC）的 Reynolds 五联征指的是　　　　　　　　　　　　　　　　（　　）
   A. 腹痛、腹胀、寒战高热、黄疸、休克　　　　　　　　B. 腹痛、寒战高热、黄疸、休克、神经精神症状

C. 寒战、高热、恶心、呕吐、休克　　　　　　　　D. 腹痛、腹胀、高热、休克、精神症状
   E. 恶心呕吐、腹痛、黄疸、高热、休克
7. 急性梗阻性化脓性胆管炎最关键的治疗措施是 （　）
   A. 吸氧　　　　　　　　　　　　　　　　　　　B. 药物止痛
   C. 物理降温　　　　　　　　　　　　　　　　　D. 纠正水、电解质、酸碱平衡
   E. 紧急手术解除胆道梗阻并减压
8. 患者,男,45岁,轻度急性胆管炎,非手术治疗。病情观察中,患者需急诊手术的情况是 （　）
   A. 高热、寒战　　　B. 白细胞计数增高　　C. 血压下降,神志不清　　D. 进行性加重的腹痛
   E. 墨菲征阳性
9. 多器官功能衰竭综合征并发于 （　）
   A. 急性胆管炎　　　　　　　　　　　　　　　　B. 急性梗阻性化脓性胆管炎
   C. 急性单纯性胆管炎　　　　　　　　　　　　　D. 亚急性化脓性胆管炎
   E. 慢性梗阻性胆管炎
10. 患者,男,40岁,急诊入院,神志不清。出冷汗,脉搏细数。血压80/45 mmHg。诊断为"急性梗阻性化脓性胆管炎",其体位应取 （　）
    A. 半坐卧位　　　　B. 坐位　　　　　　　C. 中凹位　　　　　　D. 头高足低位
    E. 任意卧位
11. 胆汁的排放方式为 （　）
    A. 持续性　　　　　B. 定时　　　　　　　C. 间断性　　　　　　D. 夜间
    E. 空腹
12. 墨菲征阳性见于 （　）
    A. 急性腹膜炎　　　B. 急性胃穿孔　　　　C. 急性胆囊炎　　　　D. 急性胰腺炎
    E. 肠扭转
13. 关于急性胆囊炎,下列哪一项是**错误**的 （　）
    A. 进油腻食物是发病的诱发因素　　　　　　　　B. 右上腹持续性、阵发性加重
    C. 疼痛放射至右肩或右背部　　　　　　　　　　D. 墨菲氏征阳性
    E. 多数病人伴有黄疸
14. "白胆汁"见于 （　）
    A. 化脓性胆囊炎　　B. 坏疽性胆囊炎　　　C. 急性单纯性胆囊炎　D. 胆囊穿孔
    E. 胆囊积液
15. 急性梗阻性化脓性胆管炎最常见的梗阻因素是 （　）
    A. 胆道息肉　　　　B. 胆管结石　　　　　C. 胆道蛔虫　　　　　D. 壶腹部肿瘤
    E. 原发性硬化性胆管炎
16. 胆道疾病中最容易发生休克的是 （　）
    A. 胆囊结石　　　　B. 肝外胆管结石　　　C. 胆道蛔虫　　　　　D. 肝内胆管癌
    E. 急性梗阻性化脓性胆管炎
17. 患者,男,41岁,右上腹疼痛2天。查体:体温40℃,皮肤、巩膜黄染;B超示:胆总管结石。为警惕发生重症胆管炎,护士应重点观察的内容是 （　）
    A. 体温、脉搏　　　B. 腹膜刺激征　　　　C. 恶心、呕吐　　　　D. 血压、神志
    E. 呼吸节律变化
18. 胆道系统疾病的检查后,容易并发腹腔内出血的是 （　）
    A. 经皮肝穿刺胆道造影(PTC)　　　　　　　　　B. 术中胆管造影
    C. 纤维胆道镜　　　　　　　　　　　　　　　　D. B超
    E. 经内镜逆行胆管造影(ERCP)
19. 对于行经皮肝穿刺胆道造影(PTC)检查后的患者,护士应重点观察 （　）
    A. 呼吸,体温　　　　　　　　　　　　　　　　B. 血压、腹部症状和体征变化
    C. 切开渗血情况　　　　　　　　　　　　　　　D. 心率
    E. 肝浊音界,腹胀
20. 患者,女,27岁,急性胆囊炎,准备急症手术,患者表现害怕手术,护士首先给予 （　）
    A. 术前用药　　　　B. 心理护理　　　　　C. 严密观察病情变化　D. 备皮、皮试
    E. 向患者解释手术基本过程
21. 急性胆囊炎的主要病因是 （　）
    A. 细菌感染　　　　B. 胆囊内蛔虫　　　　C. 胆囊管狭窄　　　　D. 胆囊结石

E. 胰液反流
22. 夏柯三联症见于下列哪种疾病　　　　　　　　　　　　　　　　　　　　　　　　　　　　　　　　　（　）
　　A. 急性胆管炎　　　　B. 急性阑尾炎　　　　C. 急性胆囊炎　　　　D. 急性腹膜炎
　　E. 急性乳腺炎
23. 患者,男,50岁,患胆石症8年,3天前因腹痛、寒战、高热和黄疸发作,门诊用抗生素、输液治疗无效住院,来院时发现
　　患者神志不清,血压80/50 mmHg,考虑　　　　　　　　　　　　　　　　　　　　　　　　　　　　　（　）
　　A. 胆道蛔虫症　　　　B. 胆总管结石症　　　　C. 急性重症胆管炎　　　　D. 胆囊穿孔腹膜炎
　　E. 急性坏疽性胆囊炎
24. 患者,女,36岁。因"胆囊炎,胆石症"明天即将做胆囊切除术,护士应首选下列哪个主题与患者交谈　　　　　（　）
　　A. 术前需要做的准备　　　　　　　　　　　B. 规律饮食的重要性
　　C. 术前应保证充足的睡眠　　　　　　　　　D. 鼓励患者战胜疾病
　　E. 预防术后并发症
25. 夏柯(Charcot)三联征是指　　　　　　　　　　　　　　　　　　　　　　　　　　　　　　　　　　（　）
　　A. 腹痛、恶心、高热　　　　　　　　　　　B. 恶心、腹胀、寒战
　　C. 腹痛、腹胀、寒战高热　　　　　　　　　D. 腹痛、黄疸、恶心
　　E. 腹痛、寒战高热、黄疸
26. 对急性胆囊炎患者进行腹部触诊,最常见的压痛点在(右图)　　　　　　　　　　　　　　　　　　　　（　）
　　A. A　　　　　　　　　　　　　　　　　　B. B
　　C. C　　　　　　　　　　　　　　　　　　D. D
　　E. E

第十七节　胆道蛔虫病病人的护理

一、病因

蛔虫成虫寄生于**小肠中下段**,当肠道环境发生变化时,如肠道功能紊乱、饥饿、高热、胃酸降低和驱虫不当时。蛔虫有**钻孔**习性,可上达胃、十二指肠内,钻入胆道引起症状。

二、临床表现

1. 症状　突发性剑突下阵发性"**钻顶样**"**剧烈绞痛**,可向右肩背部放射。发作时辗转不安,呻吟不止,大汗淋漓,可伴有恶心、呕吐或呕吐蛔虫。疼痛可突然缓解,间歇期宛如正常人。

2. 体征　剑突下或稍偏右有压痛,但无腹膜刺激征。**症状与体征不符**,即症状重而体征轻微是胆道蛔虫病的特征。

三、辅助检查

1. 血常规检查　白细胞计数和嗜酸性粒细胞比例升高。

2. 影像学检查　**B超检查为本病的首选检查方法**,可见蛔虫体。ERCP亦可用于检查胆总管下端的蛔虫,同时可取出蛔虫,起治疗作用。

3. 大便常规　可查到蛔虫卵。

四、治疗

治疗要点:解痉、镇痛、利胆、驱虫、控制感染、纠正水电解质失调。绝大多数病人可用**非手术治疗**法治愈,仅在出现严重并发症时才考虑手术治疗。

1. 非手术治疗

(1) 解痉镇痛:疼痛发作时,可用阿托品、山莨菪碱(654-2)注射液等解痉止痛;必要时可注射哌替啶,但**禁用吗啡**。

(2) 利胆驱虫:发作时可服用利胆排蛔虫的中药(如乌梅汤)和33%硫酸镁。氧气驱虫对镇痛和驱虫均有效。**驱虫药应选择在清晨空腹或晚上临睡前服用,最好在症状缓解期进行**。如蛔虫、蛲虫首选哌嗪;钩虫首选左旋咪唑。

(3) 控制感染:采用氨基糖苷类和甲硝唑等抗菌药物。

2. 手术治疗　手术切开胆总管探查、取虫和引流。

五、护理问题

①急性疼痛:与蛔虫刺激导致胆道口括约肌痉挛有关。②知识缺乏:与缺乏饮食卫生保健知识有关。

六、护理措施

①卧床休息:采取舒适体位,指导病人进行有节律的深呼吸,达到放松和减轻疼痛的目的。②遵医嘱通过口服或注射等方式给予解痉或止痛药,以缓解疼痛。③维持液体平衡。④手术者按胆总管探查及T管引流术后的护理措施进行护理。

七、健康教育

1. 养成良好的饮食及卫生习惯　不喝生水,蔬菜要洗净煮熟,水果应洗净或削皮后吃,饭前便后要洗手。

2. 正确服用驱虫药　**应于清晨空腹或晚上睡前服用**,服药后注意观察大便中是否有蛔虫排出。

单元测试题

1. 下列哪类患者常出现症状与体征**不相符** ( )
   A. 胆囊结石　　　B. 胆道结石　　　C. 胆道蛔虫病　　　D. 胆管癌
   E. 胆囊癌

2. 患者,男,39岁,因胆道蛔虫入院,其症状发作期处理措施**错误**的是 ( )
   A. 静脉补液　　　B. 应用抗生素　　　C. 可用山莨菪碱　　　D. 禁止使用哌替啶
   E. 服用33%硫酸镁溶液

3. 患儿,女,12岁,目前因驱虫不当突发上腹部钻顶样剧痛,呻吟大汗,呕吐,几分钟之后很快缓解,但又反复发作,查体发现剑突右下轻度深压痛,无腹胀,首先考虑的诊断是 ( )
   A. 急性胆囊炎　　　　　　　　　　　B. 胆道蛔虫病
   C. 急性化脓性胆管炎　　　　　　　　D. 急性肠扭转
   E. 急性肠套叠

(4~6题共用题干)

患者,男,21岁,因突发剑突下钻顶样剧烈疼痛而入院。自诉疼痛呈间歇性,发作时疼痛剧烈,辗转不安,大汗淋漓,可突然自行缓解,缓解期无任何症状。体检示剑突下有轻度深压痛。白细胞计数:$11.5\times10^9/L$。

4. 应考虑该患者为 ( )
   A. 急性胆囊炎　　　B. 急性胆管炎　　　C. 胆囊穿孔　　　D. 胆道蛔虫症
   E. 慢性胆囊炎

5. 为明确诊断,应首选哪项检查 ( )
   A. X线腹部平片　　　B. CT　　　C. B超　　　D. MRI
   E. PTC

6. 针对该患者的治疗原则**错误**的是 ( )
   A. 解痉镇痛　　　B. 中药治疗　　　C. 利胆驱虫　　　D. 控制感染
   E. 紧急手术取虫、引流

7. 胆道蛔虫病发作期,最有效的止痛是肌内注射 ( )
   A. 阿托品　　　B. 苯巴比妥钠　　　C. 地西泮　　　D. 吗啡
   E. 安痛定

8. 患儿,男,13岁。以"胆道蛔虫病"入院治疗,经解痉止痛后病情缓解,给予驱虫药哌嗪治疗,指导患儿正确服用驱虫药的时间为 ( )
   A. 餐前半小时　　　B. 进餐时服用　　　C. 餐后1小时　　　D. 腹痛时
   E. 清晨空腹或晚上临睡前

9. 胆道蛔虫病的临床特点是 ( )
   A. 阵发性钻顶样剧烈绞痛　　　　　　B. 剑突下左侧深压痛
   C. 剧烈呕吐蛔虫　　　　　　　　　　D. 畏寒高热
   E. 肝大并伴有压痛

10. 患儿,女,10岁。突发腹部钻顶样疼痛2小时来院,大汗淋漓、辗转不安,疼痛停止时又平息如常。查体:剑突偏右方有压痛、无腹肌紧张及反跳痛。为明确诊断,应采取的检查是(ERCP:经内窥镜逆行性胰胆管造影) ( )
    A. 腹部B超　　　B. ERCP　　　C. 右上腹X线平片　　　D. 测血清淀粉酶
    E. 十二指肠引流液检查

11. 某8岁患儿,被诊断为"胆道蛔虫病",经非手术治疗后症状缓解。医嘱给予患儿驱虫药治疗(每天1次)。该患儿服用驱虫药的时间应是 ( )
    A. 早餐后　　　B. 午餐前　　　C. 午餐后　　　D. 晚餐后
    E. 晚上睡前

12. 患儿,女,10岁。剑突下突发阵发性"钻顶样"剧烈腹痛3小时,呕出一条蛔虫,患儿立即全身抖动,双目紧闭,面色苍白,查体不配合。患儿的主要心理反应为 ( )
    A. 焦虑　　　B. 自卑　　　C. 孤独　　　D. 恐惧
    E. 绝望

第十八节　胆石症病人的护理

一、胆囊结石

(一)病因　胆囊结石是综合性因素作用的结果,主要与脂类代谢异常、胆囊的细菌感染和收缩排空功能减退有关。

这些因素引起胆汁的成分和理化性质发生变化,使胆汁中的胆固醇呈过饱和状态,沉淀析出、结晶而形成结石。

(二)临床表现

1. 症状　腹痛是主要的临床表现,起病常在饱餐、进油腻食物后,或在夜间发作。主要表现为右上腹阵发性绞痛,疼痛常放射至右肩或右背部,伴恶心、呕吐、畏食等,病情重的还会有畏寒和发热;部分病人可有轻度黄疸。

2. 体征　右上腹有压痛、反跳痛和肌紧张,Murphy征阳性(深压胆囊区,嘱病人深吸气,可有触痛反应),可在右上腹触及肿大而有触痛的胆囊;如大网膜粘连包裹形成胆囊周围炎性团块时,则右上腹肿块界限不清,活动度受限;如胆囊壁发生坏死、穿孔,则出现弥漫性腹膜炎的体征。

(三)辅助检查

1. 实验室检查　合并胆囊炎时可有血白细胞计数及中性粒细胞比例增高。

2. B超检查　为首选检查,可明确诊断,合并胆囊炎时可有提示胆囊增大,囊壁增厚,大部分病人可见到胆囊结石影像。

(四)治疗要点

1. 手术治疗　①手术切除病变的胆囊:手术时机最好在急性发作后缓解期为宜。②腹腔镜胆囊切除术:在腹腔镜窥视下,利用特殊器械,通过腹壁小口在腹腔内施行胆囊切除术。其优点:不用剖腹、创伤小、痛苦轻、恢复快。

2. 非手术治疗　对合并严重心血管疾病不能耐受手术老年病人,可采取溶石或排石疗法。

二、胆管结石

(一)病因　胆管结石根据病因不同,分为原发性和继发性胆管结石。在胆管内形成的结石,称为原发性胆管结石,其形成与肝内感染、胆汁淤积、胆道蛔虫有密切关系,以胆色素结石或混合性结石为主。胆管内结石来自于胆囊者,称为继发性胆管结石,以胆固醇结石多见。

(二)临床表现　病人常伴非特异性消化道症状,如上腹部不适、呃逆、嗳气等。当结石阻塞胆管并继发感染时可致典型的胆管炎症状:腹痛、寒战高热和黄疸,成为夏柯Charcot三联症。

1. 腹痛　位于剑突下或右上腹部,呈阵发性、刀割样绞痛,或持续性疼痛伴阵发性加剧。疼痛向右后肩背部放射,伴有恶心、呕吐。主要是结石嵌顿于胆总管下端或壶腹部,刺激胆管平滑肌,引起Oddi括约肌痉挛所致。

2. 寒战、高热　于剧烈腹痛后,出现寒战、高热。体温可高达39~40℃,呈弛张热。为梗阻胆管继发感染后,脓性胆汁和细菌逆流,并随肝静脉扩散所致。

3. 黄疸　结石堵塞胆管后,胆红素逆流入血,病人出现黄疸。由于黄疸的程度与梗阻的程度、是否继发感染及阻塞的结石是否松动有关,故临床上,黄疸多呈间歇性和波动性变化。

(三)辅助检查

1. 实验室检查　合并感染时,白细胞计数及中性粒细胞比例明显升高;肝细胞损害时,血清转氨酶和碱性磷酸酶升高。

2. 影像学检查　B超检查可显示胆管内有结石影像,近段扩张。

3. 其他检查　必要时可行PTC(皮肝穿刺胆道造影)、ERCP(内镜逆行胆胰管造影)检查,了解结石部位、数量、大小和胆管梗阻的部位等。

(四)治疗要点

1. 急诊手术　适应于积极消炎利胆治疗1~2天后病情仍恶化,黄疸加深,胆囊肿大,明显压痛,出现腹膜刺激征或出现雷诺Reynolds五联症者应即行胆总管切开取石及引流术。

2. 择期手术　适用于慢性病人。胆管结石的治疗要点是清除结石及解决因反复胆道感染以及因此引起的胆道狭窄及肝脏病变。治疗方案的确定应根据有经验的肝胆外科医师对病情判断后制订,若无胆管系统狭窄、结石小,在控制急性发作后可行中西医结合排石,原则上以手术及介入治疗为主要选择。

3. 纤维胆道镜微创手术。

三、胆石症护理问题

1. 焦虑或恐惧　与病情的反复或加重、担忧手术效果及预后、生活方式和环境的改变有关。

2. 体温过高　与胆道感染、手术后合并感染有关。

3. 营养失调:低于机体需要量　与食欲减退、高热呕吐、感染有关。

4. 有T管引流异常的危险　与T管的脱出、扭曲、阻塞、逆行感染等因素有关。

5. 潜在并发症　肝功能障碍、体液平衡紊乱、肝脓肿、急性胰腺炎、胆管狭窄、残留结石、休克、出血、胆漏等。

6. 知识缺乏　与缺乏保健及康复知识有关。

四、胆石症护理措施

1. 手术前护理

(1)心理护理:要鼓励病人说出自己的想法,消除焦虑、恐惧及紧张心理,树立增强恢复健康的信心;对危重病人及不合作者,要专人护理,关心体贴。

(2)病情观察:若出现寒战、高热、腹痛加重、腹痛范围扩大等应及时报告医师处理。

(3)改善和维持营养状态:①入院后即准备手术者,禁食、休息,并积极补充液体和电解质,以维持水、电解质、酸碱平衡。非手术治疗者根据病情再决定饮食种类。②营养不良会影响术后伤口愈合,应给予**高蛋白、高糖、高维生素、低脂的普通饮食或半流质饮食**。不能经口饮食或进食不足者,可经胃肠外途径补充足够的热量、氨基酸、维生素、电解质,以维持病人良好的营养状态。

(4) 对症护理:①黄疸病人皮肤瘙痒时可外用炉甘石洗剂止痒,温水擦浴。②高热时物理降温。③胆绞痛发作时,按医嘱给予解痉、镇静和止痛,常用哌替啶 50 mg、阿托品 0.5 mg 肌内注射,但**勿使用吗啡**,以免胆道下端括约肌痉挛,使胆道梗阻加重。④重症胆管炎者应加强休克的护理。

(5) 并发症的预防:①拟行胆肠吻合术者,**术前 3 天口服卡那霉素、甲硝唑等,术前 1 天晚行清洁灌肠**。观察药物疗效及不良反应。②**肌注维生素 K_1 10 mg**,每日 2 次。纠正凝血功能障碍,应观察其疗效及有无不良反应。

2. 术后护理

(1) 病情观察:生命体征,尤其是心率和心律的变化。术后病人意识恢复慢时,注意有无因肝功能损害、低血糖、脑缺氧、休克等所致的意识障碍。

1) 观察、记录有无出血和胆汁渗出:包括量、速度、有无休克征象。胆道手术后易发生出血,出血量少时,表现为大便隐血或柏油样便;量多时,可导致出血性休克。**若有发热和严重腹痛**,可能为胆汁渗漏引起的**胆汁性腹膜炎**。

2) 黄疸程度、消退情况:观察和记录大便的颜色,了解胆汁是否流入十二指肠。

(2) **T 形引流管的护理**:胆总管探查或切开取石术后,在胆总管切开处**放置 T 形引流管**,一端通向肝管,一端通向十二指肠,由腹壁戳口穿出体外,接引流袋。**主要目的是**:①引流胆汁:胆总管切开后,可引起胆道水肿,胆汁排出受阻,胆总管内压力增高,胆汁外漏可引起胆汁性腹膜炎、膈下脓肿等并发症。②引流残余结石:将胆囊管及胆囊内残余结石,尤其是泥沙样结石排出体外。③支撑胆道:避免术后胆总管切口瘢痕狭窄、管腔变小、粘连狭窄。

1) 妥善固定,保持通畅:在改变体位或活动时注意**引流管的水平高度不要超过腹部切口高度**,以免引流液反流。如观察胆汁引流量突然减少,应注意是否有胆红素沉淀阻塞或蛔虫堵塞,是否管道扭曲、压迫。**如有阻塞**,可用手由近向远挤压引流管或用**少量无菌生理盐水缓慢冲洗,切勿用力推注**。

2) 观察记录胆汁的量及性状:胆汁引流一般每天 300~700 ml。量过少可能因"T"形管阻塞或肝功能衰竭所致;**量多可能是胆总管下端不够通畅**。正常胆汁呈深绿色或棕黄色,较清晰无沉淀物。颜色过淡、过于稀薄(表示肝功能不佳)、浑浊(感染)或有泥沙样沉淀(结石)均不正常。

3) 保持清洁:每日更换 1 次外接的连接管和引流瓶。

4) 拔管:一般术后 **12~14 天**,无特殊情况,可以拔除"T"形管。**拔管指征为:黄疸消退、无腹痛、发热、大便颜色正常;胆汁引流量逐渐减少至每天 200 ml**,颜色呈透明金黄色,无脓液、结石,无沉渣及絮状物,就可以考虑拔管。**拔管前先在饭前、饭后各夹管 1 小时,拔管前 1~2 天全日夹管**,如无腹胀、腹痛、发热及黄疸等症状,**说明胆总管通畅,可予拔管**。拔管前还要在 X 线下经"T"形管行胆道造影,造影后必须立即接好引流管,继续引流 2~3 天,以引流造影剂,减少造影后反应和继发感染,如情况正常,造影后 2~3 天即可拔管。拔管后:局部伤口用凡士林纱布堵塞,1~2 天会自行封闭。拔管后 1 周内:警惕有无胆汁外漏甚至发生腹膜炎等情况,观察病人体温、有无黄疸和腹痛再发作,以便及时处理。

五、胆石症健康教育

1. 进**低脂、高蛋白、高热量、丰富维生素易消化食物**,宜少量多餐,多饮水。

2. 告诫病人结石复发率高,出现腹痛、发热、黄疸时应及早来院治疗。

3. 进行"T"形管留置者的家庭护理,应保护伤口,防止"T"形管脱出。若有异常或"T"形管脱出或突然无液体流出时,应及时就医。

单元测试题

1. 胆道疾病首选的辅助检查方法是 ( )
 A. X 线检查　　　　B. B 超检查　　　　C. CT 检查　　　　D. 磁共振检查
 E. 核素显像扫描

2. 形成胆红素结石的主要原因是 ( )
 A. 代谢异常　　　　B. 反复胆道感染　　C. 胆囊功能异常　　D. 胆道梗阻
 E. 高脂肪饮食

3. 典型的 Charcot 三联征为腹痛、寒战高热及 ( )
 A. 呕吐　　　　　　B. 腹泻　　　　　　C. 黄疸　　　　　　D. 腹水
 E. 胸痛

4. 患者,女,56 岁。右上腹刀割样绞痛、发热、黄疸间歇性反复发作,最可能的诊断是 ( )
 A. 胰头癌　　　　　B. 急性传染性肝炎　C. 肝癌　　　　　　D. 胆总管结石
 E. 阿米巴肝脓肿

5. 患者,女,35 岁,诊断为"肝外胆管结石"。出现重度黄疸及皮肤瘙痒。对皮肤的护理措施**不恰当**的是 ( )
 A. 温水擦洗皮肤　　B. 遵医嘱用药　　　C. 保持皮肤清洁　　D. 防止皮肤损伤
 E. 可用手抓挠

(6～8题共用题干)

患者,男,65岁,诊断为胆道泥沙样结石,拟行胆总管空肠RouxenY吻合术。白细胞计数$11.5×10^9$/L,中性粒细胞0.75。血清总胆红素162 μmol/L,丙氨酸氨基转移酶215 U/L,凝血酶原时间(PT)18秒。

6. 在抗感染的基础上,下列措施最有针对性的是 ( )
   A. 应用白蛋白　　　B. 补充电解质　　　C. 注射维生素K　　　D. 增加营养
   E. 输血

7. 术前多久开始口服肠道抗生素 ( )
   A. 1天　　　B. 3天　　　C. 5天　　　D. 7天
   E. 10天

8. 患者口服灌肠液的时间为 ( )
   A. 术前5日晚　　　B. 术前4日晚　　　C. 术前3日晚　　　D. 术前2日晚
   E. 术前1日晚

9. 坐位或站立时引流袋的位置应为 ( )
   A. 可在任意位置
   B. 不可高于腋中线
   C. 不可高于腋前线
   D. 不可高于腋后线
   E. 不可高于腹部手术切口

10. 胆总管下端有阻塞时,T管引出的胆汁为 ( )
    A. 量过多　　　B. 量过少,色深　　　C. 浑浊　　　D. 量少而色淡
    E. 棕色,稠厚而清

11. 患者,女,50岁,在全麻下行胆总管切开取石、T管引流术。术后2小时,患者易取的体位是 ( )
    A. 头低足高位　　　B. 半卧位　　　C. 头高足低位　　　D. 头高足高位
    E. 去枕平卧位,头偏向一侧

12. 患者,女,45岁,行胆总管切开取石、T管引流术后。T管引流液每天均在2 000 ml左右,提示 ( )
    A. 胆汁量过少　　　B. 胆汁量正常　　　C. 胆管下端梗阻　　　D. 胆管上端梗阻
    E. 胆管中部梗阻

13. 患者,男,行胆总管切开取石、T管引流术。术后第3天,护士查房时发现T管无胆汁流出,患者诉腹部胀痛。首先应 ( )
    A. 用无菌生理盐水冲洗T管　　　B. 检查T管是否受压扭曲
    C. 用注射器抽吸T管　　　D. 准备T管造影
    E. 继续观察,暂不处理

14. 患者,男,38岁,胆道手术、T管引流半月,拔管前先试行夹管1～2天,护理时应观察最重要的内容是 ( )
    A. 生命体征　　　B. 睡眠和饮食
    C. 腹痛、发热、黄疸　　　D. 大便颜色
    E. 引流管口周围有渗液

15. 胆道手术后,T管一般留置的时间是 ( )
    A. 5天　　　B. 7天　　　C. 14天　　　D. 20天
    E. 30天

16. 胆道术后患者在T管拔管前,下列护理措施必不可少的是 ( )
    A. 无菌盐水冲洗　　　B. 检查血胆红素　　　C. 抗生素数　　　D. B超
    E. 试验性夹管1～2天

(17～19题共用题干)

患者,女,31岁,行胆总管切开取石、T管引流术。目前为术后第10天,T管引流液每日200 ml左右。无腹胀、腹痛,手术切口已拆线。体检示:皮肤及巩膜黄疸逐渐消退,体温36.5 ℃,脉搏80次/分钟,血压105/60 mmHg。

17. 根据患者术后时间及病情,可考虑 ( )
    A. 拔除T管　　　B. 带T管出院　　　C. 继续保留T管1周　　　D. 继续保留T管2周
    E. 继续保留T管6周

18. 拔除T管后应重点观察有无下列哪项并发症 ( )
    A. 肠瘘　　　B. 胰瘘　　　C. 胆瘘　　　D. 胃瘘
    E. 腹腔脓肿

19. 对该患者的健康教育重点为 ( )
    A. 定期随访　　　B. 活动量指导　　　C. 休息时间安排　　　D. 饮食指导
    E. 注意腹壁切口的愈合

20. 患者王某,在硬膜外麻醉下,行胆囊切除、胆总管切开取石和T管引流术,术后第4天,体温恢复正常,已进半流质饮

食。观察T管引流,每日胆汁引流200 ml,胆汁稀薄,色泽过淡,其临床意义为 ( )
   A. T管堵塞　　　　B. 肝功能不全　　　　C. 胆总管下端不通畅　　　　D. 胆道炎症
   E. 肝内胆管残余结石

(21～24题共用题干)

患者,男,35岁,在全麻下行胆总管切开取石、T管引流术,腹腔放置引流管。术毕返回病房,神志清醒。体检示:脉搏95次/分,血压125/70 mmHg,腹腔引流液100 ml。回病房1小时后腹腔引流液为210 ml,呈血性;脉搏110次/分,血压105/65 mmHg,唇稍干燥。

21. 应重点观察下列哪项指标的变化 ( )
    A. 患者体温　　　　B. 补液速度　　　　C. T管引流量　　　　D. 呼吸频率
    E. 腹腔引流量和颜色

22. 根据该患者的病情,应疑为 ( )
    A. 胆道出血　　　　B. 腹腔内出血　　　　C. 胆瘘　　　　D. 呼吸困难
    E. 消化道出血

23. 此时应采取哪项护理措施 ( )
    A. 立即报告医师　　　　B. 记录引流量和颜色　　　　C. 监测体温变化　　　　D. 观察呼吸变化
    E. 妥善固定引流管

24. 该患者目前最主要的护理诊断或问题是 ( )
    A. 疼痛　　　　B. 焦虑　　　　C. 体液过多　　　　D. 体液不足
    E. 活动无耐力

25. 胆道疾病手术后,患者饮食要求为 ( )
    A. 低盐、低蛋白、低脂饮食　　　　B. 低糖、低盐、低脂饮食
    C. 低蛋白、低脂饮食　　　　D. 高蛋白、低脂饮食
    E. 高蛋白、低盐、低脂饮食

26. 胆道手术后,发现胆瘘的主要依据为 ( )
    A. 腹膜刺激症状　　　　B. 发热、腹痛、黄疸　　　　C. 急腹症表现　　　　D. 急性腹膜炎表现
    E. 腹腔引流管引出液的性质和胆红素含量

(27～30题共用题干)

患者,男,36岁,反复右上腹痛、寒战、黄疸5年,此次发病后黄疸持续不退。体检示:体温39.5℃,脉搏122次/分,血压125/85 mmHg。右上腹压痛,肌紧张。实验室检查:白细胞计数15.5×10⁹/L,中性粒细胞0.85。血清总胆红素132 μmol/L,丙氨酸氨基转移酶175 U/L。B超提示肝外胆管扩张,内有强光团伴声影。

27. 导致该患者腹痛的原因是 ( )
    A. 胆囊剧烈收缩　　　　B. 结石梗阻致胆总管痉挛和压力增高
    C. 结石直接损伤胆囊　　　　D. 结石直接损伤胆总管
    E. 胃及十二指肠痉挛

28. 该患者的黄疸程度取决于 ( )
    A. 梗阻的程度　　　　B. 肝功能情况　　　　C. 结石的种类　　　　D. 有无并发症
    E. 患者的肤色

29. 该患者已出现哪个器官功能受损 ( )
    A. 肾　　　　B. 肝　　　　C. 心　　　　D. 脑
    E. 胃

30. 以下对该患者的护理诊断哪项**不**妥 ( )
    A. 疼痛　　　　B. 体温过高　　　　C. 营养失调　　　　D. 知识缺乏
    E. 有皮肤完整性受损的危险

31. 女性,60岁。胆道手术后,欲拔T管,夹管1天,出现腹痛、高热、黄疸。提示 ( )
    A. 仍有胆管炎　　　　B. 仍有胰腺炎　　　　C. 仍有胆囊炎　　　　D. 仍有胆囊结石
    E. 胆总管下端不通畅

(32～36题共用题干)

患者,女,41岁。胆囊结石病史2年。主诉晚餐后突然出现右上腹阵发性剧烈疼痛,向右肩、背部放射,伴有腹胀、恶心、呕吐等症状。体检示:体温38.9℃,脉搏112次/分,血压106/85 mmHg。右上腹部有压痛、肌紧张、反跳痛。实验室检查:白细胞计数10.5×10⁹/L,中性粒细胞0.79。

32. 导致该患者突然腹痛的原因是 ( )
    A. 胆囊收缩,结石排入十二指肠　　　　B. 结石阻塞胆管下端,引起急性胰腺炎
    C. 结石损伤胆囊粘膜　　　　D. 结石嵌顿于胆囊颈致胆囊强烈收缩

E. 结石损伤十二指肠

33. 该患者的体格检查可出现 (　　)
    A. MODS B. Reynolds 五联征 C. 墨菲征阳性 D. MOF
    E. 夏柯 Charcot 三联征

34. 下列哪项护理措施最为关键 (　　)
    A. 介绍病房环境 B. 介绍作息时间 C. 介绍疾病知识 D. 介绍饮食
    E. 做好手术准备

35. 在非手术治疗期间,减轻疼痛的护理措施**不包括** (　　)
    A. 卧床休息 B. 胃肠减压 C. 消炎利胆 D. 注射吗啡
    E. 注射山莨菪碱

36. 在该患者非手术治疗期间下列哪项饮食指导**不妥** (　　)
    A. 低脂饮食 B. 少量多餐 C. 不忌油炸食品 D. 避免过饱
    E. 清淡饮食

37. 胆汁的排放方式为 (　　)
    A. 持续性 B. 定时 C. 夜间 D. 空腹
    E. 间歇性

38. 患者,男,35岁,诊断为肝外胆管结石,行胆总管切开取石加 T 管引流,术后关于 T 管护理,**错误**的是 (　　)
    A. 妥善固定 B. 定时冲洗 C. 保持通畅 D. 拔管前应夹管观察
    E. 术后 14 天考虑拔管

39. 患者,女,因胆总管结石伴急性胆管炎入院。入院后行胆总管切口取石、T 管引流。术后医嘱要求护士观察患者排便情况,其目的是 (　　)
    A. 肛门是否通气 B. 了解患者对脂肪的消化吸收能力
    C. 了解胃肠道功能 D. 及时发现胃肠道出血
    E. 了解胆汁是否流入十二指肠

40. 患者,男,37岁。因胆石症入院行胆囊切除术、胆总管切开术、术中放置 T 管。护士向患者家属解释时,应说明使用 T 管的首要目的是 (　　)
    A. 引流胆汁和减压 B. 促进伤口引流
    C. 提供冲洗胆道的途径 D. 阻止胆汁进入腹膜腔
    E. 将胆汁进入十二指肠的量减至最少

41. 胆道 T 管引流与腹腔引流管的护理措施**不同**的是 (　　)
    A. 保持引流管通畅 B. 每天更换引流袋
    C. 观察引流量和性状 D. 拔管前夹管观察 1～2 天
    E. 引流袋不得高于引流出口

42. T 管引流的护理要点**不包括** (　　)
    A. 注意无菌操作 B. 每日更换引流袋
    C. 保证通畅,定时冲洗 D. 观察记录引流量及性质
    E. 注意观察病人的食欲及粪便颜色变化

43. 女性,58岁。急性右上腹阵发性绞痛,伴寒战、高热、黄疸,急诊行胆囊切除、胆总管探查、T 管引流术,术后观察病人排便情况的最主要目的是 (　　)
    A. 及时发现病人有无胃肠道出血 B. 判断病人肠道功能恢复情况
    C. 判断病人胆总管通畅情况 D. 判断病人术后饮食恢复是否合适
    E. 判断病人对脂肪消化和吸收能力

44. 与形成胆红素结石有密切关系的细菌是 (　　)
    A. 金黄色葡萄球菌 B. 大肠埃希菌 C. 溶血性链球菌 D. 厌氧杆菌
    E. 铜绿假单胞菌

45. 下列位置属于胆固醇结石好发的部位是 (　　)
    A. 胆总管 B. 左肝管 C. 右肝管 D. 胆囊
    E. 肝总管

46. 胆石症病人出现胆绞痛时禁用 (　　)
    A. 阿托品 B. 硫酸镁 C. 吗啡 D. 山莨菪碱
    E. 地西泮

47. **患者,男,54岁。胆囊结石,明天即将做胆囊切除术,护士应首选下列哪个主题与患者交流** (　　)
    A. 吸烟的危害性 B. 止痛的方法 C. 鼓励患者战胜疾病 D. 术前健康指导

E. 规律饮食的重要性
48. 患者,男,50岁。因胆总管结石合并胆管炎收住入院拟行手术治疗,术后需放置 （　　）
   A. 胆囊造瘘管　　B. 胸腔引流管　　C. T型引流管　　D. 空肠造瘘管
   E. 腹腔双套管
49. 患者,男,37岁。因胆石症入院行胆囊切除术、胆总管切开术,术中放置T管。护士向患者家属解释时,应说明使用T管的首要目的是 （　　）
   A. 引流胆汁和减压　　　　　　　　　B. 提供冲洗胆道的途径
   C. 促进伤口引流　　　　　　　　　　D. 阻止胆汁进入腹膜腔
   E. 将胆汁进入十二指肠的量减至最少
50. 拟行胆总管结石切除术的某患者感到焦虑,对于减轻焦虑最为合适的护理措施是 （　　）
   A. 告知患者手术是常规治疗方法　　　B. 为患者提供其想知道的有关术后信息
   C. 告知患者转移注意力以减轻焦虑　　D. 强调术后遵从医嘱的重要性
   E. 强调术前情绪稳定的重要性

第十九节　急性胰腺炎病人的护理

急性胰腺炎是指胰腺及其周围组织被胰腺分泌的消化酶自身消化的化学性炎症。临床上急性腹痛、恶心、呕吐及血淀粉酶增高为特点。根据病理损害程度分为水肿型和出血坏死型。前者多见,一般较轻,数日可自愈;后者则病情较重,易并发感染、腹膜炎、休克等,病死率高,多见于青壮年。

一、病因

1. 胆道疾病　是急性胰腺炎的主要病因,约80%由胆道结石、炎症或胆道蛔虫引起,其中胆石症最为常见。
2. 酗酒和暴饮暴食　占30%,同时也是急性胰腺炎的重要诱因,也是导致其反复发作的主要原因。大量饮酒和暴饮暴食均可使胰液分泌增加,并刺激Oddi括约肌痉挛,十二指肠乳头水肿,使胰管内压增高,胰液排出受阻,引起急性胰腺炎。

小结提示:胆总管与胰管共同开口于十二指肠壶腹,当胆道结石引起Oddi括约肌痉挛时,胆汁流入胰管引起胰腺的自身消化。

3. 胰管梗阻　如胰管结石、肿瘤、狭窄等引起的胰管梗阻造成胰液排泄障碍。
4. 十二指肠乳头邻近部位的病变。
5. 其他　急性传染病、外伤、手术、某些药物、某些内分泌疾病、代谢疾病等均与急性胰腺炎发病有关。

二、临床表现

1. 症状

(1) 腹痛:为本病主要表现和首发症状。常在暴饮暴食或饮酒后突然发作,疼痛性质不一,可为钝痛、绞痛、钻痛或刀割样痛,疼痛剧烈而持续,可有阵发性加剧。腹痛常位于中上腹,常向腰背部呈带状放射。进食后腹痛加剧,且不易被解痉药缓解。弯腰抱膝位可减轻疼痛。水肿型病人腹痛3～5天可缓解,出血坏死型者病情较重,疼痛持续时间延长。

(2) 恶心、呕吐、腹胀与黄疸:起病后常出现频繁恶心、呕吐,可吐出胆汁或咖啡渣样液体,呕吐后腹痛并不减轻。部分病人可在发病1～2天出现一过性黄疸。

(3) 发热:多数病人出现中度以上发热,一般持续3～5天。如持续不退,呈弛张高热,白细胞升高,应考虑胰腺脓肿或胆道炎症等继发感染。

(4) 低血压或休克:多见于出血坏死型病人,由于胰腺发生大片坏死,病人烦躁不安、皮肤苍白、湿冷,少数病人可在起病数小时突然出现休克,甚至出现呼吸衰竭、胰性脑病和猝死。这与胰蛋白酶激活(在肠激酶作用下)各种血管活性物质如缓激肽致使血管扩张,并发消化道出血、血容量不足有关。

(5) 水、电解质及酸碱平衡紊乱:呕吐频繁病人可有代谢性碱中毒。出血坏死型者常有脱水和代谢性酸中毒,并常伴有低钾血症、低镁血症、低钙血症。低钙血症引起手足抽搐,为预后不佳的表现。部分病人伴血糖增高,可发生糖尿病酮症酸中毒、高渗性昏迷。

小结提示:小儿腹泻、维生素D缺乏性抽搐症、甲状腺误切、急性胰腺炎等疾病可出现低钙血症。

2. 体征　水肿型病人腹部体征轻微,表现为上腹有轻度压痛,无腹紧张与反跳痛,可有不同程度的腹胀和肠鸣音减弱。出血坏死型病人上腹压痛明显,并发急性腹膜炎时全腹显著压痛与肌紧张,有反跳痛。肠鸣音减弱或消失,可出现移动性浊音。

3. 并发症　出血坏死型者可出现胰腺脓肿、急性肾衰竭、急性呼吸窘迫综合征、消化道出血、败血症与弥散性血管内凝血等。

三、辅助检查

1. 血常规　白细胞计数增高,中性粒细胞明显增高、核左移。
2. 淀粉酶测定　是胰腺炎早期最有价值的实验室诊断。急性胰腺炎时,血清淀粉酶明显升高,血清(胰)淀粉酶在发病后6~12小时开始升高,8~12小时标本最有价值,24小时达高峰,48小时开始下降,持续3~5天,**血清(胰)淀粉酶超过**(正常值40~180 U/L,Somogyi法)**500 U即可确诊该病**,但其升高程度与病情轻重不呈正相关,出血坏死型腺炎血清淀粉酶值可正常或低于正常。尿淀粉酶升高(正常值80~300 U/L,Somogyi法)较晚,常于发病后12~14小时开始升高,24小时达高峰,持续1~2周恢复正常,但尿淀粉酶受病人的尿量影响。

小结提示:血清淀粉酶测定是急性胰腺炎最有意义的检查项目。

3. 生化检查　出血坏死型者可出现**低钙血症**及**血糖升高**。急性胰腺炎可出现高甘油三酯血症。

4. C反应蛋白(CRP)　CRP是组织损伤和炎症的非特异性标志物,对急性胰腺炎诊断不具特异性,主要用于评估急性胰腺炎的严重程度。**在胰腺坏死时CRP明显升高**。

5. 其他检查　腹部平片可提示肠麻痹;B型超声及CT检查可了解胰腺大小,有无胆道疾病等。

四、治疗要点

治疗要点为**减轻疼痛,减少胰液分泌**,防止并发症。

1. 减少胰液分泌

(1) **禁食**:多数病人需要禁食1~3天,减少胃酸与食物刺激胰液分泌。

(2) **胃肠减压**:明显腹胀的病人应进行胃肠减压,减轻呕吐与腹胀。

(3) 药物治疗:①为减少胃酸分泌,从而减少对胰腺分泌的刺激。**可用H$_2$受体拮抗剂**,如西咪替丁、雷尼替丁等;②为抑制胃肠分泌,从而减少胃酸分泌,可用**抗胆碱能药**如阿托品或盐酸消旋山莨菪碱(654-2)注射液肌注。③**生长抑素**(是抑制胰腺分泌作用最强的药物)类药物:如施他宁等,具有**抑制胰液和胰酶分泌**,抑制胰酶合成的作用。常用于重症胰腺炎。

2. 解痉镇痛　可用阿托品等,疼痛剧烈病人可用哌替啶(度冷丁)镇痛。**禁用吗啡**,以免引起Oddi括约肌痉挛,加重疼痛。

3. 纠正体液失衡、改善微循环。

4. 营养支持、预防和控制感染、中药治疗等。

5. 抑制胰酶活性　可用**抑肽酶**,常用于重症胰腺炎。

考点提示:禁用吗啡:①胰腺和胆道疾病禁用吗啡,以免引起Oddi括约肌痉挛,**加重疼痛**。②颅内压增高的病人和老年呼吸系统疾病的病人禁用吗啡,**以免抑制呼吸**。③急腹症未明确诊断前禁用吗啡,**以免掩盖病情**。

五、护理问题

①急性疼痛:与急性胰腺炎所致的胰腺组织水肿有关。②体温过高:与胰腺的炎症过程有关。③有体液不足的危险:与禁食、呕吐、胰腺的急性出血有关。④恐惧:与剧烈腹痛有关。⑤潜在并发症:休克、急性腹膜炎、急性肾衰竭、急性呼吸道窘迫综合征。

六、护理措施

1. 病情观察　密切监测病人生命体征和血氧饱和度,准确记录出入量,观察尿量变化、腹部情况。

2. 休息与体位　病人应**绝对卧床休息**,协助病人**弯腰、屈膝侧卧位**,以减轻疼痛。疼痛剧烈辗转不安的病人,防止坠床。保证充分睡眠,有利减轻胰腺负担。

3. 饮食护理　多数病人需**禁食1~3天**,明显腹胀者应给予**胃肠减压**,**减少胃酸分泌**,进而减少胰液分泌,从而达到减轻腹痛和腹胀的目的。腹痛和呕吐基本消失后,**可进食低脂低糖类流食**,而后逐步恢复正常饮食,以便使胰腺分泌减少。可选用少量优质蛋白质,每日供25 g左右,以利于胰腺的恢复。

小结提示:禁食和胃肠减压是抑制胰腺分泌、治疗急性胰腺炎最重要的措施。

4. 口腔护理　禁食期间应每天做口腔护理,以保证病人口腔清洁、舒适。

5. 疼痛护理　注意观察疼痛的性质和特点,有无伴随症状。指导和协助病人采用非药物止痛法,如松弛疗法、皮肤刺激疗法。疼痛较重时遵医嘱给予止痛药,如阿托品、盐酸消旋山莨菪碱注射液或哌替啶。注意用药后疼痛有无减轻和药物不良反应的发生。

6. 防治低血容量性休克　维持水、电解质平衡,禁食病人每天的液体入量常需在**3 000 ml以上**。特别注意病人血压、神志及尿量的变化,如出现低血容量性休克的表现,应积极配合医生进行治疗。

7. 术后护理　急性胰腺炎术后腹腔引流液<5 ml可考虑拔管。

七、健康教育

1. 应向病人及家属介绍本病的主要发病原因、诱发因素及疾病过程。

2. 养成良好的生活方式,强调饮食卫生,有规律进食,**避免暴饮暴食**。腹痛缓解后,**应从少量低脂、低糖饮食开始逐渐恢复正常饮食**,应避免刺激性强、产气多、**高脂肪和高蛋白质食物,戒除烟酒**,防止复发。手术出院后4~6周避免过度劳累,门诊定期复查。

3. 教育病人积极治疗与急性胰腺炎发生有关的疾病,如胆道疾病、十二指肠病等,避免此病的发生。

4. 指导病人按医嘱坚持用药,并定期门诊复查。

单元测试题

1. 我国急性胰腺炎最常见的病因为　　　　　　　　　　　　　　　　　　　　　　　　　　　(　　)

A. 高钙血症 B. 手术创伤
C. 并发于流行性腮腺炎 D. 大量饮酒和暴饮暴食
E. 胆道疾病

2. 患者,男,47岁。因急性胰腺炎入院。血淀粉酶 2 500 U/L。血钙 1.6 mmol/L,该病的主要表现为 （ ）
   A. 上腹胀痛伴恶心、呕吐
   B. 中上腹部持续性疼痛,阵发性加剧,并向腰背部呈带状放射反射
   C. 右上腹疼痛并向左肩放射
   D. 上腹胀痛伴返酸、嗳气
   E. 麻痹性肠梗阻

3. 某患者,2岁。左上腹疼痛伴恶心、呕吐12小时。持续性腹痛呈切割样,呕吐物为胃内容物,血淀粉酶512 U/L。诊断为急性水肿型胰腺炎,解除疼痛的护理措施,下列哪项**不妥** （ ）
   A. 取平卧位 B. 禁食1～3天 C. 必要时胃肠减压 D. 解痉镇痛
   E. 给病人心理支持

4. 最能提示急性出血性坏死性胰腺炎的化验结果是 （ ）
   A. 血清脂肪酶升高 B. 血钾升高
   C. C反应蛋白异常增高 D. 白细胞计数明显增高
   E. 血清淀粉酶升高

5. 导致急性胰腺炎反复发作的主要原因是 （ ）
   A. 酗酒和暴饮暴食 B. 胰管结石 C. 胆道梗阻 D. 高脂血症
   E. 高钙血症

6. 最能提示急性出血坏死性胰腺炎的化验结果是(预后不佳) （ ）
   A. 低血磷 B. 低血糖
   C. 白细胞计数明显增高 D. 血清淀粉酶显著增高
   E. 低钙血症

7. 鉴别急性水肿型胰腺炎与出血坏死型胰腺炎是依据下列哪项 （ ）
   A. 恶心、呕吐 B. 发热 C. 休克 D. 腹胀
   E. 剧烈腹痛

8. 急性水肿型胰腺炎患者,采取禁饮食和胃肠减压的目的是 （ ）
   A. 减少胰腺的分泌 B. 减轻胃肠负担
   C. 减轻疼痛 D. 防止水、电解质紊乱
   E. 防止感染

9. 患者,女,56岁,有胆石症病史15年。上腹部剧痛4小时,呕吐3次,呕吐物中有胆汁。急诊入院,查血白细胞 2×10^9/L,中性粒细胞0.8,怀疑为急性胰腺炎。护士应严密观察的项目**不包括** （ ）
   A. 生命体征 B. 神志变化 C. 24小时出入量 D. 血、尿淀粉酶
   E. 大便隐血试验

10. 患者,女,36岁。慢性胆囊炎、胆石症10年。本次大量饮酒后出现恶心、呕吐。入院检查:中上腹有压痛,腹肌轻度紧张。测血淀粉酶明显升高。对该患者采取正确的护理措施是 （ ）
    A. 禁食、禁水、立即胃肠减压 B. 口渴时可饮水
    C. 吗啡止痛 D. 疼痛时平卧位
    E. 疼痛缓解后可进食

11. 诊断急性胰腺炎时,血清淀粉酶至少超过多少苏氏单位 （ ）
    A. 100 U B. 200 U C. 300 U D. 400 U
    E. 500 U

12. 患者,女,41岁。既往有胆结石,晚餐后突然出现中上腹痛,阵发性加剧,频繁呕吐,呕吐物含胆汁,呕吐后腹痛未减轻,化验血淀粉酶为 2 500 U/L,于今日住院治疗。饮食护理应为 （ ）
    A. 禁食 B. 少食多餐 C. 高脂饮食 D. 低蛋白饮食
    E. 低纤维饮食

13. 急性胰腺炎腹痛明显者需禁食、禁水多少时间为宜 （ ）
    A. 1～3小时 B. 6～12小时 C. 12～36小时 D. 1～3天
    E. 1～3周

14. 患者,男,35岁。既往有胆结石,今日晚餐后突然出现中上腹痛,阵发性加剧,频繁呕吐,呕吐物含胆汁,呕吐后腹痛未减轻,化验血淀粉酶为 2 500 U/L。鉴于目前该患者情况,应首先采取的治疗原则是(减少胰腺的分泌) （ ）
    A. 胃肠减压 B. 流质 C. 应用吗啡止痛 D. 禁用生长抑素类药物

E. 禁用抑肽酶
15. 需绝对禁食的情况是 （　）
    A. 十二指肠溃疡合并黑便　　　　　　　　B. 急性水肿型胰腺炎
    C. 胃溃疡大便隐血试验持续阳性　　　　　D. 消化性溃疡合并腹泻
    E. 肝性脑病前驱期
16. 急性胰腺炎是 （　）
    A. 感染性疾病　　B. 遗传性疾病　　C. 自身免疫性疾病　　D. 自身消化性疾病
    E. 结缔组织病
17. 急性胰腺炎出现休克,最主要的治疗措施为 （　）
    A. 补充血容量　　B. 应用升压药　　C. 应用肝素　　D. 使用肾上腺皮质激素
    E. 使用抑肽酶
18. 经治疗后,腹痛呕吐基本缓解。赵先生饮食宜 （　）
    A. 高脂、高糖　　B. 高脂、低糖　　C. 无脂、高糖　　D. 低脂、低蛋白
    E. 低脂、低糖
19. 下列哪项因素**不会**引起急性胰腺炎 （　）
    A. 酗酒、暴饮暴食　　B. 胆道结石　　C. 高脂血症　　D. 胰管梗阻
    E. 粗纤维食物
20. 患者,男,36岁。因饱餐并大量饮酒后出现上腹部持续疼痛2小时来院急诊,疼痛剧烈而持续,阵发性加剧,为减轻疼痛,患者的常见体位是 （　）
    A. 俯卧位　　B. 半卧位　　C. 弯腰屈膝侧卧位　　D. 端坐卧位
    E. 截石位
21. 急性胰腺炎的首发症状是 （　）
    A. 恶尽　　B. 腹痛　　C. 发热　　D. 休克
    E. 呕吐
22. 急性坏死型胰腺炎所发生的休克属于 （　）
    A. 心源性休克　　B. 低血容量性休克　　C. 过敏性休克　　D. 中毒性休克
    E. 神经源性休克
23. 患者,男,28岁。大量饮酒后诱发急性胰腺炎急诊入院。为该患者采取的最重要的措施是 （　）
    A. 减少胰液分泌　　B. 抗感染　　C. 手术治疗　　D. 纠正水电解质紊乱
    E. 解痉止痛
24. 急性胰腺炎病人血清淀粉酶在发病后几小时升高 （　）
    A. 6小时　　B. 6～12小时　　C. 2小时　　D. 5～6小时
    E. 4～5小时
25. 急性胰腺炎病人尿淀粉酶升高通常在发病后几小时升高 （　）
    A. 12～24小时　　B. 24～36小时　　C. 12小时　　D. 18小时
    E. 10小时

（26～27题共用题干）
女性,33岁,上腹痛已1天,能忍受,但中午进食后疼痛剧烈,伴有呕吐。吐后疼痛不缓解,疑为急性胰腺炎。

26. 病情处理**不当**可能会出现 （　）
    A. 感染　　B. 胰瘘　　C. 大出血　　D. 出血坏死性胰腺炎
    E. MODS
27. 抑制胰腺分泌作用最强的药物是 （　）
    A. 阿托品　　B. 西咪替丁　　C. 生长抑素　　D. 环丙沙星
    E. 山莨菪碱
28. 胰腺炎患者禁用吗啡镇痛的原因是 （　）
    A. 吗啡可导致呼吸抑制　　　　　　　　　B. 吗啡容易导致炎症扩散
    C. 使用吗啡容易成瘾　　　　　　　　　　D. 吗啡与其他治疗用药有配伍禁忌
    E. 吗啡可引起Oddi括约肌痉挛,加重疼痛
29. 患者,男,47岁,突然发作持续性剧烈上腹部疼痛伴恶心呕吐2小时而来急诊。分诊护士查脉细速,血压80/50 mmHg,腹部皮肤青紫,上腹压痛、反跳痛,肠鸣音消失,化验结果中血钙1.82 mmol/L。该护士判断患者最可能的诊断是 （　）
    A. 急性胆管炎　　　　　　　　　　　　　B. 急性肠扭转
    C. 急性出血坏死性胰腺炎　　　　　　　　D. 急性腹膜炎

E. 脾破裂

30. 患者,男,30 岁。剧烈左上腹刀割样疼痛伴呕吐、腹胀,诊断为急性胰腺炎。止痛最好选用的药物是 ( )
    A. 抑肽酶　　　　　B. 西咪替丁　　　　　C. 吗啡　　　　　D. 哌替啶+阿托品
    E. 普鲁卡因

31. 患者,男,62 岁,胆源性胰腺炎发作数次。护士给予胰腺炎发作预防的指导,下列能够提示患者理解指导内容的复述是 ( )
    A. 采用低脂肪饮食　　　　　　　　　　B. 坚持服用抗生素
    C. 进食宜少量多餐　　　　　　　　　　D. 积极治疗胆道疾病
    E. 医生指导下补充血钙

32. 评估急性胰腺炎病人的病情,最能说明预后不佳的是 ( )
    A. 手足抽搐　　　　　　　　　　　　　B. 体温 39 ℃
    C. 腹部压痛、腹肌紧张　　　　　　　　D. 合并代谢性中毒
    E. 黄疸

33. 急性胰腺炎的治疗原则应**除外** ( )
    A. 抑制胰酶活性　　　　　　　　　　　B. 预防压疮形成
    C. 纠正水、电解质紊乱　　　　　　　　D. 减少及抑制胰腺分泌
    E. 维持有效血容量

34. 患者,男,36 岁,大量饮酒后饱餐突然出现中上腹剧痛,伴恶心、呕吐、腹胀 5 小时来院急诊。查血淀粉酶明显升高。该患者目前存在的最主要护理问题是 ( )
    A. 焦虑　　　　　　B. 体温过高　　　　　C. 急性疼痛　　　　　D. 活动无耐力
    E. 知识缺乏

(35~38 题共用题干)

患者,男,45 岁,饱食后突然感中上腹剧痛,迅速扩展至全腹,伴恶心、呕吐,呕吐后疼痛不缓解,发病 2 小时来院急诊。体检:痛苦貌,血压 85/50 mmHg,P 120 次/分,腹肌紧张,中上腹部有压痛。白细胞 $15×10^9$/L。中性粒细胞比例 0.90,有胆石症病史。

35. 考虑最可能为 ( )
    A. 急性胰腺炎　　　B. 急性胆管炎　　　　C. 急性阑尾炎　　　　D. 消化性溃疡
    E. 急性肠梗阻

36. 为协助明确诊断,首选的检查为 ( )
    A. 消化道内镜　　　B. 腹部 CT　　　　　　C. 血淀粉酶　　　　　D. 腹腔穿刺
    E. 腹部 B 超

37. 该患者导致上述疾病的主要诱因为 ( )
    A. 急性外伤　　　　B. 不洁饮食　　　　　C. 暴饮暴食和胆石症　D. 胆石症
    E. 大量酗酒

38. 若诊断明确,最先采取的措施是 ( )
    A. 禁食、胃肠减压、抗休克　　　　　　B. 密切观察病情
    C. 抗感染治疗　　　　　　　　　　　　D. 给予糖皮质激素
    E. 镇痛治疗

39. 出血坏死性胰腺炎时,Cullen 征常见于病人的(皮下出血:病人腰部、季肋部和腹部皮肤出现大片青紫色淤斑,称 Grey-Turner 征;淤斑出现在脐周,称 Cullen 征,见于少数严重出血坏死性胰腺炎) ( )
    A. 脐部　　　　　　B. 腰部　　　　　　　C. 胸部　　　　　　　D. 背部
    E. 臀部

40. 以下不符合急性胰腺炎腹痛特点的是 ( )
    A. 刀割痛或绞痛　　　　　　　　　　　B. 位于中上腹
    C. 向腰背部呈带状放射　　　　　　　　D. 进食后疼痛缓解
    E. 可阵发性加剧

41. 预防急性胰腺炎的措施不包括 ( )
    A. 戒酒　　　　　　　　　　　　　　　B. 避免暴饮暴食
    C. 治疗胆道疾病　　　　　　　　　　　D. 常用抑制胰酶活性的药物
    E. 避免服用引起胰腺炎的药物

42. 怀疑急性胰腺炎时,首选检查项目是 ( )
    A. B 超　　　　　　B. CT　　　　　　　　C. 血淀粉酶　　　　　D. CRP
    E. 血常规

43. 患者,男,45岁。患急性胰腺炎入院。经非手术治疗病情好转准备出院。下列患者的陈述中,提示患者对自身保健原则理解有误的是 ( )
    A. "我每天饭量要减少,分四五次吃" B. "每天一杯红酒有助于我健康"
    C. "我要少吃油腻的食物" D. "我的饮食节律必须规律,食物以蔬菜为主"
    E. "我应当检查一下,有胆道的疾病要尽早治疗"

44. 患者,男,46岁,晚餐进食后突然出现上腹剧烈刀割样疼痛,向腰背部呈带状放射,继而呕吐出胆汁。入院后诊断为急性胰腺炎。为减轻腹痛,护士可协助患者取 ( )
    A. 仰卧位 B. 半卧位 C. 屈膝侧卧位 D. 俯卧位
    E. 坐位

45. 患者,男,50岁。平常嗜烟酒,有胆道结石病史。昨晚饮酒和暴食后,出现左上腹疼痛。最可能的疾病是 ( )
    A. 胆囊穿孔 B. 胆道阻塞 C. 肝硬化 D. 急性胰腺炎
    E. 原发性肝癌

46. 护士查房时观察到某急性胰腺炎患者偶有阵发性肌肉抽搐,最可能的原因是 ( )
    A. 低钙反应 B. 疼痛反应
    C. 营养失调导致 D. 使用哌替啶(度冷丁)后的正常反应
    E. 精神高度紧张所致

47. 患者,女,42岁。诊断为急性胰腺炎,经治疗后腹痛、呕吐基本消失,开始进食时应给予 ( )
    A. 高脂高蛋白流质饮食 B. 低脂低蛋白流质饮食
    C. 普食 D. 高脂低蛋白流质饮食
    E. 低脂高蛋白饮食

48. 患者,男,68岁。行胰头十二指肠切除术(Whipple术)后4小时,患者变换卧位后30分钟内,腹腔引流管突然引流出200 ml鲜红色血性液体。正确的措施是 ( )
    A. 严密观察生命体征,报告医生 B. 加大吸引负压,促进引流
    C. 恢复原卧位 D. 加快输液输血速度
    E. 夹闭引流管,暂停引流

49. 患者,男,37岁,暴饮饮酒后出现上腹部持续性剧痛并向左肩、腰背部放射,伴恶心呕吐10小时,拟诊为急性胰腺炎。为明确诊断最重要的检查是 ( )
    A. 血清淀粉酶 B. 外周血象 C. X线胸腹联合透视 D. 腹腔穿刺
    E. 胰腺B超

50. 患者,男,45岁,因大量饮酒后出现上腹部持续疼痛3小时来院急诊,为减轻疼痛,患者的常见体位是 ( )
    A. 弯腰屈膝侧卧位 B. 半卧位 C. 头低足高位 D. 端坐卧位
    E. 平卧位

51. 为急性胰腺炎患者解痉镇痛时,不能使用的药品是 ( )
    A. 山莨菪碱(654-2) B. 吗啡 C. 阿托品 D. 哌替啶
    E. 普鲁本辛(溴丙胺太林片)
急性胰腺炎最常见的发病因素为胰管梗阻,吗啡可引起Oddi括约肌痉挛,加重梗阻。

52. 患者,女,45岁。因餐后腹痛住院,拟诊为急性水肿性胰腺炎行保守治疗。护士告知患者行胃肠减压的主要目的是 ( )
    A. 防止恶心、呕吐 B. 减轻腹胀 C. 减少胰液分泌 D. 预防感染
    E. 防止胰液逆流

53. 正常情况下,胰液进入十二指肠,在肠激素的作用下首先激活的是 ( )
    A. 糜蛋白酶原 B. 前磷脂酶 C. 胰蛋白酶原 D. 前弹力蛋白酶
    E. 激肽释放酶原

54. 某患者因急性胰腺炎拟行急诊手术,下列护理措施不妥的是 ( )
    A. 将备用床改为麻醉床 B. 通知医生协助体检
    C. 测量生命体征 D. 口渴时少量饮水
    E. 评估患者收集资料

第二十节 上消化道大出血病人的护理

上消化道大出血是指屈氏(Treitz)韧带以上的消化道,包括食管、胃、十二指肠、胰腺、胆道病变引起的出血,以及胃空肠吻合术后空肠等病变引起的出血。上消化道大出血是指在数小时内失血量超过1 000 ml或占循环血容量20%,主要表现为呕血和(或)黑便。常伴有急性周围循环衰竭。

考点提示：①上消化道大出血是指在数小时内失血量超过 **1 000 ml**。②产后大出血是指胎儿娩出后 24 小时内出血量超过 **500 ml**。③大量咯血为每天＞500 ml 或 1 次咯血量＞300 ml(少量咯血为每天＜100 ml，中量咯血为每天＜100～500 ml)。④大量血胸是指积血量在 **1 000 ml 以上**(少量为每天＜500 ml，中量为每天＜500～100 ml)。

一、病因

1. 上消化道疾病　①胃十二指肠疾病：**临床最常见的病因是消化性溃疡**，急性糜烂出血性胃炎、胃癌、慢性胃炎、食管癌等也可引起上消化道出血。②食管疾病和损伤。
2. **肝门静脉高压**　可引起**食管、胃底静脉曲张破裂出血**。
3. 上消化道邻近器官或组织的疾病　如胆道疾病、胰腺疾病等。
4. 全身性疾病　血液病、尿毒症、血管性疾病、应激性溃疡。

二、临床表现

1. **呕血与黑便**　**为上消化道出血特征性**表现。呕血多呈咖啡色，黑便呈柏油样，粘稠而发亮。
2. 失血性周围循环衰竭　见于急性大量出血，大量、快速失血可致低血容量性休克，出现头晕、乏力、心率加快、脉搏细数、血压下降、皮肤湿冷、烦躁不安等表现。
3. 氮质血症　血中尿素氮浓度增高，称为肠源性氮质血症。血尿素氮多在出血后数小时开始上升，**24～48 小时可达高峰**，一般不超过 14.3 mmol/L(40 mg/dl)，3～4 天后降至正常。其原因主要是上消化道大量出血后，大量血液进入肠道，血液中蛋白质的消化产物在肠道被吸收引起。
4. 发热　大量出血后，多数病人在 24 小时内出现低热，**一般不超过 38.5 ℃**，可持续 3～5 天。
5. 出血量的估计　大便隐血试验阳性提示**每天出血量＞5 ml**；出现黑便表明**出血量在 60 ml 以上**；胃内积血达 250～300 ml 时可引起呕血；1 次出血量在 400 ml 以下时，可不出现头昏、心慌、乏力全身症状；出血量超过 400～500 ml，可出现头晕、心悸、乏力等症状。短时间出血量超过 1 000 ml 出现休克表现。
6. 血象　出血 24 小时内网织红细胞可增高，出血停止后逐渐降至正常。

三、辅助检查

1. 实验室检查　消化道出血时，出血量在 5 ml 即可大便潜血试验阳性。
2. **内镜检查**　**是上消化道出血病因诊断的首选检查措施**。一般在上消化道出血后 **24～48 小时内进行急诊内镜检查**，既可明确病变部位与性质，还可进行局部止血治疗。
3. X 线钡餐造影检查　用于有胃镜检查禁忌证或不愿进行胃镜检查者，应在出血已经停止及病情基本稳定数天后进行。

四、治疗要点

1. 一般抢救措施　卧床休息，保持呼吸道通畅，避免呕血时误吸引起窒息。**出血期间应禁食**。
2. 积极补充血容量　上消化道出血伴休克时首要的治疗措施是立即建立有效静脉通道、立即配血、迅速补充血容量，保持血红蛋白在 90～100 g/L 为佳。肝硬化病人需输新鲜血，因库存血含氨多易诱发肝性脑病。

小结提示：补充血容量、纠正休克是上消化道大出血最重要的治疗措施。

3. 止血措施

(1) 药物治疗：对于胃、十二指肠出血，可遵医嘱应用去甲肾上腺素胃内灌注治疗。对于食管-胃底静脉曲张破裂出血，**首选垂体后叶素和生长抑素**(如奥曲肽、思他宁等)**止血治疗**，但有冠状动脉粥样硬化性心脏病、高血压、孕妇者禁用。对于急性胃粘膜损害及消化性溃疡引起的出血，首选质子泵抑制剂，抑制胃酸分泌，如奥美拉唑；也可应用 H_2 受体阻断剂，如法莫替丁、西咪替丁。

(2) 双气囊三腔管压迫止血：**适用于食管胃底静脉曲张破裂出血**。经鼻腔插入三腔两囊管，进入胃内后抽出胃内积血，然后注气，使胃气囊充气，然后向外牵拉，以达到压迫胃底曲张静脉。此时再充气位于食管下段气囊，以压迫食管曲张静脉，一般都能获得较好的止血效果。持续压迫时间最长**不超过 24 小时**，必要时可间断重复充盈气囊，恢复牵引。本治疗方法虽止血效果肯定，但病人痛苦大、并发症多、早期再出血率高。

(3) 内镜直视下止血：注射硬化剂至曲张的食管静脉。

(4) 手术治疗：内科治疗不能止血者，外科手术治疗。

五、护理问题

①**体液不足**：与上消化道出血有关。②恐惧：与消化道出血对生命威胁有关。③有窒息的危险：与呕出血液反流入气管有关；与三腔二囊管过度压迫气管有关。④潜在并发症：休克、肝性脑病。

六、护理措施

1. 休息与体位　少量出血病人应卧床休息，采取舒适体位或**平卧位**，可将下肢略抬高，以保证脑部供血。**呕血时头偏向一侧，避免误吸，保证呼吸道通畅**。大量出血病人应绝对卧床休息采取中凹位，增加回心血量。
2. 治疗护理　**迅速建立有效静脉通道**，注意监测输液速度，**及时、准确地补充血容量**，给予止血类药物，输液开始时宜快，必要时测定中心静脉压来调整输液量和速度，避免引起急性肺水肿。鼓励病人坚持服药治疗溃疡病或肝病，尽量避免服用对胃粘膜有刺激的药物：如阿司匹林、吲哚美辛、激素类药物等。

小结提示：上消化道出血的病人首要的**护理问题**是**体液不足**，因此首要的**护理措施**是迅速建立有效静脉通道，补充血容量。

3. 病情观察　评估上消化道出血病人病情的严重性,最为关键的是**出血的速度**。对大量呕血的病人每 5~20 分钟测量血压、脉搏 1 次,观察呕血、便血的量和颜色,记录尿量(如尿量＞30 ml/h 提示上消化道出血已停止),注意观察病人的主观感觉、意识状态、肢体温度和湿度、皮肤和甲床色泽及颈静脉充盈情况。

4. 三腔二囊管应用和护理　对肝硬化引起食管、胃底静脉曲张破裂出血者,可用气囊压迫止血。

(1) 插管前向病人解释操作的全过程、目的、配合方法等,以减轻病人的恐惧心理。

(2) 仔细检查三腔二囊管,确保管腔通畅,气囊无漏气,然后抽尽囊内气体,备用。

(3) 插管至 65 cm 时抽取胃液,检查管端确在胃内,并抽出胃内积血,(先充气胃囊,后充气食管囊)先向胃内注气 150~200 ml 至囊内压 50 mmHg 并封闭关口。如未能止血,继续向食管囊注气约 100 ml 至囊压 140 mmHg。气囊充气加压 **24 小时应放松牵引**,放气 15~30 分钟,如出血未止,再注气加压,以免食管胃底粘膜受压迫时间过长而发生糜烂、坏死。观察出血是否停止,气囊压迫时间**一般以 24 小时为限**,以便赢得时间,做其他治疗。出血停止后,**放气并保留管道继续观察 24 小时,未再出血者考虑拔管**。拔管前口服液状石蜡 20~30 ml,滑润管外壁便于拔管。三腔二囊管压迫止血时,对病人的护理评估内容主要包括:精神状态、静脉输液情况、气囊牵引效果、是否继续出血。

5. 饮食护理　**对急性大出血病人应禁食**,消化性溃疡出血停止 24 小时后再给予**温流质饮食**;食管胃底静脉破裂出血一般于出血停止后 48~72 小时再试给半流质饮食。少量出血无呕吐的病人,可选用温凉、清淡无刺激性流食(如温豆浆),出血停止后改为营养丰富、易消化无刺激的半流质、软食,少量多餐。禁粗纤维食物和刺激性食物,避免过饥、过饱,避免食用过冷、过热食物。

七、健康教育

①向病人介绍有关预防上消化道出血的知识,以减少出血的危险。②指导病人用药方法,向病人讲解药物的不良反应;指导病人合理饮食,少量多餐,定时进餐,禁粗纤维食物。劝病人戒烟酒、浓茶、咖啡等。

单元测试题

1. 患者,女,45 岁,诊断为肝硬化,入院 1 天后突然出现呕血,提示胃内积血量为　　　　　　　　　　　　　(　)
   A. 50~70 ml　　　　B. 70~100 ml　　　　C. 100~150 ml　　　　D. 150~250 ml
   E. 250~300 ml

2. 上消化道出血特征性的临床表现是　　　　　　　　　　　　　　　　　　　　　　　　　　　　　　　　　　(　)
   A. 贫血　　　　　　B. 意识障碍　　　　　C. 呕血、黑便　　　　D. 发热
   E. 急性周围循环衰竭

3. 患者,男,40 岁,诊断为"上消化道出血"收住院,为明确出血病因,首选的检查方法是　　　　　　　　　(　)
   A. B 超检查　　　　B. X 线钡剂造影　　　C. 内镜检查　　　　　D. 血常规检查
   E. 大便隐血试验

4. 患者,女,55 岁,有溃疡病史 9 年。突然出现呕血约 500 ml。伴有黑便,急诊入院。神志清楚,血压 100/60 mmHg,心率 110 次/分。以下护理措施中正确的是　　　　　　　　　　　　　　　　　　　　　　　　　　　　　(　)
   A. 平卧位,头部略抬高　　　　　　　　　　B. 三腔二囊管压迫止血
   C. 呕吐时头偏向一侧,防止误吸和窒息　　　D. 快速滴入血管加压素
   E. 暂时给予流质饮食

5. 消化道出血伴休克时,首要的治疗措施是　　　　　　　　　　　　　　　　　　　　　　　　　　　　　　(　)
   A. 禁食　　　　　　B. 积极补充血容量　　C. 胃镜止血　　　　　D. 介入治疗
   E. 气囊管压迫止血

6. 三腔二囊管压迫止血持续压迫时间最长**不超过**　　　　　　　　　　　　　　　　　　　　　　　　　　(　)
   A. 10 小时　　　　　B. 12 小时　　　　　　C. 24 小时　　　　　　D. 36 小时
   E. 72 小时

7. 患者,男,45 岁。有溃疡病史 11 年。最近 1 周中上腹持续性胀痛,较以往严重,伴恶心、呕吐。今日呕血 1 次,量约 800 ml,呕血后气促明显,血压 100/75 mmHg。该患者目前潜在的护理问题是　　　　　　　　　　　　(　)
   A. 疼痛　　　　　　B. 恐惧　　　　　　　C. 活动无耐力　　　　D. 有体液不足的危险
   E. 营养失调

8. 患者,男,50 岁,因上消化道出血使用三腔二囊管为其止血。压迫 3 天后出血停止,考虑拔管。此时需留管再观察的时间是　　(　)
   A. 6 小时　　　　　　B. 8 小时　　　　　　C. 12 小时　　　　　　D. 24 小时
   E. 48 小时

(9~13 题共用题干)

患者,男,50 岁,有肝硬化病史 7 年。近日食欲明显减退,黄疸加重。今晨因剧烈咳嗽突然呕咖啡色液体约 1 200 ml,黑便 2 次,伴头晕、眼花、心悸。急诊入院。体检:神志清楚,面色苍白,血压 80/60 mmHg,心率 110 次/分钟。

9. 患者上消化道出血最可能的原因是 （ ）
   A. 胃癌出血　　　　　　　　　　　　　B. 食管胃底静脉曲张出血
   C. 应激性溃疡　　　　　　　　　　　　D. 急性糜烂出血性胃炎
   E. 消化性溃疡出血

10. 对该患者紧急处理措施中首要的是 （ ）
    A. 手术治疗　　　B. 积极补充血容量　　C. 立即采取止血措施　　D. 内镜检查明确病因
    E. 升压药提高血压

11. 该患者止血治疗宜采用的药物是（生长抑素能收缩内脏血管，减少门静脉血流，多用于食管胃底静脉曲张破裂出血，如奥曲肽、思他宁等） （ ）
    A. 酚磺乙胺　　　B. 质子泵抑制剂　　　C. 生长抑素　　　　　　D. 去甲肾上腺素
    E. H_2 受体拮抗剂

12. 该患者目前最主要的护理诊断是 （ ）
    A. 疼痛　　　　　B. 营养失调　　　　　C. 活动无耐力　　　　　D. 体液不足
    E. 有感染的危险

13. 若经过治疗，患者情况已基本稳定。下列选项提示出血停止的是 （ ）
    A. 听诊肠鸣音 10~12 次/分钟　　　　　B. 黑便次数增多，粪质稀薄
    C. 血红蛋白测定下降　　　　　　　　　D. 尿量正常，血尿素氮持续增高
    E. 血压基本维持在正常水平

14. 某患者突然大呕血，首选给予的止血药为 （ ）
    A. 肾上腺素　　　B. 卡巴克络　　　　　C. 维生素 K　　　　　　D. 垂体后叶素
    E. 酚磺乙胺

15. 引起上消化道出血**最常见**的原因是 （ ）
    A. 胆道出血　　　B. 血液病　　　　　　C. 食管癌　　　　　　　D. 消化性溃疡
    E. 食管胃底静脉曲张破裂

16. 肝硬化合并上消化道出血最主要的原因是 （ ）
    A. 缺乏维生素 K　　　　　　　　　　　B. 食管-胃底静脉曲张破裂
    C. 血小板减少　　　　　　　　　　　　D. 凝血功能障碍
    E. 胃溃疡活动性出血

17. 柏油样大便见于 （ ）
    A. 痢疾　　　　　B. 胃穿孔　　　　　　C. 结肠癌　　　　　　　D. 溃疡性结肠炎
    E. 消化性溃疡

18. 大便隐血试验阳性，常提示上消化道出血量达到了 （ ）
    A. 1 ml　　　　　B. 2 ml　　　　　　　C. 5 ml　　　　　　　　D. 50 ml
    E. 60 ml

19. 上消化道出血有黑便时，病人出血量至少达到 （ ）
    A. 5 ml　　　　　B. 10 ml　　　　　　 C. 60 ml　　　　　　　 D. 100 ml
    E. 200 ml

20. 一位上消化道出血病人，血压 75/45 mmHg，脉搏 130 次/分，面色苍白，神志恍惚，四肢厥冷，无尿，估计出血量约 （ ）
    A. 1 500 ml 以上　B. 300~500 ml　　　 C. 300 ml 以下　　　　 D. 500~1 000 ml
    E. 1 000~1 500 ml

21. 上消化道大量出血易引起氮质血症，最主要原因是 （ ）
    A. 血液中蛋白质消化后在肠道吸　　　　B. 肠道吸收增加
    C. 代谢功能下降　　　　　　　　　　　D. 肝脏解毒功能下降
    E. 血液中氮质排出障碍

22. 上消化道出血患者进行纤维胃镜检查的时间一般是 （ ）
    A. 出血后 12~24 小时内　　　　　　　 B. 出血后 10~12 小时内
    C. 出血后 6~8 小时内　　　　　　　　 D. 出血后 24~48 小时内
    E. 出血后 48~60 小时内

23. 插置三腔二囊管，适用于哪种疾病出血 （ ）
    A. 胃溃疡　　　　　　　　　　　　　　B. 十二指肠溃疡
    C. 慢性胃炎　　　　　　　　　　　　　D. 食管-胃底静脉曲张破裂
    E. 胃癌

24. 三腔管放置24小时后,食管气囊放气时间为 ( )
    A. 5~10分钟 B. 10~20分钟 C. 15~30分钟 D. 30~45分钟
    E. 45~60分钟
25. 以下指标中可提示上消化道出血已停止的是 ( )
    A. 柏油样便变稀 B. 尿素氮恢复正常 C. 脉搏正常 D. 肠鸣音恢复
    E. 自觉口渴
26. 上消化道出血患者的病情判断,最为关键的是 ( )
    A. 持续出血还是间断出血 B. 呕血的同时是否有黑便
    C. 呕血的颜色 D. 出血量是否超过500 ml
    E. 出血的速度
27. 患者,女,35岁,上消化道出血入院2天,已行三腔管止血,今晨护士接班时,注意到患者出血已停止,可采取的进一步处理措施是 ( )
    A. 拔去三腔管 B. 放气数分钟再注气加压
    C. 可进行鼻饲 D. 遵医嘱拔管
    E. 放气,留置观察24小时
28. 患者,男,60岁,患肝硬化12年。2小时前呕鲜红色血液1 000 ml,血压90/55 mmHg,脉率120次/分。急诊护士采取抢救措施,可不包括 ( )
    A. 卧床休息,平卧头偏向一侧 B. 立即通知医师,备好抢救物品和药品
    C. 心电监护,密切观察病情变化 D. 备好双囊三腔管待用
    E. 鼻饲给予流质饮食
29. 护士对于上消化道大出血伴休克患者,施行的首要护理措施是 ( )
    A. 准备手术 B. 去枕平卧位 C. 开通静脉通路 D. 准备三腔二囊管
    E. 稳定患者的情绪
30. 护士为使用双气囊三腔管的患者实施护理措施,正确的是 ( )
    A. 先向食管气囊注气,再向胃气囊注气 B. 48小时内未出血者可拔管
    C. 食管气囊和胃气囊各注气200 ml D. 置管期间每隔24小时放气1次
    E. 拔管后24小时内仍有出血的可能,需严密观察
31. 严重呕血患者饮食护理正确的是 ( )
    A. 软食 B. 普食 C. 温凉的流食 D. 暂禁食
    E. 温热的流食
32. 患者,男,55岁,因怀疑上消化道出血而入院,需做粪便试验。该患者前3天可进食 ( )
    A. 动物血 B. 猪肝 C. 肉类 D. 豆制品
    E. 绿叶蔬菜

(33~36题共用题干)
患者,女,30岁,因黑色稀便3天入院。近3天来,每天解黑色稀便3次,每次约150 g。患者有多年上腹部隐痛史,常有夜间痛、饥饿痛,进食可缓解。体格检查:贫血貌,皮肤无黄染,肝脾肋下未触及。

33. 入院后为了明确诊断,首先要进行的检查应是下列哪一项 ( )
    A. X线钡餐检查 B. 胃镜检查 C. 血常规检查 D. 选择性动脉造影
    E. 胃液分析检查
34. 最可能的诊断是 ( )
    A. 十二指肠溃疡并出血 B. 食道与胃底静脉曲张破裂出血
    C. 胃癌并出血 D. 胃溃疡并出血
    E. 急性胃粘膜损害所致的出血
35. 入院后第3天,患者突然出现呕血,呕出暗红色血液600 ml。此时,对该患者要采取首要护理措施是 ( )
    A. 监测心率、体温、呼吸变化 B. 开放静脉通道,补充血容量
    C. 嘱患者卧床休息,给予心理支持 D. 血常规检查
    E. 给氧
36. 患者目前最主要的护理问题是 ( )
    A. 营养失调:低于机体需要量 B. 活动无耐力
    C. 组织灌注量不足 D. 有受伤的危险
    E. 有水、电解质及酸碱平衡失调的危险
37. 上消化道出血患者,对失血性休克最敏感的观察指标是 ( )
    A. 皮肤温度 B. 中心静脉压 C. 脉压 D. 脉搏

E. 面色

38. 患者,男,60岁,慢性乙型病毒肝炎20余年。进食油炸麻花后突发呕血和黑便。该患者呕血的原因可能是 （   ）
    A. 凝血功能异常　　　　　　　　　　　　B. 胃溃疡出血
    C. 急性胃粘膜病变　　　　　　　　　　　D. 食管胃底静脉曲张破裂出血
    E. 十二指肠溃疡出血

39. 患者,男,45岁。上消化道大出血入院5天,出血已经停止,护士为患者行饮食指导时 （   ）
    A. 继续禁食24小时　　　　　　　　　　B. 可以吃清淡易消化饮食
    C. 可以喝豆浆　　　　　　　　　　　　D. 12小时后可以喝肉汤
    E. 可以吃面条、稀粥

40. 患者,女,40岁,肝硬化伴食管静脉曲张破裂出血入院3天,欲行三腔二囊管压迫止血,护士对其的护理评估项目中,**不需要**评估的是 （   ）
    A. 静脉输液情况　　　　　　　　　　　　B. 患者精神状态
    C. 患者兴趣　　　　　　　　　　　　　　D. 三腔二囊压管迫止血效果
    E. 患者是否有继续出血的症状及体征

41. 患者,女,36岁。因十二指肠溃疡收住入院,大便为柏油样便,入院治疗好转后出院。护士对患者进行出院指导,**错误**的是 （   ）
    A. 适当饮酒　　　　　　　　　　　　　　B. 避免进食粗糙、辛辣、生冷食物
    C. 禁饮浓茶　　　　　　　　　　　　　　D. 定期复查,不适随诊
    E. 避免应用阿司匹林

42. 患者,女,45岁。胃肠溃疡病史5年,近期劳累后加重,患者出现恶心、呕吐、上消化道大出血。经入院治疗后患者出血已停止24小时,护士为患者进行饮食指导正确的是 （   ）
    A. 烂面条　　B. 冰豆浆　　C. 温米汤　　D. 软米饭
    E. 鸡蛋羹

43. 患者,男,45岁,因大量饮酒后出现呕血,护士应协作患者取 （   ）
    A. 俯卧位　　B. 半卧位　　C. 头低足高位　　D. 中凹卧位
    E. 平卧位,头偏向一侧

44. 患者,男,50岁,既往有胃溃疡病史10余年,现在出现上消化道少量出血,无呕吐。在饮食护理方面,护士应指导患者选择 （   ）
    A. 禁食　　B. 正常饮食　　C. 低蛋白饮食　　D. 细软不烫食物
    E. 营养丰富流质饮食

45. 某患者因上消化道出血伴休克紧急入院抢救,护士采取措施中不妥的是 （   ）
    A. 暂禁食　　B. 头低足高卧位　　C. 建立静脉通道　　D. 迅速交叉配血
    E. 氧气吸入

第二十一节　慢性便秘病人的护理

便秘是指大便次数太少或排便困难、不畅、粪便干结、太硬、量少,是一种常见的症状,严重时影响生活质量。

一、病因

肠道病变、全身性疾病和神经系统病变等多方面原因,其中<u>肠易激综合征</u>为<u>常见</u>的便秘原因。某些药物,如镇痛药、麻醉药、肌肉松弛药、降压药、利尿药等,也可引起便秘。按便秘的病理生理基础,可将其分为机械梗阻性便秘和动力性便秘。

二、临床表现

慢性便秘多无明显症状。主要的排便表现为:①<u>排便次数减少</u>:<u>≤3次/周</u>,严重者1次/2～4周。②<u>排便困难</u>:排便时间>30分钟,粪便硬结如羊粪状,排出困难,且数量很少。

三、治疗要点

1. **食疗**　食用膳食纤维能刺激结肠蠕动,推进粪块运动,减少食物在肠道内停留时间,避免水分过多吸收所致的大便干结,从而改善症状。<u>含膳食纤维的食物</u>:麦麸、水果、蔬菜、燕麦、胶质、玉米、纤维质、大豆、果胶等。食用膳食纤维适用于动力性便秘,由肠梗阻所致的机械梗阻性便秘食用膳食纤维无效,反而会加重梗阻,应避免使用。

2. **养成良好的排便习惯**　嘱患者坚持早餐后排便,即使患者排出大便,也应定时蹲坐10～20分钟;未解出大便者,晚餐后再次解便。解便前宜用生理盐水清洁灌肠,2次/天,共3天。也可口服洗肠、口服甘露醇、乳果糖等后再解便,使便至少达到1次/天。排便习惯训练应长期坚持,大便规律达到2～3个月后,才可逐渐停止灌肠及洗肠。

3. **药物治疗**

（1）容积性泻剂:常用甲基纤维素,在肠腔内吸水膨胀,刺激肠蠕动,促进排便。

(2) 润滑性泻剂：**液状石蜡**可口服或灌肠，可以**润滑肠道**、**软化大便**，适用于各种类型便秘。

(3) 高渗性泻剂：聚乙烯二醇、乳果糖、甘露醇等。在肠腔内产生高渗环境，增加肠壁向肠腔内液体的分泌量，软化大便，促进排便。

(4) 盐类泻剂：常用有硫酸镁，部分镁离子能够吸收，形成高镁血症，在便秘伴有肾功能不全时应谨慎服用。

(5) 刺激性泻剂：酚酞最常用，也可用双醋苯啶等。此类可引起结肠黑变病，反而加重便秘，应避免长期使用。

四、护理问题

①便秘：与肠蠕动减慢或药物不良反应引起排便不畅有关。②焦虑：与便秘治疗效果不佳有关。

五、护理措施

1. 鼓励病人多饮开水，每天清晨可饮1杯温开水或盐水，上午和傍晚各饮1杯温热的蜂蜜水，少饮浓茶或含有咖啡的饮料。

2. 多食含粗纤维丰富的食物，如芹菜、笋类、麸皮等。多食水果、蔬菜，多食粗粮，少吃精粮。

3. 养成定时排便的习惯，全身状况欠佳或腹肌衰弱的病人，应加强活动和体育锻炼。也可用排便动作，锻炼肛提肌的收缩。进行适当的腹部按摩，顺结肠走行方向做环形按摩，刺激蠕动，帮助排便。

4. 指导病人正确使用缓泻剂、药物的用法及不良反应。特别长期使用会使肠道失去自行排便的功能，造成对药物的依赖。

5. 必要时予以灌肠。

六、健康教育

①多饮水、多吃含纤维素的食物。②养成良好的排便习惯，适当运动，坚持每日腹部按摩，加强腹部肌肉的锻炼。③避免用力排便，特别是有高血压、心脑血管疾患的老年人，以防发生意外。

单元测试题

1. 不属于老年人常出现的功能性便秘的原因是 ( )
   A. 活动减少　　　　B. 肠道感染　　　　C. 生活习惯改变　　　　D. 情绪抑郁或紧张
   E. 肌力减退

2. 患者，女，25岁，习惯性便秘2年，该患者应采取的饮食护理是 ( )
   A. 高热量饮食　　　B. 低热量饮食　　　C. 低脂、低蛋白饮食　　D. 低盐饮食
   E. 高纤维素饮食

3. 引起便秘的常见病因是 ( )
   A. 肠道病变　　　　B. 全身性疾病　　　C. 神经系统病变　　　　D. 肠易激综合征
   E. 止痛药物

4. 便秘的临床表现**不包括** ( )
   A. 排便困难　　　　B. 排便1天1次　　　C. 粪便硬结如羊粪状　　D. 排便可长达30分钟
   E. 排便量少

5. 患者，男，60岁，近日来总是便秘，护士嘱其多吃水果，帮助通便。水果中哪种营养素具有通便作用 ( )
   A. 维生素E　　　　B. 纤维素　　　　　C. 维生素C　　　　　　D. 不饱和脂肪酸
   E. 胶原物质

6. 下列药物对便秘型肠易激综合征患者较适宜的是 ( )
   A. 抗生素　　　　　B. SASP　　　　　　C. 乳果糖　　　　　　　D. 诺氟沙星
   E. 番泻叶

7. 便秘诊断中，最简单易行的方法是 ( )
   A. 肛门直肠指诊　　B. 大便隐血试验　　C. 钡灌肠　　　　　　　D. 结肠镜
   E. X线检查

8. 患者，女，65岁，心肌梗死，经抢救病情稳定。患者平时喜荤食，常有便秘，护士为其讲解预防便秘的常识，患者复述内容**不妥**，需给予纠正的是 ( )
   A. 养成定时排便的习惯　　　　　　　　　　B. 适当翻身或下床活动，可做轻体力活动
   C. 多食蔬菜、水果和粗粮　　　　　　　　　D. 摄取适量油脂食物，多饮水
   E. 每晚睡前用开塞露或凡士林

9. 便秘患者的健康教育**不包括** ( )
   A. 晨起一杯淡盐水　　　　　　　　　　　　B. 加强体育锻炼
   C. 高纤维饮食为主　　　　　　　　　　　　D. 养成良好的排便习惯
   E. 饮浓茶

10. 便秘患者的护理措施**错误**的是 ( )
    A. 每天适当进行腹部按摩　　　　　　　　　B. 提供隐蔽环境，保护患者隐私

C. 给予灌肠　　　　　　　　　　　　D. 每天服用酚酞
E. 指导病人用开塞露和甘油栓通

11. 某68岁社区居民主诉经常发生便秘。社区护士对其进行的健康指导中，**不恰当**的是 （　　）
    A. "经常做腹部环行按摩，促进肠蠕动。"
    B. "每天应当多吃一点粗纤维食物，像麦片、芹菜等。"
    C. "每天排便要有规律，在一段固定时间内排便。"
    D. "您应该给自己定一个有规律的活动计划，增加活动量。"
    E. "您应当常备开塞露，排便不畅时随时使用"

12. 便秘患者应用液状石蜡导泻的原理是（液状石蜡是一种透明的矿物油，在肠道内不被吸收或消化，服用后能润滑肠壁，阻止肠内水分吸收，软化粪便而导泻） （　　）
    A. 刺激肠蠕动　　　　　　　　　　B. 润滑肠壁，软化粪便
    C. 阻止肠道吸收水分　　　　　　　D. 使肠内形成高渗透压
    E. 解除肠痉挛

13. 患者67岁，因慢性便秘来院咨询，护士提出下列为改善便秘的处理措施，其中错误的是 （　　）
    A. 环形按摩腹部　　　　　　　　　B. 坚持长期服用缓泻剂
    C. 多喝水　　　　　　　　　　　　D. 形成固定的排便习惯
    E. 多食含膳食纤维素丰富的食物，如蔬菜、水果

14. 慢性便秘患者最主要的临床表现是 （　　）
    A. 腹痛　　　　　　　　　　　　　B. 缺乏便意，排便艰难
    C. 里急后重感　　　　　　　　　　D. 恶心、呕吐
    E. 腹部下坠感

第二十二节　急腹症病人的护理

急腹症是指以急性腹痛为主要特征的综合症状。其发病急、变化快，需及时明确诊断、紧急处理。如延误诊治，可造成严重后果。

一、病因

1. **感染性疾病**　外科疾病有阑尾炎、胆囊炎、胆管炎、胰腺炎、消化道穿孔等。其中阑尾炎是外科最常见急腹症。妇产科疾病有急性盆腔炎。内科疾病有大叶性肺炎、急性胃肠炎。
2. **出血性疾病**　外科疾病有肝或脾破裂等。妇产科疾病有异位妊娠等。
3. **空腔脏器梗阻**　常见于外科疾病，如肠梗阻、肠套叠、肠扭转、胆道蛔虫病、急性梗阻性化脓性胆管炎、泌尿系结石等。
4. **缺血性疾病**　外科疾病有肠扭转、肠系膜动脉、静脉栓塞、卵巢囊扭转等。

二、病理生理

1. **内脏痛**　病理性刺激由内脏神经感觉纤维传至中枢神经系统，内脏痛特点为：**疼感弥散，定位不准确**；对切、刺、割、灼等刺激不敏感，但对牵拉、膨胀、痉挛、缺血及炎症刺激敏感。疼痛感觉特殊，常伴有消化道症状或情绪精神反应。
2. **牵涉痛（放射痛）**　发生内脏痛的同时，在体表的某一部位也出现疼痛感觉。
3. **躯体痛**　壁腹膜受神经支配，躯体痛可产生体表相应部位**持续性锐痛，感觉敏锐，定位准确**。

三、临床表现

1. **腹痛**　腹痛不同的诱因，疼痛开始的时间，腹痛的部位和转归，疼痛的急缓、程度和性质，有助于急腹症的鉴别诊断。**外科腹痛特点是常伴有腹膜刺激征**。
2. **消化道症状**　厌食、恶心呕吐、排气排便改变。
3. **发热**　继发性感染所致。
4. **其他症状**　肝胆疾病并发梗阻性黄疸、实质脏器损伤可有贫血或休克，泌尿系结石可伴有尿频、尿急、血尿和排尿困难。
5. **既往史**　有无手术史，评估月经异常、有无宫外孕的可能。

四、辅助检查

1. **实验检查**　血红蛋白和红细胞计数降低提示腹腔内**出血**，白细胞及中性粒细胞升高程度与腹膜腔内**感染程度**成正比（但老年人及危重病人可因**应急反应差而无相应变化**），尿液中有红细胞提示泌尿系**结石**，血尿淀粉酶升高表示有急性胰腺炎的可能。
2. **影像学检查**　X线检查可诊断消化道穿孔，肠梗阻，B超、CT、或磁共振（MRI）检查可诊断腹腔实质脏器损伤，内镜检查可诊断胃肠疾病。此外还有血管造影、腹穿和腹腔镜检查。

考点小结：辅助检查：①骨折、气胸、尿路结石、肠梗阻均**首选X线检查**。②早期妊娠、前置胎盘、胆道蛔虫症、肝癌的

定位诊断、子宫肌瘤均**首选B超**。③小肝癌(直径小于1 cm)、脑血管疾病均**首选CT**。

五、诊断和鉴别诊断要点

(一)常见腹痛的临床特点

1. 内科腹痛的特点　①**一般先发热或先呕吐,后发生腹痛**。伴有发热、咳嗽、胸闷、气促、心悸、心律失常、呕吐、腹泻等症状。②腹痛或压痛部位不固定,程度较轻,无明显腹肌紧张。

2. 妇科腹痛特点　①**以下腹部或盆腔内痛为主**。②常伴有白带增多、阴道出血,或由停经史、月经不规则,或与月经周期有关。

3. 外科腹痛特点　①**一般先有腹痛,后出现发热**等伴随症状。②腹痛或压痛部位较固定,程度重。③常可出现腹膜刺激征,甚至休克。④可伴有腹部肿块或其他外科特征性体征及辅助检查表现。急性阑尾炎为外科最常见的急腹症。

(二)不同原因外科急腹症的特点

1. 炎症性病变　①起病缓慢,腹痛由轻至重,呈持续性。②有固定的压痛点,可伴有反跳痛和肌紧张。③有体温升高,血白细胞及中性粒细胞增高。

2. 穿孔性病变　①腹痛突然发生,呈**刀割样持续性剧痛**。②迅速出现腹膜刺激征,容易波及全腹,但病变处最为显著。③有气腹表现如肝浊音界缩小或消失,**X线见膈下游离气体**。④有移动性浊音,肠鸣音消失。⑤选择性腹腔穿刺有助于诊断。

3. 出血性病变　①多在外伤后迅速发生,也见于肝癌破裂出血。②以失血表现为主,常导致失血性休克,可有不同程度的腹膜刺激征。③腹腔积血**在500 ml以上时可叩出移动性浊音**。④**腹腔穿刺可抽出不凝固性血液**。

4. 梗阻性病变　①起病较急,以阵发性绞痛为主。②发病初期多无腹膜刺激征。

5. 绞窄性病变　①病情发展迅速,**呈持续性腹痛阵发性加重或持续性剧痛**。②容易出现腹膜刺激征或休克。③**可有粘液血便**或腹部局限性固定性浊音等特征性表现。

六、治疗要点

对诊断未明确的病人禁用**镇痛药**,必要时可用阿托品解痉。

1. 非手术治疗:适用于:①诊断明确,病情较轻者,可给予禁食、胃肠减压、补液、解痉和抗生素治疗。②诊断不明,但病情稳定,无明显腹膜炎体征者。

2. 手术治疗:适用于:①诊断明确,需立即手术治疗者。②诊断不明,但病情危重,腹痛和腹膜炎体征加重、全身中毒症状明显者。

七、护理问题

①急性疼痛:与腹腔炎症、穿孔、出血、梗阻或绞窄等病变有关。②体温过高:与腹腔内脏器炎症或继发腹腔感染有关。③体液不足:与发热、呕吐,以及禁食、胃肠减压有关。④潜在并发症:休克、腹腔脓肿、肠瘘等。

八、护理措施

1. 心理护理　做好接诊、耐心解释、做好告知工作。

2. 无休克时取半卧位。

3. **禁食、胃肠减压**是治疗急腹症的重要措施之一。

4. 密切观察病情变化,做好记录,呕吐时防止误吸。外科急腹症病人在没有确诊前,应严格执行四禁,即:**禁食、禁用镇静药**(如吗啡、哌替啶等药,以免掩盖病情)、**禁服泻药和禁止灌肠**(以免造成**感染扩散**或加重病情)。

5. 迅速建立静脉通路,维持水电解质、酸碱平衡及应用抗生素。

6. 吸氧、解热、镇痛。

7. 营养支持　手术、禁食期间给予静脉营养支持;病情和治疗允许,可给予清淡饮食。

九、健康教育

①形成良好的饮食和卫生习惯。②保持清洁和容易消化的均衡膳食。③积极控制诱发急腹症的各类诱因,如有溃疡病者,应按医嘱定时服药;胆道疾病和慢性胰腺炎者需适当控制油腻饮食;反复发生肠梗阻者当避免暴饮暴食或饱食后剧烈运动;月经不正常者应及时就诊。④急腹症行手术治疗者,术后应早期开始活动,以预防粘连性肠梗阻。

单元测试题

1. 躯体性疼痛的特点是　　　　　　　　　　　　　　　　　　　　　　　　　　　　　　　(　　)
   A. 痛觉弥散　　　　　　　　　　　　　　B. 对刺激定位准确
   C. 对痛觉不敏感　　　　　　　　　　　　D. 对内脏膨胀敏感
   E. 对牵拉内脏敏感

2. 外科急腹症特点是
   A. 恶心呕吐伴肛门坠胀感　　　　　　　　B. 以呕吐、心悸为主要症状
   C. 先有发热,后有呕吐　　　　　　　　　D. 腹痛在前,发热、呕吐在后
   E. 腹部压痛伴粘液脓血便

3. 炎性急腹症疼痛的特点是　　　　　　　　　　　　　　　　　　　　　　　　　　　　　(　　)

A. 腹痛突然发生或加重,呈持续性剧痛   B. 起病缓慢,腹痛由轻至重,呈持续性
C. 腹痛较轻,呈持续性   D. 起病急,呈持续性阵发性加重
E. 起病急,呈阵发性腹部绞痛

4. 腹腔脏器炎症疾病伴有大便次数增多或里急后重感,应考虑   (   )
   A. 盆腔脓肿   B. 阿米巴痢疾   C. 幽门梗阻   D. 急性胰腺炎
   E. 低位肠梗阻

5. 给急腹症患者行直肠指检,如指套染有血性粘液应考虑   (   )
   A. 急性阑尾炎   B. 急性胆囊炎   C. 急性胰腺炎   D. 消化道出血
   E. 肠管绞窄

6. 对诊断尚未明确的急腹症患者,可以采取的措施是   (   )
   A. 用吗啡止痛   B. 用阿托品解痉   C. 给患者灌肠   D. 使用腹泻药
   E. 用热水袋热敷

7. 以下**不属于**急腹症患者术前评估内容的是   (   )
   A. 腹痛的发生时间   B. 腹痛的性质和程度
   C. 腹痛的部位   D. 腹痛与饮食的关系
   E. 有无腹痛的家族史

8. 下列有关急腹症患者并发症的预防和护理措施**错误**的是   (   )
   A. 注意观察引流液的量和性状   B. 保持腹腔引流通畅
   C. 遵医嘱应用抗菌药   D. 预防性应用抗真菌药
   E. 血压正常的外科急腹症患者取斜坡卧位

9. 急腹症诊断未明确前,下述治疗措施**不正确**的是   (   )
   A. 定时检查腹部体征的发展   B. 严密观察生命体征的变化
   C. 禁用吗啡类止痛剂   D. 灌肠通便,观察大便的性质
   E. 非手术治疗期间病情未见好转,甚至加剧者,需剖腹探查

10. 对诊断腹腔内实质性器官破裂最有价值的辅助检查是   (   )
    A. B超   B. 腹部X线摄片   C. CT/MRI   D. 腹腔穿刺
    E. 血、尿淀粉酶

11. 外科急腹症患者,在未明确诊断时应严格四禁,下列哪项**除外**   (   )
    A. 禁饮食   B. 禁用吗啡   C. 禁服泻剂   D. 禁灌肠
    E. 禁腹部透视

12. 腹腔出现移动性浊音提示腹腔积血达   (   )
    A. 200 ml以上   B. 300 ml以上   C. 500 ml以上   D. 800 ml以上
    E. 1 000 ml以上

13. 患者,男,45岁。因突发性上腹剧痛12小时来院急诊。体检发现板状腹,腹部立位平片示膈下有游离气体,生命体征尚平稳。既往有消化性溃疡病和不规则服药史。对该患者目前首先应采取的必要措施为   (   )
    A. 高浓度吸氧   B. 使用镇痛药   C. 立即输血   D. 禁食并胃肠减压
    E. 立即使用抗生素

14. 观察急腹症病人的腹部体征中最重要的是   (   )
    A. 腹式呼吸运动的大小   B. 腹膜刺激征的产生
    C. 肠鸣音变化   D. 是否有腹部包块
    E. 肝浊音界的大小

15. 急腹症病人手术处理的指征**不包括**   (   )
    A. 怀疑消化道穿孔   B. 有明显内出血表现
    C. 出现休克表现   D. 腹膜刺激征明显
    E. 腹痛反复发作4小时以上

(16~17题共用题干)

患者,女,51岁,左上腹撞击伤,局部疼痛4小时入院。入院后保守治疗,病情尚平稳。第5天下床活动时突然出现全腹痛,面色苍白,四肢冰凉,脉搏细速。

16. 首先应考虑的诊断是   (   )
    A. 肝破裂   B. 胃穿孔   C. 脾破裂   D. 胰腺损伤
    E. 小肠穿孔

17. 应采取的主要处理方法是   (   )
    A. 边抢救休克,边准备手术   B. 先观察生命体征的变化

C. 立即手术 D. 先观察神志变化
E. 选抗休克治疗,再择期手术

18. 给予消化道穿孔的急腹症患者禁食、胃肠减压的主要目的是 （　）
    A. 减轻腹胀 B. 减轻腹胀和腹痛
    C. 减轻腹痛 D. 有利于穿孔闭合
    E. 避免消化液和食物残渣继续流入腹膜腔

19. 关于妇产科急腹症的叙述**不正确**的是 （　）
    A. 常与月经周期有关 B. 以下腹部或盆腔内痛为主
    C. 不会有腹部包块 D. 可有停经史、月经不规则
    E. 常伴有白带增多、阴道流血

20. 急腹症的护理评估中**不包括** （　）
    A. 心理社会支持 B. 起病时间、诱因、月经史
    C. 年龄、性别、职业 D. 既往史、并发症、辅助检查
    E. 家族遗传史

21. 下列**不**是急腹症护理问题的是 （　）
    A. 体温过高 B. 营养过剩 C. 体液不足 D. 潜在并发症
    E. 舒适的改变

22. 急性胆囊炎出现右上腹或剑突下疼痛,常伴有右肩部疼痛,这种疼痛属于 （　）
    A. 牵涉性疼痛 B. 内脏性疼痛 C. 躯体性疼痛 D. 中枢性疼痛
    E. 神经性疼痛

23. 关于内脏性疼痛的描述,**错误**的是 （　）
    A. 由内脏感觉纤维传入引起 B. 对刺、割、灼等刺激不敏感
    C. 对牵拉、缺血、炎症等敏感 D. 疼痛过程缓慢、持续
    E. 痛感固定、定位准确

(24～25题共用题干)

患者,男,40岁。近几天来上腹疼痛不适反复发作,2小时前在睡眠中突感上腹刀割样剧痛,继之波及全腹。既往有十二指肠溃疡病史。根据临床表现和辅助检查结果,拟诊为十二指肠溃疡。

24. 肠穿孔的重要诊断依据为 （　）
    A. B超示腹膜腔液性暗区 B. 腹膜炎和腹膜腔积液体征
    C. 既往病史 D. X线示膈下游离气体
    E. 患者自觉症状

25. 该患者先试行非手术治疗,其措施不包括 （　）
    A. 禁食 B. 胃肠减压 C. 静脉补液 D. 腹腔引流
    E. 应用抗生素

26. 该患者最恰当的体位是 （　）
    A. 平卧位 B. 半卧位 C. 膝胸卧位 D. 侧卧位
    E. 头低足高位

27. 患者被汽车撞伤,右上腹剧痛,呼吸 36 次/分,脉搏 100 次/分,BP 90/65 mmHg,诊断不明。禁用 （　）
    A. 异丙嗪 B. 地西泮 C. 6-氨基己酸 D. 吗啡
    E. 苯巴比妥

28. 对诊断不明的急腹症患者禁用泻药的主要原因是 （　）
    A. 易致感染扩散 B. 减少肠道蠕动 C. 易致血压下降 D. 影响肠道消化吸收
    E. 易致水电解质失衡

29. 老年急腹症患者的临床特点不包括 （　）
    A. 症状不典型 B. 白细胞计数显著增高
    C. 体温改变不明显 D. 体征较轻
    E. 易伴发其他疾病

30. 急腹症最突出表现是 （　）
    A. 腹痛 B. 败血症 C. 休克 D. 恶心、呕吐
    E. 腹泻

第八章 呼吸系统疾病病人的护理

第一节 呼吸系统的解剖生理

一、呼吸系统的解剖结构

(一)呼吸道 呼吸道是气体进出肺的通道,以**环状软骨为界**,分为上、下呼吸道。

1. 上呼吸道 由**鼻、咽、喉**组成。鼻对吸入气体有过滤、保湿、加温作用;咽是呼吸系统和消化系统的共同通道;喉是发音的主要器官,在咳嗽中起重要作用。

2. 下呼吸道 由气管、支气管组成。临床上施行气管切开的部位是第 **2~4 气管软骨环处**。气管在隆突处(位于**胸骨角**),分为**左右两主支气管**,在肺门处分为肺叶支气管,进入肺。**右主支气管粗、短而陡直**,**左主支气管相对较细长且趋于水平**。因此**异物吸入更易进入右肺**。主支气管向下逐渐分支为肺叶支气管、肺段支气管直至终末细支气管,直径小于 2 mm 的细支气管称为**小气道**,是呼吸系统患病的常见部位。

(二)肺和胸膜

1. 肺 位于胸腔内,纵隔的两侧,是进行气体交换的器官。左肺狭长,分为上、下两叶;右肺短粗,分为上、中、下 3 叶。肺实质分为**导气部和呼吸部**。导气部包括**肺叶支气管、肺段支气管、小支气管、细支气管和终末细支气管**,仅具有传送气体的功能,不能进行气体交换。每条细支气管连同其各级分支和所属的肺泡组成 1 个肺小叶。临床上的小叶性肺炎,就是指发生在肺小叶范围内的炎症。**呼吸部包括呼吸性细支气管、肺泡管、肺泡囊和肺泡**,各段均具有气体交换的功能。肺泡是气体交换的场所,肺泡周围有丰富的毛细血管网,十分利于气体交换。肺泡上皮细胞包括Ⅰ型细胞、Ⅱ型细胞和巨噬细胞。**Ⅰ型细胞**是气体交换的主要场所;**Ⅱ型细胞**分泌表面活性物质,其功能降低肺泡表面张力,维持肺泡稳定性,**防止肺泡萎缩**。

2. 胸膜 分为脏层、壁层,脏层紧贴在肺表面,壁层衬于胸壁内面,两层胸膜在肺根处相互移行,构成潜在的密闭腔隙,称为胸膜腔。**正常胸膜腔内为负压,腔内仅有少量浆液起润滑作用**。因为壁层胸膜有感觉神经分布,病变累及胸膜时可引起胸痛。

二、呼吸系统的生理功能

(一)呼吸功能 呼吸是指机体与外界之间的气体交换,由外呼吸、**气体在血液中的运输**及内呼吸三个同时进行又相互影响的环节组成。呼吸系统通过肺通气与肺换气两个过程完成外呼吸。

1. 肺通气 是指肺与外环境之间气体交换。**正常成人潮气量为 400~500 ml**,成人每分钟通气量 6~8 L。肺泡通气量指在吸气时进入肺泡进行气体交换的气量,又称有效通气量。最大通气量是以最快的速度和尽可能深的幅度进行呼吸时所测得的每分钟通气量,反映机体的通气贮备能力。

2. 肺换气 是指肺泡与血液之间的气体交换。气体交换通过肺泡内呼吸膜,以气体弥散方式进行。影响肺换气体的主要因素为呼吸膜两侧的气体分压差、呼吸膜的面积、弥散距离和气体的溶解度。气体交换的动力取决于该气体的肺泡压与毛细血管压之间的差值。气体总是从高浓度向低浓度弥散,直到平衡为止,称为弥散作用。决定肺泡内氧气与血红蛋白结合的最重要因素是**肺泡内氧的浓度**。

3. 呼吸运动的调节 呼吸中枢在延髓。CO_2 是维持和调节呼吸运动的**重要化学因素**,通过 CO_2 刺激中枢和外周化学感受器实现。

(二)防御功能 呼吸系统具有防止有害物质入侵的防御功能。通过上呼吸道的加温、湿化和过滤作用,调节和净化吸入的空气;呼吸道粘膜和粘液纤毛运载系统,参与净化空气和清除异物;咳嗽反射、喷嚏和支气管收缩等反射性防御功能可避免吸入异物;肺泡巨噬细胞为主的防御力量,对各种吸入性尘粒、微生物等有吞噬或中和解毒作用;呼吸道分泌免疫球蛋白(B细胞分泌 IgA、IgM 等),溶菌酶等在抵御呼吸道感染方面起着重要作用。

三、小儿呼吸系统解剖生理特点

小儿鼻腔相对短小,无鼻毛,后鼻道狭窄,粘膜柔嫩,血管丰富,易于感染;炎症时易充血肿胀出现鼻塞导致呼吸困难。**鼻腔粘膜与鼻窦粘膜相连续**,鼻窦口相对较大,故急性鼻炎时易导致鼻窦炎。**咽鼓管较宽、短、直、呈水平位**,故鼻咽炎易**侵及中耳而致中耳炎**。**喉部较长、狭窄、呈漏斗型**,粘膜柔嫩,血管丰富,易发生炎症肿胀,故喉部炎症时易引起**声音嘶哑和吸气性呼吸困难**。咽扁桃体又称腺样体,6 个月已发育,位于鼻咽顶部与后壁交界处。严重的腺样体肥大是小儿阻塞性睡眠呼吸暂停综合征的重要原因。腭扁桃体至 1 岁末才逐渐增大,4~10 岁发育达高峰,14~15 岁逐渐退化,故**扁桃体炎常见于年长儿**。

气管及支气管管腔相对**狭窄**,缺乏弹力组织,纤毛运动差,易发生炎症,炎症时也易导致**阻塞**。右侧支气管较左侧直、短、粗,异物易进入**右支气管**。肺组织尚未发育完善,弹力组织发育差,**血管丰富**,间质发育旺盛,**肺泡数量较少**,使其**含血量相对多而含气量少,易于感染**,并易引起间质性肺炎、肺不张及肺气肿等。小儿呼吸道的非特异性及特异性免疫功能均较差。婴幼儿体内的免疫球蛋白含量低,尤其是呼吸道粘膜分泌的分泌型 **IgA(sIgA)** 少,肺泡巨噬细胞功能不足,乳铁蛋白、溶菌酶、干扰素、补体等的数量及活力不足,故易患呼吸道感染。

小儿呼吸频率与节律:小儿代谢旺盛,需氧量相对较多,由于呼吸器官发育不完善,呼吸运动较弱,只有加快呼吸频率来满足机体代谢需要。**故小儿呼吸频率较快,年龄越小频率越快**。各年龄小儿呼吸、脉搏频率:新生儿呼吸 40～45 次/分、心跳 120～140 次/分;**1 岁以内呼吸 30～40 次/分、心跳 110～130 次/分**;2～3 岁呼吸 25～30 次/分、心跳 100～120 次/分;4～7 岁呼吸 20～25 次/分、心跳 80～100 次/分;8～14 岁呼吸 18～20 次/分、心跳 70～90 次/分。婴幼儿呼吸中枢发育不完善,尤其是新生儿易出现呼吸节律不齐或暂停,新生儿、早产儿更为明显。婴幼儿呼吸时胸廓运动幅度小,主要靠膈肌上下运动,多呈膈腹式呼吸。小儿行走后开始出现胸式呼吸,7 岁后多数为胸腹式呼吸。小儿呼吸功能储备能力差,呼吸系统发生病变时较易发生呼吸衰竭。

四、小儿急性上呼吸道感染(简称"上感",俗称"感冒")的护理

1. 病因　90%以上由**病毒引起**,如鼻病毒、呼吸道合胞病毒、流感病毒、副流感病毒、腺病毒、冠状病毒、柯萨奇病毒等。也可原发或继发细菌感染,**常见链球菌、葡萄球菌感染**等,其中以**溶血性链球菌**最为常见。
2. 临床表现　婴幼儿以全身症状为主,可波及附近的器官和引起全身感染。
(1) 普通感冒:成人多为**鼻病毒**所致,好发冬春季节。起病较急,以鼻咽部卡他症状为主。
(2) 两种特殊类型呼吸道感染:①疱疹性咽峡炎:病原体为柯萨奇 A 组病毒,好发于夏、秋季。②咽-结合膜热:病原体为腺病毒(3、7 型),好发于春、夏季,**可在小儿集体机构中流行**。
3. 辅助检查
(1) 病毒感染者,血白细胞计数正常或偏低,淋巴细胞比例增高。
(2) 细菌感染者,白细胞计数和中性粒细胞增多,核左移。
4. 并发症　可向邻近器官蔓延,引起中耳炎、结膜炎、咽后壁脓肿、颌下淋巴结炎,或向下蔓延引起**支气管炎、肺炎**等。年长儿患链球菌感染,以后可引起**急性肾炎、风湿热**。
5. 治疗要点　**积极抗感染**和**对症处理**,抗病毒药物常选用利巴韦林(病毒唑)。
6. 护理问题　①体温过高:与上呼吸道感染有关。②疼痛:与头痛、咽痛有关。③潜在并发症:惊厥。
7. 护理措施
(1) 保持室内空气新鲜,**维持室内温度 18～22 ℃**,**湿度 50%～60%**,每日通风 2 次以上。卧床休息,多饮温开水。
(2) 监测体温:**体温＞38.5 ℃**时给予物理降温,或按医嘱给予解热药,如口服对乙酰氨基酚(泰诺林)或布洛芬(美林)等,预防小儿高热惊厥。
(3) 饮食要清淡,少食多餐,给高蛋白质、高热量、高维生素的流质或半流质饮食。
(4) 患儿鼻塞、呼吸不畅时,可在喂乳前 10～15 分钟及临睡前用 0.5% 的**麻黄碱溶液滴鼻**。
8. 健康教育　居室要经常通风,保持室内空气清新;在集体小儿机构中,应早期隔离患儿,如有流行趋势,可用食醋熏蒸法进行空气消毒;呼吸道疾病流行期间,尽量避免去人多拥挤的公共场所;合理饮食起居,保证充足的营养和睡眠;提高母乳喂养,加强体格锻炼;多进行户外活动;按时预防接种。

单元测试题

1. 导致婴幼儿易患呼吸道感染的主要因素是[是因为免疫球蛋白含量低,尤以分泌型 IgA(sIgA)低,不能保护呼吸道粘膜免受感染]　　　　　　　　　　　　　　　　　　　　　　　　　　　　　　　　　　　　　　(　　)
   A. 呼吸系统发育不完善　　　　　　　　　　　　B. 呼吸浅慢
   C. 呈腹式呼吸　　　　　　　　　　　　　　　　D. 鼻腔短小,狭窄,粘膜血管丰富
   E. 体内免疫球蛋白特别是 sIgA 含量低
2. 小儿肺部易发生感染的主要内因是　　　　　　　　　　　　　　　　　　　　　　　　　(　　)
   A. 呼吸中枢不健全　　　　　　　　　　　　　　B. 胸腔小而肺相对较大
   C. 粘膜纤毛运动差　　　　　　　　　　　　　　D. 肺含血量丰富,含气量小
   E. 肋骨呈水平位,呼吸运动度小
3. 引起呼吸系统疾病最常见的病因是　　　　　　　　　　　　　　　　　　　　　　　　　(　　)
   A. 吸烟　　　　　　B. 肿瘤　　　　　　C. 感染　　　　　　D. 变态反应
   E. 理化因素
4. 小气道是指细支气管的直径小于　　　　　　　　　　　　　　　　　　　　　　　　　　(　　)
   A. 1 mm　　　　　　B. 2 mm　　　　　　C. 3 mm　　　　　　D. 4 mm
   E. 5 mm
5. 患者,女,24 岁。主诉有鼻塞、咽痛、声音嘶哑、流眼泪、呼吸道不畅等急性上呼吸道感染症状。血象检查:血白细胞计数偏低。考虑感染为　　　　　　　　　　　　　　　　　　　　　　　　　　　　　　　　(　　)
   A. 流感嗜血杆菌　　B. 溶血性链球菌　　C. 革兰阴性杆菌　　D. 葡萄球菌
   E. 病毒
6. 下列哪种细胞可以分泌表面活性物质以调节肺泡表面张力　　　　　　　　　　　　　　　(　　)

A. 纤毛细胞　　　　　B. 杯状细胞　　　　　C. 巨噬细胞　　　　　D. Ⅰ型肺泡上皮细胞
E. Ⅱ型肺泡上皮细胞

7. 小儿上呼吸道感染中的疱疹性咽峡炎的病原体是　　　　　　　　　　　　　　　　　　　　　　　　　　　（　　）
   A. 腺病毒　　　　　B. 流感病毒　　　　　C. 葡萄球菌　　　　　D. 柯萨奇 A 组病毒
   E. 溶血性链球菌

8. 急性上呼吸道感染最常见的细菌为　　　　　　　　　　　　　　　　　　　　　　　　　　　　　　　　　（　　）
   A. 流感嗜血杆菌　　B. 溶血性链球菌　　　C. 肺炎球菌　　　　　D. 葡萄球菌
   E. 革兰阴性杆菌

9. 属于婴儿上感早期并发高热，最容易引起的并发症是　　　　　　　　　　　　　　　　　　　　　　　　（　　）
   A. 惊厥　　　　　　B. 中耳炎　　　　　　C. 肺炎　　　　　　　D. 支气管炎
   E. 喉炎

10. 患儿,男性,3个月,2天前受凉后出现发热、鼻塞严重、烦躁不安等上感症状,护士应何时为患儿用0.5%麻黄碱液滴鼻　　（　　）
    A. 哺乳后5分钟　　B. 哺乳前5分钟　　　C. 哺乳前15分钟　　　D. 哺乳前30分钟
    E. 每小时1次

11. 患者,女,24岁,主诉咽痛、畏寒、发热,体温到39℃。查体:咽部充血,扁桃体充血、肿大,有黄色点状渗出物,颌下淋巴结肿大,有压痛。诊断:细菌性咽、扁桃体炎。最常见的细菌病原体为　　　　　　　　　　　　　　　　（　　）
    A. 流感嗜血杆菌　　B. 溶血性链球菌　　　C. 肺炎球菌　　　　　D. 葡萄球菌
    E. 革兰阴性杆菌

12. 患者,女,患急性上呼吸道感染。为防止交互感染,吴女士的家属应做好　　　　　　　　　　　　　　　（　　）
    A. 多休息、多饮水　B. 用抗生素预防　　　C. 长期家庭氧疗　　　D. 室内食醋熏蒸
    E. 呼吸道隔离

(13~15题共用题干)
患者,女,25岁。淋雨后打喷嚏、咳嗽、鼻塞、流涕,开始为清水样,3天后变稠,伴有咽痛、轻度畏寒、头痛。诊断为普通感冒。

13. 此病一般的病程是　　　　　　　　　　　　　　　　　　　　　　　　　　　　　　　　　　　　　　　（　　）
    A. 3天　　　　　　B. 5天　　　　　　　C. 1周　　　　　　　D. 半月
    E. 1个月

14. 对该患者的护理措施正确的是　　　　　　　　　　　　　　　　　　　　　　　　　　　　　　　　　　（　　）
    A. 绝对卧床休息　　　　　　　　　　　　　B. 注意隔离,病室关闭门窗,注意保暖
    C. 咽痛时可予以消炎含片　　　　　　　　　D. 给予高蛋白质、低盐饮食
    E. 限制水分摄入

15. 如果患者原有症状未缓解,又出现了耳痛、耳鸣、听力减退、外耳道流脓等情况,考虑患者出现　　　　（　　）
    A. 鼻窦炎　　　　　B. 中耳炎　　　　　　C. 病毒性咽炎　　　　D. 病毒性支气管炎
    E. 急性肺炎

16. 患儿,2周,高热,鼻塞,体温39.6℃,查体咽后壁充血,诊断为上呼吸道感染,护士为该患儿采取的首要护理措施是　　（　　）
    A. 口服消炎药　　　　　　　　　　　　　　B. 应用退热药
    C. 解开过厚衣被散热　　　　　　　　　　　D. 用0.5%麻黄碱滴鼻
    E. 用温水擦浴

17. 患儿11个月,急性上呼吸道感染、发热。服用阿司匹林后大汗淋漓,体温37.5℃。该患儿的首优护理问题是（　　）
    A. 活动无耐力　　　B. 睡眠形态紊乱　　　C. 有感染的危险　　　D. 有体液不足的危险
    E. 营养失调:低于机体需要量

18. 下列部位中,氧分压最高的是　　　　　　　　　　　　　　　　　　　　　　　　　　　　　　　　　　（　　）
    A. 动脉血　　　　　B. 静脉血　　　　　　C. 组织液　　　　　　D. 细胞内液
    E. 肺泡内

19. 影响肺泡内氧气与血红蛋白结合的最重要因素是　　　　　　　　　　　　　　　　　　　　　　　　　（　　）
    A. 肺泡间质的厚度　B. 肺泡的表面积　　　C. 血红蛋白量　　　　D. 血液流速
    E. 肺泡内氧浓度

20. 患儿,6岁。确诊为"咽-结合膜热",下列哪项是正确的　　　　　　　　　　　　　　　　　　　　　　（　　）
    A. 多为低热　　　　　　　　　　　　　　　B. 好发于秋冬季
    C. 颈部淋巴结无肿大　　　　　　　　　　　D. 由柯萨奇病毒所致
    E. 可在儿童集体机构流行

第八章　呼吸系统疾病病人的护理

21. 婴幼儿上呼吸道感染易并发中耳炎的原因是　　　　　　　　　　　　　　　　　　　　　　　　　　　（　　）
    A. 咽鼓管短、宽、粗，成水平位　　　　　　　　　　B. 缺乏免疫球蛋白
    C. 咽部狭窄、垂直　　　　　　　　　　　　　　　　D. 鼻窦开口相对较大
    E. 扁桃体炎症扩散

22. 小儿呼吸系统解剖、生理特点是(婴幼儿呼吸道粘膜缺乏 sIgA，肺泡吞噬细胞功能不足，溶菌酶、乳铁蛋白、干扰素及蛋白分解抑制酶含量低且活性不足，故易导致呼吸系统感染)　　　　　　　　　　　　　　　　　　　　　　　　　　　（　　）
    A. 年龄越小，呼吸频率越快　　　　　　　　　　　　B. 婴幼儿喉部较短和宽，易发生炎症
    C. 婴幼儿气道阻力较成年人小　　　　　　　　　　　D. 婴幼儿缺乏 sIgE，易反复呼吸道感染
    E. 6 个月以后，小儿气管及支气管管腔弹力组织丰富，纤毛运动强

23. 上、下呼吸道的分界标志是　　　　　　　　　　　　　　　　　　　　　　　　　　　　　　　　　（　　）
    A. 咽部　　　　　　B. 喉部　　　　　　C. 气管　　　　　　D. 主支气管
    E. 环状软骨

24. 婴幼儿上呼吸道感染的临床特点是　　　　　　　　　　　　　　　　　　　　　　　　　　　　　　（　　）
    A. 以呼吸道症状为主　　　　　　　　　　　　　　　B. 全身症状较重，可发生高热惊厥
    C. 局部症状较重　　　　　　　　　　　　　　　　　D. 以消化道症状为主
    E. 以鼻咽部症状为主

25. 下列关于小儿上呼吸道疾病**错误**的是　　　　　　　　　　　　　　　　　　　　　　　　　　　　（　　）
    A. 易合并中耳炎　　　　　　　　　　　　　　　　　B. 婴幼儿易造成鼻塞、呼吸困难
    C. 扁桃体炎见于婴儿　　　　　　　　　　　　　　　D. 患喉炎时声音嘶哑、呼吸困难
    E. 异物易坠入右侧支气管

26. 患儿，2 岁，诊断为急性上呼吸道感染。体温 38.2 ℃，存在的护理问题是食欲减退，护士可为患儿提供饮食是（　　）
    A. 流质饮食　　　　B. 半流质饮食　　　C. 无渣饮食　　　　D. 低盐饮食
    E. 低蛋白饮食

27. 2 岁正常儿童，其呼吸频率是　　　　　　　　　　　　　　　　　　　　　　　　　　　　　　　　（　　）
    A. 15～20 次　　　　B. 25～30 次　　　　C. 35～40 次　　　　D. 45～50 次
    E. 55～60 次

28. 某正常婴儿，其呼吸类型为　　　　　　　　　　　　　　　　　　　　　　　　　　　　　　　　　（　　）
    A. 胸式呼吸　　　　B. 腹式呼吸　　　　C. 胸腹式呼吸　　　D. 胸式与腹式交替
    E. 男婴胸式呼吸，妇婴腹式呼吸

29. 小儿扁桃体炎的好发年龄是　　　　　　　　　　　　　　　　　　　　　　　　　　　　　　　　　（　　）
    A. 1 岁内　　　　　B. 1～3 岁　　　　　C. 3～6 岁　　　　　D. 4～10 岁
    E. 11～14 岁

30. 患儿，女，2 岁。急性上呼吸道感染，体温 39 ℃，因全身抽搐就诊，为明确抽搐原因，在收集患儿健康史时应重点询问　　　（　　）
    A. 出生史　　　　　B. 喂养史　　　　　C. 过敏史　　　　　D. 家族史
    E. 既往发作史

31. 患儿，男，2 岁。因上呼吸道感染出现咳嗽、发热入院。现体温 39.3 ℃，半小时前突发抽搐，持续约 1 分钟后停止，呈嗜睡状。为避免再发抽搐，护理的重点是　　　　　　　　　　　　　　　　　　　　　　　　　　　　　　　　　（　　）
    A. 多晒太阳　　　　B. 按时预防接种　　C. 加强体格锻炼　　D. 居室定期食醋熏蒸
    E. 体温过高时应及时降温

32. 在对一位急性上呼吸道感染患者进行有关预防措施指导时，护士的下列说法中，不当的是　　　　　　（　　）
    A. 避免过度劳累　　　　　　　　　　　　　　　　　B. 避免到人多拥挤的场所
    C. 保持环境整洁、空气清新　　　　　　　　　　　　D. 接种疫苗后可产生终生免疫力
    E. 坚持规律体育锻炼

33. 在正常情况下，呼吸中枢发出呼吸冲动，依赖于血液中哪种物质浓度变化的刺激　　　　　　　　　　（　　）
    A. 二氧化碳　　　　B. 氧　　　　　　　C. 一氧化氮　　　　D. 碳酸氢根
    E. 酸碱度

34. 关于婴儿呼吸系统生理特点的叙述，**错误**的是　　　　　　　　　　　　　　　　　　　　　　　　（　　）
    A. 婴儿的呼吸频率较快是正常的　　　　　　　　　　B. 婴儿呼吸节律很规整，若不齐就有严重问题
    C. 婴儿呈腹式呼吸　　　　　　　　　　　　　　　　D. 婴儿气道管径小，容易阻塞
    E. 婴儿没有什么呼吸储备，容易出现呼吸衰竭

35. 关于上呼吸道感染患儿发热的护理措施，**不正确**的是(体温＞38.5 ℃时给予物理降温)　　　　　　（　　）
    A. 保持室内温度适宜，空气清新　　　　　　　　　　B. 松解衣衫，及时更换汗湿的衣物

C. 保证营养和水分的摄入　　　　　　　　　D. 体温升至38℃时,给予乙醇擦浴
E. 注意观察是否有高热惊厥发生

36. 患儿,女,3岁,半年来"感冒"反复发作,家长多次自行给予"阿司匹林"、"头孢拉定"、"阿莫西林"、"罗红霉素"等药物治疗。5天前患金黄色葡萄球菌肠炎入院。出院时护士对家长进行健康指导应特别强调　　　　　　　　　　(　　)
   A. 合理喂养　　　　　　　　　　　　　　　B. 注意饮食卫生
   C. 多进行户外活动　　　　　　　　　　　　D. 注意儿童个人卫生
   E. 滥用抗生素的严重后果

37. 不能进行气体交换的部位是　　　　　　　　　　　　　　　　　　　　　　　　　　　　(　　)
   A. 终末细支气管　　B. 呼吸性支气管　　C. 肺泡管　　D. 肺泡囊
   E. 肺泡

38. 左、右主支气管分叉水平对应的解剖部位是　　　　　　　　　　　　　　　　　　　(　　)
   A. 颈静脉切迹　　B. 胸骨柄　　C. 胸骨角　　D. 胸骨体
   E. 剑突

39. 患儿女,4个月,肺炎入院。医嘱给予心电监护,安静状态下患儿生命体征如图所示。护士对监测结果判断正确的是(显示:心率129次/分,呼吸37次/分。1岁以内呼吸频率:30~40次/分,1岁以内心率:110~130次/分)　　　　　　　　(　　)
   A. 心率呼吸均正常　　　　　　　　　　　　B. 心率增快,呼吸增快
   C. 心率正常,呼吸增快　　　　　　　　　　D. 心率减慢,呼吸正常
   E. 心率减慢,呼吸减慢

40. 引起细菌性扁桃体炎最多见的病原体是　　　　　　　　　　　　　　　　　　　　　(　　)
   A. 溶血性链球菌　　B. 流感嗜血杆菌　　C. 肺炎链球菌　　D. 葡萄球菌
   E. 克雷白杆菌

41. 急性上呼吸道感染最常见的病原体是(90%是由病毒引起)　　　　　　　　　　　　(　　)
   A. 细菌　　B. 病毒　　C. 支原体　　D. 衣原体
   E. 幽门螺杆菌

42. 急性细菌性咽-扁桃体炎有别于其他上呼吸道感染的突出表现是　　　　　　　　　(　　)
   A. 起病急　　B. 发热　　C. 咽痛明显　　D. 鼻粘膜充血肿胀
   E. 颌下淋巴结肿大

第二节　急性感染性喉炎病人的护理

急性感染性喉炎为喉部粘膜急性弥漫性炎症。临床上以**犬吠样咳嗽**、**声音嘶哑**、**喉鸣**和**吸气性呼吸困难**为特征。**多发生于冬春季节,婴幼儿多见**。

一、病因与发病机制

由**病毒或细菌感染**引起。由于小儿喉腔狭小,软骨柔软,粘膜血管丰富,炎症时易充血、水肿而出现不同程度的喉梗阻。

二、临床表现

起病急,症状重,可有不同程度的**发热**、**犬吠样咳嗽**、**声音嘶哑**(为小儿喉炎的典型症状)等。炎症侵入声门下区,则成哮吼样咳嗽,夜晚入睡后加重。严重者出现**吸气性喉鸣**和**三凹征**(胸骨上窝、锁骨上窝、肋间隙)烦躁不安、**吸气性呼吸困难**、鼻翼扇动、心率加快等症状。体检可见咽部充血。小儿喉梗阻分为4度(表8-1)。

表8-1　喉梗阻的分度

分度	临床表现	体征
Ⅰ度	仅于活动后出现吸气性喉鸣和呼吸困难	呼吸音及心率无改变
Ⅱ度	安静时出现喉鸣和吸气性呼吸困难	可闻喉**传导音**或**管状呼吸音**,心率稍快
Ⅲ度	喉鸣和吸气性呼吸困难,烦躁不安、口唇及指、趾端发绀,双眼圆睁、惊恐万状,头面出汗	呼吸音明显减弱,心音低钝,心率增快
Ⅳ度	渐显衰竭,昏睡状态,由于无力呼吸,三凹征可明显,面色苍白发灰	呼吸音几乎消失,仅有气管传导音,心音低钝,心律不齐

三、治疗要点

1. **保持呼吸道通畅**　用**1%~3%麻黄碱**和**肾上腺皮质激素雾化吸入**,消除粘膜水肿。
2. **控制感染**　常用**青霉素类或头孢菌素类**。
3. **肾上腺皮质激素**　有抗炎和抑制变态反应等作用,可减轻喉头水肿,缓解症状。

4. **对症治疗** 缺氧者予以吸氧,烦躁不安者可用异丙嗪镇静,痰多者可选用祛痰剂,必要时纤维支气管镜下吸痰。

5. 经上述处理后仍严重缺氧或有Ⅲ度以上喉梗阻者,应立即进行**气管切开术**。

四、护理问题

①**低效性呼吸形态**:与喉头水肿有关。②有窒息的危险:与喉梗阻有关。③体温过高:与感染有关。

五、护理措施

①改善呼吸功能,保持呼吸道通畅:保持室内空气新鲜,温湿度适宜,置患儿舒适体位,及时吸氧,保持安静,遵医嘱给予雾化吸入。②严格观察病情变化:观察患儿的呼吸、心率、精神状态、呼吸困难的程度,做好气管切开的准备,以备急救。③保证营养和水分:耐心喂养,避免呛咳,必要时行静脉补液。

六、健康教育

向家长解释病情的发展和可能采取的治疗方案,指导家长正确护理患儿,如加强体格锻炼,适当进行户外活动,定期预防接种。

单元测试题

1. 患以下哪种疾病的患者,病室相对湿度要求高 （ ）
   A. 心肌梗死　　B. 心绞痛　　C. 风湿性心肌炎　　D. 急性喉炎
   E. 急性胃炎

2. 关于小儿急性感染性喉炎的症状,哪项是**错误**的 （ ）
   A. 声嘶　　B. 喉鸣　　C. 三凹征　　D. 犬吠样咳嗽
   E. 呼气性呼吸困难

3. 患儿,女,10个月,1天前出现发热,体温38.8℃,吠样咳嗽、声音嘶哑、烦躁不安,安静时有吸气喉鸣和三凹征,听诊双肺可闻及喉传导音或管状吸音,心率加快,此患儿被诊断为急性感染性喉炎,其喉梗阻程度为 （ ）
   A. Ⅰ度　　B. Ⅱ度　　C. Ⅲ度　　D. Ⅳ度
   E. Ⅴ度

4. 患儿,女,2岁,1天前,出现发热、声音嘶哑、喉鸣和吸气性呼吸困难,双肺可闻及喉传导音或管状呼音,心率加快,护士考虑该患儿最可能的诊断是 （ ）
   A. 喘憋性肺炎
   B. 支气管哮喘
   C. 急性感染性喉炎
   D. 支气管肺炎合并心衰
   E. 腺病毒性肺炎合并心衰

5. 患儿,男,1岁,2天前受凉后,出现发热、犬吠样咳嗽、声音嘶哑、烦躁不安、查体:体温37.9℃,安静时有吸气性喉鸣和三凹征,双肺可闻及喉传导音或管状呼音,心率加快,护士应提出的护理诊断是 （ ）
   A. 体温过高　　B. 体液不足　　C. 低效性呼吸形态　　D. 气体交换受损
   E. 清理呼吸道无效

6. 急性感染性喉炎咳嗽的特点是 （ ）
   A. 喘息性咳嗽　　B. 阵发性咳嗽　　C. 刺激性干咳　　D. 犬吠样咳嗽
   E. 痉挛性咳嗽

7. 患儿,4岁,感冒3天,家长诉患儿夜间睡眠中突然惊醒,并伴犬吠样咳嗽,哭闹时有轻度吸气性喉鸣,查体可见"三凹征",肺部听诊呼吸音略粗。可能的诊断是 （ ）
   A. 小儿急性支气管炎,呼吸困难二度
   B. 小儿急性喉炎,呼吸困难一度
   C. 小儿气管异物
   D. 小儿急性支气管炎,呼吸困难一度
   E. 小儿急性喉炎,呼吸困难二度

8. 患儿,4岁,因呼吸困难3小时就诊。查体:体温38.2℃,烦躁不安,呼吸急促,三凹征(+),咳嗽如犬吠,双肺呼吸音粗,可闻及吸气性喘鸣音,心率124次/分。最可能的诊断为 （ ）
   A. 急性喉炎　　B. 气管异物　　C. 白喉　　D. 慢性支气管炎
   E. 支气管哮喘

9. 急性感染性喉炎患儿出现喉头水肿时宜用 （ ）
   A. 吸氧　　B. 泼尼松　　C. 青霉素　　D. 异丙嗪
   E. 氯丙嗪

10. 患儿,女,1岁。1日前出现发热,体温37.8℃,犬吠样咳嗽、声音嘶哑、烦躁不安,安静时有吸气喉鸣和三凹征,护士采取的**不正确**的措施是 （ ）
    A. 烦躁时可以用异丙嗪
    B. 马上药物降温
    C. 及时吸氧
    D. 肾上腺皮质激素雾化
    E. 随时做好气管切开准备

11. 急性喉炎中小儿比成人病情更重的主要原因是 （ ）

A. 诊断困难　　　　　B. 治疗不及时　　　　　C. 解剖结构的差异　　　　D. 细菌毒力强
E. 免疫系统发育不全

12. "三凹症"是指 （　　）
    A. 胸骨上窝、锁骨上窝、肋间隙在吸气时明显下陷　　B. 胸骨上窝、锁骨上窝、肋间隙在呼气时明显下陷
    C. 胸骨上窝、锁骨上窝、纵隔在吸气时明显下陷　　　D. 胸骨上窝、锁骨上窝、纵隔在呼气时明显下陷
    E. 胸骨上窝、锁骨下窝、纵隔在吸气时明显下陷

13. 关于急性感染性喉炎的治疗原则,错误的是 （　　）
    A. 吸氧、雾化吸入,消除粘膜水肿　　　　　　　　　D. 烦躁不安者给予氯丙嗪镇静
    B. 控制感染　　　　　　　　　　　　　　　　　　C. 给予肾上腺皮质激素,减轻喉头水肿
    E. 有严重缺氧者及时行气管切开

14. 患儿,女,3岁。因上呼吸道感染入院。目前出现高热、声音嘶哑、犬吠样咳嗽、吸气性喉鸣。为迅速缓解症状,首选的处理方法是 （　　）
    A. 静脉滴注抗生素　　B. 静脉滴注泼尼松　　C. 口服化痰药　　　　D. 地塞米松雾化吸入
    E. 以呼吸机行机械通气

第三节　急性支气管炎病人的护理

急性支气管炎是指由各种病原体引起的**支气管粘膜的急性炎症**。以**发热、咳嗽、肺部可变的干湿性啰音**为主要表现,常继发于上呼吸道感染或为急性传染病的一种早期表现。

一、病因

多在病毒感染的基础上继发细菌感染,因此以混合感染多见。免疫功能低下、特异性体质、营养不良、佝偻病和支气管局部结构异常等患儿常易反复发生支气管炎。

二、临床表现

大多数患者先有上呼吸道感染症状,而后**以咳嗽为主要症状**。初为刺激性干咳,以后有痰。婴幼儿全身症状较明显,常有发热、乏力、食欲缺乏、呕吐、腹胀、腹泻等症状。体检肺部呼吸音粗糙,可闻及**不固定的散在干、湿啰音**。

哮喘性支气管炎,又称喘息性支气管炎,是婴幼儿一种特殊类型的支气管炎。主要特点:①多见于3岁以下,有湿疹或其他过敏史的体胖儿。②临床以咳嗽、喘息为主要表现。伴有呼气性呼吸困难,夜间哭闹、活动时加重。③肺部叩诊呈鼓音,听诊两肺布满哮鸣音及少量粗啰音。④有反复发作倾向,但多数患儿预后良好,3～4岁后发作次数减少渐趋康复,但少数患儿可发展为支气管哮喘。

三、辅助检查

病毒感染者白细胞正常或偏低,细菌感染者白细胞增高。胸部X线检查多无异常改变,或有肺纹理增粗,肺门阴影增深。

四、治疗要点

主要是控制感染和止咳、化痰、平喘等对症治疗。注意经常变换体位,一般不用镇咳药或镇静药,以免抑制咳嗽反射,影响痰液咳出。咳嗽重而痰液粘稠者可用超声雾化吸入沙丁胺醇等。喘息严重者可加用泼尼松。体弱多病患儿咳痰且黄,伴发热,可选用抗生素。

五、护理问题

①体温过高:与感染有关。②清理呼吸道无效:与呼吸道分泌物多而粘稠不易咳出有关。

六、护理措施

(一)保持呼吸道通畅

1. 保持室内空气新鲜,室温保持在18～22 ℃,湿度在55%～60%。
2. **鼓励患儿多饮水,以稀释痰液**。
3. **卧床时头胸部稍抬高**,经常变换患儿体位,拍背,指导患儿有效咳嗽。必要时行**超声雾化吸入**,促进痰液排出。

(二)维持正常体温　　**体温超过38.5 ℃时,采取物理降温,或遵医嘱给予药物降温**,以防发生惊厥。

七、健康教育

在集体小儿机构中早期隔离患儿;呼吸道疾病流行期间,尽量避免去人多拥挤的公共场所;合理饮食起居,保证充足的营养和睡眠;提倡母乳喂养,加强体格锻炼,多进行户外活动;按时接种疫苗。

单元测试题

1. 患者,男,2岁。因发热、咳嗽咽痛2天入院。体检急性面容,体温39.2 ℃,咽后壁充血,双肺呼吸音略粗,无啰音,X线示肺纹理增粗。该患者最可能的诊断是 （　　）
    A. 急性上呼吸道感染　　B. 急性喉炎　　　　　C. 急性支气管炎　　　D. 支气管肺炎
    E. 大叶性肺炎

410

2. 患儿,10个月。因发热、咳嗽、气喘1天入院。查体:体温38.6℃,呼吸60次/分钟,心率140次/分钟,有呼气性呼吸困难,双肺布满哮鸣音,有少量粗湿啰音。对该患儿首选应采用的治疗措施是 （　　）
   A. 氨茶碱稀释后缓慢静滴　　　　　　　　　　　　B. 给予镇咳药止咳
   C. 用退热药降温　　　　　　　　　　　　　　　　D. 给氧
   E. 使用抗生素控制感染

(3~5题共用题干)

患儿,男,3岁。因咳嗽3天、喘憋1天入院。查体:体温38.6℃,脉搏120次/分,呼吸50次/分,有呼气性呼吸困难。两肺布满哮鸣音,有少量粗湿啰音,诊断为哮喘性支气管炎。

3. 患儿首选的护理问题是 （　　）
   A. 自理能力缺陷　　　B. 体温过高　　　C. 知识缺乏　　　D. 活动无耐力
   E. 低效性呼吸形态

4. 下列护理措施**不正确**的是 （　　）
   A. 病室定时通风换气　　　B. 少量饮水　　　C. 定时给患儿拍背　　　D. 适当给予物理降温
   E. 密切观察病情变化,必要时吸氧

5. 对于家长的健康教育,应**除外** （　　）
   A. 介绍该病的可能发病原因　　　　　　　　　　　C. 解释超声雾化吸入的作用
   B. 指导药物服用的方法　　　　　　　　　　　　　D. 介绍患儿的饮食注意点
   E. 患儿烦躁时,可应用镇静药物

6. 患儿,4岁。体温38.5℃,咳嗽、食欲下降,诊断为急性支气管炎。应为该患儿提供的饮食是 （　　）
   A. 无渣饮食　　　B. 半流质饮食　　　C. 低维生素饮食　　　D. 低热量饮食
   E. 高热量饮食

7. 关于急性支气管炎哪项正确 （　　）
   A. 常有气促和发绀　　　B. 全身症状不明显　　　C. 咳嗽为主要症状　　　D. 常突起发病
   E. 双肺固定的干湿啰音

8. 急性支气管炎,胸部X线片表现为 （　　）
   A. 肺透明度增加或肺不张　　　　　　　　　　　　B. 有均匀的大片状密实影
   C. 大小不等的片状阴影　　　　　　　　　　　　　D. 肺纹理增粗,肺门阴影加深
   E. 常伴有肺气肿和支气管周围炎

9. 患儿,男,5岁。因咳嗽咳痰2天入院。查体:双肺呼吸音粗,胸片双肺纹理粗。门诊以"急性支气管炎"收入院。该患儿主要的护理问题是 （　　）
   A. 清理呼吸道无效　　　B. 气体交换受损　　　C. 高热　　　D. 知识缺乏
   E. 低效型呼吸形态

10. 患儿,男,6个月。因间歇发热、咳嗽半个月,拟诊"支气管炎",给予口服"头孢拉定"治疗。近2天发现口腔有白色点片状乳凝乳块样物,不易拭去。护士在为患儿进行口腔护理时,宜选择的溶液是 （　　）
    A. 煤酚皂溶液　　　B. 生理盐水　　　C. 0.1%利凡诺　　　D. 2%碳酸氢钠
    E. 3%过氧化氢

11. 患儿,女,1岁。诊断为"急性支气管炎"3天,咳嗽、咳痰加重。评估患儿痰液粘稠,患儿自己难以咳出。清理患儿呼吸道首先应选用的方法是 （　　）
    A. 继续鼓励患儿咳嗽排痰　　　　　　　　　　　　B. 少量多次饮水
    C. 体位引流　　　　　　　　　　　　　　　　　　D. 超声雾化吸入
    E. 负压吸痰

12. 慢性支气管炎的最突出症状是 （　　）
    A. 少量咯血　　　B. 反复咳嗽、咳痰　　　C. 间断喘息　　　D. 反复发热
    E. 胸闷刺痛

13. 患者,男,75岁。因"发热、反复咳嗽并伴有脓性痰液2周"入院,诊断为急性支气管炎。易加重病情的药物是(可待因为中枢性镇咳药,痰多粘稠不易咳出者禁用) （　　）
    A. 可待因　　　B. 溴己新　　　C. 复方甘草合剂　　　D. 复方氯化铵
    E. 沐舒坦

14. 患儿,女,1岁。诊断为"急性支气管炎"3天,咳嗽、咳痰加重。评估患儿痰液粘稠,患儿自己难以咳出。清理患儿呼吸道首先应选用的方法是 （　　）
    A. 继续鼓励患儿咳嗽排痰　　　　　　　　　　　　B. 少量多次饮水
    C. 体位引流　　　　　　　　　　　　　　　　　　D. 负压吸痰
    E. 超声雾化吸入

(15～16题共用题干)

患者,男,89岁,患慢性支气管炎17年,近两周来急性发作入院。患者入院后出现频繁咳嗽、咳痰,痰稠不易咳出。2分钟前夜班护士发现患者剧烈咳嗽,突然呼吸极度困难,喉部有痰鸣音,表情恐怖,双手乱抓。

15. 护士应判断患者最可能发生了 （ ）
   A. 急性心肌梗死　　　　　　　　　　B. 患者从噩梦中惊醒
   C. 出现急性心力衰竭　　　　　　　　D. 呼吸道痉挛导致缺氧
   E. 痰液堵塞气道导致窒息

16. 此时护士最恰当的处理是 （ ）
   A. 立即通知医师　　　　　　　　　　B. 给予氧气吸入
   C. 应用呼吸兴奋剂　　　　　　　　　D. 立即清除呼吸道痰液
   E. 立即配合医生行气管插管

第四节　肺炎病人的护理

肺炎是由多种病原体引起的肺实质急性**渗出性炎症**。

一、病因与分类

（一）按病理解剖分类　①**大叶性**(肺泡性)**肺炎**:致病菌多为肺炎链球菌。②**小叶性**(支气管)**肺炎**:常继发于其他疾病,致病菌有肺炎链球菌等;可由细菌、病毒及支原体引起。③**间质性肺炎**:以肺间质为主的炎症,可由细菌、支原体等引起。

（二）按病因学分类　①**细菌性肺炎最为常见**,如肺炎双球菌、金黄色葡萄球菌等。②病毒性肺炎:如冠状病毒、腺病毒、呼吸道合胞病毒等。③**非典型病原体肺炎**:如**支原体、衣原体**、军团菌等。④真菌性肺炎:如白色念珠菌、曲霉菌等。⑤其他病原体所致肺炎:如立克次体等。⑥理化因素所致的肺炎。

（三）按感染来源分类　①社区获得性肺炎(院外感染):在医院外罹患的感染性肺实质炎症,病原菌主要为**肺炎链球菌**、支原体、衣原体。②医院获得性肺炎(院内感染):病人入院时不存在,也不处于感染潜伏期,而在入院48小时后在医院内发生肺炎。**病原菌主要为革兰阴性杆菌**,包括铜绿假单胞菌(绿脓杆菌)、肺炎杆菌、大肠杆菌等。

二、成人肺炎链球菌肺炎病人的护理

（一）病因　冬季与初春为高发季节,多见于既往健康的男性青壮年或有全身及呼吸道慢性疾病的抵抗力下降者。肺炎链球菌是革兰阳性双球菌,其毒性大小与荚膜中的多糖结构有关。肺炎球菌性肺炎属于大叶性肺炎,**典型的病理改变为**:**充血期、红色肝变期、灰色肝变期及为炎症消散期**。

（二）临床表现

1. 症状　病前常有上呼吸道感染、受凉、饥饿、淋雨、疲劳等情况。典型表现起病多急骤,**寒战**、**高热**,数小时内体温可高达39～41℃,呈**稽留热**;咳大量黄色脓痰,提示金黄色葡萄球菌感染;全身肌肉酸痛,患侧胸痛明显,咳嗽时加剧;干咳,少量粘痰,典型者发病2～3天咳**铁锈色痰**;有恶心、呕吐、腹胀、腹泻等症,可被误诊为急腹症。

小结提示:**铁锈色痰**提示肺炎链球菌肺炎,**粉红色泡沫痰**提示急性肺水肿,痰液中臭味提示厌氧菌感染,**大量脓**痰并出现分层提示支气管扩张。

2. 体征　急性病容,面颊绯红、鼻翼扇动。患侧呼吸运动减弱,语颤增强,叩诊浊音,听诊有支气管呼吸音和湿性啰音,累及胸膜时可有胸膜摩擦音。

3. 并发症　感染严重者可出现休克型肺炎,常发生在发病24～72小时,临床表现为血压突然下降至80/50 mmHg以下,严重者血压测不出,面色苍白,四肢厥冷,脉搏细速,唇指发绀,少尿或无尿及意识模糊、烦躁不安、嗜睡、谵妄、昏迷等。

（三）辅助检查　①血象:**白细胞计数常明显升高**,可达(10～20)×10⁹/L,**中性粒细胞多在80%以上**,严重者可见核左移和中毒性颗粒。②胸部X线:早期仅见肺纹理增多,实变期可见大片均匀的致密阴影。③痰培养:为明确诊断,应首选**痰培养检查**。

（四）治疗要点

1. 控制感染　肺炎链球菌肺炎首选**青霉素**治疗,对青霉素过敏或耐药者,可选用红霉素、头孢菌素,**疗程一般为5～7天,或热退后3天停药**。革兰阴性杆菌肺炎常用头孢菌素联合氨基糖苷类(链霉素、庆大霉素、卡那霉素、阿米卡星、妥布霉素)抗生素,**支原体肺炎首选大环内酯类抗生素**(红霉素、阿奇霉素、罗红霉素等)。

小结提示:**抗生素**:①肺炎链球菌肺炎、草绿色链球菌引起的亚急性感染性心内膜炎、风湿热、急性肾炎、猩红热、破伤风、梅毒等均首选青霉素治疗。**肺炎链球菌肺炎抗生素疗程一般为5～7天或热退后3天停药**。②急性肾盂肾炎应选用对**革阴性菌**有效的抗菌药物,疗程一般为**10～14天**,或症状消失,尿检查阴性后继续用药**3～5**天。③支原体肺炎**首选红霉素**。④沙门菌感染食物中毒选用**喹诺酮**。⑤大肠杆菌感染食物中毒选用**阿米卡星**。

2. 对症治疗　**尽量不用退热药**,避免大量出汗而影响临床判断。有低氧血症者,应予以吸氧,如发绀明显且病情不断恶化者,可进行机械通气。

3. 休克型肺炎 首先应注意**补充血容量**,可根据中心静脉压调整;使用**适量的血管活性药物**,维持收缩压在 90～100 mmHg;宜选用 2～3 种广谱抗生素联合、大剂量、静脉给药。对病情严重者可考虑使用糖皮质激素;纠正水、电解质及酸碱失衡,但输液速度不宜太快,防止心力衰竭和肺水肿的发生。

(五)护理问题

①**体温过高:与感染有关**。②气体交换受损:与肺部感染引起呼吸面积减少有关。③急性胸疼痛:与胸膜炎有关。④焦虑:与病情加重、担心预后有关。⑤潜在并发病:感染性休克。

(六)护理措施

1. 一般护理 **卧床休息**,**胸痛时取患侧卧位**,气急发绀时行半卧位,休克者取中凹位。给予**高蛋白质、高热量、高维生素、易消化的流质或半流质**,鼓励多饮水,**每日饮水量在 1 500～2 000 ml**。

2. 观察病情 监测并记录生命体征、尿量及神志的改变,重点观察体弱多病者、老年人的病情,以便积极配合治疗。

3. 对症护理 高热寒战时可用电热毯保暖,适当增加被褥,忌用热水袋保暖;高热者予以物理降温,于头部、腋下、腹股沟等处置冰袋,或乙醇擦浴降温,尽量少用阿司匹林等解热药,避免大量出汗,退热时需补充液体,以防虚脱,**痰粘不易咳出时,可鼓励病人多饮水或行超声雾化吸入**;气促者遵医嘱给予氧气吸入,流量为 2～4 L/min。

4. 用药护理 遵医嘱使用抗生素,注意观察疗效和不良反应,使用抗生素 48～72 小时若体温下降、症状改善说明有效,若 72 小时后病情无改善应及时报告医生。

5. 心理护理 对高热、胸痛、咯铁锈色痰患者进行心理疏导,帮助患者减轻或消除焦虑情绪,以便积极配合治疗。

6. 休克中毒型肺炎的抢救与护理

(1)一般护理:病人仰卧中凹位,头胸部抬高 20°、下肢抬高 30°,保温、给氧。

(2)迅速建立两条静脉通道,保证液体及药物输入。

(3)病情观察:严密监测和随时评估病人的生命体征、神志、皮肤粘膜、尿量等。当病人神志逐渐清醒、皮肤转红、脉搏有力、呼吸平稳而规则、血压回升收缩压>90 mmHg、尿量>30 ml/h 及四肢变暖,说明病情已好转。

(4)进行抗休克与抗感染治疗:①**纠正血容量**:补充水分,一般先静脉输给 5%葡萄糖氯化钠溶液或低分子右旋糖酐,以维持血容量。②按医嘱给以血管活性药,使收缩压维持在 90～100 mmHg。③注意水电解质和酸碱失衡。④监测血气及电解质。⑤抗感染治疗。

(七)健康教育 ①嘱患者预防上呼吸道感染,避免酗酒、受寒、过劳等诱因。②做好用药指导。

三、小儿肺炎病人的护理

肺炎是不同病原体或其他因素所致的肺部炎症,为儿科常见疾病,是我国住院小儿死亡的第一位原因。临床以**发热**、**咳嗽**、**气促**、**呼吸困难**及肺部固定湿啰音为主要表现。冬春季节多见,多由急性上呼吸道感染或急性支气管炎向下蔓延所致。

(一)病因与分类

1. 病因

(1)病原体:常见的病原体为病毒和细菌。病毒以**呼吸道合胞病毒**最多见,其次为腺病毒、流感病毒等。细菌以**肺炎链球菌**多见,其次为金黄色葡萄球菌、链球菌、肺炎支原体、真菌等。

(2)内在因素:由于小儿上呼吸道解剖生理特点,加上机体免疫功能不健全,故婴幼儿易患肺炎。

(3)环境因素:护理不当、冷暖失调、居室拥挤、与呼吸道感染患者接触等。

2. 分类

(1)病理分类:分为小叶性肺炎(**支气管肺炎**)、大叶性肺炎、间质性肺炎等,**婴幼儿以支气管肺炎多见**。

(2)病因分类:①感染性肺炎:如病毒性肺炎(**病毒以呼吸合胞病毒最常见**,其次是腺病毒、流感病毒等)、细菌性肺炎(**以肺炎链球菌多见**)、支原体、真菌性肺炎等。②非感染性肺炎:如吸入性肺炎、过敏性肺炎、坠积性肺炎等。

(3)病程分类:**急性肺炎(病程<1 个月)**、迁延性肺炎(**病程 1～3 个月**)、慢性肺炎(**病程>3 个月**)。

(4)病情分类:**轻症肺炎、重症肺炎**。

(二)临床表现

1. 轻症肺炎 主要以呼吸系统症状为主。

(1)症状:①发热:热型不定。②咳嗽:初为刺激性干咳,恢复期咳有痰。③气促:多在发热、咳嗽后出现。④全身症状:精神不振、食欲减退、烦躁不安、轻度腹泻或呕吐等。

(2)体征:①呼吸困难:呼吸频率增快,鼻翼扇动和三凹征,严重时可出现呼吸衰竭。缺氧和二氧化碳导致呼吸性酸中毒,低氧血症、高热、进食少导致代谢性酸中毒,所以**重症肺炎常合并混合性酸中毒**。②发绀:口周、鼻唇沟和指、趾端发绀。③肺部啰音:典型病例两肺可闻及固定的中、细湿啰音,以背部两侧下方及脊柱两旁较多,深吸气末更为明显。

2. 重症肺炎 除呼吸系统症状外,还有**循环、神经和消化系统受累的表现**。

(1)肺炎合并心力衰竭:①**呼吸突然加快(>60 次/分)**;②**心率突然增快(婴儿>180 次/分,幼儿>160 次/分)**。心音低钝、奔马律。③**突然极度烦躁不安、面色苍白或发灰、发绀**。④肝脏迅速增大在肋下 3 cm 以上或短期内增大>1.5 cm、**颈静脉怒张**。⑤尿少或无尿,双眼睑或双下肢水肿。

(2)肺炎合并中毒性脑炎:表现为烦躁或嗜睡、意识障碍,严重者可出现昏迷、惊厥、前囟隆起、瞳孔对光反射迟钝或消失、呼吸不规则、脑膜刺激征阳性等。

(3) 肺炎合并中毒性肠麻痹：表现为**腹胀、呕吐、腹泻、肠鸣音减弱或消失**，吐咖啡样物，便血，大便隐血试验阳性或柏油样便。还可发生休克、弥散性血管内凝血等。也可并发脓胸、脓气胸、肺大泡、肺脓肿等，多见于金黄色葡萄球菌肺炎。

3. 几种不同病原体所致肺炎的特点　见表8-2。

表8-2　几种不同病原体所致肺炎的特点

项目	呼吸道合胞病毒性肺炎	腺病毒肺炎	金葡菌肺炎	支原体肺炎
好发年龄	2岁以内，2～6个月婴儿多见	6个月至2岁	新生儿及婴幼儿	婴幼儿及年长儿
临床特点	喘憋明显，抗生素治疗无效	高热，中毒症状重，咳嗽剧烈，喘憋严重，抗生素治疗无效	起病急、病情重、发展快。中毒症状明显、有皮疹、易复发及发生并发症	**刺激性咳嗽为突出表现**。全身多系统可受累，红霉素治疗有效；症状与体征不成比例
肺部体征	以哮鸣音为主，肺部多有中、细湿啰音	体征出现晚，发热4～5天后才出现湿啰音	体征出现早，两肺有中、细湿啰音	年长儿体征不明显，婴幼儿以呼吸困难、喘憋和喘鸣音较突出
X线检查	肺气肿或小点片状、斑片状阴影	较啰音出现早。片状阴影，可融合成大病灶	变化快，有小片状浸润影，迅速形成多发性小脓肿、肺大疱、脓胸等	可出现肺门阴影增浓、支气管肺炎、间质性肺炎、均匀片状阴影，呈游走性

(三) 辅助检查

1. 血常规　病毒感染时白细胞正常或降低；细菌感染时白细胞计数及中性粒细胞增高。
2. 病原学检查　取痰液或鼻咽拭子做病毒分离或细菌培养以明确病原体。
3. 胸部X线　早期肺纹理增粗，以后出现大小不等的点状或小片状阴影，可融合成片。

(四) 治疗要点　主要为**控制感染、对症治疗及防治并发症**。

1. 控制感染　①原则为**早期、联合、足量、足疗程、静脉给药**。②根据不同病原菌选用敏感抗生素：肺炎链球菌**首选青霉素**或阿莫西林，金黄色葡萄球菌首选**苯唑西林钠或氯唑西林钠**，肺炎支原体和衣原体首选大环内酯类抗生素如红霉素、罗红霉素及阿奇霉素。③疗程：**抗生素一般用至体温正常后5～7天，临床症状消失后3天停药**。金黄色葡萄球菌性肺炎在体温正常后继续用药2周，总疗程6周。支原体感染用药2～3周。
2. 对症治疗　止咳、平喘、纠正水、电解质与酸碱平衡紊乱，改善低氧血症。
3. 防治心力衰竭、中毒性脑病、脓胸和脓气胸等。

(五) 护理问题　①**气体交换受损**：与肺部炎症有关。②清理呼吸道无效：与呼吸道分泌物过多、痰液粘稠有关。③**体温过高**：与肺部感染有关。④潜在并发症：心力衰竭、中毒性脑病、中毒性肠麻痹、脓胸、脓气胸等。

(六) 护理措施

1. 改善呼吸功能

(1) 环境调整：保持室内空气新鲜，定时通风，**室温维持在18～22℃，湿度为50%～60%**。嘱患儿卧床休息，减少活动。内衣宽松，被褥轻暖，保持皮肤清洁，各种处置应集中进行，尽量使患儿安静，以减少机体的耗氧量。

(2) 减少耗氧量：置患儿于**半卧位**或抬高床头30°～60°，经常帮助患儿翻身**更换体位**，以利排痰及减轻肺部淤血和防止肺不张，尽量保持患儿安静，避免患儿哭闹，减少活动。

(3) 给氧：凡有缺氧症状，如呼吸困难、口唇发绀、烦躁、面色灰白等情况时应立即给氧。一般采用**鼻导管法给氧**，氧流量**0.5～1 L/min**，氧浓度不超过40%，氧气应湿化，以免损伤呼吸道粘膜；婴幼儿或缺氧明显者可用**面罩法给氧**，氧流量**2～4 L/min**，氧浓度50%～60%。若出现呼吸衰竭，则使用人工呼吸器。

小结提示：不同疾病吸氧流量：0.5～1 L/min，新生儿肺炎鼻导管给氧；1～2 L/min，COPD，2型呼吸衰竭给氧；2～4 L/min，右心衰竭给氧；4～5 L/min，有机磷农药中毒给氧；6～8 L/min，急性肺水肿给氧，氧气雾化吸入；8～10 L/min，CO中毒给氧。

2. 保持呼吸道通畅

(1) 调节室内空气的湿度，嘱患儿多饮水。

(2) 及时清除口腔分泌物，每2小时给患儿翻身1次，同时用空心掌**由上而下**、**由外向内**为患儿轻叩背部，促使痰液排出；痰液粘稠者，应用超声雾化吸入；分泌物过多影响呼吸时，应用吸引器吸痰，吸痰时注意不能过频和时间过长，吸痰不宜在哺乳后1小时内进行，以免引起呕吐。吸痰后立即给氧。

(3) 饮食调整：给予易消化、营养丰富的流质、半流质饮食，多饮水，少量多餐；喂哺时应耐心，防止呛咳。重症给予静脉输液，输液时应严格控制输液量及滴注速度。

3. 发热护理　高热者物理或药物降温。轻症肺炎每天测量体温2次，重症肺炎每天测量4次。**警惕高热惊厥发生**。

4. 密切观察病情

(1) 若患儿出现烦躁不安、面色苍白、呼吸加快(>60次/分)、心率增快(160～180次/分)、出现心音低钝或奔马律、肝脏短期内迅速增大时,考虑肺炎**合并心力衰竭**,应及时报告医生,立即给予吸氧并减慢输液速度。若患儿突然咳粉红色泡沫痰,应考虑肺水肿,立即嘱患儿坐位,双腿下垂,给患儿吸入经 **20%～30%乙醇湿化**的氧气,间歇吸入,每次吸入不宜超过20分钟。

(2) 若患儿出现烦躁、嗜睡、惊厥、昏迷、呼吸不规则等颅内压增高表现时,立即报告医生并配合抢救。

(3) 若患儿病情突然加重,体温持续不降或退而复升,剧烈咳嗽,呼吸困难,面色青紫,烦躁不安,提示并发脓胸或脓气胸,及时报告医生并配合抢救。

(4) 若患儿出现腹胀、肠鸣音减弱或消失、呕吐等表现时,给予禁食、胃肠减压,或遵医嘱给予皮下注射新斯的明等。

(七) 健康教育　指导家长合理喂养,婴儿期提倡母乳喂养,多进行户外活动,及时接种各种疫苗。养成良好的卫生习惯。体弱多病的患儿积极治疗,增强抵抗力,教会家长处理呼吸道感染的方法,使患儿在疾病早期得到及时的控制。

单元测试题

1. 社区获得性肺炎最常见的病原菌是　　　　　　　　　　　　　　　　　　　　　　　　　　　　(　　)
   A. 立克次体　　　　　　B. 葡萄球菌　　　　　　C. 溶血性链球菌　　　　　　D. 衣原体
   E. 肺炎链球菌

2. 关于医院获得性肺炎,哪项**不正确**　　　　　　　　　　　　　　　　　　　　　　　　　(　　)
   A. 一些非致病菌亦常导致医院获得性肺炎　　　　B. 在医院内感染的肺炎
   C. 耐药细菌日益增多　　　　　　　　　　　　　D. 革兰阳性球菌所占比例最高,常为混合感染
   E. 多继发于有各种原发疾病的危重患者,治疗困难

3. 医院内获得性肺炎的主要病原体是　　　　　　　　　　　　　　　　　　　　　　　　　　(　　)
   A. 肺炎链球菌　　　　　B. 厌氧菌　　　　　　　C. 革兰阴性杆菌　　　　　　D. 肺炎支原体
   E. 金黄色葡萄球菌

4. 以下痰液特点中,属于肺炎链球菌肺炎最具特征性的痰是　　　　　　　　　　　　　　　(　　)
   A. 粉红色泡沫样痰　　　B. 铁锈色痰　　　　　　C. 黄色脓性样痰　　　　　　D. 少量白色粘痰
   E. 细菌性痢疾

5. 肺炎球菌肺炎最重要的体征是　　　　　　　　　　　　　　　　　　　　　　　　　　　　(　　)
   A. 呼吸浅快,鼻翼扇动　　　　　　　　　　　　　B. 口唇发绀
   C. 胸腔积液　　　　　　　　　　　　　　　　　　D. 高热
   E. 肺部湿啰音

6. 治疗肺炎球菌性肺炎,停用抗生素的指标一般是　　　　　　　　　　　　　　　　　　　(　　)
   A. 体温降至正常后3天　　　　　　　　　　　　C. 体温降至正常后2周
   B. 体温降至正常后1周　　　　　　　　　　　　D. 症状、体征完全消失
   E. X线示炎症阴影完全消失

7. 支气管肺炎发病中最常见的致病菌是(**链球菌属**包括链球菌和肺炎链球菌。其中**链球菌**分为甲型溶血性链球菌,即草绿色链球菌为条件致病菌;乙型溶血性链球菌致病性强)　　　　　　　　　　　　　　　　　　(　　)
   A. 金黄色葡萄球菌　　　B. 变形杆菌　　　　　　C. 溶血不动杆菌　　　　　　D. 肺炎链球菌
   E. 支原体

8. 支气管肺炎与支气管炎的主要鉴别点是　　　　　　　　　　　　　　　　　　　　　　　(　　)
   A. 体温的高低　　　　　　　　　　　　　　　　　B. 有无呼吸困难
   C. 有无胸痛　　　　　　　　　　　　　　　　　　D. 肺部是否有固定的中小水泡音
   E. 血白细胞的高低

9. 小儿肺炎合并心力衰竭的主要原因是　　　　　　　　　　　　　　　　　　　　　　　　(　　)
   A. 代谢性酸中毒　　　　　　　　　　　　　　　　B. 弥散性血管内凝血
   C. 电解质紊乱　　　　　　　　　　　　　　　　　D. 肺动脉高压和中毒性心肌炎
   E. 缺氧、二氧化碳潴留

10. 肺炎患儿如果并发严重腹胀及肠鸣音消失,最可能的原因是　　　　　　　　　　　　(　　)
    A. 低钾血症　　　　　　B. 高钙血症　　　　　　C. 肠套叠　　　　　　　　　D. 消化功能紊乱
    E. 中毒性肠麻痹

11. 腺病毒肺炎主要的临床表现为　　　　　　　　　　　　　　　　　　　　　　　　　　　(　　)
    A. 年长儿多见　　　　　　　　　　　　　　　　　B. 高热,但一般情况较好
    C. 咳嗽少　　　　　　　　　　　　　　　　　　　D. 夏季多见
    E. 憋喘严重,但肺部体征出现较晚

12. 肺炎支原体肺炎的临床特点是　　　　　　　　　　　　　　　　　　　　　　　　　　　(　　)
    A. 小婴儿多见　　　　　B. 肺部体征明显　　　　C. 咳嗽突出　　　　　　　　D. 多无发热

E. 头孢霉素治疗有效
13. 肺炎引起化脓性并发症最常见的病原菌是 ( )
   A. 金黄色葡萄球菌   B. 大肠埃希菌   C. 肺炎链球菌   D. 支原体
   E. 衣原体
14. 患者,女,18岁,4天前淋雨后发生寒战、高热和咳嗽,咳少量粘液痰,偶有铁锈色痰。查体:左肺下部叩诊浊音,可闻及湿性啰音。该患者最可能的诊断为 ( )
   A. 衣原体肺炎   B. 支原体肺炎   C. 肺炎链球菌肺炎   D. 病毒性肺炎
   E. 真菌性肺炎
15. 对肺炎患儿,病室适宜的温度和相对湿度 ( )
   A. 16～18 ℃,40%   B. 18～22 ℃,50%～60%
   C. 20～22 ℃,70%   D. 22～24 ℃,80%
   E. 24～26 ℃,90%
16. 肺炎患儿鼻前庭导管给氧,氧流量和氧浓度的选择是 ( )
   A. 氧流量 0.5～1 L/min,氧浓度<40%   B. 氧流量 2～4 L/min,氧浓度<50%
   C. 氧流量 5～6 L/min,氧浓度<60%   D. 氧流量 7～8 L/min,氧浓度<70%
   E. 氧流量 9～10 L/min,氧浓度<80%
17. 患儿,4个月,支气管肺炎,突然烦躁不安,呼吸急促,面色苍白,三凹征明显。心率190次/分,心音低钝,肝肋下4 cm。该患儿可能并发了 ( )
   A. 急性心力衰竭   B. 肺栓塞   C. 肺不张   D. 脓胸、脓气胸
   E. 自发性气胸
18. 患者,男,17岁,踢球淋雨后发热,体温39 ℃,头痛,全身肌肉酸疼、咳嗽2天,咳铁锈色痰。首选治疗药物是 ( )
   A. 阿米卡星   B. 青霉素   C. 庆大霉素   D. 罗红霉素
   E. 头孢他啶
19. 患儿,3岁,因肺炎伴急性心衰急诊入院,急诊护士立即协助医生展开抢救。该护士遵医嘱首先给患儿应用药物是 ( )
   A. 地高辛口服   B. 洋地黄肌内注射
   C. 呋塞米静脉滴注   D. 毒毛花苷 K 缓慢静脉注射
   E. 吗啡肌内注射
20. 金黄色葡萄球菌肺炎的诊断主要是依靠 ( )
   A. 起病急,病情重   B. 血白细胞计数高、核左移
   C. 病情发展快   D. 胸片显示有多发性脓肿或脓胸、肺大疱
   E. 双肺底湿啰音密集
21. 护士为肺炎患儿制定的护理诊断中有一项是"气体交换受损",护士制定该诊断的主要依据是 ( )
   A. 呼吸困难   B. 面色青紫   C. 烦躁不安   D. 血气分析结果
   E. 肺部湿啰音程度

(22～24题共用题干)
女患儿,5个月。因发热、咳嗽2天,喘息1天入院。体检:体温39.5 ℃,脉搏150次/分,呼吸50次/分,烦躁不安,面色灰白,两肺有细湿啰音。诊断为支气管肺炎。

22. 该患儿首选的护理诊断/问题是 ( )
   A. 体液不足   B. 营养缺乏   C. 心输出量减少   D. 体温过高
   E. 睡眠形态紊乱
23. 该患儿的喂养,下列哪项**不妥** ( )
   A. 少量多次喂养   B. 喂养中可间断休息
   C. 给予高营养的软食   D. 喂奶时可持续高浓度吸氧
   E. 喂奶后右侧半卧位
24. 该患者入院时,护士对家长进行健康指导最重要的是 ( )
   A. 介绍预防肺炎知识   B. 纠正不良饮食习惯
   C. 讲解各种肺炎病因   D. 按时进行预防接种
   E. 保持患儿安静,避免呛咳

(25～26题共用题干)
女患儿,8个月。因发热、咳嗽咳痰2天,气急伴发绀2小时入院。体检:体温38.9 ℃,呼吸80次/分,双肺闻及细湿啰音,心率180次/分,心音低钝,肝肋下4 cm。

25. 该患儿的临床诊断可能是 ( )

A. 毛细支气管炎 B. 腺病毒肺炎
C. 支原体肺炎 D. 支气管肺炎并心力衰竭
E. 肺炎合并中毒性脑炎

26. 患儿最主要的护理问题是 （   ）
    A. 活动无耐力 B. 心排出量减少 C. 体温过高 D. 低效性呼吸形态
    E. 有体液不足的危险

27. 肺炎链球菌肺炎患者不可能出现下列哪项表现 （   ）
    A. 高热 B. 咳嗽 C. 呼吸困难 D. 胸痛
    E. 咳砖红色胶冻样痰

28. 属于肺炎病因中最常见的因素是 （   ）
    A. 细菌 B. 病毒 C. 支原体 D. 衣原体
    E. 真菌

29. 细菌性肺炎最常见的病原菌是 （   ）
    A. 葡萄球菌 B. 大肠杆菌 C. 肺炎链球菌 D. 铜绿假单胞菌
    E. 支原体

30. 按病因学分类,临床上最常见的肺炎是 （   ）
    A. 细菌性肺炎 B. 病毒性肺炎 C. 支原体肺炎 D. 真菌性肺炎
    E. 衣原体肺炎

31. 下列**不属于**肺炎病因学分类的是 （   ）
    A. 细菌性肺炎 B. 间质性肺炎 C. 非典型病原体肺炎 D. 病毒性肺炎
    E. 真菌性肺炎

32. 异常支气管呼吸音常见于 （   ）
    A. 肺炎 B. 肺气肿 C. 胸腔积液 D. 自发性气胸
    E. 支气管哮喘

33. 患者,男,36岁,平素体健。淋雨后发热、咳嗽、咳痰2天,经治疗后病情进一步发展,体检:体温40 ℃,脉搏120次/分,呼吸28次/分,血压80/50 mmHg,患者面色苍白,口唇发绀,右下肺叩诊音稍浊,听到少量湿啰音。应首先考虑的诊断是 （   ）
    A. 肺炎球菌肺炎 B. 休克性肺炎 C. 右侧胸膜炎 D. 右侧气胸
    E. 肺脓肿

34. 患者,男,28岁,因受凉后出现高热2天,咳铁锈色痰就诊,治疗后突然出现意识模糊。查体:体温36.8 ℃,脉搏120次/分,呼吸30次/分,口唇发绀。目前患者最主要的护理诊断或合作性问题是 （   ）
    A. 体温过高 B. 疼痛:胸痛 C. 肺脓肿 D. 气体交换受损
    E. 潜在并发症:感染性休克

35. 患者,男,68岁。诊断肺炎入院,经2日抗感染及对症治疗,病情未见好转。平素体弱,为防止病情恶化。应特别注意观察 （   ）
    A. 血压变化 B. 体温变化 C. 肺部体征变化 D. 血白细胞变化
    E. 呼吸系统症状变化

36. 患儿,5岁。确诊为"**支原体肺炎**",治疗应首选下列哪种抗生素 （   ）
    A. 红霉素 B. 青霉素 C. 庆大霉素 D. 头孢噻肟钠
    E. 克林霉素

37. 男性,40岁,因寒战高热,咳嗽,胸痛,来院急诊。胸透右上肺有云絮状阴影。查痰肺炎球菌(+),该病人血象如何 （   ）
    A. 嗜酸粒细胞增加 B. 大单核细胞增加
    C. 中性粒细胞增加 D. 淋巴细胞增加
    E. 嗜碱性细胞增加

38. 典型肺炎链球菌肺炎患者护理问题**不包括** （   ）
    A. 组织灌流量改变 B. 有体液不足的危险
    C. 清理呼吸道无效 D. 体温过高
    E. 气体交换受损

39. 患者,男,25岁。因受凉后突然畏寒、高热伴右胸部疼痛1天入院。胸部透视,见右中肺有大片浅淡的阴影。诊断为"右下肺炎"入院治疗,给予抗生素治疗,疗程一般为 （   ）
    A. 3天 B. 退热后就停药 C. 4天 D. 7天
    E. 1天

40. 肺炎链球菌肺炎高热病人降温**不宜**采用 （   ）
    A. 温水擦身　　　　B. 乙醇擦浴　　　　C. 退热药　　　　D. 多饮水
    E. 大血管区放置冰袋

41. 患者,女,因发热、胸痛、咳痰 2 天入院。体检:体温 40 ℃,右下肺闻及湿啰音。血白细胞计数 12.0×10^9/L。入院诊断:发热待查;肺炎? 该患者的护理问题是 （   ）
    A. 发热待查　　　　B. 肺炎　　　　C. 体温过高　　　　D. 白细胞计数增高
    E. 肺部啰音

42. 患者,男,25 岁,因受凉后突然畏寒、高热伴右胸部疼痛 1 天入院。胸部透视见右中肺有大片浅淡的阴影。诊断为"右下肺炎"入院治疗,其饮食原则是给予 （   ）
    A. 低盐饮食　　　　B. 普食　　　　C. 低脂饮食　　　　D. 少渣半流
    E. 高蛋白质、高热、高维生素、易消化的流质或半流质

43. 肺炎出现下列症状提示有中毒型肺炎可能的是 （   ）
    A. 体温 38.5～39.5 ℃　　　　　　　　　　B. 血压多在 80/60 mmHg 以下
    C. 脉搏>90 次/分钟　　　　　　　　　　　D. 四肢温暖、潮湿
    E. 白细胞 10×10^9/L

44. 患者,女,43 岁。因肺炎球菌肺炎住院治疗。患者出现以下哪种表现,则提示有**并发症**发生 （   ）
    A. 胸痛　　　　B. 口唇疱疹　　　　C. 体温退后复升　　　　D. 寒战、高热
    E. 咳铁锈色痰

45. 休克型肺炎最突出的表现是 （   ）
    A. 血压降低　　　　B. 高热　　　　C. 意识障碍　　　　D. 少尿
    E. 四肢厥冷

46. 患者,男,25 岁,因受凉后突然畏寒、高热伴右胸部疼痛 1 天入院。胸部透视,见右中肺有大片浅淡的阴影。住院后经青霉素肌注,3 天后体温接近正常,患者尚有轻度咳嗽、咳痰,稍感憋气。目前对该患者的主要护理措施是 （   ）
    A. 遵医嘱应用解热镇痛药　　　　　　　　B. 卧床休息为主,适当下床活动必要时给予氧气吸入
    C. 绝对卧床休息　　　　　　　　　　　　D. 遵医嘱应用止痛药
    E. 体位引流

47. 患者,男,27 岁。突发寒战、高热、咳嗽、右下胸痛 1 天,随后退热。出现恶心、呕吐、意识模糊。体检:体温 37 ℃,脉搏 110/分次,呼吸 28 次/分,血压 80/50 mmHg,患者面色苍白,口唇发绀,诊断为休克型肺炎。除给予抗菌药物治疗外,首要的护理措施为 （   ）
    A. 预防并发症的发生　　　　　　　　　　B. 遵医嘱给予止咳祛痰药
    C. 鼻饲高热量富含维生素的流质饮食　　　D. 按休克原则处理好体位、保暖、吸氧、静脉输液等问题
    E. 注意观察生命征、神志、瞳孔、尿量等变化

48. 老年病人因寒战、高热咳嗽 1 天而入院。诊断为肺炎球菌肺炎,次日体温骤降,伴四肢厥冷、大汗及意识模糊,血压 80～50 mmHg,下列哪项护理措施**不妥** （   ）
    A. 去枕平卧位　　　　　　　　　　　　　B. 热水袋保暖
    C. 高流量吸氧　　　　　　　　　　　　　D. 快速滴入低分子右旋糖酐
    E. 迅速建立静脉通道

49. 慢性肺炎的病程为 （   ）
    A. <1 个月　　　　B. 1 个月　　　　C. 2 个月　　　　D. 1～3 个月
    E. >3 个月

50. 下列哪项**不是**非典型肺炎的病原体 （   ）
    A. 病毒　　　　B. 细菌　　　　C. 军团菌　　　　D. 衣原体
    E. 肺炎支原体

51. 患者,男,35 岁。低热、咳嗽 5 天。诊断为传染性非典型肺炎(SARS),下列哪一项**不正确** （   ）
    A. 新型冠状病毒　　　　B. 病死率高　　　　C. 缺乏针对性药物　　　　D. 传染性强
    E. 多发生于儿童

52. 按病理分类,婴幼儿最常见的肺炎是 （   ）
    A. 大叶性肺炎　　　　B. 支气管肺炎　　　　C. 间质性肺炎　　　　D. 干酪性肺炎
    E. 原虫性肺炎

53. 重症肺炎的患儿,最常见的酸碱平衡紊乱的类型是 （   ）
    A. 呼吸性酸中毒　　　　B. 代谢性酸中毒　　　　C. 混合性酸中毒　　　　D. 呼吸性碱中毒
    E. 代谢性碱中毒

54. 小儿肺炎肺部啰音的特征**错误**的是 （   ）

A. 啰音以双肺下方为主　　　　　　　　　　　B. 中、粗啰音
C. 啰音较固定　　　　　　　　　　　　　　　D. 背部及脊柱两旁也易听到
E. 深吸气末更明显

55. 婴儿心力衰竭的诊断指征为心率　　　　　　　　　　　　　　　　　　　　　　　　　　　（　　）
　　A. >180 次/分　　　B. >160 次/分　　　C. >140 次/分　　　D. >120 次/分
　　E. >100 次/分

56. 轻症、重症肺炎区别的重要依据是　　　　　　　　　　　　　　　　　　　　　　　　　　（　　）
　　A. 发热程度　　　　B. 痰液性状　　　　C. 呼吸困难程度　　D. 肺部啰音的位置
　　E. 除呼吸系统症状外，伴有循环、神经和消化系统受累的表现

57. 患儿，男，18 岁。突然畏寒、发热伴右胸痛 1 天，胸透见右中肺有大片状炎性阴影，以肺炎链球菌肺炎收入院。住院期间，患者体温 40.5 ℃，脉搏细弱，血压 90/60 mmHg，护士应特别警惕发生　　　　　　　　（　　）
　　A. 晕厥　　　　　　B. 昏迷　　　　　　C. 心律失常　　　　D. 休克
　　E. 惊厥

58. 患儿，1 个月。发热 2 天。体温高达 39.8 ℃，面色苍白，呻吟，呼吸困难，呼吸 65 次/分，心率 180 次/分。心音低钝，肝肋下 2 cm，双肺可闻及中量的细小啰音，右上肺叩诊稍浊，呼吸音减弱。X 片示双肺大小不等的片状阴影，右上肺大片浓密阴影，阴影内似有液气平，护士判断此患儿为　　　　　　　　　　　　　　　　　　（　　）
　　A. 金黄色葡萄球菌肺炎合并脓胸　　　　　　B. 金黄色葡萄球菌肺炎合并气胸
　　C. 呼吸道合胞病毒肺炎合并脓胸　　　　　　D. 呼吸道合胞病毒肺炎合并气胸
　　E. 腺病毒肺炎合并脓气胸

59. 患儿，1 岁。发热、咳嗽 3 天，气促明显，精神不振，双肺听诊有固定的中、细湿啰音，对其诊断最有意义的检查是　　（　　）
　　A. 血培养　　　　　B. 肺功能测定　　　C. 冷凝集试验　　　D. 胸部 X 线检查
　　E. 结核菌素试验

60. 婴幼儿肺炎合并脓胸时，应首先给予　　　　　　　　　　　　　　　　　　　　　　　　　（　　）
　　A. 大剂量抗生素静脉滴注　　　　　　　　　B. 中药治疗
　　C. 对症治疗　　　　　　　　　　　　　　　D. 胸腔穿刺排脓
　　E. 外科手术

61. 婴幼儿肺炎给氧的主要指征是　　　　　　　　　　　　　　　　　　　　　　　　　　　　（　　）
　　A. 合并中毒性心肌炎　　　　　　　　　　　B. 合并脓气胸
　　C. 发热、咳嗽　　　　　　　　　　　　　　D. 烦躁、气促、唇周发绀
　　E. 两肺有大量中小水泡音

62. 患儿，女，1 岁，3 天前因受凉出现发热、咳嗽、喘憋、食欲减退，查体：体温 37.5 ℃，心率 140 次/分钟，呼吸 58 次/分钟，口周发绀，鼻翼扇动，肺部听诊有中湿啰音，护士首先应为患儿采取的措施是　　　　　（　　）
　　A. 药物降温　　　　B. 雾化吸入　　　　C. 静脉补液　　　　D. 氧气吸入
　　E. 止咳药物

63. 休克性肺炎首选的治疗是　　　　　　　　　　　　　　　　　　　　　　　　　　　　　　（　　）
　　A. 补充血容量　　　　　　　　　　　　　　B. 血管活性物质的应用
　　C. 防治并发症　　　　　　　　　　　　　　D. 纠正水、电解质及酸碱平衡紊乱
　　E. 糖皮质激素的应用

64. 患儿，女，5 个月，体温 37.9 ℃，呛奶，咳嗽，有痰，咳不出，出现面色发绀，呼吸急促，双肺可闻及散在的干、湿啰音，护士应首先采取的措施是　　　　　　　　　　　　　　　　　　　　　　　　　　　（　　）
　　A. 降温　　　　　　B. 止咳　　　　　　C. 吸痰　　　　　　D. 吸氧
　　E. 控制感染

65. 患儿，女，5 个月。体温 37.9 ℃，呛奶，咳嗽，有痰，咳不出，出现面色发绀，呼吸急促，双肺可闻及散在的干、湿啰音。该患儿目前最需要解决的护理问题是　　　　　　　　　　　　　　　　　　　　　（　　）
　　A. 营养失调　　　　B. 低效性呼吸形态　　C. 气体交换受损　　D. 体液不足
　　E. 清理呼吸道无效

66. 小儿肺炎的护理措施中最重要的是　　　　　　　　　　　　　　　　　　　　　　　　　　（　　）
　　A. 进食清淡、易消化食物　　　　　　　　　B. 皮肤护理
　　C. 休息　　　　　　　　　　　　　　　　　D. 做好口腔护理
　　E. 保持呼吸道通畅

67. 观察中毒性肺炎的病情变化，最重要的是　　　　　　　　　　　　　　　　　　　　　　　（　　）
　　A. 皮肤状态　　　　　　　　　　　　　　　B. 体温、热型

C. 呼吸频率及深度
D. 脉搏、血压
E. 痰液的性状

68. 患儿,7岁。发热、咳嗽、咳痰6天,痰液粘稠,不易咳出。查体:体温37.5℃,呼吸24次/分。肺部听诊有少量湿啰音。最恰当的护理措施是 （　　）
   A. 立即物理降温　　　　　　　　　　　　B. 给予镇咳药
   C. 面罩吸氧　　　　　　　　　　　　　　D. 对患儿及家长进行健康指导
   E. 超声雾化吸入,保持呼吸道通畅

(69~71题共用题干)

患儿,女,6个月。主因咳嗽、咳痰2天,喘息伴发绀1小时入院,入院体温37.9℃,心率150次/分,呼吸68次/分,呼吸困难,口周发绀,鼻扇、三凹征明显,双肺可闻及大量的细湿啰音,X片示双肺大小不等的片状阴影。

69. 护士考虑该患儿最可能的诊断是 （　　）
   A. 支气管炎　　　　B. 支气管肺炎　　　　C. 支气管哮喘　　　　D. 腺病毒性肺炎
   E. 哮喘性支气管炎

70. 护士提出的最主要的护理问题是 （　　）
   A. 体液不足　　　　B. 活动无耐力　　　　C. 低效性呼吸形态　　D. 气体交换受损
   E. 清理呼吸道无效

71. 护士首先应给予的护理措施是 （　　）
   A. 立即降温　　　　B. 少食多餐　　　　　C. 雾化吸入　　　　　D. 氧气吸入
   E. 病室内空气流通,温、湿度适宜

72. 护士为支气管肺炎患儿宜采取的体位是 （　　）
   A. 左侧卧位　　　　B. 去枕仰卧位　　　　C. 头低足高位　　　　D. 健侧卧位
   E. 头高位或半卧位

73. 胸部X线检查表现出云絮状、边缘不清阴影特征的病变是 （　　）
   A. 急性渗出性炎症　　　　　　　　　　　B. 慢性增生性炎症
   C. 慢性炎症愈合期　　　　　　　　　　　D. 坏死组织吸收期
   E. 肺组织坏死液化

74. 肺炎链球菌性肺炎最常见的人群是 （　　）
   A. 年老体弱者　　　B. 用免疫抑制剂者　　C. 健康青壮年　　　　D. 婴幼儿
   E. 肺部慢性疾病者

75. 普通型肺炎与休克型肺炎最主要的鉴别点是 （　　）
   A. 起病急　　　　　B. 发热程度　　　　　C. 有无末梢循环衰竭　D. 白细胞计数
   E. 呼吸困难程度

76. 患儿,8个月。因肺炎并发急性心力衰竭,现用强心苷药物治疗,当出现下列哪种情况时,应及时停止强心苷药物 （　　）
   A. 尿量增多　　　　B. 肝脏回缩　　　　　C. 心动过缓　　　　　D. 水肿消退
   E. 呼吸困难

77. 患儿,1岁。因"肺炎"住院治疗,关于护理,以下哪项**不正确** （　　）
   A. 及时吸痰以保持呼吸道畅通　　　　　　B. 体位采用头高位或半卧位
   C. 输液时严格控制液量和速度,以防肺水肿　D. 经常翻身更换体位以减轻肺部感染
   E. 尽量少喂奶,以防呛咳及引起窒息

(78~80题共用题干)

患儿,男,1岁。因发热、咳嗽伴气促就诊,体检:体温39.7℃,脉搏145次/分,呼吸54次/分,口周稍发绀,两肺可闻及细湿啰音,该患儿诊断为肺炎。

78. 该患儿应立即采取的护理措施为 （　　）
   A. 取舒适的平卧位　　　　　　　　　　　B. 翻身、拍背、吸痰
   C. 调节病室的温、湿度　　　　　　　　　D. 进行雾化吸入
   E. 进行降温

79. 该患儿入院时,对其家长的健康指导特别重要的是 （　　）
   A. 指导家长科学喂养　　　　　　　　　　B. 介绍肺炎的病因
   C. 讲解肺炎的预防　　　　　　　　　　　D. 示范帮助患儿翻身的操作
   E. 解释保持患儿安静的重要性

80. 该患儿住院期间护士应重点观察患儿以下哪些情况 （　　）
   A. 咳嗽频率及轻重　　B. 睡眠状况　　　　C. 大小便次数　　　　D. 脉搏、呼吸的改变

E. 进食多少

81. 肺炎患者出现高热，其饮食原则不包括 （　　）
   A. 高热量　　　　B. 高蛋白　　　　C. 高脂肪　　　　D. 高维生素
   E. 多饮水

82. 肺炎患者咳大量黄色脓痰，最有可能提示感染的是 （　　）
   A. 肺炎链球菌　　B. 金黄色葡萄球菌　C. 冠状病毒　　　D. 白色念珠菌
   E. 肺炎支原体

83. 患者，男，22 岁。患肺炎链球菌肺炎入院 4 天，无家属探视。近 2 天来咳嗽、胸痛加重。患者情绪激动，入睡困难，坐立不安，对待医生护士态度不耐烦。患者目前最主要的心理问题是 （　　）
   A. 紧张　　　　　B. 恐惧　　　　　C. 依赖　　　　　D. 焦虑
   E. 悲观

84. 休克型肺炎的患者应用抗生素和补液治疗。提示患者病情好转、血容量已补足的体征**不包括** （　　）
   A. 口唇红润　　　B. 肢端温暖　　　C. 尿量＞30 ml/h　D. 收缩压＞90 mmHg
   E. 心率 120 次/分

85. 患儿，女，8 个月。因"发热、咳嗽伴气促"来诊，诊断为肺炎入院。为防止患儿发生并发症，护士应重点观察 （　　）
   A. 睡眠状况　　　B. 进食量　　　　C. 大小便次数　　D. 心率、呼吸的变化
   E. 咳嗽频率及轻重

86. 足月产新生儿，患吸入性肺炎入重症监护病房 1 周。患儿家属急切询问患儿情况，病房护士恰当的处理是 （　　）
   A. 让其问其他护士　B. 让其问值班医生　C. 告知其完全正常　D. 客观介绍患儿情况
   E. 保密患儿病情

87. 支气管肺炎患儿宜采取的体位是 （　　）
   A. 平卧位　　　　B. 去枕仰卧位　　C. 头胸抬高位　　D. 头低足高位
   E. 左侧卧位

88. 支气管肺炎患儿停用抗生素的时间是抗生素用至体温正常后 （　　）
   A. 1～2 天　　　B. 3～4 天　　　C. 5～7 天　　　D. 8～10 天
   E. 10～15 天

89. 患者，男，50 岁。重症肺炎并发感染性休克入院。护士配合抢救时实施静脉输液的过程中**错误**的是 （　　）
   A. 尽快建立两条静脉通道　　　　　　B. 妥善安排输液顺序
   C. 输液量宜先少后多　　　　　　　　D. 保持输液通畅，防止药液外渗
   E. 输入血管活性药物时应根据血压随时调整滴速

90. 患儿，女，10 个月。因发热、咳嗽 3 天，病情加重来诊。查体：患儿烦躁不安，气促，口唇发绀。体温 39 ℃，脉搏 180 次/分，呼吸 50 次/分。肺部可闻及较多细湿啰音，心音低钝，肝肋下 3 cm。对该患儿的护理**错误**的是 （　　）
   A. 面罩给氧　　　B. 置患儿于半卧位　C. 避免各种刺激　D. 加快输液速度
   E. 备好抢救用品

91. **不**属于肺炎球菌肺炎的病理分期是（典型病理分期是：充血期、红色肝变期、灰色肝样变期、消散期） （　　）
   A. 充血期　　　　B. 红色肝变期　　C. 溃疡期　　　　D. 灰色肝样变期
   E. 消散期

92. 肺炎球菌肺炎患者的典型临床症状**不包括** （　　）
   A. 寒战、高热　　B. 咳嗽　　　　　C. 咳铁锈色痰　　D. 胸痛
   E. 腹胀

93. 护士指导肺炎患儿家长体位引流的方法，其拍背的顺序应是 （　　）
   A. 由下向上，由外向内　　　　　　　B. 由上向下，由外向内
   C. 由下向上，由内向外　　　　　　　D. 由下向上，由左向右
   E. 由上向下，由右向左

94. 治疗小儿支原体肺炎首选的抗生素是 （　　）
   A. 青霉素　　　　B. 氨苄青霉素　　C. 头孢噻肟　　　D. 庆大霉素
   E. 红霉素

95. 治疗支原体肺炎的首选抗生素是（大环内酯类：红霉素、罗红霉素、阿奇霉素等） （　　）
   A. 大环内酯类　　B. β-内酰胺类　　C. 氨基糖苷类　　D. 喹诺酮类
   E. 磺胺类

第五节 支气管扩张病人的护理

支气管扩张是指大于 2 mm 的支气管由于管壁的肌肉和弹性组织破坏引起的慢性异常扩张。临床上以**慢性咳嗽、大量脓痰和反复咯血**为特征。多于儿童或青年期起病。

一、病因与发病机制

1. 支气管-肺组织感染和阻塞 以婴幼儿期支气管-肺组织感染最为常见,如**麻疹、百日咳、支气管肺炎**。反复感染破坏支气管壁各层结构,削弱了管壁的支撑作用,致使支气管变形扩张。

2. 肺结核、重症肺炎、COPD(慢性阻塞性肺疾病)和慢性肺脓肿,支气管周围纤维组织增生,牵拉管壁,致使支气管变形扩张。

3. 先天性发育缺损和遗传因素较少见,部分遗传性 α-抗胰蛋白酶缺乏者可发病。

4. 其他全身性疾病或肿瘤压迫。

支气管**早期病理改变**是依其形状改变可分为**柱状和囊状**两种,亦常混合存在。柱状扩张的管壁损害较轻,随着病变的发展,破坏严重,变为囊状扩张。支气管扩张常常是位于段或亚段支气管管壁的破坏和炎性改变,受累管壁的结构,包括软骨、肌肉和弹性组织破坏被纤维组织替代。

二、临床表现

1. 主要症状

(1) **慢性咳嗽、大量脓痰**:痰量与体位有关,以**晨起**和**晚间**入睡时为甚。可用痰量估计病情严重程度:轻度每天<10 ml,中度为每天 10~150 ml,重度为每天>150 ml。痰静置数小时后可分 3 层:上层为泡沫,中层为**浑浊粘液**,下层为**脓性粘液和坏死组织沉淀物**。如合并**厌氧菌感染**,呼吸和痰液均有**恶臭味**。

(2) 咯血:**反复咯血**为本病的特点,主要由于支气管小动脉压力较高而破裂所致。咯血量与病情严重程度、病变范围可不一致。**少量咯血为每天<100 ml;中量咯血为每天 100~150 ml;大量咯血为每天>500 ml** 或 1 次咯血量>300 ml 或并发窒息。咯血量与病情严重程度、病变范围可不一致。"干性支气管扩张"患者无明显咳嗽、咳痰,而以咯血为唯一症状。

(3) 反复肺部感染:其特点是同一肺段反复发生肺炎并迁延不愈。

(4) 慢性感染中毒症状:可出现发热、乏力、食欲减退、消瘦、贫血等,儿童可影响发育。

2. 体征 病情较重或有继发感染时,**在病变部位听到固定而持久的局限性粗湿啰音**,病程较长者可有肺气肿征和**杵状指**(趾)。

三、辅助检查

1. X 线检查 典型者可见**不规则蜂窝状透亮阴影或沿支气管的卷发状阴影**,感染时阴影内出现液平面。高分辨率 CT 检查可显示**管壁增厚的柱状扩张**或成串成簇的囊性改变。

2. 纤维支气管镜检查 可发现支气管扩张的阻塞原因和出血部位,并可进行局部灌洗和活检。

四、治疗要点

原则是控制呼吸道感染,保持呼吸道引流通畅,必要时手术治疗。

1. 保持呼吸道通畅 ①祛痰药:常用氯化铵、**盐酸氨溴索**(沐舒坦)、溴己新。**痰液粘稠时加用超声雾化吸入**,有喘息者加支气管扩张药。②体位引流:根据病变部位采取相应**体位引流**,头低足高位。③纤维支气管镜吸痰。

2. 控制感染 急性感染时应根据病情、痰培养及药物敏感试验选用合适抗生素。

3. 咯血处理 少量咯血给予氨基己酸、安甲苯酸(止血芳酸)、酚磺乙胺(止血敏)、卡巴克洛(安络血)等药物止血;大咯血时常用垂体后叶素缓慢静脉注射。

4. 手术治疗。

五、护理问题

①清理呼吸道无效:与痰多粘稠及无效咳嗽有关。②焦虑/恐惧:与病情迁移、反复咯血有关。③**有窒息的危险:与大咯血有关**。④营养失调:与机体需要量与消耗增多、摄入不足有关。⑤潜在并发症:大咯血、窒息。

六、护理措施

1. 一般护理 大咯血者绝对卧床休息。给予高热量、高蛋白、高维生素、易消化饮食。保持口腔清洁。**鼓励病人多饮水,每天 1 500 ml 以上。**

2. 观察病情 观察痰液的量、颜色、性质、气味及与体位的关系;观察咯血的颜色、性质和量;观察生命体征及意识状态的变化。

3. 咯血的护理 ①休息与饮食:**大咯血者应取患侧卧位**,暂禁食,伴剧烈咳嗽应用镇静药或镇咳药;小量咯血以静卧休息为主,进少量温凉饮食,避免刺激性饮食;大咯血伴剧烈咳嗽应用镇咳药;应用止血药。②保持呼吸道通畅:**大咯血窒息者应立即取头低足高位,头偏向一侧**,避免血液吸入引起窒息。将气管内痰液和积血轻轻咳出,保持气道通畅。咯血时轻拍健侧背部,嘱患者避免屏气。③用药护理:咯血量较多者常用**垂体后叶素**止血,观察有无恶心、心悸、面色苍白等不良反应。冠心病、高血压、心力衰竭、妊娠者禁用垂体后叶素(内含缩宫素和加压素)。

4. 体位引流

（1）引流时间：**引流宜在饭前1小时、饭后或鼻饲后1～3小时进行**。引流时间可从每次5～10分钟增加到每次15～30分钟。引流过程中嘱病人间歇做深呼吸后用力咳痰，同时叩击患部以提高引流效果。

（2）引流体位：原则上抬高患肺位置，引流支气管开口向下，因重力的作用使痰液排出。

（3）引流的观察：若病人出现<u>咯血、发绀、头晕、出汗、疲劳等情况，应及时终止引流</u>；痰量较多的病人引流时，应注意逐渐将痰液咳出，以防发生痰量同时涌出过多而窒息；患有高血压、呼吸衰竭、心力衰竭、高龄及危重病人禁止体位引流。

（4）引流后护理：引流完毕后予漱口并记录引流出痰液的量、颜色和性质。

小结提示：支气管扩张病人进行体位引流的原则是**使病变部位处于高处**。如题干提示病人病变部位在右下肺，体位引流时应取左侧、头低脚高位（病变在右肺，因此右肺应在上，取左侧；病变在下部，下身应抬高，取头低脚高位）

5. 用药护理　按医嘱使用抗生素和祛痰药、支气管舒张药，指导病人掌握药物的剂量、用法、疗效和不良反应。

6. 心理护理　针对疾病知识帮助病人消除导致焦虑、**恐惧**的原因，教会病人体位引流的方法及大咯血时的应对措施，防止窒息的发生。

七、健康教育

①培养良好的生活习惯，戒烟。②避免呼吸道刺激，以防感染。③指导病人学会有效呼吸，雾化吸入的方法。④指导病人学会自我监测病情，嘱病人咯血时要保持镇静，尽量将血咯出，以免导致窒息。

单元测试题

1. 支气管扩张最常见的原因是　　（　　）
   A. 结核性感染　　　　　　　　　　　　　　　　　　B. 支气管内结核
   C. 慢性支气管炎　　　　　　　　　　　　　　　　　D. 严重的支气管-肺组织感染
   E. 肿瘤压迫

2. 支气管扩张最典型的临床表现为　　　　　　　　　　　　　　　　　　　　　　　　　　　　　　　　　　　　　　（　　）
   A. 慢性咳嗽、大量浓痰、伴有喘息　　　　　　　　　B. 慢性咳嗽、大量浓痰、反复咯血
   C. 慢性咳嗽、大量浓痰、长期胸痛　　　　　　　　　D. 慢性咳嗽、大量浓痰、呼吸困难
   E. 慢性咳嗽、大量浓痰、伴寒战高热

3. 干性支气管扩张的唯一症状是　　　　　　　　　　　　　　　　　　　　　　　　　　　　　　　　　　　　　　　（　　）
   A. 慢性咳嗽　　　　　　　　　　　　　　　　　　　B. 大量脓痰
   C. 咯血　　　　　　　　　　　　　　　　　　　　　D. 咳痰与体位变化有关
   E. 呼吸困难

4. 患者，男，46岁。近5年内常于同一肺段反复发生肺炎伴咯血，最可能的原因是　　　　　　　　　　　　　　　　　（　　）
   A. 慢性支气管炎　　　B. 阻塞性肺气肿　　　C. 支气管扩张　　　D. 支气管内膜结核
   E. 肺癌（早期）

5. 患者，女，50岁。幼时曾患百日咳。近3个月来出现咳嗽、咳痰，近2天咳大量脓痰，今日出现咯血。最有可能诊断是　　（　　）
   A. 大叶性肺炎　　　　B. 急性支气管炎　　　C. 肺结核活动　　　D. 支气管扩张
   E. 肺癌

6. 患者，男，46岁，诊断为支气管扩张，咯血400 ml后突然出现胸闷气促、张口瞪目、两手乱抓、大汗淋漓、牙关紧闭。此时护士应帮助患者取　　（　　）
   A. 去枕平卧位　　　　　　　　　　　　　　　　　　B. 头低足高位，头偏向一侧
   C. 端坐位　　　　　　　　　　　　　　　　　　　　D. 平卧位，头偏向一侧
   E. 患侧卧位

7. 某支气管扩张患者，胸片提示病变位于左肺下叶外底段，体位引流选择的合适体位是　　　　　　　　　　　　　　　（　　）
   A. 健侧卧位　　　　　　　　　　　　　　　　　　　B. 左侧卧位
   C. 右侧卧位　　　　　　　　　　　　　　　　　　　D. 左侧卧位，床脚抬高30～50 cm
   E. 右侧卧位，床脚抬高30～50 cm

8. 患者，女，36岁。支气管扩张10余年。1周前因受凉咳嗽、咳痰加重，痰呈脓性，每日约200 ml，体温37.5℃。清除该患者的痰液最有效的措施是　　　　　　　　　　　　　　　　　　　　　　　　　　　　　　　　　　　　　　　（　　）
   A. 湿化呼吸道　　　　　　　　　　　　　　　　　　B. 帮助翻身、拍背
   C. 体位引流　　　　　　　　　　　　　　　　　　　D. 指导有效咳嗽
   E. 鼻导管吸痰

9. 处理支气管扩张大咯血重要措施是　　　　　　　　　　　　　　　　　　　　　　　　　　　　　　　　　　　　　（　　）
   A. 输血　　　　　　　B. 保持呼吸道通畅　　　C. 抗生素　　　D. 镇静剂
   E. 止咳药

10. 患者,男,51岁。支气管扩张。午睡后起床时突然咯血约150 ml,随即出现胸闷气促、张口瞪目、两手乱抓、大汗淋漓、牙关紧闭。下列护理措施正确的是 ( )
   A. 患者取头高足低俯卧位   B. 迅速清除口鼻血凝块
   C. 不可将头偏向一侧   D. 鼓励其将血咽下,减少失血
   E. 无效时给予面罩给氧解除呼吸道阻塞

11. 患者,女,26岁,妊娠5个月。支气管扩张5年。今晨突然鲜血从口鼻涌出,随即烦躁不安,极度呼吸困难,唇指发绀。不宜选用的止血药为 ( )
   A. 参三七   B. 抗血纤溶芳酸   C. 垂体后叶素   D. 6-氨基己酸
   E. 卡巴克洛

12. 呼吸呈恶臭味见于 ( )
   A. 肝性脑病   B. 有机磷农药中毒   C. 支气管扩张   D. 酮症酸中毒
   E. 尿毒症

13. 患者,女,22岁。因咳嗽、痰中带血3日,以"支扩"收住院。今晨突然大咯血100 ml。该患者最主要的护理诊断或合作性问题是 ( )
   A. 有感染的危险   B. 潜在的并发症:窒息
   C. 活动无耐力   D. 知识缺乏
   E. 焦虑

14. 患儿,女,7岁,发热、咳嗽、咳痰6天。痰液粘稠,不易咳出,食欲差。查体:体温37.5℃,呼吸24次/分,心率72次/分,肺部听诊有少量湿啰音。护士应首先采取的护理措施是 ( )
   A. 立即降温   B. 少食多餐   C. 雾化吸入   D. 氧气吸入
   E. 吸痰

15. 支气管扩张患者在实施体位引流时,**错误**的护理是 ( )
   A. 引流宜在饭前1小时进行   B. 根据病变部位选择体位
   C. 引流时鼓励患者深呼吸   D. 引流时间每次30分钟以上
   E. 引流完毕后给予漱口

16. 男,62岁。患支气管扩张20年,咳嗽、咳粘脓痰。为减少患者呼吸道感染的发生,下列哪项护理措施最重要 ( )
   A. 病室空气流通   B. 高蛋白、易消化饮食
   C. 保持口腔清洁   D. 保持一定温度
   E. 卧床休息

(17~19题共用题干)
病人,男性,23岁,患支气管扩张症,间断咯血,近日来因受凉咳大量黄色脓痰,入院治疗。

17. 导致本病人支气管扩张的可能因素是幼年时患过 ( )
   A. 百日咳   B. 猩红热   C. 水痘   D. 腮腺炎
   E. 风疹

18. 支气管扩张病人体位引流的时间宜在 ( )
   A. 餐前   B. 早上   C. 餐中   D. 餐后
   E. 晚上

19. 根据病情病人目前最主要的护理诊断是 ( )
   A. 清理呼吸道无效   B. 低效性呼吸形态
   C. 气体交换受损   D. 营养失调:低于机体需要量
   E. 潜在并发症:窒息

20. 支气管扩张最为常见病因是 ( )
   A. 婴幼儿期麻疹、支气管肺炎   B. 遗传因素
   C. 肺结核   D. 重症肺炎
   E. 慢性阻塞性肺疾病

21. 支气管扩张病人出现哪种情况提示有混合性厌氧菌感染 ( )
   A. 痰和呼吸气有臭味   B. 大量脓痰,痰液放置可分3层
   C. 背部听诊有持久存在的湿性啰音 D. 大量脓液,伴有咯血
   E. 慢性咳嗽,大量脓痰,伴高热

22. 支气管扩张症患者咳嗽、咳痰加重常发生于 ( )
   A. 深夜   B. 白天   C. 傍晚   D. 晨起和晚上临睡时
   E. 进餐时

23. 痰液呈黄色,液静置后分层(上层泡沫粘液、中层浆液、下层坏死组织沉淀物)见于 ( )

A. 肺炎球菌肺炎　　　　B. 支气管炎　　　　C. 支气管扩张症　　　　D. 肺结核

E. 肺脓肿

24. 患者,女,55岁。患支气管扩张15年,反复间断咯血。近2天来咯血加重,从痰中带血到中等量咯血。预防窒息措施**错误**的是　　　(　　)

　　A. 解释咯血原因　　　　　　　　　　　　B. 必要时将血吸出

　　C. 取患侧卧位　　　　　　　　　　　　D. 借助屏气以减少出血

　　E. 让患者放松情绪

25. 支气管扩张症咯血时下列表现哪项是**错误**的　　　　　　　　　　　　　　　　　(　　)

　　A. 反复发生,程度不等　　　　　　　　　B. 咯血量与病情严重程度相一致

　　C. 咯血后一般无明显中毒症状　　　　　　D. 咯血后一般恢复较快

　　E. 可伴有大量脓痰

26. 支气管扩张病人体位引流对体位的要求是　　　　　　　　　　　　　　　　　　(　　)

　　A. 任何体位　　　　　　　　　　　　　B. 患侧处于低位,引流支气管开口向上

　　C. 半坐位　　　　　　　　　　　　　　D. 患侧处于高位,引流支气管开口向下

　　E. 患侧处于水平位,引流支气管开口水平

27. 患者,男,52岁,既往支气管扩张症10年,2天来出现高热、咳嗽、咳痰剧烈,其治疗原则应为(　　)

　　A. 促进排痰和控制感染　　　　　　　　B. 加强痰液引流

　　C. 手术治疗　　　　　　　　　　　　　D. 控制感染和增加营养

　　E. 促进排痰和卧床休息

28. 体位引流的适应证是　　　　　　　　　　　　　　　　　　　　　　　　　　　(　　)

　　A. COPD患者　　　　　　　　　　　　B. 支气管肿瘤患者

　　C. 支气管扩张患者　　　　　　　　　　D. 重症肺炎患者

　　E. 昏迷患者

(29～30题共用题干)

患者,65岁。因支气管扩张入院。夜班护士发现该患者咯血约200ml后突然中断,呼吸极度困难,喉部有痰鸣音,表情恐怖,两手乱抓。

29. 护士首先采取的措施是　　　　　　　　　　　　　　　　　　　　　　　　　　(　　)

　　A. 立即通知医师　　　　　　　　　　　B. 清除呼吸道积血

　　C. 应用呼吸兴奋剂　　　　　　　　　　D. 给予高流量氧气吸入

　　E. 立即气管插管

30. 该患者最可能发生并发症是　　　　　　　　　　　　　　　　　　　　　　　　(　　)

　　A. 出血性休克　　　B. 窒息　　　　　　C. 肺不张　　　　　　D. 肺部感染

　　E. 贫血

31. 支气管扩张最可靠的诊断依据是　　　　　　　　　　　　　　　　　　　　　　(　　)

　　A. 核磁共振　　　　　　　　　　　　　B. 临床症状和体征

　　C. X线胸部正位片　　　　　　　　　　D. 支气管碘油造影

　　E. 肺功能检查

32. **大咯血是指24小时咯血量超过**　　　　　　　　　　　　　　　　　　　　　　(　　)

　　A. 100ml　　　　　B. 200ml　　　　　C. 300ml　　　　　D. 400ml

　　E. 500ml

33. **患者,男,60岁。患右肺中叶支气管扩张。现患者痰多不易咳出。该患者可能存在的体征是**(　　)

　　A. 局限性哮鸣音　　　　　　　　　　　B. 呼吸运动减弱

　　C. 消瘦、贫血　　　　　　　　　　　　D. 固定而持久的局限性湿啰音

　　E. 两肺底满布湿啰音

34. 支气管扩张患者出现反复咯血,有窒息的危险。患者最可能出现的心理反应是　　(　　)

　　A. 抑郁　　　　　　B. 悲伤　　　　　　C. 恐惧　　　　　　　D. 愤怒

　　E. 震惊

35. **患者,男,23岁。患支气管扩张症,间断咯血。近日来因受凉咳大量黄色脓痰入院治疗。医嘱体位引流。护士指导患者做体位引流时,错误**的是(体位引流:①每日应引流2～4次,每次15～30分钟。②可用生理盐水先作雾化吸入,便于排痰。③排痰时,配合深呼吸,拍背以提高排痰效果;体位引流易在饭前1小时进行)　　(　　)

　　A. 在饭后1小时进行　　　　　　　　　B. 引流前做生理盐水超声雾化

　　C. 引流同时做胸部叩击　　　　　　　　D. 引流后可给予治疗性雾化

　　E. 每次引流15～20分

36. 支气管扩张的早期病理改变是 ( )
   A. 柱状扩张　　　　B. 气管扭曲　　　　C. 气管坏死　　　　D. 气管穿孔
   E. 空洞形成

(37~38题共用题干)
患者,男,65岁,支气管扩张。今日劳作后出现恶心、胸闷,反复咯血,24小时出血量约800 ml。

37. 该患者的咯血程度属于 ( )
   A. 痰中带血丝　　　B. 微小量咯血　　　C. 小量咯血　　　　D. 中等量咯血
   E. 大量咯血

38. 目前患者饮食应 ( )
   A. 禁食　　　　　　B. 流质饮食　　　　C. 半流质饮食　　　D. 软质饮食
   E. 普通饮食

39. 为减少支气管扩张患者肺部继发感染和全身中毒症状,最关键的措施是 ( )
   A. 加强痰液引流　　B. 选择广谱抗生素　C. 使用呼吸兴奋剂　D. 使用支气管扩张剂
   E. 注射流感疫苗

第六节　慢性阻塞性肺疾病病人的护理

慢性阻塞性肺疾病是一种具有气流受限为特征的肺部疾病,气流受限不完全可逆,呈进行性发展。慢性支气管炎和慢性阻塞性肺气肿都有气流受阻的现象,把具有气流受阻特征的一类疾病称为慢性阻塞性肺疾病,简称COPD。慢支是指气管、支气管粘膜及其周围组织的慢性、非特异性炎症,临床上以<u>咳嗽、咳痰、喘息及反复发生感染</u>为主要特征,常可并发慢性阻塞性肺气肿(简称肺气肿)。肺气肿是指肺部终末细支气管远端的气道弹性减退、气道异常扩张,并伴有肺泡壁和细支气管的破坏而无明显肺纤维化,临床主要表现为<u>逐渐加重的呼吸困难</u>,引起缺氧和二氧化碳潴留,可并发慢性肺源性心脏病和Ⅱ型呼吸。

一、病因

1. **吸烟**　为重要的发病因素。吸烟者慢性支气管炎的患病比不吸烟者高2~8倍,吸烟时间越长、量越大,COPD患病率越高。

2. **感染**　病毒或细菌和支原体反复感染<u>是COPD发生发展的重要因素</u>。

3. 空气污染　大气中的二氧化硫、二氧化氮、氯气及臭氧等的有害气体的慢性刺激,为细菌感染创造条件。

4. 其他　α-抗胰蛋白酶不足、呼吸道粘膜防御功能及免疫功能降低、自主神经功能失调、气温突变等均与COPD的发生发展有关。

二、临床表现

1. 症状　起病缓慢,病程长。

(1) 慢性支气管炎:"咳、痰、喘、炎"四主症,<u>长期反复咳嗽、咳痰</u>为其最突出的症状。临床表现为慢性咳嗽、咳痰或伴有喘息及反复发作,晨间起床时咳嗽较重,<u>痰多为白色粘液或泡沫状</u>,感染时痰量增多,清晨起床或体位变动时较明显,可有黄绿色脓性痰。

(2) 阻塞性肺气肿:主要症状是<u>进行性加重的呼吸困难</u>,活动后明显,是<u>慢性阻塞性肺疾病的标志性症状</u>。疲劳、食欲缺乏和体重减轻。胸闷、气急、发绀、呼吸困难明显加重,晚期可出现呼吸衰竭。

2. 体征　慢支急性发作时,肺啰音可增多。喘息型慢支发作时,可闻哮鸣音。典型肺气肿体征为:<u>桶状胸</u>,胸部呼吸活动减弱,<u>语颤减弱,叩诊过清音</u>,听诊呼吸音减弱,呼气延长,心音遥远。

3. 分期　分为急性加重期和稳定期。前者指在短期内咳嗽、咳痰、气短和(或)喘息加重,脓痰量增多,可伴发热等症状。后者指咳嗽、咳痰、气短等症状稳定或症状轻微。

4. 并发症　自发性气胸、慢性肺源性心脏病和慢性呼吸衰竭等。

三、辅助检查

1. 血象检查　细菌感染时,白细胞计数增多及中性粒细胞比例增高;喘息型病人可有嗜酸性粒细胞增多。

2. 动脉血气分析　PaO_2下降、$PaCO_2$升高。可出现代偿性呼吸性酸中毒,pH降低。

3. X线检查　早期胸片可无变化,逐渐可见肺纹理增多、紊乱,两下肺较明显。<u>肺气肿时,两肺透亮度增加,肋间隙增宽</u>。

4. 肺功能检查　<u>肺功能检查</u>是临床上胸肺疾病及呼吸生理的重要检查,<u>是判断气流受阻的主要客观指标</u>,对COPD诊断、严重程度评价、疾病进展、预后及治疗反应等均有重要意义。

(1) 第1秒用力呼气容积占用力肺活量百分比(FEV_1/FVC)是评价气流受阻的敏感指标。第1秒用力呼气容积占预计值百分比(FEV_1%预计值)是评估COPD严重程度的良好指标。当$FEV_1/FVC<70$%及$FEV_1<80$%预计值者,可确定为不完全可逆的气流受限。

(2) 肺总量(TLC)、功能残气量(FRC)和残气量(RV)增高,肺活量(VC)减低,表明肺过度充气,有参考价值。

(3) 一氧化碳弥散量(DLCO)及其与肺泡通气量(VA)比值下降,可供诊断参考。

四、治疗要点

1. 慢性支气管炎 ①控制感染(广谱抗生素)。②祛痰药:对痰不易咳出者可选用**盐酸氨溴素(沐舒坦)**,目的是稀释痰液,促进排痰。③解痉平喘:如沙丁胺醇、氨茶碱等。④长期家庭氧疗(LTOT):通常采用鼻导管持续低流量给氧,每分钟 1～2 L,**每天 15 小时以上**,对 COPD 患者可提高生活质量和生存率。

小结提示:促进痰液排出是呼吸系统疾病的**重要护理措施**,因为粘痰堵塞气道可引起窒息;**合理氧疗**是呼吸系统疾病重要的治疗与护理措施。

2. 慢性阻塞性肺气肿 ①对症治疗、控制感染、平喘祛痰。**对年老体弱及痰多者,不应使用可待因等强镇咳药**,以免抑制咳嗽中枢,加重呼吸道阻塞,导致病情恶化。痰液粘稠者可采用雾化吸入,雾化液中可加入抗生素及痰液稀释剂。急性发作期的重者可考虑应用糖皮质激素。②家庭氧疗:给予鼻导管**低流量低浓度持续吸氧**,每日不少于 15 小时。③呼吸肌功能锻炼,包括腹式呼吸和缩唇呼气法。

五、护理问题

1. **气体交换受损** 与气道阻塞、通气不足、呼吸肌疲劳、分泌物过多和肺泡呼吸面积减少有关。
2. 活动无耐力 与肺功能下降引起慢性缺氧、活动时供氧不足有关。
3. **清理呼吸道无效** 与分泌物增多而粘稠及支气管痉挛有关。
4. 营养失调:低于机体需要量 与食欲降低、腹胀、呼吸困难和痰液增多有关。
5. 潜在并发症 自发气胸、肺部感染、慢性肺源性心脏病、慢性呼吸衰竭等。

六、护理措施

1. 休息与饮食 急性发作期卧床休息,给予高热量、高蛋白质、高维生素、易消化饮食,**避免食用产气食物**。
2. 遵医嘱给予抗感染治疗 观察药物疗效和不良反应,有效地控制呼吸道感染。
3. 祛痰 **保持呼吸道通畅**,多饮水;对痰液较多或年老体弱、无力咳痰者,以祛痰为主,按医嘱使用祛痰药或给予超声雾化吸入。注意雾化后和协助病人翻身后;进行背部叩击、体位引流、吸痰等,有利于分泌物的排出。
4. 合理氧疗 给予鼻导管持续低流量给氧,**氧流量 1～2 L/min**,**氧浓度 25%～29%**。每天氧疗时间不少于 **15 小时,尤其夜间不要间断**。
5. 呼吸功能锻炼

(1) 缩唇呼气:用鼻吸气用口呼气,气体经缩窄的口唇缓慢呼出,同时收缩腹部。其作用是提高支气管内压,**防止呼气时小气道过早陷闭**,以利肺泡气排出。呼气与吸气时间比为 2∶1 或 3∶1,尽量深吸慢呼。

(2) **腹式呼气**:①以半卧位、膝半屈曲体位最适宜;立位时上身略向前倾,**可使腹肌放松**,舒缩自如,辅助呼吸肌及全身肌肉尽量放松,情绪安定,平静呼吸。②用鼻吸气,经口呼气,呼吸缓慢而均匀。勿用力呼气,吸气时腹肌放松,腹部鼓起,**呼气时腹肌收缩,腹部下陷**。开始训练时,病人可将一手放在腹部,一手放在前胸,以感知胸腹起伏,**呼吸时应使胸廓保持最小的活动度**,**呼气时间长、吸气时间短**,呼与吸时间比例为 **(2～3)∶1**,每分钟 10 次左右,每日训练 2 次,每次 10～15 分钟。腹式呼吸的训练,可减低呼吸阻力,增加肺泡通气量,提高呼吸效率。

6. 心理护理 关心体贴患者,教会患者**缓解焦虑**的方法,指导呼吸功能锻炼,增强战胜疾病信心。

七、健康教育

1. 疾病知识指导 戒烟是预防 COPD 的重要措施,应劝导**患者戒烟**;避免粉尘和刺激性气体的吸入;指导患者要**根据气候变化**,及时增减衣物,**避免受凉感冒**。
2. 治疗和**锻炼必须持之以恒** 积极指导病人避免各种可使病情加重的因素,如戒烟、改善环境卫生、加强劳动保护等。
3. 康复指导 使患者理解康复锻炼的意义,充分发挥患者进行康复的主观能动性,**制定个体化的锻炼计划**,进行腹式呼吸或缩唇呼吸训练等。
4. 家庭氧疗 指导患者和家属要熟悉氧疗装置的更换及清洁、消毒等注意事项。

单元测试题

1. 属于慢性支气管炎最常见的并发症是(肺气肿、肺心病) ( )
   A. 老年性肺气肿　　B. 代偿性肺气肿　　C. 阻塞性肺气肿　　D. 间质性肺气肿
   E. 局灶性肺气肿
2. 慢性阻塞性肺气肿常继发于 ( )
   A. 支气管哮喘　　　　　　　　　　　B. 慢性纤维空洞型肺结核
   C. 慢性支气管炎　　　　　　　　　　D. 原发性支气管肺癌
   E. 肺源性心脏病
3. 慢性阻塞性肺气肿的主要症状是 ( )
   A. 夜间阵发性呼吸困难　　　　　　　B. 突发性呼吸困难
   C. 发绀　　　　　　　　　　　　　　D. 呼吸困难逐渐加重,活动后明显

E. 心悸

4. 慢性支气管炎急性发作期最主要的治疗措施是 ( )
   A. 戒烟　　　　　　B. 控制感染　　　　C. 止咳祛痰　　　　D. 解痉平喘
   E. 补充体液

5. COPD患者发生肺心病、呼吸衰竭等并发症的主要诱因是 ( )
   A. 精神应激　　　　B. 过度劳累　　　　C. 呼吸道感染　　　D. 输液过快
   E. 营养不良

6. 患者,男,53岁。慢性咳嗽、咳痰病史20余年,近3日来咳嗽咳痰加重,伴呼吸困难、发绀、发热、表情淡漠、嗜睡。血气分析 PaO_2 45 mmHg, $PaCO_2$ 70 mmHg。最确切的诊断是 ( )
   A. 心力衰竭　　　　B. 呼吸衰竭　　　　C. 肺性脑病　　　　D. 代谢性酸中毒
   E. DIC

7. 符合慢性阻塞性肺气肿的体征是 ( )
   A. 叩诊呈鼓音　　　B. 单侧语颤减弱　　C. 单侧呼吸运动减弱　D. 气管偏移
   E. 呼气时间延长

8. 胸廓两侧呼吸运动减弱见于 ( )
   A. 肺气肿　　　　　B. 肺不张　　　　　C. 肺炎　　　　　　D. 胸膜粘连
   E. 气胸

9. 患者,女,66岁。慢性阻塞性肺气肿15年。今日傍晚进餐后饮水误吸入气管引起剧咳后突然出现右侧剧烈胸痛、呼吸困难加重,口唇发绀,右胸叩诊鼓音。该患者最可能发生了 ( )
   A. 肺栓塞　　　　　B. 胸腔积液　　　　C. 自发性气胸　　　D. 支气管阻塞
   E. 心肌梗死

10. 下列辅助检查结果有助于诊断阻塞性肺气肿的是 ( )
    A. 最大通气量和时间肺活量减低　　　　B. 肺功能测定残气量减少
    C. 大量放腹水　　　　　　　　　　　　D. 安眠药禁用或慎用
    E. 便秘时弱酸溶液洗肠

11. 患者,女,65岁。慢性阻塞性肺气肿30余年,近半个月咳嗽、咳大量粘液浓痰,伴心悸、气喘。查体:呼吸急促、发绀明显,颈静脉怒张、下肢水肿。该患者氧疗时给氧浓度和氧流量应为 ( )
    A. 29%,2 L/min　　B. 33%,3 L/min　　C. 37%,4 L/min　　D. 45%,5 L/min
    E. 55%,6 L/min

12. 患者,男,60岁。反复咳嗽、咳痰伴喘息20年,5年前出现逐渐加重的呼吸困难,诊断为COPD,目前处于缓解期。为防止发生呼吸衰竭,应重点指导患者 ( )
    A. 少盐饮食　　　　B. 避免肺部感染　　C. 低脂饮食　　　　D. 戒酒
    E. 卧床休息

13. 慢性阻塞性肺气肿感染加重期可能会出现的并发症是 ( )
    A. 心肌炎　　　　　B. Ⅰ型呼吸衰竭　　C. 左心衰竭　　　　D. Ⅱ型呼吸衰竭
    E. 心包炎

14. 患者,女,22岁。哮喘发作,痰栓阻塞细支气管,大量脓痰不易咳出,心悸乏力,表情淡漠,嗜睡。首要的护理措施为 ( )
    A. 鼻导管低浓度、低流量吸氧　　　　　B. 高压氧治疗
    C. 体位引流　　　　　　　　　　　　　D. 机械吸痰
    E. 湿化呼吸道

15. 患者,男,86岁。有COPD病史30年。平素体弱,3天前受凉后再次出现咳嗽咳痰,痰白质粘量多,伴有气急。此时患者应避免使用 ( )
    A. 溴己新　　　　　B. 沙丁胺醇气雾剂　　C. 可待因　　　　　D. 盐酸氨溴索
    E. 氨茶碱

16. 鼓励慢性阻塞性肺疾病患者加强腹式呼吸的目的是 ( )
    A. 有利于痰液咳出　　　　　　　　　　B. 借助腹肌进行呼吸
    C. 增加肺泡张力　　　　　　　　　　　C. 扩大呼吸幅度增加肺泡通气量
    E. 间接增加肋间肌活动

17. 患者,男,64岁,诊断为慢性阻塞性肺疾病,在发病的过程中,出现了持续体重下降,呼吸进食时出现无力,针对此症状,最合适的护理问题是 ( )
    A. 活动无耐力　　　　　　　　　　　　B. 疲乏
    C. 舒适的改变　　　　　　　　　　　　D. 营养失调:低于机体需要量

E. 潜在并发症:电解质紊乱
18. 患者,女,60岁,慢病面容,因自发性气胸入院,为了解发病原因,护士应着重收集的信息是 （   ）
   A. 是否长期卧床　　　　　　　　　　　　B. 是否有上呼吸道感染
   C. 是否长期吸烟　　　　　　　　　　　　D. 是否有慢性阻塞性肺病
   E. 是否长期接触粉尘
19. 患者,男,68岁,被人搀扶着步入医院,接诊护士看见其面色发绀,口唇呈黑紫色,呼吸困难,询问病史得知其有慢性阻塞性肺疾病史。需立即对其进行的处理是 （   ）
   A. 为患者挂号　　　　　　　　　　　　　B. 鼻塞法吸氧
   C. 不作处理,等待医生到来　　　　　　　D. 电击除颤
   E. 人工呼吸
20. 慢性阻塞性肺疾病患者,进行呼吸功能锻炼的方法是 （   ）
   A. 加强胸式呼吸,经鼻用力呼气　　　　　B. 加强胸式呼吸,用鼻吸气,经口用力快速呼气
   C. 同时加强胸式和腹式呼吸　　　　　　　D. 加强腹式呼吸,用鼻吸气,经口用力快速呼气
   E. 加强腹式呼吸,用鼻深吸,经口缓呼,呼气时口唇收拢
21. 患者,女,17岁。慢性支气管炎15年。常在冬春寒冷季节发作咳嗽、咳痰。护士指导该女士呼吸和排痰时的**错误**措施是 （   ）
   A. 对无力排痰者,辅以胸部叩击　　　　　B. 先行5~6次深呼吸
   C. 于深呼气末屏气　　　　　　　　　　　D. 再迅速用力咳嗽将痰排出
   E. 连续咳嗽数次将痰咳到咽部附近
22. 缩唇呼吸训练的目的是 （   ）
   A. 减少呼吸困难　　　　　　　　　　　　B. 减轻呼吸肌劳累
   C. 加强呼吸运动　　　　　　　　　　　　D. 避免小气道塌陷
   E. 减少胸痛
23. 患者,女,70岁,诊断为慢性阻塞性肺疾病,最适合的饮食是下列哪项 （   ）
   A. 低盐低脂饮食　　　　　　　　　　　　B. 高热量、高蛋白饮食
   C. 清淡易消化饮食　　　　　　　　　　　D. 低盐饮食
   E. 少渣半流
24. 患者,男,67岁。慢性肺气肿病史30多年,2周前感冒,后出现发热、咳嗽、咳大量粘液脓痰,近3日来咳嗽无力,痰不易咳出,气急、发绀。对该患者采取的护理措施,**错误**的是 （   ）
   A. 湿化气道　　　　B. 按医嘱用祛痰药　　　C. 体位引流　　　　D. 指导有效咳嗽
   E. 胸部叩击
25. 患者,女,66岁。有慢性咳喘史10年,2日前上呼吸道感染使病情加重,昨夜间咳嗽加重,痰量增多。查体:神志清,口唇轻度发绀,桶状胸,两肺叩诊过清音,呼吸音低。动脉血气分析:PaO_2 70 mmHg,$PaCO_2$ 42 mmHg。经治疗后病情缓解。护士进行健康教育,嘱患者回家后首先应做到 （   ）
   A. 加强腹式呼吸　　B. 定量行走锻炼　　　　C. 长期家庭氧疗　　D. 避免吸入有害气体
   E. 保持室内适当的温、湿度
26. 某患者体检发现胸廓呈桶状胸,活动度减弱,叩诊过清音,临床诊断为 （   ）
   A. 支气管哮喘　　　B. 结核性胸膜炎　　　　C. 慢性阻塞性肺气肿　D. 自发性气胸
   E. 支气管扩张
27. 患者,男,80岁。有慢性支气管炎病史20年。一周前受凉后再次出现咳嗽、咳痰,痰白质粘,伴有呼吸困难、胸闷、乏力。以"慢性支气管炎合并慢性阻塞性肺气肿"入院治疗。该患者适宜的体位是 （   ）
   A. 仰卧位　　　　　B. 侧卧位　　　　　　　C. 头高足低　　　　D. 半坐卧位
   E. 俯卧位
28. 与慢性阻塞性肺气肿的病理改变**无关**的病因是 （   ）
   A. 药物因素　　　　B. 吸烟　　　　　　　　C. 感染　　　　　　D. 大气污染
   E. 气候
   （29~30题共用题干）
   患者,男,66岁,反复咳嗽、咳痰伴喘息15年,近3年出现逐渐加重的呼吸困难。入院后诊断为慢性阻塞性肺气肿。
29. 上述疾病的缓解期,最重要的护理措施是 （   ）
   A. 用祛痰剂　　　　B. 超声雾化　　　　　　C. 加强锻炼　　　　D. 应用抗生素
   E. 缩唇腹式呼吸
30. 当患者血气分析结果为 PaO_2 50 mmHg, $PaCO_2$ 65 mmHg,应采取哪种给氧方式 （   ）
   A. 高浓度、高流量持续吸氧　　　　　　　B. 低浓度、低流量持续吸氧

C. 乙醇湿化给氧 D. 高浓度、高流量间歇吸氧
E. 低浓度、低流量间歇吸氧

31. 患者，女，63岁，肺气肿多年。近日因咳嗽、咳痰、气急、精神恍惚、发绀而入院。动脉血气分析：pH 7.30，PaO_2 50 mmHg，$PaCO_2$ 60 mmHg。护理评估该患者的首选的护理问题是 （   ）
    A. 气体交换受损 B. 营养缺乏：低于机体需要量
    C. 液体不足 D. 有组织完整性受损的危险
    E. 清理呼吸道无效

32. 慢性支气管炎的预防方面，首先应强调 （   ）
    A. 预防感冒 B. 改善环境卫生 C. 戒烟 D. 避免着凉
    E. 加强锻炼

33. 护士告诉慢性阻塞性肺气肿患者痰液粘稠，应多饮水，其原因是因为多饮水可以 （   ）
    A. 补充出汗等所丢失的水分 B. 加速毒素及炎性分泌物排出
    C. 加速细菌排出 D. 降低出血性膀胱炎的发生
    E. 促进痰液稀释而容易排出

34. 护士在指导患者做腹式呼吸锻炼时，患者出现的下列动作，提示护士需要**重新**示范动作要领的是 （   ）
    A. 吸气时挺腹，呼气时收腹 B. 用鼻吸气，用口呼气
    C. 每分钟呼吸10次左右 D. 呼气时间短，吸气时间长
    E. 每次进行10~15分钟

35. 下列措施能改善早期肺气肿症状的是 （   ）
    A. 预防呼吸道感染 B. 进行康复治疗 C. 合理氧疗 D. 呼吸功能锻炼
    E. 控制咳嗽和痰液的生成

（36~38题共用题干）
某男性，老年病人，慢性咳嗽、咳痰12年，近两年来劳动时出现气短，偶有踝部水肿，门诊以"慢性支气管炎合并慢性阻塞性肺气肿"收入院。

36. 体检评估时胸部阳性体征可表现为 （   ）
    A. 心浊音界扩大 B. 语颤减弱 C. 语颤增强 D. 扁平胸
    E. 呼气期缩短

37. 对上述病人进行哪些检查有助于确诊 （   ）
    A. 心电图 B. 胸部X线检查 C. 痰液检查 D. 血气分析
    E. 脑脊液检查

38. 若该病人病情反复发作且出现肺动脉瓣第二心音亢进，则提示该病人有 （   ）
    A. 周围循环衰竭 B. 左心衰竭 C. 肺动脉高压 D. 右心衰竭
    E. 主动脉压升高

39. 下列对老人、体弱病人患慢性阻塞性肺疾病的治疗中**不恰当**的是 （   ）
    A. 急性发作期以抗感染治疗为主 B. 痰液粘稠时可雾化吸入
    C. 剧烈咳嗽时可用强镇咳剂缓解病人的痛苦 D. 病情缓解后可做腹式呼吸及缩唇呼气训练
    E. 应给予高蛋白质、高维生素饮食

40. 慢性阻塞性肺疾病病人，出现下列哪种表现提示肺性脑病 （   ）
    A. 呼吸浅慢 B. 血压上升 C. 呼吸深而快 D. 精神症状
    E. 尿量减少

（41~42题共用题干）
患者，男，75岁。慢性咳嗽、咳痰20余年，伴气促10年。3天前咳嗽、咳痰加重，咳白色粘稠痰，不易咳出。

41. 患者目前最主要的护理问题是 （   ）
    A. 体液过多 B. 心排出量减少 C. 清理呼吸道无效 D. 生活自理能力缺陷
    E. 营养失调：低于机体需要量

42. 目前最主要的护理措施是 （   ）
    A. 体位引流 B. 呼吸功能锻炼 C. 机械吸痰 D. 遵医嘱使用镇咳药
    E. 指导患者进行有效咳嗽

43. 在冬季天气变化剧烈的时候，预防肺炎发生的重点关注人群是 （   ）
    A. 有哮喘病史的患者 B. 有冠心病史的患者
    C. 有慢性阻塞性肺疾病的患者 D. 有高血压病史的患者
    E. 有糖尿病史的患者

44. 患者，男，65岁，确诊慢性阻塞性肺疾病多年，加重1周入院。现痰多不易咳出，昼睡夜醒，头痛、烦躁，神志恍惚。晨

间护理时发现患者神志淡漠。应考虑 ( )
   A. 呼吸性碱中毒   B. 痰液壅塞   C. 肺性脑病先兆   D. 休克早期
   E. 脑疝先兆

45. 慢性阻塞性肺气肿的病理改变不包括 ( )
   A. 弹力纤维网破坏   B. 外观苍白或灰白
   C. 镜检可见肺大泡   D. 肺过度膨胀
   E. 肺血供增多

46. 预防慢性阻塞性肺疾病急性发作的措施不包括 ( )
   A. 冬季停止一切户外活动   B. 防止感冒
   C. 合理膳食   D. 适当运动
   E. 戒烟

47. 最易并发阻塞性肺气肿的疾病是 ( )
   A. 慢性支气管炎   B. 支气管哮喘   C. 慢性肺脓肿   D. 支气管扩张
   E. 肺结核

48. 慢性阻塞性肺疾病急性发作期患者,长期卧床,咳痰无力,为促进排痰,护士给予胸部叩击,叩击方法中错误的是 ( )
   A. 叩击顺序由下而上   B. 叩击顺序由外向内
   C. 患者取侧卧位   D. 叩击者的手扇形张开
   E. 叩击者手指向掌心微弯曲

49. 患者,男,75岁。慢性阻塞性肺病急性发作期患者。痰多粘稠,翻身时突然出现面色发绀,烦躁不安,护士首先应采取的措施是 ( )
   A. 给患者吸氧   B. 给患者吸痰   C. 指导患者有效咳嗽   D. 协助患者取坐位
   E. 湿化气道

50. 患者,男,66岁。患慢性阻塞性肺疾病多年,护士在指导进行呼吸训练时,吸气与呼气时间比最好为 ( )
   A. 吸气:呼气=1:2   B. 吸气:呼气=1:1
   C. 吸气:呼气=1.5:1   D. 吸气:呼气=2:1
   E. 吸气:呼气=2.5:1

51. 患者,男,62岁。诊断"COPD,Ⅱ型呼衰,肺性脑病"。护理人员应避免使用以下哪项处理措施 ( )
   A. 持续低流量给氧   B. 静脉滴注抗生素
   C. 肌注呋塞米   D. 烦躁时使用镇静剂
   E. 口服解痉平喘类药物

52. 患者,男,80岁。因慢性阻塞性肺疾病并发感染住院,患者出现下列哪种表现提示为肺性脑病先兆 ( )
   A. 瞳孔不等大   B. 呼吸急促
   C. 心率加快,血压升高   D. 烦躁、嗜睡
   E. 尿量减少

53. 患者,女,65岁。患有慢性阻塞性肺疾病(COPD)。患者进行腹式呼吸锻炼时,护士应予以纠正的动作是 ( )
   A. 吸气时腹部尽力挺出   B. 鼻吸口呼
   C. 呼气时腹部尽力收缩   D. 慢吸气
   E. 快呼气

54. 患者,男,62岁。因慢性阻塞性肺疾病合并慢性呼吸衰竭入院治疗,现病情缓解准备出院。在进行出院指导时,以下不妥的是 ( )
   A. 应适当散步做操   B. 坚持腹式呼吸锻炼
   C. 预防受凉感冒   D. 长期规则服用抗生素
   E. 定时进行深呼吸咳嗽

55. 患者,男,60岁。因"COPD并发自发性气胸"入院。住院期间出现体温38.5℃,考虑合并细菌感染。最常见的致病菌是(呼吸系统感染:**社区获得性感染**的主要病原菌有肺炎链球菌、支原体、卡他莫拉菌、流感嗜血杆菌等;**院内获得性感染**主要病原菌有铜绿假单胞菌(绿脓杆菌)、肺炎杆菌、肠杆菌、金黄色葡萄球菌、真菌。而且院内获得性感染细菌耐药性更强) ( )
   A. 葡萄球菌   B. 结核杆菌   C. 流感嗜血杆菌   D. 卡他莫拉菌
   E. 肺炎链球菌

56. 患者,女,80岁。慢性阻塞性肺疾病20余年。今因"咳嗽,咳痰加重"住院,夜间因烦躁难以入眠,自服地西泮5 mg后入睡,晨起呼之不应,呼吸浅促。出现上述表现的最可能原因是 ( )
   A. 地西泮的镇静作用   B. 地西泮抑制呼吸中枢

C. 地西泮过敏　　　　　　　　　　　　　　D. 地西泮中毒
　　E. 地西泮的镇咳作用
57. 患者，男，70岁。慢性阻塞性肺疾病，出院后拟进行长期家庭氧疗，护士应告知患者每日吸氧的时间是不少于（　　）
　　A. 5小时　　　　B. 8小时　　　　C. 10小时　　　　D. 12小时
　　E. 15小时
58. 患者，女，65岁，慢性阻塞性肺疾病病史。近年来多次在冬季发生肺炎，为减少患病几率，可以嘱患者在易发病季节（　　）
　　A. 注射免疫球蛋白　　B. 接种卡介苗　　C. 在家中不要外出　　D. 接种流感疫苗
　　E. 服用抗生素

第七节　支气管哮喘病人的护理

　　支气管哮喘简称哮喘，是一种由嗜酸性粒细胞、肥大细胞和T淋巴细胞等多种炎性细胞参与的气道慢性炎症性疾病。典型表现为**反复发作性的喘息、伴有哮鸣音的呼气性呼吸困难**、胸闷、咳嗽等症状，常于夜间或清晨发作和加重，可自行或经治疗后缓解。

　　一、病因

　　目前认为与**多基因**遗传有关，同时受**遗传**和环境因素的双重影响。常见的环境因素：①过敏原：如**花粉**、尘螨、动物的毛、屑、寄生虫、真菌等。②呼吸道感染：如病毒、细菌、原虫、寄生虫，尤其是**病毒**感染是哮喘急性发作的常见诱因。③环境污染。④某些食物：如鱼、虾蟹、蛋类、牛奶等食物。⑤其他：气候变化、某些药物（**普萘洛尔**、阿司匹林）、剧烈运动以及精神因素等均**可诱发哮喘**。

　　小结提示：哮喘的诱因是个重要的考点，应结合病例分析病人可能接触的应激源，如春季外出旅游引起哮喘发作，可能的诱因是**花粉**，家中养宠物引起哮喘发作，可能的诱因是**毛、屑**。

　　二、发病机制

　　目前普遍认为，哮喘的发病与变态反应、呼吸道炎症、气道高反应性及神经因素等相互作用有关。①**变态反应**：哮喘多由接触变应原而触发。②**呼吸道炎症**：哮喘的本质是呼吸道慢性炎症。**免疫介导气道慢性炎症**是哮喘发生的本质。**气道高反应性**是哮喘病理生理改变的重要特征。

　　三、临床表现

　　1. 症状　典型症状为反复**发作性呼气性呼吸困难**，伴有**哮鸣音**，胸闷、咳嗽、咳白色泡沫痰，病人常被迫坐起。严重发作时，病人张口抬肩、大汗、喘气费力、烦躁不安，甚至发绀。

　　哮喘大多有季节性，在夜间或清晨发作和加重是哮喘的特征之一。严重的哮喘发作持续24小时以上，经一般支气管舒张药治疗无效者，称为**哮喘持续状态**。表现为极度呼吸困难、发绀、**端坐呼吸**、大汗淋漓，甚至出现呼吸、循环衰竭。

　　2. 体征　发作时双肺呈过度充气状态，听诊双肺可闻及广泛性哮鸣音，呼气延长。当气道严重阻塞时哮鸣音可减弱或消失，提示病情较前恶化。严重发作时可有发绀、心率增快、奇脉、颈静脉怒张、大汗淋漓等。

　　3. 支气管哮喘的分期　①急性发作期：气促、咳嗽、胸闷等症状突然发生或加剧，常有呼吸困难，以呼气流量降低为特征。②慢性持续期：许多哮喘病人即使没有急性发作时，但在相当长的时间内仍有不同频率或不同程度的喘息、咳嗽、胸闷等症状。通气功能下降。

　　4. 并发症　哮喘发作时可出现自发性气胸、纵隔气肿和肺不张等并发。长期反复发作和感染者可并发**慢性阻塞性肺气肿**。

　　四、辅助检查

　　1. 血象检查　发作时**嗜酸性粒细胞可增多**，外源性哮喘血清 IgE 增高。并发感染时白细胞计数和中性粒细胞增高。

　　2. 动脉血气分析　哮喘发作时可有不同程度 $PaCO_2$ 的降低，呼吸性碱中毒。严重阻塞，可有 PaO_2 降低而 $PaCO_2$ 增高，表现呼吸性酸中毒。如缺氧明显，粒细胞比例增高。重症哮喘，气道可合并代谢性酸中毒。

　　3. X线检查　哮喘发作时**两肺透明度增加，呈过度充气状态**。

　　4. 痰液检查　涂片可见较多的嗜酸性粒细胞。

　　5. 特异性变应原的检测　缓解期检测，有利于判断变应原。

　　五、治疗要点

　　1. 消除病因　避免和消除过敏原及各种诱发因素。

　　2. 支气管解痉药　主要用哮喘发作。

　　(1) β_2 受体激动药：可迅速松弛支气管平滑肌，改善气道阻塞。**沙丁胺醇**（舒喘灵）是缓解轻度哮喘的**首选**药。常见的不良反应有心动过速，少数人有肌肉震颤；过量中毒的早兆表现：胸痛、头晕、持续严重的头痛、严重高血压、持续恶心、呕吐、持续心率增快或心搏强烈、情绪烦躁不安等。

　　(2) 茶碱类：常用**氨茶碱**，具有松弛支气管平滑肌、增强膈肌收缩力、兴奋呼吸中枢及轻微强心、利尿作用。常口服，必要时静脉注射或静脉滴注，**静脉注射速度不宜过快**，过快可引起严重心律失常、出现头晕、心悸、血压剧降、抽搐，严重者

可导致心搏骤停。局部刺激性较强，**不宜肌内注射**。急性心肌梗死及血压降低的病人禁用。

（3）抗胆碱药：使平滑肌松弛，常用**异丙托溴铵**雾化吸入，尤适用于夜间哮喘发作和痰多者。

3. 抗炎药物

（1）**糖皮质激素**：抑制气道变应性炎症，降低气道高反应性，是目前治疗哮喘最有效的抗炎药物，适用于重症哮喘或支气管舒张药不能缓解者。常用泼尼松口服，病情严重者可先静脉给予氢化可的松，病情控制后改为口服泼尼松。

（2）**色甘酸钠**：可稳定肥大细胞膜，对预防运动或过敏原诱发的哮喘最有效。

（3）抗生素：伴有呼吸道感染者，可应用磺胺类药物或青霉素等。

4. 其他治疗　如湿化气道，采用脱敏治疗等。

六、护理问题

①气体交换受损：与支气管痉挛、气道炎症、气道阻力增加有关。②有体液不足的危险：与重症哮喘时经呼吸道丢失水分过多有关。③清理呼吸道无效：与支气管粘膜水肿、分泌物增多、痰液粘稠、无效性咳嗽有关。④焦虑：与哮喘长期存在且反复急性发用有关。⑤潜在并发症：呼吸衰竭、纵隔气肿等。

七、护理措施

1. **室温 18~22 ℃**，**湿度 50%～70%**，保持空气流通，避免花草、地毯、皮毛、烟及尘埃飞扬等诱因。

2. 休息与饮食　嘱患者取**端坐位或半坐位**。给予营养丰富、高维生素的清淡流质或半流质饮食。

3. 保持呼吸道通畅　指导患者有效咳嗽排痰、翻身拍背，痰液粘稠者应**多饮水，饮水量≥2 500 ml/d**，哮喘持续状态静脉补液 2 500～3 000 ml 以稀释痰液。

4. 吸氧　呼吸困难明显者遵医嘱给予鼻导管**低流量、持续湿化**吸氧。

5. 严密观察病人神志、面容、发绀及呼吸道痉挛程度，及时发现呼吸衰竭及自发性气胸征兆。

6. 用药护理　①β_2 受体激动药：应按间歇使用，观察心肌和骨骼肌震颤等不良反应。②氨茶碱：饭后服用可减轻胃肠道反应。③糖皮质激素：长期使用应注意观察和预防不良反应，如骨质疏松。

八、健康教育

1. 向病人介绍哮喘的基本知识，帮助寻找及避开过敏原，指导安排生活起居。

2. 合理饮食，摄入营养丰富的清淡饮食，多吃水果和蔬菜，**禁食过敏性食物，如鱼、虾、蟹、奶、蛋**等及胡椒、生姜等刺激性食物，戒烟。

3. 避免使用可能诱发哮喘的药物，如阿司匹林、吲哚美辛、**普萘洛尔**等。

4. 保持居室内空气新鲜，**不放花草，不饲养猫、狗、鸟等动物，不使用地毯、羊毛毯、羽毛枕及不穿羽绒衣**；经常打扫房间，清洗床上用品；避免接触刺激性气体，在打扫和喷洒农药时，保证病人离开现场；冬天应戴口罩避免冷空气刺激。

5. 注意劳逸结合，避免精神紧张和剧烈运动，增强体质，注意保暖，**既往由于上呼吸道感染诱发的哮喘，应嘱病人重点预防呼吸道感染**。

6. 指导病人熟悉药物的药名、用法、注意事项和不良反应。

7. 日常生活中避免接触变应原及非特异性刺激物。

单元测试题

1. 支气管哮喘患者饮食护理中**不恰当**的是　　　　　　　　　　　　　　　　　　　　　　　　　　　　（　）
   A. 鼓励患者多进食　　　　　　　　　　　　B. 摄入高维生素流质饮食
   C. 摄入富于营养的清淡流质饮食　　　　　　D. 忌食易过敏食物，如鱼、虾等
   E. 少油腻，多饮水

2. 与支气管哮喘发作有关的免疫球蛋白是　　　　　　　　　　　　　　　　　　　　　　　　　　　　　（　）
   A. IgA　　　　　　B. IgG　　　　　　C. IgE　　　　　　D. IgD
   E. IgM

3. 支气管哮喘最主要的激发因素是　　　　　　　　　　　　　　　　　　　　　　　　　　　　　　　　（　）
   A. 过敏原吸入　　　B. 感染　　　　　　C. 食物　　　　　　D. 气候变化
   E. 剧烈运动

4. 患者，男，48 岁。患有哮喘 20 年，一天前凌晨因感冒受凉再次发作，经口服氨茶碱、支气管扩张药仍不能控制，下午来医院急诊。气急明显，口唇发绀，鼻翼扇动，不能平卧，应拟诊为　　　　　　　　　　　　　　　　　　　（　）
   A. 外源性哮喘　　　B. 内源性哮喘　　　C. 混合性哮喘　　　D. 心源性哮喘
   E. 哮喘持续状态

5. 患者，女，25 岁。因外出春游植物园后出现咳嗽、咳痰、喘息。该患者发病最可能的诱因是　　　　　　（　）
   A. 花粉　　　　　　B. 尘螨　　　　　　C. 精神因素　　　　D. 感染
   E. 动物毛屑

6. 哮喘持续状态是指严重哮喘持续时间达　　　　　　　　　　　　　　　　　　　　　　　　　　　　　（　）
   A. 6 小时　　　　　B. 10 小时　　　　 C. 24 小时　　　　 D. 48 小时

E. 12小时

7. 患者,男,35岁。因支气管哮喘急性发作用药后不能缓解入院。经治疗好转,现患者准备出院。护士出院指导时告知病人出院后居室环境应 （　　）
   A. 饲养狗　　　　B. 防止灰尘飞扬　　　　C. 布置花草　　　　D. 铺全毛地毯
   E. 使用羽毛枕头

8. 支气管哮喘急性发作最常见的诱因是 （　　）
   A. 气候变冷　　　　B. 精神紧张　　　　C. 感染因素　　　　D. 药物因素
   E. 剧烈运动

9. 患者,男,30岁。因外出春游后出现咳嗽、咳痰伴喘息1天入院。体检:体温36.8℃,脉搏90次/分钟,呼吸28次/分钟,血压120/80 mmHg,喘息貌,在肺部可闻及广泛哮鸣音。该患者最可能的诊断是 （　　）
   A. 肺炎　　　　B. 支气管扩张　　　　C. 支气管哮喘　　　　D. 肺心病
   E. 心功能不全

10. 某重症哮喘病人突然出现胸痛、极度呼吸困难、发绀、大汗、四肢厥冷。左侧肺部哮鸣音消失。考虑并发 （　　）
    A. 休克　　　　B. 呼吸衰竭　　　　C. 心力衰竭　　　　D. 自发性气胸
    E. 肺不张

11. 支气管哮喘长期反复发作后易导致 （　　）
    A. 呼吸衰竭　　　　B. 支气管炎　　　　C. 阻塞性肺气肿　　　　D. 肺不张
    E. 气胸

12. 治疗轻度哮喘**首选**的支气管解痉药为 （　　）
    A. 沙丁胺醇　　　　B. 糖皮质激素　　　　C. 异丙基阿托品　　　　D. 氨茶碱
    E. 色甘酸钠

13. 患者,男,48岁。患有哮喘20年,一天晨因感冒受凉再次发作,经口服氨茶碱、支气张剂仍不能控制,下午来医院急诊,气急明显,发绀,鼻翼扇动。不能平卧,诊为哮喘持续状态,护理重症哮喘患者时,**错误**的是 （　　）
    A. 给予低流量鼻导管吸氧　　　　B. 限制水的摄入
    C. 加强心理护理　　　　D. 协助患者取舒适的半卧位或坐位
    E. 痰多粘稠者可雾化吸入

14. 患者36岁,支气管哮喘者,因支气管哮喘发作,医嘱氨茶碱慢滴,这是因为快速静注氨茶碱后常见副作用是 （　　）
    A. 口干和皮疹　　　　B. 心律失常和低血压　　　　C. 腹绞痛和腹泻　　　　D. 耳鸣和高血压
    E. 红斑和视力模糊

15. 患者,男,70岁。因突然停用糖皮质激素出现哮喘重度发作,表现为端坐呼吸、明显发绀、大汗淋漓,呼吸频率32次/分钟,脉搏120次/分钟,血压90/60 mmHg。宜选用的药物是 （　　）
    A. 酮替芬　　　　B. 色甘酸钠　　　　C. 喘定　　　　D. 肾上腺素
    E. 氨茶碱

16. 患者,女,25岁。因春游赏花,出现咳嗽、咳痰伴喘息、呼气性呼吸困难。查体:喘息貌,口唇发绀,在肺部可闻及广泛哮鸣音。医疗诊断为支气管哮喘。下面哪种是最有效的抗炎药物 （　　）
    A. 氨茶碱　　　　B. 糖皮质激素　　　　C. 色甘酸钠　　　　D. 沙丁胺醇(舒喘灵)
    E. 氯苯那敏

17. 患者,男,28岁。经常在春天因哮喘发作,护士指导其预防哮喘发作时最宜使用的药物是 （　　）
    A. 青霉素　　　　B. 沙丁胺醇气雾剂　　　　C. 泼尼松　　　　D. 氨茶碱
    E. 色甘酸钠

18. 重症哮喘患者最有效的祛痰方法是 （　　）
    A. 胸部叩击　　　　B. 应用糖皮质激素　　　　C. 雾化吸入　　　　D. 补充液体
    E. 口服祛痰药

19. 患者,男,18岁。因发作性呼气性呼吸困难1小时入院。既往有类似病史。体检:呼吸28次/分,两肺可闻哮鸣音,心率95次/分。为缓解病情,首选的药物是 （　　）
    A. 色甘酸钠　　　　B. 地塞米松　　　　C. 多饮水　　　　D. 持续吸氧
    E. 翻身、拍背

20. 患者,女,38岁。春暖花开季节哮喘发作,昨天看电影时银幕上出现游园春色,张女士突然哮喘发作。主要的护理措施应是 （　　）
    A. 休息　　　　B. 湿化呼吸道　　　　C. 氧气吸入　　　　D. 使用支气管舒张
    E. 心理护理

21. 支气管哮喘患者呼吸困难的特点是呼气比吸气更为困难,原因是(<u>由于支气管痉挛,气体不能有效呼出,表现为呼气性呼吸困难</u>) （　　）

A. 吸气是被动的，呼气是主动的
B. 吸气时肺弹性阻力减小，呼气时肺弹性阻力增大
C. 吸气时胸廓弹性阻力增大，呼气时胸廓弹性阻力增大
D. 吸气时气道阻力减小，呼气时气道阻力增大
E. 呼气时胸内负压减小，吸气时胸内负压增大

22. 患者，女，42岁。患支气管哮喘多年。护士对其进行健康教育，建议其居住环境可以 （　　）
    A. 铺全毛地毯　　　B. 悬挂布质窗帘　　　C. 使用羽毛枕头　　　D. 放置鲜花
    E. 饲养小狗

23. 哮喘持续状态的处理，下列哪项是错误的 （　　）
    A. 控制感染　　　B. 解除支气管痉挛　　　C. 纠正脱水　　　D. 纠正缺氧
    E. 肌内注射吗啡镇静

24. 下列哪项表现提示重症哮喘发作、病情严重 （　　）
    A. 张口呼吸，大汗淋漓　　　　　　　　　B. 肺部听诊哮鸣音减弱或消失
    C. 发绀　　　　　　　　　　　　　　　　D. 两肺布满哮鸣音
    E. 四肢厥冷，面色苍白

25. 哮喘患者禁用的药物是(可诱发和加重哮喘) （　　）
    A. 苯海拉明　　　B. 维生素C　　　C. 地高辛　　　D. 普萘洛尔(心得安)
    E. 青霉素

26. 男性，42岁，突然发作喘息，原因不清，紧急处理时应首先选哪种药物 （　　）
    A. 毒毛花苷K 0.25 mg静脉注射　　　　　B. 氨茶碱0.25 g静脉注射
    C. 吗啡10 mg肌内注射　　　　　　　　　D. 0.1％肾上腺素0.5 ml皮下注射
    E. 吸入异丙肾上腺素气雾剂

27. 对于支气管哮喘患者的健康宣教中应除外下列哪项(哮喘患者不宜用超声雾化吸入，因颗粒过小，较多的雾滴易进入肺泡或过饱和的雾液进入支气管作为异物刺激，引起支气管痉挛导致哮喘加重) （　　）
    A. 长期使用急救气雾剂　　　　　　　　　B. 注意四季气候变化，随时增减衣被
    C. 适当加强锻炼，避免人多的场合　　　　D. 合理膳食，增加营养
    E. 戒烟

28. 患者，男，45岁。春季呼吸困难、咳嗽伴喘息5年。实验检查：嗜酸性粒细胞增多，血清IgE增高。患者最可能的问题是 （　　）
    A. 过敏性肺炎　　　B. 支气管哮喘　　　C. 慢性支气管炎　　　D. 风湿性心脏病
    E. 支气管扩张

29. 患者，男，40岁，支气管哮喘史22年，近期反复发作性的喘息、气急、胸闷或咳嗽等症状。在应用氨茶碱治疗中不正确的 （　　）
    A. 缓慢静脉推注　　　B. 快速静脉推注　　　C. 与沙丁胺醇合用　　　D. 稀释后缓慢静脉滴注
    E. 血药浓度监测

30. 对支气管哮喘患者进行健康指导，下列哪项是错误的 （　　）
    A. 避免进食可能致敏的食物　　　　　　　B. 避免过度劳累或情绪激动等诱发因素
    C. 避免刺激性气体吸入　　　　　　　　　D. 居室应美化，适当放置花、草、地毯
    E. 气候变化时注意保暖，避免呼吸道感染

31. 某支气管哮喘病人，每当发作就自用沙丁胺醇(舒喘灵)喷雾吸入，护士应告诫病人，如用量过大可能会出现 （　　）
    A. 心动过缓、腹泻　　　　　　　　　　　B. 食欲减退、恶心呕吐
    C. 皮疹、发热　　　　　　　　　　　　　D. 血压升高、心动过速
    E. 肝、肾功能异常

32. 患者，男，50岁，因感冒使原有的哮喘症状加重。患者自感空气不足，胸闷，呼吸费力，不能平卧，护士为其采取的护理措施应除外 （　　）
    A. 按医嘱给药，吸氧　　　　　　　　　　B. 给予心理护理，稳定患者情绪，以配合治疗和护理
    C. 注意保暖，尽量避免受凉感冒　　　　　D. 及时清除呼吸道分泌物，保持呼吸道通畅
    E. 提高室内湿度，保持空气清新，鼓励患者多进行户外活动

33. 患者，男，42岁，反复喘息发作10余年，加重5天入院。查体：双肺散在哮鸣音，诊断支气管哮喘。健康指导中，预防哮喘复发的措施是 （　　）
    A. 循序渐进地参加有氧运动，增强体质　　B. 避免进食鱼肉和鸡蛋等可能诱发哮喘的食物
    C. 可在室内摆放鲜花，保持精神愉悦　　　D. 使用哮喘菌苗，有效时应坚持半年以上
    E. 应避免使用色甘酸钠等抗炎药物

34. 患者,女,25岁,诊断支气管哮喘入院。2分钟前患者哮喘急性发作。护士应立即协助患者采取的体位是（ ）
    A. 去枕平卧   B. 端坐位   C. 屈膝俯卧位   D. 侧卧位
    E. 中凹卧位

35. 患者,男,50岁。因支气管哮喘发作到某医院急诊就诊,因护士操作不当,快速静脉推注某药后,患者出现头晕、心悸、心律失常、血压剧降,此类药物可能是（ ）
    A. 沙丁胺醇   B. 氨茶碱   C. 异丙阿托品   D. 地塞米松
    E. 色甘酸钠

36. 通过兴奋 β_2-肾上腺素能受体缓解支气管痉挛的药物是（ ）
    A. 氨茶碱   B. 麻黄素   C. 阿托品   D. 肾上腺素
    E. 沙丁胺醇(舒喘灵)

37. 患者,女,55岁。因发作性胸闷、咳嗽就诊,诊为支气管哮喘。医嘱予糖皮质激素吸入治疗,下列用药指导中正确的是（ ）
    A. "如果哮喘症状缓解,即可停止用药。"   B. "吸入激素的主要作用是快速缓解症状。"
    C. "吸入激素后要漱口"   D. "吸入激素不会有任何副作用。"
    E. "如果您要进行运动,可在此前预防性吸入激素。"

38. 患者,女,40岁。毛绒玩具车间工人,有哮喘史5年。防止哮喘发作最有效的方法是（ ）
    A. 脱离变应原   B. 药物治疗   C. 免疫治疗   D. 对症治疗
    E. 长期治疗

39. 患者,男,75岁,支气管哮喘患者。受凉后出现胸闷、呼气性呼吸困难,双肺布满哮鸣音入院。既往上呼吸道感染后有类似发作史。对其健康教育最重要的是（ ）
    A. 清淡饮食   B. 不饲养宠物   C. 避免接触花草   D. 保持乐观情绪
    E. 预防上呼吸道感染

40. 患者,男,45岁。患有支气管哮喘史20余年,每年急性发作数次,经用药治疗后可以缓解。患者在与护士交流时询问：由于自觉症状消失后即停止服药,因此下次发作时是否可以先行服用上次剩余药物？护士首先要向患者重点说明的是（ ）
    A. 应每天定时口服支气管扩张剂   B. 需认识到要长期规范治疗哮喘,不得自行停药
    C. 鼓励多运动,锻炼身体   D. 应当寻求医生帮助,及时解决用药问题
    E. 应当寻找发病原因,避免复发,以减少用药

41. 支气管哮喘的主要临床表现是（ ）
    A. 吸气性呼吸困难伴三凹征   B. 发作呼吸困难伴窒息感
    C. 呼吸困难伴哮鸣音   D. 带哮鸣音的混合型呼吸困难
    E. 反复发作带哮鸣音的呼气性呼吸困难

42. 患者,女,68岁。有慢性哮喘史15年。近日感冒后病情加重,夜间咳嗽频繁,痰量多。以急性呼吸衰竭入院治疗。经治疗后病情缓解,准备出院,但 PaO_2 仍低(55 mmHg)。为防止心脏进一步受累,最有效的措施是（ ）
    A. 做腹式呼吸加强膈肌运动   B. 避免吸入有害气体
    C. 保持室内清洁   D. 进行家庭氧疗
    E. 坚持步行或慢跑等全身运动

43. 哮喘发生的本质是(哮喘的发病机制可概括为免疫-炎症机制、神经机制和气道高反应性及其相互作用。**免疫介导气道慢性炎症**是哮喘发生的本质。**气道高反应性**是哮喘病理生理改变的重要特征)（ ）
    A. 交感神经兴奋   B. 迷走神经兴奋
    C. 气道反应性降低   D. 免疫介导气道慢性炎症
    E. β-肾上腺素功能低下

44. 糖皮质激素用于治疗哮喘的主要作用是（ ）
    A. 降低痰液粘稠度   B. 抑制气道炎症反应
    C. 舒张支气管平滑肌   D. 抑制咳嗽中枢
    E. 兴奋呼吸中枢

第八节　慢性肺源性心脏病病人的护理

慢性肺源性心脏病简称肺心病,是由于肺组织、肺血管或胸廓的慢性病变引起肺组织结构、功能异常,导致肺血管阻力增加,产生肺动脉高压,右心负荷加重,以致右心室肥厚、扩大,甚至发生右心衰竭的心脏病。

一、病因

1. 支气管、肺疾病　以慢性支气管炎伴发慢性阻塞性肺疾病(COPD)最为多见,占80%～90%,其次为支气管哮喘、

支气管扩张、重症肺结核等。

2. 胸廓运动障碍性疾病　较少见,严重脊椎后凸、类风湿关节炎等。

3. 肺血管疾病　慢性血栓栓塞性肺动脉高压、肺小动脉炎等。

二、发病机制

1. 肺动脉高压　是慢性肺心病发病的关键环节。

2. 右心功能不全　肺动脉高压使右心室负荷加重,**失代偿使右心室肥大**。

三、临床表现

1. 肺、心功能代偿期

(1) COPD表现:慢性咳嗽、咳痰、喘息,活动后感心悸、呼吸困难、活动耐力下降等。

(2) 体征:**肺动脉瓣区第二心音亢进**提示**肺动脉高压**,剑突下心脏搏动提示**右心室肥厚**。有发绀和肺气肿体征,部分可有颈静脉充盈、下肢水肿。

2. 肺、心功能失代偿期

(1) 呼吸衰竭:最突出。**呼吸困难加重**,夜间尤甚。**常有头痛、白天嗜睡、夜间兴奋**;加重时出现神志恍惚、淡漠、谵妄、抽搐、昏迷、生理反射迟钝等肺性脑病的表现。**肺性脑病**是肺心病死亡的首要原因。体格检查可见明显发绀、球结膜充血水肿、皮肤潮红、多汗。

(2) 心力衰竭:以**右心衰竭**为主。表现为心悸、呼吸困难、厌食、上腹饱胀感、恶心、少尿等。发绀更明显,**颈静脉怒张**,肝大有压痛,**肝颈静脉回流征阳性**,剑突下可闻及收缩期吹风样杂音或舒张期奔马律,下肢水肿或出现胸、腹水等。

3. 并发症　肺性脑病、酸碱失衡和电解质紊乱、心律失常、休克、消化道出血、弥散性血管内凝血(DIC)等。

四、辅助检查

①X线检查:右下肺动脉干扩张、肺动脉段明显突出和**右心室肥大征**。②血液检查:**红细胞及血红蛋白增高**,由缺氧所致。③血气分析:如发生呼吸衰竭,$PaO_2 < 60$ mmHg,$PaCO_2 > 50$ mmHg。④心电图检查:显示**右心室肥大**和右心房肥大、肺型P波。

五、治疗要点

肺心病的治疗要点是**治肺为本,治心为辅**。

1. 急性加重期　**积极控制感染;通畅呼吸道,改善呼吸功能**;纠正缺氧和二氧化碳潴留;控制呼吸和心力衰竭。

(1) **控制感染**:是急性加重期治疗的**关键**。根据痰菌培养及药敏试验选择抗生素。

(2) 合理氧疗:纠正缺氧和二氧化碳潴留。通常采用**低浓度(25%~29%)、低流量(每分钟1~2 L)、持续(24小时持续不间断)给氧**(慢性肺源性心脏病长期氧疗是指**每日持续吸氧时间应超过15小时**)。使用止喘、祛痰药,翻身、背部叩击、雾化吸入等,是**保持呼吸道通畅**的重要措施。

(3) 控制心力衰竭:慢性肺心病病人一般经积极**抗感染、改善呼吸功能**后,心衰便可缓解,无效者,可适当应用利尿剂,为避免大量利尿引起的血液浓缩、痰液粘稠,加重气道阻塞及低血钾症。肺心病使用**利尿剂**是以**缓慢、小量、间歇**为原则。

(4) 因肺心病病人长期处于缺氧状态,对洋地黄类药物的耐受性低,容易中毒,故使用洋地黄类药时应以**快速、小剂量为原则**,用药前纠正缺氧和低钾血症。

2. 缓解期　积极治疗原发病,即COPD。长期家庭氧疗可提高生存率,改善生活质量。

六、护理问题

①气体交换受损:与低氧血症、CO_2潴留、肺血管阻力增高有关。②清理呼吸道无效:与呼吸道感染、痰粘稠有关。③体液过多:与心输出量减少、肾血流灌注量减少有关。④活动无耐力:与心、肺功能减退有关。⑤潜在并发症:肺性脑病、酸碱失衡和电解质紊乱、心律失常、消化道出血等。

七、护理措施

1. 清除痰液,改善肺泡通气　对神志清醒者,鼓励深呼吸有效咳嗽;对痰液粘稠不易咳出者,应有效湿化气道;对体弱卧床的病人,应2~3小时帮助翻身1次,拍背促进痰液排出;对神志不清者,可进行机械吸痰,每次抽吸时间不超过15秒,以免加重缺氧。

2. 吸氧　经鼻导管持续**低流量(1~2 L/min)低浓度(25%~29%)**吸氧,吸入的氧气必须湿化,必要时可通过面罩或呼吸机给氧。

3. 水肿病人限制水、钠摄入,做好皮肤的护理,准确记录24小时出入量,按医嘱应用利尿剂。

4. 给予高蛋白、高维生素、高热量、易消化的清淡饮食,少食多餐。

5. 加强呼吸功能锻炼,患者烦躁不安时,切勿使用安眠、**镇静药**,如吗啡、哌替啶、巴比妥类,**以免诱发或加重肺性脑病**。

八、健康教育

1. 指导病人和家属了解疾病发生、发展过程及防治原发病的重要性,鼓励病人**戒烟**。

2. 去除病因和诱因　**避免吸入尘埃**、**刺激性气体**,注意保暖,避免进出温差大的地方。保持安静、舒适的环境,避免强烈光线刺激和噪声。

3. 避免或减少急性发作，**预防感染**，保持呼吸道通畅，坚持家庭氧疗，合理使用药物。
4. **增加抵抗力**　指导病人病情缓解期进行全身运动。

单元测试题

1. 下列哪种疾病可出现血红蛋白和红细胞增多　　　　　　　　　　　　　　　　　　　　　　　　（　　）
   A. 二尖瓣关闭不全　　　B. 风湿性心脏病　　　C. 高血压性心脏病　　　D. 慢性肺源性心脏病
   E. 房间隔缺损

2. 慢性肺源性心脏病发生的关键环节是　　　　　　　　　　　　　　　　　　　　　　　　　　　（　　）
   A. 肺动脉高压　　　　　B. 左心室扩大　　　　C. 右心室扩大　　　　　D. 体循环淤血
   E. 心功能不全

3. 患者，女，58岁。初步诊断为慢性肺心病。在用平车送该患者进入病区过程中，哪项护理措施是**错误**的（　　）
   A. 停止吸氧　　　　　　B. 注意安全　　　　　C. 注意观察病情　　　　D. 护送中注意保暖
   E. 安置合适体位

4. 慢性肺源性心脏病的肺、心功能失代偿期，临床最突出的表现是　　　　　　　　　　　　　　　（　　）
   A. 左心衰竭　　　　　　B. 喘息　　　　　　　C. 呼吸困难　　　　　　D. 呼吸衰竭
   E. 右心衰竭

5. 慢性肺源性心脏病患者，出现呼吸困难、咳嗽、下肢水肿，给予低流量持续吸氧。判断氧疗无效的指标是（　　）
   A. 呼吸加快　　　　　　B. 血压上升　　　　　C. 皮肤变暖　　　　　　D. 尿量增加
   E. 心率减慢

6. 患者，女，68岁。反复咳嗽、喘息20年，加重1周入院。查体：神清，口唇发绀，颈静脉怒张，双肺散在中小水泡音。心率110次/分，律齐。肝肋下3cm，双下肢凹陷性水肿。外周血白细胞12×10^9/L，胸片示双肺纹理增粗。患者的医疗诊断是　　（　　）
   A. 呼吸衰竭　　　　　　　　　　　　　　　　B. 右心衰竭
   C. 慢性肺源性心脏病　　　　　　　　　　　　D. 慢性阻塞性肺疾病
   E. 慢性支气管炎急性发作

7. 患者，男，70岁。患慢性肺心病6年。现出现下肢水肿，喘息严重并呈端坐呼吸。为警惕患者发生肺性脑病，护理人员应注意观察　　　　　　　　　　　　　　　　　　　　　　　　　　　　　　　　　　　　　　　（　　）
   A. 体温　　　　　　　　B. 饮食情况　　　　　C. 姿势和步态　　　　　D. 意识状态
   E. 皮肤、粘膜

8. 诊断肺心病的主要依据是　　　　　　　　　　　　　　　　　　　　　　　　　　　　　　　　（　　）
   A. 呼吸困难　　　　　　B. 高碳酸血症　　　　C. 肺气肿体征　　　　　D. 发绀
   E. 肺动脉高压及右心室增大征象

9. 肺心病的治疗原则最恰当的是　　　　　　　　　　　　　　　　　　　　　　　　　　　　　　（　　）
   A. 维持呼吸道通畅　　　B. 控制感染　　　　　C. 强心、利尿　　　　　D. 加重心力衰竭
   E. 治肺为本，治心为辅

10. 慢性肺源性心脏病最常见的病因是　　　　　　　　　　　　　　　　　　　　　　　　　　　（　　）
    A. 支气管扩张　　　　　B. 支气管哮喘　　　　C. 脊柱侧弯　　　　　　D. 肺结核
    E. 慢性阻塞性肺疾病

11. 患者，男，75岁。3年前被诊断为"肺心病"，此次呼吸道感染后病情加重入院。护士采取正确的氧疗方式是（　　）
    A. 间歇高流量给氧　　　B. 持续高流量给氧　　C. 持续低流量给氧　　　D. 机械通气给氧
    E. 每天给氧3～4小时

12. 肺心病患者使用利尿剂的原则是　　　　　　　　　　　　　　　　　　　　　　　　　　　　（　　）
    A. 缓慢、小量、间歇　　　　　　　　　　　　B. 缓慢、大量、间歇
    C. 缓慢、大量、持续　　　　　　　　　　　　D. 快速、大量、持续
    E. 快速、小量、间歇

13. 慢性肺源性心脏病患者右心衰竭时，首选的治疗措施为　　　　　　　　　　　　　　　　　　（　　）
    A. 用利尿剂降低心脏前负荷　　　　　　　　　B. 用洋地黄药物增加心脏泵功能
    C. 气管插管机械通气　　　　　　　　　　　　D. 用血管扩张剂降低右心前后负荷
    E. 控制呼吸道感染，改善呼吸功能，纠正缺氧和二氧化碳潴留

14. 关于慢性肺心病心力衰竭时使用利尿剂，哪项说法是正确的　　　　　　　　　　　　　　　　（　　）
    A. 出现水肿，即可使用　　　　　　　　　　　B. 水肿严重者应迅速利尿
    C. 应选用作用轻的利尿剂　　　　　　　　　　D. 应采取缓慢、持续利尿的原则
    E. 出现水肿后应该持续利尿直至水肿消失

15. 患者，男，78岁。反复咳嗽、喘息20年，5年前诊断为COPD，2天前合并肺部感染入院。目前患者的医疗诊断是肺源性心脏病，对该患者最重要的治疗措施是 ( )
    A. 立即静脉滴注氨茶碱和地塞米松　　　　　B. 立即静脉注射速尿，消除水肿
    C. 纠正心律失常　　　　　　　　　　　　　D. 立即吸氧，静点呼吸兴奋剂
    E. 积极抗感染，保持呼吸道通畅

16. 患者，女，67岁。有肺心病史20年。1周前受凉后，出现咳嗽、咳黄色脓痰，呼吸困难加重，下肢水肿。经过积极抗感染、吸氧等治疗后，效果不佳，仍有下肢水肿，需加强心药的使用。该患者使用强心药的原则是 ( )
    A. 缓慢、大剂量　　　B. 缓慢、中剂量　　　C. 缓慢、小剂量　　　D. 快速、大剂量
    E. 快速、小剂量

17. 患者，女，66岁，慢性肺源性心脏病，喘憋明显，略有烦躁。治疗方案中，应慎用镇静药，主要是为了防止 ( )
    A. 加重水钠潴留　　　B. 感染　　　　　　　C. 脱水、低钾血症　　D. 诱发肺性脑病
    E. 全心衰竭

18. 患者，女，72岁。反复咳嗽、喘息20年，加重1周入院。目前患者的医疗诊断是肺源性心脏病，患者血气分析结果示$PaO_2 < 50$ mmHg，$PaCO_2 > 55$ mmHg。此时患者吸氧的浓度应为 ( )
    A. 25%～30%　　　　B. 35%～40%　　　　C. 41%～45%　　　　D. 46%～50%
    E. 51%～60%

19. 患者，男，70岁。肺心病，下肢水肿，哮喘严重并呈端坐呼吸，护理人员观察该患者时应重点观察 ( )
    A. 体温　　　　　　　　　　　　　　　　　B. 呼吸、血压、脉搏的变化
    C. 尿量　　　　　　　　　　　　　　　　　D. 输液情况
    E. 患者饮食状况

20. 关于慢性肺源性心脏病的护理措施，下列哪项**不正确** ( )
    A. 禁用麻醉剂　　　　　　　　　　　　　　B. 给予每分钟4～6 L氧气吸入
    C. 慎用镇静剂　　　　　　　　　　　　　　D. 肺心功能失代偿期应卧床休息
    E. 高热量、高蛋白、高维生素饮食

21. 慢性肺源性心脏病长期氧疗是指每日持续吸氧时间**应超过** ( )
    A. 8小时　　　　　　B. 10小时　　　　　　C. 15小时　　　　　　D. 12小时
    E. 20小时

22. 慢性肺源性心脏病病人右心衰时最常见的护理问题是 ( )
    A. 有感染的危险　　　B. 有外伤的危险　　　C. 体液不足　　　　　D. 体液过多
    E. 有窒息的危险

23. 下列哪项是慢性肺源性心脏病的发病机制 ( )
    A. 左心前负荷加重　　　　　　　　　　　　B. 左心后负荷加重
    C. 右心后负荷加重　　　　　　　　　　　　D. 右心前负荷加重
    E. 全心后负荷加重

24. 慢性肺源性心脏病急性加重期患者应**慎用** ( )
    A. 镇静剂　　　　　　B. 祛痰剂　　　　　　C. 解痉平喘药　　　　D. 呼吸兴奋剂
    E. 抗感染药物

25. 关于慢性阻塞性肺气肿并发肺心病、呼吸衰竭的主要诱因，正确的是 ( )
    A. 过度运动　　　　　B. 感染　　　　　　　C. 接触过敏源　　　　D. 大气污染
    E. 酗酒

26. 导致肺动脉高压形成的最重要因素是
    A. 肺血管床减少　　　B. 血液粘稠度增加　　C. 心脏负荷加重　　　D. 血容量增多
    E. 缺氧性肺血管收缩

27. 肺心病患者，当肺、心功能出现了失代偿的情况，患者的临床表现会有 ( )
    A. 咳嗽、咳痰　　　　　　　　　　　　　　B. 喘息
    C. 逐渐加重的呼吸困难　　　　　　　　　　D. 急性肺部感染
    E. 呼吸衰竭与心力衰竭

28. 引起慢性肺心病死亡的首要原因是
    A. 心律失常　　　　　B. 慢性右心衰竭　　　C. 肺性脑病　　　　　D. 急性肺水肿
    E. 心源性休克

29. 患者，男，68岁，肺源性心脏病。患者呼吸困难、发绀，食欲差，口腔溃疡，焦虑。应为患者首选采取的护理措施是 ( )
    A. 吸氧，缓解缺氧状态　　　　　　　　　　B. 通知家属来医院探望

C. 测量生命体征　　　　　　　　　　　　　　D. 卧床休息,减少探视
E. 加强沟通,减轻紧张焦虑

30. 患者,男,65岁,肺心病8年。1周前受凉后咳嗽、咳痰加重,咳黄痰,体温38.8℃,端坐呼吸。目前最重要的治疗措施是（　　）
    A. 强心药治疗　　B. 卧床休息　　C. 雾化吸入　　D. 有效抗生素
    E. 氧气吸入

31. 患者,男,62岁,肺心病史10年,既往无高血压病史,因头痛、恶心、烦躁入院。查体:血压160/90 mmHg,心率100次/分,护士采取的护理措施中最主要的是（　　）
    A. 口服扩血管药　　B. 地西泮静注　　C. 改善通气、氧疗　　D. 应用抗生素
    E. 静脉使用氨茶碱

32. 下列疾病的患者须持续低流量吸氧的是（　　）
    A. 急性左心衰　　B. 肺部肿瘤　　C. 慢性肺源性心脏病　　D. 大叶肺炎
    E. 急性肺水肿

33. 肺心病的预防不包括（　　）
    A. 提倡戒烟　　　　　　　　　　　　　　B. 增强免疫力
    C. 减少有害物质的吸入　　　　　　　　　D. 预防感染
    E. 多睡少动

34. 患者,女,69岁。慢性肺心病急性发作,患者出现头痛、昼眠夜醒、神志恍惚时应考虑（　　）
    A. 窒息先兆　　B. 呼吸性酸中毒　　C. 休克早期　　D. 肺性脑病
    E. DIC

35. 男,69岁。以"肺心病"而入院治疗。护士对患者进行身体评估发现下列症状,其中提示其右心功能不全是（　　）
    A. 口唇发绀　　B. 呼吸急促　　C. 表情痛苦　　D. 肝颈回流征阳性
    E. 双肺底可闻及散在湿啰音

36. 慢性肺心病患者的心理社会状况评估内容不包括（　　）
    A. 家庭角色和家庭关系的变化　　　　　　B. 经济问题
    C. 社会孤立　　　　　　　　　　　　　　D. 失业问题
    E. 治疗方案

37. 肺心病并发二氧化碳潴留的典型表现是（　　）
    A. 呼吸困难　　B. 发绀　　C. 肺功能下降　　D. 意识障碍
    E. 球结膜水肿

38. 患者,女,65岁,肺心病病史10年,今晨突然出现神志恍惚、躁动、抽搐,应考虑为（　　）
    A. 心力衰竭　　B. 呼吸衰竭　　C. 肺性脑病　　D. 碱中毒
    E. DIC

39. 在冬季天气剧烈变化的时候,下列哪种病史的患者应着重预防肺源性心脏病的发生（　　）
    A. 慢性支气管炎　　B. 支气管哮喘　　C. 慢性阻塞性肺疾病　　D. 支气管扩张
    E. 大叶性肺炎

40. 患者,男,65岁,3年前被诊断为"肺心病",近日因感冒后呼吸困难加重入院。护士对该患者所采取的氧疗方式正确的是（　　）
    A. 间歇高流量给氧　　B. 间歇低流量给氧　　C. 持续高流量给氧　　D. 高压给氧
    E. 持续低流量给氧

41. 慢性肺源性心脏病的心脏形态改变主要是（　　）
    A. 二尖瓣关闭不全　　B. 左心室肥厚　　C. 肺动脉瓣狭窄　　D. 主动脉扩大
    E. 右心室扩大

42. 患者,男,65岁。因慢性肺源性心脏病并发肺炎、右心衰竭住院治疗。护士核对医嘱时,应提出质疑的是(一般成人氧流量2~4 L/min。严重缺氧者4~6 L/min,小儿1~2 L/min)（　　）
    A. 氢氯噻嗪 25 mg,po,bid　　　　　　　B. 持续吸氧 6 L/min
    C. 一级护理　　　　　　　　　　　　　　D. 头孢美唑钠 2.0+5%葡萄糖 100 ml,ivgtt q 12 h
    D. 沐舒坦 30 mg+0.9%氯化钠 100 ml,ivgtt tid

43. 慢性肺源性心脏病最常见的病因是（　　）
    A. COPD　　B. 支气管哮喘　　C. 支气管扩张　　D. 肺动脉栓塞
    E. 睡眠呼吸暂停综合征

44. 肺源性心脏病肺动脉高压形成的最主要因素是（　　）
    A. 缺氧　　B. 血容量增加　　C. 血液粘稠度增加　　D. 继发性红细胞增多

E. 肺部毛细血管微小栓子形成
45. 慢性肺源性心脏病患者肺、心功能失代偿期最突出的表现是 （　　）
   A. 多食多饮　　　　　　　　　　　　B. 多尿
   C. 疲倦乏力,头晕心悸　　　　　　　　D. 贫血
   E. 呼吸困难加重,夜间更甚

第九节　血气胸病人的护理

一、气胸

胸膜腔内积气,称为气胸。气胸可分为自发性、外伤性和医源性。根据脏层胸膜破坏的情况和气胸发生后对胸膜腔压力的影响,一般将气胸分为闭合性、开放性和张力性气胸。

(一)病因和病理

1. 闭合性气胸　多并发于肋骨骨折后,由于肋骨骨折端刺破肺组织,空气进入胸膜腔所致。空气经肺的伤口进入胸膜腔后,伤口立即闭合,气体不再继续进入胸膜腔。**胸膜腔内压仍低于大气压。**

2. 开放性气胸　多由于锐器、火器等导致的胸壁穿透伤。胸膜腔通过胸壁伤口与外界大气压相通,外界空气可随呼吸自由出入胸膜腔,**导致伤侧胸膜腔内压几乎等于大气压**,伤侧肺被压缩而萎陷,同时双侧胸膜腔压力不平衡,导致**纵隔摆动**,最终引起呼吸和循环障碍。

3. 张力性气胸　由于气管、支气管或肺损伤裂口呈活瓣状,进入胸膜腔的空气不断增多,**压力逐渐升高,最终使胸膜腔压力超过大气压(高压性气胸)**。患侧肺严重萎陷,纵隔显著向**健侧移位**,健侧肺受压,影响腔静脉回流,导致严重的呼吸和循环功能障碍。有时胸膜腔内的高压气体被挤入纵隔并扩散到皮下组织,形成面部、颈部、胸部等广泛**皮下气肿**。

(二)临床表现

1. 闭合性气胸　胸膜腔少量积气,肺萎陷30%以下者,多无明显症状。大量积气(肺萎缩超过50%时)常有明显的胸闷、胸痛、气促和呼吸困难,气管向健侧移位,伤侧胸廓饱满,叩诊呈鼓音,听诊呼吸音减弱或消失。

2. 开放性气胸　病人有明显的呼吸困难、发绀,甚至休克。胸壁伤口处能听到空气出入胸膜腔的"嘶嘶"声。伤侧胸部叩诊呈鼓音,听诊呼吸音减弱或消失。

3. 张力性气胸　患者表现为**进行性(极度)呼吸困难**、发绀、烦躁、意识障碍、大汗淋漓、昏迷、休克,甚至窒息。查体可见伤侧胸部饱满,气管向健侧移位,**常触及皮下气肿**,叩诊呈高度鼓音,听诊呼吸音消失。

(三)辅助检查　**X线检查是诊断气胸的重要方法。**

1. 闭合性气胸　胸部X线检查可显示不同程度的肺萎陷和胸膜积气。

2. 开放性气胸　胸部X线检查示患侧肺明显萎陷,气管、心脏及纵隔明显移位。

3. 张力性气胸　胸部X线检查示胸腔大量积气,患侧肺严重萎缩,**胸膜腔穿刺有高压气体冲出**,气管和心影偏移至健侧。

(四)治疗要点

1. 闭合性气胸　小量气胸可于1～2周自行吸收,无需治疗。大量气胸需行胸膜腔穿刺抽气,或行胸膜腔闭式引流,**促进肺尽早膨胀。**

2. 开放性气胸　现场急救处理的首要措施是**立即迅速包扎封闭胸部伤口**,使之成为闭合性气胸,然后按闭合性气胸处理。

3. 张力性气胸　应立即**穿刺减压**,然后行胸膜腔闭式引流,抗休克,预防感染。

(五)护理问题　①气体交换受损:与呼吸道梗阻、肺萎缩和肺损伤有关。②急性疼痛:与组织损伤有关。③潜在并发症:肺不张、肺部感染。

小结提示:胸部损伤病人的现场处理:①多根多处肋骨骨折:**加压包扎**。②开放性气胸:**封闭伤口**。③张力性气胸:**穿刺放气**。

(六)护理措施

1. 一般护理　如有明显的呼吸困难,取半坐卧位,给予氧气吸入。酌情给予镇静、镇痛药物;对于剧烈咳嗽者应给予镇咳药。

2. 胸膜腔闭式引流的护理

(1)胸膜腔闭式引流的目的:**促进胸膜腔内积气、积液、积血、积脓排出,重建胸膜腔负压,促进肺膨胀、复张。**

(2)胸膜腔闭式引流的插管位置:胸膜腔闭式引流是胸膜腔内插入引流管,管的下端置于引流瓶水中,利用水的作用,维持引流单一方向,避免逆流,以重建胸膜腔负压。①**引流气体**在锁骨中线第2肋间或腋中线第3肋间。②**引流液体**选在腋中线和腋后线之间的**第6～8肋间**。③脓胸常选在脓液积聚的最低位。

(3)保持引流管道的密闭:使用前仔细检查引流装置的密闭性能,注意引流管及接管处有无裂缝,引流瓶有无破损,各衔接处是否封闭。**水封瓶长玻璃管没入水中3～4 cm**,始终保持直立。引流瓶应低于胸壁引流出口平面60～100 cm,以免引流瓶内液体进入胸膜腔引起感染。

搬运病人或更换引流瓶时,应**双重夹闭引流管**防止空气进入,引流瓶放在病床上。**在松开止血钳前需先把引流瓶放到低于胸腔的位置**。若发现引流管衔接处脱节应**钳闭引流管近端**;若引流管从胸膜腔滑脱,应立即用手捏闭伤口处皮肤,防止空气进入胸膜腔,消毒处理后用凡士林纱布封闭伤口,协助医生处理。

(4) 妥善固定引流管:引流管长约100 cm,应妥善固定于床旁。引流管出伤口后,用缝合伤口的丝线打结系在引出的引流管上,防止引流管滑脱。**运送病人时用两把止血钳双重夹闭引流管**,水封瓶置于床上病人双下肢之间,防止滑脱。

(5) 维持引流通畅:引流管通畅时有气体或液体排出,或引流瓶长管中的**水柱随呼吸上下波动**。应注意检查引流管是否受压、折曲、阻塞、漏气。引流液粘稠、有块状物时,**应定时挤压引流管**。

(6) 体位与活动:最常采用的体位是**半坐卧位**,有利于呼吸和引流。如果病人躺向插管侧,可在引流管两旁垫以砂袋或折叠的毛巾,以免压迫引流管。鼓励病人**经常深呼吸、用力咳嗽**,有利于积液排出,尽快恢复胸膜腔负压。**若引流瓶意外打破,应立即将胸侧引流管折曲夹闭。若引流管脱落,应迅速用无菌敷料堵塞、包扎胸壁引流管处伤口**。

(7) 胸膜腔引流的观察与记录:观察引流液量、颜色、性状,并准确记录。创伤后如出血已停止,引出胸液多呈暗红色。**引流液呈鲜红色,伴有血块,考虑胸腔内有进行性出血**。长玻璃管中的水柱正常上、下波动4~6 cm。若长玻璃管中的水柱无波动,可有两种情况:一是病人无胸闷、气促、气管向健侧移位症状,说明引流完毕,肺已完全复张;二是病人出现上述症状,应考虑引流系统阻塞,需挤压或间断抽吸,使其通畅。

(8) 拔管指征、方法及注意事项

1) **拔管指征**:胸膜腔引流后,临床观察无气体逸出或引流的液体量明显减少且颜色变浅,即**24小时引流液少于50 ml,脓液少于10 ml**,无气体溢出,经X线检查示肺膨胀良好,病人无呼吸困难,可拔除引流管。

2) 拔管方法:病人坐在床边缘或躺向健侧,**嘱病人深吸气后屏气拔管**,并迅速用凡士林纱布覆盖,再盖上纱布,胶布固定。

3) 注意事项:拔管后观察病人有无呼吸困难,引流管口处有无渗液、漏气,管口周围有无皮下气肿等。

二、血胸

血胸是指胸部损伤导致胸膜腔内积血。血胸与气胸常同时存在,称为血气胸。

(一) 病因 病人多有胸部损伤史。胸部外伤后,肋骨断端或锐器均可刺破肺、心、胸腔内血管导致胸膜腔积血。

(二) 临床表现 血胸的临床表现随出血量、出血速度、胸内器官损伤情况及病人体质而有所不同。**少量血胸(成人积血量500 ml以下)**可无明显症状及体征。**中量血胸**(积血量500~1 000 ml)和**大量血胸**(积血量1 000 ml以上),尤其急性出血,则呈现面色苍白、脉搏快弱、呼吸急促、血压下降等低血容量休克症状,以及胸膜腔大量积血压迫肺和纵隔导致呼吸困难和缺氧等。

早期胸部损伤发现有血胸,必须判断胸内出血是否停止。以下征象提示**进行性出血**:①**脉搏逐渐增快、血压下降**,经输血、补液等抗休克治疗后,血压不回升或升高后又迅速下降。②胸膜腔穿刺因血液凝固而抽不出血液,但连续胸部X线检查示胸膜腔阴影继续增大。③血红蛋白、红细胞计数和血细胞比容等重复测定,持续降低。④**安置胸腔闭式引流,每小时引流量超过200 ml,连续3小时**。

(三) 辅助检查

1. X线检查 显示患侧胸膜腔有大片积液阴影,纵隔可向健侧移位,如合并气胸则显示液平面。

2. 胸膜腔穿刺 **穿刺可抽出不凝血液即可确诊**,又可缓解症状。**穿刺部位多在腋后线8、9肋间,以抽尽积血为原则**。

(四) 治疗要点

非进行性血胸可根据积血量多少,行胸膜腔穿刺或胸腔闭式引流。考虑胸腔内**进行性出血**时,应及时**剖胸止血**。

(五) 护理问题 ①焦虑:与突然强大的外伤打击、害怕手术有关。②心输出量减少:与大量失血、心律失常、心衰有关。③气体交换受损:与呼吸道梗阻、肺萎陷、肺损伤有关。④有体液不足的危险:与血液丢失有关。

(六) 护理措施

1. 心理护理,安慰、鼓励、关心、体贴病人,减轻其恐惧和焦虑不安,使其树立信心,积极配合治疗。

2. 如出血量少,严密观察生命体征变化。对于出血量多的病人,应密切观察呼吸频率、幅度及缺氧症状,血压、脉搏、胸膜腔引流量及色泽并做好记录,必要时予以吸氧,氧流量2~4 L/min。

3. 对于已感染的血胸,遵医嘱早期给予抗生素抗感染治疗,及时行胸膜腔闭式引流术。随时补充营养、维生素,注意水、电解质及酸碱平衡等全身支持治疗。

4. 少量凝固性血胸,通过胸部理疗多可吸收,不需手术;但中等以上凝固性血胸,除可引发感染外,尚可发展为机化性血胸,影响肺功能,应及早剖胸清除积血和血块。**血块机化形成机化性血胸后,可伤后4~6周行胸膜纤维板剥除术**。

5. 做好胸膜腔闭式引流的护理。鼓励患者咳嗽、咳痰,预防肺不张。

(七) 健康教育

1. 给予新鲜蔬菜、水果及含粗纤维的食物,保持大便通畅,**以免用力大便引起胸膜腔内压力升高,从而引起胸痛或伤口痛及气胸的复发**。

2. 鼓励病人深呼吸,有效咳嗽;引流管保持通畅,勿折叠、扭曲、压迫管道。

3. 告知病人肋骨骨折愈合后,损伤恢复期间胸部仍有轻微疼痛,活动不适时疼痛可能会加重,但不影响患侧肩关节锻炼及活动,翻身时勿牵拉引流管。

4. 胸部损伤后出现肺容积显著减少或严重肺纤维化的病人,活动后可能出现气短症状,嘱咐病人戒烟并减少或避免刺激物的吸入。

5. 采取合适体位,生命体征平稳后取半卧位,以利于呼吸。

单元测试题

1. 患者,男,40岁,胸部闭合性损伤后出现严重皮下气肿和极度呼吸困难,首先应考虑为 （ ）
   A. 肋骨骨折　　　　B. 血胸　　　　C. 肺挫伤　　　　D. 张力性气胸
   E. 创伤性窒息

2. 患者,男,68岁。有慢性支气管炎、肺气肿病史30年。今日中午在家拾重物时,突感右侧胸部刺痛,逐渐加重,伴气急、发绀。最可能发生的是 （ ）
   A. 心肌梗死　　　　B. 胸腔积液　　　　C. 自发性气胸　　　　D. 肺栓塞
   E. 支气管阻塞

3. 放置胸膜腔闭式引流的患者在无异常情况下,其长玻璃管水柱上下波动的幅度为 （ ）
   A. 4～6 cm　　　　B. 1～2 cm　　　　C. 2～4 cm　　　　D. 6～8 cm
   E. 8～10cm

4. 开放性气胸现场急救哪项正确 （ ）
   A. 立即清创　　　　B. 注射破伤风抗毒素　　　　C. 给予抗生素治疗　　　　D. 迅速封闭胸部伤口
   E. 吸氧

5. 能迅速致死的危急重症是 （ ）
   A. 脓胸　　　　B. 血气胸　　　　C. 闭合性气胸　　　　D. 开放性气胸
   E. 张力性气胸

（6～7题共用题干）

患者,男,23岁。因胸部刀刺伤而急诊入院,胸膜腔穿刺抽出不凝固血液。

6. 急性期的治疗是 （ ）
   A. 止痛
   B. 应用胸膜腔闭式引流
   C. 吸氧
   D. 肋骨牵引固定
   E. 加压包扎固定胸壁

7. 该患者放置胸膜腔闭式引流管的位置是 （ ）
   A. 伤侧第2肋间锁骨中线处
   B. 伤侧腋中线或腋后线第7、8肋间
   C. 积液最低位置
   D. 伤侧腋中线第3、4肋间
   E. 伤侧腋后线第3、4肋间

8. 车祸现场有下列伤员,应先抢救的是 （ ）
   A. 脑挫伤　　　　B. 张力性气胸　　　　C. 小腿挫裂伤　　　　D. 上肢开放性骨折
   E. 肠穿孔

9. 张力性气胸主要的病理生理变化是 （ ）
   A. 纵隔向健侧移位　　　　B. 纵隔扑动　　　　C. 胸壁反常呼吸运动　　　　D. 肺内气体对流
   E. 连枷胸

10. 胸膜腔闭式引流的引流管脱出时应首先 （ ）
    A. 通知医师紧急处理
    B. 嘱患者缓慢呼吸
    C. 给患者吸氧
    D. 将脱出的引流管重新置入
    E. 用手指捏闭引流口周围皮肤

（11～12题共用题干）

患者,男,18岁,学生。晨跑后感左侧胸闷、胀痛,气促出冷汗。查体:神清,面色苍白,唇发绀,呼吸30次/分,左上肺叩呈鼓音,呼吸音消失,心率110次/分,律齐。

11. 该患者最可能的诊断是 （ ）
    A. 心绞痛　　　　B. 自发性气胸　　　　C. 肺炎　　　　D. 肋骨骨折
    E. 肋间神经痛

12. 为明确诊断,最佳辅助检查是 （ ）
    A. 血常规　　　　B. 胸部CT　　　　C. 胸部X线　　　　D. ECG
    E. 血气分析

（13～16题共用题干）

患者,男,28岁,左胸外伤后肋骨骨折,极度呼吸困难,发绀、烦躁不安。体检:脉搏细速,血压84/62 mmHg,皮肤湿冷,气管右移,颈静脉充盈,头颈部和右胸皮下气肿,左胸廓饱满、肋间隙增宽、呼吸幅度降低,叩诊呈鼓音,右肺呼吸音消失。

13. 最可能的诊断是 ( )
    A. 闭合性气胸　　　　　　　　　　　　B. 开放性气胸
    C. 血气胸伴失血性休克　　　　　　　　D. 张力性气胸
    E. 创伤性气胸

14. 首要的急救措施是 ( )
    A. 高流量给氧　　B. 快速输血补液　　C. 气管切开辅助呼吸　　D. 排气减压
    E. 剖胸探查

15. 此时患者的主要护理问题是 ( )
    A. 潜在并发症:休克　　　　　　　　　　B. 知识缺乏
    C. 恐惧　　　　　　　　　　　　　　　　D. 营养失调:低于机体需要量
    E. 清理呼吸道无效

16. 若该患者行胸腔闭式引流5天后,仍严重漏气,呼吸困难未见好转,此时进一步的处理措施为 ( )
    A. 持续大流量吸氧　　　　　　　　　　B. 增加胸膜腔插管引流
    C. 剖胸探查　　　　　　　　　　　　　D. 人工呼吸机辅助呼吸
    E. 输血、输液,加强支持治疗

17. 患者,女,20岁,胸外伤导致血气胸,护士判断其出血是否持续存在的重要信息是 ( )
    A. 经输血补液治疗后血压回升　　　　　B. 血红蛋白、红细胞计数升高
    C. 胸腔闭式引流每小时引流量超过200 ml　D. 白细胞计数升高
    E. 体温升高

18. 患者,男,35岁,胸外伤导致血气胸,出血量中等,抢救后进入监护室1小时,发现出血突然大量增多,此时护士优先做的工作是 ( )
    A. 加大氧流量,改善供氧　　　　　　　B. 监测生命体征
    C. 抽动脉血气　　　　　　　　　　　　D. 做剖胸止血准备
    E. 安慰患者解除其紧张情绪

19. 气胸类型中,胸膜腔内压力趋于稳定的类型是 ( )
    A. 闭合性气胸　　B. 开放性气胸　　C. 交通性气胸　　D. 血气胸
    E. 自发性气胸

20. 外伤所致的气胸中,开放性气胸特有的病理生理特点是 ( )
    A. 伤侧肺完全萎陷　B. 健侧肺部分萎陷　C. 静脉回心血流受阻　D. 胸膜腔变成正压
    E. 纵隔摆动

21. 患者,男,28岁。行胸膜腔穿刺抽液时,患者出现头晕、出汗、面色苍白、四肢发凉,应立即 ( )
    A. 减慢抽液速度　　　　　　　　　　　B. 停止抽液、平卧、观察血压
    C. 胸穿抽气　　　　　　　　　　　　　D. 皮下注射阿托品
    E. 高浓吸氧

22. 护士判断气胸类型时,属于开放性气胸可靠的体征是 ( )
    A. 听诊时患侧呼吸音增强　　　　　　　B. 呼吸运动和语颤减弱
    C. 胸内振水声　　　　　　　　　　　　D. 伤口有气体出入的"嘶嘶"声
    E. 气管向健侧移位

23. 男性,34岁。右第4～7肋骨折,呼吸极度困难,发绀,出冷汗,检查:BP 65/40 mmHg,右胸饱满,气管向左移侧位,叩诊鼓音,颈胸部有广泛皮下气肿,首要的处理方法是 ( )
    A. 立即胸探查　　　　　　　　　　　　B. 胸腔穿刺排气减压
    C. 气管插管辅助呼吸　　　　　　　　　D. 输血、补液
    E. 吸氧

24. 护士为气胸患者行胸部查体时,患者的患侧肺部叩诊音为 ( )
    A. 清音　　　　　　B. 浊音　　　　　　C. 鼓音　　　　　　D. 实音
    E. 过浊音

25. 气胸患者胸膜腔闭式引流术的切口应选择在 ( )
    A. 腋中线第2肋间　　　　　　　　　　　B. 腋中线第4肋间
    C. 腋后线第4肋间　　　　　　　　　　　D. 锁骨中线第2肋间
    E. 锁骨中线第4肋间

26. 下列有关闭式胸膜腔引流的护理**错误**的是 ( )

A. 注意无菌操作　　　　　B. 确保管道密封　　　　C. 妥善固定　　　　　D. 注意水柱波动
E. 搬运病人时水封瓶应高于胸腔引流口

27. 关于胸腔抽气减压术,哪项**错误**　　　　　　　　　　　　　　　　　　　　　　　　　　　　（　　）
   A. 当肺压缩>20%时,应考虑抽气减压　　　B. 每日或隔日抽气1次
   C. 每次尽可能将气体抽尽　　　　　　　　D. 肺大部复张后,余下积气可自行吸收
   E. 穿刺点一般在病侧第2前肋间隙锁骨中线外侧

28. 关于气胸患者行闭式胸膜腔引流的要点中,**错误**的是　　　　　　　　　　　　　　　　（　　）
   A. 导管置于患侧胸部锁骨中线第2肋间　　B. 长玻璃管插在水面下3 cm
   C. 水封瓶低于胸前60 cm　　　　　　　　D. 患者安置平卧位
   E. 肺复张不满意时可采用负压吸引闭式引流装置

29. 为患者行胸膜腔闭式引流术,护士应准备的引流是　　　　　　　　　　　　　　　　　（　　）
   A. 橡皮片引流条　　　　B. T形引流管　　　C. 凡士林纱布引流条　　D. 烟卷引流条
   E. 橡皮管引流

30. 留置闭式胸膜腔引流的病人引流管脱出,首先　　　　　　　　　　　　　　　　　　　（　　）
   A. 立即报告医生　　　　　　　　　　　　B. 把脱出的引流管重新插入
   C. 给病人吸氧　　　　　　　　　　　　　D. 急送手术室处理
   E. 用无菌凡士林纱布、厚层纱布封闭引流口

31. 患者,女,开胸术后行闭式胸膜腔引流2天,护士接班时观察,水封瓶长玻璃管内的水柱波动消失,立即嘱患者咳嗽,发现水柱有波动,该护士考虑患者的情况是　　　　　　　　　　　　　　　　　　　　（　　）
   A. 肺膨胀良好　　　　B. 引流管打折　　　C. 并发支气管胸膜瘘　　D. 呼吸道不通畅
   E. 患侧肺不张

32. 男性,60岁。行肺段切除术后2小时,病人自觉胸闷,呼吸急促,测血压、脉搏均正常,见水封瓶内有少量淡红色液体,水封瓶长玻璃管内的水柱不波动。考虑为　　　　　　　　　　　　　　　　　　　　　（　　）
   A. 呼吸中枢抑制　　　B. 肺水肿　　　　　C. 胸腔内出血　　　　　D. 引流管阻塞
   E. 肺已复张

33. 拔除胸膜腔闭式引流管时应　　　　　　　　　　　　　　　　　　　　　　　　　　　（　　）
   A. 深吸气后屏气　　　B. 深呼气后屏气　　C. 浅呼气后屏气　　　　D. 浅吸气后屏气
   E. 正常呼吸

(34~36题共用题干)

患者,女,34岁,胸部锐器伤后半小时,出现呼吸困难,伴烦躁,出冷汗入急诊。查体:脉搏102次/分,血压85/55 mmHg,口唇发绀,气管左移。右侧胸部的中部有一伤口,随呼吸有"嘶嘶"声,右胸叩诊鼓音,呼吸音消失。拟行清创术及闭式胸膜腔引流术。

34. 急诊护士应首先采取的急救措施是　　　　　　　　　　　　　　　　　　　　　　　　（　　）
   A. 开通静脉通路　　　B. 封闭胸部伤口　　C. 用敷料覆盖　　　　　D. 胸腔穿刺抽气
   E. 镇静、止痛

35. 护士检查闭式胸膜腔引流的装置,**错误**的装置是　　　　　　　　　　　　　　　　　（　　）
   A. 水封瓶内放入定量的无菌生理盐水　　　B. 长玻璃管插入液面下3 cm
   C. 水封瓶的瓶口要密封好　　　　　　　　D. 胸膜腔引流管与短玻璃管上端相接
   E. 水封瓶低于胸腔出口60 cm

36. 患者在行闭式胸膜腔引流期间,水封瓶不慎被打破,病区护士首先应　　　　　　　　　（　　）
   A. 嘱患者平卧　　　　　　　　　　　　　B. 重新更换水封瓶
   C. 拔除胸腔导管　　　　　　　　　　　　D. 立即用无菌纱布覆盖引流管
   E. 将胸腔导管反折捏紧

(37~43题共用题干)

男性,28岁。胸部外伤致右侧第5肋骨骨折并发气胸,呼吸极度困难,发绀,出冷汗。检查:BP 80/60 mmHg,气管向左侧移位,右胸廓饱满,叩诊呈鼓音,呼吸音消失,颈胸部有广泛皮下气肿等。医生采用闭式胸膜腔引流治疗。

37. 造成病人极度呼吸困难、发绀的主要原因是　　　　　　　　　　　　　　　　　　　　（　　）
   A. 健则肺受压迫　　　　　　　　　　　　B. 纵隔向健侧移位
   C. 广泛皮下气肿　　　　　　　　　　　　D. 伤侧胸膜腔压力不断升高
   E. 静脉血液回流受阻

38. 护士在巡视病房时发现引流管衔接处脱节,应立即做出的处理是　　　　　　　　　　　（　　）
   A. 更换胸膜腔引流管　　　　　　　　　　B. 引流管重新连接
   C. 钳闭引流管近端　　　　　　　　　　　D. 拔除胸腔引流管

E. 通知医生,等待处理
39. 判断胸腔引流管是否通畅的最简单方法是 （ ）
   A. 检查病人的呼吸音是否正常   B. 检查引流瓶中是否有引流液
   C. 检查引流管是否扭曲   D. 看引流管是否有液体引出
   E. 观察水封瓶中长管内水柱的波动
40. 搬动此病人时应 （ ）
   A. 保持引流通畅   B. 用两把止血钳夹闭引流管
   C. 保持引流瓶直立   D. 嘱病人屏住呼吸
   E. 注意观察引流液排出情况
41. 该病人目前最适宜的体位是 （ ）
   A. 侧卧位   B. 半卧位   C. 平卧位   D. 头低足高位
   E. 仰卧中凹位
42. 中量血胸是指胸膜腔积血 （ ）
   A. 200 ml 以下   B. 200～300 ml   C. 300～500 ml   D. 500～1 000 ml
   E. 1 000 ml 以上
43. 为胸膜腔进行性出血的患者采取的处理原则是 （ ）
   A. 胸膜腔穿刺抽取   B. 输注冰冻血浆   C. 开胸探查   D. 应用抗生素
   E. 闭式胸膜腔引流
44. 关于胸膜腔闭式引流的护理,正确的是 （ ）
   A. 引流瓶不要经常挤压   B. 长管中水柱随呼吸上下移动
   C. 引流量每周记录1次   D. 无引流量时可拔出引流管
   E. 水柱低于水平面,提示胸膜腔内压低于大气压
45. 患者,男,25岁。因车祸胸部损伤,诊断开放性气胸,行胸腔闭式引流术,对该患者胸腔闭式引流护理中,促使胸内气
   体排出的措施是 （ ）
   A. 定时挤捏引流管   B. 鼓励患者咳嗽和深呼吸
   C. 取半卧位   D. 水封瓶低于引流口60 cm
   E. 保持长玻璃管口在水面下3 cm
46. 损伤性血胸可靠的诊断依据是 （ ）
   A. 胸透见有液平面   B. 气管向健侧移位
   C. 胸部叩诊呈浊音   D. 胸腔穿刺抽出不凝固的血液
   E. 胸部超声探查有液平面
47. 自发性气胸最常见的症状是 （ ）
   A. 呕吐   B. 心悸   C. 发热   D. 胸痛
   E. 咳嗽
48. 患者,男,33岁。干咳、胸痛,以自发性气胸入院。经积极治疗后已痊愈准备出院。护士告诉患者为预防复发最重要
   的是 （ ）
   A. 戒烟   B. 清淡饮食   C. 避免屏气用力   D. 积极锻炼身体
   E. 保持情绪稳定
49. 自发性气胸的治疗措施中首要的是 （ ）
   A. 消除病因   B. 防治感染   C. 预防复发   D. 预防并发症
   E. 使肺尽早复张
50. 患者,女,35岁。车祸后并发血气胸,进行手术治疗后医嘱常规行沐舒坦(盐酸氨溴索)雾化吸入。用该药物的目的是
   (盐酸氨溴索片促进呼吸道内粘稠分泌物的排除及减少粘液的滞留,因而显著促进排痰,改善呼吸状况,还可促进肺
   表面活性物质的分泌,增加支气管纤毛运动,使痰液易于咳出) （ ）
   A. 解痉   B. 抑制腺体分泌
   C. 稀释痰液,促进排出   D. 平喘
   E. 镇痛
51. 患者,男,25岁。肋骨骨折后合并血气胸,急诊行胸膜腔闭式引流术。对胸膜腔闭式引流护理,错误的是 （ ）
   A. 嘱患者勿折叠、扭曲、压迫管道   B. 嘱患者翻身时勿牵拉引流管
   C. 保持水封瓶长管没入水中6～8 cm D. 指导患者多做深呼吸运动
   E. 更换引流瓶时应双重夹闭引流管
52. 患者,男,45岁。胸部被撞伤1小时入院。自觉左胸痛,面色发绀,呼吸急促,左胸部出现反常呼吸运动。最重要的护
   理评估内容是 （ ）

A. 体温　　　　　　　　B. 呼吸　　　　　　　　C. 血压　　　　　　　　D. 脉搏
E. 意识

53. 患者,男,31岁。胸部受伤,急诊入院。经吸氧,呼吸困难无好转,有发绀及休克症状。查体:左侧胸廓饱满,气管向右移位,左侧可触及骨擦音,叩诊呈鼓音,听诊呼吸音消失,皮下气肿明显。诊断首先考虑是　　　　　　(　　)
A. 心脏挫伤　　　　　　　　　　　　　　　B. 闭合性气胸
C. 肋骨多发骨折　　　　　　　　　　　　　D. 肋骨骨折合并张力性气胸
E. 胸骨骨折合并开放性气胸

54. 患者,女,31岁,车祸造成损伤性血胸,来院后立即为其行胸腔闭式引流术,现有引流一处,在术后观察中,引流量(血量)为多少时护士应立即报告医生提示患者有进行性血胸的可能　　　　　　(　　)
A. 30 ml/h　　　　　B. 50 ml/h　　　　　C. 100 ml/h　　　　　D. 150 ml/h
E. 200 ml/h

55. 慢性阻塞性肺疾病(COPD)合并自发性气胸患者,经过治疗准备出院。为减少气胸复发,护士应告诉患者需特别注意的是　　　　　　(　　)
A. 避免进食生冷食物　　B. 不能喝牛奶　　C. 不能快步行走　　D. 保持大便通畅
E. 坚持低蛋白饮食

56. 拔除胸腔闭式引流管时,应嘱患者　　　　　　(　　)
A. 深吸气后屏气　　　B. 深呼气后屏气　　　C. 正常呼吸　　　D. 浅呼气后屏气
E. 浅吸气后屏气

57. 某患者因胸腔积液行胸腔闭式引流术,正确的操作是(见下图)　　　　　　(　　)

注:(1)贮液瓶;(2)水封瓶;(3)测压瓶
A. 接胸腔引流管(病人);B. 水封瓶长玻璃管水柱;C. 调节压力管;D. 接负压吸引

A. 将胸腔引流管连接于A管　　　　　　　B. 将胸腔引流管连接于D管
C. 每天记录引流瓶(2)的液体量　　　　　D. 观察C管中的水柱是否随呼吸上下波动
E. 需要负压吸引时连接A管

第十节　呼吸衰竭病人的护理

呼吸衰竭是由于各种原因引起的肺通气和(或)换气功能严重障碍,以致在静息状态下不能进行有效的气体交换,导致**低氧血症**和(或)**高碳酸血症**,从而引起一系列生理功能和代谢紊乱的临床综合征。诊断该疾病以**动脉血气分析为依据**,在海平面、静息状态、呼吸空气情况下,**当动脉血氧分压(PaO$_2$)<60 mmHg**,伴或不伴**动脉血二氧化碳分压(PaCO$_2$)≥50 mmHg** 即为呼吸衰竭。

一、病因及分类

(一)病因　急性呼吸衰竭常见的原因有**严重呼吸系统感染**、急性呼吸道阻塞、重度哮喘等。**慢性呼吸衰竭**常为支气管、肺疾患所引起,如**慢性阻塞性肺疾病(最常见)**、严重肺结核、肺间质纤维化、尘肺等。**呼吸道感染是呼吸衰竭的主要诱因**。

(二)分类

1. 按动脉血气分　①Ⅰ型呼吸衰竭的血气分析特点为 PaO$_2$<60 mmHg,PaCO$_2$ 降低或正常,主要为换气功能障碍的疾病,如急性呼吸窘迫综合征(ARDS)。②Ⅱ型呼吸衰竭的血气分析特点为 PaO$_2$<60 mmHg,同时伴有 PaCO$_2$≥50 mmHg,常是肺通气不足所致,如慢性阻塞性肺疾病(COPD)。

2. 按发病的急缓分　急性呼衰和慢性呼衰。

二、急性呼吸衰竭

(一)临床表现

1. **呼吸困难**　是呼吸衰竭最早、最突出的症状。表现为频率、节律和幅度的改变。病情严重者辅助呼吸肌活动加强出现"三凹征"即胸骨上窝、锁骨上窝和肋间隙在吸气时明显凹陷。

2. **发绀** 是缺氧的典型症状。当动脉血氧饱和度低于90%时,可在口唇、指甲等处发绀。发绀是还原血红蛋白>50 g/L所致,故严重贫血发绀不明显或无。

3. 精神神经症状 呼吸衰竭时,因缺氧而发生损害最早的组织器官是大脑。急性缺氧可出现精神错乱、躁狂、昏迷、抽搐等症状。

4. 循环系统症状 多数病人有心动过速;严重低氧血症、酸中毒可引起心肌损害。

5. 消化和泌尿系统症状 上消化道出血、黄疸、蛋白尿、氮质血症等。

6. 高碳酸血症的表现 出现烦躁不安、出汗、摇头、意识障碍、皮肤潮红,严重时出现惊厥、昏迷、视神经盘水肿、呼吸性酸中毒等。

(二)辅助检查 血气分析:①单纯PaO_2<60 mmHg为Ⅰ型呼吸衰竭;若伴有$PaCO_2$>50 mmHg则为Ⅱ型呼吸衰竭,血气分析是诊断呼吸衰竭最主要的依据。②肺功能检测:有助于判断原发疾病的种类和严重程度。

动脉血气分析标本的正确采集方法:①操作前准备用物:**2 ml或5 ml注射器**、碘附消毒棉签、无菌干棉签、弯盘、砂轮、橡皮塞、肝素抗凝剂。②采集血气分析标本穿刺前准备:血气分析标本采集前必须加入适量液体肝素抗凝剂,抽血前检查注射器和针头,确定无漏气,用注射器抽取肝素液0.2 ml,然后上下抽动针栓几次,完全湿润整个针管后弃去肝素液,残留在针头和针管死腔内的肝素液即可起到抗凝作用。注射器内无残留气泡。③动脉穿刺:见回血后右手不动,左手轻轻抬起,待血液随动脉搏动涌入针管内1 ml时拔出针头。左手用棉签压迫穿刺点5分钟以上,右手将针头插入橡皮塞内,轻轻旋动注射器,摇匀标本,贴上标签,立即送检。④采血量:单纯血气分析约需1 ml,如血气分析加肾功、血糖、电解质等项目约需2 ml。采血后立即排空气泡,再将针尖刺入橡皮塞封闭针孔,以免接触空气造成检验结果失真,并尽快送检,送检过程中,避免震荡,以免影响检查结果。

(三)治疗要点

1. 保持呼吸道通畅 ①若病人昏迷,应使其处于仰卧位,头后仰,托起下颌并将口打开。②清除气道内分泌物及异物。③必要时建立人工气道。

2. 氧疗 Ⅰ型呼吸衰竭主要问题为氧合功能障碍而通气功能基本正常,较高浓度(>35%)给氧,可以迅速缓解低氧血症而不致起CO_2潴留。对于伴有高碳酸血症的急性呼吸衰竭,往往需要机械通气治疗。

3. 增加通气量、改善CO_2潴留。

4. 纠正酸碱平衡失调和电解质紊乱。

(四)护理问题 ①气体交换受损:与肺换气功能障碍有关。②清理呼吸道无效:与呼吸道分泌物过多粘稠、呼吸肌衰竭,无效咳嗽或咳嗽无力有关。③急性意识障碍:与缺氧、二氧化碳潴留有关。④生活自理能力缺陷:与意识障碍有关。⑤潜在并发症:水、电解质紊乱,上消化道出血。

(五)护理措施

1. 合理休息 取半卧位或坐位休息。

2. 病情监测 危重病人应监测呼吸、血压、心率及意识变化,记录液体出入量。

3. 保持呼吸道通畅,改善通气。

(1) 及时清除痰液,清醒病人鼓励用力咳痰,对于痰液粘稠病人,要加强雾化,稀释痰液。对于咳嗽无力或昏迷病人,给予定时协助翻身、拍背,促进排痰,必要时可机械吸痰。

(2) 遵医嘱应用支气管扩张剂,如氨茶碱等。

(3) 对于危重或昏迷病人可气管插管或气管切开,使用人工机械呼吸机。

4. 合理用氧 未行机械通气前,对Ⅱ型呼吸衰竭病人应给予低浓度(25%~29%)、低流量(1~2 L/min)鼻导管持续吸氧,以免缺氧纠正过快引起呼吸中枢抑制。

5. 用药护理

(1) 遵医嘱使用抗生素控制呼吸道感染。

(2) 遵医嘱使用呼吸兴奋剂:主要适用于以中枢抑制为主、通气不足引起的呼吸衰竭。尼可刹米(可拉明)是最常用的呼吸兴奋剂;洛贝林(山梗菜碱)可通过刺激颈动脉体和主动脉体的化学感受器,反射性兴奋呼吸中枢,增加通气量。使用呼吸兴奋剂时必须保持呼吸道通畅。对以肺换气功能障碍为主所致的呼吸衰竭患者,不宜使用呼吸兴奋剂。对烦躁不安、失眠病人,慎用镇静剂,以防引起呼吸抑制。

6. 观察病情,防治并发症

(1) 神志:神志与精神的改变,对发现肺性脑病先兆极为重要。如精神恍惚、白天嗜睡、夜间失眠、多语或躁动为肺性脑病表现。

(2) 呼吸:注意呼吸幅度、频率、节律的变化。

(3) 心率与血压:病程早期心率加速、血压上升;后期心脏功能失代偿可致心率减慢、血压下降。

(4) 观察应用呼吸兴奋药的反应 应用呼吸兴奋药后,若出现颜面潮红、面部肌肉颤动、烦躁不安等现象,表示过量,应减慢滴速或停用。

(六)健康教育 ①心理指导:告诉病人或其家属急性呼吸衰竭处理及时,可以度过危险期,增加病人及家属的治疗信心。②饮食指导:急性期鼻饲流质饮食,病情稳定后逐步过渡到半流、软食。③休息指导:急性期绝对卧床休息;缓解期可坐起并在床边活动,逐渐增加活动范围。④用药指导:应在医护人员指导下遵医嘱用药。

三、慢性呼吸衰竭

(一)临床表现

1. 呼吸困难　是缺氧最早、最突出的症状。病情较轻时,表现为呼吸费力伴呼气延长,严重时发展为浅快呼吸。若并发 CO_2 潴留,$PaCO_2$ 升高过快或显著升高以致发生 CO_2 麻醉时,病人可由呼吸过速转为浅慢呼吸或潮式呼吸。

2. 精神神经症状　慢性呼吸衰竭伴 CO_2 潴留时,对中枢神经系统的影响为**先兴奋后抑制**,早期出现烦躁、昼睡夜醒,但此时**切忌用镇静或催眠药**,以免加重 CO_2 潴留,发生肺性脑病。后期严重者表现为**神志淡漠、间歇抽搐、昏睡、昏迷**等 CO_2 麻醉现象称为**肺性脑病**。

3. 循环系统　CO_2 潴留引起外周静脉扩张,表现为颜面潮红、球结膜水肿、浅表静脉充盈、四肢及皮肤温暖潮湿。后期心率缓慢、心律失常、血压下降,出现循环衰竭。

(二)辅助检查

1. 动脉血气分析　$PaO_2<60$ mmHg,伴或不伴 $PaCO_2>50$ mmHg,为呼吸衰竭的诊断标准。pH<7.35 为失代偿性酸中毒,pH>7.45 为失代偿性碱中毒。**血气分析是诊断呼吸衰竭最主要的依据**。

2. 血电解质检查　可有低钾血症、高钾血症、低钠血症、低氯血症等。

(三)治疗要点　①保持呼吸道通畅:清除呼吸道分泌物,缓解支气管痉挛,建立人工气道。②氧疗:缺氧和伴有 CO_2 潴留的病人**低浓度持续给氧**。③机械通气:根据病情选用无创机械通气或有创机械通气。④抗感染:慢性呼吸衰竭急性加重的常见**诱因**是**感染**,因此需要积极抗感染治疗。⑤应用兴奋药:**尼可刹米**是最常用的呼吸兴奋药。

(四)护理问题　①气体交换受损:与呼吸衰竭有关。②清理呼吸道无效:与呼吸功能受损、呼吸道分泌物粘稠积聚有关。③生活自理能力缺陷:与意识障碍有关。④潜在并发症:水、电解质紊乱,上消化道出血、肺性脑病。

(五)护理措施

1. 体位、休息与活动　指导病人卧床休息,一般取**半卧位或坐位**。

2. 合理用氧　Ⅱ型呼吸衰竭病人应给予**低浓度(25%～29%)、低流量(1～2 L/min)鼻导管持续吸氧**。吸氧后病人呼吸困难缓解、发绀减轻、心率减慢、尿量增多、神志清醒、皮肤转暖,提示氧疗有效;呼吸过缓或意识障碍加深,警惕 CO_2 潴留。对烦躁不安、夜间失眠的病人慎用吗啡等镇静药,**以防引起呼吸抑制**。

3. 用药护理。

(六)健康教育　①预防呼吸道感染,避免着凉。②指导病人缩唇腹式呼吸,改善通气。③饮食采取少量多餐。进食高蛋白、丰富维生素、易消化饮食。④戒烟,减少对呼吸道粘膜刺激。⑤坚持适当的室外活动,进行力所能及的体育锻炼,增强体质。可采取人工被动免疫,来增强机体免疫力。

单元测试题

1. 患者,男,68 岁。慢性阻塞性肺疾病病史 20 年。近 2 个月来咳嗽加重,痰多,粘稠脓痰,呼吸困难明显。动脉血气分析 pH 7.31,PaO_2 50 mmHg,$PaCO_2$ 90 mmHg,应考虑患者为(Ⅱ型呼吸衰竭患者的血气分析结果的是 $PaO_2<60$ mmHg,$PaCO_2>50$ mmHg)

   A. 肺癌　　　　　　　　　B. 急性脑炎　　　　　　　C. 躁狂症　　　　　　　　D. Ⅱ型呼吸衰竭
   E. Ⅰ型呼吸衰竭

2. 患者,男,68 岁,诊断为"COPD,Ⅱ型呼吸衰竭,肺性脑病"。护理人员应避免使用以下哪项处理措施　　　(　　)

   A. 肌注呋塞米　　　　　　　　　　　　　　　　　　B. 静脉滴注抗生素
   C. 持续低流量给氧　　　　　　　　　　　　　　　　D. 烦躁时使用镇静剂
   E. 口服解痉平喘药物

3. 患者,男,71 岁,既往有肺心病史 6 年,昨日突然出现极度呼吸困难,口唇发紫,烦躁不安,今晨又出现神志不清、血压下降、心律失常。针对该患者保持气道通畅**最好**的方法是　　　　　　　　　　　　　　　　　(　　)

   A. 建立人工气道　　　　　B. 协助拍背　　　　　　　C. 雾化吸入　　　　　　　D. 控制感染
   E. 导管吸痰

4. 患者,男,60 岁,有慢性支气管炎、阻塞性肺气肿病史 10 余年,近 3 年来反复双下肢水肿,此次病情加重,口唇发绀。神志恍惚,双下肺闻干、湿啰音,心率 120 次/分,有早搏。确定该患者有无呼吸衰竭,下列哪项最有意义　　　(　　)

   A. 动脉血气分析　　　　　B. 发绀　　　　　　　　　C. 神志变化　　　　　　　D. 心律失常
   E. 呼吸困难

5. 患者,男,42 岁。患慢阻肺 15 年。近 2 日因感冒加重,咳黄色痰、粘稠,不易咳出。体温 38.4 ℃,神志恍惚、昼睡夜醒,气促明显、不能平卧。血气分析:PaO_2 80 mmHg,$PaCO_2$ 90 mmHg,该患者护理诊断**不包括**　　　(　　)

   A. 活动无耐力　　　　　　B. 气体交换受损　　　　　C. 体温过高　　　　　　　D. 体液过多
   E. 清理呼吸道无效

6. 纠正缺 O_2 和 CO_2 潴留最重要的措施是　　　　　　　　　　　　　　　　　　　　　　　　　　　　　　(　　)

   A. 氧气疗法　　　　　　　　　　　　　　　　　　　B. 保持气道的通畅

  C. 增加通气量   D. 纠正酸碱平衡失调
  E. 提高呼吸系统兴奋性

7. 患者,男,60岁。临床诊断为慢性肺源性心脏病、Ⅱ型呼吸衰竭。该患者**不可能**出现 （　　）
  A. 球结膜充血水肿   B. 呼吸深快   C. 发绀   D. 心率、血压变化
  E. 皮肤干燥

8. 患者,女,63岁。诊断为慢性肺源性心脏病、慢性呼吸衰竭。该患者使用呼吸兴奋剂的指导征是 （　　）
  A. 呼吸深快   B. 烦躁不安
  C. 抽搐   D. 呼吸道通畅而呼吸浅表
  E. 痰液粘稠不易咳出

9. 慢性呼吸衰竭患者,喘憋明显,略有烦躁,在治疗过程中慎用镇静药是为了避免 （　　）
  A. 药物中毒   B. 加重感染   C. 脱水、低钾血症   D. 诱发肺性脑病
  E. 加重心力衰竭

10. 患者,男,65岁。因呼吸衰竭入院,应用辅助呼吸和呼吸兴奋剂过程中,出现恶心、呕吐、烦躁、面颊潮红、肌肉颤动等现象。考虑为 （　　）
  A. 肺性脑病先兆   B. 呼吸兴奋剂过量   C. 痰液堵塞   D. 通气量不足
  E. 呼吸性碱中毒

11. 患者,男,75岁。诊断为Ⅱ型呼吸衰竭,表现为呼吸困难,发绀明显,血气分析结果为 PaO_2 50 mmHg,$PaCO_2$ 75 mmHg,该患者的氧疗方式是应 （　　）
  A. 2~4 L/min 鼻导管吸氧   B. 2~4 L/min 间歇吸氧
  C. 1~2 L/min 持续鼻导管吸氧   D. 低流量间歇吸氧
  E. 4~6 L/min 乙醇湿化吸氧

12. 引起慢性呼吸衰竭最常见的病因是 （　　）
  A. 重症肺结核   B. 严重胸廓畸形   C. 呼吸肌病变   D. 慢性阻塞性肺疾病
  E. 神经系统病变

13. 慢性呼吸衰竭病人语言沟通障碍的病因**不包括** （　　）
  A. 呼吸困难致说话费力   B. 肺性脑病引起神志改变
  C. 气管插管或切开致不能发音   D. 声带麻痹致失音
  E. 体力不支致发音低微

14. Ⅱ型呼吸衰竭可给予吸入的氧浓度是:(氧流量为1~2L/min) （　　）
  A. 25%~29%   B. <50%   C. >50%   D. 35%~40%
  E. 100%

15. 患者,男,60岁。因慢性肺源性心脏病、Ⅱ型呼吸衰竭入院。近2天来痰粘稠,不易咳出,今天上午突然呼吸困难加重,口唇发绀,神志清楚。首先采取的处理措施是 （　　）
  A. 立即超声雾化和指导有效咳嗽   B. 立即准备气管切开
  C. 立即准备气管插管   D. 立即准备注射呼吸兴奋剂
  E. 立即高流量吸氧

16. 患者,女,72岁。因慢性肺源性心脏病并呼吸衰竭入院。该患者的治疗主要在于 （　　）
  A. 治疗原发病   B. 祛除诱因   C. 支持疗法   D. 纠正缺氧和CO_2潴留
  E. 纠正酸碱平衡

17. 属于中枢性呼吸衰竭主要表现的是 （　　）
  A. 面色潮红   B. 发绀   C. 呼吸增快   D. 潮式呼吸
  E. 心律不齐

18. 患者,男,75岁,呼吸衰竭进行氧疗,发现呼吸困难缓解、发绀减轻、心率减慢、尿量增多。提示 （　　）
  A. 需加用呼吸兴奋剂   B. 缺氧伴CO_2潴留
  C. 氧浓度过低   D. 氧疗有效,继续维持原方案
  E. 缺氧不伴CO_2潴留

19. 肺心病并发呼吸衰竭病人缺氧的典型表现是 （　　）
  A. 颜面发红   B. 呼吸困难   C. 发绀   D. 神志恍惚
  E. 球结膜水肿

20. 急性呼吸衰竭患儿低氧血症的表现**除外** （　　）
  A. 发绀   B. 腹胀甚至肠麻痹   C. 心律失常   D. 皮肤苍白
  E. 肾衰竭

21. 一位老年患者以肺气肿、Ⅱ型呼吸衰竭收入院。入院第1天晚上,因咳嗽、痰多、呼吸困难,并对医院环境不适应而不

第八章 呼吸系统疾病病人的护理

能入睡,以下**不正确**的护理措施是 ( )
  A. 给镇咳和镇静药,帮助入睡　　　　　　　　B. 减少夜间操作,保证病人睡眠
  C. 给低流量持续吸氧　　　　　　　　　　　　D. 减少白天睡眠时间和次数
  E. 和病人一同制订白天活动计划

22. 缺氧伴二氧化碳潴留的呼吸衰竭病人宜采用 ( )
  A. 间歇给氧　　　　　　　　　　　　　　　　B. 高压给氧
  C. 高浓度给氧　　　　　　　　　　　　　　　D. 低浓度、低流量、持续给氧
  E. 乙醇溶液湿化给氧

23. 患儿,3 岁,呼吸衰竭。患儿在使用呼吸机过程中,突然出现烦躁不安,护士检查发现患儿浅表静脉充盈,球结膜充血,皮肤潮红,大汗淋漓。该护士应立即采取的措施是 ( )
  A. 检查有无气道阻塞　　B. 加大氧流量　　　C. 做血气分析　　　D. 增加呼吸频率
  E. 心脏胸外按压

24. 患者,男,30 岁,反复发作性胸闷、呼吸困难 2 年。2 天前受凉后咳嗽、咳少量脓痰,呼吸困难并进行性加重。查体:双肺广泛哮鸣音,肺底部少许湿啰音。该患者治疗首选的药物是(β_2 受体激动药:沙丁胺醇) ( )
  A. 糖皮质激素　　　　　B. 抗生素　　　　　C. 氨茶碱　　　　　D. β_2 受体激动药
  E. 抗胆碱药

25. 患者,女,55 岁。患慢性肺源性心脏病 20 年。护士在进行健康教育时,应告知患者为避免促使病情加重而诱发呼吸衰竭,应尽量避免 ( )
  A. 过度劳累　　　　　　B. 呼吸道感染　　　C. 精神紧张　　　　D. 营养不良
  E. 长期吸烟

(26~28 题共用题干)
  患者,女,58 岁。慢性咳嗽、咳痰 10 年。近 6 年来症状加剧,伴有喘息和呼吸困难,3 日因受凉出现发热咳嗽、咳痰,为黄色脓痰,伴气促、发绀。今晨起出现意识模糊,躁动不安。血气分析氧分压 55 mmHg,二氧化碳分压 60 mmHg。

26. 该患者目前最可能诊断是 ( )
  A. 肺炎　　　　　　　　B. 支气管哮喘　　　C. 慢性支气管炎　　D. 上呼吸道感染
  E. 慢性阻塞性肺疾病并呼吸衰竭

27. 给患者吸氧 ( )
  A. 间断低流量吸氧　　　B. 持续低流量吸氧　　C. 持续高流量吸氧　　D. 间断高流量吸氧
  E. 间断中等流量吸氧

28. 患者应采取的体位是 ( )
  A. 平卧位　　　　　　　B. 俯卧位　　　　　C. 胸卧位　　　　　D. 半坐卧位
  E. 头低足高卧位

29. 患者,男,65 岁。确诊慢性阻塞性肺疾病多年,加重 1 周入院。现痰多不易咳出,昼睡夜醒,头痛、烦躁、神志恍惚。晨间护理时发现其神志淡漠,应考虑 ( )
  A. 呼吸性碱中毒　　　　B. 痰液堵塞　　　　C. 休克早期　　　　D. 肺性脑病先兆
  E. 脑疝先兆

30. 慢性呼吸衰竭的患者,医嘱给予洛贝林静脉滴注,提示患者可能存在 ( )
  A. 心功能衰竭　　　　　B. 外周循环衰竭　　C. 尿量减少　　　　D. 呼吸中枢抑制
  E. 严重感染

31. 肺心病并发呼吸衰竭患者缺氧的典型表现是 ( )
  A. 呼吸困难　　　　　　B. 发绀　　　　　　C. 意识障碍　　　　D. 肺功能下降
  E. 球结膜水肿

32. 呼吸衰竭发生时,最早因缺氧发生损害的组织器官是 ( )
  A. 大脑　　　　　　　　B. 心脏　　　　　　C. 肝　　　　　　　D. 肾
  E. 肺

33. 呼吸衰竭的患者,呼吸中枢兴奋性下降,应使用的药物是 ( )
  A. 酚妥拉明　　　　　　B. 头孢曲松　　　　C. 尼可刹米　　　　D. 卡托普利
  E. 沙丁胺醇(舒喘灵)

34. 慢性呼吸衰竭患者最早、最突出的临床表现是 ( )
  A. 发绀　　　　　　　　B. 发热　　　　　　C. 咳嗽　　　　　　D. 神经精神症状
  E. 呼吸困难

35. 可能发生呼吸肌无力引起呼吸衰竭的疾病是 ( )
  A. 重症支气管疾病　　　B. 重症肺炎　　　　C. 肺栓塞　　　　　D. 重症肌无力

451

E. 慢性阻塞性肺疾病
36. 某慢性呼吸衰竭痰多的患者,在使用哪种药物后可能因为痰液粘稠度增加而使排痰困难加重 （ ）
   A. 泼尼松　　　　　　B. 沙丁胺醇　　　　　　C. 呋塞米　　　　　　D. 氨茶碱
   E. 盐酸氨溴索
37. 患者,男,65岁,因"呼吸衰竭"入院,住院期间应用呼吸兴奋剂。患者出现了何种情况时提示药物过量 （ ）
   A. 烦躁不安　　　　　B. 面色苍白　　　　　　C. 呼吸深快　　　　　D. 四肢湿冷
   E. 高热不退
38. 采集血气分析标本时,错误的操作是 （ ）
   A. 使用2 ml无菌干燥注射器　　　　　　　　B. 抽取经过稀释的肝素溶液,充盈注射器后弃去
   C. 无菌操作下抽取动脉血1 ml　　　　　　　D. 将血迅速注入无菌试管内并用软木塞塞住
   E. 立即送检

第十一节　急性呼吸窘迫综合征病人的护理

急性呼吸窘迫综合征(ARDS)是急性呼吸衰竭的类型之一,是指原心肺功能正常,由于严重的感染、休克、创伤、DIC等肺内外严重疾病而引起肺毛细血管炎症性损伤和通透性增加,继发急性高通透性肺水肿和进行性缺氧性呼吸衰竭。其主要病理特征为由于肺微血管通透性增高,而导致的肺泡渗出液中富含蛋白质进而肺水肿及透明膜形成,可伴有肺间质纤维化。

一、病因

ARDS的病因尚不清楚,可以分为肺内因素(直接因素)和肺外因素(间接因素)。

1. 肺内因素　是指对肺的直接损伤,包括:①化学性因素:如吸入毒气、烟尘、胃内容物、氧中毒等。②物理性因素:如肺挫伤、放射性损伤等。③生物性因素:如重症肺炎。

2. 肺外因素　包括严重休克、脓毒症、神经系统病变、弥散性血管内凝血、尿毒症、糖尿病酮症酸中毒、严重非胸部创伤、大面积烧伤、大量输血、急性胰腺炎药物或麻醉品中毒等。

二、临床表现

除原发病的临床表现外,主要表现为严重低氧血症和急性进行性呼吸窘迫(ARDS),多于原发病起病后5天内发生,约半数发生于24小时内。

1. 除原发病的相应症状和体征外,最早出现的症状是呼吸加快,并呈进行性加重的呼吸困难、发绀,常伴有烦躁、焦虑、出汗等。其呼吸困难的特点是呼吸深快、费力,病人常感到胸廓紧束、严重憋气,即呼吸窘迫,一般吸氧不能缓解,亦不能用其他原发心肺疾病(如气胸、肺气肿、肺不张、肺炎、心力衰竭)解释。常伴有烦躁、焦虑、出汗。肺部听诊无啰音。进展期:病人有明显的呼吸困难、发绀,意识障碍,体温升高。肺部听诊有啰音。此期行气管插管并以机械通气支持,才能缓解缺氧症状。末期:病人呈深昏迷状态,心律失常,心搏停止,呼吸衰竭。

2. 早期体征可无异常,或仅在双肺闻及少量细湿啰音;进展期X线摄片有斑点状或成片状的阴影;后期多可闻及水泡音,可有管状呼吸音。

三、辅助检查

1. 动脉血气分析　动脉血氧分压(PaO₂)≤60 mmHg;氧合指数(动脉氧分压/吸入氧的浓度)PaO₂/FiO₂<200 mmHg(正常值400～500 mmHg)。氧合指数降低是ARDS诊断的必备条件。

2. X线胸片　早期可无异常,继之出现斑片状以致融合成大片状的浸润阴影。后期可出现肺间质纤维化的改变。

四、治疗要点

改善肺氧合功能,纠正缺氧,生命支持,保护器官功能,防治并发症和治疗基础病。

1. 纠正缺氧　迅速纠正缺氧是抢救最重要的措施。采取有效措施,尽快提高PaO₂。一般需高浓度(>50%)、高流量(4～6 L/min)给氧,使PaO₂≥60 mmHg。轻症者可使用面罩给氧,但多数病人需使用机械通气。

2. 机械通气　需要尽早应用。目的是维持适当的气体交换,减少呼吸做功,使呼吸窘迫改善,从而避免严重并发症。ARDS的机械通气治疗采用肺保护性通气策略,主要措施为呼气末正压(PEEP)。

3. 维持适当的体液平衡　在血压稳定的前提下,出入液体量宜轻度负平衡(-500 ml左右),可使用强效利尿剂促进水肿消退。ARDS的早期除非有低蛋白血症,否则不宜输胶体液。对于创伤出血多者,最好输新鲜血;用库存1周以上的血时,应加用微过滤器,以免发生微栓塞而加重ARDS。

4. 积极治疗原发病。

5. 营养支持与监护　ARDS时机体处于高代谢状态,应补充足够的营养。静脉营养可引起感染和血栓形成等并发症,应提倡全胃肠营养,不仅可避免静脉营养的不足,而且能够保护胃肠粘膜,防止肠道菌群移位。ARDS病人应在ICU中,动态监测呼吸、循环、水电解质、酸碱平衡等,以便及时调整治疗方案。

五、护理问题

1. 气体交换受损　与肺毛细血管损伤、肺水肿、肺泡内透明膜形成致换气功能障碍有关。

2. 潜在并发症　多脏器功能衰竭(最常见的是肺,其次为肾、肝、心等)。

六、护理措施

1. 一般护理　①安置病人于呼吸监护病室实施特别监护。保持病室空气清新,定时进行通风换气和空气、地面消毒,通风换气时做好病人的保暖工作,防止受凉。②对神志清醒的使用机械通气的病人,应通过语言或非语言的方式与其加强沟通,给予心理支持。③通过鼻饲或静脉高营养及时补充热量和高蛋白、高脂肪。④遵医嘱输液,维持适当的体液平衡,严格控制输液速度,防止因输液不当而诱发或加重肺水肿。⑤加强皮肤和口腔护理,防止继发感染。

2. 给氧护理　迅速纠正低氧血症是抢救 ARDS 最重要的措施。遵医嘱给予高浓度(>50%)、高流量(4~6 L/min)氧以提高氧分压,在给氧过程中氧气应充分湿化,防止气道粘膜干裂受损。给氧时,应记录吸氧方式、吸氧浓度和时间,并观察氧疗效果和副反应,防止发生氧中毒。

3. 病情观察　观察生命体征和意识状态,尤其是呼吸困难和发绀的病情变化;注意每小时尿量变化,准确记录24小时出入液量。遵医嘱及时送检血气分析和生化检测标本。

4. 做好人工气道和机械通气的常规护理。

5. 加强心理护理,缓解病人的紧张和焦虑。

七、健康教育

1. 向病人和家属阐明积极治疗原发基础疾病的重要性。

2. 指导病人加强营养和体格锻炼,达到增强体质的目的。注意劳逸结合,纠正不良的生活习惯,吸烟者应戒烟。预防呼吸道感染。

单元测试题

1. 急性呼吸窘迫综合征的病理基础是 （　　）
   A. 低氧血症　　　　B. 肺动脉高压　　　　C. 碱中毒　　　　D. 肺淤血
   E. 高碳酸血症

2. 患者,男,80岁。慢性支气管炎肺气肿病史30年,近1周来出现咳嗽、咳大量粘液脓痰,伴心悸、气喘,查体呼吸急促、发绀明显、颈静脉怒张、下肢水肿。该患者氧疗时,给氧浓度和氧流量应为 （　　）
   A. 29%,2 L/min　　B. 33%,3 L/min　　C. 37%,4 L/min　　D. 41%,5 L/min
   E. 45%,6 L/min

(3~5题共用题干)

患者,女,25岁,发热3日,今晨起呼吸困难,鼻导管吸氧未见好转。体温39 ℃,脉搏110次/分钟,呼吸28次/分钟,血压110/70 mmHg。双肺闻及细湿啰音及管状呼吸音。动脉血气分析:PaO_2 50 mmHg,$PaCO_2$ 45 mmHg。胸部X线:双肺可见密度增高的大片状阴影。临床诊断为急性呼吸窘迫综合征。

3. 该患者的最主要的护理问题是 （　　）
   A. 气体交换受损　　B. 清理呼吸道无效　　C. 焦虑　　D. 活动无耐力
   E. 知识缺乏

4. 给患者氧疗时应采取 （　　）
   A. 吸入高浓度高流量氧　　　　　　　　B. 低浓度、低流量间断给氧
   C. 不需给氧　　　　　　　　　　　　　D. 短期高压给氧
   E. 低浓度、低流量持续给氧

5. 改善ARDS患者缺氧的最好措施是 （　　）
   A. 使用有效抗生素　　B. 持续高流量吸氧　　C. 鼓励排痰　　D. 持续高流量吸氧
   E. 呼气末正压通气

6. 能反映急性呼吸窘迫综合征(ARDS)的典型症状是 （　　）
   A. 出现神经精神症状　　B. 心律不齐　　C. 血压下降　　D. 脉搏浅快
   E. 进行性呼吸困难

7. ARDS病人在输液过程中错误的是 （　　）
   A. 加快输液速度
   B. 酌情给利尿剂
   C. 以晶体液为主,胶体
   D. 可配合使用肾上腺皮质激素
   E. 输液时在CVP监测下进行,避免输液过量

8. 多器官衰竭最常见的脏器是 （　　）
   A. 肝　　　　B. 肺　　　　C. 胃肠　　　　D. 肾
   E. 凝血系统

9. 属于急性呼吸窘迫综合征(ARDS)初期的临床特点是 （　　）
   A. 呼吸困难　　B. 深度昏迷　　C. 发绀　　D. 有明显肺部体征
   E. 有严重低氧血症

10. 诊断 ARDS 必备的检查是(血气分析有助于判断 ARDS 的**缺氧程度**) （　　）
    A. 血气分析　　　　　B. 血流动力学监测　　　　C. 心电图　　　　D. X 线检查
    E. 呼吸功能测定
11. ARDS 主要的病理改变是 （　　）
    A. 肺间质和肺泡水肿　　　　　　　　　　　　　B. 肺血管通透性增强
    C. 低氧血症　　　　　　　　　　　　　　　　　D. 肺泡型上皮细胞受损
    E. 通气/血流比值失调
12. 关于 ARDS 病人呼吸变化的描述,**错误**的是 （　　）
    A. 初期一般性给氧后病人病情很快缓解　　　　　B. 初期病人出现呼吸困难,有呼吸窘迫感
    C. 进展期呼吸困难加重,同时出现发绀　　　　　D. 末期呼吸困难更加重,出现深度昏迷
    E. 末期呼吸衰竭已达到临终状态
13. 临床上诊断为 ARDS。最有效的通气方式是 （　　）
    A. 呼气终末正压通气　　B. 持续气道正压通气　　C. 间歇正压通气　　D. 压力支持通气
    E. 间歇指令通气
14. ARDS 第一期表现中,下述哪项**不正确**(早期除呼吸音减弱外,肺内常无啰音等明显肺部体征,无明显低氧发绀,X 线检查也无明显变化,即 ARDS 初期的三无表现) （　　）
    A. 动脉血氧分压下降　　B. 有呼吸窘迫感　　　　C. 呼吸加快　　　　D. 肺部听诊无啰音
    E. X 线检查肺部有片状阴影
15. 急性呼吸窘迫综合征(ARDS)患者在使用人工呼吸机时**过度通气**的表现是 （　　）
    A. 皮肤潮红,多汗　　　B. 抽搐、昏迷　　　　　C. 烦躁,脉率快　　　D. 血压升高
    E. 胸部起伏规律
16. ARDS 患者在使用人工呼吸机时,若**通气过度**会出现 （　　）
    A. 皮肤潮红,多汗　　　B. 呼吸酸中毒　　　　　C. 呼吸浅快　　　　D. 呼吸碱中毒
    E. 表浅静脉充盈消失

注：凡是引起**过度换气**的因素均可导致**呼吸性碱中毒**,如高热、低氧血症、感染、创伤、呼吸机辅助通气过度等。肺泡通气过度,使体内生成的 CO_2 排出过多,以致血 PCO_2 降低而引起低碳酸血症。主要表现病人**呼吸由深快转为浅慢或不规则**；因缺氧可有头痛、头晕及**神经症状**、因血清钙降低可出现手足及口周麻木、**肌肉震颤**、抽搐。

17. **患者,男,37 岁**。因感染性休克入院。护士在观察病情时,下列哪项症状提示其发生急性呼吸窘迫综合征(**ARDS**)的可能(临床上以进行性呼吸困难为其特征) （　　）
    A. 呼吸音减弱　　　　　B. 肺部湿啰音　　　　　C. 动脉氧分压下降　　D. 躁动不安
    E. 呼吸困难迅速加重
18. **患者,男,65 岁**。心脏瓣膜置换术后并发急性呼吸窘迫综合征,需使用呼吸机治疗。患者家庭经济负担大,其家属很担心费用问题,询问护士是否可以不使用呼吸机,护士最佳的做法是 （　　）
    A. 强调使用呼吸机的重要性　　　　　　　　　　B. 告知使用呼吸机的费用
    C. 让其直接去问医生　　　　　　　　　　　　　D. 告诉其若放弃治疗则后果自负
    E. 与医生讨论是否使用其他治疗方法

第九章 传染病病人的护理

第一节 传染病概述

传染病是由病原微生物(细菌、真菌、放线菌、支原体、依原体、立克次体、螺旋体、病毒,即"三菌四体一病毒")或寄生虫(原虫和蠕虫)感染人体或动物后产生的具有传染性的疾病。

感染是病原体和人体之间相互作用的过程。构成感染的必备条件有**病原体**、**人体**和所处的**环境**。由于病原体的致病力和人体免疫机能的不同,感染过程可表现为:显性感染、隐性感染(**最常见的表现形式**)、病原携带者(不显出临床症状而**能排出病原体**,**是传染病重要的传染源**)、潜伏性感染、病原体被消除。

传染病的基本特征:病原体、传染性、流行病学特征(流行性、季节性、地方性)、感染后免疫力。

传染病流行过程的3个环节:传染源、传播途径和易感人群。影响流行过程的因素有社会因素和自然因素,社会因素起主导作用。

1. **传染源** 是指体内有病原体生长、繁殖,并能将其排出体外的人和动物。传染源包括**患者**、**隐性感染者**、**病原携带者**、**受感染动物**。

2. **传播途径** 是指病原体离开传染源到达另一个易感者的途径。传染病的传播途径常见的有:①呼吸道传播:主要通过空气、飞沫及尘埃传播,如麻疹、水痘、腮腺炎、猩红热、肺结核、**流行性脑脊髓膜炎**、百日咳、白喉。②消化道传播:主要通过污染食物、饮用水或食具传播,如中毒性痢疾、脊髓灰质炎、伤寒。③接触传播:直接接触(性病、狂犬病等)或接触被病原体污染的水传播。④**虫媒传播**:通过吸血节肢动物如蚊子、鼠蚤等传播,如**流行性乙型脑炎**、疟疾。⑤医院性传播(经血液、体液、医疗器械等):如乙型肝炎、丙型肝炎、艾滋病等。⑥土壤传播:当病原体的芽胞(如破伤风、炭疽)、幼虫(如钩虫)、或虫卵(如蛔虫)污染土壤时,则土壤成为这些传染病的传播途径。⑦垂直传播:即母婴传播,包括经胎盘传播、上行传播、分娩引起的传播。

3. **易感人群** 是指某一特定人群中对某种传染病的易感程度。对某些传染病缺乏特异性免疫力的人称为易感者。

传染病的临床特点:分为4期:潜伏期(潜伏期对传染病的诊断、确定检疫期限和流行病学调查有重要的意义)、前驱期、症状明显期(传染性较强且易发生并发症)、恢复期。

传染病的预防

1. **管理传染源** 对传染病病人必须做到**早发现**、**早诊断**、**早报告**、**早隔离**、**早治疗**。

法定传染病分为3类37种疾病。随着传染病病情的变化,我国在2008年将手足口病列入丙类传染病,2009年将甲型H_1N_1流感纳入乙类传染病,使得法定传染病共计39种。**甲类2种**:**鼠疫和霍乱**,为**强制管理**传染病。乙类26种:为**严格管理**传染病,其中**传染性非典型肺炎(SARS)**、炭疽中的肺炭疽和人感染高致病性禽流感被列入乙类传染病,但按照**甲类传染病管理**。丙类11种:为**监测管理**传染病。

2. **切断传播途径** ①呼吸道传染病:应保持室内空气新鲜、加强通风、空气消毒、外出戴口罩、避免大型集会等措施。②消化道传染病:主要采取管理饮食和粪便、保护水源、消灭苍蝇及蟑螂("三管一灭":管理水源、饮食、粪便,灭苍蝇及蟑螂)、饭前便后洗手等。③虫媒传染病:则以防虫、驱虫和杀虫措施为主。

3. **提高人群免疫力** 远离传染源,进行预防接种。**疫苗接种是预防传染病的最有力武器**。

传染病的护理管理 建立预诊制度、严格执行消毒及隔离制度、疫情报告制度、观察病情、日常生活护理、预防和控制院内感染、加强心理护理、健康教育等。

单元测试题

1. 传染病流行过程必需的3个环节是 ( )
   A. 传染源、传播途径、易感人群   B. 社会因素、自然因素
   C. 病原体、人、环境   D. 病原体、人、易感人群
   E. 传染源、病原体、环境

2. 经消化道传播的疾病是 ( )
   A. 麻疹   B. 肺结核   C. 水痘   D. 疟疾
   E. 脊髓灰质炎

3. 下列哪一项**不属于**传染源 ( )
   A. 患者   B. 病原携带者   C. 隐性感染者   D. 易感者
   E. 受感染的动物

4. 影响传染病流行过程的两个重要因素是 ( )
   A. 气温、雨量   B. 社会制度、经济状况

C. 地理位置、气候变化　　　　　　　　　　D. 生活习惯、文化传统
E. 社会因素、自然因素

5. 对于消化道传染病,起主导作用的预防措施是 （　）
   A. 隔离治疗病人　　B. 隔离治疗带菌者　　C. 切断传播途径　　D. 疫苗接种
   E. 接触者预防性用药

6. 在传染过程中起决定作用的是(病原体致病力和机体免疫力) （　）
   A. 病原体　　　　　B. 人体免疫力　　　　C. 社会因素　　　　D. 自然因素
   E. 以上均不是

7. 在传染过程中最常见的表现形式是 （　）
   A. 病原体被清除　　B. 隐性感染　　　　　C. 显性感染　　　　D. 病原携带状态
   E. 潜伏性感染

8. 以昆虫为媒介传播的疾病是 （　）
   A. 肺结核　　　　　B. 流行性腮腺炎　　　C. 流行性乙型脑炎　D. 猩红热
   E. 禽流感

9. 某城市因食用水产品后5日内出现甲型病毒性肝炎病人5 000多人,该病的流行强度应属于 （　）
   A. 散发　　　　　　B. 流行　　　　　　　C. 大流行　　　　　D. 暴发流行
   E. 以上均不是

10. 下列疾病**不需要**严密隔离的是 （　）
    A. 霍乱　　　　　　B. 狂犬病　　　　　　C. 麻疹　　　　　　D. 咽部白喉
    E. 肺炭疽

11. 构成传染的条件包括 （　）
    A. 自然因素和社会因素　　　　　　　　　B. 人、病原体、易感人群
    C. 人、病原体、环境　　　　　　　　　　D. 传染源、传播途径、易感人群
    E. 传染源、病原体、环境

12. 传染病潜伏期在临床上最重要的意义是 （　）
    A. 预测疫情　　　　B. 预测预后　　　　　C. 确定检疫期　　　D. 估计病情轻重
    E. 协助临床诊断

13. 保护易感人群最好的措施是 （　）
    A. 隔离易感人群　　　　　　　　　　　　B. 预防接种
    C. 隔离传染源　　　　　　　　　　　　　D. 增强易感人群的体质
    E. 易感人群不去人群密集的场地

14. 传染病的护理管理,要建立以下制度,其中哪项**不是** （　）
    A. 建立预诊制度　　B. 疫情报告制度　　　C. 隔离制度　　　　D. 消毒制度
    E. 疾病治疗制度

15. 在传染病的预防中,管理传染源必须做到 （　）
    A. 三早:早发现、早诊断、早治疗　　　　　B. 三早:早发现、早诊断、早报告
    C. 三早:早发现、早诊断、早隔离　　　　　D. 五早:早发现、早诊断、早报告、早隔离、早治疗
    E. 四早:早发现、早诊断、早隔离、早治疗

16. 下列属于甲类传染病的疾病是 （　）
    A. 肺炎　　　　　　B. 猩红热　　　　　　C. 肺结核　　　　　D. 霍乱
    E. 伤寒

17. 列入乙类传染病,但按甲类传染病管理的是 （　）
    A. 百日咳　　　　　B. 血吸虫病　　　　　C. 高致病性禽流感　D. 肺结核
    E. 病毒性肝炎

18. 护士在工作中患血源性传染病的最常见的原因是 （　）
    A. 接触被污染的伤口　B. 接触被污染的衣物　C. 针刺伤　　　　　D. 进行侵袭性操作
    E. 接触被污染的体液

19. 属于甲类传染病的是 （　）
    A. 疟疾　　　　　　B. 炭疽　　　　　　　C. 艾滋病　　　　　D. 黑热病
    E. 鼠疫

20. 属于传染病预防措施的是 （　）
    A. 计划免疫　　　　B. 封锁疫区　　　　　C. 环境消毒　　　　D. 限制集会
    E. 停工停课

第二节 麻疹病人的护理

麻疹是由麻疹病毒引起的急性呼吸道传染病,临床上以发热、咳嗽、流涕、结膜炎、口腔麻疹粘膜斑(具有早期诊断价值)、全身斑丘疹及疹后遗留色素沉着伴糠麸样脱屑为特征。

一、病因与发病机制

麻疹病毒为病原体,属副粘液病毒,RNA病毒,不耐热,对日光和消毒剂均敏感。55℃时15分钟被破坏,在流通的空气或日光照射20分钟即可失去致病力。人是唯一宿主。

二、流行病学

麻疹患者是唯一的传染源。出疹前5天至出疹后5天均有传染性,如合并肺炎,传染期可延长至出疹后10天。主要通过呼吸道飞沫传播,也可通过接触污染的物品间接传播。未患过麻疹或未接种过麻疹疫苗是易感人群。全年均可发病,以冬、春季节多见。6个月至5岁小儿发病率最高,病后可获持久免疫力。

三、临床表现

1. 潜伏期 一般为6~18天,平均10天。潜伏期末可有低热、全身不适。
2. 前驱期(出疹前期) 一般为3~4天,此期传染性最强。主要表现为发热、上呼吸道感染、麻疹粘膜斑(柯氏斑)。90%以上的患儿发疹前24~48小时出现麻疹粘膜斑:在下臼齿相对应的颊粘膜处,可出现0.5~1.0 mm大小白色麻疹粘膜斑,周围有红晕,出疹后1~2天消失,是早期诊断本病的重要依据。
3. 出疹期 多在发热后3~4天出现皮疹,始见于耳后发际、颈部,渐至面、躯干、四肢及手心足底,3~5天遍及全身。为淡红色充血性斑丘疹,压之褪色,散在分布,疹间皮肤正常。出疹时全身症状加重。
4. 恢复期 出疹后3~4天,皮疹按出疹顺序消退,同时留有米糠样脱屑及棕色色素沉着,一般7~10天痊愈。
5. 并发症 支气管肺炎(最常见)、喉炎、中耳炎、心肌炎、脑炎、营养不良与维生素A缺乏症等。

小结提示:麻疹、房间隔缺损、室间隔缺损的主要并发症均为支气管肺炎。

四、辅助检查

1. 血常规 白细胞计数减少,淋巴细胞相对增多。中性粒细胞增多提示继发细菌感染。
2. 血清学检查 从血清中检测麻疹病毒特异性IgM抗体,有早期诊断价值。
3. 病原学检查 从呼吸道分泌物中分离出麻疹病毒,可确诊本病。

五、治疗要点

麻疹无特异疗法,以加强护理、对症治疗、预防感染为治疗要点。有并发症的给予相应治疗。

六、护理问题

①体温过高:与病毒血症、继发感染有关。②皮肤完整性受损:与皮疹有关。③有感染的危险:与机体免疫力低下有关。④潜在并发症:支气管肺炎、喉炎、脑炎等。

七、护理措施

(一)维持正常体温 卧床休息至皮疹消退、体温正常。出疹前不宜用药物或物理方法强行降温,禁用乙醇擦浴及冷敷,以免体温骤降引起末梢循环障碍而使皮疹突然隐退。体温升至40℃以上时,为避免发生惊厥,可用小量的退热剂。

小结提示:小儿、血液病病人、传染病患儿出现皮疹时均禁用乙醇擦浴。

(二)保持皮肤粘膜的完整性

1. 皮肤护理 每日用温水擦浴1次(忌用肥皂水)保持皮肤清洁,勤换内衣,勤剪指甲,防止抓伤皮肤导致继发感染。如透疹不畅,可用鲜芫荽煎水服用并擦身,以促进血液循环和出疹。
2. 眼、口腔护理 常用生理盐水清洗双眼,再滴入抗生素眼液或眼膏,可加服维生素A预防干眼病。加强口腔护理,多喂白开水,可用生理盐水含漱。

(三)保证营养的供给 给予清淡易消化的流质、半流质饮食,少量多餐,多喂开水。

(四)观察病情 及时发现并发症,一旦出现,及时通知医生予以相应处理。

(五)预防感染的传播

1. 隔离患儿 对患儿应采取呼吸道隔离至出疹后5天,有并发症者延至出疹后10天。接触的易感儿隔离观察21天,若接触后接受过被动免疫者则延至28天。
2. 切断传播途径 病室通风换气,进行紫外线消毒;患儿衣被及玩具等在阳光下暴晒2小时,减少探视,预防继发感染。医务人员接触患儿后要洗手,须在阳光下或流动空气中停留30分钟以上,才能接触其他患儿或健康易感者。
3. 保护易感人群 对8个月以上未患过麻疹者应接种麻疹减毒活疫苗,7岁时复种。易感儿接触麻疹患儿后5天内注射血清免疫(丙种)球蛋白,可预防发病。

八、健康教育

向家长介绍麻疹的流行特点、病程、隔离时间、早期症状、并发症和预后,积极配合治疗和护理。无并发症的患儿可在家中治疗护理,指导家长做好消毒隔离、皮肤护理及病情观察。麻疹流行期间尽量避免易感儿去公共场所。

单元测试题

1. 关于麻疹的流行病学正确的是 （　）
   A. 患者是唯一的传染源
   B. 病后可获暂时性免疫力
   C. 以消化道传播为主
   D. 发病以夏季为主
   E. 恢复期患者存在携带病毒现象

2. 关于麻疹的叙述，以下**不正确**的是 （　）
   A. 病人是唯一的传染源
   B. 只通过呼吸道传染
   C. 感染后可终身免疫
   D. 凡未患过麻疹或未接种过麻疹疫苗者为易感者
   E. 潜伏期末2~3天至出疹后5天有传染性

3. 护士门诊分诊时，早期发现麻疹最有价值的依据是 （　）
   A. 发热、呼吸道卡他症状及结膜充血
   B. 口腔粘膜柯氏斑
   C. 身上有皮疹
   D. 颈部淋巴结肿大
   E. 1周前有麻疹接触史

4. 有关麻疹的皮疹特点正确的是 （　）
   A. 皮疹为充血性疱疹
   B. 疹间皮肤正常
   C. 压之不褪色
   D. 相互不融合
   E. 大小均匀一致

5. 患儿被诊断为麻疹，护士做健康教育时，**错误**的指导是 （　）
   A. 病房通风换气进行空气消毒
   B. 勤剪指甲，防止抓伤皮肤
   C. 多饮开水
   D. 及时清除鼻痂，保持呼吸道通畅
   E. 发热时可应用物理或药物方法为患儿迅速降温

6. 患儿，女，7岁。发热3天后于头颈部出现淡红色充血性斑丘疹，体温上升至39.2℃，护士可采取以下哪项护理措施 （　）
   A. 冰盐水灌肠降温
   B. 冰袋冷敷
   C. 乙醇擦浴
   D. 阿司匹林口服
   E. 让患儿卧床休息，多饮温开水

7. 典型麻疹的出疹顺序为 （　）
   A. 四肢—躯干—面部—颈部
   B. 上肢—躯干—下肢—头面部
   C. 面部—躯干—四肢
   D. 手足—躯干—面部
   E. 耳后发际—面部—躯干—四肢

8. 患儿，女，4岁。麻疹合并肺炎，其具有传染性的时段是 （　）
   A. 出疹前10天至出疹后10天
   B. 出疹前10天至出疹后5天
   C. 出疹期
   D. 出疹前5天至出疹后5天
   E. 出疹前5天至出疹后10天

9. 患儿，女，5岁，因患麻疹在家隔离治疗，社区护士指导家长消毒隔离措施**不正确**的是 （　）
   A. 房间应经常通风换气
   B. 隔离至出疹后5天
   C. 患儿衣被及玩具等在阳光下暴晒2小时
   D. 接触的易感儿需隔离观察7天
   E. 家长护理患儿后，须在流动空气中停留30分钟以上，才能去邻居家

（10~11题共用题干）
　　患儿，男，1岁。发热，流涕，咳嗽3天就诊，体温39.5℃，查体：耳后发际处可见红色斑疹，疹间皮肤正常，在第一白齿相对应的颊粘膜处可见灰白色点。

10. 护士考虑该患儿为麻疹，最重要的体检是 （　）
    A. 皮疹为红色斑疹
    B. 疹间皮肤正常
    C. 体温高热
    D. 皮疹从耳后发际处开始出现
    E. 在第一白齿相对应的颊粘膜处可见灰白色点

11. 护士指导家长采取的隔离措施中正确的是 （　）
    A. 对患儿宜采取呼吸道隔离至出疹后3天
    B. 对患儿宜采取呼吸道隔离至出疹后5天
    C. 如有并发症，隔离至出疹后15天
    D. 患儿的玩具应清洁后再保管起来
    E. 患儿的衣被应暴晒1小时

12. 患儿，男，4岁。其幼儿园同班一儿童前一日被确诊为麻疹，家长非常紧张，护士给予家长健康指导正确的是 （　）
    A. 接种麻疹疫苗
    B. 隔离检疫10天
    C. 饮用板蓝根冲剂
    D. 每日室外活动1小时
    E. 可注射人血丙种球蛋白

13. 下列麻疹治疗护理的注意事项中，**错误**的是 （　）

A. 隔离休息 B. 及早使用抗生素预防并发症
C. 居室通风良好,保持适宜的温湿度 D. 注意口咽鼻的护理
E. 病程发热期间应给予清淡易消化饮食

14. 1岁半男婴,发热4天,伴咳嗽、流涕,眼结膜充血,流泪,半天前发现患儿耳后、颈部、发现有稀疏的不规则红色丘疹,疹间皮肤正常,体温40℃,心肺正常。护士告诉家长患儿疹退后的皮肤改变,正确的是 （ ）
    A. 无色素沉着,无脱屑 B. 有色素沉着,无脱屑
    C. 无色素沉着,有脱屑 D. 有色素沉着,有脱屑
    E. 有色素沉着,有疤痕

15. 麻疹病毒主要是通过以下哪种途径传播的 （ ）
    A. 呼吸道 B. 虫媒 C. 消化道 D. 血液
    E. 接触

16. 关于麻疹病毒,以下叙述哪项**不正确** （ ）
    A. 属副粘液病毒 B. 是一种 RNA 病毒
    C. 对消毒剂不敏感 D. 加热至56℃ 30分钟可杀灭
    E. 在阳光下空气流通环境中,半小时失去活力

17. 麻疹最重要的传染源是 （ ）
    A. 隐性感染者 B. 病原体携带者 C. 病人 D. 昆虫
    E. 受感染的动物

18. 与麻疹的流行病学**有误**的是 （ ）
    A. 任何季节均可发病,以冬春季多见 B. 易感人群是婴幼儿
    C. 间接传播少见 D. 有并发症者传染期可延长
    E. 病后能获持久免疫

19. 麻疹的出疹在发热后的 （ ）
    A. 当天 B. 1～2天 C. 2～3天 D. 3～4天
    E. 7～10天

20. 麻疹患儿无并发症具有传染性的时段为 （ ）
    A. 出疹前5天至出疹后10天 B. 出疹前5天至出疹后5天
    C. 出疹期 D. 出疹前10天至出疹后10天
    E. 出疹前10天至出疹后5天

21. 典型麻疹之皮疹的特点是 （ ）
    A. 皮疹普遍充血,有红色粟粒疹 B. 疹间无正常皮肤
    C. 玫瑰色斑丘疹 D. 红色斑丘疹,疹退后有色素沉着及脱屑
    E. 出血性皮疹

22. 麻疹患儿最常见的并发症是 （ ）
    A. 支气管肺炎 B. 麻疹脑炎 C. 急性胰腺炎 D. 心肌炎
    E. 喉炎

23. 患儿,3岁,麻疹入院,目前处于麻疹恢复期。今日当班护士发现患儿的体温突然再次升高,伴有嗜睡、惊厥。该护士考虑患儿最可能的并发症是 （ ）
    A. 肺炎 B. 咽炎 C. 胸膜炎 D. 心肌炎
    E. 脑炎

24. 某患儿,因麻疹入院治疗。目前该患儿处于出疹期,体温40.5℃。正确的护理措施是 （ ）
    A. 小量退热剂 B. 乙醇擦浴 C. 冰袋冷敷 D. 适当活动
    E. 冷盐水灌肠

25. 属于降低麻疹发病率的关键措施是 （ ）
    A. 早发现早诊断早治疗麻疹患者 B. 一旦发现麻疹患者立即隔离
    C. 注意公共场所卫生 D. 易感儿按时注射麻疹疫苗
    E. 医学检疫21天

26. 关于麻疹患儿的饮食护理,下列哪项是**错误**的 （ ）
    A. 给予流质或半流质饮食 B. 避免生冷饮食
    C. 少吃多餐 D. 避免油腻饮食
    E. 恢复期仍需控制饮食

(27～30题共用题干)

男患儿,2岁。发热、咳嗽、流涕、流泪1天。体检:体温38.6℃,精神差,结膜充血,畏光,颊粘膜上有数个0.5 mm大

小的白色**柯氏斑**,周围有红晕。出生 8 个月后未进行预防接种。

27. 该患儿最有可能的诊断是 （ ）
   A. 流行性感冒　　　　B. 猩红热　　　　C. 麻疹　　　　D. 百日咳
   E. 水痘

28. 该白色斑点又称 （ ）
   A. 猩红热粘膜内疹　　B. 溃疡面　　　　C. 麻疹粘膜斑　　D. 疱疹
   E. 鹅口疮

29. 该患儿处于疾病的哪一期 （ ）
   A. 潜伏期　　　　　　B. 前驱期　　　　C. 出疹期　　　　D. 恢复期
   E. 痊愈期

30. 该患儿姐姐 5 岁。体弱多病,应隔离观察多少时间 （ ）
   A. 7 天　　　　　　　B. 10 天　　　　　C. 14 天　　　　　D. 21 天
   E. 1 个月

31. 麻疹患儿,体温 40 ℃,呼吸急促、咳嗽频繁、时有惊厥,全身为红色斑丘疹,可能为麻疹的哪期 （ ）
   A. 前驱期　　　　　　B. 初期　　　　　C. 出疹期　　　　D. 恢复期
   E. 以上都不是

32. **麻疹患者在出疹期首先出现皮疹的部位是** （ ）
   A. 前额、面、颈　　　B. 耳后、发际　　C. 胸、背　　　　D. 胸、腹
   E. 四肢

第三节　水痘病人的护理

水痘是由**水痘-带状疱疹病毒**引起的传染性极强的儿童期传染性疾病。临床特征为皮肤和粘膜连续分批出现**斑疹**、**丘疹**、**疱疹和结痂并存**,全身症状轻微。

一、病因及发病机制

水痘-带状疱疹病毒为 DNA 病毒,存在于患儿呼吸道、血液及疱疹液中,经上呼吸道侵入机体后在呼吸道粘膜细胞中复制,而后进入血液,形成病毒血症。在单核-吞噬细胞系统内再次增殖后释放入血,形成第二次病毒血症而发病。由于病毒入血是间歇性,故临床表现为皮疹分批出现,且各类皮疹同时存在。**皮肤病变仅限于表皮棘细胞层,愈后不留瘢痕**。

二、流行病学

水痘患儿是唯一的传染源。患儿**出疹前 1、2 天至疱疹全部结痂时均有传染性**,且传染性极强。**经飞沫或直接接触传播**。易感儿接触后几乎均可发病,2～6 岁小儿发病率最高,6 个月以下则少见。病后可获得持久免疫,但可发生带状疱疹。**多发生在冬末、初春季节**。

三、临床表现

1. 典型水痘　**潜伏期 10～21 天**,一般 2 周左右,前驱期持续 1～2 天。症状轻微,可有低热、头痛、乏力、食欲缺乏、咽痛等上呼吸道感染症状。出疹期:常在起病当天或次日出现皮疹,特点是:①皮疹分批出现,初始为**红色斑疹或斑丘疹**,迅速发展为清亮、椭圆形小水疱,周围伴有红晕,疱液先透明而后混浊,疱疹易破溃,常伴瘙痒,2～3 天开始干枯结痂。出诊顺序为:**斑疹→丘疹→疱疹→脓疱→结痂**。**不同性状的皮疹同时存在是水痘皮疹的重要特征**。②皮疹痒感重,呈向心性分布,**首发于躯干**,以后至面部、头皮,四肢远端较少。③粘膜疱疹可出现口腔、咽、结膜和生殖器等处,易破溃形成溃疡。④水痘为**自限性疾病,一般 10 天左右自愈**。

2. 并发症:常继发皮肤细菌感染、肺炎、脑炎和心肌炎等,其中皮肤感染最多见。

四、辅助检查

白细胞计数正常或稍增高,血清特异性抗体检查滴度增高 4 倍以上可确诊,疱疹刮片可见多核巨细胞及核内包涵体。

五、治疗要点

主要采取对症支持治疗。**抗病毒药物首选阿昔洛韦**,治疗越早越好,**一般在水痘发病后 24 小时内应用才有效**。必要时可选用干扰素。**出疹期禁用糖皮质激素**。

六、护理问题

①皮肤完整性受损:与皮疹及继发感染有关。②体温过高:与病毒血症有关。③潜在并发症:肺炎、脑炎、感染传播等。

七、护理措施

1. 维持皮肤完整　室温适宜,衣被不宜过厚,以免造成患儿不适,增加痒感。衣被清洁、干燥,**剪短指甲**,婴幼儿可戴并指手套,以免抓伤皮肤,引起继发感染或留下瘢痕。**皮肤瘙痒难忍时**,可分散其注意力,或用温水洗浴,**局部涂炉甘石洗剂或 5% 碳酸氢钠溶液**,也可遵医嘱口服抗组胺药物。已破溃继发感染者用抗生素软膏,或遵医嘱给抗生素治疗。

2. 维持正常体温　高热者可用物理降温或适量退热药,**忌用阿司匹林**,因为可能会引起瑞氏综合征(Reye'

syndrome)。卧床休息,饮食清淡,多饮水。

小结提示:甲亢、水痘患儿等均**禁用阿司匹林**。

3. 病情观察 注意观察患儿病情变化,及早发现异常通知医生予以相应的治疗。
4. 预防感染传播 保持室内空气新鲜,定时空气消毒。无并发症的患儿多在家隔离治疗,<u>隔离至疱疹全部结痂或出疹后7日止</u>。<u>易感儿接触后应隔离观察3周</u>。对于已接触水痘者,应在72小时内给予水痘-带状疱疹免疫球蛋白或恢复期血清,可起到预防或减轻症状的作用。

八、健康教育

指导家长隔离水痘患儿,注意观察病情变化,做好皮肤护理。向家长介绍水痘的预防知识,<u>1岁以上健康小儿可接种水痘-带状疱疹病毒疫苗,可获得持久免疫</u>。水痘流行期间避免易感儿去公共场所。

单元测试题

1. 水痘的传染源是 （　）
   A. 受感染的动物　　　B. 病原携带者　　　C. 患者　　　D. 土壤
   E. 污染的食物
2. 关于水痘的叙述,以下**不正确**的是 （　）
   A. 水痘是由水痘带状疱疹病毒引起的疾病　　B. 以全身出现水疱疹为特征
   C. 感染水痘后一般可持久免疫,但可发生带状疱疹　　D. 水痘只通过飞沫传染
   E. 四季可发病,以冬春季为高
3. 水痘患者作为唯一的传染源,其具有传染性的时段为 （　）
   A. 出疹前10天至出疹后5天　　B. 出疹期
   C. 潜伏期　　D. 出疹前5天至第一批疹退
   E. 出疹前1～2天至全部疱疹结痂
4. 对水痘的临床症状描述正确的是 （　）
   A. 潜伏期为1～12天　　B. 疹退留有色素沉着
   C. 口周苍白圈　　D. 水痘为自限性,7天左右自愈
   E. 皮疹分批出现,同一部位可见不同性状皮疹
5. 患儿,女,3岁,发热1天后出现皮疹,躯干多,四肢末端少,为红色斑丘疹,数小时后变成小水泡,痒感重,应考虑该患儿为 （　）
   A. 麻疹　　B. 水痘　　C. 猩红热　　D. 腮腺炎
   E. 乙型脑炎
6. 患儿,女,2岁,诊断为水痘,在家隔离治疗,因皮疹痒,哭闹不安,护士给予家长正确的指导是 （　）
   A. 局部涂2%碘酊　　B. 局部涂液状石蜡
   C. 局部涂地塞米松　　D. 局部涂炉甘石洗剂
   E. 局部涂金霉素鱼肝油
7. 患儿,男,6岁,确诊为水痘,现处于出疹期,自述皮疹瘙痒难忍。有关患儿的护理措施正确的是 （　）
   A. 皮疹处不可涂抹甘石洗剂　　B. 皮疹完全消退前不可洗澡,以防感染
   C. 瘙痒处可涂抹地塞米松霜　　D. 遵医嘱口服抗组胺药物
   E. 可隔衣物挠抓皮疹患处
8. 患儿,男,3岁。诊断为水痘。治疗首选的药物是 （　）
   A. 青霉素　　B. 红霉素　　C. 氧氟沙星　　D. 阿昔洛韦
   E. 头孢噻肟
9. 水痘为自限性疾病,其病程一般是 （　）
   A. 3天　　B. 5天　　C. 7天　　D. 10天
   E. 15天
10. 水痘皮疹的特点是(出诊顺序为:斑疹—丘疹—疱疹—脓疱—结痂) （　）
    A. 皮疹初见于耳后发际　　B. 皮疹呈向心性分布
    C. 疹间无正常皮肤　　D. 恢复期大片脱皮
    E. 麻疹退后色素沉着
11. 患儿,4岁,曾与水痘患儿接触,对其该采取的措施是 （　）
    A. 注射维生素D_3　　B. 进行检疫　　C. 注射疫苗　　D. 隔离
    E. 静脉注射抗生素
12. 儿科病房出现一位水痘患儿,此病房何时才能收治新病人(由于水痘的潜伏期10～21天,通过空气飞沫传播,所以儿科病房要在21天后才可以收治新患者) （　）

A. 7 天　　　　　　B. 14 天　　　　　　C. 21 天　　　　　　D. 28 天
E. 30 天

13. 患儿,女,5岁。发热1天后发现躯干有散在的淡红色斑丘疹,清亮透明转为云雾状的疱疹,伴有痒感。体温39.6℃,精神好,食欲减退。诊断为水痘。有关该患儿的治疗,护士给予的指导**不正确**的是　　　　(　　)
    A. 对症治疗,预防皮疹继发细菌感染　　　　B. 痒感重时可涂炉甘石洗剂
    C. 局部涂甲紫　　　　　　　　　　　　　　D. 用阿昔洛韦和维生素
    E. 可用泼尼松口服

(14~17题共用题干)

患儿,3岁半。发热2天后出现皮疹而入院。查体:体温39.6℃,脉搏110次/分钟,呼吸32次/分钟,精神一般,咽后壁充血,头皮及躯干有散在的淡红色斑丘疹及疱疹,其余部位未发现异常。

14. 根据检查结果,患儿最有可能的诊断是　　　　　　　　　　　　　　　　　　　　(　　)
    A. 麻疹　　　　　　B. 猩红热　　　　　　C. 幼儿急疹　　　　　　D. 伤寒
    E. 水痘

15. 如需隔离,则隔离期应至　　　　　　　　　　　　　　　　　　　　　　　　　　(　　)
    A. 出疹后2天　　　　B. 出疹后3天　　　　C. 出疹后10天　　　　D. 皮疹全部结痂
    E. 皮疹全部消退

16. 护士对患儿正确的护理措施,**应除外**　　　　　　　　　　　　　　　　　　　　(　　)
    A. 饮食宜清淡,多饮水　　　　　　　　　　B. 疱疹破溃时涂1%甲紫溶液
    C. 及时更换内衣　　　　　　　　　　　　　D. 用乙醇擦浴及时降温
    E. 适宜的温湿度

17. 如需隔离,护士对患儿采取的隔离方法是　　　　　　　　　　　　　　　　　　　(　　)
    A. 呼吸道隔离　　　　B. 消化道隔离　　　　C. 接触性隔离　　　　D. 保护隔离
    E. 虫媒隔离

18. 3岁患儿,未患过水痘。现该患儿班级出现水痘患儿。该患儿应在家隔离观察的时间为(　　)
    A. 1周　　　　　　　B. 2周　　　　　　　C. 3周　　　　　　　D. 4周
    E. 5周

19. 水痘皮肤病变的病理特征是　　　　　　　　　　　　　　　　　　　　　　　　　(　　)
    A. 仅限粘膜　　　　　B. 仅限表皮　　　　　C. 仅限真皮　　　　　D. 可侵及皮下组织
    E. 可侵及肌层

第四节　流行性腮腺炎病人的护理

流行性腮腺炎是由**腮腺炎病毒**引起的**急性呼吸道传染病**,以腮腺肿大、疼痛为特征,各种腺体组织和器官均可受累。

一、病因及发病机制

腮腺炎病毒为RNA病毒,属副粘液病毒,人是腮腺炎病毒的唯一宿主,存在于病人唾液、血液、尿及脑脊液中。腮腺炎病毒经口、鼻侵入人体后,在局部粘膜上皮细胞中增殖,引起局部炎症和免疫反应。然后经血至腮腺、颌下腺、舌下腺、胰腺、性腺等腺体,也可侵犯中枢神经系统,引起多器官的非化脓性炎症。

二、流行病学

早期病人和隐性感染者为本病的传染源。主要通过**空气飞沫**、**直接接触传播**,也可经唾液污染的食具、玩具等途径传播。**自腮腺肿大前1天至消肿后3天均具传染性**。好发于5~15岁的儿童及青少年,无免疫力的成人亦可发病。全年均可发病,以冬春季为主。常在幼儿园和学校中流行。感染后可获持久免疫。

小结提示:小儿传染病具有传染性的时段为:①**麻疹**:在出疹前5日至出疹后5日均有传染性。②**水痘**:在出疹前1日至疱疹全部结痂时均有传染性。③**流行性腮腺炎**:在腮腺肿大前1日至消肿后3日均有传染性。

三、临床表现

1. 典型病例以腮腺炎为主要表现　**潜伏期14~25天,平均18天**。前驱期很短,可有低热、头痛、乏力、食欲不振等症状。**一侧腮腺肿大**常是疾病的**首发体征**,2~3天波及对侧,也有双侧同时肿大或始终限于一侧者。**肿大以耳垂为中心**,向前、后、下发展,边缘不清,局部发热但不红,伴有周围组织水肿,轻度压痛,咀嚼或吃酸性食物时胀痛加重。腮腺管口红肿,但无分泌物。腮腺肿大3~5天达高峰,1周左右逐渐消退。

2. 并发症　脑膜脑炎(常发生于腮腺肿大前后1周)、睾丸炎、急性胰腺炎等,其中睾丸炎是男孩最常见的并发症。

四、辅助检查

①血常规:白细胞计数正常或稍低,淋巴细胞相对增多。②血清、尿淀粉酶:发病早期增高,第2周左右恢复正常。③血清抗体检测:血清特异性IgM抗体增高提示近期感染。④病毒分离:病人的唾液、脑脊液、尿或血中可分离出病毒。

五、治疗要点

本病是一种自限性疾病,无特殊疗法,主要是对症处理和支持治疗。

六、护理问题

①急性疼痛:与腮腺非化脓性炎症有关。②潜在并发症:脑膜脑炎、睾丸炎、胰腺炎等。

七、护理措施

1. 减轻疼痛　①保持口腔清洁:鼓励患儿多饮水、勤用温盐水漱口,防止继发感染。②饮食调整:给予清淡、易消化的半流质饮食或软食,忌酸、辣、硬而干燥的食物,以免引起唾液分泌增多,肿痛加剧。③减轻局部疼痛:局部冷敷可减轻炎症充血和疼痛,可用茶水或醋调中药如意金黄散(或青黛散)局部湿敷。

2. 控制体温　高热者给予物理或药物降温。

3. 观察病情　观察有无脑膜脑炎、睾丸炎、急性胰腺炎等临床征象,如有睾丸炎可用丁字带托起阴囊消肿或局部间歇冷敷以减轻疼痛。

八、健康教育

指导家长做好隔离、用药、饮食、退热等护理。无并发症的患儿一般在家中采取呼吸道隔离治疗,隔离至腮腺肿大完全消退后3天。对患儿的呼吸道分泌物及其污染的物品应进行消毒。流行期间应加强幼儿与学校的晨检,及时发现并隔离患儿。对易感儿接种麻疹、风疹、腮腺炎三联疫苗。有接触史的易感儿应观察3周。

单元测试题

(1~2题共用题干)

患儿,男,5岁。发热2天伴右耳下疼痛,腹痛半天入院,查体:体温40℃,右腮腺肿胀压痛明显,右上腹压痛,无反跳痛。

1. 护士考虑该患儿可能是　　　　　　　　　　　　　　　　　　　　　　　　　　　　　　　　　　　　　(　　)
   A. 腮腺炎并发脑膜炎　　　　　　　　　　　　　　B. 腮腺炎并发胰腺炎
   C. 腮腺炎并发睾丸炎　　　　　　　　　　　　　　D. 腮腺炎并发卵巢炎
   E. 腮腺炎并发胃肠炎

2. 为进一步诊断应立即协助医生做的检查是　　　　　　　　　　　　　　　　　　　　　　　　　　　　(　　)
   A. 尿常规　　　　　B. 血常规　　　　　C. 血、尿淀粉酶　　　　　D. 便常规
   E. 脑脊液

3. 关于流行性腮腺炎的描述哪项不正确　　　　　　　　　　　　　　　　　　　　　　　　　　　　　　(　　)
   A. 好发于儿童　　　　B. 自限性疾病　　　　C. 化脓性炎症　　　　D. 无特殊治疗
   E. 非化脓性炎症

4. 患儿,女,7岁。诊断为流行性腮腺炎,护士指导家长为女儿选择食品正确的是　　　　　　　　　　(　　)
   A. 鼓励患儿多饮水　　　　　　　　　　　　　　　B. 可每日给适量干果
   C. 可选择高纤维食品　　　　　　　　　　　　　　D. 可选择高热量的牛肉
   E. 选择刺激唾液分泌的酸味食物

5. 患儿,男,7岁,诊断为流行性腮腺炎,护士健康指导不正确的是　　　　　　　　　　　　　　　　　(　　)
   A. 忌酸、辣、硬而干燥的食物　　　　　　　　　　B. 睾丸肿痛时可用丁字带
   C. 鼓励患儿多饮水　　　　　　　　　　　　　　　D. 本病为自限性疾病,无特殊疗法
   E. 如合并脑膜脑炎,则应长期口服肾上腺皮质激素

6. 流行性腮腺炎应隔离至　　　　　　　　　　　　　　　　　　　　　　　　　　　　　　　　　　　　(　　)
   A. 体温恢复正常　　　　　　　　　　　　　　　　B. 腮腺肿大前1日至消肿后3天
   C. 发病后3周　　　　　　　　　　　　　　　　　D. 腮腺肿大完全消退,再观察9天
   E. 腮腺肿大完全消退,再观察7天

7. 关于流行性腮腺炎,下述哪项是错误的　　　　　　　　　　　　　　　　　　　　　　　　　　　　　(　　)
   A. 腮腺部位面部皮肤红肿　　　　　　　　　　　　B. 腮腺炎为非化脓性肿痛
   C. 由腮腺炎病毒所致　　　　　　　　　　　　　　D. 患病后可获终身免疫
   E. 病人及隐性感染者均有传染性

8. 流行性腮腺炎的临床表现不包括　　　　　　　　　　　　　　　　　　　　　　　　　　　　　　　　(　　)
   A. 病后2小时内出现腮腺肿大
   B. 腮腺以耳垂为中心,呈弥漫性肿胀,边界不清,表面不红
   C. 腮腺四周的蜂窝组织水肿
   D. 腮腺导管开口红肿,挤压时可有脓液溢出
   E. 急性起病

9. 患儿,7岁,发热3天伴腮腺肿大入院,诊断为流行性腮腺炎。实验室检查血清特异性抗体,下列增高的检查项目是
   ( )
   A. IgA   B. IgD   C. IgE   D. IgG
   E. IgM
10. 流行性腮腺炎常见的并发症**不包括**的是   ( )
    A. 脑膜脑炎   B. 急性胰腺炎   C. 睾丸炎   D. 卵巢炎
    E. 急性肾小球肾炎
11. 9岁男孩,发热2天,腮腺肿痛1天。查体:体温39.5℃,双侧腮腺肿大,不红,进食时疼痛加剧。下列护理措施哪项**不正确**
    ( )
    A. 进食后漱口   B. 积极降温处理
    C. 局部热敷   D. 忌酸、辣、硬而干燥的食物
    E. 呼吸道隔离患儿至腮腺肿胀完全消退
12. 对流行性腮腺炎腮肿的护理,以下哪项**不合适**   ( )
    A. 宜进易消化和清淡的饮食   B. 腮肿处可用醋调青黛散外敷
    C. 肿胀处可冷敷   D. 保持口腔清洁,餐后漱口
    E. 可进食水果、果汁和补充维生素C片

(13~15题共用题干)

男患儿,9岁。发热、左脸肿大1天。体检:体温39.5℃,左脸肿胀,以耳垂为中心,向前、后、下延伸,触之有坚韧感,边缘不清。张口受限,上颌第二磨牙旁的颊粘膜处腮腺管口可见红肿。白细胞4×10⁹/L,淋巴0.50,中性粒细胞0.45。

13. 该患儿最有可能发生了   ( )
    A. 化脓性腮腺炎   B. 单纯性腮腺肿大
    C. 颈部及耳前淋巴结炎   D. 腮腺导管阻塞
    E. 流行性腮腺炎
14. 护理该患儿措施**不妥**的是   ( )
    A. 多食酸性食物   B. 乙醇擦浴降温
    C. 腮肿处冷敷以减轻肿痛   D. 温盐水漱口
    E. 忌食硬而干燥的食物
15. 5天后,患儿出现头痛、呕吐、颈项强直,应考虑发生了   ( )
    A. 炎症蔓延引起化脓性脑膜炎   B. 并发脑膜脑炎
    C. 并发胰腺炎   D. 肿大腮腺压迫神经所致
    E. 并发脊髓灰质炎
16. 患儿,5岁。发热2天、双侧腮腺肿大1天,入院诊断为流行性腮腺炎,下列哪个时期应重点观察有无脑膜脑炎( )
    A. 起病时   B. 发热后1周   C. 发热后3天   D. 腮腺肿大后3天
    E. 腮腺肿大后1周左右
17. 对无并发症的急性腮腺炎患儿,正确的隔离方式是   ( )
    A. 保护性隔离   B. 接触隔离   C. 血液隔离   D. 消化道隔离
    E. 家中隔离
18. 流行性腮腺炎的潜伏期平均为   ( )
    A. 6天   B. 9天   C. 12天   D. 15天
    E. 18天

第五节 病毒性肝炎病人的护理

病毒性肝炎是由**多种肝炎病毒**引起的、以肝脏损害为主的一组全身性传染病。临床主要表现为乏力、厌食、肝大、黄疸、肝功能异常。肝炎病毒有甲型、乙型、丙型、丁型及戊型,近年还发现了庚型肝炎病毒。各型肝炎临床表现基本相似。甲型及戊型主要表现为**急性肝炎**。部分乙型、丙型、丁型可转化为**慢性肝炎**,少数病例可发展为肝硬化或肝细胞癌。甲型和乙型可通过疫苗预防。

一、流行病学

1. 传染源 甲、戊型肝炎的传染源为**急性肝炎病人和亚急性感染者**,发病前2周至发病后1周从粪便排出病毒的数量最多,传染性最强。乙、丙、丁型的传染源为急性、慢性肝炎病人、病毒携带者,其传染性贯穿整个病程,其中慢性病人和病毒携带者是乙型肝炎最主要的传染源。

2. 传播途径 ①主要经**粪-口途径传播**的有**甲型肝炎和戊型肝炎**。污染的水源或食物可引起暴发流行,有季节性,甲型肝炎以儿童发病率高,而戊型肝炎则主要发生于青壮年。②主要经**血液途径传播**的有**乙型肝炎、丙型肝炎及丁型肝**

炎。通常在半年内曾接受输血、血液制品及消毒不严格的药物注射、免疫接种、针刺治疗或与病人有密切接触史。③**母婴传播为乙型肝炎重要传播途径**。

二、临床表现

各型肝炎的潜伏期：**甲型肝炎 15～45 天**，平均 30 天；**乙型肝炎 40～180 天**，平均 70 天；丙型肝炎 15～150 天，平均 50 天；丁型肝炎 30～140 天；戊型肝炎 10～60 天，平均 40 天。

（一）急性肝炎

1. 急性黄疸型肝炎

（1）黄疸前期：**传染性最强**，平均 5～7 天。以**食欲减退、厌油、恶心**、呕吐、腹胀、腹痛和腹泻等**消化系统症状**为最突出表现，可有畏寒、发热、疲乏及全身不适等，起病急，发热。

（2）黄疸期：可持续 2～6 周。黄疸前期的症状逐渐好转，但尿色如**浓茶样**，**巩膜和皮肤黄染**，黄疸可逐渐加深，约 2 周达到高峰。部分病人可有短暂粪便颜色变浅，**皮肤瘙痒**、心动过缓等肝内阻塞性黄疸的表现。常见肝大，质地软，有轻度压痛及叩击痛。部分病人有轻度脾大。

（3）恢复期：平均持续 4 周。症状逐渐消失，黄疸逐渐消退，肝脾回缩，肝功能逐渐恢复正常。

2. 急性无黄疸型肝炎　较黄疸型肝炎多见。**主要表现为消化道症状**，此类型常不易被发现而成为重要传染源。

（二）慢性肝炎　病程超过半年者。常见乙型、丙型、丁型肝炎。通常无发热，症状类似急性肝炎。面色灰暗、蜘蛛痣、肝掌、肝脾大。

（三）重型肝炎　为最严重的临床类型，各型肝炎均可引起，病死率可高达 50%～80%，常可因劳累、感染、酗酒、服用肝损药物、妊娠等诱发。

1. 重型肝炎分型　可分 3 种类型，**以慢性肝炎最为常见**。①急性重型肝炎：起病较急，早期即出现重型肝炎的临床表现。尤其是病后 10 天内出现**肝性脑病、肝脏明显缩小、肝臭**等。②亚急性重型肝炎：急性黄疸型肝炎起病 10 天以上，出现重型肝炎的临床表现。肝性脑病多出现在疾病的后期，腹水往往较明显。病程多为 3 周至数月，易转化为肝硬化。③慢性重型肝炎：在慢性肝炎或肝炎后肝硬化基础上发生的重型肝炎。

2. 重型肝炎的诱因　①病后劳累。②感染，常见胆道系感染、原发性腹膜炎等。③长期大量酗酒或病后酗酒。④服用对肝脏有损害的药物。⑤合并妊娠。

3. 临床表现　主要表现为肝衰竭：①**黄疸迅速加深**，血清胆红素高于 171 μmol/L。②**肝脏进行性缩小，出现肝臭**。③出血倾向，凝血酶原活动度（PTA）低于 40%。④迅速出现腹水、中毒性鼓肠。⑤**精神神经系统症状**，早期可出现计算能力下降，定向障碍，**精神行为异常**，烦躁不安，嗜睡，**扑翼样震颤**等，晚期可发生昏迷。⑥肝肾综合征，出现少尿甚至无尿，电解质酸碱平衡紊乱，血尿素氮升高等。

小结提示：**急性肝炎**主要有消化道和黄疸等症状；而**重型肝炎**除了有上述症状外，同时出现了肝缩小、肝臭以及精神行为异常等症状。

（四）淤胆型肝炎　以肝内胆汁淤积为主要表现，又称毛细胆管炎型肝炎。自觉症状较轻，而黄疸较深，伴全身皮肤瘙痒，粪便颜色变浅或灰白色。

三、辅助检查

（一）血清检查

1. **丙氨酸基转移酶（ALT）**　在肝功能检测中**最为常用**，是判定肝细胞损害的重要指标。急性黄疸型肝炎常明显升高；慢性肝炎可持续或反复升高；重型肝炎时因大量肝细胞坏死，ALT 随黄疸迅速加深而下降，称为胆-酶分离。

2. 天门冬氨酸氨基转移酶（AST）升高。

3. 清蛋白下降、球蛋白升高和 A/G 比值下降，见于慢性肝病。

4. 黄疸型肝炎时，直接和间接胆红素**均升高**。淤胆型肝炎则以**直接胆红素**升高为主。

5. 凝血酶原活动度（PTA）**检查**　PTA 与肝损程度成反比，可用于重型肝炎临床诊断及预后判断。重型肝炎 PTA 常＜40%，PTA 愈低，预后愈差。

6. 血氨浓度检测　若并发肝性脑病，可有血氨升高。

（二）肝炎病毒病原学（标记物）检测

1. 甲型肝炎　①**血清抗-HAV-IgM**：是甲肝病毒（HAV）近期感染的指标，是确诊甲型肝炎最主要的标记物。②血清抗-HAV-IgG：见于**甲型肝炎疫苗接种后或既往感染 HAV 的病人**，为保护性抗体。

2. 乙型肝炎

（1）**表面抗原（HBsAg）**与**表面抗体（抗-HBs）**：**HBsAg 阳性**见于乙肝病毒（HBV）感染者。HBV 感染后 3 周血中首先出现 HBsAg。**抗-HBs 为保护性抗体**，阳性主要见于**预防接种乙型肝炎疫苗后或过去感染 HBV 并产生免疫力的恢复者**。

（2）e 抗原（HBeAg）：HBeAg 一般只出现在 HBsAg 阳性的血清中。**HBeAg 阳性提示 HBV 复制活跃，传染性较强**。

（3）核心抗原（HBcAg）与其抗体（抗-HBc）：HBcAg 主要存在于受感染的肝细胞核内，如检测到 HBcAg，表明 HBV 有复制。

（4）乙型肝炎病毒脱氧核糖核酸（**HBV DNA**）和 DNAP 聚合酶：**反映 HBV 感染最直接、最特异和最灵敏的指标**。两者阳性提示 HBV 的存在、复制，传染性强。

3. **丙型肝炎** 丙型肝炎病毒核糖核酸(HCV RNA):在病程早期即可出现,治愈后即消失,故可作为抗病毒治疗病例选择及判断疗效的重要指标。丙型肝炎病毒抗体(抗-HCV):是丙肝病毒(HCV)感染的标记。抗-HCV-IgM 见于丙型肝炎急性期,病愈后可消失。

4. **丁型肝炎** 血清或肝组织中的 HDV Ag 和(或)HDV RNA 阳性有确诊意义。

5. **戊型肝炎** 抗-HEV-IgM 及抗-HEV-IgG。近期感染指标,应结合临床判断。

四、治疗要点

治疗要点为综合性治疗,以适当休息、合理营养为主,辅以适当药物治疗,避免饮酒和使用损害肝脏的药物。

(一)隔离 <u>甲、戊型肝炎按肠道传染病隔离 3～4 周;乙、丙、丁型肝炎按血源性传染病及接触传染病隔离,乙、丁型肝炎急性期应隔离到 HBsAg 转阴</u>,恢复期仍不转阴者,按 HBsAg 携带者处理;丙型肝炎急性期隔离至病情稳定。乙型肝炎表面抗原携带者需要随诊,可以工作(但不应从事饮食、幼儿、自来水、血制品等工作;且不能献血并应严格遵守个人卫生)。**为阻断母婴传播,对新生儿最适宜的预防是应用乙肝疫苗和高效价乙肝免疫球蛋白(HBIG)进行联合免疫**,保护率可达 90%。

(二)休息 急性肝炎的早期,应卧床休息。慢性肝炎适当休息,病情好转后应注意动静结合,恢复期逐渐增加活动,但要避免过劳,以利康复。

(三)饮食 急性肝炎应进易消化、维生素含量丰富的清淡食物。若呕吐者,可静脉滴注葡萄糖及维生素 C。慢性肝炎病人宜高蛋白饮食(肝性脑病时,应限制蛋白入量),但应注意不要摄食过多,以防发生脂肪肝等。

五、护理问题

①活动无耐力:与肝功能受损、能量代谢障碍有关。②营养失调:低于机体需要量:与食欲不振、恶心、呕吐有关。③体液过多:与肝硬化、低蛋白血症有关。④焦虑:与隔离治疗、病情反复、久治不愈有关。⑤潜在并发症:消化道出血、肝性脑病、感染、肝肾综合征。

六、护理措施

(一)做好隔离避免传染他人 **甲肝、戊肝的病人要进行消化道隔离;乙肝、丙肝和丁肝病人要进行血液、体液隔离**。

1. 病人单位要有隔离标记,设立泡手桶、泡器械桶等消毒设施。
2. 病人餐具要固定,与其他病人分开消毒。
3. **排泄物要使用 5%含氯消毒剂消毒后再倾倒**。
4. 单独使用体温表、血压计、听诊器、止血带等,隔离解除后要使用含氯消毒剂或过氧乙酸进行终末消毒。
5. 被污染的物品可在 0.5%的洗消净中浸泡 30 分钟或沸水煮 30 分钟消毒。
6. 使用一次性注射器,妥善处理好污染的锐利的医疗器械,避免伤人。
7. 医护人员进行有创检查或操作应注意做好自我防护,一旦出现**针刺伤**,要挤出伤口的血,并用流动水冲,边挤边冲,**立即注射高效的免疫球蛋白**,检查病毒的抗原与抗体,以后三个月、半年复查。

(二)饮食护理

1. 肝炎急性期 <u>宜进食清淡、易消化、富含维生素的流质饮食</u>。
2. 黄疸消退期 可逐渐增加饮食,避免暴饮暴食,少食多餐。<u>补充蛋白质,以优质蛋白为主,如牛奶、瘦猪肉、鱼肉等;碳水化合物,以保证足够热量;脂肪以耐受为限,多选用植物油;多食水果、蔬菜等含维生素丰富的食物</u>。
3. 重型肝炎 宜进食<u>低盐、低脂、高热量、高维生素饮食</u>,有肝性脑病倾向者应<u>限制或禁止蛋白摄入</u>。
4. 要避免长期摄入高糖高热量饮食,尤其有糖尿病倾向和肥胖者,以防诱发糖尿病和脂肪肝。腹胀者可减少产气食品如牛奶、豆制品摄入。禁饮酒。

(三)病情观察 观察病人的生命体征和神志变化;观察消化道症状、黄疸及腹水程度等;观察有无并发症的早期表现和危险因素。一旦发现病情变化,及时报告医师,积极配合处理。

(四)保护皮肤的完整性,避免抓伤皮肤,保持指甲平整,必要时戴手套,防干裂,用润肤油或乳液外涂皮肤,选用中性肥皂或浴液清洁皮肤,暂时不用化妆品。

(五)心理护理 向病人及家属解释疾病的特点、隔离的意义和预后,鼓励病人多与医务人员、家属、病友等交流,给予病人精神上的安慰和支持,耐心解答病人关心的问题。消除病人家属对肝炎病人和传染性的恐惧,取得家庭和社会支持。

七、健康教育

1. 疾病预防指导 实施适当的家庭隔离,**病人的排泄物、分泌物可用 3%漂白粉消毒后弃去**,防止污染环境。家中密切接触者应进行预防接种。甲型和戊型肝炎应预防消化道传播,重点加强粪便管理,保护水源,严格饮用水的消毒,加强食品卫生和食具消毒。乙型、丙型、丁型肝炎重点防止血液和体液传播,做好血源监测。生活用具应专用。接触病人后用肥皂和流水洗手。

2. 生活指导 生活规律,劳逸结合,恢复期病人可参加轻体力活动,避免过度劳累和重体力劳动。加强营养,适当增加蛋白质摄入,避免长期高热量、高脂肪饮食,戒烟酒。不滥用保肝药物和其他损害肝脏的药物。

3. 易感人群指导 <u>甲型肝炎易感者可接种甲型肝炎疫苗</u>;接触者可在 10 天内接种**人血清免疫球蛋白**,注射时间越早越好。HBsAg 阳性的配偶、医护人员、血液透析者等 HBsAg 和抗-HBs 均阴性的易感人群及未受 HBV 感染的对象可接种乙肝疫苗。HBsAg 阳性母亲的新生儿应在出生后立即注射**乙肝免疫球蛋白(HBIG)**，2 周后接种乙肝疫苗。

单元测试题

1. 患者，男，37 岁。因近 1 周食欲减退、上腹部不适、疲乏无力，伴巩膜及皮肤黄染 2 天。既往体健。入院 3 天后出现嗜睡，有扑翼样震颤，肝未扪及。血清总胆红素 200 μmol/L，血清丙氨酸氨基转移酶 150 U/L，血清 HBsAg(+)，此患者的肝炎类型是 ( )
   A. 急性黄疸型乙型肝炎 B. 淤胆型肝炎
   C. 急性重型乙型肝炎 D. 亚急性重型乙型肝炎
   E. 慢性重型乙型肝炎

2. 患者，女，30 岁。因近 2 周食欲减退、上腹部不适、疲乏无力就诊，体检：肝肋下 2 cm，有轻度触痛。为确诊首先应做的检查是 ( )
   A. 人血白蛋白 B. 血清总胆红素 C. 血清间接胆红素 D. 血清丙氨酸氨基转移酶
   E. 血清谷氨酰基转移酶

3. 某学校 3 周内有六位学生相继出现乏力、食欲减退、巩膜黄染，ALT 增高，HBsAg(-)、抗 HAV-IgM(+)、抗 HAV-IgG(-)。最可能的诊断是 ( )
   A. 急性甲型病毒肝炎 B. 急性乙型病毒肝炎
   C. 急性丙型病毒肝炎 D. 急性丁型病毒肝炎
   E. 急性戊型病毒肝炎

4. 乙型肝炎病人体内是否存在 HBV 复制，可检测 ( )
   A. 抗-前 S_2 抗体 B. HBsAg C. HBV-DNA D. 抗-HBe
   E. 抗-HBcIgG

5. 患者，男，50 岁。发现乙肝 10 年，食欲减退、疲乏无力、尿黄 1 周。自昨日起烦躁不安，性格改变，行为异常，呼气中有腥臭味。目前最主要的护理问题是 ( )
   A. 体液过多 B. 活动无耐力
   C. 皮肤完整性受损 D. 营养失调：低于机体需要量
   E. 潜在并发症：肝性脑病

6. 某护士在给 HBsAg 阳性的慢性肝炎患者采血时，不慎刺破左手拇指，此时急需采取的重要措施是 ( )
   A. 立即注射乙肝疫苗
   B. 立即进行乙醇消毒
   C. 定期复查肝功能和 HBV-IgM
   D. 立即注射高效价乙肝免疫球蛋白和查血 HBsAg 及 HBsAb
   E. 立即接种乙肝疫苗，1 周内注射高效价乙肝免疫球蛋白

(7~9 题共用题干)
一孕妇，29 岁，既往体健，近 1 年来发现 HBsAg 阳性，但无任何症状，肝功能正常。

7. 此孕妇目前病情所处状态是 ( )
   A. 无症状 HBsAg 携带者 B. 轻度慢性乙型肝炎
   C. HBV 既往感染 D. 中度慢性乙型肝炎
   E. 急性无黄疸型乙型肝炎

8. 为阻断母婴传播，对新生儿最适宜的预防方法是 ( )
   A. 乙肝疫苗+丙种球蛋白 B. 丙种球蛋白
   C. 乙肝疫苗 D. 高效价乙肝免疫球蛋白
   E. 乙肝疫苗+高效价乙肝免疫球蛋白

9. 分娩后，医生对此新生儿进行预防注射，切断的传播途径是 ( )
   A. 血液、体液传播 B. 母婴传播 C. 消化道传播 D. 注射途径
   E. 日常生活密切接触

10. 急性黄疸型肝炎前期的突出症状**除外** ( )
    A. 全身乏力 B. 食欲高度不振 C. 皮肤瘙痒 D. 厌油腻食物
    E. 恶心、呕吐

11. 急性黄疸型肝炎患者尿中含有胆红素的原因是 ( )
    A. 血间接胆红素过多 B. 血直接胆红素过多 C. 血尿胆原过多 D. 血尿素氮过多
    E. 肾小球滤过性增高

12. 下列哪项**不是**重型肝炎的诱因 ( )
    A. 过度疲劳 B. 卧床休息 C. 严重感染 D. 嗜酒

E. 妊娠

13. 急性黄疸肝炎**不出现**下列哪些症状或体征（ ）
   A. 巩膜黄染   B. 皮肤瘙痒   C. 肝大   D. 脾大
   E. 腹水

14. 患者，男，32岁。因"急性病毒性肝炎"入院，经治疗后治愈出院。对该患者的护理措施中**错误**的是（ ）
   A. 急性期卧床休息   B. 保持良好的情绪状态
   C. 禁酒   D. 加强营养，保证高热量及高蛋白质的摄入
   E. 恢复期应逐渐增加活动量，但应避免重体力劳动

15. 对急性重型肝炎最突出、最有诊断意义的是（ ）
   A. 恶心、呕吐   B. 出血倾向   C. 黄疸迅速加深   D. 腹水
   E. 中枢神经系统症状

16. 急性乙型肝炎最早出现的血清学指标是（ ）
   A. HBsAg   B. 抗-HBs   C. HBeAg   D. 抗-Hbe
   E. 抗-HBc

17. **乙型肝炎患者入院时换下的衣服应**（乙肝只通过性交，母婴，血液，以及密切的生活接触传播的，一般不会通过穿衣服的途径传播的。指导意见：衣服应该包好后用含氯消毒剂消毒后存放）（ ）
   A. 交给家属带回   B. 包好后存放   C. 消毒后存放   D. 统一焚烧
   E. 消毒后交给患者

18. 能保护人体防止感染乙型肝炎的是（ ）
   A. 抗-HBs   B. DNA抗体   C. HBeAg   D. 抗-HBc
   E. DNA多聚酶

19. 患者，男，18岁，经医院确诊为慢性乙型肝炎病毒携带者，以下护理措施**不正确**的是（ ）
   A. 全休半年   B. 注意随访   C. 适当隔离   D. 忌饮酒
   E. 加强锻炼，提高机体免疫功能

20. 对急性病毒性肝炎（黄疸型）的治疗要强调（ ）
   A. 高热量饮食，可以移动   B. 早期卧床休息，适当用药
   C. 应用多种保肝药物   D. 多途径应用抗病毒药物
   E. 早期应用抗脂肪肝药物

21. 对重型肝炎临床诊断及预后有重要意义的是（ ）
   A. 黄疸进行性加深   B. 血尿素氮升高   C. 精神行为异常   D. 腹水、中毒性鼓肠
   E. 凝血酶原活动度（PTA＜40％）

22. 下列哪一种生物制品可作为乙型肝炎的人工被动免疫（ ）
   A. 特异性高效价乙肝免疫球蛋白   B. 胎盘球蛋白
   C. 抗毒素   D. 乙型肝炎疫苗
   E. 丙种球蛋白

23. 目前预防乙型肝炎的最佳措施是（ ）
   A. 隔离患者   B. 加强医院内消毒隔离及献血员检查
   C. 注射乙肝疫苗   D. 搞好粪便管理及水源保护
   E. 消灭蚊、蝇

24. 在甲型肝炎病程中哪期传染性最强（ ）
   A. 慢性期   B. 黄疸期   C. 潜伏期   D. 恢复期
   E. 黄疸前期

25. 甲型病毒型肝炎的传播途径是（ ）
   A. 母婴传播   B. 唾液传播   C. 血液传播   D. 粪-口传播
   E. 飞沫传播

26. 男性，35岁。发热、尿黄3天，以病毒性肝炎（甲型）收治入院。对于该病人应采取的隔离是（ ）
   A. 严密隔离   B. 消化道隔离   C. 体液隔离   D. 虫媒隔离
   E. 接触隔离

27. 某学校1个班3周内相继有10位学生出现乏力、食欲减退、皮肤巩膜黄染，ALT增高，经诊断为急性甲型肝炎，为避免感染传播应做何处理（ ）
   A. 立即注射乙肝疫苗   B. 立即检查肝功能
   C. 立即疏散该班   D. 立即注射甲肝疫苗
   E. 立即注射免疫球蛋白和甲肝疫苗

28. 男性,49岁。2个月前因胃癌手术,术中输血400 ml。近一周出现乏力、食欲不振,查 ALT 300 U/L,总胆红素 20 μmol/L,抗-HAV(－),HCV-RNA(＋),抗-HCV(＋)。诊断为急性丙型肝炎。该病人感染丙肝的最可能途径是 （　　）
   A. 术中输血　　　　　B. 粪-口途径　　　　　C. 唾液传播　　　　　D. 垂直传播
   E. 日常生活密切接触

29. 患者,男,38岁,患急性黄疸型肝炎住院,护士制定的护理措施**应除外** （　　）
   A. 与患者接触时穿隔离衣、戴口罩　　　　　B. 告知家属探视应穿隔离衣、注意防护、避免感染
   C. 给予低脂肪高蛋白饮食　　　　　　　　　D. 吃剩的饭菜可倒入垃圾桶扔掉
   E. 护理患者前后均要洗手

(30~31题共用题干)
　　患儿,15岁,因发热、疲乏4天,尿黄、巩膜黄染2天入院,体温38.5℃,发病前曾在外饮食,有乙肝疫苗接种史。

30. 该患者最可能的诊断是 （　　）
   A. 急性甲型肝炎　　　　B. 急性乙型肝炎　　　　C. 急性丙型肝炎　　　　D. 急性丁型肝炎
   E. 急性戊型肝炎

31. 为了确诊最可靠的检查项目是 （　　）
   A. 抗 HAV-IgG　　　　B. 抗 HBV-IgM　　　　C. 抗 HDV　　　　　　D. 抗 HEV
   E. 抗 HAV-IgM

(32~34题共用题干)
　　患者,女,27岁,单位年度体检查出 HBsAg(＋)。

32. 区分该患者是肝炎患者还是病毒携带者的依据是 （　　）
   A. HBsAg 滴度　　　　B. HBV-DNA 定量　　　C. 肝功能　　　　　　　D. HBeAb
   E. 抗 HBV-IgM

33. 如果有传染性且患者准备结婚,则有效预防措施是 （　　）
   A. 待 HBcAg 转阴半年后结婚　　　　　　　B. 待 HBsAg 转阴后结婚
   C. 婚后不可生育　　　　　　　　　　　　　D. 未婚夫接种乙肝疫苗
   E. 未婚夫注射免疫球蛋白

34. 检测乙型肝炎病毒(HBV)感染最可靠的指标是 （　　）
   A. HBV-DNA　　　　　B. HBV-DNA-P　　　　C. HBeAg　　　　　　D. HBcAg
   E. HBsAg

35. 下列哪型肝炎病毒属于有缺损 RNA 病毒 （　　）
   A. HAV　　　　　　　　B. HCV　　　　　　　C. HDV　　　　　　　　D. HEV
   E. HGV

(36~38题共用题干)
　　患者,男,29岁,农民。发热、乏力5天,黄疸进行性加重7天,神志不清1天。病人于2周前自觉低热、乏力、食欲不振、恶心,逐渐加重,近2天不思饮食,食后即呕吐,尿量呈浓茶色。吸烟史8年,经常饮酒。体检:体温38.7℃,重病容,烦躁不安,皮肤、巩膜深度黄染,扑翼样震颤(＋)。实验室检查血清总胆红素273.6 μmol/L,ALT 100 U/L,PTA<40%,HBsAg(＋),HbeAg(＋)。

36. 此病人最可能的诊断是 （　　）
   A. 急性无黄疸型肝炎　　B. 急性黄疸型肝炎　　　C. 亚急性重型肝炎　　　D. 急性重型肝炎
   E. 慢性重型肝炎

37. 护理该病人,可为病人选择的饮食是 （　　）
   A. 高蛋白、高碳水化合物　　　　　　　　　B. 高蛋白、高维生素饮食
   C. 低蛋白、高脂肪饮食　　　　　　　　　　D. 高蛋白、低脂肪饮食
   E. 低盐、低蛋白、高碳水化合物饮食

38. 该病人的严重并发症是 （　　）
   A. 肝性脑病　　　　　　B. 肝肾综合征　　　　　C. 肝硬化腹水　　　　　D. 再生障碍性贫血
   E. 肾小球肾炎

39. 乙肝疫苗的成分是 （　　）
   A. HBeAg　　　　　　　B. HBsAg　　　　　　　C. HBcAg　　　　　　　D. HBeAb
   E. HBV

40. 患者,男,27岁。既往体健,体检时肝功能正常,抗-HBs 阳性,HBV(乙肝)其他血清病毒标记物均为阴性。其很担心自己患上乙型肝炎,护士应告知患者其此时的状况是 （　　）
   A. 乙型肝炎且有传染性　　　　　　　　　　B. 乙型肝炎病毒携带状态

C. 乙型肝炎但病情稳定　　　　　　　　　D. 处于乙型肝炎恢复期
E. 对乙型肝炎病毒具有免疫力

41. 患者,女,32岁。因"乏力、食欲不振5天,尿黄1天"来诊,经实验室检查诊断为急性病毒性肝炎(甲型)。对于其5岁的儿子,适宜的做法是 （　　）
    A. 进行相关检查,若未感染可不做处理　　B. 预防性服用抗病毒药物
    C. 不需采取任何措施　　　　　　　　　　D. 进行相关检查,若未感染可注射人丙种球蛋白
    E. 进行相关检查,若未感染可注射高价特异性免疫球蛋白

42. 急性黄疸型肝炎黄疸前期最突出的表现是 （　　）
    A. 消化道症状　　　B. 呼吸道症状　　　C. 泌尿道症状　　　D. 神经系统症状
    E. 血液系统症状

43. 护士在工作中患血源性传染病的最常见的原因是 （　　）
    A. 针刺伤　　　　　B. 侵袭性操作　　　C. 接触被污染体液　D. 为污染伤口换药
    E. 接触被污染的衣物

44. 丙型肝炎的主要传播途径是(甲、戊型肝炎主要是通过粪-口传播) （　　）
    A. 粪-口传播　　　 B. 水传播　　　　　C. 食物传播　　　　D. 血液传播
    E. 媒介传播

第六节　艾滋病病人的护理

艾滋病又称获得性免疫缺陷综合征(AIDS),是由**免疫缺陷病毒(HIV)**所引起的以人体免疫功能严重损害为特征的性传染病。**主要通过性接触和血液传播**。HIV在外界的抵抗力不强,对热敏感,56℃,30分钟就可灭活,浓度在25%以上浓度的乙醇、0.2%次氯酸钠和漂白粉都能将其灭活。但对0.1%甲醛、紫外线、γ射线不敏感。

一、流行病学

1. 传染源　**病人和HIV无症状病毒携带者**是本病的传染源,后者尤为重要。HIV主要存在于血液、精液、子宫和阴道分泌物中,其他体液如唾液、眼泪和乳汁也有传染性。

2. 传播途径　①**性接触是艾滋病主要传播途径**。②输注含病毒血液及血制品或共用针头,也可传播。③母婴传播。④应用HIV感染者的器官移植或人工授精,被污染的针头刺伤或破损皮肤意外受感染。

3. 人群易感性　人群普遍易感,50岁以下青壮年居多,**静脉药瘾者、同性和异性恋者**、配偶一方是HIV感染者、多次接受输血或血制品治疗者以及父母感染HIV的儿童是高危人群。

二、临床表现

潜伏期长,2～10年。

（一）艾滋病分期

1. 急性感染期(Ⅰ期)　**HIV感染后2～6周**,部分病人出现轻微发热、全身不适、头痛、畏食、肌痛、关节痛以及淋巴结肿大等。**血清HIV抗体可呈阳性反应。症状持续3～14天后自然消失。**

2. 无症状感染期(Ⅱ期)　无任何症状和体征。血清中可检出HIV和HIV抗体,有传染性。**此期持续2～10年或更长。**

3. 持续性全身淋巴结肿大期(Ⅲ期)　除腹股沟淋巴结以外,其他部位可有两处或两处以上淋巴结肿大,质地柔韧,无压痛,活动度可。淋巴结持续肿大可达3个月以上,无自觉症状。

4. 艾滋病期(Ⅳ期)　是艾滋病病毒感染的最终阶段。此期临床表现复杂,因免疫功能严重缺陷,易发生机会性感染及恶性肿瘤,可累及全身各个系统及器官,常有多种感染和肿瘤并存,常表现为:①全身症状:**发热**、乏力不适、盗汗、体重下降、厌食、慢性腹泻、肝脾肿大等。②神经系统症状:头痛、癫痫、下肢瘫痪、进行性痴呆。③机会性感染:原虫、真菌、结核杆菌和病毒感染。④继发肿瘤:卡氏肉瘤和非霍奇金淋巴瘤。⑤继发其他疾病:慢性淋巴间质性肺炎。

（二）各系统的临床表现

1. 呼吸系统　**以肺孢子菌肺炎最为常见,是本病机会性感染死亡的主要原因。**

2. 消化系统　以念珠菌、疱疹病毒和巨细胞病毒引起口腔和食管炎症或溃疡最为常见,表现为吞咽疼痛和胸骨后烧灼感。胃肠粘膜常受到疱疹病毒、隐孢子虫、鸟分枝杆菌和卡波西肉瘤的侵犯,引起腹泻、体重减轻。

3. 中枢神经系统　①HIV直接感染中枢神经系统,引起艾滋病痴呆综合征、无菌性脑炎。②机会性肿瘤:如原发性脑淋巴瘤和转移性淋巴瘤。③机会性感染:脑弓形虫病、隐球菌脑膜炎、巨细胞病毒脑炎等。

4. 皮肤粘膜　卡波西肉瘤可引起紫红色或深蓝色浸润或结节。

5. 眼部　巨细胞病毒、弓形虫引起视网膜炎,眼部卡波西肉瘤等。

三、辅助检查

1. 血液检查　红细胞计数降低、血红蛋白减少、血小板减少、红细胞沉降率加快,白细胞计数降低。

2. 免疫学检查　**T细胞绝对值下降,CD_4^+T淋巴细胞计数下降,CD_4^+/CD_8^+比值<1.0**。此检查**有助于判断治疗效果**

3. 血清学检查　**HIV-1抗体检查是目前确定有无HIV感染最简单有效的方法**。P^{24}和gP^{120}抗体,用ELISA法连续两次阳性,经免疫印迹法或固相放射免疫沉淀法证实阳性可确诊。

4. HIV-RNA的定量检测　既有助于诊断,又可判断治疗效果及预后。

四、治疗要点

早期抗病毒是治疗的关键,既可缓解病情,又能预防和延缓艾滋病相关疾病的出现,减少机会性感染和肿瘤的发生。同时加强对症、支持治疗及心理关怀。

(一) 抗HIV病毒治疗　因HIV在抗病毒治疗过程中易发生突变,从而产生耐药性,因而主张**强效联合抗病毒治疗(HAART,俗称"鸡尾酒"疗法)**。抗病毒药物包括：①核苷类似物反转录酶抑制剂:齐多夫定、拉米夫定、司坦夫定等,为艾滋病的主要治疗药物。②非核苷类似物反转录酶抑制剂:尼维拉平、施多宁等。③蛋白酶抑制剂:沙奎那韦、英地那韦、奈非那韦等。

(二) 中医中药　中药具有抗病毒、提高免疫力的作用。

(三) 免疫疗法　白介素-2与抗病毒同时应用,可改善机体免疫功能。

(四) 支持及对症治疗　输血、补充维生素及营养物质,明显消瘦者可给予甲地孕酮改善食欲。

(五) 治疗各种机会性感染。

五、护理问题

①体温过高:与不同病原体所致的继发性感染及肿瘤有关。②腹泻:与免疫能力低下引起胃肠道机会菌感染有关。③社交孤立:与对患者实施强制性管理及易被他人歧视有关。④恐惧:与疾病折磨、缺乏特效治疗及预后不良有关。⑤活动无耐力:与HTV感染,并发机会性感染和肿瘤等有关。⑥有感染的危险:与医护人员及家属密切接触了HTV有关。

六、护理措施

1. 隔离　**艾滋病病人应在执行血液/体液隔离的同时实施保护性隔离**。

2. 心理护理　多与病人进行有效沟通,了解并分析病人的心理特点,解除病人的孤独、恐惧感,使病人正视现实,建立自尊和自信,积极融入社会。与病人家属、亲友等进行沟通,教育他们不歧视病人,尊重和理解病人。

3. 病情观察　①每日测量体温、脉搏、呼吸及血压2~4次,每周测体重1~2次。②密切观察有无肺部、胃肠道、中枢神经系统等感染的表现。注意发热的程度;注意痰液的性状,按规定和要求留取痰标本;了解病人有无腹泻,排便的次数、量和性状,并做好粪便标本的留取。③观察病人的皮肤、口腔和生殖道粘膜的病损情况。如口腔粘膜白斑,溃疡,皮肤的斑丘疹、疱疹、淤点、淤斑,结节病变的存在与演变。④观察有无各种严重的机会性感染和恶性肿瘤等并发症的发生。⑤观察抗病毒药物的疗效和不良反应。

4. 预防感染　**医护人员在接触病人前、后,要认真洗手;在换药和做管道护理时,要严格执行无菌操作,做好接触性隔离**,认真做好口腔、眼、鼻腔、肛周及外阴部的护理。监测体温,及时发现感染征兆。

5. 对症护理　长期卧床者应定时翻身,防止压疮发生;反复腹泻者做好肛周皮肤的护理;呕吐者,遵医嘱给予止吐药,及时清理呕吐物,保持病人衣物及床单清洁;做好发热、咳嗽、呼吸困难等症状护理。急性感染期和艾滋病期应绝对卧床休息,以减轻症状。

6. 饮食护理　给予高热量、高蛋白、高维生素、易消化饮食,必要时遵医嘱静脉补充所需营养。

七、健康教育

1. 讲解艾滋病的传播途径及危害性。

2. 大力提倡禁毒,防止医源性感染。

3. 注意个人卫生,提倡有保护的性生活,阴茎套就有预防艾滋病传播的作用。

4. 对艾滋病病人经常进行心理疏导,鼓励其治疗及随访,防止播散。教育病人用药方面的知识和可能出现的副作用等。**对HIV携带者应嘱其每3~6个月做1次临床及免疫学检查**,如出现症状及时就诊,及早治疗。

5. 育龄妇女感染HIV的应避免妊娠、生育,防止母婴传播。哺乳期感染HIV妇女应人工喂养婴儿。

6. 讲解应用含氯消毒剂或漂白粉等消毒液对血液、排泄物和分泌物的消毒方法。

单元测试题

1. AIDS传染源是　　　　　　　　　　　　　　　　　　　　　　　　　　　　　　　　　　　　　　(　　)
   A. AIDS患者　　　　　　　　　　　　　　　　　B. HIV携带者
   C. AIDS患者及HIV携带者　　　　　　　　　　　D. 正常人
   E. 医生

2. 患者,女,30岁。体检发现为HIV携带者,护士对其进行健康指导,**不正确**的是　　　　　　(　　)
   A. 定期随访　　　B. 可以怀孕　　　C. 不要献血和捐献器官　　　D. 鼓励树立信心
   E. 防止感染

3. 男性,35岁。低热、乏力,腹泻2月余,体重下降约5 kg。查体:体温:37.4℃。颈、腋淋巴结肿,无痛,活动好,心肺(一),肝肋下2 cm,为诊断艾滋病,下列哪项病史**无助于**诊断　　　　　　　　　　　　　(　　)

A. 反复输血　　　　　B. 蚊虫叮咬　　　　　C. 吸毒　　　　　D. 同性恋
E. 双性恋

4. 患者,男,38岁。因发热、咳嗽、伴间断腹泻、食欲减退及明显消瘦半年就诊,有同性恋史。查血清抗-HIV 阳性,诊断为艾滋病,患者恐惧、绝望,对治疗护理不合作,目前患者最重要的护理措施是（　）
   A. 物理降温　　　　　　　　　　　　　　B. 遵医嘱给予抗生素
   C. 加强口腔护理　　　　　　　　　　　　D. 给高热量、高蛋白、高纤维素饮食
   E. 心理护理

5. 艾滋病病毒侵入人体后,主要侵犯和破坏（　）
   A. 单核巨噬细胞　　B. 中性粒细胞　　　C. B 淋巴细胞　　　D. 红细胞
   E. 辅助 T 细胞

6. 艾滋病最主要的传播途径为（　）
   A. 性接触传播　　　B. 血液传播　　　　C. 母婴传播　　　　D. 昆虫传播
   E. 器官移植传播

7. 男,37岁,不规则发热、咳嗽、伴间断腹泻、食欲减退及明显消瘦2个月,既往有静脉吸毒史。体格检查:体温38℃,全身淋巴结肿大,质韧、无触痛,能活动。血白细胞 $4.0 \times 10^9/L$。血清抗-HIV（+）。该患者应考虑为（　）
   A. 支气管肺癌　　　B. 艾滋病　　　　　C. 白血病　　　　　D. 梅毒
   E. 淋病

8. 患者,男,32岁。发热、咳嗽2周,伴胸痛、气短、极度乏力,拟诊为艾滋病。体温38℃,两肺可闻及湿啰音。血白细胞 $4.0 \times 10^9/L$,CD_4^+/CD_8^+ 比值<1,X 线提示双肺间质性肺炎。下列护理**不正确**的是（　）
   A. 多与患者沟通,鼓励患者树立战胜疾病的信心
   B. 严格执行消毒隔离措施
   C. 给予高热量、高蛋白、高维生素、清淡易消化饮食
   D. 提供患者与家属、亲友沟通的机会,获得更多心理支持
   E. 安置患者于隔离病室内,病房外挂黄色标志进行严密隔离

9. 灭活 HIV 的最佳方法是（　）
   A. 56℃,10 分钟　　　　　　　　　　　　B. 56℃,30 分钟
   C. 紫外线照射 10 分钟　　　　　　　　　D. 0.1%甲醛
   E. 抗生素溶液浸泡

10. 下列哪种行为有传染艾滋病的危险（　）
    A. 共用剃须刀　　　B. 共用毛巾、马桶　C. 共用茶杯和餐具　D. 蚊虫叮咬
    E. 与艾滋病病人同一泳池游泳

11. 艾滋病的主要传播途径是（　）
    A. 经空气、飞沫、尘埃传播　　　　　　　B. 经水、食物、苍蝇传播
    C. 土壤传播　　　　　　　　　　　　　　D. 经血液、体液、血液制品传播
    E. 经吸血节肢动物传播

12. 可通过母婴传播的传染病是（　）
    A. 艾滋病　　　　　B. 狂犬病　　　　　C. 流行性乙型脑炎　D. 疟疾
    E. 甲型病毒性肝炎

13. 可能传播艾滋病病毒的途径是（　）
    A. 共同用餐　　　　B. 共用浴具　　　　C. 握手　　　　　　D. 拥抱
    E. 输血

14. 下列哪种是艾滋病人最常见的肿瘤（　）
    A. 霍奇金淋巴瘤　　　　　　　　　　　　B. 白血病
    C. 卡波西肉瘤和淋巴瘤　　　　　　　　　D. 卡波西肉瘤
    E. 结肠癌和肺癌

15. 患者,男,35岁。因发热、咳嗽,伴间断腹泻、食欲减退及明显消瘦就诊,既往有静脉吸毒史。查血清抗-HIV（+）,诊断为艾滋病。进行治疗,能反映此病预后和疗效的检查项目是（　）
    A. CD_4^+/CD_8^+ 比值　B. 骨髓检查　　　C. 血清抗-HIV 检测　D. 血培养
    E. 淋巴结活检

16. 确诊艾滋病的依据是（　）
    A. 做分泌物培养　　　　　　　　　　　　B. 咽拭子涂片检查
    C. 血培养阳性　　　　　　　　　　　　　D. 周围血象淋巴细胞减少
    E. 血清艾滋病毒抗体阳性,病毒分离阳性

17. 关于艾滋病的综合预防措施,下列哪项是**错误**的 ( )
    A. 进行丙种球蛋白预防注射　　　　　　　　　B. 针对不同的传播方式采取预防措施切断传播途径
    C. 采取自我防护　　　　　　　　　　　　　　D. 进行卫生宣传教育
    E. 控制传染源,对传染源实行有效的医学监督

18. 艾滋病的常见传播途径**不包括** ( )
    A. 性接触　　　　B. 血液制品　　　　C. 一般生活接触　　　　D. 针刺
    E. 医疗器械污染

19. 患者,女,发现 HIV(＋),余无不适。对于她进行免疫学检查的建议是 ( )
    A. 每 3 个月检查 1 次　　　　　　　　　　　B. 每 3～6 个月检查 1 次
    C. 每年检查 1 次　　　　　　　　　　　　　D. 每 6 个月检查 1 次
    E. 每 6～12 个月检查 1 次

20. 患者,男,30 岁。经商,因"反复发热,伴消瘦、腹泻 1 个月"入院。入院诊断为艾滋病。护士在护理这位患者过程中不慎被该患者使用过的注射器针头扎了一下,以下处理措施中首先应 ( )
    A. 立即检测患者的病毒载量　　　　　　　　B. 立即去检查 HIV 抗体
    C. 不用处理　　　　　　　　　　　　　　　D. 上报医院,等待医院处理
    E. 尽量挤出损伤处的血液,然后进行伤口的清洁、消毒

21. 艾滋病所致机会性感染死亡的主要原因是 ( )
    A. 巨细胞病毒脑炎　　B. 肺孢子菌肺炎　　C. 卡波西肉瘤　　D. 肺结核
    E. 机会性肿瘤

22. 艾滋病病人应采取的隔离措施是 ( )
    A. 血液、体液隔离　　　　　　　　　　　　B. 呼吸道隔离
    C. 血液、体液及保护性隔离　　　　　　　　D. 接触隔离
    E. 肠道隔离

23. 既有助于诊断艾滋病,又可判断治疗效果及预后的实验室指标是 ( )
    A. P^{24} 抗原　　　　　　　　　　　　　　B. CD_4^+/CD_8^+
    C. HIV-RNA 的定量检测　　　　　　　　　　D. gP^{120} 抗体
    E. 抗-HIV

24. 关于艾滋病患者的护理措施**错误**的是 ( )
    A. 将病人安置于隔离室内进行严密隔离　　　B. 给予高热量、高蛋白、高维生素易消化饮食
    C. 严格执行消毒隔离措施　　　　　　　　　D. 多与病人沟通,鼓励病人树立战胜疾病的信心
    E. 提供病人与家属、亲友沟通机会,获得更多心理支持

25. 预防、医疗、保健机构发现艾滋病病毒感染者时,以下措施不正确的是 ( )
    A. 身体约束　　　　　　　　　　　　　　　B. 留观
    C. 定期和不定期访视　　　　　　　　　　　D. 医学观察
    E. 给予宣教

26. 艾滋病患者需要吸痰时,做法错误的是 ( )
    A. 吸痰前洗手、戴好口罩、护目镜　　　　　B. 不与其他病人共用中心吸引系统
    C. 吸痰前穿好隔离衣　　　　　　　　　　　D. 用过的吸痰管及纱布装入高危品袋中焚烧
    E. 吸痰后吸痰管误落地上,立即进行地面的清洁处理

27. 患者,男,32 岁。反复发热、腹泻 2 月。经实验室检查"抗 HIV 阳性",初步诊断为"艾滋病"。护士对患者进行健康史评估时,下列内容中最不重要的是 ( )
    A. 性伴侣的情况　　B. 有无静脉吸毒史　　C. 有无吸食大麻史　　D. 有无输血史
    E. 有无不洁性行为史

28. 患者在查体中发现血清抗-HIV(免疫缺陷病毒)阳性,护士在对其进行健康教育指导时,**不正确**的是 ( )
    A. 排泄物用漂白粉消毒　　　　　　　　　　B. 性生活应使用避孕套
    C. 严禁献血　　　　　　　　　　　　　　　D. 不能和他人共用牙刷
    E. 外出时应戴口罩

(29～31 题共用题干)
患者,男,60 岁。确诊艾滋病毒感染 1 年。现阑尾炎术后 1 天,创面有少量渗血。

29. 对该患者的护理措施正确的是 ( )
    A. 在患者床头卡贴隔离标识　　　　　　　　B. 限制患者与他人接触
    C. 禁止陪护及探视　　　　　　　　　　　　D. 告知患者应履行"防止感染他人"的义务
    E. 在患者床头柜上放置预防艾滋病的提示

30. 护士更换被血液污染的被服时防护重点是 ( )
   A. 手部皮肤完好,可不戴手套　　　　　　B. 血液污染面积少时,可不戴手套
   C. 戴手套操作,脱手套后认真洗手　　　　D. 未戴手套时,应避免手部被污染
   E. 只要操作时戴手套,操作后不需洗手
31. 采血后注射器最恰当的处理方法是 ( )
   A. 销毁　　　　　B. 分离针头　　　　C. 回套针帽　　　　D. 放入垃圾袋
   E. 置入锐器盒

第七节　流行性乙型脑炎病人的护理

流行性乙型脑炎简称乙脑,是由乙型脑炎病毒引起的以脑实质炎症为主要病变的急性传染病。临床主要表现为高热、意识障碍、抽搐、病理反射及脑膜刺激征,重者发生呼吸衰竭。病死率高达 20%～50%,存活者中部分可留有后遗症。

一、病因和发病机制

乙型脑炎病毒,属黄病毒科,为 RNA 病毒。人体感染乙脑病毒后,一般只发生短暂的病毒血症,**以隐性感染为主**,并可**获得持久的免疫力**。只有在机体免疫力低下、病毒量多、毒力强时,病毒通过血-脑屏障进入中枢神经系统,引起脑实质广泛性损害、神经细胞变性、坏死,严重时形成坏死软化灶。

二、流行病学

乙脑是**人畜共患的自然疫源性疾病**,患者和病畜是传染源,其中**猪是乙脑主要的传染源**。**蚊虫是乙脑主要传播途径**。人群普遍易感,10 岁以下(尤其是 2～6 岁)儿童发病率最高。本病具有严格的季节性,主要集中在 7～9 月。

三、临床表现

(一) 分期

1. **潜伏期**　4～21 天,一般为 **10～14** 天。
2. 前驱期　一般 1～3 天,起病急,体温在 1～2 天内高达 39～40 ℃,伴头痛、恶心和呕吐。
3. 极期　病程 4～7 天。主要表现为脑实质受损的症状。**高热、惊厥及呼吸衰竭是乙脑极期的严重症状,呼吸衰竭常为致死的主要原因**。
   (1) 高热:体温高达 40 ℃以上,持续 7～10 天。
   (2) 意识障碍:包括嗜睡、谵妄、昏迷或定向力障碍等,持续 1 周左右。
   (3) 惊厥:可有局部抽搐、肢体阵挛性抽搐、全身抽搐或强直性痉挛,持续数分钟至数 10 分钟不等,均伴有意识障碍。
   (4) 呼吸衰竭:多发生在重症病例,主要由于脑实质炎症、脑水肿、颅内压增高、脑疝和低血钠脑病所致。
   (5) 颅内高压:剧烈头痛、喷射性呕吐,血压升高和脉搏变慢;脑膜刺激征阳性;婴幼儿常有前囟隆起。严重病人可发展为脑疝。
4. 恢复期　此期体温逐渐下降,神经、精神症状好转,一般 2 周左右。
5. 后遗症期　指恢复期神经系统残存症状超过 6 个月尚未恢复者。主要表现为意识障碍、痴呆、失语、肢体瘫痪、扭转痉挛以及精神障碍等。

(二) 分型　①**轻型**:体温在 38～39 ℃,神志清楚或有轻度嗜睡,头痛、呕吐不明显,无惊厥,呼吸困难。病程 5～7 天,多无后遗症。②**中型**:体温 39～40 ℃,头痛、呕吐,嗜睡或浅昏迷,惊厥,脑膜刺激征阳性。病程 7～10 天,多无后遗症。③**重型**:体温 40～41 ℃,昏迷、反复惊厥,颅内压增高,脑膜刺激征明显。病程 10～14 天,常有后遗症。④**极重型**:体温 41 ℃以上,深昏迷,常出现呼吸衰竭和脑疝。病死率高,存活者有明显后遗症。

四、辅助检查

①血象:多数患者白细胞明显升高,早期以中性粒细胞升高为主,后期以淋巴细胞升高为主。②脑脊液:呈病毒性脑炎改变,白细胞计数一般为 $(50～500)×10^6/L$。③**血清学检查:特异性 IgM 抗体在病后 3～4 天即可出现,2 周时达到高峰**,有助于早期诊断。

五、治疗要点

处理好**高热、惊厥**和**呼吸衰竭**是乙脑病人抢救成功的关键,同时积极防治并发症。

六、护理问题

①体温过高:与病毒血症、脑部炎症有关。②急性意识障碍:与中枢神经系统损害有关。③潜在并发症:惊厥、呼吸衰竭。④焦虑(家长):与预后差有关。

七、护理措施

(一) 降低体温　采取有效降温措施,高热患儿头部放置冰帽、冰枕,腋下、腹股沟等大血管处放置冰袋或乙醇溶液、冷盐水灌肠。降温过程中注意观察生命体征。隔离病人至体温正常。

(二) 保持呼吸道通畅　鼓励并协助患儿翻身、拍背,痰液粘稠者给予超声雾化吸入,必要时吸痰,给氧,减轻脑损伤。

(三) 控制惊厥　及时发现惊厥先兆,当惊厥出现时,**立即将病人取仰卧位,头偏向一侧,松解衣服和领口,清除口鼻分泌物,保持呼吸道通畅。用牙垫或开口器置于病人上下臼齿之间**,以防舌咬伤。遵医嘱使用止惊药物,如地西泮。

（四）密切观察病情变化,早期发现脑疝的临床表现。

八、健康教育

蚊虫是乙脑传播的重要媒介,**防蚊灭蚊是防止乙脑传播的关键措施**;对10岁以下儿童和初进入流行区的人员进行**疫苗接种**;讲解疾病相关知识,阐明积极防治后遗症的重要意义,恢复期鼓励病人坚持康复训练和治疗,定期复诊。

单元测试题

1. 乙脑最主要的传染源是 （ ）
   A. 猪　　　　　　　　B. 隐性感染者　　　　C. 患者　　　　　　　D. 家禽
   E. 牛
2. 可用于流行性乙型脑炎早期诊断的实验室检查是 （ ）
   A. 补体结合试验　　　　　　　　　　　　　B. 血凝抑制试验
   C. 中和试验　　　　　　　　　　　　　　　D. 特异性IgM抗体检测
   E. 病毒分离
3. 流行性乙型脑炎的传播途径是 （ ）
   A. 粪-口传播　　　　　B. 密切接触　　　　　C. 气溶胶　　　　　　D. 虫媒传播
   E. 其他
4. 流行性乙型脑炎在我国大多数地区的流行季节为 （ ）
   A. 8、9、10月　　　　　B. 6、7、8月　　　　　C. 4、5、6月　　　　　D. 7、8、9月
   E. 5、6、7月
5. 流行性乙型脑炎最主要的3种凶险症状是(极期) （ ）
   A. 昏迷、呼吸衰竭、高热　　　　　　　　　B. 高热、惊厥、循环衰竭
   C. 高热、昏迷、惊厥　　　　　　　　　　　D. 昏迷、惊厥、呼吸衰竭
   E. 高热、惊厥、呼吸衰竭
6. 流行性乙型脑炎最主要的死亡原因是 （ ）
   A. 中枢性呼吸衰竭　　　B. 反复惊厥　　　　　C. 高热　　　　　　　D. 严重后遗症
   E. 昏迷合并肺炎
7. 预防流行性乙型脑炎的综合措施应是 （ ）
   A. 灭蚊与疫苗接种为主　　　　　　　　　　B. 管理动物传染源及预防接种
   C. 抓好灭蚊、防蚊工作　　　　　　　　　　D. 管理好动物传染源及治疗患者
   E. 早期发现患者,及时隔离、治疗
8. 在抢救乙脑呼吸衰竭时,护士遇到紧急情况采取的措施下列哪项是**错误**的 （ ）
   A. 尼可刹米、洛贝林静脉注射　　　　　　　B. 高渗葡萄糖静脉推注
   C. 地塞米松静脉滴注　　　　　　　　　　　D. 大剂量糖盐水静脉滴注
   E. 20%甘露醇静脉推注
9. 患者,男,20岁。因"突然高热3天"以"流行性乙型脑炎"收治入院。体温39.8℃,脉搏120次/分,呼吸38次/分,节律不整,对光反射迟钝,颈强直。对该患者的处理措施中,**错误**的是(患者惊厥不会出现大发作) （ ）
   A. 将包纱布的压舌板置于上下磨牙之间　　　B. 松解衣服和领口
   C. 保持病室安静　　　　　　　　　　　　　D. 立即放置患者于仰卧位,头偏向一侧
   E. 按住患者的上、下肢,以免坠床和意外伤害
   (10~11题共用题干)
   　　患儿,7岁,因发热,头痛、呕吐、腹泻2天入院。患儿精神萎靡,抽搐2次。查体嗜睡,颈强直(+),凯尔尼格征(+),血常规示白细胞14×10⁹/L,脑脊液检查:脑脊液无色透明,白细胞数110×10⁶/L,中性0.82。
10. 该患者最可能的诊断是 （ ）
    A. 中毒型菌痢　　　　　B. 化脓性脑膜炎　　　C. 高热惊厥　　　　　D. 流行性乙型脑炎
    E. 流行性脑脊髓膜炎(脑膜脑炎型)
11. 护士发现患儿出现反复抽搐,意识不清,伴高热不退,呼吸节律不规则。该护士首选的抢救措施是 （ ）
    A. 20%甘露醇　　　　　B. 呼吸兴奋药　　　　C. 糖皮质激素　　　　D. 退热药
    E. 抗生素
12. 乙脑传染过程中最常见的表现形式是 （ ）
    A. 显性感染　　　　　　B. 隐性感染　　　　　C. 潜在性感染　　　　D. 病原携带状态
    E. 病原体被消灭或排出体外
13. 患儿,男,4岁。以病毒性脑膜脑炎入院。经积极治疗,除右侧肢体活动不利,其他临床症状明显好转,家长要求回家休养,护士为其进行出院指导,**不妥**的是 （ ）

    A. 保持患儿心情舒畅　　　　　　　　　　　　B. 指导用药的注意事项
    C. 指导定期随访　　　　　　　　　　　　　　D. 患侧肢体保持功能位,减少活动
    E. 给予高热量、高蛋白、高维生素饮食
14. 乙脑与流脑主要鉴别是　　　　　　　　　　　　　　　　　　　　　　　　　　　　　　　　(　　)
    A. 高热　　　　　　B. 意识障碍　　　　　　C. 惊厥、抽搐　　　　　　D. 呼吸衰竭
    E. 皮肤淤点、淤斑
15. 患儿,2 岁。高热、昏迷、抽搐 3 天入院,诊断为乙脑。其抽搐最常见的原因是　　　　　　　　(　　)
    A. 高热　　　　　　B. 低钙　　　　　　　　C. 缺氧　　　　　　　　D. 碱中毒
    E. 脑实质炎症及脑水肿
16. 患者,男,20 岁。因"突发高热 3 天,昏迷、抽搐 1 天"以"流行性乙型脑炎"收治入院。体温 39.8 ℃,脉搏 120 次/分,
    呼吸 38 次/分,节律不整,对光反射迟钝,颈强直。对于该患者最关键的护理措施是　　　　　(　　)
    A. 减少声光刺激　　　　　　　　　　　　　　B. 密切观察病情
    C. 保持呼吸道通畅　　　　　　　　　　　　　D. 遵医嘱给予药物降温
    E. 保持室内空气清新
17. 乙脑病人惊厥发作时的首选治疗措施是　　　　　　　　　　　　　　　　　　　　　　　　(　　)
    A. 亚冬眠疗法　　　　　　　　　　　　　　　B. 肌注苯巴比妥钠
    C. 缓慢静注硫酸镁　　　　　　　　　　　　　D. 水合氯醛溶液灌肠
    E. 肌注或缓慢静注地西泮
18. 患者,男,31 岁。因"流行性乙型脑炎"入院。在病程中该患者最常出现的并发症是　　　　　　(　　)
    A. 呼吸衰竭　　　　　B. 压疮　　　　　　　C. 支气管肺炎　　　　　D. 窒息
    E. 应激性溃疡
流行性乙型脑炎并发症:肺部感染最为常见,因患者神志不清,呼吸道分泌物不易咳出,导致支气管肺炎和肺不张。
19. 患者,男,35 岁。因高热急诊入院。体温 39.5 ℃,主诉头痛、恶心、呕吐和嗜睡,并有颈项强直,诊断为流行性乙型脑
    炎。该患者的隔离方式是　　　　　　　　　　　　　　　　　　　　　　　　　　　　　　(　　)
    A. 肠道隔离　　　　　B. 昆虫隔离　　　　　C. 接触性隔离　　　　　D. 呼吸道隔离
    E. 保护性隔离
20. 患者,男,45 岁。以流行性脑脊髓炎收入传染病区治疗。护士接待过程中,不妥的是　　　　　(　　)
    A. 患者衣物经消毒后交由家属带回　　　　　　B. 护士进入隔离室需戴口罩、帽子
    D. 关闭通向走廊的门窗　　　　　　　　　　　C. 告诉患者落地物品分为污染和未被污染两种
    E. 紫外线消毒病室时应戴好眼罩
落地的物品应视为已被污染的物品。
21. 某社区护士拟向社区居民宣传乙脑的预防知识,在强调接种乙脑疫苗的同时,还应动员社区居民做好(　　)
    A. 家禽管理　　　　　B. 家畜管理　　　　　C. 灭蝇工作　　　　　　D. 灭蚊工作
    E. 灭鼠工作

第八节　猩红热病人的护理

猩红热是由 A 组乙型(β 型)溶血性链球菌引起的急性呼吸道传染病。临床以发热、咽峡炎、草莓舌、全身弥漫性鲜红色皮疹和疹后脱屑为特征。少数病人在病后可出现变态反应性心、肾并发症。

一、病因及发病机制

A 组乙型溶血性链球菌是唯一对人类致病的链球菌。病原体进入易感机体后,侵入局部组织引起咽炎、扁桃体炎等,并产生透明质酸酶、红疹毒素。前者可溶解纤维蛋白和组织,致使感染扩散,后者可使皮肤产生炎症病变,形成丘状鸡皮疹,最后表皮坏死、脱落而脱皮。

二、流行病学

病人及带菌者为主要传染源,自发病前 1 天至出疹期传染性最强。主要通过呼吸道飞沫传播,也可通过被污染的食物、玩具及皮肤伤口等间接传播。人群普遍易感,以 5~15 岁儿童发病率高。冬春季节发病较多。

三、临床表现

1. 前驱期　　以发热(38~40 ℃)、咽峡炎、咽红肿、扁桃体炎化脓为主。
2. 出疹期　　①皮疹:多在发热后第 2 天出现,始于耳后、颈部及上胸部,24 小时内波及全身。皮疹多于 48 小时达高峰。典型皮疹是在弥漫性充血的皮肤上出现针尖大小的丘疹,均匀分布,压之褪色,触之有砂纸感,疹间无正常皮肤,伴痒感。②特殊体征:在腋下、肘窝等皮肤皱褶处皮疹密集,形成线状疹(又称帕氏线)。颜面部仅有充血而无皮疹,口周皮肤充血不明显,形成口周苍白圈。病初舌被覆白色苔,3~4 天后白苔脱落,舌乳头红肿突起,称为杨梅舌。
3. 恢复期　　多数病人于 1 周后按出疹顺序先后开始脱屑,面部及躯干常为糠麸样脱屑,手掌足底可见大片状脱皮,

呈"手套"、"袜套"状。**无色素沉着**。

4. 常见并发症为变态反应性疾病，主要有急性肾小球肾炎、风湿热、关节炎等。

四、辅助检查

白细胞计数增高，中性粒细胞占80%以上；取咽拭子或其他病灶分泌物培养，可检测到溶血性链球菌。

五、治疗要点

首选青霉素治疗，疗程7～10天。对青霉素过敏或耐药者可用红霉素或头孢菌素治疗。

小结提示：猩红热、肺炎链球菌肺炎、梅毒、破伤风、小儿急性肾小球肾炎合并链球菌感染等均**首选青霉素治疗**。

六、护理问题

①体温过高：与感染、毒血症有关。②皮肤完整性受损：与皮疹、脱皮有关。③潜在并发症：肾小球肾炎、风湿热等。

七、护理措施

（一）发热的护理　急性期绝对卧床休息2～3周，给予适当物理降温及药物降温，但**忌用冷水或乙醇擦浴**。

（二）遵医嘱及早使用青霉素治疗。

（三）保持皮肤、粘膜的护理　保持口腔清洁，可用盐水漱口。避免干硬、辛辣的食物。勤更换衣物及床单，用温水清洗皮肤，**禁用肥皂水**。出疹期皮肤有痒感，可予炉甘石洗剂。剪短指甲，防止抓伤皮肤。观察皮疹消退及脱皮情况。脱皮时可涂凡士林或液状石蜡，有大片脱皮时嘱患儿**不要用手强行撕脱**，须用消毒剪刀剪掉，**以防感染**。

（四）病情观察　密切观察尿量、尿色变化，警惕急性肾炎的发生，观察患儿有无关节肿痛等风湿热的迹象，发现异常及时通知医生给予相应治疗。

（五）预防感染的传播　**患儿应呼吸道隔离至临床症状消失后1周，咽拭子培养连续3次阴性**。有化脓性并发症者应隔离至治愈为止。室内通风换气或用紫外线进行消毒，被患儿分泌物污染的食具、玩具、衣被等采用消毒液浸泡、擦拭、蒸煮或日光暴晒等措施。**对密切接触者需医学观察7天**，一旦有咽痛、扁桃体炎表现就应给予隔离治疗观察。

八、健康教育

向家长讲解猩红热的治疗和护理知识，指导家长做好隔离、饮食、皮肤护理等。**在病程2～3周时患儿家长应注意患儿尿液颜色的变化，并定期到医院化验检查，及时发现并发症**。本病流行时避免带患儿去公共场所。

单元测试题

1. 患儿，女，8岁。患猩红热后半月，出现眼睑水肿，尿呈茶色，血压130/100 mmHg，护士考虑该患儿可能发生了（　　）
   A. 心肌炎　　　　　　　B. 风湿热　　　　　　　C. 喉炎　　　　　　　D. 肾炎
   E. 支气管炎

2. 猩红热的主要传染源是（　　）
   A. 患者及带菌者　　　B. 恢复期患者　　　C. 链球菌携带者　　　D. 家畜
   E. 蚊蝇

（3～4题共用题干）
患儿，男，6岁。发热2天，体温39℃，咽痛，咽部有脓性分泌物，周身可见针尖大小的皮疹，全身皮肤鲜红。

3. 护士考虑该患儿可能是（　　）
   A. 麻疹　　　　　　　B. 水痘　　　　　　　C. 猩红热　　　　　　　D. 脓疱疹
   E. 腮腺炎

4. 护士健康指导正确的是（　　）
   A. 隔离至咽拭子培养阴性　　　　　　B. 病原菌为带状疱疹病毒
   C. 高热时可乙醇擦浴　　　　　　　　D. 大片脱皮时可让患儿用手撕掉
   E. 脱皮时可涂凡士林或液状石蜡

5. 猩红热传染性最强是在（　　）
   A. 恢复期　　　　B. 潜伏期　　　　C. 出疹后2天　　　　D. 发病后24小时内
   E. 发病前24小时至出疹期

6. 关于猩红热的出疹时间，是在发热后（　　）
   A. 当天　　　　　B. 2天　　　　　C. 3～4天　　　　D. 4～5天
   E. 6～7天

7. 关于猩红热的临床表现，正确的是（　　）
   A. 发热、全身皮肤充血、鸡皮样皮疹　　　B. 阵发性犬吠性咳嗽，无呼吸困难
   C. 全身散在斑丘疹、疱疹和结痂　　　　　D. 发热、咳嗽、球结合膜充血、口腔粘膜斑
   E. 发热、皮疹，始见于耳后发际，开始为不规则红色斑丘疹，疹间皮肤正常

8. 猩红热典型皮疹的特征**不包括**（　　）
   A. 弥漫性鲜红色针尖大小的丘疹　　　　　B. 少数可见粟粒疹
   C. 疹间无正常皮肤　　　　　　　　　　　D. 多于发病第二天出疹

E. 疹退后脱屑及色素沉着

9. 下列哪项**不**属于猩红热临床特点 （　）
   A. 畏寒、高热　　　　　　　　　　　　B. 口腔白色粘膜斑
   C. 弥漫性鲜红色皮疹　　　　　　　　　D. 咽峡炎
   E. 褪疹后片状脱皮

10. 下列哪一疾病有杨梅舌表现 （　）
    A. 麻疹　　　　B. 猩红热　　　　C. 水痘　　　　D. 百日咳
    E. 流行性腮腺炎

11. 猩红热进行病原学检查临床多采用 （　）
    A. 血培养　　　　B. 皮疹渗出液培养　　　　C. 尿培养　　　　D. 痰培养
    E. 咽拭子及其他病灶处分泌物培养

12. 属于猩红热常见并发症的是(常见并发症是变态反应性疾病：急性肾小球肾炎、风湿热、关节炎) （　）
    A. 急性肾小球肾炎　　　　B. 肺炎　　　　C. 脑膜脑炎　　　　D. 咽炎
    E. 喉炎

13. 猩红热患儿发热护理**不妥**的是(忌用冷水或乙醇擦浴) （　）
    A. 急性期绝对卧床休息　　　　　　　　B. 遵医嘱及早应用青霉素
    C. 供给充足水分　　　　　　　　　　　D. 高热时冷水擦浴
    E. 给予适当物理降温

14. 患儿，男，6岁。因猩红热入院。对他的玩伴或密切接触的孩子需医学观察的时间是 （　）
    A. 2天　　　　B. 7天　　　　C. 10天　　　　D. 21天
    E. 28天

15. 患儿，女，3岁。2天前发热，发热第2天出疹，皮肤皱褶处见线状疹，口周出现苍白圈，皮疹2～3天出齐后，体温渐退，1周来皮疹糠皮样脱屑，手脚有大片脱皮，最可能为 （　）
    A. 麻疹　　　　B. 猩红热　　　　C. 风疹　　　　D. 幼儿急疹
    E. 水痘

16. 猩红热 （　）
    A. 易并发肺炎　　　　　　　　　　　　B. 可出现感染中毒性休克
    C. 易并发胰腺炎　　　　　　　　　　　D. 可出现手套、袜套样脱皮
    E. 易并发脑炎

(17～21题共用题干)

男患儿，6岁。因发热、咽痛2天，皮疹1天入院。体检：体温39.5℃，咽部和扁桃体充血、肿胀，表面有点状黄白色渗出物，易拭去。软腭粘膜充血，可见红色小点。全身皮肤弥漫性充血，上有针尖大小丘疹，压之褪色，触之有砂纸感，疹间无正常皮肤。

17. 该患儿最可能诊断是 （　）
    A. 麻疹　　　　B. 猩红热　　　　C. 水痘　　　　D. 流行性感冒
    E. 流行性腮腺炎

18. 该患儿处于病程的哪一期 （　）
    A. 潜伏期　　　　B. 前驱期　　　　C. 出疹期　　　　D. 褪疹期
    E. 脱屑期

19. 下列哪项护理措施**不妥** （　）
    A. 温水擦浴　　　　　　　　　　　　　B. 生理盐水漱口
    C. 鼓励多饮水　　　　　　　　　　　　D. 保持皮肤清洁，用肥皂水清洗皮肤
    E. 卧床休息

20. 该患儿应采取哪种隔离措施 （　）
    A. 接触隔离　　　　B. 呼吸道隔离　　　　C. 消化道隔离　　　　D. 严密管理
    E. 体液隔离

21. 该患儿应隔离至 （　）
    A. 出疹后7天，连续咽拭子培养2次阴性　　B. 症状消失后1周，连续咽拭子培养3次阴性
    C. 症状完全消失，咽拭子培养阴性　　　　D. 皮肤开始脱屑，咽拭子培养阴性
    E. 皮疹完全消失，皮肤恢复正常

22. 猩红热病人急性期需绝对卧床休息2～3周，其目的是 （　）
    A. 减少并发症产生　　B. 减轻中毒症状　　C. 缩短病程　　D. 防止疹退脱皮
    E. 以上都不是

23. 患儿,女,6岁,被诊断为猩红热,其首选的药物是 (　　)
    A. 红霉素　　　　　　B. 青霉素　　　　　　C. 林可霉素　　　　　　D. 头孢菌素
    E. 氯霉素
24. 为尽早发现猩红热并发症,护士在出院指导中应向病人强调 (　　)
    A. 坚持病原治疗1个月　　　　　　　　　　B. 继续全休1个月
    C. 每周查血常规2次,共1个月　　　　　　D. 每周查尿常规2次,共1个月
    E. 口服磺胺药物
25. 患儿,男,5岁。近日出现发热,次日出现皮疹,疑为猩红热。下列哪项检查有确诊价值 (　　)
    A. 血常规化验　　　　　　　　　　　　　B. 皮疹涂片细菌学检查
    C. 尿常规化验　　　　　　　　　　　　　D. 咽拭子或脓液细菌学检查
    E. 以上都不是
26. **引起猩红热的病原体是** (　　)
    A. 金黄葡萄球菌　　B. A组β型链球菌　　C. B组链球菌　　D. C组链球菌
    E. 肺炎链球菌
27. 患儿,男,2岁。患猩红热入院治疗。现患儿处于脱屑期,躯干呈糠皮样脱屑,手足为大片状脱皮。针对患儿该阶段的皮肤护理指导,**错误**的是 (　　)
    A. 观察脱皮进展情况　　　　　　　　　　B. 勤换衣服,勤晒衣被
    C. 用温水清洗皮肤,以免感染　　　　　　D. 脱皮大时可用手轻轻撕掉
    E. 剪短患儿指甲,避免抓破皮肤
28. 患儿,女,8岁。患猩红热入院。现处于脱屑期,躯干呈糠皮样脱屑,手足为大片状脱皮,患儿拒绝与外界交流,原因是"现在我太难看了"。护士给予心理疏导时,不恰当的内容是(因猩红热患者应隔离至症状消失后1周,连续咽拭子培养3次阴性) (　　)
    A. 关心爱护患儿,与其建立良好的护患关系　　B. 鼓励患儿与其他小朋友交往
    C. 介绍病情观察的要点　　　　　　　　　　D. 正确对待自我形象改变
    E. 介绍该疾病的发展特点,告诉其目前的情况是暂时的
29. 患儿,男,6岁。1天前突然高热,体温达39℃,并伴有咽痛、吞咽痛。今晨发现耳后、颈部及上胸部出现分布均匀的丘疹,舌头肿胀,呈**杨梅舌**。正确的护理措施为 (　　)
    A. 严密隔离　　　　B. 呼吸道隔离　　　　C. 消化道隔离　　　　D. 保护性隔离
    E. 无需隔离
30. 患儿,女,5岁。发热、出疹3天,诊断为猩红热收住院。医生嘱家长在病程2~3周时检查尿液。护士应向家属解释,检查的目的是(主要并发症:急性肾小球肾炎) (　　)
    A. 了解有无肾损害　　　　　　　　　　　B. 为控制活动量提供依据
    C. 决定饮食调整方案　　　　　　　　　　D. 了解药物副作用
    E. 了解疾病恢复情况
31. 猩红热患儿特有的体征是 (　　)
    A. 口周苍白圈　　　　　　　　　　　　　B. 躯干糠皮样脱屑
    C. 多为持续性高热　　　　　　　　　　　D. 疹间无正常皮肤
    E. 皮疹多在发热2天后出现

第九节　中毒型细菌性痢疾病人的护理

细菌性痢疾是由志贺菌属引起的肠道传染病。中毒型细菌性痢疾是急性细菌性痢疾的危重型,起病急骤,死亡率高。临床以<u>突发高热、嗜睡、反复惊厥、迅速发生休克</u>和<u>昏迷</u>为特征。

一、病因和发病机制

病原菌是<u>痢疾杆菌</u>,属志贺菌属,革兰阴性杆菌。对外界抵抗力较强,耐寒、耐湿,但加热至60℃时10分钟可灭活,常用的各种消毒剂均可将其灭活。痢疾杆菌经口进入胃肠道,产生大量内毒素,进入血循环,引起发热、毒血症及全身微血管障碍。病变在脑组织中最为显著,可发生脑水肿甚至脑疝,出现昏迷、抽搐和呼吸衰竭,是死亡的主要原因。

二、流行病学

<u>患者和带菌者</u>是主要传染源,主要通过<u>消化道传播</u>。人群普遍易感,<u>多见于平素体格健壮、营养状况良好的2~7岁小儿</u>。病后无持久免疫力。发病季节以夏秋多见(7~9月为发病高峰)。中毒性菌痢肠道病变轻微,但全身病变重。病变在脑组织中最为显著,可发生<u>脑水肿甚至脑疝</u>,出现昏迷、抽搐和呼吸衰竭,<u>是死亡的主要原因</u>。

三、临床表现

1. 潜伏期　常为1~2天。

2. 典型期 起病急骤,**突然高热**,体温可达40℃以上,少数病人体温不升,**反复惊厥**,迅速出现**呼吸衰竭**、**休克**或**昏迷**。肠道症状常在数小时后出现。临床上分为4型:①**休克型**:主要表现为感染性休克。患儿精神萎靡、面色苍白、四肢厥冷、脉搏细速、血压下降、少尿或无尿等,可伴有心、肺、肾等多器官功能障碍。②**脑型**:以颅内压增高、脑水肿、脑疝和呼吸衰竭为主要表现。患儿剧烈头痛、呕吐、血压偏高、反复惊厥、很快昏迷,双侧瞳孔大小不等,对光反射迟钝。常因呼吸骤停而死亡。③**肺型**:又称呼吸窘迫综合征,以肺循环障碍为主,患儿突然呼吸加深加快呈进行性呼吸困难,直至呼吸停止,病情危重,死亡率高。④**混合型**:兼以上两型或三型的表现,病情最为严重。

四、辅助检查
①白细胞计数和中性粒细胞增高。②有粘液脓血便的患儿,镜检有**大量脓细胞、红细胞及巨噬细胞**。③大便培养分离出**志贺菌属痢疾杆菌是确诊的依据**。送检标本应做到尽早、新鲜,选取粘液脓血部分多次送检,提高检出率。

五、治疗要点
选用阿米卡星(丁胺卡那霉素)、头孢噻肟钠或头孢曲松钠等敏感抗生素控制感染,降温止惊,积极防治微循环衰竭、脑水肿和呼吸衰竭。

六、护理问题
①体温过高:与毒血症有关。②组织灌注无效:与微循环障碍有关。③焦虑:与病情危重有关(家长)。④潜在并发症:脑水肿、呼吸衰竭等。

七、护理措施
1. 维持正常体温 卧床休息,监测体温变化,高热时采用物理降温,或遵医嘱药物降温和采用亚冬眠疗法。
2. 维持有效血液循环 患儿取平卧位或中凹位,迅速建立并维持静脉通路,保证输液通畅和药物输入。遵医嘱进行抗休克治疗。
3. 密切观察病情 监测患儿生命体征,密切观察神志、面色、瞳孔、尿量的变化,准确记录24小时出入量。观察患儿排便次数及大便性状。准确采集大便标本送检。
4. 遵医嘱给予抗生素、镇静剂、脱水剂、利尿剂等,控制惊厥,降低颅内压,保持呼吸道通畅,准备好各种抢救物品。
5. 提供心理支持,减轻家长焦虑情绪。
6. 预防感染的传播 对患者采取肠道隔离至临床症状消失后**1周或连续3次大便培养阴性**。

小结提示:事不过"三":①细菌性痢疾患儿肠道隔离至连续3次大便培养阴性为止。②病人的传染性分泌物3次培养结果为阴性方可解除隔离。③急性肾盂肾炎停药后每周尿细菌培养1次,共2~3周,若均为阴性,方可认为临床治愈。④习惯性流产是指自然流产连续发生3次或3次以上。⑤滴虫性阴道炎病人治愈的标准:月经干净后复查,连续3次滴虫检查阴性者为治愈。

八、健康教育
对家长讲解该病的相关知识,指导家长与患儿养成饭前、便后洗手的良好卫生习惯,注意饮食卫生,不吃生冷、不洁、变质食物等。**以流质或半流质饮食为主,忌食多渣、多油、刺激性强及生冷食物**,可以少食多餐。

单元测试题

1. 中毒型细菌性痢疾病多见于哪个年龄段的小儿 ( )
   A. 1~2岁 　　　B. 3~5岁 　　　C. 2~7岁 　　　D. 7~9岁
   E. 10~12岁

2. 患儿,男,7岁。8月因突然高热、惊厥1次就诊。体温39.5℃,面色苍白,四肢厥冷,意识模糊,急查白细胞15×10^9/L,肛拭子取粪便见脓细胞7个/HP,最可能诊断是 ( )
   A. 中毒型细菌性痢疾 　　　　　　　B. 流行性脑脊髓膜炎
   C. 流行性乙型脑炎 　　　　　　　　D. 高热惊厥
   E. 败血症

3. 中毒型细菌性痢疾确诊的依据是 ( )
   A. 粘液脓血便 　　　　　　　　　　B. 夏秋季急性起病
   C. 腹泻、呕吐 　　　　　　　　　　D. 大便标本培养出痢疾杆菌
   E. 高热、惊厥、昏迷

4. 患儿,女,8岁。因突然高热、抽搐、意识不清入院,经相关检查后诊断为中毒型细菌性痢疾。治疗首选 ( )
   A. 四环素 　　　B. 磺胺药 　　　C. 氨苄西林 　　　D. 庆大霉素
   E. 阿米卡星(丁胺卡那霉素)

5. 患儿,男,7岁,被诊断为细菌性痢疾,经治疗目前临床症状已消失,家长询问何时可以上学 ( )
   A. 目前即可 　　　　　　　　　　　B. 临床症状消失后3天
   C. 1次大便培养阴性 　　　　　　　D. 连续2次大便培养阴性
   E. 连续3次大便培养阴性

6. 典型急性菌痢患者的粪便呈 ( )

A. 米汤水样便 B. 少量粘液脓血便 C. 灰陶土样便 D. 柏油样黑便
E. 果酱样腥臭便

7. 患儿,女,16岁。在街边进食后出现发热、腹痛、腹泻,以"细菌性痢疾"收入院。下列各项饮食护理中**不恰当**的是 （ ）
   A. 少量多餐 B. 少纤维饮食 C. 忌食刺激性食物 D. 忌食生冷食物
   E. 高蛋白质、高脂肪饮食补充能量

8. 细菌性痢疾出现里急后重说明病变在 （ ）
   A. 升结肠 B. 降结肠 C. 乙状结肠 D. 回肠末端
   E. 直肠

9. 患者患急性细菌性痢疾,每天排脓血便7~8次,下述护理措施**错误**的是 （ ）
   A. 需执行接触隔离 B. 排便后用软纸擦拭肛门
   C. 补充电解质 D. 鼓励患者多饮水、卧床休息
   E. 温水局部坐浴后肛门涂凡士林

10. 防止细菌性痢疾感染的措施,以下哪项**不合适** （ ）
    A. 隔离病人和带菌者 B. 大便培养1次阴性可解除隔离
    C. 饭前便后要洗手 D. 病人的食具用物煮沸15分钟消毒
    E. 做好环境、水源、粪便管理及食品卫生

11. 关于中毒型细菌性痢疾的护理措施下列**不妥**的是 （ ）
    A. 遵医嘱给予亚冬眠疗法 B. 肠道隔离
    C. 卧床休息 D. 及时采集大便标本
    E. 隔离期从发病至临床症状消失

12. 患儿,4岁,高热3小时伴抽搐4次入院。患儿意识不清,初步诊断为中毒型细菌性痢疾,为了确诊须做的检查是
    （ ）
    A. 肛门拭子检查大便常规 B. 血常规
    C. 粪便培养 D. 头颅CT
    E. 结肠镜检查

13. 关于中毒型细菌性痢疾**错误**的是 （ ）
    A. 病死率高 B. 反复惊厥 C. 常有里急后重 D. 起病急
    E. 粪-口途径传播

14. 中毒型细菌性痢疾常见的主要临床表现是 （ ）
    A. 高热 B. 感染性休克 C. 明显脓血便 D. 惊厥
    E. 吐泻不止

15. 患儿,女,3岁。因高热、腹泻、进行性呼吸困难入院,考虑为中毒型细菌性痢疾。护士为患者留取粪便标本时应注意
    （ ）
    A. 可多次采集标本,集中送检 B. 留部分成形粪便送检
    C. 在抗菌治疗后采集标本 D. 患者无大便时,用导泻剂后留取标本
    E. 选择有粘液脓血部分的大便送检

16. 患者,男,28岁。在大排档聚餐后出现高热、腹泻,诊断为细菌性痢疾。对该患者采取的护理措施中,不正确的是
    （ ）
    A. 给予胃肠道隔离 B. 给予高蛋白饮食
    C. 留取大便标本送检 D. 记录排便的性状、次数
    E. 酌情给予流质或半流质食物

第十节　流行性脑脊髓膜炎病人的护理

流行性脑脊髓膜炎简称流脑,是由脑膜炎球菌引起的一种经**呼吸道传播**的急性化脓性脑膜炎。主要临床表现是突发高热、剧烈头痛、频繁呕吐、皮肤粘膜淤点、淤斑及脑膜刺激症状,严重者可有败血症休克和脑实质损害,脑脊液呈化脓性改变。

一、病因
　　脑膜炎球菌属奈瑟菌属,为革兰阴性双球菌。细菌裂解可释放**内毒素**,为其重要的致病因素。

二、流行病学
　　①传染源:为**带菌者和流脑病人**。②传播途径:病原菌主要经咳嗽、打喷嚏借飞沫由**呼吸道传播**。③6个月至2岁的婴幼儿发病率最高,人感染后可获持久免疫力。④冬春季节为多发病,流行高峰为3、4月份。

三、临床表现
　　潜伏期为1~10天,一般为2~3天。

1. 普通型　最多见,占全部病例的 90% 以上。
(1) 上呼吸道感染期:多数患者无症状,一般为 1~2 天。
(2) 败血症期:突起畏寒、高热、乏力、头痛,伴恶心呕吐、精神萎靡等毒血症状。幼儿常有惊厥、哭闹。本病特征性表现是皮肤粘膜有**淤点或淤斑**。病情严重者淤点、淤斑迅速扩大融合成片,中央因血栓形成而出现紫黑色坏死或大疱。
(3) 脑膜炎期:此期突出的表现为剧烈头痛、频繁呕吐、脉搏减缓、烦躁不安、意识障碍,甚至谵妄、昏迷等颅内压升高症状和颈项强直、凯尔尼格征及布鲁斯基征阳性等脑膜刺激征。
(4) 恢复期:体温逐渐正常,意识转清,脑膜刺激征消失。
2. 暴发型　起病急骤,病情凶险,多见于儿童,病死率高。
(1) 败血症休克型:突发高热、寒战、面色苍白、四肢发凉。常于 12 小时内出现遍及全身的广泛淤点、淤斑,淤斑中央皮肤坏死,且迅速扩大融合呈大片淤斑伴皮下坏死,并迅速出现严重中毒症状和周围循环衰竭症状,甚至昏迷。
(2) 脑膜脑炎型:起病急、高热、剧烈头痛、喷射性呕吐,并有烦躁不安及谵妄,可迅速进入昏迷。并可出现频繁惊厥、脑水肿、颅内压升高症状。脑膜刺激征及病理反射阳性。
(3) 混合型:兼有上述两型的临床表现,是最严重的一型。
3. 轻型　主要表现为上呼吸道感染症状和皮肤粘膜有少数细小出血点,多数可不治自愈。
4. 慢性败血症型　极少见。
5. 并发症　脑疝、呼吸衰竭。

四、辅助检查
①血常规检查:白细胞数明显升高,中性粒细胞在 80% 甚至 90% 以上。②脑脊液检查:压力升高,外观混浊似米汤样,细胞数明显增多,以中性粒细胞为主,蛋白显著增高,糖和氯化物减少。③**细菌学检查是确诊的重要方法**。④免疫学检查敏感性高,特异性强。

五、治疗要点
1. 普通型　①一般治疗,**呼吸道隔离**,保持水、电解质平衡。②**抗菌治疗是本病的主要治疗**,抗菌药物的使用原则:**早期、足量及足疗程、敏感抗菌物、联合用药、静脉给药、透过血脑屏障浓度要高、毒性小**。常用的药物有青霉素、头孢菌素(头孢噻肟、头孢曲松、头孢拉定)、氯霉素、磺胺药等。③对症治疗。
2. 暴发型　①休克型:尽早使用有效抗生素(**首选青霉素**)进行病原治疗,抗休克治疗。②脑膜脑炎型:减轻脑水肿,防治脑疝及呼吸衰竭为治疗重点。

六、护理问题
①体温过高:与脑膜炎球菌感染导致脓毒症或菌血症有关。②组织灌注量改变:与内毒素导致微循环障碍有关。③皮肤完整性受损:与毛细血管通透性增高、渗出性出血有关。④有传播感染的危险:与细菌通过呼吸道有关。⑤焦虑、恐惧:与病情发展迅速、担心疾病预后有关。⑥潜在并发症:脑疝、呼吸衰竭。

七、护理措施
1. 病情观察　观察生命体征、面色、瞳孔、意识、皮疹等变化。
2. 环境与体位　绝对卧床休息,减少消耗。室内保持安静、空气流通,避免强光刺激。
3. 饮食护理　给予营养丰富的高热量、高维生素、易消化的流质或半流质饮食。
4. 症状护理　有发热者做好口腔、皮肤护理。在淤点、淤斑部位,病变局部不宜穿刺;淤斑破溃后,以消毒生理盐水洗净后涂抗生素软膏,以促进愈合。淤点、淤斑吸收过程中,常有痒感,应修剪并包裹指甲,避免抓破皮肤。昏迷病人防止发生压疮。烦躁不安者加床栏,或四肢加以约束,防止病人坠床。惊厥时用牙垫保护防止舌咬伤。
5. 心理护理　对病人及家属予以安慰、关心和爱护,与病人进行有效交流和沟通,耐心解释病情,鼓励病人树立战胜疾病的信心。

八、健康教育
1. 有接触史者,医学观察 7 天。流行季节,家长避免带婴幼儿到公共场所。外出应戴口罩。接种流脑疫苗。
2. 急性期绝对卧床休息,多饮水,进清淡、易消化饮食。
3. 指导家属学会观察病情变化,一旦出现惊厥、脑疝症状,应立即报告医生。

单元测试题

(1~2 题共用题干)
患者,男,15 岁,突发寒战、高热 40 ℃,伴有头痛,精神萎靡、食欲不振,皮肤及眼结膜出现淤点,鲜红色,诊断为流行性脑脊髓膜炎。
1. 此时病情属于　　　　　　　　　　　　　　　　　　　　　　　　　　　　　　　　　　　　　(　　)
　　A. 前驱期　　　　　　　B. 败血症期　　　　　　C. 脑膜炎期　　　　　　D. 恢复期
　　E. 休克期
2. 流行性脑脊髓膜炎主要的传播途径是　　　　　　　　　　　　　　　　　　　　　　　　　　　(　　)
　　A. 血液传播　　　　　　B. 接触传播　　　　　　C. 呼吸道传播　　　　　D. 垂直传播

E. 性传播

(3~5题共用题干)

患儿,张某,2岁,急性起病,体温39~40℃,哭闹、烦躁不安,皮肤有淤点,鲜红色。诊断为流行性脑脊髓膜炎。

3. 下列哪项**不是**目前张某的护理问题 （　　）
   A. 低效性呼吸形态　　　　　　　　　　B. 体温过高
   C. 有损伤的危险　　　　　　　　　　　D. 有皮肤完整性受损的危险
   E. 营养失调

4. 对于此患者皮肤护理**不当**的是 （　　）
   A. 保护出现淤点的部位　　　　　　　　B. 内衣裤柔软宽松
   C. 病变部位可以穿刺　　　　　　　　　D. 定时翻身防止压疮
   E. 避免抓破皮肤

5. 如果此患者治疗过程中出现剧烈头痛,喷射性呕吐,血压升高,烦躁不安,护士应警惕患者出现了 （　　）
   A. 呼吸衰竭　　　　B. 惊厥　　　　C. 心力衰竭　　　　D. 脑疝
   E. 肾功能不全

(6~9题共用题干)

患儿,女,3岁,流行性脑脊髓膜炎入院治疗3天,患儿出现嗜睡,血压下降,四肢冰凉。

6. 下列哪一项**符合**流行性脑脊髓膜炎休克型的表现特点 （　　）
   A. 高热、头痛、呕吐　　　　　　　　　B. 短期内出现全身广泛性淤点、淤斑
   C. 面色苍白、口唇发绀、脉搏细弱　　　D. 瞳孔对光反射迟钝
   E. 呼吸变浅慢

7. 目前该患者主要护理问题是 （　　）
   A. 体温过高　　　B. 组织灌流量改变　　　C. 头痛　　　D. 清理呼吸道无效
   E. 有皮肤完整性受损的危险

8. 治疗暴发性流脑(休克型)首选抗菌药是 （　　）
   A. 磺胺嘧啶　　　B. 青霉素　　　C. 氨苄西林　　　D. 氯霉素
   E. 呋喃西林

9. 流行性脑脊髓膜炎在哪个年龄组发病率最高 （　　）
   A. 新生儿　　　B. 2~6个月　　　C. 6个月~2岁　　　D. 2~4岁
   E. 10岁

10. 患者,女,21岁。患上呼吸道感染已2天,今起寒战、高热,体温39℃,伴头痛、呕吐,颈部有抵抗,脑膜刺激征阳性,胸部有数个淤斑。下列哪一项检查能尽快确诊疾病 （　　）
    A. 血常规　　　B. 咽拭纸病原学检查　　　C. 血培养　　　D. 脑脊液检查
    E. 血清免疫学检查

11. 患儿,男,8岁。因发热、头痛、呕吐2天,烦躁不安1天入院。体温39℃,脉搏120次/分,颈抵抗,腹部可见数个出血点,克氏征阳性,考虑为流行性脑脊髓膜炎,其确诊主要依据是 （　　）
    A. 皮肤粘膜淤点、淤斑　　　　　　　　B. 血清特异性抗体监测阳性
    C. 当地有流行　　　　　　　　　　　　D. 脑脊液呈化脓性
    E. 血液、脑脊液涂片镜检或培养发现脑膜炎双球菌

12. 确诊流行性脑脊髓膜炎最重要的依据是 （　　）
    A. 高热、头痛、呕吐　　　　　　　　　B. 鼻咽拭子培养阳性
    C. 皮肤淤点、淤斑　　　　　　　　　　D. 血培养阳性
    E. 面色苍白、肢冷、血压测不出

13. 患儿,5岁,患流行性脑脊髓膜炎。目前患儿出现面色苍白,意识不清,血压45/35 mmHg,皮肤湿冷,呼吸深快,发绀,无尿,考虑该患儿发生了 （　　）
    A. 心力衰竭　　　B. DIC　　　C. 重度休克　　　D. 呼吸衰竭
    E. 合并脑疝

14. 暴发性流脑病情危重,死亡率高,患者、家属均可产生焦虑及恐惧心理。护士进行护理时**不妥**的做法是 （　　）
    A. 镇静,守候在患者床前　　　　　　　B. 鼓励患者朋友、家人探视
    C. 做好安慰解释工作　　　　　　　　　D. 取得患者及家属的信赖
    E. 密切观察患者病情变化

15. 流行性脑脊髓膜炎患者典型的皮肤粘膜体征是 （　　）
    A. 淤点、淤斑　　　B. 色素沉着　　　C. 白斑　　　D. 发绀
    E. 黄疸

第十一节 结核病病人的护理

一、肺结核病人的护理

肺结核是**结核分枝杆菌**引起的慢性呼吸道传染病。结核分枝杆菌可侵及全身多个脏器,但以肺部受累引起的肺结核最为常见。临床上主要表现为咳嗽、咳痰、咯血(具有抗酸或痰中带血)、胸痛、低热、乏力、消瘦。

(一)病因 由结核分枝杆菌感染。结核杆菌具有抗酸性,故又称抗酸杆菌。该菌对外界抵抗力较强,在阴湿处能生存5个月以上,但在**烈日暴晒下2小时或煮沸5分钟能被杀死**,70%乙醇接触2分钟亦可杀菌。**接种卡介苗或感染结核杆菌后获得的免疫力**为**特异性免疫力**,主要是细胞免疫。**排菌**的结核病人为重要传染源。**主要经呼吸道传播**,也可通过**污染的食物或食具经消化道传播**。**结核菌侵入人体后4~8周**,身体组织对结核菌及其代谢产物所发生的反应称为**变态反应**。人体感染后是否发病,取决于人体的免疫状态、变态反应和感染细菌的数量、毒力。当人体的免疫力低下或变态反应增高时可发病。结核病的基本病理改变是**炎性渗出、增生和干酪性坏死**,以破坏与修复同时进行为特点。

(二)临床类型

1. 原发型肺结核 **多见于儿童**,人体初次感染结核菌后在肺内形成病灶,并引起淋巴管炎和淋巴结炎。肺内原发病灶、淋巴管炎及肺部淋巴结炎,合称为原发综合征。X线胸片表现为**哑铃型阴影**。

2. 血行播散型肺结核 包括急性、恶性和慢性血行播散型肺结核。急性粟粒性肺结核(急性血行播散型肺结核)起病急,全身中毒状重,可有高热、呼吸困难,常伴发结核性脑膜炎。X线摄片见两肺野有分布均匀、大小不等、密度一致的粟状阴影。

3. 继发性肺结核 包括浸润型肺结核、空洞肺结核、结核球、干酪性肺炎、纤维空洞型肺结核,多见于成人。**浸润型肺结核**是肺结核中**最常见的继发性肺结核**。当机体免疫力低下,结核菌量大,病灶呈干酪样坏死,临床可有高热、呼吸困难等毒血症状,称干酪性肺炎。慢性纤维空洞型肺结核是肺结核晚期类型,为**结核病的重要传染源**。

4. 结核性胸膜炎 青少年多见。结核性胸膜炎包括结核性干性胸膜炎、结核性渗出性胸膜炎和结核性脓胸。干性胸膜炎主要表现为胸痛,并可闻及胸膜摩擦音。

(三)临床表现

1. 全身中毒症状 **午后低热(最常见)、盗汗、乏力**、食欲缺乏、消瘦等,女性病人可有月经失调或闭经。

2. 呼吸系统症状 ①咳嗽、咳痰是肺结核最常见的症状,多为**干咳**或有少量白色粘液痰,继发感染时有脓性痰。②**有1/3~1/2病人有不同程度的咯血**,临床引起咯血最常见的原因为肺结核。③病变累及壁层胸膜时有随呼吸运动而产生胸痛,可为**结核性胸膜炎首发或主要症状**。④重症结核可出现渐进性呼吸困难。

3. 体征 早期可无异常体征,因肺结核好发于肺尖,若病变范围较大,患侧呼吸运动减弱,叩诊呈浊音,听诊呼吸音减低。慢性纤维空洞型肺结核患侧胸廓塌陷,纵隔、气管向患侧移位。因肺结核好发于肺尖,故在肩胛间区或锁骨上下部位于咳嗽后闻及湿啰音时,对诊断有重要意义。

(四)辅助检查

1. 痰结核杆菌检查 痰中找到**结核杆菌**是**确诊肺结核**的**最可靠的方法**。

2. 影像学检查 胸部X线检查是**早期诊断肺结核**的主要方法。

3. 结核菌素试验 测定人体是否受过结核菌感染。目前多采用PPD。通常取0.1 ml,即5结素单位(TU)于**左前臂掌侧中、下1/3交界处做皮内注射**,皮丘直径6~10 mm,**48~72小时测量皮肤硬结的直径,小于5 mm为阴性,5~9 mm为弱阳性,10~19 mm为阳性,20 mm或不足20 mm出现水疱、坏死为强阳性**。结核菌素试验阳性仅表示曾有结核感染或接种过卡介苗,并不一定现在患病。若呈强阳性,常提示活动性结核病。**3岁以下幼儿呈强阳性,应视为有新近感染的活动性结核病**,须予治疗。结核菌素试验阴性反应除提示没有结核菌感染外,还见于人体免疫力、变态反应暂时受抑制情况,如麻疹、严重肺结核、各种危重病人、营养不良、应用糖皮质激素或免疫抑制剂者和老年人。

4. 纤维支气管镜检查 对诊断有重要价值。

(五)治疗要点

1. 抗结核化学药物治疗(化疗) 化疗原则是**早期用药、联合用药、适宜剂量、规律用药、坚持全程和分段**治疗。

(1)常用药物:①**全效杀菌剂:异烟肼、利福平**。②**半效杀菌剂:链霉素和吡嗪酰胺**。③抑菌剂:乙胺丁醇、对氨基水杨酸钠、氢硫脲、卡那霉素等。

(2)方法:**常规疗法**:异烟肼、链霉素和对氨基水杨酸钠12~18个月。**短程疗法**:联合用异烟肼、利福平等2个以上杀菌剂,**6~9个月**。强化阶段:在开始的1~3个月内,每天用药。巩固阶段:每周2次用药至疗程结束。

2. 对症治疗

(1)高热或大量胸腔积液者,在有效抗结核治疗的同时,短期加用糖皮质激素如泼尼松,以减轻炎症和变态反应。

(2)咯血治疗:原则为镇静、止血、**患侧卧位**,必要时用小量镇静剂、止咳剂。但年老体弱、肺功能不全者要慎用,以免抑制咳嗽反射发生窒息。咯血较多时应取**患侧半卧位**,**轻轻将气管内积血咯出**,并给予垂体后叶素5 U加入50%葡萄糖液40 ml中,缓慢静注。**高血压、冠心病及孕妇禁用此药。咯血窒息是咯血致死的原因之一**,需注意防范和紧急抢救。

(3)胸腔穿刺:结核性胸膜炎病人需及时抽液以缓解症状,防止胸膜肥厚影响肺功能,首次抽液不超过600 ml,以后每次抽液量不超过 1 000 ml。抽液过多可使纵隔复位太快,引起循环障碍;抽液过快,可发生肺水肿。抽液时如病人出现头晕、出汗、面色苍白、心悸、脉细、四肢发凉等"胸膜反应"时应立即**停止抽液**,让病人平卧,必要时皮下注射 0.1% **肾上腺素** 0.5 ml。

(六)护理问题　①知识缺乏:缺乏肺结核治疗、传染及预防的知识。②体温过高:与结核毒血症有关。③营养失调,低于机体需要量:与机体消耗增加、食欲减退有关。④潜在并发症:**窒息**、慢性肺源性心脏病。

(七)护理措施

1. 做好隔离,预防传染

(1)有条件者,病人应单居一室,**进行呼吸道隔离**,室内保持通风,每日用紫外线照射消毒。病人外出时应戴口罩。**被褥、书籍在烈日下暴晒 6 小时以上**。

(2)嘱病人在咳嗽或打喷嚏时,用双层纸巾遮住口鼻,防飞沫传染。咳痰后,**将痰吐在纸上用火焚烧**,或痰液经灭菌处理后用苯酚或煤酚皂溶液浸泡 2 小时再弃去。接触痰液后用流水清洗双手。

小结提示:被肺结核患儿痰液、破伤风、气性坏疽、铜绿假单胞菌等污染的敷料、纸张可直接**焚烧**。

(3)病人餐具需煮沸消毒或用消毒液浸泡消毒,同桌共餐时使用公筷,以预防传染。

(4)**接种卡介苗**:可以使人体产生针对结核菌特异性免疫力,减少肺结核的发生,**是最有效的预防措施**。

(5)对于结核菌素试验阳性且与病人密切接触的成员,结核菌素试验新近转为阳性的儿童可服用**异烟肼进行药物预防**。

2. 休息与活动　提供安静、舒适、整洁的病房环境,依据病情安排病人休息,活动性肺结核病人增加休息时间,重症病人卧床休息;恢复期病人适当增加户外活动,如散步、打太极拳、做保健操等,增强体质,提高机体免疫力;轻症病人在坚持化疗的同时,可以正常工作,但应避免劳累和重体力劳动,做到劳逸结合。

3. 化疗　是结核病的关键治疗,护士要向病人及其家人解释化疗的意义,用药时的注意事项,及时发现药物的副作用,如**利福平可出现黄疸、转氨酶一过性升高及变态反应;链霉素可出现耳聋和肾功能损害**;对氨基水杨酸钠可有胃肠道刺激、变态反应;**异烟肼可有周围神经炎、消化道反应、偶有肝功能损害。服用异烟肼时应同时服用维生素 B_6 可以防止周围神经炎的发生**。癫痫或精神患者慎用该药;**长期应用乙胺丁醇可致球后视神经炎**,故应定期检查视力。吡嗪酰胺可抑制尿酸盐排泄,诱发痛风,故痛风患者慎用。长期服用异烟肼、利福平及吡嗪酰胺等药物者要定期检查肝功能。

4. 饮食宜**高热量**、**高维生素**、**高蛋白质**,多食牛奶、豆浆、鸡蛋、鱼、肉、水果及蔬菜等。

5. 对症护理　盗汗者及时擦干身体,更换衣被。

6. 咯血护理

(1)**大咯血病人应绝对卧床休息**,减少翻动,协助病人**取患侧卧位**,**有利于健侧通气**,对结核病人还可**防止病灶扩散**。

(2)**大咯血者暂禁食**,小量咯血者宜进少量凉或温的流质饮食,避免饮用浓茶、咖啡、酒等刺激性饮料。多饮水及多食富含纤维素食物,以保持大便通畅。

(3)做好窒息的预防及抢救配合:①密切观察病情变化,注意有无窒息先兆。**应向病人说明咯血时不要屏气,应尽量将血轻轻咯出**。②准备好抢救用品如吸痰器、鼻导管、气管插管和气管切开包等。**一旦出现窒息,立即病人于头低足高位,轻拍背部以利血块排出**。③气道通畅后,若病人自主呼吸未恢复,应行人工呼吸。给予高流量吸氧,按医嘱应用呼吸中枢兴奋剂。

(八)健康教育

1. 向病人介绍结核病的常用治疗方法及持续用药时间,说明药物的不良反应、注意事项。强调坚持规律、全程、合理用药的重要性。

2. 指导病人定期检查 X 线胸片和肝、肾功能,及时调整治疗方案。

3. 做好结核病的防治工作。

4. 嘱病人戒烟、戒酒,保证营养,劳逸结合;避免情绪激动及呼吸道感染。

二、结核性脑膜炎病人的护理

(一)发病机制　结核性脑膜炎是结核菌侵犯脑膜所引起的炎症,**是小儿结核病中最严重的类型**,且死亡率高。常在原发感染后 1 年(尤其是 3~6 个月)以内发生,多见于 3 岁以内的婴幼儿。小儿血-脑屏障功能不完善,当免疫力低下时,入侵的结核杆菌易通过血行播散引起结核性脑膜炎。

(二)临床表现

1. 早期(前驱期)　1~2 周。主要症状为**性情改变**,表现为精神呆滞,易疲倦或易激惹,可有低热、盗汗、消瘦及不明原因的呕吐。

2. 中期(脑膜刺激期)　1~2 周。主要表现为剧烈头痛、喷射性呕吐、嗜睡、体温增高、惊厥。**脑膜刺激征是结脑最主要和常见的体征**。婴幼儿以前囟饱满为主。也可出现面神经瘫痪。

3. 晚期(昏迷期)　1~3 周。症状逐渐加重,意识蒙眬,半昏迷至昏迷,惊厥频繁发作。患儿极度消瘦,常因颅内压急剧增高导致脑疝而死亡。

(三)辅助检查

1. 脑脊液检查　压力增高,外观透明或呈**毛玻璃状**;静置 12~24 小时后,可有蜘蛛网状薄膜形成。白细胞计数升高,分类以**淋巴细胞为主**;**蛋白定量升高**;**糖和氯化物含量均降低**是结核性脑膜炎的典型改变。脑脊液中找到结核杆菌可**确诊**。

2. 胸部X线检查　胸片证实有血行播散对确诊结脑有意义。

3. 结核菌素试验　阳性对诊断有帮助,但可呈假阳性。

（四）治疗要点　①抗结核治疗:联合选用易透过血脑屏障的抗结核、杀菌药。②降低颅内压:常用肾上腺皮质激素和20%甘露醇。

（五）护理问题　①潜在并发症:颅内高压、脑疝。②营养失调,低于机体需要量:与摄入不足及消耗增多有关。③有皮肤完整性受损的危险:与长期卧床有关。④焦虑:与患儿病情重,预后差有关（家长）。

（六）护理措施

1. 一般护理　采取呼吸道隔离。患儿应卧床休息,保持室内安静,护理操作尽量集中进行,减少对患儿的刺激。惊厥发作时齿间应置牙垫,防舌咬伤。给予营养丰富、易消化的食物。

2. 观察病情　观察患儿生命体征、神志和瞳孔,及早发现颅内高压或脑疝。一旦发现,立即报告医师,配合抢救。

3. 用药护理　遵医嘱给予脱水剂、利尿剂、抗结核药物等,注意药物的疗效和不良反应。

4. 皮肤粘膜护理　保持皮肤的清洁干燥和床铺的清洁平整,及时清除呕吐物和大小便。眼睑不能闭合者,可涂眼膏或用纱布覆盖,保护角膜。每日口腔护理2~3次。

5. 心理护理　耐心解释,给予心理支持,使其减轻焦虑,配合治疗。

（七）健康教育　①指导家长督促患儿坚持全程、合理用药,做好病情及药物毒副作用的观察,定期门诊复查。②对留有后遗症的患儿,指导家长掌握对患儿进行康复锻炼的方法。

单元测试题

1. 应用异烟肼进行预防性治疗的小儿是　　　　　　　　　　　　　　　　　　　　　　　　　　（　　）
   A. PPD试验最近由阴性转阳性者　　　　　　B. 家庭中曾有肺结核患者
   C. 3岁以下小儿未种过卡介苗者　　　　　　D. 麻疹患儿
   E. 需长期使用肾上腺皮质激素者

2. 肺结核最主要的传播途径是　　　　　　　　　　　　　　　　　　　　　　　　　　　　　　（　　）
   A. 空气飞沫　　　　B. 食物　　　　C. 水源　　　　D. 皮肤接触
   E. 毛巾或餐具

3. 儿童肺结核的主要类型是　　　　　　　　　　　　　　　　　　　　　　　　　　　　　　　（　　）
   A. 急性粟粒性肺结核　　　　　　　　　　　B. 结核性脑膜炎
   C. 原发型肺结核　　　　　　　　　　　　　D. 纤维空洞型肺结核
   E. 肠结核

4. 患儿,女,8岁。诊断为原发型肺结核,护士对其家属实施健康教育**错误**的是　　　　　　　　（　　）
   A. 避免患儿与其他急性传染病患儿接触　　　B. 给予高热量、高蛋白、高维生素饮食
   C. 定期复查　　　　　　　　　　　　　　　D. 全程正规服药,出现毒副作用亦不可停用或减量
   E. 对患儿的呼吸道分泌物、餐具、痰杯应消毒处理

5. 肺结核诊断最可靠的依据是　　　　　　　　　　　　　　　　　　　　　　　　　　　　　　（　　）
   A. 结核菌素试验　　B. 红细胞沉降率　　C. 胸部X线片　　D. 痰结核菌检查
   E. 肺部CT检查

6. 早期发现肺结核的最主要方法是　　　　　　　　　　　　　　　　　　　　　　　　　　　　（　　）
   A. 询问病史　　　　B. 胸部X线检查　　C. 痰菌检查　　　D. 血沉检查
   E. 结核菌素试验

7. 结核菌素试验注射后,观察结果的时间为　　　　　　　　　　　　　　　　　　　　　　　　（　　）
   A. 12小时　　　　　B. 12~24小时　　　C. 24~48小时　　 D. 48~72小时
   E. 72小时后

8. 患儿,男,1岁半,PPD试验硬结直径13 mm。未接种过卡介苗,护士考虑该患儿可能是　　　　　（　　）
   A. 非典型结核分枝杆菌感染　　　　　　　　B. 体内有新的结核病灶
   C. 免疫功能低下　　　　　　　　　　　　　D. 原发免疫缺陷病
   E. 既往有结核感染

9. 判断结核菌素试验结果最重要指标是　　　　　　　　　　　　　　　　　　　　　　　　　　（　　）
   A. 红斑直径　　　　B. 风团大小　　　　C. 硬结直径　　　D. 发疹时间
   E. 有无水泡

10. PPD实验结果可直接判断为强阳性的是皮肤红硬平均直径在　　　　　　　　　　　　　　　（　　）
    A. 3~5 mm　　　　 B. 6~9 mm　　　　 C. 12~14 mm　　　D. 15~19 mm

E. >20 mm

11. 应用抗结核药物短程治疗的时间是 （　　）
    A. 1~3个月　　　　B. 3~6个月　　　　C. 6~9个月　　　　D. 9~12个月
    E. 12~18个月

（12~13题共用题干）
患者,女,38岁。因肺结核咯血收住院。夜班护士查房时发现该患者咯血约200 ml后突然中断,呼吸极度困难,喉部有痰鸣音,表情恐怖,两手乱抓。

12. 护士应首先采取的措施是 （　　）
    A. 立即通知医师　　B. 清除呼吸道积血　　C. 立即气管插管　　D. 给予高流量氧气吸入
    E. 应用呼吸兴奋剂

13. 此患者最有可能发生的并发症是 （　　）
    A. 出血性休克　　B. 窒息　　　　C. 肺不张　　　D. 肺部感染
    E. 贫血

14. 患者,男,25岁。因肺结核入院治疗,痰中找到大量结核杆菌。其父母PPD试验均呈阳性,为了预防其父母可使用的药物是 （　　）
    A. 利福平　　　　B. 异烟肼　　　C. 链霉素　　　D. 乙胺丁醇
    E. 对氨水杨酸

15. 小儿结核性脑膜炎的早期临床表现主要是 （　　）
    A. 性情的改变　　B. 脑膜刺激征明显　　C. 喷射性呕吐　　D. 持续性头痛
    E. 反复惊厥

16. 结核性脑膜炎进入晚期的特征是 （　　）
    A. 昏迷、半昏迷或强直性惊厥频繁发作　　　B. 脑膜刺激征
    C. 脑神经受损　　　　　　　　　　　　　　D. 腹壁反射消失
    E. 嗜睡

17. 诊断结核性脑膜炎的可靠依据是 （　　）
    A. 发热、盗汗、乏力、消瘦,脑膜刺激征　　　B. 脑脊液中找到结核杆菌
    C. 发现肺部原发病灶　　　　　　　　　　　D. 结核菌素试验强阳性
    E. 脑脊液生化糖、氯均降低

18. 患者,女,32岁,诊断为肺结核,下列护理措施不妥的是 （　　）
    A. 给予高能量、高蛋白、高维生素饮食　　　B. 向患者做有关疾病知识的宣教
    C. 及时做好消毒隔离　　　　　　　　　　　D. 保持室内空气新鲜,阳光充足
    E. 鼓励患者加强体育锻炼,增强抗病能力

19. 对肺结核患者的健康指导最重要的是 （　　）
    A. 尽可能与家人分室或分床就寝　　　　　　B. 按医嘱规则服药,坚持疗程
    C. 保持乐观情绪和治疗信心　　　　　　　　D. 加强营养,保证心身休息
    E. 定期复查,根据病情调整治疗方案

20. 患者,女,42岁,确诊为浸润性肺结核,最重要的治疗是 （　　）
    A. 卧床休息　　　B. 加强营养　　　C. 合理化疗　　　D. 预防咯血
    E. 肝脏保护

21. 关于结核菌素试验方法,错误的描述是 （　　）
    A. 局部有水疱、坏死为强阳性　　　　　　　B. 48~72小时看结果
    C. 硬结直径<5 mm为阴性　　　　　　　　　D. 注射部位左上前臂三角肌下缘
    E. 测局部硬结范围,取纵横两者平均直径判断强度

22. 对于未接种过卡介苗患儿行结核菌素试验,其结果如果呈强阳性反应,常提示 （　　）
    A. 机体反应正常　　　　　　　　　　　　　B. 需要接种卡介苗
    C. 有活动性肺结核　　　　　　　　　　　　D. 曾有结核分枝杆菌感染
    E. 营养状况良好

23. 结核菌素(PPD)试验常用的剂量是 （　　）
    A. 1结素　　　　B. 5结素　　　　C. 10结素　　　　D. 50结素
    E. 100结素

24. 患者,男,34岁。PPD试验后48小时局部硬结的直径为15 mm,护士判定其结果为 （　　）
    A. 假阳性　　　　B. 判定困难,需重做　　C. 阳性　　　　D. 强阳性
    E. 弱阳性

25. 女性,42岁,肺结核病史15年,突然咯血约300 ml,首选的治疗药物是 ( )
    A. 止咳药 B. 镇静药 C. 凝血药 D. 垂体后叶素
    E. 呼吸兴奋药

26. 对于肺结核并发大咯血的护理措施中,**错误**的是 ( )
    A. 暂禁食 B. 观察患者生命体征 C. 保持呼吸道通畅 D. 屏气以止血
    E. 取患侧卧位

27. 患者,男,45岁,诊断为肺结核,使用乙胺丁醇抗结核化疗。在使用中会出现哪种不良反应 ( )
    A. 肝损伤 B. 胃肠道刺激 C. 球后视神经炎 D. 听力下降
    E. 肾毒性作用

28. 异烟肼的副作用是 ( )
    A. 尿酸血症 B. 第8对脑神经损害 C. 球后视神经炎 D. 周围神经炎
    E. 血小板下降

29. 判断肺结核治疗效果的主要指标是 ( )
    A. 咯血停止
    B. 胸片示病变吸收好转
    C. 痰菌转阴
    D. 症状好转
    E. 阳性体征消失

30. 患者,男,35岁,午后低热、盗汗1个月,中量咯血12小时,此时最适合的体位是 ( )
    A. 坐位 B. 立位 C. 健侧卧位 D. 患侧卧位
    E. 俯卧位

31. 对大咯血窒息患者进行急救时,应使其取以下何种体位 ( )
    A. 半卧位
    B. 头低足高的俯卧位
    C. 平卧位头偏向一侧
    D. 端坐位
    E. 患侧卧位

32. 肺结核患者痰结核菌阳性转阴,提示 ( )
    A. 可增加体力活动
    B. 不需高热量、高蛋白饮食
    C. 抗结核药可减量
    D. 不需隔离
    E. 需接种卡介苗

33. 患者,男,26岁。因尿急、尿痛、终末血尿而就诊,经检查确诊为肾结核。该患者原发病灶一般发生在 ( )
    A. 肾脏 B. 输尿管 C. 膀胱 D. 肺脏
    E. 尿道

34. 引起咯血最常见的疾病是 ( )
    A. 肺炎 B. 肺结核 C. 支气管扩张 D. 肺癌
    E. 肺脓肿

35. 女性,42岁。午后发热伴咳嗽、痰中带血1周。体检:左肩胛区有湿啰音。血沉60 mm/h,白细胞$10×10^9$/L,中性粒细胞75%,胸片示左上肺斑片状阴影伴1 cm×1 cm透光区。最可能的诊断是 ( )
    A. 支原体肺炎 B. 肺炎球菌肺炎 C. 浸润性肺结核 D. 支气管肺癌
    E. 支气管扩张

36. 患者,男,30岁。近2年来午后常感低热、盗汗,伴食欲减退、乏力,近1周出现高热、痰多、伴咯血及右侧胸痛。痰菌检查结果为结核分枝杆菌阳性。与病情**不符**的一项护理诊断是 ( )
    A. 有窒息的危险
    B. 营养失调,低于机体需要量
    C. 结核菌素试验
    D. 知识缺乏
    E. 心排出量减少

37. 小儿时期结核病病死率最高的是 ( )
    A. 原发型肺结核 B. 纤维空洞型肺结核 D. 急性粟粒型肺结核 C. 浸润性结核
    E. 结核性脑膜炎

38. 属于晚期结核性脑膜炎表现的是 ( )
    A. 克尼格征阳性
    B. 剧烈头痛、喷射性呕吐
    C. 颅神经受损
    D. 昏迷
    E. 面神经瘫

39. 结核性脑膜炎脑脊液检查典型表现为(细胞数和蛋白质增高,糖和氯化物含量同时降低) ( )
    A. 糖和氯化物含量均降低
    B. 糖含量升高,氯化物含量正常
    C. 糖和氯化物含量升高
    D. 糖含量正常,氯化物含量升高
    E. 糖含量正常,氯化物含量降低

第九章 传染病病人的护理

40. 关于结核性脑膜炎,下列**错误**的是 （　　）
    A. 脑脊液糖及氯化物降低,蛋白质增加　　　　B. 脑脊液外观呈毛玻璃样
    D. 起病缓慢,病程较长　　　　C. 脑脊液压力增加,常呈化脓性改变
    E. 有结核中毒症状,起病1～2周后才出现神经系统表现

41. 患儿,女,12岁。诊断为原发型肺结核,其典型X线表现是 （　　）
    A. 云絮状阴影　　B. 散在的斑点状阴影　　C. 肺门淋巴结肿大　　D. 哑铃型阴影
    E. 肺部球形病灶

42. 结核性脑膜炎晚期护理措施**不妥**的是 （　　）
    A. 保持床单位干燥整洁　　　　B. 每2小时翻身、拍背一次
    C. 骨突处垫软垫　　　　D. 睁眼者涂眼膏保护角膜
    E. 鼓励患儿进食

43. 机体初次感染结核菌到出现变态反应的时间为 （　　）
    A. 1～2周　　B. 2～4周　　C. 4～8周　　D. 8～10周
    E. 8～12周

44. 女,38岁。患肺结核,应用链霉素抗结核治疗,用药期间发生链霉素过敏反应,为减轻链霉素毒性,可应用 （　　）
    A. 氯化钙　　B. 维生素C　　C. 维生素D　　D. 氯化镁
    E. 氯化钾

45. 不属于结核毒性症状是 （　　）
    A. 午后低热　　B. 食欲减退　　C. 体重增加　　D. 盗汗
    E. 乏力

46. 肺结核患者服用两种以上抗结核药物的最主要原因是 （　　）
    A. 增加患者耐受性　　　　B. 减少药物的不良反应
    D. 延缓耐药性的产生　　　　C. 缩短疗程
    E. 减少药物的剂量

47. 患儿,男,18个月。生后未接种卡介苗,最近发现其父母有空洞性肺结核,与小孩密切接触,对该小孩的恰当处理是 （　　）
    A. 服少量激素　　B. 观察,不必处理　　C. 服助消化药　　D. 加强营养
    E. 预防性服药

48. 肺结核咯血患者宜取患侧卧位,是为了 （　　）
    A. 有利引流　　B. 防止病灶向对侧扩散　　C. 避免窒息　　D. 减轻胸痛
    E. 放松身心

49. 患者,男,46岁,患肺结核。出院时护士对其进行饮食指导,正确的是 （　　）
    A. 控制热量的摄入　　　　B. 少摄入牛奶、豆浆、鸡蛋等
    C. 低脂肪饮食　　　　D. 高蛋白质饮食
    E. 减少维生素的摄入

50. 肺结核的化疗原则不包括(早期、联用、适量、规律和全程治疗是化疗的原则) （　　）
    A. 早期　　B. 规律　　C. 全程　　D. 足量
    E. 联合

51. 患者,女,43岁。患肺结核2年。现使用链霉素抗结核治疗,用药期间应注意监测 （　　）
    A. 肝功能　　B. 心功能　　C. 肾功能　　D. 肺功能
    E. 胃肠功能

52. 肺结核化学治疗原则的描述,错误的是 （　　）
    A. 早期使用抗结核药　　　　B. 联合使用两种以上药物
    C. 间断使用抗结核药　　　　D. 严格遵照适当的药物剂量
    E. 坚持完成规定疗程

53. 预防肺结核流行的最重要措施是 （　　）
    A. 加强登记管理　　B. 接种卡介苗　　C. 加强营养　　D. 做好痰的处理
    E. 隔离和有效治疗排痰病人

（54～55题共用题干）
患者,男,62岁。长期糖尿病病史。近1个月来出现午后低热、盗汗、乏力、消瘦,近3日出现高热、咳嗽、咳痰,痰中带血。入院痰液检查示结核分枝杆菌阳性,诊断为"肺结核"。医嘱给予链霉素治疗。

54. 护士为患者进行的药物指导中,告诉患者链霉素长期应用可出现的不良反应是 （　　）
    A. 中毒反应　　B. 眩晕、听力障碍　　C. 视神经炎　　D. 肝损害

E. 胃肠道反应

55. 对患者的痰液简单、有效的处理方法是 （　　）
   A. 深埋　　　　　B. 消毒液冲洗后排放　　　　C. 阳光下暴晒　　　　D. 焚烧
   E. 紫外线灯照射

56. 属于杀菌的抗结核治疗药物是 （　　）
   A. 吡嗪酰胺　　　　B. 对氨基水杨酸钠　　　　C. 卡那霉素　　　　D. 氨硫脲
   E. 乙胺丁醇

57. 关于肺结核患者咯血时的护理措施的叙述，不正确的是 （　　）
   A. 发现窒息先兆时立即报告医生　　　　B. 消除紧张情绪
   C. 绝对卧床休息　　　　D. 协助患者健侧卧位，轻拍患者后背刺激咳嗽
   E. 鼓励患者轻咳将血排出，不可屏气

（58～59题共用题干）

患者，女，38岁，身高160 cm，体重45 kg。因肺结核咯血收入院。夜班护士查房时发现该患者咯血约200 ml后突然中断，呼吸极度困难，喉部有痰鸣音，表情恐怖，两手乱抓，眼球上翻，发绀。

58. 护士应判断患者最可能发生了 （　　）
   A. 出血性休克　　　　B. 窒息　　　　C. 肺部感染　　　　D. 肺不张
   E. 贫血

59. 此时护士最恰当的处理措施是 （　　）
   A. 立即通知医生　　　　B. 立即气管插管　　　　C. 清除呼吸道积血　　　　D. 给予高流量氧气吸入
   E. 应用呼吸兴奋剂

（60～61题共用题干）

患者，男，35岁，3个月来发热、乏力、盗汗、食欲不振。查体：体重减轻，一般状况尚可。实验室检查：痰结核分枝杆菌阳性，初步诊断为肺结核收住入院。医嘱行PPD试验。

60. PPD试验结果阳性的判定标准为皮肤硬结直径达 （　　）
   A. ≤4 mm　　　　B. 5～9 mm　　　　C. 10～19 mm　　　　D. ≥20 mm
   E. ≥25 mm

61. 护士对营养失调的护理措施不正确的是 （　　）
   A. 制定合理的饮食营养计划　　　　B. 采用增进食欲的食谱
   C. 检测体重变化　　　　D. 给予高蛋白、高热量饮食
   E. 给予低蛋白、低脂饮食

62. 肺结核患者在家休养治疗期间，最简便有效的处理痰液的方式是 （　　）
   A. 煮沸　　　　B. 70%乙醇浸泡　　　　C. 焚烧　　　　D. 深埋
   E. 5%苯酚消毒

（63～66题共用题干）

患者，女，33岁。干咳伴乏力、低热、夜间盗汗、体重减轻2个月，X线胸片示右上肺阴影，疑诊肺结核收住入院。

63. 为明确诊断应进行的检查是 （　　）
   A. 结核菌素试验　　　　B. 纤维支气管镜检查　　　　C. 呼吸功能检查　　　　D. 腹部B超
   E. 痰结核菌检查

64. 经检查确诊为肺结核，拟行异烟肼、利福平和吡嗪酰胺化疗，利福平的副作用是可引起 （　　）
   A. 周围神经炎　　　　B. 胃肠道反应　　　　C. 球后视神经炎　　　　D. 听力障碍
   E. 肝脏毒性

65. 应采取的隔离措施是 （　　）
   A. 消化道隔离　　　　B. 呼吸道隔离　　　　C. 保护性隔离　　　　D. 接触隔离
   E. 床边隔离

66. 在治疗过程中，患者突然大量呕血，应采取的体位是（肺结核患者宜采取患侧卧位，以利于患侧通气和防止病灶向健侧播散） （　　）
   A. 右侧卧位　　　　B. 左侧卧位　　　　C. 俯卧位　　　　D. 仰卧位
   E. 坐位

67. 最容易引起听神经损伤的抗结核药（链霉素不良反应有耳毒性、肾损害、变态反应等） （　　）
   A. 异烟肼　　　　B. 利福平　　　　C. 链霉素　　　　D. 吡嗪酰胺
   E. 乙胺丁醇

第十章 皮肤及皮下组织疾病病人的护理

第一节 皮肤及皮下组织化脓性感染病人的护理

一、疖

疖是单个毛囊及其所属皮脂腺的急性化脓性感染,常扩散至皮下周围组织。疖好发于毛囊和皮脂腺丰富的部位,如头、面部、颈部、背部等。其发病与皮肤不洁、擦伤、局部摩擦、环境温度较高或人体抗感染能力低下(如糖尿病)、营养不良等因素相关。致病菌以**金黄色葡萄球菌**为主。

小结提示:急性血源性骨髓炎、急性乳腺炎、疖、痈、手部感染、化脓性关节炎、新生儿脐炎、急性感染性心内膜炎等疾病的致病菌主要为**金黄色葡萄球菌**。金葡菌感染常用抗生素:苯唑西林、氯唑西林、双氯西林(作用最强)。

(一)临床表现 初起时,局部皮肤出现红、肿、痛的小结节,以后逐渐增大呈圆锥形隆起,数日后结节中央因组织坏死而变软,出现黄白色脓栓,脓栓脱落后破溃流脓。脓液流尽后局部炎症即可消退愈合。

疖一般无全身症状。**面部"危险三角区"的疖**受到挤压时,细菌可沿面静脉、内眦静脉、眼静脉进入颅内海绵状静脉窦,**引起化脓性海绵状静脉窦炎(颅内感染)**,出现眼部及其周围组织的红肿和疼痛,并有寒战、高热、头痛,甚至昏迷,死亡率很高。唇疖吸引起颅内的化脓感染。

(二)治疗要点 炎症早期红肿阶段局部涂以2%碘酒,或采用热敷或物理疗法(超短波或红外线),亦可外敷鱼石脂软膏等方法促使炎症消退。已形成脓肿,须及时切开引流。

(三)健康教育 保持皮肤清洁,避免表皮受伤。**严禁挤压面部危险三角区的疖**,以免引起颅内海绵状静脉窦炎。

二、痈

痈是多个相邻毛囊及其周围组织的急性化脓性感染,或由多个疖融合而成。**多见于免疫力差的老年人和糖尿病人**,好发于皮肤较厚的**颈部和背部**。痈的发生与皮肤不洁、擦伤、人体抵抗力低下有关。**致病菌以金黄色葡萄球菌**为主。

(一)临床表现 初起为小片皮肤硬肿,色暗红,表面可有数个凸出点或脓点,疼痛较轻。继之皮肤肿硬范围增大,周围出现浸润性水肿,局部疼痛加重,伴引流区淋巴结肿痛,有明显的全身症状。随着感染区脓点增大、增多,中央部位破溃出脓,坏死脱落,**疮口呈蜂窝状。血常规检查白细胞计数及中性粒细胞比例明显增加**。严重者可致全身性化脓性感染而危及生命。唇痈易引起颅内化脓性感染。

(二)治疗要点 ①早期局部可外敷鱼石脂软膏、金黄散等。②当局部已出现多个脓点形成蜂窝状或破溃时应手术治疗切开引流,清除坏死组织。术后加强换药。促进肉芽生长。一般唇痈不宜手术,可外敷药物,等自行愈合。③全身治疗:包括休息、加强营养和给予足量和有效的广谱抗生素以控制感染。

三、急性蜂窝织炎

急性蜂窝织炎是指皮下、筋膜下、肌间隙或深部疏松结缔组织的一种急性化脓性感染。常因皮肤或软组织损伤而引起,亦可由局部化脓性感染灶扩散而发生。**致病菌多为β-溶血性链球菌(乙型溶血性链球菌)**,其次为金黄色葡萄球菌、大肠杆菌等。感染灶近侧的淋巴结亦常被累及,可引起脓毒血症或菌血症。

(一)临床表现 ①一般性皮下蜂窝织炎:表现为局部组织肿胀疼痛,表皮发红发热,与周围正常皮肤**无明显分界**。全身表现为寒战、高热、乏力、血白细胞计数增高等。②**口底、颌下、颈部急性蜂窝织炎**:感染起源口腔和面部,迅速波及咽喉,可引起喉头水肿而压迫气管,导致呼吸困难甚至窒息。③产气性皮下蜂窝织炎:由**厌氧菌**引起,表现为进行性的**皮肤、皮下组织及深筋膜坏死,破溃后脓液恶臭**,局部有**捻发音**,全身状况迅速恶化。

(二)治疗要点 ①局部制动,中西药局部湿热敷、理疗。②改善全身营养状况,及时应用有效抗生素,脓肿形成应切开引流。③对**厌氧菌感染者用3%过氧化氢溶液冲洗伤口和湿敷**。口底、颌下的急性蜂窝织炎张力特别高,应尽早切开减压,以防喉头水肿、气管受压而窒息。

四、急性淋巴管炎和淋巴结炎病人的护理

急性淋巴管炎指致病菌从皮肤、粘膜的破损处或其他感染病灶侵入淋巴管,引起淋巴管及其周围组织的急性炎症。若急性淋巴管炎扩散至局部淋巴结或化脓性感染经淋巴管蔓延至所属区域淋巴结,即为急性淋巴结炎。致病菌主要是**β-溶血性链球菌**、金黄色葡萄球菌。

(一)临床表现

1. 急性淋巴管炎 分为网状淋巴管炎和管状淋巴管炎。

(1)**网状淋巴管炎即为丹毒**:是皮肤及其网状淋巴管的急性非化脓炎症,是一种具有**传染性**的非特异性感染。好发**于下肢及面部,蔓延迅速,但很少有组织坏死或化脓**。起病急、进展快,先有畏寒、发热、头痛、全身不适等全身症状,继之局部出现片状红疹,颜色鲜红,中央较淡、边界清楚并略隆起。红肿向周围蔓延时,中央红色消退、脱屑,颜色转为棕黄;有时可发生水疱,局部有烧灼样痛;常伴有周围淋巴结肿大和疼痛。感染加重可导致全身脓毒血症。下肢丹毒反复发作可使淋巴管受阻而发生**象皮肿**。

(2) **管状淋巴管炎**：常见于四肢，以下肢最多见，常因足癣所致。浅层急性淋巴管炎，在病灶表面出现一条或多条"红线"，自原发病灶向近心端延伸，硬而有压痛。深层急性淋巴管炎不出现红线，但患肢肿胀，有条形压痛区。两种淋巴管炎都可能伴有全身症状。

2. 急性淋巴结炎　轻者仅有局部淋巴结肿大，疼痛和触痛，重者局部有红、肿、热、痛，甚至形成脓肿并伴有全身症状。

（二）治疗要点　积极治疗原发病灶，全身应用有效抗生素，首选青霉素。局部外敷、理疗，以促进炎症消退。急性淋巴结炎一旦形成脓肿则要切开引流。丹毒有接触性传染，应予以接触隔离。

小结提示：丹毒、破伤风和疱疹性口腔炎具有传染性，均需予以接触隔离。

五、皮肤及皮下组织化脓性感染的护理

（一）护理问题　①体温过高：与细菌感染有关。②急性疼痛：与炎症刺激有关。③潜在并发症：脓毒血症、窒息。

（二）护理措施

1. 控制感染，维持正常体温　①遵医嘱及时、合理应用抗生素，采集创面分泌物做细菌培养和药物敏感试验。②脓肿切开引流后，保持引流通畅，及时换药，促进创口愈合。对厌氧菌感染者，以3%过氧化氢溶液冲洗创面和湿敷。③对高热者进行物理降温，必要时用退热药。多饮水，静脉输液并记录24小时出入量。④充分休息，加强营养。

2. 患肢抬高并制动，指导病人放松疗法，遵医嘱使用镇痛药。

3. 防治并发症　观察病情变化，注意病人有无寒战、高热、头痛、意识障碍，脉搏细速和呼吸急促，复查血白细胞计数和血液细菌培养，若发现全身化脓性感染现象，及时报告医师并配合治疗。

单元测试题

1. 痈好发人群和部位分别是　　　　　　　　　　　　　　　　　　　　　　　　　　　　　　　　（　　）
   A. 高血压患者和下肢　　B. 糖尿病患者和背部　　C. 肝炎患者和胸腹部　　D. 糖尿病患者和头面部
   E. 胃溃疡患者和头部

2. 脓肿形成后主要的护理措施是　　　　　　　　　　　　　　　　　　　　　　　　　　　　　　（　　）
   A. 热疗　　　　　　　　B. 理疗　　　　　　　　C. 外敷消炎药　　　　　D. 及时切开引流
   E. 应用抗生素

3. 皮肤多数相邻毛囊和皮脂腺的急性化脓性炎症是　　　　　　　　　　　　　　　　　　　　　　（　　）
   A. 痈　　　　　　　　　B. 疖　　　　　　　　　C. 丹毒　　　　　　　　D. 急性淋巴管炎
   E. 急性蜂窝织炎

4. 疖、痈常见的致病菌是　　　　　　　　　　　　　　　　　　　　　　　　　　　　　　　　　（　　）
   A. 金黄色葡萄球菌　　　B. 链球菌　　　　　　　C. 大肠埃希菌　　　　　D. 铜绿假单胞菌
   E. 白色念珠菌

5. 患者，男，45岁，因颈部蜂窝织炎入院。患者颈部肿胀明显，观察中应特别注意　　　　　　　　（　　）
   A. 体温　　　　　　　　B. 呼吸　　　　　　　　C. 血压　　　　　　　　D. 吞咽
   E. 神志

（6~8题共用题干）

患者，女，70岁。因"颌下急性蜂窝织炎"入院。患者颈部明显红肿、疼痛，伴严重全身感染症状，自感心慌、气急、胸闷，口唇发绀。既往有冠心病及慢性支气管炎史。入院后予以补液、抗感染治疗。

6. 目前患者最可能发生的并发症是　　　　　　　　　　　　　　　　　　　　　　　　　　　　　（　　）
   A. 急性肺水肿　　　　　　　　　　　　　　　　　B. 急性心肌梗死
   C. 急性呼吸衰竭　　　　　　　　　　　　　　　　D. 慢性支气管炎急性发作
   E. 窒息

7. 导致患者发生该并发症的原因是　　　　　　　　　　　　　　　　　　　　　　　　　　　　　（　　）
   A. 输液过多过快　　　　B. 支气管痉挛　　　　　C. 喉头水肿　　　　　　D. 心肌缺血缺氧
   E. 支气管炎症水肿

8. 预防该并发症的最重要措施是　　　　　　　　　　　　　　　　　　　　　　　　　　　　　　（　　）
   A. 大剂量应用皮质激素　　　　　　　　　　　　　B. 应用支气管解痉剂
   C. 尽早吸氧　　　　　　　　　　　　　　　　　　D. 舌下含化硝酸甘油
   E. 尽早行局部切开减压

9. 以下**不属于**丹毒临床表现的是　　　　　　　　　　　　　　　　　　　　　　　　　　　　　（　　）
   A. 局部皮肤红肿　　　　B. 胀痛及烧灼感　　　　C. 常有化脓　　　　　　D. 容易复发
   E. 好发于小腿

10. 丹毒的学名为　　　　　　　　　　　　　　　　　　　　　　　　　　　　　　　　　　　　（　　）
    A. 疖　　　　　　　　　B. 痈　　　　　　　　　C. 脓性指头炎　　　　　D. 网状淋巴管炎

E. 管状淋巴管炎
11. 伤口或病灶的近侧皮肤出现向近心端的"红线",触诊有压痛,应考虑 ( )
    A. 深部淋巴管炎 B. 浅部静脉炎 C. 急性蜂窝织炎 D. 网状淋巴管炎
    E. 浅部淋巴管炎
12. 具有传染性,需要接触隔离的是 ( )
    A. 疖 B. 急性蜂窝织炎 C. 痈 D. 丹毒
    E. 急性淋巴管炎
13. 溶血性链球菌感染时,脓液的特点是(大肠埃希菌臭,葡萄球菌不臭但黄,溶血性链球菌是红色的) ( )
    A. 脓液稠厚、黄色、无臭味   B. 脓液稀薄,血性
    C. 脓液棕红色、恶臭   D. 脓液淡绿色,有腥臭味
    E. 脓液稠厚、灰白色、有粪臭味
14. 患者,女,12岁。口底蜂窝织炎4日,伴高热、乏力、头痛、全身不适,来院急诊,急诊行切开引流,其目的是为了预防 ( )
    A. 呼吸困难 B. 败血症 C. 吞咽困难 D. 脓毒血症
    E. 感染性休克
15. 下列有关痈的说法,**错误**的是 ( )
    A. 常发生在毛囊和皮脂腺丰富的头面部   B. 痈的发生与皮肤不洁、擦伤及人体抵抗力低下有关
    C. 致病菌以金黄色葡萄球菌为主   D. 多见于成年人
    E. 是多个相邻毛囊及其所属皮脂腺的急性化脓性炎感染
16. 何处疖最易引起海绵窦静脉炎 ( )
    A. 额部 B. 下唇 C. 颊部 D. 上唇
    E. 耳后
17. 疖的健康教育内容**不包括** ( )
    A. 勤理发 B. 勤洗澡 C. 勤换衣服 D. 防治足癣
    E. 不挤疖
18. 非特异性淋巴结炎的特点主要是 ( )
    A. 直径>2 cm B. 质地较硬 C. 压痛明显 D. 与周围组织粘连
    E. 多成片存在
19. 全身化脓性感染做血细胞菌培养,护士采用的最佳采血时间是(寒战、高热时细菌在血液中大量繁殖) ( )
    A. 输入抗生素后2小时   B. 高热间歇时
    C. 寒战、高热时   D. 输入抗生素后1小时
    E. 退热后
20. 厌氧菌引起的急性蜂窝织炎冲洗伤口时用 ( )
    A. 75%乙醇 B. 3%过氧化氢 C. 蒸馏水 D. 0.9%生理盐水
    E. 0.1%碘酊
21. 疖顶出现脓点,正确的处理方法是 ( )
    A. 超短波理疗 B. 局部热敷 C. 涂以2%碘酒 D. 挤出脓栓
    E. 在其顶部用针头将脓栓剔出
22. 能帮助诊断深部脓肿的方法是 ( )
    A. 一般体格检查 B. 血常规 C. 细针穿刺 D. X线检查
    E. 磁共振成像
23. 患者,男,28岁。因颈部急性蜂窝织炎入院。护士告知患者应警惕颈部急性蜂窝织炎并发 ( )
    A. 感染性休克 B. 脓毒症 C. 海绵状静脉窦炎 D. 喉头水肿
    E. 败血症
24. 下列感染禁忌手术治疗的是 ( )
    A. 腹股沟疖 B. 唇痈 C. 颈部蜂窝织炎 D. 腹股沟淋巴结炎
    E. 脓性指头炎
    (25~27题共用题干)
    患者,男,35岁。左足癣并感染6天,2天前开始出现左小腿有片状红疹,颜色鲜红,中间较淡,边缘清楚,左腹股沟淋巴结肿大。
25. 该病诊断为 ( )
    A. 急性管状淋巴管炎 B. 急性蜂窝织炎 C. 丹毒 D. 疖
    E. 痈

26. 该症主要致病菌是 ( )
    A. 铜绿假单胞菌　　　　B. 大肠埃希菌　　　　C. 变形杆菌　　　　D. 溶血性链球菌
    E. 金黄色葡萄球菌
27. 抗生素首选 ( )
    A. 链霉素　　　　B. 甲硝唑　　　　C. 环丙沙星　　　　D. 青霉素
    E. 庆大霉素
28. 对肉芽组织观察时,下列对正常的肉芽组织描述正确的是 ( )
    A. 粉红色　　　　B. 表面光滑晶亮　　　　C. 分泌物多　　　　D. 质软色灰暗
    E. 触之易出血
29. 全身化脓性感染出现转移脓肿的是 ( )
    A. 脓血症　　　　B. 败血症　　　　C. 丹毒　　　　D. 毒血症
    E. 菌血症
30. 外敷疖肿用 ( )
    A. 氧化锌软膏　　　　B. 0.1%雷佛奴尔溶液　　　　C. 0.75%碘酊　　　　D. 10%鱼石脂软膏
    E. 0.02%呋喃西林溶液
31. 适用于肉芽水肿创面湿敷的溶液是 ( )
    A. 0.02%~0.01%高锰酸钾　　　　B. 0.02%~0.05%氯己定
    C. 3%~5%氯化钠　　　　D. 优琐(含氯石灰硼酸溶液)
    E. 碘酊
32. 患者诊断为痈时,最可能出现哪项血常规检查结果 ( )
    A. 网织红细胞计数增加　　　　B. 淋巴细胞计数增加
    C. 嗜酸粒细胞增加　　　　D. 中性粒细胞计数增加
    E. 中性粒细胞比例增加
33. 挤压面部"危险三角区"未成熟的疖,最严重的后果是 ( )
    A. 鼻部感染　　　　B. 留瘢痕　　　　C. 面部肿胀　　　　D. 化脓性海绵状静脉窦炎
    E. 形成痈
34. 挤压面部"危险三角区"的疖,容易导致 ( )
    A. 全身性感染　　　　B. 局部脓肿形成　　　　C. 上颌窦感染　　　　D. 颅内感染
    E. 眼球后感染
35. 患者,男,68岁。因颈部蜂窝织炎入院,医嘱予气管切开。操作前,护士向其解释该措施的目的是预防 ( )
    A. 窒息　　　　B. 肺不张　　　　C. 全身感染　　　　D. 吞咽困难
    E. 化脓性海绵状静脉窦炎
36. 急性蜂窝织炎患者应用抗生素治疗,选择抗生素最理想的依据是 ( )
    A. 感染发生部位　　　　B. 感染的严重程度　　　　C. 药物敏感试验结果　　　　D. 患者的抵抗力
    E. 病菌的类型
37. 丹毒的学名为 ( )
    A. 疖　　　　B. 痈　　　　C. 网状淋巴管炎　　　　D. 脓性指头炎
    E. 管状淋巴管炎
38. 患者,女,17岁。面部"危险三角区"长了一个疖,因怕影响形象而想自行挤破清除。护士告诉患者这样做的主要危险是可能导致 ( )
    A. 面部蜂窝织炎　　　　B. 眼球内感染　　　　C. 上颌骨骨髓炎　　　　D. 海绵状静脉窦炎
    E. 脑脓肿
39. 患者,女,68岁。因面部肿块疼痛来诊。诊断面部疖肿。与患者疾病相关度最低的健康史内容是 ( )
    A. 局部受伤史　　　　B. 糖尿病史　　　　C. 营养状况　　　　D. 卫生习惯
    E. 家族史
40. 急性淋巴管炎患者首选的抗生素是 ( )
    A. 庆大霉素　　　　B. 青霉素　　　　C. 头孢菌素　　　　D. 卡那霉素
    E. 氨苄西林

第二节　手部急性化脓性感染病人的护理

甲沟炎是甲沟或其周围组织的感染,常因微小损伤引起,致病菌主要为**金黄色葡萄球菌**。脓性指头炎是手指末节掌面皮下组织的化脓性感染,多由刺伤引起,主要的致病菌为**金黄色葡萄球菌**。

(一)临床表现

1. 甲沟炎　表现为一侧甲沟局部红、肿、热、痛。感染可蔓延至甲根部及对侧甲沟,形成半环形脓肿。脓肿向下蔓延可形成指甲下脓肿,指甲下可见灰白色积脓,有剧痛和局部压痛。多无全身症状。

2. 脓性指头炎　初起指尖有针刺样疼痛,以后指头肿胀、发红、疼痛剧烈。因局部张力较高,当指动脉受压,**疼痛转为搏动样跳痛**。多伴有发热、全身不适、血细胞计数增加等全身症状。若感染进一步加重,组织缺血坏死,神经末梢因受压和营养障碍而麻痹,指头疼痛反而减轻,皮色由红转白。如不及时治疗,发生末节骨缺血坏死和骨髓炎。

(二)治疗要点　初期,局部热敷、理疗。甲沟已有脓液时,在甲沟处做切开引流;形成甲下脓肿者,可行拔甲术。脓性指头炎若疼痛剧烈,局部张力较大时,**应及时在末节患指侧面做纵行切开减压引流**。合理应用抗生素。

(三)护理问题　①急性疼痛:与炎症刺激有关。②潜在并发症:指骨坏死、骨髓炎。

(四)护理措施　①缓解疼痛:患肢制动并抬高,减轻局部炎性充血。②促进创面愈合。③严密观察生命体征,控制感染,合理使用抗生素。④严密观察和预防指骨坏死。⑤加强劳动保护,预防手损伤,保持手部皮肤清洁,避免剪指甲过短。

(五)健康教育

1. 手部感染愈合后,指导病人活动患处附近的关节,以尽早恢复手部功能。
2. 对于手部的任何微小损伤,应及时正确处理,以防发生感染。手部的轻度感染应及早就诊,以免延误。

单元测试题

(1~3题共用题干)

患者,女,30岁。4天前不慎刺伤中指末节指腹,有少量出血,自行处理。昨日手指明显肿胀、苍白、**搏动性跳痛**。夜间为甚,伴全身不适。

1. 目前应考虑该患者发生了　　　　　　　　　　　　　　　　　　　　　　　　　　　　　　　　(　　)
   A. 甲沟炎　　　　　B. 甲下脓肿　　　　　C. 脓性指头炎　　　　　D. 急性化脓性腱鞘炎
   E. 化脓性滑囊炎

2. 应采取的首要处理措施是　　　　　　　　　　　　　　　　　　　　　　　　　　　　　　　　(　　)
   A. 鱼石脂软膏敷贴指头　　　　　　　　　　　B. 拔除指甲
   C. 切开减压引流　　　　　　　　　　　　　　D. 应用抗生素
   E. 局部热敷和理疗

3. 脓性指头炎治疗不当,可能出现的局部并发症是　　　　　　　　　　　　　　　　　　　　　　(　　)
   A. 指骨骨髓炎　　　B. 肌腱坏死　　　　　C. 化脓性腱鞘炎　　　　D. 掌中间隙感染
   E. 鱼际间隙感染

4. 患者,男,23岁。示指刺伤5天。患指肿胀、**搏动性疼痛**,手下垂时疼痛加剧,伴轻度发热,拟诊为化脓性指头炎。最常见的致病菌是　　　　　　　　　　　　　　　　　　　　　　　　　　　　　　　　　　　　　(　　)
   A. 白色念珠菌　　　B. 大肠埃希菌　　　　C. 拟杆菌　　　　　　　D. 沙门菌
   E. 金黄色葡萄球菌

5. 关于甲沟炎的叙述,**不正确**的是　　　　　　　　　　　　　　　　　　　　　　　　　　　(　　)
   A. 发病初期病人都有体温升高　　　　　　　　B. 可发展为慢性甲沟炎
   C. 可形成甲下脓肿　　　　　　　　　　　　　D. 可发展成指头炎
   E. 多因局部皮肤破损所致

6. 需要及早切开引流的感染是　　　　　　　　　　　　　　　　　　　　　　　　　　　　　　(　　)
   A. 背部痈　　　　　B. 脓性指头炎　　　　C. 丹毒　　　　　　　　D. 急性管状淋巴管炎
   E. 疖

7. **脓性指头炎典型的临床表现是**　　　　　　　　　　　　　　　　　　　　　　　　　　　　(　　)
   A. 手指发麻　　　　B. 搏动性跳痛　　　　C. 寒战、发热　　　　　D. 晚期疼痛加剧
   E. 晚期指头明显发绀、肿胀

8. 关于脓性指头炎切开引流的叙述,正确的是　　　　　　　　　　　　　　　　　　　　　　　　(　　)
   A. 在波动最明显处切开　　　　　　　　　　　B. 在患指侧面横形切开
   C. 在患指掌侧切开　　　　　　　　　　　　　D. 在患指背侧切开
   E. 在患指侧面纵向切开

第十一章 妊娠、分娩和产褥期疾病病人的护理

第一节 女性生殖系统解剖生理

(一)外生殖器 女性外生殖器又称外阴,包括耻骨联合至会阴及两股内侧之间的组织。

1. 阴阜 为耻骨联合前面隆起的脂肪垫。
2. 大阴唇 皮下为**疏松结缔组织和脂肪组织**,含丰富血管、淋巴管和神经,**受伤后易形成血肿**。
3. 小阴唇 **含丰富神经末梢,极敏感**。
4. 阴蒂 位于两侧小阴唇之间顶端下方,有勃起功能,含有丰富的神经末梢,极其敏感。
5. 阴道前庭 为两侧小阴唇之间的菱形区。其**前方有尿道口,后方有阴道口**,阴道口覆有一层薄膜为处女膜,中央有孔,月经血由此流出。**阴道前庭受伤后易出血**。
6. 前庭大腺(巴氏腺) 位于大阴唇后方,左右各一,开口于小阴唇与处女膜之间的沟内。性兴奋时分泌黄白色粘液,起润滑作用。

会阴 广义会阴是指封闭小骨盆下口的所有软组织。**狭义会阴是指阴道口与肛门之间的软组织**。

(二)女性内生殖器 女性内生殖器包括阴道、子宫、输卵管及卵巢,后两者合称为**子宫附件**。

1. 阴道 为性交、月经血排出及胎儿娩出的通道。阴道是位于小骨盆下部、上宽下窄的管道。其前壁短,与膀胱和尿道相邻;后壁长,与直肠相邻。上端包绕宫颈阴道部,下部穿过尿生殖膈,**开口于阴道前庭后部**。阴道环绕子宫颈部分形成阴道穹窿,**阴道后穹窿最深**,其顶端为直肠子宫陷凹底部,为腹膜腔最低点,当盆腔内脏器官出血或积液时,可经后穹窿穿刺或引流,对疾病诊断与治疗有意义。阴道粘膜层由**复层鳞状(扁平)上皮**覆盖,**无腺体**,伸展性较大,受性激素影响有周期性变化。阴道上皮受雌激素的影响,细胞增生并贮存糖原,被阴道乳酸杆菌分解为乳酸,维持阴道酸性环境,pH为4~5,使大多数病原体的活动和繁殖受到抑制。

2. 子宫 产生月经和孕育胎儿。位于骨盆腔中央,膀胱与直肠之间,呈前倾前屈位。宫底位于骨盆入口平面以下,宫颈外口位于**坐骨棘水平稍上方**。成人非孕时子宫长7~8 cm,宽4~5 cm,厚2~3 cm,宫腔容量约5 ml,重约50 g。子宫包括子宫底、子宫体、子宫颈3部分。子宫体与子宫颈之间形成的最狭窄部分称为**子宫峡部**,在非孕期长约1 cm,子宫峡部的**上端**因在解剖上较狭窄又称**解剖学内口**,**下端**因粘膜组织在此处由子宫内膜转变为子宫颈粘膜,又称**组织学内口**。子宫峡部临产后可伸展至7~10 cm,**产科常在此处实施子宫下段剖宫产术**。成人子宫体与子宫颈的比例为2∶1,婴儿期为1∶2,老人为1∶1。未产妇的子宫颈外口为圆形,已产妇的子宫颈外口为一字形。子宫体内膜又称为子宫粘膜,为**单层柱状上皮**,可分为2层,靠近子宫肌层约1/3内膜为**基底层**,具有增生修复功能层;内膜表面2/3为**功能层**,受卵巢激素影响,发生周期变化而脱落。子宫颈管粘膜为**单层柱状上皮**,**子宫颈阴道部为复层鳞状上皮**,**子宫颈外口柱状上皮与鳞状上皮交界处,是宫颈癌的好发部位**。

维持子宫正常位置的主要韧带:①圆韧带:维持子宫呈前倾位。②阔韧带:保持子宫位于盆腔的中央。③**主韧带**:固定子宫颈,保持子宫不向下垂的主要韧带。④宫骶韧带:将宫颈向后上方牵引,间接地保持子宫呈倾位。

3. 输卵管 是精子与卵子相结合成为受精卵的部位。由内向外分为间质部、**峡部**、**壶腹部**(异位妊娠好发部位)和伞端。

4. 卵巢 是1对产生卵子和分泌性激素的性腺器官。

5. 邻近器官 内生殖器的邻近器官包括有尿道、膀胱、输尿管、直肠和阑尾。

(三)骨盆

1. 骨盆 由**骶骨**、**尾骨及左右两块髋骨**组成。以耻骨联合上缘、髂耻缘及骶岬上缘的连线为界,将骨盆分为上下两部分,上称假骨盆(大骨盆),测量其径线可间接了解真骨盆的大小;下称真骨盆(小骨盆),是胎儿娩出的通道,又称**骨产道**。

2. 骨盆平面

(1) 入口平面:为真假骨盆的交界面,有4条径线:①**入口前后径**:也称真结合径,其位置起于耻骨联合上缘中点至于骶岬前缘中点,平均值约为**11 cm**,其长短可影响胎先露的衔接。②**入口横径**:左右两侧髂耻之间最宽的距离,平均值约为**13 cm**。③入口斜径:左右各一,为一侧骶髂关节上缘至对侧髂耻隆突间的距离,平均值约为12.75 cm。

(2) 中骨盆平面:为**骨盆最狭小平面**,前为耻骨联合下缘正中点,两侧为坐骨棘内侧缘,后方为骶骨下端。有2条径线:①前后径:耻骨联合下缘正中点至骶骨下端之间,平均值约为11.5 cm。②**横径**:也称坐骨棘间径,即两侧**坐骨棘内侧缘之间的距离,平均值约为10 cm**。其长短直接影响分娩是否顺利。

(3) 出口平面:由前后两个三角形平面组成。坐骨结节间径为两个三角共同的底,前三角平面顶端为耻骨联合下缘正中点,两侧边为耻骨降支;后三角平面顶点为骶尾关节;两侧边为骶结节韧带。出口平面有4条径线:①前后径:耻骨联合下缘正中点至骶尾关节间的距离,平均值约为11.5 cm。②**横径:又称坐骨结节间径**,即两侧坐骨结节内侧缘之间的距

离,平均值约为 **9 cm**。③前矢状径:位于前三角平面,耻骨联合下缘中点至坐骨结节间径中点间的距离,平均值约为 5 cm。④后矢状径:位于后三角平面,骶尾关节前缘中点至坐骨结节间径中点间的距离,平均值约为 8.5 cm。若出口横径短于 8 cm,横径与后矢状径之和>15 cm 时,则正常足月大小的胎儿可通过后三角平面娩出。

3. 骨盆倾斜度　女性直立时,耻骨联合上缘较低,骶骨岬处较高。骨盆入口平面与地平面形成的角度,称为骨盆倾斜度,一般约为 60°。若角度过大,会影响胎头衔接。

（四）妇女一生各阶段的生理特点

1. 新生儿期　出生后 4 周内为新生儿期。受母体激素影响,生后几日内可出现乳房肿大或有乳样分泌物、阴道少量出血(假月经),此属生理现象,数日内可自然消失。

2. 儿童期　从出生 4 周到 12 岁为儿童期。8 岁以前主要是身体生长发育,8 岁以后乳房和内外生殖器开始发育。

3. 青春期　从月经初潮至生殖器官逐渐发育成熟的时期为青春期。在 10～19 岁,月经初潮是青春期开始的重要标志。其特点为:身体及生殖器官迅速发育,第二性征形成,开始出现月经。女性青春期生理变化大,思想、情绪常不稳定,常导致月经紊乱。

4. 性成熟期　一般从 18 岁开始,历时 30 年左右。表现为周期性排卵和行经,具有生殖功能。生育活动最旺盛,故也称生育期。

5. 围绝经期　又称更年期,一般始于 40 岁,历时 10～20 年,是女性自性成熟期进入老年期的一个过渡时期。表现为卵巢功能逐渐减退,失去周期性排卵的能力,月经开始不规则,直至绝经。生殖器官开始萎缩,一般发生在 44～54 岁。

6. 绝经后期(老年期)一般为 60 岁以后,卵巢功能进一步衰退、老化。

（五）卵巢的周期性变化及内分泌功能

1. 卵巢的周期性变化　表现为卵泡的发育与成熟、排卵、黄体形成和黄体退化 4 个阶段。

(1) 卵泡的发育与成熟:青春期每个月经周期只有 1 个卵泡发育成熟,称为成熟卵泡。

(2) 排卵:发育成熟的卵泡接近卵巢表面并向外突出,表面细胞变薄、破裂,出现排卵。排卵一般发生在月经来潮前 14 天左右。

(3) 黄体形成:排卵后,卵泡壁塌陷,卵泡膜血管破裂,血液流入卵泡腔形成血体。在垂体分泌的黄体生成素作用下,卵泡颗粒细胞、卵泡膜细胞黄素化,形成颗粒黄体细胞和卵泡膜黄体细胞,形成黄体。在排卵后 7～8 天黄体发育成熟,分泌雌激素和孕激素达到高峰。

(4) 黄体退化:若卵子未受精,排卵后 9～10 天黄体开始萎缩,之后逐渐形成白体。

2. 卵巢功能　具有排卵和分泌性激素(雌激素、孕激素和少量雄激素)的功能。

3. 卵巢分泌的激素生理功能

(1) 雌激素:①促进子宫肌层增厚,收缩力增强,提高子宫平滑肌对缩宫素的敏感性;使子宫内膜发生增生期变化;宫颈口松弛、扩张,使宫颈粘液分泌增多,质变稀薄,拉丝度增长,涂片干燥后显微镜下观察,呈羊齿植物状结晶,便于精子通过。②促进卵泡发育;③促进输卵管发育,增强其蠕动,有利于受精卵的运行。④促进阴道上皮增生和角化,糖原增加,保持阴道呈酸性。⑤促使乳腺管增生,乳头、乳晕着色。⑥对下丘脑和垂体具有正、负反馈调节。⑦促进钠、水潴留。

(2) 孕激素:①使肌纤维松弛,抑制子宫收缩,降低子宫对缩宫素的敏感性;使增生期的子宫内膜转变为分泌期;使宫颈粘液分泌减少、粘稠,拉丝度增长降低,涂片干燥后显微镜下观察,出现成串排列的椭圆小体,精子不宜通过。②抑制输卵管的节律性蠕动。③使阴道上皮细胞脱落加快。④通过对下丘脑、垂体的负反馈作用,抑制促性腺激素的分泌。⑤促进乳腺腺泡发育。⑥促进水钠的排泄。⑦使排卵后基础体温升高 0.3～0.5 ℃。

小结提示:

雌激素与孕激素生理功能比较见表 11-1。

表 11-1　雌激素与孕激素生理功能比较

激素	子宫	输卵管	乳腺	阴道
雌激素	提高对缩宫素的敏感性	促进输卵管发育增强其蠕动	促进乳腺管增生	使阴道上皮增生角化,糖原增加
孕激素	降低对缩宫素的敏感性	抑制输卵管蠕动	促进腺泡发育	使阴道上皮脱落加快

(3) 雄激素:①雄激素是合成雌激素的前体。②维持女性正常生育功能;维持第二性征,促进阴毛和腋毛的生长。③促进蛋白质的合成;促进肌肉和骨骼的发育,在青春期后可导致骨骺闭合;促进红细胞生成,促进血红蛋白及骨髓的红细胞增生。

（六）子宫内膜的周期性变化及月经周期的调节

1. 子宫内膜的周期性变化　①增生期:月经周期的第 5～14 天,在雌激素的作用下,内膜修复、增生。②分泌期:月经周期的第 15～28 天。③月经期:月经周期的第 1～4 天。体内雌激素、孕激素水平降低。

2. 月经周期的调节　通过下丘脑-垂体-卵巢轴实现的。

3. 月经期护理　第 1 次来月经称月经初潮。初潮年龄多在 13～14 岁之间。初潮的早晚受气候、体质、营养影响。相邻两次月经第 1 天之间间隔天数称为 1 个月经周期,一般为 28～30 天。月经持续流血天数称为月经期,一般 3～5 天。

一次月经的出血平均量约50 ml,超过80 ml即为病理状态。**月经血呈暗红色,不凝固**。月经一般无特殊症状,不影响生活和工作,需要注意经期卫生和休息。

小结提示:月经血、腹腔内出血、胸腔内出血均为**不凝血**。

单元测试题

1. 患者,女,30岁。高处骑跨式摔落,外阴受伤,自诉疼痛难忍,体检发现外阴血肿,最可能的损伤部位是 (　　)
   A. 前庭大腺　　　　B. 小阴唇　　　　C. 大阴唇　　　　D. 阴蒂
   E. 阴道前庭

2. 外生殖器哪部分极为敏感 (　　)
   A. 大阴唇　　　　B. 小阴唇　　　　C. 阴蒂　　　　D. 阴道前庭
   E. 会阴

3. 有关内生殖器的描述**错误**的是 (　　)
   A. 阴道粘膜表面由复层鳞状上皮覆盖　　　　B. 阴道粘膜表面有较多腺体
   C. 卵巢为性腺器官　　　　D. 子宫腔容量约5 ml
   E. 子宫内膜受卵巢激素影响发生周期性变化

4. 受卵巢激素影响而发生周期性脱落的子宫组织结构是 (　　)
   A. 粘膜层　　　　B. 肌层　　　　C. 浆膜层　　　　D. 基底层
   E. 功能层

5. 有关正常成人子宫的描述**错误**的是 (　　)
   A. 子宫位于骨盆中央,坐骨棘水平以下　　　　B. 子宫长为7～8 cm
   C. 子宫重约50 g　　　　D. 子宫腔容积约5 ml
   E. 子宫腔呈上宽下窄的三角形

6. 以下阴道解剖特点**不正确**的是 (　　)
   A. 位于膀胱、尿道和直肠之间　　　　B. 阴道前壁比后壁稍短
   C. 开口于阴道前庭前部　　　　D. 环绕宫颈部形成阴道穹隆,分四部分
   E. 后穹隆顶端为腹膜腔最低处,具有诊疗意义

7. 产生卵子和性激素的器官是 (　　)
   A. 外阴　　　　B. 阴道　　　　C. 子宫　　　　D. 输卵管
   E. 卵巢

8. 下列哪项**不是**生殖器的邻近器官 (　　)
   A. 膀胱　　　　B. 尿道　　　　C. 输尿管　　　　D. 结肠
   E. 直肠

9. 患者,女,26岁。孕1产0,妊娠39周,其子宫峡部长度为 (　　)
   A. 7～10 cm　　　　B. 4～5 cm　　　　C. 3～4 cm　　　　D. 2～3 cm
   E. 1～2 cm

10. 中骨盆平面是骨盆最小平面,中骨盆横径是指 (　　)
    A. 左右髂耻缘间的最大距离　　　　B. 坐骨棘间径
    C. 坐骨结节间径　　　　D. 耻骨联合下缘至骶尾关节间的距离
    E. 耻骨联合上缘中点至骶岬前缘正中间的距离

11. 正常骨盆出口平面的横径(**坐骨结节间径**)应为 (　　)
    A. 9 cm　　　　B. 10 cm　　　　C. 11 cm　　　　D. 12 cm
    E. 13 cm

12. 成年女子子宫体与子宫颈的比例为 (　　)
    A. 1∶2　　　　B. 2∶1　　　　C. 1∶1　　　　D. 3∶1
    E. 2∶3

13. 某中学生,女,13岁,第二性征已出现。了解其是否进入青春期,其重要标志是 (　　)
    A. 音调度高　　　　B. 阴毛、腋毛生成　　　　C. 皮下脂肪增多　　　　D. 乳房丰满
    E. 月经初潮

14. 某女性,34岁。一般月经规律,月经周期32天,该女性排卵时期为(32－14＝18,排卵一般发生在下次月经来潮前的第14天左右) (　　)
    A. 月经周期的第14天　　　　B. 月经周期的第16天
    C. 月经周期的第18天　　　　D. 下次月经来潮前14天
    E. 下次月经来潮前16天

15. 患者,女,26岁。于一年前足月分娩一女婴,现进行妇科检查,其宫颈形状应该是 (   )
    A. 横椭圆形　　　　　　B. 横裂状　　　　　　C. 圆形　　　　　　D. 纵椭圆形
    E. 梯形
16. 黄体发育达高峰在排卵后(黄体开始萎缩在排卵后 **9～10 天**) (   )
    A. 7～8 天　　　　　　B. 9～10 天　　　　　　C. 11～12 天　　　　　　D. 13～14 天
    E. 15～16 天
17. 有关黄体发育不全下述哪项描述是正确的 (   )
    A. 多见于青春期妇女　　　　　　　　　　B. 基础体温单相
    C. 月经周期缩短　　　　　　　　　　　　D. 经期延长
    E. 体温下降缓慢
18. 某妇女,30 岁,人工流产后,月经周期 28～30 天,经期 8～12 天,经量不定。根据临床表现,首先考虑 (   )
    A. 正常月经　　　B. 无排卵型功血　　　C. 黄体萎缩不全　　　D. 黄体发育不全
    E. 子宫内膜慢性炎症
19. 关于卵巢周期变化的描述**错误**的是 (   )
    A. 排卵发生在月经来潮前 14 天左右　　　　B. 排卵后 7～8 天黄体发育达到高峰
    C. 黄体衰退,月经即来潮　　　　　　　　　D. 黄体细胞分泌雌激素和孕激素
    E. 如卵子未受精,黄体于排卵后 9～10 天萎缩
20. **不属于**孕激素生理作用的是 (   )
    A. 使子宫肌肉松弛　　　　　　　　　　　B. 使排卵后体温下降 0.3～0.5 ℃
    C. 抑制输卵管蠕动　　　　　　　　　　　D. 使乳腺腺泡增生
    E. 对下丘脑和腺垂体有负反馈作用
21. 给某孕妇进行产前检查,关于其骨盆倾斜度的角度,正确的是 (   )
    A. 50°　　　　　　B. 40°　　　　　　C. 90°　　　　　　D. 80°
    E. 60°
22. 某女士,27 岁。进行妇科检查,实习护士向带教老师咨询阴道的解剖知识,下列描述正确的是 (   )
    A. 阴道腔呈上窄下宽　　　　　　　　　　B. 阴道壁伸展性不大
    C. 阴道粘膜无周期性变化　　　　　　　　D. 阴道无静脉丛,损伤后不易出血
    E. 阴道后穹隆顶端为子宫直肠陷凹
23. 王女士,27 岁,宫颈粘液分泌减少,而且变得稠厚,此种变化受哪种激素影响 (   )
    A. HCG　　　　　　B. 生乳素　　　　　　C. 雌激素　　　　　　D. 孕激素
    E. 雄激素
24. 子宫内膜增殖期变化发生在月经周期的第 (   )
    A. 5～14 天　　　　B. 15～24 天　　　　C. 1～4 天　　　　D. 25～28 天
    E. 10～12 天
25. 患者,女,34 岁。子宫内膜检查所见:腺体缩小,内膜水肿消失,螺旋小动脉痉挛性收缩,有坏死、内膜下血肿。护士根据检查结果判断该内膜为月经的 (   )
    A. 月经期　　　　　B. 增生期　　　　　C. 分泌早期　　　　D. 分泌晚期
    E. 月经前期
26. 下列**不属于**月经临床表现的是 (   )
    A. 每次月经量一般为 30～50 ml
    B. 正常月经一般持续 3～7 天
    C. 月经血呈暗红色,血凝块状
    D. 月经周期一般为 28～30 天,提前或延后 3 天属于正常情况
    E. 多数妇女月经期无特殊症状,少数妇女可有下腹及腰骶部下坠感,一般不影响工作和学习
27. 月经周期分泌期变化发生于第 (   )
    A. 1～4 天　　　　B. 5～9 天　　　　C. 10～15 天　　　　D. 15～28 天
    E. 26～28 天
28. 女性内生殖器的组成中**不包括** (   )
    A. 阴道前庭　　　　B. 子宫　　　　C. 阴道　　　　D. 卵巢
    E. 输卵管
29. 患者,女,50 岁,月经紊乱 1 年。基础体温单相,宫颈粘液羊齿状结晶呈持续高度影响,此时子宫内膜改变为 (   )
    A. 增生期　　　　B. 分泌期　　　　C. 萎缩　　　　D. 增生过长
    E. 过渡期

30. 下列属于复层鳞状上皮的是 ( )
    A. 阴道粘膜上皮
    B. 子宫颈管内膜上皮
    C. 子宫体内膜上皮
    D. 输卵管内膜上皮
    E. 子宫浆膜层上皮

31. 对子宫峡部的描述,正确的是 ( )
    A. 为宫体的一部分
    B. 临产后形成子宫下段达脐平
    C. 妊娠期变软不明显
    D. 非孕时长度为 1 cm
    E. 下端为解剖学内口

32. 分娩时形成子宫下段的是 ( )
    A. 子宫颈部
    B. 子宫角部
    C. 子宫底部
    D. 子宫峡部
    E. 阴道

33. 属于孕激素的生理作用是 ( )
    A. 使子宫内膜增生
    B. 增加子宫平滑肌对缩宫素的敏感性
    C. 促使子宫肌层增殖
    D. 使宫颈粘液易拉成丝
    E. 使阴道上皮细胞脱落加快

34. 关于女性生殖器粘膜上皮,描述正确的是 ( )
    A. 阴道粘膜为单层立方上皮
    B. 子宫颈管粘膜为单层鳞状上皮
    C. 子宫颈阴道部粘膜为高柱状上皮
    D. 子宫内膜为柱状上皮
    E. 卵巢粘膜是鳞状上皮

35. 子宫能发生周期性变化的是 ( )
    A. 子宫内膜表面1/3
    B. 子宫肌层
    C. 子宫内膜基底层
    D. 子宫内膜表面2/3部分
    E. 子宫内膜浆膜层

36. 宫颈癌的好发部位 ( )
    A. 解剖学内口
    B. 组织学内口
    C. 子宫颈外口
    D. 子宫峡部
    E. 子宫颈外口鳞状上皮与柱状上皮交界处

37. 固定宫颈,保证子宫**不下垂**的韧带是 ( )
    A. 子宫圆韧带
    B. 子宫主韧带
    C. 骨盆漏斗韧带
    D. 子宫阔韧带
    E. 子宫固有韧带

38. 保持子宫前倾的主要韧带是 ( )
    A. 子宫圆韧带
    B. 子宫阔韧带
    C. 子宫主韧带
    D. 骨盆漏斗韧带
    E. 骶棘韧带

39. 子宫最狭窄的部位是 ( )
    A. 子宫颈管
    B. 解剖学内口
    C. 组织学内口
    D. 子宫峡部
    E. 子宫外口

40. 女性内生殖器与邻近器官的关系,**错误**的是 ( )
    A. 阴道开口于阴道前庭后部
    B. 后穹穿刺易损伤膀胱
    C. 阑尾炎可波及右侧附件
    D. 盆腔检查要求排空膀胱
    E. 阴道后壁损伤时可累及直肠

41. 输卵管粘膜层是 ( )
    A. 高柱状上皮
    B. 有纤毛的单层柱状上皮
    C. 鳞状上皮化生
    D. 复层鳞状上皮
    E. 生发上皮

42. 对骨盆的描述,正确的是 ( )
    A. 骨盆由骶骨、尾骨和髋骨各2块组成
    B. 骨盆分界线以上为假骨盆,是胎儿娩出的通道
    C. 中骨盆平面呈横椭圆形,有4条径线
    D. 骨盆入口平面呈纵椭圆形,有2条径线
    E. 骨盆分界线以下为真骨盆,是胎儿娩出的通道

43. 骨盆出口平面界线的描述,**不正确**的是 ( )
    A. 前三角顶点为耻骨联合下缘
    B. 后三角顶点为骶尾关节
    C. 前三角两边为耻骨弓
    D. 后三角两边为骶结节韧带
    E. 共同底边为坐骨棘间径

44. 中骨盆平面横径的正常值是 ( )

A. 7 cm　　　　B. 9 cm　　　　C. 10 cm　　　　D. 11 cm
E. 13 cm

45. 将骨盆各平面点的假想的轴线称为　　　　（　）
    A. 胎产式　　　　B. 胎位　　　　C. 胎先露　　　　D. 胎势
    E. 骨盆轴

46. 骨产道解剖特点，正确的是　　　　（　）
    A. 骨盆入口横径比前后径短　　　　B. 骨盆出口平面在同一平面上
    C. 骨盆横径比前后径长　　　　D. 骨盆出口横径大于前后径
    E. 最小骨盆平面为中骨盆平面

47. 骨盆出口横径是（坐骨结节间径：9 cm）　　　　（　）
    A. 坐骨结节前端内侧缘之间的距离　　　　B. 坐骨结节中段外侧缘之间的距离
    C. 坐骨结节后端外侧缘之间的距离　　　　D. 坐骨结节后端内侧缘之间的距离
    E. 坐骨结节前端外侧缘之间的距离

48. 女性骨盆入口平面前后径的正常值是　　　　（　）
    A. 8.5 cm　　　　B. 10.5 cm　　　　C. 11 cm　　　　D. 11.5 cm
    E. 13 cm

49. 女性骨盆入口平面横径的正常值是　　　　（　）
    A. 8 cm　　　　B. 8 cm　　　　C. 10 cm　　　　D. 11 cm
    E. 13 cm

50. 女性特征开始出现的年龄为　　　　（　）
    A. 6 岁左右　　　　B. 8 岁左右　　　　C. 10 岁左右　　　　D. 12 岁左右
    E. 14 岁左右

51. 女性卵巢功能逐渐衰退，生殖系统开始萎缩称为　　　　（　）
    A. 儿童期　　　　B. 青春期　　　　C. 生育期　　　　D. 更年期
    E. 老年期

52. 排卵一般发生在月经来潮前多少天左右　　　　（　）
    A. 6 天　　　　B. 10 天　　　　C. 14 天　　　　D. 18 天
    E. 22 天

53. 调节子宫内膜增生期变化的是（使子宫内膜由增生期转化为分泌期的激素是**孕激素**）　　　　（　）
    A. 孕激素　　　　B. 雌激素　　　　C. 雄激素　　　　D. 黄体生成素
    E. 绒毛膜促性腺激素

54. 青年女性正常子宫的位置是　　　　（　）
    A. 平卧位　　　　B. 前倾前屈位　　　　C. 前倾位　　　　D. 后倾位
    E. 后倾后屈位

55. 能够发生周期性变化并产生月经的部位是　　　　（　）
    A. 阴蒂　　　　B. 阴道　　　　C. 卵巢　　　　D. 子宫
    E. 输卵管

56. 骨盆的组成包括　　　　（　）
    A. 骶骨、尾骨和髋骨　　　　B. 骶骨、尾骨和坐骨
    C. 髂骨、坐骨和尾骨　　　　D. 髂骨、骶骨和尾骨
    E. 髂骨、坐骨和耻骨

57. 从月经初潮至生殖器官发育成熟的时期为　　　　（　）
    A. 幼年期　　　　B. 青春期　　　　C. 性成熟期　　　　D. 围绝经期
    E. 绝经后期

58. 下列属于雌激素生理功能的是　　　　（　）
    A. 使乳腺腺泡和乳腺小叶增生　　　　B. 抑制输卵管的蠕动
    C. 使子宫肌松弛　　　　D. 促进水钠的排泄
    E. 使宫颈粘液分泌增多并变稀薄

59. 患者，女，29 岁，平素月经规律，周期为 28 天，持续时间为 4 天，末次月经是 5 月 7 日，今天是 5 月 14 日，其子宫内膜变化处于　　　　（　）
    A. 月经期　　　　B. 增生期　　　　C. 分泌期　　　　D. 月经前期
    E. 初潮期

60. 有关月经，下述哪项是**错误**的　　　　（　）

A. 经期应保持外阴清洁 B. 月经初潮多在 13～15 岁
C. 经血一般不凝固 D. 月经期全身、局部抵抗力均降低
E. 月经周期为本次月经干净至下次月经来潮

61. 正常宫颈阴道部上皮为 ( )
   A. 单层立方上皮 B. 单层柱状上皮
   C. 复层柱状上皮 D. 复层鳞状上皮
   E. 单层鳞状上皮

62. 13 岁女生，因月经初潮来门诊咨询。该女生自述对月经初潮来临很紧张，害怕身体出现疾病，近期情绪难控制，心神不定，烦躁不安，常与他人争吵。护士针对其进行保健指导，以下**不正确**的是 ( )
   A. 告知其月经是女性的正常生理现象 B. 嘱其月经期以卧床休息为主
   C. 讲授有关青春期生理知识、性教育 D. 鼓励其多与他人交流，多参加文娱活动
   E. 月经期注意保暖，最好不游泳

63. 一健康女婴，足月顺产后 5 天，因出现阴道血性分泌物被父母送来医院。该现象最可能是 ( )
   A. 假月经 B. 阴道直肠瘘 C. 尿道阴道瘘 D. 会阴损伤
   E. 血友病

第二节 妊娠期妇女的护理

一、妊娠生理

妊娠期是指精子与卵细胞结合成受精卵开始至胎儿及附属物发育成熟排出之前，一般为 40 周，280 天（月经龄）。

（一）受精与着床

1. 受精 精子和卵子相结合的过程，称为受精。受精包括精子获能、受精过程和受精卵的输送与发育，发生在排卵后 12 小时内，受精的卵子称为受精卵。

2. 着床 晚期囊泡侵入子宫内膜的过程，称为受精卵植入或着床。着床在受精后第 6～7 天开始植入，至 11～12 天完成。正常植入部位多在子宫底及子宫体上部的前壁或后壁，其中后壁最常见。

（二）胎儿附属物形成与功能 胎儿附属物包括：**胎盘、胎膜、脐带和羊水**。

1. 胎盘 ①组成：由**羊膜、叶状绒毛膜和底蜕膜**组成，是母体与胎儿之间进行物质交换的重要器官，妊娠 6～7 周开始形成，**妊娠 12 周末基本形成**。②胎盘的结构：妊娠足月胎盘呈圆形或椭圆形，重 450～650 g，胎盘分为子面和母面。③功能：有气体交换、供给营养、排泄废物、防御功能（母血中的免疫物质如 **IgG 抗体可以通过胎盘**，对胎儿起保护作用）、合成和免疫功能等。其中合成功能主要为激素和酶的合成。**蛋白质激素**主要是绒毛膜促性腺激素（hCG）和胎盘生乳素（HPL）；**甾体激素**有雌激素和孕激素；缩宫素酶由合体滋养细胞分泌，直接进入母体循环中。人绒毛膜促性腺激素：在受精后 10 天左右即可用放射免疫法自母体血清中测出，至妊娠 **8～10 周**时分泌达高峰。

2. 胎膜 由**平滑绒毛膜**（外层）和**羊膜**（内层）组成。

3. 脐带 胎儿通过脐血管与母体进行营养和代谢物质的交换，足月儿的脐带长 **30～70 cm**，内有 1 条脐静脉和 2 条脐动脉。脐静脉带有来自胎盘含氧量较高、营养较丰富的血液进入胎儿。

4. 羊水 正常足月妊娠羊水量为 **800～1 000 ml**。妊娠早期羊水，主要由母体血清经胎膜进入羊膜腔的透析液。**妊娠中期后，胎儿的尿液是羊水的重要来源**。羊水在生成同时，也在不断地进行吸收。胎膜能吸收 50% 羊水；胎儿消化道也是吸收羊水的重要途径，妊娠足月胎儿每日吞咽羊水 500～700 ml。羊水具有保护胎儿、保护母体、分娩时传导宫缩、破膜后润滑产道的作用。通过羊水检查可监测胎儿成熟度、性别及某些遗传性疾病。

小结提示：羊水量**大于 2 000 ml** 为羊水过多，羊水量**小于 300 ml** 为羊水过少，一次放羊水量**不超过 1 500 ml**。

（三）胎儿发育及生理特点

1. 胎儿发育 以 4 周为一个孕月（40 周，即 10 个月，共 280 天）。在妊娠前 8 周为胎体主要器官分化形成阶段，称为胚胎期；妊娠第 9 周起胚胎已具有人形，称为胎儿期。

8 周末：**胚胎初具人形，B 超可见胎心搏动**。此期如感染病毒、使用某些药物或受放射线的影响，**可导致胎儿畸形**。

12 周末：胎儿身长约 9 cm，体重约 14 g。外生殖器已发育，部分可分辨性别。

16 周末：胎儿身长约 16 cm，体重约 100 g。部分孕妇可感觉胎动。从外生殖器可确定胎儿性别。头皮已长出毛发。

20 周末：胎儿身长约 25 cm，体重约 300 g。**临床可听到胎心音，孕妇自觉胎动**。开始出现排尿、吞咽功能。

24 周末：胎儿身长约 30 cm，体重约 700 g。**各脏器均已发育**。

28 周末：胎儿身长约 35 cm，体重约 1 000 g。可有呼吸运动，但肺泡Ⅱ型细胞产生的表面活性物质含量较少，出生后易患特发性呼吸窘迫综合征。

32 周末：胎儿身长约 40 cm，体重约 1 700 g。面部毳毛已脱，睾丸下降。出生后加强护理可存活。

36 周末：胎儿身长约 45 cm，体重约 2 500 g。出生后能啼哭及吸吮，生活力良好。

40 周末：胎儿身长约 50 cm，体重约 3 500 g。胎儿已成熟，出生后哭声响亮，吸吮能力强，能很好存活。体形外观丰

满,皮肤粉红色,男性胎儿睾丸已降至阴囊内,女性胎儿大小阴唇发育良好。

小结提示:妊娠2月胎儿动,4月孕妇感胎动,5月可听胎心音,6月脏器已发育,7月出生肺未熟,9月出生可存活。

胎儿身长(cm)计算公式为:在5个孕月以前,身长等于孕月数的平方;5个孕月后,等于月数乘以**5**。

2. 胎儿生理特点 胎儿循环、营养供给和代谢产物排出均需由脐血管经过胎盘、母体来完成。

二、妊娠期母体变化

(一)生理变化

1. 生殖系统

(1)子宫:①妊娠后子宫体明显增大变软,妊娠12周时子宫增大均匀并超出盆腔,妊娠晚期略向右旋。②子宫峡部非孕时长约1 cm,临产时其长度可达**7~10 cm**。③孕子宫颈血管增多伴水肿,外观肥大,呈紫蓝色。颈管腺体因受孕激素影响分泌增多,形成粘稠的粘液塞,有防止细菌侵入作用。

(2)外阴、阴道:外阴色素沉着。阴道粘膜充血呈紫蓝,上皮细胞内糖原增加,乳酸含量增加,pH降低,有利于防止感染。

(3)卵巢:略增大,停止排卵。

(4)输卵管:输卵管伸长。

2. 乳房 妊娠早期开始增大。孕妇自觉乳房发胀,乳头增大变黑,易勃起。**乳晕变黑,乳晕上的皮脂腺肥大形成散在的结节状小隆起**,称蒙氏结节。妊娠末期,挤压乳房时可有少许稀薄黄色液体溢出,称初乳。

3. 循环及血液系统 循环血容量于妊娠6~8周起开始增加,**至妊娠32~34周达高峰**,增加约1 500 ml。血浆增加多于红细胞增加,使血液稀释,出现妊娠生理性贫血。**如孕妇合并心脏病,在妊娠32~34周、分娩期(尤其是第二产程)及产褥期最初3天之内**,因心脏负荷较重,易发生心力衰竭。

妊娠期**若长时间处于仰卧位姿势,可引起回心血量减少,心排出量降低,血压下降**,称仰卧位低血压综合征。妊娠期**血液处于高凝状态**,对预防产后出血有利。妊娠期血沉加快,血液粘稠度增加。

4. 泌尿系统 夜尿量多于日尿量。妊娠早期出现尿频,妊娠12周以后尿频症状消失,妊娠末期再次出现尿频。因输尿管受子宫压迫,孕妇易患急性肾盂肾炎,**以右侧多见**。

5. 呼吸系统 妊娠早期孕妇有过度通气现象,有利于提供孕妇和胎儿所需的氧气。呼吸次数变化不大,但呼吸较深。

6. 其他 妊娠早期(停经6周左右),约50%的妇女出现不同程度的早孕反应。妊娠13周后平均每周增加350 g,至足月时体重平均增加**12.5 kg**。

(二)心理变化

1. 孕妇常见的心理反应 惊讶和震惊、矛盾心理、接受、情绪波动、以自我为中心。

2. 孕妇的心理调节 确保自己及胎儿能安全顺利地度过妊娠期,促使家庭重要成员接受新生儿,学习为孩子贡献自己,情绪上与胎儿连成一体。

三、妊娠诊断

妊娠全过程共40周分为3个时期:妊娠12周末以前称为**早期妊娠**,第13~27周末称为**中期妊娠**,第28周及其以后称为**晚期妊娠**。

(一)早期妊娠诊断

1. 临床表现 ①**停经是妊娠最早、最重要的症状**(但停经不一定就是妊娠,哺乳期以及一些妇科疾病也可有停经现象)。②早孕反应:**约50%的孕妇,在停经6周左右出现恶心呕吐,偏食,食欲不振等症状,称为早孕反应**,一般至妊娠12周左右自然消失。③尿频:妊娠早期增大的子宫压迫膀胱出现尿频,孕12周后子宫进入腹腔,尿频症状自然消失。④乳房:乳房增大,乳头及乳晕着色,有蒙氏结节出现。⑤妇科检查:阴道壁及宫颈充血,呈紫蓝色;阴道检查子宫随停经月份而逐渐增大,子宫峡部极软,双合诊时感到子宫体与子宫颈似乎不相连,称为黑加征,是早孕的典型体征。

2. 辅助检查 ①**妊娠试验**:测定受检者血或尿中hCG(绒毛膜促性腺激素)的含量,协助诊断早期妊娠,是诊断早期妊娠最简单快速的方法。②超声检查:是早期妊娠**快速、准确的检查方法**。妊娠5周时B超可见**妊娠囊**。③**基础体温(BBT)测定**:清晨睡醒后,未进行任何活动时所测口腔体温称为**基础体温**。方法:在每天**早晨醒后**,不起床,最好在同一时间段,同一个位置用口表测量体温。一般情况下,女性在排卵以前,体温总是在36.5℃左右;排卵时体温稍下降,通常降低0.2℃左右,排卵后就上升到37℃左右,一直持续到下次月经来潮,再恢复到原来的体温水平。如果连续测量3个月经周期的基础体温,就能够推测出较准确的排卵日期。每天测量的体温记录在表格上,双相曲线表示排卵;单项曲线表示无排卵。临床上用于了解有无排卵、排卵日期、黄体功能和早孕等。需连续测3个月经周期。

小结提示:①尿妊娠试验是确定早期妊娠的最简便、最常用的方法。②B型超声检查可见孕囊及胎心,可以更加准确诊断是否为宫内孕以及是否为活胎。③基础体温的测定、宫颈粘液涂片检查主要反映黄体的功能,而不能反映胚胎的情况。

考点小结:妇产科疾病确诊的辅助检查:①早期妊娠、前置胎盘、子宫肌瘤:**首先B超**。②异位妊娠:阴道后穹穿刺。③宫颈癌:宫颈活体组织检查(筛查方法为宫颈脱落细胞刮片)。④子宫内膜癌:分段诊断性刮宫。⑤葡萄胎、浸润性葡萄胎、绒毛膜癌:绒毛膜促性腺激素(hCG)测定。⑥子宫内膜异位症:腹腔镜。

(二)中、晚期妊娠的诊断

1. 临床表现

(1)子宫增大:子宫随妊娠进展逐渐增大。手测子宫底高度或尺测耻上子宫长度,可以判断子宫大小与妊娠周数是否相符(表11-2)。

表11-2 不同妊娠周数的宫底高度及子宫长度

妊娠周数	手测宫底高度	尺测耻上子宫长度
12周末	**耻骨联合上2~3横指**	
16周末	脐耻之间	
20周末	**脐下1横指**	18(15.3~21.4)
24周末	**脐上1横指**	24(22.0~25.1)
28周末	**脐上3横指**	**26(22.4~29.0)**
32周末	**脐与剑突之间**	29(25.3~32.0)
36周末	剑突下2横指	32(29.8~34.5)
40周末	脐与剑突之间或略高	33(30.0~35.3)

(2)有早期妊娠经过,可感觉胎动,触及胎体,听诊有胎心音,容易确诊。

(3)胎动:孕妇于妊娠18~20周时开始自觉胎动,**正常胎动每小时3~5次**。如有宫内缺氧,胎儿窘迫,可出现胎动异常。一般在缺氧早期,胎儿表现为烦躁不安、胎动活跃、胎动次数增加;当严重缺氧时,胎动则会逐渐减少甚至会消失。胎动异常往往是胎儿宫内缺氧的预警信号,胎动消失多发生在胎心音消失之前,故孕妇自我监测胎动尤为重要。**胎动计数的方法**:自妊娠30周开始,嘱孕妇每日早、中、晚各数1小时胎动,将3次胎动次数相加乘以4,即得12小时的胎动次数。每12小时胎动计数≥30次为正常。正常12小时内胎动累计数不得<10次。若12小时内胎动次数<10次,或逐日下降≥50%,应视为胎盘功能减退,提示胎儿宫内**缺氧**,应及时到医院就诊。

(4)胎心音:妊娠**18~20周**,用胎心听筒在孕妇腹壁上听到胎心音,正常胎心音**120~160次/分钟**。

2. 辅助检查 ①超声检查:**B**超能显示胎儿数目、胎式、胎心搏动和胎盘位置,且能测量胎头双顶径了解胎儿生长发育情况。②胎儿心电图。

四、胎产式、胎先露、胎方位

1. 胎产式 胎儿纵轴与母体纵轴之间的关系称胎产式。两纵轴平行者称**纵产式**,占足月妊娠分娩总数的99.75%;两纵轴垂直者称**横产式**,仅占足月妊娠分娩总数的0.25%;两轴斜向交叉称斜产式。斜产式是暂时的,在分娩过程中多数转为纵产式,少数转为横产式。

2. 胎先露 最先进入骨盆入口的胎儿身体部分称为胎先露。纵产式有头先露(枕先露、面先露、前囟先露和额先露)、臀先露;横产式有肩先露。

3. 胎方位 胎儿先露部的指示点与母体骨盆的关系称为胎方位,简称胎位。**枕先露以枕骨**、面先露以颏骨、臀先露以骶骨、肩先露以肩胛骨为指示点。每个指示点与母体骨盆左、右、前、后、横的关系不同,构成不同的胎方位。如枕先露时,胎头枕骨位于母体骨盆的左前方为枕左前位,其余类推。**最常见的头先露是枕先露多见,临床上又以枕左前位多见**。

小结提示:胎产式分为纵产式、横产式和斜产式,胎先露分为头先露、臀先露和肩先露。**各种先露中以枕左前位、枕右前位最为常见**,其余均为异常胎位。

五、产前检查

产前检查应从确诊为早孕开始(妊娠20周起进行正规产前检查),妊娠28周前每4周检查1次,妊娠28~36周每2周检查1次,妊娠36周后每周检查1次。若为高危妊娠者,应酌情增加产前检查次数。

(一)病史

1. 个人资料 孕妇姓名、年龄、职业、文化程度、住址等。

2. 孕产史 ①了解有流产、早产、死胎、死产及难产史。②本次妊娠过程,早孕反应出现的时间,有无病毒感染、阴道流血及用药史,胎动出现的时间等。

3. 预产期推算 了解末次月经(LMP)的日期以推算预产期(EDC)。计算方法为:**末次月经第1天起,月份减3或加9,日期加7**(农历月份减3或加9,日数加15),所得的时间为预产期。

小结提示:末次月经月份大于或等于3即减3,月份小于3即加9。

(二)身体评估

1. 全身检查

2. 产科检查

(1)**腹部检查**:①视诊:注意腹形及大小,腹部有无妊娠纹、手术瘢痕和水肿。②触诊:用四步触诊法检查子宫大小、胎产式、胎先露、胎方位及胎先露部是否衔接。③听诊:妊娠18~20周可在孕妇腹壁上听到胎心音,胎心音在靠近胎背上方的孕妇腹壁上听得最清楚。

小结提示：①妊娠24周前胎心音多在脐下正中或略偏左(右)处听到；②24周后根据胎方位选择不同部位听取；**枕先露**听诊部位在脐下方左(右)侧；**臀先露**听诊部位在脐上方左(右)侧；肩先露在脐周听诊最清晰(图11-1)。

(2) **骨盆测量**

1) 骨盆外测量：初步判断骨盆的大小、分娩的难易，其中髂棘间径和髂嵴间径间接反映了骨盆入口横径的长度，而骶耻外径间接反映了骨盆入口前后径的长度，是骨盆外测量中最重要的径线。①髂棘间径：两侧髂前上棘外缘的距离，正常值23~26 cm。②髂嵴间径：两侧髂嵴外缘间的距离，正常值25~28 cm。③骶耻外径：耻骨联合上缘中点至第5腰椎棘突下的距离，正常值18~20 cm。④**坐骨结节间径**：**又称出口横径**，两坐骨结节内侧缘间的距离，**正常值为8.5~9.5 cm**，若此径线值<8 cm，应加测出口后矢状径。⑤耻骨弓角度：正常为90°，<80°为不正常。此角底反映了骨盆出口横径的宽度。

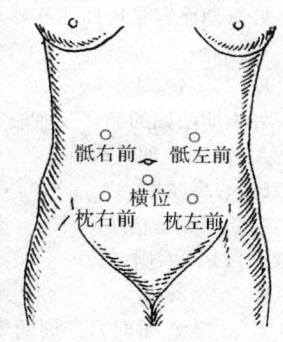

图11-1 胎心音听诊部位

2) 骨盆内测量：①**骶耻内径**：骶骨岬上缘中点与耻骨联合下缘的距离，也称对角径。**正常值为12.5~13 cm**。②**坐骨棘间径**：测量两侧坐骨棘间的距离，正常值约为10 cm。坐骨棘间径是中骨盆最短的径线，此径线过小会影响分娩过程中胎头的下降。

(3) **阴道检查**：妊娠最后4周内应避免不必要的阴道检查。

(三) 护理问题

1. 孕妇 ①知识缺乏：缺乏妊娠保健知识。②性生活改变：与妊娠有关。
2. 胎儿 ①有受伤的危险：与遗传、感染、中毒、胎盘功能障碍有关。②营养失调：低于机体需要量与母体营养失调或胎盘功能障碍有关。

六、妊娠期常见症状及其护理

(一) 临床表现 ①恶心、呕吐：约50%孕妇在妊娠6周左右出现恶心、晨起呕吐等早孕反应。②尿频、尿急、白带增多。③下肢水肿及下肢、外阴静脉曲张。④便秘：由于妊娠期间肠蠕动和肠张力减弱，加之孕妇运动量减少，容易发生便秘。⑤腰背痛。⑥下肢肌肉痉挛：是孕妇缺钙的表现，发生于小腿腓肠肌。⑦仰卧位低血压综合征：于妊娠末期，**孕妇若较长时间取仰卧姿势**，由于增大的妊娠子宫压迫下腔静脉，使**回心血量及心排出量骤然减少，出现低血压**。⑧贫血：血容量增加导致血液稀释，出现**生理性贫血**。

(二) 护理措施

1. 症状护理 ①恶心、呕吐：**应避免空腹，少量多餐，食用清淡食物**。②尿频、尿急：不必处理。③白带增多：嘱孕妇保持外阴部清洁。④水肿：**嘱孕妇左侧卧位**，下肢垫高15°，避免长时间地站或坐。适当限制孕妇对盐的摄入，但不必限制水分。⑤下肢及外阴静脉曲张：孕妇应避免两腿交叉或长时间站立、行走，并注意时常抬高下肢。⑥**便秘**：应养成每日定时排便的良好习惯，**不可随便使用大便软化剂或轻泻剂**。⑦腰背痛：指导孕妇穿低跟鞋，在俯拾或抬举物品时，保持上身直立，弯曲膝部，用两下肢的力量抬起；下肢肌肉痉挛：遵医嘱口服**钙剂**。⑧仰卧位低血压综合征：此时若改为**左侧卧位**，使下腔静脉血流通畅，血压即恢复正常。⑨贫血：应适当增加含铁食物的摄入，如动物肝脏、瘦肉等。如病情需要补充**铁剂，应在餐后20分钟服用**，以减轻对胃肠道的刺激。

2. 心理护理 每次产前检查时，注意了解孕妇对妊娠的心理适应程度。

七、妊娠期健康指导

①孕期生活指导：注意休息与活动，加强营养，多进食高热量、高维生素易吸收的食物。②孕期自我监护：听胎心音和自我胎动计数。③合理用药：妊娠前12周尤其应注意。④性生活指导：妊娠前3个月和后3个月(或前12周和第28周以后)禁止性生活，以防流产、早产及感染。

单元测试题

1. 孕妇自觉有胎动一般开始于 ( )
   A. 14~16周   B. 16~18周   C. 18~20周   D. 20~22周
   E. 22~24周

2. 关于胎盘功能的描述，**错误**的是 ( )
   A. 供给营养物质及排泄作用   B. 能替代胎儿呼吸功能
   C. 能合成激素和酶   D. 能防御细菌、病毒及药物通过
   E. IgG可通过胎盘，使胎儿获得抗体

3. **不**属胎盘分泌的激素是 ( )
   A. 雌激素   B. 雄激素   C. 孕激素   D. 绒毛膜促性腺激素
   E. 胎盘生乳素

4. 最先进入母体的胎儿部位为 ( )
   A. 胎姿势   B. 胎产式   C. 胎方位   D. 胎先露

E. 骨盆轴

5. 妊娠期血容量增加达高峰是在 （   ）
   A. 24～26周　　　B. 27～28周　　　C. 29～30周　　　D. 32～34周
   E. 36～40周

6. 妊娠期孕妇的循环及血液系统变化,下列描述正确的是 （   ）
   A. 出现生理性贫血　B. 血浆减少　　　C. 红细胞减少　　　D. 心输出量减少
   E. 心率减慢

7. 中期妊娠是指孕 （   ）
   A. 11～25周　　　B. 12～28周　　　C. 13～27周　　　D. 18～28周
   E. 20～28周

8. 27岁妇女,平时月经周期规律,现停经48天,近几天晨起恶心,厌油,有尿频症状,诊断为 （   ）
   A. 病毒性肝炎　　　B. 肾盂肾炎　　　C. 早期妊娠　　　D. 妊娠剧吐
   E. 继发性肝炎

9. 患者,女,28岁。已婚,未生育。现停经50天,有少量阴道流血,无早孕反应。妇科检查:宫口闭,软,双附件(−)。该病例最简单的辅助检查方法是(试纸法测尿HCG) （   ）
   A. B超　　　　　B. 尿妊娠试验　　　C. 阴道镜检查　　　D. 阴道后穹隆穿刺
   E. 腹腔镜检查

10. 患者,女,24岁,停经45天。为了确诊其是否妊娠,快速且最准确的检查方法是 （   ）
    A. 妊娠试验　　　B. 黄体酮试验　　　C. 基础体温测定　　　D. 超声检查
    E. 宫颈粘液检查

11. B超显像检查,妊娠几周才可见到妊娠环 （   ）
    A. 2周　　　　　B. 3周　　　　　C. 4周　　　　　D. 5周
    E. 6周

12. 可靠无创伤判断胎儿成熟的方法是(B超检查:双顶径≥8.5 cm提示胎儿体重≥2 500 g,胎儿发育成熟) （   ）
    A. B超检查　　　　　　　　　　　B. 推算胎龄
    C. 羊水检查　　　　　　　　　　　D. 根据孕妇体重增加判断
    E. 根据宫高、腹围判断

13. 孕妇,25岁。末次月经不详,产科检查测得腹围99 cm,宫高35 cm,胎头已入盆且固定,5个月前自感胎动,估计孕周为 （   ）
    A. 28周　　　　B. 32周　　　　C. 34周　　　　D. 36周
    E. 36～40周

14. 某孕妇,末次月经不详,自述停经半年多,检查发现子宫底位于脐与剑突之间,胎心140次/分。该孕妇可能的孕周是 （   ）
    A. 24周末　　　B. 26周末　　　C. 28周末　　　D. 30周末
    E. 32周末

15. 汪女士,妊娠28周,产前检查均正常,咨询监护胎儿情况最简单的方法,应指导其采用 （   ）
    A. 胎心听诊　　　B. 自我胎动计数　　　C. 测宫高、腹围　　　D. B超检查
    E. 电子胎心监护

16. 刘女士,末次月经日期记不清,来医院检查时子宫底在脐上一横指,胎心音正常。估计妊娠为 （   ）
    A. 16周末　　　B. 20周末　　　C. 24周末　　　D. 28周末
    E. 32周末

17. 在孕妇腹壁最早听到胎心音的时间约是 （   ）
    A. 孕8周末　　　B. 孕12周末　　　C. 孕16周末　　　D. 孕20周末
    E. 孕24周末

18. 正常胎心音的次数为 （   ）
    A. 80～100次/分　B. 100～120次/分　C. 120～160次/分　D. 160～180次/分
    E. 180～200次/分

19. 胎体纵轴与母体纵轴的关系称为 （   ）
    A. 胎产式　　　B. 胎方位　　　C. 胎先露　　　D. 胎姿势
    E. 胎儿位置

20. 28岁妇女,停经4个月,检查子宫体大于停经月份,为鉴别正常妊娠、多胎妊娠或异常妊娠,最佳方法为 （   ）
    A. 超声多普勒　　B. AFP　　　　C. B型超声　　　D. 腹部X线拍片
    E. 胎儿心电图

第十一章 妊娠、分娩和产褥期疾病病人的护理

21. 下述哪种胎先露为横产式 (   )
    A. 枕先露 B. 面先露 C. 臀先露 D. 肩先露
    E. 顶先露

22. 枕左前位,胎心音的听诊部位是 (   )
    A. 脐下左侧 B. 脐下右侧 C. 脐中 D. 脐上三指
    E. 脐周

23. 王女士,初孕妇,孕35周,四步触诊结果:于子宫底部触到圆而硬的胎头,在耻骨联合上方触到较软而宽、不规则的胎臀,胎背位于母体腹部右前方,胎心音于脐上<u>右侧听到</u>。该孕妇胎方位为(若胎心音于脐上<u>左侧听到,该孕妇胎方位即为骶左前</u>) (   )
    A. 骶左前 B. 骶右前 C. 骶左后 D. 骶右后
    E. 骶左横

24. 某女士,26岁,平时月经规律,停经50天,恶心、呕吐1周,每天呕吐3~4次,进食量减少,尿酮体阴性,正确的护理是 (   )
    A. 高蛋白饮食 B. 口服镇静剂 C. 输血 D. 鼓励少量多餐
    E. 绝对卧床休息

25. 首次产前检查的时间应在(应从确诊为早孕开始,妊娠20周起进行正规产前检查) (   )
    A. 妊娠12周 B. 妊娠16周 C. 妊娠20周 D. 妊娠24周
    E. 确诊早孕之时

26. 妊娠28周前每次产前检查的间隔时间一般为 (   )
    A. 1周 B. 2周 C. 3周 D. 4周
    E. 5周

27. 孕妇末次月经为2014年5月8日,预产期是 (   )
    A. 2014年2月16日 B. 2014年4月15日 C. 2015年2月15日 D. 2015年5月15日
    E. 2015年6月18日

28. 肩先露时,胎心音听得最清楚的部位是 (   )
    A. 脐部上方 B. 脐部下方 C. 脐部左侧 D. 脐部右侧
    E. 左下腹部

29. 孕30周,骶左前位,胎心音的听诊部位应在(不同胎位的胎心音听诊位置见上述图示) (   )
    A. 脐下左侧 B. 脐下右侧 C. 脐上右侧 D. 脐上左侧
    E. 脐周

30. 骨盆的出口横径是指 (   )
    A. 髂棘间径 B. 髂嵴间径 C. 坐骨结节间径 D. 坐骨棘间径
    E. 骶耻外径

31. 出生后易患特发性呼吸窘迫综合征,若加强护理可以存活的胎龄是 (   )
    A. 孕20周末 B. 孕22周末 C. 孕24周末 D. 孕26周末
    E. 孕28周末

32. 妊娠末期,孕妇若较长时间<u>取仰卧姿势</u>,则易发生 (   )
    A. 妊娠期高血压疾病 B. 前置胎盘 C. 胎膜早破 D. 仰卧位低血压综合征
    E. 产后出血

33. 某孕妇,34岁,妊娠34周,因平卧于床上看书,感觉心悸、出汗,正确的护理措施是(<u>左侧卧位可减轻下肢及盆腔静脉压</u>) (   )
    A. 改为左侧卧位 B. 给予口服升压药 C. 立即坐起 D. 改为右侧卧位
    E. 起身进行户外活动

34. 孕妇,妊娠27周,在产前检查中发现其血红蛋白偏低,需要补充铁剂,正确的服药时间是 (   )
    A. 餐前半小时 B. 餐后20分钟 C. 空腹时 D. 睡前
    E. 晨起后

35. 下列关于妊娠期指导,正确的是 (   )
    A. 妊娠期应每天进行阴道冲洗 B. 便秘时可以随意使用轻泻剂
    C. 多采取仰卧位以增加舒适感 D. 有水肿时必须限制水、钠摄入
    E. 妊娠期避免精神过度紧张

36. 一位初孕50天的妇女,在"妇儿卫生保健咨询日"向护士咨询,孕期哪段时间应禁性生活,正确回答是在妊娠 (   )
    A. 2个月内及最后1个月 B. 2个月内及最后2个月
    C. 3个月内及最后半个月 D. 3个月内及最后1个月

E. 3个月内及最后3个月
37. 一个妊娠月是 ( )
    A. 26天   B. 28天   C. 29天   D. 30天
    E. 31天
38. 孕卵着床的时间为受精后第 ( )
    A. 2～3天   B. 3～4天   C. 5～6天   D. 6～7天
    E. 8～9天
39. 妊娠试验是检测孕妇的血、尿中含有 ( )
    A. 雌激素   B. 孕激素   C. 黄体生成素   D. 雄激素
    E. 绒毛膜促性腺激素
40. 关于HCG的描述，正确的是 ( )
    A. 不是由合体滋养细胞产生的   B. 不可作为判断早孕的指标
    C. 是一种甾体激素   D. 妊娠8～10周时达到高峰
    E. 葡萄胎妊娠在孕14周HCG不会继续上升
41. 胎心音听诊的最佳部位是 ( )
    A. 靠近胎儿头部的孕妇的腹壁上   B. 靠近胎儿背部的孕妇的腹壁上
    C. 靠近胎儿腹部的孕妇的腹壁上   D. 靠近胎儿臀部的孕妇的腹壁上
    E. 靠近胎儿胸部孕妇的腹壁上
42. 女性骨盆中哪条径线低于正常值 ( )
    A. 髂嵴间径27 cm   B. 髂棘间径24 cm   C. 骶耻外径18 cm   D. 坐骨棘间径10 cm
    E. 坐骨结节间径7 cm
43. 某25岁妇女，结婚3个月，月经规律，现停经48天，近几天晨起恶心、厌油、尿频。诊断为早期妊娠，向护士咨询孕期保健知识，错误的是 ( )
    A. 妊娠后尽量卧床休息，以仰卧为最佳   B. 勤洗浴，以淋浴为宜，避免盆浴
    C. 合理营养的膳食   D. 出现早孕反应时，应少量多餐
    E. 妊娠前3个月内及妊娠后3个月应避免性生活
44. 羊水功能不包括 ( )
    A. 保证胎儿活动度，防止与羊膜粘连   B. 保护胎儿不受外来损伤
    C. 气体交换   D. 羊水检查可监测胎儿成熟度
    E. 分娩时传导子宫收缩压力
45. 正常羊水足月量 ( )
    A. 300～500 ml   B. 500～700 ml   C. 800～1 000 ml   D. 1 200～1 400 ml
    E. 1 600～1 800 ml
46. 胎盘的组成是 ( )
    A. 羊膜、叶状绒毛膜、底蜕膜   B. 羊膜、平滑绒毛膜、底蜕膜
    C. 羊膜、平滑绒毛膜、真蜕膜   D. 羊膜、叶状绒毛膜、真蜕膜
    E. 羊膜、平滑绒毛膜、包蜕膜
47. 关于胎儿发育，下列哪项是正确的 ( )
    A. 妊娠12周以后称为胎儿   B. 怀孕8周末，胚胎已具人形
    C. 妊娠10周内称为胚胎   D. 怀孕10周末，胎儿外生殖器已发育
    E. 怀孕20周末，胎儿内脏器官均已发育齐
48. 患者，女，27岁。上周引产一男婴，身长35 cm，体重1 500 g，各脏器均已发育，其妊娠时间约为(5个月以前，身长等于月数的平方；5个孕月以后，身长等于月数乘以5) ( )
    A. 16周   B. 20周   C. 24周   D. 28周
    E. 32周
49. 初产妇临产后4小时胎头仍未入骨盆，此时测量骨盆哪条径线最有价值 ( )
    A. 骶耻外径   B. 骶耻内径   C. 髂棘间径   D. 坐骨棘间径
    E. 坐骨结节间径
50. 孕早期与胎儿致畸无关的因素是 ( )
    A. 吸烟和饮酒   B. 喷洒农药   C. 口服甲硝唑   D. 补充乳酸钙
    E. 患病毒感染性疾病
51. "黑加征"是指 ( )
    A. 乳头及乳晕着色加深   B. 宫颈粘液增多，形成粘稠的粘液塞

C. 子宫峡部软,子宫体和宫颈似不相连　　　　　　D. 阴道充血变软,呈紫蓝色
E. 子宫增大变软

52. 某孕妇35周,由于长时间仰卧位,出现了血压下降的现象,其主要原因是　　　　　　　　　　　　　　　(　)
   A. 回心血量增加　　　B. 脉压增加　　　C. 回心血量减少　　　D. 脉压减少
   E. 脉率增快

53. 妊娠期母体变化哪项**错误**　　　　　　　　　　　　　　　　　　　　　　　　　　　　　　　(　)
   A. 妊娠32～34周血容量增加达高峰　　　　　　B. 妊娠晚期易发生外阴及下肢静脉曲张
   C. 妊娠后卵巢不排卵　　　　　　　　　　　　D. 妊娠末期孕妇血液处于低凝状态
   E. 子宫峡部在妊娠后期形成子宫下段

54. 妊娠期心率加快的次数为　　　　　　　　　　　　　　　　　　　　　　　　　　　　　(　)
   A. 5～10次/分钟　　B. 10～15次/分钟　　C. 15～20次/分钟　　D. 20～25次/分钟
   E. 25～30次/分钟

55. 目前常用的胎盘功能检查方法是测定血、尿和羊水中的(孕妇尿雌三醇测定和孕妇血清胎盘生乳素测定可了解胎盘功能；雌三醇>15 mg/24小时,为正常；正常足月妊娠时胎盘生乳素值为4～11 mg/L)　　　　　　(　)
   A. 雌三醇　　　　　B. 孕二醇　　　　　C. 皮质醇　　　　　D. 雌二醇
   E. 醛固酮

56. 已婚妇女可能妊娠最早和最重要的症状是　　　　　　　　　　　　　　　　　　　　　　(　)
   A. 尿频　　　　　　B. 停经　　　　　　C. 早孕反应　　　　D. 乳房增大
   E. 黑加征

57. 对早期妊娠的描述,正确的是　　　　　　　　　　　　　　　　　　　　　　　　　　　(　)
   A. 停经时即可诊断为妊娠　　　　　　　　　　B. 月经过期15天即可出现早孕反应
   C. B超是诊断早孕快速、准确的方法　　　　　　D. 妊娠4周时用多普勒可听到胎心音
   E. 尿频现象在妊娠8周后消失

58. 正常胎动频率为　　　　　　　　　　　　　　　　　　　　　　　　　　　　　　　　(　)
   A. 1～2次/小时　　　B. 3～5次/小时　　　C. 7～10次/小时　　　D. 10～12次/小时
   E. 14～16次/小时

59. 简单、有效判断胎儿安危的指标是　　　　　　　　　　　　　　　　　　　　　　　　(　)
   A. 胎动计数　　　　B. 缩宫素激惹试验　　C. B超检查　　　　　D. 羊水检查
   E. 胎心监测

60. 可确诊妊娠且为活胎的是　　　　　　　　　　　　　　　　　　　　　　　　　　　　(　)
   A. 自感胎动　　　　B. 听到胎心　　　　C. 扪及有胎头浮球感　　D. 可触及胎肢
   E. 可听到子宫杂音

61. 晚期囊胚侵入子宫内膜的过程称为　　　　　　　　　　　　　　　　　　　　　　　　(　)
   A. 受精　　　　　　B. 精子获能　　　　C. 受精过程　　　　D. 着床
   E. 受精卵发育

62. 自我胎动计数哪项为异常　　　　　　　　　　　　　　　　　　　　　　　　　　　　(　)
   A. >3次/小时　　　B. >5次/小时　　　C. <10次/12小时　　D. >20次/12小时
   E. >30次/12小时

63. 某孕妇骨盆外测量出口横径为8 cm,能否经阴道分娩,需进一步测量　　　　　　　　　(　)
   A. 骶耻内径　　　　B. 出口前矢状径　　C. 出口后矢状径　　D. 耻骨弓角度
   E. 坐骨棘间径

64. 关于妊娠期母体生理变化的描述,**错误**的是　　　　　　　　　　　　　　　　　　　(　)
   A. 妊娠32～34周血容量增加达高峰　　　　　　B. 妊娠晚期易发生外阴及下肢静脉曲张
   C. 子宫峡部在妊娠后期形成子宫下段　　　　　D. 妊娠期孕妇血液处于低凝状态
   E. 妊娠期卵巢停止排卵

65. 头先露中最常见的是(纵产式中头先露最多见,可分为<u>枕先露</u>、前囟先露、额先露和面先露；枕先露又以枕左前位最多见)　　　　　　　　　　　　　　　　　　　　　　　　　　　　　　　　　　　　(　)
   A. 枕先露　　　　　B. 前囟先露　　　　C. 额先露　　　　　D. 面先露
   E. 顶先露

66. 下述哪项**不属于**胎儿附属物　　　　　　　　　　　　　　　　　　　　　　　　　(　)
   A. 胎盘　　　　　　B. 羊水　　　　　　C. 脐带　　　　　　D. 胎膜
   E. 蜕膜

67. 胎盘在妊娠后几周末形成　　　　　　　　　　　　　　　　　　　　　　　　　　　　(　)

A. 12 周　　　　　B. 14 周　　　　　C. 16 周　　　　　D. 18 周
E. 20 周

68. 孕妇,26 岁。孕 39 周,上午家务劳动时突感胎动频繁,至傍晚胎动渐减弱、消失,急诊入院,听诊胎心音 90 次/分,下列护理措施不妥的是　　　　　　　　　　　　　　　　　　　　　　　　　　　　　　　　　　（　　）
   A. 协助做好手术产的准备　　　　　　　　　B. 左侧卧位,间断吸氧
   C. 行胎心监护　　　　　　　　　　　　　　D. 做好新生儿的抢救和复苏准备
   E. 嘱孕妇增加营养和休息即可,继续观察病情

69. 孕妇,29 岁,因停经 50 天后被诊断为早孕。门诊护士对其进行保健指导,孕妇复述正确的是（　　）
   A. 睡觉时取平卧位　　　　　　　　　　　　B. 妊娠初期 8 周内谨慎用药
   C. 便秘时使用泻药　　　　　　　　　　　　D. 出现尿频、尿急时应及时就诊
   E. 12 周左右出现恶心、呕吐等早孕反应

70. 孕妇,29 岁,尿 HCG 阳性,B 超确诊为早孕,护士对其进行健康指导,正确的是（　　）
   A. 36 周后避免性生活　　　　　　　　　　B. 28 周后每天数胎动一次
   C. 休息时取平卧位　　　　　　　　　　　　D. 孕期可选择盆浴
   E. 便秘时可使用泻药

71. 孕妇 24 岁,孕 20 周。护士指导孕妇进行产前检查,正确的是（　　）
   A. 每一周一次　　B. 每两周一次　　C. 每三周一次　　D. 每四周一次
   E. 每六周一次

72. 下列针对妊娠期妇女便秘的护理措施,不恰当的是（　　）
   A. 每天多饮水　　B. 多食高纤维食物　　C. 自行服用缓泻剂　　D. 适当运动
   E. 养成定时排便的习惯

73. 28 岁孕妇,平素月经规律,末次月经为 2012 年 1 月 6 日,其预产期是（　　）
   A. 2012 年 9 月 6 日　　B. 2012 年 9 月 13 日　　C. 2012 年 10 月 6 日　　D. 2012 年 10 月 13 日
   E. 2013 年 1 月 6 日

74. 25 岁孕妇,孕 6 周。医生建议其口服叶酸,孕妇向门诊护士询问服用该药的目的时,正确的回答是（　　）
   A. 促进胎盘的形成　　　　　　　　　　　　B. 防止发生胎盘早剥
   C. 预防缺铁性贫血　　　　　　　　　　　　D. 预防脑神经管畸形
   E. 防止胎儿宫内发育迟缓

叶酸能够预防胎儿出现生理缺陷,是胎儿成长的关键营养物质。缺乏叶酸可能导致胎儿出现神经缺陷,像无脑儿、脊柱裂发生的概率会很大。

75. 32 岁孕妇,孕 32 周。阴道不自主流液 3 小时住院。指导孕妇预防感染的正确措施是（　　）
   A. 外阴远红外线照射　　　　　　　　　　　B. 外阴热敷
   C. 外阴湿敷　　　　　　　　　　　　　　　D. 保持外阴清洁
   E. 坐浴

76. 某孕妇,38 岁。孕 2 产 0,孕 40 周临产。该产妇为(大于 35 岁属于高龄产妇,另外患者产 0,故属于高龄初产妇)
   　　　（　　）
   A. 高龄初产妇　　B. 低龄初产妇　　C. 高龄经产妇　　D. 低龄经产妇
   E. 正常初产妇

77. 患者,女,28 岁。因近 2 年月经周期不规律就诊,医嘱自测基础体温。患者来社区咨询自测体温的方法,患者下列哪项陈述说明尚未充分了解,需要护士指导(测量体温前应将体温计甩至 35 ℃以下)（　　）
   A. 前一天晚上将水银甩到 36 ℃以下
   B. 每天早上醒来先测体温,再起身做别的事情
   C. 如果有发热的情况,我会另外标记出来
   D. 在枕头旁边备好纸和笔,方便记录下每天测量的结果
   E. 体温计放到床头柜上,便于我躺着能拿得到

78. 组成胎膜的是(胎盘由底蜕膜、叶状绒毛膜及羊膜构成;胎膜由平滑绒毛膜和羊膜)（　　）
   A. 真蜕膜和羊膜　　B. 底蜕膜和羊膜　　C. 绒毛膜和羊膜　　D. 包蜕膜和羊膜
   E. 绒毛膜和底蜕膜

第三节　分娩期妇女的护理

妊娠满 28 周及以后,胎儿及其附属物从母体产道娩出的过程,称为分娩。妊娠满 28 周至不满 37 周间分娩为早产;妊娠满 37 周至不满 42 周间分娩为足月产;妊娠达到或超过 42 周分娩为过期产。

一、决定和影响分娩的因素

决定分娩的因素包括产力、产道、胎儿和产妇的精神心理因素。这四个因素均正常且相互适应,胎儿能顺利经阴道娩出,称为正常分娩。

(一)**产力** 是指将胎儿及其附属物从子宫内逼出的力量,**包括子宫收缩力**(简称宫缩)、**腹肌、膈肌收缩力**(简称腹压)**和肛提肌收缩力**。

1. **子宫收缩力** **是临产后的主要动力**。宫缩能使宫口扩张、胎儿及其附属物娩出。正常宫缩具有以下特点:

(1)节律性:子宫收缩的节律性是临产的重要标志。临产后随着产程进展,每次宫缩的强度都是由弱到强,维持一定时间,随后由强到弱,直至消失进入间歇期,间歇期子宫肌松弛。在分娩过程中,子宫收缩的**频率逐渐增加**、**强度逐渐加强**,子宫腔内压力逐渐加大。**分娩开始时,宫缩持续时间 30 秒,间歇期 5~6 分钟。当宫口开全后,宫缩持续时间可长达 60 秒,间歇期可缩短至 1~2 分钟**。

(2)对称性和极性:**正常宫缩每次开始于左右两侧宫角**,以微波形式迅速向子宫底部集中,然后再向子宫下段扩散,引起协调一致的宫缩,称为子宫收缩的对称性。**子宫底部收缩力最强**、**最持久**、**向下则逐渐减弱**、**变短**,宫缩的这种下行性梯度称为宫缩的极性。

(3)缩复作用:宫缩时,子宫体部肌纤维缩短,宫缩后肌纤维松弛,但**不能完全恢复到原来长度**,经过反复收缩,肌纤维越来越短,此现象称为缩复作用。缩复作用可使宫腔上部容积越来越小,迫使胎先露不断下降,并使子宫下段被动牵拉变长,子宫颈管逐渐缩短展平,子宫颈口逐渐扩张。

2. 腹肌及膈肌收缩力(腹压)是第二产程时娩出胎儿的主要辅助力量。腹压在第三产程中可促使胎盘娩出。

3. 肛提肌收缩力 第二产程中,宫缩时**肛提肌**的收缩可协助胎先露在骨盆腔内完成**内旋转**及**仰伸**等作用,并且在第三产程时可协助胎盘娩出。

(二)**产道** 产道是胎儿娩出的通道,分骨产道和软产道两部分。

1. 骨产道 骨产道是决定分娩的主要产道因素。

(1)骨盆各平面及其径线:骨盆腔分 3 个骨盆平面,以入口前后径(**耻骨联合上缘中点至于骶岬前缘中点,平均值约为 11 cm**)、中骨盆横径(**两侧坐骨棘内侧缘之间的距离,平均值约为 10 cm**)及出口横径(**两坐骨结节内侧缘之间的距离,平均值约为 9 cm**)为主。

(2)骨盆轴及骨盆倾斜度:①骨盆轴和产轴:为连接骨盆各假想平面中点的曲线称为骨盆轴。②骨盆倾斜度:当妇女直立时,骨盆入口平面与地平面所形成的角度,称**骨盆倾斜度,一般为 60°**。

2. 软产道 是由子宫下段、子宫颈、阴道和骨盆底软组织所构成的弯曲管道。

(1)子宫下段:妊娠 12 周后子宫峡部由非孕期时长约 1 cm 被牵拉伸展,足月妊娠时可延长 **7~10 cm** 形成子宫下段。由于子宫上下段的肌肉厚薄不同,在两者间的子宫内面形成一明显环状隆起,称为**生理缩复环**。

(2)子宫颈的变化

1)宫颈管消失:临产后由于宫缩的牵拉及宫缩时前羊水囊对子宫颈的压力,宫颈内口先扩张,随后宫颈管道逐渐变短消失展平。**初产妇一般是宫颈管先消失,宫颈口后扩张,经产妇**的宫颈管消失与宫颈口扩张同时进行。

2)宫颈外口扩张(简称宫口扩张):临产后由于子宫肌肉的收缩、缩复,以及前羊膜囊对宫颈压迫,协助扩张宫颈口。临产前,初产妇的宫颈外口仅容 1 指尖,经产妇能容 1 指。随着分娩的进展,宫颈外口逐渐被牵拉、扩张,**当宫颈外口扩张达到 10 cm 时称宫口开全**,妊娠足月胎头才能娩出。**胎膜在宫颈口近开全时自然破裂**。

(3)盆底、阴道及会阴的变化:宫口开全后,胎先露下降至盆底,使盆底肌肉扩展,厚 5 cm 的会阴体变成 2~4 mm。分娩时保护会阴不当,易造成会阴裂伤。

(三)胎儿

1. 胎儿大小

(1)胎头颅骨:由顶骨、额骨、颞骨各两块及枕骨一块构成。

(2)胎头径线:①**双顶径**:为两顶骨隆突间的距离,是胎头最大横径,**临床上以 B 型超声测此值判断胎儿大小**。一般足月妊娠时平均值约为 **9.3 cm**。②枕额径:又称前后径,为鼻根至枕骨隆突的距离,**胎头以此径衔接**,妊娠足月时平均为 11.3 cm。③枕下前囟径:妊娠足月时平均值约为 9.5 cm,胎头俯屈后以此径通过产道。④枕颏径:妊娠足月时平均值约为 12.5 cm。

2. **胎位** **矢状缝和囟门是确定胎位重要标记**。正常情况下胎儿娩出以**枕下前囟径**(9.5 cm)通过产道。

3. 胎儿畸形 如脑积水、连体儿等,由于胎头或胎体过大,通过产道发生困难。

(四)精神心理因素 在分娩过程中精神心理因素可影响产力,进而影响产程的进展。

二、正常分娩妇女的护理

(一)**枕先露的分娩机制** 分娩机制是指胎儿先露部通过产道时,为了适应骨盆各平面形态和大小被动地进行一系列适应性转动,以其最小径线通过产道的全过程。临床上**枕先露**占 95.55%~97.55%,其中以**枕左前位**最多见。

1. 衔接 胎头双顶径进入骨盆入口平面,颅骨最低点接近或达到**坐骨棘**水平,称为衔接(入盆)。正常情况下,胎头衔接时呈半俯屈状态,以枕额径衔接(11.3 cm),胎头矢状缝坐落在骨盆入口右斜径上,胎儿枕骨在骨盆左前方。初产妇多在预产期前 **1~2 周内**胎头衔接,经产妇多在分娩开始后衔接。

2. **下降** 胎先露沿骨盆轴前进的动作称为下降。**下降呈间歇性，贯穿于分娩全过程**。临床上常以观察胎头下降的程度，作为判断产程进展的重要标志之一。

3. **俯屈** 胎头下颌紧贴胸壁，由胎头衔接时的**枕额径**变为**枕下前囟径**(9.5 cm)，以其最小的径线适应产道进一步下降。

4. **内旋转** 当胎头进一步下降至骨盆遇到阻力，肛提肌收缩使胎头枕区自骨盆左前方逆时针旋转45°达耻骨联合后面，使矢状缝与中骨盆及骨盆出口前后径一致称内旋转。此动作于第一产程末完成，以适应中骨盆和骨盆出口前后径大于横径的特点。

5. **仰伸** 胎头在阴道口向前向上，枕骨以耻骨弓为支点，顶、额、面、颏部相继娩出。

6. **复位及外旋转** 胎头娩出后，胎头枕部向左旋转45°，使胎头与胎肩恢复正常关系，称为复位；同时为使胎肩与骨盆前后径一致，胎头继续左旋45°，称为外旋转。

7. **胎儿娩出** 外旋转动作完成后，前肩先从耻骨弓下娩出，后肩随即由会阴前缘娩出，随之胎身及四肢取侧身姿势娩出。

小结提示：分娩机制是胎先露通过产道时所采取的适应性转动。其中**衔接是经阴道分娩的开始；下降贯穿于分娩过程的始终；俯屈使胎头的径线由枕额径变为枕下前囟径；内旋转的发生是为了适应中骨盆和骨盆出口前后径大于横径的特点；仰伸的结果完成了胎头的娩出；而胎头娩出后的第一个动作是复位**。

(二)**先兆临产** 出现预示不久将临产的症状称为先兆临产。

1. 宫底下降。

2. **不规律子宫收缩** 分娩前1~2周，子宫出现不规律的收缩，常在夜里出现，**收缩持续<30秒**，间隔10~20分钟，收缩强度不进行性加强，间隔时间不一，孕妇自觉轻微腰酸、下腹轻微酸胀。

3. **胎儿下降感** 临产前胎先露下降进入骨盆入口使宫底下降。

4. **见红** 临产前24~48小时，阴道内流出少量血性粘液或血性白带，称为见红，为最可靠的分娩先兆。

(三)**临产诊断** **有规律且逐渐增强的子宫收缩，持续30秒或以上，间歇时间5~6分钟**，并伴有进行性子宫颈管消失、宫口扩张和胎先露部下降。

小结提示：先兆临产与临产诊断主要区别在于宫缩的时间和间歇的时间，即有无节律性。

(四)**产程分期** 分娩的全过程是从规律性宫缩**开始至胎儿胎盘娩出**，称为总产程。临床上根据不同阶段的特点又分为三个产程：①第一产程(宫颈扩张期)：**从有规律宫缩开始到宫口开全**。初产妇需**11~12小时**，经产妇**6~8小时**。②第二产程(胎儿娩出期)：**从宫颈口开全到胎儿娩出**。初产妇需**1~2小时**，经产妇需几分钟至1小时。③第三产程(胎盘娩出期)：从胎儿娩出到胎盘娩出，需5~15分钟，一般**不超过30分钟**。

(五)**产程护理**

1. 第一产程妇女的观察和护理

(1) 临床表现

1) 规律宫缩渐强：分娩开始时，宫缩持续时间较短(约30秒)，间歇期较长(5~6分钟)。随着产程进展，持续时间延长(50~60秒)，且强度不断增加，间歇期逐渐缩短(2~3分钟)。宫口近开全时宫缩持续时间可长达1分钟或以上，间歇期仅为1分钟或稍长。

2) 宫口扩张：宫口扩张是第一产程的主要特点。初产妇宫口扩张的规律是先慢后快，可分为两期：①**潜伏期：从规律宫缩到子宫口扩张3 cm**，约需8小时。**超过16小时称为潜伏期延长**。②活跃期：从宫口扩张3 cm至宫口开全10 cm，约需4小时。**超过8小时称为活跃期延长**。

3) 胎先露下降：伴随宫缩和宫颈口扩张，胎先露逐渐下降。**坐骨棘**是判断胎先露下降程度的标志。当胎头颅骨最低点平坐骨棘水平时，用"0"表示；在坐骨棘上1 cm时，用"-1"表示；在坐骨棘下1 cm时，用"+1"表示；以此类推(图11-2)。宫口扩张4 cm以内胎先露下降不明显，先露的高低约在平坐骨棘水平，即"0"位，宫口扩张4~10 cm期间胎先露加快，平均每小时下降0.86 cm。

将宫口扩张与胎先露下降情况绘制成曲线，称为**产程图**，以便及时记录检查结果，**观察产程进展，及早处理异常情况**。临床上判断产程进展的标志是宫口扩张与胎先露下降情况。

4) 胎膜破裂：第一产程末期，当羊膜腔内压力增加到一定程度时，胎膜自然破裂，**多发生于宫口近开全时**。若羊水呈黄绿色，是混有胎粪，提示胎儿宫内窘迫，应给予紧急处理；若羊水清亮而胎头浮动未入骨盆者，需将产妇臀部抬高，以防脐带脱垂。

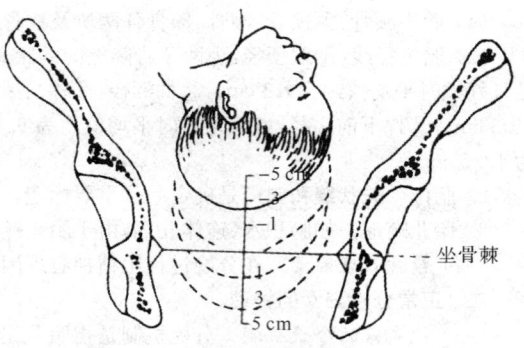

图11-2 先露高低的判断

(2) 护理措施

1) 待产妇于临产后入院,当发生特殊情况如胎膜早破、阴道流血量多等,应紧急入院。①监测生命体征及行胎儿监护。②**宫缩不强且未破膜**的待产妇可在室内走动,可有助于加速产程进展。但有并发症的待产妇,如**阴道流血多**、**头晕**、**眼花等自觉症状,应卧床取左侧卧位**。初产妇宫口开小于 4 cm,经产妇宫口开小于 2 cm,可以用**温肥皂水灌肠**以促进破膜。③破膜后应立即让产妇**平卧位**,听胎心音,记录破膜时间、羊水量、颜色及性状。④鼓励待产妇少量多次进食,吃高热量、易消化的食物,以保证精力和体力充沛。⑤预防尿潴留,**临产后应每 2~4 小时排尿 1 次**,以防止膀胱过胀影响胎先露下降及子宫收缩,延长产程。

小结提示:温肥皂水灌肠的时机是初产妇宫口开小于 4 cm,经产妇宫口开小于 2 cm。有胎膜破裂、异常阴道出血、胎头未衔接、胎位异常、剖宫产史、宫缩过强、胎儿宫内窘迫、短时间即将分娩及心脏病患者等**均不宜灌肠**。

2) 产程护理:①勤听胎心音:可用胎心听诊器或胎儿监护仪,**在宫缩间歇时听诊**,每次听 1 分钟,潜伏期每隔 1~2 小时听胎心音 1 次,活跃期每 15~30 分钟听胎心音 1 次。正常胎心率为 **120~160 次/分钟**。若胎心率小于 120 次/分钟或大于 160 次/分,胎心率强弱不均、节律不整等均提示胎儿宫内窘迫,应立即报告医生。②观察子宫收缩。③**在宫缩时进行肛门检查**:潜伏期 2~4 小时肛查 1 次,活跃期 1~2 小时肛查 1 次。若有异常阴道流血或怀疑有前置胎盘,应禁止肛诊。**初产妇宫口开全至 10 cm**,**经产妇宫口开大 4 cm 且宫缩好,可护送产房准备接生**。

2. 第二产程妇女的观察和护理 第二产程的标志是宫口开全。

(1) 临床表现:宫口开全后,宫缩频而强,持续 1 分钟或更强,间歇时间 1~2 分钟。随着产程的进展,胎头继续下降,会阴部逐渐膨隆变薄,阴唇张开,肛门松弛。胎头于宫缩时暴露于阴道口,当宫缩间歇时又缩回阴道内,称为**胎头拨露**。若在宫缩间歇时,胎头也不再回缩,称为**胎头着冠**。

(2) 辅助检查:用胎儿监护仪监测胎心率可及时发现异常,及时处理。

(3) 护理措施

1) 产房准备:备有母婴的抢救设备和药品。

2) 指导待产妇正确使用腹压:勤听胎心,一般于宫缩间隙期每 5~10 分钟听 1 次,每次听 1 分钟,直至胎儿娩出。指导待产妇**在宫缩时屏气用力**,增加腹压,将胎儿娩出,是**第二产程的首要护理目标**。待产妇一般采取**半坐卧位**,在宫缩间歇时,待产妇应尽量放松,安静休息。观察宫缩,如有宫缩无力,应遵医嘱给予**缩宫素静脉滴注**。

小结提示:缩宫素(催产素)属于子宫平滑肌兴奋药,其作用可因子宫生理状态的不同而有差异,使子宫产生节律性收缩或**强直性收缩**,用于**催产、引产或产后止血**。若出现**宫缩频率过快及强直性收缩**,应立即停药,防止胎儿窒息或子宫破裂。产道异常、胎位不正、头盆不称、前置胎盘、3 次妊娠以上的经产妇,有剖宫产史者禁用。

3) 胎头娩出:在胎头拨露使阴唇后联合紧张时开始保护会阴。会阴过紧或胎头过大,**应严格消毒后行会阴切开术**。

4) 脐带处理:用无菌纱布擦净脐根周围后,**用 75%乙醇消毒脐带根部及脐轮周围**,进行脐带结扎。**用 20%高锰酸钾**均匀涂擦脐带断端,用无菌纱布覆盖好再用脐绷带包扎。

5) 健康教育:指导产妇正确使用腹压,宫缩时候屏气用力,可以增加腹压;给产妇准备供能食物,如巧克力,以补充体力;鼓励产妇,为产妇增加心理支持。

3. 第三产程妇女的观察及护理

(1) 临床表现

1) 胎盘剥离:胎儿娩出后子宫腔容积突然明显缩小,胎盘与子宫壁发生错位而剥离排出。胎盘剥离征象:**子宫收缩呈球形,子宫底上升;阴道少量流血**;阴道口外露的一段脐带自行下降延长;用手掌尺侧在耻骨联合上方轻压子宫下段,子宫体上升而外露的脐带不再回缩。

2) 胎儿娩出后,子宫底降至平脐,宫缩暂停,几分钟后又重新出现。正常胎儿娩出后 5~15 分钟胎盘娩出,一般不超过 30 分钟。

(2) 护理措施

1) 协助胎盘娩出:当确定胎盘完整剥离时,应在宫缩时用左手握住宫底轻压子宫,产妇稍向下用力,同时右手轻轻牵拉脐带,协助胎盘娩出。

2) 检查胎盘胎膜:若发现有残留,应在无菌操作下手入宫腔取出残留组织。

3) 检查软产道:如有裂伤,应立即缝合。

4) 预防产后出血:胎儿娩出后,遵医嘱使用缩宫素。

5) 新生儿即时护理:①**清理呼吸道,建立呼吸:是新生儿娩出后的首要任务**。②新生儿保暖。③早开奶:**在出生 1 小时内**,若新生儿无异常情况,将新生儿裸体放置于母亲的胸前进行**皮肤接触 30 分钟**。通过新生儿吸吮母亲的乳房,可促使母乳及早分泌及预防产后出血。

新生儿娩出后,采用**阿普加**(Apgar 表 11 - 3)评分法判断新生儿有无窒息或窒息的程度。以出生后 1 分钟的**心率、呼吸、肌张力、喉反射及皮肤颜色**五项体征为依据,每项 0~2 分,满分 10 分。8~10 分为正常新生儿。**4~7 分为轻度窒息,0~3 分为重度窒息**。

表 11-3 新生儿阿普加(Apgar)评分法标准

评分标准				评分	
体征	0	1	2	1分钟	5分钟
皮肤颜色	全身青紫或苍白	躯干红润,四肢青紫	全身皮肤红润		
心率(次/分)	无	<100次/分	≥100次/分		
喉反射	无反应	有些动作,如皱眉	咳嗽、恶心		
肌张力及运动	松弛	四肢略屈曲	四肢能活动		
呼吸	无	慢、不规则	正常		

6) 产后即时护理:**分娩后继续在产房内观察 2 小时**。应观察子宫收缩,宫底高度,膀胱充盈度,阴道出血量,会阴阴道内有无血肿。每 15~30 分钟测量 1 次血压、脉搏,询问产妇有无头晕、乏力等。

7) 健康教育:①提倡母婴同室、早开奶,促进乳汁分泌。②指导产妇及时将不适症状如肛门坠胀感及膀胱充盈感告知医务人员,便于发现会阴阴道血肿或妨碍子宫收缩的情况等。③指导产妇及家属学会观察阴道血流颜色及量的多少,发现阴道出血量多、鲜红应及时告知。④鼓励产妇早期下床活动,促进血液循环,防止血栓形成。

单元测试题

1. 初孕妇,第 1 胎,孕 40 周,于 6 天前开始出现不规则子宫收缩,半小时前"见红"入院。确定分娩的时间是 （ ）
   A. 见红当天　　　　　B. 1~2 天内　　　　　C. 3~4 天内　　　　　D. 4~5 天内
   E. 5~6 天内

2. 宫缩力最强、最持久的部位是 （ ）
   A. 双侧宫角　　　　　B. 宫底　　　　　　　C. 宫体　　　　　　　D. 子宫下段
   E. 以上都是

3. 临床上通过 B 超测量下列哪条径线可以判断胎儿大小 （ ）
   A. 枕下前囟径　　　　B. 枕额径　　　　　　C. 枕颏径　　　　　　D. 双顶径
   E. 枕下后囟径

4. 孕妇,妊娠 37 周,宫缩规律,间隔 10~20 分钟,持续约 20 秒,宫口未开,诊断为 （ ）
   A. 早产临产　　　　　B. 假临产　　　　　　C. 先兆临产　　　　　D. 足月临产
   E. 生理性宫缩

5. 胎头衔接是指胎头 （ ）
   A. 双顶径达中骨盆平面　　　　　　　　　　B. 顶骨进入骨盆入口平面
   C. 进入中骨盆　　　　　　　　　　　　　　D. 顶骨已出骨盆出口平面
   E. 双顶径进入骨盆入口,颅骨最低点接近或达到坐骨棘水平

6. 正常分娩机制俯屈是胎头遇到阻力以枕额径转为 （ ）
   A. 双顶径　　　　　　B. 枕颏径　　　　　　C. 枕下前囟径　　　　D. 双肩径
   E. 双颞径

7. 某孕妇,第 1 胎,妊娠 39 周来院检查,医生告知临产先兆,收住院。最可靠的依据是 （ ）
   A. 宫缩强度增加　　　B. 胎儿下降感　　　　C. 见红　　　　　　　D. 上腹部舒适感
   E. 尿频

8. **产力不包括** （ ）
   A. 子宫收缩力　　　　B. 膈肌收缩力　　　　C. 肛提肌收缩力　　　D. 腹肌收缩力
   E. 盆底肌收缩力

9. 从胎儿娩出至胎盘娩出所需的时间不超过 （ ）
   A. 15 分钟　　　　　 B. 30 分钟　　　　　　C. 1 小时　　　　　　D. 2 小时
   E. 3 小时

10. 潜伏期是指从临产出现规律宫缩至子宫颈扩张 （ ）
    A. 1 cm　　　　　　　B. 2 cm　　　　　　　C. 3 cm　　　　　　　D. 4 cm
    E. 5 cm

11. 某初产妇,23 岁,妊娠 38 周,规律宫缩 11 小时。肛查:宫口开大 8 cm,诊断为 （ ）
    A. 正常活跃期　　　　B. 潜伏期延长　　　　C. 活跃期延长　　　　D. 正常第二产程
    E. 第一产程延长

12. 临产后,观察先露下降程度的标志是 （ ）
    A. 耻骨弓　　　　　　B. 骶尾关节　　　　　C. 坐骨结节水平　　　D. 坐骨棘水平

E. 骶骨岬
13. 正常分娩胎膜自然破裂多在 ( )
   A. 第一产程   B. 不规律宫缩开始后   C. 有规律宫缩开始   D. 宫口近开全
   E. 宫口开大5 cm时
14. 初产妇34岁,孕41周,临产10小时,检查:胎心130次/分,宫口开大3 cm,有肛门坠胀感,S-O,B超示双顶径 9.1 cm,羊水深度2.5 cm,下列哪项处理方式最佳 ( )
   A. 静脉滴注小剂量缩宫素   B. 肌内注射哌替啶
   C. 温肥皂水灌肠   D. 左侧卧位、吸氧、输液
   E. 立即行剖宫产
15. 确定胎位的重要标志是囟门和 ( )
   A. 冠状缝   B. 矢状缝   C. 人字缝   D. 额缝
   E. 颞缝
16. 初产妇胎头衔接多在(是指胎头双顶径进入骨盆入口平面,胎头颅骨最低点接近或达到坐骨棘水平) ( )
   A. 临产前2~3天   B. 破膜后   C. 临产后24小时   D. 第一产程末
   E. 预产期前1~2周
17. 胎头宫缩时暴露于阴道口,当宫缩间歇时又缩回阴道内,称为 ( )
   A. 胎头着冠   B. 胎头拨露   C. 胎头俯屈   D. 胎头仰伸
   E. 胎头下降
18. 初产妇,24岁。妊娠38周临产,2小时前肛查宫口开3 cm,现肛查宫口仍开3 cm,检查:宫缩7~8分钟1次,持续时间30秒,胎膜未破。正确的处理措施是 ( )
   A. 静脉滴注缩宫素   B. 人工破膜   C. 会阴侧切   D. 给予镇静剂
   E. 产钳助产
19. 产妇进入第二产程后每次听胎心间隔时间约在(每5~10分钟听胎心1次,每次听1分钟) ( )
   A. 3分钟   B. 10分钟   C. 20分钟   D. 30分钟
   E. 40分钟
20. 初产妇,26岁。妊娠39周住院待产,检查:规律宫缩,枕左前位,胎心146次/分,宫口开大3 cm,在产程护理措施中**错误**的是 ( )
   A. 指导合理进食   B. 休息时取左侧卧位
   C. 宫缩时嘱正确用腹压   D. 每隔1~2小时听1次胎心
   E. 鼓励2~4小时排尿1次
21. 某产妇,26岁,第一胎足月临产14小时,肛查:宫口开全,胎膜已破,胎方位正常,先露头,双顶径达坐骨棘水平,胎心音正常。在处理中首先考虑是 ( )
   A. 陪伴在产妇身旁,指导使用腹压   B. 观察胎头是否已达到阴道口
   C. 准备产包   D. 消毒外阴
   E. 洗手准备接生
22. 胎儿娩出后,可用高锰酸钾消毒脐带断面,高锰酸钾的浓度是 ( )
   A. 5%   B. 10%   C. 15%   D. 20%
   E. 25%
23. 产妇29岁,孕39周,头位,胎膜未破,宫口开全,S+2,胎心120次/分,宫缩4~5分钟1次,持续30秒,强度稍差,骨盆正常,胎儿估计3 200 g,下列哪项处理**不恰当** ( )
   A. 静脉滴注缩宫素   B. 吸氧   C. 人工破膜   D. 胎心监护
   E. 肌肉注射哌替啶
24. 某产妇,刚刚分娩1活女婴,护士对其进行第三产程的护理,**错误**的是 ( )
   A. 产后2小时情况良好,护送到休养室   B. 第三产程结束后,产妇在产房观察2小时
   C. 检查阴道,会阴有无裂伤   D. 胎儿娩出后应立即挤压子宫,促使胎盘娩出
   E. 胎盘娩出后详细检查胎盘胎膜是否完整
25. 胎儿娩出后胎盘多长时间尚未娩出者,称为胎盘滞留 ( )
   A. 15分钟   B. 20分钟   C. 30分钟   D. 1小时
   E. 2小时
26. 新生儿阿氏(Apgar)评分的内容包括心率、呼吸、肌张力、喉反射和 ( )
   A. 膝反射   B. 脉搏   C. 皮肤颜色   D. 皮肤弹性
   E. 皮肤温度
27. 枕先露肛查胎头下降程度为+2,表示 ( )

A. 胎头双顶径在坐骨棘平面下 2 cm　　　　B. 胎头最低点在坐骨结节平面下 2 cm
C. 胎头颅骨最低点在坐骨棘平面下 2 cm　　D. 胎头顶骨在坐骨结节平面上 2 cm
E. 胎头颅骨在坐骨棘平面上 2 cm

28. 初产妇,27 岁,妊娠足月。现出现规律宫缩,约 5 分钟一次,每次持续 30 秒,正常情况下至宫口开全需（　）
A. 7～8 小时　　B. 9～10 小时　　C. 11～12 小时　　D. 14～16 小时
E. 18～24 小时

29. 影响正常分娩的因素**不包括**（　）
A. 产力　　B. 产道　　C. 胎儿　　D. 精神因素
E. 胎盘

30. 妇女骨盆倾斜的正常角度为（　）
A. 40°　　B. 45°　　C. 60°　　D. 70°
E. 80°

31. 临产后肛检应在何时进行（　）
A. 宫缩开始时　　B. 宫缩最强时　　C. 宫缩减弱时　　D. 宫缩间隙时
E. 随时可查

32. 胎头以哪一个径线通过产道（　）
A. 枕额径　　B. 枕下前囟径　　C. 双顶径　　D. 双颞径
E. 枕颏径

33. 胎头径线哪条最短（　）
A. 双顶径　　B. 枕下前囟径　　C. 枕颏径　　D. 枕额径
E. 双颞径

34. 下列关于临产后正常子宫收缩特点的描述,**错误**的是（　）
A. 宫缩后子宫肌纤维不能完全恢复到原来长度
B. 在分娩过程中,子宫收缩频率逐渐增加,强度逐渐增强
C. 正常宫缩每次开始于宫底
D. 子宫底部收缩力最强、最持久,向下逐渐减弱
E. 子宫收缩由弱到强、由强到弱,直至进入间隙期

35. 某女士,23 岁,妊娠 39^{+2} 周,5 小时前出现规律宫缩,间隔 5～6 分钟,持续约 40 秒,查宫颈管消退,宫口扩张 3 cm,诊断为（　）
A. 先兆临产　　B. 假临产　　C. 足月临产　　D. 生理性宫缩
E. 早产临产

36. 胎盘剥离的征象**不包括**（　）
A. 子宫体收缩呈球形,宫底上升达脐上　　B. 阴道少量流血
C. 子宫底下降　　D. 阴道口外露的一段脐带自行延长
E. 在耻骨联合上方轻压子宫下段,外露的脐带不再回缩

37. 第一产程的临床表现,**错误**的是（　）
A. 宫口扩张　　B. 胎头拨露
C. 宫口近开全时胎膜破裂　　D. 肛查发现胎先露逐渐下降
E. 宫缩持续时间渐长(50～60 s),且收缩力不断增强,间歇时间逐渐缩短(2～3 分钟)

38. 总产程和产程分期的概念,正确的是（　）
A. 从宫口开全至胎儿娩出称总产程　　B. 第一产程经产妇需 14～16 小时
C. 第一产程初产妇需 6～8 小时　　D. 第二产程初产妇需 1～2 小时
E. 第三产程约需 30 分钟

39. 临产开始的标志,**不正确**的是（　）
A. 子宫颈管消失　　B. 胎先露下降　　C. 见红　　D. 宫口扩张
E. 有规律且逐渐增强的子宫收缩

40. 潜伏期延长是指初产妇第一产程潜伏期超过（　）
A. 6 小时　　B. 8 小时　　C. 14 小时　　D. 16 小时
E. 20 小时

41. 初产妇,临产 10 小时,宫口开大 4 cm,2 小时后宫口扩张仍为 4 cm,患者担忧生产情况而向护士询问,护士的判断是（　）
A. 第一产程延长　　B. 活跃期停滞　　C. 第二产程停滞　　D. 活跃期延长
E. 难产

第十一章 妊娠、分娩和产褥期疾病病人的护理

42. 正常分娩胎膜自然破裂多在 ( )
    A. 不规律宫缩开始后　　　　　　　　　　B. 第一产程，宫口近开全时
    C. 第二产程早期　　　　　　　　　　　　D. 有规律宫缩开始
    E. 宫口开大 4 cm 时

43. 初产妇,第二产程。何时应开始保护会阴 ( )
    A. 宫口开全时　　B. 胎头着冠时　　C. 胎头仰伸时　　D. 阴道口见胎头时
    E. 胎头拨露使会阴后联合紧张时

44. 初产妇,30 岁,足月临产入院。检查:宫口已开大 6 cm,枕右前位,胎心正常,其他无异常。护理措施中**错误**的是
    ( )
    A. 不能自行排尿者给予导尿　　　　　　　B. 外阴清洁、备皮
    C. 卧床休息　　　　　　　　　　　　　　D. 鼓励进食
    E. 给予温肥皂水灌肠

45. 第二产程中可协助胎先露在骨盆内完成内旋转及仰伸的产力是 ( )
    A. 子宫收缩力　　B. 膈肌收缩力　　C. 肛提肌收缩力　　D. 腹肌收缩力
    E. 盆底肌收缩力

46. 胎盘剥离征象,正确的是 ( )
    A. 子宫底下降,子宫收缩呈球形　　　　　B. 子宫底下降至脐下 2 指
    C. 阴道大量流血　　　　　　　　　　　　D. 阴道口外露的脐带自行下降延伸
    E. 按压子宫下段,子宫体上升而脐带回缩

47. 孕妇,孕 40 周,因腹痛难忍急诊入院。检查宫口已开 4 cm,住院处护士应首先 ( )
    A. 办理入院手续　　　　　　　　　　　　B. 嘱绝对卧床休息
    C. 给予吸氧　　　　　　　　　　　　　　D. 让产妇步行进入病区
    E. 平车送入产房待产

48. 临床上最多见的胎先露是 ( )
    A. 臀先露　　B. 头先露　　C. 枕左前位　　D. 枕右前位
    E. 枕横位

49. 枕左前位时,胎头娩出后的第一个动作是 ( )
    A. 俯屈　　B. 复位　　C. 仰伸　　D. 外旋转
    E. 胎儿娩出

50. 初产妇,24 岁,妊娠 40 周,待产。产妇规律宫缩 8 小时,宫口开大 3 指,胎心 136 次/分钟,宫缩 3~4 分钟 1 次,每次持续 50 秒。产妇精神紧张,不断叫嚷"活不成了"。对该产妇首先采取的护理措施是 ( )
    A. 严密观察产程　　B. 按时做肛检　　C. 鼓励进食　　D. 按时听胎心
    E. 做好心理调适

51. 在正常分娩中,哪项动作可以使头矢状缝转变为与中骨盆及骨盆出口前后径一致 ( )
    A. 外旋转　　B. 内旋转　　C. 仰伸　　D. 俯屈
    E. 衔接

52. 第一产程可用肥皂水灌肠的是 ( )
    A. 臀位　　B. 宫缩过强　　C. 胎膜早破　　D. 胎头未衔接
    E. 初产妇宫口开大不足 4 cm

53. 初产妇,29 岁。第二产程延长,助产娩一男婴,体重 3 500 g,胎盘娩出后,阴道持续出血 800 ml,护理措施正确的是
    ( )
    A. 不能按摩子宫,以免出血　　　　　　　B. 检查胎盘胎膜是否完整
    C. 会阴垫可不保留　　　　　　　　　　　D. 产后 12 小时下床活动
    E. 为预防感染,3 天后开始阴道灌洗

54. 初产妇自然分娩,产后 2 小时观察内容**不包括** ( )
    A. 乳汁分泌情况　　B. 血压及脉搏　　C. 子宫收缩情况　　D. 阴道流血
    E. 膀胱充盈情况

55. **在胎儿分娩过程中,贯穿于整个产程的是** ( )
    A. 衔接　　B. 下降　　C. 俯屈　　D. 仰伸
    E. 内旋转

56. **正常分娩胎膜破裂的时间一般是** ( )
    A. 临产前　　B. 潜伏期　　C. 活跃期　　D. 第二产程
    E. 第三产程

57. 临产后最主要的产力是 ( )
    A. 子宫收缩力　　B. 腹肌收缩力　　C. 肛提肌收缩力　　D. 膈肌收缩力
    E. 骨骼肌收缩力

58. 患者,女,30 岁,剖宫产后 35 天,以晚期产后出血入院,采取保守治疗。护理措施**不正确**的是 ( )
    A. 密切观察生命体征　　　　　　　　B. 密切观察阴道出血情况
    C. 保持外阴清洁　　　　　　　　　　D. 协助做相关检查
    E. 取半坐卧位

59. 孕妇 26 岁,宫口开大 4 cm 后产程进展缓慢,诊断为协调性子宫收缩乏力。产妇因此烦躁不安,情绪不稳定,对自然分娩失去信心。针对此孕妇最主要的护理措施是 ( )
    A. 提供心理支持,减轻焦虑　　　　　B. 促进子宫收缩,加快产程
    C. 鼓励孕妇多进食,恢复体力　　　　D. 做剖宫产准备
    E. 开放静脉

60. 一男性新生儿经产钳助产娩出。出生后心率 95 次/分,呼吸浅慢,皮肤青紫,四肢稍屈,喉反射消失。阿普加(Apgar)评分为 ( )
    A. 4 分　　B. 5 分　　C. 6 分　　D. 7 分
    E. 8 分

61. 在第三产程中,对产妇的评估最重要的是 ( )
    A. 乳汁分泌的情况　　　　　　　　　B. 宫缩情况,阴道流血的量及颜色
    C. 生命体征　　　　　　　　　　　　D. 疼痛
    E. 会阴伤口情况

62. 新生儿出生后进行 Apgar 评分的评价指标不包括 ( )
    A. 皮肤颜色　　B. 角膜反射　　C. 心率　　D. 呼吸
    E. 肌张力

63. 进入第二产程的标志是 ( )
    A. 宫口开全　　B. 胎头拨露　　C. 胎头着冠　　D. 胎膜已破
    E. 外阴膨隆

64. 初产妇,正常阴道分娩。第二产程时宫缩频繁,疼痛难忍,痛苦呻吟。此时护士最恰当的沟通方式是 ( )
    A. 握紧产妇的手　　B. 默默陪伴　　C. 抚摸腹部　　D. 劝其忍耐
    E. 投以关切的目光

65. 30 岁初产妇,妊娠 40 周顺产。胎儿经阴道娩出后护士立即为其按摩子宫并协助胎盘娩出,这一行为可能导致的不良后果是 ( )
    A. 胎盘粘连　　B. 胎盘卒中　　C. 胎盘嵌顿　　D. 胎盘植入
    E. 胎盘剥离不全

66. 胎儿娩出后,护士首先进行的护理措施是 ( )
    A. 保暖　　B. 擦干羊水　　C. 结扎脐带　　D. 清理呼吸道
    E. 新生儿 Apgar 评分

67. 26 岁初产妇,足月临产,进入第二产程,宫缩规律有力,宫缩时因疼痛加剧,产妇烦躁不安,大声喊叫,要求行剖宫产尽快结束分娩。此时,产妇主要的心理特点是 ( )
    A. 焦虑　　B. 内省　　C. 依赖　　D. 悲伤
    E. 抑郁

68. 为临产后产妇进行胎心听诊应选择在(第1产程:潜伏期每隔1～2小时听胎心1次,活跃期每隔 15～30 分钟听胎心 1 次) ( )
    A. 宫缩刚开始时　　B. 宫缩极期　　C. 宫缩快结束时　　D. 宫缩间歇期
    E. 宫缩任何时期

69. 初产妇,妊娠40周,产程进展 24 小时,宫口开大 4 cm,给予静脉滴注缩宫素后,宫缩持续不缓解,胎心 100 次/分,耻骨联合处有压痛。应考虑为(宫缩持续不缓解即宫缩过强。此反应是由缩宫素引诱出来的。缩宫素的不良反应是痉挛性子宫收缩。大剂量应用缩宫素均可引起子宫局部痉挛性不协调性宫缩过强) ( )
    A. 先兆子宫破裂　　B. 胎盘早剥　　C. 痉挛性子宫　　D. 前置胎盘
    E. 子宫收缩过强

70. 正常情况下,产妇顺产后需继续留在产房观察的时间是 ( )
    A. 1 小时　　B. 2 小时　　C. 3 小时　　D. 4 小时
    E. 5 小时

71. 可以动态监测产妇产程进展和识别难产的重要手段是 ( )

A. 多普勒听胎心   B. 胎儿监护   C. 产程图   D. 阴道检查

E. 肛门检查

72. 患者，女，28岁。分娩时行会阴侧切，分娩后用25%硫酸镁湿敷，护士在操作过程中应特别注意的是 （ ）

A. 热敷局部皮肤涂凡士林   B. 敷料拧至不滴水为止

C. 保持合适的水温   D. 严格执行无菌操作

E. 操作完毕后及时更换敷料

第四节　产褥期妇女的护理

从胎盘娩出至产妇全身各个器官(乳腺除外)恢复或接近正常未孕状态所需的一段时间，称为**产褥期**，一般为**6周**。

考点小结：①日光照射消毒时需在太阳光下暴晒6小时。②洗胃在6小时内进行最有效。③断肢再植应力争在6小时内进行。④脑血栓溶栓应在6小时内进行。⑤腰麻后去枕平卧6～8小时，清创缝合应争取在6～8小时内进行。⑥产褥期为6周，产后6周可恢复性生活，胎盘附着处的子宫内膜6周修复。⑦抢救时未来得及书写的病历应在抢救结束6小时内据实补记，并注明。

一、产褥期母体变化

（一）生理调节

1. 生殖系统

（1）子宫：**产褥期子宫变化最大**。

1）子宫体肌纤维的缩复：**产后第1天子宫底平脐**，以后每日下降1～2cm，**产后10天**，子宫降至骨盆腔内，腹部检查测不到子宫底，产后6周恢复至非孕状态。

2）子宫内膜的再生：**约产后3周**，除胎盘附着面外，**子宫腔内膜基本完成修复，胎盘附着处的子宫内膜修复需6周**。

3）子宫颈：产后2～3天，宫口仍能通过2指。**产后4周时子宫颈完全恢复正常状态**。

（2）阴道及外阴：分娩后外阴有轻度水肿，产后2～3天后自行消退。

小结提示：关于产后子宫变化的记忆："产后1日底平脐，10日降至骨盆里，内膜修复需3周，胎盘附着处6周毕。"

2. 内分泌系统　不哺乳产妇一般产后**6～10周**恢复排卵，哺乳产妇月经复潮延迟，平均在产后4～6个月恢复排卵。由于首次月经来潮常有排卵，故**哺乳妇女在月经恢复前也有受孕的可能**。

3. 乳房　主要变化就是**泌乳**。初乳是指产后**7天内**分泌的乳汁，初乳易于消化吸收，防御感染并有泻胎粪的作用。**产后7～14天分泌的乳汁称为过渡乳汁。产后14天以后分泌的乳汁称为成熟乳**，初乳及成熟乳中均含有大量免疫抗体。

4. 腹壁　腹壁紧张度需在产后6～8恢复。原有的紫红色妊娠纹变为白色，成为永久性的白色妊娠纹。

5. 血液循环系统　产后2～3周血容量恢复至未孕状态。产后最初72小时内，尤其是产后24小时，由于子宫缩复，大量血液流入体循环，**使血容量再次增加15%～25%**，使心脏负担加重；产褥早期血液仍处于高凝状态，有利于减少产后出血。

6. 泌尿系统　产后1周尿量明显增多。

7. 消化系统　分娩后产妇常感口渴，1～2天后恢复。**产后易发生便秘**。

（二）心理调节　产褥期妇女的心理调节主要表现在两方面，即确定家长与孩子的关系和承担母亲角色的责任。一般要经历3个时期：①依赖期：产后1～3天，产妇的很多需要是通过别人来满足。②依赖-独立期：产后3～14天，产妇表现出较为独立的行为。如学习和练习护理自己的孩子，亲自喂奶而不要帮助。③独立期：产后2周～1个月，新家庭形成并运作。

二、产褥期妇女的护理

（一）临床表现

1. 生命体征　产后24小时内体温略有升高，**不超过38℃**。未母乳喂养的产妇或未做到及时有效的母乳喂养，通常于产后3～4天因乳房血管、淋巴管极度充盈可有发热，称为**泌乳热**，体温高达38.5～39℃，一般持续4～16小时，体温即下降，**不属病态**。脉搏（**产后脉搏60～70次/分**）和呼吸较慢，血压平稳。

2. 产后宫缩痛　经产妇多见，一般持续2～3天后会自行消失。

3. 子宫复旧　胎盘娩出后，宫底在脐下1指。**产后10天子宫降入骨盆腔内**。

4. 恶露　产后子宫蜕膜脱落，血液、坏死蜕膜等组织经阴道排出，称为恶露。恶露分为：①血性恶露：色鲜红，量多，**持续3～4天**，逐渐转为浆液恶露。②浆液恶露：色淡红，似浆液，**持续10天左右**。③白色恶露：粘稠，色泽较白，量少，**持续3周干净**。正常恶露有血腥味，但无臭味，持续4～6周，总量250～500ml。

（二）护理措施

1. 一般护理

（1）环境：室温22～24℃，湿度为55%～60%为宜，光线充足，空气流通，但要避免对流风直吹产妇及新生儿。

（2）个人卫生：每天梳头刷牙，要勤用热水擦身或淋浴，勤换衣裤、会阴垫及床单等。

（3）生命体征：产后24小时内应密切观察血压、脉搏、体温、呼吸的变化。

(4) 休息与活动：产后 24 小时可下床活动；保持大小便排泄通畅；2 周后可从事少量家务活动，避免重体力劳动或长时间站立及蹲位活动，以防子宫脱垂。产后 1 小时进流质、半流食，以后可进普食。

2. 生殖器官的观察与护理

(1) 子宫收缩：**产后 2 小时内，易发生产后出血**。应严密观察宫缩及恶露情况，每 15～30 分钟检查 1 次。

(2) 恶露：包括量、色和气味的变化。

(3) 会阴护理：做好外阴的清洁卫生，预防感染。如有**侧切伤口，采取健侧卧位**。每日用 0.02% 碘附液冲洗外阴 2 次，垫消毒会阴垫。冲洗外阴时，观察伤口情况，**外阴水肿者局部可用 50% 硫酸镁**湿热敷。产后 24 小时后可用**红外线照射外阴**，能退肿消炎促进伤口愈合。会阴切口一般 3～5 日拆线，伤口愈合不佳者，可在产后 7～10 天拆线，每日用 **1：5 000 高锰酸钾溶液坐浴** 2 次，但恶露量多且颜色鲜红者应禁止坐浴。

3. 尿潴留和便秘　因充盈的膀胱可影响子宫收缩，**故鼓励产妇于产后 4～6 小时自行排尿**。如超过 6 小时仍未排尿者应采取措施协助排尿。先用温水冲洗外阴诱导排尿；下腹部热敷、按摩膀胱部位，促进逼尿肌收缩；无效时遵医嘱用药，如肌内注射甲硫酸新斯的明 1 mg，兴奋膀胱逼尿肌促进排尿；或行导尿。产后产妇应多饮水，多食蔬菜及水果，尽早下床运动，以防便秘发生。

4. 乳房护理　每次哺乳前，产妇应洗净双手，用湿毛巾擦净乳房。因故不能哺乳时，应及时退奶。

5. 心理护理　产后 1～2 天，产妇被动性、依赖性显著增加，护理人员在做好基础护理及婴儿护理的同时，进行卫生宣教工作。产后 3～4 天，护理人员应指导产妇掌握护理孩子的知识与技能，以增强产妇的自信心。产后第 2 天开始可进行产后锻炼，如腹式呼吸、缩肛动作、抬腿试验和膝胸卧位。

(三) 健康教育

1. 分娩后 6 周到医院复查。

2. 性生活及避孕指导　产褥期内禁止性生活，以免引起感染。**应在产后 6 周检查完毕**，生殖器官已复原的情况下，恢复性生活，但应采取避孕措施。哺乳者以工具避孕为宜，不哺乳者可选用药物避孕。

三、母乳喂养

(一) 母乳喂养的优点

1. 婴儿　提供营养及促进发育；提高免疫功能；有利于牙的发育和保护；母乳喂养可增进母子感情。

2. 母亲　促进子宫收缩，预防产后出血；可降低母亲患乳腺癌、卵巢癌的发病率；延长排卵时间。

3. 家庭　母乳温度适宜，无污染，喂养方便，可减少家庭经济上的开支。

(二) 母乳喂养指导

1. 纯母乳喂养与母婴同室

(1) 纯母乳喂养：**指婴儿从出生至产后 6 个月**，除给母乳外不给婴儿其他食品及饮料。应于产后 **30 分钟开始哺乳**，按需哺乳。

(2) 母婴同室：指产后母婴 24 小时在一起，母婴分离不应超过 1 小时。

2. 护理措施

(1) 产前喂养知识教育。

(2) 产前乳房护理：妊娠 37 周后用湿毛巾擦洗乳头，每日 1 次，擦洗时用力适当，不要损伤皮肤，不能用肥皂和乙醇。产前经常擦洗乳头能使乳头、乳晕皮肤坚韧，可预防喂奶时乳头疼痛和皲裂。

(3) 母乳喂养技巧指导

1) 母亲的体位：母亲可采**取坐位**或卧位，全身肌肉放松抱好婴儿。婴儿的头与身体呈一直线，脸对着乳房，鼻子对着乳头，婴儿身体紧贴母亲。

2) 婴儿含接姿势：婴儿的下颌接触到乳房，**将乳头和大部分乳晕都含在婴儿口内**。

(4) 乳头皲裂的护理：造成乳头皲裂的主要原因是婴儿含接姿势不良。**发生皲裂后**，若症状较轻，可**先喂健侧乳房，再喂患侧**。喂奶结束时，母亲用示指轻轻向下按压婴儿下颌，避免在口腔负压情况下拉出乳头而引起局部疼痛或皮肤损伤。**每次哺乳后，再挤出数滴奶涂抹于皲裂的乳头、乳晕上，并将乳房暴露在新鲜的空气中，使乳头干燥**，有利于伤口愈合。

(5) 乳房肿胀的护理：主要原因为产后开奶时间晚，婴儿含接姿势不良，未做到按需哺乳。分娩后马上吸吮，确保正确的含接姿势，做到充分有效地吸吮，鼓励按需哺乳。

单元测试题

1. 初产妇，顺产后第 4 天，新生儿采用母乳喂养。产妇诉乳房胀，乳汁排出不畅。首先应采取措施是　　　　　（　　）

　　A. 冷敷乳房　　　　　B. 生麦芽煎服　　　　　C. 新生儿多吮吸　　　　　D. 芒硝外敷乳房

　　E. 口服己烯雌酚

2. 胎盘娩出后，子宫底每天下降　　　　　　　　　　　　　　　　　　　　　　　　　　　　　　　（　　）

　　A. 5～6 cm　　　　　B. 4～5 cm　　　　　C. 3～4 cm　　　　　D. 2～3 cm

　　E. 1～2 cm

第十一章 妊娠、分娩和产褥期疾病病人的护理

3. 产后宫底降至骨盆腔的时间是 ( )
   A. 产后 3 天　　　　　　B. 产后 10 天　　　　　　C. 产后 16 天　　　　　　D. 产后 15 天
   E. 产后 3 周
4. 初产妇,顺产,产后第 14 天,子宫复旧情况哪项**不正常** ( )
   A. 耻骨联合上方可触及宫底　　　　　　　　　　　B. 白色恶露
   C. 宫颈内口关闭　　　　　　　　　　　　　　　　D. 子宫颈外观呈"一"形
   E. 子宫内膜尚未充分修复
5. 某产妇,产后第 8 天,乳汁分泌良好,并母乳喂养,请问此时新生儿吃到的是 ( )
   A. 初乳　　　　　　　　B. 成熟乳　　　　　　　　C. 过渡乳　　　　　　　　D. 前奶
   E. 后奶
6. 产褥期妇女心理调适过程中,易出现压抑情绪,通常发生在 ( )
   A. 依赖期　　　　　　　B. 依赖-独立期　　　　　　C. 独立期　　　　　　　　D. 抑郁期
   E. 开朗期
7. 未母乳喂养或未做到及时有效的母乳喂养的产妇,通常可于产后 3~4 天因乳房血管、淋巴管极度充盈可有发热,称为 ( )
   A. 产褥热　　　　　　　B. 产后热　　　　　　　　C. 泌乳热　　　　　　　　D. 乳腺炎
   E. 产褥感染
8. 产后血性恶露一般持续 ( )
   A. 9~10 天　　　　　　　B. 7~8 天　　　　　　　　C. 5~6 天　　　　　　　　D. 3~4 天
   E. 1~2 天
9. 某初产妇,产后 4 天,下列哪种情况**不是**正常产褥期现象 ( )
   A. 阴道分泌物颜色鲜红　　　　　　　　　　　　　B. 呼吸急促
   C. 出汗多　　　　　　　　　　　　　　　　　　　D. 哺乳时腹痛
   E. 低温,体温 37.7 ℃
10. 产褥期正常可持续至产后 ( )
    A. 3 周　　　　　　　　B. 4 周　　　　　　　　　C. 6 周　　　　　　　　　D. 7 周
    E. 10 周
11. 产妇产后 4~6 小时应排尿的原因是 ( )
    A. 利于伤口恢复　　　　B. 利于产妇舒适　　　　　C. 利于产妇活动　　　　　D. 利于子宫收缩
    E. 利于乳汁分泌
12. 产褥期生理变化中哪项**不正确** ( )
    A. 肠蠕动减弱,易发生便秘　　　　　　　　　　　B. 常发生排尿不畅或尿潴留
    C. 尿量减少　　　　　　　　　　　　　　　　　　D. 出汗较多
    E. 血白细胞可暂时增高
13. 护士指导某产妇正确的哺乳方法,要求产妇哺乳前清洁乳房,下述哪项正确 ( )
    A. 用湿毛巾擦净乳房　　　　　　　　　　　　　　B. 用肥皂水清洗乳房
    C. 用乙醇消毒乳房　　　　　　　　　　　　　　　D. 用专用消毒剂消毒乳房
    E. 用碘酚消毒乳房
14. 某女士,26 岁,产后咨询护士什么时候可以进行产后锻炼,正确的时间是 ( )
    A. 产后第 1 天　　　　　B. 产后第 2 天　　　　　　C. 产后第 3 天　　　　　　D. 产后第 4 天
    E. 产后第 5 天
15. 初产妇、剖宫产,产后乳汁少。以下母乳喂养的措施中,哪项**不对** ( )
    A. 母婴同室　　　　　　　　　　　　　　　　　　B. 多进营养丰富的汤汁饮食
    C. 两次哺乳间给婴儿加少量糖水　　　　　　　　　D. 精神愉快、睡眠充足
    E. 增加哺乳次数
16. 孕妇,26 岁。妊娠 39 周,做产后乳房护理**不正确**的指导是 ( )
    A. 按摩乳房　　　　　　　　　　　　　　　　　　B. 喂奶结束后,挤出乳汁涂抹于乳头上
    C. 用湿毛巾擦洗乳头　　　　　　　　　　　　　　D. 用乙醇擦洗乳头
    E. 热敷
17. 某初产妇,于产后咨询正确的避孕措施,下述哪项**错误**的 ( )
    A. 不哺乳者可选用药物避孕　　　　　　　　　　　B. 产后 6 周内禁止性生活
    C. 哺乳者以工具避孕为宜　　　　　　　　　　　　D. 若月经未复潮,可不采取避孕措施
    E. 产后 6 周起采取避孕措施

18. 促进母乳喂养成功的措施,**错误**的是 （ ）
    A. 对所有保健人员进行技术培养　　　　　　B. 向孕产妇宣传母乳喂养的好处
    C. 帮助母亲早开奶　　　　　　　　　　　　D. 实行母婴同室
    E. 实行按时哺乳

19. 产后胎盘附着处子宫内膜完全修复的时间为 （ ）
    A. 2周　　　　　B. 8周　　　　　C. 4周　　　　　D. 10周
    E. 6周

20. 产褥期是指 （ ）
    A. 从胎儿娩出至产妇全身各器官恢复正常状态所需时间
    B. 从胎盘娩出至产妇全身各器官(除乳腺外)恢复或接近正常未孕状态所需时间
    C. 从胎儿娩出后至产妇子宫复原所需的时间
    D. 从胎盘娩出至产妇生殖器官恢复的一段时间
    E. 从胎儿娩出至产妇生殖器官恢复正常状态所需时间

21. 产褥期生殖系统变化最大的器官是 （ ）
    A. 子宫　　　　　B. 乳房　　　　　C. 阴道及外阴　　　　　D. 盆底组织
    E. 输卵管

22. 随着子宫肌肉的缩复,子宫体积缩小,产后第1天子宫底高度应在 （ ）
    A. 脐上3 cm　　　B. 脐上2 cm　　　C. 平脐　　　　　D. 脐下3 cm
    E. 脐下2 cm

23. 某初产妇,25岁,产后20天恶露仍为鲜红色,量多且有腥臭味,为其采取的首要措施为 （ ）
    A. 使用宫缩剂,必要时用抗生素　　　　　　B. 输液、供给营养
    C. 应用止血药　　　　　　　　　　　　　　D. 保证睡眠、适当活动
    E. 正常生理现象,不用干预

24. 产后产妇内分泌的变化,下述哪项**不正确** （ ）
    A. 产后1周,雌、孕激素降至未孕水平　　　　B. 不哺乳者一般在产后10周恢复排卵
    C. 哺乳者首次月经未来潮前不会受孕　　　　D. 哺乳者一般在产后4～6个月恢复排卵
    E. 不哺乳者一般在产后6～10周月经复潮

25. 产后可以恢复性生活的时间是 （ ）
    A. 产后4周　　　　B. 产后5周　　　　C. 产后6周　　　　D. 产后7周
    E. 产后8周

(26～28题共用题干)

初产妇,顺产第3天,自诉连续2天发热,汗多,伴下腹阵痛。查体:体温37.5℃,子宫底在脐下2指,无压痛,会阴伤口无肿胀及压痛,恶露暗红,有腥味,双乳胀、有硬结。

26. 该产妇发热的原因是 （ ）
    A. 会阴伤口感染　　　B. 乳汁淤积　　　　C. 乳腺炎　　　　D. 阴道炎
    E. 宫颈炎

27. 护士为患者采取的护理措施是 （ ）
    A. 应用抗生素　　　　B. 口服退烧药　　　C. 鼓励哺乳　　　　D. 盆腔B超检查
    E. 会阴擦洗

28. 该产妇腹痛的原因是 （ ）
    A. 产后子宫内膜炎　　B. 宫颈炎　　　　　C. 产后宫缩痛　　　D. 产后尿潴留
    E. 附件炎

29. 恶露的生理特点正确的是 （ ）
    A. 含有血液,坏死蜕膜组织及宫颈粘液　　　B. 血性恶露可持续8天
    C. 浆液性恶露可持续3周左右　　　　　　　D. 白色恶露可持续6周
    E. 正常恶露有腥臭味

30. 关于浆液性恶露,**错误**的是 （ ）
    A. 含较多的坏死蜕膜组织　　　　　　　　　B. 含较多血液
    C. 色淡红似浆液　　　　　　　　　　　　　D. 含宫颈粘液及细菌
    E. 可持续10天左右

31. 初产妇,30岁,顺产。产后2天会阴侧切口红肿。给予局部湿热敷,宜选择 （ ）
    A. 1%乳酸溶液　　　　　　　　　　　　　　B. 2%碳酸氢钠溶液
    C. 5%碘附　　　　　　　　　　　　　　　　D. 50%硫酸镁溶液

E. 1∶5 000 高锰酸钾溶液

32. 某女士,分娩后 6 小时,接受护士对其进行的产褥期保健知识教育后,向护士复述的内容中,**错误**的是 （   ）
    A. 产后 24 小时可下床活动 B. 经常擦浴,勤换衣裤
    C. 产后 8 小时内排尿 D. 卧室清洁,注意通风
    E. 饮食营养丰富、易消化

（33～34 题共用题干）

产妇,32 岁,妊娠 38 周,于某日 2:30 pm 顺产。6:40 pm 病人主诉腹胀、腹痛。视诊:下腹膀胱区隆起;叩诊:耻骨联合上鼓音。

33. 护士判断该产妇存在的健康问题是 （   ）
    A. 分娩后疼痛 B. 体液过多 C. 尿路感染 D. 尿潴留
    E. 产褥热

34. 护士采取的正确的护理措施是 （   ）
    A. 坐浴 B. 遵医嘱使用利尿药
    C. 给予抗生素口服 D. 帮助产妇排尿
    E. 按摩子宫

35. 产后第 1 次复诊应安排在产后 （   ）
    A. 1 周 B. 2 周 C. 4 周 D. 6 周
    E. 10 周

36. 产后血性恶露一般持续 （   ）
    A. 9～10 天 B. 7～8 天 C. 5～6 天 D. 3～4 天
    E. 1～2 天

37. 产褥期清洁护理**不妥**的是 （   ）
    A. 伤口感染者可提前拆线引流 B. 擦洗外阴,2 次/日
    C. 勤换会阴垫 D. 保持外阴清洁干燥
    E. 会阴侧切术后的产妇应取患侧卧位

38. 某护士对某初产妇进行产褥期护理,**错误**的是 （   ）
    A. 为防止便秘,产后 2 小时下床活动 B. 鼓励产妇 4 小时排便 1 次
    C. 勤换会阴垫 D. 产妇应多吃蔬菜水果
    E. 出汗多时用温水擦浴

39. 产后开始哺乳的时间是 （   ）
    A. 产后半小时 B. 产后 1 小时 C. 产后 1～2 天 D. 产后 2～3 天
    E. 产后 4～6 天

40. 关于乳腺炎的护理,**错误**的是 （   ）
    A. 热敷并按摩乳房 B. 喂奶时先喂患侧
    C. 体温高时应多喝水 D. 喂奶后,给予清淡饮食
    E. 按摩患侧乳房,充分吸空乳汁

41. 某产妇产后 8 小时仍不能自行排尿,宫底达脐上,宫底下方触及囊性包块,表明有尿潴留。下列处理哪项不妥 （   ）
    A. 帮助其下床排尿 B. 用温水冲洗外阴部
    C. 让产妇听流水声 D. 首先导尿
    E. 肌内注射新斯的明

42. 产后宫缩痛一般持续 （   ）
    A. 1～2 天 B. 2～3 天 C. 3～5 天 D. 5～7 天
    E. 8～10 天

43. **35 岁产妇**,因胎儿宫内窘迫行低位产钳助产术娩出一活婴。产后 3 天诉会阴部疼痛难忍,查体:会阴部肿胀,左侧切口红肿,有触痛,以下处理**不正确**的是 （   ）
    A. 红外线照射 B. 50%硫酸镁湿敷切口
    C. 每日冲洗外阴 D. 取健侧卧位
    E. 1∶5 000 高锰酸钾液坐浴

44. **28 岁产妇**,2 天前经阴道分娩一女婴。今日查房发现其乳头皲裂,为减轻母乳喂养时的不适,正确的护理措施是 （   ）
    A. 先在损伤较重的一侧乳房哺乳 B. 为减轻疼痛应减少喂哺的次数
    C. 哺乳前用毛巾和肥皂水清洁乳头和乳晕 D. 喂哺后挤出少许乳汁涂在乳头和乳晕上
    E. 哺乳时让婴儿含吮乳头即可

45. 经产妇,2天前顺产一健康新生儿,该产妇出现下述哪项临床表现时,护士应立即报告医生 （　　）
    A. 汗液分泌增多　　　　　　　　　　　　B. 口腔温度为36.8℃
    C. 脉率为109次/分　　　　　　　　　　　D. 排尿次数频繁
    E. 呼吸为22次/分
46. 孕产妇,顺产一女婴,产后第2天门窗紧闭,不让护士为其病室通风。护士给其宣教通风的目的,不恰当的是 （　　）
    A. 减少感染的发生　　　　　　　　　　　B. 减少细菌数量
    C. 增加含氧量　　　　　　　　　　　　　D. 抑制细菌生长
    E. 净化空气
47. 纯母乳喂养多长时间最好(联合国儿童基金会认为最佳的婴儿喂养方法是在出生后6个月内进行纯母乳喂养) （　　）
    A. 2个月　　　B. 4个月　　　C. 6个月　　　D. 9个月
    E. 12个月

第五节　流产病人的护理

凡妊娠不足28周、胎儿体重不足**1 000 g**而终止者,称为流产。发生在妊娠12周以前为**早期流产**;发生在妊娠12周~27周末为**晚期流产**。

小结提示:妊娠满28周至不满37周为早产;妊娠满37周至不满42周为足月产;妊娠超过42周为过期产。

一、病因

①**染色体异常**:是早期流产最常见的原因。②母体因素:全身性疾病,生殖器官异常,内分泌功能失调,不良习惯,性交。③胎盘因素:滋养细胞的发育和功能不全。

小结提示:早期流产主要原因多为遗传基因缺陷,**染色体**数目或结构**异常**,而晚期流产主要原因为**宫颈病变**,如子宫颈裂伤、宫颈内口松弛所致。

二、临床表现

停经、腹痛及阴道出血是流产的主要临床症状。

1. 先兆流产　**停经后少量阴道流血**,量比月经少,有时伴有轻微下腹痛和腰痛。**子宫大小与停经周数相符,宫颈口未开**,胎膜未破,妊娠产物未排出。妊娠试验阳性,B超检查可见胎心搏动。
2. 难免流产　阴道流血量增多,阵发性腹痛加剧。妇科检查:**子宫大小与停经周数相符或略小,宫颈口已扩张,但组织尚未排出**;晚期难免流产可见胚胎组织或胎囊堵于宫口。妊娠试验阳性或阴性,B超检查常见不到胎心搏动。
3. 不全流产　妊娠产物已部分排出体外,尚有部分残留于宫内,影响子宫收缩,使阴道出血可持续不止,下腹痛减轻。妇科检查:一般**子宫小于停经周数**,**宫颈口已扩张**,不断有血液自宫颈口内流出,有时尚可见胎盘组织堵塞宫颈口,或**部分妊娠产物已排出于阴道内,而部分仍留在宫腔内**。妊娠试验阴性,B超检查见宫腔残留组织。**不全流产最易合并感染**。
4. 完全流产　妊娠产物已完全排出,阴道出血逐渐停止,腹痛逐渐消失。妇科检查:子宫接近正常大小,宫颈口已关闭。妊娠试验阴性,B超检查宫腔内无任何组织。
5. 稽留流产(过期流产)　胚胎或胎儿已死亡而滞留在宫腔内尚未自然排出者。
6. 习惯性流产　指自然流产**连续发生3次或3次**以上者,每次流产多发生于同一妊娠月份。
7. 流产合并感染　流产过程中由于阴道流血时间过长、宫腔内有组织残留,有可能引起宫腔内感染,常为厌氧菌及需氧菌混合感染,出现发热、下腹痛、阴道排臭液等症状,严重者可发展为盆腔炎、腹膜炎、败血症及感染性休克。**不全流产最易合并感染**,其次稽留流产。

小结提示:流产的主要症状是**停经后阴道出血和腹痛**。早期流产的临床经过为先阴道流血,而后出现腹痛;晚期流产的临床经过为**先出现腹痛**(阵发性子宫收缩),后排出胎儿、胎盘,再阴道出血。

三、辅助检查

①多采用放射免疫方法进行HCG定量测定。②B超检查可显示有无胎囊、胎动、胎心等。

四、治疗要点

除先兆流产和习惯性流产需保胎观察外,其他类型流产在确诊后均应尽快清宫,清出物送病检。
1. 先兆流产　镇静保胎。**绝对卧床休息,禁止性生活**,减少刺激;对于黄体功能不足的孕妇,每日肌注黄体酮10~20 mg保胎;并了解胚胎发育情况。
2. 难免流产　**立即促使宫腔内容物排出,预防出血和感染**。
3. 不全流产　积极防止休克,及时**清除**宫腔内残留组织,预防感染。
4. 完全流产　不需特殊处理,注意休息。
5. 稽留流产　应及时促使胎儿和胎盘排出。**处理前应做凝血功能检查**。
6. 习惯性流产　针对病因处理,预防为主。在受孕前,对男女双方均应进行详细检查。

五、护理问题

①有感染的危险:与阴道出血时间过长、宫腔内有残留组织等有关。②焦虑:与担心自身和胎儿的安危有关。

六、护理措施

1. 指导先兆流产孕妇卧床休息,<u>以保胎为主</u>,禁止性生活,禁止灌肠,以减少各种刺激。
2. 妊娠不能继续的患者,应积极采取措施,及时做好终止妊娠的准备。
3. 发现感染征象后积极控制感染,待感染控制后再行刮宫,清除宫腔残留组织以止血。
4. <u>习惯性流产史</u>的孕妇确诊妊娠后保胎超过以往发生流产的妊娠月份。<u>宫颈内口松弛者,于妊娠14~16周行子宫内口缝扎术</u>。

七、健康教育

①向孕妇及家属讲明保胎措施的必要性,以取得孕妇及家属的理解和认识。②早期妊娠时应避免性生活,禁止重体力劳动,预防流产的发生。③嘱病人流产后1个月返院复查,确定无禁忌证后,方可开始性生活。

单元测试题

(1~2题共用题干)

某女士,28岁。停经50天,阴道少量流血2天,伴下腹部轻度酸痛,尿妊娠试验(+),B超胚胎存在,有胚芽。妇科检查:宫口未开,子宫7周妊娠大小。孕妇因害怕失去胎儿心情不好。

1. 诊断为 ( )
   A. 先兆流产 B. 难免流产 C. 完全流产 D. 不全流产
   E. 稽留流产

2. 首选的护理诊断为 ( )
   A. 焦虑 B. 有感染的危险 C. 体温过高 D. 组织灌注量不足
   E. 潜在并发症:DIC

3. 先兆流产最先出现的症状是 ( )
   A. 少量阴道流血 B. 停经 C. 阵发性腹痛 D. 子宫停止增大
   E. 妊娠试验由阳性转为阴性

4. 孕妇,28岁。停经42天,腹痛后有妊娠组织排出来院就诊,发现出血不多,查体:宫口闭,妊娠试验(−)。应诊断为 ( )
   A. 先兆流产 B. 难免流产 C. 完全流产 D. 不全流产
   E. 稽留流产

5. 患者,女,30岁。停经4个月,曾有阴道流血史,现尿妊娠试验(−)。妇科检查:子宫较孕周小。应诊断为 ( )
   A. 先兆流产 B. 难免流产 C. 不全流产 D. 完全流产
   E. 稽留流产

6. 某女士,23岁,停经12周,阴道流血3天并有血块排出,来院检查发现宫口有胚胎组织阻塞,最好的处理是 ( )
   A. 吸氧 B. 抗生素
   C. 清宫术 D. 肌注宫缩素+清宫术处理
   E. 输液

7. 流产合并感染易发生在 ( )
   A. 先兆流产 B. 习惯性流产 C. 稽留流产 D. 不全流产
   E. 难免流产

8. 下列哪种流产处理应做凝血功能检查 ( )
   A. 先兆流产 B. 难免流产 C. 习惯性流产 D. 不全流产
   E. 稽留流产

9. 某女士,20岁,妊娠产物已完全排出,阴道出血逐渐停止,腹痛逐渐消失。妇科检查:子宫接近未孕大小或略大,宫颈口已关闭。需采取以下哪项措施 ( )
   A. 镇静,保胎与休息 B. 立即行清宫手术
   C. 可不需特殊处理 D. 需做凝血功能检查
   E. 妊娠14~16周行子宫内口缝扎术

10. 某女士,35岁,停经2个月,妊娠试验阳性,曾经发生过3次自然流产,均在孕3个月,目前无流血腹痛。下列哪种护理是正确的 ( )
    A. 有出血情况时再处理 B. 有宫缩时卧床休息
    C. 宫颈内口缝扎术 D. 绝对卧床休息
    E. 预防性口服沙丁胺醇(硫酸舒喘灵)

11. 某女士,33岁,发生过4次自然流产,现宫内妊娠8周,无腹痛和阴道流血,护士在对其护理措施中**错误**的是 ( )

A. 可以进行散步等轻微活动　　　　　　　　　B. 保胎超过以往发生流产的月份
C. 禁止性生活　　　　　　　　　　　　　　　D. 禁止灌肠
E. 如果宫颈内口松弛,于妊娠14~16周行宫颈内口环扎术

12. 流产定义正确的是　　　　　　　　　　　　　　　　　　　　　　　　　　　　　　　　　(　　)
   A. 妊娠于18周前终止,胎儿体重<500 g　　　B. 妊娠于27周前终止,胎儿体重<1 000 g
   C. 妊娠满28周终止,胎儿体重<1 000 g　　　D. 妊娠于28周后终止,胎儿体重>1 000 g
   E. 妊娠于28周末前终止,胎儿体重<1 000 g

13. 早期流产是指　　　　　　　　　　　　　　　　　　　　　　　　　　　　　　　　　　　(　　)
   A. 流产发生于6周　　　　　　　　　　　　　B. 流产发生于8~10周
   C. 流产发生于6~8周　　　　　　　　　　　　D. 流产发生于12周以前
   E. 流产发生于12~14周

14. 某女士,29岁,妊娠10周,今日凌晨出现下腹阵发性腹痛,阴道有组织排出并伴阴道流血来院就诊,诊断为不全流产,行清宫术后护士对其进行健康指导,下列哪项**错误**　　　　　　　　　　　　　　　　　(　　)
   A. 术后1个月禁止性交和盆浴
   B. 早期妊娠时应注意避免性生活
   C. 正确认识流产原因,指导下次妊娠
   D. 习惯性流产者下一次妊娠确诊后应卧床休息达以往妊娠周数
   E. 宫颈口松弛者应在妊娠14~16周行宫颈内口环扎术

15. 某女士,26岁,停经58天后,阴道流血3天,血量增多,伴腹痛下坠。妇检子宫增大如50天大小,宫颈口开大,可见血块及组织块堵塞宫颈内口,尿妊娠试验阳性,最可能的诊断是　　　　　　　　　　　　　　(　　)
   A. 不全流产　　　　B. 难免流产　　　　C. 完全流产　　　　D. 先兆流产
   E. 稽留流产

16. 下列哪项是不全流产的表现　　　　　　　　　　　　　　　　　　　　　　　　　　　　　(　　)
   A. 宫颈口扩张,有时可见组织物堵塞宫颈口或部分排出阴道
   B. 一般子宫大小与怀孕周相符
   C. 宫颈口扩张,但无胚胎组织堵塞宫颈口内
   D. 妊娠物已全部排出
   E. 阴道出血逐渐停止,腹痛随之消失

17. 某女士,27岁。停经62天,阴道少量流血,尿妊娠试验(+),给予保胎治疗。昨天起体温38.5 ℃,下腹疼痛加剧。妇科检查:宫口闭,子宫如孕7周大小,两侧附件增厚,触痛,白细胞计数17×10⁹/L,中性粒细胞0.93,此时首要的处理应对患者给予　　　　　　　　　　　　　　　　　　　　　　　　　　　　　　　　　　　(　　)
   A. 刮宫术　　　　　B. 抗生素　　　　　C. 卧床休息　　　　D. 肌内注射黄体酮
   E. 缩宫素静脉滴注

18. 习惯性流产是指自然流产连续发生　　　　　　　　　　　　　　　　　　　　　　　　　(　　)
   A. 2次　　　　　　B. 27次以上　　　　C. 3次或3次以上　　D. 5次
   E. 15次以上

19. 某女士,34岁,孕2产0,现宫内怀孕12周,突然发生完全流产。既往身体健康,曾少量吸烟,并有1次自然流产史。此次流产最可能的原因为　　　　　　　　　　　　　　　　　　　　　　　　　(　　)
   A. 基因异常引起的孕卵或胚胎发育异常　　　B. 黄体功能不全
   C. 吸烟　　　　　　　　　　　　　　　　　D. 甲状腺功能亢进
   E. 接触有害物质及外伤等

20. 孕妇,3个月,孕3产0,现妊娠37周。自诉阴道无痛、无诱因出血3天。在检查项目中能协助确诊检查是　(　　)
   A. 肛查　　　　　　B. 妇科内诊　　　　C. B超检查　　　　D. 腹腔镜
   E. 基础体温测定

21. 不全流产病人急诊的主要原因是　　　　　　　　　　　　　　　　　　　　　　　　　　(　　)
   A. 阴道持续出血不止　　B. 子宫小于孕周　　C. 腹痛　　　　　D. 妊娠试验阴性
   E. 有组织物从阴道向外排出

(22~25题共用题干)

某女士,27岁,停经50天,阴道出血,伴有腹痛腰酸半天。腹部检查:无压痛、反跳痛及肌紧张,移动性浊音(一),BP110/80 mmHg,脉搏70次/分钟。内诊:宫颈举痛(一),子宫怀孕50天大小,软,双侧附件(一),妊娠试验(+)。

22. 此病人确诊为先兆流产或难免流产,主要方法为　　　　　　　　　　　　　　　　　　　(　　)
   A. 子宫大小　　　　B. 妊娠试验　　　　C. B超检查　　　　D. 查子宫口是否开
   E. 宫颈举痛

23. 如确诊为难免流产,主要处理是 （ ）
    A. 黄体酮肌内注射　　　　　　　　　　　B. 口服维生素 E
    C. 卧床休息　　　　　　　　　　　　　　D. 尽快清除宫腔内容物
    E. 保守治疗,严密观察
24. 如病人体温 38.9 ℃,腹痛加重,阴道出血多,且排出物有臭味。此时病人的正确处理为 （ ）
    A. 彻底清宫止血　　　　　　　　　　　　B. 给抗生素同时彻底刮宫
    C. 单纯抗生素治疗　　　　　　　　　　　D. 给止血药,维生素 K,肌内注射
    E. 抗感染同时将宫腔大块组织夹出
25. 按感染流产护理哪项**不妥** （ ）
    A. 床边隔离　　B. 注意外阴清洁　　C. 观察阴道出血　　D. 注意体温变化
    E. 病人取平卧位
26. 早期流产最常见的病因是 （ ）
    A. 胚胎染色体异常　　B. 宫颈内口松弛　　C. 子宫畸形　　D. 子宫肌瘤
    E. 母儿血型不合
27. 患者,女,26 岁。停经 52 天,阴道点滴流血 2 天,伴轻度下腹阵发性疼痛,尿妊娠试验(＋)。查体:宫口闭,子宫如孕 7 周大小。最可能的诊断是 （ ）
    A. 先兆流产　　B. 难免流产　　C. 不全流产　　D. 稽留流产
    E. 习惯性流产

第六节　早产病人的护理

早产是指妊娠满 28 周至不满 37 周之间分娩者。此时娩出的新生儿称早产儿,**出生体重多小于 2 500 g**,各器官发育不成熟,尤其是肺发育不成熟,易发生肺透明膜病变,易引起新生儿死亡。

一、病因
1. 孕妇因素　孕妇合并有子宫畸形、急慢性疾病、妊娠并发症、外伤、过劳及性生活不当时易诱发早产。
2. 胎儿和胎盘因素　前置胎盘、胎盘早剥、双胎妊娠、胎膜早破、羊水过多、胎盘功能不全、多胎妊娠等。

二、临床表现
先兆早产是指在妊娠满 28 周至不满 37 周时出现**不规律宫缩**,伴有少许阴道血性分泌物;若宫缩规律（**20 分钟≥4 次,持续≥30 秒**）,伴宫颈管缩短**≥75%**以及进行性宫口扩张 **2 cm** 以上或胎膜已破为早产临产。

三、治疗要点
若胎儿存活,胎膜未破,无胎儿窘迫,通过休息和药物治疗**控制宫缩**,尽量维持妊娠至足月;若胎膜已破,则尽可能提高早产儿的存活率。

四、护理问题
①有新生儿受伤的危险:与早产儿发育不成熟有关。②焦虑:与担心早产儿预后有关。

五、护理措施
1. 预防早产　做好孕期保健,保持心情平静,避免诱发宫缩活动,如抬重物及晚期性生活;加强营养;**应多左侧卧床休息**,慎做肛查和阴道检查,积极治疗并发症,**宫颈内口松弛者应于孕 14~16 周做子宫内口缝合术**。
2. 药物治疗　先兆早产的主要治疗为**抑制宫缩**,积极控制感染,治疗并发症。①**β肾上腺素受体激动剂**:如利托君、沙丁胺醇(舒喘灵),不良反应有心跳加快、血压下降、血糖增高、血钾降低、头痛等。②**硫酸镁**。③前列腺素合成酶抑制剂:常用吲哚美辛(消炎痛)。④钙拮抗剂:常用硝苯地平。
3. 预防新生儿并发症　在保胎过程中,应行胎心监护,教会病人自己数胎动。在分娩前按医嘱给孕妇糖皮质激素以促进胎儿肺成熟。
4. 为分娩做准备　如早产已不可避免,应尽早决定合理分娩的方式。
5. 控制感染　适用于阴道分泌物培养 B 族链球菌阳性或羊水细菌培养阳性、泌尿道感染患者。
6. 心理支持　稳定孕妇情绪,做好心理疏导,以期积极配合治疗和护理。

六、健康教育
①如孕妇以往有流产、早产史或本次妊娠期有阴道流血史,尽早告知注意事项,使其及时就医,必要时提前住院观察。②向产妇及家属传授早产儿的喂养和护理知识。③指导避孕措施,无子女者至少半年后方可再次受孕。

单元测试题

1. 下列**不属于**早产临产诊断的依据是 （ ）
   A. 妊娠满 28 周至不满 37 足周　　　　　　B. 妊娠晚期者子宫规律收缩(20 分钟≥4 次)
   C. 宫颈管消退≥75%　　　　　　　　　　D. 进行性宫口扩张 2 cm 以上

E. 阴道分泌物增多

2. 某孕妇,28岁。妊娠33周,今日下行发现少量阴道流血,以往曾有3次早产史。此时正确的处理方法是 ( )
   A. 抑制宫缩,促进胎儿肺成熟
   B. 右侧卧位
   C. 促进宫缩
   D. 任其自然
   E. 氧气吸入,给予止血剂

3. 某女士,妊娠36^{+3}周,因先兆早产入院,下列护理**错误**的是 ( )
   A. 如果早产已不可避免,应一律行剖宫产
   B. 需绝对卧床
   C. 左侧卧位
   D. 教会患者自数胎动
   E. 禁止性生活

4. 妊娠满28周不满37周终止者称为 ( )
   A. 晚期流产
   B. 早产
   C. 过期产
   D. 足月产
   E. 早期流产

5. 对于先兆早产的孕妇,首要的治疗是 ( )
   A. 控制感染
   B. 做好接生准备
   C. 促胎肺成熟
   D. 抑制宫缩
   E. 左侧卧位休息

6. 某孕妇,28岁,第1胎,妊娠34周,昨晚突然出现了规律宫缩入院就诊。下列抑制宫缩的药物中**不正确**的是 ( )
   A. 前列腺素合成酶
   B. 硫酸镁
   C. 钙拮抗剂
   D. 前列腺素合成酶抑制剂
   E. β肾上腺素受体激动剂

7. 为了避免早产儿发生呼吸窘迫综合征,促进肺成熟的方法是给予 ( )
   A. 维生素K
   B. 沙丁胺醇
   C. 糖皮质激素
   D. 吸氧
   E. 阿司匹林

8. 某孕妇,26岁,孕1产0。现妊娠32周,来医院进行产前检查,护士对其进行预防早产的健康指导,哪项不妥 ( )
   A. 妊娠晚期禁止性交
   B. 孕期多采取仰卧位
   C. 教会孕妇胎动计数方法
   D. 加强孕期保健,积极治疗妊娠并发症和并发症
   E. 认识早产征象,出现异常及时纠正

9. 某孕妇,妊娠36^{+1}周,有不规律子宫收缩,胎膜未破,宫口未开,胎心142次/分,估计胎儿大小为2 400 g。护理措施**错误**的是 ( )
   A. 慎做肛查、阴道检查
   B. 禁止性生活
   C. 药物控制宫缩
   D. 立即人工破膜
   E. 卧床休息,左侧卧位

10. 早产儿出生体重低于 ( )
    A. 1 000 g
    B. 1 500 g
    C. 2 000 g
    D. 2 500 g
    E. 3 000 g

11. 孕妇,孕35周,宫缩规律,间隔5~6分钟,每次持续时间约40秒,查宫颈管消退80%,宫口扩张3 cm,应诊断为(**早产临产**:宫缩规律,每间隔5~6分钟,持续时间约30秒以上,伴宫颈管消失、宫口扩张≥2 cm或胎膜已破。) ( )
    A. 先兆早产
    B. 早产临产
    C. 假临产
    D. 足月临产
    E. 生理性宫缩

12. 关于早产的护理措施,**错误**的是 ( )
    A. 遵医嘱使用抑制宫缩的药物
    B. 慎做肛门和阴道检查
    C. 鼓励产妇下床活动
    D. 教会产妇自己数胎动
    E. 做好早产儿保暖和复苏的准备

13. 先兆早产的处理**错误**的是(先兆早产的处理原则:镇静、保胎、延长孕龄;早产临产的处理原则:促胎儿肺成熟,防止新生儿并发症,提高早产儿的存活率) ( )
    A. 卧床休息,取左侧卧位
    B. 酌情选用宫缩抑制剂
    C. 立即终止妊娠
    D. 严密观察宫缩、胎心等变化
    E. 情绪紧张可选用镇静剂

第七节 过期妊娠病人的护理

凡平时月经周期规律,**妊娠达到或超过42周尚未分娩者,称为过期妊娠。**

一、病因

病因不明,可能以下因素有关:①内源性前列腺素和雌二醇分泌不足而孕酮水平增高。②头盆不称和胎位异常。

③无脑儿畸胎又没有发生羊水过多时。④遗传因素:如胎盘缺乏硫酸酯酶。

二、辅助检查

①核实孕周。②超声检查。③胎动计数:12小时<10次或逐时下降50%,表明胎盘功能下降。④胎心监护:NST(无应激试验)无反应,OCT(缩宫素激惹试验)试验出现晚期减速,提示胎盘功能减退。⑤其他:B超监测、羊膜镜检查、胎儿监护仪。

三、治疗要点

应根据胎盘功能、胎儿大小、宫颈成熟度等综合分析,选择恰当的分娩方式终止妊娠。可以试产,但应放宽剖宫产指征。以下情况发生时应立即终止妊娠:宫颈条件成熟、胎儿体重≥4 000 g或胎儿宫内生长受限、12小时内胎动<10次或胎心监护异常、尿E/C比值持续低、羊水过少或胎粪污染、并发重度先兆子痫或子痫。

四、护理问题

1. 有新生儿受伤的危险　与妊娠时期胎盘功能退化有关。
2. 有胎儿窘迫的危险　与胎儿宫内缺氧有关。

五、护理措施

1. 一般护理　对过期妊娠的孕妇及家属做好解释工作,同时为引产做好准备;教会孕妇自我监测胎动,定时监测胎心。如有异常,及时通知医生,尽快处理;左侧卧位,氧气吸入每次30分钟,每日2次。
2. 病情监测　密切监护胎心变化,如12小时内胎动少于10次,应及时采取应对措施。
3. 按医嘱进行辅助检查;协助医生终止妊娠;知识宣教和心理指导。

六、健康教育

1. 了解并帮助孕妇及家属认识到胎儿的真实情况,使其以良好的心态接受分娩或剖宫产。
2. 嘱咐孕妇超过预产期1周未临产者,必须到医院检查。
3. 嘱孕妇每日胎动计数,做胎心监护每3天1次。

单元测试题

1. 某孕妇,妊娠42^{+3}周,医生决定给予终止妊娠,而该孕妇表示不同意,下列处理方法**不正确**的是　　　　（　　）
    A. 同意孕妇的意见,等待自然临产　　　　B. 配合治疗
    C. 观察病情　　　　D. 解释过期妊娠对胎儿的危害
    E. 监测胎心和胎动情况
2. **不属于**过期妊娠病因的是　　　　（　　）
    A. 羊水量过多　　　　B. 缺乏胎盘硫酸酯酶　　　　C. 小样儿　　　　D. 羊水过少
    E. 头盆不称
3. 下列哪项**不是**过期妊娠的原因　　　　（　　）
    A. 头盆不称　　　　B. 无脑儿畸胎不合并羊水过多
    C. 臀先露　　　　D. 缺乏胎盘硫酸酯酶
    E. 内源性前列腺素和雌激素不足
4. 下列关于过期妊娠的叙述**错误**的是　　　　（　　）
    A. 一旦确诊应立即行剖宫产　　　　B. 过期妊娠可导致胎儿窘迫
    C. 诊断是应首先核对预产期　　　　D. 发现胎盘功能减退应立即终止妊娠
    E. 妊娠达到或超过42周尚未分娩者
5. 某孕妇,妊娠42^{+3}周入院待产,既往月经规律。下述关于过期妊娠的护理措施哪项**不正确**　　　　（　　）
    A. 协助医生检查胎盘功能　　　　B. 监护胎儿胎心、胎动情况
    C. 做好心理护理　　　　D. 若围产儿死亡,应至少半年后再次妊娠
    E. 孩子出生后按新生儿护理常规进行护理
6. **不用**尿妊娠试验就可诊断的是　　　　（　　）
    A. 先兆流产　　　　B. 葡萄胎　　　　C. 过期妊娠　　　　D. 异位妊娠
    E. 早期妊娠
7. 下列**不是**过期妊娠剖宫产的指征是　　　　（　　）
    A. 巨大儿　　　　B. NST反应型　　　　C. 引产失败　　　　D. 头盆不称
    E. 产程长,胎先露部下降不满意
8. 孕妇,28岁,妊娠42周,无临产迹象就诊。查体:宫高32 cm,枕左前位,胎心率120次/分,进行缩宫素激惹试验,宫缩时重复出现晚期减速(提示胎儿缺氧)。应考虑的病因是　　　　（　　）
    A. 宫缩时胎头受压　　　　B. 缺乏胎盘硫酸酯酶
    C. 宫缩时脐带受压　　　　D. 羊水过少
    E. 胎儿缺氧

9. 某孕妇因过期妊娠入院,向护士了解立即终止妊娠的指征,**不包括**下列哪一项 （　　）
   A. 胎儿体重大于 4 000 g　　　　　　　　B. 尿 E/C 比值持续低
   C. 宫颈条件成熟　　　　　　　　　　　　D. 12 小时内胎动小于 10 次/分
   E. 妊娠大于 42 周
10. 关于过期妊娠防治并发症的护理措施,**错误**的是 （　　）
    A. 按医嘱及时做好各项辅助检查　　　　　B. 嘱病人取左侧卧位,增加子宫胎盘血流量
    C. 协助医师终止妊娠　　　　　　　　　　D. 嘱病人取右侧卧位,增加子宫胎盘血流量
    E. 严密监护怀孕产妇的各种情况,有异常及时报告
11. 关于过期妊娠的描述,下列哪项是正确的 （　　）
    A. 妊娠过期越长,胎儿体重越大　　　　　B. 与孕激素水平相对过少有关
    C. 病理改变均表现为胎盘功能减退　　　　D. 凡妊娠超过预产期 2 周未临产者,称为过期妊娠
    E. 过期妊娠的孕妇体内的雌激素相对过少
12. 过期妊娠是指孕妇妊娠期达到或超过 （　　）
    A. 37 周　　　　　　B. 39 周　　　　　　C. 40 周　　　　　　D. 42 周
    E. 44 周

第八节　妊娠期高血压疾病病人的护理

妊娠期高血压疾病是指妊娠 20 周以后,出现**高血压**、**水肿**、**蛋白尿**三大综合征,严重时出现抽搐、昏迷、心力衰竭、肾衰竭,甚至危及母儿生命。

一、病因

寒冷季节或气温变化过大;精神过度紧张;初产妇年龄＜18 岁或＞35 岁;有慢性高血压、慢性肾炎、糖尿病等病史;营养不良,低蛋白血症者;体型矮胖者,即体重指数[体重 kg/身高(m²)]＞24 者;子宫张力过高(如羊水过多,双胎妊娠,糖尿病巨大儿及葡萄胎等)者;有妊娠高血压病史及家族史。

本病最基本的病理变化是全身小动脉痉挛,导致各重要器官血液灌流量不足,组织缺血缺氧。

二、临床表现及分类(表 11-4)

表 11-4　妊娠期高血压疾病分类及临床表现

分　类	临床表现
妊娠期高血压	妊娠期首次出现 **BP≥140/90 mmHg**,并于产后 12 周恢复正常,**尿蛋白(一)**;少数病人可伴有上腹不适或血小板减少,产后方可确诊
子痫前期	
轻度	妊娠 20 周后出现 **BP≥140/90 mmHg**,**尿蛋白≥0.3 g/24 h** 或随机尿蛋白(＋)。可伴有上腹不适、头痛等症状
重度	**BP≥160/110 mmHg**;**尿蛋白≥2.0 g/24 h 或(＋＋)**;血肌酐＞106 μmol/L;血小板＜100×10⁹/L;持续性上腹不适;持续性头痛、眼花、胸闷、恶心、呕吐等颅内血管病进一步加重的症状
子痫	在子痫前期的基础上进而出现**抽搐**发作,或伴昏迷而不能用其他原因解释。产前子痫在临床上较多见。抽搐临发作前及抽搐期间,患者神志丧失
慢性高血压并发子痫前期	高血压孕妇妊娠 20 周以前无尿蛋白,若出现尿蛋白≥0.3 g/24 h;高血压孕妇孕 20 周前突然尿蛋白增加,血压进一步升高或血小板＜100×10⁹/L
妊娠合并慢性高血压	BP≥140/90 mmHg,孕前或孕 20 周前或孕 20 周后首次诊断高血压并持续到产后 12 周

三、辅助检查

1. 尿常规检查　尿相对密度(比重)≥1.020,尿蛋白(＋)~(4＋),定量 0.3~0.5 g/24 h。
2. 血液检查　红细胞计数、血细胞比容、血液粘度、凝血功能。
3. 肝、肾功能测定　略。
4. 眼底检查　重度妊娠期高血压疾病时,眼底小动脉痉挛,动静脉比例可由正常的 2∶3 变为 1∶2,甚至 1∶4。
5. 其他检查　心电图、超声心动图、胎盘功能、胎儿成熟度等。

四、治疗要点

(一) 妊娠期高血压　保证充足的睡眠,**取左侧卧位**,每天休息不少于 10 小时。可给予镇静剂,如地西泮。密切监护母儿状态;间断吸氧。保证充足的蛋白质、热量,不限盐和液体,但对于全身水肿者应适当限制盐的摄入。

(二) 子痫前期　主要为**解痉**、**镇静**、**降压**、**合理扩容和利尿**、**适时终止妊娠**。

1. 镇静　主要用药**地西泮**和**冬眠合剂**。具有较强的镇静、抗惊厥、肌肉松弛作用。
2. 解痉药物**首选药物为硫酸镁**。
3. 降压药物　仅用于血压过高,特别是舒张压过高的病人,常用药物有肼屈嗪、卡托普利等。
4. 利尿药物　仅用于全身性水肿、急性心力衰竭、脑水肿、血容量过高且伴有潜在肺水肿者。常用药物有呋塞米、甘露醇等。

（三）子痫的处理　子痫是最严重的阶段,是导致母儿死亡的最主要原因,**应立即左侧卧位**,减少误吸,开放气道,建立静脉通道。处理原则:**控制抽搐**,纠正缺氧和酸中毒,抽搐控制后终止妊娠。

五、护理问题
①体液过多:与下腔静脉受增大子宫压迫使血液回流受阻或营养不良性低蛋白血症有关。②有受伤的危险:与发生抽搐有关。③有窒息的危险:与发生子痫昏迷状况有关。④知识缺乏:缺乏妊娠期高血压疾病相关知识。⑤潜在并发症:胎盘早剥、肾衰等。

六、护理措施
（一）一般护理　指导孕妇合理饮食,增加蛋白质、维生素以及富含铁、钙、锌的食物,减少过量脂肪和盐的摄入。尤其是钙的补充,可从妊娠20周开始,每日补充钙剂2 g。**孕妇应采取左侧卧位休息以增加血供**。病人如有头晕、眼花发生时立即躺下或坐下休息以防摔伤。

（二）孕妇的护理
1. 保证休息　妊娠期高血压的孕妇可在家休息,但需注意适当减轻工作,创造安静、清洁环境,以保证充分的睡眠(10小时/天)。以左侧卧位为宜。
2. 调整饮食　孕妇需摄入足够的蛋白质(100 g/天以上)、蔬菜,补充维生素、铁和钙剂。食盐不必严格限制,但全身水肿的孕妇应限制食盐入量。
3. 加强产前保健　适当增加产前检查次数,督促孕妇每天数胎动,监测体重。

（三）子痫前期、子痫期孕妇的护理
1. 一般护理
(1) 子痫前期、子痫期的孕妇需住院治疗,**取左侧卧位**。保持病室安静,经常巡视病人。外出做检查时需有人陪伴。
(2) 每4小时测1次血压,如舒张压渐上升,提示病情加重。随时观察和询问孕妇有无头痛、恶心等自觉症状。
(3) 注意胎心变化,以及胎动、子宫敏感性有无改变。
(4) 子痫前期,适当限制食盐入量(每日少于3 g),每日或隔日测体重,每日记液体出入量、测尿蛋白,必要时测24小时蛋白定量。
2. 用药护理　硫酸镁是目前治疗子痫前期和子痫期的**首选解痉药物**。
(1) 用药方法:硫酸镁可采用肌内注射或静脉用药。
(2) 毒性反应:通常主张硫酸镁的滴注**速度以1 g/h为宜**,**不超过2 g/h**。每日维持用量15～20 g。硫酸镁**中毒现象首先表现为膝反射减弱或消失**,呼吸抑制,严重者心脏骤停。
(3) 注意事项:护士在用药前及用药过程中均应监测孕妇血压及以下指标:①膝腱反射必须存在。②呼吸不少于**16次/分**。③尿量每24小时不少于**600 ml**或每小时不少于25 ml。随时准备好**10％的葡萄糖酸钙注射液**,以便出现毒性作用时及时予以解毒。使用方法为10％的葡萄糖酸钙注射液10 ml在3分钟内静脉推注完成,必要时每小时重复1次。
3. 子痫病人的护理
(1) **控制抽搐**:一旦发生抽搐,应尽快控制。**硫酸镁为首选药物**。
(2) 专人护理,防止受伤:在子痫发生后,应立即保持病人的呼吸道通畅,并立即给氧,用开口器置于上、下磨牙间放置一缠好纱布的压舌板,用舌钳固定舌头以防咬伤唇舌或发生舌后坠。病人取头低侧卧位,以防粘液吸入呼吸道或舌头阻塞呼吸道。
(3) 减少刺激,以免诱发抽搐:**病人应安置于单人暗室**,保持绝对安静,空气流通,**避免声、光刺激**,一切治疗活动和护理操作尽量轻柔且相对集中,限制探视。
(4) 严密监护:密切注意血压、脉搏、呼吸、体温及尿量。及时进行必要的血、尿化验和特殊检查,及早发现脑出血、肺水肿、急性肾衰竭等并发症。
(5) 纠正缺氧和酸中毒:面罩和气囊吸氧,遵医嘱给予适量4％碳酸氢钠纠正酸中毒。
(6) 适时终止妊娠:重症病例治疗**24～48小时**后效果仍不满意,胎龄已超过36周,尤其是先兆子痫;如胎龄<36周但已提示胎盘功能减退,胎儿已成熟者,均应考虑终止妊娠。或子痫控制**6～12小时者**应做好终止妊娠的准备。

（四）分娩期及产褥期的护理　若经阴道分娩,在第一产程中,应密切监测病人的血压、脉搏、尿量、胎心及子宫收缩情况以及有无自觉症状;血压升高时应用产钳或胎吸助产。在第三产程中,须预防产后出血,**在胎儿娩出前肩后**立即静脉推注缩宫素(禁用麦角新碱)。病情较重者于分娩开始即开放静脉。胎儿娩出后测血压,病情稳定者,方可送回病房。产后48小时内应至少每4小时观察1次血压。产后48小时内应继续硫酸镁的治疗和护理。严密观察子宫复旧情况,以防大量使用硫酸镁产生的宫缩乏力而致产后出血。

七、健康教育

1. 加强孕期健康指导,使孕妇及家属了解妊娠期高血压疾病的知识及其对母儿的危害。
2. 嘱出院后要定期复查血压、尿蛋白,有异常及时到医院就诊。

单元测试题

1. 孕妇,22岁。孕38周,在家起床时,突然全身抽搐,持续约1分钟,家人即将其送往医院检查:血压170/118 mmHg,下肢水肿(2+),胎头先露,胎心率150次/分,有不规律宫缩。该孕妇的诊断应考虑 （　　）
   A. 先兆子痫   B. 子痫   C. 癫痫   D. 妊娠水肿
   E. 妊娠合并高血压

2. 孕妇,妊娠36周,主诉头晕、头痛、视物模糊、恶心。查血压160/110 mmHg,尿蛋白6 g/24 h,诊断可能性最大为 （　　）
   A. 轻度子痫前期   B. 重度子痫前期   C. 妊娠水肿   D. 先兆子痫
   E. 子痫

3. 某女士,35岁。孕32周,突然全身抽搐,持续约2分钟,家人即将其送往医院检查:血压165/100 mmHg,胎头先露,胎心率145次/分,有不规律宫缩。该病例最有必要采取的辅助检查是 （　　）
   A. 胎儿成熟度检查   B. 眼底检查   C. 超声心动图检查   D. 尿妊娠试验
   E. 血气分析

4. 妊娠期高血压疾病患者使用硫酸镁治疗过程中,出现下列哪种情况应停药 （　　）
   A. 自觉症状减轻   B. 血压130/90 mmHg   C. 呼吸15次/分   D. 尿量35 ml/h
   E. 呼吸21次/分

5. 某孕妇,24岁,孕2产0,宫内妊娠38周,自诉头晕、眼花2天。查体:血压170/110 mmHg,产科腹部触诊正常,双下肢水肿(2+)。尿蛋白定量2.5 g/24 h。被诊断为子痫前期(重度),入院治疗。以下**不妥**的护理措施为 （　　）
   A. 观察膝反射   B. 每周测量体重1次   C. 勤听胎心音   D. 备床档、开口器
   E. 必要时记出入水量

6. 某女士,23岁,宫内妊娠39周,因子痫前期(重度)住院治疗。医生告知家属,如经积极治疗,效果仍不明显,应终止妊娠,其观察的时限为 （　　）
   A. 72～69小时   B. 24小时   C. 12小时   D. 24～48小时
   E. 48～72小时

7. 孕妇,28岁,患妊娠高血压疾病,孕36^{+3}周。临产2小时后,出现胎儿窘迫,护士向其及家属解释其原因为 （　　）
   A. 母体血氧含量不足   B. 胎盘老化   C. 早产   D. 先兆子痫
   E. 脐带受压

8. 妊高征的治疗原则是 （　　）
   A. 降压、解痉、镇静、合理扩容及利尿,终止妊娠   B. 镇静、解痉、合理扩容及利尿,终止妊娠
   C. 合理扩容及利尿、解痉、降压、镇静,终止妊娠   D. 终止妊娠,解痉、降压、镇静,合理扩容及利尿
   E. 解痉、降压、镇静、合理扩容及利尿,终止妊娠

9. 初孕妇,32岁,妊娠39周。妊娠中期产前检查未见异常。妊娠38周开始自觉头痛、眼花。查血压160/110 mmHg,尿蛋白2.5 g/24 h,宫缩不规律,胎心134次/分。此时应首先采取的措施是 （　　）
   A. 终止妊娠   B. 静脉滴注硫酸镁
   C. 鼓励适度活动   D. 人工破膜并静脉滴注缩宫素
   E. 急诊剖宫产

10. 硫酸镁的中毒现象首先表现为 （　　）
    A. 膝反射减弱或消失   B. 呼吸减慢   C. 心率减慢   D. 尿量减少
    E. 血压下降

11. 某孕妇,35岁。孕32周,突然全身抽搐,持续约1分钟,家人即将其送往医院检查:血压150/100 mmHg,胎头先露,胎心率132次/分。医嘱使用硫酸镁,下列说法**不正确**的是 （　　）
    A. 预防控制子痫的发作   B. 24小时用量不得超过10 g
    C. 腱反射必须存在   D. 发现中毒现象用葡萄糖酸钙缓慢推注
    E. 尿量小于25 ml/h,呼吸不足16次/分时停止使用

12. 某女士,28岁。孕35周,突然全身抽搐,持续约1分钟,家人即将其送往医院检查:血压170/110 mmHg,胎心率140次/分,有不规律宫缩。住院后首先采取的治疗措施是 （　　）
    A. 地西泮10 mg,肌内注射   B. 盐酸哌替啶100 mg,肌内注射
    C. 吗啡10 mg,皮下注射   D. 甘露醇250 ml,快速静滴
    E. 25%的硫酸镁10 ml溶于25%葡萄糖10 ml中,静脉推注

第十一章 妊娠、分娩和产褥期疾病病人的护理

13. 某孕妇,26岁,因妊娠高血压疾病用硫酸镁治疗,发生了中毒现象,除应停药外,还应给予 （　）
    A. 5%的葡萄糖静脉滴注　　　　　　　　　　B. 肌注山莨菪碱
    C. 静注50%的葡萄糖　　　　　　　　　　　D. 静注10%的葡萄糖酸钙
    E. 静注低分子右旋糖酐

14. 预防子痫发作,**错误**的护理措施是 （　）
    A. 保持环境安静　　　　　　　　　　　　　B. 监测生命体征及神志变化
    C. 保持病房光线充足　　　　　　　　　　　D. 嘱患者绝对卧床休息
    E. 各项治疗操作集中进行

15. 妊娠高血压疾病发生的时间多为 （　）
    A. 妊娠前　　　B. 妊娠20周后　　　C. 妊娠32周后　　　D. 妊娠16周后
    E. 分娩期

16. 血管病变的孕妇最可能的并发症是 （　）
    A. 早期流产　　　B. 胎盘早剥　　　C. 异位妊娠　　　D. 羊水过多
    E. 早产

17. 重度子痫前期24小时尿蛋白定量超过 （　）
    A. 0.5 g　　　B. 3 g　　　C. 5 g　　　D. 1 g
    E. 2 g

18. 女性,孕37周,以重度子痫前期入院,治疗药物首选 （　）
    A. 降压药　　　B. 抗生素　　　C. 解痉药　　　D. 利尿药
    E. 正性肌力药

19. 患者,女,28岁,初孕妇。孕37周,因"中度妊娠高血压疾病"住院治疗。自诉因担心药物影响胎儿发育成长,不愿接受药物治疗,但又怕不服药会使病情加重,威胁胎儿的安全,心情矛盾。首要的护理措施是 （　）
    A. 安静地休息　　　B. 观察并发症　　　C. 观察症状　　　D. 心理护理
    E. 测量血压,2~4次/天

20. 为子痫病人静脉滴注硫酸镁时,继续用药的条件正确的是 （　）
    A. 膝反射存在,呼吸不少于16次/分,尿不少于25 ml/小时
    B. 膝腱反射存在,呼吸小于10次/分,尿量小于25 ml/小时
    C. 每24小时尿量大于100 ml
    D. 呼吸存在,膝腱反射尚存
    E. 血压升高,脉搏快

21. 用硫酸镁以前,护士必须对病人 （　）
    A. 测血压、脉搏　　　　　　　　　　　　　B. 叩膝反射,测呼吸及尿量
    C. 判定意识　　　　　　　　　　　　　　　D. 测尿蛋白
    E. 测体温

22. 孕妇,33岁,孕1产0,孕39周。血压165/105 mmHg,尿蛋白(2+),待产过程中发生抽搐。首要的护理措施是 （　）
    A. 加床档,防止外伤　　　　　　　　　　　B. 置于暗光的单人房间
    C. 24小时尿蛋白测定　　　　　　　　　　　D. 保持呼吸道通畅,防止舌被咬伤
    E. 家属专人陪护

23. 妊娠期高血压疾病运用硫酸镁解痉治疗时不需观察 （　）
    A. 膝反射　　　B. 呼吸　　　C. 尿量　　　D. 血压
    E. 体温

24. 子痫病人终止妊娠的时间应在抽搐控制后 （　）
    A. 5~10小时　　　B. 6~12小时　　　C. 12~24小时　　　D. 48小时
    E. 10~20小时

25. 孕**38周孕妇,因先兆子痫入院。日前患者轻微头痛**,血压为**140/90 mmHg**,尿蛋白(2+),呼吸、脉搏正常。在应用硫酸镁治疗过程中,护士应报告医师停药的情况是 （　）
    A. 呼吸18次/分钟　　　B. 膝反射消失　　　C. 头痛缓解　　　D. 血压130/90 mmHg
    E. 尿量800 ml/24 h

26. 使用硫酸镁治疗妊娠高血压综合征时要注意 （　）
    A. 使用前应测体温、脉搏　　　　　　　　　B. 尿量每日＞360 ml,每小时＞15 ml
    C. 呼吸每分钟不少于16次　　　　　　　　　D. 膝腱反射增强提示中毒
    E. 严格控制滴注速度,以2 g/h为宜

27. 妊娠期高血压疾病的基本病理变化是 ( )
    A. 脑血管痉挛　　　　　　　　　　　　B. 胎盘血管痉挛
    C. 肾小血管痉挛　　　　　　　　　　　D. 冠状动脉痉挛
    E. 全身小动脉痉挛
28. 初孕妇,24岁。孕36周。近1周水肿加重,并有头痛。查体:BP 160/120 mmHg。实验室检查:水肿(2+),尿蛋白(3+)。护理该孕妇时,应特别注意的是 ( )
    A. 平卧休息　　　　　　　　　　　　　B. 严格限制食盐食入
    C. 服用镇静剂　　　　　　　　　　　　D. 不能用降压药物
    E. 使用硫酸镁时有无中毒现象
29. 某孕妇,28岁,孕34周。因"头晕、头痛"就诊。查体:血压160/115 mmHg,实验室检查,水肿(+),尿蛋白定量 5.5 g/24 h,临床诊断为重度子痫前期。首选的解痉药物是 ( )
    A. 地西泮　　　　B. 阿托品　　　　C. 硫酸镁　　　　D. 冬眠合剂
    E. 卡托普利

第九节　异位妊娠病人的护理

受精卵在子宫体腔以外着床发育,称为异位妊娠(宫外孕)。根据受精卵着床部位,异位妊娠分为输卵管妊娠、卵巢妊娠、腹腔妊娠、阔韧带妊娠和子宫颈妊娠等。在异位妊娠中,以**输卵管妊娠最常见**,约占异位妊娠的95%。本节主要讨论输卵管妊娠。输卵管妊娠可分为间质部、峡部、壶腹部和伞部,其中以**壶腹部妊娠**多见。

一、病因

①**输卵管炎症**是最主要原因。②输卵管发育不良或功能异常。③输卵管手术。④其他:精神因素、内分泌失调、放置宫内节育器、子宫内膜异位症等都可增加输卵管妊娠的可能性。

输卵管妊娠结局:①输卵管妊娠流产,多见于壶腹部妊娠。②输卵管妊娠破裂,多见于**峡部**。③继发腹腔妊娠。

二、临床表现

(一) 症状　①停经:多有6~8周停经史。②**腹痛:是输卵管妊娠患者就诊的主要症状**。输卵管妊娠流产或破裂前常表现为一侧下腹部隐痛或胀痛。当发生流产或破裂时,典型表现为突发一侧下腹部撕裂样疼痛,肛门坠胀感,之后疼痛向全腹扩散,可以引起肩胛部放射痛。③阴道流血:停经6~8周后出现不规则阴道流血,量不多,常为点滴状,淋漓不尽。④晕厥与休克:病情的严重程度与阴道流血量不成比例关系。⑤腹部包块。

(二) 体征　患者因内出血而呈贫血貌。输卵管妊娠流产或破裂者,下腹部有明显压痛和反跳痛,出血较多时,叩诊有移动性浊音。

三、辅助检查

1. 腹部及盆腔检查　流产或破裂者,阴道后穹隆饱满、触痛,有宫颈抬举痛或摇摆痛,为输卵管妊娠重要体征之一。子宫稍大而软,腹腔内出血多时检查子宫呈漂浮感。

2. 妊娠试验　用放射免疫法测血中HCG是早期诊断异位妊娠的重要方法。

3. **阴道后穹隆穿刺**　是常用、简便、可靠的辅助诊断方法(输卵管妊娠流产或破裂,**穹隆穿刺**最直接),直肠子宫陷凹抽出不凝血,可确诊为腹腔内出血。

4. B型超声　有助于诊断异位妊娠。宫内无妊娠物,宫旁可见轮廓不清的包块。如包块内见有囊胚或胎心波动,则可以确诊。

5. 腹腔镜检查　适用于输卵管妊娠早期病人或疑难病人的诊治。大量内出血或伴有休克者,禁忌腹腔检查。

小结提示:①**停经、腹痛、阴道出血**是异位妊娠的主要症状。妇科检查出现宫颈举痛和摇摆痛。②**阴道后穹隆穿刺术**是判断有无盆腔内出血最为简单可靠的方法。③**腹腔镜检查**是目前异位妊娠尚未流产或破裂的早期患者诊断的金标准。

四、治疗要点

输卵管妊娠的处理要点包括期待疗法、药物治疗和手术治疗。以手术治疗为主,药物保守治疗为辅。

小结提示:输卵管妊娠的处理不论采取哪种方法,均应注意生命体征,防治休克。发生休克时应**边抗休克边手术**。治疗前后均应配合使用**抗生素**,以预防感染。

五、护理问题

①潜在并发症:出血性休克。②恐惧:与担心生命安危有关。③组织灌注量不足:与腹腔内出血有关。

六、护理措施

①休克的抢救。②预防感染:按医嘱应用抗生素。③手术护理:同妇科腹部手术护理。

七、健康教育

嘱患者出院后保持外阴清洁,禁盆浴及性生活1个月。做好妇女健康保健指导。指导病人保持良好的卫生习惯。指导病人摄到足够的营养,尤其是富含铁的食物,如动物肝脏、鱼肉、豆类、绿叶蔬菜以及黑木耳等。

单元测试题

1. 异位妊娠最常见的类型是 ( )
   A. 卵巢妊娠　　　B. 输卵管妊娠　　　C. 宫颈妊娠　　　D. 阔韧带妊娠
   E. 腹腔妊娠

2. 下列与异位妊娠无关的临床表现是 ( )
   A. 停经　　　B. 阴道流血　　　C. 下肢水肿　　　D. 晕厥与休克
   E. 腹痛

3. 已婚女性,27岁。停经50天,阴道少量流血1天。晨5时无原因出现下腹剧痛,伴恶心呕吐及一过性晕厥。查面色苍白,血压70/40 mmHg,脉搏120次/分,妇科检查:宫颈举痛明显,后穹隆触痛(+),盆腔触诊不满意。此时最适宜的处理方法是 ( )
   A. 住院观察病情　　　B. 给予止痛药物
   C. 立即行腹腔镜检查　　　D. 指导进食以增加热量摄入
   E. 行阴道后穹隆穿刺,并做急诊手术准备

4. 患者,女,30岁。停经50天,因腹部剧痛2小时就诊,诊断为输卵管妊娠破裂,输卵管妊娠最可能的部位是 ( )
   A. 峡部　　　B. 间质部　　　C. 漏斗部　　　D. 伞部
   E. 壶腹部

5. 输卵管妊娠的主要体征 ( )
   A. 血压下降　　　B. 晕厥与休克　　　C. 宫颈抬举痛　　　D. 下腹部压痛、反跳痛
   E. 子宫增大、质软

6. 最简单、可靠判断异位妊娠的方法为 ( )
   A. 腹部查体　　　B. B超　　　C. 盆腔检查　　　D. 腹腔镜检查
   E. 阴道后穹隆穿刺

7. 女,32岁,已婚,停经56天,阴道少量出血2天。4小时前突感下腹撕裂样剧痛,伴明显肛门坠胀感,血压64/42 mmHg。妇科检查:宫颈抬举痛明显,子宫稍大而软,右附件有明显触痛。该病人最可能的诊断是 ( )
   A. 早期流产　　　B. 功血
   C. 异位妊娠　　　D. 子宫肌瘤红色变性
   E. 卵巢囊肿扭转

8. 患者,女,25岁。主诉停经40天,1小时前突发右下腹撕裂样疼痛,伴有肛门坠胀感,晕厥1次。查体:血压90/60 mmHg,右下腹反跳痛明显,移动性浊音(+),阴道后穹隆饱满,宫颈举痛,后穹隆穿刺抽出暗红色不凝固血液。护理措施不正确的是 ( )
   A. 严密监测生命体征　　　B. 建立静脉通道,补充血容量
   C. 按急诊手术要求做好术前准备　　　D. 按非手术治疗做好生活护理
   E. 做好配血检查

9. 患者,女,30岁,因左下腹痛1天就诊。主诉停经52天,阴道不规则出血1周。尿妊娠试验(+),后穹隆穿刺抽出不凝血4ml,诊断为异位妊娠。该患者最可能的病因是 ( )
   A. 盆腔炎　　　B. 子宫骨膜炎　　　C. 阴道炎　　　D. 宫颈糜烂
   E. 输卵管炎

10. 患者,女,24岁,停经41天。吸宫流产术后10天。今晨患者晕倒在地,查体:体温37.5℃,血压75/52 mmHg,脉搏100次/分;下腹压痛及反跳痛明显,外阴少量出血,宫颈举痛明显,宫口闭,子宫稍大、软,右侧似有一包块,边缘不清,压痛。查白细胞$10×10^9$/L,中性粒细胞比为70%。最可能的诊断是 ( )
    A. 流产后附件炎　　　B. 人工流产不全
    C. 右输卵管妊娠破裂　　　D. 宫颈粘连
    E. 急性阑尾炎

11. 患者,女,23岁,因停经52天,腹痛1小时急诊入院。血压80/52 mmHg,面色苍白,腹部压痛及反跳痛,叩诊移动性浊音,初步诊断为异位妊娠,拟行剖腹探查术,根据病情,下述术前护理不妥的是 ( )
    A. 立即灌肠,做好术前准备　　　B. 立即备皮,注意勿刮伤皮肤
    C. 立即助患者取中凹位　　　D. 立即吸氧、输液,做好输血准备
    E. 严密观察血压、脉搏和呼吸

12. 患者,女,35岁,停经42天。阴道少量流血5天入院。诊断为异位妊娠,未破裂。目前行保守治疗,下述护理措施哪项是正确的 ( )
    A. 嘱患者坚持散步,锻炼体质　　　B. 立即做好输血准备
    C. 嘱患者禁食　　　D. 无再出血危险不必严密观察

E. 嘱患者避免用力排便等增加腹压的动作

13. 患者,女,31岁,停经41天,阴道点滴出血5天,突然右下腹剧烈疼痛2小时急诊入院。结婚5年,夫妇同居,未避孕,一直未孕。血压80/50 mmHg,阴道内有少量暗红色血液,宫颈举痛明显,后穹隆饱满,子宫触诊不满意。下述护理措施中**错误**的是 ( )
   A. 严密观察血压、脉搏、呼吸
   B. 立即开放静脉通路、输液
   C. 做好急诊手术准备
   D. 立即交叉配血、做好输血准备
   E. 补充血容量后严密观察病情,根据病情再决定是否行术前准备

(14～16题共用题干)
患者,女,33岁,停经52天,阴道少量流血5天。2小时前突感下腹撕裂样剧痛,伴明显肛门坠胀感,血压70/50 mmHg。妇科检查:宫颈抬举痛明显,子宫稍大而软,右侧附件明显触痛。

14. 该患者最可能的诊断是 ( )
    A. 先兆流产　　B. 异位妊娠　　C. 难免流产　　D. 妊娠合并阑尾炎
    E. 卵巢囊肿蒂扭转

15. 该患者目前存在的主要护理问题是 ( )
    A. 体液不足　　B. 恐惧　　C. 焦虑　　D. 知识缺乏
    E. 疼痛

16. 针对该患者的护理措施,**错误**的是 ( )
    A. 取半卧位
    B. 密切观察生命体征
    C. 保暖,给氧
    D. 迅速静脉输液
    E. 做腹部手术前准备

17. 输卵管妊娠破裂时腹痛的性质是 ( )
    A. 坠痛　　B. 隐痛　　C. 酸痛　　D. 放射痛
    E. 撕裂样剧痛

18. 输卵管妊娠破裂并休克的治疗措施是 ( )
    A. 抗休克,暂行观察
    B. 中药保守治疗
    C. 立即手术治疗
    D. 先抗休克,后手术
    E. 在抗休克的基础上立即急诊手术

19. 输卵管妊娠患者前来就诊时,最常见的主诉是 ( )
    A. 腹痛　　B. 胸痛　　C. 咳嗽　　D. 咯血
    E. 呼吸急促

第十节　胎盘早剥病人的护理

妊娠20周后或分娩期,附着于正常位置的胎盘在胎儿娩出之前部分或全部从子宫壁剥离者,称为胎盘早剥。它是妊娠晚期严重威胁母儿生命的并发症。主要病理改变是底蜕膜出血,形成胎盘后血肿,使胎盘自附着处剥离。

一、病因
1. 母体血管病变　孕妇患有妊娠期高血压疾病、慢性高血压和肾炎等疾病。
2. 机械性因素　腹部受撞击、挤压,脐带过短(<30 cm)或行外转胎位术。
3. 宫腔内压力骤然改变　羊水过多破膜后羊水骤然流出或双胎妊娠的第一胎娩出过快,宫腔内压力突然降低引起。
4. 子宫静脉压突然升高　孕产妇长时间取仰卧位时,可引起胎盘早剥。
5. 其他　一些高危因素包括吸烟、营养不良、吸毒等。

二、临床表现
临床特点是**妊娠晚期突然发生腹部持续性疼痛**,伴或不伴阴道出血。根据胎盘剥离面的大小和出血量多少可分为:
1. 轻型　以**外出血为主**,剥离面通常不超过胎盘的1/3,多见于分娩期。主要症状是阴道大量出血,色暗红,伴轻微腹痛或无腹痛,贫血程度与出血量成正比。腹部检查:子宫软,宫缩有间歇,子宫大小符合妊娠月份,胎位清,胎心率多正常,腹部压痛不明显或仅有局部轻压痛。
2. 重型　以内出血和混合性出血为主,剥离面超过胎盘面积的1/3,同时有较大的胎盘后血肿,**多见于重度妊娠高血压疾病**。主要症状为**突然发生的持续性腹部疼痛**和(或)腰酸、腰背痛,程度与胎盘后积血多少呈正相关。可无阴道流血或少量阴道流血及血性羊水,**贫血程度与外出血量不符**。腹部检查:**子宫硬如板状**,有压痛,以胎盘附着处最显著,**子宫比妊娠周数大**,宫底随胎盘后血肿增大而增高,胎位触不清楚。若剥离面超过胎盘面积的1/2,胎儿死亡,胎心音消失。

三、辅助检查
①产科检查:通过**四步触诊**判定胎方位、胎心、宫高、腹部压痛范围和程度等。②B超检查:见胎盘与子宫壁之间有液性低回声区,并见胎盘增厚。③实验室检查:主要了解病人贫血程度、凝血功能及肾功能。

四、治疗要点

胎盘早剥处理原则是**纠正休克、及时终止妊娠、预防并发症**。

1. 纠正休克　应积极补充血容量。
2. 终止妊娠　**胎盘早剥一旦确诊,必须及时根据病情终止妊娠**。
3. 并发症处理　积极、及时处理凝血功能障碍、产后出血及肾衰竭等并发症。

五、护理问题

①潜在并发症:产后出血、弥散性血管内凝血、急性肾衰竭等。②恐惧:与担心自身及胎儿生命安全有关。③有胎儿受伤的危险:与胎盘功能障碍有关。

六、护理措施

①加强产前检查,对妊娠高血压疾病等高危人群加强管理、及时治疗。②补充血容量,纠正休克。③**一旦确诊,及时终止妊娠**,做好分娩或剖宫产术前准备。④预防产后出血,分娩后及时给予宫缩剂并按摩子宫,必要时做切除子宫的术前准备,同时预防晚期产后出血。⑤预防感染。⑥提供心理支持。

七、健康教育

1. 指导孕妇从怀孕早期,定期做产科检查,及时发现妊娠并发症并及时治疗。
2. 避免长时间仰卧位、腹部受撞击、挤压,摔伤或行外科倒转术纠正胎位等诱因。
3. 一旦发现胎盘早剥现象应及时就诊。
4. 稳定孕妇情绪,让其了解疾病的知识及转归,加强心理疏导,重建生活信心。

单元测试题

1. 下列可以导致胎盘早剥的情况是　　　　　　　　　　　　　　　　　　　　　　　　　　　　　（　）
   A. 缩宫素引产　　　　　　B. 妊娠水肿　　　　　　C. 孕妇左侧卧位　　　　　　D. 脐带过短
   E. 孕妇行走时间过长
2. 关于重型胎盘早剥的临床表现,**错误**的是　　　　　　　　　　　　　　　　　　　　　　　　　（　）
   A. 子宫硬如板状,有压痛　　　　　　　　　　B. 突然发生持续性腹痛
   C. 子宫比妊娠周数大　　　　　　　　　　　　D. 腹痛程度与胎盘后积血多少成正比
   E. 以外出血为主
3. 下述**不易**并发胎盘早剥的情况是　　　　　　　　　　　　　　　　　　　　　　　　　　　　（　）
   A. 羊水过多、双胎　　　　　　　　　　　　　B. 子宫内膜炎
   C. 妊娠期高血压疾病　　　　　　　　　　　　D. 腹部直接受撞击
   E. 孕妇长时间取仰卧位

(4～6题共用题干)

孕妇,29岁,妊娠39^{+5}周,因腹部持续性疼痛伴少量阴道流血4小时入院。查体:血压160/110 mmHg,下腹部压痛明显,**子宫硬如板状**,有压痛,未触及病理缩复环,胎心未闻及,胎位触不清,宫口未开。

4. 诊断最可能为　　　　　　　　　　　　　　　　　　　　　　　　　　　　　　　　　　　　　（　）
   A. 前置胎盘　　　　　　　B. 胎盘早剥　　　　　　C. 足月临产　　　　　　D. 先兆子宫破裂
   E. 先兆早产
5. 该患者正确的处理方案为　　　　　　　　　　　　　　　　　　　　　　　　　　　　　　　　（　）
   A. 等待自然分娩　　　　　　　　　　　　　　B. 破膜引产
   C. 立即行阴道助产术　　　　　　　　　　　　D. 立即剖宫产
   E. 缩宫素静脉滴注引产
6. 该患者最**不可能**出现的并发症是　　　　　　　　　　　　　　　　　　　　　　　　　　　　（　）
   A. 急性肾衰竭　　　　　　B. 产后出血　　　　　　C. 子宫胎盘卒中　　　　D. 胎位异常
   E. 弥散性血管内凝血
7. 孕妇,28岁,孕39周,因不慎摔倒后少量阴道流血1天入院。查体:血压160/110 mmHg,子宫明显压痛,胎心110次/分,宫口未开。诊断考虑胎盘早剥可能性大,此时首要的护理措施是　　　　　　　　　　　　　　　　　　（　）
   A. 做好腹腔镜检查的准备　　　　　　　　　　B. 做好阴道检查的准备
   C. 细致全面地了解病史　　　　　　　　　　　D. 做好超声检查的准备
   E. 做好阴道分娩的准备
8. 胎盘早剥的病因是　　　　　　　　　　　　　　　　　　　　　　　　　　　　　　　　　　　（　）
   A. 妊娠期高血压疾病　　　　　　　　　　　　B. 胎膜早破
   C. 宫颈炎　　　　　　　　　　　　　　　　　D. 羊水过多
   E. 子宫肌瘤
9. 胎盘早剥的主要病理变化是　　　　　　　　　　　　　　　　　　　　　　　　　　　　　　　（　）

A. 胎盘血管痉挛　　B. 包蜕膜出血　　C. 底蜕膜出血　　D. 真蜕膜出血
E. 胎盘边缘血窦出血

10. 胎盘早剥的发生与下列哪项**无关** （　　）
    A. 孕妇血管病变　　　　　　　　　B. 外伤
    C. 不协调的宫缩过强　　　　　　　D. 子宫腔内压突然降低
    E. 子宫静脉压突然升高

11. 孕妇,38周,第1胎,子痫前期重度患者,因突然剧烈腹痛、阴道少量出血急诊入院。查体:血压80/50 mmHg,子宫大于孕月,硬如板状,明显压痛,胎位不清,胎心音未闻及。对该患者护理**错误**的是 （　　）
    A. 严密观察病情变化　　　　　　　B. 控制病情,尽量延长孕周
    C. 输血、输氧　　　　　　　　　　D. 吸氧
    E. 迅速做好剖宫产术前准备

12. 对重型胎盘早剥临床表现的描述,正确的是 （　　）
    A. 贫血程度与阴道流血量不成正比　　B. 胎盘剥离面通常不超过胎盘的1/3,多见于分娩期
    C. 触诊胎位清楚　　　　　　　　　D. 子宫软,宫缩有间歇,子宫大小与妊娠周数相符
    E. 胎心音未消失

13. 胎盘剥离征象的表现为 （　　）
    A. 子宫底下降　　　　　　　　　　B. 阴道大量出血
    C. 子宫小于孕周　　　　　　　　　D. 阴道外露的脐带自行下降延伸
    E. 手按压子宫下段,阴道口外露的脐带回缩

14. 某女士,27岁,孕38周,因摔倒后腹痛1小时急诊入院。经B超诊断为胎盘早剥,护士严密观察病情,下述哪项**不属**于出血增多的征象 （　　）
    A. 子宫板状硬　　B. 腹痛加剧　　C. 胎位清楚　　D. 贫血貌加重
    E. 宫底增高

15. 重型胎盘早剥的临床表现**错误**的是 （　　）
    A. 以隐性出血为主　　　　　　　　B. 突发持续性腹痛
    C. 胎位和胎心音不清　　　　　　　D. 子宫大小和停经月份相符
    E. 子宫触诊硬如板状,有压痛

16. 女性,25岁。孕1产0,孕38周,突然感到剧烈腹痛伴有少量阴道流血。检查:血压150/110 mmHg,子宫似足月妊娠大小,**硬如板状**,有压痛,胎心90次/分,胎位不清,最大可能是 （　　）
    A. 胎盘早期剥离　　B. 早产　　C. 足月临产　　D. 前置胎盘
    E. 不完全性子宫破裂

17. 胎盘早期剥离的处理原则是 （　　）
    A. 镇痛　　B. 使用止血剂　　C. 抑制宫缩　　D. 镇静
    E. 纠正休克,及时终止妊娠

18. 某女士,29岁,因停经38周,下腹持续疼痛4小时就诊,经B超检查诊断为重型胎盘早剥。其胎盘剥离面已超过胎盘面积的 （　　）
    A. 1/4　　B. 1/2　　C. 1/5　　D. 1/3
    E. 1/6

19. 患者,女,G2P1,现妊娠36周,出现腹痛、阴道流血来诊,诊断为胎盘早剥。此时首要的护理措施是 （　　）
    A. 做好阴道检查的准备　　　　　　B. 细致全面地了解病史
    C. 立即建立静脉通道　　　　　　　D. 做超声检查的准备
    E. 做阴道分娩的准备

第十一节　前置胎盘病人的护理

妊娠28周后,**胎盘附着于子宫下段**,甚至胎盘下缘达到或覆盖宫颈内口,其位置低于胎儿先露者,称为前置胎盘。是妊娠晚期出血的主要原因,处理不当可危及母儿生命。

一、病因

可能与子宫内膜病变或损伤、胎盘面积过大、胎盘异常、受精卵滋养层发育迟缓等因素有关。

二、分类

按胎盘边缘与子宫口径的关系分3种:①完全性前置胎盘:子宫颈内口全部为胎盘组织所覆盖,又称中央型前置胎盘。②部分性前置胎盘:子宫颈内口部分为胎盘组织覆盖。③边缘性前置胎盘:胎盘附着于子宫下段,边缘不超越子宫颈内口。

第十一章 妊娠、分娩和产褥期疾病病人的护理

三、临床表现

主要表现是妊娠晚期或临产时,发生**无诱因、无痛性、反复阴道流血**。①完全性前置胎盘初次出血时间较早,约在妊娠28周,反复出血量多且频繁,有时一次阴道大量出血,可使病人陷入休克状态,贫血程度与出血量成正比。②边缘性前置胎盘初次出血发生晚,多于妊娠37~40周或临产后,量较少。③部分性前置胎盘出血情况介于两者之间。腹部检查:子宫软、无压痛,子宫大小与停经周数相符,胎位清楚,但因子宫下段有胎盘占据,影响胎先露入盆,故先露部高浮,易并发胎位异常。有时可在耻骨联合上方听到胎盘杂音。

四、辅助检查

1. **B型超声检查** 为目前**最安全、有效的首选方法**,准备率达95%以上。妊娠28周前一般不做前置胎盘的诊断。
2. 产后检查胎盘及胎膜 可见胎盘母体面附着**黑紫色**或者**暗红色**陈旧血块。
3. 实验室检查 血常规检查贫血的情况。

小结提示:妊娠晚期无诱因、无痛性、反复阴道流血是前置胎盘的特点。结合**B超检查**及出血时间和量可以确定前置胎盘的种类。怀疑前置胎盘一般**不做阴道检查,禁做肛查**,防止大出血。

五、治疗要点

治疗要点是:**控制宫缩、止血、纠正贫血和预防感染**。

1. 期待疗法 妊娠不足36周或胎儿体重<2 300 g,阴道出血不多,全身情况好。在保证孕妇安全的前提下,提高胎儿存活率。
2. 终止妊娠 适用于大出血或出血量虽少,但妊娠已近足月或已临产者。**剖宫产术是目前处理前置胎盘的主要手段**。

六、护理问题

①组织灌注量不足:与阴道出血有关。②恐惧:与出血所致休克,危及母儿生命有关。③有感染的危险:与前置胎盘剥离面靠近子宫颈口,细菌易上行感染有关。④潜在并发症:出血性休克、胎儿窘迫。

七、护理措施

1. **需立即终止妊娠者**,孕妇取去枕**左侧卧位**,开放静脉,配血,做好输血准备。在抢救休克的同时,做好术前准备,监测母儿生命体征。
2. 接受期待疗孕妇的护理:①**绝对卧床休息**,**左侧卧位**,定时、间断吸氧。进行腹部检查时动作要轻柔,**禁做阴道检查及肛查**。②监测生命体征,严密观察并记录孕妇生命体征,阴道流血的量、色,监测胎儿宫内状态。③预防产后出血和感染。

八、健康教育

1. 出院后注意休息,与婴儿同步休息。
2. 保持外阴清洁;产褥期禁止性生活。
3. 加强营养,给予**高蛋白、高营养、高纤维素**的饮食,以汤汁类为主,如鸡汤、鱼汤,利于产奶。多食一些含铁丰富的食物,如动物肝、豆类、菠菜、木耳、瘦肉、花生、红枣等,以纠正贫血,增强抵抗力,预防出血和感染的发生。
4. 产后42天门诊复查;如阴道分娩者产后3个月上环,剖宫产者产后6个月上环。坚持4~6个月纯母乳喂养。产褥期避免重体力劳动,以防子宫脱垂,利于子宫复旧。**剖宫产术后至少2年后方可再孕**。

单元测试题

1. 前置胎盘的临床表现何项**错误** ( )
   A. 外出血量与贫血程度成正比　　　　　　　B. 妊娠晚期或分娩期突发性腹痛性阴道流血
   C. 子宫软、无压痛　　　　　　　　　　　　D. 胎位、胎心音清楚
   E. 妊娠晚期或分娩期突发性无痛性阴道流血

2. 孕妇,妊娠37周,昨晚突然无诱因性阴道出血约300 ml,无腹痛,血压100/60 mmHg,宫底高度与孕月相符,腹软无压痛,胎位清楚,胎心130次/分。最可能的诊断是 ( )
   A. 胎盘早剥　　　B. 先兆早产　　　C. 前置胎盘　　　D. 宫外孕
   E. 流产

3. 孕妇,28岁,妊娠30周,因出现无痛性阴道流血1天而到医院就诊,经B超检查确诊为中央性前置胎盘。下述护理措施哪项是**错误**的 ( )
   A. 密切观察阴道流血　　　　　　　　　　　B. 遵医嘱用抗生素预防感染
   C. 给予间断吸氧　　　　　　　　　　　　　D. 肛查了解病情,禁止阴道检查
   E. 孕妇绝对卧床休息,取左侧卧位

4. 孕妇,妊娠31周,无痛性阴道流血4次,检查发现,胎心在正常范围,子宫无压痛,阴道流血量少于月经量,正确的护理措施是 ( )
   A. 卧床休息,左侧卧位　　　　　　　　　　B. 肛查,了解宫口有无开大
   C. 阴道检查　　　　　　　　　　　　　　　D. 缩宫素引产

E. 立即剖宫产

5. 一产妇,孕3产1,因怀疑前置胎盘行剖宫产,胎儿娩出后行人工剥离胎盘很困难,发现胎盘部分绒毛植入子宫肌层,出血不止。下面哪项处理是恰当的 ( )
   A. 立即用力将胎盘拉出　　　　　　　　B. 刮宫术
   C. 立即给予缩宫素　　　　　　　　　　D. 按摩子宫
   E. 子宫全切

6. 患者,第2胎,孕39周。查体:腹软无压痛,宫底高度与孕月相符,枕左前位,胎心音120次/分,宫口开大2cm,第1胎因前置胎盘行剖宫产术终止妊娠。下述护理措施中**错误**的是 ( )
   A. 鼓励产妇少量多次进食　　　　　　　B. 勤听胎心音
   C. 严密观察产程进展　　　　　　　　　D. 安慰鼓励产妇
   E. 灌肠

7. 前置胎盘,即胎盘部分或全部附着于 ( )
   A. 子宫体的前壁　　　　　　　　　　　B. 子宫体后壁
   C. 子宫体下壁　　　　　　　　　　　　D. 子宫下段或宫颈内口处
   E. 子宫底部

8. 前置胎盘阴道流血的特征是 ( )
   A. 有痛性阴道流血　　　　　　　　　　B. 阴道流血常与外伤有关
   C. 无痛性阴道流血　　　　　　　　　　D. 出血时间与前置胎盘种类无关
   E. 出血量与前置胎盘种类无关

9. 前置胎盘诊断成立的孕周是在妊娠 ( )
   A. 34周后　　　　B. 32周后　　　　C. 30周后　　　　D. 28周后
   E. 26周后

10. 边缘性前置胎盘发生阴道出血的时间在妊娠后 ( )
    A. 20周左右　　　B. 28周左右　　　C. 37～40周或临产后　　D. 32～34周
    E. 30周左右

11. 关于前置胎盘腹部检查结果,正确的是 ( )
    A. 子宫大于妊娠月份　　　　　　　　　B. 子宫体硬如板状
    C. 胎位不易摸清　　　　　　　　　　　D. 不易发生胎位异常
    E. 枕先露者胎头高浮

(12～14题共用题干)

初产妇,35岁,妊娠35周,曾人工流产2次。因近半个月反复少量无痛性阴道流血而入院。检查:血压90/60 mmHg,宫缩持续20秒,间歇5～6分钟,强度弱,胎方位LSA(骶左前位),胎心率140次/分。

12. 最有助于诊断的病史是 ( )
    A. 高龄初产妇　　　　　　　　　　　　B. 人工流产史
    C. 反复无痛性阴道流血　　　　　　　　D. 胎儿情况
    E. 规律宫缩

13. 最佳辅助检查方法是 ( )
    A. 阴道检查　　　B. 腹部B超检　　　C. 腹腔镜　　　D. 腹部X线摄片
    E. 妇科检查

14. 入院待产1周时,阴道突然出血300 ml。护士查体:有弱宫缩,血压120/75 mmHg,胎心率153次/分。最佳处理方法为 ( )
    A. 立即行剖宫产术　　　　　　　　　　B. 静脉滴注缩宫素
    C. 输血,继续观察　　　　　　　　　　D. 应用地塞米松促胎肺成熟
    E. 待产,自然分娩

(15～16题共用题干)

患者,28岁。孕32周,因阴道少量流血4小时而就诊,诊断为中央性前置胎盘,目前行期待疗法治疗。

15. 下列护理措施**错误**的是 ( )
    A. 观察阴道流血情况　　　　　　　　　B. 做好心理护理,陪孕妇散步
    C. 监测胎心　　　　　　　　　　　　　D. 加强会阴护理,预防感染
    E. 指导孕妇胎动计数

16. 如果该孕妇在期待治疗过程中出现大量阴道流血,下述护理措施**错误**的是 ( )
    A. 送入产房准备接生　　　　　　　　　B. 做好剖宫产术前准备
    C. 吸氧　　　　　　　　　　　　　　　D. 做好新生儿抢救准备

E. 建立静脉通路,输液,必要时输血
17. 前置胎盘患者进行产前检查,错误的是 ( )
    A. 胎方位清楚   B. 先露高浮   C. 胎心正常   D. 宫颈抬举痛明显
    E. 子宫大小与停经月份一致
18. 患者,女,30岁。妊娠35周,因阴道流血就诊,诊断为前置胎盘,拟急行剖宫产收入院。护士首先应为患者做的是 ( )
    A. 办理入院手续   B. 进行沐浴更衣
    C. 检查阴道出血情况   D. 进行会阴清洗
    E. 用平车送入病房
19. 初孕妇,29岁,因无痛性阴道流血就诊,医生怀疑为前置胎盘,最适合的检查是 ( )
    A. 产科检查   B. 肛门检查   C. 阴道检查   D. X线检查
    E. 腹部B超

(20~22题共用题干)
患者,女,29岁。孕32^{+3}周。晨起醒来发现阴道流血,量较多。入院后查体:宫高26 cm,腹围33 cm,胎心154次/分,未入盆。
20. 最可能的诊断是(前置胎盘主要症状是无诱因、无痛性反复阴道流血,子宫软,无压痛,大小与孕周相符) ( )
    A. 早产   B. 流产   C. 前置胎盘   D. 胎盘早剥
    E. 子宫破裂
21. 患者入院后非常紧张,不停地询问"对胎儿影响大吗?我有生命危险吗?"目前对其首要的护理措施是 ( )
    A. 抗生素预防感染   B. 输液输血
    C. 心理护理,减轻恐惧   D. 吸氧
    E. 给予镇静剂
22. 在进行身体评估时,错误的是 ( )
    A. 监测血压、脉搏、呼吸   B. 腹部检查时注意胎位有无异常
    C. 做输血输液的准备时做阴道检查   D. 肛门检查
    E. 超声检查
23. 孕妇29岁,孕37周,G2P0,前置胎盘入院。现有少量阴道流血,孕妇担心胎儿安危会产生的心理问题是 ( )
    A. 无助感   B. 恐惧   C. 悲哀   D. 自尊低下
    E. 倦怠

第十二节 羊水量异常病人的护理

一、羊水过多病人的护理
凡在妊娠任何时期内羊水量超过**2 000 ml**者,称为羊水过多。
(一)病因 羊水过多可能与**多胎妊娠**、胎儿畸形、妊娠合并糖尿病、母儿血型不合等因素有关。
(二)临床表现
1. 急性羊水过多 一般羊水量超过**3 000 ml**才出现症状,较少见,**多发生于妊娠20~24周**。子宫迅速增大,出现压迫症状;行动不便,呼吸困难,甚至发绀,不能平卧。下肢及外阴部水肿、静脉曲张。
2. 慢性羊水过多 较多见,多发生于妊娠**28~32周**,症状不明显,仅感腹部增大较快。
(三)辅助检查 ①B超检查:**是重要的辅助检查,能了解羊水量和胎儿情况**。②甲胎蛋白测定:母血、羊水中甲胎蛋白明显增高提示胎儿畸形。③胎儿染色体检查:了解有无胎儿染色体异常。
(四)治疗要点
1. 羊水过多合并胎儿畸形者应及时终止妊娠。
2. 羊水过多但仍为正常胎儿者,则应根据羊水过多的程度与胎龄决定处理方法。
(五)护理问题 ①潜在并发症:胎盘早剥、早产、产后出血等。②焦虑:与未知的妊娠结局有关。
(六)护理措施
1. 一般护理 取左侧卧床休息,抬高下肢,指导孕妇摄取低钠饮食。减少增加腹压的活动,防止便秘等,预防胎膜早破和早产。
2. 病情观察 观察孕妇的生命体征,定期测量宫高、腹围和体重。观察胎心、胎动及宫缩,及早发现胎儿宫内窘迫及早产征象。产后应密切观察子宫收缩及阴道流血情况。
3. 配合治疗 放羊水时应防止速度过快、量过多,一般速度不超过500 ml/h,**一次放羊水量不超过1 500 ml**。放羊水后腹部放置沙袋或腹带加压包扎,以防腹压骤降引起休克。**一旦破膜应抬高臀部**,防止羊水流出过多或是发生脐带脱出。术中严格无菌操作,遵医嘱给予抗生素,预防感染。

（七）健康教育　指导产妇出院后注意休息与营养。胎儿畸形者引产后避孕**6个月**方可再次受孕，再次妊娠应加强孕期保健，并进行遗传咨询及产前诊断，给予高危妊娠监护。

二、羊水过少病人的护理

妊娠晚期至足月时羊水量少于**300 ml**者，称为羊水过少。

（一）病因　胎儿畸形，胎盘功能减退，羊膜病变，胎膜早破，孕妇脱水，血容量不足等。

（二）临床表现　孕妇于胎动时感腹痛，胎盘功能减退时常有胎动减少。**孕妇宫高、腹围均小于同期妊娠**，子宫的敏感度较高，临产后阵痛剧烈，宫缩不协调，宫口扩张缓慢，产程延长。

羊水过少可发生胎儿畸形，胎肺发育不全、胎儿生长受限、胎儿宫内窘迫等。妊娠早期易造成胎儿**肢体粘连**；妊娠中晚期易引起**肌肉骨骼畸形**。

（三）辅助检查　①B超检查是重要的辅助检查，能了解羊水量和胎儿情况。②直接测量羊水量：破膜时羊水量少于300 ml即可诊断羊水过少。

（四）治疗要点　妊娠足月，尽快**破膜引产**或行剖宫产。

（五）护理问题　①有胎儿受伤的危险：与羊水过少导致胎儿粘连，胎肺发育不全等有关。②恐惧：与担心胎儿健康有关。

（六）护理措施　①终止妊娠：应尽快人工破膜观察羊水情况，如短时间内不能分娩时，应选择剖宫产术。②保守期待：羊膜腔灌注是一种安全、经济、有效的治疗方法。

（七）健康教育　①出院后注意休息，加强营养，增加机体抵抗力，防止产后出血和感染的发生。②指导孕妇定期进行产前检查，定期测量宫高、腹围及体重变化。③保持心情稳定，避免情绪波动。有胎膜早破现象及时就医。

单元测试题

1. 羊水过多是指妊娠期羊水量超过　　　　　　　　　　　　　　　　　　　　　　　　　　　　　　　（　　）
   A. 1 000 ml　　　B. 2 000 ml　　　C. 3 000 ml　　　D. 4 000 ml
   E. 5 000 ml

2. 孕35周，B超检查诊断为羊水过多。羊水过多的并发症哪项**除外**　　　　　　　　　　　　　　　（　　）
   A. 易并发妊娠期高血压疾病　　　　　　　　B. 易导致子宫破裂
   C. 宫缩乏力　　　　　　　　　　　　　　　D. 易导致产后出血
   E. 破膜后羊水快速外流，可致胎盘早剥

3. 与羊水过多无关的是　　　　　　　　　　　　　　　　　　　　　　　　　　　　　　　　　　　　（　　）
   A. 无脑儿　　　B. 胎儿生殖道畸形　　　C. 妊高征　　　D. 妊娠合并糖尿病
   E. 多胎妊娠

4. 对羊水过多孕妇娩出的新生儿，容易罹患的疾病是　　　　　　　　　　　　　　　　　　　　　　（　　）
   A. 出生前感染性肺炎　　　B. 胎粪性腹膜炎　　　C. 先天性膈疝　　　D. 肺不张
   E. 先天性食管闭锁

5. 测羊水量的方法为　　　　　　　　　　　　　　　　　　　　　　　　　　　　　　　　　　　　　（　　）
   A. B超检查　　　B. 宫腔镜检查　　　C. 羊膜腔镜　　　D. 测宫高
   E. 触诊时液体的振荡感

6. 急性羊水过多常发生于妊娠的　　　　　　　　　　　　　　　　　　　　　　　　　　　　　　　　（　　）
   A. 16~20周　　　B. 20~24周　　　C. 25~28周　　　D. 28~32周
   E. 36~40周

7. 孕23周，因腹部增长迅速就诊，诊断为急性羊水过多。关于急性羊水过多的描述下述哪项正确　　（　　）
   A. 多发生在妊娠28~32周　　　　　　　　　B. 不引起下肢水肿
   C. 产科检查胎心清楚　　　　　　　　　　　D. 自觉症状轻微，患者能适应
   E. 容易发生早产，胎位异常

8. 患者，孕32周，羊水过多，自觉有压迫症状、呼吸困难，B超见胎儿畸形，无脑儿，胎心遥远，140次/分，行引产终止妊娠，出院时护士嘱咐患者，下述哪项**不正确**　　　　　　　　　　　　　　　　　　　　　　　　　　（　　）
   A. 再孕应做遗传咨询与产前诊断　　　　　　B. 积极查因，对症治疗
   C. 出院后注意清洁卫生，避免感染　　　　　D. 再孕应尽早人工流产，以免生育畸形儿
   E. 注意休息，加强营养

9. 行羊膜腔穿刺术时，放羊水的量1次不超过　　　　　　　　　　　　　　　　　　　　　　　　　（　　）
   A. 400 ml　　　B. 800 ml　　　C. 1 200 ml　　　D. 1 500 ml
   E. 2 000 ml

10. 患者，孕33周，自感腹部膨隆较快，呼吸困难等。B超检查诊断为羊水过多，胎儿正常，下述护理**错误**的是（　　）
    A. 羊膜腔穿刺放水速度不宜过快　　　　　　B. 立即剖宫产终止妊娠

C. 缓解症状   D. 卧床休息、左侧卧位

E. 严密观察有无胎儿缺氧及早产征象

11. 羊水过少的处理**不正确**的是 （　　）
    A. 妊娠足月者,应尽快破膜引产   B. 剖宫产比阴道分娩可明显降低围生期死亡率
    C. 羊膜腔输液防治妊娠中晚期羊水过少   D. 羊水过少者一律剖宫产
    E. 若破膜后出现胎儿窘迫的表现,估计短时间不能分娩者,应在除外胎儿畸形后,选择剖宫产

12. 初孕妇,23 岁。39 周妊娠,近 2 周来胎动时常感腹痛,入院查体:宫高 28 cm,腹围 85 cm,子宫敏感性高,胎心 140 次/分,B超:胎儿发育正常,羊水指数 7 cm,诊断羊水过少。首选的处理方法是 （　　）
    A. 尽快破膜引产   B. 期待疗法   C. 羊膜腔输液   D. 立即剖宫产
    E. 羊膜腔内注射生理盐水

13. 孕 33 周,因羊水过多、胎儿畸形引产术终止妊娠,护士的嘱咐下述哪项**不正确** （　　）
    A. 注意休息,加强营养   B. 不要伤心,3 个月后可以再次怀孕
    C. 积极查因,对症治疗   D. 再孕应加强产前检查
    E. 再孕应做遗传咨询和产前诊断

14. 患者 28 岁,孕 33 周,B 超检查发现羊水过少,其治疗和护理措施,下述哪项**不正确** （　　）
    A. 协助治疗,注意无菌操作   B. 不可使用羊膜腔灌注法
    C. 监测胎心   D. 羊水过少,近足月可选择剖宫产术
    E. 可行羊膜腔灌注 0.9% 氯化钠溶液

15. 羊水过少的临床表现**不包括** （　　）
    A. 腹围、宫高大于孕期   B. 临产后疼痛加剧
    C. 子宫的敏感度较高   D. 产程延长
    E. 胎儿可发生肺发育不全

16. 羊水过少的定义是足月妊娠时,羊水量少于 （　　）
    A. 300 ml   B. 400 ml   C. 500 ml   D. 800 ml
    E. 1 000 ml

17. 羊水过多常见于(胎儿畸形、染色体异常、多胎妊娠及巨大胎儿、胎盘和脐带病变等) （　　）
    A. 多胎妊娠   B. 过期妊娠   C. 胎膜早破   D. 孕妇脱水
    E. 胎儿先天性肾缺如

18. 某孕妇,30 岁,G1P0,孕 37 周,羊水过多行羊膜腔穿刺术后为该孕妇腹部放置沙袋的目的是 （　　）
    A. 减轻疼痛   B. 预防血栓形成   C. 预防休克   D. 减少出血
    E. 预防感染

第十三节　多胎妊娠及巨大胎儿病人的护理

一、多胎妊娠

一次妊娠宫腔内同时有 2 个或 2 个以上的胎儿者,称为多胎妊娠,以双胎妊娠多见。

(一)病因及分类　孕妇或其丈夫家族中有多胎妊娠史者,高龄孕妇,尤其是 35~39 岁者,曾因不孕症而使用了促排卵药物者使多胎妊娠发生率增加。双胎妊娠分为双卵双胎和单卵双胎。

1. 双卵双胎　是由两个精子与两个卵子受精而发育成的双胎。每一胎儿有独立的胎盘、绒毛膜和羊膜,他们的循环各自独立,面貌与遗传因子可能完全不同。

2. 单卵双胎　则是单卵受精后分裂形成的双胞胎,单卵双胎有相同的基因型、性别、构造与外貌相同。

(二)临床表现

1. 症状　早孕反应较重,子宫增大快且大于孕周,尤其是妊娠 24 周以后。压迫症状明显,孕妇易疲劳和腰背部疼痛,**感多处有胎动**。孕妇易并发妊娠期高血压疾病、缺铁性贫血、羊水过多、胎膜早破、前置胎盘、早产、胎儿窘迫等。

2. 体征　**宫底高度大于正常孕周,腹部可触及两个胎头、多个肢体**,在腹部的不同部位可听到**两个胎心音,两者速率不一、相差大于 10 次/分**。两胎心音之间隔有无音区;下肢水肿、静脉曲张等。

(三)辅助检查

1. 产前检查　妊娠 12 周之后,若子宫过大,孕妇体重剧增时应考虑有双胎妊娠的可能。

2. B 型超声检查　在孕 6~7 周时宫腔内可见到两个妊娠囊。孕 13 周后清楚显示两个胎头光环及各拥有的脊柱、躯干、肢体等。**B 型超声对中、晚期的多胎诊断率几乎达 100%**。

(四)治疗要点　注意休息,加强营养,选择合适的分娩方式。

(五)护理问题

①焦虑:与担心母儿安全有关。②有受伤的危险:与双胎妊娠引起早产有关。③潜在并发症:早产、脐带脱垂和胎盘

早剥。

(六) 护理措施

1. 一般护理　增加产前检查次数,监测宫高、腹围和体重。注意休息,尤其是妊娠最后2~3个月,宜取**左侧卧位**,减少早产的发生。指导骨盆倾斜运动。加强营养,注意补充铁、钙、叶酸等,鼓励孕妇少量多餐。

2. 病情观察　双胎妊娠孕妇易伴发妊娠期高血压疾病、羊水过多、前置胎盘、贫血等并发症,因此应加强病情的观察,及时发现并处理。

3. 医护治疗配合

(1) 严密观察产程和胎心率变化,如发现有宫缩乏力或产程延长,及时处理。

(2) 第1个胎儿娩出后,**立即断脐**,协助保持第2个胎儿为纵产式。通常在**20分钟**左右,第2个胎儿自然娩出。如等15分钟仍无宫缩,可协助人工破膜以促进宫缩。产中应严密观察,及时发现脐带脱垂或胎盘早剥等并发症。

(3) 为防止产后出血,**第二个胎儿娩出后应立即肌内或静脉注射缩宫素**,腹部放置沙袋24小时,以腹带紧裹腹部,**防止腹压骤降引起休克**。

(4) 双胎妊娠者如是早产,产后应加强对产儿的观察和护理。

(七) 健康教育　①指导产妇正确进行母乳喂养。②帮助产妇选择有效的避孕方法。

二、巨大胎儿

体重达到或超过**4 000 g**的胎儿,称为巨大胎儿。

(一) 病因　常见于妊娠合并**糖尿病**、父母身材高大、孕妇营养过剩、过期妊娠或羊水过多、经产妇等。

(二) 临床表现　孕期体重增长迅速;孕晚期可有呼吸困难、腹部沉重及两肋胀痛等症状。查体:宫高、腹围大于妊娠月份;胎体大,**先露高浮**;听诊胎心音位置较正常稍高。

(三) 辅助检查　疑糖尿病者,孕产妇应行血糖、尿糖检查。若B超检查双顶径>10 cm时,巨大胎儿可能性大,同时可与双胎、羊水过多、胎儿畸形相鉴别。

(四) 护理问题　①有胎儿受伤的危险:与分娩过程的损伤有关。②焦虑:与担心手术及新生儿健康有关。③组织完整性受损:与分娩损伤软产道有关。

(五) 护理措施

1. 一般护理　鼓励产妇多进食,注意休息,及时排空膀胱,以免影响宫缩及先露下降。

2. 病情观察　临产后严密观察宫缩,胎心音及产程进展情况,发现异常及时报告医师。产后仔细检查软产道有无裂伤,新生儿有无产伤。

3. 医护配合治疗　对于决定行剖宫产术者,护士应做好剖宫产术的术前准备工作;行阴道助产术者,做好术前准备及抢救新生儿的准备,产时避免新生儿产伤,产后协助检查软产道,有裂伤者及时缝合。遵医嘱使用宫缩剂及抗生素,预防产后出血及感染。

(六) 健康教育　孕期加强产前检查,尽早发现并发症并及时纠正,胎儿巨大、头盆不称者,嘱病人提前入院选择适当分娩方式。

单元测试题

1. 孕妇,27岁。孕30周常规检查。B超示胎儿胎位为臀位,护士指导该患者为纠正胎位不正可采取的体位是　　　　(　　)
   A. 截石位　　　　B. 头低足高位　　　　C. 侧卧位　　　　D. 膝胸卧位
   E. 半卧位

2. 双胎妊娠腹部听诊两个胎心速率相差应超过　　　　(　　)
   A. 5次/分　　　　B. 8次/分　　　　C. 10次/分　　　　D. 15次/分
   E. 20次/分

3. 足月巨大胎儿最需考虑的病理情况是哪一项　　　　(　　)
   A. 经产妇　　　　B. 母体并发糖尿病　　　　C. 营养不良　　　　D. 过期妊娠
   E. 父母身材高大者

4. 多胎妊娠在分娩期的并发症**不包括**　　　　(　　)
   A. 宫缩乏力　　　　B. 胎位异常　　　　C. 胎盘早剥　　　　D. 胎膜早破
   E. 前置胎盘

5. 关于双胎分娩的处理,下述正确的是　　　　(　　)
   A. 第一胎娩出后立即断脐　　　　B. 第一胎娩出后立即人工破膜娩出第二个胎儿
   C. 第一胎娩出后肌内注射缩宫素预防产后出血　　　　D. 第一胎娩出后静脉滴注缩宫素助第二个胎儿娩出
   E. 第一胎娩出后其第二个胎儿为横位则剖宫产

6. 巨大胎儿的定义是指胎儿的出生体重　　　　(　　)
   A. ≥3 000 g　　　　B. ≥3 500 g　　　　C. ≥4 000 g　　　　D. >3 500 g
   E. >4 000 g

第十一章 妊娠、分娩和产褥期疾病病人的护理

7. 下列哪项**不是**巨大胎儿的相关因素 （   ）
   A. 孕妇饮食摄入过多而活动过少　　　　B. 双亲身材高大
   C. 过期妊娠　　　　　　　　　　　　　D. 妊娠期肝内胆汁淤积症
   E. 糖尿病

   (8~9题共用题干)
   　　孕妇,35岁,妊娠32周,早孕反应重,有呼吸困难。检查:子宫体积明显大于正常孕周,下肢水肿,阴道静脉曲张。在子宫不同部位闻及频率相差10次/分以上胎心音。

8. 确定诊断的最佳方法为 （   ）
   A. 胎心监测　　B. 血HCG　　C. B超　　D. 羊水检查
   E. 胎动计数

9. 符合该孕妇的诊断为 （   ）
   A. 巨大胎儿　　B. 多胎妊娠　　C. 羊水过多　　D. 胎盘早剥
   E. 肝腹水

10. 关于双胎妊娠诊断,**不正确**的是 （   ）
    A. 胎头较小,与怀孕周不符　　　　　　B. 子宫比怀孕周大
    C. 早孕反应较重　　　　　　　　　　　D. 在不同部位同时听到相同的胎心
    E. 孕中晚期体重增加过快,不能用水肿及肥胖解释

11. 患者,孕28周,双胎妊娠临产,分娩时,两个胎儿娩出时间相差**不应超过** （   ）
    A. 10分钟　　B. 15分钟　　C. 20分钟　　D. 25分钟
    E. 30分钟

12. 患者,孕36周,双胎妊娠,双头位,胎膜早破,现临产,对其进行分娩期护理,下述哪项正确 （   ）
    A. 胎膜早破者应取半卧位　　　　　　　B. 第2胎儿娩出后,腹部压沙袋6小时
    C. 第1胎儿娩出后,稍等片刻再断脐带　　D. 第1胎儿娩出后不必固定第2胎儿为纵产式
    E. 应做好新生儿窒息的抢救工作

    (14~16题共用题干)
    　　患者,孕1产0,宫内妊娠37^{+3}周,双胎,第1胎儿臀位,脐带脱垂,臀助产娩出,第2胎头位自娩,产后12分钟突然阴道出血300 ml,胎盘未娩出。

13. 该产妇最及时的处理措施是 （   ）
    A. 检查软产道,排出损伤　　　　　　　B. 输液,静脉注射麦角新碱
    C. 手取胎盘　　　　　　　　　　　　　D. 观察胎盘剥离迹象,协助胎盘娩出
    E. 牵引脐带,挤压宫底,迫使胎盘娩出

14. 预防双胎妊娠产后出血,最常用的方法是 （   ）
    A. 腹部放置沙袋　　　　　　　　　　　B. 压迫子宫
    C. 双手按摩子宫　　　　　　　　　　　D. 第2胎前肩娩出后,给予缩宫素10U肌内注射
    E. 宫腔填塞纱布

15. 一新儿发生重度窒息,在抢救新生儿窒息中,下述**错误**的是(新生儿窒息抢救时,应置新生儿为左侧卧位。左侧卧位清理呼吸道具有解剖学优点,右侧支气管粗短,吸入机会多。) （   ）
    A. 气管插管,吸净粘液　　　　　　　　B. 脐静脉给药纠正酸中毒
    C. 加压给氧　　　　　　　　　　　　　D. 将新生儿置于抢救台,取右侧卧位
    E. 抢救成功后,送入高危婴儿室加强监护

16. 初孕妇,**29岁**,孕**20周**行产前检查。检查时腹部触及多个小肢体,考虑多胎妊娠。以下检查方法中最有助于明确诊断的是(B超是产科诊断的重要手段) （   ）
    A. 腹部B超　　B. 胎心监护　　C. 腹部X摄片　　D. 腹部MRI检查
    E. 腹部CT

第十四节　胎儿宫内窘迫病人的护理

　　胎儿窘迫是指胎儿在宫内有缺氧征象,危及胎儿健康和生命者。胎儿窘迫主要发生在临产过程,也可发生在妊娠后期。

一、病因

　　主要是:①**母体因素**(母体缺氧):孕妇有内科疾病或烟酒嗜好、产前出血性疾病和创伤、急产、缩宫素使用不当、产程延长等;产妇长时间仰卧位、镇静、麻醉剂使用不当等。②胎儿因素:胎儿溶血、胎儿贫血、胎儿畸形、胎儿宫内感染等。③脐带、胎盘因素:脐带长度异常、打结、扭转。胎盘因素有种植异常、形状异常、发育、循环障碍等。

胎儿窘迫的**基本病理变化**是**缺氧**,因**缺氧**引起的**一系列变化**。当胎儿轻度缺氧时,由于二氧化碳蓄积及呼吸性酸中毒,表现为心率加快,血压升高。重度缺氧时,表现为心率减慢,无氧酵解增加,酸性代谢产物聚积,胎儿pH下降,出现酸中毒。缺氧使肠蠕动亢进,肛门括约肌松弛,胎粪排出污染羊水,呼吸运动加深,羊水吸入,出生后可出现吸入性肺炎。妊娠期慢性缺氧,可使胎儿生长受限,分娩时急性缺氧可导致颅内出血、缺血缺氧性脑病及脑瘫等终身残疾,甚至导致新生儿死亡。

二、临床表现

胎儿窘迫的主要表现为**胎心音的改变**、**胎动异常**及**胎粪污染羊水**或羊水过少,严重者胎动消失。

1. 急性胎儿窘迫 多发生在**分娩期**。①胎心率异常:胎儿轻微或慢性缺氧时,**胎心率加快**,>160次/分;如长时间或严重缺氧,则会使胎心率减慢,<120次/分。胎心率若<120次/分提示胎儿危险。②胎动异常:缺氧初期胎动频繁,是胎儿挣扎状态,继而减弱、次数减少,最后胎动消失。③胎粪污染羊水:胎粪污染羊水可分为3度:Ⅰ度为**浅绿色**,常见慢性缺氧;Ⅱ度为**黄绿色且浑浊**,提示胎儿急性缺氧;Ⅲ度为**棕黄色**,**稠厚**,提示胎儿缺氧严重。

2. 慢性胎儿窘迫 发生在**妊娠末期**,往往延续至临产并加重。①胎动减少或消失:胎动<**10次/12小时**(正常胎动每12小时为30次以上),胎动异常是慢性胎儿宫内窘迫最早的信号。②监护基线平直,胎儿生长受限,胎盘功能减退,羊水胎粪污染等。

三、辅助检查

1. 胎盘功能检查 如孕妇尿雌三醇(E_3)测定:E_3>15 mg/24 h尿,为正常值,E_3为10~15 mg/24 h尿,为警戒值,E_3<10 mg/24 h尿或突然下降50%,提示胎盘功能减退。

2. 胎心监测 胎动时胎心率加速不明显,基线变异率少,无刺激胎心监护(NST)为无反应型;出现晚期减速、变异减速等,缩宫素激惹试验(OCT)或宫缩应激试验(CST)阳性。

3. 胎儿头皮血血气分析 pH<7.20,提示胎儿酸中毒。

小结提示:急性胎儿窘迫主要为胎心率异常、胎粪污染羊水、胎动异常、酸中毒、电子胎心监护异常改变;慢性胎儿窘迫主要为胎动减少,胎儿发育迟缓,延续至临产可发展为急性胎儿窘迫。本病严重威胁胎儿健康和生命,如延续到产后导致新生儿窒息,或胎死宫内。故应加强妊娠期保健,并教会孕妇自测胎动,及早发现异常早治疗。

四、治疗要点

急性胎儿窘迫者,如宫颈未完全扩张,胎儿窘迫情况不严重者。给予吸氧,嘱产妇左侧卧位,如胎心率变为正常,可继续观察;如宫口开全,胎先露部已达**坐骨棘平面以下3 cm**,应尽快助产经阴道娩出胎儿;如因缩宫素使宫缩过强造成胎心率减慢,应立即停用,继续观察;病情紧急或经上述处理无效者,立即行剖宫产术。慢性胎儿窘迫者,应根据孕周、胎儿成熟度和窘迫程度决定处理方案。

五、护理问题

①气体交换受损(胎儿):与胎盘子宫的血流改变、血流中断(脐带受压)或血流速度减慢有关。②焦虑:与胎儿宫内窘迫状态有关。③预期性悲哀:与胎儿可能死亡有关。

六、护理措施

1. 一般护理 **孕妇左侧卧位**,**间断吸氧**。加强监护,教会孕妇自测胎动,如异常及时到医院检查。严密监测胎心、胎动变化及羊水性状,每15分钟听1次胎心,行胎心监护,注意胎心变化形态。

2. 做好术前准备,如宫口开全、胎先露部已达坐骨棘平面以下**3 cm**,应尽快助产娩出胎儿。

3. 做好新生儿抢救和复苏的准备。

七、健康教育

指导产妇注意休息,加强营养。保持外阴清洁,预防感染及产后出血。加强新生儿护理。对失去胎儿者,帮助患者顺利度过悲伤期。

单元测试题

1. 某初产妇,25岁,孕38周,患有妊娠高血压疾病,临产3小时,出现胎儿窘迫,其原因为 (　　)
   A. 胎盘功能低下 B. 母体血氧含量不足
   C. 脐带血运受阻 D. 羊水栓塞
   E. 胎儿先天性心血管疾病

2. 为改善胎儿窘迫的缺氧状态,**错误**的护理措施是 (　　)
   A. 嘱孕产妇取左侧卧位 B. 给予碱性药纠正酸中毒
   C. 给予孕产妇氧气吸入 D. 严密监测胎心音变化
   E. 继续静脉滴注缩宫素(催产素)

3. 下述哪项**不是**急性胎儿窘迫临床表现 (　　)
   A. 胎心144次/分 B. 胎心100次/分
   C. 胎动频繁 D. 胎动减弱
   E. 胎心低弱而不规律

4. 导致胎儿窘迫的常见原因是 ( )
   A. 脐带受压　　B. 胎盘早期剥离　　C. 孕妇休克　　D. 宫缩过强
   E. 胎盘功能不全
5. 胎儿缺氧的早期表现为(急性胎儿窘迫初期,最初表现为胎动频繁,继而转弱及次数减少,进而消失。) ( )
   A. 胎动减弱　　B. 胎动加速　　C. 胎动加强　　D. 胎动频繁
   E. 胎动消失
6. 胎儿宫内窘迫的主要征象是 ( )
   A. 胎心率变化　　B. 羊水变化　　C. 胎动变化　　D. 胎儿酸中毒
   E. 测定24小时尿
7. 初产妇,住院待产期间突发胎儿宫内窘迫,拟紧急行剖宫产术。护士为其行术前准备正确的是 ( )
   A. 情况紧急不必备皮　　　　　　　　B. 能排尿者不必插尿管
   C. 常规注射镇静药　　　　　　　　　D. 常规复查胎心音
   E. 温肥皂水灌肠
8. 初产妇,33岁,孕37周$^{+2}$,因胎儿生长受限入院,胎心率160次/分,B超示胎盘功能减退。护士根据该产妇的情况而采取的护理措施**不包括** ( )
   A. 做好抢救新生儿窒息的准备　　　　B. 取左侧卧位
   C. 定时做阴道检查　　　　　　　　　D. 严密监测胎心变化
   E. 协助做好分娩准备
9. 某孕妇,妊娠合并心脏病,孕35周出现胎儿窘迫入院。经治疗1周后出院回家,护士应教会其自我监测胎儿宫内安危的方法是 ( )
   A. 胎动计数　　B. B超检查　　C. 咨询医生　　D. 让家属听胎心
   E. 分析胎儿电子监护仪的图形
10. 患者,孕38^{+5}周,临产,骨盆外测量22—26—19—9 cm,决定先试产,试产3小时后,产妇阴道流出浅绿色浑浊样羊水,提示(髂棘间径23~26 cm;髂峰间径25~28 cm;骶耻外径18~20 cm,间接反映骨盆入口前后径长度;坐骨结节间径8.5~9.5 cm) ( )
    A. 宫内感染　　B. 胎儿窘迫　　C. 胎儿死亡　　D. 胎盘早剥
    E. 先兆子宫破裂
11. 有关急性胎儿窘迫的描述,下述哪项是正确的是 ( )
    A. 羊水清亮　　B. 胎心<30次/分　　C. 羊水污染　　D. 多发生于妊娠末期
    E. 胎心>155次/分
12. 患者,孕36周,1周前因前置胎盘阴道少量流血入院。今胎心监护提示胎儿窘迫。分析胎儿窘迫的原因是 ( )
    A. 脐带缠绕　　B. 胎盘病变　　C. 母儿血型不合　　D. 缩宫素使用不当
    E. 母体血液含氧量不足
13. 26岁,孕34周,因子痫前期轻度伴慢性胎儿窘迫入院。产妇此时首先需要得到护士帮助护理的问题可能是 ( )
    A. 睡眠形态紊乱,与不熟悉病房环境有关　　B. 自理能力缺陷,与要求左侧卧位有关
    C. 焦虑,与担心胎儿的安危有关　　　　　　D. 营养失调:低于机体需要量,与孕妇食欲差有关
    E. 有感染的危险,与可能发生胎膜早破有关
14. 孕妇,26岁。孕39周,上午家务劳动时突感胎动频繁,至傍晚胎动渐减弱、消失,急诊入院,听胎心音90次/分,下列护理措施不妥的是 ( )
    A. 左侧卧位,间断吸氧　　　　　　　B. 协助做好手术产的准备
    C. 行胎心监护　　　　　　　　　　　D. 做好新生儿的抢救和复苏准备
    E. 嘱孕妇增加营养和休息即可,继续观察病情
15. 胎儿宫内窘迫的基本病理生理变化是 ( )
    A. 羊水污染　　B. 缺血、缺氧　　C. 循环障碍　　D. 代谢性酸中毒
    E. 呼吸障碍
16. 胎儿窘迫的主要表现**不包括** ( )
    A. 代谢性碱中毒　　B. 胎动异常　　C. 胎心音改变　　D. 羊水减少
    E. 羊水污染
17. 关于慢性胎儿窘迫的描述,下述哪项是正确的 ( )
    A. 多发生于第一产程　　B. 多发生于妊娠早期
    C. 多发生于妊娠中期　　D. 多发生于第二产程
    E. 多发生于妊娠末期
18. 孕妇,孕33周,自诉胎动过频急诊入院,向护士询问其正常胎动每12小时应为 ( )

A. 10～30次　　　B. 5～15次　　　C. 15～20次　　　D. 3～5次
E. 30次以上

19. 某孕妇某天自测胎动数为9次/12小时,排出药物影响之后,应考虑　　　　　　　　　　　　　（　　）
    A. 胎儿贫血　　B. 母儿血型不合　　C. 胎儿发育不良　　D. 胎儿有先天性心脏病
    E. 胎儿窘迫

20. Ⅱ度羊水胎粪污染的颜色为　　　　　　　　　　　　　　　　　　　　　　　　　　　　　　　（　　）
    A. 浅绿色　　　B. 深绿色　　　C. 黄绿色　　　D. 棕黄色
    E. 淡黄色

21. 慢性胎儿窘迫时,孕妇应取　　　　　　　　　　　　　　　　　　　　　　　　　　　　　　　（　　）
    A. 平卧位　　　B. 左侧卧位　　　C. 右侧卧位　　　D. 头高脚低位
    E. 去枕平卧位

22. 下列关于急性胎儿窘迫的护理措施,**错误**的是　　　　　　　　　　　　　　　　　　　　　（　　）
    A. 产妇取平卧位　　　　　　　　　　B. 间断吸氧
    C. 严密监测胎心变化　　　　　　　　D. 尽快终止妊娠
    E. 做好新生儿抢救和复苏的准备

23. 胎儿宫内窘迫的病因**不包括**　　　　　　　　　　　　　　　　　　　　　　　　　　　　　（　　）
    A. 产程延长　　　　　　　　　　　　B. 孕妇患有妊娠期高血压疾病
    C. 脐带打结　　　　　　　　　　　　D. 胎儿畸形
    E. 第二产程产钳助娩

24. 阴道检查后听诊胎心164次/分,应立即　　　　　　　　　　　　　　　　　　　　　　　　　（　　）
    A. 剖宫产术前准备　　　　　　　　　B. 吸氧
    C. 准备钳产手术　　　　　　　　　　D. 滴注缩宫素加强宫缩
    E. 输液补充营养、体力

25. 孕妇,28岁,妊娠30周。为了胎儿的健康安全,产前检查时护士教会孕妇做胎动计数,并嘱咐12小时胎动计数少于多少次时应及时就诊　　　　　　　　　　　　　　　　　　　　　　　　　　　　　　　　　　　　　（　　）
    A. 10次　　　B. 20次　　　C. 30次　　　D. 40次
    E. 50次

26. 26岁孕妇,妊娠足月,入院待产。夜间呼唤护士,自述感觉胎动过频。此时最不恰当的处理是　　（　　）
    A. 左侧卧位　　B. 通知值班医生　　C. 立即听胎心音　　D. 吸氧
    E. 立即做剖宫产准备

27. 急性胎儿窘迫最早出现的症状是　　　　　　　　　　　　　　　　　　　　　　　　　　　　（　　）
    A. 胎动减少　　B. 胎动消失　　C. 胎心率加快　　D. 胎儿生长受限
    E. 胎盘功能减退

第十五节　胎膜早破病人的护理

胎膜早破是指在**临产前胎膜自然破裂**,是常见的分娩期并发症。胎膜早破可导致早产、脐带脱垂、胎儿宫内窘迫、新生儿感染,还可加速分娩,使孕妇宫内感染率和产褥感染率增加。正常情况下,**胎膜多在宫口近开全时破裂**。

一、病因
①生殖道病原微生物上行性感染。②羊膜腔内压力增高:常见于双胎、羊水过多及妊娠晚期性交。③胎膜受力不均。④宫颈内口松弛。⑤营养素缺乏:缺乏维生素C、锌、铜,可使胎膜张力下降而破裂。

二、临床表现
阴道流液是胎膜早破的主要症状。孕妇突感有**较多液体自阴道流出**,可混有胎脂及胎粪等,继而少量间断性排出。当咳嗽、打喷嚏、负重等腹压增加时,羊水流出增多。肛诊将胎儿先露部上推,见阴道流液量增多。

三、辅助检查
1. 测阴道液的pH　正常阴道液呈酸性,pH为4.5～5.5;羊水的pH为7.0～7.5。用石蕊试纸测试,阴道液pH≥7.0时提示胎膜早破。
2. 阴道液涂片检查　阴道液干燥片检查,可见羊齿植物状结晶,或涂片染色后可见胎儿表皮细胞、毳毛。
3. 羊膜检查　可以直视胎儿先露部,看不到前羊水囊。

四、治疗要点
孕妇住院待产,卧床休息,抬高臀部,严密监测胎心。
1. 期待疗法　适用于妊娠28～35周不伴感染且破膜者,应严密观察,限制活动,**预防性使用抗生素和子宫收缩抑制药**,促进胎儿发育成熟。

第十一章 妊娠、分娩和产褥期疾病病人的护理

2. 终止妊娠 妊娠35周后,若无头盆不称、胎位异常、脐带脱垂及感染征象等,可等待自然分娩。观察12~18小时,如仍未临产应给予引产。有剖宫产指征者,可行剖宫产术。

五、护理问题

①有感染的危险:与破膜时间过长、阴道检查过多有关。②有胎儿受伤的危险:与脐带脱垂和早产儿肺部不成熟有关。③恐惧与焦虑:与担忧胎儿生命安全有关。④潜在并发症:胎儿窘迫、早产。

六、护理措施

1. 住院待产期间,严密注意胎心音及胎动变化。胎先露部未衔接者绝对卧床休息,取左侧卧位抬高臀部或头低臀高位,以防脐带脱垂造成胎儿缺氧或宫内窘迫。避免不必要的肛检和阴道检查。

小结提示:胎膜早破者,产妇应取左侧卧位,臀部抬高或头低足高位。

2. 破膜后立即听胎心音;观察流出的羊水量、色、气味;特别注意有无脐带脱垂和胎儿窘迫;记录破膜时间。
3. 保持外阴清洁,勤换消毒会阴垫,每日擦洗会阴部2次;妊娠35周前给予地塞米松促进胎肺成熟。
4. 胎膜破裂12小时以上者给抗生素预防感染。
5. 若有脐带先露或脐带脱垂应在数分钟内结束分娩;孕期达35周以上有临产先兆者,可令其自然分娩;若孕龄<37周,已临产,或孕龄达37周,在破膜12~18小时后尚未临产者,尽快结束分娩。

七、健康教育

指导孕妇重视妊娠期卫生保健,积极预防和治疗下生殖道感染;妊娠最后3个月禁止性生活;避免负重及腹部受撞击;宫颈内口松弛者,应卧床休息,并嘱于妊娠14~16周行宫颈环扎术。

单元测试题

1. 胎膜早破病人的护理措施,错误的是 ( )
   A. 立即听胎心音,并记录破膜时间 B. 注意羊水的性状和颜色
   C. 卧床休息,抬高臀部 D. 若头先露不需观察脐带脱垂情况
   E. 破膜超过12小时尚未临产,遵医嘱给予抗生素

2. 胎膜早破病人的护理不正确的是 ( )
   A. 观察体温和羊水情况 B. 监测宫缩、胎心
   C. 用抗生素预防感染 D. 卧床休息,取左侧卧位,臀部垫高
   E. 勤做肛查,了解宫口开大情况

3. 某孕妇,妊娠32周,因胎膜早破入院,她咨询护士胎膜早破最严重并发症是 ( )
   A. 羊水过少 B. 早产 C. 母亲宫腔感染 D. 胎儿窘迫
   E. 脐带脱垂

4. 孕妇,32岁,孕36周,2小时前自觉阴道有液体流出,无腹痛,入院后诊断为胎膜早破。护士查体发现脐带脱垂。此时应立即采取的措施是 ( )
   A. 数分钟内结束分娩 B. 等待自然分娩 C. 保持外阴清洁 D. 使用抗生素
   E. 定时听胎心

5. 孕妇,25岁,孕37周,晨起发现阴道流液,入院后诊断为胎膜早破。护士应指导孕妇的体位是 ( )
   A. 仰卧位 B. 右侧卧位 C. 头高足低位 D. 左侧卧位,抬高臀部
   E. 半坐卧位

(6~7题共用题干)
女性,27岁。第1胎,孕34周。突然无宫缩而阴道大量流水,诊断为胎膜早破。

6. 阴道流出液体的pH值呈(如测得的阴道液pH值≥7.0,可判定胎膜已破) ( )
   A. 酸性 B. 弱酸性 C. 中性 D. 弱碱性
   E. 碱性

7. 对此孕妇采用期待疗法,为促进胎儿肺成熟,应用药物是 ( )
   A. 雌激素 B. 孕激素 C. 雄激素 D. 盐皮质激素
   E. 糖皮质激素

8. 33岁,初孕妇,宫内怀孕38^{+4}周,凌晨6:00下床时自觉阴道流出大量稀水样液体,于当日上午10:00入院,正确的护理措施是 ( )
   A. 以轮椅送入病房 B. 病人可自由活动
   C. 患者可沐浴 D. 患者取头高脚低位,以平车送往病房
   E. 患者取头低脚高位,以平车送往病房

9. 胎膜早破病人,为预防感染而使用抗生素的时间,是指胎膜早破超过 ( )
   A. 6小时 B. 8小时 C. 10小时 D. 15小时
   E. 12小时

10. 某初孕妇,29岁,孕36周,因胎膜早破而入院。检查:头先露,未入盆,其余正常。下述护理措施中**错误**的是 （　）
    A. 绝对卧床休息,禁灌肠　　　　　　　　　B. 嘱孕妇取半卧位
    C. 严密监测胎心音　　　　　　　　　　　　D. 严密观察流出羊水的量、色、气味
    E. 指导孕妇自测胎动

11. 28岁,初孕妇,孕37^{+3}周,规律宫缩4小时、阴道流水1小时入院。查宫口开大6cm,试纸由红色变为蓝色,胎头尚未入盆。正确的护理措施是 （　）
    A. 温肥皂水灌肠　　　　　　　　　　　　　B. 每3小时观察1次宫缩
    C. 让产妇沐浴　　　　　　　　　　　　　　D. 注意观察羊水的性状
    E. 每2小时听1次胎心

12. 初产妇,孕35周,有液体从阴道流出来院,无腹痛。行肛查,触不到羊膜囊,上推胎儿先露部可见到流液量增多。胎心率正常。最可能的诊断为 （　）
    A. 先兆流产　　　　B. 先兆早产　　　　C. 临产　　　　D. 胎膜早破
    E. 胎盘早剥

13. 某孕妇,34岁,孕36周,臀位,不规则下腹痛伴少量阴道流血1小时入院待产,胎心音140次/分,血压120/128 mmHg,先露高浮,无阴道流液。入院5小时后胎膜破裂,护士应立即 （　）
    A. 开放静脉通路输液　　　　　　　　　　　B. 听胎心音
    C. 测生命体征　　　　　　　　　　　　　　D. 给予氧气吸入
    E. 呼叫其他人员抢救

14. 患者,孕35周,臀位,询问如何预防胎膜早破。下述哪项解释是**错误**的 （　）
    A. 注意外阴清洁,预防感染　　　　　　　　B. 及时纠正异常胎位
    C. 加强产前检查　　　　　　　　　　　　　D. 妊娠后期禁止性生活
    E. 胎位异常应多运动,促进胎位变为正常

15. 胎膜早破是指 （　）
    A. 胎膜在第二产程末破裂　　　　　　　　　B. 胎膜在第一产程末破裂
    C. 胎膜在临产前破裂　　　　　　　　　　　D. 胎膜在宫缩开始破裂
    E. 胎膜在妊娠37周前破裂

(16～17题共用题干)
患者,29岁,孕1产0。现停经38周,阴道不自主流液5小时,疑为胎膜早破。

16. 护士立刻给予抬高臀部是 （　）
    A. 为了保胎　　　B. 阻止羊水流出　　　C. 减少体力消耗　　　D. 防止脐带脱垂
    E. 便于观察产程进展

17. 产妇得知胎膜早破后情绪低落,此时护士应采取的护理措施为 （　）
    A. 立即向值班医生汇报　　　　　　　　　　B. 引导产妇说出心理感受
    C. 鼓励产妇卧床休息　　　　　　　　　　　D. 让产妇看电视、听音乐
    E. 解释胎膜早破的危害性

18. 宫颈内口松弛的孕妇行宫颈环扎术的时间是 （　）
    A. 妊娠10～12周　　B. 妊娠12～14周　　C. 妊娠14～16周　　D. 妊娠16～18周
    E. 妊娠18～20周

19. 某孕妇,临床诊断为胎膜早破。此孕妇最不可能出现的并发症是 （　）
    A. 宫内感染　　　　B. 流产　　　　C. 早产　　　　D. 脐带脱垂
    E. 胎儿窘迫

20. 胎膜早破孕妇最重要的辅助检查方法是 （　）
    A. 听胎心音　　　　B. B超　　　　C. 阴道液涂片检查　　　　D. 查胎方位
    E. 测阴道液酸碱度

21. 孕妇,32岁,孕36周,2小时前自觉阴道有液体流出,无腹痛,入院后诊断为胎膜早破。护士应协助患者取 （　）
    A. 平卧位　　　　B. 右侧卧位　　　　C. 半坐卧位　　　　D. 头高脚低位
    E. 头低足高位

22. **36岁孕妇**,产前检查漏斗骨盆。现足月妊娠,胎膜早破来诊。查体:胎头未入盆。医嘱:入院行各项检查,拟次日行剖宫产术。护士对其进行健康教育,**不正确**的内容是 （　）
    A. 讲明产道异常对母儿的影响　　　　　　　B. 说明剖宫产的必要性
    C. 嘱其保持会阴清洁　　　　　　　　　　　D. 解释剖宫产术前、术后注意事项
    E. 鼓励术前适当下床活动

第十六节　妊娠期并发症病人的护理

一、妊娠合并心脏病病人的护理

妊娠合并心脏病是围生期严重的妊娠并发症,是孕产妇死亡的重要原因之一。最常见的是妊娠合并先天性心脏病。

(一)心脏病与妊娠的相互影响

1. 妊娠、分娩及产褥期对心脏病的影响

(1)妊娠:孕妇总循环血量于妊娠第 6 周开始**逐渐增加**,**32～34 周达高峰**,增加 30%～45%。妊娠期子宫增大,体重增加,导致水钠潴留,易使患心脏病孕妇发生心力衰竭而危及生命。

(2)**分娩期:是心脏负担最重的时期**。①第一产程,每次宫缩时约有 500 ml 的血液被挤入体循环。②第二产程,除宫缩外,腹肌及骨骼肌参与运动和产妇屏气用力,肺循环压力腹压升高,能使内脏血液涌入心脏,**此期心脏负担加重,易发生心力衰竭**。③第三产程,胎儿娩出后,子宫迅速缩小,腹腔内压力骤减,大量血液流向内脏,回心血量减少;胎盘娩出后,胎盘循环停止,回心血量增加,**极易诱发心力衰竭**。

(3)产褥期:**产后 3 天内**,尤其是 24 小时内,子宫收缩和缩复使大量血液进入体循环,孕期组织间隙内潴留的液体也回流至体循环,心脏负担加重,仍应警惕**心力衰竭**的发生。

重点提示:妊娠32～34周、分娩期(尤其是第二产程)及产后最初3天,心脏负荷最重,是心脏病孕产妇极易发生心力衰竭的3个危险期。而**心力衰竭和重症感染**是心脏病孕产妇死亡的主要原因。

2. 心脏病对妊娠、分娩的影响　由于心脏病孕妇长期缺氧,活动受限,发生早产、宫内发育迟缓、胎儿宫内窘迫、死胎等。

(二)临床表现

1. 症状　临床主要症状包括**劳累后心悸**(左心衰竭最早出现的症状)、呼吸困难(急性肺水肿是左心衰竭呼吸困难最严重的表现)、易乏力、头晕、眼花。根据病人所能耐受的日常体力活动将心功能分为四级。Ⅰ级:一般体力活动**不受限制,无症状**;Ⅱ级:**一般体力活动稍受限制**,活动后有心悸、轻度气短,休息后症状好转;Ⅲ级:一般体力活动**显著受限制**,休息时无不适或有轻度心力衰竭,轻微日常活动即感不适、心悸、呼吸困难;Ⅳ级:不能从事任何轻微活动,**休息时仍有心悸、呼吸困难等心力衰竭的表现**。

2. 体征　心功能不全的体征。

(三)辅助检查　①心电图检查:提示各种严重的心律失常等。②X 线检查:显示心脏扩大,尤其个别心腔的扩大。③超声心动图:反映各心腔大小的变化,心脏瓣膜结构及功能情况。④胎儿电子监护仪:预测胎儿储备能力,评估胎儿健康。

(四)治疗要点

1. 非妊娠期　确定病人能否妊娠。不宜妊娠者应采取正确的避孕措施。

2. 妊娠期　对**不宜妊娠者,应于妊娠 12 周前行人工流产术**;妊娠超过 12 周者应密切监护。对于顽固性心力衰竭孕妇在严密监护下行剖宫产术终止妊娠。对继续妊娠者,加强孕期保健,预防心力衰竭发生。

3. 分娩期　**心功能Ⅰ～Ⅱ级**,胎儿不大,胎位正常,宫颈条件良好者,**在严密监护下可经阴道分娩**,避免心力衰竭和产后出血发生。心功能Ⅲ～Ⅳ级,胎儿偏大,宫颈条件不佳,合并其他并发症者,可选择剖宫产术终止妊娠。

4. 产褥期　产后 3 天,尤其 24 小时内,产妇应充分休息且需严密监护。按医嘱应用广谱抗生素,**产后 1 周无感染征象时停药**(以预防亚急性细菌性心内膜炎)。**心功能Ⅲ级或以上者不宜哺乳**。**不宜再妊娠者**,建议 1 周后行绝育术。

(五)护理问题　①活动无耐力:与心排出量下降有关。②自理能力缺陷:与心功能不全绝对卧床休息有关。③潜在并发症:心力衰竭、胎儿窘迫、感染。④焦虑:与害怕不确定的妊娠结果有关。

(六)护理措施

1. 妊娠期　①加强孕期保健,定期进行产前检查或家庭访视。**心功能Ⅰ～Ⅱ级者,应在妊娠 36～38 周入院待产**。②预防心力衰竭,保证孕妇每天至少 10 小时的睡眠且中午宜休息 2 小时,休息时采取左侧卧位或半卧位。避免劳累及情绪激动。注意营养的摄取,指导孕妇应摄入高蛋白、高维生素、**低盐**(每天<4～5 g)低脂饮食且富含多种微量元素如铁、锌、钙等,吃水果、蔬菜,防止便秘。③预防诱发心力衰竭的各种因素,尤其是**上呼吸道感染**等。④发生急性心力衰竭时,病人应取坐位,双腿下垂;立即高流量加压吸氧,可用 50%乙醇湿化;按医嘱用药,如利尿剂、血管扩张剂、强心剂等。

2. 分娩期　①经阴道分娩者,严密观察产程进展,防止心力衰竭的发生。上半身抬高。观察子宫收缩、胎头下降及胎儿宫内情况,第一产程,每 15 分钟测血压、脉搏、呼吸、心率各 1 次,每 30 分钟测胎心率 1 次或用胎儿电子监护仪监测胎儿及宫缩情况。产程开始应遵医嘱给予抗生素预防感染,用至产后 1 周,以预防亚急性心内膜炎;第二产程,专人陪护,吸氧,每 10 分钟测量 1 次上述指标或持续监护,宫缩时指导产妇张口呼吸,**避免屏气用力**,以免增加心脏负荷。②可行会阴切开、胎头吸引或产钳助产,缩短第二产程。③预防产后出血:胎儿娩出后立即在腹部放置沙袋,持续 24 小时,以防止腹压骤减而发生心力衰竭。静脉或肌内注射**缩宫素**(禁用麦角新碱),以免静脉压升高,诱发心力衰竭)。

3. 产褥期　①产后 72 小时内严密监测生命体征,产后 24 小时绝对卧床休息,避免劳累。在心功能允许时,鼓励早期下床适度活动。②**心功能Ⅰ～Ⅱ级的产妇可以母乳喂养;Ⅲ级或以上者**,应及时回乳。

(七) 健康教育

1. 加强营养及纠正贫血 少摄糖类食品。食用铁剂或含铁丰富的食品,如猪血、瘦肉及豆制品。妊娠后期可口服硫酸亚铁,以维持血红蛋白正常水平。

2. 指导计划生育,对不宜再妊娠者需于产后1周做绝育手术。

3. 让孕妇及家属了解妊娠合并心脏病的相关知识,不宜妊娠者严格避孕;可以妊娠者孕后应加强产前检查,注意营养与休息,避免劳累及上呼吸道感染。

二、妊娠合并糖尿病病人的护理

(一) 糖尿病与妊娠的相互影响

1. 妊娠对糖尿病的影响 妊娠可使糖尿病病人的病情加重,孕妇发生糖尿病。分娩过程中,产妇低血糖的发生率增高,易发生酮症酸中毒。

2. 糖尿病对妊娠的影响 糖尿病妇女内分泌功能紊乱,受孕率降低;流产、早产率升高。妊娠后易产生羊水过多、巨大儿、妊娠期高血压疾病、白细胞功能异常等。巨大儿、胎儿生长受限及畸形儿发生率增加。高胰岛素血症使胎儿成熟延迟,易引起新生儿呼吸窘迫综合征;出生后失去母体提供的糖分,易发生新生儿低血糖,尤其在出生后2~4小时最明显。

(二) 辅助检查

1. 血糖测定 2次或2次以上空腹血糖≥5.8 mmol/L者。

2. 糖筛查试验 孕妇于妊娠24~28周进行。对糖尿病筛查异常的孕妇需进一步查空腹血糖,如异常可确诊;如正常需进行葡萄糖耐量试验。

3. 葡萄糖耐量试验 用于诊断妊娠期糖尿病。

4. 肝、肾功能 检查24小时尿蛋白定量、尿酮体及眼底等相关检查。

(三) 治疗要点 饮食控制是糖尿病治疗的基础,提倡少量多餐;适当运动,如散步;对通过饮食控制和运动不能有效控制血糖者,胰岛素是其主要的治疗药物(禁用口服降糖药)。指导孕妇接受并正确使用胰岛素治疗,一般妊娠20周时需及时增加胰岛素的用量。从小剂量开始,根据病情、妊娠及血糖情况进行调整;加强胎儿监护;必要时适时终止妊娠。

小结提示:磺脲类及双胍类降糖药可影响胎儿发育,甚至导致胎儿死亡,故糖尿病孕妇不宜口服降糖药物治疗。

(四) 护理问题 ①营养失调:低于或高于机体需要量与血糖代谢异常有关。②知识缺乏:缺乏饮食控制的相关知识。③有胎儿受伤的危险:与血糖控制不良致胎盘功能低下、巨大儿、畸形儿有关。④有感染的危险:与糖尿病对感染的抵抗力下降有关。

(五) 护理措施

1. 妊娠期 ①入高危门诊。②控制饮食。③适量运动。④正确使用胰岛素,防止低血糖反应。⑤胎儿监护。⑥预防感染。

2. 分娩期 在确保母儿安全的情况下,血糖控制好,尽量推迟终止妊娠的时间(孕38~39周)。若血糖控制不好,伴有血管病变或合并子痫前期、子痫,应促进胎儿肺成熟后立即终止妊娠。若胎儿发育正常,宫颈条件好,骨盆正常,可考虑经阴道分娩,产程时间不超过12小时,若产程大于16小时易发生酮症酸中毒。胎位异常、巨大儿、病情严重需终止妊娠时,应行剖宫产。

糖尿病产妇娩出的新生儿,无论体重大小均按早产儿提供护理。为防新生儿低血糖的发生,在新生儿娩出30分钟后滴服25%葡萄糖液防止低血糖;糖尿病产妇,即使接受胰岛素治疗,哺乳也不会对新生儿产生不良影响。

3. 产褥期 ①产后由于胎盘的娩出,抗胰岛素激素水平迅速下降,分娩后24小时内胰岛素减至原用量的1/2,48小时减少到原用量的1/3,应及时根据血糖调整胰岛素的剂量,防止低血糖发生。②预防产后出血和感染:注意观察子宫收缩的情况,以防产后出血;保持会阴清洁。

(六) 健康教育 ①做好计划生育指导:糖尿病妇女,产后应长期避孕,不宜使用避孕药及宫内节育器,建议使用避孕套或绝育手术。②指导母乳喂养:使用胰岛素治疗的产妇可以哺乳,不会对新生儿产生不利影响;同时母乳喂养会使血糖降低。③注意卫生,预防感染。

三、妊娠合并贫血病人的护理

(一) 贫血与妊娠的相互影响 缺铁性贫血最为常见。

1. 对母体的影响 妊娠可使原有贫血病情加重,而贫血则使孕妇妊娠风险增加。孕妇易产生疲倦感,重度贫血可导致贫血性心脏病、妊娠期高血压疾病性心脏病、产后大出血、失血性休克、产褥感染等并发症的发生,危急产妇生命。

2. 对胎儿的影响 因孕妇骨髓和胎儿在竞争摄取母体血清铁的过程中,一般胎儿组织占优势,故一般情况下胎儿缺铁程度不会太严重。若母体缺铁严重时,易造成胎儿生长受限、胎儿宫内窘迫、早产、死胎或死产等不良后果。

(二) 辅助检查

1. 血象 呈小细胞低色素性贫血。血红蛋白<100 g/L(正常110~150 g/L),血细胞比容<0.30或红细胞计数<$3.5×10^{12}$/L,则可诊断为妊娠期贫血。

2. 血清铁测定 孕妇血清铁≤6.5 μmol/L为缺铁性贫血。

(三) 治疗要点 解除病因,治疗并发症,补充铁剂与蛋白质。如血红蛋白<60 g/L,近预产期或短期内行剖宫产术者,可少量多次输血,以浓缩红细胞为宜。同时积极预防产后出血和产褥感染。

第十一章 妊娠、分娩和产褥期疾病病人的护理

(四)护理问题

①活动无耐力:与贫血引起的疲倦有关。②有受伤的危险:与贫血引起的头晕、眼花等症状有关。③有感染的危险:与贫血导致机体抵抗力下降有关。

(五)护理措施

1. 妊娠前 积极防治贫血,必要时遵医嘱补充铁剂。

2. 妊娠期

(1)饮食护理:指导孕妇摄取富含高铁、高蛋白质及高维生素C食物,如瘦肉、动物肝、蛋类及绿叶蔬菜等。

(2)正确服用铁剂:铁剂的补充应**首选口服制剂**,补充铁剂的同时服用维生素C或稀盐酸,或酸性果汁,可促进铁的吸收。指导**餐后或餐中服用铁剂**。由于铁与肠内硫化氢作用而形成黑色便,应向患者解释。深部肌内注射铁剂,应注意观察不良反应。服药同时禁饮**浓茶、咖啡、牛奶**。血红蛋白<70 g/L,应卧床休息,血红蛋白>80 g/L,可在户外活动。

(3)加强产前检查和母儿监护措施,并积极预防感染。

小结提示:小儿、成人缺铁性贫血,孕妇合并缺铁性贫血治疗均首选口服硫酸亚铁,饭后服。

3. 分娩 临产前给止血药维生素K等并备新鲜血。严密观察产程,第二产程酌情给予阴道助产。预防产后出血。**胎儿前肩娩出时,给予宫缩剂预防产后出血的发生**。

4. 产褥期 密切观察子宫收缩及阴道流血情况,继续应用抗生素预防和控制感染,补充铁剂,纠正贫血。回乳时注意避免使用对肝有损害的雌激素。

(六)健康教育 ①指导母乳喂养,对于因重度贫血不宜哺乳者,指导人工喂养的方法。采取正确的回奶方法:如口服生麦芽冲剂或芒硝外敷乳房。②告诉孕妇服用铁剂后出现黑色便的道理。③注意休息,避免劳累。

单元测试题

1. 妊娠合并心脏病孕妇最易发生心衰的时间是(**妊娠32～34周,分娩期及产后3天**) ( )
   A. 28～30周　　　　　　B. 30～32周　　　　　　C. 32～34周　　　　　　D. 34～36周
   E. 36～38周

2. 关于妊娠合并心脏病下述**错误**的是 ( )
   A. 分娩期第三产程心脏负担仍很重　　　　　　B. 妊娠32～34周血容量增加达高峰
   C. 分娩期第二产程心脏负担最重　　　　　　　D. 妊娠合并心脏病是孕产妇死亡的主要原因之一
   E. 产后2～3天心脏负担减轻

3. 孕妇,33岁,妊娠2个月,家务劳动后感心悸、气短和胸闷。查体:心率每分钟118次,呼吸每分钟22次,心尖区有Ⅲ级收缩期杂音,肺底部有湿啰音,下肢水肿Ⅰ度。正确的处理应是 ( )
   A. 饮食中限制食盐的摄入　　　　　　　　　　B. 加强整个孕期的监护
   C. 心衰控制后人工流产　　　　　　　　　　　D. 立即入院终止妊娠
   E. 心衰控制后,继续妊娠

4. 患者,女,心功能Ⅲ级,既往有心力衰竭的病史,现妊娠已超过12周,应采取的治疗原则是 ( )
   A. 足月后生产　　　　　　　　　　　　　　　B. 剖宫产术
   C. 严密的监护下行剖宫产术　　　　　　　　　D. 随时观察,严密监护
   E. 随时观察继续妊娠

5. 患者,女,28岁,风湿性心脏病、二尖瓣狭窄病史3年,平时不用药,登三楼无明显不适。孕5月起活动时常有轻度心慌、气促。现孕38周,因心悸、咳嗽、夜间不能平卧、心功能Ⅲ级而急诊入院。在制定治疗计划时,最佳的方案是 ( )
   A. 积极控制心衰后终止妊娠　　　　　　　　　B. 积极控制心衰,同时行剖宫产术
   C. 积极控制心衰,同时行引产术　　　　　　　D. 适量应用抗生素后继续妊娠
   E. 纠正心功能,等待自然临产

6. 初产妇,妊娠38周,合并心脏病已临产。心率100次/分,心功能Ⅲ级,骨盆测量正常。宫口开大5 cm,正枕前位,先露S^{+1}(先露在坐骨棘水平下1 cm)。下列分娩方式哪项最适宜 ( )
   A. 严密观察产程,等待自然分娩　　　　　　　B. 待宫口开全后行阴道助产
   C. 适当加腹压缩短第二产程　　　　　　　　　D. 应行剖宫产结束分娩
   E. 静脉滴注缩宫素加速产程

7. 患者,34岁,宫内妊娠38周,妊娠后合并糖尿病,自然临产分娩一女婴,产后护士应对其进行健康教育,下述哪项是正确的 ( )
   A. 产妇无需制订长期避孕措施　　　　　　　　B. 建议产妇采用宫内节育器避孕
   C. 产后胰岛素的需要量无需重新评估　　　　　D. 指导产妇定期接受产科和内科复查
   E. 如采用胰岛素治疗,哺乳会对新生儿产生不良影响

8. 患者,女,32岁,初次怀孕,孕15周出现心慌、气短,经检查发现心功能Ⅱ级。经过增加产前检查次数、严密监测孕期

经过等,目前孕 38 周,自然临产。该产妇的产褥期护理正确的是 （ ）
   A. 产后前 3 天,最容易发生心衰
   B. 为了早期母子感情的建立,不要让别人帮忙
   C. 为避免菌群失调,不能使用抗生素治疗
   D. 积极下床活动,防止便秘
   E. 住院观察 2 周

9. 初产妇,妊娠合并心脏病,分娩时出现"胎儿窘迫",其原因为 （ ）
   A. 羊水混浊
   B. 胎儿先天性心脏病
   C. 母体血氧含量不足
   D. 胎盘功能减退
   E. 脐带血运受阻

10. 患者,女,为育龄妇女,心功能Ⅰ～Ⅱ级,无心力衰竭且无其他并发症。对她的妊娠建议是 （ ）
    A. 可以　　　B. 不可以　　　C. 密切监护下可以　　　D. 绝对不可以
    E. 终生不孕

11. 某孕妇,34 岁,初次怀孕,孕 16 周出现心慌、气短,检查发现心功能属于Ⅱ级。经过增加产前检查次数,严密监测孕期经过等,目前孕 37 周,自然临产。该产妇的体位最好是 （ ）
    A. 平卧位　　　B. 右侧卧位　　　C. 左侧卧位　　　D. 半卧位
    E. 头低脚高位

12. 患心脏病的初产妇,妊娠足月自然临产,心功能Ⅱ级,经产钳助产分娩。为预防心衰,应采取的最佳措施是 （ ）
    A. 肌内注射麦角新碱促进子宫收缩
    B. 肌内注射缩宫素促进子宫收缩
    C. 排空膀胱以免妨碍子宫收缩
    D. 产后立即腹部放置沙袋
    E. 静脉滴注毛花苷 C

13. 患者,27 岁,孕 38 周,妊娠合并先天性心脏病,已分娩,为预防产后出血,**禁用**的药物是 （ ）
    A. 维生素 K　　　B. 缩宫素　　　C. 麦角新碱　　　D. 酚磺乙胺
    E. 氨甲苯酸

14. 患者,28 岁,孕 34 周,妊娠合并贫血性心脏病,对其进行孕期护理,下述哪项是**错误**的 （ ）
    A. 加强产前检查
    B. 给予低盐易消化无刺激食物
    C. 防止受凉
    D. 每日至少睡眠 10 小时
    E. 便秘者给予灌肠

注:有阴道出血、胎膜早破、胎位异常、剖宫产史、胎儿窘迫、重度妊娠高血压综合征、妊娠合并心脏病、宫缩过强及有急产史者,**不宜灌肠**。

15. 某孕妇,28 岁。孕期检查中发现血糖 14 mmol/L,诊断为妊娠合并糖尿病,患者最可能存在的护理问题是 （ ）
    A. 活动无耐力　　　B. 自理能力缺陷　　　C. 营养失调　　　D. 体液过多
    E. 气体交换受损

16. 患者 27 岁,妊娠合并风湿性心脏病产后,心功能Ⅳ级,护士建议其 （ ）
    A. 哺乳期结束做绝育术
    B. 产后 24 小时做绝育术
    C. 产后 1 周做绝育术
    D. 哺乳期结束后采用避孕套避孕
    E. 产褥期采用避孕套避孕

17. 孕妇,30 岁。孕期血糖升高,孕 40 周经剖宫产下一 4 500 g 女婴,女婴先被送回病房后护士应该及时给婴儿喂 （ ）
    A. 配方奶　　　B. 生理盐水　　　C. 白水　　　D. 糖盐水
    E. 葡萄糖水

18. 某孕妇,29 岁,妊娠 30 周,测空腹血糖,2 次均＞5.8 mmol/L,诊断为妊娠期糖尿病。**不恰当**的护理措施是 （ ）
    A. 指导正确的口服降糖药方法
    B. 控制孕妇饮食
    C. 监测血糖变化
    D. 告知胰岛素治疗的注意事项
    E. 指导患者适度运动

(19～21 题共用题干)
   孕妇,32 岁,孕 1 产 0。现妊娠 33 周,近 10 天自觉头晕、乏力、心悸及食欲减退。查体:面色苍白,心率 100 次/分,胎位、胎心及骨盆测量均正常,血红蛋白 80 g/L,红细胞压积 0.25。

19. 最可能的诊断是 （ ）
    A. 妊娠生理性贫血　　　B. 再生障碍性贫血　　　C. 巨幼细胞性贫血　　　D. 缺铁性贫血
    E. 溶血性贫血

20. 首选的药物为 （ ）
    A. 口服叶酸
    B. 少量多次输血
    C. 肌内注射右旋糖酐铁
    D. 口服硫酸亚铁
    E. 肌内注射维生素 B_{12}

第十一章 妊娠、分娩和产褥期疾病病人的护理

21. 护士遵医嘱在给孕妇服铁剂的同时,要加服 ( )
    A. 维生素 C　　B. 维生素 A　　C. 维生素 B 族　　D. 维生素 D
    E. 维生素 E
22. 产妇,28 岁,病毒性肝炎,且 HbeAg 及抗 HBe 阳性,于昨日正常分娩一女婴,指导母乳喂养时应注意 ( )
    A. 可以母乳喂养　　　　　　　　　　　　B. 不可母乳喂养
    C. 婴儿接受免疫后可以母乳喂养　　　　　D. 产妇接受免疫后可以母乳喂养
    E. 婴儿和产妇同时接受免疫后可以母乳喂养
23. 患者,宫内妊娠 26 周,妊娠合并心脏病,最易患哪种心脏病 ( )
    A. 风湿性心脏病　　B. 先天性心脏病　　C. 病毒性心肌炎　　D. 冠心病
    E. 肺源性心脏病
24. 分娩期心脏负担最重的是在 ( )
    A. 第一产程　　　　　　　　　　　　　　B. 第二产程
    C. 第三产程　　　　　　　　　　　　　　D. 第一产程和第三产程
    E. 第一产程和第二产程
25. 下列哪项是妊娠合并心脏病孕妇最危险的时期 ( )
    A. 妊娠 32~34 周、分娩期及产后 3 天　　　B. 妊娠 12~14 周、分娩期及产后 7 天
    C. 妊娠 15~17 周、分娩期及产后 10 天　　D. 妊娠 20~22 周、分娩期及产后 15 天
    E. 妊娠 24~26 周、分娩期及产后 28 天
26. 某初孕妇,33 岁,孕 37 周,妊娠合并心脏病,心功能 Ⅱ 级,活动时有心悸、气短、心动过速等症状,无心力衰竭症状。现产后第 2 天,下列护理措施哪项**不正确** ( )
    A. 嘱产妇充分休息,禁止哺育婴儿　　　　B. 遵医嘱给予抗生素预防感染
    C. 出院后定期检查　　　　　　　　　　　D. 保持外阴清洁,预防便秘
    E. 密切观察心功能变化,预防心力衰竭
27. 妊娠合并心脏病孕妇心脏负担最重的时期是 ( )
    A. 妊娠 24~28 周　　B. 妊娠 32~34 周　　C. 妊娠 36~38 周　　D. 分娩期
    E. 产褥期的前 3 天
28. 妊娠合并心脏病病人分娩过程中,正确的护理措施是 ( )
    A. 第二产程一般不予手术助产　　　　　　B. 第一产程观察生命体征,每 4 小时 1 次,评估心功能状态
    C. 胎儿娩出后立即给产妇注射麦角新碱　　D. 第三产程后应在产房观察 2 小时
    E. 产后 3 天内严密监护
29. 患者,34 岁,患糖尿病,现妊娠 34 周,前来咨询其终止妊娠的最佳时间(38~39 周) ( )
    A. 35 周前　　B. 妊娠 36 周　　C. 妊娠 38 周　　D. 37 周之前
    E. 妊娠 40 周
30. 患者,28 岁,风湿性心脏病病人,前来咨询是否可以妊娠,下述哪种回答正确 ( )
    A. 心功能 Ⅲ 级　　　　　　　　　　　　B. 心功能 Ⅰ、Ⅱ 级者
    C. 风湿热活动者　　　　　　　　　　　　D. 心功能 Ⅳ 级
    E. 既往心力衰竭史
31. 初产妇,28 岁,宫内妊娠 38 周,妊娠合并重度贫血,自然临产顺利娩出一女婴,产后健康指导,**错误**的是 ( )
    A. 注意休息　　B. 预防感染　　C. 鼓励母乳喂养　　D. 补充营养
    E. 观察恶露情况

(32~33 题共用题干)

32 岁,初孕妇,孕 28 周,主诉休息时心率超过 130 次/分,呼吸 22 次/分,夜间有胸闷、憋气。护士听诊心脏有舒张期杂音,确定为早期心力衰竭。

32. 护士向患者介绍妊娠期预防心力衰竭的措施,**不包括** ( )
    A. 保证充足休息　　　　　　　　　　　　B. 限制食盐,每天<4~5 g
    C. 避免情绪激动　　　　　　　　　　　　D. 临产后入院
    E. 预防感染,避免去人多的地方
33. 分娩期间为防止心力衰竭应**避免** ( )
    A. 遵医嘱给镇静药哌替啶　　　　　　　　B. 指导产妇屏气用力,缩短产程
    C. 左侧半卧位休息　　　　　　　　　　　D. 第三产程后应在产房观察 4 小时
    E. 胎儿娩出后,腹部立即放沙袋
34. 某孕妇,宫内妊娠 38 周,妊娠合并糖尿病,下列描述正确的是 ( )
    A. 分娩过程中,产妇血糖更高　　　　　　B. 可选择口服降糖药控制血糖

C. 前置胎盘的发生率增加 D. 妊娠高血压综合征发生率低
E. 易出现新生儿低血糖

35. 孕妇,33 岁,孕 10 周,患心脏病,曾有心力衰竭史,现心功能Ⅱ级。自诉不慎避孕失败,前来咨询应何时做人工流产最合适,应告知 （　　）
   A. 妊娠 8 周前　　　　B. 妊娠 12 周前　　　　C. 妊娠 14 周前　　　　D. 妊娠 16 周前
   E. 妊娠 18 周前

36. 心功能Ⅰ～Ⅱ级的孕妇入院待产的时间是 （　　）
   A. 妊娠 24～28 周　　B. 妊娠 28～32 周　　C. 妊娠 32～36 周　　D. 妊娠 36～38 周
   E. 妊娠 38～40 周

37. 妊娠合并糖尿病孕妇产后 24 小时胰岛素用量 （　　）
   A. 减至原量的 1/2　　B. 减至原量的 2/3　　C. 维持原量　　　　　D. 增至原量的 2 倍
   E. 增至原量的 3 倍

38. 妊娠合并心脏病孕妇,心功能Ⅲ级,行剖宫产术。术后安全返回病房,子宫收缩好,血压正常,护士给予产妇的正确护理措施是 （　　）
   A. 尽早协助哺乳,促进子宫收缩　　　　　B. 产后 3 天按医嘱应用抗生素
   C. 清淡饮食,防止便秘　　　　　　　　　D. 不宜再妊娠,产后 42 天后行绝育术
   E. 产后 72 小时严密观察生命体征,每 4 小时 1 次

39. 关于贫血与妊娠的相互影响,**错误**的是 （　　）
   A. 妊娠可使母亲贫血病情加重　　　　　B. 重度贫血可导致母亲贫血性心脏病
   C. 一般情况下胎儿缺铁程度严重　　　　D. 母亲缺铁严重可致重度贫血
   E. 贫血使孕妇妊娠风险增加

（40～41 题共用题干）

孕妇,26 岁,妊娠 8 周,早孕反应严重,恶心、呕吐,皮肤粘膜苍白,无力、头痛、气短。实验室检查:血红蛋白<100 g/L,血细胞比容<0.30,血清铁 6.0 μmol/L。

40. 该患者最可能诊断的是 （　　）
   A. 特发性血小板减少性紫癜　　　　　　B. 贫血性心脏病
   C. 缺铁性贫血　　　　　　　　　　　　D. 再生障碍性贫血
   E. 巨幼红细胞性贫血

41. 针对该患者的护理措施,**错误**的是 （　　）
   A. 加强产前检查和母儿监护　　　　　　B. 指导孕妇餐前服用铁剂
   C. 补充铁剂首先口服　　　　　　　　　D. 服用铁剂时同时服维生素 C
   E. 摄取高铁、高蛋白、高维生素食物

42. 诊断妊娠合并缺铁性贫血的标准是血清铁 （　　）
   A. <5.0 μmol/L　　B. <6.0 μmol/L　　C. <6.5 μmol/L　　D. <7.0 μmol/L
   E. <8.0 μmol/L

43. 心脏病孕产妇死亡的主要原因是(心脏病孕产妇的主要死亡原因是**心力衰竭**和**感染**) （　　）
   A. 心衰与感染　　　　B. 产后哺乳　　　　C. 感染　　　　　　D. 产后出血
   E. 孕妇年龄较大

44. 妊娠合并心脏病孕妇,应特别注意的是 （　　）
   A. 分娩时可采用坐位,双下肢下垂　　　　B. 保证每日 8 小时睡眠
   C. 防治上呼吸道感染　　　　　　　　　　D. 心功能Ⅰ～Ⅱ级的孕妇不用提前到医院治疗
   E. 产后立即肌内注射麦角新碱,以防产后出血

45. 关于妊娠合并肝炎,下列说法**错误**的是 （　　）
   A. 妊娠期易发生病毒性肝炎　　　　　　B. 孕晚期易发生妊娠高血压疾病
   C. 对胎儿无影响　　　　　　　　　　　D. 分娩期易发生产后出血
   E. 使早孕反应加重

46. 贫血产妇产褥期护理**错误**的是 （　　）
   A. 贫血产妇不影响母乳喂养　　　　　　B. 密切观察宫缩及阴道流血情况
   C. 产后定期复查　　　　　　　　　　　D. 应用抗生素预防感染
   E. 口服补血药物应餐中或餐后服用

47. 贫血对孕妇及胎儿的影响不包括 （　　）
   A. 胎盘早剥　　　　B. 产后出血　　　　C. 胎儿宫内窘迫　　　D. 死胎
   E. 孕妇可出现贫血性心脏病

48. 某妊娠合并糖尿病产妇,孕期无其他并发症。于妊娠 39 周剖宫产一健康男婴,对于该新生儿应重点监测的内容是 (　　)
   A. 大小便　　　　B. 体重　　　　C. 黄疸　　　　D. 血糖
   E. 体温

(49～50 题共用题干)

患者,女,26 岁,妊娠 7 个月。孕期检查发现:尿糖(3+),空腹血糖 7.8 mmol/L,餐后 2 小时血糖 16.7 mmol/L,诊断为妊娠期糖尿病。

49. 该患者最适宜的治疗是 (　　)
   A. 单纯饮食控制治疗　　　　　　　　B. 综合生活方式干预治疗
   C. 运动治疗　　　　　　　　　　　　D. 口服降糖药治疗
   E. 胰岛素注射治疗

50. 治疗过程中,如果患者出现极度乏力、头昏、心悸、多汗等,应考虑该孕妇发生 (　　)
   A. 上呼吸道感染　　B. 饥饿　　C. 高血糖反应　　D. 低血糖反应
   E. 糖尿病酮症酸中毒

(51～52 题共用题干)

患者,女,25 岁,孕 8 周,先天性心脏病,妊娠后表现为一般体力活动受限制,活动后感觉心悸、轻度气短,休息时无症状。

51. 患者现在很紧张,询问是否能继续妊娠。护士应告诉她做决定的依据主要是 (　　)
   A. 年龄　　　　B. 心功能分级　　　　C. 胎儿大小　　　　D. 心脏病种类
   E. 病变发生部位

52. 患者整个妊娠期心脏负担最重的时期是 (　　)
   A. 孕 12 周内　　B. 孕 24～26 周　　C. 孕 28～30 周　　D. 孕 32～34 周
   E. 孕 36～38 周

第十七节　产力异常病人的护理

分娩过程是否顺利主要由产力、产道、胎儿及产妇的精神心理等因素决定。这些因素在分娩过程中,任何 1 个或多个因素发生异常以及 4 个因素间不能协调相互适应,而使分娩进程受阻,称为异常分娩,俗称难产。

产力是分娩的动力,包括子宫收缩力、腹肌和膈肌收缩力、肛提肌收缩力,其中以子宫收缩力最为重要,子宫收缩贯穿于分娩全过程。在分娩过程中,子宫收缩的节律性、对称性及极性不正常或强度、频率有改变,称为子宫收缩力异常。临床上分为子宫收缩乏力和子宫收缩过强两类,每类又分为协调性子宫收缩和不协调性子宫收缩。

一、病因

(一)子宫收缩乏力(宫缩乏力)

1. 头盆不称或胎位异常　是导致继发性子宫收缩乏力最常见的原因。
2. 子宫局部因素　子宫壁过度膨胀(如多胎妊娠、巨大儿、羊水过多等)、子宫急慢性炎症、子宫发育不良、子宫肌瘤、子宫畸形等。
3. 精神因素　多见于高龄初产妇。
4. 内分泌失调　临产后产妇雌激素、缩宫素及前列腺素分泌不足,孕激素下降缓慢均可导致子宫收缩乏力。
5. 药物影响　临产后使用大剂量镇静剂、镇痛剂及麻醉剂,如吗啡、氯丙嗪、哌替啶等,使子宫收缩受到抑制。

(二)子宫收缩过强(宫缩过强)　精神过度紧张、极度疲乏以及粗暴地多次宫腔内操作,大剂量用缩宫素均可引起子宫壁局部呈痉挛性不协调性宫缩过强;临产后不适当应用缩宫素或个体对缩宫素过度敏感,可导致强直性子宫收缩。

二、临床表现

(一)子宫收缩乏力(宫缩乏力)　宫缩乏力的主要临床特点:产程延长。

1. 协调性子宫收缩乏力(低张性宫缩乏力)　产妇自觉腹痛轻,子宫收缩具有正常的节律性、对称性和极性,但收缩强度弱,宫腔压力低(对胎儿影响不大),持续时间短,间歇期长且不规则,以致产程延长或停滞。
2. 不协调性子宫收缩乏力(高张性宫缩乏力)　子宫收缩的极性倒置,宫缩的兴奋点不是起自两侧子宫角部,而是来自子宫下段的一处或多处,但宫缩时宫底部不强,中段或下段强,宫缩间歇期子宫壁不能完全松弛。这种宫缩易使产妇自觉宫缩强,持续腹痛,拒按,精神紧张,体力消耗,产程进展缓慢或停滞。严重者出现脱水、电解质紊乱、肠胀气、尿潴留等,由于宫腔压力高,易出现胎儿宫内窘迫。
3. 产程曲线异常

(1) 潜伏期延长:从临产规律宫缩开始至宫口扩张 3 cm 称为潜伏期。初产妇潜伏期正常约需 8 小时,最大时限 16 小时,超过 16 小时称潜伏期延长。

(2) 活跃期延长:从宫口扩张 3 cm 开始至宫口开全称为活跃期。初产妇活跃期正常约需 4 小时,最大时限 8 小时,超过 8 小时称活跃期延长。

(3) 活跃期停滞：进入活跃期后，宫口不再扩张达 2 小时以上，称为活跃期停滞。

(4) 第二产程延长：第二产程初产妇超过 2 小时，经产妇超过 1 小时尚未分娩，称为第二产程延长。

(5) 第二产程停滞：第二产程中胎头下降无进展达 1 小时称为第二产程停滞。

(6) 胎头下降延缓：活跃期晚期及第二产程，胎头下降速度初产妇<1 cm/h，经产妇<2 cm/h，称为胎头下降延缓。

(7) 胎头下降停滞：活跃期晚期胎头停留在原处不下降达 1 小时以上，称为胎头下降停滞。

(8) 滞产：指总产程超过 24 小时。

(二) 子宫收缩过强（宫缩过强）

1. 协调性子宫收缩过强　子宫收缩的节律性、对称性和极性均正常，仅子宫收缩力过强、过频。分娩在短时间内结束，总产程不足 3 小时称为急产，经产妇多见。产妇往往有痛苦面容，大声叫喊。

2. 不协调性子宫收缩过强

(1) 强直性子宫收缩：产妇持续性腹痛、拒按腹部、烦躁不安。胎位触诊不清，胎心音听不清。有时可在脐下或平脐处见一环状凹陷，即病理缩复环，是梗阻性难产子宫强直性收缩所致，在腹外可见腹部呈葫芦状，可随子宫收缩上升高达脐部以上，是子宫先兆破裂的主要临床表现。

(2) 子宫痉挛性狭窄环：是子宫局部肌肉呈痉挛性不协调性子宫收缩，形成环状狭窄，持续不放松，可导致产程停滞。产妇持续性腹痛，烦躁，宫颈扩张缓慢，胎先露部下降停滞，胎心不规则。腹外不可见，阴道检查可触及狭窄环。此环特点是不随宫缩上升，多出现在子宫上下段交界处。

三、对母儿的影响

1. 子宫收缩乏力

(1) 对产妇的影响：由于产程延长，影响产妇进食、休息，而出现疲乏无力、肠胀气、排尿困难等，严重时可发生脱水、酸中毒、低钾；由于盆底组织受压过久，可发生缺血、水肿、坏死，日后形成生殖道瘘；产后宫缩乏力易致产后大出血。因产妇消耗过度，多次肛门或阴道检查及手术产增多，而使感染机会增加。

(2) 对胎儿、新生儿的影响：在产道内受压过久，易导致胎儿窘迫、新生儿窒息、新生儿颅内出血及吸入性肺炎等危险性增加。

2. 子宫收缩过强

(1) 对产妇的影响：可致软产道裂伤、子宫破裂，产褥感染，胎盘滞留或产后出血。

(2) 对胎儿、新生儿的影响：易发生胎儿窘迫、新生儿窒息甚至死亡，新生儿颅内出血、外伤及感染。

四、治疗要点

1. 子宫收缩乏力

(1) 协调性子宫收缩乏力：①第一产程：加强宫缩。给予镇静剂：地西泮或哌替啶；人工破膜：宫口扩张≥3 cm，无头盆不称、胎头已入盆者，静脉滴注缩宫素。②第二产程：如无头盆不称，可加强宫缩，双顶径已通过坐骨棘平面，行产钳助产。③第三产程：缩宫素 10U 预防产后出血；预防感染。

(2) 不协调性子宫收缩乏力：可酌情给镇静剂（哌替啶），在宫缩恢复协调性之前，禁止使用缩宫素。伴有胎儿宫内窘迫或伴有头盆不称，应行剖宫产。

2. 子宫收缩过强

(1) 协调性子宫收缩过强：①有急产史的产妇，预产期前 1~2 周不宜外出，提前住院待产。②对于已发生产程进展过快的产妇，应指导产妇不要向下屏气，减缓分娩速度。③若急产来不及消毒即新生儿坠地者，新生儿应肌注维生素 K_1、破伤风抗毒素和抗生素。产后仔细检查宫颈、阴道、外阴，如有撕裂应及时缝合，并给予抗生素预防感染。

(2) 不协调性子宫收缩过强：①强直性宫收缩：及时给予宫缩抑制剂，若属梗阻性原因，应立即行剖宫产术。②子宫痉挛性狭窄环：及时给予纠正；使用镇静剂消除异常宫缩，若不能缓解，宫口未开全，胎先露部高或伴有胎儿窘迫征象，应行剖宫产术。

五、护理问题

①疲乏：与产程延长、体力消耗、水电解质紊乱有关。②焦虑：与担心自身及胎儿安危、害怕手术有关。③有感染的危险：与产程延长，多次阴道检查或手术有关。④急性疼痛：与过频过强的子宫收缩有关。⑤潜在并发症：胎儿窘迫、子宫破裂、软产道裂伤、产后出血。

六、护理措施

1. 子宫收缩乏力

(1) 提供心理支持，减轻焦虑，增强信心。

(2) 鼓励产妇多进食；注意检查有无头盆不称，注意及时排空直肠和膀胱。

(3) 有条件的选择镇痛分娩。

(4) 加强产时监护，及早发现异常；对使用缩宫素的产妇，要持续评估以了解产程进展。

(5) 缩宫素的静脉使用：将缩宫素 2.5U 加于 5% 葡萄糖液 500 ml 内，从 4~5 滴/分开始静脉滴注并观察反应，根据宫缩的强弱进行调节，通常不超过 40 滴/分。宫缩间隔 2~3 分钟，持续 40~60 秒，缩宫素静脉滴注过程中，应有专人观察宫缩、听胎心音及测量血压。若出现10分钟内宫缩超过5次、宫缩持续1分钟以上或胎心率有变化,应立即停止滴注。

(6) 对产程延长的产妇特别注意有无感染的征兆。如合并产后出血应教会产妇及家属**按摩子宫底**,促进子宫收缩。

2. 子宫收缩过强 ①预防宫缩过强对母儿的损伤,**有急产史的孕妇在预产期前1～2周不宜外出,宜提前2周住院待产**。待产妇要求大小便时,先判断宫口大小及胎先露情况,以免发生意外。②密切观察宫缩与产程进展:提供缓解疼痛、减轻焦虑的支持性措施。鼓励做深呼吸,指导腹部按摩。给予宫缩抑制剂,嘱其不要向下屏气,以减慢分娩过程。③正确处理分娩期:分娩时尽可能会阴侧切术,**新生儿按医嘱给维生素K₁肌注**,预防颅内出血。④做好产后护理:观察宫体复旧、会阴伤口、阴道出血、生命体征等。

七、健康指导

嘱孕妇定期产前检查,尽早发现病理妊娠及异常胎位,并及时处理。有急产史的产妇,应提前2周住院待产。分娩期指导产妇休息、饮食、排便等,以促进产程进展。产后嘱产妇要加强营养,保持外阴清洁;指导母乳喂养和产褥期保健,产后6周复诊,如有异常随时就诊。

单元测试题

(1～6题共用题干)

初产妇,28岁。足月妊娠临产,2小时前肛查宫口开4 cm,现肛查宫口仍开4 cm,检查:宫缩7～8分钟1次,持续时间30秒,胎膜未破,余无异常。

1. 从产程图上可以看出,该产妇存在的问题是 ( )
   A. 潜伏期延长　　B. 活跃期延长　　C. 活跃期停滞　　D. 第二产程延长
   E. 第二产程停滞

2. 出现了问题,正确的处理措施是 ( )
   A. 静脉滴注缩宫素　　　　　　　　B. 人工破膜
   C. 会阴侧切　　　　　　　　　　　D. 给予镇静剂
   E. 产钳助产

3. 若进行人工破膜,应在什么情况下进行 ( )
   A. 宫缩时　　B. 孕妇屏气时　　C. 宫缩间歇时　　D. 孕妇深呼吸时
   E. 孕妇喊叫时

4. 人工破膜后最重要的观察点是 ( )
   A. 胎心的变化　　B. 面色　　C. 体温　　D. 脉搏
   E. 血压

5. 破膜1小时后需观察的重点是 ( )
   A. 面色　　B. 体温　　C. 脉搏　　D. 血压
   E. 宫缩

6. 破膜1小时后观察到的宫缩仍为7～8分钟1次,持续时间30秒,应采取的措施是 ( )
   A. 静脉滴注缩宫素　　B. 嘱孕妇向下用力　　C. 会阴侧切　　D. 给予镇静剂
   E. 产钳助产

7. 急产是指总产程在 ( )
   A. 7小时内　　B. 3小时内　　C. 4小时内　　D. 5小时内
   E. 6小时内

8. 某产妇,G₂P₀,孕35周,前次分娩因急产胎儿坠地后死亡。下列处理要点哪项**不正确** ( )
   A. 必要时提前住院待产　　　　　　B. 卧床休息时最好左侧卧位
   C. 临产后静点缩宫素,加强宫缩　　D. 新生儿按医嘱给止血剂
   E. 产后应观察出血量

9. 患者,孕1产0,宫内妊娠40周,临产8小时,因宫缩乏力应用缩宫素,下述注意事项哪项正确 ( )
   A. 用药后宫缩愈强效果愈好　　　　B. 出现血压升高应给予降压药
   C. 滴速可为50滴/分　　　　　　　D. 专人守护,严密观察宫缩及胎心音、血压
   E. 如出现胎儿窘迫,只要调整缩宫素的量即可

10. 子宫收缩乏力的病因**不包括** ( )
    A. 子宫发育不良　　　　　　　　　B. 产妇精神紧张
    C. 头盆不称或胎位异常　　　　　　D. 大量使用缩宫素
    E. 内分泌失调

11. 患者,孕1产0,因宫缩乏力导致第一产程活跃期延长,其活跃期时间超过了 ( )
    A. 16小时　　B. 14小时　　C. 8小时　　D. 12小时
    E. 6小时

12. 某孕妇,30岁,第2胎,孕40周,临产3小时自娩一男婴,可能出现的事故**不正确**的是 （ ）
    A. 软产道组织受压缺血、坏死   B. 产后出血
    C. 软产道损伤   D. 产褥感染
    E. 新生儿颅内出血

13. 产妇,27岁,因子宫收缩过强,出现急产,对于其新生儿正确的护理措施,最重要的是 （ ）
    A. 早吸吮   B. 出生后半小时内喂葡萄糖水
    C. 新生儿抚触   D. 与母亲皮肤接触
    E. 按医嘱给维生素 K 肌注

14. 初产妇,29岁,孕39周。临产12小时,因不协调性宫缩乏力致产程停滞,其宫缩特点下述正确的是 （ ）
    A. 宫缩达到高峰时子宫软   B. 子宫下段收缩比宫底强
    C. 有间歇性   D. 这种宫缩弱,不会引起胎心改变
    E. 宫缩间歇期子宫肌壁完全放松

15. 初产妇,孕40周,临产10小时,产妇烦躁不安,呼痛不已,查子宫收缩强,间歇时不放松,胎心140次/分,宫口开大
    1 cm,S^{-2}(先露在坐骨棘水平上2 cm),应首选哪项处理 （ ）
    A. 肥皂水灌肠   B. 静脉滴注小剂量缩宫素
    C. 人工破膜   D. 肌内注射哌替啶
    E. 立即行剖宫产

16. 初产妇,26岁,足月临产,宫缩具有正常的节律性、对称性和极性,但宫缩30秒/5~10分钟,产程进展缓慢,胎心音
    135次/分。应首先考虑为 （ ）
    A. 产道异常   B. 协调性宫缩乏力
    C. 协调性宫缩过强   D. 不协调性宫缩乏力
    E. 胎头未入盆

17. 不协调性宫缩乏力的临床表现中是 （ ）
    A. 产妇自觉舒适,能安静间断入睡   B. 头盆相称程度,检查示头盆相称界
    C. 一般不发生胎儿窘迫   D. 宫缩间歇期,宫壁不能完全放松,有压痛
    E. 宫缩持续时间不定,间歇时间长

18. 第二产程延长是指初产妇第二产程超过 （ ）
    A. 1小时   B. 2小时   C. 3小时   D. 4小时
    E. 5小时

19. 滞产指总产程超过 （ ）
    A. 14小时   B. 20小时   C. 24小时   D. 30小时
    E. 36小时

20. 关于协调性子宫收缩乏力,正确的是 （ ）
    A. 子宫收缩极性倒置   B. 容易发生胎儿窘迫
    C. 产程常延长   D. 不易发生胎盘滞留
    E. 不宜静脉滴注缩宫素

21. 初产妇,28岁,孕40周,胎位正常、无头盆不称,第1产程出现协调性子宫收缩乏力、为增强宫缩,可在5%葡萄糖溶
    液500 ml中加入缩宫素(**协调性子宫收缩乏力可以应用缩宫素**) （ ）
    A. 10U   B. 15U   C. 20U   D. 5U
    E. 2.5U

22. 协调性子宫收缩乏力的处理要点,下列**错误**的是 （ ）
    A. 做阴道检查,了解胎方位及头盆相称程度   B. 有头盆不称者应行剖宫产术
    C. 产后预防出血及感染   D. 无头盆不称者应静脉滴注缩宫素加强宫缩
    E. 宫口开全,双顶径达坐骨棘水平以上者,可阴道手术助产

23. 协调性子宫收缩乏力的子宫收缩特点**不包括** （ ）
    A. 有正常的节律性和对称性   B. 极性倒置
    C. 持续时间智短   D. 间歇期长且不规律
    E. 收缩力弱

24. 子宫收缩乏力对母儿的影响**不包括** （ ）
    A. 产后出血   B. 软产道裂伤   C. 形成生殖道瘘   D. 胎儿宫内窘迫
    E. 感染机会增多

(25~26题共用题干)
    患者,30岁。第一胎足月临产,阵发性腹痛4小时。检查:枕左前位,胎心140次/分,宫缩规律,宫口开大2 cm,先露

平坐骨棘水平,产妇呈痛苦面容。3小时后宫口仍为2cm,先露平坐骨棘水平,宫缩时宫底不硬,胎心音120次/分。

25. 诊断可能为 ( )
 A. 不协调性宫缩乏力　B. 子宫收缩过强　C. 原发性宫缩乏力　D. 先兆子宫破裂
 E. 协调性宫缩乏力

26. 对该产妇处理正确的是(不协调性宫缩乏力的首先措施是肌注哌替啶) ( )
 A. 肌注哌替啶　B. 阴道助产　C. 行人工破膜　D. 针灸穴位
 E. 静脉滴注缩宫素

27. 静脉滴注缩宫素的方法,下列哪项正确 ( )
 A. 先加缩宫素入液体内,再行静脉穿刺　　B. 先调好滴数,再加入缩宫素后摇匀
 C. 滴注后30缩宫素分钟至1小时　　D. 子宫收缩过强时,立即减慢缩宫素滴速
 E. 出现不协调宫缩,立即减慢缩宫素滴速

28. 病理性缩复环可出现在 ( )
 A. 协调性宫缩乏力　B. 不协调性宫缩乏力　C. 协调性宫缩过强　D. 正常宫缩
 E. 不协调性宫缩过强

29. 下列哪种情况须立即行剖宫产 ( )
 A. 不协调性子宫收缩乏力　　B. 痉挛性狭窄环
 C. 病理性缩复环　　D. 协调性子宫收缩过强
 E. 第二产程延长

(30~32题共用题干)

初产妇,妊娠37周入院待产。查体:左枕前位,胎心140次/分,规律宫缩达18小时,宫口开在2cm,宫缩间歇期长,宫缩持续时间短,宫缩达到高峰时子宫体不隆起和变硬,无头盆不称。

30. 应考虑该产妇为 ( )
 A. 活跃期延长　B. 潜伏期延长　C. 活跃期停滞　D. 第二产程延长
 E. 胎头下降延缓

31. 针对上述情况,应采取的处理措施是 ( )
 A. 产钳助产　B. 静脉点滴缩宫素　C. 行胎头吸引术　D. 立即行剖宫产
 E. 使用镇静剂

32. 针对该产妇的护理措施,错误的是 ( )
 A. 提供心理支持　B. 鼓励产妇进食　C. 加强胎心监测　D. 避免过多使用镇静药物
 E. 指导产妇6~8小时排尿一次

33. 子宫收缩乏力的止血措施首选 ( )
 A. 宫腔填塞纱布条　B. 压迫腹主动脉　C. 结扎子宫动脉　D. 子宫切除术
 E. 按摩子宫并注射缩宫素

34. 宫缩乏力对母体的影响,与哪项无关 ( )
 A. 影响休息、进食　B. 导致肠胀气　C. 产程缩短　D. 引起产后出血
 E. 易引起产褥感染

35. 宫缩乏力的产妇,产后要特别注意观察的情况是 ( )
 A. 会阴裂伤情况　B. 进食　C. 阴道流血情况　D. 休息
 E. 体温

36. 出现宫缩乏力,行人工破膜加速产程进展适用于 ( )
 A. 臀位,宫口开大5cm以上　　B. 横位,宫口开大4cm以上
 C. 头盆不称　　D. 头先露,胎头S^{+1},宫口开大4cm
 E. 以上都是

37. 孕妇26岁,宫口开大4cm后产程进展缓慢,诊断为协调性子宫收缩乏力。产妇因此烦躁不安,情绪不稳定,对自然分娩失去信心。针对此孕妇最主要的护理措施是 ( )
 A. 提供心理支持,减轻焦虑　　B. 促进子宫收缩,加快产程
 C. 鼓励孕妇多进食,恢复体力　　D. 做剖宫产准备
 E. 开放静脉

38. 初产妇,妊娠40周,产程进展24小时,宫口开大4cm,给予静脉滴注缩宫素后,宫缩持续不缓解,胎心100次/分,耻骨联合处有压痛。应考虑为(宫缩持续不缓解即宫缩过强。此反应是由缩宫素引诱出来的。缩宫素的不良反应是痉挛性子宫收缩。大剂量应用缩宫素均可引起子宫局部痉挛性不协调性宫缩过强) ( )
 A. 先兆子宫破裂　B. 胎盘早剥　C. 痉挛性子宫　D. 前置胎盘
 E. 子宫收缩过强

第十八节 产道异常病人的护理

产道异常包括骨产道异常和软产道异常。临床上以骨产道异常较为常见。

一、病因

骨产道异常多因先天性骨盆发育不良,既往患有佝偻病、脊髓灰质炎、结核病以及骨质软化症与外伤引起。

二、临床表现

1. **骨盆入口平面狭窄** 入口平面呈横扁圆形(正常为横椭圆形:前后径为 11 cm,横径为 13 cm,斜径分别为 12.75 cm),常见于扁平骨盆(骨盆入口前后径缩短,横径正常)。表现为胎头衔接受限,不能入盆,前羊水囊受力不均,易致胎膜早破,或胎头骑跨在耻骨联合上方(即跨耻征阳性,表示头盆明显不称),表现为继发性宫缩乏力。

2. **中骨盆及骨盆出口平面狭窄** 两侧骨盆壁向内侧倾斜,状似漏斗,坐骨棘间径<10 cm(正常值:10 cm),坐骨结节间径<8 cm(正常值:9 cm),耻骨弓角度<90°。临产后先露入盆不困难,但容易形成持续性枕横位或枕后位,使产程缓慢,甚至停滞。**漏斗骨盆**:骨盆入口平面径线正常,但中骨盆及骨盆出口平面狭窄,骨盆两侧向内倾斜似漏斗状,易造成难产。

3. **骨盆三个平面狭窄** 骨盆形态正常,骨盆入口、中骨盆及出口平面均狭窄。每个平面径线均小于正常值 2 cm 或更多,称为均小骨盆,见于身材矮小匀称的妇女。

4. **畸形骨盆** 如骨软化症骨盆、偏斜骨盆。

5. **软产道异常** 软产道包括外阴、阴道、宫颈、子宫下段、盆底软组织。软产道异常致难产少见,易被忽视。

三、护理问题

①有感染的危险:与胎膜早破、产程延长、手术操作有关。②有新生儿窒息的危险:与产道异常、产程延长有关。③潜在并发症:子宫破裂、胎儿窘迫。

四、护理措施

1. 有明显胎头不称,不能从阴道分娩者,遵医嘱做好剖宫产术的术前准备与护理。

2. 有轻度头盆不称,胎儿体重<3 000 g。在严密监护下可以**试产**(宫口开大 3~4 cm,胎膜已破,未破者消毒外阴后行人工破膜术)。试产中的护理要点为:专人守护,保证良好的产力;少肛查,**禁灌肠**;试产中一般不用镇静、镇痛药;密切观察胎儿情况及产程进度,**试产 2~4 小时**,胎头仍未入盆或伴有胎儿窘迫必须立即行剖宫产者,做好剖宫产术和抢救新生儿的准备。

3. 中骨盆和出口平面狭窄者,遵医嘱做好阴道手术助产和剖宫产的术前准备。

4. 提供心理支持,做好产妇心理护理。

5. **预防产后出血和感染** 胎儿娩出后及时注射宫缩药。遵医嘱使用抗生素,保持外阴清洁,每日擦洗会阴 2 次。胎先露长时间压迫阴道或出现血尿时,应当留置导尿 8~12 天,必须保证通畅,防止发生生殖道瘘。定期更换橡皮管和接尿瓶,防止感染。

6. **新生儿护理** 胎头在产道压迫时间过长或经手术助产的新生儿,应按产伤处理。严密观察颅内出血或其他损伤的症状。

单元测试题

1. 下列关于漏斗骨盆的描述,错误的是
   A. 坐骨棘间径<10 cm　　　　　　　　B. 容易形成持续性枕横位或枕后位
   C. 坐骨结节间径<8 cm　　　　　　　　D. 临产后先露入盆困难
   E. 坐骨结节间径与出口后矢状径之和<15 cm

2. 关于试产,错误的说法是　　　　　　　　　　　　　　　　　　　　　　　　　　( )
   A. 保持正常子宫收缩　B. 使用镇静剂　C. 专人守护　D. 防止子宫破裂
   E. 严密观察产程进展

(3~4 题共用题干)

某产妇,30 岁,足月临产,骨盆外测量 23—25—17—7.5。(骨盆外测量 23—25—17—7.5,其骶耻外径与坐骨结节间径均小于正常,中骨盆与出口狭窄,故为漏斗骨盆)

3. 其骨盆属于　　　　　　　　　　　　　　　　　　　　　　　　　　　　　　　( )
   A. 扁平骨盆　　B. 横径狭窄骨盆　　C. 漏斗骨盆　　D. 均小骨盆
   E. 畸形骨盆

4. 估计胎儿体重 3 800 g,其适宜的分娩方式为　　　　　　　　　　　　　　　　　( )
   A. 等待自然分娩　B. 试产　C. 剖宫产　D. 阴道手术助产
   E. 加强宫缩促进自然分娩

(5~7 题共用题干)

女性,30 岁。孕足月第 1 胎,阴道流液伴腹痛 3 小时入院。诉说宫缩疼痛难忍,宫缩时频频呼叫,食欲差。骨盆外测量:髂棘间径 26 cm(正常 23～26 cm),髂嵴间径 28 cm(正常 25～28 cm),骶耻外径 19 cm(正常 18～20 cm),坐骨结节间径 9 cm。检查:宫缩持续 40 秒,间歇 2～3 分钟,枕左前位,胎心率 140 次/分,先露头已入盆,宫口开大 2 cm,已破膜。

5. 该产妇骨盆类型属于 ( )
   A. 扁平骨盆　　　　B. 均小骨盆　　　　C. 漏斗骨盆　　　　D. 畸形骨盆
   E. 正常骨盆

6. 该产妇首选的护理诊断是 ( )
   A. 焦虑　　　　　　　　　　　　　　　　B. 疼痛
   C. 有感染的危险　　　　　　　　　　　　D. 潜在并发症:胎儿宫内窘迫
   E. 潜在并发症:宫缩乏力

7. 该产妇胎膜破裂后的护理措施,**错误**的是 ( )
   A. 卧床休息取头低足高位　　　　　　　　B. 消毒液擦洗外阴 2 次/天
   C. 分娩后给予抗生素　　　　　　　　　　D. 注意观察胎心及羊水的情况
   E. 增加肛查次数

8. 可在监护下试产的是(轻度头盆不称,胎儿体重＜3 000 g) ( )
   A. 骨盆入口轻度狭窄　B. 畸形骨盆　　　C. 头盆不称　　　　D. 严重的会阴瘢痕
   E. 头位,骨盆出口平面狭窄

9. 某产妇,27 岁,足月临产,因骨盆入口平面轻度狭窄予以试产,护理措施**错误**的是 ( )
   A. 注意产程进展情况　　　　　　　　　　B. 做好生活护理,保持良好产力
   C. 少肛查　　　　　　　　　　　　　　　D. 注意先兆子宫破裂的征象
   E. 宫口开大 4 cm 以内,肥皂水灌肠促进宫缩

10. 某产妇,30 岁,足月产 17 小时入院,腹部见病理性缩复环,下述哪种情况最可能 ( )
    A. 宫缩乏力　　　　B. 臀位　　　　　　C. 胎儿畸形　　　　D. 头盆不称
    E. 软产道异常

(11～13 题共用题干)
初孕妇,30 岁,妊娠 40 周,骨盆外测量为:23—26—18—9(cm),产科腹部触诊头先露,估计胎儿体重 3 700～3 800 g,跨耻征(是判断头盆关系的一种方法)可疑阳性(提示可疑头盆不称)。

11. 考虑最大可能为 ( )
    A. 扁平骨盆　　　　B. 横径狭窄骨盆　　C. 漏斗骨盆　　　　D. 畸形骨盆
    E. 可疑头盆不称

12. 临产 6 小时,宫口开大 3 cm 并行人工破膜后,拟试产,观察时间应为 ( )
    A. 11～12 小时　　　B. 5～8 小时　　　　C. 2～4 小时　　　　D. 1～3 小时
    E. 1～2 小时

13. 试产 2 小时,胎心 165 次/分,羊水清,下述护理措施最主要的是哪项 ( )
    A. 吸氧　　　　　　　　　　　　　　　　B. 保持外阴清洁
    C. 观察羊水情况　　　　　　　　　　　　D. 立即做剖宫产术前准备,终止妊娠
    E. 观察宫缩

14. 骨盆入口前后径短,横径正常者,属于 ( )
    A. 扁平骨盆　　　　B. 均小骨盆　　　　C. 漏斗骨盆　　　　D. 畸形骨盆
    E. 男性骨盆

15. 试产的护理中错误的是 ( )
    A. 试产中一般不用镇静剂　　　　　　　　B. 少肛查,禁灌肠
    C. 专人守护　　　　　　　　　　　　　　D. 试产应注意先兆子宫破裂的征象
    E. 试产 8 小时,胎头仍未入盆,停止试产

16. 产妇30 岁,38 周妊娠,臀位,入住产科病房。产妇在床边排尿时突然阴道流羊水,量多。下列护理措施中**不恰当**的是 ( )
    A. 协助去 B 超室做检查　　　　　　　　B. 观察羊水的性状和量
    C. 立即听胎心　　　　　　　　　　　　　D. 记录破膜时间、胎心、羊水性状
    E. 安置产妇卧床休息,抬高臀部

17. 胎头跨耻征阳性提示 ( )
    A. 胎头可入盆　　　　　　　　　　　　　B. 头盆相称
    C. 头盆不称　　　　　　　　　　　　　　D. 胎头低于耻骨联合前表面
    E. 头盆可能不称

第十九节 胎位异常病人的护理

一、临床表现

分娩时除**枕前位**为正常胎位外,其余均为异常胎位,是造成难产的原因之一。

1. **持续性枕后位及枕横位** 临产后胎头衔接较晚且俯屈不良,常致**活跃期晚期**及**第二产程延长**。因此,枕骨持续位于骨盆后方压迫直肠,**产妇自觉肛门坠胀及排便感**,过早屏气用力,容易导致宫颈前唇水肿和产妇疲劳、肠胀气、尿潴留等,影响产程进展。

2. **臀先露** 臀先露是最常见的异常胎位。**孕妇常感肋下有圆而硬的胎头**,宫底部可触到胎头;若未衔接,耻骨联合上方可触到胎臀,胎心在脐上方听得最清楚;衔接后,胎臀位于耻骨联合之下,胎心听诊以脐下最明显。**由于胎臀不能紧贴子宫下段及宫颈**,常导致子宫收缩乏力、产程延长、手术机会增多。对母儿的影响:易导致软产道损伤,增加了产褥感染的机会。同时,易致胎膜早破、**脐带脱垂**、胎儿窘迫甚至死亡、新生儿窒息和新生儿产伤、产后出血等。

3. **肩先露** 胎体横位于宫腔内,其纵轴和母体纵轴垂直为横产式,称横位,先露部为肩部称肩先露。

二、治疗要点

1. **妊娠期处理** **妊娠 30 周前臀先露多能自行转为头先露,不需处理**。妊娠 30 周后仍为臀先露应予矫正。常用方法有:①**膝胸卧位**:孕妇排空膀胱、松解裤带,膝胸卧位,每日 2 次,每次 15 分钟,1 周后复查。②**激光照射或艾灸至阴穴**。③孕 30～32 周行外倒转胎位术。

2. **临产前** 胎位异常者,提前 1 周住院,以决定分娩方式。

3. **临产后** 根据产妇和胎儿具体情况综合分析,以对产妇和胎儿造成最小损伤为原则,采取阴道助产或剖宫产术。

三、护理问题

①有受伤的危险:与软产道损伤、胎儿窘迫、新生儿窒息有关。②焦虑:与担心胎儿安全、害怕手术有关。③有感染的危险:与产程延长、多次阴道检查及手术产有关。

四、护理措施

1. 有明显的胎位异常的孕妇,做好剖宫产术前准备。

2. 阴道分娩的孕妇应鼓励进食,注意休息,以保持体力。尽量减少不必要的肛检和阴道检查,严格执行无菌操作。指导持续性枕后位、枕横位产妇朝向胎背对侧侧卧,以利于胎头枕部转向前方,嘱产妇不要过早屏气用力,以防宫颈水肿。防止胎膜早破,减少活动。一旦破膜,立即观察胎心,抬高床尾,及早发现脐带脱垂情况。臀位助产,应注意自脐部娩出后,一般应于 2～3 分钟娩出胎头,最长不超过 8 分钟,以免因脐带受压而致死产。协助医师做好阴道助产和新生儿抢救的准备。

3. 产后检查软产道有无裂伤并协助缝合,遵医嘱使用缩宫素、抗生素。

单元测试题

1. **不易**合并胎位异常的是 ( )
   A. 胎膜早剥　　B. 头盆不称　　C. 羊水过多　　D. 子宫下段肌瘤
   E. 前置胎盘

2. 臀位分娩时,当脐部娩出后,一般宜于何时结束分娩 ( )
   A. 25 分钟　　B. 8 分钟　　C. 10 分钟　　D. 15 分钟
   E. 2～3 分钟

3. 某初产妇,妊娠 40 周临产,于今日 11 时宫口开大 10 cm,频频用力,13 时胎儿仍未娩出,其产程 ( )
   A. 第二产程延长　　B. 活跃期停滞　　C. 活跃期延长　　D. 潜伏期延长
   E. 第一产程延长

4. 患者,31 岁,孕 39 周,已临产,阴道检查发现前囟在 10 点处,后囟在 4 点处,关于其临床特点以下叙述正确的是( )
   A. 肛查觉盆腔前部空虚　　　　　　B. 产妇过早向下屏气用力
   C. 不会影响产程进展　　　　　　　D. 不易发生宫颈水肿
   E. 胎心在脐上方听诊最清楚

(5～7 题共用题干)

某产妇,30 岁,孕 1 产 0,宫内妊娠 40 周,混合臀先露,骨盆外测量:髂前上棘间径 25 cm,髂棘间径 27 cm,骶耻外径 19.5 cm,坐骨结节间径 9 cm,内侧量对角径 13 cm,坐骨棘间径 10 cm,骶骨凹正常,宫颈管消失,宫缩良好。

5. 该产妇骨盆为 ( )
   A. 均小骨盆　　B. 正常骨盆　　C. 扁平骨盆　　D. 漏斗骨盆
   E. 横径狭窄骨盆

6. 对该产妇的护理哪项是**错误**的 ( )
   A. 卧床休息不宜下床活动　　　　　B. 阴道口见胎足立即消毒牵引

C. 补充能量保持体力 D. 少做肛查禁止灌肠
E. 一旦胎膜破裂立即听胎心

7. 如从阴道分娩,当胎儿脐部娩出后,胎头娩出不应超过(臀位分娩时,当脐部娩出后,一般应在8分钟内结束分娩,以免因脐带受压而致死产) （　　）
   A. 3分钟   B. 5分钟   C. 8分钟   D. 10分钟
   E. 15分钟

8. 持续性枕后位的表现正确的是 （　　）
   A. 胎心音在脐上方一侧听诊最清楚   B. 产妇过早感觉肛门坠胀而向下屏气用力
   C. 不易发生宫颈水肿   D. 可致第一产程延长
   E. 正常胎位

9. 临床上最常见的异常胎位是 （　　）
   A. 臀位   B. 肩先露   C. 左枕前   D. 右枕前
   E. 枕后位

（10～11题共用题干）
29岁,初孕妇,妊娠38^{+3}周,规律腹痛4小时入院。单臀位,估计胎儿重3 000 g,骨盆外测量正常。

10. 处理原则不正确的是 （　　）
    A. 胎方位为臀位的初产妇一律行剖宫产   B. 可行阴道手术助产
    C. 注意后出胎头的娩出   D. 注意胎头双手上举
    E. 防止胎儿宫内窘迫

11. 最易发生的并发症是 （　　）
    A. 胎儿窘迫   B. 子宫脱垂   C. 产后出血   D. 会阴撕裂
    E. 胎膜早破、脐带脱垂

12. 属横产式胎位的是 （　　）
    A. 头先露   B. 面先露   C. 枕先露   D. 肩先露
    E. 臀先露

13. 初产妇,孕39周,宫口开全2小时频频用力,未见胎头拨露。检查:宫底部为臀,腹部前方可触及胎儿小部分,未触及胎头。肛查胎头已达坐骨棘下2 cm,矢状缝与骨盆前后径一致,大囟门在前方,诊断为 （　　）
    A. 持续性枕横位   B. 持续性枕后位   C. 原发宫缩无力   D. 头盆不称
    E. 骨盆上口轻度狭窄

14. 胎位异常多见于 （　　）
    A. 骨盆下口狭窄   B. 骨盆上口狭窄   C. 均小骨盆   D. 中骨盆狭窄
    E. 单纯骨盆横径狭窄

15. 孕妇,孕30周,臀先露,为矫正胎位,可采取的体位是 （　　）
    A. 膝胸卧位   B. 半卧位   C. 左侧卧位   D. 膀胱截石位
    E. 俯卧位

16. 孕妇产前检查时发现胎儿臀位,需要给予胎位矫治。护士应告知其最佳的干预时间是 （　　）
    A. 孕8周   B. 孕16周   C. 孕24周   D. 孕30周
    E. 孕36周

第二十节　产后出血病人的护理

　　胎儿娩出后24小时内,阴道出血量超过500 ml者,称为产后出血。产后出血是产科严重并发症,为产妇死亡的重要原因之一,在我国居产妇死亡的首位原因,80%以上发生在产后2小时内。子宫收缩乏力、胎盘因素、软产道裂伤及凝血功能障碍是产后出血的主要原因,其中子宫收缩乏力为最常见的发病原因。

　　一、病因

　　1. 子宫收缩乏力　是产后出血最主要的原因。
　　(1) 全身因素:产妇精神过度紧张,产程延长或难产;临产前过量使用镇静药、麻醉药;合并急慢性的全身性疾病等。
　　(2) 局部因素:①子宫过度膨胀使肌纤维过度伸展,如双胎妊娠、巨大儿、羊水过多。②子宫平滑肌水肿、渗出:如妊娠期高血压疾病、重度贫血。③子宫本身的病变:如子宫肌发育不良、子宫肌瘤或子宫畸形。④胎盘早剥所致子宫胎盘卒中以及前置胎盘均可引起产后出血。⑤子宫纤维退行性变:如多产、感染、刮宫过度所致。

　　2. 胎盘因素　胎盘剥离不全、胎盘剥离后滞留、胎盘嵌顿、胎盘粘连、胎盘植入。
　　3. 软产道裂伤　常因急产、子宫收缩过强、产程进展过快、胎儿过大、保护会阴不当、助产手术操作不当、未做会阴侧切或因侧切过小胎儿娩出时致软产道撕裂。

4. 凝血功能障碍。

二、临床表现

产妇可因阴道流血出现失血性休克表现，面色苍白、出冷汗、头晕，脉细弱及血压下降。

1. **子宫收缩乏力** 是产后出血的主要原因。胎儿娩出后阴道大量流血，呈间隙性，血色暗红，有血凝块。腹部触摸感到**子宫轮廓不清，柔软如袋状**，摸不到宫底或宫底升高。按压子宫有积血流出，经按摩子宫及使用宫缩剂后子宫变硬，阴道流血停止或减少。

2. 软产道裂伤 胎儿娩出后或娩出过程中即有持续性、鲜红色血液从阴道流出，血液能自凝。**阴道壁血肿的产妇会有尿频或肛门坠胀感，且有排尿疼痛**。体征：**子宫收缩良好，检查宫颈有裂伤**，个别可裂至子宫下段。**阴道裂伤**多在阴道壁、后壁和会阴部。

3. 胎盘因素 胎儿娩出后 30 分钟胎盘尚未娩出，或胎盘、胎膜有缺损。血液间歇性从阴道流出，血色暗红，能自凝。胎盘娩出后仔细检查胎盘、胎膜时，可发现**胎盘母体面有缺损或胎膜有缺损**而边缘有断裂的血管。

4. 凝血功能障碍 出血不凝、不易止血，全身多处出血。

三、辅助检查

血常规、出凝血时间、纤维蛋白原、凝血酶原时间等测定。

四、治疗要点

产后出血处理原则：**迅速止血，补充血容量，纠正失血性休克，防治感染**。

1. 对子宫收缩乏力造成的大出血，可以通过使用**宫缩剂、按摩子宫**、宫腔内填塞纱布条(24小时取出纱布条)、结扎盆腔血管(子宫动脉或髂内动脉)等方法止血，必要时行子宫全切除术。按摩子宫为**常用有效方法**。

2. 软产道撕裂伤造成的大出血 **及时准确地修复缝合**。

3. 胎盘因素导致的大出血 要及时将胎盘取出，并做好必要的刮宫准备。

4. 凝血功能障碍者所致出血 应针对不同病因、疾病种类进行治疗。

5. 产后遵医嘱给予抗生素防治感染。

小结提示：产后出血治疗要点可简单地记忆为：宫缩乏力→按摩，软产道裂伤→缝合，胎盘残留→"刮"，胎盘植入→"切"，胎盘嵌顿→"麻"(若子宫狭窄环致胎盘嵌顿，应使用麻醉剂，待环松解后用手取出胎盘。)。

五、护理问题

①组织灌注量不足：与失血过多有关。②有感染的危险：与失血后抵抗力降低及手术操作有关；潜在并发症：**出血性休克**。

六、护理措施

1. 预防产后出血 ①产前预防，产前检查。②高危预防。③产时预防：第一产程防止产程延长；第二产程正确使用腹压；适时适度做会阴侧切；胎头、胎肩娩出要慢，一般相隔3分钟左右；**胎肩娩出后立即肌注或静脉滴注缩宫素**，以加强子宫收缩，减少出血；第三产程正确处理胎盘娩出和测量出血量，**胎盘未剥离前，不可过早牵拉脐带或按摩、挤压子宫**，胎盘剥离征象出现后，及时协助胎盘娩出，并仔细检查胎盘、胎膜是否完整。④产后预防：**胎盘娩出后 2 小时内，产妇仍需留在产房严密监护**。密切观察宫缩、阴道出血及会阴伤口情况。定时监测生命体征，**督促产妇及时排空膀胱，以免影响宫缩致产后出血**；早期哺乳，可刺激子宫收缩，减少阴道流血。

2. 迅速止血，纠正失血性休克及控制感染。

3. 做好产妇及家属的安慰、解释工作。

4. 鼓励产妇进食营养丰富易消化饮食，多进含铁、蛋白质、维生素的食物，注意少量多餐。做好会阴护理，保持会阴清洁。

七、健康教育

①定期进行产前检查。②临产后及时为产妇提供心理支持，避免精神紧张，注意水和营养的补充。③告知产后子宫复旧及恶露的变化情况，发现异常，及时就诊。④产褥期禁止盆浴及性生活。

单元测试题

1. 产后出血最常见的原因是
   A. 宫颈撕裂　　　　　　B. 子宫收缩乏力　　　　C. 软产道裂伤　　　　D. 胎盘残留
   E. 凝血功能障碍

2. 初产妇，顺产后阴道出血量大，暗红色。检查发现子宫体软。护士采取的首要措施是　　　　　　　　　　　　　　　　(　　)
   A. 检查胎盘是否完整　　　　　　　　　　　　B. 检查软产道有无损伤
   C. 抽血检查凝血功能　　　　　　　　　　　　D. 按摩子宫
   E. 做好输血准备

3. 初产妇，产程延长行产钳助产，胎儿娩出后阴道持续不断流血，色鲜红。检查：胎盘完整，子宫底在脐下 2 指，质硬，阴道不断有鲜红色血流出，有凝血块。首要的措施是　　　　　　　　　　　　　　　　　　　　　　(　　)
   A. 补充血容量　　　　　B. 检查软产道　　　　C. 注射止血药　　　　D. 记录出血情况

E. 静脉滴注缩宫素

4. 某产妇,经阴道助产分娩一位男婴,体重3 200 g。胎盘娩出后阴道持续出血约800 ml。护理措施正确的是 ( )
   A. 不能按摩子宫,以免再出血　　　　　　　　B. 检查胎盘、胎膜是否完整
   C. 会阴垫不用保留　　　　　　　　　　　　　D. 不可使用抗生素
   E. 不可使用缩宫素

5. 患者第一胎足月分娩,胎盘30分钟后未娩出。检查子宫下段有一狭窄环,胎盘嵌顿于宫腔内,此时应采取的适宜方法是(胎盘嵌顿者,排空膀胱协助胎盘娩出或使用乙醚麻醉,松解狭窄环后用手取出胎盘) ( )
   A. 给予缩宫素加强宫缩　　B. 行人工剥离胎盘术　　C. 行子宫切除术　　D. 大号刮匙取胎盘
   E. 麻醉下手取胎盘

6. 产后出血的处理原则 ( )
   A. 止血、扩容、抗休克、抗感染　　　　　　　B. 输血、抗凝、抗感染、抗休克
   C. 病情观察,不予处理　　　　　　　　　　　D. 切除子宫、扩容、抗感染
   E. 纠酸、扩容、抗感染

7. 某孕妇,26岁,第一胎,足月顺产,胎儿娩出后即出现阴道流血,色鲜红,量约400 ml,同时伴有血凝块,此时胎盘尚未娩出,最可能的出血原因是 ( )
   A. 胎盘滞留　　　　　B. 子宫破裂　　　　　C. 宫缩乏力　　　　　D. 凝血功能障碍
   E. 软产道损伤

8. 产妇,28岁,因宫缩乏力给予缩宫素静脉滴注,于9点自然分娩一女婴,为预防产后出血,胎盘娩出后的护理措施**不妥**的是 ( )
   A. 检查胎盘、胎膜是否完整　　　　　　　　　B. 测血压脉搏
   C. 避免膀胱充盈　　　　　　　　　　　　　　D. 按摩子宫底
   E. 停止缩宫素改为输血液

9. 与宫缩乏力所致产后出血无关的因素是 ( )
   A. 羊水过多　　　　　B. 脐带过短　　　　　C. 子宫肌瘤　　　　　D. 产程延长
   E. 巨大儿

10. 胎盘滞留是指胎儿娩出后多长时间胎盘尚未娩出者 ( )
    A. 40分钟　　　　　B. 15分钟　　　　　C. 2小时　　　　　D. 1小时
    E. 30分钟

11. 初产妇,27岁。足月临产,宫缩频而强,胎儿娩出后阴道流血不止,鲜红色,新生儿体重4 000 g,5分钟后胎盘完整娩出。首要的处理是 ( )
    A. 按摩子宫　　　B. 检查软产道修补缝合　　C. 静脉滴注缩宫素　　D. 检查凝血功能
    E. 补充血容量

12. 某产妇,自然分娩一女婴,产后出血600 ml,产后出血应急护理哪项**不妥** ( )
    A. 医生到后,方可采取止血措施　　　　　　　B. 应迅速而又有条不紊地进行抢救
    C. 查找出血原因　　　　　　　　　　　　　　D. 给予子宫收缩剂
    E. 宫缩乏力引起的出血应立即按摩子宫

13. 目前我国产妇死亡的首位原因是 ( )
    A. 子痫　　　　　　B. 产褥感染　　　　　C. 羊水栓塞　　　　D. 妊娠合并心脏病
    E. 产后出血

(14～17题共用题干)
初产妇,30岁,妊娠38周,侧切自然分娩一健康男婴,胎盘正常娩出。产后1小时发现产妇面色苍白,出冷汗,阴道流血量较多,主诉头晕、心慌和口渴。血压90/50 mmHg,脉搏120次/分,既往血小板减少症,无高血压及低血压,无贫血史。

14. 最有可能的诊断为 ( )
    A. 产后出血　　　　B. 胎膜早破　　　　C. 贫血　　　　D. 先兆子宫破裂
    E. 羊水栓塞

15. 导致该种疾病最可能的诱发因素是 ( )
    A. 低血压　　　　　B. 贫血　　　　　　C. 阴道裂伤　　　D. 血小板减少症
    E. 妊娠高血压疾病

16. 该种疾病80%以上发生于 ( )
    A. 分娩过程中　　　B. 产后1小时内　　C. 产后2小时内　　D. 产后4小时内
    E. 产后24小时内

17. 下面**不属于**该疾病的主要处理原则的是 ( )

A. 抑制子宫收缩　　　　B. 止血　　　　　　　　C. 补充血容量　　　　　D. 纠正休克
E. 防治感染

18. 患者,女,26岁。在家娩出一新生儿,体重4 kg,产后6小时出现阴道大量流血,急诊入院。查体:宫缩好,宫底平脐,呼吸23次/分,心率92次/分,血压70/50 mmHg,首要的护理措施为　　　　　　　　　　　　　　　　　　　　（　　）
　　A. 迅速按摩子宫　　　B. 做好术前准备　　　C. 立即建立静脉通道　　D. 检查软产道
　　E. 应用宫缩剂

(19～23题共用题干)
某产妇,妊娠38周。产前合并有轻度妊娠期高血压疾病,产后阴道持续出血,胎儿娩出后24小时出血量达600 ml。检查子宫软,按摩后子宫变硬,阴道流血减少,该产妇诊断为产后出血。

19. 造成该产妇产后出血的最可能原因是　　　　　　　　　　　　　　　　　　　　　　（　　）
　　A. 子宫收缩乏力　　　B. 胎盘残留　　　　　C. 软产道裂伤　　　　　D. 凝血功能障碍
　　E. 胎膜残留

20. 该产妇给药首选　　　　　　　　　　　　　　　　　　　　　　　　　　　　　　　（　　）
　　A. 麦角新碱　　　　　B. 硫酸镁　　　　　　C. 酚磺乙胺　　　　　　D. 维生素K
　　E. 缩宫素

21. 用药时注意观察的是　　　　　　　　　　　　　　　　　　　　　　　　　　　　　（　　）
　　A. 体温　　　　　　　B. 呼吸　　　　　　　C. 尿量　　　　　　　　D. 膝腱反射
　　E. 宫底高度

22. 若产妇次日又出血约200 ml,下列哪项措施不是必须实施的　　　　　　　　　　　　（　　）
　　A. 按摩子宫　　　　　B. 应用宫缩剂　　　　C. 输血　　　　　　　　D. 抗感染
　　E. 取血查血常规

23. 该产妇最不可能出现的护理问题是　　　　　　　　　　　　　　　　　　　　　　　（　　）
　　A. 有组织灌注量改变的危险　　　　　　　　　B. 有感染的危险
　　C. 有受伤的危险　　　　　　　　　　　　　　D. 皮肤完整性受损
　　E. 疲乏

24. 胎盘部分残留引起的大出血可采取的止血措施是　　　　　　　　　　　　　　　　　（　　）
　　A. 按摩子宫　　　　　B. 缝合止血　　　　　C. 麻醉松弛狭窄环　　　D. 子宫切除
　　E. 刮匙刮取残留组织

25. 为了预防产后出血,静脉滴注缩宫素的时间是　　　　　　　　　　　　　　　　　　（　　）
　　A. 胎膜破裂时　　　　B. 胎头娩出后　　　　C. 胎肩娩出后　　　　　D. 胎盘娩出后
　　E. 胎儿娩出后

26. 下述哪项不是产后出血的病因　　　　　　　　　　　　　　　　　　　　　　　　　（　　）
　　A. 胎盘滞留　　　　　B. 产后宫缩乏力　　　C. 凝血功能障碍　　　　D. 软产道裂伤
　　E. 胎儿窘迫

(27～28题共用题干)
患者,女,妊娠39周,有规则宫缩17小时,宫口开大2 cm,胎头下降缓慢,胎心音正常。诊断子宫收缩乏力。

27. 为预防产后出血,胎儿娩出后　　　　　　　　　　　　　　　　　　　　　　　　　（　　）
　　A. 严密观察血压　　　　　　　　　　　　　　B. 立即给予导尿术
　　C. 立即静脉注射缩宫素　　　　　　　　　　　D. 安置中凹位
　　E. 吸氧保暖

28. 为预防产后出血,胎盘娩出前应注意　　　　　　　　　　　　　　　　　　　　　　（　　）
　　A. 不过早牵拉脐带　　B. 产妇生命体征　　　C. 补充能量水分　　　　D. 禁止使用缩宫素
　　E. 产妇情绪变化

29. 产妇,妊娠39周分娩,在会阴左侧切开下顺产一活婴。胎盘胎膜娩出完整,产后30分钟阴道出血增多,测血压90/60 mmHg,P90次/分。宫底位于脐上3横指,子宫软,按压宫底排出血液及血块约500 ml。首要的处理原则是　　　　　　　　　　　　　　　　　　　　　　　　　　　　　　　　　　　　（　　）
　　A. 抗休克　　　　　　B. 抗感染　　　　　　C. 检查软产道　　　　　D. 加强宫缩
　　E. 清理宫腔

30. 产后出血是指胎儿娩出后24小时内出血量超过　　　　　　　　　　　　　　　　　　（　　）
　　A. 100 ml　　　　　　B. 200 ml　　　　　　C. 300 ml　　　　　　　D. 400 ml
　　E. 500 ml

第二十一节　羊水栓塞病人的护理

羊水栓塞是指在分娩过程中羊水突然进入母体血循环引起急性肺栓塞、休克、弥散性血管内凝血(DIC)、肾衰竭或猝死的分娩严重并发症。其病理变化是羊水的有形成分如胎脂、胎粪、角化上皮细胞、毳毛等直接栓塞肺小血管及其化学致敏作用,导致肺动脉栓塞、肺动脉高压、过敏性休克、DIC及肾衰竭。发病急,病情凶险,是导致产妇死亡的重要原因之一,发生在足月分娩者死亡率高达80%。

一、病因

常见诱因包括:子宫收缩过强、急产、胎膜早破、前置胎盘、胎盘早剥、子宫颈裂伤、子宫破裂、剖宫产等,这些诱发因素引起的羊膜腔内压力增高(宫缩过强)、血窦开放、胎膜破裂等是造成羊水栓塞的主要原因。

二、临床表现

羊水栓塞发病特点是起病急骤、来势凶险。多发生在分娩过程中,尤其是胎儿娩出前后的短时间内。在极短的时间内可因心肺功能衰竭、休克而使病人死亡。典型的临床表现可分为3个渐进阶段:

1. 心肺功能衰竭和休克　因肺动脉高压可引起心力衰竭及急性呼吸循环衰竭,或由变态反应引起过敏性休克。**在分娩过程中**,尤其是刚刚破膜不久,**产妇突然发生寒战、呛咳、气急、烦躁不安、面色苍白、四肢厥冷等症状**,继而出现**发绀、呼吸困难、心率增快、抽搐、昏迷、血压下降、肺部有湿啰音等**。

2. DIC引起的出血　大量阴道流血、血液不凝固,切口及针眼大量渗血,**全身皮肤粘膜出血**,甚至出现消化道大出血等。

3. 急性肾衰竭　由于全身循环衰竭,最后可致肾衰竭。

三、治疗要点

抗过敏、纠正呼吸循环衰竭和**改善低氧血症**,抗休克、防治DIC和肾衰竭。尽快结束分娩,预防感染。

四、护理问题

①气体交换受损:与肺动脉高压、肺水肿有关。②组织灌流量改变:与失血及DIC有关。③有胎儿窘迫的危险:与羊水栓塞,母体循环受阻有关。④恐惧:与担忧自己和胎儿安危有关。⑤潜在并发症:急性肺栓塞、休克、DIC、急性肾衰竭。

五、护理措施

1. **首先是纠正缺氧**

(1) 改善脑缺氧:取半卧位,加压给氧,必要时行气管插管或气管切开,保证供氧,减轻肺水肿,改善脑缺氧。

(2) 抗过敏:静脉推注地塞米松或氢化可的松,然后再静脉滴注维持用药。

(3) 解除肺动脉高压:**首选盐酸罂粟碱**;也可用阿托品、氨茶碱,心率>120次/分者应慎用阿托品。

2. 抗休克　静脉快速补充血容量、给予升压药和纠正酸中毒。

3. 纠正心衰　强心苷或利尿剂静脉推注。

4. DIC阶段　**应早期抗凝**,晚期补充凝血因子如新鲜血和纤维蛋白原。

5. 预防肾衰　及时应用利尿剂,防止肾衰。

6. 预防感染　选用广谱抗生素。

7. 产科处理　①在第一产程发病者,应立即考虑行剖宫产结束分娩以去除病因。②在第二产程发病者可在条件允许的情况下经阴道助产结束分娩。③对一些无法控制的子宫出血可考虑同时行子宫切除。④发生羊水栓塞时如正在滴注缩宫素应立即停止。

8. 心理护理　安慰鼓励病人,使其增强信心以取得配合。

六、健康教育

1. 对治愈出院的病人讲解保健知识,增加营养,产后42天检查时,应做尿常规及凝血功能检查。

2. 加强产前检查,注意诱发因素。有前置胎盘、胎盘早剥、过期妊娠等并发症时,应提高警惕,及时抢救以减少羊水栓塞的死亡率。

单元测试题

1. 某产妇,32岁,妊娠38^{+2}周,临产3小时。检查:宫缩强,宫口开大4cm自然破膜并出现烦躁、呛咳、呼吸困难和发绀,血压:60/30 mmHg,最先考虑　　　　　　　　　　　　　　　　　　　　　　　　　　　　　　(　　)
   A. 子宫破裂　　　　B. 胎膜早破　　　　C. 羊水栓塞　　　　D. 子痫
   E. 急性左心衰竭

2. 关于羊水栓塞的常见病因,下列叙述**错误**的是　　　　　　　　　　　　　　　　　　　　　(　　)
   A. 胎膜早破　　　　B. 子宫颈裂伤　　　C. 前置胎盘　　　　D. 胎盘早剥
   E. 宫缩乏力

3. 初产妇,孕40周后临产,宫口开大9cm时自然破膜。不久产妇出现呛咳、呼吸困难、发绀,血压60/30 mmHg。护士应采取的护理措施是　　　　　　　　　　　　　　　　　　　　　　　　　　　　　(　　)

A. 平卧位,头偏向一侧　　　　　　　　　　　B. 头低足高位
C. 左侧卧位　　　　　　　　　　　　　　　　D. 半坐卧位
E. 持续高流量给氧

4. 下述哪种情况**不属于**羊水栓塞的诱因　　　　　　　　　　　　　　　　　　　　　　　　　　　（　　）
   A. 剖宫产　　　　B. 第一产程延长　　　　C. 胎膜早破　　　　D. 前置胎盘
   E. 胎盘早剥

5. 患者,30岁,孕40周临产,胎膜破裂后,产妇突然出现寒战、呼吸困难,检查:血压90/50 mmHg,心率快而弱,肺部听诊
   有湿性啰音,下述护理措施哪项正确　　　　　　　　　　　　　　　　　　　　　　　　　　　（　　）
   A. 立即改善产妇的呼吸循环功能　　　　　　B. 立即做好剖宫产术前准备
   C. 立即输血、输液　　　　　　　　　　　　D. 立即给予呋塞米
   E. 立即给予洋地黄类药物

6. 羊水栓塞最早出现的症状是　　　　　　　　　　　　　　　　　　　　　　　　　　　　　　（　　）
   A. 急性心力衰竭　　B. 急性肾衰竭　　　　C. 消化道出血　　　　D. 急性呼吸衰竭
   E. 弥散性血管内凝血

7. 产妇发生羊水栓塞时,首要的处理措施是　　　　　　　　　　　　　　　　　　　　　　　　（　　）
   A. 加压给氧　　　　B. 纠正酸中毒　　　　C. 抗休克　　　　　　D. 抗过敏
   E. 解除肺动脉高压

8. 产妇发生羊水栓塞时,首要的问题是　　　　　　　　　　　　　　　　　　　　　　　　　　（　　）
   A. 知识缺乏　　　　B. 气体交换受损　　　C. 组织灌注不足　　　D. 恐惧
   E. 潜在并发症:DIC

9. 羊水栓塞可有(羊水中的凝血活酶进入母体,导致DIC)　　　　　　　　　　　　　　　　　　　（　　）
   A. 阴道分泌物异常　B. 下腹包块　　　　　C. 凝血功能障碍　　　D. 恶变
   E. 输卵管破裂

10. 某产妇,孕1产0,28岁,妊娠29周,阴道有液体流出,在保胎治疗过程中,突发寒战、恶心、呕吐和气急等症状,继而
    出现呛咳、呼吸困难和发干,进入昏迷状态,继而皮肤上出现血斑,应考虑为　　　　　　　　　（　　）
    A. 胎盘早剥　　　　B. 胎膜早破　　　　　C. 羊水栓塞　　　　　D. 先兆子宫破裂
    E. 早产

第二十二节　子宫破裂病人的护理

子宫破裂是指妊娠晚期或分娩过程中子宫体部或子宫下段发生破裂,是直接威胁产妇及胎儿生命的产科严重并发症。此病多发生于经产妇,尤其是多产妇。

一、病因

1. 胎先露下降受阻　骨盆狭窄,头盆不称,软产道阻塞,胎位异常,胎儿异常,子宫强烈收缩导致破裂。
2. 子宫瘢痕　为较常见的原因。
3. 宫缩剂使用不当　宫缩素使用指征及剂量掌握不当。
4. 手术创伤　多发生于不适当或粗暴的阴道助产手术;内转胎位术等操作不慎。

二、临床表现

(一)先兆子宫破裂　先兆子宫破裂的四大主要临床表现是:**子宫形成病理性缩复环、下腹部压疼、胎心率异常及血尿出现**。产妇表现为**烦躁不安、呼吸、心率加快、下腹剧痛难忍**;胎下露下降受阻,膀胱受压充血,出现排尿困难、血尿。检查可见**病理性缩环和葫芦状腹**。由于宫缩频繁,胎儿供血受阻,胎心率改变或听不清。胎动频繁,常见于有梗阻性难产因素的产妇。

病理性缩复环:因胎下露部下降受阻,子宫收缩力强,子宫体部肌肉增厚变短,下段肌肉变薄变长,两者间形成环形凹陷(呈葫芦状),称病理性缩复环。病理性缩复环逐渐上升或达脐平或脐部以上,是子宫破裂的先兆征象。

(二)子宫破裂

1. 完全性子宫破裂　子宫肌壁全层破裂,宫腔与腹腔相通。子宫破裂常发生于瞬间,**产妇突感腹部撕裂样剧烈疼痛**,子宫收缩骤然停止,腹痛可暂时缓解,但很快又感到全腹疼痛。随即出现面色苍白,出冷汗,脉搏细数,呼吸急促,血压下降等休克征象。腹部检查:全腹**有压痛和反跳痛,可在腹壁下清楚地扪及胎体**,胎动和胎心消失。阴道检查:可发现胎先露上移,宫口缩小。

2. 不完全性子宫破裂　子宫破裂肌层部分或全部断裂,浆膜层尚未穿破,宫腔与腹腔未相通,胎儿及附属物仍在宫腔内。在不全破裂处有明显压痛,不完全破裂累及子宫动脉,可导致急性大出血。

三、辅助检查

①腹部检查。②血常规、尿常规检查。③B型超声:能协助确定破口部位及胎儿与子宫的关系。

四、治疗要点

1. 先兆子宫破裂　**立即给抑制子宫收缩药物**，如乙醚麻醉、肌内注射哌替啶，立即备血的同时，行剖宫产术。
2. 子宫破裂　在输液、输血、吸氧和抢救休克的同时，一旦确诊，无论胎儿是否存活，均尽快手术治疗。

五、护理问题

1. 急性疼痛　与强直性子宫收缩、子宫破裂血液刺激腹膜有关。
2. 组织灌注量改变　与子宫破裂后大量出血有关。
3. 预感性悲哀　与子宫切除、胎儿死亡有关。

六、护理措施

（一）病情观察　密切观察生命体征、腹痛、腹形、尿量和颜色、宫缩、胎心和胎动。

（二）先兆子宫破裂　吸氧，监测胎心率变化；遵医嘱肌内注射哌替啶抑制宫缩；尽快做好剖宫产的术前准备。

（三）子宫破裂　迅速给予吸氧、输液、输血，补足血容量；纠正酸中毒；做好剖腹探查术术前准备并于术中、术后应用大量抗生素预防感染。

（四）心理护理　为产妇提供心理支持，帮助产妇度过危险期和及早克服悲伤情绪，以有益于恢复。

七、健康教育

加强计划生育宣传及实施，减少多产。妊娠后加强产前检查，及时处理胎位异常、胎儿异常及产道异常。有子宫手术史者，应在预产期前2周住院待产。**子宫破裂行子宫修补术的病人应避孕2～3年。**

单元测试题

1. 某孕妇，26岁，宫内妊娠40周，静脉滴注缩宫素引产，出现先兆子宫破裂征象，首先的护理措施是　（　　）
   A. 通知家属　　　　　　B. 停缩宫素　　　　　　C. 吸氧　　　　　　D. 配血备皮
   E. 陪伴产妇

2. **不属于**先兆子宫破裂的临床表现为　（　　）
   A. 子宫收缩力强　　　　　　　　　　　　B. 子宫病理性缩复环
   C. 子宫下段压痛　　　　　　　　　　　　D. 胎心音100次/分
   E. 腹壁下清楚触及胎儿肢体

3. 患者，33岁，孕40周，静脉滴注宫素引产，滴药过程中出现病理缩复环，应立即肌内注射　（　　）
   A. 哌替啶　　　　　　B. 钙剂　　　　　　C. 硫酸镁　　　　　　D. 地塞米松
   E. 缩宫素

4. 下述哪种情况应立即行剖宫产　（　　）
   A. 协调性宫缩乏力　　B. 强直性子宫收缩　　C. 痉挛性狭窄环　　D. 病理缩复环
   E. 不协调性宫缩过强

5. 初产妇，30岁，患妊娠高血压综合征。正常分娩，产时失血不多，产后突然面色苍白，血压下降，脉搏细弱。考虑发病原因**不包括**　（　　）
   A. 患者对失血的耐受性降低　　　　　　　B. 孕期长期限盐，引起低钠血症
   C. 并发子宫破裂，内出血　　　　　　　　D. 产后腹压突降，内脏血管扩张，回心血量减少
   E. 产前有血容量偏低，未能纠正

6. 病理性缩复环提示将要发生　（　　）
   A. 胎盘早剥　　　　　　B. 软产道损伤　　　　　　C. 头盆不称　　　　　　D. 子宫破裂
   E. 羊水栓塞

7. 关于分娩时子宫破裂，下列哪项是正确的　（　　）
   A. 子宫底迅速上升　　　　　　　　　　　B. 宫缩增强，出现病理缩复环
   C. 大量阴道出血　　　　　　　　　　　　D. 子宫破裂后，摸不到胎体，听不到胎心
   E. 病人满腹均有压痛、反跳痛

8. 先兆子宫破裂的首要处理措施是　（　　）
   A. 大量抗生素预防感染　　　　　　　　　B. 立即行阴道助产术娩出胎儿
   C. 大量止血药　　　　　　　　　　　　　D. 静脉输血、输液、抗休克
   E. 立即抑制子宫收缩，肌内注射哌替啶（度冷丁）100 mg

9. 关于子宫破裂，**不正确**的描述是　（　　）
   A. 分娩期不正确使用缩宫素可导致子宫破裂　　B. 术后遵医嘱给予抗生素控制感染
   C. 药物抑制宫缩　　　　　　　　　　　　D. 子宫破裂行子宫修补术的病人应至少避孕半年
   E. 先兆子宫破裂时应立即给予抑制子宫收缩药物后行剖宫产术

10. 患者，女，26岁。因子宫破裂，胎儿死亡，行子宫切除术，术后心理护理哪项**不妥**　（　　）
    A. 允许产妇诉说内心感受　　　　　　　　B. 适当时候向产妇解释胎儿死亡原因

C. 安排与哺乳产妇同住一室　　　　　　　　D. 鼓励家属多陪伴产妇
E. 观察产妇情绪变化

11. 初孕妇,24岁,妊娠38周,在待产过程中,出现烦躁不安,疼痛难忍,下腹部拒按,排尿困难。考虑的诊断是（　　）
A. 妊娠合并急性阑尾炎　　　　　　　　　　B. 先兆子宫破裂
C. 前置胎盘　　　　　　　　　　　　　　　D. 胎盘早剥
E. 先兆早产

(12~14题共用题干)

初产妇,孕41周,临产20小时,宫口开大6cm,肌内注射缩宫素10单位,宫缩持续不缓解,胎心110次/分,耻骨上有压痛,腹部有一环状凹陷。

12. 此时应首先考虑的诊断为（　　）
A. 子宫收缩过强　　B. 先兆子宫破裂　　C. 不协调性宫缩乏力　　D. 子宫完全破裂
E. 痉挛性子宫狭窄环

13. 入院体征查,最有早期诊断意义的症状或体征是（　　）
A. 肉眼血尿　　　　B. 腹部有一环状凹陷　　C. 宫口开大6 cm　　D. 胎心110次/分
E. 宫缩持续不缓解,产妇疼痛难忍,呼叫

14. 下述护理措施哪项**错误**（　　）
A. 立即停用缩宫素　　　　　　　　　　　　B. 遵医嘱给予哌替啶
C. 做好剖宫产术前准备　　　　　　　　　　D. 吸氧,监测胎心
E. 迅速开放静脉通路,输血

15. 初产妇,孕38周,临产10小时,产妇突然感腹部撕裂样剧烈疼痛,随即出现面色苍白,出冷汗,呼吸急促。查体:全腹有压痛和反跳痛,腹壁可扪及胎体,胎动和胎心消失。应选择哪项处理（　　）
A. 肥皂水灌肠　　　B. 肌内注射哌替啶　　C. 人工破膜　　　　D. 立即行剖宫产
E. 静脉滴注小剂量缩宫素

16. 分娩期产妇一旦发现子宫先兆破裂,**首选**的措施是（　　）
A. 抗休克,静脉输液、输血　　　　　　　　B. 停止一切操作,抑制宫缩
C. 继续观察,待自然分娩　　　　　　　　　D. 大量抗生素预防感染
E. 行阴道助产,尽快结束分娩

17. 子宫破裂的原因**不包括**（　　）
A. 子宫本身病变　　B. 子宫瘢痕　　　　　C. 宫缩剂使用不当　　D. 尿潴留
E. 胎先露下降受阻

18. 完全性子宫破裂者典型的临床表现是（　　）
A. 产程中出现肉眼血尿　　　　　　　　　　B. 产妇喊叫,腹疼难忍
C. 出现病理性收缩环　　　　　　　　　　　D. 胎动消失伴阴道大量流血
E. 子宫缩小,腹壁下清楚扪及胎体

19. 某产妇,29岁。G₁P₀,孕39周。因胎儿畸形分娩时子宫破裂行子宫修补术。该患者术后再次妊娠至少需要（　　）
A. 3个月　　　　　B. 6个月　　　　　　C. 1年　　　　　　D. 2年
E. 3年

第二十三节　产褥感染病人的护理

产褥感染是指分娩时及产褥期生殖道受病原体侵袭,引起局部和全身感染。产褥病率是指分娩24小时后的10天内,每日用口表测量体温4次,间隔4小时,有2次体温≥38℃。**产褥感染、产后出血、妊娠合并心脏病、子痫**是导致产妇死亡的四大原因。

一、病因

(一)诱因　任何削弱产妇生殖管道和全身防御能力的因素都可诱发产褥感染。如严重贫血、产程延长、胎膜早破、产道损伤、产后出血、胎盘残留、手术分娩或器械助产等。

(二)病原体　产褥感染多为需氧菌和厌氧菌的混合感染。常见的病原体有需氧性链球菌(β-溶血性链球菌)、大肠埃希菌、葡萄球菌、厌氧性链球菌、厌氧性杆菌(革兰阴性杆菌)、支原体及衣原体,主要以**厌氧性链球菌和杆菌**为主。

(三)感染途径　①外源性感染。②内源性感染。

二、临床表现

1. 急性外阴、阴道、宫颈炎　表现为局部红肿、疼痛、下坠感、切口边缘硬、脓性分泌物。阴道、宫颈粘膜充血、水肿、溃疡、分泌物增多并呈脓性。

2. **急性子宫内膜炎**、子宫肌炎　多于产后3~4日发病,表现为下腹疼痛及压痛、低热、**恶露多有臭味**,子宫复旧不

良。子宫内膜炎是产褥感染**最为常见**的病变。

3. **急性盆腔结缔组织炎、急性输卵管炎** 病人可出现持续高热、寒战、腹痛，单侧或双侧下腹疼痛与压痛。

4. **急性盆腔腹膜炎及弥漫性腹膜炎** 病人出现严重全身症状**及腹膜炎症状和体征**，如高热、恶心、呕吐、腹胀、腹部压痛、反跳痛，因产妇腹壁松弛，腹肌紧张多不明显。子宫直肠凹陷形成局限性脓肿。

5. **盆腔及下肢血栓性静脉炎** 盆腔血栓性静脉炎多于产后 1～2 周继子宫内膜炎后，出现反复发作寒战、高热，下腹疼痛和压痛。下肢血栓性静脉炎多继发于盆腔血栓性静脉炎，可出现下肢**持续性疼痛**、水肿、皮肤发白，称"**股白肿**"。

6. **脓毒血症及败血症** 感染的血栓脱落进入血循环，可引起脓毒血症。如大量细菌进入血循环并繁殖则形成败血症，可危及生命。

小结提示：**发热**、**疼痛和恶露变化**是产褥感染的三大症状。

三、治疗要点

①支持疗法，加强营养，增强全身抵抗力，纠正水、电解质紊乱。②抗生素的应用：以联合、有效、用量足、疗程够为原则。③清除宫腔残留物，对盆腔脓肿要切开排脓或穿刺引流。④对血栓性静脉炎病人，在应用大量抗生素同时，可加用肝素，用药期间监测凝血功能。

小结提示：**清除宫腔残留物、脓肿切开引流**和广谱高效**抗生素**是产褥感染的主要治疗手段。

四、护理问题

①体温过高：与感染有关。②急性疼痛：与产褥感染有关。③营养失调：低于机体需要量，与发热消耗增多，摄入量降低有关。

五、护理措施

1. **采取半卧位或抬高床头**，促进恶露引流，炎症局限，防止感染扩散。会阴侧切者取**健侧卧位**。
2. 做好病情观察与记录。
3. 保证产妇获得充足休息和睡眠；给予高蛋白、高热量、高维生素饮食。
4. 做好会阴部护理，及时更换会阴垫，保持床单及衣物清洁。
5. 正确执行医嘱，注意抗生素使用间隔时间。
6. 出现高热、疼痛、呕吐时按症状进行护理，解除或减轻病人的不适。

六、健康教育

①培养良好的卫生习惯，教会产妇识别产褥感染复发征象，如恶露异常、腹痛、发热等，有异常及时就诊。②提供有关产后饮食、休息、活动、服药、产后复查的指导。

单元测试题

1. 阴道局部易受感染并可引起全身性病变的时期是　　　　　　　　　　　　　　　　　　　　　　（　　）
   A. 产褥期　　　　　　B. 妊娠期　　　　　　C. 青春期　　　　　　D. 老年期
   E. 性成熟期
2. 产褥感染中最常见的病变是　　　　　　　　　　　　　　　　　　　　　　　　　　　　　　　（　　）
   A. 急性输卵管炎　　　　　　　　　　　　　　B. 急性子宫内膜炎
   C. 急性盆腔结缔组织炎　　　　　　　　　　　D. 盆腔腹膜炎
   E. 血栓性下肢静脉炎
3. 产褥感染病因，**错误**的是　　　　　　　　　　　　　　　　　　　　　　　　　　　　　　　（　　）
   A. 妊娠末期性交、盆浴　　　　　　　　　　　B. 缩宫素的使用
   C. 产道本身存在细菌　　　　　　　　　　　　D. 产程延长及胎膜早破
   E. 各种手术器械的接触
4. 产妇，31 岁。产后 2 周，下肢肿胀、疼痛，皮肤紧张、发白，该产妇可能发生的产后并发症是　（　　）
   A. 产后贫血　　　　　B. 下肢血栓性静脉炎　　C. 产后高血压　　　　D. 产后心脏病
   E. 产后糖尿病
5. 关于产褥感染的防治，下述哪项**不妥**　　　　　　　　　　　　　　　　　　　　　　　　　　（　　）
   A. 产前、产时常规用抗生素　　　　　　　　　B. 产程中尽量少做肛查、阴道检查
   C. 加强孕期保健　　　　　　　　　　　　　　D. 产褥期保持外阴清洁
   E. 临产前 3 个月避免性生活与盆浴
6. 患者，30 岁，剖宫产后第 8 天，体温持续为 38～39 ℃，临床诊断为产褥感染，下述护理措施**不妥**的是　（　　）
   A. 产妇取平卧位　　　　　　　　　　　　　　B. 进行床边隔离
   C. 行物理降温　　　　　　　　　　　　　　　D. 产妇出院后严格消毒所用卧具和用具
   E. 多饮水
7. 产褥感染病率是指　　　　　　　　　　　　　　　　　　　　　　　　　　　　　　　　　　　（　　）
   A. 产褥期内 2 次体温达到或超过 38 ℃

B. 产后每 4 小时测体温 1 次,有 2 次体温达到 38 ℃
C. 产后 12 小时后每 4 小时测体温 1 次,体温 2 次达到或超过 38 ℃
D. 产后 12 天,每 4 小时测体温 1 次,有 2 次体温达到或超过 38 ℃
E. 产后 24 小时至 10 天内每 4 小时用口表测体温 1 次,有连续 2 次达到或超过 38 ℃

8. 初产妇,28 岁,足月产后第 3 天出现下腹痛,体温不高,恶露多,有臭味,子宫底脐上一指,子宫体软。考虑其最可能的病因是 (　　)
   A. 盆腔结缔组织炎　　B. 急性腹膜炎　　C. 急性输卵管炎　　D. 子宫肌炎
   E. 子宫内膜炎

9. 初产妇,自产后第 2 天起持续 3 天体温在 38 ℃ 左右。查体:子宫收缩好,会阴切口红肿,恶露淡红色,有腥味,双乳软,无硬结。判断体温升高最可能的原因是 (　　)
   A. 会阴伤口感染　　B. 乳腺炎　　C. 产褥感染　　D. 阴道炎
   E. 子宫内膜炎

10. 初产妇,会阴侧切。产后第 3 天体温 39.0 ℃,伴脉速、头痛。下腹疼痛,恶露有臭味。最有效的对因治疗为 (　　)
    A. 鼓励产妇多饮水　　B. 给予半流质饮食　　C. 取半卧位　　D. 保证室内通风
    E. 用敏感、足量、高效抗生素

11. 某产妇,产褥期出现高热,护士为其采取的护理措施应**除外** (　　)
    A. 卧床休息取半卧位　　　　　　　　　　B. 指导病人少量饮水
    C. 及时更换衣物　　　　　　　　　　　　D. 给予高蛋白、高热量、高维生素饮食
    E. 遵医嘱应用抗生素

12. 产褥感染的产妇,最佳体位是 (　　)
    A. 侧卧位　　B. 仰卧位　　C. 半坐卧位　　D. 头低足高位
    E. 仰卧屈膝位

13. 患者产后 5 天,腹痛,发热,体温 39 ℃,子宫复旧不佳,有压痛,恶露浑浊有臭味。原因最可能是 (　　)
    A. 产褥感染　　B. 乳腺炎　　C. 上呼吸道感染　　D. 泌尿道感染
    E. 腹壁切口感染

14. 初产妇,29 岁,第一胎,产钳助产,产后第 9 天,寒战、高热,左下腹持续性腹痛,恶露增多,头晕、乏力,体温 39 ℃,脉搏 122 次/分。宫底脐下 4 指,轻压痛,恶露浑浊有臭味,左下肢肿胀,压痛。在护理中,下述哪项正确。 (　　)
    A. 行动不便,应控制饮水　　　　　　　　B. 绝对卧床,抬高患肢
    C. 平卧休息　　　　　　　　　　　　　　D. 严密隔离
    E. 清洁外阴,坐浴每日 2 次

(15～17 题共用题干)
某产妇,自然分娩后第 6 天,发热,查体:体温 40℃,子宫底脐下 4 cm,压痛,会阴伤口愈合好,恶露多而混浊,有臭味,入院诊断是产褥感染。

15. 哪项**不是**产褥感染的诱因 (　　)
    A. 正常分娩　　　　　　　　　　　　　　B. 产时无菌操作不严格
    C. 妊娠期性生活　　　　　　　　　　　　D. 贫血
    E. 产程延长

16. 下述哪项是引起产褥感热最常见的致病菌 (　　)
    A. 大肠埃希菌　　　　　　　　　　　　　B. 厌氧性链球菌和杆菌
    C. 溶血性球链菌　　　　　　　　　　　　D. 葡萄球菌
    E. 需氧菌

17. 对该产妇进行护理正确的是 (　　)
    A. 床边隔离避免交叉感染　　　　　　　　B. 清洁外阴,坐浴每日 2 次
    C. 取侧卧位　　　　　　　　　　　　　　D. 给高蛋白、高脂、低盐饮食
    E. 注意血压变化,每 2 小时测量 1 次

18. 产妇,24 岁,产后第 3 天出现寒战、高热,体温高达 40 ℃,伴有恶心、呕吐,下腹部剧痛、反跳痛、腹肌紧张感明显。最可能的诊断是 (　　)
    A. 子宫内膜炎　　　　　　　　　　　　　B. 下肢血栓性静脉炎
    C. 急性盆腔腹膜炎　　　　　　　　　　　D. 急性宫颈炎
    E. 急性盆腔结缔组织炎

19. 关于产褥感染的治疗原则,**错误**的是 (　　)
    A. 清除子宫残留物　　　　　　　　　　　B. 加强营养和休息
    C. 遵医嘱给予抗生素　　　　　　　　　　D. 感染严重者,不宜加用肾上腺糖皮质激素

E. 血栓性静脉炎病人可加用肝素
20. 某产妇患子宫内膜炎,其护理措施**错误**的是 （　　）
   A. 取半卧位　　　　B. 床边隔离　　　　C. 物理降温　　　　D. 盆浴
   E. 及时更换会阴垫,保持会阴清洁
21. 初产妇,35岁。自然分娩。产程延长,手取胎盘。出院时,责任护士告知其预防产褥感染的措施,错误的内容是 （　　）
   A. 加强营养　　　　B. 不能外出　　　　C. 注意卫生　　　　D. 禁止盆浴
   E. 防止感冒

产后应尽早适当活动,经阴道分娩的产妇,产后6~12小时内即可起床轻微活动,产后第2日可在室内随意走动。

第二十四节　晚期产后出血病人的护理

晚期产后出血是指分娩24小时后,在产褥期内发生的子宫大量出血,多见于产后1~2周。

一、病因

1. **胎盘、胎膜残留**　是最常见的原因,多发生于产后10天左右。
2. 蜕膜残留　蜕膜多在产后1周内脱落,并随恶露排出。蜕膜剥离不全,长时间残留。
3. 感染及子宫胎盘附着部位复旧不全,多发生在产后2周左右。
4. **剖宫产术后子宫伤口裂开**　可能与手术切口感染、切口位置选择不适当以及缝合技术不当有关。多发生在产后2~3周。

小结提示：部分胎盘、胎膜残留是引起晚期产后出血最常见的原因。

二、临床表现

1. 胎盘、胎膜残留　**血性恶露持续时间延长**,以后反复出血或突然大量流血。检查发现**子宫复旧不全**,宫口松弛,有时可触及残留组织。
2. 蜕膜残留　宫腔刮出物病理检查可见坏死蜕膜和红细胞,但不见绒毛。
3. 子宫胎盘附着面感染或复旧不全　表现为突然大量阴道流血,检查发现子宫大而软,宫口松弛,阴道及宫口有血块堵塞。
4. 剖宫产术后　子宫伤口裂开多发生在术后2~3周,出现大量阴道流血,甚至引起休克。

三、治疗要点

1. 预防　产后仔细检查胎盘、胎膜,如有残留及时清除;产后注意个人卫生,必要时应用抗生素预防感染;剖宫产时正确选择子宫切口。
2. 保守治疗　少量、中等量出血者可给予抗生素、子宫收缩剂、止血药物及支持疗法。
3. 手术治疗　有组织残留应行刮宫术;疑为剖宫产术后子宫切口裂开,应考虑剖腹探查,必要时行子宫切除。
4. 失血多者应积极防治休克。

四、护理问题

①组织灌注量不足:与产后出血有关。②有感染的危险:与阴道流血、产科操作、贫血等有关。

五、护理措施

1. 及时发现出血,防止休克　仔细评估出血量及失血性休克,备好急救物品和药品,让产妇**平卧**、保暖、给氧,给予补液、补血治疗,并协助医生止血。
2. 预防感染　保持病室环境清洁,严格无菌操作,给抗生素,保持会阴清洁,观察恶露。
3. 如有大块胎盘胎膜残留时,应配合医生行清宫术,并将刮出物送病理检查。

六、健康教育

1. 向病人及家属讲解晚期产后出血的有关知识及抢救治疗计划。
2. 指导产妇摄取高铁、高蛋白质及高维生素C食物,纠正偏食、挑食等不良习惯。多食含铁的食物,如瘦肉、家禽、动物肝及绿叶蔬菜等。

单元测试题

1. 患者,产后10天,出现多量阴道流血,晚期产后出血原因**不正确**的是 （　　）
   A. 子宫胎盘附着面感染或子宫复旧不全　　　B. 产后卧床过久
   C. 蜕膜残留　　　　　　　　　　　　　　　D. 剖宫产术后子宫伤口裂开
   E. 胎盘、胎膜残留
2. 某产妇在家中自然分娩,现产后6天,突然阴道大量出血,急诊入院。检查:呼吸22次/分,脉搏98次/分,血压75/50 mmHg,面色苍白,诊断为晚期产后出血。正确的护理措施是
   A. 迅速按摩子宫　　B. 静脉滴注抗生素　　C. 嘱患者半卧位　　D. 迅速建立静脉通道

E. 立即气管插管加压给氧
3. 晚期产后出血多发生在产后 ( )
   A. 24小时内   B. 分娩48小时内   C. 2～3周   D. 1～2周
   E. 4周
4. 晚期产后出血的最常见原因是 ( )
   A. 蜕膜残留   B. 胎盘、胎膜残留   C. 伤口感染   D. 子宫复旧不全
   E. 绒癌
5. 初产妇,产后10天仍有阴道出血,考虑为胎盘残留,首先的治疗是 ( )
   A. 行刮宫术   B. 绝对卧床   C. 行开腹探查术   D. 行子宫动脉结扎
   E. 输血,补充血容量
6. 晚期产后出血是指出血发生在 ( )
   A. 产后1周后   B. 胎儿娩出后24小时内
   C. 产后2周后   D. 产后42天以后
   E. 分娩24小时后的产褥期内
7. 患者,剖宫产术后28天,出现阴道流血,诊断晚期产后出血,护理措施**不正确**的是 ( )
   A. 观察恶露的量、色、性状   B. 严密观察生命体征
   C. 协助做相关检查   D. 协助行刮宫术止血
   E. 如为剖宫产术后子宫伤口裂开者,做好剖腹探查手术准备
8. 患者,剖宫产术后13天,出现多量阴道流血,关于治疗正确的是 ( )
   A. 可行清宫术,找出出血原因及病灶   B. 如为切口愈合不良,可等待自然愈合
   C. 可予输血、抗感染治疗   D. 如切口感染,均应行子宫切除术,去除病灶
   E. 根据患者出血量、感染程度、有无生育要求综合制订治疗方案
9. 关于晚期产后出血的处理,下列何者**错误** ( )
   A. 阴道少量流血者可给予抗生素,宫缩剂
   B. 失血多者应积极防治休克
   C. 剖宫产术后阴道流血较多应及时清宫
   D. 阴道中等量流血者可给予抗生素、宫缩剂、止血药物及支持疗法
   E. 疑为剖宫产术后阴道流血较多,应考虑剖腹探查,必要时行子宫切除
10. 患者,女,33岁。剖宫产后35天,因晚期产后出血入院,采取保守治疗。护士采取的护理措施应除外 ( )
    A. 密切观察生命体征   B. 密切观察阴道出血情况
    C. 保持外阴清洁   D. 协助做相关检查
    E. 取半坐卧位
11. 患者,女,30岁。分娩后2周发生阴道大量出血入院,护士对患者进行健康评估时,与病情**最不相关**的是 ( )
    A. 了解患者的分娩史   B. 评估患者的血压、脉搏、呼吸、神志情况
    C. 观察患者阴道出血量   D. 了解宫底的大小及有无压痛
    E. 母乳喂养情况

第十二章 新生儿与新生儿疾病病人的护理

新生儿是婴儿的特殊阶段,指从脐带结扎至出生后满 28 天内的婴儿。出生后 1 周以内的新生儿,也属于围生儿。是新生儿期发病率和死亡率最高的阶段,应加强监护和护理。

第一节 正常足月新生儿的特点和护理

正常足月新生儿是指胎龄满 37~42 周出生,体重在 2 500 g(≥2 500 g 至≤4 000 g 的新生儿)以上,身长 47 cm 以上,无任何畸形和疾病的新生儿。

1. 根据胎龄分类 ①足月儿:胎龄满 37 周至未满 42 周的新生儿。②早产儿:胎龄满 28 周至未满 37 周的新生儿。第 37 周的早产儿因成熟度已接近足月儿,故又称过渡足月儿。③过期产儿:胎龄满 42 周以上的新生儿。

2. 根据出生体重分类 ①正常出生体重儿:出生体重在 2 500~4 000 g 的新生儿。②低出生体重儿:出生 1 小时内体重不足 2 500 g 的新生儿,常见早产儿和小于胎龄儿,其中出生体重低于 1 500 者称极低出生体重儿;出生体重低于 1 000 g 者称超低出生体重儿。③巨大儿:出生体重大于 4 000 g 者。

3. 根据出生体重与胎龄关系分类 ①适于胎龄儿:出生体重在同龄儿平均体重的第 10~90 百分位者。②小于胎龄儿:出生体重在同龄儿平均体重的第 10 百分位以下者。③大于胎龄儿:出生体重在同龄儿平均体重的第 90 百分位以上者。我国习惯上将胎龄已足月而体重在 2 500 g 以下的新生儿称足月小样儿,是小于胎龄儿中最常见的一种,多由于宫内发育迟缓引起。

4. 高危儿 指已发生或有可能发生危重情况而需要密切观察的新生儿。主要包括以下 3 类:①异常妊娠史:生母有糖尿病、妊高征、先兆子痫、阴道流血、感染、吸烟、酗酒史及母亲为 Rh 阴性血型等;母亲过去曾有死胎、死产史等。②异常分娩史:各种难产如高位产钳、臀位娩出,分娩过程中使用镇静和止痛药物等。③异常的新生儿:如出生时 Apgar 评分低于 7 分、脐带绕颈、各种先天性畸形等,以及早产儿、小于胎龄儿、巨大儿、多产儿等。

一、正常足月新生儿的特点

1. 外观特点 哭声响亮;四肢屈肌张力高;皮肤红润,毳毛少;皮下脂肪丰富;头发分条清楚;耳郭软骨发育好、轮廓清楚;乳晕明显,乳房可摸到结节;男婴阴囊皱纹多,睾丸已降入阴囊,女婴大阴唇可覆盖小阴唇;足底有较深的足纹,指(趾)甲超过指(趾)尖。

2. 呼吸系统 呼吸中枢及肋间肌发育不成熟,呼吸主要靠膈肌升降而呈腹式呼吸,呼吸较表浅,节律不规则,正常呼吸频率 40~45 次/分。

3. 循环系统 新生儿心率波动较大,120~140 次/分,血压平均 70/50 mmHg。

4. 消化系统 吞咽功能已完善,但胃容量小、呈水平位,贲门括约肌松弛,幽门括约肌较发达,易发生溢乳。生后 12 小时开始排出墨绿色胎粪,3~4 天后转为黄色粪便。24 小时末排胎粪者应检查是否有消化道畸形。

5. 血液系统 出生时血液中红细胞数和血红蛋白含量相对较高,白细胞计数生后第 1 天可达(15~20)×10^9/L,3 天后明显下降。分类中以中性粒细胞为主,4~6 天中性粒细胞与淋巴细胞相近,以后以淋巴细胞占优势。

6. 泌尿系统 生后 24 小时内排尿,如生后 24~48 小时仍无尿,需要检查原因。

7. 神经系统 脊髓相对较长,腰椎穿刺在第 4、5 腰椎间隙进针。新生儿脑相对大,生后具有觅食反射、吸吮反射、握持反射、拥抱反射、交叉伸腿反射等原始神经反射。这些反射在生后 3~4 月时逐渐消失。

8. 体温调节 新生儿体温调节中枢发育不完善,皮下脂肪薄,体表面积相对较大,易散热,且体温易随外界温度而变化。当环境温度低时,新生儿可因产热量相对不足而引发体温低下或寒冷损伤综合征。当环境温度高时,易出现"脱水热"。在"适中温度"环境中有利于新生儿维持正常体温。

9. 能量和体液代谢 新生儿患病时特别容易发生代谢酸中毒,需及时纠正。

10. 免疫系统 胎儿可通过胎盘从母体获得免疫球蛋白 IgG(6 个月后逐渐消失),因此,新生儿不易感染某些传染病(如麻疹等)。而免疫球蛋白 IgA 和 IgM 不能通过胎盘,故易患呼吸道、消化道的感染性疾病及革兰阴性杆菌感染。

二、新生儿的特殊生理状态

1. 生理性体重下降 新生儿在生后数天内,因丢失水分较多,进食少而出现体重下降,但不超过 10%(一般 3%~9%)。生后 7~10 天恢复到出生时体重,属于正常现象。

2. 生理性黄疸 足月儿生后 2~3 天出现黄疸(出生后血氧含量增高,过多的红细胞迅速破坏),4~5 天达高峰,5~7 天消退,最迟不超过 2 周,小儿一般情况良好。

3. **生理性乳腺肿大** 足月新生儿出生后 3~5 天,乳腺可触到蚕豆至鸽蛋大小的肿块,因胎内母体的孕激素和催乳素经胎盘至胎儿体内,出生后这些激素影响突然中断所致,多于 2~3 周消退,切勿挤压,以免感染。

4. 假月经 部分女婴在生后 5~7 天,可见阴道流出少量血液,持续 2~3 天,是因母体雌激素在孕期进入胎儿体内,出生后突然消失引起,一般不必处理。

5. **口腔内特殊生理现象** ①"上皮珠":大多数新生儿口腔内的硬腭的正中线两侧可见散在的黄白色小点,称"上皮珠",是上皮细胞堆积所致。②"马牙":在有些新生儿牙龈切缘上,可见散在的淡黄色微隆起的、米粒大小颗粒或白色斑块,称"马牙"或"板牙"。"上皮珠"和"马牙"是上皮细胞堆积和粘液腺潴留肿胀所致,一般在2~3周内自然消退,**不需治疗**。

6. **脱水热** 部分新生儿于生后2~3天,由于母乳不足、入液量少,或保暖过度,体温可突然上升至39~40℃。但小儿一般情况尚好,松解包裹,口服或静脉补液,体温很快降至正常。

三、新生儿的护理问题

①有窒息的危险:与呼吸道阻塞或溢奶、呕吐有关。②有体温失调的危险:与体温调节功能不完善有关。③有感染的危险:与免疫功能不完善有关。④知识缺乏:家长缺乏有关喂养及护理知识。

四、新生儿的护理措施

(一) **合理喂养** 新生儿出生后应鼓励母婴皮肤接触,**早吸吮、早开奶(出生半小时内)**,实行母婴同室,鼓励**按需哺乳(满月前按需哺乳,满月之后定时哺乳)**,不给新生儿其他的辅食及饮料,做到**母乳喂养**是保证新生儿得到充足乳汁的关键。母亲无法哺乳时,首先试喂10%葡萄糖水10 ml,吸吮及吞咽功能良好者,可给配方奶,每3小时1次。乳量以奶后安静、无腹胀和理想的体重增长为标准。

(二) **皮肤护理** 新生儿应每天沐浴1~2次,在喂奶前进行。室温在**26~28℃**以上,关闭门窗,**水温39~41℃**,先放凉水,后放热水。动作轻柔,注意保暖,避免受凉及损伤。沐浴时勿使水进入小儿耳、鼻、口、眼内。

(三) **脐带护理** 新生儿沐浴前,拿掉脐纱,脐部可用清水洗。每天沐浴后,用消毒干棉签蘸干脐窝里的水及分泌物,**再用75%乙醇溶液消毒脐带残端、脐轮和脐窝**,保持脐部皮肤干燥,防止脐炎发生。脐带脱落后脐窝内常常有少量渗出液,此时可用75%的乙醇棉签卷清脐窝;**有脓性分泌物时,先用3%过氧化氢溶液擦拭**,再涂以2%碘酊。

(四) **新生儿保暖**

1. **分娩室新生儿保暖** ①分娩室室温应该在**26~28℃**,新生儿出生后放在辐射台上保暖。②出生后将新生儿放在温暖、干净、干燥的布单上,用干毛巾擦干新生儿的全身和头发。

2. **母婴同室新生儿的保暖** ①保持室温在**22~24℃**为宜,**湿度55%~65%**。②皮肤接触后立即给新生儿穿上衣服,包裹被子,戴上帽子给新生儿保暖。③实行24小时母婴同室。④**每4小时检查1次新生儿**,并评价保暖情况,如果体温不能保持在正常范围内(**36.5~37.5℃**),加盖毯子,或产妇拥抱新生儿。半小时后再评价。⑤**应在出生6小时后给新生儿洗澡**。沐浴室室温在26~28℃以上,**水温39~41℃为宜**。洗澡后立即擦干新生儿,继续保暖。⑥不要给新生儿包裹太紧,使其手脚能自由活动。

3. **正常儿臀部护理**:①选用柔软吸水性良好、大小适中的尿布,每次喂奶前、排便后及时更换。②**大便后用温水洗净臀部**,或用婴儿护肤湿巾从前向后擦拭干净,并涂护臀膏。③保持臀部干燥,尿布必须包裹整个臀部和外阴。④尿布不可过紧、过松,**不宜垫橡胶单或塑料布**。

(五) **保持呼吸道通畅** ①经常检查新生儿鼻孔是否通畅,清除鼻孔内的分泌物。②保持适宜体位,仰卧位时避免颈部前屈或过度后仰;俯卧位时头侧向一侧,双上肢自然屈曲在头两侧(切记不可将上肢固定在包被中)。③不可随意将物品放在新生儿口、鼻处或按压胸部。④喂乳后应竖抱婴儿轻拍背部,帮助排出空气,然后将婴儿右侧卧位,防止溢乳、呕吐引起窒息。

(六) **预防感染** 入室时应更换衣、鞋,接触新生儿前后均应洗手;患有呼吸道和消化道疾病的患儿应分开病室,避免交叉感染;定期对病室消毒。

(七) **预防接种** 出生后2~3天接种**卡介苗**;出生后1天、1个月、6个月时,各注射**乙肝疫苗**1次。

(八) **心理护理** 新生儿睡眠时间较长,觉醒时间相对较少,家长可以利用哺乳时及哺乳后新生儿清醒时间与新生儿进行眼神、语言交流,多拥抱、抚摸、亲吻小儿,以促进身心发育。

单元测试题

1. 超低出生体重儿是指 ( )
   A. 出生体重不足3 000 g者　　　　　　　　　B. 出生体重不足1 000 g者
   C. 出生体重不足2 500 g者　　　　　　　　　D. 出生体重不足2 000 g者
   E. 出生体重不足1 500 g者

2. 新生儿期是指自出生后脐带结扎开始至(**我国围生期是指妊娠28周至出生后7天**) ( )
   A. 满10天　　　B. 满15天　　　C. 满28天　　　D. 满30天
   E. 满1个月

3. 新生儿出现生理性黄疸的原因是 ( )
   A. 新生儿胆道狭窄　　　　　　　　　　　　B. 新生儿其他来源的胆红素生成少
   C. 新生儿形成胆红素的周期延长　　　　　　D. 出生后过多的红细胞破坏
   E. 肝脏形成胆红素能力强

4. 关于婴儿易发生溢乳的原因,正确的是 ( )
   A. 胃较垂直　　　　　　　　　　　　　　　B. 幽门括约肌发育较差

C. 胃容量小 D. 贲门括约肌发育较好
E. 胃呈水平位,贲门发育差,幽门括约肌发育好

5. 足月新生儿,母乳喂养,吸吮好,哺乳后安静入睡。生后 4 天体重下降 7%,面色红润,精神好,此婴儿可能原因是
（　　）
   A. 生理性体重下降 B. 进乳量多,进食量少
   C. 败血症 D. 呆小症
   E. 进水量多,进乳量少

6. 足月儿是指（　　）
   A. 胎龄超过 42 周的新生儿 B. 胎龄满 37 周至未满 42 足周的新生儿
   C. 胎龄未满 28 周的新生儿 D. 胎龄满 32 周至未满 37 周的新生儿
   E. 胎龄满 28 周至未满 32 足周的新生儿

7. 预防新生儿感染的护理措施中下列哪项不妥（　　）
   A. 脐带脱落前,脐部的纱布绝对不要打开 B. 室内应湿式清洁,定时净化空气
   C. 每次大便后用温水清洗臀部,以防臀红 D. 护理人员在接触新生儿前后应洗手或涂抹消毒液
   E. 脐带脱落后,每天用 75% 乙醇溶液涂抹脐部,保持干燥

8. 高危儿的定义应除外（　　）
   A. 高危妊娠孕妇分娩的新生儿 B. 异常分娩和剖宫产儿
   C. 有疾病的新生儿 D. 出生 Apgar 评分 8 分
   E. 孕妇过去有死胎、流产史

9. 新生儿脐部的消毒溶液是（　　）
   A. 3%过氧化氢 B. 95%乙醇 C. 75%乙醇 D. 0.1%苯扎溴铵
   E. 0.5%碘附

10. 下列对新生儿的特殊生理现象的描述,应除外（　　）
    A. 生理性贫血 B. 乳房肿块 C. 假月经 D. 生理性黄疸
    E. 脱水热

11. 新生儿的正常呼吸表现不包括（　　）
    A. 浅表、不规则呼吸 B. 主要靠膈肌呼吸
    C. 以腹式呼吸为主 D. 可有短暂呼吸暂停
    E. 以胸式呼吸为主

12. 以下属于小儿出生时存在,但生后 3～4 个月消失的神经反射是（　　）
    A. 觅食反射 B. 腹壁反射 C. 角膜反射 D. 腱反射
    E. 吞咽反射

（13～14 题共用题干）
小儿,胎龄 38 周,出生体重 2 300 g,身长 45 cm,皮肤红润,胎毛少,足纹明显。

13. 护士判断该小儿属于（　　）
    A. 适于胎龄儿 B. 极低出生体重儿 C. 未成熟儿 D. 足月儿
    E. 足月小样儿

14. 护士为该小儿制定的主要护理措施除外（　　）
    A. 做好预防接种 B. 加强体温检测,注意保暖
    C. 入暖箱保暖 D. 严格执行消毒隔离制度,预防感染
    E. 鼓励尽早吸吮母乳

15. 新生儿出生后开始吸吮母亲乳头的最佳时间为产后（　　）
    A. 30 分钟内 B. 40 分钟内 C. 50 分钟内 D. 60 分钟内
    E. 70 分钟内

16. 新生儿沐浴的水温应保持在（　　）
    A. 35～37 ℃ B. 39～41 ℃ C. 41～43 ℃ D. 44～47 ℃
    E. 48～51 ℃

17. 新生儿生理性体重下降占体重的（　　）
    A. 2%～5% B. 3%～9% C. 5%～10% D. 2%～15%
    E. 7%～20%

18. 小儿从母体获得的抗体日渐消失的时间为（　　）
    A. 生后 1～2 个月 B. 生后 3～4 个月 C. 生后 5～6 个月 D. 生后 7～8 个月
    E. 生后 10～12 个月

19. 部分女婴在出生后 3~5 天,可见阴道流出少量血液,这是因为 ( )
    A. 阴道粘膜炎症   B. 阴道腺体未成熟   C. 细菌感染   D. 产道感染
    E. 受母体雌激素的影响而出现的假月经

20. 新生儿记录中属于非生理性改变的是 ( )
    A. 出生后 2~3 天出现黄疸   B. 出生后 5~7 天阴道出血
    C. 出生后 2~3 天无尿   D. 出生后 1 周有乳腺肿大
    E. 出生后 9 天体重下降 8%

21. 小儿死亡率最高的时间是 ( )
    A. 围产期   B. 新生儿期   C. 婴儿期   D. 幼儿期
    E. 学龄前期

22. 患儿,女,出生 8 小时。对婴儿提供的护理措施,下列哪项**不正确**(新生儿娩出后可采用**侧卧位**或**平卧位头偏向一侧**,以防呛咳或窒息) ( )
    A. 入室后了解 Apgar 评分情况   B. 观察排尿、排胎便时间
    C. 选择母乳喂养   D. 密切观察呼吸和面色
    E. 持续仰卧位,颈部前屈

23. 新生儿,胎龄 38 周,出生后体重 3 500 g,身长 48 cm,皮肤红润,胎毛少,足纹明显。助产护士估计该新生儿最可能是 ( )
    A. 低出生体重儿   B. 微小儿   C. 早产儿   D. 足月儿
    E. 过期产儿

24. 患儿,生后 3 天。上腭中线和牙龈部有黄白色斑点,即"马牙",护士应给予的护理方法是 ( )
    A. 切开   B. 用软布擦净
    C. 生理盐水清洗   D. 不需要处理,可自行消失
    E. 2%碳酸氢钠溶液清洗

25. 患儿,男,10 天,母乳喂养,每天 8~10 次,体重 3.2 kg,护士告知家长小儿室内应保持的合适湿度是 ( )
    A. 30%~40%   B. 40%~50%   C. 55%~65%   D. 65%~70%
    E. 70%以上

26. 新生儿能从母体获得的免疫球蛋白是 ( )
    A. SIgG   B. IgD   C. IgA   D. IgM
    E. IgG

27. 新生儿,日龄 8 天,由于家庭温度低,为了给小孩保暖,妈妈给宝宝穿了两层棉衣,盖了两床被子,夜间患儿发热,体温高达 38.7 ℃,最佳的降温方法是 ( )
    A. 温水擦浴   B. 肌注退热针   C. 贴退热贴   D. 使用激素降温
    E. 降低环境温度或打开包被

28. 关于预防新生儿臀红的护理措施,**错误**的是 ( )
    A. 每次大小便后用温水洗净   B. 适当暴露臀部,用烤灯疗法
    C. 勤换尿布   D. 氧化锌软膏涂抹患部
    E. 垫塑料布防止弄湿床单

29. 不属于新生儿常见的正常生理状态的是 ( )
    A. 马牙   B. 生理性黄疸   C. 臀红   D. 假月经
    E. 乳腺肿大

30. 某新生儿,出生 5 天。面部黄染,血清胆红素 5 mg/dl,吃奶好,大小便正常。家属询问出现黄疸的原因,护士正确的回答是 ( )
    A. 生理性黄疸   B. 新生儿肝炎   C. 新生儿败血症   D. 新生儿溶血症
    E. 新生儿胆道闭锁

31. 新生儿喂养的最佳食品是 ( )
    A. 纯母乳   B. 全脂奶粉   C. 母乳加奶粉   D. 母乳加辅食
    E. 婴儿配方奶粉

32. 一健康女婴,足月顺产后 5 天,因出现阴道血性分泌物被父母送来医院。该现象最可能是 ( )
    A. 假月经   B. 阴道直肠瘘   C. 尿道阴道瘘   D. 会阴损伤
    E. 血友病

33. 下列哪项心理沟通方式适用于护理婴儿 ( )
    A. 多做游戏   B. 适时鼓励   C. 搂抱与抚摸   D. 因势利导
    E. 社会交流

第十二章 新生儿与新生儿疾病病人的护理

34. **不属于**新生儿正常特征的是 （ ）
    A. 皮肤红润,胎毛少 B. 马牙 C. 四肢屈曲 D. 乳晕明显
    E. 指甲长过指端

35. 新生儿室的室温应保持在 （ ）
    A. 18~20 ℃ B. 20~22 ℃ C. 22~24 ℃ D. 24~26 ℃
    E. 28~30 ℃

36. 新生儿,女,日龄4天。出生后第3天发现乳腺肿大,目前应采取的护理措施是 （ ）
    A. 立即报告医生,及时诊疗
    B. 将内容物挤出,以免病情恶化
    C. 预防性使用抗生素
    D. 无需处理,并告知家长正确认识
    E. 对患儿乳房进行常规消毒

37. 健康足月新生儿生后2天,对其脐部的护理,**错误**的是 （ ）
    A. 勤换尿布
    B. 脐部保持清洁、干燥
    C. 接触新生儿前后要洗手
    D. 严格执行无菌操作技术
    E. 用3%过氧化氢液清洗脐部

38. 足月新生儿,女,出生5天。阴道流出少量血性液体,无其他出血倾向。反应好,吸吮有力,大小便正常。正确的护理措施是 （ ）
    A. 无需处理
    B. 连续肌注维生素K
    C. 局部包扎止血
    D. 换血治疗
    E. 静脉滴注卡巴克络

39. 某新生儿,日龄5天,出生体重3 kg,目前体重2.8 kg,妈妈很担心孩子的体重会继续下降,护士向妈妈解释孩子的体重将恢复正常,下列解释正确的是(多发生于10天左右恢复到正常体重,属于正常现象) （ ）
    A. 1天内恢复正常
    B. 7天内恢复正常
    C. 10天内恢复正常
    D. 2周内恢复正常
    E. 3周内恢复正常

第二节 早产儿病人的特点和护理

一、早产儿的特点

早产儿又称未成熟儿,是指胎龄满28周至未满37周(<297天)的新生儿。

1. **外观特点** 体重<2 500 g,身长<47 cm;哭声轻弱,四肢肌张力低下;皮肤红嫩、毳毛多;头发细而乱;耳郭软,耳郭软骨发育不全,耳舟不清楚;乳晕不清,无乳晕下结节或结节<4 mm;指(趾)甲未超过指(趾)尖;男婴睾丸未降或未全降,阴囊少皱襞,女婴大阴唇不能遮盖小阴唇;足底纹少,足跟光滑。足月儿与早产儿的外观特征见表12-1。

表12-1 足月儿与早产儿的外观特征比较

外观	正常足月儿	早产儿
哭声	响亮	微弱
肌张力	良好	低下
皮肤	红润、皮下脂肪丰满	红嫩、皮下脂肪少
毛发	毳毛少、头发分条清楚	毳毛多、头发细而乱
耳壳	软骨发育良好、耳舟成形	耳郭软骨发育不全、耳舟不清楚
乳腺	乳晕清楚、乳晕下结节≥4 mm	乳晕不清、乳晕下结节<4 mm
指、趾甲	到达或超过指、趾端	未到达指、趾端
足底纹	足底纹遍及整个足底	足底纹少
外生殖器	男婴睾丸已降至阴囊 女婴大阴唇遮盖小阴唇	男婴睾丸未降或未全降至阴囊 女婴大阴唇不能遮盖小阴唇

2. **呼吸系统** 早产儿呼吸中枢相对更不成熟,呼吸浅表而不规则,可发生呼吸暂停。早产儿的肺泡发育不全,表面活性物质少,易发生肺透明膜病。有宫内窘迫史者,易发生吸入性肺炎。

3. **消化系统** 早产儿更容易发生溢乳甚至呕吐,易发生吸入性肺炎;消化吸收功能差,故以母乳喂养为宜;肝葡萄糖醛酸转移酶活性低,生理性黄疸出现的程度较足月儿重,持续时间长;早产儿胎粪排出延迟,肝糖原储存少,蛋白质合成不足,易发生低血糖和低蛋白血症。

4. **神经系统** 胎龄越小,反射越差,早产儿易发生缺氧,而导致缺氧缺血性脑病及颅内出血。血脑屏障功能较差,新

生儿黄疸时易导致**胆红素脑病**。

5. 血液系统　早产儿红细胞生成素水平低下,先天储铁不足,易发生贫血。维生素 K 储存量少,易发生出血症。

6. 体温　早产儿体温中枢调节功能更差。**产热少**(棕色脂肪含量少,寒战反应缺乏,摄食量少)而散热量较大(体表面积相对较大,皮下脂肪薄少),故早产儿易出现**低体温**,甚至会出现寒冷损伤综合征。

7. 泌尿系统　早产儿的肾小管对醛固酮反应低下,易产生低钠血症。肾小管排酸能力差,易发生代谢性酸中毒。葡萄糖阈值低,易出现尿糖。

8. 免疫系统　IgG 虽可通过胎盘从母体获得,但与胎龄增长有关,故早产儿 IgG 含量低;其他免疫功能均较差,容易发生严重感染,并引起败血症。

二、早产儿的护理

(一)护理问题

1. 体温过低　与体温调节中枢功能不完善,体内产热不足等因素有关。
2. 营养失调　与吸吮无力、吞咽、消化吸收功能低下有关。
3. 自主呼吸受损　与呼吸中枢、呼吸器官发育不成熟有关。
4. 有感染的危险　与免疫功能不成熟、皮肤粘膜屏障功能差有关。
5. 潜在并发症　出血。

(二)护理措施

1. 环境　早产儿应与足月儿分开护理。**室内温度应保持在 24～26 ℃**,晨间护理时应达到 **27～28 ℃**,**相对湿度 55%～65%**。工作人员进入病室前应更换清洁工作服、鞋,**洗手**,保持病室清洁、干净、舒适、整齐、安全。

2. 保暖　早产儿护理尤其是强调**保暖**。出生后应根据体重、胎龄及特殊病情,立即给予不同的保暖措施,**一般体重小于 2 000 g 者,应尽早置于婴儿暖箱内保暖,体重越轻暖箱温度越高**。维持体温在 36.5～37 ℃。头部应戴绒布帽,以降低耗氧和散热量。各种操作应集中,并在远红外辐射床保暖下进行;没有条件者,采取简易保暖方法,并尽量缩短操作时间。**每日测体温 6 次**,注意体温的变化,如发现异常,及时通知医生。

3. 合理喂养

(1) 开奶时间:尽早开奶,**出生体重在 1.5 kg 以上而无青紫的患儿,可于出生后 2～4 小时喂 10% 葡萄糖水** 2 ml/kg,无呕吐者,**可在 6～8 小时哺乳,首选母乳**。**出生体重在 1.5 kg 以下或伴有青紫者**,可适当延迟喂养时间。

(2) 喂乳量:应根据消化道的消化及吸收能力而定,以不发生胃内潴留及呕吐为原则。胎龄越小,出生体重越低,每次喂乳量越少,喂奶间隔越短。准确记录 24 小时出入量,每日晨起空腹测体重 1 次(理想者每日增长 10～15 g)。

(3) 喂养方式及方法:提倡母乳喂养,无法母乳喂养者以早产儿配方奶为宜。有吸吮无力及吞咽功能不良者,遵医嘱可用滴管或鼻饲喂养,必要时,静脉补充高营养液。喂养后,**患者宜取右侧卧位**,并注意观察有无青紫、溢乳和呕吐现象发生。

4. 维持有效呼吸　保持呼吸通畅,仰卧时肩下垫肩垫使颈部伸直。①氧气吸入:**有缺氧症状者给予氧气吸入,一般主张间断、低浓度吸氧,常用氧气浓度为 30%～40%**,吸氧时间最好不超过 3 天。吸入氧浓度过高,或供氧时间长,可能发生氧中毒。早产儿氧中毒可导致视网膜病变,使视力减退甚至失明。②兴奋呼吸:呼吸暂停发作频繁时,可拍打患儿足底,帮助恢复规律的自主呼吸。必要时按照医嘱采用**气道持续正压(CPAP)呼吸模式提供支持**,或静脉注射氨茶碱。

5. 预防出血　**生后肌内注射维生素 K₁,连用 3 天**,预防新生儿出血症。生后 2 周开始补充维生素 D,预防佝偻病。

6. 预防感染　**早产儿免疫功能不健全**,应加强口腔、皮肤及脐部的护理,脐部未脱落者,采用分段沐浴,沐浴后,用 **2.5%碘酊**和 **75%乙醇消毒局部皮肤**,保持脐部皮肤清洁和干燥。每日口腔护理 1～2 次。体重<2 500 g 的早产儿不宜接种卡介苗,应推迟至体重≥2 500 g 时再接种。制定严密的消毒隔离制度,工作人员接触患儿时,**接触前、后均应洗手**。

7. 密切观察病情　及早发现病情变化,及时报告医生并做好抢救准备。

8. **早产儿出院标准**　①体重增至 2 000 g 以上。②在不吸氧的情况下,无呼吸暂停或心动过缓。③能自己吸吮乳汁。④室温下(21～24 ℃)能保持体温稳定。

小结提示:早产儿护理要点如下:①早产儿室内温度应保持在 **24～26 ℃**,体重小于 2 000 g 者,应尽早置于婴儿暖箱内**保暖**。②有缺氧症状者给予**间断、低浓度**(30%～40%)吸氧。③呼吸暂停发作频繁时,可拍打患儿足底。必要时采用气道持续正压(CPAP)提供支持。④合理喂养,最好用母乳喂养,无法母乳喂养者以**早产儿配方奶**为宜。⑤按医嘱肌内注射**维生素 K₁**,预防出血症。

三、健康教育

1. 帮助家长正确认识、接受早产儿,给予更多关爱,科学护理,多数早产儿能像足月儿一样健康、聪明。
2. 指导父母护理早产儿的方法,如**预防感染、哺乳、抱持、保暖、沐浴、预防接种**等日常护理;教会家长观察呼吸、面色、体温、进食情况及大小便,若有异常能及时处理或就诊。
3. 指导家长定期带孩子到医院复查　复查项目包括视网膜筛查、听力筛查、生长发育监测。

单元测试题

1. 早产儿出院的标准**不包括** 　　　　　　　　　　　　　　　　　　　　　　　　　　　　　　　( )

A. 体重增至 2 000 g 以上　　　　　　　　　　　B. 在不吸氧的情况下无呼吸暂停
C. 能自己吸吮乳汁　　　　　　　　　　　　　　D. 20 ℃环境中能保持体温稳定
E. 黄疸消退

2. 以下哪项是早产儿的特点 （　　）
   A. 头发分条清楚　　　B. 四肢肌张力良好　　　C. 胎毛少　　　D. 足底纹理多
   E. 女婴大阴唇不能覆盖小阴唇

3. 关于未成熟儿的护理措施应**除外** （　　）
   A. 观察体温变化，加强保暖　　　　　　　　　　B. 保持呼吸道通畅，以防窒息
   C. 合理喂养　　　　　　　　　　　　　　　　　D. 持续高浓度氧气吸入，维持有效呼吸
   E. 严格执行消毒隔离制度，防止交叉感染

4. 患儿，女，15 天，母乳喂养，每天 8～10 次，体重 3.2 kg，家长询问小儿室内应保持的湿度，护士告知正确的是 （　　）
   A. 30%～40%　　　B. 40%～50%　　　C. 55%～65%　　　D. 65%～70%
   E. 70%以上

5. 未成熟儿易出现低体温的主要原因是 （　　）
   A. 体表面积相对较大，散热快　　　　　　　　　B. 代谢率高，产热少
   C. 骨肉发育差　　　　　　　　　　　　　　　　D. 棕色脂肪多，产热少
   E. 体温调节功能强，散热快

6. 为预防新生儿出血，维生素 K_1 的正确使用方法是 （　　）
   A. 口服，连用 3 天　　B. 口服，连用 5 天　　C. 肌注，连用 3 天　　D. 肌注，连用 5 天
   E. 肌注，连用 7 天

7. 胎龄 30 周早产儿，出生 4 小时，出现呼吸暂停，医嘱给予持续吸氧，该患儿吸氧的时间最多不超过 （　　）
   A. 1 天　　　　　　　B. 2 天　　　　　　　　C. 3 天　　　　　　　D. 4 天
   E. 5 天

8. 早产儿护理中哪项**不妥** （　　）
   A. 预防窒息　　　　　B. 及早输液、输血　　　C. 预防感染　　　　　D. 合理营养
   E. 注意观察体温

9. 胎龄 34 周，日龄 1 天的新生儿，顺产，出生体重 1 700 g，按医嘱将患儿置于暖箱内。经医护人员精心护理，该患儿可抱出暖箱。患儿出暖箱的条件应**除外**下列哪一项 （　　）
   A. 体重达 2 000 g 以上，体温正常　　　　　　B. 小儿饮食正常，精神状况佳
   C. 在自然室温时，患儿能保持正常体温　　　　　D. 体重低于 1 900 g，一般情况差
   E. 一般情况良好

10. 早产儿入暖箱的箱温调节是根据 （　　）
    A. 体温的高低　　　　B. 出生体重及日龄　　　C. 呼吸的快慢　　　　D. 肢端的冷暖
    E. 吸吮及吞咽能力

11. 患儿，早产。胎龄 35 周，出生体重 1 600 g，无青紫，合理的喂养措施是 （　　）
    A. 生后半小时喂 10%糖水 2 ml/kg　　　　　　B. 生后 2～4 小时喂奶
    C. 生后半小时喂奶　　　　　　　　　　　　　　D. 生后 2～4 小时喂 10%糖水 2 ml/kg
    E. 生后 8 小时喂 10%糖水 2 ml/kg

12. 可采用鼻饲法的患儿是 （　　）
    A. 吞咽能力较弱的早产儿　　　　　　　　　　　B. 先天性肠道畸形患儿
    C. 足月小婴儿　　　　　　　　　　　　　　　　D. 足月新生儿
    E. 巨大儿

（13～14 题共用题干）
男患儿，胎龄 31 周。体重 2 460 g，身高 46 cm。哭声轻，皮肤红嫩，胎毛多，足底纹少。

13. 最可能是 （　　）
    A. 足月新生　　　　　B. 早产儿　　　　　　　C. 小于胎龄儿　　　　D. 大于胎龄儿
    E. 过期儿

14. 对其护理**不正确**的是(出生体重在 1.5 kg 以上而无青紫的患儿，可于出生后 2～4 小时) （　　）
    A. 出生后半小时左右可哺乳　　　　　　　　　　B. 补充维生素 K，预防出血
    C. 保持脐部干燥　　　　　　　　　　　　　　　D. 吸吮无力可用滴管喂养
    E. 有缺氧症状给予吸氧

15. 早产儿吸氧时常用氧气浓度为 （　　）
    A. 20%～30%　　　B. 30%～40%　　　　C. 40%～50%　　　D. 50%～60%

E. 60%～70%

16. 早产儿护理中最关键的护理措施是 ( )
   A. 合理营养　　B. 保暖　　C. 预防感染　　D. 给氧
   E. 预防窒息

17. 护理早产儿时应经常注意观察 ( )
   A. 精神状态、皮肤颜色　　　　　　　B. 呼吸、面色
   C. 哭声、反应能力　　　　　　　　　D. 有无发绀、黄疸、出血、损伤
   E. 以上都是

18. 早产儿主要的护理诊断不包括 ( )
   A. 不能维持自主呼吸　B. 婴儿喂养无效　C. 体温调节无效　D. 体液不足
   E. 有感染的危险

19. 新生儿肺透膜病的主要病因是(Ⅱ型肺泡细胞分泌肺泡表面活性物质,即磷脂类物质,降低肺泡表面张力) ( )
   A. 肺发育不良　　B. 肺部炎症　　C. 气管异物　　D. 先天性心脏病
   E. 缺乏肺泡表面活性物质

20. 下列预防早产儿感染的护理措施中最重要的是 ( )
   A. 强化洗手意识　　　　　　　　　　B. 工作人员衣着清洁
   C. 定期做健康体检　　　　　　　　　D. 早产儿室定期消毒
   E. 诊疗用具严格消毒

21. 早产儿,母乳喂养,经过10天观察,身体状况良好,医生通知家长接其出院。护士应给予的正确指导是 ( )
   A. 培养良好的生活习惯　　　　　　　B. 及早添加辅食
   C. 训练按时排便　　　　　　　　　　D. 预防感染
   E. 预防外伤

22. 新生儿呼吸窘迫综合征发病的时间多在(缺乏肺表面活性物质可以导致新生儿呼吸窘迫综合征) ( )
   A. 生后1～2小时　B. 生后2～4小时　C. 生后4～6小时　D. 生后6～8小时
   E. 生后12小时内

23. 早产儿,体重1 400 g,入重症监护病房5天,家属急切问患儿情况,病房护士恰当的处理是 ( )
   A. 告知其完全情况　B. 保密患儿病情　C. 客观介绍患儿情况　D. 让其问值班医生
   E. 让问其他护士

(24～25题共用题干)
　　早产儿,胎龄32周。生后3天,体温39℃,呼吸不规则,有呼吸暂停现象。

24. 正确的降温措施是 ( )
   A. 冰枕　　B. 乙醇拭浴　　C. 退热药　　D. 散开包被
   E. 冷盐水灌肠

25. 给患儿输氧时须注意 ( )
   A. 吸氧浓度不宜过快　B. 高浓度吸氧　C. 吸氧时间不宜过长　D. 呼吸机给氧
   E. 持续吸氧

26. 早产儿喂养后应取 ( )
   A. 平卧位　　B. 左侧卧位　　C. 右侧卧位　　D. 俯卧位
   E. 半坐位

27. 有关早产儿喂养的描述,错误的是 ( )
   A. 出生后2～4小时试喂10%葡萄糖水　　B. 喂养量应根据消化道吸收能力而定
   C. 喂养方式首选母乳喂养　　　　　　　D. 喂养后患儿取右侧卧位
   E. 早产儿生长发育快,生后即供给能量

28. 未成熟儿易出现低体温的主要原因是 ( )
   A. 代谢率高,产热少　　　　　　　　B. 体表面积相对较大,散热快
   C. 肌肉发育差,产热少　　　　　　　D. 体温调节功能强,散热快
   E. 棕色脂肪多,产热少

29. 患儿,男,孕32周早产。体重1 450 g,体温不升,呼吸50次/分,血氧饱和度95%,胎脂较多。护士首先应采取的护理措施是 ( )
   A. 将患儿置于暖箱中　　　　　　　　B. 给予鼻导管低流量吸氧
   C. 立即擦净胎脂　　　　　　　　　　D. 接种卡介苗
   E. 立即向患儿家长进行入院宣教

30. 新生儿,女,胎龄 35 周,生后第 1 天,基本情况可。其母尚无乳汁分泌。为预防新生儿低血糖,护理措施重点是 ( )
   A. 应果断进行人工喂养　　　　　　　　B. 及时喂葡萄糖水
   C. 可试喂米汤　　　　　　　　　　　　D. 配合进行静脉输注葡萄糖液
   E. 等待母亲乳汁开始分泌再开奶,坚持母乳喂养
31. 早产儿,胎龄 35 周,目前体重 2 100 g,护士应将温室保持在 ( )
   A. 18～20 ℃　　　B. 21～23 ℃　　　C. 24～26 ℃　　　D. 27～28 ℃
   E. 29～30 ℃
32. 下列符合早产儿外观特点的是 ( )
   A. 皮肤红润,胎毛少　B. 耳壳软骨发育好　C. 指甲长过指端　D. 乳晕明显,有结节
   E. 足底光滑,纹理少
33. 某早产儿,胎龄 34 周。生后 2 小时出现呼吸困难、呻吟。X 线胸片提示肺透明膜变早期。应首先给予的处理措施是 ( )
   A. 地塞米松　　　B. 氧气枕吸氧　　　C. 纠正酸中毒　　　D. 气管插管,机械通气
   E. 持续气道正压通气

第三节　新生儿窒息病人的护理

新生儿窒息是指胎儿娩出后 1 分钟,仅有心跳而无呼吸或未建立规律呼吸的缺氧状态,为新生儿死亡及伤残的主要原因之一。

一、病因及病理

胎儿窘迫;胎儿吸入羊水、粘液致呼吸道阻塞,造成气体交换受阻;缺氧、**滞产**、**产钳术**使胎儿颅内出血及脑部长时间缺氧致呼吸中枢受到损害;产妇在分娩过程中接近胎儿娩出时使用麻醉剂、镇静剂、催产药等药物不当,抑制了呼吸中枢;**早产儿**、**肺发育不良**等可引起新生儿窒息。

二、临床表现

根据窒息程度分轻度窒息和重度窒息,以 Apgar 评分为指标(见第十一章 表 11-2)。

1. 轻度(青紫)窒息　1 分钟 Apgar(阿普加)评分 **4～7** 分。新生儿面部与全身**皮肤呈青紫色**;呼吸表浅或不规律;心跳规则且有力,**心率减慢(80～120 次/分)**;对外界刺激有反应;喉反射存在;肌张力好;四肢稍屈。

2. 重度(苍白)窒息　1 分钟 Apgar 评分 **0～3** 分。新生儿**皮肤苍白**;**口唇暗紫**;无呼吸或仅有喘息样微弱呼吸;心跳不规则;**心率<80 次/分**,且弱;对外界刺激无反应;喉反射消失;**肌张力松弛**。

出生后 **5 分钟** Apgar 评分对估计预后很有意义。评分越低,酸中毒和低氧血症越严重,如 5 分钟的评分数<3 分,则新生儿死亡率及日后发生脑部后遗症的机会明显增加。

三、治疗要点

预防为主,一旦发生及时抢救,动作迅速、准确、轻柔,避免发生损伤。如果发生了窒息,要及时按 **A(清理呼吸道)**、**B(建立呼吸,增加通气)**、**C(维持正常循环)**、**D(药物治疗)**、**E(评价)**步骤进行复苏。前 3 步最为重要,A 是根本,B 是关键,评价贯穿于整个复苏过程。复苏后要评估及监测体温、心率、呼吸、血压、尿量、肤色及窒息引起的多器官损伤,注意维持内环境稳定,控制惊厥。

四、护理问题

①气体交换受损:与呼吸道内存在羊水、粘液有关。②体温过低:与缺氧、环境温度低有关。③有感染的危险:与免疫力低下有关。④自主呼吸受阻:与缺氧所致的呼吸中枢抑制有关。

五、护理措施

1. 维持自主呼吸,保持呼吸道通畅　积极配合医生按 ABCDE 程序实施复苏。

(1) **A(清理呼吸道)**:胎头娩出后用挤压法清除口、鼻、咽部粘液及羊水,胎儿娩出断脐后,继续用吸痰管吸出新生儿咽部粘液和羊水。

(2) **B(建立呼吸)**:对无呼吸或心率<100 次/分的新生儿应进行正压人工呼吸,一般采用自动充气式气囊进行。**正压人工呼吸的频率是 40～60 次/分钟**,15～30 秒后再评估,如呼吸无规律或心率<100 次/分,须进行气管插管正压通气。

(3) **C(维持正常循环)**:正压人工呼吸 30 秒后心率<100 次/分,应进行胸外心脏按压。使新生儿仰卧于硬垫上,垫上肩垫,颈部轻度仰伸,可用拇指法或双指法有节奏地**按压胸骨下 1/3 部位**,**每分钟按压 100～120 次**,按压深度为胸廓前后径的 1/3(或胸廓下陷 1～2 cm),按压与通气比为 3:1。

(4) **D(药物治疗)**:建立有效静脉通道,保证药物顺利供给。

(5) **E(评价)**:复苏过程中要每 30 秒评估新生儿情况,以确定进一步采取的抢救方法。

2. 保暖　在整个抢救过程中必须注意保暖,应在 **30～32 ℃** 的抢救床上进行抢救,胎儿出生后立即揩干体表的羊水及血迹,减少散热。维持患儿肛温 36.5～37 ℃。

3. 预防感染　加强环境管理,操作过程中应严格执行无菌消毒隔离制度。

六、健康教育

1. 为产妇提供情感支持,刺激子宫收缩,预防产后出血。选择适宜的时间告知新生儿情况,抢救时避免大声喧哗,以免加重思想负担。

2. 窒息的新生儿应延迟哺乳,以静脉补液维持营养。

单元测试题

1. 新生儿出生后无呼吸,心率78次/分,全身苍白,四肢瘫软,应首先采取的抢救措施是　　　　　　　　　　　　　　（　　）
   A. 气管插管加压给氧　　B. 刺激呼吸　　C. 清理呼吸道　　D. 鼻导管给氧
   E. 人工呼吸

2. 轻度新生儿窒息**错误**的抢救方法是　　　　　　　　　　　　　　　　　　　　　　　　　　　　　　　　　　　（　　）
   A. 整个抢救过程注意保暖　　　　　　　　　　B. 立即气管插管
   C. 托背法建立呼吸　　　　　　　　　　　　　D. 及时清理呼吸道
   E. 吸氧,流量<2L/min

3. 因胎盘早剥,行剖宫产娩出一足月男婴,经抢救后Apgar评分5分,被送入新生儿抢救室继续观察,对该患儿复苏后的护理,**不正确**的是　　　（　　）
   A. 按常规给予沐浴　　　　　　　　　　　　　B. 继续给氧
   C. 安置侧卧位　　　　　　　　　　　　　　　D. 重点观察呼吸、心率、面色
   E. 按常规给予抗生素和维生素K

4. 新生儿青紫窒息的临床表现,**错误**的是　　　　　　　　　　　　　　　　　　　　　　　　　　　　　　　　（　　）
   A. 皮肤苍白,口唇青紫　　　　　　　　　　　B. 呼吸浅或不规则
   C. 肌张力好　　　　　　　　　　　　　　　　D. 心率80～120次/分
   E. 对外界刺激有反应

5. Apgar评分的五项标准包括　　　　　　　　　　　　　　　　　　　　　　　　　　　　　　　　　　　　　　（　　）
   A. 心率、体温、皮肤、肌张力、对刺激的反应　　B. 心率、呼吸、皮肤、肌张力、浅反射
   C. 体温、呼吸、皮肤、肌张力、对刺激的反应　　D. 心率、呼吸、皮肤、肌张力、对刺激的反应
   E. 心率、呼吸、血压、肌张力、对刺激的反应

6. 一女婴,诊断为新生儿窒息,进行复苏治疗时,下述哪项**不属于**新生儿窒息的复苏程序　　　　　　　　　　（　　）
   A. 产后半小时母乳喂养　　B. 建立呼吸　　C. 药物治疗　　D. 清理呼吸道
   E. 维持正常循环

7. 出生后,Apgar评分对判断预后有意义的时间是　　　　　　　　　　　　　　　　　　　　　　　　　　　　（　　）
   A. 1分钟评分　　B. 3分钟评分　　C. 5分钟评分　　D. 7分钟评分
   E. 10分钟评分

8. 关于新生儿窒息的护理措施,错误的是　　　　　　　　　　　　　　　　　　　　　　　　　　　　　　　　（　　）
   A. 迅速清除呼吸道分泌物　　　　　　　　　　B. 建立呼吸,增加通气
   C. 立即给予药物治疗　　　　　　　　　　　　D. 维持患儿肛温在36.5～37℃
   E. 胸外心脏按压的频率为130次/分

9. 某足月新生儿,出生后1分钟,心率70次/分,呼吸弱,不规则,全身皮肤青紫,四肢肌张力松弛,刺激咽喉无反应。抢救该新生儿时,宜将抢救台温度调至　　　　　　　　　　　　　　　　　　　　　　　　　　　　　　　　　　　　（　　）
   A. 24～26℃　　B. 26～28℃　　C. 28～30℃　　D. 30～32℃
   E. 32～34℃

（10～12题共用题干）

患儿,胎龄36周。因胎儿宫内窘迫行剖宫产,羊水尚清。出生时心率98次/分,呼吸正常,唇周、面部发绀,躯体红润,弹足底会皱眉,四肢稍屈曲。

10. 该患儿出生时的Apgar评分为　　　　　　　　　　　　　　　　　　　　　　　　　　　　　　　　　　　（　　）
    A. 4分　　B. 5分　　C. 6分　　D. 7分
    E. 8分

11. 该患儿属于　　　（　　）
    A. 正常新生儿　　B. 轻度窒息　　C. 中度窒息　　D. 重度窒息
    E. 极度窒息

12. 针对该患儿的情况,首选的护理诊断是　　　　　　　　　　　　　　　　　　　　　　　　　　　　　　　（　　）
    A. 气体交换受损　　　　　　　　　　　　　　B. 有感染的危险
    C. 潜在并发症　　　　　　　　　　　　　　　D. 营养失调:低于机体需要量

E. 有体液不足的危险
13. 引起新生儿窒息的因素**不包括** ( )
   A. 母亲患糖尿病　　B. 孕母吸烟　　C. 手术产　　D. 早产儿
   E. 遗传
14. 有关新生儿窒息,下述哪项正确 ( )
   A. 胎儿只有心跳无呼吸称新生儿窒息　　B. 产时使用麻醉剂不可能造成新生儿窒息
   C. 青紫窒息为重度窒息　　D. 苍白窒息为轻度窒息
   E. 苍白窒息,全身皮肤苍白,进而口唇呈暗紫色

(15～16题共用题干)

足月新生儿,出生后1分钟,心率70次/分,呼吸弱而不规则,全身皮肤青紫,四肢张力松弛,喉反射消失,Apgar评分为2分。

15. 该患儿为 ( )
   A. 正常新生儿　　B. 轻度窒息　　C. 青紫窒息　　D. 重度窒息
   E. 急性窒息
16. 应首先采取的抢救措施是 ( )
   A. 保暖　　B. 人工呼吸　　C. 给氧　　D. 清理呼吸道
   E. 心外按摩
17. 头罩给氧时,每分钟氧流量为(头罩法操作方便,是小儿氧疗的重要方法之一,因内容较大,氧含量较低,故宜采取高流量的氧气,故选用每分钟氧流量为5～8 L) ( )
   A. 1～2 L　　B. 2～5 L　　C. 3～6 L　　D. 5～8 L
   E. 4～7 L
18. 胎儿娩出后,护士首先进行的护理措施是 ( )
   A. 保暖　　B. 擦干羊水　　C. 结扎脐带　　D. 清理呼吸道
   E. 新生儿Apgar评分
19. 某新生儿出生时全身青紫,四肢伸展,无呼吸,心率80次/分,用洗耳球插鼻有皱眉动作,该新生儿Apgar评分是 ( )
   A. 0分　　B. 1分　　C. 2分　　D. 3分
   E. 4分

第四节　新生儿缺氧缺血性脑病病人的护理

新生儿缺氧缺血性脑病(HIE)主要是由于各种因素引起的缺氧和脑血流减少或暂停而导致胎儿和新生儿的脑损伤,是新生儿窒息的严重并发症。早产儿发病率高于足月儿,但本病多见于足月儿。

一、病因

缺氧是发病的核心,其中围生期窒息是最主要的病因。另外,出生后肺部疾患、心脏病变及严重失血或贫血也可引起脑损伤。

二、临床表现

主要表现为意识改变及肌张力变化,严重者可伴有脑干功能障碍,根据病情不同,临床上分为轻度、中度、重度。

1. 轻度　表现为兴奋、激惹,肢体可出现颤动,吸吮反射正常,拥抱反射活跃,肌张力正常,呼吸平稳,前囟平,一般不出现惊厥。上述症状一般于24小时内明显,3天内逐渐消失。预后良好。

2. 中度　表现为嗜睡、反应迟钝,肌张力降低,可出现惊厥。前囟张力正常或稍高,拥抱反射和吸吮反射减弱,瞳孔缩小,对光反应迟钝等。足月儿出现上肢肌张力减退较下肢重,早产儿则表现为下肢肌张力减退比上肢重。生后24～72小时症状最明显。大多数患儿14天内症状消失,可能有后遗症。

3. 重度　表现为意识不清,常处于昏迷状态,肌张力低下(松软),惊厥频繁,反复呼吸暂停,前囟张力高,拥抱反射、吸吮反射消失,双侧瞳孔不等大,对光反应消失,心率减慢。患儿死亡率高,多在1周内死亡,存活者多数留有神经系统后遗症,如脑瘫。初生至72小时症状最明显。

三、辅助检查

1. 影像学检查　头颅B超、CT检查(最适合的检查时间为生后2～5日)及磁共振成像(MRD)。可确定病变部位、范围及辨别脑损伤的程度,具有特异性诊断价值。

2. 脑电图　有助于临床确定脑病变严重程度、判断预后和对惊厥的诊断。

3. 实验室检查　血清磷酸肌酸激酶同工酶(CPK-BB)增高(正常值<10 U/L),此酶是脑组织损伤程度的特异性酶。

四、治疗要点

本病以支持疗法、控制惊厥和治疗脑水肿为主。

1. **支持疗法** 保持气道通畅、给氧,维持有效血流灌注及保证血糖在正常高值,纠正酸中毒。维持血压稳定。
2. **控制惊厥** 首选苯巴比妥;肝功不全者改用苯妥英钠;顽固性抽搐者加用地西泮或水合氯醛。
3. 治疗脑水肿 避免输液量过多是防治脑水肿的关键,每日液量不超过 60~80 ml/kg;若颅内压增高,可给予呋塞米(速尿)或 20%甘露醇。
4. 亚低温治疗 采用人工诱导方法将体温下降 2~5 ℃,减少脑组织的基础代谢,保护脑细胞。降温的方式可以采用全身性或选择性头部降温,前者能迅速、稳定地将脑部温度降到预期的温度,但易出现新生儿硬肿症,而后者能避免上述缺点,以能发挥保护作用。目前亚低温治疗新生儿缺氧缺血性脑病,仅适用于足月儿,对早产儿尚不宜采用。
5. 亚低温治疗的护理

(1) 降温:亚低温治疗时采用循环水冷却法进行选择性头部降温,至体温降至 35.5 ℃时开启体部保暖。脑温(临床以鼻咽部温度作为控制标准)下降至 34 ℃时间应控制在 30~90 分钟。

(2) 维持:亚低温治疗的同时可给予远红外线或热水袋保暖。在保暖的同时保证亚低温的温度要求,患儿给予持续的肛温测试,以了解患儿体温波动情况,维持体温在 35.5 ℃左右。

(3) 复温:亚低温治疗结束后,必须给予复温。复温宜缓慢,时间>5 小时,保证体温速度不高于 0.5 ℃/h,避免快速复温引起低血压,因此复温的过程中仍须肛温监测。体温恢复正常后,须每 4 小时测体温 1 次。

(4) 监测:在进行亚低温治疗的过程中,给予持续的动态心电监测、肛温监测、SPO₂监测、呼吸监测及每小时测量血压,同时观察患儿的面色、反应、末梢循环情况,总结 24 小时出入液量,并做好详细记录。在护理过程中应注意心率的变化,如出现心率或心律失常,及时与医生联系是否停止亚低温的治疗。

6. 康复训练 尽早进行有利于脑功能恢复。

五、护理问题

①低效性呼吸形态:与缺血缺氧导致呼吸中枢损害有关。②潜在并发症:颅内压增高、呼吸衰竭。③有废用综合征的危险:与缺血缺氧导致中枢神经系统后遗症有关。④恐惧(家长):与病情危重、致残率及病死率有关。

六、护理措施

1. 改善缺氧 保持呼吸道通畅,选择适宜的给氧方式,维持血氧饱和度的稳定。
2. 严密观察病情 主要观察新生儿神经系统变化,监测颅内压;检测血压、血清电解质、肾功能。
3. 合理喂养,保证足够的热量供给,不能经口喂养者,可鼻饲喂养。保证患儿的生理需要量。有功能障碍者,固定肢在体功能位,病情稳定后,早期开展动作训练,给予感知刺激的护理干预措施,促进脑功能恢复。

七、健康教育

向患儿家长介绍本病的相关知识,解答病情,给予支持和安慰;恢复期指导家长掌握康复训练的内容,坚持有效的功能训练。定期医院随访,根据患儿的康复状态,指导康复训练的内容,促进康复。

单元测试题

(1~5 题共用题干)

早产儿,男,3 天。有窒息史。主要表现嗜睡,反应差。检查:患儿瞳孔缩小,对光反应迟钝,肌张力低下,前囟张力稍高,拥抱、吸吮反射减弱。头颅 CT 示脑室及其周围出血。

1. 该患儿最可能诊断是 ( )
   A. 新生儿低钙惊厥状   B. 新生儿窒息   C. 新生儿肺透明膜病   D. 新生儿败血症
   E. 新生儿缺氧缺血性脑病

2. 患儿行 CT 检查,最适合的时间为 ( )
   A. 生后 1~6 天   B. 生后 2~5 天   C. 生后 1 周左右   D. 生后 10 天左右
   E. 生后 2 周左右

3. 下列治疗原则**除外** ( )
   A. 加强支持疗法   B. 减少致病因素   C. 控制惊厥   D. 治疗脑水肿
   E. 及早喂哺

4. 患儿入院后突然发生惊厥,首选药物是 ( )
   A. 地西泮   B. 呋塞米   C. 苯妥英钠   D. 苯巴比妥
   E. 糖皮质激素

5. 该患儿病情平稳后,促进脑功能恢复的护理是 ( )
   A. 固定肢体在功能位   B. 维持氧饱和度的稳定
   C. 减少探视次数   D. 保证足够的热量供给
   E. 给予动作训练和感知刺激的干预措施

6. 下列哪项**不符合**新生儿缺氧缺血性脑病轻度的临床表现 ( )
   A. 兴奋、激惹   B. 肢体颤动   C. 拥抱反射增强   D. 肌张力降低
   E. 脑电图正常

7. 新生儿缺氧缺血性脑病的主要表现是 （　）
   A. 眼部症状　　　B. 颅内压增高　　　C. 瞳孔变化　　　D. 呼吸系统表现
   E. 意识改变及肌张力变化
8. 新生儿中度缺氧缺血性脑病临床表现有 （　）
   A. 瞳孔散大　　　B. 嗜睡　　　C. 肌张力增加　　　D. 脑电图正常
   E. 拥抱反射活跃
9. 新生儿缺氧缺血性脑病的病因主要是 （　）
   A. 肺炎　　　B. 围生期窒息　　　C. 病理性黄疸　　　D. 新生儿硬肿症
   E. 新生儿低钙血症
10. 足月儿，出生时全身皮肤青紫，Apgar 评分为 3 分。查体：昏迷，反射消失，肌张力低下，心率慢，呼吸不规则，诊断为缺氧缺血性脑病，临床分度为 （　）
    A. 轻度　　　B. 中度　　　C. 重度　　　D. 极重度
    E. 极轻度
11. 治疗新生儿缺氧缺血性脑病出现颅内压增高时首选的药物是 （　）
    A. 地塞米松　　　B. 呋塞米　　　C. 50%葡萄糖溶液　　　D. 甘露醇
    E. 10%低分子右旋糖酐
12. 重度新生儿缺氧缺血性脑病最常见的后遗症是 （　）
    A. 脑积水　　　B. 脑瘫　　　C. 脑脓肿　　　D. 失明
    E. 耳聋
13. 患儿，男，10 天，新生儿缺氧缺血性脑病后出现后遗症，出院时护士应重点给予的指导是 （　）
    A. 合理喂养，保证足够热量　　　　　　B. 避免上呼吸道感染
    C. 定期随访　　　　　　　　　　　　　D. 进行功能训练和智力开发的意义
    E. 多晒太阳预防佝偻病
14. 某胎龄 38 周的新生儿，因围生期窒息出现嗜睡、肌张力低下、拥抱、吸吮反射减弱，诊断为新生儿缺血缺氧性脑病，进行亚低温（头部降温）治疗。此时，护士应持续监测的是 （　）
    A. 头罩温度　　　B. 暖箱温度　　　C. 腋下温度　　　D. 肛门温度
    E. 环境温度

亚低温是采用人工方法使脑温下降 2~5 ℃，以达到治疗新生儿缺氧缺血性脑病的目的。

第五节　新生儿颅内出血病人的护理

新生儿颅内出血是由于产伤、缺氧所致的一种脑损伤。早产儿多见，病死率高，存活者常留有神经系统后遗症。临床上以中枢神经系统兴奋或抑制症状相继出现为特征。

一、病因

1. 早产　32 周以下的早产儿，因脑的毛细血管发育不成熟、脆弱，且耗氧量大，对缺氧十分敏感，当动脉压突然升高时，易导致毛细血管破裂、出血。

2. 缺氧　如宫内窘迫、反复呼吸暂停等，多见于早产儿。因缺氧、缺血窒息时，引起低氧血症及高碳酸血症，可导致颅内出血。

3. 外伤　常见产伤引起颅内出血，以足月儿多见。因胎位不正、胎儿过大等使胎儿头部受压，或急产、高位产钳、负吸引助产等机械性损伤，导致颅内出血，出血部位多见于硬脑膜下及蛛网膜下隙。

4. 其他　快速输入高渗液体、机械通气不当、出血性疾病等。

二、临床表现

症状、体征与出血部位及出血量的多少有关，一般在生后数小时至 1 周左右出现。新生儿颅内出血特征表现为窒息、惊厥和抑制相继出现。中枢神经以兴奋症状为主时，出现易激惹、烦躁不安、双目凝视、呕吐、脑性尖叫（颅内压增高）等；可有全身强直性或阵发性痉挛、肌张力增高；中枢神经以抑制症状为主时，出现表情淡漠、嗜睡、昏迷、肌张力低下、拥抱反射消失、呼吸不规律、呼吸暂停并出现青紫等。查体可见前囟饱满、骨缝开裂、瞳孔不等大、对光反射消失等。由于出血部位不同，其特点为：脑室周围-脑室内出血，常见于早产儿，24~72 小时出现症状；蛛网膜下腔出血，出血量小者无症状，出血量大者，24 小时出现症状，以惊厥为主；硬脑膜下出血，多见于产伤引起的颅内出血，以足月巨大儿多见；生后 24 小时可出现惊厥、偏瘫和斜视等神经系统症状。

三、辅助检查

1. 脑脊液检查　急性期为均匀血性或镜下可见皱缩红细胞，蛋白含量明显增高，严重者出生 24 小时内脑脊液糖定量降低。

2. 影像学检查　首选头颅 B 超，可确定出血部位和出血的范围；头颅 CT、MRI，对于 B 超不易发现的部位有较好的

诊断价值。

四、治疗要点

1. 支持疗法　保持安静,减少搬动和刺激性操作。维持正常 PaO_2、$PaCO_2$、pH 等。
2. 控制惊厥　首选苯巴比妥,还可选地西泮(安定),水合氯醛等。
3. 降低颅压　呋塞米静脉推注,中枢性呼吸衰竭者可用小剂量20%甘露醇。
4. 使用恢复脑细胞功能药物,止血及对症处理。

五、护理问题

①潜在并发症:颅内压增高,与颅内出血有关。②低效性呼吸形态:呼吸不规则,与呼吸中枢受抑制有关。③营养失调:低于机体需要量,与中枢神经系统受损有关。

六、护理措施

1. 绝对保持病室安静,减少刺激　头肩抬高15°~30°。使患儿侧卧位或头偏向一侧。入院后3天内除臀部护理外免除一切清洁护理,护理操作尽量集中,做到轻、稳、准,尽量减少对患儿移动和刺激,静脉穿刺选用留置针,减少反复穿刺,以防止加重颅内出血。
2. 保证营养供给,根据病情选择不同的喂养方式,病情较重者可推迟至生后24小时喂奶,喂养时不抱喂患儿,少量多次给奶,给奶速度应慢,准确记录24小时出入量。
3. 及时清除呼吸道分泌物,保持呼吸通畅。
4. 15~30分钟巡视病房1次,每4小时测体温、脉搏、呼吸、血压并记录。密切观察并记录患儿生命体征、神志、瞳孔的变化,出现脉搏减慢、呼吸节律不规则、瞳孔不等大等圆、对光反射减弱或消失等症状,立即报告医生,并做好抢救准备工作。
5. 按医嘱使用止血剂、利尿剂及脱水剂、镇静剂或兴奋剂,注意观察药物的疗效、不良反应。

七、健康教育

向家长讲解颅内出血的严重性和可能会出现的后遗症。发现有后遗症时,尽早带患儿进行功能训练和智力开发,减轻脑损伤影响,增强战胜疾病的自信心。

单元测试题

1. 新生儿颅内出血的早期症状是 （　　）
   A. 呼吸急促　　　　B. 面颊青紫　　　　C. 易激惹、烦躁不安　　　　D. 不吃不哭
   E. 神经反射消失

2. 患儿,10天。出生后诊断为颅内出血,经治疗后病情好转,留有后遗症。出院时护士应重点指导家长 （　　）
   A. 测量血压的方法　　　　　　　　　　B. 测量体重、身长、头围的方法
   C. 进行功能训练和智力开发的方法及意义　　D. 按摩肢体方法
   E. 喂养方法

3. 预防新生儿颅内出血的关键措施是 （　　）
   A. 生后喂养合理　　　　　　　　　　　B. 及时注射维生素K
   C. 生后积极建立呼吸　　　　　　　　　D. 加强孕产期保健
   E. 注意头皮清洁,保持安静

4. 新生儿颅内出血的诊断依据应**除外** （　　）
   A. 缺氧史　　　　B. 尖叫　　　　C. 产伤史　　　　D. 嗜睡、拒乳
   E. 感染病灶

5. 足月臀位产儿,生后即不安,前囟饱满,唇微发绀,双肺呼吸音清,心率128次/分,最可能的诊断是 （　　）
   A. 维生素D缺乏性手足搐搦症　　　　　B. 化脓性脑膜炎
   C. 新生儿败血症　　　　　　　　　　　D. 新生儿颅内出血
   E. 感染性肺炎

6. 新生儿颅内出血患儿发生颅内压增高时宜选用 （　　）
   A. 20%甘露醇　　　B. 呋塞米(速尿)　　C. 地塞米松　　　　D. 50%葡萄糖
   E. 氢化可的松

7. 对新生儿颅内出血的护理,下列哪项是**错误**的 （　　）
   A. 保持安静,避免各种惊扰　　　　　　B. 头肩部抬高15°~30°,以减轻脑水肿
   C. 注意保暖,必要时给氧　　　　　　　D. 经常翻身,防止肺部淤血
   E. 喂乳时应卧在床上,不要抱起患儿

8. 哪项**不属于**新生儿颅内出血病情观察的主要内容 （　　）
   A. 神志状态　　　B. 瞳孔大小　　　C. 囟门状态　　　D. 拥抱反射
   E. 饮食情况

9. 最常见的新生儿颅内出血病因为 ( )
   A. 剖宫产　　　　　　　B. 窒息　　　　　　　C. 产钳助产　　　　　　D. 输入高渗液体
   E. 原发性出血性疾病
10. 对于臀位出生的新生儿应防止其发生 ( )
    A. 新生儿肝炎　　　　　B. 新生儿败血症　　　　C. 新生儿破伤风　　　　D. 新生儿颅内出血
    E. 新生儿肺炎
11. 新生儿颅内出血的典型症状是 ( )
    A. 呼吸暂停,面色青灰或苍白　　　　　　　　　B. 先表现兴奋,后出现抑制
    C. 体温不升　　　　　　　　　　　　　　　　D. 全身硬肿,皮肤发凉
    E. 牙关紧闭、面肌紧张
12. 关于新生儿颅内出血,下列哪项是**错误**的 ( )
    A. 脑脊液均呈血性　　　　　　　　　　　　　B. 症状多出现在出生后不久
    C. CT扫描有助于颅内出血的诊断与定位　　　　D. 兴奋与抑制相继出现
    E. 部分可无后遗症
13. 早产儿,2天。出生时窒息,复苏后出现烦躁不安、哭声高亢、肢体痉挛。入院时肌肉松弛,嗜睡。应考虑为 ( )
    A. 新生儿破伤风　　　　　　　　　　　　　　B. 新生儿肺炎
    C. 新生儿颅内出血　　　　　　　　　　　　　D. 新生儿败血症
    E. 新生儿化脓性脑膜炎

(14~16题共用题干)

早产儿,2天,有窒息史。目前患儿哭闹不安伴高声尖叫、呕吐、全身阵发性抽搐。查体:患儿双目凝视,瞳孔不等大、对光反射消失,前囟饱满,骨缝开裂,肌张力先增后降。脑脊液检查示血性,皱缩细胞,蛋白含量增高。

14. 患儿最可能的诊断是 ( )
    A. 新生儿缺氧缺血性脑病　　　　　　　　　　B. 新生儿化脓性脑膜炎
    C. 新生儿颅内出血　　　　　　　　　　　　　D. 新生儿窒息
    E. 新生儿败血症
15. 护士应为该患儿选用的体位是 ( )
    A. 膝胸卧位　　　　　　B. 半卧位　　　　　　C. 头低足高位　　　　　D. 俯卧位
    E. 头肩抬高15°~30°
16. 入院当日,病区护士为其采取的护理措施应**除外** ( )
    A. 保持室内安静　　　　B. 保持呼吸道通畅　　　C. 为患儿洗澡　　　　　D. 必要时给鼻饲
    E. 密切观察患儿生命体征、神志、瞳孔的变化
17. 关于新生儿头颅出血的护理措施,正确的是 ( )
    A. 定时挤压血肿,以利消散　　　　　　　　　B. 按摩
    C. 热敷　　　　　　　　　　　　　　　　　　D. 注意观察,保持安静
    E. 及时切开以利引流
18. 给予新生儿头颅血肿的护理措施是 ( )
    A. 可穿刺抽吸血肿　　　　　　　　　　　　　B. 血肿大给予必要的挤压引流
    C. 按摩血肿促进吸收　　　　　　　　　　　　D. 血肿大、发展快,给予冷敷
    E. 血肿过大不可包扎,要暴露消散

(19~20题共用题干)

患儿,男,臀位产,生后5小时出现呕吐,呈喷射性,伴高声哭叫、唇稍发绀、体温不升。查体:前囟饱满,心肺正常,拥抱反射消失。疑为新生儿颅内出血。

19. 为明确诊断,首先应选择的检查方法 ( )
    A. 腰穿　　　　　　　　B. 胸片　　　　　　　C. 头颅B片　　　　　　D. CT扫描
    E. 血培养
20. 首选的护理诊断为 ( )
    A. 知识缺乏　　　　　　　　　　　　　　　　B. 自主呼吸紊乱
    C. 焦虑(家长)　　　　　　　　　　　　　　　D. 营养失调:低于机体需要量
    E. 潜在并发症:颅内压增高
21. 缺血缺氧性颅内出血常见于 ( )
    A. 早产儿　　　　　　　B. 足月儿　　　　　　C. 巨大儿　　　　　　　D. 未成熟儿
    E. 低体重儿
22. 产伤性颅内出血常见于 ( )

A. 早产儿 B. 足月儿 C. 巨大儿 D. 未成熟儿
E. 低体重儿

23. 新生儿颅内出血的临床表现**不包括** ( )
   A. 生后 1~2 天出现　　　　　　　　　B. 前囟隆起,惊厥
   C. 脑性尖叫　　　　　　　　　　　　D. 肌张力早期增高,以后降低
   E. 皮肤、巩膜黄染

24. 关于新生儿颅内出血的治疗原则,**错误**的是 ( )
   A. 控制惊厥首选苯巴比妥　　　　　　B. 注射维生素 K_1 止血
   C. 尽可能减少搬动　　　　　　　　　D. 使用大剂量甘露醇降低颅内压
   E. 必要时腰穿放脑脊液

25. 关于新生儿颅内出血的护理措施,**错误**的是 ( )
   A. 不能进食者,应给予鼻饲　　　　　　B. 使用头皮静脉穿刺输液
   C. 遵医嘱使用止血药　　　　　　　　D. 密切观察患儿生命体征、神志、瞳孔变化
   E. 住院 3 天以内除臀部护理以外免除一切清洁护理

26. 患儿,男,10 天,出生后诊断为颅内出血,经治疗后病情好转,留有后遗症。出院时护士应重点指导家长 ( )
   A. 测量体重、身长、头围的方法　　　　B. 补充叶酸、维生素 B_{12} 的方法
   C. 测量血压的方法　　　　　　　　　D. 服用铁剂预防贫血的方法和注意事项
   E. 进行功能训练和智力开发的意义及方法

第六节　新生儿黄疸病人的护理

新生儿黄疸是指新生儿时期血清胆红素浓度过高而导致皮肤、粘膜、巩膜、体液和其他组织被染成黄染的现象,又称为新生儿高胆红素血症,可分为生理性黄疸和病理性黄疸两种。重者可导致胆红素脑病(核黄疸),常引起不同程度的后遗症,甚至死亡。

一、新生儿胆红素代谢特点

1. 胆红素生成较多　新生儿生成的胆红素主要属于未结合胆红素。新生儿每日生成胆红素约 8.8 mg/kg,而成人仅为 3.8 mg/kg。

2. 运转胆红素的能力不足　刚娩出的新生儿常有不同程度的酸中毒,影响血中胆红素与白蛋白的结合,早产儿白蛋白的数量较足月儿低,均使运送胆红素的能力不足。

3. 肝功能发育不成熟　①新生儿肝细胞内摄取胆红素必需的 Y、Z 蛋白含量低,5~10 天后才达成人水平。②形成结合胆红素功能差。③排泄结合胆红素的能力差,易致胆汁郁积。

4. 肠肝循环的特殊性　初生婴儿的肠道内细菌数量少,不能将进入肠道的胆红素还原成粪胆原、尿胆原排出体外;肠腔内葡萄糖醛酸酶活性较高,能将结合胆红素水解成葡萄糖醛酸及未结合胆红素,后者又被肠吸收经门脉而达肝脏。

由于上述特点,新生儿摄取、结合、排泄胆红素能力仅为成人的 1%~2%,因此极易出现黄疸,尤其当患儿处于饥饿、缺氧、胎粪排出延迟、脱水、寒冷、酸中毒及颅内出血时,则更易发生黄疸或使黄疸加重。

二、新生儿黄疸的分类

新生儿黄疸分为生理性黄疸和病理性黄疸,鉴别见表 12-2。

表 12-2　生理性黄疸和病理性黄疸的鉴别

鉴别	生理性黄疸	病理性黄疸
出现时间	生后 2~3 天	生后 24 小时内,或进行性加重
黄疸程度	足月儿<221 μmol/L	足月儿≥221 μmol/L
	早产儿<257 μmol/L	早产儿≥257 μmol/L
		血清结合胆红素>34 μmol/L
进展速	慢,每日胆红素升高<85 μmol/L	快,每日胆红素升高>85 μmol/L
持续时间	足月儿≤2 周,早产儿≤4 周	足月儿>2 周,早产儿>4 周,黄疸退而复现
一般情况	好	差,伴原发病表现

注:60% 的足月儿和 80% 以上早产儿可出现生理性黄疸,表中病理性黄疸具备其中任何一项者即可诊断。

三、病理性黄疸

(一)病因及临床表现

1. 感染性　①新生儿肝炎:由病毒(乙型肝炎病毒和巨细胞病毒常见)经胎盘或产道感染所致,生后 2~3 周出现症

状,主要表现为黄疸、厌食、体重不增、大便色浅、尿深黄和肝大。②新生儿败血症、尿路感染等。

2. 非感染性

(1) 新生儿溶血症:ABO系统(**ABO溶血病好发于O型母亲所生的A型婴儿,B型婴儿次之**)和Rh系统血型不合最为常见。常于生后24小时以内出现黄疸,并迅速加重,伴不同程度的贫血、水肿、心力衰竭、肝脾肿大,严重者发生**胆红素脑病**。

(2) 先天性胆道闭锁:先天性胆道闭锁和先天性胆总管囊肿使肝内和肝外胆管阻塞,结合胆红素排泄障碍引起,常在生后1~3周出现黄疸,持续不退,并进行加重。皮肤呈黄绿色,**大便呈灰白色**,肝脏进行性肿大,逐渐变硬。

(3) **母乳性黄疸**:一般于母乳喂养4~5天出现黄疸,2~3周达高峰,4~12周后逐渐消退,患儿一般情况良好,停哺母乳2~4天黄疸明显下降,6~8天降至正常,恢复母乳喂养,黄疸稍回升或消退延迟,最终1~3个月可自行消退,预后良好。

(4) 遗传性疾病:如红细胞葡萄糖-6-磷酸脱氢酶(G-6-PD)缺乏症,在我国南方多见。

(5) 药物性黄疸:由磺胺类、维生素 K_3、新生霉素、毛花苷C等药物引起。

(6) 其他:母亲产前应用大量缩宫等药物,新生儿窒息、酸中毒、出血、寒冷、低血糖及胎粪排出延迟等均可加重黄疸;先天性甲状腺功能低下、唐氏综合征等常伴有血胆红素升高或黄疸消退延迟。

四、辅助检查

1. **血清总胆红素浓度测定**:**血清总胆红素足月儿>221 μmol/L(12.9 mg/dl),血清总胆红素早产儿>257 μmol/L(15 mg/dl)**,或病情发展快,血清胆红素每日升高>85 μmol/L(5 mg/dl);**血清结合胆红素浓度>34 μmol/L(2 mg/dl)**。

2. 血红蛋白、血细胞比容、网织红细胞及抗人球蛋白试验可鉴别病理性黄疸的原因。

小结提示:**病理性黄疸特点**:黄疸出现早、程度重或发展快、黄疸消退延迟或退而复现,严重者可发生胆红素脑病。

五、治疗要点

1. 生理性黄疸　**一般不需要治疗**,加强保暖、及时合理喂养促进粪便排出。血清胆红素>171 μmol/L(10 mg/dl)时,每天监测胆红素,以免延误诊断。

2. 病理性黄疸　①找出原因,采取相应的治疗。②尽早喂养,适当应用酶诱导剂如苯巴比妥(鲁米那)、尼可刹米,并联合使用血浆和白蛋白,必要时应用**蓝光疗法**及对于Rh溶血症和严重的ABO溶血症可考虑采用换血治疗,防止胆红素脑病发生。

六、护理问题

①有体液不足的危险:与光照疗法导致的不显性水增多有关。②潜在并发症:发热、腹泻和胆红素脑病。

七、护理措施

1. 密切观察病情变化　①生理性黄疸应密切观察黄疸变化,根据皮肤黄染的部位、范围和深度,估计血清胆红素增高的程度。当血清胆红素**>342 μmol/L(20 mg/dl),可引起胆红素脑病(核黄疸)**:新生儿胆红素脑病为最严重并发症。一般生后2~7天出现,多见于早产儿。**较小早产儿即使生理性黄疸**,也有可能发生胆红素脑病。患儿首先出现精神反应差、**嗜睡、食欲不振、拒乳、肌张力减退、拥抱反射减弱或消失等抑制症状,持续12~24小时**。随后出现痉挛、发热、肌张力增高、尖叫、凝视、角弓反张甚至抽搐等症状。②观察生命体征:体温、脉搏、呼吸及有无出血倾向,观察患儿哭声、吸吮力、**肌张力的变化,判断有无核黄疸发生**。③观察排泄情况:大小便的次数、量及性质,如有胎粪延迟排出,应给予灌肠处理。

2. 加强保暖　维持患儿体温在36~37℃,低体温影响胆红素与白蛋白结合,使黄疸加重。

3. 合理喂养　**尽早充足喂养,可促进胎粪排出**。少量多次,保证患儿营养及热量摄入的需要。

4. **光照疗法**　目的使血中的未结合胆红素经光疗后氧化分解为**水溶性异构体**,随胆汁、尿液排出体外,减轻黄疸程度。适用于新生儿**高胆红素血症**。箱内温度为足月儿30~32℃,早产儿32~36℃,相对湿度为55%~65%;灯管与患儿皮肤的距离为33~50 cm。患儿入箱前须进行皮肤清洁,**禁忌在皮肤上涂粉或油类**,剪短指甲,防止抓伤皮肤;**双眼佩戴遮光眼罩,避免光线损伤视网膜**;脱去患儿衣裤,**全身裸露**,只用长条尿布遮盖会阴部,男婴注意保护阴囊。

光疗过程中,单面光疗箱一般每2小时翻身1次及测生命体征1次,俯卧照射要有专人巡视,以免口鼻受压而影响呼吸。每1小时测体温1次,使体温保持在36~37℃为宜。若光疗时体温超过38.5℃或低于35℃时,要暂停光疗。一般光照12~24小时才能使血清胆红素下降,光疗总时间按医嘱执行。一般情况下,**血清胆红素<171 μmol/L(10 mg/dl)**时可停止光疗。光照时患儿常出现**体温不稳定**、**发热**、轻度腹泻、皮疹、呕吐、青铜症等副作用,可随病情好转而消退。因光疗患儿不显性失水比正常小儿高2~3倍,故应在2次喂奶期间喂水,保证水分和营养供给,观察出入量。灯管累计使用1 000小时必须更换。

5. 遵医嘱用药　给予补液和**白蛋白治疗**,纠正酸中毒和**防止胆红素脑病**的发生。

八、健康教育

讲解黄疸病因及临床表现,使家长了解病情的转归,取得家长配合。**胆红素脑病后遗症,应给予康复治疗和护理指导**。**母乳性黄疸的患儿,母乳喂养可暂停1~4日**,或改为隔次母乳喂养,黄疸消退后再恢复母乳喂养。红细胞G-6-PD缺陷者,需忌食蚕豆及其制品。患儿衣物保管时勿放樟脑,并注意药物的选择,以免诱发溶血。

单元测试题

(1~3题共用题干)

新生儿,日龄3天。皮肤、巩膜黄染,精神、食欲尚好,粪便呈黄色糊状。实验室检查:血清胆红素128 μmol/L,血常规无异常,小儿血型为O型,其母为B型。

1. 该婴儿黄染的原因可能是 ( )
   A. 溶血性黄疸 B. 肝细胞性黄疸
   C. 先天性非溶血性黄疸 D. 胆汁淤积性黄疸
   E. 生理性黄疸

2. 此时最佳的处理措施是 ( )
   A. 给予肝酶诱导剂 B. 立即蓝光照射 C. 观察黄疸变化 D. 给保肝药物
   E. 输清蛋白

3. 有利于婴儿黄疸的食物是 ( )
   A. 糖水 B. 牛奶 C. 羊奶 D. 番茄汁
   E. 菠菜汁

4. 对于蓝光疗法的护理措施应**除外** ( )
   A. 入箱前剪短指甲 B. 在皮肤上涂油膏保护皮肤
   C. 暴露全身皮肤 D. 双眼佩戴遮光眼罩
   E. 男婴注意保护阴囊

5. 足月儿,16天。于出生后6天出现全身皮肤和巩膜黄染、持续加重而就诊。婴儿一般状态良好,医嘱改喂牛奶3天后黄疸明显减轻,该婴儿的黄疸可能是 ( )
   A. 新生儿溶血 B. 母乳性黄疸 C. 先天性胆道闭锁 D. 新生儿肝炎
   E. 新生儿败血症

6. 关于生理性黄疸描述**错误**的是 ( )
   A. 生后2~3天开始出现黄疸 B. 表现为食欲下降,哭声低弱
   C. 一般7~14天自然消退 D. 早产儿可延迟3周消退
   E. 血清胆红素浓度<205.2 μmol/L

7. 患儿,生后18小时发现皮肤和巩膜黄染,被诊断为溶血病,进行蓝光疗法时应 ( )
   A. 穿单衣、系尿布 B. 穿单衣、系尿布、戴眼罩
   C. 裸体 D. 裸体、系尿布、戴眼罩
   E. 裸体、戴眼罩

8. 患儿,生后12小时。发现皮肤、粘膜及巩膜黄染,精神差,查血清胆红素160 μmol/L,其他未见异常,护士考虑该患儿最可能的原因是 ( )
   A. 新生儿溶血症 B. 新生儿败血症 C. 先天性胆管阻塞 D. 颅内出血
   E. 生理性黄疸

9. 黄疸在出生后24小时内出现,应首先考虑 ( )
   A. 新生儿生理性黄疸 B. 新生儿溶血症 C. 新生儿肝炎 D. 新生儿败血症
   E. 胆道闭锁

10. 新生儿病理性黄疸的特点是每日黄疸上升超过 ( )
    A. 26 μmol/L B. 43 μmol/L C. 60 μmol/L D. 85 μmol/L
    E. 205.2 μmol/L

11. 光疗最常见的副作用是 ( )
    A. 腹泻 B. 发热 C. 皮疹 D. 溶血
    E. 青铜症

12. 患儿,女,生后7天,近日来,皮肤发黄明显,来医院就诊。查体:体温36.8 ℃、脉搏132次/分、呼吸24次/分,食欲及大小便均正常。诊断生理性黄疸。正确指导是 ( )
    A. 给予白蛋白注射液 B. 多晒太阳,减轻黄疸
    C. 给予光照疗法 D. 注意保暖,多穿衣服
    E. 增加喂养次数,促进胎便排出

13. 新生儿出现生理性黄疸的原因是 ( )
    A. 肝脏形成胆红素能力强 B. 新生儿其他来源的胆红素生成少
    C. 新生儿形成胆红素的周期延长 D. 出生后过多的红细胞破坏
    E. 新生儿胆道狭窄

第十二章 新生儿与新生儿疾病病人的护理

14. 患儿,3天,因全身皮肤、粘膜黄染2天,加重1天而入院,血清胆红素310 μmol/L。可能的诊断为 ( )
    A. 新生儿肝炎   B. 生理性黄疸   C. 新生儿败血症   D. 病理性黄疸
    E. 母乳性黄疸

15. 早产儿生理性黄疸血胆红素最高不超过(早产儿生理性黄疸血胆红素在出生后24小时、24~48小时、>48小时分别 <136.8 μmol/L,205.2 μmol/L,256.5 μmol/L) ( )
    A. 340 μmol/L   B. 265.5 μmol/L   C. 205.2 μmol/L   D. 573 μmol/L
    E. 118 μmol/L

16. 新生儿黄疸最主要的护理问题是(最严重并发症:胆红素脑病) ( )
    A. 营养失调   B. 胆红素脑病   C. 持续性高热   D. 有感染的危险
    E. 活动无耐力

17. 与正常足月儿相比,早产儿生理性黄疸特点是 ( )
    A. 程度重,持续时间长   B. 程度轻,持续时间长
    C. 基本相同   D. 程度轻,持续时间短
    E. 程度重,持续时间短

18. 为降低游离胆红素,防止胆红素脑病,常用的方法是 ( )
    A. 蓝光疗法   B. 输白蛋白   C. 激素口服   D. 换血疗法
    E. 控制病毒感染

19. 足月儿生理性黄疸持续的时间应小于 ( )
    A. 2周   B. 3周   C. 4周   D. 5周
    E. 6周

20. 关于新生儿胆红素代谢特点,错误的是 ( )
    A. 每日生成的胆红素比成人少   B. 联结运送胆红素能力弱
    C. 肝脏对胆红素摄取能力差   D. 肝脏酶系统功能不完善
    E. 肠肝循环较成人有特殊性

21. 使用蓝光箱时,上灯管与患儿皮肤的距离应为 ( )
    A. 10~15 cm   B. 15~20 cm   C. 33~50 cm   D. 55~60 cm
    E. 60~70 cm

22. 蓝光疗法适应证为 ( )
    A. 新生儿破伤风   B. 新生儿硬肿症
    C. 新生儿高胆红素血症   D. 新生儿败血症
    E. 新生儿颅内出血

23. 新生儿,日龄5天,生后24小时内出现黄疸,进行性加重。在蓝光疗法中,下列哪项是错误的(光疗过程中小儿哭闹,失水多,应注意补水) ( )
    A. 使用前调节好箱内的温度、湿度
    B. 将患儿脱光衣服,系好尿布,戴好护眼罩置入箱中
    C. 进行过程中适当限制液体供给
    D. 保持箱内温度湿度相对恒定,使体温稳定于36.5~37.5℃
    E. 严密观察病情,注意不良反应

24. 以下关于新生儿生理性黄疸的特点,错误的是 ( )
    A. 一般状况良好   B. 每日胆红素升高>85 μmol/L(5 mg/dl)
    C. 生后2~3天出现   D. 足月儿黄疸持续时间不超过2周
    E. 较小早产儿的胆红素171 μmol/L,也可能发生胆红素脑病

25. 胆红素脑病的早期症状不包括 ( )
    A. 反应低下   B. 肌张力减弱   C. 咳嗽   D. 嗜睡
    E. 拥抱反射减退

26. 先天性胆道闭锁患儿的大便颜色是 ( )
    A. 灰白色   B. 黄褐色   C. 墨绿色   D. 黑色
    E. 金黄色

27. 足月儿,2天,生后6小时出现皮肤黄染,拒乳嗜睡;肝肋下4 cm,质软。血清胆红素240 μmol/L,母亲血型O型,小儿血型为B型,首先应做何处理(ABO溶血病好发于O型母亲所生的A型婴儿,B型婴儿次之。) ( )
    A. 供给高渗葡萄糖   B. 光照疗法
    C. 输血浆或白蛋白   D. 口服苯巴比妥
    E. 换血

28. 新生儿ABO血型不合是指 ( )
    A. 母亲为A型,婴儿是O型   B. 母亲为B型,婴儿是O型
    C. 母亲为AB型,婴儿是O型   D. 母亲为O型,婴儿是A或B型
    E. 母亲为O型,婴儿是AB型
29. 患儿出生一天,足月顺产,24小时内出现黄疸,嗜睡,吸吮无力,肝脾肿大较轻。该患儿拟采用光照疗法光照需多长时间可使血清胆红素下降 ( )
    A. 6～8小时   B. 8～12小时   C. 12～24小时   D. 16～28小时
    E. 18～30小时
30. 一般情况下,停止光照疗法,血清胆红素应为 ( )
    A. 血清胆红素<165 μmol/L   B. 血清胆红素>171 μmol/L
    C. 血清胆红素<171 μmol/L   D. 血清胆红素>165 μmol/L
    E. 以上都不是

(31～33题共用题干)
新生儿,男,生后3天。体重3 200 g,皮肤巩膜发黄,血清总胆红素280 μmol/L。

31. 根据该新生儿的临床表现,应考虑为 ( )
    A. 正常新生儿   B. 生理性黄疸   C. 高胆红素血症   D. 新生儿低血糖
    E. 新生儿颅内出血
32. 应立即采取的处理措施为 ( )
    A. 换血疗法   B. 光照疗法   C. 输全血   D. 输血浆
    E. 输白蛋白
33. 对该新生儿最主要的观察重点是 ( )
    A. 尿量   B. 瞳孔   C. 皮肤、巩膜黄染的程度   D. 体重
    E. 体温变化

(34～35题共用题干)
新生儿,男,生后3天。皮肤、巩膜出现黄染,精神、食欲尚好,大便黄色糊状,查血清胆红素浓度128 μmol/L,血常规无异常。小儿血型为O型,其母为B型。

34. 该男婴最可能是 ( )
    A. 溶血性黄疸   B. 阻塞性黄疸   C. 先天性黄疸   D. 肝细胞性黄疸
    E. 生理性黄疸
35. 此时最佳的处理措施是 ( )
    A. 给予肝药酶诱导剂   B. 立即蓝光照射   C. 观察黄疸变化   D. 给予保肝药物
    E. 输清蛋白
36. 早产儿,生后2天。全身皮肤黄染,诊断为新生儿溶血病。患儿出现拒食、嗜睡、肌张力减退。考虑该患儿并发了(常于生后24小时内出现黄疸) ( )
    A. 败血症   B. 颅内出血   C. 胆红素脑病   D. 病毒性脑炎
    E. 缺血缺氧性脑病
37. 关于新生儿黄疸健康教育的叙述,错误的是 ( )
    A. 保管患儿衣物时勿放樟脑丸   B. 母乳性黄疸的患儿须中断母乳喂养
    C. 保持患儿大便通畅   D. 红细胞G-6-PD缺陷的患儿,忌食蚕豆
    E. 有后遗症的患儿,给予康复治疗和功能锻炼
38. 患儿,女,生后7天,诊断为新生儿黄疸收入院行蓝光照射治疗。光疗时,护士应特别注意的是 ( )
    A. 光疗的同时应方便母乳喂养   B. 停止光疗应以黄疸消退和血清胆红素下降为依据
    C. 照射时间长时,注意补充维生素B_2 D. 光疗的时间一般定为24～48小时,不宜超过3天
    E. 保护眼睛

第七节　新生儿寒冷损伤综合征病人的护理

新生儿寒冷损伤综合征是指新生儿期由寒冷和(或)多种原因引起的皮肤和皮下脂肪变硬,伴有水肿、低体温的临床综合征。又称为新生儿冷伤或**新生儿硬肿症**,重症多合并多器官功能衰竭。生后1周内的新生儿容易发病,早产儿多见。

一、病因

病因尚未完全清楚,但寒冷、早产、低体重、保暖不当、窒息、感染、心力衰竭、休克、饥饿可能是其诱因。

小结提示:棕色脂肪是新生儿产热的主要物质。腋下含量较多,其次为颈、肩胛间、中心动脉、肾和肾上腺周围。胎龄越小体内棕色脂肪越少,体温代偿能力越有限。

二、临床表现

低体温和**皮肤硬、肿、凉**是本病主要**特点**。多发生寒冷季节或重症感染,一般以生后1周内新生儿和早产儿多见。

1. 一般表现　为食欲不振或拒乳,反应差,哭声低,心音低钝,心率减慢,尿少。
2. 低体温　体温<35 ℃,严重者<30 ℃,四肢或全身冰冷。轻型:体温30~35 ℃,产热良好,腋-肛温差为正值,大多病程短,硬肿面积小。重型:体温<30 ℃,产热衰竭,腋-肛温差为负值,多为病程长,硬肿面积大,伴有多脏器功能衰竭。
3. 皮肤硬肿　硬肿为对称性,颜色暗红,不易捏起,按之如硬橡皮,可伴水肿,指压呈凹陷性。最先出现硬肿的部位是小腿,依次为:小腿→大腿外侧→整个下肢→臀部→面颊→上肢→全身。严重时肢体僵硬,不能活动。硬肿可分轻、中、重3度,常与硬肿发生的范围有关。轻度<20%;中度20%~50%;重度>50%。
    硬肿范围计算法:头颈部20%,双上肢18%,前胸及腹部14%,背及腰骶部14%,臀部8%,双下肢26%。
4. 多器官功能损害　早期心率减慢,微循环障碍,严重时休克、心力衰竭、DIC、肺出血、肾衰竭等。
5. 其他表现　可致高胆红素血症、低血糖、低钙血症及代谢性酸中毒等。

三、辅助检查

根据临床需要,监测血常规、电解质、血糖及动脉血气等。

四、治疗要点

复温;支持疗法;正确用药;对症处理。

五、护理问题

①体温过低:与新生儿体温中枢发育不完善,早产、寒冷、缺氧、感染有关。②皮肤完整性受损的危险:与皮肤硬肿、局部血液循环不良有关。③营养失调:低于机体需要量,与吸吮困难、摄入量减少有关。④有感染的危险:与低温致机体免疫功能低下有关。⑤潜在并发症:感染、弥散性血管内凝血、肺出血。

六、护理措施

1. 复温　是治疗护理的关键措施,复温的原则是**循序渐进,逐步复温**。

    (1) **如肛温≥30 ℃**,腋-肛温差为正值的轻、中度硬肿的患儿,可置于**30 ℃暖箱中**,根据体温恢复的情况逐渐调整到30~34 ℃的范围内,**6~12 小时恢复正常体温**。或可因地制宜用热水袋、电热毯包裹或贴身取暖等方法复温。

    (2) **如肛温<30 ℃**,腋-肛温差为负值的**重度**患儿,先将患儿置于比肛温高**1~2 ℃**的暖箱中,并逐步提高暖箱的温度,**每小时提高箱温1 ℃**(最高箱温不超过34 ℃),每小时监测肛温、腋温1次,于**12~24 小时恢复正常体温**。若无暖箱,可采用热水袋、火炕、电热毯或母怀方法复温,防止烫伤。复温时应监测血压、心率、呼吸等,定时检测肛温、腋温、腹壁皮肤温度及室温和暖箱温度。

2. 合理喂养　提供能量与水分,保证足够热量供给。病重者按医嘱静脉补充营养及液体,静脉滴入的液体应加温至35 ℃左右。首选母乳,哺喂时要耐心少量,保证能量的供给,可使产热增多,是复温及维持正常体温的重要措施之一。喂养困难者还可通过静脉补充营养和热量。

3. 预防感染　病室维持室温24~26 ℃,湿度55%~65%,加强消毒管理,严格遵守操作规范,加强皮肤护理,保持患儿皮肤完整性。供氧:吸入的氧气必须加温、加湿。

4. 观察病情　详细记录护理单,监测体温、心率、呼吸及硬肿范围,记录出入量,发现问题及时与医生取得联系。观察暖箱及室内温度、湿度的变化并及时调整。

七、健康教育

向家长介绍有关硬肿症的疾病知识。强调加强孕妇保健工作的重要性,介绍有关保暖、避免早产、窒息、预防感染等方面的知识。鼓励母乳喂养,保证足够的热量。教会家长测量腋温及家庭使用的复温方法。

单元测试题

1. 对新生儿寒冷损伤综合征患儿家长的宣教内容,哪项**不对**　　　　　　　　　　　　　　　　　　　　　　　　　　　(　　)
    A. 指导或示范家庭简易的保暖方法　　　　　　B. 保证新生儿居室温度不低于24 ℃
    C. 室内配置温、湿度计　　　　　　　　　　　　D. 用热水袋保暖时保持水温在80 ℃
    E. 保持新生儿室内清洁卫生

2. 使用暖箱可起关键作用的疾病是　　　　　　　　　　　　　　　　　　　　　　　　　　　　　　　　　　　　　(　　)
    A. 新生儿肺炎菌　　　　B. 新生儿败血症　　　　C. 新生儿破伤风　　　　D. 新生儿肺透明膜病
    E. 新生儿寒冷损伤综合征

3. 新生儿寒冷损伤综合征治疗和护理的关键是　　　　　　　　　　　　　　　　　　　　　　　　　　　　　　　(　　)
    A. 坚持母乳喂养　　　　B. 供给足够的液体　　　C. 逐步复温,循序渐进　　　D. 合理用药
    E. 蓝光疗法

4. 新生儿寒冷损伤综合征皮肤硬肿发生的顺序是　　　　　　　　　　　　　　　　　　　　　　　　　　　　　(　　)
    A. 小腿—大腿外侧—臀部—面颊—上肢—全身　　B. 臀部—面颊—下肢—上肢—全身
    C. 上肢—臀部—面颊—下肢—全身　　　　　　　D. 面颊—臀部—上肢—下肢—全身

E. 面颊—下肢—臀部—上肢—全身

5. 患儿,男,早产儿,胎龄36周,出生后5天,两日来发现患儿不哭,拒乳,反应低下。体温30℃,双面颊、肩部、臀部、下腹部、大腿及小腿外侧皮肤发硬,按之如橡皮样,属重度新生儿寒冷损伤综合征。其损伤的面积为 ( )
   A. 5%～10%　　　B. 10%～15%　　　C. 20%～30%　　　D. 30%～40%
   E. 大于50%

6. 重症新生儿寒冷损伤综合征的常见死亡病因是 ( )
   A. 肾出血　　　B. 肺出血　　　C. 硬肿部位出血　　　D. 颅内出血
   E. 消化道出血

7. 患儿,男,出生4天。被诊断为新生儿硬肿症,肛温32℃,复温时先将患儿置入多少度的暖箱中 ( )
   A. 28℃　　　B. 29℃　　　C. 32℃　　　D. 31℃
   E. 30℃

8. 患儿,女,出生后5天,生后第3天开始吃奶少,吸吮无力,哭声低微。体温30℃,精神差,皮肤冰凉,下肢及臀部皮肤硬肿。采用暖箱复温时体温的测量为 ( )
   A. 每30分钟测1次　　　B. 每2小时测1次　　　C. 每1小时测1次　　　D. 每3小时测1次
   E. 每4小时测1次

9. 新生儿硬肿症多发生于 ( )
   A. 小于胎龄儿　　　B. 早产儿　　　C. 低出生体重儿　　　D. 足月儿
   E. 过期产儿

10. 患儿,女,早产儿,胎龄32周,出生后6天,近3日患儿哭声减弱,活动减少,拒乳,反应低下。体温29℃,双面颊、肩部、臀部、下腹部、大腿及小腿外侧皮肤发硬,按之如橡皮样,复温处理时,恢复正常体温需要的时间是 ( )
    A. 2～4小时　　　B. 4～8小时　　　C. 6～10小时　　　D. 6～12小时
    E. 12～24小时

11. 新生儿硬肿症主要的致病因素是 ( )
    A. 寒冷　　　B. 腹泻　　　C. 黄疸　　　D. 贫血
    E. 肺炎

12. 男婴,胎龄35周,出生后5天。因低体温、反应差、拒乳、尿少、双小腿外侧皮下脂肪变硬入院。该患儿最关键的护理措施是 ( )
    A. 维持有效呼吸　　　B. 遵医嘱用药　　　C. 合理喂养　　　D. 积极复温
    E. 预防感染

13. 新生儿寒冷损伤综合征的特征性表现是 ( )
    A. 皮肤冷、硬、肿
    B. 不吃、不哭、不动
    C. 不吃、不哭、体温不升、黄疸
    D. 不吃、不哭、体温不升、尿少
    E. 不吃、不哭、体温不升、呼吸急促不规则

14. 新生儿寒冷损伤综合征患儿硬肿最早出现的部位是 ( )
    A. 上肢　　　B. 面颊　　　C. 臀部　　　D. 躯干
    E. 小腿

15. 新生儿硬肿症可作为判断棕色脂肪产热状态的指标是(新生儿由于腋窝下含有较多棕色脂肪,寒冷时氧化产热,使局部温度升高,此时腋温高于或等于肛温,因此腋、肛温差可作为判断棕色脂肪产热状态的指标) ( )
    A. 腋温　　　B. 肛温　　　C. 腋、口温差　　　D. 口温
    E. 腋、肛温差

(16～18题共用题干)

患儿,女,生后3天出现吸吮无力、哭声低微、反应差,双下肢硬肿,皮肤黄染,体温32℃。拟诊为新生儿寒冷损伤综合征。

16. 当前主要护理问题是 ( )
    A. 有感染的危险　　　B. 皮肤完整性受损　　　C. 体温过低　　　D. 知识缺乏
    E. 营养失调:低于机体需要量

17. 对该患儿的处理哪项不妥(喂养困难者还可通过静脉补充营养和热量) ( )
    A. 立即置入30℃暖箱内保暖
    B. 多喂奶,保证足够能量摄入
    C. 监测体温
    D. 逐渐复温,6～12小时使体温恢复正常
    E. 预防感染

18. 该患儿首要的护理措施是 ( )
    A. 预防感染　　　B. 保暖、复温　　　C. 供给足够能量　　　D. 维持水、电解质紊乱
    E. 保持皮肤清洁

19. 新生儿寒冷损伤综合征的病因**不包括** ( )
   A. 早产   B. 寒冷   C. 低体重   D. 喂养不足
   E. 感染和窒息

20. 患儿，男，生后 2 天，因拒乳、反应差、哭声低入院。体检：心音低钝，双下肢红肿如橡皮，测肛温 29.5 ℃。诊断为新生儿寒冷损伤综合征。下列护理措施中正确的是 ( )
   A. 6 小时内将患儿的体温恢复至正常   B. 每小时箱温提高 2 ℃
   C. 60 ℃ 热水袋保暖   D. 将患儿放入 34 ℃ 暖箱中复温
   E. 放入比肛温高 1～2 ℃ 的温箱中复温

(21～23 题共用题干)

早产儿，胎龄 34 周，生后未入暖箱。生后 3 天发现患儿反应差、拒奶、哭声弱，测肛温 33 ℃，两下肢外侧皮肤呈暗红色、冰凉、水肿，捏之不起。

21. 该患儿可能是 ( )
   A. 新生儿硬肿症   B. 新生儿败血症   C. 新生儿颅内出血   D. 新生儿肺炎
   E. 新生儿缺血缺氧性脑病

22. 下列处理措施**不妥**的是 ( )
   A. 保证营养供应充分   B. 尽量减少肌内注射   C. 应快速复温   D. 严格控制补液速度
   E. 注意有无出血倾向

23. 下列复温**不正确**的是 ( )
   A. 可采用母怀复温
   B. 将患儿置入 32 ℃ 暖箱中复温，争取 6～12 小时内体温恢复
   C. 吸氧时应将氧气加热至 35 ℃ 左右
   D. 将患儿置入 27 ℃ 暖箱中，每小时箱温升高 1 ℃，12～24 小时体温恢复正常
   E. 循序渐进，逐渐复温

24. 玲玲，女，胎龄 32 周。出生 2 天出现纳差、少动、嗜睡。经检查后发现皮肤出现硬肿，测肛温 29.8 ℃。诊断为新生儿寒冷损伤综合征。该患儿皮肤受累部位的特点是 ( )
   A. 暂时性水肿   B. 按之似硬橡皮样   C. 皮肤易捏起   D. 局限性水肿
   E. 按之有热痛感

25. 新生儿硬肿症，下列哪项是不正确的 ( )
   A. 多发生在早产儿   B. 重症多伴脏器损害
   C. 常伴有低体温   D. 多发生寒冷季节
   E. 硬肿症先出现在面颊

26. 患儿，女，日龄 4 天，足月顺产。现该患儿反应低下，拒乳，哭声低弱，下肢及臀部皮肤暗红、发硬，压之凹陷，拟诊为寒冷损伤综合征。在进一步收集的评估资料中，对判断病情最有价值的是 ( )
   A. 体重   B. 体温   C. 呼吸   D. 脉搏
   E. 血压

(27～28 题共用题干)

新生儿，女，出生第 5 天。因全身冰冷，拒奶 24 小时入院。查体：体温 35 ℃，反应差，皮肤呈暗红色，心音低钝，双小腿皮肤如硬橡皮样。脐带已脱落。

27. 最可能的诊断是 ( )
   A. 新生儿水肿   B. 新生儿寒冷损伤综合征
   C. 新生儿红斑   D. 新生儿败血症
   E. 新生儿皮下坏疽

28. 应首先采取的护理措施是(复温是治疗的关键措施。原则是循序渐进，逐步复温) ( )
   A. 指导以母乳喂养   B. 遵医嘱用抗生素   C. 加强脐部护理   D. 复温
   E. 给氧气吸入

29. 某患儿因"新生儿硬肿症"入院，家长可能出现的心理反应中不包括 ( )
   A. 焦虑不安   B. 否认疾病   C. 角色紊乱   D. 害怕担忧
   E. 自我责怪

第八节　新生儿脐炎病人的护理

新生儿脐炎是指细菌入侵脐残端，并且在其繁殖所引起的急性炎症。**常见金黄色葡萄球菌**，其次为大肠埃希菌、铜绿假单胞菌、溶血性链球菌等。

一、病因

多由断脐时或生后处理不当而引起的细菌感染。

二、临床表现

轻者脐轮与周围皮肤轻度发红,或伴有少量浆液脓性分泌物。重者脐部及脐周皮肤明显红肿发硬,脓性分泌物多并带有臭味;可向周围皮肤或组织扩散,引起腹壁蜂窝织炎、腹膜炎、败血症等疾病。轻症者除脐部有异常外,体温及食欲均正常,重症者则有发热、吃奶少等非特异性表现。慢性炎症常形成脐肉芽肿,妨碍脐创面愈合。

三、辅助检查

重症患儿白细胞增高,脐部分泌物培养阳性。

四、治疗要点

清除局部感染灶,选用适宜抗生素,对症治疗。

五、护理问题

①潜在并发症:败血症。②皮肤完整性受损:与脐部损伤有关。

六、护理措施

1. 轻者可用安尔碘或0.5%碘附及75%乙醇清洗,每日2～3次;脐部如有脓性分泌物,可使用3%过氧化氢溶液清洗。脐部化脓,蜂窝织炎或出现全身症状者遵医嘱应用抗生素:①金黄色葡萄球菌感染可选用半合成青霉素耐酶类:主要用于耐青霉素的金黄色葡萄球菌,如苯唑西林、氯唑西林、双氯西林(作用最强),或头孢菌素:第一代:头孢氨苄、头孢唑啉、头孢拉定;第二代:头孢呋辛、头孢克洛;第三代:头孢噻肟、头孢拉定、头孢曲松等。②抗铜绿假单胞菌(绿脓杆菌)感染,可选用半合成青霉素抗铜绿假单胞菌(绿脓杆菌)类,如羧苄西林、派拉西林等。如有脓肿形成需切开引流。

2. 洗澡时,注意不要洗湿脐部,洗澡完毕,用消毒干棉签吸干脐部,并用75%乙醇消毒,保持局部干燥。

3. 肉芽肿形成者可用10%硝酸银溶液烧灼后,敷以油膏,每日更换,直到愈合为止。如肉芽肿较大,手术切除。

单元测试题

1. 新生儿期感染后最常出现的症状是 ( )
   A. 哭闹　　　B. 拒乳　　　C. 黄疸　　　D. 偏食
   E. 便血

2. 患儿,女,4天。母乳喂养。出生第3天食奶量明显减少,第4天皮肤出现黄染而就诊。体检:体温36℃,脐部红肿伴有脓性分泌物,诊断为新生儿脐炎。局部皮肤常用的消毒药物是 ( )
   A. 30%乙醇　　　B. 95%乙醇　　　C. 0.1%苯扎溴铵　　　D. 3%双氧水
   E. 0.5%碘附

3. 患儿,女,足月儿,生后5天。母乳喂养。出生第3天食奶量明显减少,第4天皮肤出现黄染而就诊。体检:体温37.8℃,脐部周围皮肤红肿,诊断为新生儿脐炎。此疾病最常见的病原菌是 ( )
   A. 大肠埃希菌　　　B. 铜绿假单胞菌　　　C. 溶血性链球菌　　　D. 金黄色葡萄球菌
   E. 表皮葡萄球菌

(4～6题共用题干)

患儿,7天,生于工地上。因牙关紧闭、阵发性抽搐10小时入院。查体:患儿牙关紧闭,苦笑面容,脐周红肿,有脓性分泌物。(新生儿破伤风细菌侵入途径是脐部;最早出现的症状是牙关紧闭;首选的抗生素是青霉素)

4. 患儿的医疗诊断可能是 ( )
   A. 新生儿败血症　　　B. 新生儿脑脓肿　　　C. 新生儿破伤风　　　D. 新生儿脐炎
   E. 新生儿呼吸道窘迫综合征

5. 为患儿制定护理计划,最主要的护理诊断是 ( )
   A. 有受伤的危险　　　　　　　　B. 营养失调:低于机体需要量
   C. 有窒息的危险　　　　　　　　D. 体液不足
   E. 潜在并发症:肺炎

6. 为患儿采取的最重要的护理措施是 ( )
   A. 保持呼吸道通畅、应用止痉药　　　B. 注射破伤风抗毒素
   C. 镇静、给氧　　　　　　　　　　　D. 营养支持
   E. 纠正水、电解质紊乱

7. 新生儿败血症最常见的感染途径是 ( )
   A. 皮肤感染　　　B. 脐部感染　　　C. 羊水穿刺　　　D. 胎膜破
   E. 产道感染

8. 新生儿败血症最常见的病原菌是 ( )
   A. 厌氧菌　　　B. 金黄色葡萄球菌　　　C. 大肠埃希菌　　　D. 白色念珠菌
   E. 铜绿假单胞菌

9. 患儿,女,出生第2天食奶明显减少,第3天皮肤出现黄染而就诊。体温38℃,脐部周围皮肤红肿,诊断为新生儿脐炎。首先应采取的护理措施为 （ ）
   A. 防止外伤　　　　B. 防止感染　　　　C. 有效保温　　　　D. 高蛋白饮食
   E. 彻底清除感染灶
10. 新生儿脐部如有脓性分泌物,可使用的清洗液是 （ ）
    A. 3%过氧化氢　　B. 碘酊　　　　　　C. 碘附　　　　　　D. 75%的乙醇
    E. 50%的乙醇
11. 新生儿脐炎最常见的致病菌为金黄色葡萄球菌,治疗应首选的抗生素是(头孢菌素第一代：头孢氨苄、头孢唑啉、头孢拉定；第二代：头孢呋辛、头孢克洛；第三代：头孢噻肟、头孢拉定、头孢曲松等。) （ ）
    A. 庆大霉素　　　　B. 头孢呋辛　　　　C. 林可霉素　　　　D. 红霉素
    E. 丁胺卡那霉素
12. 患儿,女,足月新生儿。出生后10天,吃奶差,精神欠佳,脐部出现红肿、渗液,最可能的诊断是 （ ）
    A. 新生儿感染　　　B. 新生儿脐炎　　　C. 新生儿湿疹　　　D. 新生儿破伤风
    E. 新生儿败血症

第九节　新生儿低血糖病人的护理

全血血糖<2.2 mmol/L(40 mg/dl)应诊断为新生儿低血糖,不需考虑出生体重、胎龄和日龄。

一、病因
1. 暂时性低血糖　指低血糖持续时间较短,不超过新生儿期。①葡萄糖储存不足,**主要见于早产儿、围生期窒息、败**血症、寒冷损伤、先天性心脏病等。②葡萄糖消耗增加,常见于患**糖尿病母亲的婴儿**、Rh溶血病等。
2. 持续性低血糖　指低血糖持续到婴儿期或儿童期。主要见于胰岛细胞瘤、先天性垂体功能不全、遗传代谢病等。

二、临床表现
大多数低血糖患儿无临床症状。少数可出现如喂养困难、淡漠、嗜睡、青紫、哭声异常、颤抖、震颤、易激惹、肌张力减低,甚至惊厥、呼吸暂停等非特异性表现。经补充葡萄糖后上述症状消失、血糖恢复正常者,称症状性低血糖。

三、辅助检查
1. 血糖测定　高危儿应在生后4小时内,反复监测血糖;以后每隔4小时复查,直至血糖浓度稳定。
2. 持续性低血糖者,根据病情测定血胰岛素、胰高糖素、生长激素等。

四、治疗要点
无症状低血糖者,可口服葡萄糖;有症状低血糖者,应静脉滴注葡萄糖,足月儿3~5 mg/(kg·min),早产适于胎龄儿4~6 mg/(kg·min),早产小于胎龄儿6~8 mg/(kg·min)。对持续反复低血糖者除滴注葡萄糖外,根据病情需要可增加肾上腺皮激素(氢化可的松)、胰高糖素治疗。

五、护理问题
①潜在并发症:呼吸暂停、惊厥。②营养失调:低于机体需要量与葡萄糖摄入不足和利用增加有关。

六、护理措施
1. 加强营养,防止低血糖发生　生后能进食者**尽早喂养**,根据病情给予10%葡萄糖溶液或吸吮母乳。早产儿或窒息儿尽快建立静脉通路,保证葡萄糖输入。
2. 监测　定期监测血糖变化,静脉滴注葡萄糖时,及时调整输液速度和输液量,保证血糖浓度稳定。
3. 密切观察病情变化　加强巡视,及时发现呼吸暂停、惊厥等症状的出现,报告医生并配合处理。

七、健康教育
向家长解释病因与预后,让家长了解低血糖发生时的表现,定期门诊复查。

单元测试题

1. 患儿,男,胎龄36周出生,生后第1天,一般情况良好。其母暂无乳汁分泌。为预防新生儿低血糖,首先应采取的护理措施是 （ ）
   A. 配合进行静脉滴注葡萄糖溶液　　　　B. 及时喂葡萄糖水
   C. 可喂全脂奶粉　　　　　　　　　　　D. 可试喂米汤
   E. 为了坚持母乳喂养,应等待母亲乳汁分泌再喂奶
2. 新生儿低血糖的诊断标准为 （ ）
   A. <1.1 mmol/L(20 mg/dl)　　　　　B. <1.67 mmol/L(30 mg/dl)
   C. <2.0 mmol/L(36 mg/dl)　　　　　D. <2.2 mmol/L(40 mg/dl)
   E. <3.3 mmol/L(60 mg/dl)
3. 新生儿低血糖,**错误**的是 （ ）

A. 血糖低于正常者均应治疗 B. 血糖<2.2 mmol/L
C. 可有惊厥 D. 可用泼尼松
E. 可用胰岛素

(4~6题共用题干)

患儿,女,32周早产小于胎龄儿,生后出现哭声异常,阵发性青紫,肢体抖动,实验室检查:血糖1.7 mmol/L。诊断为新生儿低血糖。

4. 常见病因是 ( )
   A. 足月儿 B. 过渡期新生儿 C. 早产儿 D. 巨大儿
   E. 过期产新生儿

5. 如果患儿不能经口进食,需要静脉补充葡萄糖,其速度是 ( )
   A. 1~2 mg/(kg·min) B. 3~4 mg/(kg·min)
   C. 4~5 mg/(kg·min) D. 6~8 mg/(kg·min)
   E. 9 mg/(kg·min)

6. 输入葡萄糖时,应重点注意 ( )
   A. 给予高糖饮食 B. 给予高蛋白饮食 C. 监测血糖变化 D. 防止昏迷
   E. 注意保暖

7. 护理重度营养不良患儿,应特别注意观察可能发生下列哪种情况 ( )
   A. 低钠血症 B. 低钾血症 C. 重度贫血 D. 继发感染
   E. 低血糖

8. 某妊娠合并糖尿病产妇,孕期无其他并发症,于妊娠39周剖宫产一健康男婴,对于该新生儿应重点监测内容是 ( )
   A. 大小便 B. 体重 C. 黄疸 D. 血糖
   E. 体温

9. 预防新生儿低血糖的主要措施(生后能进食者尽早喂养) ( )
   A. 尽早喂养 B. 静脉补液 C. 监测血糖 D. 观察病情
   E. 注意保暖

第十节 新生儿低钙血症病人的护理

低钙血症是指血清总钙低于1.75 mmol/L(7 mg/dl)或血清游离钙低于0.9 mmol/L(3.5 mg/dl)。血清中总钙的正常浓度为2.5 mmol/L(10 mg/dl)。新生儿低钙血症是新生儿惊厥常见原因之一。

一、病因及发病机制

妊娠晚期母血甲状旁腺激素水平高,分娩时脐血总钙和游离钙均高于母血水平,使胎儿和新生儿甲状旁腺功能暂时受到抑制。出生后,母体供钙停止、外源性供钙不足,新生儿甲状旁腺功能低下,骨质钙不能入血,导致低钙血症。

早期低钙血症指生后72小时内发生。常见于早产儿、小于胎龄儿,有难产、感染、窒息、产伤等新生儿。晚期低钙血症指生后72小时以后发生。常见于人工牛乳喂养的足月儿。其他还可见于母亲甲状旁腺功能亢进症、先天性永久性甲状旁腺功能不全的患儿。

二、临床表现

症状多出现在生后5~10天,轻、重不一,主要是神经、肌肉兴奋性增高,表现为烦躁不安、肌肉抽动及震颤,可有惊跳及惊厥、手足抽搐;常伴有不同程度呼吸改变,心率增快和发绀等,严重时呼吸暂停、喉痉挛等。发作间期一般情况良好,但肌张力稍高,腱反射增强。

三、辅助检查

血清总钙<1.75 mmol/L(7 mg/dl)或血清游离钙<0.9 mmol/L(3.5 mg/dl),血清磷>2.6 mmol/L(8 mg/dl),碱性磷酸酶多正常。心电图QT间期延长(早产儿>0.2秒,足月儿>1.9秒)。

四、治疗要点

根据病因口服或静脉补充钙剂,有惊厥时控制发作。

五、护理问题

营养失调:低于机体需要量与钙的吸收不良、血磷浓度过高有关;有窒息危险:与喉痉挛有关。

六、护理措施

1. 迅速提高血清总钙水平,降低神经肌肉的兴奋性 发生惊厥,遵医嘱稀释后静脉缓慢注射或滴注稀释的10%葡萄糖酸钙,并专人监护心率,以免注入过快引起心脏停止。如心率低于80次/分,应暂停注射。

2. 尽量选择粗直、避开关节、易于固定的静脉 穿刺成功后,连接注射含钙液体进行滴注或推注,完毕后,用生理盐水冲洗,再拔针,以保证钙剂完全进入血管。一旦发生药液外渗,应立即停止注射,给予25%~50%硫酸镁局部湿敷,以免造成组织坏死。惊厥停止后可口服葡萄糖酸钙或氯化钙,如口服氯化钙溶液,应稀释后服用,较小婴儿服药时间一般不宜超过1周;钙剂应在两次喂奶间给药,**禁忌与牛奶同服**。

3. 医嘱给予氢氧化铝,减少肠道磷的吸收。
4. 加强喂养 提倡母乳喂养或配方奶喂养,保持适宜的钙、磷比例,防止低钙血症发生。
5. 严密观察病情变化,备好抢救物品及器械,避免不必要操作,防止惊厥和喉痉挛发生。

七、健康教育

①合理搭配各种营养,牛奶喂养者加服钙剂,按时添加维生素D,坚持户外活动,减少低钙血症的发生。②向家长解释病因及预后,鼓励母乳喂养或应用钙磷比例适当的配方乳。

单元测试题

1. 为预防佝偻病,出生后开始口服维生素D的时间是 ( )
   A. 15天   B. 1个月   C. 2个月   D. 3个月
   E. 4个月

2. 新生儿低钙血症症状多出现于 ( )
   A. 生后24小时内   B. 生后3~5天   C. 生后5~10天   D. 生后1~2周
   E. 生后2周后

(3~5题共用题干)

女患儿,生后10天。因烦躁不安,手足颤抖就诊。体检:体温36.8℃,血钙1.61 mmol/L。

3. 最可能的诊断是 ( )
   A. 新生儿低血糖   B. 手足搐搦症   C. 新生儿低钙血症   D. 新生儿低镁血症
   E. 新生儿高血糖

4. 首先应采取哪项治疗措施 ( )
   A. 立即给胰岛素   B. 立即静脉注射葡萄糖酸钙
   C. 立即注射葡萄糖   D. 立即肌内注射硫酸镁
   E. 给予维生素D

5. 下列哪项护理措施是**错误**的 ( )
   A. 静脉注射钙剂应速度快   B. 钙剂应稀释后静脉注射
   C. 避免发生药液外渗   D. 选择粗直、避开关节、易于固定的静脉
   E. 心率小于80次/分时应暂停注射

6. 新生儿低钙血症的治疗措施不包括 ( )
   A. 抗惊厥   B. 补充镁剂   C. 调节营养   D. 减少肠道磷排泄
   E. 甲状腺功能不全者需长期口服钙剂

7. 某新生儿确诊为低钙血症,医嘱:静脉注射10%葡萄糖酸钙。护士要注意观察的是(心率低于80次/分,应暂停注射葡萄糖酸钙)
   A. 防止心动过缓,保持心率>80次/分   B. 防止心动过缓,保持心率>90次/分
   C. 防止心动过缓,保持心率>100次/分   D. 防止心动过速,保持心率<80次/分
   E. 防止心动过速,保持心率<100次/分

第十三章 泌尿生殖系统疾病病人的护理

第一节 泌尿系统的解剖和生理功能

泌尿系统由肾、输尿管、膀胱和尿道等器官组成，主司生成和排出尿液。肾也是重要的内分泌器官，对维持机体内环境的稳定起重要的作用。

一、肾

肾为实质性器官，左右各一，位于腹膜后脊柱两侧的脂肪囊中，右肾位置略低于左肾。肾分为肾皮质和肾髓质两部分，其中皮质由肾小体及肾小管曲部构成，髓质由髓襻和集合管构成。每个肾由约100万个肾单位组成，每个肾单位由**肾小体**和**肾小管**组成，是肾脏的基本功能单位。

1. 肾小体　是由肾小球及肾小囊构成的球状结构。肾小球毛细血管**滤过膜**（滤过屏障）可分为3层：由毛细血管内皮细胞层、**基膜**和伸出许多足突的上皮细胞层（肾小囊的脏层）构成，任何一种屏障损伤均可引起蛋白尿。正常成人安静时的双肾血流量约为1 L/min。
2. 肾小管　肾小管分为近端小管、细段和远端小管3部分，具有重吸收和排泄功能。
3. 肾小球旁器　位于皮质肾单位，由球旁细胞、致密斑和球外系膜细胞组成。**肾素绝大部分由球旁细胞分泌**。

二、输尿管、膀胱和尿道

1. 输尿管　是1对细长的肌性管道，起于肾盂，止于并开口于膀胱，全长25～30 cm。输尿管全长粗细不等，有3个狭窄部，即**输尿管的起始部、跨越髂血管处、膀胱壁内**，是结石易滞留之处。
2. 膀胱　是贮存尿液的肌性囊状器官，有较大的伸缩性，成人一般容量为300～500 ml。
3. 尿道　是膀胱通到体外的排尿管道。男性尿道细长，长约8 cm，起始于膀胱的尿道内口，终于尿道外口。尿道全程有**尿道内口、尿道膜部、尿道外口**3处狭窄，是尿路结石最易滞留处。女性尿道短而粗，起于尿道内口，以尿道外口开口于阴道前庭，长3～5 cm，由于**女性尿道宽、短、直**，后方又邻近肛门等原因，因而易患**尿路逆行感染**。
4. 排尿　排尿是一种反射动作，副交感神经兴奋时，可促进排尿；交感神经兴奋时，则阻止排尿。

三、女性生殖系统炎症特点

（一）女性生殖系统解剖生理特点
1. 两侧大阴唇自然合拢，遮掩尿道口、阴道口。
2. 在盆底肌的作用下阴道口闭合，阴道前、后壁紧贴，可以防止外界的污染。
3. 阴道具有自净作用　阴道上皮内含有丰富的糖原，在阴道杆菌的作用下糖原分解为乳酸，维持正常的酸性环境（pH 4～5），使适应弱碱环境中繁殖的病原体受到抑制。
4. 宫颈粘膜为柱状上皮细胞，粘膜层中的腺体分泌的粘液形成粘液栓将宫颈管与外界分开。
5. **宫颈阴道部为鳞状上皮细胞**，它们具有较强的抗感染能力。
6. 输卵管的蠕动以及输卵管粘膜上皮细胞的纤毛向子宫腔方向摆动，对阻止病原体的侵入有一定的作用。
7. 育龄期妇女子宫内膜周期性脱落，可及时消除子宫腔的感染。

（二）传播途径　包括上行蔓延、经血液循环播散、经淋巴系统蔓延、直接蔓延。

单元测试题

1. 正常成人安静时的双肾血流量约为 （　　）
   A. 600 ml/min　　　　B. 700 ml/min　　　　C. 800 ml/min　　　　D. 900 ml/min
   E. 1 000 ml/min
2. 患者，女，60岁，患老年性阴道炎，该患者询问护士发病原因，护士告知直接影响阴道自净作用的激素下降，这个激素是 （　　）
   A. 孕激素　　　　B. 雌激素　　　　C. 促性腺素　　　　D. 促卵泡素
   E. 促腺激素释放激素
3. 关于宫颈活组织检查，下列描述正确的是 （　　）
   A. 怀疑有恶变者，在宫腔内刮取组织　　　　B. 在可疑病灶（碘着色区）上取材
   C. 宫颈局部有出血时，不需止血　　　　D. 钳取组织后，用75%乙醇进行固定
   E. 在宫颈外口鳞状上皮与柱状上皮交界处取材
4. 肾前性少尿或无尿是由于（少尿分为：**肾前性**，如心排血量减少、血容量不足；**肾性**，如急慢性肾衰；**肾后性**，如尿路梗阻） （　　）
   A. 肾结石　　　　B. 肾盂肾炎　　　　C. 摄水过多　　　　D. 摄钠太少

E. 肾血流量灌注不足
5. 反应肾小球滤过功能最可靠的指标是(内生肌酐清除率检查是反映肾小球滤过功能)　　　　　　　　　　　(　　)
   A. 尿素氮　　　　　　　　B. 尿蛋白　　　　　　　　C. 内生肌酐清除率　　　　D. 血肌酐
   E. 胆红素
6. 小儿泌尿系统解剖特点**不正确**的是(此题主要阐述小儿泌尿系的解剖特点)　　　　　　　　　　　　　(　　)
   A. 肾脏位置偏低,2岁以内体查可触及
   B. 肾盂和输尿管比较宽,管壁肌肉和弹力纤维发育不全,易受压扭曲
   C. 膀胱位置较高,尿液充盈时可触及
   D. 女婴尿道较短,尿道外口暴露,且接近肛门,易发生逆行感染
   E. 男婴尿道较长,且常有包茎,不易发生尿路感染
7. 在肾小球毛细血管滤过屏障各层中,发挥最重要作用的是　　　　　　　　　　　　　　　　　　　　(　　)
   A. 内皮细胞层　　　　　　B. 基膜层　　　　　　　　C. 上皮细胞层　　　　　　D. 系膜细胞层
   E. 滤过膜
8. 组成每个肾的肾单位的数目是　　　　　　　　　　　　　　　　　　　　　　　　　　　　　　　　(　　)
   A. 15万　　　　　　　　　B. 25万　　　　　　　　　C. 35万　　　　　　　　　D. 50万
   E. 100万
9. 尿路感染女性发病率高于男性,是因为女性尿道较男性尿道　　　　　　　　　　　　　　　　　　　(　　)
   A. 短而宽　　　　　　　　B. 长而窄　　　　　　　　C. 扁而平　　　　　　　　D. 宽而长
   E. 短而窄

第二节　肾小球肾炎病人的护理

一、急性肾小球肾炎病人的护理

急性肾小球肾炎简称**急性肾炎**,是一组由不同病因所致的感染后**免疫**反应引起的急性弥漫性肾小球非化脓性炎性病变。临床上多有前驱表现,以**水肿、少尿、血尿、高血压及蛋白尿**为主要表现。严重时可出现严重循环充血、高血压脑病及急性肾衰竭。常见于**5~14岁**小儿,本病呈自限性经过,绝大多数预后良好,极少数发展为慢性肾炎。

(一)病因及发病机制　　绝大多数为**A组β溶血性链球菌**感染所致。感染后形成抗原抗体免疫复合物激活免疫反应,造成肾小球毛细血管免疫性炎症使肾小球毛细血管管**腔狭窄甚至闭塞**,导致肾小球血流量减少;并损害**肾小球滤过膜**,使肾小球滤过率降低,而肾小管重吸收功能正常,导致"球-管失衡",引起水、钠潴留,出现**少尿、水肿、高血压**。免疫损伤使肾小球基膜破坏,血浆蛋白、红细胞和白细胞通过肾小球毛细血管壁渗出到肾小囊内,**尿中出现蛋白、红细胞、白细胞和各种管型**。

(二)临床表现　　发病前1~4周常有链球菌感染史,如呼吸道感染、皮肤脓疱疮和猩红热等。

1. 典型表现　　有**水肿、少尿、血尿、高血压**。①**水肿、少尿**:一般为轻、中度**非凹陷性水肿**,是最常见的症状。晨起明显,初为**眼睑及颜面部水肿**,渐及下肢及全身,同时出现少尿。②**血尿**:起病时儿乎都有血尿,50%~70%为肉眼血尿,呈洗肉水样、鲜红色(尿呈中性或弱碱性)或茶色(尿呈酸性时),镜下见大量红细胞,轻者仅有镜下血尿。一般肉眼血尿持续1~2周后即转为**镜下血尿**,并持续数月。③**高血压**:30%~70%可有高血压,学龄前小儿>120/80 mmHg,学龄儿>130/90 mmHg,患儿血压在1~2周内随尿量增多而恢复正常。

小儿血压:由于婴儿心搏量少,血管口径相对较粗,动脉壁柔软,故血压较低,随年龄增长而逐渐升高。1岁以内的婴儿收缩压平均为70~80 mmHg。2岁后收缩压=年龄×2+80 mmHg,舒张压=收缩压×2/3。血压高于此标准20 mmHg以上为**高血压**,低于此标准20 mmHg以下为**低血压**。

2. 严重表现　　多发生于起病1~2周内,可危及生命,应早期发现,及时治疗。

(1)严重循环充血:表现为气促,端坐呼吸,频繁咳嗽,咳粉红色泡沫痰,两肺布满湿啰音、颈静脉怒张、心脏扩大、心率增快、出现奔马律、肝大等。

(2)高血压脑病:表现为血压骤升(150~160/100~110 mmHg以上),剧烈头痛、呕吐、视物模糊乃至一过性失明,并可突然发生惊厥和昏迷。

(3)急性肾衰竭:严重少尿或无尿患儿可出现暂时性氮质血症、电解质紊乱(主要是高钾血症)和代谢性酸中毒。一般持续3~5天,在尿量逐渐增多后,病情好转。若持续数周不恢复,则预后差。

(三)辅助检查

1. **尿液检查**　　尿蛋白通常为(+)~(3+)。尿沉渣检查有大量红细胞,少量白细胞及多种管型。
2. 血液检查　　早期红细胞、血红蛋白轻度减少,白细胞正常或稍增高。血沉增快,2~3个月内恢复正常。抗溶血素"O"(ASO)增高;补体下降。
3. 肾功能检查　　少尿期血尿素氮、肌酐可暂时升高。
4. 血补体测定　　早期血总补体及C_3均明显下降,6~8周内恢复正常。

(四)治疗要点 本病为自限性疾病,无特异治疗方法,主要是休息、控制钠及水的入量、对症处理及防止严重表现。避免使用肾毒性药物,应用青霉素及敏感药物7~10天清除体内残存感染灶。

(五)护理问题 ①体液过多:与肾小球滤过率下降有关。②活动无耐力:与水肿、高血压有关。③知识缺乏:患儿及家长缺乏有关急性肾炎的护理、预防及预后的知识。④潜在并发症:严重循环充血、高血压脑病、急性肾衰竭。

(六)护理措施

1. 休息 起病2周内卧床休息,至水肿消退、血压正常、肉眼血尿消失后,可在室内轻度活动。2~3个月后,尿中红细胞减少,血沉接近正常可上学,但应避免剧烈活动。尿液Addis(艾迪斯)计数正常后方可恢复正常活动。

小结提示:这一部分重点应掌握急性肾小球肾炎患儿何时可以下床活动,何时可以上学,何时可以恢复正常生活。

12小时尿沉渣(Addis计数):红细胞<50万个、白细胞<100万个、管型<5 000个。

2. 饮食管理 给予低盐、高糖、高维生素、适量蛋白质和脂肪的饮食。急性期1~2周内,应控制钠的摄入,每日1~2 g,水肿消退后每日3~5 g。水肿严重,尿少,氮质血症者,应限制水及蛋白质的摄入。水肿消退,血压恢复正常后,逐渐由低盐饮食过渡到普通饮食。

3. 观察病情

(1) 水肿:每周测体重2次,水肿严重者,每天测体重1次,观察水肿的变化程度。每周留晨尿2次,进行尿常规检查。准确记录24小时出入量。

(2) 血压:每天测血压2次,定时巡视病房。若患儿出现剧烈头痛、呕吐、复视或一过性失明等症状时,警惕发生高血压脑病,应立即报告医生,并配合抢救。硝普钠为高血压脑病首选的降压药,应新鲜配制,放置4小时后就不能再用,且要遮光保存。

(3) 观察患儿呼吸、心率、肝脏大小和精神状态,警惕发生严重循环充血。

(4) 用药护理:注意利尿剂和降压药物的疗效和不良反应。

(七)健康教育 ①向家长介绍急性肾炎的护理要点和预后,使之配合。②强调限制患儿活动和饮食的重要性,尤以前2周最为关键。③做好出院指导:强调出院后按要求限制患儿活动,定期到医院检查,每周到医院查尿常规1次,病程2个月后改为每月查1次,随访时间为6个月。④向患儿家长介绍本病的预防关键是防治链球菌感染。

附:小儿尿量个体差异较大,见表13-1。

表13-1 小儿尿量个体差异

年龄	正常尿量(ml/d)	少尿(ml/d)	无尿(ml/d)
婴儿期	400~500	200	50
幼儿期	500~600	200	50
学龄前期	600~800	300	50
学龄期	800~1 400	400	(接近成人)

小结提示:正常成人24小时尿量为1 000~2 000 ml。成人24小时尿量<400 ml或每小时尿量<17 ml,称为少尿;24小时尿量<100 ml,称为无尿;24小时尿量≥2 500 ml,称为多尿;每晚尿量>750 ml,称夜尿增多。

单元测试题1

1. 关于急性肾小球肾炎的叙述,正确的是 ( )
   A. 常发生于感染后1周　　　　　　　　B. 蛋白尿多见
   C. 镜下血尿少见　　　　　　　　　　　D. 女性多见
   E. 血压明显升高

2. 肾性水肿最早发生的部位是 ( )
   A. 眼睑与颜面　　B. 上肢　　C. 下肢　　D. 足部
   E. 全身

3. 符合急性肾炎临床表现的是 ( )
   A. 高度凹陷性水肿　　B. 血清补体正常　　C. 血胆固醇增高　　D. 血浆蛋白下降
   E. 肉眼血尿

4. 急性肾小球肾炎最主要的临床表现是 ( )
   A. 水肿、少尿、高血压、蛋白尿　　　　B. 水肿、少尿、高血压、血尿
   C. 水肿、少尿、蛋白尿、血尿　　　　　D. 蛋白尿、氮质血症、高血压
   E. 血尿、少尿、高血压、氮质血症

5. 下列哪项检查主要反映肾小球滤过功能(酚红排泄试验是反映近端肾小管排泄功能;尿液常规检查是反映肾功能总体情况;尿浓缩稀释试验是反映远端小管浓缩尿的功能;内生肌酐清除率检查是反映肾小球滤过功能;1小时尿细胞排泄率检查是检查尿有形成分。) ( )

A. 酚红排泄试验　　　　B. 尿液常规检查　　　　C. 尿浓缩稀释试验　　　　D. 内生肌酐清除率检查
E. 1小时尿细胞排泄率检查

6. 患者,女,30岁,一周前因感冒后出现颜面水肿及双下肢水肿,尿量减少,测血压180/110 mmHg,查血肌酐380 μmol/L,尿素氮120 mmol/L,尿蛋白(2+),尿沉渣可见颗粒管型。针对该患者的健康教育最重要的是（　　）
   A. 嘱病人预防感冒　　B. 每周测量血压1次　　C. 嘱患者避免妊娠　　D. 饮食无特殊要求
   E. 保持卫生,每日洗澡

7. 患者,女,30岁,1周前受凉后,出现颜面部水肿,测血压180/105 mmHg,可见肉眼血尿,3天前尿量减少至600 ml/d,双下肢中度水肿,针对尿量变化,护理措施中最重要的是（　　）
   A. 预防压疮　　B. 卧床休息　　C. 限制蛋白质摄入　　D. 保证饮食总热量
   E. 控制水的摄入

8. 急性肾小球肾炎属于下列哪种性质的疾病（　　）
   A. 单侧肾脏化脓性炎症　　　　　　　　　　B. 感染后免疫反应性疾病
   C. 细菌直接感染肾脏　　　　　　　　　　　D. 病毒直接感染肾脏
   E. 双侧肾脏化脓性炎症

9. 患儿,8岁,急性肾小球肾炎入院3天早上护士交班时,患儿突然出现呼吸困难,不能平卧,咳嗽,咳泡沫痰,尿量少,此患儿最严重的是（　　）
   A. 循环充血　　B. 急性全心衰　　C. 急性肾衰竭　　D. 急进型高血压
   E. 胸腔积液

10. 引起急性肾小球肾炎感染后免疫反应的最常见病原体是（　　）
    A. A组β溶血性链球菌　　　　　　　　　B. 金黄色葡萄球菌
    C. 支原体　　　　　　　　　　　　　　　D. 病毒
    E. 真菌

11. 急性肾小球肾炎水肿期,选择何种饮食为宜（　　）
    A. 低盐、高糖、高蛋白　　　　　　　　　B. 无盐、高糖、高蛋白
    C. 低盐、普通饭　　　　　　　　　　　　D. 低盐、低蛋白、高糖、高维生素
    E. 无盐、高糖、低蛋白

12. 急性肾小球肾炎患儿的治疗包括（　　）
    A. 卧床休息8周以上　　　　　　　　　　B. 免疫抑制剂治疗
    C. 激素治疗　　　　　　　　　　　　　　D. 应用青霉素7~10天
    E. 血压正常后,可恢复上学及正常活动

13. 护士向急性肾炎患儿家长解释目前为患儿应用青霉素的目的是（　　）
    A. 防止继发感染　　　　　　　　　　　　B. 预防肾炎进一步发展
    C. 防止病情恶化　　　　　　　　　　　　D. 防止其他并发症
    E. 消除体内残余病灶内的细菌

14. 护士为急性肾小球肾炎患儿家长指导出院后患儿的饮食注意事项中,告诉其停用低盐饮食的标准是（　　）
    A. 水肿消退、血压正常　　　　　　　　　B. 镜下血尿消失
    C. 尿常规正常　　　　　　　　　　　　　D. 艾迪计数正常
    E. 血沉正常

15. 幼儿期24小时正常尿量为（　　）
    A. 200~300 ml　　B. 300~400 ml　　C. 400~500 ml　　D. 500~600 ml
    E. 600~800 ml

16. 婴幼儿少尿是指24小时尿量少于（　　）
    A. 30 ml　　B. 50 ml　　C. 100 ml　　D. 150 ml
    E. 200 ml

17. 属于急性肾小球肾炎最常见的并发症是（　　）
    A. 慢性肾衰竭、严重循环充血　　　　　　B. 营养不良、高血压脑病、慢性肾衰竭
    C. 高血压脑病、营养不良、急性肾衰竭　　D. 严重循环充血、营养不良、急性肾衰竭
    E. 严重循环充血、高血压脑病、急性肾衰竭

18. 患儿,6岁,因眼睑水肿、血尿6天,气促、头晕伴呕吐3天入院。患儿6天前出现眼睑水肿,尿色加深,尿量减少,食欲缺乏,近3天来出现头晕、气促、呕吐。查体:体温37℃,脉搏115次/分,呼吸30次/分,血压152/95 mmHg,精神弱,面色黄白,眼睑水肿明显,心音低钝,两肺未见异常。入院后护士对其采取的护理措施除外（　　）
    A. 观察生命体征　　B. 限制水和钠盐摄入　　C. 观察并发症　　D. 遵医嘱用药
    E. 鼓励患儿在游戏室活动,以减轻住院带来的焦虑

19. 患者,男,17岁,急性肾炎,护士为其制定的饮食计划中,食盐摄入量应限制在 ( )
    A. <0.5 g/d   B. <1 g/d   C. <2 g/d   D. <5 g/d
    E. <10 g/d

20. 护士应重点观察急性肾炎患儿病情加重的时间,该时间多在发病后 ( )
    A. 1~2周   B. 3周后   C. 3~4周内   D. 5周
    E. 4~6周

21. 护士向急性肾小球肾炎患儿家长解释小儿可以上学的标准是 ( )
    A. 血压正常   B. 镜下血尿消失   C. 双眼睑水肿消退   D. 血沉正常
    E. 尿量正常

22. 患者,女,25岁,7天前受凉后,出现乏力、恶心、颜面水肿,测血压170/110 mmHg,可见肉眼血尿。应采取的主要治疗措施是 ( )
    A. 休息和对症治疗   B. 免疫抑制剂治疗   C. 鼓励病人多饮水   D. 激素治疗
    E. 饮食治疗

23. 患儿,8岁,因急性肾小球肾炎收入院。护士查体:眼睑水肿,疲乏无力,尿为洗肉水样。此时护士对该患儿采取的首要护理措施是(急性期绝对卧床休息) ( )
    A. 定期测体重   B. 肾区热敷
    C. 密切检测血压   D. 少尿时,每日食盐量3~5 g
    E. 卧床休息

24. 急性肾小球肾炎并发症多发生在起病后 ( )
    A. 1~2周   B. 3周后   C. 3~4周内   D. 5周
    E. 4~6周

(25~26共用题干)
患儿,4个月,1周前发热、咽痛,昨起水肿、尿少、尿色较深。四肢轻度水肿,压之凹陷不明显,咽部充血,血压95/70 mmHg,以急性肾小球肾炎收入院。

25. 对该患儿确诊最有价值的血清学检查是 ( )
    A. 肌酐与免疫球蛋白   B. 血沉与抗体   C. 血沉与粘蛋白   D. 抗"O"与补体C_3
    E. 尿素氮与C反应蛋白

26. 该病急性期应卧床休息至 ( )
    A. 血尿完全消失,水肿消失,血压正常   B. 肉眼血尿消失,水肿消失,血压正常
    C. 血沉降至正常   D. 抗"O"降至正常
    E. 补体恢复正常

27. 对于急性肾小球肾炎水肿的主要病因和发病机制,描述正确的是 ( )
    A. 肾小球滤过率降低   B. 大量血浆蛋白吸收减少
    C. 肾小管重吸收增加   D. 继发性醛固酮增多
    E. 继发性心功能不全

28. 急性肾小球肾炎患儿可恢复正常生活的标准是(血沉正常可上学) ( )
    A. 血沉正常   B. 尿常规正常   C. 水肿消退   D. 血压正常
    E. Addis计数正常

29. 急性肾小球肾炎持续较久的临床表现是 ( )
    A. 肉眼血尿   B. 镜下血尿   C. 高血压   D. 水肿
    E. 恶心、呕吐

30. 关于急性肾小球肾炎的临床表现,下列哪项是**错误**的 ( )
    A. 起病1~2周内可发生严重循环充血   B. 起病后第1周常有高血压
    C. 多数患者都有血尿   D. 水肿为首发症状,常为上行性
    E. 血压突然升高,合并高血压脑病

31. 患儿,1岁,因急性肾小球肾炎入院,2天后尿少、水肿加重、伴呼吸困难,两肺有湿啰音,心律呈奔马律,肝脏增大。可能并发了 ( )
    A. 高血压脑病   B. 电解质紊乱   C. 急性肾衰竭   D. 支气管肺炎
    E. 急性心力衰竭

32. 急性肾小球肾炎患儿突然出现血压升高,剧烈头痛、呕吐、惊厥等,提示可能发生了 ( )
    A. 脑疝   B. 高血压脑病   C. 低血糖   D. 高钾血症
    E. 急性心力衰竭

33. 患者,女,28岁,因上呼吸道感染5天伴血尿1天入院,住院2天后出现剧烈头痛、头晕、恶心等症状,测血压220/

110 mmHg,此时应立即给予 ( )
　　A. 硝苯地平　　　　B. 硝普钠　　　　C. 甘露醇　　　　D. 硝酸甘油
　　E. 呋塞米

34. 患儿,男,8岁,因高度水肿,尿蛋白(2+),血压134/92 mmHg。头痛、头晕,诊断为急性肾小球肾炎。下述哪项处理最重要 ( )
　　A. 无盐饮食　　　　B. 低蛋白饮食　　　　C. 利尿、消肿、降压　　　　D. 记出入液量
　　E. 肌内注射青霉素

(35～37题共用题干)
　　患儿,12岁,因尿少,眼睑水肿,肉眼血尿2天入院,4周前曾患皮肤脓疱疮。查体:血压135/90 mmHg,眼睑水肿,咽部无充血,心肺未见异常,肝脾不大。检查ASO增高,血清总补体、补体C_3降低,尿蛋白2+,红细胞满视野,管型1～2个/HP。

35. 该患儿最可能诊断为 ( )
　　A. 单纯性肾病　　　　B. 急性肾衰竭　　　　C. 急性肾小球肾炎　　　　D. 肾炎性肾病
　　E. 慢性肾小球肾炎

36. 若患儿出现头痛、呕吐,首先应注意监测 ( )
　　A. 心率　　　　B. 呼吸　　　　C. 血压　　　　D. 尿量
　　E. 脉搏

37. 患儿,血压150/110 mmHg,尿量每天500 ml,最有可能并发 ( )
　　A. 高血压脑病　　　　B. 急性肾功能不全　　　　C. 肾病综合征　　　　D. 电解质紊乱
　　E. 严重循环充血

38. 对急性肾小球肾炎尿呈浓茶色,是由于 ( )
　　A. 尿相对密度增高　　　　B. 尿酸盐结晶　　　　C. 尿蛋白增高　　　　D. 饮水少
　　E. 酸性尿中红细胞破坏

39. 患者,女,25岁。以急性肾小球肾炎入院,医嘱做艾迪斯计数检查。护士应准备的防腐剂是 ( )
　　A. 10%甲醛　　　　B. 40%甲醛　　　　C. 浓盐酸　　　　D. 0.5%～1%甲苯
　　E. 1%～2%甲苯

40. 患儿,男,5岁,因全身水肿,尿少6天入院,查体,全身水肿明显,血压90/50 mmHg,尿蛋白(4+),每高倍镜视野红细胞1～2个,目前患儿最主要的护理问题是 ( )
　　A. 营养失调,低于机体需要量　　　　B. 潜在并发症,高血压性脑病
　　C. 有感染的危险　　　　D. 体液过多
　　E. 活动无耐力

41. 患者,男,18岁。因车祸外伤收入院行手术治疗。7日晚6点至8日晚6点护士记录患者尿袋中尿量如下:(24小时尿量980 ml;成人尿量1 000～2 000 ml/24 h,尿量<400 ml/d为少尿,<100 ml/d为无尿)
　　7日　18:00　170 ml　21:00　210 ml;　8日　8:00　380 ml　12:00　70 ml　18:00　150 ml　经询问确认家属未自行清空尿袋后,护士应判断患者为 ( )
　　A. 无尿　　　　B. 少尿　　　　C. 尿量正常　　　　D. 多尿
　　E. 尿崩

二、慢性肾小球肾炎病人的护理
　　慢性肾小球肾炎(慢性肾炎),是指以**蛋白尿、血尿、水肿、高血压**为基本临床表现,起病方式各有不同,病情迁延,病程进展缓慢,可有不同程度的肾功能减退,最终将发展为慢性肾衰竭的一组肾小球疾病。
　　(一)病因和病机　大多数病因不明,仅少数病人由急性肾炎迁延不愈转变而来。一般认为**本病的起始因素为免疫介导性炎症**。
　　(二)临床表现　多数起病缓慢、隐匿。常以**水肿或高血压为首发症状**,伴有蛋白尿和血尿,后期出现贫血和肾功能损害。
　　1. **轻、中度水肿**　为多数患者首发症状。晨起多为**眼睑、颜面水肿**,下午双下肢凹陷性水肿明显。水肿是由水钠潴留和低蛋白血症引起。
　　2. 高血压　多数病人有高血压,肾衰竭时90%病人有高血压。与水钠潴留、血中肾素和血管紧张素的增加有关。
　　3. **蛋白尿**　是本病必有的表现。尿蛋白量常在每天1～3 g。
　　4. 血尿与管型尿　多为镜下血尿,偶有肉眼血尿,呈肾小球源性血尿。多有颗粒管型。
　　5. 尿量异常:一般每天<1 000 ml。肾小管功能损害明显者可有夜尿增多。
　　6. 肾功能损害　呈慢性进行性损害,可因感染、劳累、血压升高或肾毒性药物而急剧恶化。
　　7. 并发症　尿路感染、上呼吸道感染等。慢性肾功能不全为其终末并发症。

（三）辅助检查

1. 尿液检查　尿蛋白+～3+,24小时尿蛋白定量 **1～3 g**。肉眼血尿或镜下血尿、变形红细胞及管型尿（颗粒管型、透明管型）等；尿比重<1.020，晚期常固定在1.010。

2. 血液检查　肾功能不全的病人可有内生肌酐清除率下降，血尿素氮、血肌酐增高。血红蛋白下降至中度正色素性贫血，血沉增快，血免疫复合物阳性，补体正常或下降。

（四）治疗要点　治疗以防止和缓解肾功能进行性恶化，改善临床症状及防治严重并发症为主要目的。一般不宜使用激素及细胞毒药物，多采用综合治疗措施。

1. 应避免体力活动、受凉，防止感染，避免用对肾有损害的药物。
2. **低蛋白、低磷饮食**，应选**优质蛋白**食物。
3. 水肿、高血压病人应限制盐（<3 g/d）的摄入。
4. 利尿、降压、抗凝治疗。容量依赖性高血压**首选**氢氯噻嗪、呋塞米等利尿药；肾素依赖性高血压**首选**血管紧张素转化酶抑制药。

（五）护理问题　①体液过多：与肾小球滤过率下降导致水钠潴留等因素有关。②营养失调：低于机体需要量，与摄入减少，尿蛋白损失，代谢紊乱有关。③焦虑：与病程长、治疗效果不显著有关。④有感染的危险：与皮肤水肿、营养失调、应用糖皮质激素和细胞毒药物致机体抵抗力下降有关。⑤潜在并发症：慢性肾衰竭。

（六）护理措施

1. 一般护理

（1）休息：急性发作期及高血压、水肿严重伴有肾功能不全者，应绝对卧床休息，可减轻肾脏负担，减少蛋白尿及水肿。

（2）饮食：给予**优质低蛋白**、低磷、低盐、低脂、高热量、高维生素饮食，可减轻肾小球内高压、高灌注及高滤过状态，延缓肾小球硬化和肾功能衰退。蛋白质的摄入量为0.6～0.8 g/(kg·d)，其中60%以上为**高生物效价蛋白质**如牛奶、鸡蛋、鱼类等；盐的摄入量1～3 g/d。

2. 病情观察　观察水肿、高血压、贫血、尿液改变、肾功能减退程度等情况，注意有无尿毒症、心脏损害及高血压脑病征象。

3. 用药指导　①指导病人遵照医嘱坚持长期用药，以延缓或阻止肾功能恶化。②使用降压药时不宜降压过快、过低。③避免伤肾药物的使用。

4. 控制及预防感染　遵医嘱给予抗生素，连续使用**1～2周**；指导病人避免发生感染。

（七）健康教育

1. 指导病人注意生活规律，避免过劳，防止受凉，注重个人卫生，预防感染，以免复发。
2. 按医嘱坚持用药，不得自行停药或减量，避免应用对肾脏有损害药物如链霉素、庆大霉素和丁胺卡那霉素（阿米卡星）等，避免呕吐、腹泻、感染、劳累、**妊娠**等能加重肾损伤的因素。

单元测试题 2

1. 慢性肾炎患者卧床休息的意义是　　　　　　　　　　　　　　　　　　　　　　　　　　　　（　　）
   A. 增加肾血流量　　　B. 防止肾性骨病的发生　　　C. 预防感染　　　D. 增加尿量
   E. 减轻肾负担，减少蛋白尿及水肿

2. 慢性肾炎患者适宜的饮食是　　　　　　　　　　　　　　　　　　　　　　　　　　　　　（　　）
   A. 高蛋白饮食　　　B. 高热量优质蛋白饮食　　　C. 多补充水和钾　　　D. 高脂饮食
   E. 高磷饮食

3. 慢性肾小球肾炎患者，42岁，为减轻肾小球的高灌注、高压、高过滤状态，饮食宜选择　　　　　　（　　）
   A. 普通蛋白饮食　　　　　　　　　　　B. 低蛋白、低磷、低钠饮食
   C. 高蛋白饮食　　　　　　　　　　　　D. 高蛋白、低钠饮食
   E. 低蛋白低磷高盐饮食

4. 下列慢性肾小球肾炎的病人，**不正确**的陈述是　　　　　　　　　　　　　　　　　　　　（　　）
   A. 按时测血压，调整降压药量　　　　　B. 避免劳累、受凉
   C. 高蛋白饮食　　　　　　　　　　　　D. 育龄妇女注意避孕
   E. 禁用肾毒性药物

5. 患者，女，24岁，反复血尿、蛋白尿3年，5天前感冒后出现乏力、食欲减退，查眼睑、颜面部水肿，蛋白尿(2+)，血红蛋白85 g/L，对患者应采取的健康教育是　　　　　　　　　　　　　　　　　　　　　　　　（　　）
   A. 嘱患者可以妊娠　　　B. 高热量、高蛋白　　　C. 多饮水　　　D. 嘱患者预防感染
   E. 每周测量血压1次

6. 慢性肾小球肾炎发病的起始因素是　　　　　　　　　　　　　　　　　　　　　　　　　　（　　）
   A. 链球菌感染　　　B. 感染后毒素作用　　　C. 免疫介导炎症　　　D. 代谢产物潴留

E. 病毒感染
7. 慢性肾小球肾炎必有的临床表现是 ( )
   A. 血尿　　　　　　B. 蛋白尿　　　　　　C. 水肿　　　　　　D. 高血压
   E. 贫血
8. 患者,女,28岁,反复血尿、蛋白尿3年,5天前感冒后出现乏力、食欲减退,查眼睑、颜面水肿,蛋白尿(2+),尿红细胞5/HP,血压160/100 mmHg,肾功能检查血肌酐持续升高,该患者可能患了 ( )
   A. 慢性肾小球肾炎　　B. 急性肾盂肾炎　　C. 急性肾小球肾炎　　D. 肾病综合征
   E. 急进性肾衰竭
9. 慢性肾炎患者24小时尿蛋白常为 ( )
   A. <1 g/d　　　　B. >150 mg/d　　　C. <2 g/d　　　　D. 1～2 g/d
   E. 1～3 g/d
10. 慢性肾小球肾炎的临床表现有 ( )
    A. 肾功能减退　　　B. 蛋白尿、血尿、管型尿　　C. 高血压　　　　D. 水肿
    E. 以上说法都正确
11. 某患者既往曾有肾小球肾炎史,因病情稳定上班工作。近日,在单位体检时发现血压升高,来医院复查,证实为慢性肾小球肾炎急性发作。为迅速而有效地缓解症状,你考虑下列哪项措施最佳 ( )
    A. 卧床休息　　　　B. 低盐饮食　　　　C. 利尿降压　　　　D. 激素疗法
    E. 中医疗法
12. 患者,女,28岁,反复血尿、蛋白尿3年,5天前感冒后出现乏力、食欲减退,查眼睑、颜面水肿,蛋白尿(2+),尿红细胞5/HP,血压149/90 mmHg,血红蛋白90 g/L。夜尿增多,该患者应采取的护理措施为 ( )
    A. 遵医嘱记录24小时尿量　　　　　　B. 给予高蛋白饮食
    C. 住单人房间　　　　　　　　　　　D. 使用庆大霉素抗感染
    E. 每日运动1小时
13. 某慢性肾炎肾病型女病人,经住院治疗病情缓解。当其咨询保健知识时,护士应指出其中**不妥**的是 ( )
    A. 注意个人卫生　　B. 长期禁盐　　　　C. 避孕　　　　　　D. 维持激素治疗
    E. 感染时选用青霉素类抗生素
14. 护士告诉慢性肾炎合并有氮质血症的患者,其每日蛋白质摄入量为 ( )
    A. 0.1～0.3 g/kg　　B. 0.6～0.8 g/kg　　C. 不用限制　　　　D. 1.2～1.5 g/kg
    E. 1.0～1.2 g/kg
15. 慢性肾炎除下列哪一药物,均应慎用 ( )
    A. 磺胺甲噁唑　　　B. 庆大霉素　　　　C. 磺胺类　　　　　D. 链霉素
    E. 青霉素
16. 对慢性肾炎患者的饮食指导,**错误**的是 ( )
    A. 保证每日充足热量摄入　　　　　　B. 不必限制水的摄入
    C. 补充多种维生素　　　　　　　　　D. 盐的摄入量为每日1～2 g
    E. 蛋白质摄入量每日每千克0.6～0.8 g,其中60%以上为高生物效价蛋白质
17. 慢性肾小球肾炎的血液检查时可能出现的是 ( )
    A. 血肌酐下降　　　　　　　　　　　B. 晚期血浆白蛋白升高
    C. 内生肌酐清除率下降　　　　　　　D. 血尿素氮下降
    E. 血红蛋白上升

(18～19题共用题干)
患者,男,55岁。慢性肾小球肾炎10年,1周前受凉后出现食欲减退,恶心、呕吐,晨起明显,夜尿增多。内生肌酐清除率为30 ml/min。

18. **患者饮食中蛋白质的选择正确的是** ( )
    A. 大量动物蛋白　　B. 大量植物蛋白　　C. 少量动物蛋白　　D. 少量植物蛋白
    E. 禁食蛋白质
19. 为了维持水电解质、酸碱平衡,下列护理措施不正确的是 ( )
    A. 食用含钾高的食物　B. 限制磷的摄入　　C. 补充活性维生素D_3　D. 限制钠、水摄入
    E. 补充钙、铁
20. 患者,女,40岁。慢性肾小球肾炎病史10年,因反复发作不愈,影响生活和工作,患者表现非常焦虑。护士针对该患者采取的心理护理内容中,重要性最低的是 ( )
    A. 注意观察患者心理活动　　　　　　B. 及时发现患者不良情绪
    C. 主动与患者沟通,增加信任感　　　D. 与家属共同做好患者的疏导工作

E. 向患者讲解慢性肾小球肾炎的病因
21. 患者,男,30岁,因慢性肾小球肾炎收入院。目前主要临床表现为眼睑及双下肢轻度水肿,血压150/100 mmHg。护士在观察病情中应重点关注 (　　)
A. 精神状态　　　　B. 水肿情况　　　　C. 血压变化　　　　D. 心率变化
E. 营养状态

第三节　肾病综合征病人的护理

肾病综合征是以肾小球基膜通透性增高为主要病变,导致大量血浆蛋白从尿中排出而引起的一种临床综合征。临床以**大量蛋白尿**、**低蛋白血症**、**高脂血症**和**明显水肿**为其特征,即"三高一低"。小儿时期绝大多数是原发性的,发病率男孩多于女孩。

一、病因
原发性肾病综合征是指原因不明,原发于肾本身的疾病引起,包括急性肾炎、急进性肾炎、慢性肾小球肾炎等。**继发性肾病综合征**是指继发于全身性疾病或临床诊断原因不明(如遗传性)的肾小球疾病。常见继发于糖尿病肾病、肾淀粉样变性、系统性红斑狼疮性肾炎、过敏性紫癜、感染等。患儿起病或复发前常有**呼吸道感染**。原发性肾病综合征的发病机制为**免疫介导性炎症**所致的肾脏损害。

二、临床表现
1. **大量蛋白尿**　是肾病综合征的始动因素,对机体的影响最大。由于肾**小球滤过膜通透性增加**,大量血浆蛋白漏出,形成大量蛋白尿。
2. **低蛋白血症**　血浆蛋白从尿中丢失及肾小管对重吸收白蛋白进行分解,出现低白蛋白血症。
3. **明显水肿**　是肾病综合征病人最常见的临床表现,是病人入院后护理评估最重要的评估内容。水肿从眼睑、颜面部开始,以后逐渐波及**全身**,**呈凹陷性**,严重水肿的病人还可出现胸膜腔、腹膜腔、心包积液。血浆白蛋白<25 g/L时,**血浆胶体渗透压显著下降**,血管内水分移向组织间隙,发生水肿。继发性醛固酮增加、利钠因子产生减少等肾性钠、水潴留也是水肿的重要原因。
4. **高脂血症**　当肝脏代偿合成蛋白质时,脂蛋白合成亦随之增加,导致高脂血症。
5. 部分病人可有高血压。

小结提示：①肾病综合征主要临床特点为**大量蛋白尿→低蛋白血症→水肿和高胆固醇血症**。②肾病综合征患儿最早出现的症状是**水肿**。③**感染**是肾病综合征患儿最常见的并发症及复发的诱因。

附：小儿肾病综合征是由多种病因造成的肾小球基底膜通透性增高,大量蛋白从尿中丢失的临床综合征。主要特点是**大量蛋白尿、低蛋白血症、不同程度水肿和高胆固醇血症**等特征。按病因可分为先天性、原发性和继发性,小儿时期大多数为原发性肾病,根据其临床表现分为单纯性肾病、肾炎性肾病。其中以单纯性肾病多见。

1. **单纯性肾病**　是小儿常见疾病,发病年龄多为2~7岁,有"三高一低"的临床特点：①**大量蛋白尿**：为肾病最主要的病理生理改变(尿蛋白定性>3+,24小时尿蛋白定量>0.1 g/kg)。②**低蛋白血症**：是肾病改变的关键环节(血浆蛋白：儿童<30 g/L,婴儿<26 g/L)。③**高度水肿**：水肿是最常见的临床表现。④**高胆固醇血症**：血浆胆固醇：儿童>5.7 mmol/L,婴儿>5.2 mmol/L,其中以大量蛋白尿和低蛋白血症为必备条件。

2. **肾炎性肾病**　发病年龄多在学龄期,水肿一般不严重,除具备上述肾病的4大特症外,还有血尿、高血压、氮质血症、血清补体降低。

三、并发症
1. **感染**　是主要并发症。与大量尿蛋白的丢失、使用激素及免疫抑制剂治疗等有关。常见的有呼吸道、泌尿道、皮肤感染和原发性腹膜炎等,其中以上呼吸道感染为主,而感染又可促使病情加重复发。
2. 血栓、栓塞　多数患者**血液呈高凝状态**,常可自发形成血栓,多见于肾静脉,其次为下肢静脉。
3. 动脉粥样硬化　常见于冠心病,与长期高脂血症有关。
4. 肾衰竭　是肾病综合征导致肾损伤的最终结果。
5. 电解质紊乱　常见的有低钠、低钾、低钙血症。

肾病综合征的诊断标准包括：①**大量蛋白尿**(每天>3.5 g)。②**低蛋白血症**(血浆白蛋白<30 g/L)。③**水肿**。④**高脂血症**。前两条必备,存在3或4条时,肾病综合征诊断即成立。

四、辅助检查
1. 尿液检查　尿蛋白定性一般为(3+~4+),定量24小时>3.5 g,尿沉渣镜检可见颗粒管型及红细胞。
2. 血液检查　**血清白蛋白<30 g/L**,血清胆固醇及甘油三酯可升高。血沉明显增快。肾炎性肾病补体C_3下降。
3. 肾功能检查　肌酐清除率可正常或降低,血尿素、肌酐可正常或升高。
4. 肾活检　可明确原发性肾小球病变的病理类型,指导治疗及判断预后。

五、治疗要点
1. 休息　凡有严重水肿、低蛋白血症者需卧床休息。

2. **饮食** 采用**优质蛋白**(富含必需氨基酸的动物蛋白),热量要保证充分。水肿时应低盐(食盐<3 g/d)饮食。少进富含饱和脂肪酸(动物油)的饮食,以减轻高脂血症。

小结提示:除肾病综合征应摄取**优质生物蛋白**以外,其他肾脏疾病均为**低蛋白饮食**。

3. 利尿消肿。
4. 减少尿蛋白 血管紧张素转换酶抑制剂能直接降低肾小球内高压,从而减少尿蛋白排泄,并延缓肾功能损害。
5. 药物治疗

(1) **糖皮质激素**:是原发性肾病综合征**首选的治疗药物**。应用时需遵从下列用药原则:①起始用量要足。②减撤药物要慢。③维持用药要久,服半年至1年或更久。总疗程8周~12个月。短程疗法8周~12周,中程疗法4~6个月,长程疗法9~12个月。

小结提示:肾病综合征是一种**免疫性疾病**,治疗药物首选**糖皮质激素**。

(2) 细胞毒药物:**环磷酰胺**是目前常用的细胞毒药物,适用于激素治疗**无效**或拮抗的病人。不良反应有骨髓抑制、中毒性肝炎、**出血性膀胱炎及脱发**,并可出现性腺抑制(尤其男性)。

(3) 环孢素A:激素及细胞毒药物治疗无效的难治性肾病综合征可试用环孢素A。

(4) 中医中药治疗:雷公藤总苷片。

6. 防治并发症 ①感染:用激素治疗时不必预防性使用抗生素,可能诱发真菌感染。②血栓及栓塞:当血液出现高凝状态时应及时给予抗凝药。③利尿无效且达到透析指征时应进行血液透析。

六、护理问题

1. **体液过多** 与血浆清蛋白下降引起血浆胶体渗透压下降有关。
2. 营养失调 低于机体需要量,与大量蛋白丢失,食欲下降有关。
3. 有感染的危险 与抵抗力下降及使用激素和免疫抑制剂有关。
4. **有皮肤完整性受损的危险** 与皮肤水肿营养不良有关。
5. 潜在并发症 血栓形成、急性肾衰竭、感染等。

七、护理措施

(一) 一般护理

1. 休息 重度水肿、低蛋白血症需卧床休息。
2. **饮食护理** 给予正常0.8~1.0 g/(kg·d)的**优质蛋白饮食**。保证热量供应,每日每千克体重不少于126~147 kJ(30~50 kcal)。多吃富含多聚不饱和脂肪酸(植物油、鱼油)及富含纤维(燕麦、米糠)的饮食。水肿时予以低盐(每天<3 g)。**水**的摄入量应根据病情而定,高度水肿而尿量少者**应严格控制入量,入量应每天<1 000 ml**。及时补充各种维生素及微量元素。
3. 皮肤护理 ①保持皮肤清洁、干燥。②避免皮肤长时间受压,经常更换体位,预防水肿的皮肤受摩擦或损伤。③避免医源性皮肤损伤。④阴囊水肿者可用丁字带托起,局部保持干燥。
4. 预防感染 加强口腔及皮肤护理,以防皮肤破损;严格无菌操作,预防交叉感染。使用激素期间应限制探视,房间每日紫外线消毒1小时,病人应戴口罩。病室定时通风,每次20~30分钟,每日2次。

(二) 用药护理 ①长期应用利尿剂应定期监测血电解质的变化。②激素用药过程中应注意用药时间及使用原则,长期使用激素的患者可出现**感染、库欣综合征(满月脸、骨质疏松、食欲增加、低钾血症)**等副作用,少数病例还可能发生股骨头无菌性缺血性坏死,需加强监测并及时处理。③使用免疫抑制剂应注意有无骨髓抑制及肝脏毒性、胃肠道反应、出血性膀胱炎、高血压、高尿酸血症、多毛及牙龈增生等。

八、健康教育

①应注意休息,避免受凉、感冒和劳累。②应乐观、开朗,树立战胜疾病的信心。③适度活动,避免产生血栓等并发症。④有水肿时注意限盐。⑤遵医嘱用药,勿自行减量或停用激素,了解激素及细胞毒药物的常见不良反应。⑥定期门诊随访,密切监测肾功能的变化。预防接种需要在病情完全缓解且停用激素3个月后进行。

单元测试题

1. 肾病综合征引起全身水肿的原因是 ( )
   A. 血钠过低 B. 血浆胶体渗透压下降 C. 体液过多 D. 血压过高
   E. 血浆胶体渗透压增加
2. 患者,男,20岁。患肾病综合征6年,全身严重水肿。出现水肿症状的主要原因是 ( )
   A. 低钾血症 B. 低蛋白血症 C. 低钠血症 D. 氮质血症
   E. 门脉高压
3. 肾病综合征水肿的特点是 ( )
   A. 下肢水肿明显 B. 全身凹陷性水肿 C. 水肿呈低垂性水肿 D. 无胸腹水发生
   E. 水肿一般不严重
4. 肾病综合征患者易自发形成血栓的主要原因是 ( )

A. 继发感染　　　　　　B. 血液多呈高凝状态　　　C. 血管内皮易受损伤　　　D. 血小板增加
E. 组织因子易释放

5. 某肾病综合征患者血压正常,全身明显水肿,尿蛋白(4+),胆固醇轻度升高,血浆蛋白 20 g/L,饮食宜 （　　）
   A. 低盐、正常量优质蛋白饮食　　　　　　　　　B. 高蛋白饮食、不限制盐
   C. 大量优质蛋白饮食　　　　　　　　　　　　　D. 低盐、高蛋白饮食
   E. 低蛋白、高脂饮食

6. 患者,男,19 岁,因双下肢中度水肿,尿蛋白(3+)入院,查血清蛋白 20 g/L,诊断肾病综合征,下列哪项是**首选**的治疗药物 （　　）
   A. 环孢素 A　　　　B. 泼尼松　　　　C. 长春新碱　　　　D. 安西他滨
   E. 阿霉素

7. 患者,男,26 岁。全身高度水肿,尿少,尿蛋白(4+),血浆白蛋白 14 g/L,用泼尼松每天 60 mg,治疗 1 个月后尿蛋白仍为(4+)。下一步的治疗方案是 （　　）
   A. 激素+吲哚美辛　　B. 加大激素用量　　C. 激素+双嘧达莫　　D. 激素+环磷酰胺
   E. 继续延长疗程

8. 患儿,5 岁。以原发性肾病综合征入院。查体:阴囊明显水肿,局部皮肤紧张、变薄、透亮。目前最主要的护理诊断是 （　　）
   A. 自我形象紊乱　　　　　　　　　　　　　　　B. 有受伤的危险
   C. 活动无耐力　　　　　　　　　　　　　　　　D. 营养失调:低于机体需要量
   E. 有皮肤完整性受损的危险

9. 肾病综合征的临床表现**不包括** （　　）
   A. 高血压　　　　　B. 大量蛋白尿　　　C. 低蛋白血症　　　D. 高脂血症
   E. 高度水肿

10. 患者,男,35 岁,因肾病综合征入院,全身严重水肿。下列指导其合理休息的措施**错误**的是 （　　）
    A. 若有高血压应限制活动量　　　　　　　　　B. 加强锻炼,提高机体免疫力
    C. 可适当活动　　　　　　　　　　　　　　　D. 为防止肢体血栓形成,应保持肢体的适度活动
    E. 病情缓解后,可逐步增加活动量,减少并发症的发生

11. 患者,女,22 岁,肾病综合征 4 年,全身严重水肿,尿常规检查有大量蛋白尿。其中大量蛋白尿是指 24 小时蛋白定量大于 （　　）
    A. 3.0 g　　　　　B. 4.0 g　　　　　C. 5.0 g　　　　　D. 3.5 g
    E. 10 g

12. 对原发性肾病综合征蛋白尿治疗有效的中成药是 （　　）
    A. 六味地黄丸　　　B. 雷公藤总苷片　　C. 十全大补丸　　　D. 玉屏风散片
    E. 逍遥丸

13. 患儿,6 岁,全身凹陷性水肿 2 个月。查:尿蛋白(4+),尿红细胞 3~5 个/HP,血浆白蛋白 21 g/L,血胆固醇 7.9 mmol/L,最可能的诊断是 （　　）
    A. 先天性肾病　　　B. 急性肾小球肾炎　　C. 急性肾盂肾炎　　D. 单纯性肾病
    E. 先天性肾病

14. 下列治疗肾病综合征的药物中属于细胞毒药物的是 （　　）
    A. 环孢素 A　　　　B. 雷公藤　　　　C. 泼尼松　　　　D. 环磷酰胺
    E. 氢氯噻嗪

15. 原发性肾病综合征的病因及发病机制中,较肯定的因素有 （　　）
    A. 感染引起的直接损害　　B. 免疫因素　　　C. 肾小动脉硬化　　D. 淀粉样变性
    E. 变态反应

16. 患者,女,34 岁。因血压升高,双下肢水肿 2 周入院,尿检:尿蛋白(3+)。导致其水肿最主要因素是 （　　）
    A. 肾小球滤过率下降　　B. 心功能不全　　　C. 肝功能不全　　　D. 抗利尿激素增多
    E. 低蛋白血症引起的血浆胶体渗透压下降

17. 肾病综合征大量蛋白尿的原因是 （　　）
    A. 肾小球滤过率增加　　　　　　　　　　　　B. 血浆胶体渗透压下降
    C. 肾功能下降　　　　　　　　　　　　　　　D. 尿量增加
    E. 感染

18. 患儿,7 岁,肾病综合征,医嘱给予的治疗是肾上腺糖皮质激素的长程疗法,该疗法的疗程为 （　　）
    A. 2~4 周　　　　　B. 1~2 个月　　　　C. 4~6 个月　　　　D. 5~6 个月
    E. 9~12 个月

19. 肾病综合征最常见的并发症是 ( )
    A. 感染　　　　　　B. 肾功能不全　　　C. 心功能不全　　　D. 动脉粥样硬化
    E. 肺炎
20. 原发性肾病综合征患者,钠盐的摄入量不超过 ( )
    A. 1.5 g/d　　　　 B. 2 g/d　　　　　 C. 3 g/d　　　　　 D. 3.5 g/d
    E. 5 g/d
21. 可加重肾病综合征的因素是 ( )
    A. 焦虑　　　　　　B. 活动增多　　　　C. 暴饮暴食　　　　D. 感染
    E. 蛋白质摄入不足

(22~24题共用题干)

患儿,6岁,肾病综合征,入院查体时患儿面部、腹壁及双下肢明显水肿。化验结果:胆固醇升高,血浆蛋白降低,尿蛋白(5+)。

22. 根据该患儿情况,护士制定的首选护理诊断是 ( )
    A. 呼吸形态改变　　B. 有继发感染的可能　C. 活动无耐力　　　D. 体液过多
    E. 有皮肤完整性受损的可能
23. 护士应为患者采取的最主要的护理措施是 ( )
    A. 卧床休息　　　　B. 低蛋白饮食　　　C. 低盐饮食　　　　D. 高脂肪饮食
    E. 肌内注射给药
24. 患儿病情好转准备出院时,护士进行健康指导时应强调 ( )
    A. 遵医嘱继续服药,不能随便停药　　　　B. 讲解预防复发的注意事项
    C. 预防本病的诱因　　　　　　　　　　　D. 向患者讲解合理饮食的重要性
    E. 说明不能剧烈活动的重要性
25. 陈某,女,32岁,以肾病综合征收治入院。护士指导其合理的饮食**不包括** ( )
    A. 水肿患者限制水、钠的摄入　　　　　　B. 低钙饮食
    C. 补充各种维生素　　　　　　　　　　　D. 多吃不饱和脂肪酸
    E. 蛋白质摄入量为正常入量,选用富含必需氨基酸的动物蛋白
26. 能确定肾病综合征的病理类型的检查项目是 ( )
    A. 中段尿培养　　　B. 尿蛋白定量　　　C. 肾功能检查　　　D. 肾活检
    E. 氮质血症
27. 患儿,男,5岁,全身水肿,尿少6天,以"原发性肾病综合征"入院。护士进行健康评估时,最重要的评估内容是( )
    A. 饮食情况　　　　B. 大便情况　　　　C. 尿量情况　　　　D. 睡眠情况
    E. 水肿情况
28. 患者,男,22岁。无明显诱因出现双下肢水肿2周,尿蛋白(4+),测血压142/86 mmHg。导致其水肿最主要的因素是
    ( )
    A. 肾小球滤过率下降　　　　　　　　　　B. 血浆胶体渗透压下降
    C. 继发性醛固酮增多　　　　　　　　　　D. 抗利尿激素增多
    E. 有效滤过压降低
29. 患儿,男,5岁。因"肾病综合征"以肾上腺皮质激素治疗5个月,出现水肿减轻、食欲增加、双下肢疼痛,最应关注的药物副作用是 ( )
    A. 高血压　　　　　B. 骨质疏松　　　　C. 白细胞减少　　　D. 消化道溃疡
    E. 库欣综合征
30. 肾病综合征最根本的病理生理改变是 ( )
    A. 水肿　　　　　　B. 高血压　　　　　C. 低蛋白血症　　　D. 大量蛋白尿
    E. 高胆固醇血症

(31~33题共用题干)

患儿,男,8岁。双眼睑水肿,尿少3天,以肾病综合征收入院。查体:双下肢水肿明显。实验室检查:血浆白蛋白27g/L,尿蛋白定性(3+)。

31. **目前患儿最主要的护理问题是** ( )
    A. 焦虑　　　　　　B. 知识缺乏　　　　C. 体液过多　　　　D. 有感染的危险
    E. 有皮肤完整性受损的危险
32. **最常见的并发症是** ( )
    A. 感染　　　　　　B. 电解质紊乱　　　C. 血栓形成　　　　D. 急性肾衰竭
    E. 生长延迟

33. 最主要的护理措施是 （　　）
    A. 绝对卧床休息　　　　B. 增强钠盐、水摄入量　　　C. 给予高蛋白饮食　　　D. 加强皮肤护理
    E. 限制热量的摄入

34. 某肾病综合征患者入院治疗，查体：双下肢水肿。实验室检查：尿蛋白 4.5 g/d，血浆白蛋白 20 g/L。该患者水肿的主要原因是 （　　）
    A. 醛固酮增多　　　　B. 球-管失衡　　　C. 饮水过多　　　D. 肾小球滤过率下降
    E. 血浆胶体渗透压下降

由于大量蛋白尿(尿蛋白定量≥3.5 g/d)，导致低蛋白血症(血浆白蛋白<30 g/L)，血浆胶体渗透压明显下降，液体外渗组织间隙，出现水肿。

35. 肾病综合征患者最突出的体征是 （　　）
    A. 高血压　　　　B. 水肿　　　C. 肾区叩击痛　　　D. 嗜睡
    E. 昏迷

第四节　慢性肾衰竭病人的护理

慢性肾衰竭(CRF)是指发生在各种慢性肾实质疾病后期的一种临床综合征，简称肾衰。它以肾功能进行性减退而致衰竭，导致以代谢产物潴留、水、电解质和酸碱平衡失调及各系统受累为主要表现。

一、病因

1. **原发性肾脏疾病**　如慢性肾小球肾炎、慢性肾盂肾炎。
2. **继发于全身疾病的肾脏病变**　如糖尿病肾病、高血压肾病、系统性红斑狼疮肾病和过敏性紫癜肾、慢性尿路梗阻性肾病等。50%~60%的慢性肾衰竭是由慢性肾小球肾炎引起。常见的诱因有：感染、血容量不足、肾毒性物质、尿路梗阻、高血压、心力衰竭、手术及创伤、水、电解质平衡失调、高蛋白饮食等。根据肾功能损害程度可分为四期，见表 13-2。

表 13-2　慢性肾衰竭分期

分期	内生肌酐清除率（ml/分）	血肌酐（μmol/L）	血肌酐（mg/dl）	临床症状
肾功能代偿期	50~80	133~177	1.5~2.0	无症状
肾功能失代偿期	25~50	186~442	2.1~5.0	轻度贫血、乏力和夜尿增多
肾衰竭期	10~25	451~707	5.1~7.9	贫血、消化道症状明显，夜尿增多，可有轻度水、电解质、酸碱平衡紊乱
尿毒症期	<10	≥707	≥8.0	各种尿毒症症状明显；明显贫血、恶心、呕吐，水电解质、酸碱平衡紊乱，神经系症状

二、临床表现

1. **消化系统表现**　食欲减退、腹部不适是患者最早、最常出现的症状。此外病人多有恶心、呕吐、呃逆、腹泻、口腔粘膜溃烂、消化道大出血等，患者口中有尿臭味。这主要与体内毒素刺激胃肠粘膜，水、电解质平衡紊乱及代谢性酸中毒有关。

2. 心血管系统表现
    (1) 高血压：多数病人有不同程度的高血压，主要与水钠潴留有关，部分也与肾素活性增高有关。
    (2) 心力衰竭：心力衰竭和心律失常是尿毒症期病人最常见死亡原因，与高血压、水钠潴留等有关。
    (3) 尿毒症性心包炎：多与尿毒症毒素沉着有关。
    (4) 动脉粥样硬化：病人常有高甘油三酯血症及轻度胆固醇升高。

3. 呼吸系统　酸中毒时呼吸深而长。代谢产物潴留可引起尿毒症性支气管炎、胸膜炎、肺炎等。

4. 血液系统　贫血为必有症状。贫血主要原因是由于肾产生促红细胞生成素减少，也与铁摄入不足、失血、体内叶酸和蛋白质缺乏及血中有抑制血细胞生成的物质等有关，并有出血现象。

5. 精神、神经系统　肾衰早期常精神萎靡、疲乏、失眠，逐渐出现精神异常、幻觉、抑郁、淡漠，严重者昏迷。

6. 肾性骨营养不良症，又称**肾性骨病**　常见有纤维性骨炎、尿毒症骨软化症、骨质疏松症和骨硬化症。晚期可发生骨痛、关节畸形、病理性骨折等。

7. 皮肤表现　皮肤瘙痒是常见的症状。皮肤失去光泽，干燥、脱屑，尿素随汗在皮肤排出，可形成**尿素霜**，刺激皮肤引起瘙痒，有时难以忍受，皮肤瘙痒也与甲状旁腺功能亢进引起的钙沉着于皮肤有关。

8. 性功能障碍　女性病人月经不规则甚至闭经。男性病人常有阳痿现象。

9. 代谢紊乱　表现为空腹血糖轻度升高，糖耐量异常。因长期恶心、呕吐使蛋白质摄入不足，出现负氮平衡及低蛋

白血症。

10. 继发感染 是主要的死亡原因之一,**肺部感染和尿路感染常见**。与免疫系统功能低下、白细胞功能异常有关。

11. **水、电解质和酸碱平衡失调**

(1) **多尿、夜尿多**:常有畏食、呕吐或腹泻,易引起脱水,晚期病人尿量每天可少于 400 ml。引起水、钠潴留,出现水肿、高血压甚至心力衰竭。

(2) **高钾血症及低钾血症**:由于利尿、呕吐、腹泻、摄入不足可出现低钾血症。终末期病人常发生高钾血症,主要因进食水果、肉类多,尿量少及使用保钾利尿药造成。

(3) **酸中毒**:慢性肾衰竭病人都有轻、重不等的代谢性酸中毒。

(4) **低钙血症与高磷血症**:由于尿磷排出减少,高磷低钙刺激甲状旁腺分泌增加,终末期时尿量排出不增加,甲状旁腺素分泌增加,导致骨钙脱出,血钙增加。

小结提示:肾衰竭少尿期的水、电解质、酸碱平衡失调为:"三高、三低、三中毒、一倾向"。"三高":高钾血症、高磷血症和高镁血症;"三低":低钠血症、低钙血症和低氯血症;"三中毒":水中毒、酸中毒和尿毒症;"一倾向":出血倾向。**多尿期**的水、电解质、酸碱平衡失调为低钠、低钾。

三、辅助检查

1. 血常规 血红蛋白<80 g/L,最低达 20 g/L。白细胞与血小板正常或偏低。

2. 尿常规 尿蛋白+～3+,晚期可阴性。**尿沉渣有蜡样管型**对诊断有意义。尿比重低,固定在 1.010～1.012,因此,尿比重测定是判断肾功能最简单的方法。夜尿增多,尿渗透压下降。

3. 肾功能检查 血肌酐增高、血尿素氮增高、尿酸增高;内生肌酐清除率<30 ml/min,**内生肌酐清除率降低是肾衰竭的敏感指标**。

4. 血清电解质测定 血钙偏低,血磷增高。血清钾、钠浓度可正常、降低或增高,有代谢性酸中毒等。

5. B超或X线平片 双肾缩小。

诊断要点:内生肌酐清除率降低、血肌酐、B超显示双肾缩小即可初步诊断为慢性肾衰竭。

四、治疗要点

(一) 治疗原发病和纠正加重肾衰的可逆因素是防止肾功能进一步恶化,促使肾功能有不同程度恢复的关键。

肾功能代偿期:应积极治疗原发病,保护和预防肾免受其他外来因素损害,如避免肾毒性药物使用等;肾功能失代偿期:应防止或去除加剧因素,减轻症状和防止肾功能进行性恶化;肾衰竭期:应限制蛋白质摄入,矫正水、电解质、酸碱平衡紊乱,积极对症处理;尿毒症晚期:则须进行透析或肾移植等替代治疗。

(二) 饮食治疗 低蛋白(每天 20～40 g),高生物效价**优质蛋白质**,如鸡蛋、牛奶及动物蛋白(瘦肉、鱼等),并补充多种维生素,限盐。**每日液体入量为前 1 天出液量加不显性失水(呼吸、皮肤等)850 ml 来计算**。高钾血症者应限制含钾高的食物。

(三) 对症治疗

1. 高血压 容量依赖型高血压病人应限水、钠,配合利尿药及降压药等综合治疗;肾素依赖型高血压应**首选血管紧张素转换酶抑制药**。

2. 应积极控制感染,避免使用肾毒性药物。

3. 代谢性酸中毒 在纠正酸中毒过程中同时补钙,防止低钙引起的手足抽搐。

4. 贫血 重组人红细胞生成素是治疗肾性贫血的特效药。

5. 重者如出现心力衰竭等,行血液透析治疗。

五、护理问题

1. **体液过多** 与肾小球滤过功能降低导致水钠潴留或补液不当等因素有关。

2. 营养失调 低于机体需要量,与长期限制蛋白质摄入、消化吸收功能紊乱等有关。

3. 有感染的危险 与机体免疫功能降低、白细胞功能异常、透析等有关。

4. 活动无耐力 与心血管病变、贫血等有关。

5. 潜在并发症 水、电解质、酸碱平衡失调。

六、护理措施

(一) 一般护理

1. 休息 尿毒症期应卧床休息,以减轻肾脏负担。当出现烦躁不安、抽搐或昏迷时应有专人护理,采取保护性措施。

2. 饮食 给予高维生素、高热量、优质低蛋白、低磷高钙饮食。主食最好采用麦淀粉。高钾血症者,应限制含钾高的食物(如橘子、香蕉、红枣、梨、桃子、坚果、豆类、海带、紫菜、银耳、木耳、菠菜、苋菜、薯类、芋头)的摄入。低钙血症者,应摄入含钙较高的食物如牛奶,或遵医嘱使用活性维生素 D 及钙剂。

3. 病情观察 每日测体重;严密观察病情变化,定时测量患者的生命体征及血清电解质,尤其注意防止高钾血症,**禁食含钾高的食物**及使用含钾或使钾升高的**药物**(钾盐青霉素、螺内酯等)。

(二) 水肿护理 慢性肾衰竭病人最重要的是每天准确记录 24 小时出入量;指导病人限制液体摄入量,控制水的入量每天<1 500 ml,并给予低盐(每天<2 g)饮食。

（三）对症护理

1. 胃肠道症状　注意口腔护理和饮食调节。于夜间睡前饮水1~2次,以防止因夜间脱水引起的尿毒素浓度升高而导致早晨恶心呕吐。

2. 少尿、高钾血症

（1）观察血钾检验报告和心电图情况,及时与医师取得联系。

（2）采集血钾标本时针筒要干燥,采血部位结扎勿过紧,血取出后沿试管壁注入,以防溶血。

（3）忌输库血:因库血含钾量较高。

七、健康教育

①告诉患者晚期慢性肾衰的治疗方法,说明遵医嘱服药和透析治疗的重要性和必要性。嘱患者复查肾功能、血清电解质等,如有异常情况及时就医。②指导合理饮食,说明量出而入的饮水原则及其重要性,合理摄入蛋白质,劳逸结合,避免劳累和重体力活动。③遵医嘱用药,避免使用对肾脏有损害的药物,如氨基糖苷类等。

单元测试题

1. 护士对慢性肾衰竭病人晨起时的恶心、呕吐所采取的护理措施是　　　　　　　　　　　　　　（　　）
   A. 指导病人限制液体摄入量　　　　　　　　B. 晨起先饮水100 ml
   C. 进食低蛋白饮食　　　　　　　　　　　　D. 睡前饮水1~2次
   E. 睡前勿进水

2. 尿毒症患者的饮食护理正确的是　　　　　　　　　　　　　　　　　　　　　　　　　　　（　　）
   A. 补钙　　　　　　B. 忌盐　　　　　　C. 限水　　　　　　D. 低热量
   E. 限钾

3. 患者,女,56岁,慢性肾小球肾炎10年,入院查血肌酐708 μmol/L,血红蛋白80 g/L,肾小球滤过率30 ml/min,血钙1.66 mmol/L,患者主诉周身疼痛,行走困难,患者发生了什么情况　　　　　　　　　　　　（　　）
   A. 感冒　　　　　　B. 体内毒素作用　　　C. 营养不良　　　　D. 肾性骨病
   E. 摔伤

   （4~6题共用题干）
   患者,女,55岁。慢性肾炎10年,伴高血压4年。近1个月来食欲下降、恶心、呕吐,精神萎靡,失眠,头晕疲乏,皮肤干燥、瘙痒,肾功能检查:尿素氮35.8 mmol/L,肌酐780 μmol/L,电解质检查示血钾轻度升高。

4. 该患者出现皮肤瘙痒的主要原因是　　　　　　　　　　　　　　　　　　　　　　　　　　（　　）
   A. 继发真菌感染　　　B. 尿素霜刺激皮肤　　C. 体内毒素潴留　　D. 钙沉着于皮肤
   E. 皮肤干燥

5. 该患者出现食欲下降,恶心、呕吐的主要原因是　　　　　　　　　　　　　　　　　　　　（　　）
   A. 体内毒素刺激胃粘膜　　　　　　　　　　B. 水钠潴留
   C. 糖代谢紊乱　　　　　　　　　　　　　　D. 缺钙
   E. 贫血

6. 针对该患者的护理措施,**错误**的是　　　　　　　　　　　　　　　　　　　　　　　　　（　　）
   A. 卧床休息以减轻肾脏负担　　　　　　　　B. 若严重贫血,可输入库存血
   C. 注意口腔护理和饮食调节　　　　　　　　D. 观察体重、尿量变化及液体出入量情况
   E. 高维生素、高热量、高生物效价低蛋白饮食

7. 患者,男,42岁,肾功能不全2年,近日因受凉出现病情加重,血肌酐390 μmol/L,血白细胞计数$11×10^9$/L,血钾3.8 mmol/L,呼吸深慢,pH 7.30,患者出现的酸碱平衡紊乱为　　　　　　　　　　　　　（　　）
   A. 呼吸性酸中毒　　　B. 呼吸性碱中毒　　　C. 代谢性酸中毒　　D. 代谢性碱中毒
   E. 混合性酸中毒

8. 慢性肾衰竭时尿中可见　　　　　　　　　　　　　　　　　　　　　　　　　　　　　　　（　　）
   A. 脂肪管型　　　　　B. 红细胞管型　　　　C. 颗粒管型　　　　D. 蜡样管型
   E. 透明管型

9. 患者,女,59岁,慢性肾功能不全3年,查尿蛋白(2+),血肌酐408 μmol/L,尿比重1.012,其中最能反映肾功能不全的指标是　　　　　　　　　　　　　　　　　　　　　　　　　　　　　　　　　　　　（　　）
   A. 白细胞管型增多　　B. 尿中红细胞增多　　C. 尿中颗粒管型增多　D. 尿比重
   E. 大量蛋白尿

   （10~11题共用题干）
   患者,女,39岁。间歇性水肿10余年,伴恶心、呕吐1周。查体:血红蛋白80 g/L,血压156/105 mmHg,尿蛋白(2+),颗粒管型2~37HP,尿比重1.010~1.012。

10. 该患者最有可能的诊断是　　　　　　　　　　　　　　　　　　　　　　　　　　　　　　（　　）

A. 原发性高血压   B. 慢性肾盂肾炎   C. 慢性肝炎肝硬化   D. 肾病综合征
E. 慢性肾衰竭

11. 该患者应立即做的检查是 （   ）
    A. 血肌酐、尿素氮   B. 24小时尿蛋白定量   C. 乙肝   D. 肝功能
    E. 血胆固醇

12. 患者，男，48岁，诊断慢性肾衰竭，遵医嘱每日输液治疗，输液原则是每日应考虑非显性失液量。非显性失液量是指 （   ）
    A. 呼吸、皮肤蒸发的水分   B. 呕吐物液量
    C. 人体代谢所需水分   D. 尿量
    E. 粪便液量

13. 患者，男，54岁。患慢性肾小球肾炎5年，近因感冒发热，出现恶心，腹部不适，血压173/105 mmHg。查肾小球滤过率 45 ml/min，血肌酐 360 μmol/L，尿蛋白（+），诊断为慢性肾衰竭。该患者的饮食应该是 （   ）
    A. 高蛋白饮食   B. 优质低蛋白饮食   C. 低蛋白饮食   D. 丰富的含钾食物
    E. 高磷饮食

14. 能提示肾衰患者进入尿毒症期的检查结果是 （   ）
    A. 内生肌酐清除率降至 15 ml/min   B. 血肌酐达到 707 μmol/L
    C. 血肌酐达到 445 μmol/L   D. 内生肌酐清除率降至 35 ml/min
    E. 肾小球滤过率降至 50 ml/min

15. 患者，男，65岁。患糖尿病肾病3年，呼吸困难1周，血压 170/100 mmHg，两肺底湿啰音，心率 100次/min，双下肢水肿，血尿素氮 35 mmol/L，肌酐 965 μmol/L。此时最宜采取的治疗措施是 （   ）
    A. 积极补充血容量   B. 5%碳酸氢钠 250 ml 静脉滴注
    C. 腹膜透析   D. 血液透析
    E. 利尿、扩血管治疗

16. 患者，女，68岁，慢性肾衰竭病史10年。本次因尿量减少1周，每天350～450 ml，全身高度水肿，血压升高入院。护士每日对该患者采取的最重要的护理措施是 （   ）
    A. 记录 24 小时出入量   B. 询问睡眠状况
    C. 记录大便次数、性状   D. 尿常规检查
    E. 测血压

17. 护理肾衰竭少尿期患者，下列叙述哪项正确 （   ）
    A. 加强蛋白质摄入   B. 摄入含钾食物   C. 禁用库存血   D. 及时补充钾盐
    E. 大量补液

18. 对慢性肾衰竭病人纠正酸中毒，同时为防止手足抽搐应该（纠正酸中毒可并发低钙血症） （   ）
    A. 补钾   B. 预防感染   C. 使用镇静剂   D. 降压利尿
    E. 补钙

19. 慢性肾衰竭尿毒症期的**错误**护理措施是 （   ）
    A. 高生物效价低蛋白饮食   B. 每天用复方硼砂溶液漱口
    C. 睡前饮水 1～2 次   D. 用肥皂水擦洗皮肤
    E. 口腔糜烂用甲紫涂抹

20. 慢性肾衰竭最早出现的症状是 （   ）
    A. 嗜睡，定向力障碍   B. 皮肤粘膜出血   C. 厌食、恶心、呕吐   D. 咳嗽，胸痛
    E. 血压升高

21. 在我国慢性肾衰竭最常见的病因是 （   ）
    A. 慢性肾小球肾炎   B. 系统性红斑狼疮   C. 高血压肾病   D. 肾盂肾炎
    E. 结石

22. 慢性肾衰竭患者易出现的症状**不包括** （   ）
    A. 低钠血症   B. 高钾血症   C. 高钠血症   D. 高磷血症
    E. 低钙血症

23. 慢性肾衰病人的饮食护理，**错误**的是 （   ）
    A. 视病情限制入水量   B. 高维生素   C. 高钙   D. 高热量
    E. 高蛋白

24. 护士为肾衰竭少尿期患者采取的护理措施，应**除外** （   ）
    A. 及时补充钾盐   B. 加强蛋白质摄入   C. 禁用库存血   D. 低盐（每天<3 g）饮食
    E. 控制水的入量每天<2 500 ml

25. 慢性肾衰竭必有的症状是 ( )
   A. 高血压　　　　　　B. 贫血　　　　　　　C. 心力衰竭　　　　　D. 酸中毒
   E. 意识障碍

26. 患者,男,70岁。因肾衰竭住院。护士观察其24小时尿量为360 ml,该患者的排尿状况是 ( )
   A. 正常　　　　　　　B. 尿量偏少　　　　　C. 无尿　　　　　　　D. 少尿
   E. 尿潴留

27. 患者,男,46岁。患尿毒症2年。血常规示红细胞2-35×10^{12}/L,血红蛋白70 g/L。导致该患者贫血的最主要原因是 ( )
   A. 促红细胞生成素缺乏　B. 低蛋白　　　　　　C. 缺铁　　　　　　　D. 叶酸缺乏
   E. 出血

28. 患者,男,46岁,3年前诊断慢性肾衰竭。1月前出现进餐后上腹饱胀、恶心、呕吐,加重2天入院。查体:尿量减少,内生肌酐清除率20 ml/min。目前正确的饮食方案是 ( )
   A. 高钠饮食　　　　　B. 高钾饮食　　　　　C. 高脂饮食　　　　　D. 高蛋白饮食
   E. 高热量饮食

(29～31题共用题干)

患者,男,54岁,一周前尿量减少,500～600 ml/d,食欲差、双眼睑水肿就诊。查体:血压170/100 mmHg。实验室检查:血肌酐726 μmol/L,尿素氮26.8 μmmol/L,血钾6.5 mmol/L,红细胞2.35×10^{12}/L,血红蛋白70 g/L。初步诊断为肾衰竭收住入院。

29. 引起该患者高血压的最主要原因是 ( )
   A. 肾素活性增高　　　B. 使用环孢素等药物　C. 水钠潴留　　　　　D. 钠盐摄入过多
   E. 精神应激

30. 该患者应摄取哪种食物 ( )
   A. 苹果　　　　　　　B. 芋头　　　　　　　C. 橘子　　　　　　　D. 马铃薯
   E. 鸡蛋

31. 该患者每天摄入的液体量应为 ( )
   A. 前一天的尿量加上500 ml　　　　　　　　　B. 前一天的尿量减去500 ml
   C. 2 000～5 000 ml　　　　　　　　　　　　　D. 相当于前一天的尿量
   E. 一般不严格限水,但不可过多饮水

32. 慢性肾衰竭患者应避免食用(尽量避免食用含钾高的食物:如橘子、香蕉、梨、桃、葡萄、西瓜、榨菜、白菜、萝卜等) ( )
   A. 橘子　　　　　　　B. 西红柿　　　　　　C. 冬瓜　　　　　　　D. 马铃薯
   E. 蘑菇

33. 尿毒症晚期的患者呼气中有 ( )
   A. 尿味　　　　　　　B. 樱桃味　　　　　　C. 大蒜味　　　　　　D. 甜味
   E. 烂苹果味

34. 患者,男,45岁。慢性肾衰竭尿毒症期。因酸中毒给予碳酸氢钠250 ml静滴后出现手足抽搐,最可能的原因是发生了 ( )
   A. 低钾血症　　　　　B. 低钙血症　　　　　C. 高钠血症　　　　　D. 碱中毒
   E. 脑出血

第五节　急性肾衰竭病人的护理

急性肾衰竭(AFR)是指由各种原因引起的急性肾损害,导致体内水、电解质、酸碱平衡紊乱和氮质血症等一系列临床综合征。主要表现为少尿或无尿、氮质血症、高钾血症和代谢性酸中毒。

一、病因

(一)肾前性急性肾衰竭　最常见。①急性血容量不足:如呕吐腹泻、出血、休克、大面积烧伤、充血性心力衰竭。②末梢血管扩张或感染中毒:感染中毒性休克。③肾血管阻力增加:见于大手术后及麻醉时;肝肾综合征;前列腺素抑制剂引起前列腺分泌减少。

(二)肾性急性肾衰竭　①急性肾小管坏死:见于各种休克、急性溶血综合征、妊娠高血压综合征。②急性肾毒性物质:如氨基糖苷类抗生素(庆大霉素、卡那霉素、链霉素)。③肾小球疾病:如肾小球肾炎、肾病综合征、急进性肾炎等。

(三)肾后性急性肾衰竭　由于肾以下尿路阻塞、尿液排出困难,导致肾小球压力过高,造成肾实质受损,如输尿管结石、肿瘤、前列腺增生等。

小结提示:肾前性肾衰竭主要是因**肾血流量减少**引起的;肾性肾衰竭主要是因**肾本身疾病**引起的;肾后性肾衰竭主要是因**梗阻因素**引起的。

二、临床表现

1. 少尿期

(1) 少尿或无尿期：一般持续**1~2周**。每日尿量持续**少于400 ml**为少尿，**少于100 ml**为无尿。尿色深而混浊，尿内有蛋白、红细胞、白细胞、上皮细胞及其碎片和颗粒管型。尿少且比重低而固定，为1.010~1.015(早期则可达1.018)。

(2) 进行性氮质血症：血肌酐绝对值每日升高44.2 μmol/L，或在24~72小时内血肌酐相对值增加25%~100%。在创伤、高热等情况时，血尿素氮、肌酐、钾和有机酸的浓度增长较迅速。

(3) 水中毒：由于排出量减少，体内水分蓄积导致水中毒，可继发高血压、心力衰竭、肺水肿或脑水肿等。

(4) 电解质和酸碱平衡失调：少尿或无尿期产生**高钾血症**，是急性肾衰竭**最严重的并发症**，是少尿期死亡的主要原因。高钾血症可诱发各种心律失常，重者心室颤动、心搏骤停；**代谢性酸中毒**；可有高磷、低钙、低钠、低氯血症等。

(5) 出血倾向：由于血小板功能障碍、毛细血管脆性增加，导致出血倾向，出现皮肤粘膜出血、鼻出血、牙龈出血、胃肠道出血，甚至引起DIC。

2. 多尿期　尿量增加的速度较快，经5~7天达到多尿高峰，甚至每日尿量可达3 000~5 000 ml或更多，是**肾功能开始恢复的标志**，**多尿期每日尿量超过400 ml**。多尿期血尿素氮、肌酐等随尿量增多而逐渐下降，尿毒症症状也随之好转。多尿期早期仍可有高钾血症，后期则易发生脱水、低钾和低钠血症。由于机体抵抗力下降，此期极易并发感染。

3. 恢复期　一般在发病后5周进入恢复期。此期尿量逐渐转为正常，但肾小管浓缩功能要缓慢恢复，接近正常要半年到一年的时间。

小结提示：肾衰竭**少尿期**的水、电解质、酸碱平衡失调为："三高、三低、三中毒、一倾向"。"三高"：高钾血症、高磷血症和高镁血症；"三低"：低钠血症、低钙血症和低氯血症；"三中毒"：水中毒、酸中毒和尿毒症；"一倾向"：出血倾向。**多尿期**的水、电解质、酸碱平衡失调为低钠、低钾。

三、辅助检查

1. 血液检查　①轻至中度贫血，白细胞增多，血小板减少。②血尿素氮和肌酐：无并发症时每日血尿素氮上升3.6~7.1 mmol/L，血肌酐上升44.2~88.4 μmol/L；在高分解状态时，每日血肌酐可升高176.8 μmol/L或以上。③电解质：血清钾升高，>5.5 mmol/L。血清钠正常或偏低，血清钙降低，血清磷升高。④血pH：低于7.35。

2. 尿液检查　①尿量：少尿型，每日尿量在400 ml以下；非少尿型尿量正常或增多。②尿常规：外观浑浊，尿色深、有时呈酱油色；尿比重低且固定，在1.015以下；尿呈酸性；尿蛋白定性(+~3+)；尿沉渣镜检可见肾小管上皮细胞、上皮细胞管型、颗粒管型及少许红细胞、白细胞。③尿渗透浓度与血渗透浓度之比：低于1∶1。④尿肌酐与血肌酐之比：常低于10。⑤尿钠：增高，多在40~60 mmol/L。⑥钠滤过排泄分数：大于1。⑦肾衰指数：常大于2。

四、治疗要点

1. 积极治疗原发病、去除病因。

2. 少尿期或无尿期　保持液体平衡，一般采用"量出为入"的原则。每日进水量为**一天液体总排出量加500 ml**。要供给基础热量，125~167 kJ/(kg·d)[30~40 kcal/(kg·d)]；**予以高糖、适量脂肪及限制蛋白饮食**；**注重钾平衡、纠正酸中毒、积极控制感染**。

3. 多尿期　最初1~2天仍按少尿期的治疗原则处理。尿量明显增多后注重水及电解质的监测，尤其是钾的平衡。

4. 恢复期的治疗　除继续病因治疗外，一般无需特殊治疗，注重营养，避免使用损害肾脏药物。

五、护理问题

1. 体液过多　与急性肾衰竭致肾小球滤过功能受损、水分控制不严有关。

2. 营养失调，低于机体需要量　与营养的摄入不足及透析等原因有关。

3. 有感染的危险　与饮食限制蛋白质摄入、机体抵抗力低下及透析有关。

4. 潜在并发症　高钾血症、代谢性酸中毒、高血压脑病、急性左心衰竭、心律失常、DIC、多脏器功能衰竭。

六、护理措施

1. 一般护理　病人绝对卧床休息以减轻肾脏负担，注意活动下肢，防止静脉血栓形成；床铺、衣裤干燥平整、柔软，防止皮肤破损；操作尽量集中进行，避免影响病人的休息。

2. 饮食护理　给予**低蛋白、高糖、高维生素**饮食。

(1) **限制蛋白质摄入**：降低血尿素氮，减轻尿毒症症状。可给予正常量的**高生物效价优质蛋白质**(如瘦肉、鱼、禽、蛋、奶类)饮食，每日每千克体重0.8 g；接受透析的病人给予高蛋白饮食，**蛋白质摄入量为每日每千克体重1.0~1.2 g**。

(2) 保证热量供给：低蛋白饮食的病人需注意**提供足够的热量**，以减少体内蛋白质的消耗，保持机体的正氮平衡。热量供给一般为每日每千克体重135~145 kJ，**主要由糖类和脂肪供给**，并注意供给富含维生素C、B族维生素和叶酸的食物，必要时静脉补充营养物质。

(3) 维持水平衡：少尿期应严格计算24小时的出入液量，按照"量出为入"的原则补充入液量，24小时的补液量=显性失液量+不显性失液量-内生水量。显性失液量即前一日的尿量、粪、呕吐、出汗、引流液、透析超滤量等。不显性失液量是指从皮肤蒸发丢失的水分(500 ml)和从呼气中丢失(350 ml)的水分约850 ml。内生水量约300 ml

(4) 减少钾的摄入：**尽量避免食用含钾多的食物**，如**白菜、萝卜、榨菜、橘子、香蕉、梨、桃、葡萄、西瓜**等。

3. 用药护理　高钾血症的紧急处理：①立即建立血管输液通道。②静脉滴注5%碳酸氢钠100~200 ml，尤其适用于伴代谢性酸中毒者;或缓慢静脉注射10%葡萄糖酸钙10 ml,以拮抗钾离子对心肌及其他组织的毒性作用;或静滴25%葡萄糖300 ml+胰岛素15IU,以促进糖原合成,使钾离子转入细胞内。③钠型离子交换树脂20%~30%山梨醇100~200 ml做高位保留灌肠。

5. 预防感染 遵医嘱合理使用抗生素,做好呼吸道护理及尿管护理。

七、健康教育

指导病人避免诱因、自我监测、定期复查肾功能。

单元测试题

1. 患者,男,52岁,房屋坍塌致大腿挤压伤、急性肾衰竭。按原因分类其肾衰属于 ( )
   A. 休克　　　　　　　　　　　　　　　B. 肾前性肾衰竭
   C. 双侧肾盂输尿管梗阻　　　　　　　　D. 肾性肾衰竭
   E. 肾后性肾衰竭

2. 急性肾衰竭少尿期一般持续 ( )
   A. 5~7天　　　B. 6~9天　　　C. 7~14天　　　D. 14~20天
   E. 20~28天

3. 患者,女,52岁,患慢性肾小球肾炎20年,近来精神萎靡、食欲差,24小时尿量80 ml,下腹部虚,无胀痛,请评估该病人的排尿形态为 ( )
   A. 尿潴留　　　B. 尿失禁　　　C. 少尿　　　D. 无尿
   E. 排尿正常

4. 急性肾衰患者少尿期最严重的电解质紊乱是 ( )
   A. 低钠血症　　　B. 高磷血症　　　C. 低钙血症　　　D. 高氯血症
   E. 高钾血症

5. 急性肾衰少尿或无尿期饮食的处理**不正确**的是 ( )
   A. 高热量　　　B. 热量供应以糖为主　　　C. 高维生素　　　D. 热量供应以蛋白质为主
   E. 可给适量的脂肪乳剂

6. 急性肾衰少尿期护理,**错误**的是 ( )
   A. 使用抗生素　　　B. 控制蛋白质摄入　　　C. 补充碱性药物　　　D. 及时补充氯化钾
   E. 严格限制入水量

7. 护士为急性肾衰病人采取的饮食护理包括 ( )
   A. 高蛋白、低糖、高维生素　　　　　　B. 低蛋白、高糖、高维生素
   C. 高蛋白、低糖、高维生素　　　　　　D. 高脂肪、低糖、高维生素
   E. 高蛋白、高糖、高维生素

8. 某慢性肾炎病人,血压正常,全身明显水肿,尿蛋白(4+),血肌酐正常,血浆蛋白20 g/L,饮食宜 ( )
   A. 低盐低量优质蛋白　　　　　　　　　B. 高蛋白、高热量、不限盐
   C. 低蛋白、不限制盐　　　　　　　　　D. 高蛋白、低热量、限制盐
   E. 高盐、正常量优质蛋白

9. 肾前性肾衰竭的病因是 ( )
   A. 大出血,休克　　　　　　　　　　　B. 肾脓肿
   C. 盆腔肿瘤压迫输尿管　　　　　　　　D. 膀胱肿瘤
   E. 肾炎

10. 下列哪项**不属于**急性肾衰竭少尿期电解质的变化 ( )
    A. 高钠血症　　　B. 高钾血症　　　C. 高镁血症　　　D. 高磷血症
    E. 低钙血症

11. 患者,男,41岁,因外伤大出血而致急性肾衰竭,前一天尿量为200 ml,胃肠引流250 ml,护士计算其今天的补液量约为(24小时的补液量=显性失液量450+不显性失液量850-内生水量300=1 000 ml) ( )
    A. 1 500 ml　　　B. 3 000 ml　　　C. 1 000 ml　　　D. 600 ml
    E. 500 ml

12. 急性肾衰竭多尿期容易出现的水电解质酸碱失衡的是 ( )
    A. 高钠血症　　　B. 高镁血症　　　C. 低钾血症　　　D. 低钙血症
    E. 高磷血症

13. 引起肾后性急性肾衰竭的原因是 ( )
    A. 感染性休克　　　B. 严重脱水　　　C. 严重挤压伤　　　D. 双输尿管结石
    E. 大面积烧伤

14. 急性肾衰竭少尿期死亡原因主要是 ( )
    A. 高氯血症　　　　B. 高钾血症　　　　C. 低钙血症　　　　D. 高磷血症
    E. 高镁血症

(15～16题共用题干)

患者,女,26岁,因车祸致右大腿挤压伤,伤后第1天患者诉右腿疼痛明显,尿量260 ml,疑为急性肾衰竭。

15. 该患者抽血查血钾 7.2 mmol/L,则该患者(正常血清钾为 3.5～5.5 mmol/L,血清钾<3.5 mmol/L 为低钾血症,血清钾≥5.5 mmol/L 为高钾血症) ( )
    A. 低钠血症　　　　B. 高钾血症　　　　C. 低钾血症　　　　D. 低氯血症
    E. 感染

16. 应使用的抢救药物是 ( )
    A. 10%葡萄糖酸钙溶液静脉滴注　　　　B. 10%葡萄糖酸钙溶液静脉推注
    C. 苯丙酸诺龙溶液肌内注射　　　　　　D. 高渗葡萄糖胰岛素溶液静脉滴注
    E. 乳酸钠溶液静脉滴注

17. 急性肾衰竭病人少尿期转入多尿期的标志是 ( )
    A. 24小时尿量增至 200 ml　　　　　　B. 24小时尿量增至 300 ml
    C. 24小时尿量增至 400 ml　　　　　　D. 24小时尿量增至 500 ml
    E. 24小时尿量增至 800 ml

18. 急性肾衰竭最常见的并发症是 ( )
    A. 贫血　　　　　　B. 感染　　　　　　C. 消化系统症状　　D. 代谢性酸中毒
    E. 尿毒症脑病

19. 护理肾衰竭少尿期患者时,下列哪项措施是正确的 ( )
    A. 大量补液　　　　B. 摄入含钾食物　　C. 禁用库存血　　　D. 及时补充钾盐
    E. 加强蛋白质摄入

20. 急性肾衰竭有意义的检查结果是 ( )
    A. 高磷血症　　　　B. 血肌酐升高　　　C. 低钙血症　　　　D. 代谢性酸中毒
    E. 低钠血症

21. 成人少尿是指 24 小时尿量少于 ( )
    A. 100 ml　　　　　B. 200 ml　　　　　C. 300 ml　　　　　D. 400 ml
    E. 500 ml

22. 下列关于急性肾衰竭血液透析的护理措施,**错误**的是 ( )
    A. 保持水电解质的平衡　　　　　　　B. 监测凝血时间
    C. 积极预防感染　　　　　　　　　　D. 保持各种管道的通畅
    E. 充分补足液体

23. 急性肾衰竭少尿期患者的护理措施,**错误**的是 ( )
    A. 严格限制入量,准确记录出入量　　　B. 留置尿管,记录尿量及尿比重
    C. 禁输库存血　　　　　　　　　　　D. 严禁含钾食物及含钾药物
    E. 给予高蛋白饮食

24. 急性肾衰病人可选择的抗生素是 ( )
    A. 磺胺药　　　　　B. 卡那霉素　　　　C. 链霉素　　　　　D. 青霉素
    E. 阿米卡星

第六节　尿石症病人的护理

泌尿系统结石即尿路结石或尿石症,可分为上尿路结石(肾结石、输尿管结石),以草酸钙结石多见;下尿路结石(膀胱和尿道结石),以磷酸镁胺结石常见。临床上以上尿路结石多见。尿路结石可引起泌尿系统的直接损伤、梗阻、感染和肾衰竭。

一、病因

(一)流行病学因素　与年龄、性别、职业、饮食、饮水量、代谢和遗传有关。

(二)尿液因素　①与尿液中形成结石的物质增加有关,如长期卧床的病人骨质脱钙、甲状旁腺功能亢进。②尿 pH 改变:磷酸钙及磷酸镁胺结石易在碱性尿中形成,尿酸结石和胱氨酸结石在酸性尿中形成。③尿液浓缩及尿中抑制晶体形成物质不足。④遗传性疾病:如胱氨酸结石。

(三)泌尿系局部因素　尿路梗阻、尿路感染及尿淤滞。

二、临床表现

1. **肾和输尿管结石** 主要表现为与活动有关的疼痛和血尿。疼痛和血尿相继出现是肾输尿管结石的特点。输尿管结石的典型表现为绞痛和镜下血尿。肾盂内大结石及肾盏结石,可无明显的临床症状,仅表现为活动后镜下血尿。结石越小症状越明显,结石移动和刺激可引起输尿管平滑肌痉挛或输尿管完全性梗阻时,出现肾绞痛,病人表现疼痛剧烈难忍、辗转不安、大汗、恶心呕吐。疼痛部位及放射范围根据结石梗阻部位而有所不同,一般向下腹部和会阴部放射。双侧上尿路完全性梗阻时可导致无尿。结石伴感染时可有膀胱刺激症状及全身症状。

2. **膀胱结石** 主要表现是膀胱刺激征和排尿困难,典型表现是排尿突然中断,蹦跳或改变体位后又继续排尿;表面粗糙的结石可引起血尿;并发感染时,膀胱刺激征加重可有脓尿;排尿时疼痛明显,并向会阴部和阴茎头部放射;结石嵌顿于膀胱颈部时可发生急性尿潴留。

三、辅助检查

(一)**实验室检查** 尿常规检查可有镜下血尿,伴感染时可见脓细胞。

(二)**影像学检查** ①泌尿系X线平片:90%以上的结石能在正、侧位平片中发现。②排泄性尿路造影:可明确结石的位置。③B型超声检查:可以发现平片不能显示的小结石和透X线结石,还能显示肾结构改变和肾积水等。

(三)**输尿管肾镜检查** 适用于其他方法不能确诊或同时进行治疗时。

小结提示:X线平片是骨折、气胸和肾结石首选的检查方法。

四、治疗要点

(一)**保守疗法** 适用于结石<0.6 cm,表面光滑、无尿路梗阻,无感染、肾功能正常者。①大量饮水是预防结石形成和长大最有效的方法。②饮食调节。③控制感染。④调节尿pH:口服枸橼酸钾、碳酸氢钠等碱化尿液可治疗与尿酸和胱氨酸相关的结石,口服氯化铵可使尿液酸化可防治磷酸钙及磷酸镁胺结石。⑤药物排石。

(二)**体外冲击波碎石术(ESWL)** 大多数上尿路结石适用此法。最适宜于<2.5 cm的结石。治疗后常见的并发症有血尿、肾绞痛、梗阻和感染。两次治疗间隔时间≥7天。

(三)**手术治疗**

1. 非开放性手术 输尿管肾镜取石或碎石术、经皮肾镜取石或碎石术。
2. 开放性手术 仅少数病人,如结石远端存在梗阻、部分泌尿系畸形、结石嵌顿紧密及非手术治疗失败、肾积水感染严重或病肾无功能等,需要开放手术治疗。

五、护理问题

①疼痛:与梗阻存在或结石活动刺激有关。②有体液不足的危险:与肾肠反射引起恶心、呕吐、腹泻、血尿、术后出血等引起失血过多有关。③尿潴留:与梗阻存在,致排尿不畅有关。④知识缺乏:与对上尿路结石的致病因素和治疗过程的缺乏,以及对家庭治疗及预防复发知识的缺乏有关。⑤焦虑:与担心肾衰竭有关。

六、护理措施

(一)**非手术治疗**

1. **大量饮水** 每日饮水量3 000 ml以上,睡前应饮250 ml,以增加尿量,保持每日尿量≥2 000 ml。

小结提示:泌尿系感染、尿路结石、腹泻、尿失禁、高热、痰液粘稠、支气管扩张、支气管哮喘等均需多饮水。

2. 当结石合并感染时,应注意体温及全身情况的观察,遵医嘱应用抗生素。
3. 肾绞痛的病人,应嘱其卧床休息、深呼吸、肌肉放松以减轻疼痛。遵医嘱给予解痉止痛药物,如阿托品、哌替啶等。
4. 在病情允许的情况下指导病人进行适当的跳跃活动,有助结石排出。
5. **体外冲击波碎石治疗后**应注意生命体征、排尿情况及尿液性状的观察,卧床休息1周,注意碎石排出情况。宜用过滤网过滤尿液。
6. 根据结石分析结果,指导病人合理饮食;影响代谢的药物别嘌呤醇可降低血和尿的尿酸含量。
7. **严密观察、预防并发症的发生** 碎石后可导致血尿、肾绞痛、梗阻、感染等并发症。结石位于肾下盏者碎石后取头低位;位于肾中盏、输尿管上端者碎石后取头高脚低位;左肾结石碎石后采取右侧卧位,右肾结石碎石后采取左侧卧位;巨大肾结石碎石后避免引起"石街",碎石后应采取患侧卧位48~72小时,以后逐渐间断起立,以防碎石屑快速排出形成石结,造成输尿管梗阻。
8. **药物预防** 应用药物碱化或酸化尿液,预防结石复发,定期复查及预防骨质脱钙。

小结提示:肾结石体外冲击波碎石术后取患侧卧位,可减慢结石碎末流出的速度,防止结石碎末在流出过程中再次形成结石。

(二)**手术治疗**

1. **手术前护理** 遵医嘱给抗生素控制感染。了解疼痛部位、性质,观察血尿情况及有无结石排出。对于输尿管切开取石的病人,术前1小时拍摄腹平片,进行结石定位。故拍摄后应保持定位时的体位。
2. **手术后护理** 上尿路结石术后侧卧位或半卧位,以利引流。注意伤口及引流管的护理,肾盂造瘘者,不做常规冲洗,以免引起感染。必须冲洗时,应严格无菌操作,低压冲洗,冲洗量不超过5~10 ml。肾实质切开取石及肾部分切除的病人,应绝对卧床2周,以减轻肾的损伤,防止再出血。耻骨上膀胱切开取石术后应保持切口清洁干燥,敷料被浸湿时要及时更换。发现膀胱大出血,要及时尽将血块吸出,并行持续膀胱冲洗。血块阻塞导尿管后可致尿潴留,膀胱壁静脉受反而回流妨碍,会加重出血。用肾上腺素 1 mg 加入 200 ml 冲洗液中注入膀胱,或用冰盐水冲洗膀胱可帮助止血。

七、健康教育

1. 饮水防石　鼓励多饮水,忌饮浓茶,保持每天需饮水 3 000 ml 以上,稀释尿液,减少尿中晶体沉积,延缓结石增长的速度并为预防结石的复发,尤其是睡前及半夜饮水,效果更好。为预防结石的复发,每天尿量应维持在 2 000～3 000 ml,以稀释尿液,减少尿中晶体沉积。

2. 饮食指导　含钙结石者宜食用含纤维丰富之食物,限制含钙、草酸成分多的食物。浓茶、菠菜、番茄、土豆、芦笋等含草酸量高。牛奶、奶制品、豆制品、巧克力、坚果含钙量高。尿酸结石者不宜服用含嘌呤高的食物,如动物内脏、啤酒。预防骨脱钙,鼓励长期卧床病人功能锻炼,防止脱钙,减少尿钙排出。

3. 按规定时间复诊,观察有无复发及残余结石情况。若出现腰痛、血尿等症状及时就诊。放置输尿管支架的可根据病情术后 1～3 个月拔管。

单元测试题

1. 泌尿系结石容易引起的病理生理变化是　　　　　　　　　　　　　　　　　　　　　　　　　　　(　)
   A. 尿路梗阻和感染　　　B. 肾小球肾炎　　　C. 急性肾衰竭　　　D. 代谢性酸中毒
   E. 电解质紊乱

2. 患者,女,40 岁,因输尿管结石收住院,突发肾绞痛,此时最重要的措施是　　　　　　　　　　　　(　)
   A. 解痉止痛　　　B. 大量饮水　　　C. 卧床休息　　　D. 患侧卧位
   E. 嘱病人进行跳跃运动

3. 患者,男,32 岁,右下腹突发性绞痛,左肾区酸胀,伴尿频、尿急、尿道和龟头疼痛。诊断为输尿管结石,关于保守排石的陈述正确的是　　　　　　　　　　　　　　　　　　　　　　　　　　　　　　　(　)
   A. 每日饮水量 3 000 ml 左右　　　B. 避免使用抗生素
   C. 为减轻疼痛减少运动　　　D. 疼痛时服用止痛剂
   E. 进食高蛋白低纤维素饮食

4. 患者,男,45 岁,右下腹突发性绞痛,右肾区酸胀,恶心、呕吐,伴肉眼血尿,入院诊断为肾结石,拟行保守治疗,下列治疗措施中错误的是　　　　　　　　　　　　　　　　　　　　　　　　　　　　(　)
   A. 使用止痛剂解痉　　　B. 每日饮水量 1 000 ml 左右
   C. 做跳跃运动　　　D. 必要时使用抗生素
   E. 适当减少蛋白质摄入

5. 患者,女,30 岁,近 1 个月来左侧腰部有隐痛、钝痛。今晨突感阵发性刀割样疼痛,向下腹部和会阴部放射。患者面色苍白,疼痛难忍,伴镜下血尿。护士判断此次疼痛为　　　　　　　　　　　　　　　　　(　)
   A. 肠道梗阻痛　　　B. 急性阑尾炎痛　　　C. 肾绞痛　　　D. 坐骨神经痛
   E. 急性腹膜炎痛

(6~8 题共用题干)

患者,男,60 岁,上腹部隐痛 2 月余,伴肾区叩击痛,镜下血尿。B 超示:双肾各有一结石,直径约 0.8 cm×0.9 cm。肾盂静脉造影(IVP)示肾功能正常,双侧输尿管通畅。[行体外冲击波碎石(ESWL)治疗]

6. 术后患者应取的体位是　　　　　　　　　　　　　　　　　　　　　　　　　　　　　　　　　(　)
   A. 平卧位　　　B. 俯卧位　　　C. 患侧卧位　　　D. 半坐卧位
   E. 头低足高位

7. 若患者需再次接受 ESWL 治疗,间隔时间至少为　　　　　　　　　　　　　　　　　　　　　　(　)
   A. 3 天　　　B. 5 天　　　C. 7 天　　　D. 10 天
   E. 2 周

8. 治疗后当天出现血尿,且有碎石排出,次日出现肾绞痛、发热,尿闭。考虑患者出现了　　　　　　(　)
   A. 肾挫伤　　　B. 急性肾盂肾炎　　　C. 输尿管碎石梗阻　　　D. 血块梗阻
   E. 急性肾小管坏死

9. 尿路结石的主要症状是　　　　　　　　　　　　　　　　　　　　　　　　　　　　　　　　　(　)
   A. 与活动有关的疼痛　　　B. 排尿困难　　　C. 尿频、尿急　　　D. 尿禁
   E. 无痛性血尿

10. 患者,女,40 岁。肾结石治愈出院。既往有高血压和痛风病史,其医嘱中有口服别嘌呤,护士对患者正确解释服用该药的作用是　　　　　　　　　　　　　　　　　　　　　　　　　　　　　　　　(　)
    A. 预防结石形成　　　B. 缓解术后疼痛　　　C. 预防肾绞痛　　　D. 帮助降低血压
    E. 预防骨脱钙

11. 肾实质切开取石及肾部分切除的病人,应绝对卧床　　　　　　　　　　　　　　　　　　　　　(　)
    A. 1~2 周　　　B. 2~4 周　　　C. 4~6 周　　　D. 6~8 周

E. 8～10周

12. 患者,男,45岁。拟行输尿管切开取石术,术前1小时拍摄腹部平片后应采取的体位是 （　　）
   A. 体位无特殊要求　　B. 健侧位　　C. 俯卧位　　D. 仰卧位
   E. 保持拍片时体位

13. 患者,男,30岁,突发左上腹部、腰部剧痛,呈阵发性,向同侧下腹部、外生殖器放射,伴有恶心、呕吐、面色苍白及冷汗。3小时后检查尿常规,每高倍镜下红细胞5～8个。该患者最可能为 （　　）
   A. 尿道结石　　B. 肾癌　　C. 膀胱结石　　D. 肾蒂扭转
   E. 肾、输尿管结石

14. 肾、输尿管结石的主要症状是 （　　）
   A. 肾绞痛和镜下血尿　　B. 排尿困难　　C. 尿失禁　　D. 尿频、尿急
   E. 无痛性血尿

15. 为避免巨大肾结石后引起"石街",应采取何种卧位 （　　）
   A. 患侧卧位　　B. 头低位　　C. 健侧卧位　　D. 平卧位
   E. 头高足低位

16. 上尿路结石患者首选的检查方法是 （　　）
   A. 逆行肾盂造影　　B. B超　　C. 输尿管肾镜　　D. X线
   E. 排泄性尿路造影

17. 患者,女,25岁。出现肾绞痛3小时,此时选用下列哪种方法止痛为好 （　　）
   A. 肌内注射哌替啶　　B. 肌内注射布桂嗪
   C. 输液　　D. 肌内注射哌替啶和阿托品
   E. 肾区热敷

18. 泌尿系结石最常见的类型是 （　　）
   A. 胱氨酸结石　　B. 草酸钙结石　　C. 磷酸钙结石　　D. 感染结石
   E. 碳酸钙结石

19. 输尿管结石的疼痛特点是 （　　）
   A. 向右腹部放射　　B. 向背部放射　　C. 向左腹部放射　　D. 向胸部放射
   E. 向下腹部放射

20. 肾输尿管结石患者的血尿一般出现在 （　　）
   A. 餐后　　B. 活动时　　C. 绞痛后　　D. 夜尿
   E. 大量饮水后

21. 患儿,7岁,排尿时突然尿流中断,哭喊疼痛,搓拉阴茎后症状消失。考虑可能的疾病是 （　　）
   A. 肾肿瘤　　B. 肾盂结石　　C. 输尿管结石　　D. 膀胱结石
   E. 前尿道结石

22. 选择非手术治疗的泌尿系结石患者,其结石的直径应小于 （　　）
   A. 0.6 cm　　B. 1.2 cm　　C. 1.6 cm　　D. 2.2 cm
   E. 2.5 cm

23. 患者,女,40岁,体检时B超发现膀胱内结石,直径1.1 cm。宜采取的治疗方案是 （　　）
   A. 膀胱镜机械碎石　　B. 输尿管取石　　C. 腹腔镜输尿管取石　　D. 膀胱切开取石
   E. 经皮肾镜碎石

24. 患者,男,45岁,肾结石体外碎石后,分析主要成分为草酸盐。护士在健康指导时,告诉患者**不必限制**的食物是（　　）
   A. 菠菜　　B. 豆制品　　C. 番茄　　D. 肉类
   E. 竹笋

25. 尿酸结石患者**不宜**食用 （　　）
   A. 菠菜　　B. 番茄　　C. 土豆　　D. 牛奶
   E. 动物内脏

26. 输尿管结石患者若为含钙结石,宜多食用(应食用含纤维丰富的食物;菠菜、土豆含草酸量高、坚果、牛奶含钙量高) （　　）
   A. 韭菜　　B. 菠菜　　C. 土豆　　D. 坚果
   E. 牛奶

27. 体外冲击波碎石治疗上尿路结石时,最适宜于结石小于 （　　）
   A. 0.6 cm　　B. 1.2 cm　　C. 1.6 cm　　D. 2.2 cm
   E. 2.5 cm

28. 结石活动或引起输尿管完全梗阻时,会出现 （　　）

A. 肾绞痛　　　　　B. 腰部钝痛　　　　　C. 肾胀痛　　　　　D. 腰部隐痛
E. 牵引痛
29. 膀胱结石患者的典型症状是　　　　　　　　　　　　　　　　　　　　　　　　　　　　　（　　）
A. 镜下血尿　　　　　　　　　　　　　　B. 终末血尿
C. 排尿突然中断,并感疼痛　　　　　　　D. 脓尿
E. 尿频、尿急和排尿终末疼痛

(30～31题共用题干)

患者,男,60岁,上腹部隐痛2月余,伴肾区叩击痛,镜下血尿。B超示双肾各有一结石,直径约0.8 cm×0.9 cm。肾盂静脉造影(IVP)示肾功能正常,双侧输尿管通畅。

30. 目前适宜的治疗方法是　　　　　　　　　　　　　　　　　　　　　　　　　　　　　　（　　）
A. 经皮肾镜取石　　　B. 中药排石　　　C. 体外冲击波碎石　　　D. 多饮水
E. 经肾切开取石
31. 上述治疗后患者应取的体位是　　　　　　　　　　　　　　　　　　　　　　　　　　　（　　）
A. 健侧卧位24～48小时　　　　　　　　B. 患侧卧位24～48小时
C. 平卧位24小时　　　　　　　　　　　　D. 患侧卧位48～72小时
E. 健侧卧位48～72小时
32. 患者,男,40岁,诊断为膀胱结石,行碎石术后,护士发现膀胱冲洗液颜色较红时正确的处理是（　　）
A. 立即送手术室　　　B. 尽快输新鲜血　　　C. 用冰盐水冲洗　　　D. 手动高压冲
E. 加快冲洗速度

第七节　泌尿系统损伤病人的护理

一、肾损伤

(一)病因

1. 开放性损伤　因枪弹、刀刃等锐器所致。
2. 闭合性损伤　因直接、间接暴力所致,见于撞击、跌打、挤压、对冲伤、坠跌等。**直接暴力是由上腹部、腰背部受到外力撞击、挤压**,是肾损伤最常见的原因。根据损伤程度分为肾挫伤、肾部分裂伤、肾全层裂伤和肾蒂损伤。

(二)临床表现

1. **血尿**　**是肾损伤常见症状**,轻微肾损伤仅见镜下血尿,如肾挫伤;严重肾裂伤则呈大量肉眼血尿,血块可阻塞尿道;肾蒂血管断裂或输尿管断裂时,血尿可不明显,甚至无血尿。

小结提示:血尿是肾损伤、肾癌、前列腺增生的**最常见的症状**。

2. **疼痛**　可有腰腹部疼痛、全腹痛、腹膜刺激症状、肾绞痛。
3. 腰腹部包块　血液、尿液渗入肾周围组织可形成肿块。
4. 发热　继发感染时可出现发热,可伴有全身中毒症状。
5. 休克　肾有裂伤时,休克为进行性。严重的肾裂伤、肾蒂裂伤及合并其他脏器损伤时易引起休克而危及生命。

(三)辅助检查

1. 实验室检查　**血尿是诊断肾损伤的重要依据**。尿常规检查可见**大量红细胞**,红细胞与血细胞比容持续性降低提示**有活动性出血**。肾组织损伤可释放大量乳酸脱氢酶,尿中含量可增高。
2. B超、CT检查　可了解肾损伤的部位和程度,对肾周血肿、尿外渗有诊断意义。**其中首选B超**,若病人血压不稳或伴有休克,行床旁B超检查。

(四)治疗要点

1. 紧急治疗　对有大出血、休克的病人迅速给予抢救措施,以维持生命体征的稳定。
2. 非手术治疗　**绝对卧床休息,一般休息2～4周**,过早下地活动可能再度**发生出血**。密切观察生命体征、**血尿颜色**和腰腹部肿块的变化,及时补充血容量和能量,应用广谱抗生素预防感染,使用止痛、镇静和止血药物。
3. 手术治疗　包括肾修补、肾部分切除或肾切除术、肾周围引流术等。

(五)护理问题　①焦虑、恐惧:与出现血尿,担心肾损伤后肾切除有关。②组织灌注量改变:与肾损伤、出血有关。③急性疼痛:与肾损伤后肾周血肿、肾包膜紧张有关。④体温过高:与血肿或尿外渗造成继发感染有关。⑤知识缺乏:与缺乏肾损伤后治疗及康复知识。⑥生活自理缺陷:与肾损伤后病人绝对卧床有关。

(六)护理措施

1. **休息**　**病人绝对卧床休息2～4周,直至血尿消失后1周方可离床活动**。
2. 严密观察生命体征、出血、尿外渗、**尿色、量的变化**,防止并发症的发生。
3. **动态观察血尿颜色的变化**,若血尿颜色逐渐加深,说明出血加重。
4. 观察腰腹部肿胀程度,可估计渗血、渗尿的情况。

5. 有留置导尿管者,加强导尿管护理。

(七) 健康教育

1. 肾损伤病人应绝对卧床休息,是因为肾组织比较脆弱,损伤后4~6周肾挫裂伤才趋于愈合,**过早活动易使血管内凝血块脱落,发生继发性出血**。恢复后**2~3个月不宜从事重体力劳动,不宜做剧烈运动**。

2. **多饮水,保持尿路通畅**,减少尿液对损伤创面的刺激。

3. 注意尿液颜色、排尿通畅程度及伤侧肾局部有无胀痛感觉。

4. 血尿停止,肿块消失,五年内定期复查,以便及时发现并发症。

5. 严重损伤致肾脏切除后,病人应**注意保护对侧肾脏**。

二、膀胱损伤

(一) 病因 ①闭合性损伤:常因下腹部遭撞击、挤压、骨盆骨折所致。②开放性损伤:如火器、利刃损伤。③医源性损伤:见于膀胱检查、膀胱手术、盆腔手术、阴道手术等。

(二) 临床表现

1. 休克 多为骨盆骨折合并大出血。

2. 腹痛和腹膜刺激症状 腹膜内破裂时,尿液流入腹膜腔引起**全腹压痛、反跳痛及肌紧张**,并有移动性浊音。**腹膜外破裂,下腹疼痛、压痛及肌紧张**。膀胱壁轻度挫伤仅有下腹部疼痛和少量终末血尿。

3. 血尿和排尿困难 有尿意,但不能排尿或仅排出少量血尿。其原因是尿液流入腹膜腔或膀胱周围。

4. 尿瘘 膀胱破裂与体表、直肠或阴道相通时,引起伤口漏尿、膀胱直肠瘘或膀胱阴道瘘。

(三) 辅助检查

1. **膀胱造影 是确诊膀胱破裂的主要手段**。可显示膀胱周围造影剂外溢或造影剂进入腹膜腔,从而可确切地判断有无膀胱破裂。

2. 导尿检查 怀疑膀胱破裂的病人可进行导尿,膀胱破裂时导尿管可顺利插入膀胱(尿道损伤不易插入),但仅流出少量血尿或无尿流出。**导尿试验是确定膀胱破裂简单有效的检查方法**。

3. 膀胱注水试验 从导尿管注入灭菌生理盐水200 ml,片刻后吸出。**若液体进出量差异很大,提示膀胱破裂**。

(四) 治疗要点

1. 紧急处理 对严重损伤、出血导致休克者,积极抗休克治疗。

2. 非手术治疗 膀胱挫伤或早期较小的膀胱破裂,**留置导尿管持续通畅引流尿液7~10天**。合理使用抗菌药物,预防感染。

3. 手术治疗 积极治疗并发症。

(五) 护理问题 ①潜在并发症:休克、感染。②急性疼痛:与组织损伤、尿外渗后并发腹膜炎有关。③有泌尿系感染的危险:与留置尿管有关。④排尿异常:与膀胱损伤有关。⑤恐惧、焦虑:与膀胱损伤后疼痛和出现血尿有关。⑥知识缺乏:与缺乏有关膀胱损伤后康复的知识有关。

(六) 护理措施

1. 生命体征的观察 密切观察病人体温、脉搏、呼吸和血压的变化。

2. **任何原因引起的腹膜内膀胱破裂和开放性膀胱损伤应首先防治休克**,根据损伤的部位、程度,积极准备手术治疗。

3. 耻骨上膀胱造瘘的护理。

(1) 保持引流管通畅。

(2) 冲洗导管:术后如出血量多需冲洗,可采用**连续滴入、间断开放法**冲洗导管,**冲洗速度每分钟60滴**,每隔30分钟开放导管1次,待血色变淡时,可改为间断冲洗或每日2次。**每次冲洗量不宜超过100 ml**;膀胱部分切除术者每次冲洗量应少于**50 ml**。

(3) 选择冲洗液:可选用**无菌生理盐水**、0.02%呋喃西林;感染较重者可用0.2%~0.5%新霉素溶液;铜绿假单胞菌感染者应用2.2%苯氧乙醇或0.25%~0.5%醋酸液交替冲洗。

(4) 保护造瘘口周围皮肤:伤口敷料浸湿时应及时更换,清洁造瘘管周围的皮肤,外涂氧化锌软膏,避免尿液刺激。

(5) 拔管时间:<u>一般留置10天左右</u>,拔管前需先关闭此管,观察病人排尿情况后再拔除膀胱造瘘管,<u>长期留置者应每隔4周</u>,在无菌的条件下更换造瘘管。

(七) 健康教育

1. 膀胱造瘘或留置导尿管在拔除之前要进行膀胱功能训练,如夹闭导尿管,使膀胱扩张到一定程度,以达到训练的目的。

2. 膀胱破裂合并骨盆骨折的病人,其中部分病人会有勃起障碍,在伤愈后应加强心理性勃起训练,或采取辅助治疗方法。

三、尿道损伤

尿道损伤,多见于男性。男性尿道损伤以尿生殖膈为界,分为前、后两段。前尿道包括球部和阴茎体部,**损伤以球部多见**;后尿道包括前列腺和膜部,**损伤以膜部多见**。尿道损伤的类型:尿道挫伤、尿道裂伤、尿道断裂、尿外渗。

（一）病因

1. 开放性损伤 因弹片、锐器伤所致。
2. 闭合性损伤 常因外来暴力所致，多为挫伤或撕裂伤。<u>会阴部骑跨伤</u>可引起尿道球部损伤，是最多见的尿道损伤。<u>骨盆骨折引起膜部尿道撕裂或撕断</u>，是后尿道损伤最常见的原因。经尿道器械操作不当可引起球膜部交界处尿道损伤。

（二）临床表现 <u>尿道损伤最主要的临床表现是尿道出血，排尿困难及尿潴留。</u>常发生休克，特别是骨盆骨折后尿道损伤或合并其他内脏损伤者。休克的程度常与损伤严重程度一致，出血性休克常为早期死亡原因之一。

1. 休克 骨盆骨折所致后尿道损伤，可引起休克。
2. 疼痛 <u>尿道球部损伤时会阴部肿胀、疼痛</u>，排尿时加重。<u>后尿道损伤表现为下腹部疼痛</u>，局部肌紧张、压痛。
3. 尿道出血 前尿道破裂时可见尿道外口流血，后尿道破裂时可无尿道口流血或仅少量血液流出。
4. 排尿困难 尿道挫裂伤后因局部水肿或疼痛性括约肌痉挛，发生排尿困难。
5. 血肿及尿外渗 尿道骑跨伤或后尿道损伤引起尿生殖膈撕裂时，会阴阴囊部出现血肿及尿外渗。

（三）辅助检查

1. 导尿 可以检查尿道是否连续、完整。<u>在严格无菌操作下，如能顺利插入导尿管，则说明尿道连续而完整。</u>一旦插入导尿管，应留置导尿以引流尿液并支撑尿道。
2. 逆行尿道造影 是确定尿道损伤程度的主要方法，可确定尿道损伤的部位，尿道断裂可有造影剂外渗，尿道损伤则无外渗征象。

（四）治疗要点

1. 紧急处理 合并休克者首先应抗休克治疗。尿潴留不宜导尿或未能立即手术者，可行耻骨上膀胱穿刺。
2. 非手术治疗 闭合性损伤应首先在严格无菌条件下试插导尿管，如试插成功，<u>应留置导尿管7～14天作为支架，以利于尿道的愈合。</u>
3. 手术治疗 试插导尿管不成功者考虑手术治疗。

（五）护理问题 ①疼痛：与局部受伤、尿液刺激损伤的尿道等有关。②有感染的危险：与尿道损伤、尿外渗有关。③排尿异常：与尿道损伤有关。④焦虑：与担心尿道损伤影响排尿及生育功能有关。

（六）护理措施 ①密切观察生命体征，防治休克。②<u>术后常规留置导尿管2～3周</u>，应做好引流管的护理，以预防泌尿系统感染。③因病人卧床时间较长，为保持大便通畅，术后第3天开始服用缓泻剂。④<u>尿道狭窄者需定期进行尿道扩张。</u>

（七）健康教育

1. 前、后尿道损伤经手术治疗修复后，病人常出现尿道狭窄，<u>需定期进行尿道扩张，间隔时间不少于3天</u>，以防止尿道狭窄导致的排尿困难。
2. 继发性功能障碍的病人应训练心理性勃起加辅助治疗。

单元测试题

1. 最常见的肾损伤是 （　　）
   A. 肾实质损伤　　　B. 肾挫伤　　　C. 肾部分裂伤　　　D. 肾全层裂伤
   E. 肾蒂裂伤

（2～4题共用题干）

患者，男，25岁。因左腰部被刺伤入院，血压70/50 mmHg，伤口持续溢出淡红色液体。左上腹触痛，但无肌紧张及反跳痛

2. 诊断首先考虑是 （　　）
   A. 脾破裂　　　B. 胃穿孔　　　C. 肾损伤　　　D. 肠破裂
   E. 胰腺损伤

3. 为明确诊断应首选的检查是 （　　）
   A. B超检查　　　B. 钡餐检查　　　C. 胃镜检查　　　D. 钡剂灌肠
   E. 伤口溢出液淀粉酶测定

4. 该病例处理原则是 （　　）
   A. 再次出现休克时手术探查　　　B. 立即手术探查
   C. 非手术治疗　　　D. 出现肉眼血尿时手术探查
   E. 出现腹膜炎表现时手术探查

（5～6题共用题干）

患者，男，27岁，右腰部撞伤2小时，局部疼痛，肿胀，有淡红色血尿，初步诊断为右肾挫伤，采用非手术治疗。

5. 与肾损伤程度密切相关的信息是 （　　）
   A. 面色、意识　　　B. 腰部疼痛程度　　　C. 血压、脉搏　　　D. 肢体温度
   E. 血尿颜色

6. 护士发现血液检查血红蛋白与血细胞比容持续降低提示 （ ）
   A. 肾损伤严重　　　　　B. 细菌感染　　　　　C. 有活动性出血　　　　D. 失血性休克
   E. 血液可能渗入腹腔

7. 患者,女,35岁,因下腹部挤压伤,出现有尿意但不能排尿,查体:伴有明显的腹膜刺激征,导尿顺利,引流出少量血性尿液,注入200 ml 0.9%氯化钠溶液,5分钟后吸出液体最明显不足200 ml,应考虑为 （ ）
   A. 肾破裂　　　　　　　B. 肝破裂　　　　　　C. 膀胱破裂　　　　　　D. 输尿管损伤
   E. 尿道损伤

8. 患者,男,55岁,车祸造成腹部损伤,护士第一时间得知其有开放性膀胱破裂,首先要准备的抢救措施是 （ ）
   A. 积极止痛　　　　　　B. 留置导尿　　　　　C. 进行手术前准备　　　D. 给予抗生素抗感染
   E. 准备抗休克药物

9. 骑跨伤容易损伤尿道的 （ ）
   A. 膜部　　　　　　　　B. 前列腺部　　　　　C. 球膜部交界处　　　　D. 球部
   E. 阴茎体部

10. 膀胱损伤患者非手术治疗时留置尿管的时间为 （ ）
    A. 1～2天　　　　　　 B. 3～4天　　　　　　C. 7～10天　　　　　　D. 5～7天
    E. 10～14天

11. 尿道膜部损伤多见于 （ ）
    A. 骑跨伤　　　　　　　B. 枪弹、锐器伤　　　C. 骨盆骨折　　　　　　D. 腰部撞击伤
    E. 尿道器械操作不当

12. 患者,女,26岁,行膀胱镜检查后出现血尿和疼痛。为患者采取的护理措施**不包括** （ ）
    A. 镇静止痛　　　　　　B. 应用抗生素　　　　C. 加强营养支持　　　　D. 应用止血药
    E. 嘱少饮水,减少排尿

13. 可采取非手术治疗的肾损伤是 （ ）
    A. 合并肠破裂　　　　　B. 肾蒂损伤　　　　　C. 肾挫伤　　　　　　　D. 肾全层裂伤
    E. 严重肾裂伤

14. 肾损伤非手术治疗的患者,需绝对卧床休息的时间是 （ ）
    A. 1～2周　　　　　　 B. 2～3周　　　　　　C. 2～4周　　　　　　 D. 3～5周
    E. 3～4周

15. 患者,男,35岁,左腰部被撞伤半小时,因左腰痛、尿色红来院就诊。查血压110/70 mmHg,心率80次/分,呼吸平稳,左腰部稍肿伴明显压痛,腹软无压痛。诊断"肾损伤",需重点强调的护理内容是 （ ）
    A. 维持体液平衡　　　　B. 鼓励病人多饮水　　C. 绝对卧床休息　　　　D. 镇静止痛
    E. 做好术前准备

16. 为尿道损伤术后的患者进行健康指导,告知导尿管留置的时间是 （ ）
    A. 3～4天　　　　　　 B. 6～7天　　　　　　C. 8～10天　　　　　　D. 10～14天
    E. 14～21天

17. 肾损伤的常见症状是 （ ）
    A. 休克　　　　　　　　B. 疼痛　　　　　　　C. 发热　　　　　　　　D. 血尿
    E. 腰部肿块

18. 患者,男,38岁。1天前因骑自行车不慎导致骑跨伤,伤后出现尿道口滴血、排尿困难伴尿痛,现症状无明显减轻,此时首选的治疗方案是 （ ）
    A. 行尿道修补术　　　　B. 应用止血药　　　　C. 应用镇静药　　　　　D. 行尿道会师术
    E. 试插导尿管并留置导尿

19. 患者,女,32岁,左腰部被撞击后3小时,因左腰痛、尿色红来院就诊。生命体征平稳,左腰稍肿伴明显压痛,腹软无压痛。初步诊断为肾部分裂伤,当前的护理诊断及合作性问题**除外** （ ）
    A. 焦虑或恐惧　　　　　B. 生活自理缺陷　　　C. 组织灌注不足　　　　D. 潜在并发症:休克
    E. 知识缺乏

20. 闭合性尿道裂伤患者非手术治疗时尿管留置时间为 （ ）
    A. 1～2天　　　　　　 B. 3～4天　　　　　　C. 5～7天　　　　　　 D. 7～14天
    E. 2～3周

(21～22题共用题干)

患者,男,28岁。2小时前在高空作业时不慎跌落,骑跨在脚手架上,当时即感疼痛伴尿道出血,局部出现血肿和淤斑,下腹部膨隆,排尿困难,初步诊断尿道球部损伤。

21. 尿道损伤的处理原则中,首要解决的问题是 （ ）

A. 解除尿潴留　　　　　B. 防止感染　　　　　C. 引流外渗的尿液　　　　　D. 防止尿道狭窄
E. 恢复尿道的连续性
22. 该患者最有可能发生的并发症是　　　　　　　　　　　　　　　　　　　　　　　　　　　　（　　）
A. 尿道狭窄　　　　　B. 阴茎萎缩　　　　　C. 尿瘘　　　　　D. 尿失禁
E. 尿道周围脓肿
23. 关于肾损伤的护理，**错误**的是　　　　　　　　　　　　　　　　　　　　　　　　　　　　（　　）
A. 严密监测生命体征及全身症状　　　　　　B. 严密观察血尿的次数、量及浓度
C. 及时补充血容量　　　　　　　　　　　　D. 血尿消失即可下床活动
E. 观察疼痛的部位及程度
24. 诊断肾损伤的重要依据是　　　　　　　　　　　　　　　　　　　　　　　　　　　　　　　（　　）
A. 肾绞痛　　　　　B. 腹痛　　　　　C. 发热　　　　　D. 血尿
E. 腰部肿块
25. 针对肾损伤患者的健康教育，**错误**的是　　　　　　　　　　　　　　　　　　　　　　　（　　）
A. 尽量不服用对肾脏有损害的药物　　　　　B. 尽量少饮水，以减少尿液对损伤创面的刺激
C. 恢复后 2～3 个月不宜做剧烈运动　　　　D. 注意观察尿液的颜色、排尿通畅程度
E. 绝对卧床休息以防继发性出血
26. 诊断膀胱破裂最简单的方法是　　　　　　　　　　　　　　　　　　　　　　　　　　　　（　　）
A. 导尿试验　　　　　B. 膀胱测压　　　　　C. 膀胱穿刺　　　　　D. 膀胱造影
E. 排泄性尿路造影
27. 尿道球膜部交界处损伤多见于　　　　　　　　　　　　　　　　　　　　　　　　　　　　（　　）
A. 骑跨伤　　　　　B. 枪弹、锐器伤　　　　　C. 骨盆骨折　　　　　D. 腰部撞击伤
E. 尿道器械操作不当
28. 前尿道损伤时常出现　　　　　　　　　　　　　　　　　　　　　　　　　　　　　　　　（　　）
A. 无血尿　　　　　B. 终末血尿　　　　　C. 肉眼血尿　　　　　D. 尿道外口滴血
E. 盆腔腹膜外血肿

第八节　尿路感染病人的护理

尿路感染是由各种病原微生物在尿路中生长、繁殖而导致的尿路感染性疾病。尿路感染分为上尿路感染（主要是**肾盂肾炎**）和下尿路感染（主要是**膀胱炎**）。

一、病因

（一）致病菌　以**大肠埃希菌**最为多见，占 60%～80%；其次为副大肠杆菌、变形杆菌、葡萄球菌、铜绿假单胞菌、肠球菌等。

（二）感染途径　①**上行感染**是最常见的感染途径。②血行感染：较少见。③淋巴管感染：极少见。④直接感染：外伤或肾周围器官感染时，细菌直接侵入肾脏引起感染。

（三）易感因素

1. 尿路梗阻和尿流不畅　是最主要的易感因素，以尿路结石多见。其他如尿路狭窄、畸形、妊娠或前列腺增生等。
2. 机体抵抗力降低　如糖尿病或长期应用糖皮质激素的病人等。
3. 女性　女性尿道短直而宽，括约肌收缩力弱；尿道口与肛门、阴道相近；**女性经期、妊娠期、绝经期内分泌等因素改变而更易发病**。
4. 尿路损伤　导尿、泌尿道的器械检查和手术或外伤损伤尿道且将细菌带入。
5. 尿道口周围或盆腔有炎症。

二、临床表现

1. 膀胱炎　约占尿路感染的 60%。主要表现为**尿频、尿急、尿痛**等膀胱刺激症状，伴有下腹部不适，常见有血尿。
2. 急性肾盂肾炎　最典型的症状为**发热**（体温可达 40 ℃）和尿路刺激征（尿频、尿急、尿痛），起病急骤、畏寒、常伴有头痛、全身不适、疲乏无力、食欲减退、恶心、呕吐等全身症状。泌尿系表现还有下腹部不适，可有**腰痛**、**肾区叩击痛**，尿液浑浊或**有血尿**。
3. 慢性肾盂肾炎　大多数因急性肾盂肾炎治疗不彻底发展而来。病程长，迁延不愈，反复发作。部分病人仅有真性菌尿但无尿路感染的症状，称为"无症状性菌尿"。
4. 并发症　多见于严重急性肾盂肾炎，可有肾周围炎、肾脓肿、败血症等。

三、辅助检查

1. 尿常规　尿蛋白少量，尿沉渣白细胞、红细胞增多，**尿沉渣白细胞＞5 个/HP**（高倍视野）。若见白细胞（或脓细胞）管型，对肾盂肾炎有诊断价值。

2. 血常规 急性期血白细胞计数和中性粒细胞可增高，慢性期血红蛋白可降低。

3. 尿细菌学检查 是诊断尿路感染的主要依据。取新鲜清洁中段尿做细菌定量培养：菌落计数$\geq 10^5$/ml 为真性菌尿（排除假阳性）；如菌落计数$< 10^4$/ml 为污染，$10^4 \sim 10^5$/ml 为可疑阳性。

4. 肾功能检查 慢性期可出现持续性肾功能损害。

四、治疗要点

（一）膀胱刺激征明显者 除鼓励多饮水、喝茶外，可应用丙胺太林、阿托品等药物。

（二）应用抗菌药物 常用磺胺类、硝基呋喃类如呋喃妥因（呋喃吡啶、呋喃妥因）、喹诺酮类（诺氟沙星、氧氟沙星、左氧氟沙星）、氨基苷类和第三代头孢菌素（头孢噻肟、头孢拉定、头孢曲松）类药物。

1. 急性肾盂肾炎的疗程 在药物敏感试验结果未出来时，应选用对革兰阴性杆菌有效的抗菌药物。抗菌药物疗程一般为 10～14 天，或症状完全消失、尿检查阴性后继续用药 3～5 天，然后停药观察，以后每周复查尿常规和尿细菌培养 1 次，共 2～3 周，若均为阴性，可认为临床治愈。

2. 慢性肾盂肾炎急性发作者 按急性肾盂肾炎治疗。反复发作者，在急性发作控制后应积极寻找易感因素加以治疗，同时给小剂量抗菌药物，参照药物敏感试验，联合间歇交替使用，每疗程约 2 周，总疗程 2～4 个月。

3. 碱化尿液。

五、护理问题

①排尿异常：与膀胱炎症刺激有关。②体温过高：与细菌感染有关。③疼痛：与肾脏炎症致被膜牵拉有关。

六、护理措施

（一）一般护理

1. 休息 急性发作期的第 1 周应卧床休息，慢性肾盂肾炎病人一般不宜从事重体力活动。

2. 饮食 宜进清淡而富于营养的饮食，多饮水、勤排尿。如无禁忌，每天饮水量要在 **2 500 ml 以上**，督促病人 2 小时排尿 1 次，以冲洗细菌和炎症物质。

考点小结：下述疾病应多饮水：①尿路感染：饮水量要在 2 500 ml/d 以上。②尿路结石：饮水量要在 3 000 ml/d 以上，睡前饮 250 ml，以增加尿量。③支气管扩张：饮水量要在 1 500 ml/d 以上，帮助稀释痰液。④支气管哮喘：饮水量要在 2 500 ml/d 以上，补充丢失的水分，稀释痰液。⑤尿失禁：白天饮水量要在 2 500～3 000 ml/d，以促进排尿反射，预防泌尿系感染。⑥高热、痰液粘稠、腹泻病人也应鼓励多饮水。

（二）疼痛的护理 卧床休息，采用屈曲位，尽量不要站立或坐。

（三）用药护理 严格遵医嘱用药，密切观察疗效及副作用。督促病人按时、按量、按疗程服药。口服磺胺类药物期间，应多饮水，同时服用碳酸氢钠碱化尿液，以增强疗效，减少磺胺结晶的形成；喹诺酮类药物可引起轻度消化道反应、皮肤瘙痒，宜饭后服；氨基糖苷类的不良反应主要有耳毒性和肾损害。

（四）清洁中段尿培养标本的采集

1. 留取标本前用肥皂水清洗外阴，不宜使用消毒剂。

2. 宜在使用抗生素药物前或停药后 5 天收集标本，不宜多饮水。

3. 做尿细菌定量培养时，取清晨第 1 次清洁尿（在膀胱内停留 6～8 小时）、新鲜中段尿于 1 小时内送检。

小结提示：①泌尿道感染主要病原体 80% 以上为大肠埃希菌。②上行感染是泌尿道感染最常见的途径。③做尿培养检查时要注意留取中段尿。④中段尿细菌培养及菌落计数是诊断尿路感染的主要依据。

七、健康教育

教育病人避免尿路感染反复发作，注意个人卫生，每天清洗会阴部，局部有炎症时要及时诊治。避免过度劳累，多饮水勤排尿是最简便而有效的预防尿路感染的措施，清淡饮食，保持大便通畅，禁止盆浴。如果与性生活有关，可在性生活后排尿，并口服抗生素药物。

单元测试题

1. 肾盂肾炎最常见的致病菌是 （ ）
   A. 大肠埃希菌　　　　B. 结核杆菌　　　　C. 铜绿假单胞菌　　　　D. 幽门螺杆菌
   E. 溶血性链球菌

2. 尿中白细胞为多少时对肾盂肾炎有诊断价值 （ ）
   A. 白细胞>3/HP　　　B. 白细胞>4 个/HP　　C. 白细胞>5 个/HP　　D. 白细胞>2 个/HP
   E. 白细胞 3～5/HP

3. 尿常规检查中对肾盂肾炎的诊断最有价值的是 （ ）
   A. 红细胞管型　　　　B. 白细胞管型　　　　C. 透明管型　　　　D. 颗粒管型
   E. 蜡样管型

4. 患者，女，41 岁，因尿频、尿急、尿痛 5 天就诊。体温 38.7 ℃，双肾叩击痛（+），尿检：蛋白（+），脓细胞（2+），红细胞（+）。可能的诊断是 （ ）
   A. 急性肾小球肾炎　　B. 肾结核　　　　　　C. 肾结石　　　　　　D. 肾囊肿

E. 急性肾盂肾炎
5. 患者,女,18岁,2天前感冒后,出现尿频、尿急和排尿痛,体温39℃,给予抗生素等治疗,2周后患者康复,请问急性肾盂肾炎临床治愈的标准为 ( )
   A. 症状消失＋尿培养1次转阴   B. 症状消失＋尿常规转阴
   C. 症状消失   D. 6周后尿培养阴性
   E. 症状消失＋每周复查1次尿常规及培养,共2～3次连续转阴
6. 做尿培养标本时应留取 ( )
   A. 液尿   B. 12小时尿   C. 晨尿   D. 24小时尿
   E. 清晨第一次清洁中段尿
7. 预防泌尿系统感染的措施可除外 ( )
   A. 及时处理男孩包茎、女孩处女膜伞等   B. 便后擦拭的顺序为由前向后
   C. 减少导尿或泌尿道器械检查   D. 婴幼儿穿开裆裤,应自己控制排尿
   E. 婴幼儿尿布应用阳光暴晒或开水烫洗晒干
8. 关于急性肾盂肾炎症状的描述,正确的是 ( )
   A. 发热、水肿、尿频、尿痛、血尿   B. 高血压、水肿、尿频、尿痛及蛋白尿
   C. 发热、水肿、尿频、尿痛、尿及血尿   D. 高热、尿频、尿痛、尿急、肾区叩击痛及尿中白细胞增多
   E. 发热、尿频、尿痛、尿急及蛋白尿
9. 护士指导肾盂肾炎病人多饮水,其目的是 ( )
   A. 降低体温   B. 防止尿路结石   C. 减少药物不良反应   D. 保持口腔清洁
   E. 促进细菌、毒素排出
10. 患者,女,35岁,发热、腰痛,伴尿频、尿急、尿痛3天来院检查。体温39℃,肾区有叩击痛。尿红细胞20～30个/HP。护士制定的护理措施应除外 ( )
    A. 冰袋降温,注意保暖   B. 卧床休息,减少活动
    C. 限制饮水量   D. 补充多种维生素
    E. 清淡、营养丰富的饮食
11. 患儿6岁,尿频、尿急、尿痛3天,门诊以急性泌尿路感染收入院,目前护士考虑患儿主要的护理问题是 ( )
    A. 排尿异常   B. 活动无耐力   C. 疼痛   D. 体温过高
    E. 潜在并发症:药物不良反应
12. 患者,女,32岁,近日来发热、腰痛、伴尿频、尿急、尿痛。尿白细胞30个/HP。护士为病人健康指导时,告知病人预防的方法中尤为重要的是 ( )
    A. 会阴部卫生   B. 适当活动   C. 常服抗生素   D. 多饮水
    E. 戒烟酒
13. 患者,女,35岁。因尿频、尿急、尿痛就诊,尿常规示白细胞(3+),红细胞(2+)。诊断为急性膀胱炎,经治疗后病人症状缓解,护士指导病人增加饮水量的目的是 ( )
    A. 预防尿路感染   B. 防止脱水   C. 保护肾脏   D. 防止上火
    E. 防止皮肤干燥
14. 该病人初诊为急性肾盂肾炎,为进一步明确诊断,医嘱予以留取清洁中段尿做培养和菌落计数,确诊急性肾盂肾炎菌落计数需达到 ( )
    A. 10^3/ml   B. 10^5/ml   C. 10^7/ml   D. 10^9/ml
    E. 10^{11}/ml
15. 患者,女,25岁。寒战、高热1天,右肾区压痛、叩痛。尿检:白细胞(3+)粒细胞管型3个/HP。目前最重要的处理措施是 ( )
    A. 抗菌治疗   B. 心理护理   C. 多饮水   D. 卧床休息
    E. 大量输液
    (16～17题共用题干)
    患儿,女,2岁。以急性泌尿系感染收入院,有发热、腹痛、尿痛、排尿时哭闹。
16. 护士进行护理评估时应注意下列哪方面 ( )
    A. 卫生习惯   B. 饮食习惯   C. 居住环境   D. 活动习惯
    E. 家庭环境
17. 为减少排尿时的不适,护士应当告诉家长采取何种措施 ( )
    A. 注意休息   B. 多喂水   C. 减少排尿   D. 服止痛剂
    E. 排便后清洁外阴
18. 关于肾盂肾炎患者的治疗原则,正确的是 ( )

A. 限制饮水 B. 应在使用抗菌药物之前留取标本
C. 不可用碳酸氢钠 D. 急性肾盂肾炎疗程为症状完全消失即可
E. 慢性肾盂肾炎总疗程为 2～3 周

19. 预防肾盂肾炎的发生,应采取的措施**不正确**的是 ( )
   A. 每天勤洗会阴部 B. 避免过度劳累 C. 常穿紧身裤 D. 少憋尿
   E. 多饮水

20. 患者,女,26 岁,尿频、尿急、尿痛 8 天,以"急性尿路感染"在门诊应用抗生素治疗。进行尿细菌培养检查前,应嘱患者停用抗生素 ( )
   A. 1 天 B. 2 天 C. 3 天 D. 4 天
   E. 5 天

21. 对尿路感染患者的健康教育中,**错误**的是 ( )
   A. 鼓励患者多饮水 B. 长期预防性服用抗生素
   C. 及时治疗尿路结石 D. 及时治疗尿路损伤
   E. 保持会阴部清洁

22. 患者,女,37 岁。出租车司机,每天工作 10 小时。今日以尿频、尿急、尿痛一天,诊断肾盂肾炎收入院。护士将对其进行健康宣教时,应说明最可能的感染途径是 ( )
   A. 上行感染 B. 下行感染 C. 血液感染 D. 直接感染
   E. 淋巴系统扩散

23. 服用磺胺类药物治疗尿路感染时,加服碳酸氢钠的作用是 ( )
   A. 抗炎 B. 增加尿量 C. 碱化尿液 D. 保护尿路粘膜
   E. 增加肾血流量

24. 患者,女,60 岁,近 2 天出现尿频、尿急、尿痛、耻骨弓上不适,且有肉眼血尿,初诊为急性膀胱炎,最适宜的口服药物是 ( )
   A. 红霉素 B. 氧氟沙星 C. 甲硝唑 D. 氨苄西林
   E. 碳酸氢钠

第九节 前列腺增生病人的护理

一、病因

可能与性激素平衡失调有关。目前认为高龄及有功能的睾丸是前列腺增生的重要因素。

二、临床表现

1. **尿频** 是前列腺增生病人最早出现的症状,尤以夜间为甚。早期仅表现为夜尿次数明显增多,随梗阻加重,白天也可出现尿频。

2. **进行性排尿困难** 是前列腺增生病人的**典型表现**。排尿困难的程度与前列腺增生体积的大小不成正比,而与增生腺体的部位有关。表现为排尿迟缓、断续、尿后滴沥。尿路梗阻严重时排尿费力、射程缩短、尿线细而无力,终呈滴沥状。

3. **尿潴留** 前列腺增生是发生尿潴留的主要原因。前列腺增生的任何阶段,可因受凉、劳累、饮酒等使前列腺突然充血、水肿,发生急性尿潴留。

4. 在慢性尿潴留的基础上,当膀胱过度充盈时,少量尿液可从尿道口流出,发生充溢性尿失禁。

5. **继发症状** 合并感染时出现膀胱刺激征;合并膀胱结石时表现为尿流中断;若长期排尿困难易导致肾积水、肾衰竭。

三、辅助检查

1. **直肠指诊** 是诊断前列腺增生简单易行的方法。

2. **B 型超声检查** 超声检查可直接测量前列腺的大小及测量残余尿量。

3. **尿流率** 正常尿流率为 25 ml/s,若最大尿流率<15 ml/s 表明排尿不畅;若最大尿流率<10 ml/s 则表明梗阻较为严重,是手术指征之一。

4. **血清前列腺特异抗原(PSA)测定** PSA 测定是目前鉴别前列腺增生和前列腺癌的**重要指标**。前列腺体积较大、有结节或较硬时,应测定血清 PSA,以排除合并前列腺癌的可能性。

四、治疗要点

1. 前列腺增生无临床症状、无残余尿者需随诊。

2. **药物治疗** 以达到抗雄激素、抗雌激素,缩小前列腺,缓解梗阻的目的。

3. **手术治疗** 方式有经尿道前列腺电切术(TURP)、耻骨上经膀胱前列腺切除术、耻骨后前列腺切除术。

五、护理问题

①睡眠形态紊乱:与夜尿次数多有关。②潜在并发症:感染、出血。③急性疼痛:与手术切口有关。④生活自理缺陷:与术后持续膀胱冲洗,不能下床活动有关。⑤知识缺乏:与缺乏前列腺增生的治疗、护理及预防并发症的知识有关。

六、护理措施

(一)术前护理 做好心理护理,每日询问病人的排尿困难,嘱病人**食用粗纤维、易消化食物,以防便秘**;忌饮酒及辛辣食物;鼓励病人**多饮水,严禁憋尿,以免诱发急性尿潴留**。术前发生尿潴留时,立即给予**留置导尿**,插管困难时可行耻骨上膀胱造瘘术。

(二)术后护理

1. 术后早期护理的重点是**观察和防治出血**。放置三腔气囊尿管**压迫止血,将 30～50 ml 生理盐水注入气囊内,此水囊放在前列腺窝的上方**,导尿管固定在大腿的内侧并稍加牵引,需告知病人不可自行移开,直至解除牵引为止。

2. 术后 6 小时病人无恶心、呕吐,可进流质饮食,鼓励多饮水,1～2 天后无腹胀即可恢复正常饮食。**术后 1 周病人逐渐离床活动,保持大便通畅,禁止灌肠或肛管排气**。

3. **维持膀胱冲洗通畅** 术后常规用生理盐水持续膀胱冲洗 **1～5 天**,以防血块堵塞尿管。**冲洗速度可根据尿色而定,色深则快、色浅则慢**。若尿色深红或逐渐加深,说明有活动性出血,应及时通知医师处理。若引流不畅应及时施行高压冲洗,抽吸血块,以免造成膀胱充盈、膀胱痉挛而加重出血。

小结提示:颜色深提示膀胱出血量多,因此应加快冲洗速度,防止血凝块堵塞尿管口。

4. 不同手术方式的护理

(1) 经尿道切除(TURP):观察有无 TURP 综合征,原因是术中大量的冲洗液被吸收使血容量急剧增加,形成**稀释性低钠血症**,病人可在术后几小时内出现烦躁、恶心、呕吐、抽搐、昏迷等。此时应减慢输液速度,给予高渗盐水利尿剂、脱水剂,对症处理。**TURP 术后 3～5 天尿液颜色清澈,即可拔除导尿管**。

(2) 开放手术:耻骨后引流管术后 3～4 天待引流量很少时拔除;**耻骨上前列腺切除术后 5～7 天,耻骨后前列腺切除术后 7～9 天拔出导尿管**;膀胱造瘘管通常术后 10～14 天,排尿通畅暂时拔除,若膀胱造瘘口有漏尿,可用凡士林油纱布填塞漏口,随时换药处理,保持膀胱造瘘口干燥。

小结提示:应掌握不同手术方式尿管拔除的时间。

七、健康教育

非手术治疗法的病人,<u>应禁吃辛辣的食物,避免受凉、劳累、过度饮酒、精神因素</u>。**术后病人 1～2 个月内避免剧烈活动**,如提重物、跑步、骑自行车、性生活等,防止继发性出血。指导病人进行肛提肌锻炼,以尽快恢复尿道括约肌功能。其方法是:**吸气时缩肛,呼气时放松肛门括约肌**。同时多饮水以预防泌尿系感染。经尿道前列腺电切除后 1 个月、经膀胱前列腺切除 2 个月后可恢复性生活。

单元测试题

1. 前列腺增生患者最早出现的症状是 ( )
   A. 排尿困难　　　　B. 膀胱刺激症状　　　C. 血尿　　　　D. 尿频
   E. 脱肛

2. 老年男性尿潴留最常见的原因是 ( )
   A. 尿道结石　　　　B. 膀胱结石　　　　C. 尿道损伤　　　　D. 良性前列腺增生
   E. 低钾血症

3. 患者,男,54 岁,患良性前列腺增生,有进行性排尿困难 2 年余,解除尿潴留的首选方法是 ( )
   A. 针刺、诱导排尿　　B. 留置导尿管　　　C. 针灸　　　　D. 耻骨上膀胱造瘘
   E. 听流水声

4. 护士在患者行"经尿道前列腺电切术"前,告诉患者术后会在尿道放置三腔气囊导尿管,并解释其目的是 ( )
   A. 引流尿液　　　　B. 压迫出血部位　　　C. 膀胱冲洗　　　D. 排尿功能训练
   E. 方便用药

5. 针对前列腺增生患者术后的健康教育,**错误**的是 ( )
   A. 避免受凉、劳累、饮酒等　　　　　　B. 宜进食易消化、含纤维多的食物
   C. 必要时可服缓泻剂　　　　　　　　D. 术后 2 周可以骑自行车、性生活
   E. 如有尿失禁现象,应指导患者进行肛提肌锻炼

6. 护士对前列腺摘除术患者行术后护理时,下列措施应**除外** ( )
   A. 做好膀胱冲洗的护理　　　　　　　B. 应用止痛药
   C. 嘱病人多饮水　　　　　　　　　　D. 术后 3 天便秘给予灌肠
   E. 记录出入量

7. 患者,男,65 岁。一年来夜尿频增多,有排尿不尽感,尿流变细,排尿时间延长,排尿困难逐渐加重,近三天来排尿时下腹部疼痛,应考虑 ( )

A. 膀胱癌　　　　　　B. 尿道狭窄　　　　　　C. 膀胱结石　　　　　　D. 肾盂肾炎
E. 前列腺增生

8. 患者,男,68岁,因前列腺增生造成排尿困难,尿潴留,已16小时未排尿。目前正确的护理措施是（　　）
   A. 让患者坐起试排尿　　　　　　　　　　B. 让患者听流水声排尿
   C. 行导尿术排尿　　　　　　　　　　　　D. 让患者放松自主排尿
   E. 用温水冲会阴部诱导排尿

9. 患者,男,66岁,既往有高血压、冠心病史,因前列腺增生行经尿道前列腺切除术,术后护理中发现患者血钠较低,其主要原因是（　　）
   A. 术前患者服用过利尿剂　　　　　　　　B. 患者手术中有失血
   C. 术前禁食　　　　　　　　　　　　　　D. 术中冲洗液被吸收致血液稀释
   E. 术后伤口出血

10. 患者,男,65岁。先是夜间尿频,后逐渐发展为排尿时间延长,尿不净,某日下午排不出尿,小腹胀痛来院急诊,导尿无效,现可考虑予下列哪项紧急措施解决症状（　　）
    A. 耻骨上穿刺抽尿　　B. 听流水声　　　C. 按压腹部排尿　　　D. 急诊做前列腺摘除术
    E. 膀胱造瘘

(11~13题共用题干)
患者,男,65岁,出现尿频3年,近来因酗酒加重,尿潴留反复发作,今晨突然出现排尿困难,腹部疼痛,下腹部膨隆,叩诊浊音,发生急性尿潴留,急诊入院。

11. 患者最可能的诊断是（　　）
    A. 尿路结石　　　　　B. 前列腺癌　　　C. 前列腺增生　　　　D. 膀胱结石
    E. 泌尿系统结核

12. 应给患者采取的措施是（　　）
    A. 抗生素预防感染　　B. 解痉止痛　　　C. 导尿解除尿潴留　　D. 做好手术前的护理
    E. 药物治疗

13. 该患者的护理诊断及合作性问题**除外**（　　）
    A. 潜在并发症:术后出血　　　　　　　　B. 焦虑
    C. 排尿异常　　　　　　　　　　　　　　D. 有感染的危险
    E. 急性疼痛

14. 前列腺增生患者简便而重要的检查方法是（　　）
    A. 尿流率测定　　　　B. 直肠指诊　　　C. PSA测定　　　　　 D. 膀胱镜
    E. B超

15. 前列腺摘除术后控制出血的主要措施是（　　）
    A. 静脉滴入止血药　　　　　　　　　　　B. 采用低温膀胱冲洗
    C. 避免便秘和灌肠　　　　　　　　　　　D. 在膀胱冲洗液中加入止血药
    E. 气囊导尿管固定在大腿内侧并稍加牵引

16. 前列腺增生患者术后用生理盐水持续膀胱冲洗的时间为（　　）
    A. 1~2日　　　　　　B. 1~3日　　　　C. 1~5日　　　　　　 D. 3~5日
    E. 5~7日

17. 关于前列腺增生患者术后引流管拔除时间,**错误**的是（　　）
    A. 耻骨后引流管术后3~4天待引流量很少时拔除　　　B. 耻骨上经膀胱前列腺切除术后5~7天拔出导尿管
    C. 耻骨后前列腺切除术后7~9天拔出导尿管　　　　　D. 术后2~3周,若排尿通畅可拔除膀胱造瘘管
    E. TURP术后3~5天尿液颜色清澈,即可拔除导尿管

18. 患者,男,71岁。前列腺摘除术后使用气囊导尿管压迫止血。护士进行膀胱冲洗时,**错误**的护理措施是(前列腺术后膀胱冲洗量应小于50 ml)（　　）
    A. 密闭式持续膀胱冲洗　　　　　　　　　B. 冲洗液用无菌生理盐水
    C. 记录冲洗和排出量　　　　　　　　　　D. 注入止血药后要夹管30分钟
    E. 每次冲洗量200~300 ml

19. 患者,男,65岁,进行性排尿困难1年,夜尿3~5次,直肠指诊见前列腺明显肿大,中央沟消失,无压痛。诊断为前列腺增生。该患者睡眠时有尿液从尿道流出,此为（　　）
    A. 真性尿失禁　　　　B. 充溢性尿失禁　C. 压力尿失禁　　　　D. 急迫性尿失禁
    E. 尿瘘

20. **良性前列腺增生最典型的症状是**（　　）
    A. 尿线变细、尿滴沥　B. 尿失禁　　　　C. 进行性排尿困难　　D. 急性尿潴留

E. 尿频及夜尿次数增多
21. 前列腺切除术后早期护理的重点应是 （　）
   A. 观察和防治出血　　B. 防止感染　　C. 防止尿道狭窄　　D. 防止血栓形成
   E. 防止尿失禁
22. 患者,男,50岁。因前列腺增生症入院。行经尿道前列腺电切术治疗。术后健康教育措施中,**错误**的是 （　）
   A. 进食高纤维食物　　B. 尽早锻炼如跑步等　　C. 多饮水　　D. 进行盆底肌肉锻炼
   E. 2个月后可行性生活
23. 前列腺切除术后早期护理的重点应是 （　）
   A. 防止感染　　B. 防止便秘　　C. 观察和防治出血　　D. 防止血栓形成
   E. 防止尿失禁
24. 患者,男,71岁。因良性前列腺增生行前列腺切除术。术后留置气囊导尿管的主要目的是 （　）
   A. 引流膀胱　　B. 防止感染　　C. 膀胱冲洗　　D. 观察尿量
   E. 压迫前列腺窝
25. 患者,男,60岁。行前列腺增生摘除术。术后进行膀胱冲洗时,应选择的溶液是 （　）
   A. 0.02%呋喃西林　　B. 3%硼酸　　C. 0.9%氯化钠溶液　　D. 0.1%新霉素
   E. 5%葡萄糖溶液
26. 患者,男,56岁。前列腺切除术膀胱冲洗,冲洗液引流不畅。首先采取的护理措施是(管路引流不畅首先应检查管道是否打折、受压等,以避免不必要的重新插管和盲目增大冲洗压力而对病人造成不必要的伤害) （　）
   A. 重新插管　　B. 增大冲洗压力　　C. 通知医生　　D. 检查引流管是否通畅
   E. 继续观察
27. 患者,男,71岁。因良性前列腺增生行前列腺切除术。术后留置气囊导尿管的主要目的是 （　）
   A. 引流膀胱　　B. 防止感染　　C. 膀胱冲洗　　D. 观察尿量
   E. 压迫前列腺窝
28. 有尿液但排不出。护士检查发现耻骨上膨隆,应首先进行的处理措施是 （　）
   A. 用力按压膀胱,帮助患者排尿　　B. 重新插导管,将尿液排出
   C. 肌内注射卡巴胆碱　　D. 让患者听流水声诱导其排尿
   E. 让患者尝试去厕所蹲着排尿

第十节　外阴炎病人的护理

一、病因
主要指外阴部皮肤与粘膜的炎症,部位以**大、小阴唇**最为多见。诱发因素主要有经血、阴道分泌物、产后恶露、尿液、粪便的刺激,糖尿病病人的糖尿,长期穿化纤内裤,局部潮湿等。对外阴炎病人,护士进行诱因评估,应重点了解其卫生习惯。

二、临床表现
外阴皮肤<u>瘙痒</u>、疼痛、红肿、烧灼感,于活动、性交、排尿及排便时加重。检查见局部充血、肿胀、糜烂,有抓痕,重者溃疡或湿疹;慢性病人外阴皮肤粘膜增厚、粗糙、皲裂。

三、治疗要点
消除病因,用**1:5 000的高锰酸钾液(杀菌)**或其他外阴消毒洗液坐浴。也可选用止痒、消炎、抗过敏软膏外涂,若有破溃涂抗生素软膏。急性期还可选用微波或红外线局部物理治疗。

四、护理问题
①皮肤完整性受损:与皮肤粘膜炎症有关。②焦虑:与疾病影响正常性生活及行动不便有关。

五、护理措施
1. **注意卫生**,保持外阴清洁、干燥;少食辛辣饮食,勿饮酒;不能用刺激性药物或肥皂擦洗;指导病人及时就医,积极治疗原发病。
2. 教会病人坐浴方法,坐浴时溶液肉眼观为淡玫瑰红色。用1:5 000的高锰酸钾溶液坐浴,水温41~43℃,每次20分钟,每日2次。坐浴时应将会阴部完全浸没于药液中,阴道流血、月经期、妊娠期、产褥期宫颈内口未闭合者禁止坐浴。

第十一节　阴道炎病人的护理

一、滴虫性阴道炎
(一)病因　滴虫性阴道炎由**阴道毛滴虫**引起。滴虫适宜在pH 5.2~6.6生存,温度25~40℃的环境中生长繁殖。月经前后、妊娠期或产后等造成阴道环境改变时滴虫得以生长繁殖,引起阴道炎症。滴虫性阴道炎可通过**性交直接传播**

或经公共浴池、浴盆、毛巾、坐便器等**间接传播**；也可通过污染的器械、敷料而出现**医源性传播**。

（二）临床表现

1. 症状　**典型症状**是稀薄、灰白色、泡沫状的白带增多，有特殊腥臭味，并发细菌感染时可为黄色、黄绿色泡沫状，可伴有外阴瘙痒、烧灼感、疼痛和性交痛。

2. 体征　阴道黏膜充血，有红色丘疹及散在出血斑点，尤以阴道后穹隆明显，严重者呈"草莓样"外观。

（三）辅助检查

1. 阴道分泌物悬滴检查　最简单的方法是用**生理盐水悬滴法找到阴道毛滴虫**。

2. 培养法　取分泌物用培养基进行培养，其准确率可达98%。

（四）治疗要点　用**甲硝唑（灭滴灵）**杀灭阴道毛滴虫，弱酸性溶液冲洗阴道，恢复阴道的正常pH。

（五）护理问题　①知识缺乏：预防、治疗滴虫的知识。②皮肤完整性受损：与阴道炎症有关。

（六）护理措施

1. 治疗期间勤换内裤，避免性生活；内裤应煮沸消毒5~10分钟。

2. 指导病人用药　①阴道用药：**1%乳酸液或0.1%~0.5%乙酸**（也叫醋酸、冰醋酸）**溶液**冲洗阴道后，再将甲硝唑200mg塞入阴道后穹隆，1次/日，7~10天为1疗程。②指导病人配偶同时进行治疗。③用药期间及停药72小时内应禁酒。④因甲硝唑可透过胎盘到达胎儿体内，大量长期使用可致癌、致畸，故**孕20周前禁用此药**。⑤**服药期间及服药后6小时内不宜哺乳**。甲硝唑口服时应**饭后服**，妊娠早期及哺乳期妇女禁用。

（七）健康教育

1. 治疗后滴虫检查为阴性时，仍应于下次月经干净后继续治疗一疗程。

2. 月经干净后复查白带，连续3次滴虫检查均为阴性，方可为治愈。

3. 复查白带前24~48小时禁止阴道用药和性生活。

二、外阴阴道假丝酵母菌病

外阴阴道假丝酵母菌病又称**外阴阴道念珠菌病（VVC）**，是由**假丝酵母菌（白色念珠菌）**引起的**真菌性外阴阴道炎症**。

（一）病因　假丝酵母菌生长环境为酸性。妊娠、糖尿病、大量应用免疫抑制药及广谱抗生素、雌激素为其诱发因素。外阴阴道念珠菌病可**主要通过自身传染**（内源性传播：为主要传播方式。假丝酵母菌寄生于阴道、口腔及肠道内，条件适宜即可引起感染，这3个部位的假丝酵母菌可互相传染。）；少部分患者可通过性交直接传染；极少通过接触被污染的衣物间接传染。

（二）临床表现

1. 症状　外阴瘙痒，夜间为甚，严重时坐卧不安，可伴随尿频、尿痛及性交痛。典型白带为**白色凝乳状或豆渣样**，并发细菌感染时可为黄色、黄绿色。

2. 体征　外阴有抓痕，阴道黏膜有**白色膜状物附着**，急性期可见糜烂及浅表溃疡。

（三）辅助检查

1. 阴道分泌物悬滴检查　将阴道分泌物涂片滴入10%~20%KOH溶液，镜下找假丝酵母菌芽胞及菌丝，阳性率为60%。

2. 革兰染色法　**为首选检查法，阳性率为80%**。

（四）治疗要点

1. 消除诱因　**积极治疗糖尿病**，及时停用广谱抗生素、雌激素。

2. 局部用药　首选2%~4%**碳酸氢钠溶液坐浴或冲洗阴道并阴道上咪康唑栓剂、制霉菌素片**。

（五）护理问题　①知识缺乏：缺乏预防、治疗外阴阴道念珠菌病的知识。②黏膜完整性受损：与阴道炎症有关。

（六）护理措施

1. 一般护理　①温水清洗外阴，避免使用刺激性洗液。②保持外阴清洁干燥，非月经期不使用卫生护垫，选择使用棉制且通透性好的内裤。③饮食指导：患病期间避免进食辛辣等刺激性食物。

2. 治疗期间勤换内裤，**内裤应煮沸消毒**5~10分钟，避免性生活。

3. 指导阴道用药病人在放药前，用**2%~4%碳酸氢钠溶液灌洗阴道后再采取下蹲位将药片**（咪康唑栓剂、克霉唑栓剂、制霉菌素栓剂等）送入阴道后穹隆部；妊娠期合并感染者禁口服，坚持局部用药至妊娠8个月；有症状男性也应同时治疗。

（七）健康教育　①积极治疗糖尿病，正确使用抗生素、雌激素等。假丝酵母菌阴道炎常在月经前复发，**治疗后在月经前复查白带**。②在取分泌物前**24~48小时病人应禁止性生活、阴道灌洗或局部用药**。③在月经期间暂停坐浴、阴道冲洗及阴道用药。

三、细菌性阴道病

（一）病因　细菌性阴道病是因阴道内菌群失调所致的一种混合感染，是生育年龄妇女最常见的阴道感染。特点为自愈性或复发性，不属于性传播疾病，无性经历女性也可发生细菌性阴道病。

（二）临床表现　阴道分泌物增多，**有鱼腥臭味**，有轻度外阴瘙痒或烧灼感；部分患者可无症状。白带为**稀薄白带**，量较多，阴道黏膜无红肿或充血等炎症表现。

第十三章 泌尿生殖系统疾病病人的护理

(三) 辅助检查

1. 氨试验检查　将阴道分泌物涂抹在玻片上,滴1~2滴KOH产生**烂鱼样腥臭味**即为阳性。
2. 线索细胞检查　将阴道分泌物涂抹在玻片上,滴1滴生理盐水混合后,高倍显微镜下寻找线索细胞,当线索细胞>20%时为阳性。

(四) 治疗要点

1. 全身用药　口服甲硝唑连续服药7天。
2. 局部用药　甲硝唑置于阴道内,每晚2枚连续7天。

(五) 护理措施

1. 注意性卫生,保持外阴清洁干燥,避免交叉感染;治疗期间勤换内裤,减少性生活。
2. 用酸性溶液灌洗阴道后,再采取下蹲位将药片送入阴道后穹隆部;口服甲硝唑病人用药期间及停药72小时禁酒;**妊娠20周前禁用**甲硝唑口服;**哺乳妇女服药期间及服药后6小时内不宜哺乳**。

(六) 健康教育

1. 向病人讲解发病原因及疾病治疗护理的相关知识,消除顾虑配合治疗。
2. 教育病人养成良好的卫生习惯,平日切勿进行阴道冲洗。
3. 避免不洁的性行为。性伴侣不必治疗。

四、老年性阴道炎

老年性阴道炎常见于自然绝经及卵巢去势后妇女。

(一) 病因　卵巢功能减退,**雌激素水平降低**,阴道粘膜萎缩变薄,上皮细胞糖原减少,阴道自净作用减弱,病菌易侵入繁殖。病原体为阴道毛滴虫、假丝酵母菌、化脓性细菌混合感染。

(二) 临床表现　阴道分泌物增多,外阴瘙痒,**白带稀薄、呈淡黄色**,严重时有**血样脓性白带**。阴道皱襞消失,上皮变薄,粘膜充血。

(三) 治疗要点　①1%乳酸溶液或0.5%醋酸液做阴道冲洗增加阴道内酸度。②局部用甲硝唑或其他抗生素栓剂。③雌激素替代疗法(乳癌及子宫内膜癌者禁用)。

(四) 护理措施　指导病人阴道灌洗、上药的方法,局部治疗时药物置于阴道深部;治疗期间勤换内裤,避免性生活。

(五) 健康教育　①加强健康指导,培养成良好的卫生习惯。②对卵巢切除、放疗病人给予雌激素替代治疗的指导。

小结提示:三种阴道炎的区别见表13-3。未婚病人不做阴道灌洗。

表13-3　三种阴道炎的区别

阴道炎	病原体	传播途径	白带特点	阴道灌洗液	发病诱因	是否夫妻同治
滴虫性阴道炎	阴道毛滴虫	性交	**稀薄泡沫状**	**醋酸**	阴道酸度降低	是
外阴阴道念珠菌病	假丝酵母菌	自身传染	**豆渣样**	碳酸氢钠溶液	阴道酸度升高	是
老年性阴道炎	混合感染		稀薄淡黄色	醋酸	阴道自净作用减弱	否

五、婴幼儿外阴阴道炎

婴幼儿阴道炎多与外阴炎同时存在,常见于5岁以下幼女。

(一) 病因　婴幼儿阴道pH 6~8,呈中性,适合病原菌的生长和繁殖;外阴发育差,不能遮盖尿道口及阴道前庭,细菌极易侵入;婴幼儿卫生习惯不良,大便污染、外阴不洁、外阴损伤或蛲虫感染等都会引起炎症。

(二) 临床表现　外阴瘙痒,患儿烦躁不安、哭闹不止或手抓外阴部;阴道分泌物增多、呈脓性为主要症状;外阴、阴蒂、尿道口、阴道口粘膜充血、水肿,有脓性分泌物自阴道口流出。

(三) 治疗要点　选择相应的抗生素口服治疗;局部对症处理。

(四) 护理措施

1. 保持患儿外阴清洁,勤换内裤,专盆专用。
2. 指导患儿家长注意为患儿局部用药前后手的卫生,减少感染的机会。

(五) 健康教育　养成良好的卫生习惯,便后清洗外阴。

单元测试题

1. 某绝经10年老年妇女,近半个月阴道流黄色水样分泌物,有时带血,经检查排除恶性肿瘤,下列哪种可能性大（　　）
   A. 滴虫性阴道炎　　　B. 子宫内膜　　　C. 老年性阴道炎　　　D. 宫颈息肉
   E. 宫颈糜烂

2. 老年性阴道炎的基本病因是
   A. 假丝酵母菌　　　B. 雌激素水平降低　　　C. 宫颈裂伤　　　D. 人乳头状病毒
   E. 阴道毛滴虫

3. 患者,女,22岁,白带增多,外阴瘙痒,诊断为"念珠菌阴道炎"。对其健康指导后,患者复述的内容提示护士要再强调的是 ( )
   A. 确诊用10% KOH悬滴法
   B. 白带呈稀薄泡沫状
   C. 典型症状是外阴奇痒
   D. 用2%~4%碳酸氢钠溶液冲洗
   E. 妊娠、糖尿病、应用免疫抑制药及广谱抗生素为诱发因素

4. 老年性阴道炎局部用药应选用 ( )
   A. 0.5%醋酸
   B. 1%醋酸
   C. 2%乳酸
   D. 2%碳酸氢钠
   E. 4%碳酸氢钠

5. 念珠菌阴道炎的高危人群**除外** ( )
   A. 2型糖尿病患者
   B. 高血压患者
   C. 孕妇
   D. 雌激素替代疗法的患者
   E. 器官移植患者

6. 正确预防滴虫性阴道炎传播的措施是 ( )
   A. 妇科检查时1人1巾
   B. 伴侣不需要治疗
   C. 服用甲硝唑
   D. 使用坐便器
   E. 患者可使用公共游泳池

7. 患者,女,32岁。因外阴不适就诊。辅助检查:氨试验:有烂鱼样腥臭味。线索细胞检查:线索细胞>20%(+)。阴道pH:4.7~5.7,此患者所患疾病最可能是 ( )
   A. 非特异性阴道炎
   B. 细菌性阴道病
   C. 外阴瘙痒症
   D. 滴虫性阴道炎
   E. 外阴阴道假丝酵母菌病

8. 患者,女,35岁。5天前于游泳池游泳后出现白带增多及外阴瘙痒,医生诊断滴虫性阴道炎。护士告知患者滴虫性阴道炎白带的典型特征是 ( )
   A. 稀薄泡沫
   B. 有血丝
   C. 豆渣样
   D. 均匀一致稀薄
   E. 有腥臭味

9. 未婚女青年滴虫阴道炎首选的治疗是 ( )
   A. 阴道内塞入乙酰胂胺
   B. 阴道内塞入甲硝唑
   C. 阴道内塞入咪康唑
   D. 口服甲硝唑片
   E. 口服曲古霉素

10. 患者,女,患外阴阴道假丝酵母菌病,向护士咨询内裤消毒的处理方法,下列合适的是 ( )
    A. 食醋浸洗
    B. 日光暴晒
    C. 煮沸
    D. 紫外线消毒
    E. 保持干燥

11. 关于滴虫阴道炎的治疗,下列说法**不正确**的是 ( )
    A. 常用2%~4%碳酸氢钠溶液冲洗阴道
    B. 哺乳期不宜口服甲硝唑
    C. 夫妻双方应同时治疗
    D. 治疗后复查转阴,仍需治疗一疗程
    E. 局部治疗与全身治疗相结合

12. 需夫妻双方同时治疗的炎症是 ( )
    A. 外阴炎
    B. 慢性宫颈炎
    C. 细菌性阴道病
    D. 滴虫阴道炎
    E. 前庭大腺炎

(13~15题共用题干)

患者,女,45岁,主诉阴道分泌物增多呈稀薄的泡沫状,外阴瘙痒,伴有烧灼感、疼痛,妇科检查:阴道粘膜充血,白带呈灰黄色泡沫状。

13. 该患者为 ( )
    A. 宫颈糜烂
    B. 滴虫阴道炎
    C. 细菌性阴道炎
    D. 老年性阴道炎
    E. 外阴阴道念珠菌病

14. 局部用冲洗液的浓度是 ( )
    A. 1%碳酸氢钠溶液
    B. 2%碳酸氢钠溶液
    C. 2%醋酸溶液
    D. 1%乳酸溶液
    E. 2%乳酸溶液

15. 阴道放药应放在 ( )
    A. 阴道口
    B. 阴道前壁
    C. 阴道后壁
    D. 阴道后穹隆部
    E. 放在阴道任何部位

16. 关于滴虫阴道炎的治愈标准,下列描述正确的是 ( )
    A. 连续3次月经后检查滴虫阴性
    B. 连续3次月经前检查未找到滴虫
    C. 全身及局部用药3个疗程可治愈
    D. 白带悬滴法检查滴虫转阴性

E. 连续3次月经前检查临床症状消失

17. 患者,女,38岁,因外阴瘙痒,灼痛,白带呈豆渣样就诊,诊断为外阴阴道念珠菌病(VVC)。关于该病的发生,患者认知**错误**的是(传染主要方式为内源性传染)   (   )
    A. 常见于妊娠、糖尿病患者及接受大量雌激素等   B. 白色念珠菌是寄生在阴道、口腔、肠道的条件致病菌
    C. 性交是该病的主要传播途径   D. VVC的典型症状是外阴瘙痒、灼痛、白带呈豆渣样
    E. 实验室检查培养法阳性率最高,多用于难治性或复发性VVC

18. 适宜碱性溶液冲洗阴道的患者是   (   )
    A. 慢性宫颈炎   B. 滴虫阴道炎   C. 老年性阴道炎   D. 前庭大腺炎
    E. 外阴阴道假丝酵母菌病

19. 患者,女,36岁。长期吸烟,患有滴虫性阴道炎,前来咨询避孕措施,护士应指导其选用   (   )
    A. 口服避孕药   B. 长效避孕针   C. 安全期避孕   D. 阴茎套
    E. 宫内节育器

(20~22题共用题干)
患者,女,50岁,糖尿病史,患者自述外阴瘙痒,白带呈豆腐渣样,妇科检查:外阴有抓痕,粘膜有白色膜状物。

20. 该患者为   (   )
    A. 宫颈糜烂   B. 滴虫阴道炎   C. 细菌性阴道病   D. 老年性阴道炎
    E. 外阴阴道假丝酵母

21. 局部用冲洗液的浓度是   (   )
    A. 2%~4%碳酸钠溶液   B. 2%~3%碳酸钠溶液
    C. 4%~5%碳酸钠溶液   D. 0.3%~0.5%碳酸钠溶液
    E. 0.1%~0.5%碳酸钠溶液

22. 局部冲洗后阴道应放置   (   )
    A. 甲硝唑泡腾片   B. 红霉素   C. 制霉菌素片   D. 青霉素
    E. 链霉素

23. 关于外阴阴道假丝酵母菌病患者的护理措施,**错误**的是   (   )
    A. 患者内裤应煮沸消毒   B. 嘱患者每日清洗外阴
    C. 孕妇要积极治疗   D. 治疗后在月经前复查白带
    E. 性伴侣不需治疗

24. 患者,女,38岁,已婚,主诉白带增多并有难闻气味,且从未出现过此症状,妇科检查氨试验:有烂鱼样腥臭味。医生诊断为细菌性阴道病,护士指导其丈夫   (   )
    A. 性伴侣用高锰酸钾溶液洗外阴   B. 性伴侣不需治疗
    C. 性伴侣治疗   D. 性伴侣输液应用抗生素治疗
    E. 同房不需戴避孕套

25. 关于老年性阴道炎的治疗原则,**错误**的是   (   )
    A. 用0.5%醋酸行阴道灌洗   B. 灌洗后局部应用抗生素
    C. 可口服小剂量雌激素   D. 阴道可涂抹雌激素软膏
    E. 乳腺癌患者可用雌激素制剂

26. 患者,女,58岁,因血性白带,外阴瘙痒,灼热感及尿频、尿痛、尿失禁等就诊。医生诊断为:老年性阴道炎。护士指导坐浴正确的是   (   )
    A. 冷水坐浴   B. 碱性水坐浴   C. 烫水坐浴   D. 酸性温水坐浴
    E. 盐水坐浴

27. 患者,女,58岁,医生诊断为外阴炎,护士指导患者正确的是   (   )
    A. 搔抓   B. 热水烫   C. 穿紧身内衣   D. 输液治疗
    E. 坐浴

28. 滴虫性阴道炎最主要的直接传播途径是   (   )
    A. 血液   B. 公共浴池   C. 性交   D. 游泳池
    E. 妇科检查器具

(29~31题共用题干)
患者,女,60岁。糖尿病史5年,近日来外阴奇痒,白带多。查体:阴道可见豆腐渣样白带。

29. 初步诊断为   (   )
    A. 滴虫性阴道火   B. 假丝酵母菌性阴道炎   C. 宫颈炎   D. 老年性阴道炎
    E. 外阴炎

30. 可采用的辅助检查为   (   )

A. 宫颈细胞学检查　　B. 阴道脱落细胞检查　　C. 后穹隆涂片　　D. 阴道分泌物悬滴检查
E. 宫颈活组织检查

31. 如镜检有假丝菌丝,首选的药物是　　　　　　　　　　　　　　　　　　　　　　　　　　　　　　（　　）
   A. 广谱抗生素　　B. 制霉菌素　　C. 甲硝唑　　D. 曲古霉素
   E. 己烯雌酚

32. 患者,女,36岁。近几天感到外阴瘙痒,白带增多,呈稀薄淡状且带有腥臭味,应建议她到医院做的检查是（　　）
   A. 阴道窥器检查　　B. 子宫颈刮片　　C. 子宫颈管涂片　　D. 阴道侧壁涂片
   E. 阴道分泌物悬滴检查

33. 关于老年性阴道炎的叙述,**不正确**的是　　　　　　　　　　　　　　　　　　　　　　　　　　　（　　）
   A. 常见于自然绝经妇女及卵巢去势后的妇女　　B. 可用碱性溶液冲洗阴道
   C. 如有血性白带,需做防癌检查　　D. 外阴可有瘙痒、灼热感
   E. 可加用己烯雌酚局部治疗

34. 某单位女工较多,滴虫性阴道炎发病率很高,为预防其传播工厂采取了很多措施。下列哪项措施是**不必要**的（　　）
   A. 预防性服甲硝唑　　B. 改坐厕为蹲厕　　C. 改盆浴为淋浴　　D. 相互不借用浴巾
   E. 积极治疗患者及带虫者

35. 患者,女,32岁。诊断为外阴阴道假丝酵母菌病,其白带典型特征是　　　　　　　　　　　　　　　（　　）
   A. 血性白带　　B. 豆渣样　　C. 泡沫状　　D. 脓性白带
   E. 黄色水样

36. 滴虫性阴道炎分泌物的典型特点是　　　　　　　　　　　　　　　　　　　　　　　　　　　　　（　　）
   A. 稀薄泡沫状　　B. 豆渣样　　C. 血性　　D. 稀薄淡黄色
   E. 有腥臭味

37. 患者,女,25岁,诊断为滴虫性阴道炎,询问用自助冲洗器灌洗阴道的方法,护士应告知她最适宜的冲洗液为（　　）
   A. 0.5%醋酸溶液　　B. 1‰高锰酸钾溶液　　C. 生理盐水　　D. 1%乳酸溶液
   E. 2%碳酸氢钠溶液

38. 治疗外阴炎时,使用1:5 000高锰酸钾溶液坐浴的最主要作用是　　　　　　　　　　　　　　　　（　　）
   A. 杀菌　　B. 止痒　　C. 止痛　　D. 消肿
   E. 除臭

39. 患者,女,35岁,1个月来出现外阴瘙痒,检查时见外阴充血、肿胀,阴道分泌物无明显异常,评估诱因时应重点询问（　　）
   A. 饮食习惯　　B. 卫生习惯　　C. 睡眠习惯　　D. 活动习惯
   E. 职业情况

40. 患者,女,52岁。外阴瘙痒5年,双侧大、小阴唇及其外周皮肤充血肿胀,局部呈点片状湿疹样变;阴道分泌物无异常。医嘱高锰酸钾溶液坐浴,其浓度应是（　　）
   A. 1:20　　B. 1:100　　C. 1:500　　D. 1:1 000
   E. 1:5 000

41. 患者,女,35岁,已婚。主诉近日白带增多,外阴瘙痒伴灼痛1周。妇科检查:阴道内多量灰白泡沫状分泌物,阴道壁散在红斑点。有助于诊断的检查是（　　）
   A. 阴道镜检查　　B. 宫颈刮片　　C. 盆腔B超　　D. 诊断性刮宫
   E. 阴道分泌物涂片检查

第十二节　宫颈炎和盆腔炎病人的护理

一、宫颈炎

宫颈炎是常见的女性下生殖道炎症,包括宫颈阴道部和宫颈管粘膜炎症。临床上多见的宫颈炎是**宫颈管粘膜炎症**。有急性和慢性两种,临床上以**慢性宫颈炎为常见**。子宫颈炎根据病理改变可分为**宫颈糜烂、宫颈肥大、宫颈息肉、宫颈腺体囊肿、宫颈粘膜炎**,其中**宫颈糜烂**最常见。

（一）病因

1. **急性宫颈炎病因**　常见病因是由淋菌、沙眼衣原体引起的感染。它们均感染宫颈柱状上皮,可累及宫颈粘膜的腺体,并沿着粘膜表面扩散或致浅层感染,以宫颈病变为最明显,淋菌同时还会侵袭尿道上皮、尿道旁腺及前庭大腺。

2. **慢性宫颈炎病因**　此病的病原体主要为葡萄球菌、链球菌、大肠埃希菌及厌氧菌,多由急性宫颈炎治疗不彻底转变而来,多见于流产、分娩或手术损伤宫颈后,病原体侵入而引起的感染。卫生不良或雌激素减少,局部抵抗力差,也易引起慢性宫颈炎。其发病与宫颈癌的发生有一定关系。

（二）**临床表现**　子宫颈炎症的主要症状是**白带增多**。

1. 急性宫颈炎　**大量脓性白带**、腰酸、下腹坠痛、尿频、尿急、体温升高，检查见**宫颈充血**、**肿大**；有脓性白带从宫口流出。

2. 慢性宫颈炎　**主要症状是白带增多**，呈乳白色粘液状，若伴化脓性细菌感染可呈淡黄色脓性，重者可伴有**腰骶部疼痛**、**下腹坠痛和性交后出血**，甚至不孕。妇科检查可见宫颈有不同程度的糜烂、肥大、息肉或宫颈腺囊肿等。

3. 宫颈糜烂分度和分型　宫颈糜烂是慢性宫颈炎最常见的一种病理改变。

（1）根据糜烂面积大小可分为 3 度：①**轻度**：糜烂面积**小于整个宫颈面积的 1/3**。②**中度**：糜烂面积占整个宫颈面积的 **1/3～2/3**。③**重度**：糜烂面积占整个宫颈面积 **2/3 以上**。

（2）根据宫颈糜烂的深浅程度可分为单纯型、颗粒型和乳突型。

（三）辅助检查

1. 阴道分泌物悬滴法　显微镜下找滴虫及多形核白细胞。
2. 宫颈分泌物涂片检查　行革兰染色找淋菌，此法女性病人的检出率低。
3. 培养法　阳性率较高，同时可做药敏试验。
4. 聚合酶链反应(PCR)　此方法灵敏度高，特异性强，是检测和确诊淋病奈瑟菌感染的主要方法。
5. 宫颈刮片细胞学检查　已婚妇女每年一次宫颈癌筛查。
6. TCT　TCT 检查是采用**液基薄层细胞检测系统检测宫颈细胞并进行细胞学分类诊断**，**它是目前国际上最先进的一种宫颈癌细胞学检查技术**，与传统的宫颈刮片巴氏涂片检查相比明显提高了标本的满意度及宫颈异常细胞检测率。**TCT 宫颈细胞学检查对宫颈癌细胞的检出率为 100%**，同时还能发现部分癌前病变，微生物感染如真菌、滴虫、病毒、衣原体等。所以 **TCT 技术是应用于妇女宫颈癌的筛查的最先进的技术**。

（四）治疗要点

1. 急性宫颈炎　针对病原体给予**全身抗生素治疗**，同时禁止性生活。
2. 慢性宫颈炎　以**局部治疗**为主。①**物理治疗**：**是最常用的治疗方法**。其原理是将糜烂面单层柱状上皮破坏，使其坏死脱落后，由新生的鳞状上皮覆盖。临床上常采用激光、电灼、冷冻、微波及红外线凝结治疗。②药物治疗：用硝酸银、中药等局部药物治疗。③手术治疗：宫颈息肉行息肉摘除，并送病检。宫颈腺囊肿以微波或电灼破坏囊壁。

（五）护理问题　①组织完整性受损：与宫颈糜烂有关。②焦虑：与出现血性白带及性交后出血，担心癌变有关。③疼痛：与局部炎症刺激有关。

（六）护理措施

1. 治疗前协助医生做**宫颈刮片**或**宫颈活组织检查**，排除早期宫颈癌。
2. 物理治疗　治疗后分泌物增多，在术后 1～2 周脱痂时可有少量出血。嘱患者保持外阴清洁。2 个月内禁止性生活、盆浴及阴道冲洗。于两次月经干净后复查。治疗时间应选择在月经干净后 **3～7 日内**进行。
3. 有急性生殖器炎症病人应于炎症控制后行物理治疗。

（七）健康教育　①积极治疗急性宫颈炎。②指导妇女定期妇科体检，发现宫颈炎症及时治疗。③避免多次人流或引产。④注意性生活卫生，保持良好的卫生习惯。

二、盆腔炎

盆腔炎是女性内生殖器及其周围结缔组织、盆腔腹膜发生的炎症。根据病程分为急性和慢性两类。慢性盆腔炎其病理可为：慢性子宫内膜炎、慢性输卵管炎与输卵管积水、输卵管卵巢炎及输卵管卵巢囊肿、慢性盆腔结缔组织炎。多为需氧菌（葡萄球菌、链球菌、大肠埃希菌、淋病奈瑟菌等）和厌氧菌（消化链球菌、产气荚膜杆菌、变形杆菌等）混合感染。

（一）急性盆腔炎

1. 病因　产后、流产后感染、宫腔内手术操作后感染；性生活不洁、经期卫生不良、邻近器官炎症蔓延及慢性盆腔炎急性发作等。

2. 临床表现　**下腹疼痛伴发热**，严重者可有高热、寒战、腹膜刺激状、膀胱刺激症状。月经期发病可出现经量增多、经期延长。检查：下腹有压痛、反跳痛、宫颈充血有举痛，**子宫体增大**，**有压痛**，活动受限，双侧附件压痛明显。

3. 治疗要点

（1）支持疗法　卧床休息、**取半坐卧位**，促进脓液局限，防止炎症扩散。尽量避免不必要妇科检查。

（2）**抗生素治疗**　是主要的治疗手段，要求达到**足量**、**联合用药**。

（3）手术治疗　如有脓肿形成或破裂应采取手术治疗排出脓肿及脓液。

小结提示：抗生素治疗常用的**配伍方案**：①第二代或第三代头孢菌素。②克林霉素与氨基糖苷类药物联合方案。③喹诺酮类药物与甲硝唑联合方案。④青霉素与四环素类药物联合方案。**给药途径**以静脉滴注收效快，临床症状改善后继续静脉应用 24～48 小时，之后可改为口服药物治疗，连用 14 天。

4. 护理问题

①体温过高：与炎症有关。②急性疼痛：与盆腔炎症有关。③活动无耐力：与发热、体弱有关。

5. 护理措施

（1）给予高蛋白、高热量、高维生素流质或半流质饮食，及时补充丢失的液体。

（2）卧床休息、取半坐卧位。疼痛明显者给予镇静止痛药物缓解患者的不适；高热采用物理降温。

(3) 做好床边消毒隔离,保持会阴清洁干燥,出院患者做好终末消毒。
(4) 遵医嘱给予抗生素治疗并注意过敏反应。
(5) 禁止经性生活、热敷、按摩腹部等。**禁止阴道灌洗及不必要的妇科检查**,防止炎症扩散。
6. 健康指导 向患者讲解急性盆腔炎的病因、预防措施,教会患者保持会阴部清洁。

(二) 慢性盆腔炎
1. 病因 常为急性盆腔炎治疗不彻底,或患者体质较差病程迁延所致。常见病理有慢性子宫内膜炎、慢性输卵管炎、与输卵管积水及输卵管卵巢囊肿、慢性盆腔结缔组织炎。
2. 临床表现
(1) 症状:主要症状为下腹坠胀、疼痛及腰骶部酸痛,于劳累、性活动后及月经前后加剧,常伴有白带增多。盆腔淤血粘连可引起经期延长,经量增多。输卵管粘连阻塞可造成不孕及异位妊娠。
(2) 体征:子宫及附件增厚、有压痛,子宫活动受限或粘连固定。
3. 治疗要点 ①物理疗法:可用短波、超短波和离子透入等。②采用中药清热利湿,活血化淤,也可用中药灌肠。
4. 护理措施
(1) 注意个人卫生,节制性生活,防止反复感染。
(2) 指导患者经期不要盆浴、游泳、性交。
(3) 为需手术的患者提供手术前后护理。
5. 健康指导 指导患者保持良好的卫生习惯,积极锻炼身体,不断提高机体抵抗力。遵医嘱坚持治疗方案,做好定期随访。

单元测试题

1. 患者,女,急性盆腔炎患者,向护士咨询此病最佳治疗方案,护士回答最佳方案为 ( )
   A. 手术治疗   B. 中药治疗
   C. 根据经验使用抗生素   D. 支持疗法
   E. 根据宫颈管分泌物细菌及药敏试验选择抗生素联合用药
2. 阴道灌洗适用的情况是 ( )
   A. 慢性子宫颈炎阴道局部治疗   B. 未婚女子
   C. 产褥期   D. 物理治疗术后阴道出血者
   E. 月经期
3. 患者,女,36岁,被诊断为慢性宫颈炎,患者思想压力较大,认为自己得了性病,护士向她正确解释慢性宫颈炎最常见的病理改变就是 ( )
   A. 宫颈糜烂   B. 宫颈肥大   C. 宫颈管炎   D. 宫颈腺囊肿
   E. 宫颈粘膜增生
4. 宫颈中度糜烂行物理治疗前,需进行 ( )
   A. 宫颈活检   B. 宫颈刮片   C. 宫颈管涂片   D. 诊断性刮片
   E. 阴道脱落细胞检查
5. 物理治疗宫颈重度糜烂后正确的健康宣教是 ( )
   A. 术后阴道分泌物减少   B. 治疗后2个月内禁盆浴
   C. 禁盆浴1周   D. 无阴道出血不必复查
   E. 治疗后1周内禁性交
6. 患者,女,38岁。宫颈中度糜烂,颗粒型,无盆腔及阴道炎症,宫颈刮片未见癌细胞。应选用最恰当的治疗是 ( )
   A. 阴道冲洗   B. 宫颈上药   C. 物理治疗   D. 全子宫切除
   E. 口服抗生素

(7~10题共用题干)
患者,女,35岁,因白带增多1年,呈粘液状,伴下腹坠胀感及腰骶部疼痛,近来偶有性交后出血来就诊。妇科检查:宫颈糜烂面积占全部宫颈面积的1/2。

7. 此患者的诊断为 ( )
   A. 正常范围   B. 宫颈息肉   C. 重度糜烂   D. 中度糜烂
   E. 轻度糜烂
8. 为排除宫颈癌,首选的检查项目是 ( )
   A. 宫颈活检   B. 宫颈刮片细胞学检查   C. 宫腔镜检查   D. 宫镜碘试验
   E. 阴道分泌物悬滴检查
9. 患者询问物理治疗的时间,护士告知最佳时间是 ( )
   A. 无时间限制   B. 排卵期   C. 确诊后   D. 月经来潮前3~7天

E. 月经干净后 3～7 天
10. 患者询问禁止性生活和盆浴的时间,护士应回答 ( )
    A. 2 周　　　　　　　B. 4 周　　　　　　　C. 6 周　　　　　　　D. 8 周
    E. 12 周
11. 患者,女,36 岁,因急性下腹痛伴高发热就诊,妇科检查:宫颈充血有举痛。医生诊断为:急性盆腔炎,并考虑有盆腔脓肿存在,护士应配合进一步检查确诊的项目是 ( )
    A. 血常规　　　　　　B. 血培养　　　　　　C. 尿培养　　　　　　D. 宫颈分泌物培养
    E. 后穹隆穿刺抽出脓液
12. 下列哪种情况**不宜**做阴道及宫颈细胞学检查的 ( )
    A. 异常闭经　　　　　B. 宫颈炎症　　　　　C. 宫颈癌筛选　　　　D. 宫腔占位病变
    E. 月经期
13. 慢性盆腔炎最主要的病变部位是 ( )
    A. 子宫附件　　　　　　　　　　　　　　　　B. 子宫旁结缔组织、输卵管及卵巢
    C. 子宫肌层　　　　　　　　　　　　　　　　D. 盆腔腹膜和阴道粘膜
    E. 子宫内膜
14. 患者,女,35 岁,主诉白带呈乳白色,量增多。初步诊断为慢性子宫颈炎,治疗前需要排除的情况是 ( )
    A. 尿路感染　　　　　B. 子宫内膜癌　　　　C. 真菌性阴道炎　　　D. 早期子宫颈癌
    E. 宫颈腺囊肿
15. 患者,女,28 岁。因低热、乏力 1 年,加重 1 个月,伴下腹坠胀 3 个月来就诊。妇科检查:子宫活动受限,与周围粘连固定,双附件区增厚压痛。该患者最可能的诊断是 ( )
    A. 慢性盆腔炎　　　　B. 子宫肌瘤　　　　　C. 急性盆腔炎　　　　D. 慢性宫颈炎
    E. 急性宫颈炎
16. 某患者诊断为急性盆腔炎,下列描述哪项**不是**急性盆腔炎的诱因 ( )
    A. 经期卫生不良　　　B. 宫内操作及节育器　C. 急性膀胱炎诱发　　D. 产后及流产后感染
    E. 阑尾炎直接蔓延
17. 患者,女,35 岁,1 年半前有急性盆腔炎病史,因治疗不彻底已形成慢性盆腔炎。对该患者的处理**不正确**的是 ( )
    A. 性激素治疗少用　　　　　　　　　　　　　B. 宜采用综合方案以控制炎症
    C. 其治疗以局部为主　　　　　　　　　　　　D. 坚持彻底治疗,以防复发
    E. 加强营养,锻炼身体
18. 关于慢性宫颈炎的物理治疗,正确的是 ( )
    A. 重度宫颈糜烂需要做宫颈刮片　　　　　　　B. 术后少数患者会出现阴道分泌物增加
    C. 治疗时间一般选择月经来潮前 5 天　　　　　D. 物理治疗可致颈管狭窄、不孕,未育妇女应禁忌
    E. 创面愈合需要 4～8 周,期间禁止性生活、盆浴和阴道冲洗

(19～20 题共用题干)
患者产后 2 个月,月经未复潮,发热畏寒及下腹部 1 周,体温 38.5℃。妇科检查:宫颈粘液脓性分泌物,宫颈举痛,子宫压痛,附件区压痛。
19. 该患者最可能的诊断是 ( )
    A. 急性盆腔炎　　　　B. 急性输卵管炎　　　C. 卵巢囊肿蒂扭转　　D. 子宫内膜结核
    E. 卵巢巧克力囊肿
20. 上述疾病最主要的治疗手段是 ( )
    A. 支持疗法　　　　　B. 抗生素治疗　　　　C. 手术疗法　　　　　D. 阴道灌洗
    E. 剖腹探查
21. 急性盆腔炎患者宜取 ( )
    A. 平卧位　　　　　　B. 半卧位　　　　　　C. 俯卧位　　　　　　D. 侧卧位
    E. 头低脚高位
22. 宫颈糜烂最有价值的辅助检查是 ( )
    A. 腹腔镜　　　　　　B. 阴道镜　　　　　　C. 分段诊刮　　　　　D. 子宫 B 超
    E. 宫腔镜
23. 患者,女,36 岁。体检发现宫颈重度糜烂,医嘱需物理治疗,询问宫颈糜烂有关问题,护士告知 ( )
    A. 需做血常规检查　　　　　　　　　　　　　B. 需做尿肝肾功能检查
    C. 需做尿常规检查　　　　　　　　　　　　　D. 需做 TCT 检查
    E. 不需做 TCT 检查
24. 关于慢性子宫颈炎临床表现的描述,**错误**的是 ( )

A. 阴道分泌物增多　　　　　　　　　B. 分泌物呈泡沫状
　　C. 不孕　　　　　　　　　　　　　　D. 病人可有腰骶部疼痛、下坠感
　　E. 宫颈有不同程度的糜烂、囊肿、息肉
25. 患者,女,1年前患急性子宫内膜炎,未接受正规治疗。本次体检发现子宫一侧可触及条索状肿物。应考虑为（　　）
　　A. 慢性子宫内膜炎　　B. 慢性输卵管炎　　C. 慢性腹膜炎　　D. 输卵管卵巢囊肿
　　E. 慢性盆腔结缔组织炎
26. 关于慢性盆腔炎的临床表现哪项是**不恰当**的（　　）
　　A. 月经不调　　　　　　　　　　　　B. 全身症状不明显
　　C. 不孕　　　　　　　　　　　　　　D. 有腹胀、隐痛及腰骶部酸痛
　　E. 子宫活动度佳,与周围组织无粘连
27. 子宫颈炎症的主要症状是（　　）
　　A. 外阴皮肤瘙痒　　B. 阴道分泌物稀薄　　C. 白带增多　　D. 泡沫状白带
　　E. 腹痛
28. 治疗厌氧菌感染的急性盆腔炎时常使用的抗生素是（　　）
　　A. 四环素　　　　　B. 甲硝唑　　　　　　C. 万古霉素　　D. 克拉霉素
　　E. 阿奇霉素
29. 患者,女,25岁,因"白带增多7天"就诊。妇产检查:外阴阴道正常,宫颈糜烂,糜烂面积占宫颈面积的1/2。护士评估该患者宫颈糜烂的程度是(轻度糜烂<1/3、中度糜烂1/3～2/3、重度糜烂>2/3)（　　）
　　A. 轻度　　　　　　B. 中度　　　　　　　C. 中重度　　　D. 重度
　　E. 特重度

第十三节　功能失调性子宫出血病人的护理

　　功能失调性子宫出血简称"功血",是由于调节生殖的神经内分泌功能失调引起的异常子宫出血,而全身及内外生殖器无明显器质性病变。功血可分为排卵性和无排卵性,其中无排卵性功血多见。无排卵性功血多见于青春期与绝经过渡期妇女。青春期由于下丘脑-垂体-卵巢轴间的调节功能未完全成熟,对雌激素的反馈作用存在缺陷,不能形成月经中期黄体生成激素的高峰,故无排卵;而绝经过渡期妇女则因卵巢功能逐渐衰退,剩余卵泡对垂体促性腺激素反应低下,不能发育成熟而无排卵。排卵性功血多见于生育期妇女,分黄体功能不足和子宫内膜不规则脱落。前者是黄体过早萎缩,子宫内膜因缺乏雌、孕激素的支持,腺体分泌不良而提前脱落、行经。后者黄体发育良好,但由于黄体萎缩不全,内膜持续受少量雌、孕激素影响不能如期脱落,经期延长。

　　一、病因
　　与精神紧张、气候和环境变化、过度劳累、某些疾病导致下丘脑-垂体-卵巢轴功能失调;长期营养不良、严重贫血及代谢紊乱影响激素合成、转运和代谢等有关。

　　二、临床表现
　　(一)无排卵性功血　是功能失调性子宫出血最常见的类型。最常见的症状为子宫不规则的出血,表现为月经周期紊乱,经期长短不一,经量不定,月经淋漓不净,经量过多,可出现贫血。一般不伴有下腹疼痛及其他不适。
　　(二)排卵性功血　①黄体功能不足:表现为月经频发、周期缩短(常<21天)。有时月经周期虽正常,但增生期延长、黄体期缩短,以致患者不易受孕或在孕早期流产。②子宫内膜不规则脱落:多表现为月经周期正常而经期延长(9～10天),且出血量多。正常月经第3～4天时,分泌期内膜已全部脱落。黄体萎缩不全时,月经期第5～6天仍能见到呈分泌反应的子宫内膜。

　　三、辅助检查
　　1. 诊断性刮宫(简称诊刮)　既能止血又能明确诊断。为确定卵巢排卵和黄体功能,一般应在月经前或月经来潮6小时内刮宫,如不规则阴道流血或大量出血时可随时刮宫。无排卵性功血子宫内膜病理学检查可见增生期或增生过长变化;黄体功能不足者子宫内膜病理学检查显示分泌反应不良;子宫内膜不规则脱落者,月经第5～6天刮宫,仍能见到分泌反应的子宫内膜与增生期并存。
　　2. 宫腔镜检查　可直视病变部位取活检以诊断宫腔病变。
　　3. 基础体温测定(BBT)　判断有无排卵的最简易方法。无排卵性功血BBT无上升改变,呈单相型曲线;排卵性功血BBT则呈双相型。①黄体功能不足者,排卵后体温上升缓慢且上升幅度偏低,升高时间仅持续9～10天即下降。②子宫内膜不规则脱落者,体温下降缓慢(正常在月经来潮前1～2天下降)。
　　4. 宫颈粘液结晶检查　经前出现羊齿状结晶,提示无排卵(出现卵圆体提示有排卵)。

　　四、治疗要点
　　(一)无排卵性功血
　　1. 支持治疗　加强营养,保证休息,防止感染,纠正贫血。

2. 药物治疗 ①青春期病人：以<u>止血、调整月经周期、促使卵巢排卵</u>为原则。②绝经过渡期病人：以<u>止血、调整月经周期、减少经血量、防止子宫内膜病变</u>为原则。

3. 手术治疗 ①刮宫术：适用于大出血及有子宫内膜癌高风险的病人。②子宫内膜切除术：应在宫腔镜下进行且必须明确病理诊断后方可实施。③子宫切除术：适用于各种治疗无效且无生育要求的病人。

（二）排卵性功血

1. 促进卵泡发育，刺激黄体功能和黄体功能替代。常用雌激素（己烯雌酚、戊酸雌二醇、结合雌激素）、人绒毛膜促性腺激素和黄体酮。

2. 调节下丘脑-垂体-卵巢轴的功能，促进黄体萎缩。常用孕激素（黄体酮）和人绒毛膜促性腺激素。

小结提示：功血的治疗原则：青春期及生育期无排卵性功血以<u>止血、调整周期、促进排卵</u>为主；绝经过渡期功血以<u>止血、调整周期、减少经量、防止子宫内膜病变</u>为主。

五、护理问题

①有感染的危险：与子宫不规则出血导致严重贫血有关。②焦虑：与担心疗效及疾病性质有关。③知识缺乏：缺乏正确使用性激素的知识。④潜在并发症：贫血、休克等。

六、护理措施

1. 心理护理 鼓励病人表达内心感受，了解病人疑虑，向病人介绍相关注意事项。

2. 维持正常血容量 <u>出血多者卧床休息，减少出血量</u>；观察并记录生命体征及出血量；配合医生做好配血、输血、止血措施。

3. 补充营养 宜食高蛋白、高维生素及含铁量高的食物，如猪肝、鸡蛋、红枣等含铁高的食物。同时注意多食粗纤维食物，以保持大便的通畅。

4. 保持会阴清洁 每日用1：5 000的高锰酸钾溶液会阴冲洗两次。勤换卫生护垫和内裤，预防逆行性感染。

5. 做好会阴护理 保持外阴清洁；禁止性生活及坐浴。

七、健康教育

1. 教育病人保持良好的生活及饮食习惯，保证睡眠，避免过度劳累、情绪激动的不良刺激，平稳过渡青春期和围绝经期。

2. 告知病人使用激素治疗时应严格按照医嘱服药以达到疗效。

3. 教育病人注意经期卫生，保持会阴部清洁，防止继发感染。

单元测试题

1. 判断有无排卵最简单的方法是 （ ）
   A. 阴道脱落细胞检查　　B. 激素水平测定　　C. 子宫颈粘液检查　　D. 子宫镜检查
   E. 基础体温测定

2. 功血是指 （ ）
   A. 生育期妇女的异常性子宫出血　　　　　　B. 围绝经期妇女的异常性子宫出血
   C. 青春期女性的异常性子宫出血　　　　　　D. 伴有轻度子宫内膜炎的子宫出血
   E. 由于调节生殖的神经内分泌功能失调，而引起的异常子宫出血

3. 下列不属于功血支持疗法的内容是 （ ）
   A. 性激素治疗　　B. 纠正贫血　　C. 增加营养　　D. 预防感染
   E. 保证休息

4. 女性，20岁，未婚。月经周期不规则，经期长，量多，无痛经。现阴道流血18天未止。查体：轻度贫血，诊断为青春期功能性子宫出血。最恰当的处理是（<u>性激素止血</u>：①青春期功血<u>首选雌激素</u>。大剂量使用雌激素可促使子宫内膜迅速生长，短期内修复创面从而达到止血目的。②育龄期及体内有一定雌激素水平的青春期功血：选用孕激素（黄体酮、乙酸甲羟孕酮）及雌、孕激联合（避孕药）。③围绝经期功血：主要用雄激素（丙酸睾酮、甲睾素）及雄、孕激素联合） （ ）
   A. 刮宫止血　　B. 绝对卧床休息　　C. 立即输血、输液　　D. 监测血压
   E. 指导准确服用雌激素

5. 性激素联合疗法治疗功血下列说法哪种**不正确**（止血以<u>性激素类</u>药物为主，大量用性激素后8小时内见效，24～48小时内出血基本停止，96小时不能止血重新考虑功血诊断） （ ）
   A. 青春期女性主要选用孕、雄激素联合疗法　　B. 可以调整月经周期，减少出血量
   C. 多用于育龄妇女　　　　　　　　　　　　　D. 孕-雄激素联合疗法，预计以下次出血前8天开始
   E. 青春期和生育期妇女临床可选用短效口服避孕药

6. 无排卵性功能失调性子宫出血的特点不包括 （ ）
   A. 多见于育龄妇女　　　　　　B. 经期长短不一
   C. 出血量时多时少　　　　　　D. 月经周期紊乱
   E. 出血多者可出现贫血

7. 35岁已婚妇女。近年来,月经周期30～32天,月经持续10～15天,经量时多时少。基础体温呈双相,为明确诊断需行刮宫术,时间应在(黄体萎缩不全引起的子宫内膜不规则脱落而导致的有排卵性功血,诊断性刮宫应选择在月经期第5～6天进行)　　　　　　　　　　　　　　　　　　　　　　　　　　　　　　　　　　　　　（　　）
   A. 月经来潮前1周　　　B. 月经来潮2小时内　　　C. 月经第3天　　　D. 月经第5天
   E. 月经来潮24小时内

8. 患者,女,36岁。工作紧张,近2年来未避孕,欲生育,但一直未孕。月经不规则,经期延长。医生建议患者行诊断性刮宫以了解黄体功能,护士告知刮宫时间应在月经来潮　　　　　　　　　　　　　　　　（　　）
   A. 后72小时　　　B. 后48小时　　　C. 前2周　　　D. 后24小时
   E. 后6小时

9. 患者,女,38岁,已婚,自然流产1次,2年未避孕,未怀孕,月经周期正常,经期延长,量正常,医生告知需诊刮术。患者询问护士告知目的是　　　　　　　　　　　　　　　　　　　　　　　　　　　　　（　　）
   A. 确定有无排卵及黄体功能　　　　　　　　B. 改善子宫内环境
   C. 防止感染　　　　　　　　　　　　　　　D. 了解子宫大小
   E. 促进子宫收缩

10. 青春期无排卵性功能失调性子宫出血的治疗原则是　　　　　　　　　　　　　　　　　　（　　）
    A. 止血、减少月经量　　　　　　　　　　　B. 减少月经量、调整周期
    C. 调整垂体和性腺功能　　　　　　　　　　D. 止血、调整月经周期、促排卵
    E. 止血、防止子宫内膜病变

（11～12题共用题干）

患者,女,50岁,月经紊乱近半年,经量时多时少,周期无规律,此次出血近半个月就诊。查:子宫正常大小,软,诊断为无排卵性功血。

11. 首先的止血方法是　　　　　　　　　　　　　　　　　　　　　　　　　　　　　　　　（　　）
    A. 刮宫　　　B. 雄激素　　　C. 子宫内膜切除术　　　D. 止血剂
    E. 孕激素＋雌激素

12. 护士采取的护理措施应除外　　　　　　　　　　　　　　　　　　　　　　　　　　　　（　　）
    A. 做好手术止血准备　　　　　　　　　　　B. 刮宫后的标本不用常规送病理检查
    C. 做好会阴护理　　　　　　　　　　　　　D. 观察并记录生命体征及出血量
    E. 遵医嘱给抗生素预防感染

13. 关于黄体功能不足的特点,下述正确的是　　　　　　　　　　　　　　　　　　　　　　（　　）
    A. 月经周期缩短　　　B. 经期延长　　　C. 多见于青春期妇女　　　D. 基础体温单项
    E. 体温下降缓慢

14. 下述不是无排卵型功血临床表现的是　　　　　　　　　　　　　　　　　　　　　　　　（　　）
    A. 经期长短不一　　　　　　　　　　　　　B. 经量时多时少
    C. 月经周期正常　　　　　　　　　　　　　D. 月经周期无一定规律性
    E. 多发生于青春期或绝经过渡期

15. 患者流产后出现月经不调,表现为月经周期正常,经期延长,伴下腹坠胀、乏力,疑诊子宫内膜不规则脱落。下述支持该诊断的是　　　　　　　　　　　　　　　　　　　　　　　　　　　　　　　　（　　）
    A. 月经不规则　　　B. 周期正常,经期延长　　　C. 育龄妇女　　　D. 用药后效果不佳
    E. 经期伴下腹坠胀

16. 功能失调性子宫出血的病因不包括　　　　　　　　　　　　　　　　　　　　　　　　　（　　）
    A. 精神紧张　　　B. 环境、气候骤变　　　C. 过度劳累　　　D. 严重贫血
    E. 子宫肌瘤

17. 无排卵性功能失调性子宫出血的最常见的症状是　　　　　　　　　　　　　　　　　　　（　　）
    A. 腹痛　　　B. 痛经　　　C. 不规则子宫出血　　　D. 贫血
    E. 月经周期紊乱

18. 患者,女,17岁,初潮年龄为13岁,最近半年因学习压力大而出现月经周期不规则,2～3个月来潮一次,每次经期持续10余天,量多,无痛经。应考虑为　　　　　　　　　　　　　　　　　　　　　　　　（　　）
    A. 黄体功能不足　　　　　　　　　　　　　B. 子宫内膜不规则脱落
    C. 月经过多　　　　　　　　　　　　　　　D. 无排卵性功血
    E. 排卵性功血

19. 患者,女,婚后3年不孕。基础体温测定显示:连续3个月每日清晨测得体温呈一规则水平线,说明其　（　　）
    A. 卵巢有排卵　　　B. 卵巢无排卵　　　C. 卵巢发育不良　　　D. 黄体功能不全
    E. 黄体萎缩

20. 患者,女,25岁,原发不孕,月经周期紊乱,量时多时少,妇科检查无异常,基础体温单项型,其诊断为 （   ）
    A. 黄体功能不全 B. 子宫内膜不规则脱落
    C. 无排卵性功血 D. 正常月经
    E. 排卵期出血
21. 患者,女,30岁,流产后出现月经不调,表现为月经周期正常,经期延长,经量多,基础体温双相型,但高温相持续到下次月经来潮前不降,月经来潮第5天进行诊刮,病理报告见到增生期、分泌期内膜共存,其最可能诊断为 （   ）
    A. 无排卵性功血 B. 子宫粘膜下肌瘤
    C. 子宫内膜不规则脱落 D. 黄体功能不足
    E. 子宫内膜炎
22. 功血病人护理措施,下列哪项**不正确** （   ）
    A. 指导病人按时正确服药 B. 观察用药后阴道出血情况
    C. 加强营养,预防感染 D. 如无贫血,可做剧烈运动
    E. 告知病人血止后继续用药调整月经周期的重要性

第十四节　痛经病人的护理

凡在月经前后或月经期出现下腹部疼痛、坠胀,伴腰酸或其他不适,程度较重以致影响工作及生活质量者,称为痛经。痛经分为**原发性痛经**(生殖器官无器质性病变)和继发性痛经(由生殖器官器质性病变如盆腔炎症或子宫内膜移位症引起),其中**原发性痛经占90%以上**,常见于青春期女性,多在初潮后1～2年发病。本节仅叙述原发性痛经。

一、病因
1. 子宫收缩异常　子宫收缩不协调造成子宫血流减少,缺血引起痛经。
2. **前列腺素合成和释放异常**　原发性痛经主要与月经时子宫内膜**释放前列腺**(PG)**素增多**,刺激子宫收缩有关。
3. 血管紧张素和缩宫素的作用　经期血管紧张素增高可使子宫过度收缩和缺血。
4. 恐惧、焦虑、精神过度紧张、寒冷刺激、经期剧烈运动等可引起痛经。

小结提示:子宫肌瘤与**雌激素**有关,痛经主要与**前列腺素**有关,乳腺癌主要与**雌激素、孕激素**有关。

二、临床表现
原发性痛经多发生于青春期,常在初潮后1～2年内发病。主要表现为月经期**阵发性、痉挛性下腹疼痛或坠胀痛**。疼痛可放射到外阴、肛门、腰骶部、大腿内侧。最早出现疼痛为**经前12小时**,以行经**第1天**最剧烈,持续**2～3天**后缓解。常伴有恶心、呕吐、腹泻、乏力、头痛等症状。原发性痛经患者妇科检查常无器质性病变。

三、治疗要点
1. 以精神治疗为主　避免精神刺激或过度疲劳。
2. 对症治疗　给予镇痛、镇静、解痉类药物。
3. 病因治疗　对于要求避孕的痛经妇女,可口服避孕药抑制子宫内膜生长,减少子宫内膜前列腺素的含量;也可用前列腺素合成酶抑制剂以减少前列腺素的释放,达到减轻疼痛的目的。

四、护理问题
①急性疼痛:与子宫痉挛性收缩、子宫肌组织缺血缺氧有关。②焦虑恐惧:与长期痛经所致的精神过度紧张有关。③睡眠形态紊乱:与疼痛有关。

五、护理措施
①为病人提供有关经期生理卫生知识,消除病人恐惧心理,教会病人有效地分散注意力,减轻疼痛。②鼓励病人积极锻炼身体,改善不良的生活习惯。③疼痛时给予止痛药、镇静剂,**腹部热敷或进食热饮**。④按医嘱给予口服避孕药或前列腺素合成酶抑制剂(如吲哚美辛、布洛芬),未婚少女可用雌、孕激素序贯疗法减轻症状。

六、健康教育
①向病人介绍有关月经的生理卫生及保健知识。②提醒病人注意合理休息与充足睡眠,鼓励摄取足够的营养,尤其是蛋白质、维生素类食物。③进行经期保健教育,注意经期卫生,禁止性生活等。

单元测试题

1. 痛经的特点及处理正确的是 （   ）
    A. 疼痛会持续整个经期 B. 继发性痛经生殖器官无器质性病变
    C. 原发性痛经多见于育龄期妇女 D. 妇科检查可以发现异常体征
    E. 吲哚美辛栓纳肛效果好
2. 原发性痛经的病因是 （   ）
    A. 雌激素降低 B. 孕激素升高 C. 雄激素降低 D. 前列腺素升高
    E. 促性腺激素升高

3. 患者,女,18岁,被诊断为原发性痛经,关于其病情**错误**的说法是 （ ）
   A. 生殖器官多有器质性病变
   B. 主要症状是月经期下腹坠胀痛或痉挛痛
   C. 月经来潮数小时即出现
   D. 常发生在月经初潮后1～2年内
   E. 多见于未婚或未孕妇女

   (4～5题共用题干)
   患者,女,18岁,高三学生,月经来潮3年,有痛经史,今日月经第1天,下腹部疼痛,坠胀伴腰痛就诊,医生诊断为：原发性痛经。

4. 该疾病的护理为 （ ）
   A. 遵医嘱给予止痛药、镇静剂;腹部热敷或进食冷饮
   B. 遵医嘱给予止痛药、镇静剂;腹部冷敷或进食热饮
   C. 遵医嘱给予止痛药、镇静剂;腹部热敷或进食热饮
   D. 遵医嘱给予止痛药、镇静剂;腹部热敷或进普通食
   E. 遵医嘱给予止痛药、镇静剂;腹部冷敷或进食冷饮

5. 告知患者 （ ）
   A. 合理休息,充足睡眠,摄取足够的营养
   B. 增加运动,减少睡眠,进食清淡饮食
   C. 减少运动,充足睡眠,增加饮食
   D. 增加运动,充足睡眠,减少饮食
   E. 运动、睡眠、饮食无特殊变化

6. 患者,女,28岁,月经规律,近一年频繁跳槽,现在已3个月未来月经。最可能的原因为 （ ）
   A. 子宫性   B. 黄体功能不足   C. 垂体性   D. 下丘脑性
   E. 激素水平异常

7. 下述关于痛经的陈述**不正确**的是 （ ）
   A. 痛经分为原发性痛经和继发性痛经
   B. 原发性痛经是指生殖器官无器质性病变者
   C. 原发性痛经者应接受前列腺素治疗
   D. 继发性痛经指生殖器官有器质性病变者
   E. 行经前后或月经期出现下腹痛或其他不适,以致影响生活质量和工作质量称痛经

8. 患者痛经3年,**不属于**该患者的临床表现是 （ ）
   A. 月经量异常
   B. 恶心呕吐
   C. 可伴有腹痛腹泻
   D. 下腹阵发性痉挛性疼痛
   E. 严重时面色苍白,出冷汗

9. 患者咨询原发性痛经与继发性痛经的鉴别,下述回答正确的是 （ ）
   A. 是否影响生育
   B. 痛经史的长短
   C. 下腹疼痛的性质
   D. 痛经的严重程度
   E. 生殖器官有无器质性疾病

   (10～11题共用题干)
   患者,女,17岁。自13岁月经初潮以来一直表现为月经开始前1天腹痛,常伴有面色苍白、大汗、呕吐。肛诊示子宫、附件正常。

10. 该患者可能的诊断是 （ ）
    A. 原发性痛经   B. 宫颈炎   C. 盆腔炎   D. 子宫内膜异位症
    E. 盆腔结核

11. 该病的主要病因为 （ ）
    A. 雌激素水平异常
    B. 子宫自主神经敏感性增加
    C. 子宫内膜异位
    D. 子宫内膜组织缺氧
    E. 经期子宫内膜前列腺素过度合成

12. 关于痛经,下述哪项**不正确** （ ）
    A. 原发性痛经生殖器官无器质性疾病
    B. 继发性痛经生殖器官有器质性疾病
    C. 原发性痛经多见于育龄期妇女
    D. 痛经常于经前数小时开始
    E. 痛经者可用解痉药

13. 有关原发性痛经机制的陈述,正确的是 （ ）
    A. 病人雌激素水平异常升高可导致痛经
    B. 子宫内膜、子宫肌炎易发生痛经
    C. 子宫内膜异位引起的痛经
    D. 经期子宫内膜PG过度合成可致痛经
    E. 子宫粘膜下肌瘤刺激子宫收缩引起痛经

14. **13岁女生**,因月经初潮来门诊咨询。该女生自述对月经初潮来临很紧张,害怕身体出现疾病,近期情绪难控制,心神不定,烦躁不安,常与他人争吵。护士针对其进行保健指导,以下不正确的是 （ ）
    A. 告知其月经是女性的正常生理现象
    B. 月经期注意保暖,最好不游泳
    C. 嘱其月经期以卧床休息为主
    D. 讲授有关青春期生理知识、性教育
    E. 鼓励其多与他人交流,多参加文娱活动

15. **痛经患者的疼痛性质主要是**(痛经的主要症状是下腹痛) ( )
   A. 针刺样疼痛　　　　B. 刀割样疼痛　　　　C. 坠胀痛　　　　D. 烧灼样疼痛
   E. 牵扯痛

第十五节　围绝经期综合征病人的护理

围绝经期综合征是指妇女绝经前后由于**卵巢功能减退**,**性激素减少**出现月经紊乱、精神神经症状、生殖系统器官萎缩、心血管系统和骨骼方面的一系列变化。多发生在45～55岁妇女。

一、病因
由于**卵巢功能减退**,**致雌激素水平下降**,使下丘脑-垂体-卵巢轴之间平衡失调,从而引发一系列自主神经功能失调的症状。

二、临床表现
1. **月经改变**　主要症状为**月经紊乱**(常见)、闭经。主要表现为月经频发、月经稀发、不规则子宫出血和闭经。
2. **全身症状**　血管舒缩症状和精神神经症状,如**阵发性潮热**、**潮红**、**出汗**是围绝经期综合征最典型的症状;情绪不稳、激动易怒、情绪低落、不能自我控制、记忆力减退,行动迟缓、性欲下降等。
3. **心血管症状**　血压不稳定,**心悸**、胸闷等。
4. **泌尿生殖道症状**　常出现尿失禁,排尿困难,反复尿路感染,**阴道发干**,性交困难,反复发作的阴道炎等。
5. **代谢障碍**　表现为**骨质疏松**、体格变小,易出现骨折;脂肪堆积,腰腹围增大,血糖耐量降低。

三、辅助检查
1. **妇科检查**　阴道壁粘膜充血、萎缩,分泌物减少;宫颈、子宫及卵巢萎缩。
2. **实验室检查**　血液性激素检查,心电图,心脏超声波检查,骨密度检查,血生化检查。

四、治疗要点
1. **一般治疗**　①精神心理治疗:针对不同的心理状态给予相应的治疗。②对症治疗:给予镇静剂改善睡眠,谷维素调节自主神经功能;**加强体育锻炼预防骨质疏松**。③**补充钙剂、维生素D、降钙素等预防骨质疏松**。
2. **激素替代治疗**　适用于因性激素缺乏而出现或将要出现健康问题的妇女。有不明原因的子宫出血、肝胆疾病、血栓性静脉炎等病人不适宜用激素替代治疗。

五、护理问题
①焦虑:与内分泌改变、精神因素有关。②有感染的危险:与绝经过渡期阴道及膀胱粘膜变薄有关。③身体意象紊乱:与月经紊乱引起的精神及神经症状有关。

六、护理措施
(一) 一般护理
1. **饮食指导**　注意补充足够蛋白质,多食富含钙的食物,鼓励多晒太阳有利于钙吸收。
2. **心理护理**　使病人理解围绝经期是一个正常的心理阶段。

(二) 疾病护理
1. **指导病人正确用药**　告知病人激素治疗目的、剂量、用药方法及可能出现的不良反应。
2. **协助医生做好术前、术后的护理**　对围绝经期异常阴道出血的妇女,应取子宫内膜活检以排除恶性病变。

七、健康教育
指导病人坚持适度的体育锻炼,有助于分散注意力,缓解不适;鼓励妇女进行定期体检,积极防治绝经过渡期易患的心身疾病;对使用激素后出现的不良反应及时到医院就诊,加强防癌普查,重点是女性生殖器官和乳腺的肿瘤,每3～6个月进行一次妇科全面体检。

单元测试题

1. 患者,女,45岁。近年来月经周期紊乱,持续时间长,经量大,妇科检查无异常。诊断性刮宫显示:子宫内膜增生过长。应考虑为 ( )
   A. 宫颈癌　　　　B. 围绝经期功血　　　　C. 子宫内膜癌　　　　D. 黄体功能不足
   E. 宫颈息肉

(2～4题共用题干)
患者,女,45岁,近期月经紊乱,潮热,出汗,情绪低落,记忆力减退。诊断为:围绝经期综合征。患者要求补充雌激素替代疗法。

2. 护士应指导患者预防骨质疏松每天喝牛奶同时补充 ( )
   A. 钙和维生素D　　　　B. 维生素B　　　　C. 维生素E　　　　D. 维生素C
   E. 维生素D

3. 建议患者每年进行一次(TCT检查是目前最先进的一种宫颈癌细胞学检查技术) ( )

A. TCT 检查　　　　B. 血常规检查　　　　C. 阴道镜检查　　　　D. 宫腔镜检查
E. 尿常规检查
4. 告知患者激素替代疗法的**禁忌证**是　　　　　　　　　　　　　　　　　　　　　　　　　　　　　（　　）
   A. 不明原因的子宫出血　　　　　　　　　　B. 骨质疏松
   C. 冠心病一级预防　　　　　　　　　　　　D. 子宫肌瘤切除
   E. 冠心病
5. 绝经综合征患者最常见的全身症状是　　　　　　　　　　　　　　　　　　　　　　　　　　　　（　　）
   A. 潮热、出汗　　　　B. 尿频、尿急　　　　C. 盆底松弛　　　　D. 骨质疏松
   E. 情绪不稳定
6. 患者，女，49 岁。患绝经综合征，其治疗下述哪项**不妥**　　　　　　　　　　　　　　　　　　（　　）
   A. 治疗原则为止血，调经，减少出血　　　　B. 可用雌激素治疗
   C. 大量此激素治疗　　　　　　　　　　　　D. 可进行刮宫止血
   E. 性激素合并疗法
7. 患者，女，44 岁。自诉今年月经周期不定，行经 2～3 天干净，量极少，自感阵发性潮热，心悸，出汗，时有眩晕，妇科检
   查：子宫稍小，余无特殊，护士应向其宣教哪项疾病的知识　　　　　　　　　　　　　　　　　　（　　）
   A. 神经衰弱　　　　B. 绝经期综合征　　　　C. 无排卵型功血　　　　D. 黄体萎缩延迟
   E. 黄体发育不全
8. 女性围绝经期最早的变化是　　　　　　　　　　　　　　　　　　　　　　　　　　　　　　　　（　　）
   A. 下丘脑功能衰退　　　　B. 垂体功能衰退　　　　C. 子宫功能衰退　　　　D. 卵巢功能衰退
   E. 肾上腺功能衰退
9. 围绝经期最常见的症状是　　　　　　　　　　　　　　　　　　　　　　　　　　　　　　　　　（　　）
   A. 潮热　　　　B. 月经紊乱　　　　C. 尿失禁　　　　D. 激动易怒
   E. 骨质疏松
10. 围绝经期综合征的临床表现**不包括**　　　　　　　　　　　　　　　　　　　　　　　　　　　（　　）
    A. 生殖器官逐渐萎缩　　　　　　　　　　　B. 尿频、尿失禁
    C. 阴道分泌物增多　　　　　　　　　　　　D. 潮热、出汗
    E. 心悸
11. 下列关于围绝经期患者的护理措施，**错误**的是　　　　　　　　　　　　　　　　　　　　　　（　　）
    A. 有异常阴道出血者应取子宫内膜活检排除恶变　　　B. 减少户外活动以预防骨折
    C. 指导病人合理用药　　　　　　　　　　　D. 多食富含钙的食物
    E. 通过心理护理使病人认识到围绝经期是一个正常的生理阶段
12. 患者，女，51 岁。主诉"月经紊乱半年，伴潮热、焦虑、睡眠差"就诊，医嘱给予激素治疗。患者询问激素替代治疗的主
    要目的，护士的正确回答是　　　　　　　　　　　　　　　　　　　　　　　　　　　　　　　（　　）
    A. 纠正与性激素不足有关的健康问题　　　　B. 促使卵巢功能的恢复
    C. 调整周期　　　　　　　　　　　　　　　D. 减少月经量
    E. 防止子宫内膜病变

第十六节　子宫内膜异位症病人的护理

子宫内膜异位症是指具有生长功能的子宫内膜组织异位在子宫腔以外的身体其他部位。子宫内膜异位症是良性病变，好发于**育龄妇女**，最常见异位在**卵巢**，多表现为卵巢内异位内膜反复出血而形成单个或多个囊肿，内含咖啡色粘糊状陈旧血，状似巧克力液体，故称卵巢子宫内膜异位囊肿，又称卵巢**巧克力囊肿**。其次异位在**子宫骶韧带**、直肠子宫陷凹、乙状结肠的腹膜层和阴道直肠隔。

一、病因

剖宫产、流产、多次妊娠分娩或过度刮宫、严重子宫后倾、阴道闭锁引起的经血潴留或反流。

二、临床表现

子宫内膜异位症一般好发于**生育年龄**的妇女，以 25～45 岁居多。

（一）症状

1. 疼痛　为本病的主要症状。

（1）痛经和持续性下腹痛　**继发性、进行性加重**的痛经是其典型的症状。疼痛部位多在腰骶及下腹部，可放射到会阴、肛门及阴道等部位。常于月经来潮开始一直持续到月经结束。

（2）非月经期下腹痛及深部性交疼痛。

（3）急腹症和盆腔外疼痛。

2. 不孕　有40%～50%的患者伴有不孕；自然流产率也增加。

3. 月经异常　表现为月经淋漓不尽、经量增多、经期延长。

（二）体征　妇科检查可触及较大异位囊肿及子宫粘连的肿块，肿块破裂时可出现腹膜刺激征，双诊检查可发现子宫后倾固定，直肠子宫后陷凹或子宫骶韧带等部位扪及不规则的触痛性结节。单侧或双侧附件与子宫相连的不活动囊性包块，有轻压痛。阴道后穹隆部可看到紫蓝色结节。

三、辅助检查

1. **腹腔镜检查**　是目前诊断子宫内膜异位症的**最佳方法**。
2. B型超声检查　了解异位囊肿的位置、大小和形状。
3. 血清癌抗原125（CA125）值测定　主要用于监测疗效和复发。

四、治疗要点

1. 期待治疗　适用于症状较轻、有生育要求的病人。病人每3～6个月随访1次。内异症是激素依赖性疾病，妊娠或使用性激素抑制排卵功能，可暂时阻止疾病发展。

2. 药物治疗　采用性激素抑制治疗使病人假孕或假绝经，已成为临床治疗内异症的常用方法，但停药后易复发。常用的药物有口服避孕药、达那唑、米非司酮、甲羟孕酮、孕三烯酮。遵医嘱按疗程用药，不可随意停药。

3. 手术治疗　**腹腔镜是目前手术治疗本病的主要手段**。适用于药物治疗不佳、病变加重、希望生育者。

4. 手术和药物联合治疗　术前3～6个月给予药物治疗，使病灶缩小、软化，有利于手术。

小结提示：内异症治疗的目的是减灭病灶，减轻和控制疼痛，尽早促进生育，预防和减少复发。

五、护理问题

①急性疼痛：与异位内膜出血刺激有关。②恐惧、焦虑：与疼痛、病程长、不孕、药物不良反应等有关。

六、护理措施

（一）一般护理　①告知病人疼痛的原因，使病人以积极的心态应对不适。②指导病人经期注意保暖、休息、进食热的流食以缓解疼痛。

（二）疾病护理　①病情观察：注意观察疼痛的程度、月经紊乱情况、药物治疗的效果及副作用。②指导病人正确用药，提高疗效。③做好手术病人的术前、术后护理，减少并发症发生。

七、健康教育

1. 加强疾病知识的教育，防止经血倒流，避免月经期做妇科检查、手术，及时治疗后倾子宫、阴道闭锁、宫颈狭窄等。药物治疗的病人月经恢复正常2～3个月后考虑受孕。对实施保守性手术治疗的病人，术后半年受孕。

2. 指导育龄妇女适龄婚育和正确使用药物避孕，减少子宫内膜异位症发生。

3. 嘱手术治疗后的患者定期随访，避免从事增加盆腔压力的活动。术后3个月内避免阴道冲洗和性生活。出现异常症状及时就诊。

单元测试题

1. 患者，女，40岁。继发痛经进行性加重，非月经期下腹痛，妇科检查：可触及较大囊肿，与子宫粘连。医生诊断为子宫内膜异位症。该患者最简便的诊断方法是　　　　　　　　　　　　　　　　　　　　　　　　　（　　）
   A. 宫腔检查　　　　B. CA125测定　　　　C. B超检查　　　　D. 阴道镜检查
   E. 腹腔镜检查

2. 异位子宫内膜最常侵犯的部位是　　　　　　　　　　　　　　　　　　　　　　　（　　）
   A. 直肠　　　　　　B. 膀胱　　　　　　　C. 卵巢　　　　　　D. 子宫骶韧带
   E. 子宫直肠陷凹

3. 子宫内膜异位症好发于　　　　　　　　　　　　　　　　　　　　　　　　　　　（　　）
   A. 女性初潮前　　　B. 使用性激素　　　　C. 生育年龄妇女　　D. 妊娠妇女
   E. 女性绝经后或切除卵巢后

4. 子宫内膜异位症确诊的最佳检查方法是　　　　　　　　　　　　　　　　　　　　（　　）
   A. 妇科检查　　　　B. 阴道超声　　　　　C. 腹腔镜检查　　　D. 腹部超声
   E. 子宫输卵管碘造影

5. 患者，女，38岁。进行性痛经10年，近2年发现右下腹有一逐渐增长的包块，经期有发热及性交痛。查体：阴道后穹隆有数个触痛小结节；子宫后位、固定、正常大小，双骶韧带增粗；子宫右后方有一12cm×10cm×10cm大小包块，触痛（+），可能的确诊是　　　　　　　　　　　　　　　　　　　　　　　　　　　　　　　　　　（　　）
   A. 陈旧性宫外孕　　B. 子宫腺肌症　　　　C. 炎性包块　　　　D. 子宫内膜异位症
   E. 子宫浆膜下肌瘤

6. 为了减轻伤口疼痛，子宫内膜异位症患者术后卧位应为　　　　　　　　　　　　　（　　）
   A. 半卧位　　　　　B. 去枕平卧位　　　　C. 头低足高位　　　D. 侧卧位
   E. 头高足低位

7. 子宫内膜异位症患者的典型症状是 （ ）
   A. 撕裂样疼痛　　　B. 转移性腹痛　　　C. 牵拉性疼痛　　　D. 脐周疼痛
   E. 继发性渐进性痛经
8. 患者,女,45岁。因"继发性痛经逐渐加重10年"就诊。双侧卵巢囊性增大,考虑为子宫内膜异位症。既能诊断又能治疗该疾病的最佳方法是 （ ）
   A. 双合诊　　　　　B. 三合诊　　　　　C. 腹腔镜　　　　　D. CA125
   E. 盆腔B超

第十七节　子宫脱垂病人的护理

子宫从正常位置沿着阴道下降,宫颈外口达到坐骨棘水平以下,甚至子宫全部脱出于阴道口以外,称为子宫脱垂。常伴有阴道前、后壁脱垂,临床以阴道前壁脱垂为多。

一、病因

分娩损伤为子宫脱垂的**主要病因**;产褥期过早进行体力劳动;长期腹压增加(慢性咳嗽、排便困难、超重负荷);盆底组织松弛。

二、临床表现

(一)症状　腰背酸痛及下坠感,肿物自阴道中脱出,分泌物增多,排便异常。

(二)体征　病人屏气增加腹压可见子宫脱出,并发有直肠膀胱膨出。以病人平卧用力向下屏气时子宫下降的程度,分为3度。

Ⅰ度:轻型,宫颈外口距处女膜缘≤4cm,未达到处女膜缘;重型,宫颈外口已达处女膜缘,在阴道口能见宫颈。

Ⅱ度:轻型,宫颈已脱出阴道口,宫体仍在阴道内;重型,宫颈或部分宫体已脱至阴道口外。

Ⅲ度:宫颈及宫体全部脱出阴道口外。

三、治疗要点

1. 保守治疗　适用于Ⅰ度轻型、不能耐受手术或需生育者。
2. 手术治疗　可选择阴道前后壁修补术、经阴道子宫全切术等。适用于保守治疗无效或Ⅱ、Ⅲ度,合并直肠阴道膨出者。

四、护理问题

①焦虑:与长期子宫脱垂影响正常工作、生活有关。②急性疼痛:与宫颈和阴道溃疡及子宫下垂牵拉韧带有关。③排便异常:与阴道前后壁脱出有关。

五、护理措施

(一)一般护理

1. 加强营养,增强体质,多卧床休息,勿长期蹲位、站立、过度负重或做超负荷动作。多食新鲜蔬菜,保持大便通畅,讲究外阴部卫生,预防泌尿生殖系感染。做好心理护理。
2. 保持外阴清洁、干燥,局部脱出组织每日用1:5000的高锰酸钾坐浴。**禁止使用酸性或碱性**等刺激性药液。
3. 会阴冲洗后嘱病人更换干净的棉质紧内裤,或用清洁丁字带,以有效地支托下垂的子宫。
4. 鼓励多饮水,多喝果汁,保持尿液呈酸性。
5. 及时就医并将脱出物还纳,避免长时间摩擦。不能还纳者需卧床休息,减少下地活动次数及时间。

(二)疾病护理

1. 使用子宫托病人的护理
   (1) 保持子宫托及阴道的清洁:子宫托应每天早上放入阴道,睡前取出消毒后备用。
   (2) 定期复查:上托后应于第1、3、6个月时到医院复查1次,以后每3~6个月到医院随访1次。
2. 手术前护理
   (1) 阴道准备:术前5天开始,Ⅰ度脱垂病人应用1:5000的高锰酸钾坐浴每日2次。
   (2) 胃肠准备:术前3天进无渣半流质饮食,并给予肠道抗生素;术前1天进流质,并行清洁灌肠。
   (3) 皮肤准备:常在术前1天进行,其范围上至耻骨联合上10cm,下包括外阴部、肛门周围、臀部及大腿内侧上1/2。
   (4) 术晨用消毒液行阴道和宫颈消毒。必要时宫颈涂甲紫。
3. 术后护理
   (1) **术后卧床7~10天,保留尿管3~5天**,按保留尿管常规护理。避免增加腹压的动作。
   (2) 注意观察阴道流血量及阴道分泌物和外阴伤口情况,防止感染的发生。
   (3) 遵医嘱禁食1天,高热量流质或无渣半流质1~2天,后改普食。
   (4) **术后取平卧位**,禁止半卧位。

六、健康教育

嘱患者术后休息3个月,避免重体力劳动半年,禁止性生活及盆浴;出院后1个月到门诊复查;加强围生期保健,避免带产和第二产程延长。产褥期内避免重体力劳动,防止生育过多、过密;指导患者适当锻炼,学会做盆底肌肉收缩与舒张的运动锻炼;积极治疗慢性咳嗽与习惯性便秘。

单元测试题

1. 子宫脱垂的首位致病因素是 （   ）
   A. 盆底组织松弛　　　B. 长期重体力劳动　　　C. 长期便秘　　　D. 慢性咳嗽
   E. 分娩损伤

2. 子宫体与子宫颈均脱出阴道口外,子宫脱垂的程度属于 （   ）
   A. Ⅰ度轻型　　　B. Ⅰ度重型　　　C. Ⅱ度轻型　　　D. Ⅱ度重型
   E. Ⅲ度

3. 患者,女,38岁,体检时发现子宫脱出,膀胱及直肠膨出。诊断为子宫脱垂,患者非常紧张,询问护士,护士告知与发生子宫脱垂无关的是 （   ）
   A. 多产
   B. 产后过早参加体力劳动
   C. 产伤
   D. 习惯性便秘
   E. 手取胎盘

4. 子宫Ⅱ度重型脱垂病人术后留置导尿时间,下列哪项正确 （   ）
   A. 3～5天　　　B. 4～6天　　　C. 5～7天　　　D. 7～9天
   E. 10～14天

（5～7题共用题干）

患者,女,38岁,孕2产1,2年前产钳分娩,长时间站立、下蹲后腰背酸痛有下坠感,清洗外阴可及一肿物。妇科检查:可看见宫颈已脱出阴道口,宫体仍在阴道内。

5. 诊断为子宫脱垂几度 （   ）
   A. 子宫脱垂Ⅲ度
   B. 子宫脱垂Ⅰ度重型
   C. 子宫脱垂Ⅱ度轻型
   D. 子宫脱垂Ⅱ度重型
   E. 子宫脱垂Ⅰ度轻型

6. 术后患者适宜的卧位为 （   ）
   A. 半坐位　　　B. 截石位　　　C. 平卧位　　　D. 侧卧位
   E. 俯卧位

7. 护士指导患者盆底肌肉组织锻炼的方法为（盆底肌肉锻炼对于子宫脱垂很有效） （   ）
   A. 下肢运动　　　B. 收缩肛门的运动　　　C. 仰卧起坐　　　D. 俯卧撑
   E. 上肢运动

8. 子宫颈外口距处女膜缘<4 cm为 （   ）
   A. 子宫脱垂Ⅰ度轻
   B. 子宫脱垂Ⅱ度轻
   C. 子宫脱垂Ⅰ度重
   D. 子宫脱垂Ⅱ度重
   E. 子宫脱垂Ⅲ度

9. 子宫脱垂是指宫颈外口达 （   ）
   A. 坐骨棘水平以上
   B. 坐骨棘水平以下
   C. 骶尾骨以下
   D. 坐骨结节水平以上
   E. 坐骨结节水平以下

10. 患者,女,42岁,孕4产3,诉阴道内有胀感。妇科检查:让患者排尿后平卧位向下屏气用力,发现宫颈外口在处女膜外缘,可回纳,诊断其子宫脱垂为 （   ）
    A. Ⅰ度轻型　　　B. Ⅱ度轻型　　　C. Ⅰ度重型　　　D. Ⅱ度重型
    E. Ⅲ度

11. 子宫脱垂患者使用子宫托的目的是 （   ）
    A. 有利于恢复盆底组织张力
    B. 使病人局部清洁
    C. 减轻病人痛苦
    D. 防止外阴部继发感染
    E. 手术治疗前的准备

12. 下列有关子宫脱垂的护理**错误**的是 （   ）
    A. 及时将脱出物回纳,避免过久的摩擦
    B. 保持外阴部的清洁、干燥
    C. 每日用酸性药液冲洗外阴
    D. 冲洗后嘱病人更换干净的棉质紧内裤
    E. 使用纸垫时需选择吸水性、透气性均佳的用品

13. 子宫脱垂病人的处理**错误**的是 （   ）
    A. 增加营养改善全身状况
    B. 使用子宫托

C. 积极治疗慢性咳嗽 D. 手术治疗
E. 反复增加腹压以加强盆底肌张力

14. 子宫脱垂病人的护理措施,下列哪项**错误** （ ）
 A. 可配合口服补中益气丸 B. 积极治疗慢性咳嗽
 C. 做好外阴清洁护理 D. 子宫托应每周取出清洗1次
 E. 加强营养,增强体质,指导做盆底肌肉锻炼

15. 预防子宫脱垂的措施哪项**错误** （ ）
 A. 产褥期尽早活动,以利于产后康复 C. 避免产后过早体力劳动及蹲位
 B. 提高接生技术,指导产后保健 D. 积极治疗慢性咳嗽及习惯性便秘
 E. 加强营养,适度锻炼,增强体质

16. 患者,女,50岁。G_3P_1。主诉腰骶部酸痛,有下坠感。妇检:患者平卧向下屏气用力时宫颈脱出阴道口,宫体仍在阴道内,其子宫脱垂为 （ ）
 A. Ⅰ度轻型 B. Ⅰ度重型 C. Ⅱ度轻型 D. Ⅱ度重型
 E. Ⅲ度

第十八节　急性乳腺炎病人的护理

急性乳腺炎是乳腺的急性化脓性感染,好发于产后3~4周。多见于产后哺乳的妇女,以初产妇多见。

一、病因
1. **乳汁淤积**　是急性乳腺炎最常见的原因。淤积的乳汁为细菌的生长繁殖提供了有利条件。
2. 细菌侵入　乳头破损或皲裂后细菌沿**淋巴管**入侵,这是感染的主要途径。急性乳腺炎主要致病菌为**金黄色葡萄球菌**,少数为化脓性链球菌。

小结提示:致病菌主要为金黄色葡萄球菌的疾病有:急性血源性骨髓炎、急性乳腺炎、疖、痈、手部感染、化脓性关节炎、急性细菌性心内膜炎、新生儿脐炎等。

二、临床表现
多发于产后哺乳期的初产妇,起病时常有全身中毒症状,初期症状为**患侧乳房局部红、肿胀、发热、疼痛**,体积增大。局部变硬,有压痛及搏动性疼痛。如果短期内局部变软,说明已有脓肿形成,需要切开引流。

三、辅助检查
①实验室检查:血白细胞计数及中性粒细胞比例均明显升高。②诊断性穿刺:用针刺获得脓性液体即可明确诊断。

四、治疗要点
1. 一般处理　**患侧乳房停止哺乳**,并排空乳汁,局部热敷或理疗以利于早期炎症消散;水肿明显者可用25%硫酸镁溶液湿热敷。
2. 抗生素的应用　选用青霉素治疗或用耐青霉素酶的**苯唑西林**等,或根据细菌培养结果调整抗生素。原则为早期、足量。
3. 中药治疗　服用蒲公英、野菊花等清热解毒类中药及用金黄散或鱼石脂软膏局部外敷。
4. 脓肿处理　脓肿形成后,主要治疗措施是及时切开引流。切口应循乳管方向**呈放射状,切至乳晕处止**;**乳晕部脓肿可沿乳晕边缘做弧形切口**;**深部脓肿**明确诊断后再在乳房下缘做**弓形切口**。为保证引流通畅,引流条应放在脓腔最低部位,必要时另加切口作对口引流。

五、护理问题
①焦虑:与担心乳腺炎症影响婴儿喂养有关。②体温过高:与炎症有关。③急性疼痛:与乳腺炎症引起胀痛有关。

六、护理措施
1. 一般护理　提供高蛋白、高热量、高维生素、低脂肪食物;养成良好的哺乳期卫生习惯,保持乳房清洁、勤更衣、定期沐浴。
2. 疾病护理　①病情观察:定时测量体温、脉搏、呼吸,了解血白细胞计数及分类变化。②防止乳汁淤积:**患侧暂停哺乳,定时用吸乳器吸空乳汁**。③促进局部血液循环:局部热敷或用宽松的胸罩托起两侧乳房,以减轻疼痛、促进血液循环。④对症处理:高热者,予以物理降温,必要时应用解热镇痛药物。⑤引流护理:脓肿切开后,保持引流通畅,及时更换敷料。

七、健康教育
1. **避免乳汁淤积**　告知病人这是预防的关键,每次哺乳之后应将剩余的乳汁吸空。
2. 保持清洁　每次哺乳前、后均需清洁乳头,以保持局部干燥和洁净。
3. 纠正乳头内陷　于妊娠期每天挤捏、提拉乳头。
4. 防治乳头、乳晕破损　可用**自身乳汁涂抹**,因其有抑菌、滋润、促表皮修复功能。一旦出现破损,应暂停哺乳,用吸乳器吸出乳汁哺育婴儿;局部用温水清洗后涂以抗生素软膏,待愈合后再行哺乳。

5. 养成良好的哺乳习惯　每次哺乳时让婴儿吸尽乳汁；如有淤积及时用吸乳器或手法按摩排空乳汁；避免婴儿养成含乳头睡眠的坏习惯；注意婴儿口腔卫生，及时治疗婴儿口腔炎症。

单元测试题

1. 乳房深部脓肿诊断依据是　　　　　　　　　　　　　　　　　　　　　　　　　　　　　　　　　　　　　（　　）
   A. 穿刺抽脓　　　　　B. 乳房胀痛　　　　　C. 局部波动感　　　　　D. 皮肤红肿
   E. 发热
2. 急性乳腺炎病因**不包括**　　　　　　　　　　　　　　　　　　　　　　　　　　　　　　　　　　　　　（　　）
   A. 乳头内陷　　　　　B. 乳房淋巴阻塞　　　C. 婴儿吸乳少　　　　　D. 乳管不通
   E. 乳汁过多
3. 患者，女，产后3周体温升高达39.4℃，右侧乳房疼痛，局部红肿，有波动感，最主要处理措施为（　　）
   A. 局部物理疗法　　　　　　　　　　　　　　B. 大剂量应用抗生素
   C. 局部用硫酸镁湿热敷　　　　　　　　　　　D. 托起患侧乳房
   E. 及时切开引流
4. 患者，女，27岁。于7月初顺产一健康女婴，为预防乳腺炎，护士对其健康教育中最关键的内容是（　　）
   A. 每次哺乳之后应将剩余的乳汁吸空　　　　　B. 保持乳头清洁
   C. 纠正乳头内陷　　　　　　　　　　　　　　D. 多饮水
   E. 注意婴儿口腔卫生

   （5～8题共用题干）
   患者，女，27岁，初产，产后30天出现右侧乳房肿胀、疼痛，伴畏寒、发热6小时。查血细胞计数：13.5×10^9/L。
5. 首先考虑的疾病是　　（　　）
   A. 乳房脓肿　　　　　B. 乳房纤维腺瘤　　　C. 乳房结核　　　　　　D. 急性乳腺炎
   E. 乳腺囊性增生病
6. 主要致病菌是　　（　　）
   A. 溶血性链球菌　　　B. 金黄色葡萄球菌　　C. 铜绿假单胞菌　　　　D. 厌氧菌
   E. 大肠埃希菌
7. 患者1天后疼痛加重，右乳房外上象限可触及波动感，此时可能是　　　　　　　　　　　　　　　　　　（　　）
   A. 急性乳腺炎　　　　B. 乳腺癌　　　　　　C. 乳管内乳头状瘤　　　D. 乳房脓肿
   E. 乳房结核
8. 此时首选处理措施是　　　　　　　　　　　　　　　　　　　　　　　　　　　　　　　　　　　　　　（　　）
   A. 物理降温　　　　　B. 切开引流　　　　　C. 应用抗生素　　　　　D. 局部热敷
   E. 停止患侧乳房哺乳
9. 急性乳腺炎最主要的病因是　　　　　　　　　　　　　　　　　　　　　　　　　　　　　　　　　　　（　　）
   A. 乳汁淤积　　　　　B. 细菌入侵　　　　　C. 雌激素减少　　　　　D. 乳头破损
   E. 免疫力下降
10. 急性乳腺炎多发生于　　　　　　　　　　　　　　　　　　　　　　　　　　　　　　　　　　　　　（　　）
    A. 妊娠中期　　　　　B. 月经期　　　　　　C. 妊娠早期　　　　　　D. 围绝经期
    E. 产后3～4周初产哺乳期妇女
11. 急性乳腺炎细菌侵入的主要途径是　　　　　　　　　　　　　　　　　　　　　　　　　　　　　　　（　　）
    A. 周围皮肤炎症蔓延　B. 乳晕皮肤　　　　　C. 淋巴系统　　　　　　D. 血液系统
    E. 破损乳头皮肤
12. 急性乳腺炎患者最初的临床症状是　　　　　　　　　　　　　　　　　　　　　　　　　　　　　　　（　　）
    A. 脓肿形成　　　　　　　　　　　　　　　　B. 同侧腋窝淋巴结肿大
    C. 乳头溢液　　　　　　　　　　　　　　　　D. 乳房肿胀、疼痛
    E. 高热、寒战
13. 急性乳腺炎的预防措施中，**不正确**的是　　　　　　　　　　　　　　　　　　　　　　　　　　　　（　　）
    A. 从妊娠期开始，保持乳头清洁　　　　　　　B. 纠正乳头过小
    C. 正确哺乳　　　　　　　　　　　　　　　　D. 乳头涂抗生素软膏
    E. 乳头损伤后暂停哺乳
14. 下列有关乳腺脓肿的处理措施，**错误**的是　　　　　　　　　　　　　　　　　　　　　　　　　　　（　　）
    A. 乳晕脓肿可沿乳晕做弧形切口　　　　　　　B. 切口应呈放射状至乳晕
    C. 及时切开引流　　　　　　　　　　　　　　D. 深部脓肿可在超声下定位穿刺
    E. 深部脓肿明确诊断后应在乳房下缘做弧形切口

15. 患者,女,28岁,足月顺产后出院。为预防乳腺炎,护士对其进行健康教育时,最关键的内容是 （ ）
    A. 保持乳头清洁　　　　　　　　　B. 婴儿睡觉时不含乳头
    C. 防止乳头破裂　　　　　　　　　D. 避免乳汁淤积
    E. 养成良好的哺乳习惯
16. 关于急性乳腺炎的早期护理,不妥的是 （ ）
    A. 患侧暂停哺乳　　B. 抬高乳房　　C. 吸净积乳　　D. 及早断乳
    E. 局部热敷
17. 初产妇,顺产后第4天,新生儿采用母乳喂养。产妇诉乳房肿胀,乳汁排出不畅。首先应采取的措施是 （ ）
    A. 芒硝外敷乳房　　B. 生麦芽煎服　　C. 新生儿多吮吸　　D. 冷敷乳房
    E. 口服己烯雌酚

第十四章 精神障碍病人的护理

精神障碍是指在生物、心理和社会因素影响下,导致大脑功能失调,出现各种精神活动紊乱的症状,表现为认知、情感和行为等方面的异常,可伴有痛苦体验和(或)不同程度的社会功能损害,如生活、工作、学习、人际交往与沟通。

第一节 精神障碍症状学

一、概述

异常的精神活动通过人的外显行为如语言、表情、行为等表现出来,称之为**精神症状**。精神症状具有以下**特点**:①症状出现不受患者意识的控制。②症状一旦出现难以令其消失。③症状的内容与周围客观环境不相称。④症状会给病人带来不同程度的社会功能损害。⑤症状出现多伴有痛苦体验。

二、常见精神症状

(一)感觉障碍 感觉是客观事物作用于感觉器官而被认知的初级阶段,是人脑对客观事物个别属性的简单反应。

1. 感觉过敏 对外界一般强度的**刺激感受性增高**,如感到阳光特别刺眼,声音特别刺耳,轻微的触摸皮肤感到疼痛难忍等。多见于神经症、更年期综合征等。

2. 感觉减退 对外界一般刺激的**感受性减低**,感觉阈值增高,病人对强烈的刺激感觉轻微或完全不能感知。可见于抑郁状态、木僵状态和意识障碍等。

3. 内感性不适(体感异常) 指躯体内部产生的各种不舒适和(或)难以忍受的异样感觉。如牵拉、挤压、游走、蚁爬感等。**性质难以描述,没有明确的定位**,可继发疑病观念,多见于神经症、精神分裂症、抑郁状态等。

(二)知觉障碍

1. 错觉 是对客观事物歪曲的知觉。以错听和错视多见。如将地上1条绳索看成1条蛇。多见于感染、中毒因素等导致意识障碍时出现。也可见于精神分裂症等。杯弓蛇影、草木皆兵、风声鹤唳为错觉的典型例子。

2. 幻觉 是指**在没有客观事物刺激感觉器官时而出现的虚幻的知觉体验**。幻觉是临床上最常见和最重要的精神障碍症状,常与妄想伴随。幻觉分为幻听、幻视、幻嗅、幻味、幻触和内脏性幻觉等。多见于精神分裂症。

(1)幻听:**最常见**,病人可听到单调的或嘈杂的声音。对精神分裂症的诊断最有价值的是**言语性幻听**,其内容通常是对患者的命令、赞扬、辱骂或斥责,患者常为之苦恼和不安,并产生拒食、自伤或伤人行为。其中**评论性幻听、议论性幻听和命令性幻听为诊断精神分裂症的重要症状**。非言语性幻听属于原始性幻听,有机器轰鸣声、流水声、鸟叫声等。幻听的内容是病人心里想的事,且病人体验到自己的思想同时变成了言语声,自己和他人均能听到,称为**思维化声(思维鸣响)**。多见于精神分裂症。

(2)内脏性幻觉:是患者**对躯体内部某一部位或某一脏器的异常知觉体验**,如感到肠扭转、肺扇动、肝破裂、心脏穿孔、腹腔内有虫爬行等。多见于精神分裂症及抑郁症。

小结提示:按幻觉体验的来源分为真性幻觉和假性幻觉。①真性幻觉:患者体验到的幻觉形象鲜明,如同外界客观事物形象一样,**存在于外部客观空间**,是通过**感觉器官而获得的**。②假性幻觉:**产生于患者主观空间**如脑内、体内幻觉,其形象不够清晰、不够鲜明生动、缺少真性幻觉的那种客观现实性与形象完整性,但患者却坚信不疑。假性幻觉**不是通过感觉器官而获得**。

3. 感知综合障碍 指患者对客观事物**整体的感知是正确的**,但对这一事物的某些个别属性,如形状、大小、位置、距离及颜色等的**感知与实际情况不符**。对周围事物缺乏真实感,感到自己整个躯体或一部分发生变化等。

小结提示:如病人感觉自己眼睛一大一小,大的如鸡蛋,小的如绿豆。即为感知综合障碍,患者对客观事物能感知,但对个别属性产生错觉,常见于癫痫、精神分裂症及抑郁症等。

(三)思维障碍 主要包括思维形式障碍和思维内容障碍。

1. 思维形式障碍 包括联想过程障碍、思维逻辑障碍和异己体验。

(1)联想过程障碍

1)**思维奔逸**(联想奔逸):指联想速度加快、数量增多、内容丰富生动。患者表现健谈,说话滔滔不绝,出口成章。自述脑子反应快,特别灵活,好像机器加了"润滑油";思维敏捷,概念一个接一个地不断涌现出来,**说话的主题极易随环境而改变**(随境转移)。多见于躁狂症、精神分裂症和器质性精神障碍。

2)**思维迟缓**(联想抑制):指联想速度减慢、联想数量的减少和联想困难。患者表现**言语缓慢、言语减少、声音低、反应迟缓,但思维内容并不荒谬,能够正确反映现实**。患者自觉"脑子不灵了"、"脑子迟钝了",多见于抑郁症、精神分裂症、痴呆症。

3)**思维贫乏**:指联想数量减少,概念与词汇贫乏,脑子空洞无物。患者表现为**沉默少语,答话时内容大致切题,但单调空洞或词穷句短**,常回答"不知道"、"什么也没想"。见于精神分裂症等。

4)**思维散漫**:指思维的目的性、连贯性和逻辑性障碍。患者说话**东拉西扯,对问话的回答不切题**,以致检查者感到交流困难,严重时发展为思维破裂。多见于精神分裂症。

5) **思维破裂**:指概念之间联想的断裂,建立联想的各种概念内容之间缺乏内在联系。表现为患者的言语或书写内容的句子之间含义互不相关,**变成语句堆积**,令人不能理解。严重时,**言语支离破碎,成了语词杂拌**,多见于精神分裂症。

6) **病理性赘述**:病人讲话啰嗦,抓不住重点,不必要的细节和无关的枝节太多,以致掩盖了主要内容。多见于痴呆、癫痫和其他脑器质性精神障碍。

(2) 思维逻辑障碍

1) **象征性思维**:属于概念转换。**以无关的具体概念或行动代表某一抽象概念,不经患者解释,旁人无法理解**。如某患者经常反穿衣服,以表示自己为"表里合一、心地坦白",常见于精神分裂症。

小结提示:如精神病人吃骨头,说是**硬骨头精神**,拿头撞汽车的轮胎说是**投胎**,这都属于象征性思维。

2) **语词新作**:指概念的融合、浓缩以及无关概念的拼凑。**患者自创一些新的符号、图形、文字或语言并表达一种离奇的概念。不经患者本人解释,别人难以弄清其含义**。多见于青春期精神分裂症。

3) **逻辑倒错性思维**:推理缺乏逻辑性,既无前提也无根据,或因果倒置,推理离奇古怪,不可理解。如一患者说:"因为电脑感染了病毒,所以我要死了"。见于精神分裂症等。

(3) 异己体验

1) **思维中断**:患者在意识清晰的情况下,谈话中思路突然中断,思维变成空白,停顿片刻再开口时已经换成另一个全新的主题。见于精神分裂症等。

2) **强制性思维**:又称思维云集,指患者头脑中**出现了大量的不属于自己的想法,这些想法不受患者意愿的支配**,强制**性地在大脑中涌现**,好像在神奇的外力作用下别人思想在自己脑中运行。多见于精神分裂症等。

3) **思维被揭露感或被洞悉感**:患者认为其内心所想的事,**虽然从未对外讲过,却早就被人知道了**,究竟别人是如何知道的则不一定能描述清楚。该症状对诊断**精神分裂症**具有重要意义。

小结提示:①**思维化声(思维鸣响)**是指自己的思想变成了**言语声**,而且**自己和他人均能听到**,多见于**精神分裂症**;②**思维被洞悉感**是指**自己的思想未表达别人已知道了**。

2. 思维内容障碍   思维内容障碍即**妄想**,是在精神病态基础上,由逻辑推理和判断的歪曲所致的一种病理性的歪曲**信念**,主要特征有:①患者意识清醒,思维内容与事实不符,没有客观现实依据,但患者坚信不疑。②妄想内容均涉及患者本人,总是与个人利害有关。③妄想具有个人独特性,妄想内容因文化背景和个人经历有所异异,但常有浓厚的时代色彩。

(1) **被害妄想**:是最常见的妄想。患者**无中生有地坚信周围某些人或某些集团对病人进行打击、陷害、谋害、破坏**等不利的活动。是精神分裂常见的症状。

(2) **关系妄想**:患者**认为环境中与他无关的事物都与他有关**。如认为周围人的谈话是在议论他,别人吐痰是在蔑视他,人们一举一动都与他有一定关系。常与被害妄想同时存在,见于精神分裂症。

(3) **物理影响妄想**:又称被控制感。患者觉得他自己的**思想、情感或意志行为受到某种外界力量**,如电波、超声波,或某种先进仪器的**控制而不能自主**。如患者觉得自己的大脑已被电脑控制,自己已是机器人。**是精神分裂症的特征性症状**。

(4) **夸大妄想**:指自我夸耀和自视过高的妄想,才智、容貌、体力、财富、名誉、权势和血统等都可以是夸大的内容。

(5) **罪恶妄想**:又称自罪妄想。病人毫无根据地坚信自己犯了严重错误、**不可宽恕的罪恶**,应受严厉的惩罚,要求劳动改造以赎罪。

(6) **疑病妄想**:患者毫无根据地坚信自己患了某种严重躯体疾病或不治之症,因而到处求医,即使通过一系列详细检查和多次反复的医学验证都不能纠正。

(7) **钟情妄想**:患者**坚信自己被异性钟情**。常见于年轻女性精神分裂症患者。

(8) **嫉妒妄想**:患者**无中生有地坚信自己的配偶对自己不忠实,另有外遇**。见于精神分裂症。

小结提示:妄想分为原发性妄想和继发性妄想。**原发性妄想**是突然发生,与患者当时的心理活动和所处环境毫无关系,一旦出现即绝对确信,是精神分裂症的**特征性表现**。**继发性妄想**是在幻觉、情绪低落或高涨、恐惧等其他病理体验的基础上发展起来的妄想,可见于多种精神疾病。

(四) 情感障碍

1. **情感高涨**   情感活动明显增强,表现为与**环境不相符的自我感觉良好,过分地兴高采烈**、喜笑颜开,眉飞色舞。常见于躁狂症。

2. **欣快**   患者经常面带微笑,似乎十分满意和幸福愉快,但说不清高兴的原因,表情单调刻板,难以引起周围的共鸣,给人以痴笑的感觉。

3. **情感低落**   患者情绪低沉,**整日忧心忡忡**,愁眉不展,**唉声叹气**,重则忧郁沮丧,悲观绝望,感到自己一无是处,以致生趣索然,大有"度日如年"、"生不如死"之感,甚至出现自杀观念和自杀企图。情感低落是**抑郁症的主要症状**。

4. **焦虑**   在缺乏相应的客观因素情况下,**患者表现为顾虑重重**、紧张、恐惧、搓手顿足,似有大祸临头,惶惶不可终日,伴有心悸、出汗、手抖、尿频等自主神经功能紊乱症状。多见于焦虑症、恐惧症及更年期精神障碍。

5. **情感淡漠**   患者**对外界任何刺激均缺乏相应情感反应**。即使一般能引起的极大悲伤或高度愉快的事件,如生离死别、久别重逢等也泰然处之,无动于衷。可见于单纯型及慢性精神分裂症。

第十四章 精神障碍病人的护理

6. **情感爆发** 这是一种<u>在精神因素作用下突然发作的、爆发性的情感障碍</u>。患者表现哭笑无常、叫喊吵骂、打人毁物等,有时捶胸顿足、手舞足蹈、狂笑不已,有时则又满地打滚,整个过程显得杂乱无章。

7. **情感倒错** 患者的情感反应与当时处境和思维内容不相称或相反。如亲人死亡时不悲反喜,遇高兴事反而痛哭沉涕等。见于精神分裂症。

8. **易激惹** 是一个相当常见的情绪症状。表现为耐受性降低,极易因小事而引起较强烈的情感反应,持续时间一般较短。

小结提示:精神分裂症患者的易激惹,常常无故发生,来去匆匆,事后像什么也没发生一样;躁狂症患者的易激惹,一般事出有因,愤怒可持续相当久,往往伴有冲动行为;神经症患者的易激惹,则常表现为极力控制、发怒及后悔。

(五)意志障碍

1. **意志增强** 指意志活动增多。在病态情感或妄想的支配下,患者可以持续坚持某些行为,表现出极大的顽固性。

2. **意志减退** 指意志活动的减少。患者在日常生活中缺乏主动性的要求与行动,对周围一切事物无兴趣以致意志消沉,对今后没有打算。整日呆坐或卧床不起,严重时日常生活都懒于料理。常与思维迟缓、情感低落同时存在,见于精神分裂症和抑郁症。

3. **意志缺乏** 指意志活动缺乏。表现为对任何活动都缺乏动机、要求,常伴有思维贫乏和情感淡漠,多见于精神分裂症晚期及痴呆。

4. **木僵** 指动作行为和言语活动的完全抑制或减少,并经常保持一种固定姿势。严重的木僵,患者可<u>不语、不动、不食</u>、面部表情固定,大小便潴留,对刺激缺乏反应。如不予治疗,可维持很长时间。轻微的木僵可见于严重的抑郁症、反应性精神障碍及脑器质性精神障碍。严重的木僵见于精神分裂症。

5. **蜡样屈曲症** 在木僵的基础上出现,<u>患者的肢体任人摆布,即使是不舒服的姿势</u>,也较长时间似蜡塑一样维持不动。如将患者头部抬高似枕着枕头的姿势,患者的头部也不动,可维持很长时间不落下,称之为"<u>空中枕头</u>"。见于精神分裂症紧张型。

(六)**自知力** 自知力又称领悟力或内省力,是指患者对自己精神病认识和判断能力。<u>自知力缺乏是精神病特有的表现</u>。精神病人一般均有不同程度的自知力缺失,他们不认为有病,更不承认有精神病,因而拒绝治疗。<u>自知力完整是精神病病情痊愈的重要指标之一</u>。

单元测试题

1. 错觉是指 ( )
   A. 对已知的事物有未经历的陌生
   B. 没有客观事物作用于感官时出现的知觉体验
   C. 对从未经历过的事物有熟悉感
   D. 对客观事物歪曲的知觉
   E. 对客观事物部分属性产生了错误知觉感

2. 患者,男,8岁。高热时,将门后的衣服看成是人。此症状是(杯弓蛇影、草木皆兵、风声鹤唳均是一种错觉) ( )
   A. 幻觉 B. 错觉 C. 虚构 D. 错构
   E. 感知综合障碍

3. 患者,女,80岁,无明显诱因出现精神失常,表现能凭空听到已故的亲人呼唤他,叫他也随他们而去,称自己走到哪里那些已故的亲人都跟着他 ( )
   A. 歪曲的感觉 B. 歪曲的知觉 C. 虚幻的感觉 D. 虚幻的知觉
   E. 正常人没有的知觉

4. 患者,女,36岁,每日静坐于窗前,时而面露微笑,时而双手捂耳,面露惊恐。此症状是 ( )
   A. 幻听 B. 幻视 C. 错觉 D. 被害妄想
   E. 感知综合障碍

5. 听幻觉最常见于 ( )
   A. 睡眠障碍 B. 精神分裂症 C. 抑郁症 D. 强迫症
   E. 焦虑症

6. 患者,女,20岁,一个人独自坐着,侧耳倾听,随后开始点头并自语。此人最可能产生了 ( )
   A. 幻觉 B. 错觉 C. 思维奔逸 D. 妄想
   E. 感觉过敏

7. 某运动员,近来越来越易激惹,情绪不稳,曾两次殴打对手被罚。且他常闻到一股臭鸡蛋味,感觉"在梦里一样",而且常破口大骂。此现象称为 ( )
   A. 错觉 B. 想象 C. 错构 D. 虚构
   E. 嗅幻觉

8. 患者,女,30岁。自述经常看到窗外有人注视她,此症状为真性幻觉。真性幻觉和假性幻觉的区别是 ( )
   A. 二者均缺乏客观刺激
   B. 二者的来源和感知方式不同
   C. 二者感知的内容模糊不清
   D. 二者均是对客观事物的错误感受

E. 二者均是对客观事物的胡思乱想

9. 患者,男,35岁。每天将毛毯叠在被子上,然后把枕头放在毛毯上,以表示家庭团结;每天把衣服泡在大水缸中,解释说要洗刷自己的耻辱。此症状是 ( )
   A. 关系妄想　　　　　B. 假性痴呆　　　　　C. 离奇行为　　　　　D. 病理性象征性思维
   E. 强迫行为

10. 患者,女,18岁,某日照镜子时感觉自己眼睛一大一小,大的如鸡蛋,小的如绿豆。此症状属于 ( )
    A. 错觉　　　　　　B. 视幻觉　　　　　C. 运动性幻觉　　　　D. 意识混浊
    E. 感知综合障碍

11. 患者,女,26岁。述脑子反应快。特别灵活,好像机器加了"润滑油",思维敏捷,概念一个接一个地不断涌现出来,说话的主题极易随环境而改变(随境转移)。可能患有(思维奔逸多见于躁狂症) ( )
    A. 躁狂症　　　　　B. 疑病症　　　　　C. 神经衰弱　　　　　D. 精神分裂症
    E. 精神发育迟滞

12. 思维迟缓属于 ( )
    A. 癔症的典型症状　　　　　　　　　　　B. 强迫症的典型症状
    C. 抑郁症的典型症状　　　　　　　　　　D. 阿尔茨海默病的典型症状
    E. 精神分裂症的典型症状

13. 患者,女,40岁,思维散乱,推理荒谬,话意互不联系,言语支离破碎,令人莫名其妙。此症状为 ( )
    A. 思维奔逸　　　　B. 思维中断　　　　C. 思维破裂　　　　D. 思维贫乏
    E. 强制性思维

14. 思维联想过程障碍**不包括** ( )
    A. 思维奔逸　　　　B. 思维破裂　　　　C. 思维贫乏　　　　D. 语词新作
    E. 病理性赘述

15. 患者,女,一看到男性即不能自控地想是否要和他谈恋爱、结婚,明知不对也无法自控。这种症状是 ( )
    A. 见人恐怖　　　　B. 钟情妄想　　　　C. 强迫观念　　　　D. 焦虑状态
    E. 孤独状态

16. 轻微地触摸皮肤感到疼痛难忍属于 ( )
    A. 幻觉　　　　　　B. 错觉　　　　　　C. 内感性不适　　　　D. 感觉减退
    E. 感觉过敏

17. 患者,男,21岁。几个月来多次站在马路上撞向疾驰的汽车,口中念念有词:"投胎,投胎"。该症状是 ( )
    A. 幻想　　　　　　B. 逻辑倒错性思维　　C. 空想　　　　　　D. 迷信
    E. 病理性象征性思维

18. 男,22岁。曾与一位学生闹过矛盾,该同学就说以后出门小心点。从那以后,该患者感觉经常有人跟踪他,感觉有人在用一种高科技无线电波控制他的一举一动。他说:"这种电波是新发明,可以控制每个人,并让我头痛,全身不舒适"。此症状是(患者认为某种特殊的仪器、电波、电子计算机或一种莫名其妙的力量在控制自己为**物理影响妄想**) ( )
    A. 夸大妄想　　　　B. 疑病妄想　　　　C. 被害妄想　　　　D. 关系妄想
    E. 物理影响妄想

19. 患者,男,20岁。头脑中涌现大量不是自己的思维,且不能控制和摆脱,患者痛苦不堪。此症状是 ( )
    A. 强迫观念　　　　B. 被动体验　　　　C. 思维被插入　　　　D. 强制性思维
    E. 物理影响妄想

20. 患者,男,40岁,发病后认为同事倒土豆是要他滚蛋,别人谈摇头电风扇是说他立场不稳。此患者的症状属于 ( )
    A. 关系妄想　　　　B. 影响妄想　　　　C. 强迫观念　　　　D. 象征性思维
    E. 言语性听幻觉

21. 患者,男,59岁。口中常常喃喃自语"我该死,我该死",每晚席地而卧,上盖一破单被。此患者的症状属于 ( )
    A. 被害妄想　　　　B. 嫉妒妄想　　　　C. 罪恶妄想　　　　D. 夸大妄想
    E. 物理影响妄想

22. 患者,男,36岁,一日起床后,悄声外出关门,即从窗缝中窥视尚在熟睡中的妻子,良久不动,旁人问其所为,其回答正在监视老婆是否与人有不轨行为。此患者的症状属于 ( )
    A. 关系妄想　　　　B. 夸大妄想　　　　C. 嫉妒妄想　　　　D. 被害妄想
    E. 物理影响妄想

23. 患者,男,46岁,上班乘坐公交车时总是担心会出现危险,尤其是车厢内人员拥挤的时候,症状加重,出现心悸、头晕、出汗、发抖、胸闷,好像透不过气来。该症状为 ( )
    A. 症状为外部力量强加的　　　　　　　　B. 症状产生无明确客观对象

C. 症状产生于某一客观对象　　　　　　　　D. 症状源于自己的主观体验
E. 症状不受自己主观意愿控制

24. 某患者近 2 年来总感到肚子里有虫爬,很不舒服,但说不出具体的部位。此症状为 （　　）
    A. 感觉减退　　　　B. 幻触　　　　C. 感知综合障碍　　　　D. 内感性不适
    E. 错觉

25. 患者,男,25 岁,教师,近半年来对亲友不打招呼,对周围事情缺乏兴趣,整日呆坐,或和衣而卧,最可能症状是 （　　）
    A. 痴呆　　　　B. 嗜睡　　　　C. 情感淡漠　　　　D. 昏迷
    E. 木僵

(26~27 题共用题干)

患者,男,19 岁,突然动作显著缓慢,整天卧床,不起来吃饭,也不上厕所,叫他、推他均无反应,表情呆板。

26. 该患者的症状是 （　　）
    A. 违拗症　　　　B. 缄默状态　　　　C. 木僵状态　　　　D. 意志减退
    E. 兴趣减退

27. 护理该患者时最应注意的是 （　　）
    A. 保证患者安全　　　　B. 保证足够入量　　　　C. 做好基础护理　　　　D. 关心体贴患者
    E. 给予正性鼓励

28. 将患者头部抬高摆成似枕着枕头状,放手后患者头部不动可维持很长时间。该症状是 （　　）
    A. 空气枕头　　　　B. 作态　　　　C. 违拗症　　　　D. 刻板动作
    E. 蜡样屈曲

29. 下列感知觉障碍中对精神分裂症的诊断最有价值的是 （　　）
    A. 心因性幻觉　　　　B. 内感性不适　　　　C. 言语性幻听　　　　D. 幻想性错觉
    E. 感觉过敏

30. 空气枕头属于("蜡样屈曲"这一症状最常见于**精神分裂症**) （　　）
    A. 作态　　　　B. 意志坚强　　　　C. 蜡样屈曲　　　　D. 违拗
    E. 模仿动作

31. 对精神症状最关键的检查内容是 （　　）
    A. 明确症状的发作地点　　　　　　B. 明确症状发作的诱因
    C. 明确症状的性质　　　　　　　　D. 关注患者的反应
    E. 与患者讨论症状的真实性

32. 患者,女,52 岁,近日因脱落几根头发而认为自己患上不治之症,并四处求医。此症状是 （　　）
    A. 疑病妄想　　　　B. 抑郁症　　　　C. 癔症　　　　D. 嫉妒妄想
    E. 焦虑症

33. 患者,男,34 岁。医生问患者:"你今年多大了",患者答道:"三十三,三月初三生,三月桃花开,开花结果给猴吃,我是属猴的。"你认为该患者是 （　　）
    A. 思维插入　　　　B. 语词新作　　　　C. 思维奔逸　　　　D. 强制性思维
    E. 病理性象征性思维

34. 患者,男,25 岁。最近数月一直听到别人告诉他"有人要抓他",并称:"家中有摄像机、窃听器,马路上有人跟踪,自己完全被控制了,无处可逃"。你认为这是什么症状 （　　）
    A. 被害妄想　　　　B. 影响妄想　　　　C. 幻觉　　　　D. 思维散漫
    E. 错觉

35. 患者,女,26 岁,自我感觉良好,说话时表情丰富、眉飞色舞,情感夸张,富有感染力,此症状是 （　　）
    A. 情感高涨　　　　B. 焦虑　　　　C. 情绪不稳　　　　D. 易激怒
    E. 病理性激情

36. 患者,男,32 岁。患有精神分裂症,伴有罪恶妄想,坚信自己有罪不配吃饭,护士有效的护理方法是 （　　）
    A. 单独进食　　　　B. 将饭菜拌杂　　　　C. 鼻饲　　　　D. 喂食
    E. 其他患者先品尝后再进食

(37~38 题共用题干)

患者,女,20 岁。因一男老师找其提问而坚信老师深爱上了她,虽然对方明确表示绝无此意,患者仍然坚信只是在考验她罢了。

37. 该患者的症状是 （　　）
    A. 强迫行为　　　　B. 钟情妄想　　　　C. 关系妄想　　　　D. 强迫观念
    E. 物理影响妄想

38. 此症状属于 （　　）

A. 知觉障碍　　　　　　B. 感觉障碍　　　　　　C. 思维形式障碍　　　　D. 思维逻辑障碍
E. 思维内容障碍

(39~40题共用题干)

患者,女,26岁,患者告诉护士,她在独处时总是听到耳边有人说:"你快去死、不许吃饭"

39. 此时患者最易出现的危险行为是 ( )
　　A. 冲动行为　　　　　　B. 大声喊叫　　　　　　C. 不动,静静地听　　　　D. 出走行为
　　E. 自伤、自杀行为

40. 护士应采取的有效措施是 ( )
　　A. 报告医生　　　　　　B. 任其自由活动　　　　C. 专人护理　　　　　　D. 隔离
　　E. 将患者用约束带约束

(41~44题共用题干)

患者,男,38岁。1周来不吃饭,只喝水,说有人跟他说某某要害死他,饭里有毒,并要求家人陪同去派出所报案

41. 该患者的精神症状是(最常见的幻觉是幻听) ( )
　　A. 幻听　　　　　　　　B. 错觉　　　　　　　　C. 被害妄想　　　　　　D. 感觉过敏
　　E. 神经性厌食

42. 其症状属于 ( )
　　A. 感觉障碍　　　　　　B. 知觉障碍　　　　　　C. 情感障碍　　　　　　D. 意志障碍
　　E. 行为障碍

43. 该患者还可能存在(精神病特有的表现是自知力缺乏) ( )
　　A. 思维贫乏　　　　　　B. 情绪麻痹　　　　　　C. 思维奔逸　　　　　　D. 思维破裂
　　E. 自知力缺乏

44. 患者入院后护士最基础的评估是 ( )
　　A. 有无自杀行为　　　　　　　　　　　　　　　B. 有无躯体感染
　　C. 有无外伤史　　　　　　　　　　　　　　　　D. 基本生理需要是否满足
　　E. 精神症状的严重程度

45. 下列**不**属于精神症状的共同特点的是 ( )
　　A. 症状的消失不能自控　　　　　　　　　　　　B. 症状出现后难以通过主观努力令其消失
　　C. 症状出现后均不伴有痛苦体验　　　　　　　　D. 症状的表现形式和内容明显与周围客观环境不相符
　　E. 症状均带来不同程度的社会功能损害

46. 下列关于幻觉的概念正确的是 ( )
　　A. 对客观事物的错误感受　　　　　　　　　　　B. 缺乏相应的客观刺激时的感知体验
　　C. 对客观事物的妄想　　　　　　　　　　　　　D. 缺乏客观刺激时的正确的体验
　　E. 客观刺激作用于感觉器官的感知体验

47. 患者,女,27岁,近2个月来经常称自己肚子里面能听到过去听过交响乐和喜欢的歌曲。该病人症状最可能是( )
　　A. 假性幻觉　　　　　　B. 内脏性幻觉　　　　　C. 真性幻觉　　　　　　D. 妄想性回忆
　　E. 心因性幻觉

48. 患者,女,27岁,1年多来为"唱歌的敲门声"困扰。一听到有人敲门的声响,就同时听到有人在唱歌,而敲门声停,同时歌声也停了。该病人最可能的症状是 ( )
　　A. 错觉　　　　　　　　B. 功能性幻听　　　　　C. 被害妄想　　　　　　D. 内脏性幻觉
　　E. 联想障碍

49. 临床特征表现为病人对护士的问题只会回答"是"或"否",不能进行一步的描述。这种症状最可能是 ( )
　　A. 思维破裂　　　　　　B. 思维中断　　　　　　C. 思维贫乏　　　　　　D. 思维扩散
　　E. 思维迟缓

50. 病人的临床表现特征为:与护士交谈时非常认真形象地诉说内容,但是病房的护士们都不明白他要说的问题是什么。这种症状最可能是 ( )
　　A. 思维被夺取　　　　　B. 情感淡漠　　　　　　C. 思维缺乏　　　　　　D. 思维散漫
　　E. 情感不协调

51. 患者,女,34岁,一直回想才发生的事。例如刚出门上班,就想:从家里是怎么挑选外套的,怎么关煤气的,怎么锁门的,怎么下楼的,在哪里等公共汽车的,在哪站下的等等。如果这时手机响而中断回想,等接完电话脑内又会重新想一遍,反复如此。该病人的症状最可能是 ( )
　　A. 逻辑倒错　　　　　　B. 妄想性回忆　　　　　C. 强迫性怀疑　　　　　D. 强迫性回忆
　　E. 强迫性穷思竭虑

52. 患者,女,17岁,正在背诵课文,拿着铅笔写字时,当时就想这个铅笔为什么叫铅笔,为什么不叫铁笔,或铅竹,而手里

拿的课本为什么叫书,为什么不叫笔等。该病人的症状最可能是 ( )
- A. 关系妄想
- B. 妄想性回忆
- C. 强迫性怀疑
- D. 强迫性回忆
- E. 强迫性穷思竭虑

53. 患者,男,27岁。住单身公寓。近几个月来总觉得自己家里有小偷来过,每次回家要将所有的门窗检查数遍,然后将所有的贵重物品清点数目,查所有的地面有无脚印。虽然自己心里觉得没有必要,但是无法控制。该病人的症状最可能是 ( )
- A. 强迫怀疑
- B. 疑病妄想
- C. 被害妄想
- D. 人格解体
- E. 强迫性穷思竭虑

54. 患者,女,31岁,半年多来一直不用毛巾洗脸和沐浴,认为会磨损毛巾的表面,因此一直只用水直接冲洗也从不擦干。该病人很可能为 ( )
- A. 联想障碍
- B. 原发性妄想
- C. 思维内容障碍
- D. 思维散漫
- E. 思维逻辑障碍

55. 患者,男,35岁,拒食5天,理由是:"植物经过亿万年后出现了动物,而人是由动物逐渐进化而来,因此不论是吃动物还是植物都等于吃自己,所以我只能饮水"。该患者的症状最可能是 ( )
- A. 诡辩性思维
- B. 智能障碍
- C. 强迫性穷思竭虑
- D. 联想障碍
- E. 逻辑倒错性思维

56. 下列关于妄想的说法,正确的是(思维内容障碍即**妄想**) ( )
- A. 在意识中占主导地位的错误观念
- B. 在智力缺损时出现的离奇想法
- C. 妄想的内容与自我无关
- D. 不接受事实,但能被理性纠正的思想
- E. 在意识清晰的情况下的病理性歪曲信念

57. 患者,女,32岁,无精神病史。此次发病是因为从外地坐飞机回来,出机场后,突然狂奔并高喊要发洪水了,因为机场有很多人往出口处跑。该患者最可能的症状是 ( )
- A. 情感高涨
- B. 意识错乱
- C. 谵妄
- D. 原发性妄想
- E. 继发性妄想

58. 一位患者早上上街购物,但未向别人讲,即听到外界有"上街去购物"的言语声。这是(患者坚信他的思想变了声音,不仅自己听见了,坚信别人也听见了,这是**思维共鸣**也称**思维化声**) ( )
- A. 思维被夺
- B. 思维鸣响
- C. 思维被广播
- D. 思维化声
- E. 思维被控制体验

59. 下列症状的临床表现以夸大观念或夸大妄想为主的是 ( )
- A. 脑器质性精神障碍
- B. 抑郁症
- C. 谵妄
- D. 躁狂症
- E. 精神分裂症偏执型

第二节 精神分裂症病人的护理

精神分裂症是一组病因未明的精神疾病,常缓慢起病,具有思维、情感、行为等多方面障碍,以精神活动与环境不协调为特征。**通常意识清晰,智能尚好,病程多迁延。多发生于青壮年。**

一、病因
1. 遗传因素　遗传因素在本病的发生中起重要作用。血缘关系愈近,患病率愈高。**可能为多基因遗传**方式。
2. 性格特征　部分患者病前性格具有孤僻、冷淡、敏感、多疑、富于幻想等特征,即**内向性性格**。
3. 心理社会因素　一般认为生活事件可诱发精神分裂症。如失学、失恋、学习紧张、家庭纠纷。
4. 神经生化病理研究　精神分裂症的发生可能与脑内某些部位多巴胺能神经元活动过度有关。

小结提示:在所有的精神病中,精神分裂症的遗传度是最高的。

二、临床表现
精神分裂症的临床表现极其复杂,不同阶段、不同类型的临床表现存在很大差异,其特征性症状是"**精神活动的分裂**"。即精神活动与周围环境不协调,以及认知、情感、意志、行为之间的互不配合。表现为差别很大的五维症状:即阳性症状、阴性症状、攻击敌意、认知损害、情感症状。

(一)阳性症状群
1. **幻觉**　精神分裂症**最突出**的感知觉障碍是**幻觉**,最常见的是**幻听**,主要是**言语性幻听**(命令性幻听、评论性幻听、思维鸣响)。有时声音重复病人的思想,病人想什么幻听就重复什么,称思维鸣响(思维化声)。精神分裂症的幻觉都与患者本人有关。
2. **妄想**　**是最常见的症状之一**。内容以**关系妄想、被害妄想和影响妄想**最多见。此外还可见疑病、钟情、自责自罪、嫉妒等妄想。妄想可分为原发性妄想和继发性妄想。精神分裂症的妄想是以原发性妄想为主,**且为本病特征性症状**,对诊断有重要价值。

3. 被动体验 精神分裂症的联想过程可在无外界因素影响下突然中断(思维中断),或涌现大量的强制性思维(思维云集),有时可突然中断。被动体验常会与被害妄想联系起来。患者对这种完全陌生的被动体验赋予种种妄想性解释(影响妄想),甚至认为**有某种特殊的仪器、电波、电子计算机或一种莫名其妙的力量在控制自己**(物理影响妄想)。有的患者坚信自己的内心体验或所想的事已尽人皆知(**内心被揭露**)。

4. 思维联想障碍 思维联想过程缺乏连贯性和逻辑性是本病的**特征性症状**。其特点是病人在意识清楚的情况下,思维联想散漫或分裂,缺乏具体性和现实性。

(二) 阴性症状群

1. **情感淡漠** 全面的情感丧失和不能感到快乐,对于其切身利益相关的事物缺乏应有的情感反应,对人对事都显得情感平淡,无动于衷。情感淡漠是**精神分裂症的重要特征**。

2. 思维贫乏 语量贫乏,回答问题极其简短,多为"是"、"否",很少加以发挥。

3. 意志减退 表现为活动减少,行为孤僻被动、退缩,意志低下,对生活毫无所求随遇而安。严重者日常生活都懒于料理。

4. 兴趣减退与社交缺乏 病人很少再有感兴趣的事,对娱乐活动甚至性活动的兴趣都有下降。

(三) 情感症状群 以情感淡漠,情感反应与思维内容及外界环境不协调为主。主要包括病人情感不协调、情感倒错、矛盾情感、情感平淡或淡漠等。

情感不协调:病人对客观事物刺激做出不相称的情绪反应,如获悉亲人亡故却兴高采烈,哭着向人们叙述他感到非常高兴的事。

思维活动、情感表现、意志行为3方面的障碍,导致患者精神活动与环境明显脱离,互不协调,构成了精神分裂主要特征。

(四) 行为症状群

1. 冲动攻击行为 病人可以在精神病性症状支配下出现反复谩骂、威胁或破坏性行为。

2. 紧张症候群 言语运动受抑制,程度不一,从运动缓慢、少语少动(亚木僵状态)到肢体固定于某一姿势,不语不动,不饮不食,对环境变化毫无反应(木僵状态)。患者肌肉紧张,肢体可任人摆放于某固定姿势长时间不动,呈"蜡样屈曲"。**紧张症候群是精神分裂症紧张型的典型表现**。

3. 行为障碍 行为障碍的病人可表现为退缩、无故发笑、独处、发呆或出现冲动行为。

(五) 认知症状群 认知功能障碍是精神分裂症的常见症状之一。①智力损害。②学习与记忆功能损害。③注意损害。④运动协调性损害。⑤言语功能损害。

三、治疗要点

1. 精神分裂症的早期干预 在药物(常用药物有氯丙嗪、氯氮平、舒必利、奋乃静、氟哌利多)治疗方面,应强调早期、低剂量起始、逐渐加量、足量、足疗程的"全病程治疗"的原则。一般急性期2~3个月。巩固期治疗4~6个月,剂量与急性期相同。维持期剂量应个体化,维持治疗对于减少复发或再住院具有肯定作用,**第一次发作维持治疗1~2年**,第二次或多次发作维持治疗时间应更长一些,甚至是终身服药。**多采用单一用药**。

2. 对于**出现冲动伤人、木僵或亚木僵、拒食、严重抑郁、自杀倾向**的病人可以选择**无抽搐电休克**治疗,以期快速控制症状。

3. 心理行为治疗 可以改善病人的精神症状、恢复自知力、提高治疗依从性、促进病人与社会的接触。

四、护理问题

①有暴力行为的危险(对自己或他人)。②不合作。③思维过程改变。④有受伤的危险。⑤营养失调(低于或高于机体需要量)。⑥睡眠形态紊乱。⑦社交障碍。

五、护理措施

(一) 基础护理

1. 维持正常的营养需要 对受被害妄想影响而拒食的病人,耐心解释,可让其自行选择食物。

2. 帮助病人建立自理模式 对兴奋不合作、生活懒散、木僵、行为退缩的病人,与病人一起制订生活计划,必要时进行协助。木僵病人要定时为其更衣、沐浴,做好口腔护理和皮肤护理。

3. 创造良好的睡眠环境,合理安排作息制度,保证睡眠时间。

4. 做好排泄的护理 对于便秘的病人,要鼓励病人多活动、多饮水、多吃水果和含粗纤维的蔬菜。对应用抗精神病药治疗病人蹲位如厕时,注意体位性低血压的发生。

(二) 安全护理

1. 提供良好的病房环境,加强病房设施检查,**防止病人将危险物品带入病房**。**重点病人心中有数**,尤其要注意那些**受幻觉妄想支配**,但思维内容不暴露的病人,要严密观察病人的情感反应,通过病人的外显行为,发现病人的异常表现,及时阻止,防止意外发生。

2. 加强巡视,确保病人安全 每30分钟巡视1次,**对自伤、自杀、伤人、兴奋冲动的病人应安置在重点病室**,对严重自杀倾向的病人设专人护理,24小时在护理人员视线范围内活动。对极度兴奋,有可能造成意外的病人必要时要进行保护性约束。对不合作的病人要适当限制其活动范围,防止病人出现私自外出行为。对有抑郁的患者,应置于护理人员观察的环境中,避免独处或单独活动。

(三)心理护理　主动接触病人,建立良好信任的护患关系。鼓励病人说出内心感受,探讨解决问题的方法,提供心理支持。鼓励病人参加文娱活动、生活技能训练,**提高社会交往能力**,促进康复,**利于病人回归社会**。

单元测试题

1. 精神分裂症的病因中最重要的因素是　　　　　　　　　　　　　　　　　　　　　　　　　　　　　　(　　)
   A. 脑萎缩　　　　　　B. 遗传因素　　　　　C. 环境因素　　　　　D. 生化因素
   E. 精神因素
2. 精神分裂症的幻听中更有诊断价值的是　　　　　　　　　　　　　　　　　　　　　　　　　　　　　(　　)
   A. 机械性幻听　　　　B. 功能性幻听　　　　C. 言语性幻听　　　　D. 评论性幻听
   E. 要素性幻听
3. 精神分裂症的特征性症状为　　　　　　　　　　　　　　　　　　　　　　　　　　　　　　　　　　(　　)
   A. 抑郁　　　　　　　B. 遗忘　　　　　　　C. 易兴奋　　　　　　D. 被洞悉感
   E. 意识范围缩小
4. 精神分裂症最主要的症状为　　　　　　　　　　　　　　　　　　　　　　　　　　　　　　　　　　(　　)
   A. 木僵　　　　　　　B. 行为减少　　　　　C. 言语增多　　　　　D. 意志亢进
   E. 思维联想障碍
5. 精神分裂症最常见的情感障碍是　　　　　　　　　　　　　　　　　　　　　　　　　　　　　　　　(　　)
   A. 焦虑　　　　　　　B. 欣快　　　　　　　C. 情感淡漠　　　　　D. 情感高涨
   E. 情绪不稳
6. 精神分裂症的特征性症状**不包括**　　　　　　　　　　　　　　　　　　　　　　　　　　　　　　　(　　)
   A. 幻听　　　　　　　B. 情感淡漠　　　　　C. 被害妄想　　　　　D. 联想障碍
   E. 感知觉障碍
7. 患者,男,28岁,首次发作精神分裂症,经药物治疗后症状缓解,自知力部分恢复,还需继续服药时间是(　　)
   A. 医生指导下长期治疗　　　　　　　　　　　B. 医生指导下不少于1年
   C. 医生指导下不少于2年　　　　　　　　　　D. 医生指导下不少于3年
   E. 医生指导下不少于5年
8. 精神分裂症最有效的维持治疗是　　　　　　　　　　　　　　　　　　　　　　　　　　　　　　　　(　　)
   A. 坚持服药　　　　　B. 较长时间住院　　　C. 心理治疗　　　　　D. 坚持服药并参加工作
   E. 逐渐减药并参加工作

(9～11题共用题干)

患者,男,23岁,觉得大街上人们都在注意他的行动,对他有敌意,房子里有人安装了摄像头,监视他的行动;有时自言自语、自笑;不吃家人做的饭,害怕饭里有毒,要自己亲自做饭;对家人和同学漠不关心,父亲病重住院,患者无动于衷。诊断为精神分裂症。

9. 该患者情感属于　　　　　　　　　　　　　　　　　　　　　　　　　　　　　　　　　　　　　　　(　　)
   A. 欣快　　　　　　　B. 情感淡漠　　　　　C. 情感高涨　　　　　D. 情感低落
   E. 情感暴发
10. 该患者思维属于　　　　　　　　　　　　　　　　　　　　　　　　　　　　　　　　　　　　　　　(　　)
    A. 关系妄想　　　　　B. 夸大妄想　　　　　C. 被害妄想　　　　　D. 罪恶妄想
    E. 物理妄想
11. 该患者主要护理问题为　　　　　　　　　　　　　　　　　　　　　　　　　　　　　　　　　　　　(　　)
    A. 社交障碍　　　　　B. 预感性悲哀　　　　C. 思维过程改变　　　D. 穿着或修饰自理缺陷
    E. 生活自理能力降低
12. 精神分裂症最主要的症状是　　　　　　　　　　　　　　　　　　　　　　　　　　　　　　　　　　(　　)
    A. 幻听　　　　　　　B. 情感淡漠　　　　　C. 紧张性木僵　　　　D. 思维联想障碍
    E. 意志活动增多
13. 下列病症中最易出现言语性幻听的是　　　　　　　　　　　　　　　　　　　　　　　　　　　　　　(　　)
    A. 精神分裂症　　　　B. 癔症　　　　　　　C. 躁狂症　　　　　　D. 强迫症
    E. 反应性精神病
14. 患者,女,27岁,近一年半来对任何事情漠不关心,对原来喜好的事情也不闻不问,对同事的婚姻或丧事均无动于衷,对关系到自己的事情也不予理会。该病人最可能的诊断是　　　　　　　　　　　　　　　　(　　)
    A. 朦胧状态　　　　　B. 精神分裂症　　　　C. 抑郁症　　　　　　D. 强迫症
    E. 癔症

15. 关于精神分裂症的阳性症状应**除外** （ ）
    A. 联想散漫　　　　B. 行为冲动紊乱　　　C. 幻觉　　　　　　D. 注意力不集中
    E. 情感不稳定与环境不协调

16. 下列情感障碍中对精神分裂症的诊断最有价值的是 （ ）
    A. 强制性哭笑　　　B. 情感低落　　　　　C. 情感高涨　　　　D. 易激惹
    E. 情感倒错

17. 关于电休克治疗精神分裂症的适应证**应除外** （ ）
    A. 偏执型　　　　　B. 青春型　　　　　　C. 紧张型木僵　　　D. 单纯型
    E. 紧张性兴奋

18. 患者,女,25岁。因精神分裂症住院。一天,她喜笑颜开地对护士诉说:"我现在很难过,你陪陪我。"该患者最有可能存在的症状是 （ ）
    A. 自制力缺乏　　　B. 错觉　　　　　　　C. 情感倒错　　　　D. 情感高潮
    E. 幻觉

19. 患者,男,19岁。双胞胎哥哥2周前去世,他总觉得别人都陷害他,要把他置于死地,不想进食已超过1周,同时他听到哥哥呼唤他去做伴。下列各项护理诊断中,应优先处理的是 （ ）
    A. 潜在的自伤行为　B. 思维过程改变　　　C. 健康维护能力　　D. 自我照顾能力缺失
    E. 改变营养失调

20. 对精神分裂症病人最具有暴力风险的听幻觉(**言语性幻听**:命令性幻听、评论性幻听、思维鸣响) （ ）
    A. 议论性幻听　　　B. 命令性幻听　　　　C. 争论性幻听　　　D. 原始性幻听
    E. 评论性幻听

21. 下列哪项**不属于**精神分裂症阴性症状 （ ）
    A. 意志减退　　　　B. 互动体验　　　　　C. 情感淡漠　　　　D. 兴趣减退
    E. 思维贫乏

22. 下列哪项对诊断精神分裂症最有价值 （ ）
    A. 原发性妄想　　　B. 夸大妄想　　　　　C. 被害妄想　　　　D. 继发性妄想
    E. 物理影响妄想

(23~25题共用题干)
患者,女,45岁。被单位解聘后,近几个月来胡言乱语、行为怪异,房门及窗户贴满符咒,口中念念有词,由其女儿陪同入院,患者诊断为精神分裂症。

23. 患者入院时表现非常焦虑、坐立不安,不敢大声说话,护士正确的做法是 （ ）
    A. 立即用纸笔记录患者的反应　　　　　B. 终止谈话,等患者恢复正常
    C. 沉默是金　　　　　　　　　　　　　D. 和患者一样小声说话
    E. 以正常音调与患者交谈,并告诉她现在很安全

24. 患者说:"我被解聘是一项世纪阴谋,有人陷害。"此时护士正确的做法或说法是 （ ）
    A. 众所周知,没有人要害你　　　　　　B. 倾听患者的陈述,不予评论
    C. 批评患者　　　　　　　　　　　　　D. 没有此事,你想多了
    E. 你认为是谁要陷害你

25. 患者有强烈的被害妄想,护士应如何实施药物护理 （ ）
    A. 约束患者　　　　　　　　　　　　　B. 建立良好的护患关系后,再劝其服药
    C. 顺从患者　　　　　　　　　　　　　D. 请医师来协助给药
    E. 使用口服液,混于患者的食物或饮料中服用

26. 某精神分裂症患者回答问题时,句句话不到点子上,但句句似乎又沾点边儿,令听者抓不到要点,这属于 （ ）
    A. 思维破裂　　　　B. 思维散漫　　　　　C. 思维贫乏　　　　D. 思维奔逸
    E. 思维缓慢

27. **精神分裂症与神经衰弱的重要区别是** （ ）
    A. 生活懒散　　　　B. 睡眠不佳　　　　　C. 急躁易怒　　　　D. 自知力是否存在
    E. 工作学习效率下降

28. **精神分裂症的遗传方式最可能的是** （ ）
    A. 单基因遗传　　　B. 双基因遗传　　　　C. 多基因遗传　　　D. 常染色体显性遗传
    E. 常染色体隐性遗传

(29~30)
患者,男,43岁。因"失眠、纳差、凭空闻语3月余,加重1个月"来诊,**以精神分裂症收治入院**。患者病前性格内向、多疑,入院时神志清醒,接触差,多问少答。

29. 针对该患者失眠,错误的护理措施是 ( )
    A. 白天适当参加娱乐活动　　　　　　　　B. 睡前不喝浓茶、咖啡
    C. 临睡前排尿　　　　　　　　　　　　　D. 睡前访谈患者
    E. 创造良好的睡眠环境
30. 患者住院治疗1个月,病情好转准备出院,正确的出院指导是 ( )
    A. 出院1年后再复查　　　　　　　　　　B. 鼓励家人照顾患者日常生活
    C. 低盐、低脂饮食　　　　　　　　　　　D. 症状消失后可停止药物治疗
    E. 鼓励患者增加人际交流,回归社会
31. 患者,男,28岁。精神分裂症。第2次复发住院治疗后拟于明日出院。护士在对患者进行出院指导时,应首先重点强调的是 ( )
    A. 规律生活　　B. 锻炼身体　　C. 加强营养　　D. 维持药物治疗
    E. 参与社会工作

第三节　抑郁症病人的护理

抑郁症是以明显而持久的心境低落为主的精神障碍,并有相应的认知和行为改变。病情严重者可有精神病性症状。**抑郁症是自杀率最高的精神疾病**。

一、病因

(一)遗传因素　是发病的重要因素之一,血缘关系越近,发病率越高。

(二)病前性格特征　忧郁素质,表现为沉静、严肃、遇事认真、多愁善感、遇挫折易陷入消极等。

(三)心理社会因素　是本病的促发因素。如生活事件与环境应激事件等。

二、临床表现

抑郁发作的表现可分为核心症状、心理症状群与躯体症状群三个方面。

1. **核心症状**　是抑郁症的重要症状,包括**情感低落、思维迟缓、意志减退**。

(1) **情感低落**:是抑郁症的最基本症状。终日闷闷不乐、郁郁寡欢、悲观失望、自觉不如死、度日如年等。**具有晨重晚轻节律性改变的特点**,即情绪低落以晨间严重,午后转轻。表现为"六无"症状:无乐趣、无希望、无精力、无办法、无意义和无用处。

(2) 思维迟缓:思维联想速度减慢,反应迟钝,思路闭塞。如主动语言减少,语速明显减慢,对答困难。

(3) 意志减退:精神不振,缺乏主动性,活动减少,动作缓慢,不愿和周围人交往,回避社交。甚至伴随自杀观念和行为。**自杀观念与行为是抑郁患者最严重也是最危险的症状**。

2. 心理症状

(1) 焦虑:是抑郁症的主要症状之一。

(2) **自责自罪**:患者对自己既往的一些轻微过失或错误痛加责备。

(3) 精神病性症状:主要是妄想或幻觉。有罪恶妄想、被害妄想以及关系妄想、疑病妄想等。

(4) 认知症状:主要是注意力和记忆力下降。认知扭曲也是重要特征之一。

(5) 自杀观念和行为:有半数以上的病人出现自杀观念和自杀企图。

(6) 精神运动性迟滞或激越:多见于所谓"内源性抑郁"病人。精神运动性迟滞病人在心理上表现为思维发动的迟缓和思流的缓慢。同时会伴有注意力和记忆力的下降。在行为上表现为运动迟缓,工作效率下降。严重者可以达到木僵的程度。

(7) 自知力:**大部分抑郁症病人自知力完整,主动求治**。

3. 躯体症状群　①睡眠紊乱:是抑郁状态最常伴随的症状之一,**早醒也是不少病人的主诉**。②食欲紊乱:食欲下降和体重减轻。③性功能减退:性欲减退乃至完全丧失。④精力丧失:表现为无精打采,疲乏无力,懒惰,不愿见人。⑤具有**晨重晚轻**节律性改变的特点。即情绪在晨间加重,在下午和晚间则有所减轻。

三、治疗要点

(一)药物治疗

1. 新型抗抑郁药物　**选择性5-羟色胺再摄取抑制药(SSRIs)**,为临床治疗抑郁症的首选药物。如氟西汀、帕罗西汀、舍曲林、西酞普兰等已成为一线用药。**这类药物的起效时间需要2~3周**。

2. 其他新型抗抑郁药物　如万拦法新、米氮平等。**抗抑郁药治疗无效的主要原因是剂量不足或疗程不够。要判断一次抑郁治疗效果,需要采用足量、足疗程的治疗。抗抑郁药一般治疗只有当一种药物足量治疗6~8周后仍无效,方可考虑换药**。

(二)心理治疗　常用方法有一般性心理治疗如支持、鼓励、保证、解释、倾听等,在认知行为方面也可以对病人的负性认知进行调整。

(三)其他治疗　对于药物治疗无效,病情严重的病人可以有限选择无抽搐电休克治疗。

四、护理问题
①**有自杀的危险**：与抑郁、自我评价低、悲观绝望等情绪有关。②**睡眠形态紊乱**：与情绪低落等因素有关。③**情境性自尊低下**：与抑郁情绪、自我评价过低、无价值感等有关。④**焦虑**：与无价值感、罪恶感、内疚、自责、疑病等因素有关。⑤**应对无效**：与情绪抑郁、无助感、精力不足、疑病等因素有关。

五、护理措施
1. <u>安全护理</u>　认真进行有无自杀观念的评估。严密观察病情变化及**异常言行**，**防止患者发生自杀、自伤行为**。对有抑郁的患者，应置于护理人员观察的环境中，<u>避免独处或单独活动</u>。护理人员必须做好物品检查，防止病人将危险物品带入病房。

2. <u>生活护理</u>　对意志行为减少，懒于生活料理及有躯体不适的患者，要做好生活护理，以维持日常生活的需求。

3. <u>心理护理</u>　主动接触患者，耐心倾听，建立良好的护患关系。但不要过分同情患者。**鼓励患者诉说自己感受的痛苦和想法**，帮助其分析、认识精神症状。应避免负性评价，多给予鼓励和赞扬。了解患者的兴趣爱好，鼓励其参与、完成，增加自信心。

单元测试题

1. 抑郁症患者在自杀前的典型心理特点是　　　　　　　　　　　　　　　　　　　　　　　　　　　（　　）
   A. 孤独　　　　　　　　B. 焦虑　　　　　　　　C. 敏感　　　　　　　　D. 紧张
   E. 冲动

2. 患者，女，23岁，诊断为抑郁症，药物治疗一周后没有效果。问护士抗抑郁药起效时间是　　　　（　　）
   A. 1～2周　　　　　　　B. 2～3周　　　　　　　C. 3～4周　　　　　　　D. 4～5周
   E. 5～6周

3. 患者，男，32岁，患者言语缓慢，语量减少，语声甚低。反应迟缓，但思维内容并不荒谬，能够正确反映现实。患者自觉"脑子不灵了"、"脑子迟钝了"、"度日如年"。诊断为抑郁症其核心症状是　　　　　　　　　　　　　　　（　　）
   A. 情绪低落、思维迟缓　　　　　　　　　　　　B. 思维贫乏、情感低落
   C. 思维迟缓、情感淡漠　　　　　　　　　　　　D. 思维贫乏、情感淡漠
   E. 思维中断、情感高涨

4. 抑郁症患者可能出现下列哪项症状　　　　　　　　　　　　　　　　　　　　　　　　　　　　（　　）
   A. 思维贫乏　　　　　　B. 木僵状态　　　　　　C. 愚蠢行为　　　　　　D. 情感倒错
   E. 意志增强

(5～6题共用题干)
患者，女，45岁，由于下岗，对生活失去信心，同时不能照顾家庭，伴失眠，被诊断为"抑郁症"。

5. **不可能**出现的症状是　　　　　　　　　　　　　　　　　　　　　　　　　　　　　　　　（　　）
   A. 兴趣缺乏　　　　　　B. 睡眠障碍　　　　　　C. 自责和厌世感　　　　D. 思维贫乏
   E. 言语动作迟缓

6. 护士在接诊该患者时最应注意的是　　　　　　　　　　　　　　　　　　　　　　　　　　　　（　　）
   A. 介绍医院专长　　　　B. 直截了当地询问　　　C. 护士自我介绍　　　　D. 让患者放松情绪
   E. 直接给出明确诊断

7. 精神疾病中自杀率位于首位的疾病是　　　　　　　　　　　　　　　　　　　　　　　　　　　（　　）
   A. 强迫症　　　　　　　B. 抑郁症　　　　　　　C. 酒依赖　　　　　　　D. 癔症
   E. 精神衰弱

8. 患者，女，28岁。患有抑郁症，出现睡眠紊乱，其睡眠特点应该是　　　　　　　　　　　　　　（　　）
   A. 睡眠过度　　　　　　B. 嗜睡　　　　　　　　C. 早醒　　　　　　　　D. 易醒
   E. 难以入睡

9. 最适宜采用认知疗法的疾病是　　　　　　　　　　　　　　　　　　　　　　　　　　　　　　（　　）
   A. 恐惧症　　　　　　　B. 抑郁症　　　　　　　C. 焦虑症　　　　　　　D. 躁狂症
   E. 强迫症

10. 患者，男，60岁。退休前为一企业高管，退休后子女在外地工作，老伴已病逝。出现精神恍惚、反应迟钝、记忆力减退、不愿说话、失眠等症状，被诊断为抑郁症。护士采取的护理措施**不正确**的是　　　　　　　　　　　　　　　　（　　）
    A. 多与患者沟通，建立良好的护患关系　　　　　B. 发药到床头，不用管患者是否服药
    C. 防止意外发生　　　　　　　　　　　　　　　D. 引导患者转移注意力
    E. 指导患者调整情绪的方法

(11～13题共用题干)
患者，男，42岁。1年前妻子突然车祸去世，近半年出现情绪低落，对任何事都没有兴趣，经常思念死去的妻子，不做家务，个人卫生也不顾，常常入睡困难及早醒。多次试图自杀未遂。本次因再次服用农药自杀而被送入医院。

11. 该病人最可能的诊断是 （   ）
    A. 意识障碍　　　　B. 强迫症　　　　C. 抑郁性神经症　　　　D. 抑郁症
    E. 精神分裂症抑郁型
12. 下列药物中可用于该病治疗的是 （   ）
    A. 苯二氮类药物　　B. 卡马西平　　　C. 氯丙嗪　　　　　　D. 碳酸锂
    E. 选择性5-羟色胺再摄取抑制药(SSRIs)
13. 护士首次接触该患者时应该 （   ）
    A. 详细询问患者自杀的原因　　　　　B. 详细介绍主管医生的专长
    C. 指出患者要注意个人卫生　　　　　D. 让患者放松情绪
    E. 告诉其可能的诊断
14. 患者,男,32岁,抑郁症患者。经常对护士诉说:"我太失败了,不配做个男人",护士应该怎么做 （   ）
    A. 保持沉默　　　　　　　　　　　　B. 倾听其倾诉并给予安慰
    C. 转换话题　　　　　　　　　　　　D. 如实汇报其家人
    E. "你已经很成功了,对自己要求不要太高"
15. 抑郁发作的核心症状**不**包括 （   ）
    A. 情绪低落　　　　B. 兴趣缺乏　　　C. 乐趣缺乏　　　　　D. 心境低落
    E. 自责自罪

(16～17题共用题干)
患者,男,56岁。患类风湿关节炎20年,全身关节活动受限,生活部分自理。三天前患者企图自杀被家人发现,及时将其送往医院接受治疗,门诊以"重度抑郁症"收治入院。

16. 在实施患者的入院护理时,需要**避免**的做法是 （   ）
    A. 将患者安排在离护士站近的房间　　B. 将患者安排在单人房间
    C. 向患者介绍主管护士　　　　　　　D. 向患者介绍同病房的其他患者
    E. 严格检查患者入院携带的物品
17. 对患者实施给药护理时,正确的做法是 （   ）
    A. 将药物放在床头柜上,让患者自行服用　　B. 将药物交给家属,让其督促患者服用
    C. 将药物混合在患者的食物内,一同服用　　D. 护士看护患者服药,确认服下后离开
    E. 患者拒绝服药时,应以命令或强制的方式执行
18. 患者,女,29岁,抑郁症患者。在你对其进行护理时对你说:"不要吵我,我不想说话。"此时你的最佳回答是 （   ）
    A. "行,等你想听的时候我再来。"　　B. "你应该认真听我讲,不然你的病会更重的"
    C. "不听可不行,领导会来检查的。"　D. "你这样对你一点好处都没有,这是为你好。"
    E. "如果你不想听,我陪你坐一会儿吧。"
19. 抑郁症患者通过下列语言表达自己的低自尊和无价值感,"我太失败了,我什么事情都做不好"等。护士正确的处理是 （   ）
    A. 指导患者情绪不好时多卧床休息　　B. 调动患者积极情绪阻断负向思考
    C. 护士不应给予过度关注　　　　　　D. 告诉患者生活中比他差的人比比皆是
    E. 指导患者减少与他人交流

(20～21题共用题干)
患者,男,35岁。因失眠、乏力、少语、少动3个月,加重2周就诊。查体:意识清,精神疲倦,消瘦,语音低,情绪低落,诉"不想活了"。诊断为抑郁症收入院。

20. 评估该患者时首要注意的问题是 （   ）
    A. 躯体的营养状况　　　　　　　　　B. 认知与感知状况
    C. 有无自伤自杀行为　　　　　　　　D. 睡眠与休息状况
    E. 注意安慰开导
21. 针对该患者首要的心理护理是 （   ）
    A. 鼓励患者抒发自己的内心情感　　　B. 帮助患者学习新的应对技巧
    C. 调动患者积极情绪　　　　　　　　D. 与患者建立良好的护患关系
    E. 劝阻患者的自杀想法
22. 抑郁证患者的核心表现是 （   ）
    A. 情绪低落　　　　B. 思维迟缓　　　C. 情感淡漠　　　　　D. 睡眠障碍
    E. 自责自罪
23. 患者,女,30岁,近3年来出现情绪低落,食欲、性欲减退,觉得自己患了不治之症,给家人带来许多麻烦,生不如死。近2周症状加重,诊断为抑郁症,对该患者进行健康评估的重点是 （   ）

A. 抑郁心境评估　　　B. 自杀行为评估　　　C. 认知行为评估　　　D. 意志活动评估
E. 睡眠质量评估

24. 抑郁症患者情绪低落的表现在一天中的规律是　　　　　　　　　　　　　　　　　　　　　　（　）
A. 晨轻夜重　　　B. 晨重夜轻　　　C. 晨轻夜轻　　　D. 晨重夜重
E. 无规律

第四节　焦虑症病人的护理

焦虑症以广泛和持续性情绪**焦虑**或反复发作的**惊恐**不安为主要特征,常伴有头晕、心悸、呼吸困难、口干、尿频、出汗、**震颤**等自主神经功能兴奋症状和运动不安表现。其焦虑情绪并非由实际威胁或危险引起,与现实情况不相符。

一、病因

1. 遗传因素　本病的遗传率为30%。
2. 生化改变　交感和副交感神经系统活动的亢进,常伴有肾上腺素和去甲肾上腺素的过度释放。苯二氮卓类常用于治疗焦虑症取得良好的效果,提示脑内苯二氮卓受体异常。
3. 心理社会因素　为诱发因素。自我不能运用有效的防御机制,导致病理性焦虑发生。

二、临床表现

(一) 广泛性焦虑　又称慢性焦虑症,是焦虑症最常见的表现形式。

1. **焦虑状态**　是一种自己不能控制的、**没有明确对象或内容的恐惧**,感到有某种实际不存在的威胁将降临在自己或亲人的头上,**是焦虑症的核心症状**。病人紧张不安,终日心烦意乱,**坐卧不宁**,忧心忡忡等。
2. 运动性不安　表现为搓手顿足。来回走动,紧张不安,不能静坐,可见眼睑、面肌或手肌震颤,或病人自感战栗。
3. 自主神经功能兴奋症状　**心悸**,气促和窒息感,头昏晕,**多汗**,面部发红或苍白,口干,吞咽哽噎感。胃部不适,恶心,腹疼,腹泻,**尿频**等。
4. 过分警觉　表现为惶恐,易惊吓,对外界刺激易出现惊跳反应;注意力难以集中;难以入睡和易惊醒以及易激惹等。

(二) **惊恐发作**　又称急性焦虑症。典型表现:突然出现强烈的**恐惧**,感到心悸、胸闷、呼吸困难、震颤、出汗等,有强烈惊恐体验和**濒临死亡的感觉**,奔走、惊叫、四处呼救。起病急,终止迅速,可自行缓解。发作时意识清晰,事后能回忆发作的经过,持续时间短,一般每次发作持续时间不会超过1小时。

三、治疗要点

1. 药物治疗

(1) **苯二氮卓类**:最常用,抗焦虑作用强,起效快,安全。缺点是长期大剂量可引起药物**依赖**和突然撤药时出现戒断症状。常用的药物有地西泮(安定)、阿普唑仑、劳拉西泮、氯硝西泮、咪达唑仑。

(2) 丁螺环酮:对广泛焦虑障碍有效,起效较苯二氮卓类慢,但较少产生药物依赖和戒断症状。

(3) 抗抑郁药物:对缓解负性情绪和认知症状较苯二氮卓类为佳。

2. 心理治疗

(1) 心理疏导:讲解疾病的性质,消除患者的疑虑。指导患者进行一些简单实用的应对焦虑的方法,改变某些不良的生活方式等。

(2) 认知行为疗法:包括焦虑控制训练和认知重建。采用想象或现场诱发焦虑,然后进行放松训练。对导致焦虑的认知部分,则运用认知重建,矫正患者的歪曲认知,进行矫治。

(3) 生物反馈疗法:利用生物反馈信息训练病人放松,以减轻焦虑,对治疗广泛焦虑障碍有效。

四、护理问题

①焦虑:与心境抑郁,思维困难,躯体不适,过分担心自身健康有关。②恐惧:与心理社会因素,神经生化因素,个人应对无效,社交障碍等有关。③睡眠形态紊乱:与焦虑、恐惧、躯体不适、自主神经功能紊乱等有关。

五、护理措施

1. 一般护理　提供良好睡眠环境,缓解焦虑情绪,满足其合理要求,必要时辅以药物治疗,以保证睡眠。鼓励患者选择易消化、有营养和可口的食物,多食蔬菜和水果,多喝水,以防便秘。鼓励患者多参加文娱活动,从而转移注意力,减轻焦虑不安的情绪。

2. 心理护理　建立良好护患关系,取得患者的信任。护士要接受患者的病态行为,不加以限制和批评。引导患者认识疾病的性质,消除疑虑,树立战胜疾病的信心。使用认知行为疗法,矫正歪曲认知。使用生物反馈疗法,训练患者学会放松,以减轻焦虑。鼓励患者以语言表达方式疏泄情绪,表达患者的焦虑感受。多参加文娱活动,扩展生活领域和兴趣爱好。

单元测试题

1. 患者,女,46岁。成天担心自己及家人的安全,坐立不安,忧心忡忡,唉声叹气,惶惶不可终日。此症状是　　　（　）

第十四章 精神障碍病人的护理

  A. 情感低落 B. 恐惧 C. 焦虑 D. 欣快
  E. 情绪脆弱

2. 患者,男,31岁,1年前离婚,孩子归女方。一天下班回到家中突然觉得孩子出事了,有强烈的恐惧感,同时感到胸闷、呼吸困难、心前区疼痛。全身出汗、手脚冰冷、四肢发抖,数分钟后慢慢恢复。该病人最可能的诊断是 （ ）
  A. 恐惧症 B. 强迫症 C. 癔症 D. 躁狂症
  E. 惊恐发作

3. 患者,女,22岁。以焦虑症入院,护理措施中最重要的是 （ ）
  A. 深入了解引发患者焦虑的来源 B. 保护患者安全,降低焦虑程度
  C. 鼓励患者描述焦虑的感受 D. 指导患者认识个人的焦虑行为
  E. 护士应与患者保持一定距离

4. 患者,男,55岁。以慢性焦虑症入院,护理措施中**不恰当**的是 （ ）
  A. 保护患者安全,降低焦虑程度 B. 指导患者认识个人的焦虑行为
  C. 深入了解引发患者焦虑的来源 D. 护士应与患者保持一定距离
  E. 鼓励患者描述焦虑的感受

（5~8题共用题干）
  患者,男,21岁,因在工地工作被钉子扎破手指,向医生谈及被扎破的经过,并反复强调怕得破伤风,知道注射疫苗可以防止破伤风后,却总是不由自主地担心万一疫苗没有用怎么办呢?为此而到处求医。

5. 该病人最可能的诊断是 （ ）
  A. 疑病症 B. 抑郁症 C. 焦虑症 D. 意识障碍
  E. 妄想障碍

6. 该病人的药物治疗应首选 （ ）
  A. 氯丙嗪 B. 氯米帕明 C. 苯二氮类药物 D. 碳酸锂
  E. 卡马西平

7 该类药物的主要作用为 （ ）
  A. 加强思维活动 B. 肌肉松弛 D. 抑制心跳速度 C. 精神和肌肉都松弛
  E. 阻断5-羟色胺受体

8 该患者的主要护理问题为 （ ）
  A. 暴力性行为 B. 不合作 C. 思维过程改变 D. 焦虑
  E. 生活自理能力降低

9. 患者,女,40岁,近来总认为自己病情严重无法治疗,一直惶惶不可终日。此患者的症状属于 （ ）
  A. 夸大妄想 B. 疑病妄想 C. 被害妄想 D. 嫉妒妄想
  E. 广泛性焦虑

（10~11题共用题干）
  患者,女,41岁。诊断为焦虑症,整日处于惶恐不安中,感觉"太难受了"有自杀企图,服药苯二氮䓬类药物治疗。

10. 该患者的主要护理问题是 （ ）
  A. 焦虑 B. 适应障碍 C. 自杀危险 D. 惊恐发作
  E. 恐惧

11. 护士在给患者做药物指导时应提示患者 （ ）
  A. 长期服用 B. 易出现依赖和戒断综合征
  C. 小剂量服用 D. 症状控制后马上停药
  E. 症状控制后逐渐减量服用6~8周

12. 对于焦虑症患者的护理措施,**不适宜**的是 （ ）
  A. 帮助患者认识症状的来源 B. 对患者的躯体不适过分关注
  C. 教会患者放松疗法 D. 尽量满足患者的合理要求
  E. 应该接受患者的所有行为,包括病态行为

13. 患者,男,70岁。2年前被诊断为焦虑症,常因小事发脾气,护士下列用语不恰当的是 （ ）
  A. "您能谈谈您的焦虑感受吗?" B. "您是因为胃溃疡可能癌变才觉得焦虑的吗?"
  C. "请您在我的指导下进行放松。" D. "下面我给您介绍一下焦虑症的性质。"
  E. "我们可以想一些办法来缓解身心的不适。"

14. 患者,女,43岁。以广泛性焦虑障碍入院,广泛性焦虑障碍的症状不包括 （ ）
  A. 坐卧不宁 B. 濒死感 C. 尿频、尿急 D. 莫名恐惧
  E. 出汗、心跳加快

15. 对焦虑症患者生命安全威胁最大的因素是 （ ）

A. 噎食　　　　　　　B. 药物不良反应　　　　C. 暴力行为冲动　　　　D. 自杀、自伤倾向
E. 特殊治疗的并发症

16. 对焦虑症患者的心理护理,不恰当的是　　　　　　　　　　　　　　　　　　　　　　　　　　　　(　　)
    A. 建立良好的治疗性护患关系　　　　　　　B. 指导患者进行放松训练
    C. 帮助患者认识症状　　　　　　　　　　　D. 关注患者过多躯体不适的主诉
    E. 鼓励患者倾诉内心感受

17. 患者,女,18岁,以焦虑症入院,护理措施中最重要的是　　　　　　　　　　　　　　　　　　　(　　)
    A. 深入了解引发患者焦虑的来源　　　　　　B. 鼓励患者描述焦虑的感受
    C. 护士应与患者保持一定距离　　　　　　　D. 保护患者安全,降低焦虑程度
    E. 指导患者认识个人的焦虑行为

18. 焦虑性神经症发作有两种形式,一种为广泛性焦虑障碍,另一种为　　　　　　　　　　　　　　(　　)
    A. 恐惧症　　　　　　B. 惊恐发作　　　　　C. 强迫症　　　　　　D. 疑病症
    E. 癔症

19. 患者因焦虑症入院,每天晚上总是躺在床上翻来覆去睡不着觉,一直到凌晨1点。患者的表现属于睡眠障碍的哪一种　　(　　)
    A. 入睡困难　　　　　B. 时睡时醒　　　　　C. 睡眠规律倒置　　　D. 彻夜不眠
    E. 浅睡眠

20. 常规治疗焦虑症的药物不包括(咪达唑仑具有典型的苯二氮䓬类药理活性,可产生抗焦虑、镇静、催眠、抗惊厥及肌肉松弛作用)　　　　　　　　　　　　　　　　　　　　　　　　　　　　　　　　　　　　　(　　)
    A. 地西泮　　　　　　B. 咪达唑仑　　　　　C. 阿普唑仑　　　　　D. 劳拉西泮
    E. 奋乃静

第五节　强迫症病人的护理

强迫症是以反复出现强迫观念和(或)强迫动作为主要表现的一种神经症。其特点是有意识地自我强迫和反强迫并存,两者强烈冲突使患者感到焦虑和痛苦。通常于青少年期起病。

一、病因

1. 遗传因素　患者近亲的同病率高于一般居民,单卵双生子的同病率高于双卵双生子。
2. 生化改变　5-羟色胺(5-HT)神经系统功能增高与强迫症发病有关。
3. 性格改变　**1/3患者有强迫人格**,特征为拘谨、犹豫、节俭、谨慎细心、过分注意细节、好思索、要求十全十美,但又过于刻板和缺乏灵活性等。
4. 心理社会因素　是强迫症状的诱发因素。如长期思想紧张、焦虑不安或意外事故导致沉重精神打击等。

二、临床表现

强迫障碍的基本症状是强迫观念和强迫行为。

1. **强迫观念**　指某种联想、观念、回忆或疑虑等顽固地反复出现,明知毫无疑义,但难以控制、无法摆脱,为此痛苦不堪。

   (1) **强迫怀疑**:对自己言行的正确性反复产生怀疑,要复核实。如出门后怀疑门窗是否确实关好,反复数次回去检查,否则感到焦虑不安。

   (2) **强迫性穷思竭虑**:对日常生活中的一些事情或自然现象进行反复思考,寻根究底,明知缺乏现实意义,却不能自我克制,如反复思考:"房子为什么朝南不朝北?""先有鸡,还是先有蛋"等。

   (3) **强迫联想**:患者脑子里出现一个想法或一句话,便不由自主地联想起另一个想法或一句话。

   (4) **强迫对立思维**:两种对立的词句或概念反复在脑中相继出现,感到苦恼和紧张,如想到"拥护",立即出现"反对";想到"和平"即想到"战争"等。

   (5) **强迫回忆**:反复回忆曾经做过的无关紧要的事,无法摆脱。

   (6) **强迫表象**:在头脑里反复出现生动的视觉体验(表象),常具有令人厌恶的性质,无法摆脱。

2. **强迫意向**　感到一种强烈的内在冲动要去做某种违背自己心愿的事情。一般情况下不会转变为行动。如母亲抱小孩走到河边时,突然产生将小孩扔到河里去的想法,虽未发生相应的行动,但患者却十分紧张、恐惧。

3. **强迫行为**　是指反复出现的、刻板的仪式动作。以强迫检查和强迫洗涤最常见,还有强迫计数、强迫性仪式动作等。常继发于**强迫怀疑**。

   (1) **强迫检查**:是为减轻强迫性怀疑引起的焦虑而采取的措施。对明知已做好的事情不放心,反复检查。如反复检查已锁好的门窗,反复核对已写好的账单、信件或文稿等。

   (2) **强迫洗涤**:反复多次洗手、洗衣物、消毒家具,心中最摆脱不了"感到脏的想法",明知已洗干净,却不能自制而非洗不可。

(3) 强迫询问：不相信自己，常反复询问他人（尤其是家人），以获得解释与保证。

(4) 强迫性仪式动作：在日常活动之前，一定要按一套程序去做，如睡前按一定程序脱衣、鞋并按固定的规律放置，否则感到不安，而重新穿好衣、鞋，再按程序脱放；成人每次进门要先进两步，再退一步等。

(5) 强迫计数：不可克制的计数，如反复数高楼大厦的门窗、电线杆等。

三、治疗要点

（一）药物治疗

1. **氯米帕明** 为常用的抗强迫药物，治疗时间不宜短于6个月。对强迫症状和伴随的抑郁症状都有治疗作用。一般在达到治疗剂量2～3周后开始显现疗效。

2. 选择性5-HT重摄取抑制药 氟西汀、氟伏沙明、帕罗西汀、舍曲林等是治疗强迫障碍的一线药物，副作用少。

（二）心理治疗

1. 支持性心理治疗 对病人进行耐心细致解释和心理教育，使其正确对待疾病，增强自信心，有助于减轻焦虑情绪。

2. 行为疗法 采用暴露疗法和系统脱敏疗法，帮助病人积极从事各项文体活动，消除强迫症状。

四、护理问题

①焦虑：与神经生化因素，心理社会因素，强迫观念和行为，个人应对无效，精神疲惫有关。②睡眠障碍：与强迫思维，焦虑不安等有关。③应对无效：与不能自我掌控动作行为，应对方法不当有关。

五、护理措施

1. 建立良好的护患沟通，及时掌握病情变化 病人在接触治疗时可能心存抵触，护士应注意语言的使用，防止伤害病人的自尊心。耐心倾听病人对疾病体验的诉说，鼓励病人表达出自己不愉快的感受，使病人感受到被关注、被信任和支持，减少焦虑情绪和无助感。

2. 采用预防法、自我控制法、阳性强化法等行为治疗方法进行治疗，帮助病人减少和控制症状。

3. 帮助病人学会放松 如静坐、慢跑、太极拳、呼吸放松法、肌肉放松法等，强迫症状出现之前，及时采用有效的放松疗法。对病人进步应及时表扬和鼓励，增加病人战胜疾病的自信心。

4. 安全护理 密切观察病人情绪变化，及时疏导和安慰，保护病人和他人不受伤害。当强迫症状对躯体有损害情况时，采取相应保护措施。对自身伤害严重时，立即给予制止，并及时进行处理。

单元测试题

1. 强迫症和精神分裂症的强迫症状的最主要不同点是 （ ）
   A. 强迫症状的刻板性与重复性　　B. 强迫症状的多变、泛化
   C. 强迫症状的异己感　　　　　　D. 强迫内容的多样性
   E. 强迫症状出现的年龄

（2～3题共用题干）

患者，女，26岁。每次出门时，必须向前走两步，再向后退一步，然后才走出门，否则患者便感到强烈的紧张不安。自感无法控制而去门诊就医。

2. 该患者的表现属于 （ ）
   A. 强迫意向　　B. 强迫检查　　C. 强迫怀疑　　D. 强迫性仪式动作
   E. 强迫性迟缓

3. 该患者用氯米帕明的整个治疗时间不短于 （ ）
   A. 3个月　　B. 4个月　　C. 5个月　　D. 6个月
   E. 8个月

4. 患者，男，38岁，职业会计。素来小心谨慎，只要一拿到钱，就数十次地反复清点，害怕钱会变少，明知不对，但无法控制。该患者为 （ ）
   A. 强迫行为　　B. 强迫意向　　C. 强迫观念　　D. 强迫性穷思竭虑
   E. 强迫回忆

5. 患者反复思索为什么1加1等于2，而不等于3，这属于 （ ）
   A. 强迫联想　　B. 强迫意向　　C. 强迫表象　　D. 强迫性穷思竭虑
   E. 强迫怀疑

6. 患者，男，25岁。一看到女孩就不能自控地想要和她恋爱，明知不对但无法控制，患者非常痛苦。此症状是 （ ）
   A. 正常现象　　B. 焦虑症　　C. 强迫观念　　D. 钟情妄想
   E. 太孤独

7. 患者，女，20岁。常常不相信自己，为了消除疑虑带来的焦虑，常反复要求他人解释或保证。该患者的症状属于 （ ）
   A. 强迫联想　　B. 强迫怀疑　　C. 强迫意向　　D. 强迫询问
   E. 强迫性穷思竭虑

8. 患者，男，51岁。反复感到想做违背自己意愿的动作或行为的强烈内心冲动。明知这样做荒谬，努力控制自己不去做，

但无法摆脱这种内心冲动。该患者的症状属于 ( )
  A. 强迫意向   B. 强迫情绪   C. 强迫行为   D. 思维奔逸
  E. 思维破裂

9. 患者,女,30 岁。表现对某些事担心或厌恶,明知没必要或不合理,但无法摆脱。该患者的症状属于 ( )
  A. 强迫联想   B. 强迫情绪   C. 强迫怀疑   D. 强迫意向
  E. 强迫行为

10. 患者,女,27 岁。每天总是担心手受到了脏物、毒物或细菌污染,反复洗手,自己感到非常苦恼。护理该患者时,措施**不当**的是 ( )
  A. 耐心倾听患者对疾病体验的诉说   B. 患者出现洗手行为时,立即制止
  C. 引导患者参与愉悦性活动   D. 当行为有改善时,立即给予奖励
  E. 帮助患者分析出现强迫症状的心态

11. 患者,男,20 岁。自述"在天桥上看到火车开过来,就出现想跳下去自杀的念头"。虽不伴有相应的行动,但却因此感到焦虑、紧张。护士评估时考虑为 ( )
  A. 强迫怀疑   B. 强迫性穷思竭虑   C. 强迫情绪   D. 强迫意向
  E. 强迫行为

12. 强迫症的发病年龄通常为 ( )
  A. 婴幼儿期   B. 童年期   C. 青少年期   D. 中年期
  E. 老年期

13. 强迫人格患者的主要特点为 ( )
  A. 犹豫不决,追求完美   B. 自我中心,富于幻想
  C. 情绪不稳,易激惹   D. 违法乱纪,冷酷无情
  E. 情感体验肤浅,易感情用事

14. 患者,女,20 岁。在日常生活中会反复检查是否锁门或不停地洗手,这最可能属于哪类疾病的症状 ( )
  A. 强迫症   B. 焦虑症   C. 自闭症   D. 恐惧症
  E. 抑郁症

15. 患者,女,19 岁。主诉因"怕脏反复洗手,双手变得粗糙皲裂,明知没必要却无法控制"来就诊。最佳治疗方案是 ( )
  A. 抗精神病药物治疗   B. 工娱治疗   C. 电休克治疗   D. 精神分析治疗
  E. 药物治疗+心理治疗

第六节　癔症病人的护理

癔症(歇斯底里)是由明显**精神因素**,如重大生活事件、内心冲突、强烈情绪体验、暗示或自我暗示等引起的精神障碍,主要表现为感觉或运动障碍、意识状态改变等,但缺乏相应的器质性病变的基础。具有做作、夸大、富有感情色彩等特点,可由暗示诱发,也可由暗示消失,有反复发作的倾向。

一、病因

1. 精神因素　一般多由急性精神创伤刺激引起,**是发病的重要因素**。尤其是气愤与悲哀不能发泄时,常突然发病。
2. 遗传学　患者近亲中发病度高于一般居民。
3. 性格特征　为癔症性病态人格特征。感情丰富、高度暗示性、以自我为中心、富于幻想等。
小结提示:癔症性格的"四高特征":**高度暗示性、高度情感性、高度自我显示性、高度丰富的幻想性**。

二、临床表现

临床主要表现有癔症性**精神**障碍(分离障碍)和癔症性**躯体**障碍(转换障碍)两大类症状,而这两类症状的发生没有器质性病变做基础。

(一) 分离障碍　主要表现为急骤发生的意识范围狭窄,具有发泄特点的**情感爆发**、选择性遗忘以及自我身份识别障碍等。

1. 分离性遗忘症　病人没有脑器质性损害,而对自己经历的重大事件突然失去记忆;被遗忘的事件往往与精神创伤有关。
2. **分离性神游症**　病人突然从家中或工作场所出走,到外地。此时病人意识范围缩小。历时几十分钟到几天,清醒之后对病中经过不能回忆。
3. **分离性木僵状态**　出现较深的意识障碍,在相当长时间维持固定的姿势,仰卧或坐着,没有言语和随意动作,对光线、声音和疼痛刺激没有反应。
4. 分离性恍惚状态　恍惚状态表现为明显的意识范围缩小,当事人处于自我封闭状态,其注意和意识活动局限于当前环境的一两个方面,只对环境中个别刺激产生反应。

5. **分离性身份障碍** 病人突然失去对自己往事的全部记忆,对自己原来的身份不能识别,以另一种身份进行日常社会活动。表现为两种或两种以上明显不同的人格,各有其记忆、爱好和行为方式,完全独立,交替出现,互无联系。

6. 其他分离障碍 除以上类型分离障碍外,临床上还可见到以下特殊类型。

(1) **情感爆发**:常在与人争吵、情绪激动时突然发作,意识障碍较轻,哭啼、叫喊,在地上打滚,捶胸顿足,撕衣毁物,扯头发或以头撞墙;其言语行为有尽情发泄内心愤怒情绪的特点。

(2) **分离(转换)性障碍性假性痴呆**:在精神创伤之后突然出现严重智力障碍,甚至对最简单的问题和其自身状况不能做出正确回答,或给予近似的回答,给人以呆滞的印象。

(3) **Ganser 综合征**:病人有轻度意识模糊,对提问可以理解,但经常给予近似的回答,如2+2=3,牛有五条腿等,并常伴有行为怪异,或兴奋与木僵交替发作。

(4) **童样痴呆**:表现为儿童样的幼稚语言、表情和动作;病人以幼儿自居,把周围人称呼为"叔叔"、"阿姨"。

(5) **分离(转换)性障碍性精神病**:主要表现为明显的行为紊乱、哭笑无常,短暂的幻觉、妄想和思维障碍,以及人格解体等。

(二) 转换障碍

1. 运动障碍 可表现为动作减少、增多或异常运动。

(1) 肢体瘫痪:可表现单瘫、截瘫或偏瘫,伴有肌张力增强或弛缓。

(2) 肢体震颤、抽动和肌阵挛:表现为肢体粗大颤动,或不规则抽动;肌痉挛则为一群肌肉的快速抽动,类似舞蹈样动作。

(3) 起立不能、步行不能:病人双下肢可活动,但不能站立,扶起则需人支撑,否则向一侧倾倒;也不能起步行走,或行走时双足并拢,呈雀跃状跳行。

(4) 缄默症、失音症:病人不用言语表达意见或回答问题,但可用书写或手势与人交谈,称缄默症。想说话,但发不出声音,或只能用耳语或嘶哑的声音交谈时,则称失音症。

2. 痉挛障碍 常于情绪激动或受到暗示时突然发生。缓慢倒地或卧于床上,呼之不应,全身僵直,肢体一阵阵抖动,或在床上翻滚,或呈角弓反张。

3. 感觉障碍 可表现为躯体感觉缺失、过敏或异常,或特殊感觉障碍。

4. 视觉障碍 可表现为弱视、失明、同心性视野缩小、单眼复视。常突然发生,也可经治疗,突然恢复正常。

5. 听觉障碍 多表现为突然听力丧失,电测听和听诱发电位检查正常。

三、治疗要点

1. 心理治疗 心理治疗是治疗癔症的首选方法。以暗示治疗或疏泄治疗为主,可取得良好的效果。向病人说明疾病的本质是功能性的、可以治愈的,以消除顾虑,增强治疗信心,并应指出患者的性格缺陷与发病的关系,找到防治方法。

2. 药物治疗 癔症性情感爆发可用镇静剂;痉挛发作在言语性暗示下,静脉注射10%葡萄糖酸钙可缓解;精神症状明显时选用相应的抗精神病药物治疗。

四、护理问题

①睡眠形态紊乱:与情绪改变、环境变化、躯体不适等有关。②有对他人/自己实行暴力的危险:与癔症性精神障碍有关。③焦虑:与对疾病缺乏认识、担心预后有关。④社交障碍:与人格改变、行为退缩等有关。⑤有废用综合征(表现骨骼、肌肉运动系统功能退化的表现,肌肉萎缩、关节僵直、足下垂)的危险。

五、护理措施

1. 在接触病人和治疗过程中应避免环境中的不良暗示,过多的人围观、对症状过分关注、对病人病情发展表现出强烈的紧张不安等,都会使病人寻求注意的倾向增强,从而使病情加重,因此癔症发作时应将病人与家属隔离,避免众人围观。

2. 建立良好的护患关系,耐心倾听病人的诉说和感受,减轻其内心痛苦,并应用支持心理疗法,与病人共同寻找与癔症发作相关的事件,探讨诱因,释放内心不安与焦虑,有助于制订相应护理措施。对待病人的态度,医生与护士要保持高度一致,防止医源性的不良影响。协助患者料理生活,但要以暗示法逐渐训练患者自身的生活能力。

3. 对癔症性瘫痪或木僵的病人,应定时翻身拍背,防止压疮发生,做好肢体功能训练,防止失用性功能丧失。对癔症性失明、失聪的病人,应让病人了解是短暂的功能性障碍,无器质性损害,通过暗示治疗有效时,应加强训练,让病人看到希望。

4. 对癔症发作出现的挑衅和敌意,应适当加以限制。如出现情感爆发或痉挛发作,应安置在单间,适当约束,防止碰伤,并有专人看护。

5. 鼓励其多参加文娱治疗活动,发泄过多的精力,转移对躯体的注意力,并在活动中体现出自己的价值。

单元测试题

1. 癔症患者的性格特点是 ( )
   A. 固执 B. 孤僻 C. 敏感 D. 富于幻想
   E. 冲动任性

2. 患者，男，29岁，3天前上午突然收拾衣服从家出发，下午发现自己已到离家不远的县城。自己也不知道怎么来县城，脑电图检查正常。此人可能出现 （ ）
   A. 分离性遗忘　　　　B. 分离性神游症　　　　C. 癔症性精神病　　　　D. 分离性恍惚状态
   E. 分离性身份障碍
3. 某女与同事吵架之后，突然倒地，全身挺直，双手乱动，几分钟后，号啕大哭，捶胸顿足，10分钟后安静下来。其症状为 （ ）
   A. 假性痴呆　　　　B. 情感爆发　　　　C. 童样痴呆　　　　D. 耍脾气
   E. 情感不协调

（4～6题共用题干）

患者，女，23岁，在一次与人发生口角时，对方声音洪亮，患者自感不是对手。第2天起出现无法说话，与之交谈只能用手势表示。能正常咳嗽，耳鼻喉科检查正常。

4. 该患者可能患有 （ ）
   A. 癔症　　　　B. 焦虑症　　　　C. 恐惧症　　　　D. 惊恐发作
   E. 急性应激性障碍
5. 该患者的表现是 （ ）
   A. 缄默　　　　B. 违拗症　　　　C. 躯体化障碍　　　　D. 分离性障碍
   E. 转换性障碍
6. 护理该患者时最应注意 （ ）
   A. 转移注意力　　　　　　　　　　B. 建立良好的关系
   C. 协助患者料理生活　　　　　　　D. 运用良好的沟通技巧
   E. 医护一定要保持一致
7. 癔病患者发病的特征是 （ ）
   A. 与病前性格无关　　B. 仅见于女性　　C. 人格衰退　　D. 发病与精神因素无关
   E. 起病突然，症状多样，易复发

（8～10题共用题干）

患者，女，35岁，患者因挑水而扭伤腰部无法下床活动，每天多数时间卧床，后其丈夫提出离婚，患者情绪激动不愿意离婚，哭泣，腰痛加重不能行走，整日卧床，生活不能自理，经骨科医生检查，认为腰伤比较轻微，不会导致患者不能下床活动。

8. 该患者可能出现 （ ）
   A. 其他分离障碍　　　　B. 分离性神游症　　　　C. 转换性运动障碍　　　　D. 下肢瘫痪
   E. 痉挛障碍
9. 该患者主要护理问题是 （ ）
   A. 自伤的危险　　　　B. 睡眠形态紊乱　　　　C. 有受伤的危险　　　　D. 个人应对无效
   E. 废用综合征的危险
10. 最有效的护理措施为 （ ）
    A. 尊重患者的行为模式　　　　　　B. 尽量少让患者下地活动
    C. 任其发展　　　　　　　　　　　D. 专人24小时悉心照料
    E. 暗示法训练患者自身的生活能力

（11～12题共用题干）

患者，女，20岁。与同事发生争吵时情绪激动，突然倒地，全身僵直，肢体抖动。

11. 该患者的症状是 （ ）
    A. 运动障碍　　　　B. 感觉障碍　　　　C. 思维障碍　　　　D. 知觉障碍
    E. 情感障碍
12. 护理该患者时护士应保持的态度是 （ ）
    A. 热情　　　　B. 紧张　　　　C. 焦虑　　　　D. 镇静
    E. 恐惧
13. 下列病症的临床表现可见阶段性遗忘的是 （ ）
    A. 强迫症　　　　B. 躁狂症　　　　C. 精神分裂症　　　　D. 癔症
    E. 颅内器质性疾病

（14～16题共用题干）

患者，女，37岁，急诊入院，主诉半小时前突然感到头晕目眩，呼吸困难，心前区疼痛，出汗，认为命在旦夕，请求紧急处理。近来，这种情况发生过2次，每次持续约半小时，发病期间无异常，发病与饮食、睡眠无明显相关，无外伤史。

14. 该病人最可能的诊断是 （ ）

A. 癔症发作   B. 脑外伤   C. 癫痫发作   D. 心肌梗死
E. 疑病妄想

15. 下列最有助于鉴别诊断的是 ( )
    A. 脑 MRI   B. 心电图   C. 脑电图   D. 生化检查
    E. 追问起病诱因

16. 最适宜的急诊处理是 ( )
    A. 输入肾上腺素   B. 输入甘露醇   C. 暗示治疗   D. 抗癫痫类
    E. 手术治疗

17. 患者,女,26岁。一次因与人发生争吵,对方身材高大,声音洪亮,患者觉得不是对手。第2天便出现无法说话,与人交谈只能用手势表示。该患者最可能的症状是 ( )
    A. 缄默症   B. 失音症   C. 感觉障碍   D. 感觉缺失
    E. 咽喉发炎

18. 患者,女,42岁。护士在做晚间护理时发现她与病友发生口角,突然不能发声,但能用手势比划。经五官科检查,声带活动良好。护士应采取下列哪种措施 ( )
    A. 马上报告医生   B. 告诉患者接下来要做很多检查
    C. 让患者尽量说   D. 告诉患者不要紧张
    E. 用手势和患者交流

19. 癔症痉挛发作时,首先采取的护理措施是 ( )
    A. 置患者侧卧位,准备吸痰器   B. 置患者半卧位,给予高流量吸氧
    C. 建立静脉通道,准备地西泮注射液   D. 将患者移至安静处,制止他人围观
    E. 将患者平卧,用牙垫塞入上、下磨牙之间

20. 最容易导致癔症的性格特征是 ( )
    A. 孤僻   B. 敏感   C. 固执   D. 冲动任性
    E. 富于幻想

21. 影响癔症发病的主要因素是患者的[癔症的发生与精神因素(是发病的重要因素)、遗传因素和性格特征(感情丰富、高度暗示性、以自我为中心,富于幻想)有关] ( )
    A. 器质性病变   B. 心理因素   C. 血型   D. 年龄
    E. 经济状况

22. 癔症病人抽搐发作时,紧急处理常用的药物是 ( )
    A. 地西泮   B. 氯氮平   C. 奋乃静   D. 百忧解
    E. 丙咪嗪

第七节 睡眠障碍病人的护理

非器质性睡眠障碍指各种心理社会因素引起的器质性睡眠与觉醒障碍。包括失眠症、嗜睡症和某些发作性睡眠异常情况。

一、失眠症

失眠是指在有充分睡眠机会和良好睡眠环境的情况下,主诉入睡困难,或醒得太早,或长期存在睡眠后不能恢复精力或质量令人不满意,并伴随明显的苦恼,影响到社会和职业功能。

(一)病因 ①素质因素:遗传、较高年龄、个性特点等。②诱发因素:各种生活事件、生活和工作环境改变、患某种躯体疾病、药物治疗等。③维持因素:失眠焦虑、对卧室和床形成负性条件反射、不良睡眠卫生习惯、使用镇静催眠药等使失眠慢性化的心理和行为变化。

(二)临床表现

1. 适应性失眠(急性失眠) 起病与明确的应激有关,病期相对短暂,从数天到数周,在脱离或适应了特定的应激源后失眠即缓解。

2. 心理生理性失眠 工作生活与学习的压力、未遂的意愿及社会环境的变化、焦虑烦躁不安或情绪低落等,都是引起失眠的重要原因。

3. 矛盾性失眠 又称睡眠感缺失、主观性失眠症、假性失眠症等。特征是病人主诉严重失眠,但缺乏睡眠紊乱的客观证据,日间功能受损的状况与病人所诉的睡眠缺乏的程度不成比例。

(三)治疗要点

1. 心理行为治疗 是治疗失眠症的重要疗法,有刺激控制、生物反馈、放松疗法、认知行为治疗、反意向控制等。帮助病人了解失眠的原因,学会放松的方法,建立有规律的睡眠节律。

2. 镇静催眠类药物治疗 包括苯二氮䓬类和非苯二氮䓬类药物,使用的原则是**按需间断使用**,**首选半衰期较短的药**

物,如咪哒唑仑、唑吡坦、佐匹克隆、扎兰普隆等,**连续使用一般不宜超过4周**。久用可致耐受性和成瘾性。

二、过度嗜睡

(一)过度嗜睡 是指日间睡眠过度,或反复短暂睡眠发作,或觉醒维持困难的状况,并无法用睡眠时间不足来解释,且影响到职业和社会功能。

(二)治疗要点 了解病因,对因治疗。对特发性过度嗜睡尚无特效的治疗方法,但其预后尚好。**发作期间可给予中枢兴奋剂如哌甲酯**,对部分病人可减轻嗜睡对社会功能的影响,莫达芬尼疗效与哌甲酯相同,而安全性和依赖性可能更有优势。

三、护理问题

①焦虑。②睡眠形态紊乱。

四、护理措施

1. 对失眠症的护理

(1)了解其原因,让病人倾诉烦恼,并给予心理疏导和安慰,教一些放松技巧,缓解焦虑与恐惧的情绪,助其入睡。

(2)给病人提供一个舒适安静的睡眠环境,减少噪声。睡眠避免过度兴奋,如不喝兴奋饮料、不做剧烈运动等。可用温水洗脚、喝一杯热牛奶等。

(3)制定一个活动时间安排表,白天安排充足的娱乐时间,减少睡眠时间。病人要有规律生活,养成良好的睡眠习惯。

(4)夜间病人入睡后,尽量避免操作,可能的情况下等病人醒后进行。

2. 对嗜睡症病人的护理 注意观察病人的睡眠情况,记录病人的入睡时间,了解病人的心理反应。指导病人不要从事危险工作,避免发生意外。注意观察意识状态、抑郁情绪的变化。

单元测试题

1. 下列哪项**不属于**睡眠障碍 ( )
   A. 适应性失眠   B. 矛盾性失眠   C. 过度嗜睡   D. 心理生理性失眠
   E. 其他疾病引起的失眠

2. 患者,女,22岁,近半年来总是在进餐、走路时也能入睡,白天自己总想维持觉醒状态,但无能为力,该患者的症状是 ( )
   A. 猝倒症   B. 嗜睡症   C. 劳累所致   D. 发作性睡病
   E. 睡梦中呼吸停止

3. 下列哪项可由失眠引起 ( )
   A. 人格改变   B. 癔症   C. 强迫症   D. 焦虑、抑郁
   E. 精神分裂症

4. 患者,女,51岁。因失眠入院,护士采取哪种措施能最有效地帮助患者增进睡眠 ( )
   A. 定时睡眠   B. 开窗通风   C. 睡前剧烈运动   D. 睡前饮大量水
   E. 指导患者睡前不饮浓茶、咖啡等

5. 患者因焦虑症入院,每天晚上总是躺在床上翻来覆去睡不着觉,一直到凌晨1点。患者的表现属于睡眠障碍的哪一种 ( )
   A. 时睡时醒   B. 彻夜不眠   C. 入睡困难   D. 浅睡眠
   E. 睡眠规律倒置

6. 患者,女,16岁。因1个月后要参加中考,1个月以来晚间入睡困难,每日睡眠2~3小时,白天上课精力不集中,学习成绩下降。该睡眠状态称为 ( )
   A. 矛盾性失眠   B. 生理性失眠   C. 心理性失眠   D. 心理生理性失眠
   E. 适应性失眠

7. 患者,女,50岁。自述严重失眠,苦恼不已,但其配偶陈述睡眠时间每晚可达7~8小时,日间精神状态好。该患者属于 ( )
   A. 矛盾性失眠   B. 生理性失眠   C. 心理性失眠   D. 心理生理性失眠
   E. 适应性失眠

8. 患者,女,26岁。突然丧母致睡眠障碍,被诊断为失眠症。其丧母的生活事件属于何种病因 ( )
   A. 素质性因素   B. 维持因素   C. 诱发因素   D. 特质因素
   E. 适应因素

9. 患者,女,46岁。入院后出现失眠,以下哪项不是护士采取的措施 ( )
   A. 协助患者进行自我放松   B. 不因自身工作影响患者休息
   C. 创造良好的睡眠环境   D. 满足患者的一切要求
   E. 给予心理支持,缓解患者焦虑

10. 患者,男,52岁。失眠症数年。关于其治疗与护理措施正确的是 ( )
   A. 长期服用镇静催眠类药物　　　　　　　　B. 白天患者尽量卧床休息
   C. 睡前进行体育锻炼　　　　　　　　　　　D. 首选半衰期较长的镇静催眠类药物
   E. 不必要的操作等患者清醒后再操作
11. 可能造成失眠的因素不包括 ( )
   A. 急性应激反应　　B. 过度担心失眠　　C. 饮用浓咖啡　　D. 睡前进食过多
   E. 安静环境
12. 患者,男,40岁。因工作压力过大出现失眠、焦虑来诊。患者的哪项陈述说明护士需要进一步进行健康指导 ( )
   A. "每天吃完晚饭出去走走,散散心。"　　　　B. "无论多忙,我都要在晚上11点前睡觉。"
   C. "在家尽可能不去想工作,放松自己。"　　　D. "睡前喝一瓶啤酒有助于睡眠。"
   E. "睡觉前洗澡。"
13. 患者,女,21岁。因研究生入学考试压力大,近几个月来出现入睡困难,睡眠表浅,多梦早醒,醒后不易入睡,最可能出现了 ( )
   A. 嗜睡症　　B. 夜惊症　　C. 睡行症　　D. 梦魇症
   E. 失眠症

第八节　阿尔茨海默病病人的护理

阿尔茨海默病(AD),又称老年痴呆症,是一种原因不明的、慢性进行性大脑退行性病变所引起的痴呆。目前在老年人群中AD已成为仅次于心脏病、恶性肿瘤和脑猝死中的第4位死亡的原因,其发病率是随年龄增长而显著升高。

一、病因
1. 遗传学　为常染色体显性遗传。
2. 社会心理因素　病前性格孤僻、兴趣狭窄,以及重大不良生活事件等。
3. 生化改变　脑内胆碱化酶及乙酰胆碱含量显著减少。
4. 其他因素　慢性病毒感染,铅、硅或铝等在脑内蓄积中毒,脑外伤等。

二、临床表现
AD多发生于65岁以上的老人,女性患病率为男性的3倍。起病潜隐,病情发展缓慢且不可逆,无明确的起病期,病程进行性发展。临床特点是认知功能障碍、精神障碍和人格改变。

1. 记忆障碍　是AD的早期突出症状或核心症状。其特点是近事遗忘先出现,记不住新近发生的事,忘记随身物品存放位置,不能想起熟人的姓名,随着病情的加重,出现远记忆障碍,不能回忆以前所发生的事情。痴呆后期可出现记忆全面受损。
2. 言语障碍　患者不能完整表达自己的意愿,交流困难,语言减少,进而出现阅读和书写困难、命名困难、语法错误、错用词类、语句颠倒。
3. 失认和失用　失认是指感觉功能正常,但不能认识或鉴别物体,如不能识别物体、地点和面容(不认识镜中的自己)。失用是指理解和运动功能正常,但不能执行运动,如不会穿衣等。
4. 智力障碍　表现为理解、推理、判断、抽象、概括和计算等认知功能障碍。
5. 定向障碍　患者常去向不明或迷路,外出找不到回家的路等。
6. 人格改变　多见。病人变得孤僻,不主动交往,自私,行为与身份与原来的素质与修养不相符合,情绪变化变得容易波动,易激惹,有时欣快,无故打骂人,与病前判若两人。
7. 进食、睡眠和行为障碍　病人常食欲减退,约半数病人出现正常睡眠节律的紊乱或颠倒,白天卧床,晚上则到处活动,干扰他人。动作刻板重复、愚蠢笨拙,或回避交往,表现得退缩、古怪、纠缠他人。
8. 精神障碍　表现为抑郁、情感淡漠或兴奋、焦虑不安、注意力涣散、主动活动减少等。偶有幻觉、被害妄想和暴力行为等。
9. 行为紊乱　精神恍惚,无目的性翻箱倒柜,爱藏废物,视作诊宝,怕被盗窃,无目的地徘徊、出现攻击行为等,也有动作日渐减少、端坐一隅、呆若木鸡等。
10. 神经系统症状　多见于晚期病人,如下颌反射、强握反射、口面部不自主动作如吸吮、撅嘴等。有的病人伴发Klnver-Bucy综合征,这是颞叶受损症状,表现为严重视觉失认,不能命名或描述3种所熟悉的东西;乱食征,面前放的东西有往嘴里放的倾向;过多口部行为及性欲改变。

三、心理学检查
心理学检查是诊断有无痴呆及痴呆严重程度的重要方法。①简易智力状况检查(MMSE)。②长谷川痴呆量表(HDS)。③日常生活能力表(ADL)。

四、治疗要点
(一)促智药或改善认知功能的药物　目的在于改善认知功能,延缓疾病的进展。

1. **乙酰胆碱酯酶抑制药（AchE）** 可抑制 Ach 的降解，改善神经递质传递功能，改善认知功能。①多奈哌齐（安理申）：改善认知功能，不良反应有腹泻、恶心及失眠。②艾斯能、石杉碱甲（哈伯因）：对认知功能、日常生活能力有改善，不良反应包括头晕、纳差、心动过缓。

2. **促脑代谢及推迟痴呆进程** 二氢麦角碱：有扩张血管作用，促进大脑对葡萄糖和氧的作用，提高大脑神经细胞代谢功能，对痴呆病人警觉性，焦虑、抑郁等有一定改善作用。

（二）对症治疗 ①精神行为对症治疗：减轻症状，应用药物改善症状如抗焦虑药物、抗抑郁药物和抗精神病药物。②社会心理治疗：主要是尽可能维持病人的认知和社会生活功能，同时保证病人的安全和舒适。

五、护理问题
①有受伤危险。②个人对应无效。③有暴力行为的危险。④社交障碍。

六、护理措施

1. **生活护理** 注意了解病人的不同需求，提高其生活自理能力和生活质量。安排合理有规律的生活，按时起床和就寝，进食，使之生活接近正常规律，保证足够的休息和睡眠时间。

2. **安全护理** 保障患者的安全是本病护理工作的重点。安排一个独立固定的生活区，布置应简单实用。消除患者周围环境中的危险物品。填好安全卡并让其随身携带，以备走失时利于寻找。

3. **症状护理**
（1）对长期卧床病人，定时翻身、按摩、进行肢体功能活动，预防压疮发生，卧床者加床档以免坠床。
（2）对行为退缩、懒散的病人进行行为训练。
（3）对有自杀、自伤或攻击行为的病人，密切观察其情绪反应，及时发现轻生观念和暴力倾向，去除危险因素，主动提供护理，严禁单独活动；必要时采取保护性约束，必要时专人护理。

4. **心理护理** 建立良好护患关系，要有足够的耐心，积极主动地去关心照顾患者。鼓励家人多陪伴患者，让患者参加一些力所能及的社会、家庭活动，感到家庭的温馨和生活的快乐。尊重患者的人格，回答询问时语速要缓慢，使用简单、直接形象的语言；多鼓励、赞赏、肯定患者自理和适应方面做出的任何努力。切忌使用刺激性语言，避免使用"呆傻"、"愚笨"等词语。

单元测试题

1. 患者，男，60岁，对其他事情也没有兴趣。常忘记和客户约会的时间，已熟悉的工作流程，近日也常忘记，他常自编说话，以弥补忘记的事情。情绪易怒、易激动，与病前判若两人。诊断为阿尔茨海默病，此病最先出现的症状是 （ ）
   A. 记忆障碍　　　　B. 智力障碍　　　　C. 人格障碍　　　　D. 语言障碍
   E. 定向力障碍

2. 阿尔茨海默病临床表现**不包括** （ ）
   A. 痴呆为部分性的　　　　　　　　　　B. 起病隐渐，进行性发展
   C. 人格改变为典型症状　　　　　　　　D. 以记忆障碍为早期症状
   E. 脑 CT 检查可有弥漫性萎缩

（3～4题共用题干）

患者，男，70岁。2年前因妻子去世后出现记忆力减退。近期外出后找不到家门，甚至忘记吃饭、不洗澡不换衣。

3. 该患者可以使用哪种心理学检查的方法 （ ）
   A. 抑郁自评量表　　　　　　　　　　B. 简易智力状况检查
   C. 焦虑自评量表　　　　　　　　　　D. 简明精神病评定量表
   E. 住院患者观察量表

4. 护士在与精神病患者沟通时，最重要的技巧是 （ ）
   A. 解释　　　　　B. 接受　　　　　C. 重构　　　　　D. 提问
   E. 倾听

5. 患者，男，66岁。确诊为阿尔茨海默病5年，病情进展，不会穿衣服，把衣服当裤子套在身上，患者的问题属于 （ ）
   A. 失认症　　　　B. 记忆力障碍　　　C. 定向力障碍　　　D. 判断障碍
   E. 失用症

6. 患者，男，50岁。问张护士什么是近记忆力受损，张护士为其举了一个例子，下面举例正确的是 （ ）
   A. 忘记自己的姓名　　　　　　　　　　B. 忘记家庭人口数
   C. 忘记朋友姓名　　　　　　　　　　　D. 忘记结婚纪念日
   E. 忘记刚刚接完的电话内容

7. 下列有关阿尔茨海默病（属于器质性精神障碍）最优选的影像学检查方法是 （ ）
   A. CT　　　　　　B. MRI　　　　　C. PECT　　　　　D. SPECT
   E. X 线

8. 患者，女，66岁。近期老忘事，连老伴生日都忘了，以为自己得了老年痴呆，非常焦虑，张护士为其解释老年人和痴呆患

者记忆力下降的特点,下列描述**不正确**的是 ( )
- A. 记忆力下降不等于得了老年痴呆
- B. 痴呆早期即可出现远记忆受损现象
- C. 痴呆后期可出现记忆力全面受损
- D. 痴呆早期主要是对新近发生的事情忘性大
- E. 记忆力下降可能是老年人正常的生理变化

9. 患者,男,55岁。确诊为阿尔茨海默病3年,近期家属发现张某出现新的症状,经常叫不上物品的名字,如要手机,就说"那个输入数字,按一下可以跟别人讲话的"。此症状属于 ( )
- A. 失用症
- B. 失认症
- C. 语言障碍
- D. 认知障碍
- E. 判断障碍

10. 患者,男,70岁。远、近记忆均受损,智能活动出现全面减退,甚至不能正确回答自己的名字和年龄,外出找不到家门,举动幼稚,不知羞耻,最可能为(**AD早期**出现近记忆受损,和正常老年化现象相似,不易辨别;**AD中期**的临床表现出现典型的痴呆症状,如记忆力、智能、定向力、情感、语言、动作行为等各方面都出现明显障碍,甚至有人格改变及精神病性症状;**AD晚期**主要表现为生活完全不能自理) ( )
- A. AD早期
- B. AD中期
- C. AD晚期
- D. 老年抑郁症
- E. 正常老年衰退

11. 患者,男,78岁。早晨医生查房时,问患者今天早餐吃了什么,医生应了解哪个领域 ( )
- A. 认知
- B. 情感
- C. 喜欢的食物
- D. 近期记忆
- E. 远期记忆

12. 患者,男,85岁,诊断为阿尔茨海默型痴呆,即将出院,护士问家属,回家后应如何协助患者维持适当的活动,下列回答**最恰当**的是 ( )
- A. 将他一个人锁在家里,以免走失
- B. 让他自己外出参加户外活动
- C. 让他做简单的家务
- D. 我们没有空时,他可以帮我们出去遛狗
- E. 我可以陪他在家,并到附近的公园、商场逛逛

(13~14共用题干)
患者,男,68岁,半年前与女儿一起居住,情绪变得易激惹,性格变得挑剔、自私。近期出现重复购买相同的物品,做饭忘记关火,多次丢失贵重物品等,近期记忆力差,1周前自行外出,找不到回家的路。

13. 该患者的记忆力障碍表现为 ( )
- A. 记忆丧失
- B. 选择性遗忘
- C. 进行性遗忘
- D. 近期记忆减退
- E. 顺行性遗忘

14. 该患者住院后3天无大便,护士应采取的措施为 ( )
- A. 患者多饮水
- B. 给予缓泻药
- C. 继续观察
- D. 给患者进行腹部热敷
- E. 嘱患者多食高维生素食物

15. 患者,女,65岁。确诊为阿尔茨海默病5年,患者生活能力下降,自己扣纽扣、系鞋带慢慢出现困难,常怀疑保姆偷她的东西,喜欢把碗藏在鞋柜里。下列护理措施正确的是 ( )
- A. 选择系带的鞋子,锻炼患者的能力
- B. 尽量避免与他人进食
- C. 强迫患者把碗送回厨房
- D. 经常改变屋内摆设,给患者刺激
- E. 不和患者争执保姆偷东西的问题

16. 患者,男,75岁。确诊为阿尔茨海默病4年,患者性格孤僻,对保姆态度粗暴,时有言语或行为上的攻击现象,家属很头疼,咨询王护士,下列指导**不正确**的是 ( )
- A. 尽量不强迫患者做他不愿意的事
- B. 尽量减少对患者情绪的刺激
- C. 尽量约束患者防止其攻击保姆
- D. 鼓励患者参加一些文娱活动
- E. 制订日常生活时间表,保持规律的生活

17. **在护理阿尔茨海默病患者时,错误的做法是** ( )
- A. 保证夜间休息,保证充足的睡眠
- B. 反复强化训练病人用脑,维持大脑活力
- C. 多帮助病人回忆往事,锻炼记忆力
- D. 促进病人多料理自己的生活,积极维持自理能力
- E. 患者回忆出现错误并坚持己见时,要坚持说服其接受正确观点

18. 患者,男,65岁。1年前诊断为"阿尔茨海默症",由其老伴照顾。前几日,患者独自外出后未归,后被家人找到。社区护士家庭访视时,注意到其老伴照料患者的过程中采取以下做法,其中不正确的是 ( )
- A. 老伴时常会让患者帮忙做一些家务
- B. 老伴尽量让患者自己刷牙、洗脸、穿衣、吃饭
- C. 为防止患者走失,老伴不让其外出,把他整日关在家里
- D. 为防止患者走失,老伴在他衣服上写名字和家中电话
- E. 为帮助患者记忆,老伴会常和他一起看过去的生活照片

19. 患者,男,71岁,诊断为阿尔兹海默症,目前临床最常用的治疗药物是 ( )
    A. 抗焦虑药物　　　　B. 抗精神病药物　　　　C. 抗抑郁药物　　　　D. 促脑代谢药物
    E. 乙酰胆碱酯酶抑制剂

20. 阿尔茨海默症患者首发症状是 ( )
    A. 妄想　　　　B. 人格改变　　　　C. 记忆障碍　　　　D. 语言功能障碍
    E. 空间技能障碍

21. 患者,女,73岁,2年前丈夫病故后,经常独自流泪,近1年来常出现当天发生的事、刚说的话和做的事不能记忆,忘记进食或物品放何处,外出找不到家门,失眠,焦躁不安。根据临床表现,护士评估患者最可能发生了 ( )
    A. 老年精神病　　　　B. 脑肿瘤　　　　D. 早期阿尔茨海默症　　　　C. 抑郁症
    E. 大脑慢性缺血改变

(22～24题共用题干)

患者,男,70岁。糖尿病、阿尔兹海默症入院治疗。今晨进食油条、豆浆时,突然面色发绀,继而倒地,抽搐,意识丧失。

22. 该患者最可能发生 ( )
    A. 酮症酸中毒　　　　B. 噎食　　　　C. 癫痫小发作　　　　D. 癔症
    E. 中毒

23. 应立即采取的措施是 ( )
    A. 注射胰岛素　　　　B. 平卧解开衣领口　　　　C. 做气管切开准备　　　　D. 吸氧
    E. 迅速将口腔内食物抠出

24. 护理评估时,重点评估 ( )
    A. 诱发因素　　　　B. 痴呆程度　　　　C. 肢体功能　　　　D. 心理状况
    E. 自主呼吸状况

第十五章 损伤、中毒病人的护理

第一节 创伤病人的护理

创伤是指机械力作用于人体所造成的损伤,多见于工伤、交通事故、自然灾害和战伤等,是临床上最多见的损伤。

一、病因及分类

(一)闭合性损伤 损伤部位的皮肤或粘膜仍保持完整,多由钝性暴力所致。

1. 挫伤 钝性暴力所致皮下组织、筋膜、肌肉、脑、胸腹内脏等的损伤。
2. 扭伤 关节异常活动所致关节囊、韧带、肌腱等的损伤。
3. 挤压伤 人体肌肉丰富部位,遭受暴力大范围挫压或长时间挤压所造成的损伤。严重时肌肉组织广泛缺血、变性、坏死,出现以肌红蛋白尿和高钾血症为特点的急性肾衰竭和休克,临床称为挤压综合征。
4. 爆震伤(冲击伤) 是由爆炸产生的强烈冲击波造成的损伤,体表多无明显损伤,胸腔、腹腔内脏、耳鼓膜可发生出血、水肿。

(二)开放性损伤 受伤部位皮肤、粘膜完整性遭到破坏,形成开放性创伤,有污染,易继发感染。

1. 擦伤 皮肤被粗糙物摩擦造成的表皮剥脱。创面有擦痕、小出血点和浆液渗出。
2. 刺伤 由尖锐物体,如针、钉等刺入人体所造成的损伤,创口小而深,易造成异物存留,易并发厌氧菌感染。
3. 切割伤 由锐利器械所造成的损伤。创缘整齐,周围组织损伤较少,但出血多,易造成血管、神经、肌腱等深部组织损伤。
4. 裂伤 钝器打击造成的软组织裂开。伤口形态不规则,周围组织破坏较重,易发生坏死和感染。
5. 撕脱伤 暴力的卷拉或撕扯,造成大块皮肤及深部组织撕脱。
6. 火器伤 由枪弹所致,战时多见。伤情复杂,组织损伤严重,污染重。早期清创,不做缝合。

二、病理生理

局部性炎症反应;全身性反应,包括发热、神经内分泌反应、分解代谢增强、免疫力下降。

三、创伤的修复

1. 创伤修复的过程 分为充填期、增生期、塑形期。
   (1)伤口填充与炎症反应:先由血凝块和纤维蛋白充填创腔,然后在炎性细胞和酶类物质的作用下清除受损和坏死组织。
   (2)细胞增殖与肉芽形成:浅表的损伤一般通过上皮细胞的增殖、迁移,可覆盖创面而修复,但大多数软组织损伤需要通过肉芽组织生成的形式来完成。
   (3)组织塑形:随着成纤维细胞合成胶原纤维的增多,伤口强度迅速增大并趋于稳定,肉芽组织变成坚韧的瘢痕组织。
2. 创伤愈合类型
   (1)一期愈合(原发愈合):组织修复以原来细胞为主,仅含少量纤维组织。创缘对合整齐、愈合快、功能良好。
   (2)二期愈合(瘢痕愈合):组织修复以纤维组织修复为主,创缘不齐,愈合时间长,瘢痕明显、功能欠佳。
3. 影响创伤愈合的因素 年龄;慢性病,如糖尿病;伤口特点:感染和异物;营养不良,低蛋白血症、维生素缺乏症;类固醇类激素增多;缝合技术;心理压力。

四、临床表现

1. 局部症状 疼痛、局部肿胀、淤斑、功能障碍、创口或创面(开放性损伤特有的征象)。
2. 全身症状 发热、生命体征变化。
3. 伤口分类 ①清洁伤口:通常指无菌手术伤口。②污染伤口:指被异物或细菌沾染,但未发生感染伤口,一般指伤后8小时以内的伤口,需要及时清创。③感染伤口。

五、辅助检查

1. 实验室检查 血常规和血细胞比容可了解失血或感染情况;尿常规可提示泌尿系统损伤。
2. 影像学检查 X线透视或摄片、B超、CT、MRI、选择性血管造影等。
3. 穿刺和导尿检查 胸、腹腔穿刺可证实有无内脏破裂、出血;导尿有助于了解尿道和膀胱有无损伤。

六、治疗要点

1. 全身治疗 支持疗法、抗生素应用、注射破伤风抗毒素等。
2. 局部治疗 ①一般软组织闭合性损伤,多不需特殊处理,早期可冷敷,24小时后可热敷。②软组织开放性损伤:最基本的手段是尽早清创缝合。伤后12小时内使用破伤风抗毒素。清创术应争取在伤后6~8小时内施行,但对污染较轻、头面部的伤口、早期已应用有效抗生素等情况,清创缝合的时限可延长至伤后12小时。

七、护理问题

①急性疼痛:与组织损伤有关。②组织完整性受损:与创伤所致组织结构破坏有关。③体液不足:与创伤后失血、失液有关。④潜在并发症:休克、挤压综合征等。

八、护理措施

(一)急救

1. **抢救生命** 优先处理危及生命的紧急情况,如心搏骤停、窒息、活动性大出血、张力性或开放性气胸、休克、腹腔内脏脱出等,并迅速将病人抢救至安全处,避免继续或再次受伤。

2. **判断伤情** 经紧急处理后,迅速进行全面、简略且有重点的检查,注意有无内脏损伤情况。

3. **迅速有效止血** 用压迫法、肢体加压包扎、止血带或器械、迅速控制伤口大出血。使用**止血带止血时,一般每隔1小时放松2～3分钟**,避免引起肢体缺血性坏死。

4. **妥善固定骨折** 可用夹板或代用品,也可用躯体或健肢来固定骨折肢体,注意远端血运。

5. **安全转运病人** 待伤情稳定,专人迅速护送病人到医院。搬动前四肢应妥善固定,**疑有脊柱骨折,应3人以平托法或滚动法将病人平卧于硬板床上**,防止脊髓损伤;胸部伤重者,**宜取伤侧向下的低斜坡卧位**,以利健侧呼吸;**运转途中病人的头部应朝后**(与运行方向相反),避免脑缺血突然死亡。保证有效输液,给予止痛、镇静,预防休克。

绷带包扎注意事项:①病人取舒适坐位或卧位,扶托肢体,保持功能位。②潮湿或污染的绷带均不宜使用。③包扎四肢应从远心端开始,指(趾)甲尽量外露,以便观察血液循环及神经功能。④包扎时应用力均匀,松紧适度,动作轻快。⑤每包扎1周应压住前周的1/3~1/2,包扎开始与终了时均需环绕2周,须增加绷带时,可将两端重叠6 cm。包扎完毕用胶布粘贴固定,或撕开末端打结在肢体外侧。

(二)软组织闭合性创伤的护理

1. **观察病情** 注意观察局部症状、体征的演变,密切观察生命体征的变化,了解深部组织器官损伤情况。

2. **局部制动** **抬高患肢15°~30°**,以减轻肿胀和疼痛。伤肢选用夹板、绷带等方法固定制动。

3. **配合局部治疗** 小范围软组织创伤后早期(**24小时内**)局部冷敷,以减少渗血和肿胀。**24小时后可热敷和理疗**,促进吸收和炎症消退。血肿较大者,应在无菌操作下穿刺抽吸并加压包扎。病情稳定后,配合应用理疗按摩和功能锻炼,促使伤肢功能尽快恢复。

(三)软组织开放性创伤的护理

1. 对污染伤口进行清创缝合。
2. 感染伤口应加强换药,积极控制感染。

(1) 伤口换药顺序:**先清洁伤口、再污染伤口、最后感染伤口**。特异性感染伤口中,应专人换药,用过的器械单独消毒、灭菌,**敷料应焚毁**。

(2) 换药操作方法:①揭除伤口敷料:外层绷带和敷料可用手揭去,内层敷料用镊子取下,揭除敷料的方向应与伤口纵轴方向平行;如敷料与创面粘着,可取盐水棉球湿润敷料后揭除,以减轻疼痛和伤口损伤。②处理创面:一般伤口由创缘向外消毒,化脓伤口由外向创缘消毒。

(3) 换药的次数:**一期缝合伤口术后2～3日换药1次**。

(4) 浅表肉芽伤口的处理:①肉芽生长健康:以盐水棉球拭去分泌物后,外敷**等渗盐水纱布或凡士林纱布**即可。②肉芽生长过度:可将其剪平,以棉球压迫止血。③**肉芽水肿:可用3%～5%氯化钠溶液湿敷**。④创面脓液量多而稀薄:可用0.1%依沙吖啶(雷夫奴尔、利凡诺)或0.02%呋喃西林溶液纱布湿敷。⑤创面脓液稠厚且坏死组织多时,用**含氯石灰硼酸溶液(优琐)**等湿敷。常备外用药物见表15-1。

表15-1 常用外用药应用

应用	药物
皮肤消毒	70%乙醇,2.5%碘酊,聚维酮碘(有效碘0.5%)
局部皮肤炎症早期外敷	10%~20%鱼石脂软膏
感染创面湿敷	含氯石灰硼酸溶液(优琐)、0.1%依沙吖啶(雷夫奴尔、利凡诺)
正常肉芽创面外敷	0.9%氯化钠溶液,凡士林纱布
厌氧菌感染创面的冲洗、湿敷	3%过氧化氢溶液、0.02%高锰酸钾溶液、含氯石灰硼酸溶液
水肿肉芽创面湿敷	3%~5%氯化钠溶液、30%硫酸镁
脓腔及创面冲洗、湿润	0.1%氯己定溶液,聚维酮碘(有效碘0.5%),0.9%氯化钠溶液

(四)深部组织或器官创伤的护理 疑有颅脑、胸部、腹部等部位的损伤,应严密观察病情变化,加强心、肺、肾、脑等重要器官功能的监测。

九、健康教育

指导病人加强营养,积极配合,促进恢复。督促病人坚持身体各部位的功能锻炼,促使患部功能得到最大康复。生产生活中注意安全,加强防范。

单元测试题

1. 对机械性损伤患者最先采取的措施是 （　）
   A. 补充血容量　　B. 抢救生命　　C. 迅速止血　　D. 安全搬运
   E. 固定骨折

2. 容易引起急性肾衰竭的损伤是 （　）
   A. 挫伤　　B. 扭伤　　C. 挤压伤　　D. 裂伤
   E. 刺伤

3. 属于软组织闭合性损伤的是 （　）
   A. 刺伤　　B. 擦伤　　C. 切割伤　　D. 爆震伤
   E. 撕脱伤

4. 伤口污染和周围组织损伤均较重，易发生坏死和感染的损伤是 （　）
   A. 挫伤　　B. 扭伤　　C. 挤压伤　　D. 裂伤
   E. 刺伤

5. 患者，女，32 岁，因车祸造成胸部严重创伤，多根多处肋骨骨折，出现反常呼吸，送至医院心搏已停止。抢救的要点是 （　）
   A. 立即胸外心脏按压　　B. 电击除颤　　C. 胸部加压包扎　　D. 立即开胸行胸内心脏按压
   E. 迅速建立静脉通路

6. 患者，男，55 岁。车祸造成多发性损伤，急救首先要处理的情况是 （　）
   A. 开放性骨折　　B. 膀胱破裂　　C. 外伤性大出血　　D. 颅脑外伤
   E. 腹部外伤后肠管脱出

7. 为预防厌氧菌感染，冲洗伤口宜选择的药液为 （　）
   A. 0.9% 氯化钠　　B. 2% 硝酸银　　C. 3% 过氧化氢　　D. 2.5% 碘酊
   E. 0.1% 碘附

8. 患者，女，35 岁。胃大部切除术后切口化脓，创面脓液量多，有臭味。换药处置 （　）
   A. 3% 氯化钠溶液湿敷　　B. 70% 乙醇湿敷　　C. 优琐湿敷　　D. 10% 硝酸银烧灼
   E. 过氧化氢溶液湿敷

9. 为了防止交叉感染应安排下列哪一位患者首先换药 （　）
   A. 压疮创面　　B. 下肢慢性溃疡　　C. 脓肿切开引流　　D. 清创缝合后拆线
   E. 下肢开放性损伤

10. 护士为患者部位换药，**错误**的操作是 （　）
    A. 用手揭去外层敷料和内层敷料　　B. 75% 乙醇棉球消毒伤口周围皮肤
    C. 坏死组织应予以剪除　　D. 胶布痕迹用汽油棉签浸湿后揭去
    E. 用无菌敷料覆盖创面

11. 易致血管、神经、肌腱断裂的损伤是 （　）
    A. 挤压伤　　B. 挫伤　　C. 切割伤　　D. 火器伤
    E. 爆震伤

12. 患者，男，25 岁。车祸伤导致右胫骨骨折及左股骨开放性骨折，伤口大量出血。现场急救应首先采取的措施是 （　）
    A. 吸氧、输液　　B. 加压包扎止血　　C. 骨折复位　　D. 镇静、止痛
    E. 骨折临时固定

13. 患者，男，34 岁。因车祸而致右下肢开放性骨折，大量出血，被送来急诊。在医生未到之前，接诊护士应立即 （　）
    A. 详细询问车祸发生的原因　　B. 向医院有关部门报告
    C. 给患者注射镇静剂　　D. 给患者使用止血药
    E. 给患者止血、测量血压，建立静脉通道

14. 可判断内脏受损破裂情况的是 （　）
    A. 胸腹腔穿刺　　B. 留置导尿　　C. 放置胃管　　D. 膀胱灌洗
    E. 中心静脉穿刺

15. 严重挤压伤患者，由于机体大量细胞的破坏，故容易出现的电解质紊乱为（严重挤压伤一般伴有急性肾衰竭和高钾血症） （　）
    A. 高钾血症　　B. 低钠血症　　C. 高钠血症　　D. 低钾血症
    E. 高氯血症

16. 易导致破伤风的损伤是 （　）
    A. 裂伤　　B. 切割伤　　C. 刺伤　　D. 撕脱伤
    E. 擦伤

(17～19题共用题干)

患者,男,42岁。在施工过程中不慎被铁棍刺破胸壁。

17. 此患者损伤的类型为 （ ）
    A. 挤压伤　　　　　B. 开放性损伤　　　C. 挫裂伤　　　　　D. 扭伤
    E. 闭合性损伤

18. 现场应给予的主要急救措施是 （ ）
    A. 固定骨折　　　　B. 封闭伤口　　　　C. 控制出血　　　　D. 解除窒息
    E. 心肺复苏

19. 在运送过程中患者应采用的卧位是 （ ）
    A. 去枕平卧位　　　B. 仰卧位　　　　　C. 低斜坡患侧卧位　D. 头低仰卧位
    E. 低斜坡健侧卧位

20. 患者,女,30岁,右手被砸伤1小时,右手肿胀,皮肤完整,可见青紫斑,压痛明显。X线检查未见骨折,其受伤类型为 （ ）
    A. 裂伤　　　　　　B. 扭伤　　　　　　C. 挫伤　　　　　　D. 撕脱伤
    E. 爆震伤

21. 属于软组织开放性损伤的是 （ ）
    A. 挫伤　　　　　　B. 扭伤　　　　　　C. 裂伤　　　　　　D. 挤压伤
    E. 爆震伤

22. 患者,男,26岁,因下肢挤压伤致血清钾升高,心率54次/分,律不齐。应选用的药物是 （ ）
    A. 毛花苷C(西地兰)　B. 美托洛尔　　　　C. 硝酸甘油　　　　D. 5%碳酸氢钠
    E. 10%葡萄糖酸钙

23. 正常的肉芽组织的特点为 （ ）
    A. 表面光滑晶亮　　B. 淡红色　　　　　C. 质地松软　　　　D. 颗粒不均匀
    E. 触之易出血

24. 使用止血带止血时,放松止血带的间隔时间是(一般每隔1小时放松止血带2～3分钟) （ ）
    A. 15分钟　　　　　B. 20分钟　　　　　C. 30分钟　　　　　D. 60分钟
    E. 120分钟

25. 损伤虽已12小时,清创后仍可一期缝合的情况是 （ ）
    A. 上肢裂伤　　　　B. 下肢火器伤　　　C. 面部切割伤　　　D. 背部火器伤
    E. 小腿爆震伤

26. 患者,男,27岁,建筑工人,劳动时手指被割伤,肌肉外翻。争取清创的时间是 （ ）
    A. 伤后1～2小时　　B. 伤后3～5小时　　C. 伤后6～8小时　　D. 伤后8～10小时
    E. 伤后<10小时

27. 患者,女,37岁,车祸后出现下列损伤,必须首先处理的伤情是 （ ）
    A. 鼻出血　　　　　B. 头皮裂伤　　　　C. 锁骨骨折　　　　D. 张力性气胸
    E. 右侧胫骨开放性骨折

28. 患者,女,31岁,车祸造成多发性损伤。急诊护士首先要处理的是 （ ）
    A. 窒息　　　　　　B. 骨盆骨折　　　　C. 股骨干开放性骨折　D. 休克
    E. 胸腹部联合伤

29. 对于开放性损伤的治疗中,最基本的方法是 （ ）
    A. 局部制动　　　　B. 清创　　　　　　C. 全身使用抗生素　D. 输血
    E. 静脉补液

30. 开放性创伤特有的征象是 （ ）
    A. 局部肿胀　　　　B. 感染　　　　　　C. 疼痛　　　　　　D. 功能障碍
    E. 伤口或创面

31. 患者,男,29岁,裂伤后7天,换药见肉芽组织表面光滑晶亮,呈淡红色,触及不出血,适宜的换药方法是 （ ）
    A. 3%～5%氯化钠湿敷　B. 凡士林纱布覆盖　C. 优琐湿敷　　　　D. 硝酸银烧灼
    E. 3%过氧化氢湿敷

32. 严重创伤或感染时,最易受损的器官是(严重创伤或感染时常累及多器官,常见的包括肾、肺、消化道各器官、肝、心血管系统、脑等。多器官功能衰竭由于炎症细胞在肺间质大量沉积并激活,肺首先受累,患者出现呼吸急促、窘迫等症状) （ ）
    A. 胰　　　　　　　B. 脾　　　　　　　C. 骨　　　　　　　D. 肺
    E. 心

33. 头皮裂伤已达 12 小时,伤口无感染迹象,其处理应为 ( )
    A. 清创后观察 4~5 天延期缝合
    B. 清创后观察 2~3 天延期缝合
    C. 彻底清创,一期缝合
    D. 清创后敞开伤口,充分引流
    E. 清创后伤口置乳胶引流条
34. 换药的基本操作下列哪项不正确 ( )
    A. 外层敷料可用手揭除
    B. 根据伤口情况选择湿敷药液
    C. 内层敷料应镊子揭除
    D. 敷料与伤口粘连宜浸湿后再揭除
    E. 粘贴胶布应与肢体躯干纵轴平行
35. 绷带包扎的方法下列哪项是**错误**的 ( )
    A. 被包扎的肢体应保持功能位
    B. 包扎一般从近心端开始
    C. 潮湿绷带不宜使用
    D. 每包扎 1 周应压住前周 1/3
    E. 包扎完毕固定打结在肢体的外侧
36. 患者,男,35 岁。右外踝软组织损伤半天,局部青紫、肿胀,目前应采取的措施是 ( )
    A. 热湿敷
    B. 冰袋冷敷
    C. 红外线灯照射
    D. 局部按摩
    E. 早期功能锻炼
37. 患者,女,56 岁。在路上行走时不慎绊倒,手掌、手腕部、膝盖部挫伤。局部处理方法错误的是 ( )
    A. 局部制动
    B. 抬高患肢
    C. 血肿加压包扎
    D. 早期局部热敷
    E. 血肿若进行增大,需切开止血
38. 患者,女,70 岁。今日下楼时不慎致踝关节扭伤 1 小时来院就诊,目前应进行的处理措施是 ( )
    A. 热敷
    B. 冷敷
    C. 冷、热敷交替
    D. 热水足浴
    E. 按摩推拿
39. 患者,男,20 岁。因工程塌方被石板压迫 4 小时,伤肢严重肿胀,组织广泛坏死。该损伤属于 ( )
    A. 扭伤
    B. 挤压伤
    C. 挫伤
    D. 冲击伤
    E. 撕裂伤
40. 患者,男,19 岁。车祸致伤,即来院急诊。神志朦胧、咯血、口鼻均有泥沙夹血外溢,呼吸困难、烦躁不安。左胸侧严重擦伤,肿胀,心率 98 次/分,血压 120/90 mmHg,左大腿中下段中度肿胀,有淤斑和严重擦伤。此时最紧迫的抢救措施是 ( )
    A. 请胸外科医师会诊处理
    B. 左下肢夹板固定
    C. 开放静脉通道,输血
    D. 鼻导管低流量吸氧
    E. 清除上呼吸道异物,保持呼吸道通畅
41. 患者,女,25 岁。右小腿有 2.5 cm×1.25 cm 的肉芽组织水肿创面。换药时应选用的湿敷药液是 ( )
    A. 等渗盐水
    B. 0.02%呋喃西林溶液
    C. 0.1%依沙丫啶溶液
    D. 含氯石灰硼酸溶液
    E. 5%氯化钠溶液

第二节 烧伤病人的护理

烧伤是由热力(火焰、热水、蒸气及高温金属)、电流、放射线及某些化学物质等引起皮肤甚至深部组织的损伤,其中以热力烧伤最为常见。

一、病理生理

根据烧伤的全身反应及临床过程,临床上将烧伤分为 3 期。

1. 急性体液渗出期(休克期)　烧伤后 48 小时内,最大的危险是低血容量性休克。休克是导致病人死亡的主要原因。特点是由于热力作用,使毛细血管通透性增加,导致大量血浆渗至组织间隙及创面,引起有效循环血量锐减,发生低血容量休克。体液渗出 6~8 小时最快,36~48 小时达高峰,随后逐渐吸收。

2. 感染期　创面及组织中毒素和坏死组织分解产物吸收入血,引起中毒症状。同时由于皮肤粘膜屏障功能受损,细菌入侵并生长繁殖引起感染。

3. 修复期　组织烧伤后,在炎症反应的同时,已开始了修复过程。

二、临床表现

(一)烧伤面积

1. 中国新九分法　适用于较大面积烧伤的评估。**烧伤面积记忆口诀**:头面颈:3.3.3;双上肢:5.6.7;双下肢:5.7.13.21;躯干:13.13.会阴1(表15-2)。注:成人女性双臀部及双足各为6。

表 15-2 成人体表面积中国九分法

部位	成人各部位面积(%)	小儿各部位面积(%)颅前窝
头颈	9×1=9(发部3、面部3、颈部3)	9+(12-年龄)
双上肢	9×2=18(双手5、双前臂6、双上臂7)	9×2
躯干	9×3=27(腹侧13、背侧13、会阴1)	9×3
双下肢	9×5+1=46(双臀5、双大腿21、双小腿13、双足7)	46-(12-年龄)

2. 手掌法 以病人本人五指并拢的1个手掌面积约为1%计算,适用于较小面积烧伤的估测或作为九分法的补充。

(二)烧伤深度 烧伤深度的判断一般采用三度四分法,即Ⅰ度、浅Ⅱ度、深Ⅱ度和Ⅲ度。Ⅰ度、浅Ⅱ度属浅度烧伤;深Ⅱ度和Ⅲ度属深度烧伤。

1. Ⅰ度烧伤 又称红斑烧伤,仅伤及表皮层。表面红斑状、干燥无水疱,烧灼痛,3～7日脱屑痊愈,短期内有色素沉着,无瘢痕。

2. 浅Ⅱ度烧伤(水疱) 伤及真皮浅层。局部红肿明显,大小不一的水疱形成,疱壁较薄,内含黄色澄清液体、基底红润潮湿,疼痛剧烈。若无感染,1～2周愈合,无瘢痕,多数有色素沉着。

3. 深Ⅱ度烧伤(水疱) 伤及真皮深层,水疱小或无水疱,疱壁较厚,基底苍白与潮红相间、稍湿,感觉迟钝,有拔毛痛。3～4周愈合,有瘢痕。

4. Ⅲ度烧伤(焦痂) 伤及皮肤全层,甚至可达皮下、肌肉及骨骼。感觉消失,无水疱,干燥如皮革样或呈蜡白或焦黄色,甚至炭化成焦痂,痂下可见树枝状栓塞的血管。因皮肤及其附件已全部烧毁,无上皮再生来源,必须靠植皮而愈合。

(三)烧伤严重性程度 我国常用的分度法为:①轻度烧伤:Ⅱ度烧伤面积<9%。②中度烧伤:Ⅱ度烧伤面积10%～29%或Ⅲ度烧伤面积<10%。③重度烧伤:烧伤总面积30%～50%或Ⅲ度烧伤面积10%～20%。④特重烧伤:总面积>50%或Ⅲ度烧伤面积>20%。

注:面积没达要求,但合并休克、呼吸道烧伤(易发生窒息或肺部感染)或较重复合伤的,也属于重度。

三、治疗要点

1. 处理创面 正确处理创面是治愈烧伤的关键环节。

2. 防治休克 中度以上烧伤患者应及早采用液体疗法,维持有效循环血量,防治低血容量性休克,预防多器官功能障碍综合征。

3. 防治感染 抗感染是治疗的重要环节,局部及全身使用抗生素,同时要增强患者的抵抗力。

四、护理问题

①有窒息的危险:与吸入性呼吸道烧伤有关。②体液不足:与创面大量渗出有关。③皮肤完整性受损:与烧伤导致皮肤组织破坏有关。④急性疼痛:与创面烧伤、局部炎症反应有关。⑤有感染的危险:与皮肤屏障功能丧失、创面污染、机体免疫力低下有关。⑥焦虑和恐惧:与病情严重、担心预后有关。

五、护理措施

(一)现场救护

1. 迅速脱离热源 如火焰烧伤应尽快灭火,脱去燃烧衣物,就地翻滚或跳入水池,熄灭火焰。热液浸渍的衣裤,可冷水冲淋后剪开取下,以免强力剥脱而撕脱水疱皮。酸、碱烧伤,即刻脱去或剪开沾有酸、碱的衣服,以大量清水冲洗为首选。如生石灰烧伤,可先去除石灰粉粒,再用清水长时间地冲洗,以避免石灰遇水产热加重损伤。磷烧伤时立即将烧伤部位浸入水中或用大量清水冲洗,同时在水中拭去磷颗粒。不可将创面暴露在空气中,创面忌用油质敷料包裹。电击伤时迅速使病人脱离电源,呼吸心跳停止者,立即行口对口人工呼吸和胸外心脏按压等复苏措施。

2. 抢救生命 是急救的首要原则,配合医生首先处理窒息、心搏骤停、大出血、开放性气胸等危急情况。

3. 预防休克 稳定病人情绪、镇静、止痛。合并呼吸道感染或颅内损伤患者禁用吗啡。伤后尽早实施补液方案,尽量避免饮白开水。若病情平稳,口渴者可口服淡盐水。

4. 保护创面和保温 暴露的体表和创面,应立即用无菌敷料或干净床单覆盖包裹,协助病人调整体位,避免创面受压。

5. 尽快转送 大面积烧伤早期应避免长途转运,休克期最好就近抗休克,待病情平稳后再转运。途中应持续静脉输液,保持呼吸道通畅。转运前和转运中避免使用冬眠药物和呼吸抑制剂。抬病人上下楼时,头朝下方;用汽车转运时,病人应横卧或取头在后、足在前的卧位,以防脑缺血。

(二)静脉输液的护理 烧伤后2日内的护理重点是遵医嘱补充血容量,防止低血量性休克。中度以上烧伤,应遵医嘱及时予以静脉补液。

1. 早期补液方案 补液量估计:伤后第1个24小时补液量(ml)=体重(kg)×Ⅱ、Ⅲ度烧伤面积(%)×1.5 ml(儿童1.8 ml,婴儿2.0 ml)+2 000 ml(每日生理需水量)。晶体和胶体溶液的比例一般为2:1,特重度烧伤为1:1,伤后第2个24小时补液量为第1个24小时计算量的一半,日需量不变。

2. 液体的种类与安排 晶体液首选平衡盐液,其次选用等渗盐水等。胶体液首选血浆。因为烧伤后第1个8小时内渗液最快,应在首个**8**小时内输入上述总量的**1/2**,其余在而后的 16 小时内输完。补液原则一般是**先晶后胶、先盐后糖、先快后慢**,胶、晶液体交替输注。

3. 观察指标

(1) **尿量**:尿量是判断血容量是否充足的简便可靠的指标。成人>**30 ml/h**,有血红蛋白尿时要维持在 50 ml 以上,一般婴儿应维持在 10 ml/h,小儿 20 ml/h,老年人、心血管疾病病人、吸入性烧伤或合并颅脑伤者>20 ml/h。

(2) 其他指标:P<100 次/分钟,心音强而有力,肢端温暖,收缩压>90 mmHg,脉压>20 mmHg,说明血容量已基本补足。

(三) 创面护理

1. 初期创面清创的护理 碘酊消毒,去除异物,剪除破损、撕脱疱皮,清创术后应注射破伤风抗毒素,及早应用抗生素。

2. 包扎疗法的护理 对于四肢浅度烧伤、不配合的患者、病室条件较差或门诊处理的小面积烧伤,宜采用包扎疗法。此法便于护理和患者活动,有利于保护创面。护理关键是**抬高患肢**,保持肢体**功能位置**,观察肢端感觉、运动和血运情况,保持敷料清洁干燥,注意观察创面是否感染。

3. 暴露疗法的护理 适用于Ⅲ度烧伤、特殊部位(头面部、颈部或会阴部)及特殊感染(如铜绿假单胞菌、真菌)的创面、大面积创面。此法优点是使创面干燥,便于观察,不易感染,节省材料。护理要点:**控制室温于 28~32 ℃,湿度 40% 左右**;保护创面干燥,随时用无菌吸水敷料或棉签吸净创面渗液;适当约束肢体,防止无意抓伤;协助患者翻身。

4. 去痂和植皮的护理 影响呼吸、血运的焦痂应立即纵行切开。

5. 感染创面的处理 用湿敷、浸浴等方法除去脓液和坏死组织,加强换药。根据感染特征或细菌培养和药敏试验选择外用药物。

6. 特殊部位烧伤护理 ①呼吸道烧伤:床旁备气管切开包、吸痰器、气管镜等;及时清除呼吸道分泌物及异物,保持呼吸道通畅;吸氧;观察并积极预防肺部感染。②头面颈部烧伤:病人多采用**暴露疗法**,应安置病人取半卧位,观察有无呼吸道烧伤,必要时予以相应的护理。做好五官护理。

(四) 防治感染的护理

1. 遵医嘱应用抗生素。

2. 改善营养状况 **高蛋白、高热量**以及多种维生素食物。对大面积烧伤者,可遵医嘱适时输入适量血浆或全血或人体血清蛋白,以增强抵抗力。

3. 做好消毒隔离工作 病房用具应专用,工作人员出入病室要更换隔离衣、口罩、鞋、帽,接触病人前后要洗手,做好病房的终末消毒工作。

(五) 心理护理 建立良好护患关系,帮助病人面对烧伤的事实,鼓励其树立信心,配合治疗。鼓励病人参与力所能及的自理活动,增强其自信心与独立能力,促进其尽早回归社会。

六、健康教育

烧伤肢体维持并固定于功能位,如**颈部烧伤应取后伸位**,**四肢烧伤取伸直位**,手部固定在半握拳的姿势且指间垫油纱**以防粘连**。鼓励病人尽早下床活动,与病人及家属共同制订康复计划,指导病人坚持常规的肢体和关节功能锻炼。肢体烧伤采用包扎疗法者,予以适当加压包扎,必要时按医嘱涂布瘢痕软化剂。瘢痕创面避免机械性刺激,防止紫外线和红外线过多照射,以免加重瘢痕增殖。

单元测试题

1. 烧伤后引起休克的最主要原因是 ( )
   A. 创面剧烈疼痛 B. 精神刺激
   C. 大量水分蒸发 D. 大量血浆自创面外渗和渗向组织间隙
   E. 大量组织坏死分解产物吸收

2. 患者,男,35 岁。烧伤头、面部、双下肢和双手,估计烧伤面积时,下列哪项**不确切** ( )
   A. 头、面、颈部各为 3% B. 双前臂为 6% C. 躯干为 27% D. 双手为 5%
   E. 双大腿、双小腿 33%

3. 9 岁小孩双上肢烧伤,其烧伤面积为 ( )
   A. 15% B. 12% C. 10% D. 20%
   E. 18%

4. 男,20 岁,头颈及胸腹部烧伤。其烧伤面积是 ( )
   A. 18% B. 22% C. 25% D. 30%
   E. 35%

5. 可用清水冲洗的化学烧伤,下列除外的是 ( )
   A. 强碱烧伤 B. 强酸烧伤 C. 磷烧伤 D. 氨水烧伤
   E. 生石粉烧伤

6. 患者,男,32岁。左手被开水烫伤20分钟,来院就诊时发现局部红润,无水疱,减轻疼痛应选择 （　　）
   A. 局部湿热敷　　　B. 局部冷湿敷　　　C. 加压包扎　　　D. 涂抗生素软膏
   E. 冰袋置红润处

7. 浅Ⅱ度烧伤创面特点是 （　　）
   A. 水疱基底苍白　　B. 水疱基底潮红　　C. 皮肤干燥、红斑　D. 创面焦黄失去弹性
   E. 树枝状栓塞静脉

8. 男性,20岁。左足被开水烫伤,疼痛剧烈,局部有大水疱,壁薄,其烧伤面积及深度为 （　　）
   A. 3.5%,Ⅰ度　　　B. 3.5%,浅Ⅱ度　　C. 4%,深Ⅱ度　　　D. 7%,浅Ⅱ度
   E. 3%,Ⅰ度

9. 深Ⅱ度烧伤的损伤深度至 （　　）
   A. 表皮层,生发层健在　　B. 表皮层,甚至真皮乳头层　C. 皮下　　D. 肌肉层
   E. 真皮深层,有皮肤附件残留

10. 患者,女,35岁。双上肢烧伤患处疼痛较为迟钝。体检:双上肢布满小水疱,疱皮较厚。估计烧伤程度和预后**错误**的是 （　　）
    A. Ⅰ度烧伤愈后无瘢痕　　　　　　　　B. Ⅲ度烧伤愈合后有挛缩
    C. 浅Ⅱ度烧伤如无感染不留瘢痕　　　　D. 深Ⅱ度烧伤可产生瘢痕
    E. 深Ⅱ度烧伤仅有色素痕迹

11. 吸入性烧伤最危险的并发症是 （　　）
    A. 感染　　　　B. 窒息　　　　C. 心衰　　　　D. 败血症
    E. 肺炎

(12～14 共用题干)
患儿,男性,6岁。体重20 kg,在家玩耍时不慎打翻开水瓶,双下肢被开水烫伤后皮肤出现大水疱、皮薄,疼痛明显,水疱破裂后创面为红色,烧伤深度浅Ⅱ°。

12. 该患儿烧伤面积为46－(12－6)=40 （　　）
    A. 20%　　　　B. 40%　　　　C. 46%　　　　D. 50%
    E. 70%

13. 该患儿烧伤后第一个24小时应补的晶体和胶体液量为(40×20×1.8=1 440,其中晶体960,胶体480) （　　）
    A. 1 040 ml　　B. 1 140 ml　　C. 1 240 ml　　D. 1 340 ml
    E. 1 440 ml

14. 对于该患儿的现场处理**不正确**的是 （　　）
    A. 迅速脱离热源　　B. 创面涂抹甲紫　　C. 大量补液　　D. 迅速送往医院
    E. 用自来水大量冲洗双下肢
    因为涂抹红药水、甲紫等有色外用药,会影响早期对创面深度的判断和增加清创困难,为以后治疗增加难度。

15. 男性,46岁。体重60 kg,Ⅱ度烧伤面积50%,医嘱大量补液,第一天补液总量应为:(50×60×1.5＋2 000) （　　）
    A. 4 500 ml　　B. 5 400 ml　　C. 6 000 ml　　D. 6 500 ml
    E. 8 000 ml
    注:6 500－2 000(每日生理用水量)＝4 500(晶体2 胶体1)ml,其中 4 500÷3＝1 500 ml(1份是胶体);晶体2份3 000 ml

16. 输液护理中判断血容量已补足的简便、可靠依据是 （　　）
    A. 脉搏在120次/分以下　　　　　B. 收缩压在12 kPa以上
    C. 安静,肢端温暖　　　　　　　　D. 中心静脉压在6 cmH$_2$O以上
    E. 尿量30 ml/h以上

17. 大面积烧伤患者补液,应在第一个8小时内快速输入总量的一半,是因为(烧伤后体液渗出最快的时间是**6～8小时**) （　　）
    A. 毛细血管扩张　　B. 创面渗出最快　　C. 尿量过多　　D. 疼痛剧烈
    E. 促进毒素排出

18. 小面积烧伤的处理,主要是 （　　）
    A. 抗休克　　　　B. 大量输液　　　　C. 全身疗法　　　D. 局部疗法
    E. 联合应用抗生素

19. 患者,女,42岁。汽车故障,司机自行检查,突发火焰,面部大小水疱面积约3%,双上肢大小水疱面积约12%,伴有呼吸道烧伤,该病属于 （　　）
    A. 特重烧伤　　　B. 中度烧伤　　　C. 重度烧伤　　　D. 轻度烧伤
    E. Ⅲ度烧伤

第十五章 损伤、中毒病人的护理

20. 头面部烧伤急救时应特别注意的是 ( )
    A. 保持呼吸道通畅
    B. 预防休克
    C. 及时清创
    D. 早用破伤风抗毒素,预防破伤风
    E. 包敷创面,避免污染

21. 患者下肢轻度烧伤创面采取包扎疗法,当出现下列哪种情况时应立即改为暴露疗法(铜绿假单胞菌感染) ( )
    A. 血检白细胞增高   B. 患者发热   C. 创面疼痛   D. 敷料湿透
    E. 敷料渗液呈绿色,甜腥臭味

22. 烧伤48小时内,病人死亡的主要原因是 ( )
    A. 消化道感染   B. 营养不良   C. 创面感染   D. 疼痛
    E. 休克

23. 大面积烧伤患者24小时内主要的护理措施是 ( )
    A. 保证液体输入   B. 心理护理   C. 预防感染   D. 镇静止痛
    E. 保持呼吸道通畅

24. 烧伤后患者室内温度(28～32 ℃) ( )
    A. 26～28 ℃   B. 28～30 ℃   C. 30～32 ℃   D. 24～26 ℃
    E. 22～24 ℃

25. 患儿,2岁,一侧上肢和一侧下肢被开水烫伤,其烫伤面积为9+(23-[6-2])=28 ( )
    A. 25%   B. 35%   C. 28%   D. 40%
    E. 45%

26. 浅Ⅱ度烧伤的创面特点是 ( )
    A. 剧痛、红斑、基底红白相间
    B. 痛觉迟钝、水疱、创面红白相间
    C. 剧痛、水疱、创面红肿
    D. 痛觉消失、创面无水疱
    E. 剧痛、水疱壁厚、创面红肿

(27～29题共用题干)

患者,男,23岁。体重60 kg。不慎被开水烫伤,自觉剧痛,头面部、颈部及双上肢均有水疱,烧伤面积达27%。

27. 伤后4小时,患者诉口渴。脉搏100次/分,血压80/60 mmHg,尿量15 ml/h。患者血容量减少的原因中,以下哪项错误 ( )
    A. 血浆渗出到组织间隙   B. 输液量不足   C. 末梢血管扩张   D. 感染所致
    E. 心排出量减少

28. 若对该患者实施补液治疗,除生理需要量910 ml外,伤后第一个8小时应输入的晶体和胶体溶液量为 ( )
    A. 910 ml   B. 1 010 ml   C. 2 430 ml   D. 1 215 ml
    E. 4 430 ml

29. 该患者的烧伤程度为 ( )
    A. 轻度烧伤   B. 中度烧伤   C. 特重度烧伤   D. 重度烧伤
    E. 轻中度烧伤

30. 患儿,6岁,头颈部烧伤,其烧伤面积为 9+(12-6)=15 ( )
    A. 8%   B. 15%   C. 18%   D. 20%
    E. 30%

31. 大面积烧伤急救,患者口渴应给予 ( )
    A. 淡盐水   B. 糖开水   C. 热开水   D. 纯净水
    E. 凉开水

32. 烧伤患者补液时,胶体液应首选 ( )
    A. 全血   B. 右旋糖苷   C. 血浆   D. 羟乙基淀粉代血浆
    E. 白蛋白

33. 烧伤病人应采用的饮食是 ( )
    A. 低蛋白、高维生素、高热量
    B. 低脂肪、低维生素、高热量
    C. 高蛋白、高热量、高维生素
    D. 高脂肪、高维生素、高热量
    E. 高蛋白、高维生素、高脂肪

34. 面部烧伤急救时应特别注意 ( )
    A. 预防休克   B. 保持呼吸道通畅   C. 及时清创   D. 包敷创面,避免污染
    E. 早用破伤风抗毒素,预防破伤风

35. 控制烧伤感染的关键措施是 ( )
    A. 早期大剂量应用有效抗生素
    B. 及时、足量、快速输液

C. 正确处理创面
D. 密切观察病情变化
E. 维持病室内适宜的温度和湿度

36. 关于烧伤患者的现场急救措施,错误的是 ( )
    A. 创面可涂药保护
    B. 迅速脱离热源
    C. 保持呼吸道通畅
    D. 镇静止痛
    E. 大面积烧伤早期避免长途转运

37. 烧伤病人补液首选的电解质溶液是 ( )
    A. 5%NaHCO₃溶液
    B. 平衡盐溶液
    C. 5%葡萄糖盐水
    D. 生理盐水
    E. 10%葡萄糖溶液

38. 患者,女,35岁。双手深Ⅱ度烧伤康复期。护士指导其双手平时正确的放置位置是 ( )
    A. 握拳位
    B. 半握拳位
    C. 伸直位
    D. 半伸直位
    E. 双手互握

39. 患者,女,烧伤后休克期。护士调整补液速度最有效的观察指标为 ( )
    A. 意识
    B. 脉搏
    C. 血压
    D. 末梢循环
    E. 尿量

40. 患者,女,27岁。因体表面积40%烧伤入院。护士向患者解释创面局部涂抹磺胺嘧啶银的目的,错误的是
    (磺胺嘧啶银具有强抗菌作用,对推迟和减轻创面感染有明显效果,对控制创面感染效果更好) ( )
    A. 促进创面干燥
    B. 促进创面结痂
    C. 促进创面愈合
    D. 控制感染
    E. 防止出血

41. 患者,男,22岁。因火灾致面部烧伤入院。体检发现,病人声音嘶哑,口鼻处有黑色分泌物,鼻毛烧焦。该患者目前最
    主要危险是 ( )
    A. 呼吸衰竭
    B. 肺部感染
    C. 肺水肿
    D. 窒息
    E. 呼吸性碱中毒

42. 用新九分法评估成人烧伤面积,错误的是 ( )
    A. 双上臂为6%
    B. 躯干为27%
    C. 臀为5%
    D. 双前臂为6%
    E. 头、面、颈部各为3%

43. 患者,男,55岁。大面积烧伤,半小时内输入500 ml液体后突然出现气促、呼吸困难、咳粉红色泡沫样痰,为该患者吸
    氧时湿化瓶内应放入的液体是 ( )
    A. 乙醇溶液
    B. 温开水
    C. 蒸馏水
    D. 矿泉水
    E. 生理盐水

44. 患者,女,38岁。大面积烧伤后5小时入院。心率120次/分,血压70/50 mmHg,尿少。发生上述状况最可能的原因
    是 ( )
    A. 大量红细胞丧失造成肺换气障碍
    B. 大量水分蒸发造成脱水
    C. 疼痛导致的生理反应
    D. 大量体液从血管内渗出引起低血容休克
    E. 创面细菌感染造成感染性休克

45. 大面积烧伤后2天内,最主要的全身改变是 ( )
    A. 急性呼吸衰竭
    B. 脓毒血症
    C. 低血容量性休克
    D. 急性肾衰竭
    E. 应激性溃疡

46. 患儿,女,3岁。不慎被蜡烛烧伤左手。烫伤部位局部红肿,有一约50 mm×50 mm大水疱,其周边有3~5个小水疱。
    该患儿的烧伤程度为 ( )
    A. 轻Ⅰ度烧伤
    B. 中Ⅰ度烧伤
    C. 轻浅Ⅱ度烧伤
    D. 中Ⅲ度烧伤
    E. 中深Ⅱ度烧伤

(47~52题共用题干)
患者,女,16岁。因煤气泄漏爆炸致头面部、双上肢烧伤入院。查体:烧伤部位有大量水疱,痛觉迟钝。

47. 采用中国新九分法估计该患者的烧伤面积约为 ( )
    A. 18%
    B. 21%
    C. 24%
    D. 27%
    E. 54%

48. 患者的烧伤严重程度是(轻度烧伤<9%,中度烧伤10%~29%,重度烧伤30%~50%) ( )
    A. 轻度
    B. 中度
    C. 中重度
    D. 重度
    E. 特重度

49. 根据患者烧伤部位的特点,护士应重点观察 ( )
    A. 呼吸功能
    B. 上肢血液循环
    C. 意识
    D. 疼痛程度
    E. 血压

50. 不正确的补液方案是 ( )
    A. 尽早开始　　　B. 见尿补钾　　　C. 先晶后胶　　　D. 先糖后盐
    E. 先快后慢
51. 患者入院第5天出现发热,体温39.2℃,创面有黄绿色分泌物伴有恶臭味,引起感染的细菌考虑为 ( )
    A. 溶血性链球菌　　　B. 金黄色葡萄球菌　　　C. 铜绿假单胞菌　　　D. 大肠埃希菌
    E. 梭形芽胞杆菌
52. 患者经1个月的治疗拟于近日出院,由于烧伤部位瘢痕较严重,患者自觉不愿见人,不想离开医院。对其采取护理措施不妥的是 ( )
    A. 理解患者病情,听其诉说　　　B. 介绍后期整形美容治疗方法
    C. 动员尽快出院　　　D. 鼓励自理,增强独立性
    E. 不回避问题,尽量稳定情绪

第三节　毒蛇咬伤病人的护理

一、蛇毒分类

①神经毒:主要作用于神经系统。②血液毒:可引起血栓形成。③心脏毒:主要作用于心脏引起心力衰竭。④溶细胞毒:血细胞破坏、血管内皮坏死。⑤各种酶:可引起溶血和组织破坏。

二、临床表现

局部疼痛、肢体肿胀,并向肢体近端蔓延,伤口周围有大片**淤斑、血疱**甚至局部组织坏死,有淋巴结肿大。患者可伴头晕、恶心、呕吐及腹泻,关节疼痛及高热。可出现呼吸困难、血压下降及休克,致使机体缺氧、发绀、全身瘫痪。如抢救不及时则最后出现呼吸和循环衰竭,患者可迅速死亡。

三、治疗要点

立即在伤口近心端环形缚扎伤肢,以减少毒素吸收扩散;尽快局部清创排毒,全身应用蛇药、抗蛇毒血清等中和蛇毒;加强对症及支持疗法,防治休克、弥散性血管内凝血、急性心衰、呼衰、肾衰等严重并发症。

四、护理问题

①恐惧:与生命受到威胁有关。②潜在并发症:休克、弥散性血管内凝血、呼吸衰竭、肾衰竭。

五、护理措施

(一)现场急救　**缚扎、冲洗、排毒**。①镇静:**切勿惊慌奔跑**,以免加速蛇毒的吸收和扩散。②环形缚扎:立即在伤口的近心端10 cm处用止血带或布带等**环形结扎**。③伤口排毒:**大量冷水冲洗伤口**,用手**自上而下向伤口挤压**,排出伤口内蛇毒。伤口冲洗后,用锐器在咬痕处挑开,深达真皮下,扩大创口排出蛇毒。**血液毒蛇咬伤者禁忌切开**,防止出血不止。④转送病人:**伤肢不宜抬高**。

(二)急诊护理　①病情观察。②伤口处理:**患肢下垂**,尖刀切开,用拔火罐、吸乳器等方法抽吸残余蛇毒。用3%过氧化氢溶液或1:5 000高锰酸钾溶液冲洗伤口,局部降温可减少毒素吸收速度。③解毒措施:静脉输液,**胰蛋白酶有直接分解蛇毒作用**。

六、健康教育

野外工作时不赤足。进入草木茂密处,用木杆打草惊蛇的方法,驱赶蛇。夜间注意照明。宣传毒蛇咬伤后的自救方法。被毒蛇咬伤后切忌慌乱奔跑,学会就地绑扎、冲洗、排毒等急救方法。

单元测试题

1. 患者,男,32岁,在树丛中割草时不慎被蛇咬伤,现场急救除外 ( )
   A. 抬高伤肢　　　B. 安静休息　　　C. 就地取材,绑扎　　　D. 用口吮吸伤口
   E. 切勿奔跑

(2~4题共用题干)

患者,男,26岁。在树丛行走时被蛇咬伤后,局部皮肤留下1对大而深的齿痕,伤口出血不止,周围皮肤迅速出现淤斑、血疱。

2. 应优先采取下列何种急救措施 ( )
   A. 伤口排毒　　　B. 首先呼救
   C. 早期绑扎伤处近心端的肢体　　　D. 立即奔跑到医院
   E. 反复挤压伤口
3. 为减慢毒素吸收,伤肢应 ( )
   A. 限动并下垂　　　B. 抬高　　　C. 与心脏置于同一高度　　　D. 局部热敷
   E. 局部按摩

4. 为降解伤口内蛇毒,可用于伤口外周封闭的是 （　　）
   A. 糜蛋白酶　　　　B. 胰蛋白酶　　　　C. 淀粉酶　　　　D. 脂肪酶
   E. 地塞米松
5. 护士为毒蛇咬伤患者施行现场急救措施,其先后次序正确的是 （　　）
   A. 冲洗、切开、排毒　　B. 缚扎、冲洗、排毒　　C. 冲洗、缚扎、排毒　　D. 排毒、冲洗、缚扎
   E. 缚扎、排毒、冲洗

   （6～8题共用题干）
   患者,女,高三学生。在春游中不慎被毒蛇咬伤,伤口红肿、疼痛。
6. 现场同学为患者进行处理,其方法**不正确**的是 （　　）
   A. 向肢体远端方向挤压伤口　　　　　　　B. 伤肢制动后放低
   C. 扶患者快速回家　　　　　　　　　　　D. 用白酒消毒水果刀挑开创口
   E. 用裤带在伤口近心端缚扎阻断血行
7. 患者家中备有几种外用药,冲洗伤口最佳的药物是 （　　）
   A. 碘酊　　　　　　B. 等渗盐水　　　　C. 红汞液　　　　D. 甲紫液
   E. 3%过氧化氢溶液
8. 关于毒蛇咬伤的局部创口反应,描述正确的是 （　　）
   A. 皮肤出现血疱、淤斑　　B. 少有淋巴结肿　　C. 齿痕浅大　　D. 蔓延不明显
   E. 仅局部略痛、肿胀不明显
9. 患者,43岁,右小腿不慎被毒蛇咬伤。现场急救时,伤肢用冷水浸泡,采用的水温应是 （　　）
   A. <1℃　　　　　B. 0～3℃　　　　C. 4～7℃　　　　D. 0～4℃
   E. 1～4℃
10. 毒蛇咬伤时常用胰蛋白酶在伤口四周做局部浸润或在伤口上方环状封闭,其作用是 （　　）
    A. 抑制蛇毒扩散　　B. 控制感染　　　　C. 中和蛇毒　　　　D. 阻止蛇毒吸收
    E. 分解蛇毒
11. 患者,男,24岁。登山时不慎被毒蛇咬伤,现场急救首先要 （　　）
    A. 尖刀挑开咬痕处排毒　　B. 伤口近端用止血带　　C. 服用蛇药　　D. 局部封闭
    E. 过氧化氢溶液冲洗

第四节　腹部损伤病人的护理

一、病因与分类

腹部损伤分为开放性和闭合性两大类。开放性损伤常由利器或火器伤引起,闭合性损伤多由钝性暴力引起。在开放性损伤常见受损内脏依次为肝、小肠、胃、结肠、大血管等;在闭合性腹部损伤常见受损内脏依次为脾、肾、小肠、肝、肠系膜等。评估腹部损伤关键是确定有无腹内脏器的损伤。出现下列情况之一,即应考虑腹腔脏器损伤:①早期出现休克。②持续性腹痛进行加重。③有腹膜刺激征,且呈扩散趋势。④有气腹表现或移动性浊音。⑤有呕血、便血、血尿等。⑥直肠指检、腹腔穿刺或腹腔灌洗等有阳性表现。

二、临床表现

1. 实质性脏器或大血管损伤时　主要表现为腹腔内出血。可出现低血容量性休克。有腹痛,呈持续性,腹膜刺激征,可有明显腹胀和移动性浊音。

2. 空腔脏器破裂时　主要表现为急性腹膜炎。持续性剧烈腹痛和全身中毒症状。另有消化道症状、腹腔内游离气体。并可出现肠麻痹、腹胀或感染性休克。其中最突出的表现是腹膜刺激征。

三、辅助检查

1. 实验室检查　实质性脏器破裂出血可有红细胞、血红蛋白、血细胞比容下降;空腔脏器破裂时,白细胞计数可明显上升。血尿是泌尿器官损伤重要标志。胰腺损伤时多有血(尿)淀粉酶值升高。

2. 影像学检查　超声对判断实质脏器损伤作用更大;胃、十二指肠穿孔时,X线摄片检查表现为腹腔内游离气体。

3. 诊断性腹腔穿刺及灌洗有很大帮助。腹腔穿刺是判断有无腹内脏器损伤简便而有效的辅助检查方法。

四、治疗要点

1. 非手术治疗　禁食、胃肠减压;输血、输液、抗休克及维持水电解质与酸碱平衡;抗感染;营养支持。

2. 手术治疗　高度怀疑有内脏损伤的,应做好紧急手术前准备。确认肝脾破裂致腹腔内进行性大出血者,在抗休克的同时紧急剖腹止血;空腔脏器穿破者,休克发生较晚,一般应在纠正休克的前提下进行手术。

五、护理问题

①体液不足:与腹腔内出血、渗液及呕吐有关。②急性疼痛:与腹膜炎症刺激或手术创伤有关。③潜在并发症:腹腔感染、腹腔脓肿、低血容量性休克。④焦虑或恐惧:与意外创伤所致的疼痛、出血及担心疾病预后有关。

第十五章 损伤、中毒病人的护理

六、护理措施

（一）急救护理

1. 应先抢救威胁生命的伤情。
2. 禁食、胃肠减压，对有内脏脱出的，一般**不可回纳腹腔**以免污染，可用消毒或清洁碗盖住脱出之内脏。

（二）对疑有腹腔内脏损伤病人的护理 病人应绝对卧床，不随意搬动，**尽量取半卧位**，并做到"四禁"，即**禁饮食、禁忌灌肠、禁用泻药、禁用吗啡等止痛药物**；尽早输液和使用抗生素。严密观察生命体征，腹痛范围、程度及腹膜刺激症状。

（三）手术治疗病人的护理

1. 手术前护理 严密的病情观察，禁食、胃肠减压、建立静脉输液通道，交叉配血、遵医嘱输液输血，及早使用抗生素，协助做好各项检查，备皮备血，药物过敏试验，留置导尿管、胃管。
2. 手术后护理
（1）体位：待全麻清醒或硬膜外麻醉平卧 6 小时后，**血压平稳者改为半卧位**。
（2）禁食、胃肠减压：**术后禁食 2～3 天**，并做好胃肠减压的护理。
（3）补液，抗休克，维持水、电解质和酸碱平衡，给予营养支持。有效抗生素，防治感染。
（4）观察病情变化：尽早活动，病情允许后，鼓励病人及早离床活动，以促进肠蠕动恢复，减轻腹胀，防止术后肠粘连。
（5）手术切口护理：缝合伤口拆线时间：**头面颈部手术后 4～5 天，下腹部及会阴部 6～7 天，胸部、上腹部和背臀部 7～9 天，四肢 10～12 天，减张伤口 14 天**。对年老体弱、营养不良病人应适当延迟拆线时间。
（6）妥善固定各种引流管，保持通畅，观察记录引流液性状、颜色和量，观察引流管周围皮肤有无红肿、破损，观察引流液是否外漏或渗出，定期更换引流袋（瓶）及敷料，更换引流袋时应先消毒引流管口后再连接，以免引起逆行性感染。长期使用引流管的患者，应**每周更换胃管一次**。

七、健康教育

①宣传劳动保护、安全生产、遵守交通规则等，避免意外损伤。②腹部损伤后及时确诊，以免贻误诊治。③保持大便通畅，防止暴饮暴食。④出院后如有腹痛、腹胀不适，应及时就诊。

单元测试题

1. 腹部实质性脏器破裂最主要的临床表现是 （　　）
   A. 肠麻痹　　　　　　　B. 胃肠道症状　　　　　C. 全身感染症状　　　　D. 内出血征象
   E. 腹膜刺激征

2. 空腔脏器破裂最主要的临床表现是 （　　）
   A. 腹膜刺激征　　　　　B. 腹痛　　　　　　　　C. 肠麻痹　　　　　　　D. 腹胀
   E. 感染性休克

3. 患者，女，22 岁，因车祸撞伤右上腹，拨打 120 急诊送入医院，患者剧烈腹痛、腹膜刺激征，很快出现休克，该患者损伤的脏器可能是 （　　）
   A. 胆囊　　　　　　　　B. 肝　　　　　　　　　C. 脾　　　　　　　　　D. 肾
   E. 胰

4. 开放性损伤和闭合性损伤中最容易损伤的脏器分别是 （　　）
   A. 小肠与胃　　　　　　B. 结肠与脾脏　　　　　C. 胃与肾　　　　　　　D. 肝与脾
   E. 脾与肠系膜

5. 腹腔内脏器损伤腹膜刺激征**不明显**的是 （　　）
   A. 结肠破裂　　　　　　B. 脾破裂　　　　　　　C. 胆囊穿孔　　　　　　D. 小肠破裂
   E. 胃破裂

6. 实质性脏器损伤与空腔脏器破裂的主要区别在于 （　　）
   A. 发生休克的类型　　　B. 有无腹膜刺激征　　　C. 腹痛性质　　　　　　D. 外伤程度
   E. 腹腔穿刺液的性质

7. 肝、脾破裂最首选的辅助检查措施是 （　　）
   A. B 超检查　　　　　　B. CT 检查　　　　　　　C. 淀粉酶测定　　　　　D. 立位 X 线检查
   E. MRI 检查

（8～10 题共用题干）

男，25 岁。因车祸撞伤腹部，患者腹痛难忍，伴恶心、呕吐，X 线腹透，见膈下游离气体拟诊为胃肠道外伤性穿孔。

8. 下列诊断胃肠道穿孔最有意义的是 （　　）
   A. 白细胞计数增高　　　　　　　　　　　　　　　B. 腹腔穿刺抽出混浊液体
   C. 感染中毒症　　　　　　　　　　　　　　　　　D. 腹膜刺激症状
   E. 肠鸣音消失

697

9. 该患者**不正确**的处理是 ( )
   A. 胃肠减压　　　　　　　　　　　　　　　B. 禁食,输液
   C. 尽快术前准备　　　　　　　　　　　　　D. 给予吗啡或哌替啶止痛
   E. 应用大剂量抗生素
10. 可减少腹腔毒素吸收体位是 ( )
    A. 侧卧位　　　B. 俯卧位　　　C. 半卧位　　　D. 平卧位
    E. 头低足高位
11. 闭合性损伤最容易损伤的脏器是 ( )
    A. 肾　　　　　B. 肝　　　　　C. 脾　　　　　D. 胃
    E. 小肠
12. 诊断腹腔内实质性脏器损伤的主要依据是 ( )
    A. 腹膜刺激征　　B. 膈下游离气体　　C. 移动性浊音阳性　　D. 肠鸣音减弱或消失
    E. 腹腔穿刺抽出不凝血
13. 患者,男,46岁,因车祸撞伤**左上腹**,出现腹痛、面色苍白、出冷汗、脉细速、血压下降。首先考虑损伤脏器是 ( )
    A. 胃　　　　　B. 脾　　　　　C. 胰　　　　　D. 胆囊
    E. 小肠
14. 患者,男,29岁,车祸致腹部开放性损伤,部分肠管脱出。正确的紧急处理措施是 ( )
    A. 肠管安置,立即转运　　　　　　　　　　B. 迅速冲洗肠管并还纳腹腔
    C. 消毒覆盖脱出肠管,包扎转运　　　　　　D. 用消毒棉垫加压
    E. 立即镇静、止痛
15. 能提示炎症累及壁腹膜的体征是 ( )
    A. 腹部压痛　　B. 移动性浊音阳性　　C. 腹部反跳痛　　D. 腹式呼吸减弱或消失
    E. 肠鸣音消失
16. 损伤后以腹膜炎表现为主的脏器是 ( )
    A. 肝　　　　　B. 脾　　　　　C. 肺　　　　　D. 肠
    E. 心
17. X线检查示膈下游离气体,其临床意义 ( )
    A. 脾破裂　　　B. 胃肠道破裂　　C. 实质脏器损伤　　D. 肾损伤
    E. 嵌顿性疝
18. 胃穿孔患者行腹腔穿刺,抽出液的性质是 ( )
    A. 易凝固血液　　B. 黄色、混浊无臭味　　C. 脓液稀薄有腥味　　D. 稠厚脓液
    E. 血性渗出液
19. 患者,男,45岁。阑尾炎术后第5天出现体温升高,脉速,大便次数增多伴里急后重感;直肠指诊在直肠前壁可触及向直肠腔内膨出、有波动感的肿块。考虑可能为 ( )
    A. 膈下囊肿　　B. 急性腹膜炎　　C. 盆腔囊肿　　D. 肠瘘
    E. 切口感染
20. 对严重腹部损伤,首要的急救措施是 ( )
    A. 禁食,输液　　B. 使用吗啡类止痛剂　　C. 预防休克　　D. 吸氧
    E. 物理降温
21. 女,50岁。急性胃穿孔腹膜炎手术修补后7天,患者突然寒战,发热,出汗等全身中毒症状,伴有上腹痛、呃逆以及季肋部压痛,叩击痛等。在观察期应考虑是 ( )
    A. 盆腔脓肿　　B. 脓血症　　C. 膈下脓肿　　D. 败血症
    E. 肠祥间脓肿
22. 患者,女,26岁,被汽车撞伤腹部,疑有腹内脏器损伤,下列哪项护理措施是**错误**的 ( )
    A. 禁用吗啡类镇痛药　　B. 输液、应用抗生素　　C. 禁饮、禁食　　D. 做好紧急手术准备
    E. 腹胀严重,给予灌肠
23. 患者,男,55岁。外伤性肠穿孔修补术后2天,肠蠕动未恢复,腹胀明显,护理措施中**最重要**的是 ( )
    A. 半卧位　　　B. 禁食,输液　　C. 胃肠减压　　D. 肛管排气
    E. 针刺穴位
24. 腹部损伤病人的血、尿淀粉酶升高提示伤及 ( )
    A. 肝　　　　　B. 胰腺　　　　C. 脾　　　　　D. 肾
    E. 胆道

25. 腹部损伤的病人出现血尿可能伤及 ( )
    A. 肝　　　　　　　　B. 乙状结肠　　　　　C. 十二指肠　　　　　D. 肾
    E. 胃
26. 关于腹部损伤患者非手术治疗的方法，**错误**的是 ( )
    A. 给予流质饮食　　　B. 不随意搬动病人　　C. 积极补充血容量　　D. 应用广谱抗生素
    E. 未明确诊断前不注射止痛药

（27～29题共用题干）

患者，女，36岁，左季肋区摔伤6小时，血压65/42 mmHg，脉搏123次/分钟，左侧腹部压痛明显，腹肌紧张不明显，疑为外伤性脾破裂。

27. 为明确诊断，最有意义的检查是 ( )
    A. 一般体格检查　　　B. 血常规　　　　　　C. CT　　　　　　　　D. 血生化检查
    E. 腹腔穿刺
28. 明确诊断后，应立即采取的措施是 ( )
    A. 稳定患者情绪　　　　　　　　　　　　　　B. 应用抗生素预防感染
    C. 禁食、补液　　　　　　　　　　　　　　　D. 快速输血输液，同时紧急手术
    E. 血红蛋白含量测定
29. 目前对该患者的护理措施**不恰当**的是 ( )
    A. 禁食　　　　　　　　　　　　　　　　　　B. 给予吗啡止痛
    C. 应用抗生素预防感染　　　　　　　　　　　D. 绝对卧床
    E. 继续观察血压、脉搏
30. 患者被汽车撞伤，右上腹剧痛，呼吸36次/分钟，脉搏100次/分钟，BP 90/65 mmHg，诊断不明。禁用 ( )
    A. 异丙嗪　　　　　　B. 地西泮　　　　　　C. 6-氨基己酸　　　　D. 吗啡
    E. 苯巴比妥钠

（31～33题共用题干）

患者，女，41岁，被自行车撞伤左上腹，自述心慌、胸闷、腹疼。查体：神志清，面色苍白，血压90/60 mmHg，腹部稍胀，左上腹压痛明显。以腹部闭合性损伤、皮肤挫裂伤收入院。

31. 观察期间不正确的做法是 ( )
    A. 尽量少搬动患者　　　　　　　　　　　　　B. 禁饮食
    C. 绝对卧床休息　　　　　　　　　　　　　　D. 随时做好术前准备
    E. 疼痛剧烈时，及时使用止痛剂
32. 半小时后，患者全腹压痛，左下腹抽出不凝血，需急诊手术，术前准备的内容不包括 ( )
    A. 皮肤准备　　　　　B. 注射破伤风抗毒素　C. 皮肤过敏试验　　　D. 交叉配血
    E. 留置胃管、尿管
33. 术后第一天，患者自述痰多不易咳出，护士应协助其 ( )
    A. 少量饮水　　　　　B. 翻身、叩背　　　　C. 口含润喉片　　　　D. 通知医师
    E. 应用止咳化痰药
34. 患者，女，36岁。车祸导致腹部闭合性损伤，疼痛剧烈。明确诊断后，护士遵医嘱给予镇痛剂，其目的是 ( )
    A. 便于手术　　　　　　　　　　　　　　　　B. 减轻伤痛刺激并防止神经源性休克
    D. 便于观察病情　　　　　　　　　　　　　　C. 预防和控制感染
    E. 有利于与患者的沟通
35. 患者，男，25岁。因外伤被家人送至急诊。查体：面色苍白，意识模糊，腹部膨隆，右上腹有一切割伤口不断流血，如图所示。该患者最可能受伤的腹腔脏器是 ( )
    A. 肝
    B. 脾
    C. 胃
    D. 胰
    E. 结肠

第五节　一氧化碳中毒病人的护理

一、病因

一氧化碳(CO)俗称煤气，是无色、无臭、无味的气体。一氧化碳经呼吸道进入血液，与红细胞内血红蛋白结合形成稳定的碳氧血红蛋白(HbCO)。由于CO与血红蛋白的亲和力比氧与血红蛋白的亲和力大240倍，而碳氧血红蛋白的解离较氧合血红蛋白的解离速度慢3600倍，故易造成碳氧血红蛋白在体内的蓄积，使氧不易释放到组织，引起组织、细胞的缺氧。**CO中毒时，脑、心对缺氧最敏感，常最先受损**。

二、临床表现

1. 轻度中毒　病人可出现搏动性剧烈**头痛**、**头晕**、四肢无力、胸闷、恶心、呕吐、心悸、嗜睡或意识模糊。此时如能及

时脱离中毒环境,吸入新鲜空气,症状可较快消失。

2. **中度中毒**　除上述症状加重外,病人常出现**浅昏迷**、**脉快**、**多汗**、**面色潮红**、**口唇呈樱桃红色**。此时如能及时脱离中毒环境,积极抢救,多在数小时后清醒,无明显并发症。

3. **重度中毒**　病人出现**深昏迷**、**抽搐**、呼吸困难、面色苍白、四肢湿冷、全身大汗,最后因脑水肿、呼吸衰竭、循环衰竭而死亡。

4. **迟发性脑病**　重度中毒者在清醒后,经过2~60天的"假愈期",可出现迟发性脑病的症状,如精神意识障碍、锥体外系神经障碍、锥体系神经损害或大脑皮质局灶性功能障碍等。**多在急性中毒后1~2周内发生**。昏迷时间超过48小时者,迟发性脑病发生率较高。

三、辅助检查

1. **血液碳氧血红蛋白测定**　轻度中毒时血液碳氧血红蛋白浓度为10%~20%,**中度**中毒时血液碳氧血红蛋白浓度为30%~40%,**重度中毒时为50%以上**。**血液碳氧血红蛋白测定是对确诊有价值的指标**。

2. 脑电图检查　可见缺氧性脑病的波形。

四、治疗要点

1. **立即脱离中毒环境**　将病人转移到空气新鲜处,松解衣服,保持呼吸道通畅。

2. **纠正缺氧**　氧疗是治疗CO中毒最有效的方法。**高压氧舱为最好的给氧方式**。

3. 对症治疗　①治疗脑水肿:CO中毒所致的脑水肿可在24~48小时发展至高峰。按医嘱应用20%甘露醇250 ml快速快速加压静滴,必要时加用呋塞米、肾上腺皮质激素等药物。②降低脑代谢:头置冰袋、冰帽降温,减少耗氧及代谢。必要时可用冬眠药,有频繁抽搐者首选地西泮。③促进脑细胞功能恢复。④防治并发症及迟发性脑病:**急性CO中毒病人苏醒后,应休息观察2周,以防发生迟发性脑病**。

五、护理问题

①急性头痛:与急性CO中毒引起脑缺氧有关。②急性意识障碍:急性CO中毒引起脑缺氧有关。③潜在并发症:迟发性脑病。

六、护理措施

1. 一般护理　轻、中度中毒病人,迅速用鼻导管或面罩给予高浓度(>**60%**)**高流量吸(8~10 L/min)氧**。对重度中毒者有条件可用**高压氧舱**治疗,可加速碳氧血红蛋白解离,促进一氧化碳排出。呼吸停止者应做人工呼吸,必要时做气管切开。

2. 脑水肿患者应绝对卧床休息,床头抬高15°~30°。按医嘱使用20%甘露醇、地西泮及促进脑细胞代谢需要的药物如三磷腺苷、辅酶A、细胞色素C等;给予物理降温。

3. **保持呼吸道通畅**,**平卧位头偏一侧**,及时清除口腔和咽部分泌物及呕吐物,防止吸入窒息。遵医嘱使用抗生素;加强皮肤护理,预防压疮发生。

七、健康教育

1. 加强预防煤气中毒的宣传。居室用火炉要安装烟筒,保持室内通风。

2. 厂矿要认真执行操作规程,**煤气管道要经常维修**,注意劳动保护,定期检测CO浓度。我国规定车间空气中CO最高允许浓度为30 mg/m³。

单元测试题

1. CO中毒时,最先受损的脏器是　　　　　　　　　　　　　　　　　　　　　　　　　　　　　　　　　　　　(　　)
   A. 脑　　　　　　　　　B. 胃　　　　　　　　　C. 肺　　　　　　　　　D. 肝
   E. 肾

2. 一氧化碳中度中毒的典型体征是　　　　　　　　　　　　　　　　　　　　　　　　　　　　　　　　　(　　)
   A. 四肢无力　　　　　　B. 意识模糊　　　　　　C. 口唇樱桃红色　　　　D. 面色潮红
   E. 皮肤黄染

3. 患者,女,42岁。因煤气中毒1天后入院,深昏迷,休克,尿少,血HbCO 60%,血压:80/50 mmHg,急性一氧化碳中毒的病情属哪一度中毒　　　　　　　　　　　　　　　　　　　　　　　　　　　　　　　　　(　　)
   A. 重度中毒　　　　　　B. 中度中毒　　　　　　C. 轻度中毒　　　　　　D. 慢性中毒
   E. 极度中毒

4. 患者,女,55岁,因煤气中毒1天后入院。患者处于浅昏迷状态,脉搏130次/分钟,皮肤多汗、面色潮红、口唇呈樱桃红色。潜在并发症是　　　　　　　　　　　　　　　　　　　　　　　　　　　　　　　(　　)
   A. 迟发性脑病　　　　　B. 水电解质紊乱　　　　C. 肺水肿　　　　　　　D. 昏迷
   E. 脑栓塞

5. 关于CO中毒患者的护理措施,**错误**的是　　　　　　　　　　　　　　　　　　　　　　　　　　　　(　　)
   A. 高浓度、高流量给氧　　　　　　　　　　　　B. 病人清醒后即可恢复活动
   C. 平时头偏向一侧　　　　　　　　　　　　　　D. 观察患者有无疼痛、呕吐等征象
   E. 高热惊厥者给予地西泮

第十五章 损伤、中毒病人的护理

6. 患者,女,55岁,因煤气中毒1天后入院,患者处于浅昏迷状态、脉搏130次/分钟、皮肤多汗、面色潮红、口唇呈樱桃红色。需急查碳氧血红蛋白,关于采集血标本,下列描述正确的是 ( )
   A. 早期及时　　　　　　B. 12小时后　　　　　　C. 24小时后　　　　　　D. 36小时后
   E. 8小时后

7. 患者,女,48岁。家住平房,生煤火取暖,晨起感到头痛、头晕、视物模糊而摔倒,被他人发现后送至医院。急查血液碳氧血红蛋白试验呈阳性,首要的治疗原则是 ( )
   A. 纠正缺氧　　　　　　B. 注意保暖　　　　　　C. 保持呼吸道通畅　　　　D. 静脉输液治疗
   E. 测量生命体征

8. 患者,女,55岁,因煤气中毒1天后入院,患者处于浅昏迷状态、脉搏130次/分、皮肤多汗、面色潮红、口唇呈樱桃红色。护士应给予吸氧。氧流量是 ( )
   A. 8～10 L/min　　　　B. 4～6 L/min　　　　C. 6～8 L/min　　　　D. 5～7 L/min
   E. 7～9 L/min

(9～12题共用题干)
患者,男,30岁,因煤气中毒1天后送医院。患者进入深昏迷、抽搐、呼吸困难、呼吸浅而快、面色苍白、四肢湿冷、周身大汗,有大小便失禁、血压下降。

9. 目前患者处于 ( )
   A. 轻度中毒　　　　　　B. 中度中毒　　　　　　C. 重度中毒　　　　　　D. 迟发性脑病
   E. 慢性中毒

10. 进一步抢救首先应 ( )
    A. 补充高能量液　　　　B. 高压氧舱治疗　　　　C. 甘露醇静脉注射　　　D. 地塞米松静脉注射
    E. 护脑药物的应用

11. 经高压氧舱治疗神志清醒,全身症状好转,可能的后遗症是 ( )
    A. 肾功能损害　　　　　B. 肝功能损害　　　　　C. 记忆力减退　　　　　D. 迟发性脑病
    E. 肺功能损害

12. 假如有并发症发生,护士应尽可能地严密观察 ( )
    A. 3天　　　　　　　　B. 5天　　　　　　　　C. 2周　　　　　　　　D. 1周
    E. 4周

13. 患者,男,28岁。自取木炭在屋内点燃取暖时,发生昏迷,急诊入院。诊断为一氧化碳中毒。护士向患者朋友解释其发病机制 ( )
    A. 脑细胞中毒　　　　　B. 呼吸中枢受抑制　　　C. 血红蛋白不能携氧　　D. 血氧含量下降
    E. 大脑受抑制

14. 一氧化碳中毒的主要诊断根据是 ( )
    A. 现场有煤气味　　　　　　　　　　　　　　　B. 皮肤粘膜呈樱桃红色
    C. 现场环境分析　　　　　　　　　　　　　　　D. 血液碳氧血红蛋白浓度升高
    E. 血红蛋白含量测定

15. 护士为一氧化碳中毒的患者采取氧疗,选择的最佳方法是 ( )
    A. 经20%～30%乙醇湿化后给氧　　　　　　　　B. 间歇低流量给氧
    C. 高压氧治疗　　　　　　　　　　　　　　　　D. 间断高流量给氧
    E. 持续高流量给氧

(16～18题共用题干)
患者,女,62岁,用煤火做饭后,感觉头晕、乏力伴恶心、呕吐,随即卧床休息。家属回家后发现其躺在卧室地上,呼之不醒,立即到医院急诊。检查:生命体征正常,浅昏迷状态,双侧瞳孔等大,对光反射存在,口唇、皮肤粘膜呈樱桃红色,双肺未闻及湿啰音。

16. 该患者的诊断应该为 ( )
    A. 有机磷中毒　　　　　B. 二氧化碳中毒　　　　C. 一氧化碳中毒　　　　D. 硫化氢中毒
    E. 苯酚

17. 护士协助对其进行抢救时,应采取的首要措施是 ( )
    A. 保持呼吸道通畅　　　B. 遵医嘱用止痛药　　　C. 松解衣服　　　　　　D. 高流量给氧
    E. 立即将患者搬到室外空气新鲜处

18. 护士为患者立即制定的护理目标应**除外** ( )
    A. 防止毒物继续侵入人体　　　　　　　　　　　B. 促进脑细胞功能恢复
    C. 纠正缺氧　　　　　　　　　　　　　　　　　D. 消除口鼻粘膜感染
    E. 密切监测生命体征,防止并发症

19. CO中毒患者首要的护理措施是 ( )
    A. 高流量吸氧	B. 将病人转移到空气新鲜处
    C. 控制高热	D. 防治脑水肿
    E. 促进脑细胞功能恢复
20. 患者,女,55岁。每天煤炉取暖过夜。清晨被家人发现昏迷不醒急送医院。体查:口唇樱桃红色。对诊断最有帮助的检查是 ( )
    A. 血胆碱酯酶活动力	B. 血气分析	C. 血糖测定	D. 颅脑CT
    E. 血碳氧血红蛋白(COHB)测定

(21~22题共用题干)
患者,女,50岁。一氧化碳中毒2小时入院。患者深昏迷,呼吸规则,血碳氧血红蛋白(HbCO)55%。

21. 为促进一氧化碳的排出,最佳的措施是 ( )
    A. 应用呼吸机	B. 高压氧舱治疗	C. 间断高浓度给氧	D. 持续低流量给氧
    E. 应用呼吸兴奋剂
22. 此时护士应将患者安置的体位是 ( )
    A. 端坐位	B. 侧卧位	C. 中凹卧位	D. 头低足高位
    E. 平卧位头偏一侧
23. 关于社区开展预防一氧化碳中毒的健康教育,正确的叙述是 ( )
    A. 关闭门窗	B. 煤气淋浴器安装在浴室里
    C. 定期检查管道安全	D. 使用不带有自动熄火装置的煤灶
    E. 通气开关可长期开放

第六节 有机磷中毒病人的护理

有机磷农药是农业应用广泛的杀虫剂。按毒性大小分为4类:①剧毒类:甲拌磷(3911)、内吸磷(1059)、对硫磷(1605)等。②高毒类:甲基对硫磷、甲胺磷、敌敌畏。③中度毒类:乐果(4049)、美曲膦酯(敌百虫)、乙硫磷(碘依可酯)等。④低毒类:马拉硫磷等。有机磷农药在酸性环境中较稳定,在碱性条件下易水解而失效,但敌百虫中毒禁用碱性药物洗胃,因敌百虫遇碱性药物可分解出毒性更强的敌敌畏;1605、1059、4049(乐果)等禁用高锰酸钾(氧化剂)洗胃,防止氧化为毒性更强的敌敌畏。

一、病因及发病机制

①职业性中毒:即生产农药及使用农药过程中引起的中毒。②生活性中毒:多为误服、自杀及谋杀。有机磷农药的主要毒性是抑制了胆碱酯酶的活性,引起乙酰胆碱在体内大量积聚,使以乙酰胆碱为介质的胆碱能神经发生功能紊乱而出现一系列症状,严重者可因昏迷、呼吸衰竭而死亡。

二、临床表现

1. 发病情况 一般经皮肤吸收,症状常在接触农药2~6小时内出现;口服中毒可在10分钟至2小时内出现症状。有机磷农药中毒无论表现轻重均有特殊大蒜气味。

小结提示: 呼吸气有大蒜味提示有机磷中毒,呼吸气有烂苹果味提示糖尿病酮症酸中毒。

2. 主要表现

(1) 毒蕈碱样症状:因副交感神经末梢兴奋所致,出现最早,表现为腺体分泌增加及平滑肌痉挛。可有瞳孔缩小、流涎、出汗、恶心、呕吐、腹痛、腹泻、视力模糊、支气管分泌物增多、呼吸困难,严重者出现肺水肿。

(2) 烟碱样症状:因运动神经过度兴奋,表现为肌纤维颤动。开始为局部如眼睑、面部肌纤维颤动,逐渐发展至全身肌肉抽搐,严重时发生呼吸肌麻痹可诱发呼吸衰竭。

(3) 中枢神经系统症状:早期可有头晕、头痛、乏力,逐渐出现烦躁不安、谵妄、抽搐及昏迷。严重时可发生呼吸中枢衰竭或脑水肿而死亡。

3. 迟发症和并发症 ①迟发性神经病:极少数病人在严重中毒症状消失后2~3周,可发生迟发性神经病,主要表现为下肢瘫痪、四肢肌肉萎缩等症状。②中间综合征:少数病人急性中毒症状缓解后,迟发性神经病发生前,多在急性中毒后24~96小时突然发生死亡,称中间综合征。

4. 局部损害 可出现过敏性皮炎,严重者致剥脱性皮炎。眼内溅入有机磷杀虫药引起结膜充血和瞳孔缩小。

三、辅助检查

全血胆碱酯酶活力测定:是诊断有机磷杀虫药中毒、判断中毒程度、疗效及预后估计的主要指标。正常人血胆碱酯酶活力为100%,低于80%异常。①轻度中毒:全血胆碱酯酶活力一般在50%~70%。②中度中毒:全血胆碱酯酶降至30%~50%。③重度中毒:全血胆碱酯酶活力降至30%以下。

四、治疗要点

1. **迅速清除毒物**　食入性中毒常用催吐、洗胃、导泻的方法。催吐用于神志清、能合作者，昏迷、惊厥、服腐蚀剂者禁用。口服中毒者要尽早、反复洗胃。可用清水、生理盐水、2%**碳酸氢钠（敌百虫禁用）**或1：5 000高锰酸钾溶液（**对硫磷忌用**）进行洗胃，**直至洗胃至无大蒜味为止**。**皮肤粘膜吸收中毒者应立即脱离现场，脱去污染衣服**，用肥皂水反复清洗污染皮肤、头发和指甲缝隙部位，**禁用热水或乙醇擦洗**，以防皮肤血管扩张促进毒物吸收。眼部污染可用2%碳酸氢钠溶液、生理盐水或清水连续冲洗。

2. 解毒药物的使用

（1）抗胆碱药：最常用药物为**阿托品**。阿托品能阻断乙酰胆碱对副交感神经和中枢神经毒蕈碱样受体的作用、消除**毒蕈碱样症状**及对抗呼吸中枢抑制有效，但对烟碱样症状和胆碱酯酶活力恢复无效。阿托品使用原则是**早期、足量、反复给药**，直至"阿托品化"。阿托品化指标为：**瞳孔较前扩大、颜面潮红、口干、皮肤干燥、肺部湿啰音减少或消失、心率加快**等。但要严防阿托品中毒，即出现**意识模糊、烦躁不安、谵妄、抽搐、瞳孔扩大、昏迷和尿潴留**等。阿托品中毒可使用毛果芸香碱拮抗。

（2）胆碱酯酶复能剂：常用药物有碘解磷定、氯解磷定和双复磷。能使抑制的胆碱酯酶恢复活性，改善烟碱样症状，促使昏迷病人苏醒。使用复能剂时应注意其不良反应，防止过量中毒。**胆碱酯酶复能剂注射速度过快可致暂时性呼吸抑制**。

3. 对症治疗　有机磷中毒的死因主要是**呼吸衰竭**，故维持正常呼吸功能极其重要。防治感染应早期应用抗生素。

五、护理问题

①急性意识障碍：与有机磷农药中毒有关。②体液不足：与有机磷农药致严重呕吐、腹泻有关。③气体交换受损：与有机磷农药中毒致细支气管分泌物过多有关。④有误吸的危险：与意识障碍有关。⑤低效型呼吸形态：呼吸困难，与有机磷农药中毒致肺水肿、呼吸肌麻痹、呼吸中枢受抑制有关。

六、护理措施

1. **体位**　清醒者可取半卧位，昏迷者头偏一侧。
2. **给予高流量（4～5 L/min）**鼻导管吸氧。
3. 病情观察　记录生命体征，注意意识状态变化及呼吸情况，正确记录24小时出入量。注意观察是否发生了急性肺水肿、急性脑水肿、呼吸衰竭等可导致死亡的并发症，警惕中间综合征的发生。
4. 保持呼吸道通畅　随时清除呼吸道分泌物，保持气道通畅。备好气管切开包、呼吸机等。
5. 用药护理　遵医嘱使用阿托品，注意观察阿托品化及阿托品中毒表现。**忌用呼吸中枢抑制的药物如吗啡、巴比妥类**。

七、健康教育

1. 喷洒农药注意个人的皮肤防护。
2. 接触农药过程中出现头晕、胸闷、流涎、恶心、呕吐等有机磷中毒先兆时应立即就医。
3. 病人出院时应告知其家属，病人**需要在家休息2～3周**，按时服药不可单独外出，以防发生迟发性神经症。

单元测试题

1. 患者，女，中午服敌百虫农药半杯，晚7时被家人发现，随即送来就诊。检查：躁动不合作、流涎、出汗，心率64次/分，瞳孔直径1.5 mm。此时**不宜采用**的是（患者不合作时不能催吐）　　　　　　　　　　　　　　（　　）
   A. 1：5 000高锰酸钾溶液洗胃　　　　　　　B. 吸氧
   C. 催吐　　　　　　　　　　　　　　　　　D. 遵医嘱立即注射阿托品
   E. 洗胃后由胃管灌入50%硫酸镁溶液导泻

2. 有机磷农药中毒时，瞳孔的变化是　　　　　　　　　　　　　　　　　　　　（　　）
   A. 瞳孔缩小　　B. 瞳孔不等大　　C. 双瞳孔直径为4 mm　　D. 瞳孔散大
   E. 瞳孔正常

3. 有机磷农药口服中毒，出现症状的时间　　　　　　　　　　　　　　　　　　（　　）
   A. 可在10分钟至1小时内　　　　　　　　　B. 可在10分钟至2小时内
   C. 可在10分钟至3小时内　　　　　　　　　D. 可在10分钟至4小时内
   E. 可在10分钟至5小时内

4. 患者，女，45岁，以有机磷中毒住院，表现头晕、头痛、多汗、流涎、恶心、呕吐、腹痛、腹泻、瞳孔缩小、视力模糊、支气管分泌物增多、呼吸困难等，考虑可能是患者出现毒蕈碱样症状。严重者出现　　　　　　　　　（　　）
   A. 肌纤维颤动　　B. 共济失调　　C. 肺水肿　　D. 呼吸肌麻痹
   E. 抽搐和昏迷

5. 氯解磷定治疗有机磷农药中毒的作用机制是　　　　　　　　　　　　　　　　（　　）
   A. 促进毒物排泄　　　　　　　　　　　　　B. 减轻毒蕈碱症状
   C. 解除平滑肌痉挛　　　　　　　　　　　　D. 恢复胆碱酯酶活性

E. 抑制腺体分泌
6. 有机磷中毒患者迟发性神经损害的主要临床表现是 ( )
   A. 下肢瘫痪　　　　B. 去大脑皮质状态　　C. 下肢感觉异常　　D. 癫痫
   E. 周围神经病变
7. 口服有机磷农药中毒患者的饮食护理，**错误**的是(口服有机磷农药中毒患者的理想饮食为：**低温、低脂、低糖、高纤维素、偏碱性的软食或普食，以少食多餐为原则**) ( )
   A. 洗胃后需禁食24小时　　　　　　　　　B. 开始进食前口服氢氧化铝凝胶
   C. 从流质过渡为普食　　　　　　　　　　D. 给予高蛋白、高糖、高脂饮食
   E. 重度中毒者，清醒后24小时暂停饮水
8. 患者，女，45岁，以有机磷中毒住院，表现为轻度呼吸困难、大汗、轻度障碍、步态蹒跚、肺水肿、偶有惊厥、昏迷及呼吸麻痹。考虑为重度有机磷中毒。血胆碱酯酶活性是 ( )
   A. 血胆碱酯酶活性70%～50%　　　　　　B. 血胆碱酯酶活性50%～30%
   C. 血胆碱酯酶活性<30%　　　　　　　　D. 血胆碱酯酶活性<35%
   E. 血胆碱酯酶活性60%～35%
9. 患者，女。30岁，从事园林工作，给果树喷药时不慎将农药污染衣服，农药会通过接触皮肤粘膜吸收而发生中毒。嘱中毒者立即 ( )
   A. 现场抢救　　　B. 立即注射阿托品　　C. 脱离现场、脱去污染衣服　　D. 用热水擦洗皮肤
   E. 乙醇清洗皮肤
10. 患者，男。49岁。特殊职业，在生产有机磷农药工作中违反操作规定，出现恶心、呕吐、多汗、流涎、瞳孔缩小、呼吸困难、大汗、肺水肿、惊厥等症状。全血胆碱酯酶活力降至30%以下，在治疗时使用阿托品静脉给药。当出现阿托品中毒时可采取的治疗措施是 ( )
    A. 立即停药　　　B. 密切观察　　　C. 对症处理　　　D. 应用解磷定
    E. 应用毛果芸香碱

(11～13题共用题干)
患者，男，49岁。特殊职业，在生产有机磷农药工作中违反操作规定，出现有机磷中毒症状，头晕、头痛、乏力，支气管分泌物增多、呼吸困难，逐渐出现烦躁不安、谵妄、抽搐及昏迷。

11. 有机磷农药中毒诊断的主要指标是 ( )
    A. 典型症状　　　B. 呕吐物　　　C. 瞳孔缩小　　　D. 意识障碍
    E. 全血胆碱酯酶测定
12. 有机磷农药对人体的毒性主要在于 ( )
    A. 引起急性肾衰竭　　B. 使血液凝固发生障碍　　C. 抑制中枢神经系统　　D. 抑制乙酰胆碱酯酶活力
    E. 增加乙酰胆碱的产生
13. 有机磷农药中毒最常用的抗胆碱药阿托品，其作用是 ( )
    A. 缓解肌肉震颤　　B. 缓解肌肉抽搐　　C. 促使昏迷患者苏醒　　D. 使瞳孔缩小
    E. 抑制腺体分泌
14. 急性有机磷中毒患者病情危重时给予高流量吸氧的浓度是 ( )
    A. 3～4 L/min　　B. 4～5 L/min　　C. 5～6 L/min　　D. 6～7 L/min
    E. 6～8 L/min
15. 某重度有机磷农药中毒患者，经抢救后病情缓解，3日后突然出现肌无力，呼吸肌麻痹。提示为 ( )
    A. 阿托品化　　B. 中间综合征先兆　　C. 阿托品剂量不足　　D. 碘解磷中毒
    E. 并发急性肺水肿
16. 患者，女，24岁，抑郁症。因口服敌百虫自尽被送急诊。查体：躁动，瞳孔缩小，两肺布满湿啰音。**不正确**的措施是 ( )
    A. 口服阿托品　　B. 应用解磷定　　C. 卧床休息，吸氧　　D. 应用抗生素
    E. 地西泮肌内注射
17. 口服毒物中毒的患者在哪种情况下**不宜**采用吸引器洗胃 ( )
    A. 昏迷　　B. 腐蚀性中毒　　C. 体质衰弱　　D. 妊娠
    E. 伴有器质性心脏病

(18～19题共用题干)
患者，男，12岁。因家人用饮料瓶装敌敌畏，患儿误服敌敌畏，以有机磷中毒入院。

18. 医嘱予全血胆碱酯酶活性测定，护士介绍该检查的目的应**除外** ( )
    A. 判断中毒时间　　B. 判断预后　　C. 帮助明确诊断　　D. 判断中毒程度

E. 判断治疗效果

19. 护士采取的护理措施中**错误**的是 （   ）
    A. 建立静脉通道 B. 保持呼吸道通畅
    C. 反复洗胃 D. 给予吗啡镇静
    E. 密切观察生命体征和瞳孔、皮肤的变化

20. 有机磷农药中毒后出现毒蕈碱样症状的原因是 （   ）
    A. 交感神经兴奋 B. 乙酰胆碱积聚 C. 锥体束受损 D. 阿托品中毒
    E. 农药直接作用

21. 有机磷农药中毒时瞳孔缩小的原因是 （   ）
    A. 交感神经兴奋 B. 毒蕈碱样作用 C. 迷走神经抑制 D. 烟碱样作用
    E. 副交感神经受抑

22. 敌敌畏中毒的临床表现特点是 （   ）
    A. 瞳孔缩小，肺水肿 B. 瞳孔正常，肺水肿 C. 瞳孔放大，肺不张 D. 血压正常，流涎
    E. 四肢抽搐

23. 关于烟碱样作用的中毒表现，应**除外** （   ）
    A. 瘫痪 B. 心跳加快 C. 瞳孔缩小 D. 呼吸肌麻痹
    E. 肌纤维颤动

24. 有机磷农药中毒时，属于烟碱样的症状是 （   ）
    A. 恶心、呕吐 B. 瞳孔缩小 C. 心跳减慢 D. 肌纤维颤动
    E. 多汗

25. 属于有机磷中毒的主要死因是 （   ）
    A. 多系统器官功能衰竭 B. 全心衰竭 C. 脑水肿 D. 呼吸衰竭
    E. 肝性脑病

26. 有机磷农药中毒的典型表现应**除外** （   ）
    A. 血压升高 B. 烦躁不安、谵妄 C. 多汗、流涎 D. 肌力减退和瘫痪
    E. 肌肉震颤

27. 使用胆碱酯酶复能剂注射速度过快可造成 （   ）
    A. 心脏骤停 B. 暂时性呼吸抑制 C. 血压升高 D. 室颤
    E. 室性期前收缩

28. 患者，女，23岁。因失恋服用敌敌畏100 ml，出现呼吸困难，瞳孔缩小，视力模糊，肌肉颤动，其发病机制是 （   ）
    A. 乙酰胆碱失活 B. 肾上腺素过多 C. 胆碱酯酶失活 D. 交感神经兴奋
    E. 迷走神经抑制

29. 有机磷农药中毒时"中间综合征"发生的时间是 （   ）
    A. 6～8小时 B. 8～10小时 C. 12～16小时 D. 16～24小时
    E. 24～96小时

30. 对口服有机磷农药中毒者进行抢救，最重要的是 （   ）
    A. 洗胃是否彻底 B. 达阿托品化时间 C. 休克是否纠正 D. 解磷定剂量大小
    E. 观察患者症状缓解情况

31. 对有机磷中毒患者采取的急救措施，**不包括** （   ）
    A. 早期足量使用阿托品 B. 口服中毒者用清水反复洗胃
    C. 及时吸氧、吸痰 D. 遵医嘱给予阿托品及胆碱酯酶复能药
    E. 对受污染的皮肤和头发用大量的热水擦洗

32. 阿托品能解除有机磷农药中毒的症状，但**不包括** （   ）
    A. 发绀 B. 多汗，流涎 C. 肌纤维颤动 D. 肺部湿啰音
    E. 恶心、呕吐

33. 阿托品化的指标**不包括** （   ）
    A. 颜面潮红 B. 皮肤干燥 C. 瞳孔较前扩大 D. 心率减慢
    E. 肺底湿啰音减少

34. 患儿，女，10岁。约半小时前误服农药，被急送入院，现意识清醒，能准确回答问题。护士首选处理方法是 （   ）
    A. 口服催吐 B. 注洗器洗胃 C. 漏斗胃管洗胃 D. 电动吸引器洗胃
    E. 自动洗胃机洗胃

35. 急性有机磷中毒的患者，阿托品静脉注射后患者最可能出现 （   ）
    A. 面色苍白 B. 血压下降 C. 口干 D. 出汗增多

E. 肺部啰音增多

36. 患者,女,60岁。诊断为"有机磷农药中毒",已经给予洗胃等处理,遵医嘱给予阿托品药物治疗。当患者出现下列哪种情况时应及时通知医师给予停药 ( )
   A. 颜面潮红　　B. 皮肤干燥、口干　　C. 体温37.2℃　　D. 心率110次/分
   E. 烦躁不安、抽搐

37. 患者,女,40岁,由家人背送急诊。家属诉半小时前发现其不省人事,倒卧在家中床上,时有呕吐。查体:皮肤多汗,流涎,双侧瞳孔明显缩小,呼吸有大蒜味,分诊护士首先考虑该患者最有可能为 ( )
   A. 安眠药中毒　　B. 食物中毒　　C. 一氧化碳中毒　　D. 有机磷中毒
   E. 脑出血

38. 有机磷农药中毒患者的尿液气味呈 ( )
   A. 蒜臭味　　B. 烂苹果味　　C. 粪臭味　　D. 氨臭味
   E. 腥臭味

39. 急性有机磷农药中毒患者使用胆碱酯酶复能剂的原则,正确的是(早期足量使用,但剂量不宜过大,副作用明显,用量过大可能引起室性期前收缩、室颤或传导阻滞。中、重度中毒时,与阿托品合用,效果更好) ( )
   A. 应该尽量少用　　B. 应尽早使用　　C. 不与阿托品合用　　D. 只用于轻度中毒
   E. 只用于重度中毒

40. 为敌百虫中毒患者进行洗胃时禁用的洗胃液是 ( )
   A. 温开水　　B. 生理盐水　　C. 蛋清水　　D. 高锰酸钾液
   E. 碳酸氢钠溶液

41. 患者,男,35岁。与家人争吵后服敌敌畏100 ml,送医院急救。在使用阿托品治疗时,提示患者已"阿托品化"指标是 ( )
   A. 瞳孔直径2 mm　　B. 心率58次/分　　C. 颜面潮红,口干　　D. 皮肤潮湿
   E. 肺部湿啰音明显

42. 有机磷中毒时,代谢失偿的神经递质是 ( )
   A. 多巴胺　　B. 乙酰胆碱　　C. 5-羟色胺　　D. 肾上腺素
   E. 去甲肾上腺素

第七节　镇静催眠药中毒病人的护理

镇静催眠药是中枢神经系统抑制药,具有镇静和催眠作用,过多剂量可麻醉全身,包括延髓中枢。一次服用大剂量可引起急性镇静催眠药中毒,长期滥用可引起耐药性和依赖性而导致慢性中毒。

一、病因

镇静催眠药可分为以下几类:

1. 苯二氮䓬类　①长效类(半衰期>30小时):氯氮䓬、地西泮(安定)、氟西泮。②中效类(半衰期6～30小时):阿普唑仑、奥沙西泮、替马西泮。③短效类:三唑仑。

2. 巴比妥类　①长效类:巴比妥、苯巴比妥。②中效类:戊巴比妥、异戊巴比妥、布他比妥。③短效类:司可巴比妥、硫喷妥钠。

3. 非巴比妥非苯二氮䓬类　水合氯醛、格鲁米特(导眠能)、甲喹酮(安眠酮)、甲丙氨酯(眠尔通)。

4. 吩噻嗪类(抗精神病药)　又称强安定剂或神经阻断剂。

二、临床表现

(一) 急性中毒

1. 巴比妥类中毒

(1) 轻度中毒:表现为嗜睡,有判断力和定向障碍,注意力不集中,记忆力减退,共济失调,言语不清,步态不稳,眼球震颤,视物模糊。

(2) 中度中毒:表现嗜睡或浅昏迷,腱反射消失,角膜反射和咽反射仍存在。呼吸浅慢,血压正常。

(3) 重度中毒:表现为进行性中枢神经系统抑制,深昏迷。呼吸抑制由呼吸浅而慢到呼吸停止。低血压、休克。体温下降,肌张力下降,腱反射消失。胃肠蠕动减慢,皮肤可起大疱。长期昏迷病人可并发肺炎、肺水肿、脑水肿、肾衰竭而死亡。

2. 苯二氮䓬类中毒　中枢神经系统抑制较轻,主要症状是嗜睡、头晕、言语含糊不清、意识模糊、共济失调。如长时间深度昏迷和呼吸抑制等,应考虑同时服用了其他镇静催眠药或乙醇等。

3. 非巴比妥非苯二氮䓬类中毒

(1) 水合氯醛中毒:可有心律失常、肝肾功能损害。

(2) 格鲁米特(导眠能)中毒：意识障碍有周期性波动。有抗胆碱能神经症状，如瞳孔散大等。
(3) 甲喹酮中毒：可有明显的呼吸抑制，出现锥体束体征如肌张力增强、腱反射亢进、抽搐等。
4. 吩噻嗪类中毒　出现嗜睡，锥体外系征，如肌肉紧张、喉痉挛，自主神经症状如低血压、休克、心律失常，抗胆碱症状如瞳孔散大、口干、尿潴留。

(二) 慢性中毒
1. 意识障碍和轻躁狂状态　一过性的言语兴奋、欣快、易疲劳，伴有震颤、步态不稳等。
2. 智能障碍　记忆力、计算力、理解力均下降。
3. 人格变化　丧失进取心，对家庭和社会失去责任感。

(三) 戒断综合征　在大量服药超过2个月而突然停药时，可发生严重的停药反应，称为戒断综合征。一般在停药2～3天，偶尔在第6～7天发生惊厥，甚至呈癫痫状态。

三、辅助检查
①血液、尿液、胃液中药物浓度测定：对诊断有参考意义。②血液生化检查　血糖、尿素氮、肌酐、电解质等。③动脉血气分析。

四、治疗要点
1. 维持昏迷病人的重要脏器功能　保持气道通畅、心电监护、吸氧、补充血容量、抗心律失常、促进意识恢复：给予葡萄糖、维生素B$_1$、纳洛酮。
2. 迅速清除毒物　①洗胃：口服中毒者6小时内用**1：5 000高锰酸钾溶液**或清水洗胃，服药量大者超过6小时仍需洗胃。②药用炭及导泻剂：药用炭可吸附各种镇静催眠药，**不能用硫酸镁导泻**（以防加重中枢抑制）。③碱化尿液、利尿：减少毒物在肾小管的重吸收。用5%碳酸氢钠溶液碱化尿液，用呋塞米利尿，只对长效巴比妥类有效，对吩噻嗪类中毒无效。④净化血液：血液透析、血液灌流对苯巴比妥和吩噻嗪类中毒有效，对苯二氮卓类无效。
3. 解毒剂的应用　**氟马西尼**是**苯二氮卓类拮抗剂**，能阻断苯二氮卓类药物的中枢神经系统作用。巴比妥类药物中毒无特殊解毒剂。
4. 对症治疗　肝功能损害予以保肝治疗；震颤者可用盐酸苯海索；肌肉痉挛者可用苯海拉明。

五、护理问题
①气体交换受损：与毒物引起呼吸系统抑制、呼吸肌麻痹及肺水肿有关。②急性意识障碍：与镇静催眠药对中枢神经系统抑制有关。③潜在并发症：呼吸衰竭、休克、肺水肿等。

六、护理措施
1. 饮食护理　给予高蛋白、高热量易消化的流质饮食。昏迷时间超过3～5天，患者营养不易维持者，可由鼻饲补充营养及水分。
2. 吸氧　持续氧气吸入，每分钟氧流量2～4 L。
3. 密切观察生命体征和意识状态、瞳孔大小、角膜反射等，若瞳孔散大、血压下降、呼吸变浅或不规则，提示病情恶化，应紧急处理。观察药物疗效及不良反应。
4. 保持呼吸道通畅　仰卧位时头偏向一侧，防止呕吐物或痰液阻塞气道，吸出呼吸道分泌物，定时拍背、翻身。深昏迷时用气管内插管。
5. 心理护理，稳定病人情绪，在护理过程中加强心理疏导和心理支持工作。

七、健康教育
①宣讲导致睡眠紊乱原因及避免失眠的基本知识。失眠者应采取心理及物理疗法为主，不能长期服用催眠药。②加强镇静催眠药物的管理。③指导患者掌握镇静催眠药的合理使用和停药方法。

单元测试题

1. 地西泮是镇静催眠药，属于　　　　　　　　　　　　　　　　　　　　　　　　　　　　　　　　　　　　　　(　　)
   A. 苯二氮卓长效类　　　B. 巴比妥类　　　C. 非巴比妥非苯二氮卓类　　　D. 吩噻嗪类
   E. 苯二氮卓中效类
2. 对镇静催眠药中毒患者的急救措施**除外**　　　　　　　　　　　　　　　　　　　　　　　　　　　　　　(　　)
   A. 血液透析　　　B. 硫酸镁导泻　　　C. 碳酸氢钠碱化尿液　　　D. 使用呋塞米利尿
   E. 口服中毒者早期洗胃
3. 苯二氮卓类药物中毒，可采用的特效解毒药是　　　　　　　　　　　　　　　　　　　　　　　　　　(　　)
   A. 阿托品　　　B. 东莨菪碱　　　C. 氟马西尼　　　D. 苯海拉明
   E. 1：5 000高锰酸钾
4. 患者，女，54岁，突然发生昏迷。体检：呼吸困难脉率快、瞳孔缩小、流涎、呕吐。为尽快明确昏迷原因，首选的辅助检查是　　　(　　)
   A. 脑电图　　　B. 脑部CT　　　C. 脑血管造影　　　D. 脑部MRI

E. 呕吐物鉴定

5. **患者,女,29 岁。口服地西泮 100 片,被家人发现时呼之不应,意识昏迷,来院急诊。错误的护理措施是** （　　）
   A. 立即洗胃　　　　B. 立即催吐　　　　C. 硫酸镁导泻　　　　D. 0.9%生理盐水洗胃
   E. 监测生命体征

（洗胃液可用 1 : 5 000 高锰酸钾溶液、生理盐水或淡盐水。洗胃后灌入药用炭悬液或通用解毒剂,并给硫酸钠导泻;忌用硫酸镁,因为镁离子可加重巴比妥类药物的中枢神经抑制作用）。

6. **患者,男,60 岁。因巴比妥中毒急诊入院,立即给洗胃,应选择的灌洗溶液是** （　　）
   A. 蛋清水　　　　B. 牛奶　　　　C. 高锰酸钾溶液　　　　D. 硫酸铜
   E. 硫酸镁

第八节　酒精中毒病人的护理

当一次饮入过量酒精或酒类饮料,引起的中枢神经系统由兴奋转为抑制的状态,称为酒精中毒或乙醇中毒。

一、病因
酒精中毒是由遗传、身体状况、心理、环境和社会等因素造成的,个体差异较大,遗传被认为是起关键作用的因素。极高浓度乙醇抑制延髓中枢引起呼吸或循环衰竭,严重者可导致死亡。

二、临床表现
(一) 急性中毒
1. 兴奋期　血乙醇浓度达到 11 mmol/L(50 mg/dl)即感头痛、欣快、兴奋。血乙醇浓度超过 16 mmoL/L(75 mg/dl),表现为健谈、饶舌、情绪稳定、自负、易激怒,可有粗鲁行为或攻击行为,也可能沉默、孤僻。血乙醇浓度达到 22 mmoL/L(100 mg/dl)时,驾车易发生车祸。
2. 共济失调期　血乙醇浓度达到 33 mmol/L(150 mg/dl),肌肉运动不协调,行动笨拙,言语含糊不清,眼球震颤,视力模糊,复视,步态不稳,出现明显共济失调。血乙醇浓度达 43 mmol/L(200 mg/dl),出现恶心、呕吐、困倦。
3. 昏迷期　血乙醇浓度升至 54 mmol/L(250 mg/dl),表现昏迷、瞳孔散大、体温降低。血乙醇超过 87 mmol/L(400 mg/dl)病人陷入深昏迷,心率快、血压下降,呼吸慢而有鼾音,可出现呼吸、循环麻痹而危及生命。

(二) 戒断综合征
1. 单纯性戒断反应　在减少饮酒后 6~24 小时发病。出现震颤、焦虑不安、兴奋、失眠、心动过速、血压升高、大量出汗、恶心、呕吐。多在 2~5 天内缓解自愈。
2. 酒精性幻觉反应　病人意识清醒,定向力完整。多有幻听、迫害妄想等,持续 3~4 周后缓解。
3. 戒断性惊厥反应　多与单纯性戒断反应同时发生,也可在其后发生癫痫大发作。
4. 震颤谵妄反应　在停止饮酒 24~72 小时后,也可在 7~10 小时后发生。病人精神错乱,全身肌肉出现粗大震颤。谵妄是在意识模糊的情况下出现生动、恐惧的幻视,可有大量出汗、心动过速、血压升高等。

(三) 慢性中毒
1. 神经系统
(1) Werhicke 脑病:**眼球震颤、外直肌麻痹**。共济失调和步态不稳。精神错乱显示无欲状态,少数有谵妄。维生素 B_1 治疗效果良好。
(2) 科萨科夫(Korsakoff)综合征:近记忆力严重丧失,时空定向力障碍,缺乏自知力,回答问题虚构。
(3) 周围神经麻痹:双下肢远端感觉运动减退,跟腱反射消失,手足感觉异常麻木等。
2. 消化系统　胃肠道疾病和酒精性肝病。
3. 心血管系统　酒精中毒性心肌病,表现为逐渐加重的呼吸困难、心脏增大、心律失常以及心功能不全。
4. 代谢疾病和营养疾病　①代谢性酸中毒。②电解质紊乱:血钾、血镁轻度降低。③低血糖症。④维生素 B_1 缺乏:可引起 Wernicke 脑病和周围神经麻痹。
5. 其他　如贫血、出血、肺炎、男性性功能低下,睾酮减少,女性宫内死胎率增加。

三、辅助检查
血清乙醇浓度。

四、治疗要点
1. 急性中毒　轻症无需治疗,兴奋躁动者可酌情加以约束,共济失调者应卧床休息,禁止活动以免发生外伤。
2. 昏迷病人应维持生命脏器的功能:①维持气道通畅,供氧充足,必要时人工呼吸,气管插管。②维持循环功能,注意血压、脉搏,静脉输入 5%葡萄糖盐水溶液。③心电图监测心律失常和心肌损害。④保暖,维持正常体温。⑤维持水、电解质、酸碱平衡,血镁低时补镁。⑥保护大脑功能,使用纳洛酮静脉滴注,加速乙醇在体内的氧化代谢。
3. 严重急性中毒时可用**血液透析**促使体内乙醇排出。透析指征为血乙醇含量>**108 mmol/L(500 mg/dl)**,伴酸中毒同时服用甲醇、其他可疑药物。静脉注射 50%葡萄糖 100 ml,肌注维生素 B_1、维生素 B_6 各 100 mg,以加速乙醇在体内氧化。

4. 对烦躁不安或过度兴奋者,可用小剂量地西泮,避免用吗啡、氯丙嗪、苯巴比妥类镇静药。

5. 戒断综合征 病人应安静休息,保证睡眠。加强营养,给予维生素B_1。重症病人宜选用短效镇静药控制症状,常选用地西泮。有癫痫病史者可用苯妥英钠。有幻觉者可用氟哌啶醇。

6. 慢性中毒 Wernicke脑病注射维生素B_1,嗜酒病人立即戒酒,进行心理治疗。

五、护理问题

①急性意识障碍:与酒精作用于中枢神经系统有关。②低效型呼吸形态:与酒精抑制呼吸中枢有关。③组织灌注量改变:与酒精作用于血管运动中枢有关。④潜在并发症:休克。

六、护理措施

1. 催吐 直接刺激病人咽部进行催吐,减少乙醇的吸收。

2. 保持呼吸道通畅 轻症病人静卧休息、保暖,注意避免呕吐物阻塞呼吸道。应去枕平卧位头偏向一侧,注意呕吐物的量和性状。

3. 观察病情 密切观察意识状态、瞳孔及生命体征的变化。

4. 用药护理 建立静脉通道,遵医嘱补液,补充维生素B_1、维生素B_6,使用纳洛酮。

5. 安全防护病人 烦躁不安的病人应使用床栏,加强巡视,防止意外发生。

七、健康教育

让病人了解乙醇对肝脏损伤的作用,长期大剂量饮酒会导致酒精性肝硬化;指导病人养成良好饮食习惯,饮酒适度。

单元测试题

1. 患者,男,53岁。饮酒史25年,每天饮酒约250 g。近1月双下肢远端感觉运动减退,手足麻木、烧灼感、无力,来院就诊。查体:跟腱反射消失。考虑该患者出现了酒精慢性中毒的 ( )
   A. 戒断综合征　　B. Korsakoff综合征　　C. 周围神经麻痹　　D. 震颤谵妄反应
   E. Wernicke脑病

2. 慢性酒精中毒的临床表现,**不包括** ( )
   A. Wernicke脑病　　B. Korsakoff综合征　　C. 酒精性肝病　　D. 骨质疏松
   E. 周围神经麻痹

3. 酒精中毒行血液透析的适应证,**不包括** ( )
   A. 同时伴有甲醇中毒　　　　　　　　B. 同时伴严重代谢性酸中毒
   C. 伴其他可疑药物中毒　　　　　　　D. 出现共济失调
   E. 血乙醇含量达到108 mmol/L(500 mg/d)

4. 患者,男,46岁,饮酒史近20年。昨天与同事一起饮白酒近400 ml,出现明显的烦躁不安、过度兴奋状。针对目前患者的情况,可选用的镇静药物是 ( )
   A. 水合氯醛　　B. 吗啡　　C. 苯二氮卓　　D. 苯巴比妥类
   E. 小剂量地西泮

5. 患者,男,60岁。饮酒史35年,每天饮白酒约250 ml,近日出现记忆力严重丧失,时空定向力障碍,考虑酒精慢性中毒的 ( )
   A. 周围神经麻痹　　B. 酒精性幻觉反应　　C. 震颤谵妄反应　　D. Wernicke脑病
   E. Korsakoff综合征

6. 患者,女,32岁。酒后突然尖叫,跌倒在地,两眼上翻,牙关紧闭,口吐泡沫,不断抽搐,护理措施**不妥**的是 ( )
   A. 保持呼吸道通畅　　　　　　　　B. 做好保护,防止外伤
   C. 解松衣领及裤带　　　　　　　　D. 乙醇湿化吸氧
   E. 准备好抢救设备及药品

7. 患者,男,38岁。因与朋友聚会饮酒后,被送入医院,表现为昏睡、瞳孔散大,血乙醇浓度为54 mmoL/L(250 mg/dl)。此时患者处于 ( )
   A. 嗜睡　　B. 戒断综合征　　C. 共济失调期　　D. 昏迷期
   E. 兴奋期

8. 患者,男,28岁。参加同事聚会饮酒后,被送入医院,表现为呼吸慢而有鼾音,伴有呕吐,心率快,132次/分,血压80/50 mmHg,血乙醇超过87 ml/L(400 mg/dl)。目前患者处于 ( )
   A. 深昏迷　　B. 浅昏迷　　C. 嗜睡　　D. 兴奋期
   E. 共济失调期

9. 患者,男,65岁,饮酒史30余年,每天饮白酒约半斤,近日出现眼球震颤、步态不稳、精神错乱,显示无欲状态,考虑酒精慢性中毒的 ( )
   A. Wernicke脑病　　B. Korsakoff综合征　　C. 周围神经麻痹　　D. 震颤谵妄反应
   E. 酒精性幻觉反应

10. 患者,男,45岁,饮酒史20余年,昨晚与同事聚会,饮白酒约400 ml,陷入昏迷状态,心率130次/分钟,血压80/50 mmHg,呼吸慢而有鼾音。处于严重急性酒精中毒状态,血液透析可以促使体内乙醇排出。透析指征是:当血乙醇含量达到 ( )
    A. >108 mmol/L(500 mg/dl)　　B. <54 mmol/L(250 mg/dl)
    C. >87 mmol/L(400 mg/dl)　　D. <108 mmol/L(500 mg/dl)
    E. <87 mmolL (400 mg/dl)

11. 患者,男,55岁。50岁生意失败后每日以酒度日,每天必喝,每喝必醉。因酒精依赖、酒精性肝硬化入院,护士指导患者防止酒精性精神病的措施**不包括** ( )
    A. 应用B族维生素　　B. 应用促大脑代谢药物　　C. 应迅速戒酒　　D. 应用抗饮酒药物戒酒
    E. 每日饮酒量逐渐碱少

12. 患者,男,35岁,因聚会饮酒后,表现为动作笨拙,步态蹒跚,语无伦次,含糊不清,急查血乙醇38 mmol/L。考虑该患者处于 ( )
    A. 谵妄期　　B. 浅昏迷期　　C. 惊厥期　　D. 深昏迷期
    E. 共济失调期

13. 患者,男,78岁。饮用红酒600 ml后出现脸色潮红,轻微眩晕,语言增多,诊断为酒精中毒。下列医嘱中,对治疗酒精中毒无效的是 ( )
    A. 静推利尿剂　　B. 静推纳洛酮　　C. 静脉滴注维生素　　D. 静滴抗生素
    E. 静滴电解质

14. 患儿,男,26岁。于晚间饮用高度白酒约500 ml后神志不清,呼吸困难、口唇发绀急诊入院。查体:体温36.9 ℃,脉搏141次/分,呼吸38次/分,血压95/72 mmHg;嗜睡,半卧位,呼吸急促,腹部轻压痛,无肌紧张,分诊护士判断该患者可能是 ( )
    A. 急性胰腺炎　　B. 癔症　　C. 呼吸衰竭　　D. 脑疝
    E. 酒精中毒

15. 患者,男,20岁。因"饮酒后昏迷,抽搐3小时"急诊入院。患者于3小时前饮白酒800 ml后逐渐胡言乱语,昏睡,继之昏迷,伴有剧烈抽搐,口吐白沫,无双眼上翻,未咬破舌头。最可能的诊断是 ( )
    A. 癫痫　　B. 中风　　C. 脑水肿　　D. 酒精中毒
    E. 食物中毒

第九节　中暑病人的护理

中暑是指由于高温环境引起的体温调节中枢功能障碍,汗腺功能衰退和水、电解质平衡失调所致的一组疾病。临床上分先兆中暑、轻度中暑、重度中暑,重度中暑可分为热衰竭、热痉挛、日射病、热射病。

一、病因

1. **环境因素**　在高温(一般指室温超过35 ℃)、烈日暴晒环境下劳动;若环境温度偏高,空气中湿度大,通风不良时从事重体力劳动也易中暑。
2. **诱发因素**　年老体弱、产妇、慢性病病人、睡眠不足、工作时间长、劳动强度过大、过度疲劳等易发中暑。

二、临床表现

（一）**先兆中暑**　在高温环境下活动一定时间后,大量出汗、口渴,体温正常或略有升高(37.5 ℃)。如能及时转移到通风处安静休息,适当补充盐,短时间可恢复正常。

（二）**轻度中暑**　除上述表现加重外,体温升高到38 ℃以上,出现面色潮红、脉率增快等周围循环衰竭的早期表现。如能及时有效治疗,可在数小时内恢复。

（三）**重度中暑**

1. **热衰竭（中暑衰竭）**　为最常见的类型。由于大量出汗导致水、盐丢失,外周血管扩张引起血容量不足,出现周围循环功能障碍。主要表现为头痛、头晕、口渴,皮肤苍白、出冷汗、脉搏细数、血压下降,昏厥或意识模糊,体内多无过量热蓄积,体温基本正常。

2. **热痉挛（中暑痉挛）**　大量出汗后口渴而饮水过多,盐分补充不足,使血液中钠、氯浓度降低而引起肌肉痉挛。以**腓肠肌痉挛**最为多见,体温多正常。

3. **日射病**　烈日暴晒或强烈热辐射作用头部,引起脑组织充血、水肿,出现剧烈头痛、头晕、眼花、耳鸣、呕吐、烦躁不安,严重时可发生昏迷、惊厥。头部温度高,体温多不升高。

4. **热射病（中暑高热）**　以高热、无汗、昏迷（意识障碍）"三联征"为典型表现,为严重类型。发热可高达40 ℃以上,皮肤干燥无汗,神志渐转模糊、谵妄、昏迷,重者可出现休克、脑水肿、肺水肿、弥散性血管内凝血及肝、肾功能损害等严重并发症。

第十五章 损伤、中毒病人的护理

小结提示：①**热衰竭**是大量**失水、失钠**导致血容量不足而发生周围循环衰竭。②**热痉挛**是大量出汗后**补充大量水分**，未补充盐分导致血液低渗而出现肌肉痉挛。③**热射病**是由于**体温中枢功能障碍**导致散热不足、热蓄积而出现高热。

三、治疗要点

1. 先兆中暑和轻度中暑　立即脱离高温环境，转移到通风处休息，给予含盐饮料或口服十滴水、人丹等。
2. 热衰竭　**纠正血容量不足**，补充生理盐水及葡萄糖液，数小时可恢复。
3. 热痉挛　给予**含盐饮料**，痉挛性肌肉疼痛反复发作，可静脉滴注生理盐水。
4. 日射病　头部用冰袋或冷水湿敷。
5. **热射病**　迅速采取物理降温和药物降温措施，若抢救治疗不及时，病死率高达5%～30%。常用药物为**氯丙嗪**，有**抑制体温调节中枢**的作用。昏迷者保持呼吸道通畅并给氧；抽搐时可**肌内注射地西泮**或用10%水合氯醛保留灌肠；同时注意预防感染和脱水。及时纠正水、电解质和酸碱平衡。

四、护理问题

①体液不足：与中暑衰竭引起血容量不足有关。②急性疼痛：与中暑痉挛引起腓肠肌疼痛有关。③急性意识障碍：与中暑引起头部温度过高有关。④体温过高：与体内热量散发障碍有关。

五、护理措施

1. 中暑高热者进行降温措施时，每10～15分钟测量1次体温、血压、脉搏、呼吸。
2. 室温应保持在20～25 ℃，通风良好。
3. 高热　降温是抢救中暑的关键。头、颈、腋窝、腹股沟等大血管行程处放置冰袋；用冰水或25%～50%乙醇溶液全身皮肤擦浴；同时按摩四肢、躯干皮肤，防止皮肤血管收缩血流淤滞，使血管扩张促进散热。中暑高热伴休克时最适宜的降温措施是**动脉快速推注4 ℃的5%葡萄糖氯化钠溶液**。**肛温降至38 ℃时，应暂时停止降温**，以免体温过低。遵医嘱使用氯丙嗪，注意观察血压的变化。
4. 昏迷　头偏向一侧，保持呼吸道通畅，做好口腔、皮肤清洁，预防感染。
5. 惊厥者遵医嘱用地西泮静脉或肌内注射，使用开口器以防舌被咬伤。
6. 给易**消化、高热量、高维生素、高蛋白、低脂肪**饮食。多饮水、多吃新鲜水果和蔬菜。
7. 对老年人及原有心脏病者，输液速度要适中，避免发生肺水肿。

六、健康教育

①加强防暑降温知识的宣传，外出戴防晒帽，对高温气候耐受差的老人、产妇、体弱病者，更应做好防暑，出现中暑症状应及时治疗。②**高温环境下劳动应补充含盐0.3%的饮料**。

单元测试题

1. 患者，男，43岁，炎热夏天，在外高空作业3小时，出现头痛、头晕、口渴、皮肤苍白、出冷汗，体温37.2 ℃，脉搏110次/分，血压90/50 mmHg，最可能的诊断是
   A. 热衰竭　　　　　　　B. 轻度中暑　　　　　　C. 热痉挛　　　　　　　D. 日射病
   E. 热射病

2. 中年，女性，45岁，炎热夏天，天气闷热，在外面连续工作5小时。因出汗较多、口渴，饮水三大杯，半小时后自感乏力、腿痛，不能走路，并有腹痛。最可能出现的情况是　　　　　　　　　　　　　　　　　　　　　　　（　　）
   A. 热痉挛　　　　　　　B. 日射病　　　　　　　C. 热衰竭　　　　　　　D. 热辐射
   E. 热射病

3. 患者，男，38岁，炎热夏天，在外连续工作6小时，出现剧烈头痛、头晕、眼花、耳鸣、呕吐、烦躁不安等症状，体温不高。考虑为　　　　　　　　　　　　　　　　　　　　　　　　　　　　　　　　　　　（　　）
   A. 热衰竭　　　　　　　B. 热痉挛　　　　　　　C. 日射病　　　　　　　D. 热射病
   E. 中暑

4. 患者，男，37岁。修路工人，炎热夏天在高温下工作，因出现身体不适被送至医院，如果考虑是热射病（中暑高热），那么应具有的"三联征"是　　　　　　　　　　　　　　　　　　　　　　　　　　　　　　　（　　）
   A. 高热、无汗、意识障碍　B. 高热、烦躁、嗜睡　　C. 高热、灼热、无汗　　　D. 高热、疲乏、眩晕
   E. 高热、多汗、心动过速

5. 热射病（中暑高热）治疗首选的措施是　　　　　　　　　　　　　　　　　　　　　　　　　　　（　　）
   A. 迅速降温　　　　　　B. 给予含盐饮料　　　　C. 防治感染　　　　　　D. 纠正酸中毒
   E. 将患者移至5～10 ℃的环境

6. 为热射病（中暑高热）患者物理降温时，可暂停降温的标准是　　　　　　　　　　　　　　　　　（　　）
   A. 腋温35 ℃　　　　　　B. 腋温36 ℃　　　　　　C. 口温37 ℃　　　　　　D. 肛温39 ℃
   E. 肛温38 ℃

7. 某患者为热射病（中暑高热）伴休克。最适宜的降温措施是　　　　　　　　　　　　　　　　　　（　　）
   A. 冰帽　　　　　　　　B. 冬眠合剂　　　　　　C. 冰盐水灌肠　　　　　D. 静脉滴注4 ℃等渗盐水

E. 动脉快速推注 4 ℃5％葡萄糖盐水
8. 中暑高热(热射病)患者的病室应保持室温为 （ ）
   A. 18～20 ℃   B. 20～22 ℃   C. 22～24 ℃   D. 20～25 ℃
   E. 18～22 ℃
9. 易发生中暑的人群是 （ ）
   A. 长期野外作业者   B. 重体力劳动者   C. 年老体弱者   D. 青少年
   E. 高温耐受者
10. 在高温环境下劳动的工人，为预防中暑宜饮 （ ）
    A. 冷开水   B. 含盐饮料   C. 矿泉水   D. 含糖饮料
    E. 含维生素饮料
11. 中暑热衰竭患者突出的表现是 （ ）
    A. 体温升至 40 ℃以   B. 周围循环障碍   C. 急性左心衰竭   D. 暴发型肝炎
    E. 脑水肿
12. 中暑时发生肌肉痛性痉挛，最常见的是 （ ）
    A. 腹外斜肌   B. 腓肠肌   C. 胸锁乳突肌   D. 上臂肌群
    E. 胸大肌
13. 热痉挛患者需要补充的物质是 （ ）
    A. 含糖饮料   B. 水   C. 维生素   D. 盐
    E. 糖
14. 高温劳动时大量饮用不含盐分的纯水,患者可能发生 （ ）
    A. 中暑衰竭   B. 日射病   C. 热射病   D. 热痉挛
    E. 高血压
15. 对于日射病患者的处理 （ ）
    A. 氯丙嗪静脉滴注   B. 口服含盐饮料   C. 人工冬眠   D. 物理降温
    E. 头部用冰袋或冷水湿敷
16. 热射病治疗首选的措施是 （ ）
    A. 迅速降温   B. 纠正酸中毒   C. 给予含盐饮料   D. 防治感染
    E. 将患者移至 5～10 ℃的环境
17. 中暑发病相关的因素应**不包括** （ ）
    A. 体内产热过多   B. 人体散热受阻   C. 环境温度高   D. 环境湿度高
    E. 体温调节功能失常
18. 患者,46 岁。在高温环境中劳动后,出现胸闷、口渴、面色苍白、冷汗淋漓。查体:体温 37.6 ℃,血压 80/50 mmHg。
    采取的护理措施应除外 （ ）
    A. 头部置冰帽,四肢冰水敷擦   B. 给予清凉饮料
    C. 取平卧位   D. 立即移至阴凉通风处
    E. 建立静脉通路,补液
19. 患者,男,31 岁。为钢铁厂炼钢炉工人,因高温作业中暑入院。护士给予患者饮食指导**错误**的是 （ ）
    A. 忌食生冷水果   B. 忌大量进补   C. 忌大量饮水   D. 忌油腻食物
    E. 忌高维生素饮食
20. 中暑高热使用**氯丙嗪**出现哪项应及时向医生报告(氯丙嗪大剂量使用可引起体位性低血压) （ ）
    A. 肛温 39 ℃   B. 呼吸 25 次/分钟   D. 心率 100 次/分钟   C. 持续吸氧
    E. 血压 80/50 mmHg
21. 夏季预防中暑,**不妥**的是 （ ）
    A. 饮低盐清凉饮料   B. 室内通风良好   C. 采取降温措施   D. 服用防暑药
    E. 穿深色衣裳防日晒
22. 患者,男,60 岁。烈日下从事田间劳动约 1 小时后,感觉口渴、头晕、胸闷、恶心、四肢无力,紧急送往医院治疗。查体温
    37.8 ℃,脉搏 100 次/分,未发现其他异常,休息约半小时后症状消失。该患者出现上述症状,应首先考虑的原因是 （ ）
    A. 过度劳累   B. 睡眠不足   C. 高温环境   D. 身体虚弱
    E. 饮食过饱
23. 患者,女,50 岁,在高温下作业后出现全身乏力、头晕目眩后拨打"120"急救,护士到达现场后应首先 （ ）
    A. 治疗脑水肿   B. 立即给氧   C. 快速补充体液   D. 降温
    E. 协助患者脱离高温环境

24. 患者,女,68岁。身体虚弱,中暑后入院治疗,以下何种措施对患者预后有决定作用 ( )
    A. 平卧　　　　　　　B. 快速降温　　　　　C. 脱离高温环境　　　D. 补充体液
    E. 保持呼吸道通畅

第十节　淹溺病人的护理

淹溺又称溺水,是人淹没于水中,由于水、泥沙、杂草等物堵塞呼吸道,或发生反射性喉痉挛引起缺氧、窒息,抢救不及时导致呼吸、心搏停止而死亡。

一、病因及分类

1. 干性淹溺　人入水后,因受强烈刺激,引起喉头痉挛,以呼吸道完全梗阻,造成窒息死亡。当喉头痉挛时,心脏可反射性地停搏。
2. 湿性淹溺　人淹没于水中,大量水进入呼吸道和肺泡,阻滞气体交换,引起全身缺氧和 CO_2 潴留;呼吸道内的水迅速经肺泡吸收到血液循环。

二、临床表现

病人有昏迷、皮肤粘膜苍白和发绀、四肢厥冷、呼吸和心跳微弱或停止,双眼充血,瞳孔散大,口鼻充满泡沫或泥沙、杂草,双肺有湿啰音,呼吸困难,心音低且不规则,血压下降,甚至心室颤动,腹部常隆起伴胃扩张。恢复期可出现肺炎、肺脓肿,应警惕突发肺水肿。

三、辅助检查

1. 动脉血气分析　显示低氧血症和酸中毒。**淡水淹溺者血容量增加、出现容血,血清钾增高、血钠、钙、氯降低和低蛋白血症;海水淹溺者肺水肿加重、血液浓缩、血清钠、钙、镁、氯、钾均增高。**
2. 胸部 X 线检查　肺间质纹理增粗,肺野中有大小不等的絮状渗出或炎症改变,或有两肺弥漫性肺水肿的表现。

四、治疗要点

迅速将病人救离出水,立即**恢复有效通气**,施行心肺脑复苏,根据病情对症处理。

五、护理措施

(一)现场救护　①迅速将病人救离出水。②保持呼吸道通畅:立即清除口、鼻腔内淤泥、杂草及呕吐物,确保呼吸道通畅。③倒水处理:采取头低脚高位将肺及胃内积水排出。在迅速清除口鼻异物后,如有心搏者,先行控水处理,时间在1分钟内。方法有膝顶法、肩顶法。④心肺复苏。

(二)医院内救护护理
1. 安置患者于抢救室　立即抢救,注意保暖。
2. 维持呼吸功能,正压给氧或气管切开辅助呼吸。
3. 维持循环功能,各项检测,有室颤,立即除颤并使用利多卡因,必要时开胸按压。
4. 对症处理　①纠正血容量:对淡水溺水者可静脉滴注2%～3%氢化钠溶液500 ml,或输入全血,减轻肺水肿;对海水淹溺者可予5%葡萄糖溶液或低分子右旋糖酐纠正血液浓缩。②防治脑水肿:可静滴地塞米松和脱水剂连续2～3天,冰帽头部降温。③及时应用保护肝肾功能、促进脑功能恢复的药物。

六、健康教育

注意游泳安全,指导自救和互救方法;加强康复治疗。

单元测试题

1. 淡水淹溺者,血液检查中可能增高的指标是 ( )
    A. 钠　　　　　　　　B. 钾　　　　　　　　C. 钙　　　　　　　　D. 磷
    E. 镁
2. 急救溺水患者时首先应 ( )
    A. 保持呼吸道通畅　　B. 倒水处理　　　　　C. 口对口人工呼吸　　D. 胸外心脏按压
    E. 给予强心药
3. 溺水现场的急救措施**不包括** ( )
    A. 清除口鼻异物　　　B. 控水处理　　　　　C. 人工呼吸　　　　　D. 胸外心脏按压
    E. 气管切开
4. 针对海水溺水患者的治疗,**不能**输入的液体是 ( )
    A. 5%葡萄糖溶液　　　B. 地塞米松　　　　　C. 0.9%氯化钠溶液　　D. 血浆
    E. 以上都是

(5～6题共用题干)
患者,男,22岁。学习游泳不慎误入深水池溺水。经抢救出水后发现呼吸心跳停止。

5. 现场首先处理的是 ( )
   A. 送往医院　　B. 清理呼吸道　　C. 心脏按压　　D. 拨打急救电话
   E. 口对口人工呼吸
6. 下一步的处理是 ( )
   A. 拨打急救电话　　B. 送往医院　　C. 立即心肺复苏　　D. 寻找患者家属
   E. 观察病情
7. 对淹溺患者出现心跳呼吸骤停的现场急救时应最先实施 ( )
   A. 通畅气道　　B. 除颤　　C. 人工呼吸　　D. 应用药物
   E. 心脏按压
8. 为溺水患者进行倒水处理时,应选择的体位是 ( )
   A. 平卧位　　B. 头低脚高位　　C. 头高脚低位　　D. 侧卧位
   E. 俯卧位
9. 患者,男,22岁。在非游泳区溺水被人救上岸,已心跳呼吸骤停,现场首选 ( )
   A. 控水使呼吸道通畅　　B. 胸外心脏按压　　C. 拨120之后等待他们　　D. 送往医院
   E. 口对口人工呼吸
10. 男,8岁,不慎溺水,检查发现该男童面部青紫,意识丧失,自主呼吸停止,颈动脉搏动消失。护士实施抢救时首先应采取的措施是 ( )
    A. 清除口鼻分泌物和异物
    B. 准备开口器撑开口腔
    C. 准备好给氧装置
    D. 放清洁纱布于男童口部
    E. 将男童双手放于其躯干两侧
11. 患者,女,18岁,失足落入水中,15分钟后被救出,呼之不应,胸廓无起伏。抢救该患者首要的步骤是 ( )
    A. 倒水处理　　B. 通畅气道　　C. 人工呼吸　　D. 心脏按压
    E. 紧急呼救

第十一节　细菌性食物中毒病人的护理

细菌性食物中毒是指食用被细菌或细菌毒素污染的食物后引起的急性感染性中毒性疾病,又称为感染性食物中毒。按临床表现分为胃肠型和神经型两大类。**胃肠型食物中毒在临床上最为多见。**

一、病因

1. 病原菌

   (1) **沙门菌属**:是引起胃肠型食物中毒最常见的病原菌之一,**此菌不耐热,在56℃煮沸25~30分钟,可将其灭活。**

   (2) 副溶血性弧菌(嗜盐杆菌):对热和酸极为敏感,在1%盐酸中5分钟可被杀灭;在食醋中1~3分钟可灭活;在56℃的情况下5~10分钟可死亡。

   (3) 金黄色葡萄球菌:引起食物中毒的金葡菌仅限于能产生肠毒素的菌株,**以A型最常见**。在适宜的温度下大量繁殖并产生肠毒素,是致病的主要原因。肠毒素耐高温,煮沸30分钟仍保持毒性。

   (4) 大肠埃希菌:①**产肠毒素大肠埃希菌,是导致婴幼儿、旅游者腹泻的主要原因**。②**致病性大肠埃希菌是引起婴儿腹泻、大规模食物中毒主要致病菌**。③侵袭性大肠埃希菌可引起类似细菌性痢疾。④肠出血性大肠埃希菌可导致出血性肠炎。

2. 致病因素　食物被细菌污染如宰杀病禽、病畜;刀具、砧板不洁;蚊蝇滋生等;储存方式不当或在较高温度下存放较长时间;食物未充分加热煮熟。

3. 流行病学　致病菌感染的动物和人是**主要传染源**。本病流行的特征有明显的季节性,**多发生于夏秋季**。有共同的传染源,**发病较集中**,以暴发和集体发作的形式表现。**传播途径是通过食用被细菌或毒素污染的同一食物经消化道传播**。

二、临床表现

临床特征是潜伏期短,病程短(1~3天),以先吐后泻急性胃肠炎症状为主要表现,为自限性疾病。

1. 潜伏期　沙门菌为4~24小时,副溶血弧菌为6~12小时,金黄色葡萄球菌感染为1~6小时,大肠埃希菌为2~20小时。

2. 胃肠道表现　**主要表现为恶心、呕吐、腹痛、腹泻**等。呕吐物多为所进的食物,**金黄色葡萄球菌性食物中毒呕吐最严重,呕吐物含胆汁**。腹泻可每天数次至数十次不等,多为黄色稀水便或粘液便,出血性大肠埃希菌引起的食物中毒粪便可呈血水样。上腹部、脐周有轻度压痛,肠鸣音亢进。

3. 全身症状　剧烈吐泻可引发脱水、酸中毒,甚至出现周围循环衰竭。少数病人出现畏寒、发热、头痛、乏力等全身中毒症状。

三、辅助检查

对可疑食物、病人呕吐物、粪便等进行细菌培养。查到病原体即可确诊。

四、治疗要点

1. 选用敏感抗生素　沙门菌感染食物中毒者可用**喹诺酮类**,如第三代:诺氟沙星、环丙沙星、氧氟沙星、左氧氟沙星

(避光)等,或氯霉素等,副溶血性弧菌感染食物中毒可选用氯霉素和四环素或喹诺酮类等,**大肠埃希菌**感染食物中毒可选用**阿米卡星(丁胺卡那霉素)**等。

2. 对症治疗　有酸中毒者酌情补充5%碳酸氢钠溶液;血压下降者予以升压药;腹痛剧烈者可肌注阿托品;紧张不安者酌情使用镇静剂。

五、护理问题

①有体液不足的危险:与细菌及其毒素作用于胃肠道粘膜,导致呕吐、腹泻有关。②腹泻:与细菌及毒素导致消化道蠕动增加有关。③急性疼痛:与胃肠道炎症和痉挛有关。④潜在并发症:酸中毒、电解质紊乱、休克。

六、护理措施

1. 休息　适当休息,减少体力消耗,执行**消化道隔离措施**。
2. 病情观察　严密观察呕吐和腹泻的性质、量、次数;观察腹痛的部位及性质;定时监测重症病人生命体征变化;严格记录24小时出入水量,及时发现脱水、酸中毒、周围循环衰竭的征象以配合处理。
3. 皮肤护理　每日沐浴,保持病人会阴、肛周清洁。每次排便后清洗肛周,并涂以润滑剂,减少刺激。每日可用温水或1:5 000高锰酸钾溶液坐浴,防止感染。
4. 对症护理　①对于腹痛病人应注意腹部保暖,禁用凉食、冷饮。必要时可遵医嘱使用解痉剂。②对于呕吐者**一般不主张止吐处理,因呕吐有助于清除胃肠道的毒素**。呕吐后应帮助病人及时清除呕吐物、清水漱口,保持病人口腔清洁及床单位整洁,给予易消化、清淡流质或半流质饮食,呕吐严重者可暂时禁食。③腹泻有助于清除胃肠道内毒素,**早期不用止泻剂**。④为补充丢失的水和电解质,要鼓励病人多饮水或饮淡盐水。有脱水症状者要及时口服补盐液或遵医嘱静脉补充生理盐水和葡萄糖盐水。
5. 用药护理　注意观察抗生素的疗效和不良反应。

七、健康教育

1. 做好饮食卫生,加强食品卫生管理是预防本病的关键措施。宣传预防细菌性食物中毒的卫生知识。尤其在夏秋季节,应注意不要暴饮暴食,不食用不洁和腐败变质食物。
2. 发现可疑病例及时送诊,沙门菌感染所致者应严格执行消化道隔离措施。
3. 开展爱国卫生运动,消灭蟑螂、苍蝇、老鼠等传播媒介,防止食品被污染。

单元测试题

1. 引起胃肠型食物中毒最常见的病原菌是　　　　　　　　　　　　　　　　　　　　　　　　　　( )
   A. 沙门菌属　　　　　　B. 副溶血性弧菌　　　　C. 金黄色葡萄球菌　　　D. 大肠埃希菌
   E. 蜡样芽胞杆菌
2. 某施工队10余人,中午在食堂就餐3小时后出现腹痛、腹泻、呕吐等症状,并伴有恶心、呕吐,呕吐物为食用的食物,送至急诊就诊,最有可能是　　　　　　　　　　　　　　　　　　　　　　　　　　　　　　　　　　　　( )
   A. 细菌性食物中毒　　　B. 急性胃肠炎　　　　　C. 菌痢　　　　　　　　D. 中暑
   E. 胃溃疡
3. 某施工队20余人,中午在食堂就餐3小时后出现腹痛、腹泻、呕吐等症状,并伴有恶心、呕吐,呕吐物为食用的食物,送至急诊就诊,对可疑食物、患者呕吐物、粪便进行细菌培养,查到病原体为沙门氏菌感染。首选抗生素为( )
   A. 喹诺酮类　　　　　　B. 四环素　　　　　　　C. 阿米卡星　　　　　　D. 青霉素
   E. 大环内酯类
4. 患者,女,26岁,7月份因腹泻2天来诊。患者因食用3天前的剩饭,于1小时后出现发热,体温39 ℃,腹部阵发性绞痛,呕吐,开始为食物,继而呕胆汁、胃液。腹泻每日20余次,为黄色稀水便或粘液便。判断该患者食物中毒的病原菌可能是(食物中毒后呕吐最严重)　　　　　　　　　　　　　　　　　　　　　　　　　　　　　　　　　( )
   A. 沙门菌　　　　　　　B. 产气荚膜杆菌　　　　C. 肉毒杆菌　　　　　　D. 溶血性链球菌
   E. 金黄色葡萄球菌
5. 关于细菌性食物中毒病人的护理措施,**错误**的是　　　　　　　　　　　　　　　　　　　　　　( )
   A. 对于腹痛病人应注意腹部保暖　　　　　　　　B. 每次排便后清洗肛周,并涂以润滑剂
   C. 早期不用止泻剂　　　　　　　　　　　　　　D. 对于呕吐者应尽早应用止吐剂
   E. 呕吐严重者可暂禁食

第十二节　小儿气管异物病人的护理

小儿气管、支气管异物为外界物质误吸入气管、支气管内所致。多见于5岁以下儿童。

一、病因

1. 婴幼儿牙及喉反射功能发育不全　是最常见的原因,不能将硬食物嚼碎,特别是像花生、瓜子、豆类等硬果壳类的食品,进食时,因为喉反射功能发育不全,易将食物吸入气道。

2. 口含玩物玩耍或作业 尤其是仰头时,可将异物吸入气管和支气管。用力吸食滑润的食物(果冻、海螺)也可落入气道。少数为全麻或昏迷病人的呕吐物误吸所致。

二、临床表现

1. 气管异物 症状主要为**剧烈呛咳**、**喘憋**、**面色青紫和不同程度的呼吸困难**,为吸气性呼吸困难,有明显的"三凹征",即吸气时肺内负压极度升高,从而引起胸骨上窝、锁骨上窝和肋间隙内凹陷。①**剧烈呛咳及反射性喉痉挛**:**阵发性、痉挛性咳嗽是气管、支气管异物的一个典型症状**。②拍击声或哮鸣音。

2. 支气管异物 早期症状与气管异物相似。**异物进入支气管后,咳嗽减轻**。

3. 常见并发症 肺不张、肺气肿、支气管炎。

三、辅助检查

①X线检查:对于金属等不透光的异物,X线可以确定异物位置、大小及形状。可透过异物出现间接征象。②**支气管镜检查:异物确定诊断的最可靠方法,同时可取出异物**。

四、治疗要点

及时取出异物,控制感染,保持呼吸道通畅。

五、护理问题

①有窒息的危险:与气管、支气管内异物有关。②气体交换受损:与异物阻塞气管、支气管有关。③有感染的危险:与异物刺激气管、支气管粘膜,影响分泌物排出有关。④知识缺乏:缺乏引起气管异物的知识。

六、护理措施

1. 就诊时优先安排 保持安静,**减少对患儿刺激**,**避免哭闹**、**躁动**,以免因**异物突然移位发生窒息**。

2. 保持呼吸道通畅 严密观察病人呼吸情况。必要时准备好气管切开包、吸引器、氧气等急救物品,做好气管切开准备。

3. 及时为病人做好术前准备 **全麻病人需禁食、禁水6小时**。如病情紧急,直接进行手术抢救。

4. 术后护理 密切观察病人呼吸情况,**全麻病人去枕平卧,头偏向一侧防止分泌物误吸**,如呼吸困难明显,则提示有喉头水肿发生,应与医生联系,必要时进行气管切开。**内镜检查取出异物后,患儿需在4小时后方可进食**。

5. 观察 密切观察有无发热、胸痛、咳嗽、咳痰,积极预防发生气管炎、肺炎。

七、健康教育

向患儿或家长介绍气管、支气管异物的相关知识,预防为主,养成良好的进食习惯,成人不要在小孩进食时对其责备、挑逗、追逐等,防止因哭、笑、跌倒而误吸。教育儿童不要口含物品玩耍。**3岁以下儿童避免进食硬壳类食物**。疑似气管支气管异物应及时到医院就诊。

单元测试题

1. 以下**不属于**气管异物常见原因的是 ( )
   A. 进食时误吸　　　B. 口含物品玩耍　　　C. 昏迷患者呕吐　　　D. 进食时说笑
   E. 进食速度慢

2. 患儿,男,3岁。进食豆粒时不慎呛咳,随即出现呼吸困难、面色发绀、神志不清。护士应采取的护理措施是 ( )
   A. 给予吸氧　　　B. 用吸痰器清理呼吸道　　　C. 人工呼吸　　　D. 将患儿平卧,头偏向一侧
   E. 做好协助气管取异物的准备

(3~5题共用题干)

患儿,2岁,玩耍时突然剧咳、面色发青,遂来院就诊。查体:听诊可闻及似金属声"拍击音",急拍胸片未见异物。

3. 为明确诊断,应考虑的检查方法是 ( )
   A. 胸部CT　　　B. 食管镜　　　C. 直接喉镜　　　D. 间接喉镜
   E. 支气管镜

4. 为防止异物变位到气管发生急性喉梗阻。最重要的护理措施是 ( )
   A. 禁食　　　B. 给予吸氧　　　C. 患儿取侧卧位　　　D. 减少患儿哭闹
   E. 密切观察病情

5. 护士为该患儿家长进行健康指导,**不正确**的是 ( )
   A. 婴幼儿应避免吮食果冻类食品　　　B. 教育儿童不要口含物品玩耍
   C. 养成良好的进食习惯　　　D. 进食时家长不对孩子责备或打骂
   E. 2岁以上儿童可以进食花生米等坚果类食物

6. 有关气管和支气管异物并发症,**不正确**的是 ( )
   A. 支气管扩张、咯血　　　B. 肺脓肿　　　C. 脓胸　　　D. 肺不张
   E. 大出血

7. 气管、支气管异物的典型症状是 ( )
   A. 呼吸困难　　　B. 喘憋　　　C. 三凹征　　　D. 面色发绀

E. 阵发性、痉挛性咳嗽
8. 患者,男,70岁,脑梗死后遗症。进餐时患者突然出现呼吸深而慢,吸气时明显困难,护士应考虑为 （   ）
   A. 支气管异物   B. 心包炎   C. 急性左心衰竭   D. 肺水肿
   E. 肺不张
9. 6个月婴儿捏着鼻子灌药时突然呛咳,继而出现面色发绀,呼吸停止,应首先 （   ）
   A. 口对口人工呼吸   B. 胸外心脏按压   C. 轻拍患儿背部   D. 立即给予呼吸兴奋药
   E. 清除口腔药水及分泌物

（10～11题共用题干）
   患儿,女,4岁,进食花生米后呛咳1小时,哭闹时可闻及吸气性喉鸣,胸骨上窝、肋间隙及锁骨上窝出现凹陷。
10. 可能的诊断是 （   ）
    A. 食管异物   B. 声带瘫痪   C. 气管异物   D. 急性喉痉挛
    E. 急性肺水肿
11. 首选的治疗方案是 （   ）
    A. 取异物   B. 吸氧   C. 抗生素治疗   D. 人工辅助呼吸
    E. 环甲膜穿刺
12. 10岁男孩,因误吸笔帽入院。术前患儿活动时突然剧烈咳嗽,口唇及颜面发绀明显。护士应立即采取的措施是 （   ）
    A. 用力叩击患儿背部   B. 吸氧   C. 将患儿扶回病床   D. 通知医生
    E. 进行心电检测
13. 患儿,女,6岁,诊断"喉头异物"入院,查体,面色青紫,呼吸费力,伴明显的三凹征,其呼吸类型属于 （   ）
    A. 呼气性呼吸困难   B. 潮式呼吸   C. 吸气性呼吸困难   D. 深度呼吸
    E. 混合性呼吸困难

第十三节　破伤风病人的护理

一、病因、病理生理

破伤风是由破伤风杆菌侵入人体伤口、生长繁殖、产生毒素所引起的一种急性特异性感染。**破伤风杆菌是一种革兰染色阳性厌氧性梭状芽胞杆菌**。破伤风常继发于各种创伤后,**尤其是窄而深的伤口**,如细小的木刺或锈钉刺伤;严重污染的擦伤、新生儿脐带处理不当、孕妇不洁的流产或分娩等均可诱发破伤风。**破伤风杆菌产生的外毒素**包括痉挛毒素和溶血毒素。痉挛毒素对神经有特殊的亲和力,是引起痉挛的主要毒素。可引起局部组织坏死和心肌损害。

小结提示:破伤风、产褥感染等均为**厌氧菌感染**。

二、临床表现

1. 潜伏期　平均为**6～12天**,最短24小时,最长可达数月。新生儿破伤风一般在断脐后7天左右发病,故称"**七日风**"。一般潜伏期越短,病死率越高。

2. 前驱期　常持续12～24小时。患者乏力、头晕、头痛、咀嚼肌紧胀和酸胀、烦躁不安等。**以张口不便为特点**。

3. 发作期　最先受累的是**咀嚼肌**,表现为**咀嚼不便、张口困难、随后牙关紧闭**。**面肌痉挛时形成"苦笑面容"**;颈部、背部、四肢肌群持续收缩,病人出现颈项强直、头后仰、足下屈,形成"角弓反张";呼吸肌群(最后受累的肌肉是**膈肌**)痉挛导致面唇发绀,呼吸困难,甚至呼吸暂停。**任何轻微的刺激**,如光、声、疼痛、震动或触碰病人身体**等均可诱发强烈的阵发性痉挛**。破伤风患者的死亡的主要原因是**窒息、心力衰竭、肺部感染和营养障碍**等并发症。

破伤风的**病程一般为3～4周**,痉挛发作通常在3天内达高峰,5～7天保持稳定,10天以后痉挛发作次数逐渐减少,程度减轻,1～2周后消失。

三、辅助检查

伤口渗出物做涂片检查可发现破伤风杆菌。

四、治疗要点

1. **清除毒素来源**　彻底清除坏死组织和异物,用**3%过氧化氢溶液冲洗伤口**,充分引流。

2. **中和游离毒素**　①注射破伤风抗毒素（TAT）:**应尽早使用**,用药前应做过敏试验。②深部肌内注射破伤风**人体免疫球蛋白**1次,早期应用有效。

3. **控制并解除肌痉挛,是治疗的中心环节**,目的是使患者镇静,减少对外界刺激的敏感性而控制或减轻痉挛。包括保持环境安静,减少一切不必要的刺激,可采用镇静药及解痉药交替使用。常用药物有10%水合氯醛、苯巴比妥、地西泮、冬眠1号等。新生儿破伤风要慎用镇静解痉药物。

4. **防治并发症**　保持呼吸道通畅,预防窒息,严重时尽早**气管切开**。防止代谢紊乱。防止感染,**首选的抗生素是青霉素**。

小结提示:肺炎链球菌性肺炎、猩红热、梅毒、破伤风、小儿肾小球肾炎合并链球菌感染等疾病均**首选青霉素**。

五、护理问题

①有窒息的危险：<u>与持续性喉头和呼吸肌痉挛、误吸、痰液堵塞气道有关</u>。②有感染的危险：与喉头痉挛、呼吸道不畅、气管分泌物淤积、不能经常翻身有关。③误吸的危险：与肌肉痉挛有关。④焦虑：与病情预后莫测有关。⑤尿潴留：与膀胱括约肌痉挛有关。⑥吞咽障碍：与咀嚼肌痉挛有关。

六、护理措施

1. 一般护理

（1）环境要求：<u>将病人安置于单人隔离病室，保持安静，减少一切刺激，遮光，防止噪声，温度15～20 ℃，湿度约60%。治疗、护理等各项操作尽量集中，可在使用镇静剂30分钟内进行，以免刺激病人而引起抽搐</u>。

小结提示：破伤风、癫痫和子痫病人<u>病室宜暗</u>，防止引起抽搐。

（2）协助病人大小便、穿衣、进食，定期帮助病人活动四肢关节。

（3）保持静脉输液通路通畅：<u>在每次抽搐发作后检查静脉通路</u>，防止因抽搐致静脉通路堵塞、脱落而影响治疗。

（4）严格隔离消毒：<u>破伤风杆菌具有传染性，应做好接触隔离</u>。所有器械、敷料均需专用，<u>使用后用0.5%有效氯溶液浸泡30分钟，敷料应焚烧</u>，用过的大单布类等包好，送环氧乙烷室灭菌后再送洗衣房清洗、消毒，病人的用品和排泄物均应消毒。<u>护理人员应穿隔离衣，防止交叉感染</u>。尽量给病人住单人房间，病室定期空气消毒，如每天用<u>3%的过氧乙酸（熏蒸法消毒病室：8 ml/m³）</u>喷雾，向病人及家属解释探视频繁可增加交叉感染的机会，使之配合，尽量减少探视人员。

小结提示：被破伤风病人、气性坏疽病人、肺结核病人痰液污染的敷料均可采用<u>焚烧</u>的方法处理。

2. 呼吸道管理 ①保持呼吸道通畅：如发生呼吸道梗阻，应立即通知医生行气管切开。②在痉挛发作控制后，给予雾化吸入，协助病人翻身、叩背，以利排痰。③病人进食时注意避免呛咳、误吸。

3. 加强营养 给予高热量、高蛋白、高维生素的饮食，<u>进食应少量多次，以免引起呛咳、误吸</u>；病情严重者，提供肠内、外营养，以维持人体正常需要。

4. 保护病人，防止受伤 <u>使用带护栏的病床</u>，必要时使用约束带，防止病人坠床。<u>应用合适的牙垫，防止舌咬伤</u>。

5. 严密观察病情变化 设专人护理，每4小时测量体温、脉搏、呼吸1次。体温超过39 ℃时，可用冰敷、醇浴等物理方法进行降温，半小时后复测体温。

6. 终末处理 患者出院或死亡后病室用<u>40%的甲醛 12 ml/m³</u>加热蒸发为气体，密闭24小时后病室通风，室内各物品家具用0.1%的过氧乙酸溶液擦拭，被服暴晒4～6小时，患者带回的用物需用0.5%～1%的漂白粉浸泡30分钟煮沸15分钟才能带回。死亡患者尸体应用0.1%～0.2%过氧乙酸喷洒或擦拭全身，进行彻底终末消毒处理。

七、健康教育

1. 宣传破伤风的发病原因和预防知识，指导公众加强自我保护意识，避免皮肤受伤。普及科学分娩知识，<u>避免不洁接产</u>，防止发生新生儿及产妇破伤风等。

2. <u>预防破伤风最有效、量可靠方法是注射破伤风抗毒素</u>，儿童应定期注射<u>破伤风类毒素</u>，以获得自动免疫。

3. 出现下列情况应及时到医院就诊，注射破伤风抗毒素 ①任何较深的外伤切口如木刺、锈钉刺伤。②伤口虽浅，但沾染人、畜粪便。③医院外的急产或流产，未经消毒处理者。④陈旧性异物摘除术前。破伤风抗毒素一般在受伤24小时内注射有效。<u>一般伤后12小时内注射1 500 U（1 ml）</u>，成人、儿童剂量相同，如就医较晚或伤口污染严重剂量加倍，必要时2～3小时可重复注射。注射前需做过敏试验，只有阴性者一次全量皮下或肌内注射，如过敏试验阳性要脱敏注射。

单元测试题

1. 破伤风患者可出现 （   ）
 A. 肌肉强直性痉挛　　B. 皮下捻发音　　C. 缺氧性黑色脓疱　　D. 片状红疹
 E. "三低"现象

2. 破伤风病人强直性肌肉收缩最先发生在(<u>破伤风病人最早出现的症状是咀嚼不便</u>) （   ）
 A. 面肌　　B. 颈项肌　　C. 咀嚼肌　　D. 肋间肌
 E. 四肢肌

3. 患者，男，34岁，散步时小腿部不慎被锈铁丝划伤，伤口较深，预防破伤风最关键的措施是(<u>局部创口处理</u>) （   ）
 A. 大量应用抗生素　　　　　　　　　　B. 早期、彻底清创后注射破伤风抗毒素
 C. 严密观察　　　　　　　　　　　　　D. 注射免疫球蛋白
 E. 注射破伤风类毒素

4. 患者，男，38岁。因腿部被锈钉刺伤后数日，出现咀嚼不便、张口困难，随后牙关紧闭及全身肌肉强直性收缩，为防止感染，首选的抗生素是 （   ）
 A. 青霉素　　B. 甲硝唑　　C. 红霉素　　D. 四环素
 E. 磺胺类药

5. 破伤风治疗最重要的环节是 （   ）
 A. 镇静、解痉　　B. 局部创口处理　　C. 全身支持疗法　　D. 病室安静，减少刺激

E. 注射破伤风抗毒素

6. 患者,女,45岁。外出活动时足底不慎被锈钉刺伤,出现全身肌肉强直性收缩,阵发性痉挛,来急诊就诊,考虑可能为破伤风。破伤风患者护理中环境温、湿度应为 ( )
   A. 温度13~15 ℃,湿度50%~60%　　　　B. 温度18~22 ℃,湿度55%~60%
   C. 温度15~20 ℃,湿度40%　　　　　　　D. 温度20~22 ℃,湿度50%
   E. 温度15~20 ℃,湿度60%

(7~8题共用题干)
　患者,男,42岁。因腿部刺伤后出现全身肌肉强直性收缩,阵发性痉挛,诊断为破伤风。

7. 冲洗伤口所用的溶液为 ( )
   A. 3%碘酊　　　B. 3%过氧化氢溶液　　　C. 5%氯化钠溶液　　　D. 0.9%氯化钠溶液
   E. 10%硝酸银溶液

8. 针对此患者的护理正确的是(破伤风杆菌具有传染性,应做好接触隔离) ( )
   A. 病室阳光充足　　　　　　　　　　　B. 伤口敷料用后高压消毒处理
   C. 严格隔离　　　　　　　　　　　　　D. 各种护理不要集中进行以免加重刺激
   E. 应在使用镇静剂前30分钟内进行治疗护理操作

9. 破伤风的平均潜伏期为 ( )
   A. 1~2天　　　B. 2~3天　　　C. 3~4天　　　D. 4~5天
   E. 6~12天

10. 开放性损伤者伤后注射破伤风抗毒素1 500单位,最佳时间为 ( )
    A. 12小时内　　　B. 24小时内　　　C. 36小时内　　　D. 72小时内
    E. 48小时内

11. 患者,男,30岁,足底刺伤后发生破伤风,频繁抽搐,呼吸困难,发绀。最重要的护理措施是 ( )
    A. 避免损伤　　　B. 保持呼吸道通畅　　　C. 保持安静　　　D. 预防感染
    E. 应用破伤风抗毒素

12. 健康人群预防破伤风的可靠方法是 ( )
    A. 使用破伤风免疫球蛋白　B. 注射破伤风抗毒素　C. 尽早处理伤口　D. 使用抗生素
    E. 注射破伤风类毒素

13. 下列患者**不必**注射破伤风抗毒素的是 ( )
    A. 陈旧性异物摘除术前　　　　　　　B. 任何较深的外伤切开,如木刺、锈钉刺伤
    C. 闭合性骨折　　　　　　　　　　　D. 伤口虽浅,但沾染人畜粪便
    E. 医院外的急产或流产,未经消毒处理

14. 发生破伤风感染是由于 ( )
    A. 吃了被破伤风杆菌污染的食物　　　B. 劳动时皮肤污染了污泥
    C. 经昆虫媒介的传染　　　　　　　　D. 受伤后破伤风杆菌侵入伤口内
    E. 破伤风患者通过的空气传播

15. 患者,男,18岁。破伤风,频繁抽搐时引起肘关节脱位,呼吸道分泌物很多引起窒息,急救处理首先应该是 ( )
    A. 口服水合氯醛　　　B. 静脉滴注破伤风抗毒素　　　C. 肌注苯巴妥钠　　　D. 脱位整复
    E. 立即行气管切开

16. 破伤风发病的原因 ( )
    A. 破伤风杆菌产生的外毒素作用　　　B. 破伤风杆菌迅速在体内繁殖
    C. 全身缺乏免疫　　　　　　　　　　D. 破伤风杆菌的菌体蛋白作用
    E. 破伤风杆菌侵入人体

17. **不会**并发破伤风发病的情况是 ( )
    A. 伤口窄而深,局部缺氧　　　　　　B. 伤口污染严重
    C. 不洁分娩　　　　　　　　　　　　D. 伤口有大量坏死组织
    E. 伤口浅而阔,坏死组织少

18. 新生儿破伤风典型的临床症状是(新生儿破伤风细菌入侵的途径是**脐部**) ( )
    A. 不吃不哭　　　B. 高热大汗　　　C. 牙关紧闭,苦笑面容　　　D. 哭闹
    E. 脉搏细速

19. 患者,女,46岁,4小时前足被刺伤,伤口较深,为预防破伤风的发生,护士采取的最有效的处理是 ( )
    A. 给患者注射破伤风类毒素　　　　　B. 给患者增加营养支持
    C. 给患者注射甲硝唑　　　　　　　　D. 彻底清创并给患者注射破伤风抗毒素
    E. 彻底清创并用高锰酸钾冲洗

20. 患者,女,41岁,外伤后破伤风。护士巡视病房时,发现患者角弓反张、四肢抽搐、牙关紧闭。此时应先采取的措施是 （　　）
   A. 立即做人工呼吸　　　　　　　　　　　B. 通知医生,镇静止痉
   C. 立即给氧气吸入　　　　　　　　　　　D. 注射破伤风抗毒素
   E. 纱布包裹压舌板,放于上、下臼齿之间

21. 患者,男,22岁,建筑工人,左下肢外伤后未得到及时、正确地处理,而导致破伤风。护士为该患者更换敷料后,污染敷料的处理方法是 （　　）
   A. 紫外线杀毒后再清洗　　　　　　　　　B. 戊二醛浸泡后清洗
   C. 送焚烧炉焚烧　　　　　　　　　　　　D. 丢入污物桶后再集中消毒处理
   E. 在日光下暴晒后再清洗

(22～24题共用题干)
患者,女,25岁,5小时前不慎被生锈的铁钉刺伤足底,自行包扎处理,12小时前患者出现头痛、烦躁、张口困难、颈项强直。诊断为破伤风。

22. 该患者主要的护理问题是 （　　）
   A. 体液不足　　　B. 窒息　　　C. 肺部感染　　　D. 体温过高
   E. 尿潴留

23. 护士采取控制痉挛的护理措施,不包括 （　　）
   A. 保持病室安静　　　B. 减少探视　　　C. 病室遮光　　　D. 鼻饲流食饮食
   E. 护理措施要集中进行

24. 护士为患者家属解释住院期间限制探视的主要目的是 （　　）
   A. 避免亲友受感染　　　B. 预防患者继发感染　　　C. 保护医务人员　　　D. 减少对患者的刺激
   E. 维持病房良好秩序

25. 对破伤风病人采取的主要护理措施,**错误**的是 （　　）
   A. 将病人置于隔离病室,保持安静　　　　B. 治疗、护理操作尽量集中
   C. 病室光线充足　　　　　　　　　　　　D. 应用牙垫,防止舌咬伤
   E. 护理操作可在应用镇静剂30分钟内进行

(26～28题共用题干)
患者,男,36岁。因小腿被刀刺伤后出现全身肌肉强直性收缩,阵发性痉挛,诊断为破伤风。

26. 导致患者死亡常见的原因是 （　　）
   A. 肾衰竭　　　B. 休克　　　C. 窒息　　　D. 肺部感染
   E. 营养障碍

27. 与控制肌肉痉挛无关的护理措施是 （　　）
   A. 保持病室安静　　　B. 护理措施要集中进行　　　C. 避免强光　　　D. 避免损伤
   E. 按时遵医嘱使用镇静剂

28. 破伤风发作时的处理,下列哪项最为重要 （　　）
   A. 给予大剂量青霉素　　　B. 控制和解除痉挛　　　C. 加强营养支持　　　D. 彻底清创,引流伤口
   E. 及早使用破伤风抗毒素

29. 患者,男,21岁,足底刺伤后发生破伤风,频繁抽搐。控制痉挛的主要护理措施是 （　　）
   A. 住单人隔离病室　　　　　　　　　　　B. 限制亲属探视
   C. 避免声、光刺激　　　　　　　　　　　D. 静脉滴注破伤风抗毒素
   E. 按时用镇静剂,集中护理操作

30. 患者,男,20岁。铁钉扎伤1周后,出现张口受限、苦笑面容、角弓反张,抽搐频繁,护理措施不正确的是 （　　）
   A. 注射破伤风抗毒素　　　B. 保持病室安静避光　　　C. 病情严重时少食多餐　　　D. 密切观察病情
   E. 做好消毒隔离

31. 治疗破伤风病人时,注射破伤风抗毒素的作用是 （　　）
   A. 控制和解除痉挛　　　B. 中和游离毒素　　　C. 保持呼吸道通畅　　　D. 自动免疫
   E. 被动免疫

32. 一位患者因右上肢烫伤来医院就诊。除遵医嘱进行治疗外,护士还应为患者注射破伤风抗毒素,破伤风抗毒素皮试液的浓度是 （　　）
   A. 15 U/0.1 ml　　　B. 150 U/0.1 ml　　　C. 15 U/1 ml　　　D. 250 U/0.1 ml
   E. 20 U/0.1 ml

33. 护士为破伤风患者处理伤口后,换下的敷料应 （　　）
   A. 统一填埋　　　B. 高压灭菌　　　C. 集中焚烧　　　D. 日光暴晒

E. 浸泡消毒
34. 患者,女,17岁。行破伤风抗毒素过敏试验。20分钟后结果示局部皮丘红肿,硬结大于1.5 cm,红晕大于4 cm,自述有痒感。应采取的处理措施是 ( )
   A. 将抗毒素分成4等份,分次注射
   B. 在对侧前臂作对照试验后再注射
   C. 将抗毒素稀释,分2次注射
   D. 待患者痒感消失后再全量注射
   E. 将抗毒素分4次逐渐增加剂量注射

第十四节　肋骨骨折病人的护理

一、病因

导致肋骨骨折的病因有**直接暴力和间接暴力**,以**第4~7肋骨**骨折最多见。胸部损伤根据胸膜腔是否与外界相通,分为闭合性和开放性两类。单根或数根肋骨单处骨折对呼吸影响不大,但如损伤肋间血管可引起出血。**相邻多根、多处肋骨骨折**,局部胸壁因失去完整肋骨的支撑而软化,可出现**反常呼吸运动**,即吸气时软化区胸壁内陷,呼气时外突,又称**连枷胸**。若软化区范围较广泛,可致纵隔左右摆动,导致缺氧和二氧化碳滞留,重者可发生呼吸和循环衰竭,是**最严重的肋骨骨折**。

二、临床表现
1. 症状　局部疼痛,多根、多处肋骨骨折可有气促、呼吸困难、发绀、休克等。
2. 体征　骨折处可触及**骨摩擦感**或骨擦音,多根多处肋骨骨折时可见**反常呼吸运动**及**皮下气肿**。

三、辅助检查

胸部X线检查显示肋骨骨折断裂线和断端错位,血气胸等。

四、治疗要点
1. 闭合性单处肋骨骨折　重点是**止痛,固定胸廓和防止并发症**。
2. 闭合性多根多处肋骨骨折　**首要的急救处理措施为胸壁软化区加压包扎**。①现场急救用坚硬的垫子或手掌施压于胸壁软化部位。②镇痛、消除或减轻反常呼吸,促使患侧肺复张。③建立人工气道;应用抗生素,预防感染。
3. 开放性肋骨骨折　争取伤后6~8小时,至少不超过12小时进行**清创与固定**,然后分层缝合、包扎。术后应用抗生素预防感染和破伤风抗毒素。

五、护理问题

①气体交换受损:与肋骨骨折导致的疼痛、胸廓运动受限、反常呼吸运动有关。②急性疼痛:与胸部组织损伤有关。③潜在并发症:肺部和胸腔感染。

六、护理措施
1. 维持有效气体交换

(1) 现场急救:抢救生命,对于出现**反常呼吸的病人**,**可用厚棉垫加压包扎**以减轻或消除胸壁的反常呼吸运动,促进患侧肺复张。

(2) 清理呼吸道分泌物:鼓励病人咳出分泌物和血性痰,对气管插管或切开,应用呼吸机辅助呼吸者,**加强呼吸道护理**,包括吸痰和湿化。

(3) 密切观察生命体征、神志、胸腹部活动以及气促、发绀、呼吸困难等情况,若有异常,及时报告医师并协助处理。

2. 减轻疼痛,预防感染　遵医嘱行胸带、肋骨带或宽胶布条固定,必要时应用镇痛、镇静剂或用1%普鲁卡因作肋间神经封闭;病人咳痰时,协助或指导其用双手按压患侧胸壁。

七、健康教育
1. 说明深呼吸、有效咳嗽的意义,指导病人练习腹式呼吸。
2. 胸部损伤后出现肺功能下降或严重肺纤维化病人,活动后可能出现气短症状,应嘱病人戒烟或避免刺激物吸入。
3. 病人出院时给予指导　①注意安全,防止意外事故的发生。②肋骨骨折病人3个月后复查胸部X线片,以了解骨折愈合情况。③根据损伤的程度注意休息和营养。

单元测试题

1. 患者,男,29岁,右胸部外伤后,胸壁局部软化浮动,出现反常呼吸运动,应首先考虑的是 ( )
   A. 气胸　　　B. 单根单处肋骨骨折　　　C. 胸壁软组织损伤　　　D. 血胸
   E. 多根、多处肋骨骨折
2. 患者受伤后相邻多根、多处肋骨骨折,现场护士采取的急救措施是 ( )
   A. 应用抗生素　　　B. 胸壁固定加压包扎　　　C. 牵引固定　　　D. 胸腔闭式引流
   E. 止痛
3. 患者,女,25岁。车祸致多根肋骨多处骨折,出现反常呼吸。考虑此现象的原因是 ( )

A. 血气胸 B. 肋间神经损伤 C. 胸壁软化 D. 膈肌破裂
E. 胸壁软组织损伤

4. 多根、多处肋骨骨折导致呼吸衰竭的主要原因是 ( )
   A. 肺不张 B. 纵隔摆动 C. 继发肺部感染 D. 反常呼吸运动
   E. 剧痛不敢呼吸

5. 患者,男,28岁。右胸部外伤后,局部疼痛,咳嗽时加重,且胸壁局部出现反常呼吸运动。应首先给予的处理措施是 ( )
   A. 给氧 B. 骨折断端内固定 C. 止痛 D. 加压包扎固定胸壁
   E. 胸腔闭式引流

6. 患者,男,33岁。被击伤左胸4天,胸痛,深呼吸加重,无明显发绀,X线显示:左侧第3、4肋骨骨折,无移位,肺压缩不足30%。治疗方案为 ( )
   A. 胸腔闭式引流 B. 吸氧,输液 C. 患侧加压包扎固定 D. 胸腔穿刺抽气
   E. 镇静止痛,保守治疗

7. 患者,男,32岁。因车祸造成胸部严重创伤,肋骨骨折,有反常呼吸,送至医院心跳已停止。抢救应 ( )
   A. 心内注射药物 B. 立即行胸外心脏按压 C. 电击除颤 D. 气管内注入肾上腺素
   E. 立即开胸做胸腔内心脏按压

8. 最严重的肋骨骨折是 ( )
   A. 单肋骨折 B. 相邻多根、多处肋骨骨折 C. 多肋骨折 D. 不相邻的单肋骨折
   E. 单肋多处骨折

9. 闭合性单处肋骨骨折的处理重点是 ( )
   A. 骨折对线 B. 骨折对位 C. 应用抗生素 D. 功能锻炼
   E. 固定胸廓

10. 患者,男,31岁。胸部受伤,急诊入院。经吸氧,呼吸困难无好转,有发绀及休克体征。查体:左胸饱满,气管向右移位,左侧可触及骨擦音,叩之鼓音,听诊呼吸音消失,皮下气肿明显。诊断首先考虑是 ( )
    A. 心脏挫伤 B. 肋骨骨折合并张力性气胸
    C. 闭合性气胸 D. 肋骨多发骨折
    E. 胸骨骨折合并开放性气胸

11. 患者,男,28岁,右胸外伤后发生肋骨骨折入院,患者极度呼吸困难,发绀,右胸壁可见反常呼吸运动,首要的急救措施是 ( )
    A. 加压给氧 B. 气管插管 C. 剖胸探查 D. 固定胸壁
    E. 气管切开

12. 患者,男,45岁。胸部被撞伤1小时入院。自觉左胸痛,面色发绀,呼吸急促,左胸部出现反常呼吸运动。最重要的护理评估内容是 ( )
    A. 血压 B. 体温 C. 呼吸 D. 脉搏
    E. 意识

13. 多根多处肋骨骨折的特征性表现是 ( )
    A. 胸部疼痛 B. 妨碍正常呼吸 C. 痰不易咳出 D. 反常呼吸
    E. 骨折端摩擦

14. 患者,男,23岁。车祸30分钟后,因出现极度呼吸困难送来急诊。查体:右胸部饱满,呼吸音消失,叩诊呈鼓音;右胸部有骨擦音,皮下气肿。首要的急救措施是 ( )
    A. 输血、输液 B. 镇静、吸氧 C. 胸壁固定 D. 剖腹探查
    E. 胸腔穿刺排气

15. 肋骨骨折多见于 ( )
    A. 第1~3肋骨 B. 第4~7肋骨 C. 第7~9肋骨 D. 第8~10肋骨
    E. 第11~12肋骨

第十五节 四肢骨折病人的护理

一、骨折概述

骨的完整性或连续性中断时称骨折,常由创伤和骨骼疾病所致。

(一) 病因及分类

1. 病因

(1) 直接暴力:暴力直接作用使受伤部位发生骨折,如压轧、撞击、火器伤等引起的骨折。

(2) 间接暴力：着力点以外的部位发生骨折，外力通过传导、杠杆或旋转引起的骨折，如从高处坠下足部着地引起脊椎骨折。

(3) 肌肉牵拉：肌肉突然猛烈收缩拉断其附着部位的骨折，如投掷手榴弹用力不当引起肱骨结节撕脱骨折。

(4) 疲劳性骨折(积累性劳损)：骨质持续受到轻度劳损引起的骨折，如长途行军导致第 2、3 跖骨骨折。

(5) **病理性骨折**：骨骼本身患有病变，当受到轻微外力即发生骨折，如**骨肿瘤**、骨结核、骨髓炎、骨质疏松等发生的骨折。

2. 分类

(1) 按骨折端与外界是否相通分为：①闭合性骨折：骨折处皮肤或粘膜完整，骨折端与外界不通。②开放性骨折：骨折处皮肤或粘膜不完整，骨折端与外界相通，**易引起感染**。

(2) 按骨折的程度及形态分类：①**不完全性骨折**：骨的完整性和连续性部分中断，依据骨折形态又分为**青枝骨折**(如儿童尺、桡骨青枝骨折)、**裂缝骨折**等。②**完全性骨折**：骨的完整性和连续性全部中断，按骨折形态又分为横形骨折、斜形骨折、螺旋形骨折、粉碎性骨折、嵌插骨折、压缩性骨折、凹陷骨折和骨骺分离等。

(3) 按骨折处的稳定程度分为：①稳定性骨折：骨折端不易移位或复位后不易再移位的骨折，如裂缝骨折、青枝骨折、横形骨折、压缩骨折、嵌插骨折等。②不稳定性骨折：骨折端易移位或复位后易再移位的骨折，如楔形骨折、斜形骨折、螺旋形骨折、粉碎性骨折等。

(4) 按骨折后时间长短分为：①新鲜骨折：骨折发生在 **2 周之内**。②陈旧骨折：骨折已发生**2 周以上**的骨折，复位及愈合都不如新鲜骨折。

(二) 临床表现与辅助检查

1. 骨折体征　**畸形、假关节活动**(异常活动)、**骨擦音**或**骨擦感**。其中畸形为骨折与脱位共有的体征，其余两项为其特征性体征。具有以上 3 个骨折特有体征之一者，即可诊断为骨折。

2. 骨折的辅助检查　诊断骨折最可靠的、必不可少的检查是 **X 线检查**，可明确诊断并明确骨折类型及移位情况。

(三) 骨折的并发症

1. 早期并发症　①**休克**：严重损伤，骨折引起大出血或重要器官损伤所致。②**血管**、**神经损伤**。③**内脏损伤**。④骨筋膜室综合征：骨筋膜室内压力增高，使软组织血液循环障碍，肌肉、神经急性缺血而出现的一系列早期综合征，**常见于前臂掌侧和小腿骨折**，主要表现为**肢体剧痛**、**肿胀**、**指(趾)呈屈曲状**、**活动受限**、**局部肤色苍白或发绀**，常由骨折血肿、组织水肿或**石膏管过紧**引起。⑤脂肪栓塞综合征：发生于成人，是由于脂肪滴由骨髓腔中释出，进入破裂的静脉窦内，引起肺、脑脂肪栓塞。肺脂肪栓塞表现为呼吸功能不全、发绀，胸部摄片有广泛性肺实变。脑脂肪栓塞表现为烦躁、谵妄，很快进入昏迷或突然死亡。⑥感染。

2. 晚期并发症　①关节僵硬。②骨化性肌炎。③愈合障碍。④畸形愈合。⑤创伤性关节炎：发生在**关节内骨折**易引起创伤性关节炎。⑥缺血性骨坏死：如**股骨颈骨折时的股骨头坏死**。⑦缺血性肌挛缩：如发生在前臂掌侧即"**爪形手**"畸形。

小结提示：能区分骨折早期并发症和晚期并发症。

(四) 骨折愈合过程及影响骨折愈合的因素

1. 骨折愈合过程　①血肿炎症机化期：需 2～3 周。②原始骨痂形成期(临床愈合期)：需 **4～8 周**。③骨痂改造塑形期(骨性愈合期)：需 8～12 周，塑形与活动、负重有关。

2. 影响骨折愈合的因素　①全身性因素：如年老、体弱、营养不良、各种代谢障碍性疾病等。②局部性因素：如骨折的部位、类型、程度、治疗与护理不当，骨折断端血供不良与周围组织情况差。

(五) 辅助检查　**X 线检查**对骨折的诊断和治疗具有重要价值。X 线片可显示骨折的部位、类型及骨折端移位情况等，还能显示临床上难以发现的不完全性骨折、关节内的骨折、深部的骨折和小的撕脱性骨折等。

(六) 治疗要点　**复位、固定、功能锻炼**。

1. 复位　复位是骨折治疗的首要步骤。包括手法复位、切开复位、持续牵引复位。其中**手法复位**闭合性骨折是最常用的复位方法。

2. 固定

(1) 外固定：①**小夹板固定**：主要适用于四肢长骨的较稳定骨折，固定范围不包括骨折处的远近关节。②石膏绷带固定：可按肢体形状塑形，干固后固定可靠，但不利于功能锻炼。

(2) 持续牵引固定：皮牵引和骨牵引。骨牵引较直接且力量大，利于开放性伤口观察及换药，利于功能锻炼，但不能早期下床活动；皮牵引力量小，多应用于儿童及股骨近端骨折的病人。

(3) 内固定：复位准确且固定牢靠，但具有创伤的缺点。在术前 3 日开始皮肤准备。

3. 功能锻炼　遵循动静结合，主动、被动结合，循序渐进的原则。早期(伤后 1～2 周)：主要进行患肢肌肉缩舒活动锻炼；中期(伤后 3～6 周)：进行骨折部位远近关节(上、下两个关节)活动；晚期(伤后 6～8 周)：进行重点关节为主的全身锻炼。

小结提示：骨折病人**早期锻炼患肢肌肉**；**中期锻炼骨折处的远近关节**；**晚期锻炼全身的重点关节**。

（七）护理问题 ①有周围神经血管功能障碍的危险：与骨和软组织创伤、石膏固定不当有关。②急性疼痛：与骨折、软组织损伤、肌痉挛和水肿有关。③有感染的危险：与损伤、牵引或外固定架有关。④潜在并发症：肌萎缩、关节僵硬及深静脉血栓形成。⑤有皮肤完整性受损的危险：与创伤或长期卧床有关。

（八）护理措施

1. 促进神经循环功能的恢复

(1) 预防和纠正休克：根据医嘱输液、输血；及时处理出血范围。

(2) 保暖：注意室温和躯体保暖，以改善微循环。

(3) 取合适体位，促进静脉回流：休克病人取平卧位，**患肢肿胀时抬高患肢**，使之高于心脏水平，以促进静脉回流和减轻水肿。但若疑有**骨筋膜室综合征**发生时，则避免患肢高于心脏水平，以免局部血供受影响。患肢制动后，固定关节于功能位；股骨转子间骨折牵引治疗者，患肢需取外展内旋位，足踝保持于功能位，避免受压，造成足下垂畸形。

2. 减轻疼痛 ①药物镇痛：按医嘱给予镇痛药物。②物理方法止痛：可用**局部冷敷、抬高伤肢**等方法减轻疼痛。热疗和按摩可减轻肌痉挛引起的疼痛。

3. 预防感染。

4. 牵引的护理 ①观察病情：观察肢体血管神经功能，防止操作不当或牵引压迫引起血管神经损伤，注意肢体远端颜色、温度、感觉和运动功能。②颅骨牵引，应抬高床头；下肢牵引时，应**抬高床尾15~30 cm**。③保持有效牵引：随时观察牵引的有效性，注意牵引绳是否脱轨，滑轮是否灵活，牵引重锤是否拖地等现象，并及时纠正。④牵引治疗期间：病人必须保持正确的体位，躯干伸直，骨盆放正，两侧中轴应在同一直线上，牵引方向与近端肢体成直线，嘱患者家属不要擅自改变体位，以达到有效牵引。⑤牵引重量：不可随意增减。肢体牵引时每日**测量两侧肢体长度**，两侧对比，防止牵引力量不足或过度牵引。⑥不随意放松牵引绳，避免被盖压住牵引绳而影响牵引效果。

5. 并发症的护理

(1) 皮肤破溃、压疮：皮肤牵引之前涂苯甲酸酊保护皮肤，出现水疱及时处理，必要时改骨牵引。

(2) 牵引针滑脱：

预防方法选好钻孔部位和注意深度，重量不要过大，颅骨牵引者应每日将颅骨牵引弓靠拢压紧螺母拧紧0.5~1圈，防止颅骨牵引弓松脱。

(3) 牵引针孔感染：保持牵引针孔周围皮肤清洁，防止牵引针左右滑动，**在针孔处滴75%乙醇**，每日2次。

(4) 足下垂：牵引时足部保持功能位，卧位时足部不要压重物，盖棉被要有护架。

(5) 关节僵硬：骨折复位固定后，要遵循循序渐进的原则进行功能锻炼。

(6) 坠积性肺炎：长期卧床、头低足高位，尤其**老年人抵抗力差易发生坠积性肺炎**。鼓励病人深呼吸，有效咳嗽，协助翻身、拍背，给予雾化吸入等。

(7) 泌尿系感染和结石：鼓励病人多饮水，增加肺活量，预防泌尿系感染和结石。

6. 石膏的护理

(1) 石膏干固前护理：①加快干固：石膏从硬固到完全干固需**24~72**小时，应创造条件加快干固，可适当提高室温或用灯泡烤箱、红外线照射烘干。但应注意石膏传热，温度不宜过高，以防灼伤。②适当支托：用手掌平托石膏固定的肢体，避免牵拉、手指压迫至石膏出现凹陷，压迫局部血管、神经和软组织致使患肢出现缺血性坏死或溃疡。③打好石膏后用软枕垫好，未干透的石膏固定肢体不可直接放置于硬板床，不可在石膏放置重物。

(2) 保持石膏清洁：会阴部易受大小便污染，在包扎石膏时开窗应大小适宜。在换药之前，用纱布将换药窗口围好，防止换药或冲洗伤口时污染石膏。石膏如轻微污染，可用湿布擦拭，但不要浸湿石膏。

(3) 观察血液循环和神经：包好石膏后，患肢抬高，以利于静脉回流，注意观察肢体远端颜色、温度、感觉和运动。如有疼痛、苍白、冰冷、发绀、麻木时，要警惕石膏过紧。

(4) 并发症的预防及护理

①压疮：包扎石膏前，加好衬垫，尤其骨突起处加较厚棉垫。包扎石膏时严禁指尖按压，要用手掌托扶。协助病人翻身，更换体位。嘱病人家属**不可向石膏内塞垫**，必要时更换石膏。

②骨筋膜室综合征：一种是**骨筋膜内肿胀、出血**，压力增高，此种常见于前臂或小腿骨折。另一种是**肢体包扎过紧**，尤其石膏包扎。预防方法是石膏包扎不要过紧，密切观察，及时发现，迅速减压。

③**石膏综合征**：大型石膏或包扎过紧，导致病人**呼吸费力、进食困难、胸部发憋**，腹部膨胀。预防方法是包扎石膏时适当留有余地，食量不要过多，上腹开窗等。

7. 指导功能锻炼 肢体固定部位进行肌肉等长收缩，未固定部位进行主动或被动的关节活动，鼓励病人生活自理。

（八）健康教育

1. 安全指导 指导病人及家属评估家庭环境的安全性、有无影响病人活动的障碍物。

2. 指导病人学会功能锻炼的方法 从整复固定后开始，**动静结合、循序渐进、按照主动锻炼为主的原则进行**。防止肌肉萎缩、关节僵硬、骨质脱钙。

3. 辅助工具的使用 指导病人使用轮椅、步行辅助物，提高病人自我照顾的能力。

4. 定期复查　告知病人如何识别并发症。

二、四肢骨折病人的护理

(一) 肱骨干骨折　肱骨外科颈下1~2cm至肱骨髁上2cm段内的骨折。

1. 临床表现　伤侧上臂疼痛、肿胀、畸形、皮下淤斑及功能障碍。体检有假关节活动、骨擦感、患肢短缩等。主要并发症是**桡神经损伤和肱动脉**损伤。合并桡神经损伤时可出现**垂腕、各手指掌指关节不能背伸，拇指不能伸，前臂旋后障碍；手背桡侧皮肤感觉减弱或消失**等。

2. 治疗要点与护理　一般采取手法复位，复位后可用石膏或小夹板固定。切开复位后用加压钢板螺钉或带锁髓内钉作内固定。术后指导病人进行患肢的主动运动，包括手指、掌和腕关节活动，以减轻水肿，促进静脉回流；伤后2~3周，开始肩、肘关节主动僵硬或萎缩。

(二) 肱骨髁上骨折　**是指发生在肱骨干与肱骨髁交界处**，多见于5~12岁儿童。

1. 临床表现　**肘关节明显肿胀、压痛、功能障碍；肘后三角正常**；可伴有正中、桡、尺神经损伤。可伴肱动脉损伤而致前臂缺血，与肱骨髁上骨折相关的缺血性肌挛缩可导致爪形手或肘内翻畸形。

2. 治疗要点与护理　肘部肿胀较轻、桡动脉搏动正常者，可行手法复位和后侧石膏托固定。伸直型骨折复位后固定肘关节于60°~90°屈曲或半屈位。伤后第1周，患侧肢体避免活动，1周后逐渐开始握拳、伸指、腕关节屈伸及肩关节活动；4~5周后去除外固定，进行肘关节屈伸功能锻炼。

(三) 桡骨远端伸直型骨折 (Colles骨折)　发生于桡骨远端3cm内的骨折，老年人多见，间接暴力所致。

1. 临床表现　局部疼痛、肿胀、压痛、功能障碍，典型的畸形表现是侧面观**"餐叉样"(锅铲状)畸形，正面观"枪刺样"畸形**。

2. 治疗要点与护理　主要采用手法复位，小夹板或石膏固定在屈腕、尺偏、旋前位2周，之后改用中立位固定2周。必要时手术治疗。术后指导患者早期进行手指的功能锻炼。

(四) 股骨颈骨折　多见于中老年女性。

1. 分类

(1) 按骨折线部位分：①头下型。②经颈型。③基底型。头下型和经颈型属于关节囊内骨折，由于股骨头的血液循环大部分中断，因而骨折不易愈合和**易造成股骨头坏死**。基底骨折由于两骨断段的血循环良好而较易愈合。

(2) 按骨折线角度 (X线片表现) 分类：①内收骨折：远端骨折线与两髂嵴连线的延长线所形成的角度 (Pauwels) 大于50°，属于不稳定骨折。②外展骨折：Pauwels角小于30°，属于稳定骨折。

2. 临床表现　老年人跌倒后**髋部疼痛，移动患肢时疼痛更明显**，不敢站立或行走；**患肢短缩，呈45°~60°外展畸形；髋部有压痛**，大转子明显突出。

3. 治疗要点

(1) 非手术治疗：适用于无明显移位的骨折、外展型或嵌插型等稳定性骨折。

(2) 手术治疗：适用于内收型骨折或有移位的骨折、难以牵引复位或手法复位者。如螺纹钉固定术、**股骨头置换或髋关节置换**。

4. 护理和健康教育

(1) 保持适当的体位，防止骨折移位。

1) 患肢制动、矫正鞋固定：患肢制动，卧床时两腿之间放枕头，**使患肢呈外展中立位**，可穿防旋矫正鞋固定，防止髋关节外旋或脱位。

2) 卧硬板床：卧硬板床休息，经医师允许后方可患侧卧位。**更换体位时，应避免患肢内收、外旋或髋部屈曲，防止骨折移位**。

3) 正确搬运病人：**尽量避免搬运或移动病人，必须搬运移动时，注意将髋关节与患肢整个托起**，防止关节脱位或骨折断端造成新的损伤。

(2) 指导病人正确活动　指导练习股四头肌的等长舒缩，双上肢及健侧下肢的全范围关节活动。

行人工全髋关节置换术1周后，帮助病人坐在床上进行髋关节功能锻炼，动作应缓慢，活动范围由小到大，循序渐进。非手术治疗的病人8周后可逐渐在床上坐起，3个月后可逐渐使用拐杖，患肢在不负重的情况下练习行走，6个月的弃拐行走。行人工全髋关节置换术的病人，2~3周时允许下床后，指导病人在有人陪伴下正确使用助行器行走。

(五) 股骨干骨折　是指股骨小转子与股骨髁之间的骨折，多见于青壮年。

1. 临床表现　疼痛、肿胀、功能障碍、畸形，检查时有反常活动，可发现骨擦音。出现休克，**中下1/3骨折易引起血管神经损伤**，注意肢体远端血运、感觉和运动功能。

2. 治疗要点与护理　皮肤牵引适于3岁以下的儿童，采用**垂直悬吊**牵引，牵引力量使儿童臀部刚好离开床面为宜。**骨牵引适合成人**。术后指导病人练习患肢股四头肌的等长舒缩运动。同时练习膝关节及踝关节屈伸运动，以促进静脉回流，减轻水肿，防止肌萎缩和关节僵硬。

(六) 胫腓骨干骨折　是指发生在胫骨平台以下至踝以上部分的**胫腓骨骨折，长骨骨折中最见的一种，多见于青壮年和儿童**。

1. 临床表现　局部疼痛、肿胀、压痛、功能障碍，呈短缩或成角畸形，反常活动，可发现骨擦音或骨擦感。开放性骨折有骨端外露，如有胫前动脉损伤，足背动脉搏动消失，肢端苍白、冰凉。

2. 治疗要点与护理　横断和短斜形骨折可手法复位，长腿石膏或夹板固定。斜形、螺旋形和轻度粉碎骨折可行跟骨结节牵引治疗。对手法复位失败、严重的开放性或粉碎性骨折行手术治疗。**术后早期进行股四头肌的等长舒缩练习**、髌骨的被动活动;同时练习足部及趾间关节活动。

单元测试题

1. 按骨折的程度可将骨折分为 ( )
   A. 闭合性骨折和开放性骨折 B. 不完全性骨折和完全性骨折
   C. 青枝骨折和裂缝骨折 D. 新鲜骨折和陈旧骨折
   E. 稳定性骨折和不稳定性骨折

2. 下列属于不完全性骨折的是(不完全骨折:青枝骨折和裂缝骨折) ( )
   A. 压缩骨折 B. 裂缝骨折 C. 螺旋骨折 D. 凹陷骨折
   E. 嵌插骨折

3. 新鲜骨折的时间期限是伤后 ( )
   A. 3天 B. 1周 C. 2周 D. 3周
   E. 4周

4. 骨折临床愈合期需 ( )
   A. 1~2周 B. 2~3周 C. 4~8周 D. 8~12周
   E. 12~14周

5. 下列是骨折早期并发症的是 ( )
   A. 血管神经损伤 B. 关节僵硬 C. 创伤性关节炎 D. 缺血性肌挛缩
   E. 延迟愈合

6. 下列**不**是骨折晚期并发症的是 ( )
   A. 创伤性关节炎 B. 缺血性骨坏死 C. 缺血性肌挛缩 D. 关节僵硬
   E. 脂肪栓塞

7. 患者,女,前臂行石膏绷带包扎1小时,自觉手指剧痛,护士观察见手指发凉发绀。不能自主活动,首先考虑是 ( )
   A. 室内温度过低 B. 静脉损伤 C. 神经损伤 D. 体位不当
   E. 石膏绷带包扎过紧

8. 患者,男,35岁。因肱骨干骨折入院,伤后局部组织肿胀明显。手法复位后行石膏固定。术后护士应注意观察肢端血运。若有血运障碍,下面哪种表现**最不可能**发生的是 ( )
   A. 疼痛 B. 发绀 C. 肿胀 D. 皮温升高
   E. 脉搏减弱或消失

9. 骨折现场急救,**不正确**的是 ( )
   A. 就地取材,固定伤肢 B. 平托法搬移脊柱骨折患者
   C. 开放性骨折应现场复位 D. 止血带或压迫止血
   E. 若有呼吸困难及窒息时,就地抢救

10. 患者,男,28岁。诊断为尺骨骨折,入院22天,目前可出现下列哪项并发症 ( )
    A. 休克 B. 血管、神经损伤 C. 脊髓损伤 D. 脂肪栓塞
    E. 关节僵硬

11. 治疗骨折最常用的方法是 ( )
    A. 持续牵引 B. 手法复位与外固定 C. 经皮穿针骨外固定 D. 手法复位与内固定
    E. 切开复位与内固定

12. 在护理骨牵引患者时,如牵引过度可引起 ( )
    A. 肌肉萎缩 B. 骨愈合障碍 C. 肢体畸形 D. 剧烈疼痛
    E. 骨损伤

13. 患者,男,60岁。股骨干骨折行持续牵引,**错误**的是 ( )
    A. 抬高床头15~30 cm B. 每天用乙醇滴牵引针孔
    C. 保持有效的牵引作用 D. 定时测量肢体长度
    E. 指导患者功能锻炼

14. 患者,男,61岁。因股骨干骨折行持续性骨牵引,其护理措施中**错误**的是(牵引重量不可随意增减) ( )
    A. 抬高床尾15~30 cm B. 每天用乙醇滴牵引针孔
    C. 指导患者功能锻炼 D. 定时测量肢体长度
    E. 患者不适时可去掉部分重量

15. 患者,女,22岁。小腿行石膏绷带包扎后1小时,出现脚趾剧痛,苍白发凉,足背动脉搏动减弱。首先应采取的措施是 ( )

A. 注意保暖　　　　　　B. 做下肢被动活动　　　C. 给予止痛药　　　　D. 抬高患肢
E. 适当松解石膏绷带

16. 患者,男,35岁,外伤致胫腓骨骨干骨折,入院后给予复位后石膏固定,现患者主诉石膏型内肢体疼痛,下列措施中**最恰当**的是　　　　　　　　　　　　　　　　　　　　　　　　　　　　　　　　　　　　（　　）
A. 向疼痛处堵塞棉花　　　　　　　　　　　　B. 给予心理护理,让患者忍耐
C. 给予止痛药　　　　　　　　　　　　　　　D. 疼痛处石膏型开窗
E. 不作处理,继续观察

（17～19题共用题干）
患者,男,32岁。因从高处坠落致左上肢及双下肢疼痛、肿胀、畸形、功能障碍1小时收住院。

17. 为明确诊断,首先应做哪项检查　　　　　　　　　　　　　　　　　　　　　　　　　　　　（　　）
A. B超　　　　　　　B. X线摄片　　　　　　C. PET检查　　　　　　D. MRI
E. CT

18. 最有可能出现的全身表现或并发症是　　　　　　　　　　　　　　　　　　　　　　　　　　（　　）
A. 休克　　　　　　　B. 骨筋膜室综合征　　　　C. 发热　　　　　　　　D. 异常活动
E. 骨擦音或骨擦感

19. 该病人X线摄片示左肱骨髁上骨折、双股骨干骨折,于入院后24小时出现意识障碍、烦躁、进行性呼吸困难、眼结膜下淤点,应高度警惕可能并发了　　　　　　　　　　　　　　　　　　　　　　　　（　　）
A. 感染　　　　　　　B. 附积性肺炎　　　　　C. 脑出血　　　　　　　D. 休克
E. 脂肪栓塞综合征

20. 患者,女,17岁,打球时不慎骨折。入院后焦虑、哭泣,应采取的护理措施是　　　　　　　　（　　）
A. 让其倾诉,给予安慰　B. 给予镇静药　　　　　C. 及时制止,耐心说服　　D. 协助医师,安排出院
E. 请家属协助劝说

21. 患者,男,21岁。因脊柱骨折躯体石膏固定。固定后患者出现持续性恶心,反复呕吐、腹胀及腹痛,可能为　（　　）
A. 急性阑尾炎　　　　B. 急性肠梗阻　　　　　C. 骨筋膜室综合征　　　D. 急性胃肠炎
E. 石膏综合征

22. 长骨骨折中最常见的是　　　　　　　　　　　　　　　　　　　　　　　　　　　　　　　　（　　）
A. 股骨干骨折　　　　B. 胫腓骨干骨折　　　　C. 股骨颈骨折　　　　　D. 肱骨髁上骨折
E. 桡骨远端伸直型骨折

23. 患者,男,58岁,诊断为桡骨远端伸直型骨折(Colles骨折)。请问,该患者可出现的典型畸形是(典型的畸形表现是侧面观"**餐叉样**"(锅铲状)畸形,正面观"**枪刺样**"畸形。主要采用**手法复位、小夹板或石膏固定**)　（　　）
A. 缩短畸形　　　　　B. 正面看呈银叉样　　　C. 侧面看呈鹰爪样　　　D. 局部肿胀
E. 正面看呈枪刺刀样

24. 患者,女,70岁,不慎摔倒致右股骨转子骨折,伴移位。因心功能不全不宜手术治疗,采用骨牵引。应重点预防的并发症是　　　　　　　　　　　　　　　　　　　　　　　　　　　　　　　　　　　　（　　）
A. 肌肉挛缩　　　　　B. 脂肪栓塞　　　　　　C. 创伤性关节炎　　　　D. 骨筋膜室综合征
E. 坠积性肺炎

（25～30题共用题干）
患者,男。68岁,摔倒后出现右髋部疼痛,不能站起行走。体检:右髋部压痛、肿胀、右髋关节正常活动障碍、右大粗隆上移、右下肢呈外旋位。

25. 请问该患者可能的诊断为　　　　　　　　　　　　　　　　　　　　　　　　　　　　　　　（　　）
A. 股骨上端骨折　　　B. 骨盆骨折　　　　　　C. 股骨颈骨折　　　　　D. 尾骨骨折
E. 髋臼骨折

26. 应立即采取下列哪项检查　　　　　　　　　　　　　　　　　　　　　　　　　　　　　　　（　　）
A. B超　　　　　　　B. X线片　　　　　　　C. CT　　　　　　　　　D. MRI
E. 骨扫描

27. 下列哪项处理措施是**错误**的　　　　　　　　　　　　　　　　　　　　　　　　　　　　（　　）
A. 穿矫正鞋　　　　　B. 患肢皮牵引　　　　　C. 行钢板内固定术　　　D. 扶拐下床活动
E. 观察患肢血运、感觉和运动情况

28. 该患者最易发生的并发症是　　　　　　　　　　　　　　　　　　　　　　　　　　　　　　（　　）
A. 骨折畸形愈合　　　B. 骨筋膜室综合征　　　C. 骨质疏松　　　　　　D. 慢性骨髓炎
E. 股骨头缺血性坏死

29. 患肢应采取的体位正确的是　　　　　　　　　　　　　　　　　　　　　　　　　　　　　　（　　）
A. 外展内旋位　　　　B. 内收内旋位　　　　　C. 内收外旋位　　　　　D. 外展外旋位

E. 外展中立位
30. 术后第一天患者应进行的功能锻炼是 ( )
   A. 股四头肌等长舒缩练习　　　　　　B. 髋关节旋转活动
   C. 扶拐训练　　　　　　　　　　　　D. 行走锻炼
   E. 髋关节内收、外展活动
31. 可引起病理性骨折的情况是 ( )
   A. 高空坠落　　B. 破伤风抽搐发作　　C. 暴力打击　　D. 骨肿瘤
   E. 长途行军
32. 有确诊意义的骨折特征性表现是 ( )
   A. 剧痛难忍　　B. 伤口出血　　C. 异常活动　　D. 关节盂空虚
   E. 压痛明显
33. 对有骨折或疑有骨折的患者在转运前最重要的是 ( )
   A. 使用止痛药　　　　　　　　　　　B. 使用破伤风抗毒素和抗生素
   C. 现场复位　　　　　　　　　　　　D. 抬高患肢
   E. 固定患肢
34. 患者,男,25岁。外伤性肱骨髁上骨折,骨折线从前下方斜向后上方。此骨折易出现并发症是 ( )
   A. 尺神经损伤　　B. 骨筋膜室综合征　　C. 脂肪栓塞综合征　　D. 肱动脉损伤
   E. 创伤性关节炎
35. 患者,女,15岁,外伤后出现肘部关节肿胀,鉴别肱骨髁上骨折和肘关节脱位的是 ( )
   A. 是否可摸到尺骨鹰嘴　　　　　　　B. 局部有无淤血、水肿
   C. 手臂功能障碍　　　　　　　　　　D. 肘后三点是否失去正常关系
   E. 跌倒后因肘部撑地而受伤
36. 患者,男,28岁。打球时不慎跌倒受伤。X线检查:右肱骨髁上骨折。骨折临床愈合后肘关节功能的恢复主要取决于 ( )
   A. 有没有内固定　　B. 足够的休息、康复时间　　C. 石膏固定松紧度　　D. 功能锻炼
   E. 床上活动

(37~38题共用题干)
患者,女,61岁,左肘部摔伤2天。体检:左肘关节肿胀,压痛明显,活动受限,内上髁处有骨擦感。

37. 最容易出现的并发症是 ( )
   A. 创伤性关节炎　　B. 尺神经损伤　　C. 损伤性骨化　　D. 桡动脉损伤
   E. 骨筋膜室综合征
38. 最适当的处理是 ( )
   A. 石膏固定　　　　　　　　　　　　B. 手法复位＋吊带牵引
   C. 切开复位内固定　　　　　　　　　D. 持续皮牵引
   E. 手法复位＋小夹板固定

(39~41题共用题干)
患者,男,32岁,车祸造成左胫骨骨折,手法复位行石膏固定术。

39. 护生向患者指导功能锻炼开始的时间应为 ( )
   A. 石膏固定当日　　B. 石膏固定后3天　　C. 石膏固定后3周　　D. 石膏固定后5周
   E. 石膏固定后1个月
40. 护士对患者进行的骨折后功能锻炼康复指导,内容应除外 ( )
   A. 锻炼应贯穿骨折愈合的全过程　　　B. 包括固定范围内肌肉的原位收缩
   C. 循序渐进　　　　　　　　　　　　D. 患肢肌肉舒缩运动为主
   E. 受伤肢体制动
41. 护士采取反映患肢血运情况的主要指标是 ( )
   A. 定时测量血压　　　　　　　　　　B. 观察神志变化
   C. 有无疼痛　　　　　　　　　　　　D. 观察患肢肢体远端皮肤色泽、温度
   E. 患肢活动度

(42~44题共用题干)
2岁男童,因不慎从床上摔伤致左下肢活动障碍1小时抱送医院,X线示左股骨干骨折,拟行牵引治疗

42. 该患儿最适宜行哪种牵引(3岁以下小儿股骨干骨折多采用双下肢悬吊牵引) ( )
   A. 股骨髁上牵引　　B. 胫骨结节牵引　　C. 跟骨牵引　　D. 骨盆牵引

E. 双下肢悬吊牵引

43. 该患儿牵引后应特别强调的是 ( )
    A. 生活护理　　　　B. 保持有效牵引　　　C. 维持有效血循环　　D. 预防感染
    E. 列入交接班项目并床旁交接

44. 为保持有效牵引,应指导患儿家属(双下肢悬吊牵引不需抬高床尾,但必须保持患儿臀部离开牵引架垫板少许) ( )
    A. 保持患儿臀部离开牵引架垫板　　　　B. 患儿哭闹时可随意松开牵引套
    C. 抬高床尾　　　　　　　　　　　　　D. 患儿冬季穿包裹紧的厚袜
    E. 保持会阴部清洁

45. 下列属于稳定性骨折的是 ( )
    A. 螺旋骨折　　　　B. 斜行骨折　　　　　C. 青枝骨折　　　　　D. 粉碎性骨折
    E. 楔形骨折

(46~47题共用题干)
患者,男,20岁。因车祸致左前臂骨折后行石膏管型固定。4小时后左侧手指苍白、发凉,桡动脉搏动减弱。

46. 该患者可能出现了 ( )
    A. 石膏综合征　　　B. 化脓性皮炎　　　　C. 骨筋膜室综合征　　D. 压疮
    E. 失用性骨质疏松

47. 针对上述情况,应采取的措施是 ( )
    A. 迅速减压　　　　B. 抬高患肢　　　　　C. 热敷　　　　　　　D. 给予止痛剂
    E. 功能锻炼

48. 不稳定性骨折是指 ( )
    A. 青枝骨折　　　　　　　　　　　　　B. 骨折端易移位或复位后易再移位
    C. 压缩性骨折　　　　　　　　　　　　D. 嵌插骨折
    E. 骨折端不易移位或复位后不易再移位

49. 患者,男,26岁。车祸致股骨干骨折,行骨牵引治疗。护理中防止过度牵引的措施是 ( )
    A. 床尾抬高15~30 cm　　　　　　　　B. 牵引重量不可随意增减
    C. 保持有效牵引　　　　　　　　　　　D. 牵引力与反牵引力应保持在一条直线上
    E. 定时测量肢体长度

50. 患者,男,76岁。股骨干骨折,既往体弱多病,拟行持续牵引治疗,宜选择哪种牵引方法合适 ( )
    A. 皮牵引　　　　　B. 骨牵引　　　　　　C. 骨盆牵引　　　　　D. 跟骨牵引
    E. 兜带牵引

51. 男,35岁。右胫骨骨折行石膏管型固定后5小时,诉石膏管型内非骨折部位疼痛难忍,不正确的护理措施是 ( )
    A. 抬高患肢　　　　B. 继续观察病情变化　C. 鼓励病人功能锻炼　D. 在疼痛部位石膏开窗
    E. 向石膏型内填棉花

52. 石膏干固前错误的护理措施是 ( )
    A. 卧硬板床,抬高患肢,用硬枕垫好石膏　　B. 维持石膏固定的位置直至石膏完全干固
    C. 妥善搬运　　　　　　　　　　　　　　D. 创造条件,加快干固
    E. 行石膏背心及人字形石膏,勿在病人头及肩下垫枕,以免胸腹受压

53. 下列哪种方法具有复位和固定双重作用 ( )
    A. 小夹板固定　　　B. 内固定　　　　　　C. 外固定架　　　　　D. 石膏固定
    E. 持续牵引

54. 患者,女,65岁。因左桡骨远端伸直型骨折已行手术法复位石膏夹板外固定术,在骨折后1~2周内,要以何种锻炼方式为主 ( )
    A. 全身活动　　　　B. 骨折上、下关节活动　C. 肘关节活动　　　　D. 腕关节活动
    E. 患肢肌肉主动舒缩活动

55. 患者,男,32岁。车祸后右肱骨骨折,行内固定术后2周拆线出院。对于该患者的出院宣教,错误的是 ( )
    A. 锻炼需贯穿骨折愈合全过程　　　　　B. 活动范围应由小到大
    C. 活动强度应由弱到强　　　　　　　　D. 活动量应固定,始终一致
    E. 主动和被动活动相结合

56. 患儿,男,5岁。摔倒后左肘关节着地送来急诊。分诊护士判断该患儿是否发生骨折的最重要依据是(骨折专有体征:畸形、假关节活动(异常活动)、骨擦音或骨擦感) ( )
    A. 左上臂疼痛　　　B. 局部肿胀　　　　　C. 左上臂畸形　　　　D. 局部压痛
    E. 肘关节活动度减小

57. 患者,男,25岁。因车祸而致右下肢开放性骨折,大量出血,被送来急诊。在医生到来之前,接诊护士应立即 (　　)
   A. 给患者注射镇静剂　　　　　　　　　　B. 向医院有关部门报告
   C. 给患者使用止血药　　　　　　　　　　D. 详细询问车祸发生的原因
   E. 给患者止血、测量血压、建立静脉通道

58. 患者,男,65岁。原发性支气管肺癌骨转移。今晨起床时,左小腿疼痛、肿胀,不能行走。X线示左侧胫腓骨骨干双骨折。导致该患者骨折最可能的原因是 (　　)
   A. 直接暴力　　　B. 间接暴力　　　C. 肌肉牵拉　　　D. 疲劳性骨折
   E. 病理性骨折

59. 患者,女,34岁。肱骨干骨折术后3天。护士指导患者进行功能锻炼,正确的方法是 (　　)
   A. 患侧运用握力器进行前臂肌肉舒缩运动　　B. 患肢爬墙运动,以活动上臂肌肉
   C. 用手推墙动作,以活动胸大肌、三角肌　　　D. 运篮球动作,以活动上肢各肌群
   E. 提重物练习,以促进骨痂愈合

(60～61题共用题干)
患儿,男,8岁,跌倒时右手擦地,少量流血,当时除手掌擦伤外右腕疼痛,逐渐肿胀,活动障碍,诊断为桡骨下端骨折。骨折部位行石膏固定。

60. 该患儿最重要的健康教育要点是 (　　)
   A. 不需要换石膏　　　　　　　　　　　　B. 患侧前臂抬高,注意血液循环
   C. 随时进行腕关节活动　　　　　　　　　D. 随时进行肩关节活动
   E. 饮食教育

61. 给予患儿破伤风抗毒素注射治疗,皮试(＋)。对于其破伤风抗毒素注射的最佳方法是 (　　)
   A. 停止注射,改换其他药物
   B. 将药液分2次肌内注射,每次间隔20分钟
   C. 将药液分4次肌内注射,每次间隔20分钟
   D. 将药液稀释,分2次肌内注射,小剂量并逐渐增加,每次间隔20分钟
   E. 将药液稀释,分4次肌内注射,小剂量并逐渐增加,每次间隔20分钟

62. 患儿,男,3岁。奔跑时摔倒,诊断为左前臂闭合骨折。患儿在急诊科留观期间哭闹不止,护士提供正确的心理护理措施是 (　　)
   A. 安慰,解释治疗的重要性　　　　　　　B. 请患儿妈妈进入留观室陪伴
   C. 让患儿听舒缓的音乐　　　　　　　　　D. 询问患儿需求,给予满足
   E. 请主治医生与患儿交谈

第十六节　骨盆骨折病人的护理

一、病因
骨盆骨折多由直接暴力挤压或直接撞击骨盆所致,多伴有并发症和多发伤。年轻人多见于交通事故、高处坠落,老年人最常见的原因是摔倒。

二、临床表现
局部肿胀、压痛、畸形、骨盆反常活动、会阴部淤斑,**两下肢不等长**,若膀胱和尿道损伤可出现血尿,腹内器官损伤可出现急腹症症状和休克症状,直肠损伤少见。严重的骨盆骨折可伴有大量出血而导致失血性休克。**骨盆分离试验和骨盆挤压试验阳性**,检查者双手撑开病人的两髂嵴,使两骶髂关节的关节面更紧贴,而骨折的骨盆前环产生分离,如出现疼痛即为骨盆分离试验阳性。双手挤压病人的两髂嵴,伤处出现疼痛为骨盆挤压试验阳性。
常见的并发症:**腹膜后血肿**(**盆腔内出血,最危险的并发症状**)和**出血性休克**。还可造成膀胱、尿道、阴道损伤、直肠损伤、神经损伤,主要是腰骶神经丛和坐骨神经损伤。

三、辅助检查
X线和CT检查能直接反映是否存在骨盆骨折及其类型。

四、治疗要点
首先处理危及生命的并发症,然后处理骨折。对腹膜后出血,应密切观察,进行输血、补液,**在进行腹腔手术时,应注意切勿打开后腹膜血肿**。
1. 非手术治疗　骨盆边缘骨折、骶尾骨骨折应根据损伤程度卧硬板床休息3～4周,不稳定骨折可用**骨盆兜悬吊牵引**、**髋人字石膏**、骨牵引等方法达到复位与固定。
2. 手术治疗　骨盆两处骨折病人可用骨盆外固定架固定,两处以上骨折的病人需行切开复位钢板内固定术

五、护理问题
①组织灌注量不足:与骨盆损伤、出血有关。②排尿和排便形态异常:与膀胱、尿道、腹内脏器或直肠损伤有关。③有

皮肤完整性受损的危险：与骨盆骨折和活动障碍有关。④躯体活动障碍：与骨盆骨折有关。

六、护理措施

1. 观察生命体征，**注意低血容量休克**。**建立静脉输液通路**，遵医嘱输血输液。
2. 维持排尿、排便通畅　合并尿道损伤致排尿困难者，可试行导尿；合并直肠损伤，可做直肠指检协助判断。鼓励病人多食富含膳食纤维的食物、新鲜水果和蔬菜，多饮水，以利大便通畅。明显便秘的病人，可根据医嘱给予开塞露等通便。
3. 皮肤护理　保持个人卫生清洁，协助病人更换体位。

七、健康教育

指导病人合理活动，制订适宜的锻炼计划并指导其实施。部分病人在手术后几天内即可完全持重，**行牵引的病人需12周以后才能持重**。对于长时间卧床的病人，指导其练习深呼吸、进行肢体肌肉的等长舒缩，每天多次，每次 5~20 分钟。

单元测试题

（1~2题共用题干）

患者，男，45岁，下腹部被车撞伤6小时，未排尿。入院后神志清楚，精神差，面色苍白，四肢冰凉，血压69/45 mmHg，心率133次/分钟，查体：耻骨联合处压痛，挤压试验阳性，膀胱充盈。

1. 护士为该患者采取的护理措施应**除外** （　　）
   A. 严密观察生命体征　　　　　　　　B. 为快速补液，可建立股静脉深静脉置管
   C. 应立即导尿，观察尿量　　　　　　D. 立即建立静脉通路
   E. 观察患者意识状态
2. 护士为该患者行导尿术，导尿管已经插入一定深度，但是未见尿液流出，且在导尿管尖端见血迹。考虑可能的原因是 （　　）
   A. 导尿管插入方法不对　　　　　　　B. 导尿管前段没有润滑
   C. 尿路梗阻　　　　　　　　　　　　D. 骨盆骨折合并尿道断裂
   E. 骨盆骨折合并膀胱血肿
3. 患者，男，34岁，塌方事故中发生骨盆、左股骨及胫腓骨多处骨折，可能引起的并发症是 （　　）
   A. 休克　　　B. 脂肪栓塞　　　C. 骨筋膜室综合征　　　D. 骨折部位感染
   E. 缺血性肌痉挛
4. 患者，男，31岁，因车祸造成骨盆骨折，如抢救不及时延误了治疗，可发生的严重并发症是 （　　）
   A. 直肠损伤　　　B. 膀胱损伤　　　C. 骶神经损伤　　　D. 腹膜后巨大血肿
   E. 尿道损伤
5. 骨盆骨折最重要的体征是 （　　）
   A. 畸形　　　B. 反常活动　　　C. 肿痛和淤斑　　　D. 骨擦音或骨擦感
   E. 骨盆挤压和分离试验阳性
6. 患者，女，22岁，外伤致骨盆骨折。X线摄片示耻骨联合分离，右骶髂关节向上方移位，最合适的处理是 （　　）
   A. 卧石膏床　　　B. 手法复位外固定　　　C. 切开复位内固定　　　D. 卧硬板床
   E. 骨盆兜悬吊加下肢牵引
7. 患者，男，30岁。双耻骨骨折，伤后10小时无尿，血压、脉搏正常，诊断为合并尿道损伤，最简捷的方法是 （　　）
   A. 放置导尿管　　　B. 膀胱镜检查　　　C. 腹部盆部B超　　　D. 静脉肾盂造影
   E. 逆行性输尿管造影
8. 骨盆骨折常并发 （　　）
   A. 压疮　　　B. 膀胱、尿道损伤　　　C. 缺血性肌挛缩　　　D. 周围神经损伤
   E. 缺血性骨坏死
9. 骨盆骨折牵引通常最合适的时间为（伤后6~8周为骨折临床愈合，拆除牵引固定，扶拐行走） （　　）
   A. 2~3周　　　B. 4~5周　　　C. 6~8周　　　D. 9~10周
   E. 11~12周

（10~11题共用题干）

患者，男，62岁。行走时不慎滑倒，左臀部着地后左髋部疼痛，不能站立、行走。查体：左髋部有压痛，左下肢短缩、外旋、屈曲畸形。

10. 该患者最可能的诊断是 （　　）
    A. 骨盆骨折　　　B. 左股骨干骨折　　　C. 左胫腓骨骨折　　　D. 左股骨颈骨折
    E. 尾骨骨折
11. 最有诊断意义的表现是 （　　）
    A. 左髋部疼痛　　　B. 局部肿胀　　　C. 局部压痛　　　D. 不能行走
    E. 患侧肢体短缩、外旋、屈曲畸形

12. 男,45岁。因车祸致伤急诊入院。初步检查拟诊骨盆骨折合并腹腔内脏损伤,有休克征象。护士应首先给予（ ）
   A. 建立静脉通道　　B. 准备骨牵引器材　　C. 准备腹腔手术止血　　D. 准备髋部石膏固定
   E. 准备骨盆兜,行悬吊牵引
13. 患者,男,30岁,因外伤致骨盆骨折,直肠损伤,行切开复位内固定及结肠造口术。不正确的术后护理措施是（ ）
   A. 多食含粗纤维的食物　　　　　　　　　B. 平卧位和患侧卧位相互交替
   C. 置气垫床　　　　　　　　　　　　　　D. 保持造口周围皮肤清洁
   E. 进行上肢伸展运动

第十七节　颅骨骨折病人的护理

一、病因

颅骨骨折指颅骨受暴力作用所致颅骨结构的改变。同时可引起的脑膜、脑、血管和神经损伤,可合并**脑脊液漏**、**颅内血肿**及**颅内感染**等。

二、临床表现

按骨折部位可分为颅盖骨折与颅底骨折;按骨折形态分为线形骨折和凹陷骨折;按骨折部位是否与外界相通分为闭合性骨折和开放性骨折。

1. 颅盖骨折　颅盖线形骨折常合并头皮损伤,凹陷骨折可压迫脑组织致颅内增高。
2. 颅底骨折　多为强烈**间接暴力**所致,常伴有硬脑膜破裂。共同表现是**皮肤粘膜下淤血淤斑**、**脑脊液漏和脑神经损伤**。故颅底骨折一般属于开放性骨折(表15-3)。

表15-3　颅底骨折的临床特征

骨折部位	淤斑部位	脑脊液漏	可能损伤的脑神经
颅前窝	眼眶青紫,球结膜下出血,呈"熊猫眼征"、"兔眼征"	自**鼻**或口腔流出	1,2
颅中窝	耳后乳突部淤斑	自**耳**道流出	7,8
颅后窝	乳突后及枕下区淤斑	漏至乳突后皮下及胸锁突肌	9～12

三、辅助检查

颅骨X线摄片和**CT**检查,可明确骨折的部位和性质。

四、治疗要点

①颅盖骨线形骨折和凹陷性骨折下陷较轻,一般不需处理;骨折凹陷范围超过3 cm、深度超过1 cm,兼有脑受压者考虑手术。②颅底骨折本身无特殊处理,**治疗重点为预防颅内感染**及**着重治疗并发的颅内损伤**。③脑脊液漏一般在2周内愈合,**4**周不愈合考虑行硬脑膜修补术。治疗重点为预防感染及着重治疗并发的颅内损伤。

五、护理问题

①有感染的危险:与脑脊液漏、骨折线通过鼻窦有关。②急性疼痛:与头部创伤和颅骨骨折有关。③潜在并发症:颅内出血、颅内感染、癫痫、偏瘫等。

六、护理措施

1. 预防颅内感染,促进漏口闭合　①体位:头高(抬高床头15～30 cm)脚低位,以防脑脊液逆流进入颅内,头偏向**患侧至停漏液后3～5日**。②保持局部清洁:每日2次清洁、消毒外耳道、**鼻腔或口腔**,**注意棉球不可过湿**,以免液体逆流入颅。劝告病人勿挖鼻、抠耳。**注意不可堵塞鼻腔**。③避免颅内压骤升:嘱病人勿用力屏气排便、咳嗽、**擤鼻涕**或打喷嚏等。④**严禁从鼻腔吸痰**或**放置鼻胃管**,禁止耳、**鼻滴药**、冲洗和堵塞,禁忌做腰穿。⑤遵医嘱应用抗菌药及破伤风抗毒素。

小结提示:脑脊液漏、咯血、胸膜炎、碎石术后病人均取**患侧卧位**。

2. 病情观察　①明确有无脑脊液外漏。②准确估计脑脊液外漏量:在鼻前庭或外耳道口松松地**放置干棉球**,**随湿随换**,记录24小时浸湿的棉球数,以估计脑脊液外漏量。③注意有无颅内继发性损伤。④注意颅内压综合征:如剧烈头痛、眩晕、呕吐、厌食、反应迟钝、脉搏细弱、血压偏低等。头痛在**立位时加重**,**卧位时缓解**。

七、健康教育

①达到骨性愈合需要一定时间。线性骨折一般成人需2～5年,小儿需1年。②如果有颅骨缺陷,可在伤后6个月左右做颅骨成形术。③颅骨缺陷者应注意避免局部碰撞。

单元测试题

1. 患者,女,42岁。因车祸致脑损伤,昏迷,脑脊液鼻漏,为防止颅内感染,应**避免**（ ）
   A. 清洁鼻腔　　　B. 应用抗生素　　　C. 从鼻腔吸痰　　　D. 便秘
   E. 经口喂饮食

第十五章 损伤、中毒病人的护理

2. 患者,男,26岁。因车祸致颅脑损伤而急诊入院,X线检查示颅顶骨凹陷直径为4 cm,深度为1.5 cm,应密切注意 （   ）
   A. 颅内压增高表现　　B. 骨折处血肿　　C. 脑脊液鼻漏　　D. 熊猫眼征
   E. 脑脊液耳漏

3. 颅中窝骨折患者,宜采取的卧位是 （   ）
   A. 平卧位　　B. 患侧卧位　　C. 平卧位　　D. 侧卧位
   E. 头低脚高位

4. 颞侧颅骨骨折而引起硬脑膜外血肿主要原因是 （   ）
   A. 耳前动脉损伤　　　　　　　　B. 颞浅动脉损伤
   C. 眼动脉损伤　　　　　　　　　D. 脑膜中动脉损伤
   E. 大脑后动脉损伤

5. 颅底骨折有脑脊液鼻漏时,**错误**的处理措施是 （   ）
   A. 抬高床头　　B. 腰椎穿刺　　C. 经口腔给氧　　D. 加强病情观察
   E. 应用抗生素

6. 患者,男,38岁,车祸伤及头部。当即出现右侧鼻唇沟变浅,右外耳道流出淡血性液体,右耳听力下降,CT示颅内少量积气。考虑患者出现了 （   ）
   A. 颅前窝骨折　　B. 颅中窝骨折　　C. 颅后窝骨折　　D. 额骨骨折
   E. 脑挫裂伤

7. 颅底骨折有脑脊液耳、鼻外漏时,处理哪项是**错误**的 （   ）
   A. 应用抗生素　　B. 忌腰穿　　C. 床头抬高15°　　D. 禁擤鼻涕
   E. 冲洗消毒后用棉球堵塞

8. 患者,男,38岁,车祸致颅中窝骨折,第4天出现高热、头痛、意积障碍,脑膜刺激征阳性,应考虑 （   ）
   A. 颅内压过高　　B. 颅内血肿　　C. 颅内感染　　D. 伤口感染
   E. 脑水肿

9. 颅底骨折诊断的主要依据是 （   ）
   A. 异常活动　　B. 畸形　　C. 临床表现　　D. 磁共振
   E. B超

10. 患者,女,35岁。被从15 m高处落下的石块击中头顶,神志清楚,主诉头痛。查体:颅顶有一约6 cm头皮裂伤。为明确诊断,首选的辅助检查是 （   ）
    A. 腰椎穿刺　　B. 颅脑PET　　C. 血常规　　D. 颅脑X线摄片
    E. 颅脑超声检查

11. 颅底骨折治疗的重点是 （   ）
    A. 硬脑膜修补　　B. 手术整复　　C. 颅内血肿清除　　D. 降颅内压
    E. 预防颅内感染

12. 女,25岁,头部受伤后意识清楚,主诉头痛,左耳道内有少量淡血性液体流出,生命体征平稳。正确的护理是 （   ）
    A. 右侧卧位　　　　　　　　B. 床头抬高15°~30°
    C. 定时冲洗耳道　　　　　　D. 嘱咐患者用力咳嗽
    E. 耳道内滴抗生素溶液

13. 患者,女,20岁,头部撞伤后急诊入院。患者鼻腔有血性脑脊液溢出,为预防颅内感染,采取护理措施**不包括** （   ）
    A. 外耳道滴入抗生素　　　　　　B. 避免剧烈咳嗽
    C. 外耳道放置干棉球,渗湿及时更换　　D. 遵医嘱应用抗生素及破伤风抗毒素
    E. 劝告患者勿挖鼻孔

    (14~15共用题干)
    患者,男,23岁。因驾驶摩托车不慎致颅盖骨线性骨折。

14. 应密切观察病情,尤其是防止 （   ）
    A. 颅内感染　　B. 脑内出血　　C. 硬脑膜外血肿　　D. 休克
    E. 硬脑膜下血肿

15. 当患者出现意识障碍、一侧瞳孔散大时,最重要的护理措施是 （   ）
    A. 密切观察病情变化　　B. 输血　　C. 抬高床头　　D. 止血
    E. 立即做好手术准备

16. 颅底骨折的病因常见于(颅底部的线形骨折多为颅盖骨折延伸所致) （   ）
    A. 直接暴力　　B. 间接暴力　　C. 牵拉暴力　　D. 积累劳损

E. 骨骼疾病

17. 判断颅底骨折最有价值的临床表现是 ( )
    A. 眼睑淤血　　　　B. 球结膜下出血　　　　C. 鼻孔流血　　　　D. 脑脊液漏
    E. 严重头痛

18. 颅前窝骨折最易损伤的神经是 ( )
    A. 嗅神经　　　　B. 展神经　　　　C. 听神经　　　　D. 面神经
    E. 滑车神经

19. 颅中窝骨折最易损伤 ( )
    A. 嗅神经　　　　B. 视神经　　　　C. 动眼神经　　　　D. 三叉神经
    E. 面神经

20. 患者,女,22岁,头部受伤3小时入院。查体时发现:患者对呼唤有睁眼反应,能躲避刺痛,但回答问题错误。眼眶青紫,球结膜下淤斑,鼻腔有血性脑脊液流出。考虑患者为(眼眶青紫、熊猫眼、兔眼征即可判断为颅前窝骨折) ( )
    A. 颅前窝骨折　　　　B. 颅中窝骨折　　　　C. 颅后窝骨折　　　　D. 颅盖骨骨折
    E. 面部挫伤

21. 颅底骨折首要的护理问题是 ( )
    A. 潜在并发症:颅内感染　　　　B. 疼痛　　　　C. 焦虑　　　　D. 营养失调
    E. 潜在并发症:休克

22. 下列关于脑脊液漏的护理措施,正确的是 ( )
    A. 每日2次清洁、消毒外耳道、鼻前庭　　　　B. 可行腰椎穿刺降低颅内压
    C. 颅前窝骨折患者取平卧位　　　　D. 鼻腔有液体流出时,可以用力擤出
    E. 经外耳道滴入抗生素预防感染

23. 颅底骨折常为(颅底骨折以线形骨折最多,且多为内开放性骨折) ( )
    A. 开放性骨折　　　　B. 闭合性骨折　　　　C. 不稳定性骨折　　　　D. 凹陷性骨折
    E. 青枝骨折

24. 年轻男性患者因车祸昏迷来急诊。初步诊断为颅骨骨折,骨盆骨折。医嘱开放静脉通道、急行X线检查。护士送患者时,不妥的做法是 ( )
    A. 选用平车运送　　　　B. 护士站在患者头侧
    C. 护送时注意保暖　　　　D. 检查时护士暂离开照相室
    E. 运送期间暂停输液

25. 患者,女,68岁,车祸后出现颅脑损伤,先出现双侧瞳孔时大时小,变化不定,提示可能是 ( )
    A. 颅内压增高　　　　B. 小脑幕切迹疝　　　　C. 脑干缺血　　　　D. 枕骨大孔疝
    E. 颅内血肿

26. 患者,男,40岁。因脑外伤住院。住院后患者出现脑疝征兆,立即输入20%甘露醇治疗,其目的是 ( )
    A. 降低血压　　　　B. 升高血压　　　　C. 降低颅内压　　　　D. 升高颅内压
    E. 增加血容量

第十六章 肌肉骨骼系统和结缔组织疾病病人的护理

第一节 腰腿痛和颈肩痛病人的护理

一、颈椎病

（一）病因病理 <u>颈椎间盘退行性变是颈椎病的基本原因</u>，急性或慢性损伤均可诱发颈椎间盘退行性改变，如长期伏案工作或不良睡眠姿势。先天性颈椎管狭窄或畸形，极易引起颈椎病。好发部位依次在<u>颈5～6、颈4～5、颈6～7节段</u>。

（二）临床表现

1. <u>神经根型颈椎病</u> <u>此型最常见</u>，占50%～60%。临床表现<u>颈、肩部疼痛</u>，可向上肢放射，颈部僵硬，上肢麻木、感觉过敏、无力。<u>上肢（臂丛）牵拉试验及压头试验阳性</u>。

2. 脊髓型颈椎病 占10%～15%。<u>此型症状最重</u>。根据脊髓受压部位和程度不同，可产生不同的临床症状，如上肢表现有手部麻木，活动不灵，精细活动失调，握力减退；或<u>下肢麻木，行走不稳，有踩棉花感觉</u>，足尖拖地；躯干部可有束胸感；病情加重后出现病理征，躯体有感觉障碍平面，并有括约肌功能障碍。

3. 椎动脉型颈椎病 是由椎动脉供血不足所致。<u>主要表现颈性眩晕</u>（是本型的主要症状），<u>头痛，突然猝倒，视觉障碍</u>，耳鸣，听力降低。

4. 交感神经型颈椎病 中年妇女多见。由于颈椎结构退行性病变刺激颈交感神经，表现出一系列交感神经兴奋或抑制的症状。<u>特点是临床症状多而客观体征少，呈神经官能症的表现</u>。如表现为面部或躯干麻木，痛觉迟钝；易出汗或无汗；感觉心悸，心动过速或过慢，心律不齐；<u>血压升高或降低；耳鸣、听力下降</u>；视力下降或眼部胀痛、干涩或流泪；失眠，记忆力下降等症状。

（三）辅助检查 <u>X线、CT或MRI检查</u>。

（四）治疗要点

1. 非手术治疗 ①牵引：颌枕带牵引，主要适用于神经根型、椎动脉型、交感神经型颈椎病。②颈托和围领。③推拿按摩：以缓解肌肉痉挛，改善局部血液循环。脊髓型颈椎病禁用。④理疗药物。

2. 手术治疗 非手术治疗无效、反复发作或<u>脊髓型颈椎病</u>压迫症状进行加重者行手术治疗。

<u>前路手术后1～3天内易发生呼吸困难</u>，其原因是：①切口内出血，颈部形成血肿压迫气管。②手术刺激及反复、持续牵拉气管，致<u>喉头水肿</u>。③手术中不慎损伤脊髓。④植骨块松动、脱落压迫气管。

（五）护理问题 ①焦虑或恐惧：与颈椎病影响学习、工作、生活或担心手术预后有关。②慢性疼痛：与颈椎病压迫神经根有关。③躯体移动障碍：与颈椎病所致神经根或脊髓损害有关。④知识缺乏：缺乏疾病防治知识和手术后康复知识。⑤潜在并发症：失用性肌萎缩，手术后呼吸困难，呼吸、泌尿系感染等。

（六）护理措施

1. 手术前护理 做好骨科手术前常规准备；指导适应手术卧位的练习，如低枕平卧位或俯卧位；<u>经颈前路手术者，手术前2～3天练习推移气管训练</u>；指导病人<u>进行颈部前屈、后伸、侧屈及侧转等运动</u>，以增强颈部肌力。

2. 手术后护理 ①观察伤口出血。②观察呼吸，颈部制动。

3. 并发症护理 ①密切观察，正确处理颈深部血肿。②如发现植骨滑脱，立即通知医生，做好气管切开及再送手术室的准备。③<u>呼吸困难</u>是前路手术最严重的并发症。

（七）健康教育 主要目的是避免颈椎急、慢性损伤，保持颈椎的相对稳定性。

1. <u>养成良好的坐、站、行及工作姿势；睡眠调整枕高；平时转头动作要轻而慢</u>。

2. 一般在手术后2～3周协助病人下床活动，坚持四肢肌肉锻炼；一年内避免负重劳动、便秘、受凉以及颈部的过度活动。

3. 由于疾病恢复期较长，要调整好心理状态，增强耐心和信心。遵医嘱定期来医院复查。

二、肩关节周围炎

肩关节周围炎是<u>肩关节囊、滑囊、肌腱及肩周肌的慢性损伤性炎症</u>，简称肩周炎，俗称冻结肩（凝肩）。多发于<u>50岁左右人群，女性多于男性</u>。

（一）病因 多为继发性，软组织退行性变及对外力承受力减弱，肩部的急、慢性损伤，长期固定肩关节。少数病人无任何原因发病，为原发性的。

（二）临床表现 早期肩部疼痛，逐渐加重，可放射至颈部和上臂中部；夜间明显，影响睡眠。后期肩关节僵硬，逐渐发展，直至各个方向均不能活动。检查肩关节活动受限，以外展、外旋和后伸受限最明显。

（三）辅助检查 X线摄片可见颈肩部骨质疏松征象；造影见关节囊体积明显缩小。

（四）治疗要点 以非手术治疗为主，急性期肩部制动，局部温热敷。慢性期坚持锻炼并配合理疗、针灸、推拿等。疼痛明显者口服或外用非甾体类消炎药。

(五)护理问题
①躯体活动障碍:与肩关节损伤或粘连固定有关。②慢性疼痛:与肩关节炎症有关。
(六)护理措施
1. 肩关节功能锻炼 早期进行被动肩关节牵拉训练,恢复关节活动度。后期坚持按计划自我锻炼。包括爬墙外展、爬墙上举、弯腰垂臂旋转及滑车带臂上举等。
2. 日常生活能力训练 如穿衣、梳头、洗脸等。

三、腰椎间盘突出症

腰椎间盘突出症是指腰椎间盘变性后纤维环破裂和髓核组织突出,刺激和压迫神经根或马尾神经根所引起的一种综合征。**是腰腿痛最常见的原因之一。**

(一)病因
1. 年龄因素 好发年龄为20～50岁,男性多于女性。**腰椎间盘突出症多发生在脊柱活动度大、承重较大或活动较多的腰4、5与腰5～骶1椎间盘**。椎间盘退行性变是基本因素。
2. 急慢性损伤史 病人多数有弯腰猛力抬(抱)重物,或扭转腰部猛力投物等急性腰部损伤史。

(二)临床表现
1. **腰痛及坐骨神经痛** **腰痛是最常见的症状,也是最早期的症状**。早期病人表现仅有腰痛,可呈急性剧痛或慢性隐痛,以后逐渐发生坐骨神经痛;部分病人腰痛与坐骨神经痛表现同时出现。坐骨神经痛是沿坐骨神经走行方向的放射痛。从下腰部放射向臀部、大腿后方,甚至到小腿外侧、足背或足外侧,同时伴有麻木感。咳嗽、排便或打喷嚏时,因腹压增高而使疼痛加剧。
2. 体征 ①因疼痛致腰部活动受限,以**前屈受限最明显**。由于疼痛引起腰背部肌保护性痉挛,可出现腰部强直,生理前凸消失,腰椎侧弯。②在相应的病变椎间隙、棘突旁侧有深压痛、叩痛,并伴有下肢放射痛。③**直腿抬高试验及加强试验阳性**:病人取平卧位,膝伸直,被动直腿抬高患侧下肢20°～40°时即发生坐骨神经痛,称为直腿抬高试验阳性。在直腿抬高试验阳性的基础上,缓慢降低患肢高度疼痛缓解,再将踝关节被动背屈,如又出现坐骨神经痛则为加强试验阳性。④感觉、腱反射异常,肌力下降。

(三)辅助检查 X线平片可显示腰椎间盘退行性改变;CT、MRI可显示髓核突出、压迫神经根的部位和程度。

(四)治疗要点
1. 非手术治疗 ①急性期应绝对**卧硬板床休息**,要求病人吃饭、排便排尿均在卧床体位下进行。翻身时嘱病人张口呼气,并给予协助。在生活方面给予病人以良好的照顾。**卧床时间须4周或至疼痛症状缓解**,然后带腰带下床活动,3个月内不做弯腰持物活动。②持续骨盆水平牵引。③硬膜外封闭,注射糖皮质激素。④理疗、推拿和按摩。**中央型腰椎间盘突出症不宜推拿**。
2. 手术治疗 非手术治疗无效,可行腰椎间盘突出物摘除术、人工椎间盘置换术等。

(五)护理问题 ①急性疼痛:与椎间盘突出压迫神经根有关。②躯体移动障碍:与腰腿痛及限制躯体活动有关。③知识缺乏:缺乏疾病治疗和预防知识。④潜在并发症:下肢静脉血栓形成、肌肉萎缩、手术后神经根粘连等。

(六)护理措施
1. 非手术治疗的护理
(1)心理护理:了解病人的心理活动,给予解释和安慰,解除焦虑或顾虑。
(2)持续骨盆水平牵引的护理:骨盆水平牵引可使椎间隙略为增宽,减少椎间盘内压,扩大椎管容量,从而减轻对神经根的刺激或压迫。**根据个体差异**,牵引重量在7～15 kg,床的足端抬高15～30 cm以作反牵引,持续2周。孕妇、高血压、心脏病病人**禁用骨盆牵引治疗**。
(3)**硬脊膜外隙封闭的护理**:常用醋酸泼尼松(强的松龙)加利多卡因行硬脊膜外隙封闭,**作用有减轻疼痛、消肿、缓解肌痉挛、减轻神经根周围的炎症和粘连**。在激素的作用下,可以减轻和消除神经根的无菌性炎症和水肿;麻醉药则为止痛,麻醉使其敏感性降低。指导病人配合治疗和护理。封闭结束后按硬脊膜外麻醉常规进行护理。
2. 手术病人的护理
(1)体位:**手术后平卧硬板床**,根据手术创伤情况,**一般需卧床1～3周**。
(2)伤口及引流的护理:注意观察伤口渗血、渗液情况,引流管是否通畅,引流液量、质,有无脑脊液漏出。一般手术**24小时后拔出引流管**。如渗出量多,或疼痛加剧,下肢感觉、运动障碍加重,应及时报告医生,并协助处理。
(3)功能活动:手术后要求病人坚持深呼吸练习。定时进行四肢、尤其是双下肢活动,给予小腿、大腿肌肉按摩,每日温水洗脚1次,预防静脉血栓形成及静脉炎的发生。术后并发症主要有肌肉萎缩和神经根粘连。**术后第2天开始协助病人做直腿抬高锻炼,预防神经根粘连;术后第7～10天开始帮助病人锻炼腰背部肌,以防肌肉萎缩,增强脊柱稳定性**。

(七)健康教育 ①保持良好姿势,在平时生活中注意坐、站、行和劳动姿势。②开展体育活动,加强腰背肌及腿部肌肉的锻炼,增加脊柱的稳定性。③腰部用力强度大的职业人员可佩戴弹性腰围,以便用力时保护腰部。参加剧烈运动前进行准备活动。④治疗后的病人应佩戴腰围,同时应加强背肌锻炼。

四、腰椎管狭窄症

腰椎管狭窄症指腰椎管因某种因素产生骨性或纤维性结构异常,发生一处或多处管腔狭窄,致马尾神经或神经根受压所引起的一种综合征。多见于40岁以上人群。

（一）病因和病理 在椎管发育不良的基础上发生退行性变是**腰椎管狭窄症最多见的**原因。先天性椎管狭窄由于骨发育不良所致。后天性椎管狭窄常见于椎管的退行性变。

（二）临床表现

1. 症状

（1）神经源性马尾间歇性跛行：多数病人在行走数百米或更短的距离后，出现下肢疼痛、麻木和无力，需蹲下、弯腰或休息数分钟后，方可继续行走，但继续行走后又出现上述症状。

（2）腰疼痛：可有腰背痛、腰骶部痛和(或)下肢痛。下肢痛为单侧或双侧，多在站立、过伸或行走过久时加重；前屈位、蹲位及骑自行车时疼痛减轻或消失。疼痛程度一般较腰椎间盘突出症轻，有慢性加重的趋势。

（3）马尾神经受压症状：表现为双侧大小腿、足跟后侧及会阴部感觉迟钝，大、小便功能障碍。

2. 体征 不典型，体征常轻于症状。病人常取腰部前屈位，后伸受限。

（三）辅助检查 X线检查可显示腰椎的退行性变，椎管造影有较高的辅助诊断价值。

（四）治疗要点 ①多数病人经非手术治疗可缓解症状。②手术治疗主要目的是解除对硬膜及神经根的压迫。适用于症状严重、经非手术治疗无效或神经功能障碍明显者。

（五）护理问题 ①急疼痛：与椎管狭窄、神经根受压有关。②躯体活动障碍：与疼痛、椎管狭窄及神经根受压有关。

（六）护理措施 ①保持正确的体位，减少活动，减轻疼痛可遵医嘱给予镇痛药物。②指导病人进行自理能力训练。

单元测试题

1. 最常见的颈椎病是 （ ）
   A. 神经根型   B. 脊髓型   C. 交感神经型   D. 椎动脉型
   E. 混合型

2. 颈椎病的基本原因是椎间盘的 （ ）
   A. 退行性变   B. 肿瘤   C. 感染   D. 化脓性炎症
   E. 结构性缺陷

3. 椎动脉型颈椎病的主要表现是 （ ）
   A. 吞咽不适   B. 耳聋、耳鸣   C. 恶心、呕吐   D. 眩晕
   E. 上肢麻木

4. 患者，女，46岁，诊断为脊髓型颈椎病1年，近2个月症状进行性加重，应选择的治疗方法是 （ ）
   A. 枕颌带牵引   B. 卧床休息   C. 增大活动强度   D. 热敷
   E. 手术治疗

5. 脊髓型颈椎病患者，拟行前路手术，护士在术前协助患者进行的最重要练习是 （ ）
   A. 床上大小便   B. 上下肢功能锻炼方法   C. 手术体位训练   D. 推移气管
   E. 深呼吸、有效咳嗽、排痰

6. 属于腰椎间盘突出症主要症状的是 （ ）
   A. 腰痛   B. 腰疼伴性功能障碍   C. 腰和小腿痛   D. 大小便异常
   E. 腰痛伴坐骨神经痛

7. 颈椎病前路手术术后最严重的并发症是 （ ）
   A. 感染   B. 出血   C. 血栓形成   D. 呼吸困难
   E. 颈深部血肿

8. 患者，男，40岁，患腰椎间盘突出症4年。外踝及足背外侧感觉减退，踝反射异常。推测受压迫神经根可能是 （ ）
   A. 腰1神经根   B. 腰2神经根   C. 腰5神经根   D. 骶1神经根
   E. 骶3神经根

9. 青壮年腰痛最常见的原因是 （ ）
   A. 肿瘤   B. 化脓性感染，结核   C. 先天性畸形   D. 骨质增生
   E. 劳损，椎间盘突出

10. 腰椎间盘突出症患者，围术期功能锻炼方法，**错误**的是 （ ）
    A. 术前教会患者正确坐起方法   B. 坚持四肢肌肉和关节的功能练习
    C. 腰背肌锻炼一般从术后7天开始   D. 麻醉清醒后每2小时翻身1次
    E. 术后指导患者进行行走训练

11. 椎间盘突出症患者早期最基本的治疗方法是 （ ）
    A. 止痛药   B. 卧硬板床   C. 理疗   D. 推拿按摩
    E. 腰背肌锻炼

12. 患者，女，68岁，诊断为脊髓型颈椎病。下列陈述中**不适当**的是 （ ）
    A. 早期可行按摩、牵引治疗   B. 可导致大小便失禁

C. 可引起截瘫 D. 早期应积极手术治疗
E. MRI可见脊髓受压

13. 患者，男，68岁，诊断为脊髓型颈椎病，入院第2天行颈椎前路手术，手术后患者出现呼吸困难原因**不包括** （　　）
    A. 伤口出血　　　　B. 喉头水肿　　　　C. 术中损伤脊髓　　　　D. 引流液过多
    E. 植骨块脱落

14. 患者，男，34岁，出现右下肢放射性疼痛5个月，体检：右足底针刺觉减退，跟腱反射未引出，小腿二头肌肌力减退，该患者最可能的诊断为 （　　）
    A. 椎管内肿瘤　　　B. 末梢神经炎　　　C. L_4/L_5椎间盘突出　　D. 腰椎滑脱
    E. L_5/S_1椎间盘突出

15. 患者，男，28岁，诊断为腰椎间盘突出症，行髓核摘除术后第2天，患者应开始下列哪些锻炼 （　　）
    A. 腰背肌锻炼　　　B. 直腿抬高练习　　C. 股四头肌等长收缩　　D. 转移训练
    E. 下床活动

16. 患者，男，60岁，因颈椎病入院治疗。住院期间，护士对其进行健康指导，**错误**的是 （　　）
    A. 转头时动作要轻而慢　　　　　　　B. 养成良好的坐、站及工作状态
    C. 睡眠时枕高以平卧时颈椎不前屈为宜　D. 头上加压
    E. 定时活动颈

17. 下列哪项为椎管狭窄症马尾神经受压的症状 （　　）
    A. 颈肩痛　　　　　B. 腰腿痛　　　　　C. 坐骨神经痛　　　　D. 间歇性跛行
    E. 大小便失禁

18. 颈椎病分型**不包括** （　　）
    A. 中央型　　　　　B. 椎动脉型　　　　C. 神经根型　　　　　D. 脊髓型
    E. 交感神经型

19. 患者，男，36岁，1周前突然出现颈部疼痛伴手脚麻木感，行走困难，自诉有踩棉花感觉。诊断为颈椎病，该患者可能为哪种类型的颈椎病 （　　）
    A. 中央型　　　　　B. 椎动脉型　　　　C. 神经根型　　　　　D. 脊髓型
    E. 交感神经型

20. 腰椎间盘突出症患者术后护理，错误的是(一般需卧床1~3周) （　　）
    A. 采取2人翻身法翻身　B. 采取3人搬运法搬运病人　C. 持续卧床3天　D. 术后平卧24小时，禁翻身
    E. 引流管一般24~48小时后取出

21. 中央型腰椎间盘突出症压迫马尾神经，出现大、小便障碍时的治疗方法是 （　　）
    A. 卧床休息　　　　B. 推拿按摩　　　　C. 手术治疗　　　　　D. 骨盆牵引
    E. 腰背肌锻炼

22. 患者，女，50岁。3天前腰部扭伤后疼痛加剧并向左下肢放射。直腿抬高试验阳性。首选的处理方法是 （　　）
    A. 手术　　　　　　B. 热敷　　　　　　C. 加强活动强度　　　D. 卧硬板床
    E. 使用止痛药

23. 下列体征属于腰椎间盘突出症早期最多见的体征是 （　　）
    A. Thomas二褴试验(+)　B. 深静脉通畅试验(+)　C. 巴宾斯基征(+)　D. 直腿抬高试验(+)
    E. 交通支瓣膜功能试验(+)

24. **腰椎间盘突出症局部注射药物治疗的目的不包括**(局部注射药物主要是止疼痛、减轻水肿、消除炎症、粘连及肌痉挛等作用) （　　）
    A. 镇痛　　　　　　B. 消肿　　　　　　C. 预防感染　　　　　D. 减轻肌痉挛
    E. 减轻粘连

25. **患者，男，60岁，因颈椎病入院手术治疗。术前锻炼的项目不包括** （　　）
    A. 颈部前屈　　　　B. 颈部后伸　　　　C. 颈部侧屈　　　　　D. 头上加压
    E. 颈部侧转

26. 腰椎间盘突出最易发生的部位是 （　　）
    A. 胸12.腰1　　　　B. 腰1~2　　　　　C. 腰2~3　　　　　　D. 腰3~4
    E. 腰4~5

27. **护士指导腰椎间盘突出症患者在手术后早期即进行直腿抬高练习，其目的是为了预防** （　　）
    A. 神经根粘连　　　B. 血肿形成　　　　C. 骨质疏松　　　　　D. 伤口感染
    E. 肌肉萎缩

28. 腰椎间盘突出好发于腰3~5及腰5~骶1，是因为该部位 （　　）
    A. 椎间盘较厚　　　B. 韧带松弛　　　　C. 血供差　　　　　　D. 活动度大
    E. 肌肉松弛

第二节 骨和关节化脓性感染病人的护理

一、化脓性骨髓炎

化脓性骨髓炎是指骨膜、骨密质、骨松质及骨髓由化脓菌感染引起的炎症,是一种常见病。化脓性骨髓炎按发病的急缓分为急性和慢性。临床上多见于儿童,以**急性血源性骨髓炎**多见。

(一)病因、病理

1. **急性血源性骨髓炎** 致病菌最多见是**金黄色葡萄球菌**,其次是乙型溶血性链球菌。常见于骨骼生长快的儿童,发病部位多在胫骨、股骨、肱骨等**长骨的干骺端**。**经血液循环播散是最主要感染途径**。

2. **慢性骨髓炎** 多数是由急性骨髓炎迁延而来。

小结提示:致病菌主要为**金黄色葡萄球菌**的疾病有:急性血源性骨髓炎、急性乳腺炎、疖、痈、手部感染、化脓性关节炎、新生儿脐炎、急性感染性心内膜炎等。

(二)临床表现

1. **急性血源性骨髓炎** 起病急,出现寒战、高热达 39 ℃以上全身中毒症状。患儿可烦躁、惊厥,严重时发生感染性休克或昏迷。**患处有持续性剧痛及深压痛**,患肢活动受限。当骨膜下脓肿形成或已破入软组织中,患肢局部红、肿、热、痛或有波动感。

2. **慢性骨髓炎** 病人一般都贫血、消瘦、营养不良。在静止期多无明显改变,急性发作期,患肢红肿疼痛、压痛明显,已经暂时闭合的窦道破溃,流出臭味脓液或小死骨片。同时伴有全身感染中毒表现。

(三)辅助检查 急性血源性骨髓炎实验室检查血白细胞及中性粒细胞明显增高,中性粒细胞一般在90%以上;红细胞沉降率加快。**血细菌培养**,为获得培养阳性结果,要在**寒战、高热时取血**,最好在应用抗生素之前取血。早期**X线检查无改变**,**最少2周后才有所表现**。慢性骨髓炎X线检查平片显示骨骼增粗、变形、骨质硬化、骨髓腔不规则,可见密度增高的死骨。

(四)治疗要点 急性血源性骨髓炎治疗:①抗生素治疗:早期应用广谱、联合、大剂量有效**抗生素**,**应用越早越好**。**体温下降后再连续应用至少3周**,以巩固疗效。②支持疗法。③局部制动:为减轻疼痛,防止发生肢体挛缩畸形和病理性骨折、脱位,应用局部持续皮牵引或石膏固定。④手术治疗:早期经全身抗生素治疗**48～72小时**,若效果不佳,可予以手术治疗。钻孔或开窗,应用抗生素液持续冲洗引流。慢性骨髓炎以手术治疗为主。

(五)护理问题 ①体温过高:与急性感染有关。②急性疼痛:与急性感染有关。③有失用综合征的危险:关节僵硬、肌肉萎缩等与合并化脓性关节炎、病理性骨折或长期制动等因素有关。④潜在并发症:化脓性关节炎、脓毒血症或感染性休克、肢体畸形、大剂量抗生素使用的副作用。

(六)护理措施

1. 卧床休息,多饮水,给予营养丰富、易消化的饮食。**抬高患肢**,以利于淋巴和静脉回流,减轻肿胀。

2. 密切观察 ①全身变化:观察生命体征的变化,高热者给予乙醇擦浴或温水擦浴进行物理降温,多饮水,补液。②局部变化:对于患肢疼痛、肿胀等遵医嘱给予相应处理。

3. 抗感染治疗 应用抗生素,注意药物效果及反应。

4. 术后护理

(1)切口观察及引流护理:保持引流通畅,防止阻塞和扭曲。**滴入瓶高于床面60～70 cm,引流瓶低于床面50 cm**,引流速度为术后第1天快速滴入,以后维持50～60滴/分钟。

小结提示:灌肠时灌肠筒距离肛门的距离为40～60 cm;膀胱冲洗时冲洗溶液距床面60 cm;阴道灌洗时灌洗筒与床沿的距离不超过70 cm;急性骨髓炎时滴入瓶高于床面60～70 cm。

(2)患肢护理:防止疼痛、挛缩、畸形和病理性骨折。患肢制动,但制动肢体可进行肌肉等长收缩,未制动部位进行功能锻炼,以免肌肉萎缩和关节僵硬。

(七)健康指导

1. 适当讲解疾病原因、表现、转归及预后,宣讲治疗与护理计划有关措施的方法及意义。

2. 教育病人和亲属及时住院治疗,争取早期诊断和处理,避免转化成慢性骨髓炎。

3. 指导肢体功能锻炼的方法与步骤。避免各种并发症或病理性骨折。

4. 告知出院后用药、功能活动、肢体保护、饮食营养、复诊时间等注意事项。

二、化脓性关节炎

(一)病因、病理 主要致病菌为**金黄色葡萄球菌**。远处病灶经**血行播散**,邻近病灶直接蔓延或关节腔开放性损伤,化脓菌直接侵入。**好发于髋关节和膝关节**。多见于小儿,尤以营养不良的小儿居多。

(二)临床表现 起病急骤,全身炎症反应,寒战高热,体温可达39 ℃以上。局部表现**病变关节疼痛剧烈**、红肿、功能障碍。关节多处于**半屈位**,拒绝活动和检查。如膝关节化脓性炎症检查可出现浮髌试验可为阳性。

(三)辅助检查 ①实验室检查血白细胞计数和中性粒细胞计数比例增高,红细胞沉降率增快。②X线检查呈现**虫蚀样改变**,严重者可有骨性强直。③关节腔穿刺液呈浆液性、纤维蛋白性或脓性,镜下可见大量脓细胞,穿刺液细菌培养可明确致病菌。

(四) 治疗要点

1. 非手术治疗 ①早期、足量、有效抗生素。②**关节腔内注射抗生素**。③关节腔灌洗:适用于表浅大关节,如膝关节感染者。在关节部位取两个不同点进行穿刺,经穿刺套管置入灌注和引流管。每日灌注管滴入含**抗生素的溶液 2 000～3 000 ml**,直至引流液清澈、细菌培养阴性后**停止灌流**;待引流**数天**至无引流液吸出、局部症状消退即可拔管。④牵引或石膏固定。

2. 手术治疗 行关节切开引流术和关节矫形术。

(五) 护理问题 ①体温过高:与关节的化脓性感染有关。②急性疼痛:与关节感染有关。③皮肤完整性受损:与破溃、关节穿刺、引流、灌洗、手术有关。④潜在并发症:关节粘连、骨性强直。

(六) 护理措施 ①急性期病人应适当休息、**抬高患肢**,促进局部血液回流和减轻肿胀。②体温高时给物理或药物降温。③控制感染。④**患肢制动,保持功能位**,牵引固定。⑤关节腔穿刺或灌洗的护理:关节穿刺每日 1 次,抽出积液后,注入抗生素。⑥术后患肢制动,保持引流管通畅,观察并记录引流液的量、颜色、性质。

(七) 健康教育 ①急性期应适当休息,抬高患肢,保持患肢与功能位,预防关节畸形。②急性期病人可做患肢骨骼肌的等长**收缩和舒张运动**;待炎症消退后,关节未明显破坏者可进行关节伸屈功能锻炼。

单元测试题

1. 急性血源性骨髓炎常见于 ( )
   A. 婴儿　　　　　　B. 儿童　　　　　　C. 青年男性　　　　　D. 老年人
   E. 青年女性

2. 急性血源性骨髓炎最早病变部位多在 ( )
   A. 长骨的干骺端　　B. 短骨　　　　　　C. 密质骨　　　　　　D. 松质骨
   E. 扁骨

3. 急性血源性骨髓炎晚期特点是 ( )
   A. 骨质破坏　　　　B. 死骨形成　　　　C. 形成局限性脓肿　　D. 新骨形成和骨性死腔
   E. 骨坏死并化脓

4. 患儿,男,9岁,有近期胫骨骨折史。突发高热、寒战、有下肢近膝关节处剧痛,活动受限。检查:局部深压痛,白细胞 $20\times10^9/L$。最有可能的诊断是 ( )
   A. 化脓性骨髓炎　　B. 骨结核　　　　　C. 膝关节缺血性坏死　D. 急性血源性骨髓炎
   E. 一过性滑膜炎

5. 急性血源性骨髓炎护理中**不妥**的是 ( )
   A. 患肢必须给予固定　　　　　　　　　B. 高蛋白质、高糖、高维生素饮食
   C. 物理降温、预防惊厥　　　　　　　　D. 体温正常后,还应继续用抗生素
   E. 体温正常后可下床活动

6. 患者,女,7岁,出现右膝关节红、肿、热、痛1周,周围血白细胞计数为 $22\times10^9/L$,该患者可诊断为 ( )
   A. 膝关节结核　　　B. 急性蜂织炎　　　C. 右膝关节化脓性关节炎　D. 急性血源性骨髓炎
   E. 创伤性关节炎

7. 急性血源性骨髓炎患者 X 线片上出现异常表现为 ( )
   A. 1周　　　　　　B. 2周　　　　　　C. 3周　　　　　　D. 4周
   E. 2个月

8. 急性化脓性骨髓炎患者,经抗生素治疗48～72小时无效,此时应采取的处理方法是 ( )
   A. 改用广谱抗生素　B. 输血　　　　　　C. 加强营养　　　　　D. 加大抗生素的用药量
   E. 手术钻孔或开窗引流

9. 急性化脓性骨髓炎早期手术旨在 ( )
   A. 切除病灶　　　　B. 消灭死腔　　　　C. 止痛　　　　　　　D. 减轻全身症状
   E. 减压和引流

10. 为膝关节化脓性关节炎者选择的固定位置是 ( )
    A. 外展位　　　　　B. 功能位　　　　　C. 外旋位　　　　　　D. 旋前位
    E. 屈曲位

11. 化脓性关节炎患者放置的引流管,其拔管指征为 ( )
    A. 关节无压痛　　　B. 血常规正常　　　C. 退热　　　　　　　D. 引流液细菌培养阴性后
    E. 停用抗菌药滴注后数天内无引流液

12. 患儿,男,5岁。发热3周,左膝痛,查体:左膝关节浮髌试验(一)、胫骨上部肿胀,压痛明显,白细胞 $21\times10^9/L$,中性粒细胞 0.9,胫骨上干骺段穿刺有脓液。正确的处理是 ( )

第十六章 肌肉骨骼系统和结缔组织疾病病人的护理

A. 物理降温　　　　　B. 开窗减压术　　　　C. 病灶冲洗,搔刮脓腔　　D. 输入白蛋白,提高免疫力
E. 截肢

(13～14题共用题干)

患者,女,8岁。2天来持续高热寒战,右小腿端红、肿、剧痛、有深压痛。查白细胞$20×10^9$/L,中性粒细胞0.85,X线摄片正常,5天前玩耍不慎曾有右膝碰伤史,拟诊为急性血源性骨髓炎。

13. 该患儿的护理诊断及合作性问题应除外的是　　　　　　　　　　　　　　　　　　　　　(　　)
    A. 急性疼痛　　　　B. 体温过高　　　　C. 焦虑　　　　D. 躯体活动障碍
    E. 营养失调:高于机体需要量

14. 患肢功能位固定的作用不包括　　　　　　　　　　　　　　　　　　　　　　　　　　　(　　)
    A. 防止畸形　　　　B. 防止病理性骨折　　C. 防止炎症扩散　　D. 防止关节僵硬
    E. 解除肌痉挛,缓解疼痛

15. 引起急性血源性骨髓炎最常见的致病菌是(化脓性关节炎的主要致病菌为金黄色葡萄球菌)　　(　　)
    A. 肺炎球菌　　　　B. 产气荚膜杆菌　　C. 白色葡萄球菌　　D. 嗜血流感杆菌
    E. 金黄色葡萄球菌

16. 关于急性血源性骨髓炎术后切口引流管的护理错误的是　　　　　　　　　　　　　　　　(　　)
    A. 引流瓶应低于床面50 cm　　　　　　　　B. 滴入瓶应高于床面60～70 cm
    C. 保持引流通畅　　　　　　　　　　　　D. 术后第一天引流速度应慢
    E. 观察引流液的量及颜色

17. 化脓性关节好发于　　　　　　　　　　　　　　　　　　　　　　　　　　　　　　　　(　　)
    A. 肩关节和肘关节　　B. 肘关节和腕关节　　C. 腕关节和髋关节　　D. 髋关节和膝关节
    E. 膝关节和踝关节

18. 关于化脓性关节炎的护理措施,错误的是　　　　　　　　　　　　　　　　　　　　　　(　　)
    A. 急性期病人应卧床休息　　　　　　　　B. 患肢制动,保持功能位
    C. 体温高的病人给予物理降温　　　　　　D. 遵医嘱应用抗生素控制感染
    E. 急性期病人不宜进行骨骼肌的收缩运动

(19～20题共用题干)

患儿,男,9岁,高热、寒战2天入院,诉左大腿疼痛难忍。查体:体温39℃,左大腿局部深压剧痛,白细胞$22×10^9$/L。怀疑为急性血源性骨髓炎。

19. 最有价值的辅助检查是　　　　　　　　　　　　　　　　　　　　　　　　　　　　　　(　　)
    A. X线片检查　　　B. 核素骨扫描　　　C. 血沉　　　D. 血生化
    E. 局部穿刺

20. 若已确定诊断,最关键的治疗方法是　　　　　　　　　　　　　　　　　　　　　　　　(　　)
    A. 镇静镇痛　　　　B. 物理降温　　　　C. 抬高患肢　　　　D. 输液、注意水电解质平衡
    E. 大量广谱抗生素+钻孔引流

第三节　脊柱及脊髓损伤病人的护理

一、脊柱骨折

脊柱骨的伤情比较严重,胸、腰椎骨折最多见,其次是颈椎,胸椎较少,多为压缩性骨折。

(一)病因　多由间接暴力所致,严重时合并关节脱位或脊髓和马尾神经损伤。

(二)临床表现　受伤局部疼痛、肿胀、畸形,脊柱活动受限。骨折处棘突有明显压痛和叩击痛;合并脊髓损伤时,可半有四肢感觉、运动、肌张力、腱反射及括约肌功能异常,高位截瘫可出现呼吸困难,甚至呼吸停止。

(三)辅助检查　X线、CT、MRI。

(四)治疗要点　病人伴有多处损伤,如颅脑损伤、胸部损伤、腹部损伤、严重的内外出血以及休克等危及生命的急症应优先处理。

1. 胸、腰椎骨折

(1)单纯性压缩性骨折:椎体压缩不足1/3者,卧硬板床,骨折部位加厚枕,使脊柱过伸,3天后开始腰背肌锻炼,伤后第3个月可以适当下床,3个月后逐渐增加下床活动的时间。椎体压缩大于1/3的年轻病人,可用双踝悬吊法过伸复位,复立后石膏背心固定3个月,固定期间坚持每日背肌锻炼。

(2)爆破型骨折:有神经症状和有骨折片挤入椎管内的,需手术治疗。

2. 颈椎骨折　①轻度压缩性骨折采用颌枕带卧位牵引复位,牵引重量3 kg,复位后头颈胸石膏固定3个月,石膏干固后可起床活动。②压缩明显或双侧间关节脱位采用持续颅骨牵引复位,牵引重量3～5 kg,复位后再牵引2～3周,头颈

741

胸石膏固定3个月。

(五) 护理问题

1. 有皮肤完整性受损的危险　与活动障碍和长期卧床有关。

2. 潜在并发症　脊髓损伤、压疮、失用性肌萎缩、关节僵硬等。

(六) 护理措施　脊柱骨折伴有休克的病人不宜搬动，应就地抢救，待休克纠正后再搬动。

1. 急救搬运　脊柱骨折、脱位搬运不当很容易引起脊髓损伤，搬动中必须保持脊柱伸直位。正确的搬运方法：3人平托病人，同步行动，将病人放在木板或门板上；也可将病人保持平直体位，整体滚动到木板上。严禁弯腰、扭腰。如有颈椎骨折、脱位，需要另加1人牵引固定头部，并与身体保持一致，同步行动。

小结提示：颈椎骨折病人应采取四人搬运法，将病人平放在木板上。

2. 保持皮肤的完整性，预防压疮发生

(1) 轴式翻身：损伤早期应每2～3小时翻身1次，分别采用仰卧和左、右侧卧位。侧卧时，两腿之间应垫软枕。每2小时检查皮肤1次。

(2) 保持病床清洁干燥和舒适：有条件的可使用特制翻身床、波纹气垫等。注意保护骨突部位，使用气垫或棉圈等使骨突部位悬空，定时对受压的骨突部位进行按摩。

(3) 避免营养不良：给予高蛋白、高营养、易消化食物，多饮水、多吃水果、蔬菜，防止便秘。

(七) 健康教育　病人出院后须继续康复锻炼，预防失用性肌萎缩和关节僵硬的发生。

二、脊髓损伤

(一) 病因

脊髓损伤是脊椎骨折、脱位的严重并发症。胸腰椎骨折引起脊髓损伤出现下肢瘫痪，称为截瘫；如颈髓损伤引起高位瘫痪，称为四肢瘫痪，简称四瘫。脊髓损伤后出现瘫痪，但由于损伤的程度不同，用截瘫指数将瘫痪程度量化，截瘫指数分别用"0"、"1"、"2"表示，"0"代表没有或基本没有瘫痪；"1"代表功能部分丧失；"2"代表完全或接近完全瘫痪；一般记录肢体的自主运动、感觉及两便三项功能，最后数字相加即是该病人的截瘫指数。截瘫指数最大为6，最小为0。

(二) 临床表现

1. 脊髓震荡　短暂功能障碍，弛缓性瘫痪，经过较短时间逐渐恢复，一般不留后遗症。

2. 脊髓挫伤和脊髓受压　损伤平面以下的感觉、运动、反射及括约肌功能部分或完全丧失。一般2～4周后逐渐演变为痉挛性瘫痪，出现肌张力增高、腱反射亢进，病理性锥体束征。上颈段损伤表现为四肢痉挛性瘫痪，下颈段损伤表现为上肢弛缓性瘫痪，下肢为痉挛性瘫痪。

3. 脊髓半切征　损伤平面以下同侧肢体的运动和深感觉丧失，对侧肢体的痛觉和温度觉丧失。

4. 脊髓断裂　损伤平面以下的感觉、运动、反射和括约肌功能完全丧失。

5. 脊髓圆锥损伤　第1腰椎骨折可损伤脊髓圆锥，表现为会阴部皮肤鞍状感觉消失、括约肌功能及性功能障碍，而双下肢的感觉和运动功能保持正常。

(三) 辅助检查　X线检查、脊髓造影，CT、MRI可显示脊髓受压和椎管内软组织情况。

(四) 常见并发症　①呼吸系统并发症：呼吸道感染和呼吸衰竭是脊髓损伤的严重并发症。②泌尿系感染和结石。③皮肤压疮。④其他：体温异常、腹胀、便秘。

(五) 治疗要点　固定，解除脊髓受压，减轻脊髓水肿(应用糖皮质激素、脱水利尿药物、高压氧)。

(六) 护理问题　①气体交换受损：与脊髓损伤、呼吸肌麻痹、清理呼吸道无效致分泌物存留有关。②体温过高或过低：与脊髓损伤、自主神经系统功能紊乱有关。③尿潴留：与脊髓损伤及液体摄入受限有关。④便秘：与脊髓神经损伤、液体摄入不足、饮食及不活动有关。⑤自我形象紊乱：与躯体移动和感觉障碍有关。⑥有皮肤完整性受损的危险：与感觉及活动障碍有关。

(七) 护理措施

1. 心理护理　要加强心理支持，主动关心病人，使其正视现实，增强治疗信心。

2. 加强生活护理　尽量满足病人的生活需要。做好基础护理及皮肤和口腔护理，加强大小便护理。外伤性截瘫病人3个月后，指导病人练习坐起，逐渐使用拐杖或轮椅下地活动。

3. 饮食护理　提供富有营养、易消化饮食，多吃水果蔬菜，多饮水。

4. 体温异常的护理

(1) 高热护理：药物降温，防止冻伤；多饮水。

(2) 低温护理：注意保暖，提高室温，物理升温，给易消化营养丰富的饮食。

5. 截瘫并发症护理

(1) 呼吸道护理：鼓励病人深呼吸、有效咳嗽，翻身拍背，可行雾化吸入，注意呼吸机的监管。气管切开的病人，保持呼吸道通畅，加强气管切开的护理。

(2) 泌尿系统护理：做好留置导尿管的护理。早期留置导尿管持续引流，2～3周后定时开放，每4～6小时开放1次，平时夹闭，以使膀胱充盈，防止膀胱萎缩及感染，并训练自律性膀胱功能。鼓励病人多饮水，预防感染和结石。

(3) 皮肤护理：截瘫长期卧床的病人，骨突起部位的皮肤长时间受压，易发生压疮。预防的关键是间歇性解除压迫。

保持床褥平整、保持皮肤清洁、定时翻身,每 2～3 小时 1 次,24 小时不间断。对骨突起部位进行局部 50%乙醇擦洗和按摩。已发生压疮的,浅表的可红外线灯烘烤,压疮深的清除坏死组织,换药,炎症控制后植皮。

（八）健康教育

1. 指导病人出院后须继续康复锻炼,并预防并发症的发生。
2. 指导病人练习床上起坐,使用轮椅、助行器等上下床和行走。
3. 指导病人及家属应用清洁导尿技术进行间歇导尿,预防长期留置导尿而引起感染。
4. 告知病人需定期返院检查,进行理疗有助于刺激肌收缩和功能恢复。

单元测试题

1. 脊柱骨折最常见的形态是 ( )
   A. 裂缝骨折　　　　B. 线形骨折　　　　C. 压缩性骨折　　　　D. 斜形骨折
   E. 粉碎性骨折

2. 对截瘫患者的泌尿系统护理,以下**错误**的是 ( )
   A. 无菌操作下留置导尿　　　　　　　　B. 留置导尿 2 周后改定期开启引流
   C. 多饮水,增加排尿　　　　　　　　　D. 导尿管每 2 周更换 1 次
   E. 开放引流时间以每次 4～6 小时为宜

3. 患者,男,30 岁,外伤性颈椎骨折,合并脊髓损伤,四肢呈弛缓性瘫痪,持续高热 41 ℃数天,护士为其采用的降温措施是 ( )
   A. 冬眠疗法　　　　B. 冰盐水灌肠　　　　C. 温水擦浴　　　　D. 及时应用有效抗生素
   E. 物理降温同时调整室温

4. 预防截瘫患者发生压疮的方法**除外** ( )
   A. 骨突出局部按摩　　　B. 保持床单整洁　　　C. 做好大小便护理　　　D. 在易发部位涂压疮膏预防
   E. 2～3 小时翻身 1 次,24 小时不间断

5. 患者,男,31 岁。颈椎高位骨折伴脱位,出现严重呼吸困难,急救措施首选 ( )
   A. 手法复位　　　　B. 牵引固定　　　　C. 气管切开　　　　D. 吸氧
   E. 行 CT 检查,明确损伤位置及程度

6. 脊柱骨折急救搬运的基本原则是 ( )
   A. 始终卧硬板转运　　B. 不可抱持运送　　C. 不可背驮运送　　D. 始终保持脊柱中立位
   E. 不可坐位检查和运送

7. 脊柱骨折病人急救运送方法,下列哪种是正确的 ( )
   A. 用软担架搬运　　B. 1 人抱持搬运　　C. 2 人抱持搬运　　D. 3 人平托放于硬板搬运
   E. 1 人背负搬运

8. 截瘫指数"1"代表 ( )
   A. 功能部分丧失　　B. 没有瘫痪　　C. 完全瘫痪　　D. 基本没有瘫痪
   E. 接近完全瘫痪

(9～10 题共用题干)

患者,男,高处坠落后出现严重呼吸困难、四肢不能活动。查体:颈部压痛,四肢瘫痪。高热,有较重痰鸣音。X 线摄片提示 C_4～C_5 骨折,合并脱位。

9. 对该患者应首先采取下列哪项措施 ( )
   A. 手术复位固定　　B. 吸痰　　C. 气管切开　　D. 使用呼吸兴奋剂
   E. 吸氧

10. 若患者行颅骨牵引出现感染迹象时应及时采取的措施是 ( )
    A. 针眼或牵引弓部位涂抗生素药膏　　　B. 每日用生理盐水清洁消毒针眼或牵引部位 2 次
    C. 静脉输入大量抗生素　　　　　　　　D. 观察牵引针眼或牵引部位有无皮肤破溃
    E. 局部再次手术治疗

11. 患者,女,20 岁。从高处坠落,臀部着地致 T_{12}、L_2 椎体压缩性骨折。导致骨折的原因是 ( )
    A. 病理性骨折　　B. 间接性骨折　　C. 骨质疏松　　D. 骨骼劳损
    E. 骨骼疾病

12. 脊柱手术时,患者体位应是 ( )
    A. 俯卧位　　　　B. 侧卧位　　　　C. 半侧卧位　　　　D. 平卧位
    E. 折刀位

13. 颈椎骨折合并颈髓横断伤,早期可能出现 ( )
    A. 下肢关节畸形　　B. 呼吸衰竭　　C. 心动过缓　　D. 瘫痪的肢体肌肉萎缩

E. 脂肪栓塞
14. 脊柱骨折最常见的部位是 （　　）
   A. 颈椎　　　　B. 骶尾段　　　　C. 胸椎　　　　D. 腰椎
   E. 胸腰段（T₁₀～L₂）
15. 脊椎骨折、脱位最严重并发症是 （　　）
   A. 坠积性肺炎　　B. 压疮　　C. 脊髓损伤　　D. 泌尿系统感染
   E. 下肢深静脉栓塞
16. 颈髓损伤最严重的并发症是 （　　）
   A. 腹胀　　B. 体温失调　　C. 泌尿系感染　　D. 压疮
   E. 呼吸衰竭及呼吸道感染
17. 患者，男，55岁，因厂房倒塌致腰椎骨折脊髓损伤并截瘫，下述哪项**不是**该患者留置尿管期间的护理措施 （　　）
   A. 早期留置尿管持续引流　　　　B. 常规膀胱冲洗
   C. 鼓励患者多饮水　　　　D. 教会患者在膀胱充区按摩加压
   E. 2～3周后每4～6小时开放尿管1次
18. 患者，男，35岁。因从高处坠落致背部疼痛不能活动3小时入院，评估：腹胀、肠蠕动减慢，BP 80/50 mmHg，P 110次/分，意识淡漠，应首先处理 （　　）
   A. 疼痛　　B. 休克　　C. 腹胀　　D. 脊柱骨折
   E. 肠蠕动减慢
19. 椎体压缩大于1/3，无神经症状，无骨折片挤入椎管内的脊柱骨折患者应采取 （　　）
   A. 持续颅骨牵引复位　　B. 卧硬板床3个月　　C. 手术治疗　　D. 牵引复位，复位后固定
   E. 双踝悬吊法复位
20. 脊髓震荡是指 （　　）
   A. 脊髓受压　　B. 脊髓挫伤　　C. 脊髓裂伤　　D. 脊髓血运障碍
   E. 脊髓暂时性功能抑制
21. 脊髓损伤预后最好的是 （　　）
   A. 脊髓挫伤　　B. 脊髓裂伤　　C. 脊髓震荡　　D. 马尾损伤
   E. 脊髓加神经根损伤
22. 外伤性截瘫患者，建立反射性膀胱的护理措施是 （　　）
   A. 留置导尿管，定时开放引流　　　　B. 每周更换导尿管
   C. 每小时更换体位　　　　D. 抬高床头，多饮开水
   E. 每日膀胱冲洗1次
23. 腰椎单纯压缩性骨折，压缩程度在1/3以内采取的措施是 （　　）
   A. 牵引治疗　　B. 俯卧硬板床　　C. 半卧硬板床　　D. 手术复位
   E. 平卧硬板床，腰背肌后伸锻炼

（24～26题共用题干）
患者，男，41岁。体重82 kg，因车祸致T3～4骨折。四肢瘫痪，呼吸困难，对自己的病情非常担心。

24. 导致呼吸困难的最主要原因是（高位截瘫患者由于脊髓损伤，出现呼吸肌麻痹，影响呼吸。） （　　）
   A. 腹胀导致膈肌上移　　B. 肺栓塞　　C. 呼吸肌麻痹　　D. 血块压迫气道
   E. 痰液分泌过多堵塞气道
25. 搬运该患者的方法是（四人搬运法适用于病情危重、颈椎、腰椎骨折的患者） （　　）
   A. 单人背起患者搬运　　　　B. 2人搬运，其中1人抬上身，1人抬脚
   C. 单人抱起患者搬运　　　　D. 3人搬运，其中2人平托患者躯干部，1人抬脚
   E. 4人搬运，其中3人将患者平托到木板上，1人固定头颈部
26. 在与患者的沟通中，会对患者的心理产生不良影响的是 （　　）
   A. 向患者介绍脊髓损伤的手术并发症　　B. 安排康复较好的患者与其沟通
   C. 指导患者进行功能锻炼　　　　D. 建议患者听柔和的音乐放松心情
   E. 与患者共同探讨缓解症状的护理方案

第四节　关节脱位病人的护理

一、概述
骨的关节面失去正常的对合关系，称为关节脱位。
（一）病因　①**创伤性脱位**：由外界暴力引起的脱位，是脱位的常见病因。②**先天性脱位**：由于胚胎发育异常，导致骨

关节结构缺陷,出生后已发生脱位。③**病理性脱位**:骨关节患某种疾病,如骨关节结核、骨肿瘤等,关节受轻微外力即发生脱位。④习惯性脱位:习惯性脱位一般与初次脱位治疗不当有关。

(二)临床表现　特征表现为**畸形、弹性固定和关节盂空虚**。

(三)辅助检查　**X线检查确定有无脱位及脱位方向**,并了解有无骨折。

(三)治疗要点　早期进行,**手法复位**,越早越好,之后固定2～3周,功能锻炼。

(四)护理措施　伤后24小时之内冷敷,减轻肿胀,2～3日后可热敷,促进吸收,减少肌肉痉挛疼痛。患肢抬高,以利静脉回流,减轻肿胀。并保持功能位,做功能锻炼。

(五)健康教育

1. 教育患者要尽早就诊,及时检查,及时进行复位,避免发展成陈旧性脱位(脱位时间少于3周为新鲜脱位;脱位时间超过3周以上为陈旧性脱位,一般闭合复位困难,常需切开复位)。

2. 教育患者及家属充分认识患肢固定的要求及意义,预防习惯性脱位。

3. 伤肢固定期间指导患者经常进行脱位关节周围肌群的伸缩活动和患肢其他正常关节的主动运动;解除固定后逐步进行患肢关节的主动功能锻炼,促进该关节功能恢复。

二、常见的关节脱位

(一)肩关节脱位

1. 病因与病理　间接暴力引起,以前脱位最多见。

2. 临床表现　肩部疼痛、肿胀,肩关节不能活动,以健手托住患侧前臂,头部倾斜,患肩三角肌塌陷,呈"**方肩**"畸形,关节盂空虚,关节盂外可触及肱骨头。**杜加或搭肩(Dugas征)试验阳性**,即病人患侧手掌搭在对侧肩上,患侧肘部不能紧贴胸壁;或肘部紧贴胸壁,手掌不能搭在健侧肩上。

3. 治疗要点　以手法复位为主。复位后将肩关节**固定于内收、内旋、屈肘90°**,用三角巾悬吊于胸前,固定3周。

(二)肘关节脱位

1. 病因与病理　多由间接暴力引起。严重时肘关节脱位可导致神经、血管损伤,甚至发生Volkmann前臂缺血性挛缩。

2. 临床表现　肘部疼痛、肿胀、活动障碍,**明显畸形**,肘部弹性固定在半屈位,肘后空虚,可摸到凹陷,**肘后三点关系失常**。

3. 治疗要点　尽早手法复位,手法复位失败采用手术切开复位。复位后用长臂石膏托固定肘关节于屈肘90°,前臂三角巾悬吊于胸前3周。

(三)髋关节脱位

1. 病因与病理　为强大的间接外力所致。以后脱位最多见,严重时可导致股骨头坏死。

2. 临床表现　疼痛、功能障碍,患肢出现典型的屈曲、内收、内旋、短缩畸形,臀部可触及股骨头。

3. 治疗要点

(1) 复位:复位宜尽早进行,48小时后再复位较困难。手法复位方法有提拉法和旋转法。手法复位失败后行手术复位。

(2) 固定:**复位后置患肢于外展中立位**,皮牵引或穿丁字鞋固定3～4周,严禁屈曲、内收、内旋动作,避免再脱位。

(3) 功能锻炼:**固定期间做股四头肌等长收缩**,3周后开始活动关节,4周后扶拐下地,**3个月内患肢不负重**,以防止股骨头变形。

单元测试题

1. 关于脱位的特有体征是　　　　　　　　　　　　　　　　　　　　　　　　　　　　　　　　　　　(　　)
　A. 疼痛、畸形、活动障碍　　　　　　　　　　B. 疼痛、活动障碍、关节空虚
　C. 活动障碍、关节空虚、畸形　　　　　　　　D. 弹性固定、疼痛、畸形
　E. 畸形、弹性固定、关节盂空虚

2. 骨折、脱位共有的特殊体征是　　　　　　　　　　　　　　　　　　　　　　　　　　　　　　　　(　　)
　A. 骨擦音　　　　　B. 异常活动　　　　　C. 弹性固定　　　　D. 畸形
　E. 关节部位空虚

3. 关节脱臼复位后,一般需外固定时间　　　　　　　　　　　　　　　　　　　　　　　　　　　　　(　　)
　A. 1周　　　　　　B. 2～3周　　　　　　C. 4～5周　　　　　D. 5～6周
　E. 8周

4. 以下能确诊为关节脱位的是　　　　　　　　　　　　　　　　　　　　　　　　　　　　　　　　　(　　)
　A. 关节疼痛　　　　B. 骨擦音或骨擦感　　C. 反常活动　　　　D. "方肩"畸形
　E. 关节功能丧失

(5～10题共用题干)

患者,男,22岁。踢足球时向后跌倒,摔伤右肩部来诊。检查见右肩部方肩畸形,肩关节空虚,弹性固定,右手不能搭于对侧肩部。

5. 可能的诊断是 ( )
   A. 肘关节脱位　　　B. 肩关节脱位　　　C. 肩锁关节脱位　　　D. 肩峰骨折
   E. 肱骨外科颈骨折
6. 首选的处理方法是 ( )
   A. 手法复位外固定　B. 切开复位内固定　C. 骨牵引复位　　　D. 悬吊牵引复位
   E. 皮牵引复位
7. 复位成功的标志**不包括** ( )
   A. 畸形消失　　　　　　　　　　　　　B. 骨性标志恢复解剖关系
   C. 关节被动活动恢复正常　　　　　　　D. 肿胀消失
   E. X线检查显示复位
8. 复位后正确的固定方法是 ( )
   A. 小夹板同定　　　B. 外展支架固定　　C. 三角巾悬吊　　　D. 石膏夹板固定
   E. 皮牵引固定
9. 若该患者合并骨折,最多见的是 ( )
   A. 锁骨骨折　　　　B. 肩峰骨折　　　　C. 关节盂骨折　　　D. 肱骨外科颈骨折
   E. 肱骨大结节骨折
10. 该患者若过早去除外固定,则容易出现的后遗症为 ( )
    A. 患肢变长　　　　B. 方肩畸形　　　　C. 肱骨头滑出　　　D. 习惯性脱位
    E. 粘连性肩关节炎
11. 患者,男,29岁,骑自行车摔伤左肩到医院就诊。检查见左侧方肩畸形,肩关节空虚,弹性固定,诊断为肩关节脱位。复位后用三角巾悬吊。指导患者行垂臂、甩肩锻炼的时间是 ( )
    A. 复位固定后即开始　B. 复位固定1周后　C. 复位固定2周后　D. 复位固定3周后
    E. 复位固定4周后
12. 肘关节后脱位的特征表现是 ( )
    A. 活动障碍　　　　B. 肘后三点关系失常　C. 疼痛　　　　　D. 肿胀及淤血
    E. 尺神经麻痹

(13~15题共用题干)
患儿,男,14岁。后仰摔伤左肘关节,局部疼痛、肿胀、功能障碍。体检:左肘关节明显肿胀、压痛,尺骨鹰嘴向后突出,肘关节半屈位。肘后三角关系破坏。

13. 该患者最有可能的诊断为 ( )
    A. 左肘关节前脱位　B. 左肘关节后脱位　C. 左肱骨髁上骨折　D. 左尺骨鹰嘴骨折
    E. 左桡骨小头脱位
14. 一旦确诊,首选的处理方法是 ( )
    A. 切开复位　　　　B. 手法复位　　　　C. 骨牵引复位　　　D. 皮牵引复位
    E. 外展支架固定,消肿后切开复位
15. 复位后行长石膏托固定肘关节于(固定时间为3周) ( )
    A. 屈曲30°位　　　B. 屈曲60°位　　　C. 屈曲90°位　　　D. 屈曲120°位
    E. 伸直位
16. 关于髋关节脱位复位后护理,**错误**的是 ( )
    A. 固定牢固并保持功能位　　　　　　　B. 密切观察生命体征
    C. 做好心理护理　　　　　　　　　　　D. 伤后1个月后患肢可负重
    E. 观察局部脱位症状复位后是否消失
17. 患者跌倒后2小时来就诊,其脱位是(关节脱位最常见的原因是创伤性脱位) ( )
    A. 病理性脱位　　　B. 新鲜脱位　　　　C. 开放性脱位　　　D. 创伤性脱位
    E. 闭合性脱位
18. 骨关节患某种疾病后受到轻微外力发生脱位属于 ( )
    A. 创伤性脱位　　　B. 先天性脱位　　　C. 病理性脱位　　　D. 习惯性脱位
    E. 后天性脱位
19. 患者,女,15岁。2年来在一般性活动中反复发生右肩关节脱位6次。其主要原因是 ( )
    A. 骨折破坏　　　　B. 右侧易习惯性脱位　C. 免疫力低下　　　D. 骨折破坏
    E. 初次脱位未行有效固定
20. 陈旧性关节脱位是指脱位时间超过 ( )
    A. 1周　　　　　　B. 2周　　　　　　C. 3周　　　　　　D. 4周

E. 5周
21. 最常见的习惯性脱位是 （　）
 A. 腕关节脱位　　B. 肩关节脱位　　C. 膝关节脱位　　D. 髋关节脱位
 E. 踝关节脱位
22. 肩关节脱位常见的类型是 （　）
 A. 前脱位　　B. 后脱位　　C. 下脱位　　D. 侧方脱位
 E. 盂上脱位
23. 关于脱位复位后护理,错误的是 （　）
 A. 操作轻柔,避免疼痛　　　　　　　　B. 抬高患肢,减轻肿胀
 C. 伤后24小时内热敷　　　　　　　　D. 复位固定后即开始功能锻炼
 E. 疼痛较重者,查明原因后可酌情应用止痛剂
24. 患者,男,在上臂外展外旋时肩部受外力作用,当即患肢不能活动,疼痛,呈"方肩"畸形,杜加征阳性。应考虑为 （　）
 A. 肱骨头骨折　　B. 肱骨颈骨折　　C. 肱骨干骨折　　D. 锁骨骨折
 E. 肩关节脱位
25. 出现方肩畸形的原因 （　）
 A. 肱三头肌撕裂伤　　B. 上臂明显肿胀　　C. 肩关节盂空虚　　D. 锁骨骨折
 E. 肱骨外科颈骨折

第五节　风湿热病人的护理

一、病因

风湿热是一种累及多系统的炎症性疾病,有反复发作的倾向,与A组乙型**溶血性链球菌**感染后的两种免疫反应有关,即**变态反应**和**自身免疫**。以5~15岁儿童发病较多见,多发于冬春阴雨潮湿季节。病变累及全身结缔组织,基本病变为炎症和具有特征性的"风湿小体"。病变过程可分为渗出期、增生期和硬化期,但各期改变也可同时存在,主要累及心脏、关节和皮肤。

小结提示:链球菌感染的疾病:①风湿性心瓣膜病:A组乙型溶血性链球菌。②小儿急性肾小球肾炎:A组β型溶血性链球菌。③猩红热:A组乙型溶血性链球菌。④风湿热:A组乙型溶血性链球菌。⑤急性蜂窝织炎:溶血性链球菌。⑥急性淋巴管炎和急性淋巴结炎:化脓性链球菌。⑦亚急性细菌性心内膜炎:草绿色链球菌。

注:链球菌属的细菌是引起化脓性感染的另一大类常见细菌,主要包括**链球菌和肺炎链球菌**。**链球菌分类**:①根据溶血现象分为**甲型溶血性链球菌**(草绿色链球菌)、**乙型溶血性链球菌**(溶血性链球菌)、丙型链球菌(非溶血性链球菌)。②根据抗原结构分类:按细胞壁多糖抗原不同,可将链球菌分为A、B、C等20个血清群,**对人致病的菌株90%属于A群**,其致病能力最强。

二、临床表现

(一)前驱症状　病1~5周,常有链球菌感染所致的咽喉炎或扁桃体炎等临床表现,如发热、咽喉痛、颌下淋巴结肿大、咳嗽等症状。

(二)典型的临床表现　发热、心脏炎、关节炎、舞蹈病、皮下结节及**环形红斑**。

1. 发热　起病多发热,体温在38~40℃,热型不定,1周后低热,持续3~4周,常伴有精神萎靡、食欲不振、面色苍白、多汗、腹痛等症状。

2. 心脏炎　**是本病最严重的表现**,年龄越小,心脏受累机会越多,以**心肌炎和瓣膜炎**(主要侵犯二尖瓣或主动脉瓣)多见。

3. 关节炎　发生率占风湿热病例的50%~60%。**以游走性、多发性关节炎**为特点,主要累及髋、膝、踝、肩、肘、腕等**大关节**。急性发作时受累关节表现为红、肿、热、痛,活动受限,持续数日后自行消退,**愈后不留畸形**。

4. 舞蹈病　多见于儿童,在风湿热的后期出现。为一种无目的、不自主的躯干或肢体的快速运动,常伴有肌无力或情绪不稳定。

5. **环形红斑**　为淡红色、环形、中心苍白,多分布在躯干和四肢的近端,不痒,呈一过性,大小不一,压之褪色。

小结提示:系统性红斑狼疮皮肤损害的特点是**蝶形红斑**,小儿风湿热以**环形红斑**最常见。

6. 皮下结节　常伴有心脏炎。多出现于肘、膝、腕、踝等关节伸侧,与皮肤无粘连,稍硬、无痛的小结节。

三、辅助检查

①血常规检查有轻度贫血,白细胞计数轻度增高和核左移。②红细胞沉降率明显增快,C反应蛋白阳性和粘蛋白增高。③抗链溶血素"O"试验高于500单位为异常;抗链激酶试验高于80单位为异常;抗透明质酸试验高于120单位为异常。

四、治疗要点

1. 一般治疗　注意保暖,避免潮湿及受寒,急性期绝对卧床休息。

2. **青霉素** 是最有效的杀菌剂,常用剂量为 80 万～160 万单位/日,分两次肌内注射,疗程为 10～14 天。对于慢性或迁延型风湿热,可采用:①**苄星青霉素** 120 万单位/1～3 周,待上呼吸道感染控制后,再维持1个月间隔的预防性治疗。②口服抗生素,如红霉素、林可霉素等。

小结提示:小儿急性肾小球肾炎、小儿风湿热均与链球菌感染有关,此两种疾病均**首选青霉素**抗链球菌感染。

3. 抗风湿治疗 **首选药物**为非甾体类抗炎药,常用**阿司匹林**,剂量每天 4～6 g,分 3～4 次口服。**对心脏炎一般采用糖皮质激素治疗**。常用泼尼松每天 30～40 mg,分 3～4 次口服。病情严重者可静脉滴注地塞米松每天 5～10 mg 或氢化可的松每天 200 mg,待病情稳定后,改为口服激素治疗。单纯关节炎疗程 **6～8 周**,心脏炎的疗程最短。

五、护理问题
①慢性疼痛:与关节受累有关。②心排出量减少:与心脏受累有关。③潜在的并发症:阿司匹林及激素副作用。

六、护理措施
1. 病情观察 注意心率、心律及心音,有无心力衰竭表现。
2. 卧床休息 无心脏炎的病人卧床休息至少 **2 周**,有心脏炎时轻者 **4 周**,重者 **6～12 周**,伴心力衰竭者待心功能恢复后再卧床 3～4 周,血沉接近正常时方可逐渐下床活动,活动量应根据心率、心音、呼吸、有无疲劳而调节。一般恢复至正常活动量所需时间是:无心脏受累者 1 个月,轻度心脏受累者 2～3 个月,严重心脏炎伴心力衰竭者 6 个月。
3. 饮食护理 给予易消化、高蛋白、高维生素饮食,少量多餐。有心力衰竭者适当地限制盐和水,并记录 24 小时液体出入量,保持大便通畅。
4. 遵医嘱用泼尼松抗风湿治疗 有心力衰竭者加用洋地黄制剂,同时配合吸氧、利尿、维持水电解质、酸碱平衡等治疗。
5. 关节炎护理 观察关节红肿热痛情况及活动度,保持肢体舒适位置,减轻关节负担。
6. 用药护理 **阿司匹林**可引起胃肠道出血,**应在饭后服用或同服氢氧化铝减少对胃的刺激**,加用**维生素 K 防止出血**。泼尼松可引起满月脸、肥胖、消化道溃疡、肾上腺皮质功能不全、精神症状、血压增高、电解质紊乱、抑制免疫等,应密切观察,避免交叉感染及骨折。心力衰竭需用洋地黄治疗,心肌炎时对洋地黄敏感且易出现中毒,注意有无恶心呕吐、心律不齐、心动过缓等副作用,并应注意补钾。

七、健康教育
1. 及早诊断和治疗 早期诊断和治疗**链球菌咽峡炎**是预防风湿热的关键。应指导患者及患儿家长学会观察病情、预防感染和防止疾病复发的各种措施。
2. 强调预防复发的重要性 首选苄星(长效)青霉素 120 万 U/次,每月 1 次,肌内注射。如有青霉素过敏可用红霉素或磺胺嘧啶。患儿最少预防治疗至 18 岁,成人预防治疗不少于 5 年。
3. 指导合理安排日常生活 避免剧烈运动及受凉,定期门诊复查。
4. 对慢性扁桃体炎或咽喉炎应积极处理 如药物治疗无效,可考虑手术摘除。

单元测试题

1. 引起风湿热的常见细菌为 ( )
   A. 流感嗜血杆菌   B. 白色念珠菌   C. A组乙型溶血性链球菌   D. 肺炎双球菌
   E. 金黄色葡萄球菌

2. 风湿热最常见的皮肤损害是 ( )
   A. 多形红斑   B. 结节性红斑   C. 蝶状红斑   D. 斑丘疹
   E. 环形红斑

3. 患儿,5 岁。因发热 3 周,双膝关节痛 2 周入院。查体:体温 38 ℃,脉搏 101 次/分,咽稍充血,心肺(一),双膝关节红、肿,活动受限,实验室检查示:血沉 98 mm/h,C 反应蛋白阳性,心电图示 P-R 间期延长。为确诊需化验的指标是 ( )
   A. 血常规   B. 24 小时动态心电图   C. 粘蛋白   D. 血清抗核抗体
   E. 抗链球菌溶血素"O"(ASO)

4. 下列药物中是首选用来控制小儿风湿热复发的药物是 ( )
   A. 罗红霉素   B. 头孢拉定   C. 链霉素   D. 阿司匹林
   E. 长效青霉素

5. 风湿热患儿,无心脏受累,其恢复到正常活动量一般需要 ( )
   A. 1～2 周   B. 2～3 周   C. 1 个月   D. 2 个月
   E. 3 个月

6. 风湿热的病原菌 ( )
   A. 肺炎链球菌   B. 金黄色葡萄球菌   C. 链球菌   D. 流感杆菌
   E. 铜绿假单胞菌

7. 风湿热最主要的临床表现是 ( )

A. 发热　　　　　　　B. 舞蹈病　　　　　　C. 腹痛　　　　　　　D. 多汗
E. 食欲差

8. 患者,男,60岁,有关节炎2年,初期为腕掌指关节疼痛,后有膝关节疼痛,最近两手指在掌指关节处偏向尺侧形成关节活动障碍,影响患者的日常活动,查C反应蛋白升高,说明目前疾病处在（　　）
   A. 康复期　　　　　　B. 稳定期　　　　　　C. 活动期　　　　　　D. 比较轻微阶段
   E. 非常严重阶段

9. 患儿,7岁,因风湿性心内膜炎入院,病情较重,护士为其采取的绝对卧床休息的时间为（　　）
   A. 2～3周　　　　　　B. 3～4周　　　　　　C. 6～12周　　　　　　D. 4～5个月
   E. 5～6个月

10. 属于小儿风湿热特征性病理改变的是（　　）
    A. 关节肿痛　　　　　B. 心肌炎　　　　　　C. 高热　　　　　　　D. 风湿小体
    E. 红细胞沉降率加快

11. 不属于风湿热的主要表现的是（　　）
    A. 心肌炎　　　　　　B. 皮下结节　　　　　C. 关节酸痛　　　　　D. 舞蹈病
    E. 环形红斑

12. 风湿热最严重的临床的表现是（　　）
    A. 心脏炎　　　　　　B. 皮下结节　　　　　C. 环形红斑　　　　　D. 舞蹈病
    E. 关节炎

13. 患儿,女,8岁,因患风湿热住院,经治疗后症状、体征消失后出院,预防风湿热复发的关键是（　　）
    A. 手术摘除感染的扁桃体　　　　　　　　　B. 防治链球菌感染
    C. 注射长效青霉素　　　　　　　　　　　　D. 长期口服小剂量阿司匹林
    E. 磺胺类药物预防性治疗

14. 患儿,6岁,因患风湿热住院治疗后症状、体征消失,出院后需进行长期预防性治疗,首选的药物及方法是（　　）
    A. 青霉素,每次60万单位,每日2次,共10天　　B. 青霉素,每次60万单位,每日2次,共14天
    C. 青霉素,每次60万单位,每日2次,共20天　　D. 长效青霉素,每次120万单位,每月1次
    E. 长效青霉素,每次120万单位,每月2次

15. 治疗风湿性心脏炎最重要的药物是（　　）
    A. 阿司匹林　　　　　B. 泼尼松　　　　　　C. 青霉素　　　　　　D. 地高辛
    E. 布洛芬

16. 抗小儿风湿热的主要药物是（　　）
    A. 链霉素　　　　　　B. 红霉素　　　　　　C. 氯霉素　　　　　　D. 青霉素
    E. 阿司匹林

17. 属于风湿热关节痛特点的是(风湿热是链球菌感染引起的一种免疫性疾病,可累及关节、心脏、皮肤等多系统。其中导致的关节病变过去称为"风湿性关节炎",以多发性、大关节、游走性关节炎为典型特征。)（　　）
    A. 活动后减轻　　　　B. 固定于少数关节　　C. 游走性关节疼痛　　D. 活动后缓解
    E. 常致关节畸形

18. 治疗风湿性二尖瓣狭窄药物中,苄星青霉素的作用是防止（　　）
    A. 风湿热　　　　　　B. 心力衰竭　　　　　C. 动脉栓塞　　　　　D. 心律失常
    E. 心绞痛

19. 7岁女童,因风湿热入院,目前使用青霉素和阿司匹林治疗。近日该患儿出现食欲下降、恶心等胃肠道不适,护士可以给予的正确指导是（　　）
    A. 饭后服用阿司匹林　B. 暂时停用阿司匹林　C. 暂时停用青霉素　　D. 两餐间注射青霉素
    E. 阿司匹林与维生素C同服

第六节　类风湿关节炎病人的护理

类风湿关节炎(RA)是一种以累及周围关节(手、足小关节)为主的炎症性自身免疫性疾病。特征性的临床表现为对称性、周围性、多个关节慢性炎性病变。好发于20～45岁女性,是造成人群丧失劳动力及致残的主要病因之一。多伴有关节外的系统性损害,累及浆膜、心、肺、眼等器官。最基本病理改变为慢性滑膜炎导致关节软骨和骨的破坏。

一、病因

病因尚不明。一般认为感染可能是本病的起因,可能的相关因素有诱因(如潮湿、寒冷、过劳、精神、创伤等)、遗传因素、环境因素(如病毒、细菌等感染)。其发生及迁延不愈是病原体和遗传相互作用的结果。发生机制是一种自身抗体IgM,称类风湿因子(RF)与体内变性的IgG引起免疫反应,形成抗原抗体免疫复合物,免疫复合物形成沉积在滑膜组织

上,同时激活补体,造成关节和关节外病变,引起**关节滑膜炎**、血管炎及全身表现。

类风湿关节炎**基本的病理改变是滑膜炎**,慢性期滑膜变得肥厚,形成很多绒毛样突起,毛样又称血管翳,有很强的破坏性,是造成关节**破坏、畸形、功能障碍**的病理基础。

小结提示:①IgA:婴幼儿体内分泌型 IgA(sIgA)低下,故易患呼吸道感染。②IgE:外源性哮喘产生的抗体。③IgG:可通过胎盘,使新生儿不易感染一些传染性疾病。④IgM:不能通过胎盘,婴儿易患消化道传染病;与类风湿关节炎的发生密切相关(自身抗体 IgM,也称类风湿性因子 RF)

二、临床表现

(一)全身表现　起病缓慢,在明显的关节症状前多有乏力、全身不适、发热、食欲减退、手足发冷等全身症状。

(二)关节症状

1. **关节痛**　是**最早**出现的症状,主要是小关节,尤其是双手小关节,依次为**近端指间关节、掌指关节、腕、足、膝、踝**等大关节也常受累。**多呈对称性、持续性**,伴有压痛,反复发作。

2. 关节肿胀　因关节腔积液或关节周围组织炎症引起梭形肿胀,称梭状指。

3. **晨僵**　病变的关节在夜间静止不动后出现较长时间的(至少 1 小时)僵硬,如胶粘着样的感觉,**是本病的特征性体征**。**活动后减轻**,尤以晨起时最明显,称为晨僵。持续时间与关节炎症成正比,是疾病活动度的指标之一。

4. 关节畸形及功能障碍　是本病的结局,如手指尺侧偏斜、关节半脱位、天鹅颈样改变。

5. 关节外表现　①类风湿结节:15%~25%的病人在关节隆突处及经常受压处可出现类风湿结节。是本病较特异性皮肤表现,**提示病情活动**。②小血管炎:肺部可表现为肺间质病变。③心包炎是心脏受累最常见的表现。④周围神经炎。

三、辅助检查

1. 血液检查　有轻至中度贫血,白细胞及分类多正常。血沉增快,是滑膜炎症的活动性指标。

2. 炎性标志物　C 反应蛋白阳性,它的增高说明本病的活动性。

3. 免疫学检查　80%的病人血清类风湿因子阳性,**IgM 型类风湿因子**的数量与本病活动性和严重程度成正比,但对诊断本病的**特异性较差**。

4. X 线检查:以**手指和腕关节**的 X 片最有价值。

四、治疗要点

早期诊断和**早期治疗**是本病治疗的关键。目前尚缺乏根治方法,治疗的目的主要是控制炎症,缓解关节疼痛、晨僵及关节外症状,控制病情进展,保持、恢复关节功能,防止骨破坏及关节畸形。

(一)一般性治疗　急性期关节肿痛、发热、内脏受累,病人应卧床休息、病变关节制动。给予高蛋白、高维生素、富营养的食物,增强抵抗力。**恢复期进行适当的关节功能锻炼**,或做理疗,避免关节畸形。

(二)药物治疗

1. 非甾体类抗炎药　**是最常用的药物**,常用阿司匹林、吲哚美辛、布洛芬等,嘱饭后服用。**阿司匹林为类风湿关节炎治疗首选药物**。通过抑制体内前列腺素的合成,达到消炎止痛的目的。

2. 慢作用抗风湿药　甲氨蝶呤(MTX)、雷公藤等。常与非甾体类抗炎药合用。不良反应是胃肠道不适、黑便、头痛、口腔溃疡、肝功异常和骨髓抑制。

3. 肾上腺皮质激素　关节炎症明显或有关节外症状患者,可选用糖皮质激素,常用药物泼尼松,但不作为首选。

五、护理问题

①慢性疼痛:与关节肿胀、滑膜炎症有关。②生活自理能力缺陷:与关节疼痛、变形等有关。③功能性悲哀:与关节功能丧失、缺乏亲属理解等有关。④个人应对无效:与疾病迁延、自理能力缺陷等有关。

六、护理措施

1. 密切观察病情　观察病人关节疼痛的强度、肿胀畸形的程度、活动情况及病人自理能力、心理状况、药物疗效和不良反应。

2. 注意活动与休息　强调**休息**和**治疗性锻炼**两者兼顾的重要性。**活动期发热或关节肿胀明显时应卧硬板床休息**,保持关节功能位置,足底置护足板以防足下垂,勿长时间维持抬高头部和膝部的姿势,以免屈曲姿势造成关节挛缩致残。**病情缓解后尽早指导病人进行功能锻炼,运动量要适当,循序渐进**。

3. 疼痛的护理　遵医嘱用药;采取解除或减轻疼痛的措施如**温水浴**或用热水泡手,也可用谈话、听音乐等形式分散疼痛注意力。

4. 保持病人自理能力　评估自理能力后需制订可行的护理计划,改善生活环境。

5. 做好心理护理　持友好乐观的态度与病人交流,指导病人自我调整心理状态,保持乐观情绪;鼓励亲朋好友多关心、理解、照顾病人。

6. 药物护理　指导病人按照治疗计划定时、定量服药,不可随意加、减药量,或者停药。用药期间应**密切观察药物副作用**,非甾体抗炎药在服用后易出现胃肠道反应、消化道出血、白细胞减少等,应**饭后服、多饮水**。定期做血、尿常规检查。

7. 日常生活中避免潮湿、寒冷。

七、健康教育

1. 指导患者居住环境应干燥、安静,生活有规律,保证充分的休息与睡眠。

2. 患者的症状与气候有明显的关系,告知患者随时增减衣服,注意保暖。
3. 对晨僵肢体戴手套保暖,早晨起床后用热水浸泡僵硬的关节而后活动关节。
4. 合理安排饮食,多摄入富含维生素、高蛋白、钾、钙的食物,水果、蔬菜。禁食海鲜、柿子、花生、牛奶、咖啡及油腻食物。控制体重,减轻肥胖的负荷。
5. 锻炼时提倡全身锻炼,强度以不引直关节疼痛加重为度,循序渐进,持之以恒。
6. 保护关节 ①避免剧烈使用小关节,尽量使用大关节。②避免关节长时间保持一个动作,不要长时间站立,在适当的时候坐下来休息,应常变换坐姿,睡觉时应保持膝、髋关节伸展。③活动中如出现关节疼痛或加重就应立即停止。

单元测试题

1. 患者,女,42岁,因风湿性关节炎引起关节疼痛,在服用阿司匹林消炎止痛时,护士嘱咐其饭后服用的目的是 （ ）
   A. 防止出血 B. 减少对消化道的刺激 C. 提高药物的吸收率 D. 减少对肾脏的损害
   E. 降低药物的毒性
2. 类风湿关节炎病因不明,一般认为有关的因素是 （ ）
   A. 遗传、雌激素、阳光照射等因素 B. 感染、潮湿、寒冷及创伤等
   C. 物理性损伤因素 D. 化学性损伤因素
   E. 精神性损伤因素
3. 类风湿关节炎最基本的病理改变是 （ ）
   A. 关节滑膜炎 B. 血管炎 C. 周围神经病变 D. 骨质增生
   E. 软骨增生
4. 类风湿因子是一种自身抗体,属于 （ ）
   A. IgA B. IgG C. IgM D. IgD
   E. IgE
5. 可判断类风湿关节炎活动度指标的是 （ ）
   A. 关节疼痛 B. 关节肿胀 C. 晨僵 D. 关节畸形
   E. 关节功能障碍
6. 风湿性疾病最常见的症状是 （ ）
   A. 关节痛 B. 肌肉痛 C. 软组织病 D. 神经痛
   E. 关节畸形
7. 下列哪项**不是**类风湿关节炎表现的特征 （ ）
   A. 以小关节为主 B. 急性期关节明显肿胀 C. 晨僵明显 D. 呈对称性
   E. 后期关节无畸形
8. 类风湿关节炎病情较重时可发生 （ ）
   A. 关节外表现 B. 梭状指 C. 类风湿结节 D. 关节畸形
   E. 关节周围肌肉萎缩
9. 患者,女,53岁。手足关节痛5年余,查体:双手指间肌肉萎缩,手指向尺侧偏,X线显示关节腔变窄,关节脱位,抗"O" 300 U,血沉 380 mm/L,RF(+)。最可能的诊断是 （ ）
   A. 系统性红斑狼疮 B. 先天性关节畸形 C. 类风湿关节炎 D. 骨肉瘤
   E. 风湿性关节炎
10. 类风湿关节炎应用非甾体类消炎止痛药的机制是 （ ）
    A. 抑制滑膜炎 B. 抑制体内前列腺素的合成
    C. 抑制 T 细胞功能 D. 抑制 B 细胞功能
    E. 抑制细胞内二氢叶酸还原酶
11. 类风湿关节炎病人消炎止痛常选用 （ ）
    A. 泼尼松 B. 阿司匹林 C. 环磷酰胺 D. 异烟肼
    E. 硝苯地平
12. 类风湿关节炎活动期的关节护理,**错误**的是 （ ）
    A. 注意姿势,减轻疼痛 B. 预防压疮 C. 保持关节功能位 D. 禁忌病变关节活动
    E. 使用支架,避免关节畸形
13. 某类风湿关节炎病人近几天来手、足及膝关节肿胀。疼痛加重,活动后疼痛减轻,伴有食欲不振,乏力等不适。护士为其制定的护理措施应**除外** （ ）
    A. 卧床休息,减少活动 B. 维持膝关节于功能位
    C. 指导患者定时、定量服药 D. 足底放护足板

E. 维持膝关节屈曲位

14. 患者,女,15岁。学生,主因双肘、腕、手指近端指间关节肿痛3年,加重2个月,以类风湿关节炎收入院。经休息、药物治疗后,现在病情缓解,下一步最主要的护理是 (　　)
   A. 介绍预防药物不良反应的方法　　　　　　B. 指导患者进行功能锻炼,要循序渐进
   C. 向患者做饮食指导,增进营养　　　　　　D. 向患者介绍如何观察药物疗效
   E. 嘱患者卧床休息,避免疲劳

(15~17题共用题干)
患者,女,31岁,工人。因腕及掌指关节肿痛,伴双膝关节疼痛、行走困难而入院。入院血液检查:血沉70 mm/h,白细胞计数$4.10×10^9$/L,红细胞计数$3.6×10^{12}$/L,血红蛋白110 g/L,免疫学检查:C_3、C_4均增高,RF(＋),尿蛋白(－)。伴有晨僵。

15. 患者最可能的疾病诊断是 (　　)
   A. 类风湿关节炎　　B. 风湿性关节炎　　C. 系统性红斑狼疮　　D. 干燥综合征
   E. 骨性关节炎

16. 此期患者的护理措施,**不妥**的是 (　　)
   A. 卧床休息,并保持正确的体位　　　　　　B. 遵医嘱给予消炎止痛剂
   C. 注意观察药物不良反应　　　　　　　　　D. 加强小关节功能锻炼
   E. 患者定时定量服药,不可随意加减药量或停药

17. 患者腕部及踝部出现皮下结节提示 (　　)
   A. 病情减轻　　B. 并发感染　　C. 出现并发症　　D. 病情活动
   E. 癌变

18. 患者,男,68岁。有关节炎2年,初期为腕掌指关节疼痛,后有膝关节疼痛,最近两手指在掌指关节处偏向尺侧形成关节活动障碍,影响患者的日常生活。该患者锻炼时**不正确**的方法是 (　　)
   A. 热敷可改善血液循环　　B. 长时间锻炼　　C. 循序渐进　　D. 保持关节的功能位
   E. 必要时给予消炎止痛剂

19. 类风湿关节炎除关节受损外还有关节外病变,主要是 (　　)
   A. 中度贫血　　B. 类风湿结节　　C. 抗sm抗体(＋)　　D. 血沉快
   E. 低热

20. 类风湿关节炎最常累及的关节是 (　　)
   A. 手足小关节　　B. 腕、踝、肘关节　　C. 颈椎关节　　D. 膝关节
   E. 腰椎关节

21. 下列皮肤表现中属于类风湿关节炎特异的表现是 (　　)
   A. 蝶形红斑　　B. 血管炎性皮损　　C. 湿疹　　D. 丘疹
   E. 类风湿结节

22. 类风湿关节炎患者症状中下列哪项**除外** (　　)
   A. 关节疼痛　　B. 关节畸形　　C. 关节肿胀　　D. 蝶形红斑
   E. 晨僵

23. 能提示类风湿关节炎活动的指标是(晨僵、类风湿结节、血沉增快、C反应蛋白增高均提示本病有活动性) (　　)
   A. 血沉偏低　　　　　　　　　　　　　　　B. C反应蛋白增高
   C. 关节腔内滑液增多　　　　　　　　　　　D. 类风湿结节活组织检查
   E. 关节X线检查示关节端的骨质疏松

24. 类风湿关节炎患者,目前处于缓解期,护士欲指导患者活动,首先解释活动的目的是 (　　)
   A. 防止关节粘连　　B. 保持关节功能位　　C. 防止关节畸形　　D. 减少晨僵发生
   E. 减轻关节肿胀

25. 患者,女,32岁。乏力、发热、食欲下降、腕关节、掌指关节疼痛、肿胀,不能触压,考虑为类风湿关节炎。X线检查示:关节周围软组织肿胀、骨膜炎、骨质疏松。向患者解释该病为免疫复合物形成后引起的 (　　)
   A. 滑膜炎致骨质疏松　　　　　　　　　　　B. 滑膜炎致软骨、骨质破坏
   C. 关节周围软组织破坏　　　　　　　　　　D. 直接破坏骨质
   E. 关节囊内滑液减少,破坏骨质

26. 类风湿关节炎患者体内最常见的自身抗体是 (　　)
   A. 内因子抗体　　B. 类风湿因子　　C. 抗Sm抗体　　D. 抗核抗体
   E. 抗双链DNA抗体

27. **不属于**判断类风湿活动的指标是 (　　)
   A. 类风湿结节　　B. 血沉快　　C. 晨僵　　D. 关节变畸形

E. C反应蛋白升高

28. 类风湿关节炎活动期的护理措施，**错误**的是（　　）
   A. 发热及关节肿痛时应卧床休息　　B. 卧床时应注意体位及姿势
   C. 加强皮肤护理　　D. 保持关节功能位
   E. 进行关节的功能锻炼

29. 患者，女，55岁，患类风湿关节炎18年，全身各大小关节疼痛，伴有晨僵，查体：患者双手呈天鹅颈样畸形，饮食起居困难。目前主要的护理问题**不包括**（　　）
   A. 疼痛：关节疼痛　　B. 有失用综合征的危险　　C. 体液过多　　D. 自理缺陷
   E. 功能障碍性悲哀

30. 患者，男，38岁，全身多处关节疼痛4年，诊断为类风湿关节炎。下列哪一项**实验室检查阳性发生率最高**，且与疾病活动性、严重性成正比（　　）
   A. 类风湿性因子　　B. 血红蛋白　　C. C反应蛋白　　D. 白细胞
   E. 血沉

31. 下列哪项**不是**类风湿关节炎的特点（　　）
   A. 血清类风湿性因子特异性较强，如为阳性即可确诊
   B. 晚期出现关节畸形
   C. 类风湿结节易出现在关节隆突部位和受压部位，是病情活动的指标
   D. 晨僵是反映病情活动和诊断类风湿关节炎的一个重要指标
   E. 对称性腕、近端指间关节、掌指关节等受累

32. 类风湿关节炎病人的护理，以下**错误**的是（　　）
   A. 给予高蛋白、高维生素、富营养的食物　　B. 避免活动，维持肘、腕呈屈曲位
   C. 足底置护足板以防足下垂　　D. 行局部按摩、热敷、热水浴、短波疗法
   E. 活动期平卧硬床，不宜高枕曲颈、膝部屈曲

33. 在为预防类风湿关节炎患者发生晨僵而采取的护理措施中，**不正确**的是（　　）
   A. 鼓励多卧床休息　　B. 睡眠时使用弹力手套保暖
   C. 遵医嘱服用抗炎药　　D. 晨起后用温水泡僵硬的关节15分钟
   E. 避免关节长时间不活动

34. 对类风湿关节炎的描述**不正确**的是（　　）
   A. 基本病变是滑膜炎　　B. 有皮下结节示病情活动
   C. 发病与自身免疫有关　　D. 类风湿因子为阳性
   E. 不引起脏器损害

35. 类风湿关节炎患者的特点是（　　）
   A. 主要侵犯大关节　　B. 属于单系统性疾病
   C. 全身游走性疼痛　　D. 关节病变呈对称性改变
   E. 发病者男女之比为1∶2

36. 类风湿关节炎活动期最常见的临床表现是（　　）
   A. 肘侧皮肤出现浅表结节　　B. 指关节畸形
   C. 晨僵　　D. 下肢皮肤有大片出血点
   E. 贫血

37. 患者，女，48岁，类风湿关节炎5年，双侧腕、指关节肿胀畸形，为保持关节的功能，正确的做法是（　　）
   A. 腕关节背伸、指关节背伸　　B. 腕关节背伸、指关节掌曲
   C. 腕关节掌曲、指关节侧曲　　D. 腕关节掌曲、指关节背伸
   E. 腕关节侧曲、指关节掌曲

第七节　系统性红斑狼疮病人的护理

系统性红斑狼疮（SLE）是**一种累及全身多系统、多脏器损害的自身免疫性疾病**。临床主要表现为皮肤、关节和肾脏损害，血清中出现多种自身抗体，并有**多种免疫反应异常**。好发于年轻女性，发病年龄多在15～35岁。

一、病因、病理

可能与遗传、病毒、性激素、环境因素（阳光照射）、药物（氯丙嗪、普鲁卡因胺、肼屈嗪等）等有关。可能是在遗传因素作用下，促发异常的免疫应答。**基本的病理变化**为结缔组织的纤维蛋白样变性、**坏死性血管炎**，导致各器官的损害。①狼疮小体（苏木紫小体）：是细胞核受抗体作用变性为嗜酸性团块；是**诊断SLE的特征性依据**。②"洋葱皮样"病变：即小动

脉周围有显著向心性纤维组织增生，尤其以脾中央动脉明显。

二、临床表现

1. 全身症状　约90%病人有发热，以长期低、中度热多见。
2. 皮肤粘膜　80%的病人有皮肤粘膜损害。常见于**皮肤暴露部位出现对称性皮疹**，典型者**双面颊和鼻梁部**有深红色或紫红色**蝶形红斑**，少数呈盘状红斑。活动期病人有脱发、口腔溃疡。
3. 关节与肌肉　大部分关节受累，**关节肿痛是首发症状**。以**近端指间关节**、腕、足、膝和踝关节常受累。呈对称分布，**较少引起畸形**。
4. 脏器损害　几乎所有SLE病人均有**肾脏损害**，约半数病人有狼疮性肾炎。早期有不同程度的水肿、血尿、蛋白尿、管型尿等；晚期可并发**肾衰竭和感染**，是**SLE病人死亡的常见原因**。消化系统损害表现为腹泻、消化道出血、急性腹膜炎、肝脏肿大、黄疸等。神经系统损害表现为抽搐、偏瘫、昏迷等。出现中枢神经损害是**病情危重、预后不良**的表现。血液系统最常见的是**正色素细胞性贫血**。

三、辅助检查

1. 血液检查　贫血，为正色素细胞性贫血；病情活动时血沉多增快，部分病人有血小板减少、白细胞计数减少。
2. 免疫学检查　本病以存在**多种抗体**为其特点。
（1）抗核抗体(ANA)：阳性率达95%，特异性较差。**抗核抗体检测是SLE最佳筛选检查**。
（2）抗Sm抗体：**是SLE的标志性抗体**，阳性率为20%～30%，**特异性高**，但敏感性差。
（3）抗双链DNA抗体：阳性率为60%，特异性高，对确诊SLE和判断狼疮的活动性参考价值大。
（4）补体：CH50（总补体）、C_3、C_4降低，有助于SLE的诊断，并提示狼疮活动，阳性率约为70%。
3. 免疫病理检验　肾穿刺活组织检查对治疗狼疮性肾炎和估计预后有价值。

口诀：系统狼疮较少见，蝶形红斑脸上见，肾脏损害最难办，抗核抗体要化验（皮肤粘膜损害的特征为蝶形红斑，肾脏损害是病人死亡的主要原因）。

四、治疗要点

（一）一般治疗　活动期病人应注意卧床休息，慢性期或病情稳定者可适当活动，但要注意劳逸结合；去除诱因，**避免日晒**，停用可疑药物，预防感染及避孕。

（二）药物治疗

1. **糖皮质激素**　是目前治疗SLE的**首选药**，其作用是**控制炎症、抑制免疫反应**。适用于急性暴发性狼疮、脏器受损、急性溶血性贫血、血小板减少性紫癜等。常用**泼尼松**，每日或隔日顿服，根据病情调整剂量，4～6周病情好转后缓慢逐渐减量，防止反跳。

小结提示：系统性红斑狼疮、特发性血小板减少性紫癜、肾病综合征均为免疫性疾病，治疗均**首选糖皮质激素**。

2. 非甾体类抗炎药　主要用于仅有发热或关节、肌肉酸痛的轻症病人，常用的有阿司匹林、吲哚美辛、布洛芬等。
3. 抗疟药　主要治疗**盘状狼疮**，通常用**磷酸氯喹**，每日250～500 mg，其可引起视网膜退行性病变，故定期查眼底。
4. 免疫抑制剂　应用于易复发但因严重不良反应而不能使用激素者。常用的有**环磷酰胺**、甲氨蝶呤、硫唑嘌呤、长春新碱等。此类药毒性较大，主要不良反应有白细胞减少、出血性膀胱炎，使用中应定期查血象、肝功能。

五、护理问题

①慢性疼痛：与关节的免疫性炎症、骨脏损害有关。②**皮肤完整性受损**：与炎症反应、自身免疫、血管痉挛有关。③预感性悲哀：与迁延不愈有关。④潜在并发症：肾衰竭。⑤有感染的危险：与免疫功能紊乱、应用激素和免疫抑制剂有关。

六、护理措施

1. 密切观察病情　护士应注意生命体征、意识、瞳孔的变化，注意观察受累关节、肌肉的部位及疼痛的性质和程度。注意观察易感部位如口腔、皮肤的粘膜情况，加强口腔及皮肤的护理。
2. 注意活动与休息　急**性期及疾病活动期应卧床休息**，卧床期间应注意翻身、被动活动，防止压疮。缓解期可适当活动。
3. **做好皮肤护理**　病人应**避免在烈日下活动**，必要时穿长袖衣裤，戴遮阳帽，打伞，禁忌日光浴。保持皮肤的清洁卫生，可用清水冲洗皮损处，每日3次用30℃左右温水湿敷红斑处，每次30分钟。**忌用碱性肥皂，避免化妆品及化学药品，防止刺激皮肤**。遵医嘱在皮疹或红斑处涂抹皮质类固醇霜或软膏，局部感染时使用抗生素，并做无菌清创换药处理，以保持皮肤完整，防止损伤。**保持口腔清洁及粘膜完整，坚持晨起、睡前、餐后用消毒液漱口，防止感染**。有细菌感染者用1：5 000呋喃西林液漱口，局部涂以碘甘油；有真菌感染者用**1%～4%碳酸氢钠液漱口**。**脱发的病人应减少洗头次数**，每周2次为宜，**边洗边按摩**。忌染发、烫发、卷发。鼓励病人采用适当方法遮盖脱发，可戴帽子、假发等。
4. **预防感染**　SLE病人抵抗力差，易发生感染。
5. 药物护理　指导病人遵医嘱用药，勿**随意减药、停药**。激素类药物勿擅自停药或减量，以免造成疾病治疗"反跳"。非甾体类抗炎药胃肠道反应多，**宜饭后服**，具有肾毒性，伴肾炎者禁用。
6. 饮食护理　给予**高蛋白、富含维生素、营养丰富、易消化**的食物，**避免食用刺激性食物。忌食含有补骨脂素的食物，如芹菜、香菜、无花果**。肾功能损害者，应给予低盐饮食，适当限水，并记录24小时出入量，尿毒症病人应限制蛋白的摄入。心脏明显受累者，应给予低盐饮食。消化功能障碍者应给予无渣饮食。

7. 心理护理 本病迁延、易反复,护士应评估病人焦虑、悲哀、失望等消极情绪。
口诀:免疫损害多器官,发热皮损蝶形斑;不能化妆曝日光,关节肿痛肾损害。激素首选泼尼松,芹菜香菜食不中;皮损护理碱忌用,清水冲洗温水敷。

七、健康教育
1. 介绍本病早期诊断和治疗,有较好的效果,使病人树立信心,心情愉快。
2. 讲解服药的方法和注意事项,告知药物的副作用,嘱病人按时服药,不可自行停药或减药。
3. 介绍预防感染的方法,保持皮肤、口腔和其他部位清洁。
4. 嘱病人**禁止日光浴**,不用肥皂等刺激性的液体和化妆品清洁皮肤,可使用温水。
5. 告诉病人注意避孕,病情稳定及肾功能正常者可受孕,并在医生指导下妊娠。
6. SLE 服用有些药物常能引发或加重本病,注意避免使用。如肼苯达嗪、普鲁卡因、普萘洛尔、**氯丙嗪**、丙基或甲基硫氧嘧啶、金制剂、D-青霉胺、苯妥英钠、异烟肼、青霉素、链霉素、磺胺类药等。

单元测试题

1. 系统性红斑狼疮(SLE)好发于 ( )
   A. 婴幼儿　　　　　B. 青少年　　　　　C. 年轻女性　　　　　D. 老年人
   E. 妇女
2. 患者,女,因面部红斑伴关节疼痛 1 年入院,确诊为系统性红斑狼疮。该疾病面部典型皮损的特点是 ( )
   A. 蝶形红斑　　　　B. 盘状红斑　　　　C. 白斑　　　　　　　D. 丘疹状红斑
   E. 环行红斑
3. 系统性红斑狼疮患者均有的脏器损害是 ( )
   A. 肾　　　　　　　B. 肝　　　　　　　C. 胰腺　　　　　　　D. 肺
   E. 脑
4. 系统性红斑狼疮最常见的死亡原因是 ( )
   A. 心肌炎　　　　　B. 颅内高压　　　　C. 肾衰竭和感染　　　D. 消化道大出血
   E. 肺部感染

(5~8题共用题干)
患者,女,26岁。因面部水肿,双侧面颊有蝶形红斑,表面光滑,伴乏力 2 个月入院。实验室检查:血沉 65 mm/h,尿蛋白(3+),抗核抗体(+),抗 Sm 抗体(+)。血常规检查:血红蛋白和白细胞计数正常。
5. 该病可能的诊断是 ( )
   A. 蛋白尿　　　　　B. 狼疮肾炎　　　　C. 系统性红斑狼疮　　D. 慢性肾炎
   E. 过敏性紫癜
6. 需采取的护理措施是 ( )
   A. 皮肤护理　　　　B. 消除水肿　　　　C. 日光浴　　　　　　D. 加强身体锻炼
   E. 饮食可以吃无花果
7. 患者出院后,护士应教育患者重点注意 ( )
   A. 肾功能变化,定期复查　B. 有无消化道出血　C. 体温变化　　　　D. 血红蛋白变化
   E. 血白细胞变化
8. 该系统性红斑狼疮病人治疗首选药 ( )
   A. 泼尼松　　　　　B. 阿司匹林　　　　C. 环磷酰胺　　　　　D. 异烟肼
   E. 硝苯地平
9. 治疗盘状狼疮的主要药物是 ( )
   A. 泼尼松　　　　　B. 阿司匹林　　　　C. 长春新碱　　　　　D. 环磷酰胺
   E. 磷酸氯喹
10. 患者,女,33岁,有系统性红斑狼疮 5 年。一直服用药物治疗,最近主诉视力下降,可能因为服用了 ( )
    A. 阿司匹林　　　　B. 吲哚美辛　　　　C. 抗疟药　　　　　　D. 布洛芬
    E. 地塞米松
11. 患者,女,25岁,面部有蝶形红斑 3 个月,近 1 个月来出现乏力、关节疼痛。查血常规:血红蛋白 90 g/L。抗 Sm 抗体阳性,抗双链 DNA 抗体阳性,诊断为系统性红斑狼疮,该患者首先解决的护理问题是 ( )
    A. 加强营养　　　　B. 疼痛　　　　　　C. 皮肤完整性受损　　D. 有感染的危险
    E. 体液过多
12. 护士为系统性红斑狼疮患者进行的皮肤护理,应**除外** ( )
    A. 常用清水清洗　　B. 忌用碱性皂液　　C. 忌用化妆品　　　　D. 避免阳光照射

E. 以 10 ℃水局部湿敷

13. 女,28 岁。因全身关节痛,面部蝶形红斑,查血抗体,确诊为 SLE,健康教育的重点是避免日光直射,原因是 （　　）
    A. 紫外线可致雌激素作用增强　　　　　　　B. 紫外线是本病的重要诱因
    C. 紫外线直接破坏细胞　　　　　　　　　　D. 紫外线加重关节滑膜炎
    E. 紫外线直接损害骨髓

14. 患者,女,20 岁,1 周前因睡眠不好,服用氯丙嗪,出现乏力、发热,体温 38 ℃,面部蝶形红斑,Sm 抗体阳性。抗双链 DNA 抗体阳性,查患者口腔有白色点状物质,需进行口腔护理,可选用哪种漱口液 （　　）
    A. 1%~4%碳酸氢钠溶液　　　　　　　　　B. 2%~3%硼酸溶液
    C. 1%~3%过氧化氢溶液　　　　　　　　　D. 0.1%醋酸溶液
    E. 0.08%甲硝唑溶液

15. 系统性红斑狼疮病人脱发护理**不正确**的是 （　　）
    A. 说明脱发不是永久的　　B. 避免染发、烫发、卷发　　C. 温水洗头每日 2 次　　D. 梅花针针刺头皮
    E. 用假发改善形象

16. 周女士,22 岁,未婚,面部有典型蝶形红斑,诊断为系统性红斑狼疮。护理措施**错误**的是 （　　）
    A. 避免烈日下活动　　B. 外出时戴宽边帽　　C. 局部用清水冲洗　　D. 脱屑处用碱性肥皂清洗
    E. 勿用刺激性化妆品

17. 系统性红斑狼疮的对症护理,**错误**的是 （　　）
    A. 经常用清水洗脸　　　　　　　　　　　　B. 用 30 ℃左右温水湿敷红斑处
    C. 面部红斑处涂油膏保护　　　　　　　　　D. 脱发者用温水洗头
    E. 口腔溃疡涂碘甘油

18. 患者,女,35 岁,面部有严重的蝶形红斑,关节疼痛,最近查出尿毒症,患者情绪低落,对治疗与护理不配合。当前最重要的护理措施是 （　　）
    A. 禁止日光浴　　　　　　　　　　　　　　B. 心理疏导,增强战胜疾病信心
    C. 清水洗脸　　　　　　　　　　　　　　　D. 高蛋白饮食
    E. 告知患者疾病的诱因

19. 系统性红斑狼疮发病**不相关**的因素是 （　　）
    A. 遗传因素　　　　B. 感染因素　　　　C. 内分泌因素　　　　D. 紫外线照射
    E. 营养缺乏

20. 系统性红斑狼疮发病的原因是 （　　）
    A. 阳光照射　　　　B. 性激素　　　　　C. 药物过敏　　　　　D. 自身免疫
    E. 劳累

21. 患者,女,37 岁,系统性红斑狼疮 4 年。近 1 个月来,因血压升高口服肼苯达嗪降压,1 周后血压有所下降,但出现发热、关节肌肉痛、面部红斑加重。经检查属于系统性红斑狼疮复发,护士为患者解释其诱因最可能是 （　　）
    A. 劳累过度　　　　B. 病毒感染　　　　C. 药物过敏　　　　　D. 血压不稳
    E. 情绪激动

22. 系统性红斑狼疮的皮肤损害最常见的部位是 （　　）
    A. 暴露部位　　　　B. 口腔　　　　　　C. 下肢　　　　　　　D. 腹部
    E. 胸部

23. 属于系统性红斑狼疮患者的常见首发症状是 （　　）
    A. 蝶形红斑　　　　B. 关节畸形　　　　C. 呼吸困难　　　　　D. 血尿、蛋白尿
    E. 关节肿痛

24. 一位系统性红斑狼疮患者经住院治疗后,现病情完全缓解,此时最主要的护理目标是(患者行免疫抑制治疗,机体免疫力低下,极易发生感染) （　　）
    A. 解除心理压力　　B. 无感染发生　　　C. 减轻关节肿痛　　　D. 保护皮质粘膜完整
    E. 学会预防复发及自我护理知识

25. 系统性红斑狼疮患者敏感性最高的实验室检查是(抗核抗体:**阳性率高**,**特异性较差**;抗 Sm 抗体:是 SLE 的**标志抗体**,**特异性高**,**敏感性差**,阳性率为 20%~30%) （　　）
    A. 红细胞增多　　　B. 抗核抗体　　　　C. 抗 Sm 抗体　　　　D. 淋巴细胞增多
    E. 血小板减少

26. 患者,女,系统性红斑狼疮,病史 2 年,近日体温升高,关节红肿有压痛、出现面部红斑、蛋白尿而入院治疗。下列处理哪项**不妥** （　　）
    A. 维持激素治疗　　B. 慎用阿司匹林　　C. 经常用清水洗脸　　D. 安排在背阳的病室
    E. 加强肢体锻炼

27. 患者,女,32岁,已婚。反复低热、足部、膝和踝关节肿痛、乏力3个月,加重伴面部蝶形红斑1个月。正确的护理措施是 ( )
    A. 多吃芹菜、油菜、香菜等新鲜蔬菜
    B. 以碱性肥皂清洁皮肤
    C. 经常晒太阳
    D. 指导患者避孕
    E. 口腔真菌感染宜使用呋喃西林液漱口

28. 患者,女,26岁,患系统性红斑狼疮5年,面部蝶形红斑明显,经治疗病情稳定出院。护士对患者进行皮肤护理指导,患者转述护士的观点错误的是 ( )
    A. 出门穿长袖衣裤,戴帽子和太阳镜
    B. 温水清洗皮肤红斑处
    C. 使用化妆品遮盖红斑
    D. 饭前饭后消毒液漱口,保持口腔清洁
    E. 尽量避免紫外线的照射,日光强烈时少出门

29. 系统性红斑狼疮患者出现何种表现提示病情危重 ( )
    A. 肺部感染
    B. 肾损害
    C. 心包炎
    D. 中枢神经损害
    E. 急腹症

30. 系统性红斑狼疮(SLE)所致的贫血是 ( )
    A. 小细胞低色素贫血
    B. 巨细胞贫血
    C. 大细胞低色素贫血
    D. 正色素贫血
    E. 大细胞正色素贫血

31. 患者,女,25岁,患系统性红斑狼疮5年。该疾病属于下列哪一类疾病 ( )
    A. 感染性疾病
    B. 传染性疾病
    C. 过敏性疾病
    D. 肿瘤
    E. 自身免疫性疾病

32. 患者,女,26岁。患系统性红斑狼疮,在应用糖皮质激素时下列哪项不正确 ( )
    A. 维持用药时间较长
    B. 通常采用泼尼松
    C. 每日或隔日顿服
    D. 用药剂量应逐渐加大
    E. 病情好转后缓慢逐渐减量

(33~34题共用题干)
患者,女,25岁,大学生。因患系统性红斑狼疮住院两次,本次住院面部红斑明显,伴有乏力、食欲减退等。

33. 住院期间患者常照镜子叹气,不肯与人接触,对父母流露出怕将来后果的思想,其心理状态可考虑为 ( )
    A. 精神抑郁症
    B. 恐惧症
    C. 孤僻综合征
    D. 预感性悲哀
    E. 性格脆弱

34. 护士采取下列哪项措施是不恰当的 ( )
    A. 保持心情舒畅
    B. 尽量不提"狼疮"一词
    C. 让亲属常来看望
    D. 鼓励出门时用遮盖霜将红斑遮盖
    E. 常常和患者沟通,耐心听她的倾诉

35. 关于系统性红斑狼疮不正确的是 ( )
    A. 主要病理改变是血管炎性病变
    B. 抗Sm抗体特异性高,敏感性差
    C. 抗核抗体(ANA)特异性较高
    D. 糖皮质激素是目前治疗SLE的首选药
    E. 可单一器官受累,也可多器官系统同时受累

36. SLE服用下列哪种药物可加重患者的病情 ( )
    A. 泼尼松
    B. 氯丙嗪
    C. 吲哚美辛
    D. 甲氨蝶呤
    E. 阿司匹林

37. 患者,女,24岁。患系统性红斑狼疮入院,面部蝶形红斑明显。对患者进行健康指导时,错误的是 ( )
    A. 用清水洗脸
    B. 不用碱性肥皂
    C. 禁忌日光浴
    D. 可适当使用化妆品
    E. 坚持用消毒液漱口

38. 糖皮质激素治疗系统性红斑狼疮的主要机制是 ( )
    A. 抗休克,改善循环
    B. 抑制过敏反应
    C. 控制炎症,抑制免疫反应
    D. 降低内毒素反应
    E. 抑菌,避免继发感染

39. 患者,女,20岁,因四肢关节肿痛,皮肤水肿入院,入院后诊断为系统性红斑狼疮,护士对其进行健康指导,正确的是 ( )
    A. 急性期可适当活动
    B. 可使用肥皂清洁皮肤
    C. 优质低蛋白饮食
    D. 可以进食蘑菇、芹菜等食物
    E. 避免在烈日下活动

40. 患者,女,20岁。四肢关节疼痛7个月,近2月出现面颊部对称性红斑,反复发作口腔溃疡,诊断为"系统性红斑狼疮"。以下护理措施不恰当的是 ( )
    A. 避免辛辣等刺激性食物
    B. 坚持饭后漱口
    C. 少食多餐
    D. 优质低蛋白饮食
    E. 可以进食蘑菇、芹菜等食物

41. 患者,女,24岁。因系统性红斑狼疮入院,使用大剂量甲泼尼龙冲击。用药期间,护士应特别注意观察和预防的是
（　　）
A. 继发感染　　　　B. 消化道出血　　　　C. 骨质疏松　　　　D. 高血压
E. 骨髓抑制

第八节　骨质疏松症病人的护理

骨质疏松症(OP)是以骨量减少、骨钙溶出、骨的强度下降、骨的微观结构退化为特征,致使骨的脆性增加及易于发生骨折的一种全身性骨骼疾病。常见于老年人,尤其是绝经期后的女性。

骨质疏松症分类:①原发性骨质疏松症:又称为Ⅰ型(绝经后骨质疏松症)和Ⅱ型(老年性骨质疏松症)。②继发性骨质疏松症:是由其他疾病或药物等一些因素所诱发的骨质疏松。③特发性骨质疏松:多伴有遗传家族史。多见于8～12岁的青少年或成人,女性多于男性,妊娠妇女及哺乳期女性所发生的骨质疏松也列入特发性骨质疏松。

一、病因

病因有雌激素缺乏(加速骨的丢失,是绝经后骨质疏松症的主要原因)、活性维生素D缺乏(可伴有骨吸收增强)、钙摄入量低、活动过少或过度运动、吸烟、酗酒、饮浓茶、高蛋白和高盐饮食、大量饮咖啡、维生素D摄入量不足或光照少等。

二、临床表现

1. 疼痛　是骨质疏松症最常见、最主要的症状。以腰背痛多见。骨痛通常为弥漫性,无固定部位,劳累或活动后可加重。

2. 身长缩短、驼背　是继腰背痛后出现的重要体征之一。椎体骨折可引起驼背和身高变矮。

3. 骨折　常因轻微活动或创伤而诱发。多见于脊柱、髋部和前臂骨折。其中髋部骨折(股骨颈骨折)最常见,危害性也大。

4. 呼吸系统障碍　胸腰椎压缩性骨折导致脊椎后弯、胸廓畸形,可出现胸闷、气短、呼吸困难。

三、辅助检查

①骨转换的生化测定:空腹尿钙或24小时尿钙排量是反映骨吸收状态最简易的方法。②X线检查:较易普及。③骨量的测定:骨矿含量和骨矿密度测量是判断低骨量、确定骨质疏松的重要手段。

四、治疗要点

1. 一般治疗　适当运动;合理膳食,老年人应适当增加含钙丰富食物的摄入;户外活动多晒太阳;补充钙剂和维生素D。

2. 对症治疗　疼痛可予以非甾体类镇痛药,如阿司匹林或吲哚美辛。

3. 特殊治疗　①性激素补充疗法,是女性绝经后骨质疏松症的首选用药。雄激素则可用男性老年病人。②抑制骨吸收药物:如二磷酸盐能抑制破骨细胞生成和骨吸收,增加骨密度,缓解骨疼痛。③促进骨形成药物。

五、护理问题

①慢性疼痛:与骨质疏松症有关。②有躯体移动障碍的危险:与疼痛有关。③知识缺乏:与对疾病进程不理解、不熟悉医治方案等有关。④营养失调:与钙摄入量缺乏、激素程度改动、不良饮食习惯有关。⑤活动无耐力:与逐步衰老、骨质疏松性骨折有关。

六、护理措施

1. 休息　为减轻疼痛,可使用硬板床,取仰卧位或侧卧位,卧位休息数天到1周。注意预防跌倒。

2. 饮食护理　增加富含钙质和维生素D的食物,补足够维生素A、维生素C及含铁的食物,以利于钙的吸收。戒烟酒,避免咖啡摄入过多。老年人只有从膳食中摄取丰富的钙,才能满足骨中钙的正常代谢,一般每日应不少于850 mg。若已发生骨质疏松症,则每日应不少于1 000～2 000 mg。而且食物中的钙磷比值要高于2∶1,才有利于骨质疏松症的预防和治疗。

3. 用药的护理　①钙剂:要增加饮水量,以增加尿量,减少泌尿系结石形成的机会,服用时最好在用餐时间外服用,因空腹时服用效果好。同时加用维生素D时,不可与绿叶蔬菜一起服用,以免形成钙赘合物而减少钙的吸收。②性激素:要与钙剂、维生素D同时服用,效果最好;定期进行妇科检查和乳腺检查,反复阴道出血应减少用量,甚至停药。使用激素要定期检查肝功能。③二磷酸盐:空腹服用,服用期间不加钙剂,停药期间可给钙剂或维生素D制剂。用阿伦磷酸盐时应晨起空腹服用,同时饮水200～300 ml,至少半小时内不能进食或喝饮料,也不能平卧,应采取立位或坐位,以减轻对食管的刺激。

4. 心理护理　骨质疏松病人由于疼痛及害怕骨折,常不敢运动而影响日常生活,当发生骨折时,需限制活动,因此,护士要协助病人及家属适应其角色与责任。

七、健康教育

1. 提高对本病的认识　养成良好的生活习惯,吸烟、酗酒、饮浓茶和咖啡等是骨质疏松症发病的危险因素。多吃含钙、蛋白质丰富的食物,如牛奶、虾皮、芝麻、豆制品等,有助于矫正负氮平衡,防止骨质疏松和促进骨折愈合。

2. 适当运动　指导病人进行步行、游泳、慢跑、骑自行车等,但应避免进行剧烈的、有危险的运动,要循序渐进,持之

以恒。

3. 促进体内钙的吸收　多晒太阳可促进肠钙吸收及肾小管对钙、磷的重吸收,因此增加户外活动、多晒太阳可生成更多可利用的维生素 D,有利于防止骨质疏松症。

单元测试题

1. 下列哪种情况**不会**引起骨质疏松　　　　　　　　　　　　　　　　　　　　　　　　　　　　　　(　　)
   A. 长期低钙饮食　　　　　B. 妊娠期妇女　　　　　C. 哺乳期妇女　　　　　D. 长期大量饮酒
   E. 长期摄入过多能量
2. 下列有关骨质疏松症的说法,**正确**的是　　　　　　　　　　　　　　　　　　　　　　　　　　　(　　)
   A. 原发性骨质疏松多见于青年人　　　　　　　B. 废用性骨质疏松多见于产妇
   C. 骨质疏松会导致病理性骨折　　　　　　　　D. 男性骨质疏松患病率高于女性
   E. 骨质疏松是由于骨新建多于骨破坏
3. 患者,女,55岁。因腰酸背痛就诊,经检查该患者出现骨质疏松,护士告知患者骨质疏松的病因中**错误**的是 (　　)
   A. 停经后未做雌激素替代治疗　　　　　　　　B. 长期大量饮浓茶、浓咖啡
   C. 晒太阳过多　　　　　　　　　　　　　　　D. 膳食结构不合理,缺乏钙质
   E. 缺乏体育锻炼

(4~6题共用题干)

患者,女,70岁。近1年来腰背疼痛,脊柱 X 线检查示:胸12、腰1椎体楔形压缩性骨质,骨密度测定腰椎低于正常年轻妇女峰值骨量。实验室检查:血钙 2.18 mmol/L,血磷 0.98 mmol/L,血碱性磷酸酶 134 U/L。

4. 诊断最可能的是　　　　　　　　　　　　　　　　　　　　　　　　　　　　　　　　　　　　　(　　)
   A. 肾性骨病　　　　　　　　　　　　　　　　B. 原发性甲状旁腺功能亢进症
   C. 脊柱骨折　　　　　　　　　　　　　　　　D. 原发性骨质疏松症
   E. 继发性甲状旁腺功能亢进症
5. 该病的诱发因素**除外**　　　　　　　　　　　　　　　　　　　　　　　　　　　　　　　　　　(　　)
   A. 服用多种维生素的药物　　　　　　　　　　B. 女性绝经后雌激素缺乏
   C. 妊娠期饮食钙含量不足　　　　　　　　　　D. 长期大量的饮酒及咖啡、吸烟
   E. 活动过少或过度运动
6. 可用于治疗的药物**不包括**　　　　　　　　　　　　　　　　　　　　　　　　　　　　　　　　(　　)
   A. 钙剂　　　　　　　　　B. 雌激素　　　　　　　C. 泼尼松　　　　　　　D. 二磷酸盐
   E. 阿伦磷酸盐
7. 患者,女,32岁。产后1个月,体检时医生诊断患者因妊娠和哺乳钙大量流失。为预防骨质疏松,应补充钙剂,为了促进钙的吸收,应补充的维生素是 (　　)
   A. 维生素 A　　　　　　　B. 维生素 B　　　　　　C. 维生素 C　　　　　　D. 维生素 D
   E. 维生素 E
8. 下列有关骨质疏松症的说法,**错误**的是　　　　　　　　　　　　　　　　　　　　　　　　　　(　　)
   A. 原发性骨质疏松症是自然衰老过程中,骨骼系统的退行性改变
   B. 骨质疏松会导致病理性骨折
   C. 骨重建中,骨破坏多于骨新建则导致骨质疏松
   D. 特发性骨质疏松症是由于疾病或药物损害骨代谢所诱发的骨质疏松
   E. 男女约在40岁时便开始出现与年龄有关的骨持续性丢失
9. 患者,女,48岁,因午后潮热、心悸等症状就诊,诊断为围绝经期综合征。为预防**骨质疏松**,医嘱用激素替代疗法,同时需要补充 (　　)
   A. 钙剂　　　　　　　　　B. 铁剂　　　　　　　　C. 叶酸　　　　　　　　D. 维生素 E
   E. 蛋白质
10. **骨质疏松患者常见的症状是**　　　　　　　　　　　　　　　　　　　　　　　　　　　　　　(　　)
    A. 疼痛　　　　　　　　　B. 身长缩短　　　　　　C. 驼背　　　　　　　　D. 骨折
    E. 呼吸困难
11. 骨质疏松患者不宜食用的食物是(吸烟、酗酒、饮浓茶、喝咖啡等是骨质疏松症发病的危险因素)　(　　)
    A. 牛奶　　　　　　　　　B. 黄花菜　　　　　　　C. 鸡蛋　　　　　　　　D. 浓茶
    E. 海带
12. 患者,女,70岁。主诉轻微骨痛,劳动后加重,诊断为骨质疏松。目前对患者生活影响**最大**的危险因素是 (　　)
    A. 疼痛　　　　　　　　　B. 躯体活动障碍　　　　C. 有受伤的危险　　　　D. 营养失调
    E. 焦虑

第十七章 肿瘤病人的护理

第一节 食管癌病人的护理

食管癌是常见的一种消化道癌肿,发病年龄多在40岁以上,男性多于女性。食管癌好发食管中段。绝大多数为鳞状上皮癌,其次是腺癌。按病理形态分为髓质型、蕈伞型、溃疡型和缩窄型,其中以髓质型最多见,恶性程度高。食管癌通过直接浸润、淋巴转移和血行转移,其中淋巴转移为主要转移途径。

一、病因

至今尚未明确,多与下列因素有关:①化学物质:如长期进食含亚硝胺量较高的食物。②生物因素。③缺乏某些微量元素:如钼、铁、锌、氟、硒。④缺乏维生素A或维生素B,与食管癌变有关。⑤嗜好酒、烟、过烫或过硬的食物。⑥遗传易感因素等。

二、临床表现

1. 早期 症状不明显,最典型的早期表现为吞咽粗硬食物时有不同程度哽噎感、停滞感或异物感,胸骨后有烧灼样、针刺样或牵拉摩擦样疼痛。

2. 中晚期 进行性吞咽困难是中晚期食管癌的最典型症状。病人逐渐消瘦、贫血、无力及营养不良。晚期有恶病质,侵犯喉返神经、肋间神经和气管时引起声音嘶哑、胸痛、呛咳和食管气管瘘。肿瘤发生淋巴转移时,可出现锁骨上淋巴结肿大等。

三、辅助检查

1. 脱落细胞学检查 我国首创的食管拉网脱落细胞学检查,是一种简便易行的普查筛选诊断方法。早期病变阳性率可达90%~95%。

2. 食管吞钡X线检查 早期食管癌可见局限性食管粘膜皱襞增粗和中断,小的充盈缺损或龛影;中晚期食管癌可显示病变部位管腔不规则充盈缺损、管腔狭窄,病变段管壁僵硬等典型征象。

3. 食管纤维内镜检查 可直视食管有无肿瘤、管腔狭窄的程度、病理活检,是诊断食管癌首选的可靠方法。

4. CT和MRI 显示食管癌向腔外扩展的范围,以及淋巴结转移情况。

四、治疗要点

以手术治疗为主,辅以放疗和化疗等综合治疗。早期病例首选根治性手术,切除范围为癌肿及上下各5cm内的食管及所属区域的淋巴。食管切除后用胃、结肠或空肠做食管重建术。晚期肿瘤不能切除的病例,宜做姑息性减状通路手术,如食管腔内置管术或胃造瘘术等,以解决病人的进食困难。

五、护理问题

①营养失调,低于机体需要量:与长期进食困难、癌肿消耗有关。②焦虑:与对癌症的恐惧及担心疾病预后有关;③潜在并发症:出血、吻合口瘘、肺部感染、乳糜胸。

六、护理措施

(一) 术前护理

1. 心理护理 鼓励并安慰病人,对病人体贴照顾,树立战胜疾病的信心,配合医疗护理工作。

2. 营养支持 能进食者提供高蛋白、高热量、富含维生素的流质或半流质饮食;进食困难者可行肠内营养如空肠造瘘或行肠外营养;必要时输全血、血浆或白蛋白。

3. 呼吸道准备 保持口腔卫生,术前至少戒烟2周,教病人深呼吸、有效咳嗽排痰的动作。

4. 消化道准备:术前3日给流质饮食,餐后漱口,冲洗食管,并且每餐后或睡前口服新霉素及甲硝唑溶液,以达到食管粘膜消炎的作用。术前1日禁食,对食管梗阻的病人,术前3日每晚插胃管用抗生素生理盐水冲洗食管,以减轻组织水肿,降低术后感染及吻合瘘发生率。

拟行结肠代食管者应做好肠道准备。术前3~5日口服肠道抗生素,如甲硝唑或新霉素;术前2日进食无渣流质饮食,术前晚清洁灌肠后禁饮禁食。

手术日晨放置胃管及十二指肠营养管,通过梗阻部位时不能强行插入,以免穿破食管。

(二) 术后护理

1. 一般护理 待病人麻醉清醒,生命体征平稳后取半卧位。每15~30分钟测量生命体征1次,记录24小时液体出入量。

2. 胸腔闭式引流护理 保持引流管通畅,观察引流液量、性状并记录。若术后3小时内胸腔闭式引流量为每小时100ml,呈鲜红色并有较多血凝块,病人出现烦躁不安、血压下降、脉搏增快、尿少等血容量不足的表现,应考虑有活动性出血;若引流液量多,由清亮渐转浑浊,则提示有乳糜胸。

3. 胃肠减压护理 胃肠减压应保持胃管通畅,若引流不畅时,可用少量生理盐水低压冲洗。如胃管脱出后不应再盲目插入,避免戳穿吻合口。

第十七章 肿瘤病人的护理

4. **饮食护理** 是食管癌手术后护理重点。由于食管血供差,又缺乏浆膜层,吻合口愈合较慢,故**术后4～6天内禁食禁水**,禁食期间持续胃肠减压、静脉输液,待肛门排气后即可停止胃肠减压。

(1) 留置十二指肠营养管的病人,先滴入少量温盐水,次日开始滴入**35～37℃的营养液**,**每次200～300 ml**,如无不适可逐渐增加至200～500 ml/d。**术后第10天拔除十二指肠营养管**,**开始经口进流质**,一般术后2周改半流质。

(2) 未留置十二指肠营养管者,**经禁食5～6日可给全清流质**,每2小时给100 ml,每日6次。**流质1周后改为半流质,半流质1周后可进普食**。

5. 并发症的观察与处理

(1) **吻合口瘘**:**是最严重的并发症**,多发生在术后5～7天。发生的主要原因是与**手术技巧有关**,其次是吻合口周围感染、低蛋白血症、进食不当等。表现为**持续高热、呼吸困难**、胸痛、患侧胸膜腔积气、积液,全身中毒症状明显。处理应**立即禁食禁饮**、**胃肠减压**、胸腔闭式引流、抗感染治疗、纠正低蛋白血症等。

(2) 乳糜胸:乳糜胸为损伤胸导管所致,是比较严重的并发症,**多发生在术后2～10日**。病人表现为胸闷、气急、心悸,甚至血压下降。**一旦发生乳糜胸,即置胸腔闭式引流**,及时排除胸腔内乳糜液,促使肺膨胀。

(三) 胃造瘘病人护理

1. **灌食前准备** 选择合适的食物,如牛奶、果汁、米汤、肉沫汤、鸡汤等流质饮食。每天需要2 000～2 500 ml流质饮食,每3～4小时灌1次,**每次300～500 ml**。

2. **灌食方法** 病人取半卧位,将食物放入灌器,借助重力作用使食物均匀缓慢流入胃内。灌食速度勿过快,每次勿灌食过多。**灌完后用20～30 ml温水冲洗导管以免残留食物**。

3. 造瘘管护理:**胃造瘘管每周更换1次**,1月后可以拔除造瘘管,在灌食前插入导管即可。

七、健康教育

1. 饮食 ①应少食多餐,由稀到干,逐渐增加食量,并注意食后的反应。②进食后取半卧位,防止发生反流、呕吐。③避免进食刺激性的食物与碳酸饮料,避免进食过快、过硬食物;质硬的药片可研碎后再服用,避免进食花生、豆类等,以免导致吻合口瘘。

2. 术后3～4周再次出现吞咽困难,可能发生吻合口狭窄,应及时就诊。

3. 定期复查,坚持后续放疗、化疗。

单元测试题

1. 患者,女,50岁,已行食管癌根治术,术后护理中**错误**的是 ( )
   A. 静脉补液维持营养　B. 注意口腔卫生　C. 注意并发吻合瘘　D. 术后肠蠕动恢复即可进食
   E. 保持胃肠减压通畅

2. 属于食管癌好发部位的是 ( )
   A. 食管腹段　B. 食管中段　C. 食管颈段　D. 食管全段
   E. 食管上段和中段

3. 食管癌的主要扩散方式为 ( )
   A. 局部浸润和种植转移　B. 局部浸润和淋巴转移　C. 直接浸润　D. 种植性转移
   E. 血液和淋巴转移

4. **不会**引起吞咽困难的疾病是 ( )
   A. 食管癌　B. 食管狭窄　C. 喉头水肿　D. 咽喉部肿瘤
   E. 反流性食管炎

5. 患者,女,46岁,进行性吞咽困难,确诊为食管癌,拟行根治术。术前准备**不必要**的是 ( )
   A. 加强营养　B. 皮肤准备　C. 练习床上排便　D. 深呼吸、有效咳嗽练习
   E. 术前3天每晚洗胃

6. 食管癌根治术后的患者,应特别注意 ( )
   A. 早期下床活动　B. 切口护理　C. 严格控制饮食时间　D. 胸腔闭式引流的护理
   E. 做好心理护理

7. 患者,男,45岁,行食管癌根治术后20天,无特殊不适。其饮食安排最好是 ( )
   A. 可进半流质　B. 可进高脂肪饮食　C. 可进坚硬食物　D. 可食烂饭或面条
   E. 可进普食

8. 食管手术后最严重的并发症是 ( )
   A. 吻合口狭窄　B. 肺炎、肺不张　C. 吻合口瘘　D. 出血
   E. 乳糜胸

9. 食管癌术后吻合口瘘的处理方法应除外 ( )
   A. 立即手术　B. 常规胸腔闭式引流　C. 加强病人饮食监控　D. 纠正低蛋白血症
   E. 保证胃肠减压管通畅

10. 食管癌中晚期的典型症状为 （　　）
    A. 哽咽感　　　　　B. 消瘦、乏力　　　　C. 进行性吞咽困难　　D. 胸骨后针刺样疼痛或烧灼感
    E. 贫血

11. 男，患者，50岁。以进行性吞咽困难半年主诉入院，X线钡餐透视诊断为食管癌。此患者最早期症状应是（　　）
    A. 食管内异物感（哽噎感）　　　　　　　B. 持续性胸背部痛
    C. 吞咽困难　　　　　　　　　　　　　　D. 声音嘶哑
    E. 喝水时呛咳

12. 适用于食管癌的早期诊断和普查的检查方法是 （　　）
    A. 食管拉网脱落细胞学检查　　　　　　　B. CT检查
    C. 钡餐X线检查　　　　　　　　　　　　D. 食管镜
    E. B超

13. 患者，男，50岁。因进行性吞咽困难入院，诊断为食管癌，护士收集其健康史，其中哪项可能与其患病有关（　　）
    A. 不吸烟　　　　　B. 偶尔饮酒　　　　　C. 很少参加运动　　D. 喜食蔬菜
    E. 平时喜欢吃烫的食物

14. 患者，女，62岁，食管癌。拟行根治手术治疗，术前准备**不包括** （　　）
    A. 胃肠道准备　　　B. 强心治疗　　　　　C. 备皮、皮试　　　D. 术前用药
    E. 呼吸道准备

15. 患者，男，55岁，食管癌切除、食管胃吻合术后第5天。出现高热、寒战、呼吸困难、胸痛，白细胞20×10⁹/L，高度怀疑发生了 （　　）
    A. 肺炎　　　　　　B. 吻合口瘘　　　　　C. 胸膜炎　　　　　D. 乳糜胸
    E. 出血

（16～18题共用题干）
患者，男，50岁。进行性吞咽困难半年，X线钡餐透视诊断为食管癌。

16. 此患者早期症状应是 （　　）
    A. 吞咽哽噎感　　　B. 吞咽困难　　　　　C. 持续性胸背部痛　D. 声音嘶哑
    E. 喝水时呛咳

17. 为了解肿瘤向外扩展情况，该患者还需行的检查是 （　　）
    A. B超　　　　　　B. 拍胸部正侧位片　　C. CT　　　　　　　D. 食道纤维镜检
    E. 食道拉网

18. 该患者手术后护理**错误**的是 （　　）
    A. 适当止痛　　　　B. 术后48小时内吸氧　C. 尽量避免咳嗽　　D. 病情平稳后取半卧位
    E. 拔除胸腔引流管后尽早下床

19. 患者，男，62岁，诊断为食管癌，现已无法进食，食管明显梗阻，术前为减轻食管粘膜水肿就应采取的措施是（　　）
    A. 纠正水电解质及酸碱失衡　　　　　　　B. 术前禁食
    C. 营养支持　　　　　　　　　　　　　　D. 加强口腔卫生
    E. 术前3天每晚用温盐水冲洗食管

20. 男性，56岁，因进行性吞咽困难半年余，来医院检查，当医生告诉患者患食管癌需要手术治疗，患者听后，极度紧张恐惧，回家后不思饮食，休息睡眠欠佳。此时患者的主要护理问题为 （　　）
    A. 有体液不足的危险　B. 清理呼吸道无效　C. 潜在并发症　　　D. 焦虑或恐惧
    E. 营养失调，低于机体需要量

21. 男性，62岁，出现进行性吞咽困难半年，入院诊断为食管癌，拟行手术治疗。下列哪项术前准备是**错误**的（　　）
    A. 加强营养　　　　B. 做好口腔护理　　　C. 术前戒烟　　　　D. 术前1日禁食
    E. 术日禁饮食

22. 王先生，55岁，患有食管癌，经检查无转移属于早期食管癌，治疗应选用 （　　）
    A. 放疗　　　　　　B. 姑息术　　　　　　C. 化疗　　　　　　D. 根治手术
    E. 根治手术，辅助化疗和放疗

23. 刘先生，男，50岁，进行性吞咽困难6个月，完全不能进食半个月。消瘦、脱水、贫血，左侧锁骨上有2cm直径的肿大淋巴结，质硬，不能推动。临床诊断中段食管癌。治疗应首选 （　　）
    A. 免疫疗法　　　　B. 手术切除　　　　　C. 放射治疗　　　　D. 化学治疗
    E. 输血、输液、胃造口术

24. 关于食管癌根治术后，病人发生吻合口瘘的原因，下列哪项是**错误**的 （　　）
    A. 手术缝合时吻合口张力太大　　　　　　B. 食管血液供应呈阶段性
    C. 感染　　　　　　　　　　　　　　　　D. 食管无浆膜覆盖

E. 高蛋白血症

25. 食管癌首选治疗方法是 （ ）
   A. 放射治疗　　　　　　B. 手术治疗　　　　　　C. 化学药物治疗　　　　D. 中医治疗
   E. 免疫疗法

26. 下列关于食管癌术前胃肠道准备的说法，**错误**的是 （ ）
   A. 术前3天改流质饮食，术前1天禁食　　　　　B. 术前放置胃管通过梗阻部位困难时应强行插入
   C. 梗阻明显者经鼻胃管冲洗食管　　　　　　　D. 拟行结肠代食管者，术前3~5日口服新霉素
   E. 口服抗生素溶液

27. 关于食管癌根治术后胃肠减压的护理措施**错误**的是 （ ）
   A. 妥善固定，防止脱出　　　　　　　　　　　B. 经常挤压胃管，防止阻塞
   C. 胃管脱出后应立即插入　　　　　　　　　　D. 术后胃管放置2~4天，待肛门排气后拔出
   E. 胃管不畅时，可用少量生理盐水冲洗

28. 食管癌术后乳糜胸出现的时间是 （ ）
   A. 24小时　　　　　　B. 1~2天　　　　　　C. 2~10天　　　　　　D. 2周以后
   E. 4周以后

29. 食管癌切除应包括肿瘤上下端的长度是 （ ）
   A. 3 cm　　　　　　　B. 5 cm　　　　　　　C. 7 cm　　　　　　　D. 8 cm
   E. 9 cm

30. 食管癌的首要的辅助检查是 （ ）
   A. 食管镜　　　　　　B. B超　　　　　　　　C. 胸部CT　　　　　　D. 钡餐
   E. 拉网细胞学检查

31. 食管癌患者中，拉网脱落细胞学检查的阳性率可达 （ ）
   A. 55%　　　　　　　B. 65%　　　　　　　　C. 75%　　　　　　　D. 85%
   E. 95%

32. **食管癌患者最典型的临床表现是** （ ）
   A. 疼痛　　　　　　　B. 异物感　　　　　　C. 呕血　　　　　　　D. 进行性吞咽困难
   E. 声嘶

33. **食管癌最主要的转移途径是** （ ）
   A. 血行转移　　　　　B. 淋巴转移　　　　　C. 直接转移　　　　　D. 种植转移
   E. 消化道转移

34. **患者，男，67岁。因食管癌入院准备手术。患者自述目前能进食米粥之类的食物，护士应指导患者的饮食** （ ）
   A. 高热量、高蛋白、高脂肪半流食　　　　　　B. 低热量、低蛋白、低脂肪流食
   C. 高热量、高蛋白、高维生素半流食　　　　　D. 高热量、低蛋白、高维生素半流食
   E. 高热量、高蛋白、高维生素普食

35. 患者，女，54岁。因近半年来进食吞咽困难就诊。身高160 cm，体重40 kg。由此判断患者为 （ ）
   A. 肥胖　　　　　　　B. 超重　　　　　　　C. 消瘦　　　　　　　D. 明显消瘦
   E. 正常

第二节　胃癌病人的护理

一、病因

一般认为与胃溃疡、萎缩性胃炎、胃息肉、胃幽门螺杆菌感染、环境、饮食及遗传因素有关。胃癌好发于**胃窦部**，约占50%，其次为胃小弯和贲门部。胃癌转移途径有<u>直接浸润、淋巴转移、血行转移和腹腔种植</u>。**淋巴转移**是胃癌的主要转移途径，发生较早，晚期最常见的是**肝转移**。<u>从组织学上看，腺癌最多见</u>。

二、临床表现

1. 症状　早期无明显症状，常见的初发症状是<u>嗳气</u>、反酸、食欲减退。<u>进展期胃癌最早期上腹部隐痛</u>。癌肿破溃或侵犯血管时，可有呕血和黑便。

2. 体征　早期仅有上腹部深压痛，晚期可扪及上腹部肿块。发生肝转移时有肝大，并触及坚硬结节；发生腹膜转移时有腹水；左锁骨上淋巴结肿大等。

三、辅助检查

①<u>纤维胃镜是诊断早期胃癌的有效方法</u>。可直接观察病变部位、性质，可取活组织做**病理学检查**（病理学检查是确诊胃癌<u>最可靠的方法</u>）。②X线钡餐检查确诊率较高。③<u>实验室检查，大便隐血试验呈持续阳性</u>。

小结提示：纤维胃镜是诊断急慢性胃炎、胃十二指肠溃疡、胃癌、上消化道出血**最有效的方法**。

四、治疗要点

早期发现、早期诊断和早期治疗是提高胃癌疗效的关键。**手术治疗是首选的方法**,中晚期胃癌辅以化疗、放疗及免疫治疗提高疗效。

五、护理问题

1. 焦虑或恐惧　与对癌症预后的担忧、对疗效缺乏信心有关。
2. 营养失调,低于机体需要量　与饮食缺乏、消化不良及疾病的高消耗性代谢有关。
3. 舒适的改变　与顽固性呃逆、切口疼痛有关。
4. 潜在并发症　胃穿孔、出血、消化道梗阻、吻合口瘘、倾倒综合征等。

六、护理措施

(一) 术前护理

1. 心理护理　护士要主动与病人交谈,安慰病人,告知病人有关的知识,取得病人的理解与配合,增强病人战胜疾病的信心。
2. 根据病情　给予**高蛋白、高热量、高维生素、低脂肪、易消化、少渣、无刺激的食物**;对不能进食者,**遵医嘱静脉输营养液**。
3. 病人贫血　给予输血,给予备皮、留置胃管、尿管等术前处置。

(二) 术后护理　①全麻清醒后、硬膜外麻醉术后 6 小时改为**半卧位**。②密切观察生命体征、神志、尿量等病情变化。③禁食、胃肠减压,妥善固定胃管,防止滑脱、移动、扭曲和受压。保持胃管通畅,观察胃液的颜色、性质和量。胃肠减压期间每日进行口腔护理和雾化。④禁食期间补充体液和胃肠外营养支持,应用抗生素预防感染。⑤术后疼痛遵医嘱给予镇痛药。⑥病情允许,鼓励病人早期离床活动。⑦肠蠕动恢复后可拔除胃管,**拔管后当日可少量饮水或米汤;第 2 日半量饮食;第 3 日进全量流质**,以蛋汤、菜汤、藕粉为宜;若进食后无腹痛、腹胀等不适,**第 4 日可进半流质饮食**,如稀饭;**第 10～14 日可进软食**。⑧观察、预防术后并发症。

七、健康教育

1. 饮食应少量多餐,富含营养素,易消化。忌进食生、冷、硬、油煎、酸辣、浓茶等刺激性和易胀气食物,戒烟、酒。
2. 对化疗的病人,解释化疗的必要性、药物的副作用及预防。**术后初期每 3 个月复查 1 次,以后每半年复查 1 次,至少复查 5 年**。
3. 嘱病人出院后定期检查,并接受医护人员的康复指导。注意休息和适当的体育活动。

单元测试题

1. 胃癌的好发部位为　　　　　　　　　　　　　　　　　　　　　　　　　　　　　　　　　　　　　(　　)
   A. 胃小弯　　　　　　　B. 幽门区　　　　　　　C. 胃大弯　　　　　　　D. 胃前壁
   E. 胃窦部
2. 胃癌晚期最常见的转移部位是　　　　　　　　　　　　　　　　　　　　　　　　　　　　　　　　(　　)
   A. 肺　　　　　　　　　B. 脑　　　　　　　　　C. 肝　　　　　　　　　D. 肾
   E. 骨
3. 确诊胃癌可靠的方法是　　　　　　　　　　　　　　　　　　　　　　　　　　　　　　　　　　　(　　)
   A. 超声检查　　　　　　B. 纤维胃镜　　　　　　C. X 线钡餐造影　　　　D. 腹部 CT
   E. 大便常规
4. 患者,女,62 岁,胃癌,血压 150/95 mmHg,中度贫血,消瘦,术前准备**不**是必要的项目是　　　　(　　)
   A. 纠正贫血　　　　　　B. 改善营养状态　　　　C. 检测肝功能　　　　　D. 血压降至正常
   E. 血生化检查
5. 患者,男,60 岁,诊断为胃癌,术中发现腹腔内有大量肿大的淋巴结,该患者癌症转移途径主要是　(　　)
   A. 腹腔种植　　　　　　B. 淋巴转移　　　　　　C. 直接漫延　　　　　　D. 血行转移
   E. 以上都不是
6. 胃癌早期的症状是　　　　　　　　　　　　　　　　　　　　　　　　　　　　　　　　　　　　　(　　)
   A. 贫血　　　　　　　　B. 腹部肿块　　　　　　C. 上腹隐痛　　　　　　D. 上腹痛
   E. 恶心、呕吐

(7～10 题共用题干)

患者,男,45 岁。1 个月前觉上腹不适,疼痛,食欲减退,并有反酸、嗳气,服抗酸药未见好转,3 天前出现黑便。近 1 个月来体重下降 4 kg。

7. 初步考虑最可能的诊断是　　　　　　　　　　　　　　　　　　　　　　　　　　　　　　　　　　(　　)
   A. 胃溃疡　　　　　　　B. 胃出血　　　　　　　C. 胃癌　　　　　　　　D. 胃息肉
   E. 萎缩性胃炎
8. 为尽快明确诊断,首选下列哪项检查　　　　　　　　　　　　　　　　　　　　　　　　　　　　　(　　)

A. 胃酸测定 B. 胃镜检查 C. X线钡餐 D. B型超声波
E. 粪便隐血试验

9. 根治胃癌首选的方法是 (　　)
   A. 化学治疗 B. 放射治疗 C. 内镜下治疗 D. 手术治疗
   E. 免疫治疗

10. 若行手术治疗，术前准备**不包括** (　　)
    A. 备皮 B. 配血 C. 洗胃 D. 肠道清洁
    E. 口服肠道不吸收的抗菌药

11. 放疗引起局部皮肤红斑、灼痛时，**错误**的护理措施是 (　　)
    A. 保持清洁干燥 B. 避免内衣摩擦 C. 不宜阳光直射 D. 禁止热敷、冷敷
    E. 局部外涂碘酊

（12～15题共用题干）
患者，男，45岁，胃溃疡史8年。近1个月来上腹不适、疼痛、反酸、嗳气等症状明显加重，体重下降3 kg。经胃镜检查确诊为胃癌，拟行胃大部切除术。

12. 下列疾病中，**不属于**胃癌癌前病变的是 (　　)
    A. 胃下垂 B. 萎缩性胃炎 C. 胃息肉 D. 胃溃疡
    E. 残胃炎

13. 腌制食品中含有的哪种物质与胃癌的发生密切相关 (　　)
    A. 脂肪含量高 B. 含添加剂 C. 亚硝酸盐 D. 含防腐剂
    E. 氯化钠的含量高

14. 胃癌的早期表现是 (　　)
    A. 无明显症状 B. 上腹部绞痛 C. 黑便 D. 呕血
    E. 体重明显下降

15. 若行手术治疗，术前**不予**洗胃的原因是 (　　)
    A. 避免引起胃出血 B. 避免引起急性胃扩张
    C. 避免引起胃穿孔 D. 避免洗胃造成癌细胞的脱落种植
    E. 避免患者出现虚脱

（16～17题共用题干）
患者，男，67岁。胃癌根治术后，遵医嘱禁食，给予静脉输液治疗。

16. 为患者输液的主要目的是 (　　)
    A. 补充水分和电解质 B. 补充水分、电解质和供给热量
    C. 补充营养，供给热量 D. 输入药物，治疗疾病
    E. 增加循环血量，改善微循环

17. 应为患者输入的晶体溶液是 (　　)
    A. 复方氯化钠 B. 0.9%氯化钠 C. 乳酸钠 D. 5%碳酸氢钠
    E. 5%葡萄糖及生理盐水

18. 患者，男，67岁，消瘦6个月。查体：左锁骨上窝淋巴结增大，质地坚硬，无压痛，活动度小。可能的疾病是 (　　)
    A. 胸膜炎 B. 肺结核 C. 胃癌 D. 肺癌
    E. 霍奇金病

19. 患者，女，52岁，患胃溃疡15年。既往餐后常有中上腹疼痛，服氢氧化铝可缓解。近半年来出现无规律性疼痛，服用氢氧化铝也难以缓解，逐渐消瘦。查粪便隐血阳性，最可能的诊断是 (　　)
    A. 慢性胃穿孔 B. 胃癌出血 C. 胃溃疡伴溃疡出血 D. 肠癌出血
    E. 十二指肠溃疡出血

20. 提高胃癌治愈率的关键是 (　　)
    A. 早期诊断 B. 心情愉快 C. 积极化疗 D. 免疫治疗
    E. 生物治疗

21. 胃癌的主要并发症**除外** (　　)
    A. 大出血 B. 感染 C. 幽门梗阻 D. 贲门梗阻
    E. 胃穿孔

22. 关于胃癌术后胃管的护理，下列**不正确**的是（洗胃可导致癌细胞的脱落种植） (　　)
    A. 妥善固定和防止滑脱 B. 观察引流液颜色、性质和量
    C. 保持通畅 D. 胃肠蠕动恢复后可拔胃管
    E. 若胃管堵塞可用大量生理盐水冲洗

23. 患者,男,75岁,胃溃疡病史12年,常于餐后出现中上腹疼痛,服氢氧化铝可缓解。近半年来疼痛无规律,服抗酸药不能缓解。患者消瘦。查大便潜血阳性,考虑是胃癌。下列哪项检查才有确诊意义 ( )
    A. 纤维胃镜检查　　　B. B超检查　　　C. X线检查　　　D. 病理学检查
    E. 腹腔穿刺检查

24. 某患者,胃癌根治术后2个月,行放疗期间出现皮肤反应,照射部位最初表现为皮肤红斑、刺痒,继而又出现水肿、水疱,正确的处理应是 ( )
    A. 皮肤有脱屑时,应撕揭下来
    B. 照射部位用肥皂清洗,以保持局部清洁,防止感染
    C. 干反应可涂0.2%薄荷淀粉或羊毛脂止痒
    D. 照射部位可涂擦油膏、乳剂和水剂,以保持局部湿润
    E. 湿反应可涂2%甲紫或氢化可的松霜,并进行包扎

25. 关于肿瘤化疗的护理,以下哪项**不正确** ( )
    A. 药液必须新鲜配制
    B. 若出现药液外渗,应立即热敷
    C. 药液不可溢出静脉外
    D. 每周检查一次白细胞和血小板计数
    E. 用后的注射器和空药瓶应单独处理

(26～28题共用题干)

患者,男,72岁,胃癌晚期,不能进食,给予脂肪乳、氨基酸等输入。1周后注射部位沿静脉走向出现条索状红线,局部组织肿胀、发红,患者主诉有疼痛感。

26. 为该患者输液的主要目的是 ( )
    A. 输入药物起治疗作用
    B. 补充营养,供给热能
    C. 维持晶体渗透压
    D. 增加血容量维持血压
    E. 利尿减少循环血量

27. 患者发生静脉炎的主要原因是 ( )
    A. 输液速度过快　　B. 输液量过大　　C. 溶液含有致热物质　　D. 长期输入高浓度溶液
    E. 输液速度过慢

28. 针对该患者的护理措施,正确的是 ( )
    A. 保留静脉置管　　B. 超短波理疗　　C. 增加患肢活动　　D. 放低患肢
    E. 95%乙醇溶液局部热敷

29. 患者,男,20岁,患消化性溃疡2年,一直接受克拉霉素、甲硝唑和奥美拉唑等药物治疗。最近2个月,粪便隐血试验一直阳性,应考虑为 ( )
    A. 胃溃疡出血　　B. 幽门梗阻　　C. 溃疡癌变　　D. 溃疡穿孔
    E. 克拉霉素不良反应

30. 男,53岁。因贲门癌收治入院。患者近期进食梗阻感加重,体重明显下降。护士对其饮食指导要点错误的是 ( )
    A. 少食多餐　　B. 半流质饮食　　C. 低蛋白饮食　　D. 高热量饮食
    E. 高维生素饮食

31. 某患者因胃癌行胃大部切除术。术后第1天除生命体征外,护士最应重点观察的是 ( )
    A. 神志　　B. 尿量　　C. 肠鸣音　　D. 腹胀
    E. 胃管引流液

32. 患者,男,56岁,胃癌。在应用化疗药辅助治疗时,注射部位刺痛、水肿,并出现条索状红线。正确的处理措施是(此为化疗副反应之静脉炎,局部24小时之内冰袋间断冷敷,24小时后局部热敷) ( )
    A. 局部间断冷敷　　B. 局部按摩　　C. 加快注射速度　　D. 减慢注射速度
    E. 立即给抗生素

(33～35题共用题干)

患者,男,41岁。因胃癌收入院,今晨在全麻下行胃大部分切除术,手术过程顺利,患者安返病房。

33. 交接时,责任护士应向手术室护士重点了解的内容是 ( )
    A. 术中病情结果　　B. 术中出血量　　C. 麻醉用药　　D. 出入液量
    E. 主刀医生

34. 术后3天内最重要的护理措施是 ( )
    A. 麻醉清醒6小时后,进半流质饮食
    B. 鼓励患者尽早下床来活动
    C. 加强口腔护理
    D. 保持引流管通畅,观察引流量和性质
    E. 床上洗,促进患者身心健康

35. 患者术后留置尿管3天,为防止发生尿路感染,最重要的护理措施是 ( )
    A. 严密观察尿量
    B. 每日尿道口护理2次
    C. 严密控制饮水
    D. 每日更换集尿袋2次
    E. 每日行膀胱冲先3次

36. 患者,男,45岁。因胃癌行胃大部分切除术后13天,痊愈出院。正确的出院健康指导是 (　　)
   A. 进流质饮食　　　B. 绝对卧床休息　　　C. 经常消毒伤口　　　D. 定期回院复查
   E. 定期针灸理疗

第三节　原发性肝癌病人的护理

一、病因及分型

原发性肝癌是指发生于**肝细胞和肝内胆管上皮细胞**的癌变,是我国常见的恶性肿瘤之一。病因可能与多种因素有关:①病毒性肝炎:**在我国肝癌最常见的病因是乙型肝炎**。②肝硬化:多数为乙型或丙型病毒性肝炎发展成大结性肝硬化。③真菌及其毒素:**以黄曲霉菌最为重要**。④亚硝胺类化合物:**在腌制食物中含量较高**。⑤化学致癌物质。⑥乙醇中毒:可致乙醇性脂肪肝、乙醇性肝炎、乙醇性肝硬化。⑦微量元素、药物、饮水污染等。

临床注意到肝癌病人常有**急性病毒性肝炎→慢性肝炎→肝硬化→肝癌**的病史。

原发性肝癌大体可分为结节型、块状型、弥漫型和小肝癌型,**以结节型多见**,多伴有肝硬化。按组织学类型可分为肝细胞型肝癌、胆管细胞型肝癌和混合型;我国**以肝细胞型为主**,约占91.5%。原发性肝癌容易侵犯门静脉分支,癌栓经门静脉系统在**肝内转移**。肝外**血行转移**多见于肺,其次为骨、脑等。淋巴转移多转移至肝门淋巴结。

二、临床表现

早期缺乏特征性表现,晚期可有局部和全身症状。

1. 症状

(1) **肝区疼痛**:为最常见和最主要的症状,约半数以上病人以此为**首发症状**,**多呈持续性胀痛、钝痛或刺痛**,夜间或劳累后加重,癌肿累及横膈时有右肩背部牵涉痛。

(2) 消化道和全身症状:主要表现为乏力、消瘦、食欲减退、腹胀、恶心、呕吐、发热、腹泻等。晚期体重呈进行性下降,出现贫血、出血、水肿等恶病质表现。

2. 体征　①肝呈进行性**增大,为中、晚期肝癌的主要临床体征**,质地坚硬,表面及边缘不规则,有大小不等的结节或巨块,常有不同程度压通。②晚期病人可出现黄疸和腹水。

3. 转移灶症状　如转移至肺可引起胸痛和**血性胸腔积液**;胸腔转移以**右侧多见**,可有胸腔积液。

4. 并发症　①上消化道出血:食管-胃底静脉曲张破裂出血。②**肝性脑病**:常为肝癌终末期的并发症,约1/3的病人因此死亡。③肝癌结节破裂出血。④继发性感染。

三、辅助检查

1. 实验室检查　①**甲胎蛋白(AFP)测定:AFP≥500 μg/L,是目前诊断原发性肝癌最常用、最重要的方法**。AFP是肝癌的**特异性指标**,是肝癌的定性检查,有助于诊断早期肝癌,用于普查。②**血清酶γ-谷氨酰转肽酶同工酶Ⅱ(GGT_2)**:在原发性和转移性肝癌的阳性率可达90%。

2. 影像学检查　**B型超声检查**:能发现直径为2~3 cm或更小的病变,**是目前肝癌定位检查中首选的一种方法**。CT和MRI检查:可检出直径1.0 cm左右的小肝癌。选择性腹腔动脉和肝动脉造影,对直径<1 cm的**小肝癌的定位诊断是最佳的选择方法**。

3. 肝穿刺活组织检查　多在B超引导下行细针穿刺活检,具有**确诊意义**。

四、治疗要点

早诊断、早治疗是提高肝癌治疗疗效的关键。①手术治疗:**肝切除术是目前治疗肝癌最有效的方法**。②不能手术切除可行肝动脉结扎、肝动脉插管化疗、冷冻、激光、微波、射频等治疗。③**肝动脉栓塞化疗(TACE)**:是肝癌非手术疗法中的**首选方法**。

五、护理问题

①恐惧:与肝癌的诊断和预后不良有关。②疼痛:与肿瘤生长导致包膜紧张、手术、放疗、化疗有关。③营养失调,低于机体需要量:与食欲不振、恶心呕吐、肿瘤消耗有关。④潜在并发症:**肝癌破裂出血、上消化道出血、肝性脑病、腹腔感染**等。

六、护理措施

1. 心理护理　积极主动与病人和家属沟通和交流,了解病人情绪和心理变化,鼓励病人说出想法。帮助病人正视现实,增强应对能力,树立战胜疾病的信心。

2. 缓解疼痛　对术后疼痛剧烈者,应给予积极有效的镇痛。指导病人控制疼痛和分散注意力的方法。**术后48小时,若病情允许,可取半卧位,以降低切口张力**。

3. 术前护理　①注意观察病情的突然变化。②给予**高蛋白、高热量、高维生素**饮食。③**术前3天给予维生素K_1肌内注射**,改善凝血功能,预防术中、术后出血。④防治感染:术前2天口服肠道不易吸收的抗生素。⑤术前还应给予**0.9%氯化钠溶液灌肠**,以减少氨生成,**避免诱发肝性脑病**。

4. 术后护理:①体位:病情稳定后取半卧位。为预防出血,术后24小时内卧床休息,**一般不宜早起床活动**,以防止肝断面术后出血。②严密观察病情。③引流管的护理:应保持引流管通畅,妥善固定,详细观察并记录引流量和内容物的性状以及变化情况。④禁饮食、胃肠减压、输液支持,待肠蠕动恢复逐步给予流质、半流质,直至正常饮食。⑤继续采取保肝措施，**禁用肥皂水灌肠，以防肝性脑病发生**。⑥预防感染和心理护理。

七、健康教育

1. 疾病预防指导　不吃霉变食物。有肝炎、肝硬化病史者和肝癌病人群应定期体检。
2. 向病人及家属介绍肝癌的相关知识和并发症的识别，以便随时观察病情变化，及时就诊。按医嘱服药，忌服损肝药物。
3. 饮食指导　多吃含能量（适当高热量）、蛋白质和维生素丰富的食物和新鲜蔬菜、水果。食物以清淡、易消化为宜。避免摄入高脂、高热量和刺激性食物，使肝负担加重。如有肝性脑病倾向，应减少蛋白质摄入，减少血氨的来源；便秘者口服乳果糖，促进肠道内氨的排出。戒烟、酒，减轻对肝的损害。

单元测试题

1. 南方地区肝癌发病率高，对该地区高危人群的普查方法最经济有效的是　　　　　　　　　　　　　　　（　　）
   A. 血清酶学检查　　B. 磁共振　　C. 甲胎蛋白测定和超声　　D. 增强 CT
   E. 选择性肝动脉造影
2. 原发性肝癌肝区疼痛的原因是　　　　　　　　　　　　　　　　　　　　　　　　　　　　　　　　　（　　）
   A. 肝纤维化　　B. 肝实质病变　　C. 肝包膜牵拉所致　　D. 肝肿瘤压迫
   E. 肝静脉栓塞
3. 患者，女，56 岁。确诊原发性肝癌 1 年，昨日入院行常规肝动脉栓塞化疗。患者神志清楚，消瘦，食欲缺乏；血白细胞计数 3.0×10^9/L。对患者的健康指导，最重要的一项是　　　　　　　　　　　　　　　　　　　　（　　）
   A. 进食流质，少量多餐，避免过饱　　　　B. 饮食应营养丰富，易消化
   C. 限制蛋白质的摄入　　　　　　　　　　D. 鼓励其深呼吸、排痰
   E. 卧床休息，减少活动
4. 原发性肝癌病人最突出的体征是　　　　　　　　　　　　　　　　　　　　　　　　　　　　　　　　（　　）
   A. 腹水呈血性　　B. 腹膜刺激征　　C. 肝脏进行性肿大　　D. 黄疸与发热
   E. 腹壁静脉曲张
5. 原发性肝癌最常见的转移方式是　　　　　　　　　　　　　　　　　　　　　　　　　　　　　　　　（　　）
   A. 肝内血行转移　　B. 肝外血行转移　　C. 肝外骨转移　　D. 种植转移
   E. 直接蔓延
6. 原发性肝癌血行外转移时，最常见的转移部位是　　　　　　　　　　　　　　　　　　　　　　　　　（　　）
   A. 肾　　B. 脑　　C. 肺　　D. 骨
   E. 肠
7. 严重肝脏疾病病人手术前，最需要补充的维生素是　　　　　　　　　　　　　　　　　　　　　　　　（　　）
   A. 维生素 A　　B. 维生素 B　　C. 维生素 K　　D. 维生素 C
   E. 维生素 E
8. 肝癌早期诊断最有价值的检查（用于普查）是　　　　　　　　　　　　　　　　　　　　　　　　　　（　　）
   A. 超声检查　　B. 碱性磷酸酶测定　　C. X线检查　　D. 甲胎蛋白测定（AFP）
   E. r-谷氨酰转肽酶测定
9. 小肝癌最佳的定位诊断方法是　　　　　　　　　　　　　　　　　　　　　　　　　　　　　　　　　（　　）
   A. CT　　B. 肝穿刺针吸细胞检查　　C. B超　　D. 甲胎蛋白测定
   E. 选择性腹腔动脉或肝动脉造影检查
10. 患者，男，60 岁。近期肝区呈持续胀痛，消瘦。查体：轻度黄疸，肝肋下 3 cm，质硬，结节感，明显压痛。若疑诊本病例患肝癌，最有确诊价值的检查是　　　　　　　　　　　　　　　　　　　　　　　　　　　　　　　　　　（　　）
    A. 肝细胞活组织检查　　B. B超　　C. CT　　D. MRI
    E. 肝动脉造影
11. 治疗早期原发性肝癌，最有效的方法是　　　　　　　　　　　　　　　　　　　　　　　　　　　　（　　）
    A. 肝叶切除术　　B. 肝动脉插管化疗　　C. 肝动脉栓塞治疗　　D. 放射治疗
    E. 局部注射无水乙醇疗法
12. 原发性肝癌患者突然腹部剧痛及腹膜刺激征　　　　　　　　　　　　　　　　　　　　　　　　　　（　　）
    A. 肝癌腹膜移位　　B. 肝癌结节破裂　　C. 急性胃穿孔　　D. 急性胆囊炎
    E. 急性胰腺炎
13. 缓解肝癌晚期病人疼痛的主要措施为　　　　　　　　　　　　　　　　　　　　　　　　　　　　　（　　）
    A. 创造舒适的环境　　B. 营养支持　　C. 按医嘱给予镇痛药　　D. 大剂量化疗
    E. 心理疏导
14. 肝癌患者术前肠道准备最主要的目的是　　　　　　　　　　　　　　　　　　　　　　　　　　　　（　　）
    A. 预防术中污染　　B. 预防术后血氨增高　　C. 有利切口愈合　　D. 预防术后肠道感染

E. 预防腹腔脓肿的形成

15. 患者，女，56岁，肝炎30年，近1个月来肝区疼痛，食欲减退，进行性消瘦，肝呈进行性增大，质硬，触诊有结节，面部有蜘蛛痣，腹膨隆。应首先考虑的是　　　　　　　　　　　　　　　　　　　　　　　　　　　　　　　　　　　　（　）
    A. 原发性肝癌　　　　　　B. 胆囊炎　　　　　　　　C. 肝硬化　　　　　　　　D. 胰腺炎
    E. 结核性腹膜炎

（16～17题共用题干）
    患者，女，62岁。早期肝癌，拟行肝叶切除术。

16. 术前肠道准备时，护士应选择的方法是　　　　　　　　　　　　　　　　　　　　　　　　　　　（　）
    A. 术前2天酸性液灌肠　　B. 术前2天碱性液灌肠　　C. 不灌肠　　　　　　　　D. 术前1天碱性液灌肠
    E. 术前1天酸性液灌肠

17. 术后病情平稳，可为患者采取　　　　　　　　　　　　　　　　　　　　　　　　　　　　　　　（　）
    A. 侧卧位，避免过早活动　　　　　　　　　　　　　B. 俯卧位，尽早活动
    C. 头高脚低位　　　　　　　　　　　　　　　　　　D. 半卧位，避免过早活动
    E. 半卧位，尽早活动

（18～21题共用题干）
    王先生，男性，43岁，体检发现AFP≥500μg/L，肝、肾功能正常。有HBsAg阳性史6年。

18. 最可能诊断是　　　　　　　　　　　　　　　　　　　　　　　　　　　　　　　　　　　　　　（　）
    A. 转移性肝癌　　　　　　B. HBsAg携带者　　　　　　C. 乙肝病毒感染者　　　　D. 原发性肝癌
    E. 慢性乙型肝炎，活动期

19. 对确诊最有帮助的检查是　　　　　　　　　　　　　　　　　　　　　　　　　　　　　　　　　（　）
    A. 肝动脉造影　　　　　　B. MRI或CT检查　　　　　　C. 腹部X线检查　　　　　　D. 肝组织活检
    E. 同位素肝脏扫描

20. 应为该患者提供的饮食为　　　　　　　　　　　　　　　　　　　　　　　　　　　　　　　　　（　）
    A. 高蛋白、高脂肪、高维生素　　　　　　　　　　　B. 高蛋白、高脂肪、高糖
    C. 高脂肪、高糖、低维生素　　　　　　　　　　　　D. 高蛋白、低维生素、高糖
    E. 高蛋白、高维生素、高糖

21. 该患者术前护理**不正确**的是　　　　　　　　　　　　　　　　　　　　　　　　　　　　　　　（　）
    A. 适量输血和白蛋白　　　　　　　　　　　　　　　B. 术前一晚用肥皂水灌肠
    C. 给予维生素K_1　　　　　　　　　　　　　　　　D. 全面检查肝功能和凝血功能
    E. 术前3天口服肠道不吸收抗菌药

22. 肝脏手术后最严重的并发症是　　　　　　　　　　　　　　　　　　　　　　　　　　　　　　　（　）
    A. 出血　　　　　　　　　B. 肺部感染　　　　　　　C. 腹腔感染　　　　　　　D. 用水
    E. 胆汁性腹膜炎

23. 患者，男，62岁，诊断为原发性肝癌，行肝叶切除术后第3天，出现嗜睡、烦躁不安、黄疸等，可能的原因是（　）
    A. 胆汁性腹膜炎　　　　　B. 膈下脓肿　　　　　　　C. 内出血　　　　　　　　D. 肝性脑病
    E. 休克

24. 最有助于诊断原发性肝癌的实验室检查指标是　　　　　　　　　　　　　　　　　　　　　　　　（　）
    A. ALK　　　　　　　　　　B. AFP　　　　　　　　　　C. rGP　　　　　　　　　　D. AAT
    E. CET

25. 肝癌定位检查中首选的方法是　　　　　　　　　　　　　　　　　　　　　　　　　　　　　　　（　）
    A. 选择性腹腔动脉造影　　B. CT　　　　　　　　　　C. AFP测定　　　　　　　　D. B超
    E. 肝穿刺针吸细胞检查

26. 肝叶切除患者的术后护理措施**错误**的是　　　　　　　　　　　　　　　　　　　　　　　　　　（　）
    A. 吸氧3～4天　　　　　　B. 鼓励早期下床活动　　　C. 半卧位　　　　　　　　D. 早期禁食、胃肠减压
    E. 给予静脉补充营养

27. 肝叶切除后患者不宜早期下床活动的主要原因是　　　　　　　　　　　　　　　　　　　　　　　（　）
    A. 防止肝断面出血　　　　B. 防止肝性脑病　　　　　C. 预防感染　　　　　　　D. 有利于伤口愈合
    E. 有利于患者恢复体力

28. 肝癌非手术治疗首选的方法是　　　　　　　　　　　　　　　　　　　　　　　　　　　　　　　（　）
    A. 肝动脉栓塞化疗　　　　B. 免疫治疗　　　　　　　C. 全身化学药物治疗　　　D. 放射线治疗
    E. 中医药物治疗

29. **患者，男，58岁，因肝癌晚期入院。患者突然烦躁不安、躁动。为了保证患者的安全，最重要的护理措施是**（　）
    A. 室内光线宜暗　　　　　　　　　　　　　　　　　B. 加床档，用约束带约束保护患者

C. 减少外界刺激 D. 护理动作要轻
E. 用牙垫放于上下臼齿之间

30. 在我国诱发原发性肝癌最主要的疾病是 ( )
   A. 甲型肝炎 B. 乙型肝炎 C. 肝脓肿 D. 中毒性肝炎
   E. 肝棘球蚴病

31. 原发性肝癌肝区疼痛的特点是 ( )
   A. 间歇性隐痛 B. 持续性胀痛 C. 阵发性绞痛 D. 刀割样疼痛
   E. 烧灼样疼痛

32. 原发性肝癌患者最常见和最主要的症状是 ( )
   A. 肝区疼痛 B. 低热 C. 腹胀、乏力 D. 食欲不振
   E. 消瘦

33. 肝癌患者术前肠道准备中,口服新霉素的主要目的是(口服新霉素或庆大霉素等,以抑制肠内细菌生长,促进乳酸杆菌繁殖,减少氨的形成和吸收) ( )
   A. 减轻腹压 B. 增加肠蠕动 C. 减少氨的产生 D. 防止便秘
   E. 减少胃肠道出血

34. 某肝癌晚期患者住院期间情绪激动,常常指责或挑剔家属和医护人员,护士正确的护理措施是 ( )
   A. 给患者正确的死亡观和人生观教育 B. 让患者尽可能一个人独处
   C. 减少和患者的语言交流 D. 认真倾听患者的心理感受
   E. 诚恳地指出患者的不恰当做法

第四节 胰腺癌病人的护理

一、病因

胰腺癌好发于**胰头部**,约占胰腺癌的2/3。**早期**即可发生**淋巴转移**,累及邻近的周围组织和器官。吸烟与胰腺癌发病密切相关。高蛋白、高脂肪饮食,糖尿病及慢性胰腺炎是胰腺癌的高危因素。**胰腺癌的组织类型以导管细胞癌多见**,其次为粘液性囊腺和腺泡细胞腺。

二、临床表现

典型症状有**腹痛、黄疸和消瘦**。①**胰腺癌最常见的首发症状**是**上腹痛及上腹饱胀不适**。随病情加重,上腹部钝痛、胀痛逐渐剧烈,并可牵涉到背部。**胰体部癌则以腹痛为主要症状**。当癌肿累及腹膜后神经丛时,疼痛常剧烈难忍,尤以夜间为甚,患者常**蜷曲坐位**以减轻疼痛。②梗阻性黄疸是**胰头癌最突出的症状**,一般呈**进行性加重**,伴皮肤瘙痒。大便呈陶土色,尿呈浓茶色。③消瘦乏力和消化道症状。

三、辅助检查

1. 实验室检查　可有血淀粉酶、空腹血糖增高;**血清碱性磷酸酶(AKP)增高**;血清胆红素进行性增高,以直接胆红素升高为主,常提示胆道有部分梗阻。

2. 影像学检查

(1) B超:若发现胰腺肿块同时伴有胆管、胰管扩张,考虑胰头壶腹部肿瘤,胰体和胰尾部癌诊断率为80%~90%。

(2) CT:**是检查胰腺疾病可靠的方法**,可显示直径1 mm以上的肿瘤,也可以CT引导下行经皮细针穿刺胰腺活检确诊胰腺癌。

(3) 经内镜逆行胰胆管造影(ERCP):可了解十二指肠乳头部及胰管和胆管的阻塞受压部位和性质。

四、治疗要点

早期手术切除癌肿是唯一有效的根治方法。

五、护理问题

①焦虑或恐惧:与疼痛、黄疸和担心预后有关。②营养失调,低于机体需要量:与食欲下降、呕吐和消耗有关。③急性疼痛:与胰胆管梗阻和腹膜后神经受侵有关。④潜在并发症:出血、感染、胰瘘、胆瘘、继发性糖尿病等。

六、护理措施

(一) 手术前护理

1. 改善营养状况　供给高蛋白、高糖饮食,应大量补充维生素。

2. PTCD(经皮肝穿刺胆道引流)的护理　PTCD能有效缓解黄疸程度,改善手术前肝功情况。要妥善固定导管,始终保持通畅引流。一般置管2周为宜。

3. 积极采取保肝措施　至少在手术前1周执行保肝措施,手术前要使得凝血酶原时间正常。**肌内注射维生素K_1、维生素K_2**。

小结提示:肝硬化、原发性肝癌、新生儿颅内出血、胰腺癌患者均需注射**维生素K**。

4. 控制血糖　部分胰腺癌病人合并糖尿病,应遵医嘱使用胰岛素控制血糖。

5. 预防感染 遵医嘱手术前1天开始使用抗生素。有PTCD者,手术前2~3日即可用药。必要时手术前3天口服肠道抗生素,手术前1天清洁灌肠。

6. 对症护理 黄疸致皮肤瘙痒者,<u>可外用炉甘石洗剂止痒,防止抓破皮肤</u>;疼痛者遵医嘱给予止痛处理。

7. 手术前安置胃管,并做好病人和家属的心理工作。

（二）手术后护理

1. 密切观察 术后监测体温、呼吸、脉搏、血压2~3天;监测尿量、血常规、肝肾情况。

2. 营养支持 术后禁食、胃肠减压期间,静脉补充营养。肠蠕动恢复并拔除胃管后可给予少量流质,再逐渐过渡至正常饮食。

3. 预防感染 遵医嘱继续使用抗生素。

4. 引流护理 观察与记录每日引流量和引流液的色泽、性质,警惕胰瘘或胆瘘的发生。<u>腹腔引流一般需放置5~7天</u>,胃肠减压一般留至胃肠蠕动恢复;<u>胆管引流需2周左右;胰管引流在2~3周后可拔除</u>。

5. 预防并发症 消化道出血（吻合口出血、应激性溃疡）、腹腔内出血、切口感染或裂开、腹腔感染、胰瘘或胆瘘、继发性糖尿病等。

七、健康教育

1. 40岁以上,近期出现持续性上腹痛、闷胀、食欲减退、消瘦,应及时去医院就诊。

2. 病人出院后如出现消化功能不良、腹泻等,多是由于胰腺切除后剩余胰腺功能不足,适当应用胰酶可减轻症状。

3. 鼓励病人吃<u>高蛋白、高糖、低脂及富含脂溶性维生素</u>的饮食。

4. 嘱病人按期检测血糖、尿糖,出现异常时及时药物治疗;每3~6个月复查1次,出现异常情况及时就诊;避免暴饮暴食,戒烟酒。

单元测试题

1. 患者,男,46岁,近1个月来食欲差,上腹闷胀不适,皮肤黄疸进行性加重。查体:肝大,胆囊肿大,大便隐血试验阴性。最可能诊断是 （ ）
   A. 胆管结石　　　　　B. 慢性胆囊炎　　　　C. 急性胰腺炎　　　　D. 胰头癌
   E. 肝癌

2. 胰头癌最主要的临床表现是 （ ）
   A. 低血糖　　　　　　B. 恶心、呕吐　　　　C. 腹胀　　　　　　　D. 乏力和消瘦
   E. 黄疸进行性加重

3. 壶腹周围癌者最早出现的临床表现是（<u>胰头癌的主要临床表现是黄疸</u>） （ ）
   A. 黄疸　　　　　　　B. 寒战、发热　　　　C. 贫血消瘦　　　　　D. 消化道症状
   E. 上腹痛及腰背痛

4. 患者,女,56岁,胰腺癌术后第1天,表情痛苦,心率加快,血压升高,多次询问后患者诉伤口疼痛严重。此时应首先给予的措施是 （ ）
   A. 继续观察　　　　　B. 立即给予止痛药　　C. 给予止痛指导　　　D. 鼓励患者忍受疼痛
   E. 分散患者注意力

5. 患者,女,28岁。胰腺癌手术7天,出现呕血、腹痛并大汗,血压80/50 mmHg。其最可能的原因是 （ ）
   A. 肠穿孔　　　　　　B. 创面广泛渗血　　　C. 补液不足　　　　　D. 胆汁腐蚀引起出血
   E. 胰瘘

6. 诱发胰腺癌的主要危险因素是 （ ）
   A. 吸烟　　　　　　　B. 暴饮暴食　　　　　C. 胆道疾病　　　　　D. 高蛋白饮食
   E. 高脂肪饮食

7. 胰腺癌最常见的首发症状是 （ ）
   A. 消化道症状　　　　B. 进行性黄疸　　　　C. 乏力　　　　　　　D. 上腹痛和上腹饱胀不适
   E. 消瘦

8. 胰腺癌最有效的方法是 （ ）
   A. 化学疗法　　　　　B. 免疫疗法　　　　　C. 早期手术切除　　　D. 经皮肝穿刺置管引流
   E. 放疗

9. 胰体癌的主要症状是 （ ）
   A. 黄疸　　　　　　　B. 腹痛　　　　　　　C. 恶心呕吐　　　　　D. 乏力消瘦
   E. 腹泻或便秘

（10~11题共用题干）

患者,男,45岁,因上腹饱胀不适、乏力消瘦3个月入院,经实验室检查、B超、CT扫描等检查诊断为胰腺癌,已行胰十二指肠切除术。

10. 术后监测生命体征的同时还应注意下列哪项变化 ( )
    A. 血糖　　　　B. 血常规　　　　C. 肝功能　　　　D. 引流液
    E. 电解质
11. 术后胰管引流一般应留置的时间是 ( )
    A. 2~3周　　　B. 2周左右　　　C. 1周左右　　　D. 3~5天
    E. 5~7天
12. 胰腺癌常好发于 ( )
    A. 胰体、尾部　　B. 胰颈、体部　　C. 全胰腺　　　　D. 胰头部
    E. 胰尾
13. 胰腺癌有明显黄疸的患者,术前需要补充的维生素是 ( )
    A. 维生素A　　　B. 维生素C　　　C. 维生素D　　　D. 维生素E
    E. 维生素K
14. 胰腺癌最常见的组织类型是 ( )
    A. 导管细胞癌　　B. 腺泡细胞腺　　C. 多形性腺癌　　D. 纤毛细胞癌
    E. 胰岛细胞癌
15. 患者,男,68岁。行胰头十二指肠切除术后4小时,患者变换卧位后30分钟,腹腔引流管突然引出200 ml鲜红色血性液体。正确的是 ( )
    A. 夹闭引流管,暂停引流　　　　　　B. 加大吸引负压,促进引流
    C. 恢复原卧位　　　　　　　　　　D. 加快输液输血速度
    E. 严密观察生命体征,报告医生
16. 患者,女,70岁。因进行性黄疸加重伴皮肤瘙痒、消瘦入院。入院后诊断为胰腺癌,拟行手术治疗。为改善病人的营养状况,减少并发症,术前应 ( )
    A. 输白蛋白　　　B. 输全血　　　　C. 补充葡萄糖　　D. 增加脂肪摄入
    E. 输血浆
17. 对癌症病人的日常护理哪项不妥 ( )
    A. 护士要有高度责任感和同情心　　　B. 与病人建立良好关系
    C. 关怀并尊重病人　　　　　　　　　D. 耐心倾听病人陈述,消除不良刺激
    E. 如实告诉病人病情,以争取其积极配合治疗
18. 患者,女,40岁,胰腺癌术后第4天,患者出现心慌、出冷汗,测血糖3.2 mmol/L,护士正确的处理是 ( )
    A. 加快输液　　　B. 减慢输液　　　C. 补充葡萄糖　　D. 输注血浆
    E. 增加胰岛素用量
19. 患者,女,56岁,诊断胰头癌入院。住院行胰头十二指肠切除术,术后出现高血糖。出院饮食指导原则正确的是 ( )
    A. 低脂,低糖,低蛋白　　B. 高脂,低糖,高蛋白　　C. 高脂,低糖,低蛋白　　D. 低脂,低糖,高维生素
    E. 低脂,高糖,高维生素
20. 胰腺癌的好发部位是 ( )
    A. 胰头　　　　　B. 胰尾　　　　　C. 胰体　　　　　D. 全胰腺
    E. 胰体尾部
21. 患者,男,45岁。以胰腺癌收入院,查体:皮肤巩膜黄染。患者诉全身瘙痒。给予的护理措施不包括 ( )
    A. 协助患者抓挠减轻瘙痒　　　　　　B. 涂抹止痒药物
    C. 用温水毛巾擦拭　　　　　　　　　D. 剪除患者指甲
    E. 注意观察患者皮肤情况
22. 患者,男,48岁。因患胰腺癌入院拟行手术治疗,现空腹血糖7.8 mmol/L。术前给予注射胰岛素,其作用是 ( )
    A. 抑制胰酶活性　　B. 抑制胰腺分泌　　C. 利于吻合口愈合　　D. 促进蛋白质合成
    E. 控制血糖

第五节　大肠癌病人的护理

大肠癌包括结肠癌和直肠癌,是常见的消化道恶性肿瘤之一,在我国以**直肠癌**最多见,乙状结肠癌次之。大肠癌转移途径:①直接浸润。②**淋巴转移:是大肠癌主要的转移途径**。③血行转移:癌肿向深层浸润后,常侵入肠系膜血管,最常见为癌栓沿门静脉系统转移至肝,也可经椎静脉丛转移至肺,少数可转移骨骼、肾、脑等器官。④种植转移。

一、病因

1. 饮食习惯　结肠癌的发生与**高脂肪、高蛋白和低纤维**饮食有一定相关性。

2. 遗传因素　常见的有家族性多发性息肉病及家族性无息肉结肠综合征,此类人发生结肠癌的概率高于正常人。
3. 癌前病变　家族性肠息肉病、溃疡性结肠炎、结肠克罗恩病及血吸虫性肉芽肿等。

二、临床表现

1. 结肠癌
(1) **排便习惯和粪便性状改变**：是**最早出现的症状**,多表现为排便次数增多、腹泻、便秘、粪便带脓血或粘液等。
(2) 腹痛：早期症状之一。定位不确切的持续性隐痛或仅为腹部不适或腹胀感,晚期合并肠梗阻时则表现为腹痛加重或出现阵发性绞痛。
(3) 腹部肿块：肿块通常较硬,呈结节状。肿块固定,且有明显的压痛。
(4) 肠梗阻：为晚期表现,可出现慢性低位不全肠梗阻症状。右半结肠癌肿多呈肿块型,右半结肠腔大,肠内内容物为液状,粘膜吸收能力强,因此,右半侧结肠癌以全身中毒症状为主,而肠梗阻症状不明显。左半结肠腔小,肠内容已形成,癌肿呈环状浸润,极易引起肠腔环状缩窄,因此,左半结肠癌以**肠梗阻**、便秘、腹泻和便血等症状明显。

2. 直肠癌　早期仅有少量**便血**或**排便习惯改变**(腹泻或便秘),容易被忽视。当病程发展伴感染时,才出现显著症状。
(1) 直肠刺激症状：排便次数增多,频繁便意,有肛门下坠、里急后重、排便不尽感,晚期可有腹胀、下腹痛等。
(2) 粘液脓血便：癌肿破溃时,大便表面带血及粘液,甚至脓血便。血便是直肠癌最常见的症状。
(3) 肠腔狭窄症状：癌肿浸润生长致肠腔狭窄,可出现大便变形变细、排便困难等,严重时可有不全肠梗阻的表现。
(4) 晚期症状：出现贫血、消瘦、肝大、黄疸、腹水等恶病质表现。

三、辅助检查

①**直肠指检**是诊断**直肠癌**首选的**方法**。直肠指检可了解癌肿的部位、大小、范围、距肛缘的距离、固定程度以及与周围组织的关系等,**是最重要、最简单有效的检查方法**。②**大便潜血试验**(筛选)。③内镜检查：**直肠镜、乙状结肠镜、纤维结肠镜检查**,可观察病灶的部位、大小、形态、肠腔狭窄的程度等,并可取活组织做病理检查,**是诊断大肠癌最有效、可靠的方法**。

四、治疗要点

大肠癌的治疗是以手术切除为主的综合治疗。
1. 手术治疗
(1) 结肠癌根治术：①右半结肠切除术：适用于盲肠、升结肠、结肠肝曲的癌肿。②横结肠切除术：适用于横结肠癌。③左半结肠切除术：适用于横结肠脾曲、降结肠癌。④乙状结肠癌的根治切除术：适用于乙状结肠癌。
(2) 直肠癌根治术：①局部切除术：适用于早期癌体小、局限于粘膜或粘膜下层、分化程度高的直肠癌。②腹会阴部联合**直肠癌根治术**(Miles 手术)：主要用于**腹膜返折以下直肠癌**。不留肛门,于左下腹行永久性人工肛门。③经腹腔直肠癌切除术(直肠前切除术,Dixon 手术)：适用于距肛缘 5 cm 以上的直肠癌。保留正常肛门。④姑息性手术：晚期直肠癌病人发生排便困难或肠梗阻时,可行乙状结肠双腔造口。
2. 非手术治疗　化学药物治疗、放射治疗、中医治疗局部介入治疗等。

五、护理问题

1. 焦虑或恐惧　与对癌症治疗缺乏信心及担心结肠造瘘口影响生活和工作有关。
2. 营养失调,低于机体需要量：与癌症的消耗、手术创伤及放化疗反应有关。
3. 知识缺乏　缺乏有关手术前肠道准备及结肠造口的护理知识等。
4. 自我形象紊乱　与结肠造口、排便方式改变有关。
5. 潜在并发症　切口感染、吻合口瘘、尿潴留及泌尿系感染,结肠造口出血、坏死、狭窄等。

六、护理措施

(一) 手术前护理
1. 心理护理　结肠造口的心理疏导和术前知识指导、告知。
2. 饮食护理　给予高蛋白、高热量、富含维生素及易消化的少渣饮食,纠正水、电解质紊乱。
3. 肠道准备　可减少手术中污染,防止手术后腹胀和切口感染,有利于吻合口愈合,**是大肠癌手术前护理的重点**。
(1) 传统肠道准备法：①控制饮食,术前 3 日进少渣半流质饮食,术前 2 日进流质饮食,术前 1 日禁食,以减少粪便的产生,有利于肠道清洁。②使用药物,术前 3 日口服新霉素及庆大霉素肠道不吸收的抗生素;以抑制肠道菌群,同时口服维生素 K,以补充因服用肠道抑菌后维生素 K 的合成及吸收障碍。③清洁肠道,术前 3 日,每晚用番泻叶开水冲饮服,口服泻剂硫酸镁;术前 2 日晚用肥皂水灌肠,术前 1 日晚及术日晨清洁灌肠。灌肠时橡胶肛管轻柔插入。④禁用高压灌肠,以防刺激肿瘤导致癌细胞扩散。
(2) 全肠道灌洗法：术前 12~14 小时开始口服 37 ℃左右等渗平衡电解质溶液,引起容量性腹泻,以达到彻底清洗肠道的目的。一般灌洗全过程需 3~4 小时,灌洗液量不少于 6 000 ml。对年老体弱、心肾等重要器官功能障碍和肠梗阻的病人不宜选用。
(3) 口服甘露醇肠道准备法：口服 5%~10% 的甘露醇,使病人有效腹泻,达到清洁肠道的目的。
4. 其他准备　术前 2 日每晚用 1∶5 000 高锰酸钾溶液坐浴。女性病人肿瘤侵犯阴道后壁,术前 3 日每晚行阴道冲洗。术日晨放置胃管和留置导尿管。

(二) 手术后护理

1. 严密观察病情变化 术后6小时取半卧位,以利于腹腔引流。
2. 禁饮食、胃肠减压 给予静脉营养,记录24小时出入液量。**手术后2～3日肠蠕动恢复、肛门或人工肛门排气后可拔除胃管**,停止胃肠减压,进流质饮食。手术后2周左右方可进普食,且食物以高蛋白、高热量、富含维生素及易消化的少渣食物为主。
3. 保持腹腔引流管通畅 观察并记录引流液的色、性质、量等。
4. 留置导尿管护理 **直肠癌根治术后,导尿管一般放置1～2周**,必须保持其通畅,防止扭曲、受压。定时夹闭尿管,训练膀胱排尿功能。
5. 结肠造口(人工肛门)护理 造口护理是手术后护理的重点。
(1) 观察造口肠段血运及张力情况:注意有无出血、坏死、回缩等异常。术后造口处伤口愈合后,每日扩张造瘘口1次,防止造口狭窄。若病人进食后3～4日未排便,可用液状石蜡或肥皂水经结肠造口做低压灌肠,橡胶肛管插入造口不超过10 cm,压力不能过大,以防肠道穿孔。
(2) 保护腹壁切口:**人工肛门与术后2～3日肠蠕动恢复后开放**,取**左侧卧位**,并用塑料薄膜将腹壁切口与造口隔开,防止流出稀薄的粪便污染腹壁切口。

小结提示:结肠造瘘口通常在左下腹,病人取**左侧卧位**,可防止流出的粪便污染伤口。

(3) **保护造口周围的皮肤:经常清洗消毒造口的皮肤,复方氧化锌软膏涂抹,防止浸渍糜烂**。每次排便后,造口以凡士林纱布覆盖外翻的肠粘膜,外盖厚敷料保护。
(4) 正确使用人工造口袋(肛袋):根据造口大小选择3～4个合适口袋备用,造口袋内充满1/3排泄物时,应更换口袋。每次更换新袋前先用中性皂液或0.5%氯己定(洗必泰)溶液清洁造口周围皮肤,再涂上氧化锌软膏,同时注意**造口周围皮肤有无红、肿、破溃等现象。人工造口袋不宜长期持续使用**,以防造瘘口粘膜及周围皮肤糜烂。
(5) 饮食指导:注意饮食卫生,避免食物中毒等原因引起腹泻;**避免食用产气性食物、有刺激性食物或易引起便秘的食物**。鼓励病人多吃新鲜蔬菜、水果。**做好结肠造口术后的心理护理**。
6. 并发症的防治
(1) 切口感染及裂开:观察病人体温变化及局部切口情况,保持切口清洁、干燥。
(2) **吻合口瘘**:常发生于手术后1周左右。应注意观察病人有无腹膜炎的表现,有无腹腔内或盆腔内脓肿的表现,有无从切口渗出或引流管引流出**稀粪样肠内容物**等。对有大肠吻合口的手术后病人,**手术后7～10日内严禁灌肠**,以免影响吻合口的愈合。

七、健康教育

1. 使病人掌握预防大肠癌的知识 注意饮食、遗传及慢性肠道疾病等相关危险因素。
2. 教会病人人工肛门的护理 介绍结肠造口的护理方法和护理用品,目前自然排便法采用的造口袋可分为一件式和两件式。指导病人用适量温水(500～1 000 ml)经导管灌入造口内,定时结肠造口灌洗以训练有规律的肠道蠕动,从而养成类似于正常的排便习惯。当病人的粪便成形或养成排便规律后,可不戴造口袋,用清洁敷料覆盖结肠造口即可。
3. 出院后造口护理 每1～2周扩张造口1次,持续2～3个月。若发现造口狭窄,排便困难时,应及时到医院检查处理。
4. 合理安排饮食 应摄入**产气少、易消化的少渣食物**,忌生冷、辛辣等刺激性食物,**避免进食过多粗纤维食物(如芹菜)和饮用碳酸饮料**;饮食必须清洁卫生,积极预防腹泻或便秘。腹泻时可用收敛性药物,便秘时可自行扩肛或灌肠。
5. 社交护理 可建议造口病人出院后组织或参与造口病人协会,相互学习,交流彼此的经验和体会,学习新的控制排便方式,获得自信。**适当活动,术后1～3月内避免重体力劳动**。
6. 复查 每3～6个月复查1次。继续化疗的病人要定期检查血常规。

单元测试题

1. 肿瘤临床表现最主要的特征是 ( )
   A. 疼痛   B. 肿块   C. 贫血   D. 消瘦
   E. 溃疡
2. 右半结肠癌的临床特点是 ( )
   A. 便秘、便血   B. 右腹肿块、贫血 C. 腹泻、便秘   D. 腹胀、腹痛
   E. 排便习惯改变
3. 结肠癌最早出现的临床表现多为 ( )
   A. 贫血   B. 腹痛   C. 肠梗阻症状   D. 腹部肿块
   E. 排便习惯及粪便性状改变
4. 直肠癌最常见的临床症状是 ( )
   A. 直肠刺激症状   B. 粘液血便   C. 肠梗阻症状   D. 会阴部持续性剧痛
   E. 贫血

5. 直肠癌病人粪便可呈 ( )
   A. 脓血样	B. 柏油样便	C. 果酱样	D. 白陶土样
   E. 米泔水样
6. 成人排便次数增加且大便为粘液血便,应考虑为 ( )
   A. 一期内痔	B. 血栓性外痔	C. 肛裂	D. 直肠癌
   E. 肛瘘
7. 诊断直肠癌最重要且简便易行的方法是 ( )
   A. CT 检查	B. 大便潜血试验	C. 直肠指检	D. 纤维结肠镜检查
   E. 血清癌胚抗原(CEA)测定
8. 以下哪项检查可作为大肠癌高危人群的初筛方法 ( )
   A. 内镜检查	B. X 线钡剂灌肠	C. CEA 测定	D. 直肠指检
   E. 粪便隐血试验
9. 患者,男,45 岁。近 3 个月来排便次数增多,每天 3～4 次,粘液脓血便,有里急后重感,首选的有助于确诊的检查方法是 ( )
   A. B 超	B. X 线钡剂灌肠	C. 直肠指检	D. 纤维结肠镜
   E. 血清癌胚抗原
10. 对于直肠癌患者,当癌肿距齿状线 5 cm 以上时,宜采取的手术方式为 ( )
    A. 经腹会阴联合直肠癌根治术	B. 短路手术
    C. 结肠造瘘术	D. 经腹腔直肠癌切除术(Dixon 手术)
    E. 肿瘤切除、乙状结肠造瘘、不保留肛门
11. 结肠癌患者手术治疗前的肠道准备正确的是 ( )
    A. 全身应用抗生素	B. 术前口服维生素 K
    C. 术前晚肥皂水灌肠	D. 术前应禁食 3 天
    E. 无论是否合并肠梗阻均需清洁灌肠
12. 关于大肠癌患者术前行全肠道灌洗术。以下说法正确的是 ( )
    A. 温度约为 25 ℃	B. 灌洗速度先慢后快
    C. 量约 3 000 ml	D. 灌洗全过程应控制在 2 小时内
    E. 年迈体弱、心肾等脏器功能障碍以及肠梗阻者不宜灌肠
13. 患者,男,62 岁,直肠癌。拟行根治手术并做永久性造口手术,术前常规准备**错误**的是 ( )
    A. 术前 1 天晚及术晨做清洁灌肠	B. 术前 3 天口服卡那霉素及维生素 K
    C. 术前 3 天口服硫酸镁	D. 术前 1 日予流质饮食,术日晨禁食
    E. 心理疏导和术前知识指导
14. 人工肛门的护理方法正确的是 ( )
    A. 根据患者体型、体重选择造口袋大小	B. 定时结肠灌洗,训练排便习惯
    C. 禁忌扩张造口	D. 肛门袋宜长期持续使用,少更换
    E. 造口袋内排泄物超过 3/4 时应更换造口袋

(15～17 题共用题干)

患者,女,75 岁。肠癌手术后 1 周清流饮食后出现腹痛、腹胀等腹膜刺激征,后经检查证实为肠瘘。拟再次行肠段部分切除吻合术。

15. 手术前准确的护理措施是 ( )
    A. 禁忌灌肠	B. 肠内外营养结合支持治疗
    C. 全身使用抗生素	D. 清除瘘口周围油膏
    E. 仅需经肛门清洁灌肠
16. 手术后饮食治疗的原则是 ( )
    A. 高脂、高热量、高维生素饮食	B. 高蛋白、高糖、粗纤维饮食
    C. 低脂、高糖、低渣饮食	D. 高脂、高蛋白、高维生素饮食
    E. 适量蛋白、低糖、少渣饮食
17. 该患者手术后正确的活动指导为 ( )
    A. 尽早活动	B. 在瘘口封闭后活动	C. 鼓励早期下床	D. 绝对卧床休息 2 周以上
    E. 以主动活动为主

(18～23 题共用题干)

患者,女,40 岁,6 个月前无明显诱因出现粪便表面有时带血及粘液。伴大便次数增多,每日 3～4 次,时有排便不尽感,但无腹痛。曾于当地医院按"慢性细菌性痢疾"治疗无效。发病以来体重下降 3 kg。

18. 该患者应疑为 (　　)
    A. 左半结肠癌   B. 直肠癌   C. 结肠炎   D. 慢性痢疾
    E. 直肠息肉

19. 经直肠指诊,距肛缘约 10 cm 触及一肿块。应考虑采取何种术式 (　　)
    A. Miles 手术   B. 直肠息肉摘除术   C. 直肠癌根治术   D. 乙状结肠造口术
    E. 左半结肠切除术

20. 对该患者术前作肠道准备的方法中**错误**的是 (　　)
    A. 术前 3 日进少渣半流质饮食   B. 口服灌洗液的速度应先慢后快
    C. 口服肠道抗生素   D. 直至排出的粪便呈无渣、清水样为止
    E. 术前 12~14 小时开始口服等渗平衡电解质液

21. 术后 5 天,患者仍无排便,以下措施错误的是 (　　)
    A. 口服缓泻剂   B. 轻轻顺时针按摩腹部
    C. 鼓励患者多饮水   D. 低压灌肠
    E. 增加饮食中的膳食纤维含量

22. 若患者术后 7 天出现下腹痛,体温升高达 38.9 ℃,下腹部中度压痛、反跳痛,应高度怀疑出现了哪种并发症 (　　)
    A. 切口感染   B. 吻合口瘘   C. 吻合口狭窄   D. 尿潴留
    E. 肠粘连

23. 该患者出院前的饮食指导,**错误**的是 (　　)
    A. 高纤维   B. 高蛋白   C. 高热量   D. 高维生素
    E. 低脂

24. 结肠癌发生血行转移的常见部位是 (　　)
    A. 骨骼   B. 肺   C. 肝   D. 肾
    E. 脑

25. 中年人便血及排便习惯改变应首先进行的检查是 (　　)
    A. 纤维结肠镜检查   B. 腹部超声检查   C. 粪便隐血试验   D. X 线钡剂造影检查
    E. 直肠指检

26. 患者,女,67 岁,患冠心病 7 年。可疑直肠癌,拟行直肠指检。护士应协助患者采取的体位是(侧卧位适用于体弱患者的肛门检查) (　　)
    A. 弯腰前俯卧位   B. 侧卧位   C. 胸膝卧位   D. 蹲位
    E. 截石位

27. 具有预测直肠癌预后及监测复发作用的指标是 (　　)
    A. 神经元特异性烯醇化酶(NSE)测定   B. 癌胚抗原(CEA)测定
    C. 癌抗原(CA-50)测定   D. 鳞状细胞癌抗原(SCC)测定
    E. 谷氨酸氨基转氨酶(GGT)测定

28. 患者,男,32 岁,直肠癌根治术(Miles 手术)后。患者恢复良好,但不愿意与人交往。该患者护理问题是 (　　)
    A. 恐惧   B. 自我形象紊乱   C. 知识缺乏   D. 体液不足
    E. 皮肤完整性受损

29. 患者,女,47 岁,患结肠癌,执行左结肠癌根治术,错误的术前准备是 (　　)
    A. 术前 3 天开始少渣半流质饮食   B. 术前 3 天口服肠道易吸收的抗生素
    C. 术前 3 天服缓泻剂   D. 术日晨留置导尿管
    E. 术前 3 天服用维生素 K

30. 关于人工肛门的护理,**错误**的是 (　　)
    A. 用氧化锌软膏保护造瘘口周围皮肤   B. 非一次性肛袋应交替使用
    C. 造瘘口开放时平卧位   D. 造瘘口一般在术后 2~3 天开放
    E. 遵医嘱定时用温盐水经结肠造口灌肠

31. 恶性肿瘤的扩散转移途径**错误**的是 (　　)
    A. 直接浸润   B. 淋巴转移   C. 血行转移   D. 种植转移
    E. 接触转移

32. 大肠癌手术前最重要的护理是 (　　)
    A. 充分的肠道准备   B. 备皮,术前用药   C. 术日晨插胃管   D. 输血纠正贫血
    E. 高蛋白、高热量饮食

33. 大肠癌术前饮食控制的方案是术前 (　　)
    A. 2 天流食,1 天禁食   B. 3 天流食,2 天禁食

C. 2天半流,1天禁食 　　　　　　　　　　D. 3天半流,2天流食,1天禁食
E. 1天禁食

34. 大肠癌术前肠道准备的内容是　　　　　　　　　　　　　　　　　　　　　　　　　　　　　（　　）
   A. 口服肠道消炎药　　　　　　　　　　　B. 口服肠道消炎药及清洁灌肠
   C. 清洁灌肠　　　　　　　　　　　　　　D. 口服大量盐溶液
   E. 灌肠

35. 人工肛门护理,**不正确**的是　　　　　　　　　　　　　　　　　　　　　　　　　　　　　（　　）
   A. 以氧化锌软膏保护皮肤　　　　　　　　B. 避免进食胀气性、刺激性食物
   C. 肛袋应长期坚持使用　　　　　　　　　D. 肛袋用后清洗、浸泡消毒
   E. 肛袋充满1/3排泄物时,应予以更换

36. 直肠癌根治术后的患者在人工肛门开放初期宜采取的体位是　　　　　　　　　　　　　　　（　　）
   A. 左侧卧位　　　B. 右侧卧位　　　C. 头低脚高位　　　D. 1/4侧卧位
   E. 半坐卧位

37. 护士为大肠癌患者行术前肠道准备,**不包括**　　　　　　　　　　　　　　　　　　　　　（　　）
   A. 纠正水电解质紊乱　　　　　　　　　　B. 术前3日进少渣半流质饮食
   C. 补充维生素 K　　　　　　　　　　　　D. 少量多次输血
   E. 术前2日每晚灌肠,术前1日晚清洁灌肠

38. 患者,女,59岁,近一个月来多次排粘液血便,疑为直肠癌,最简单有效的检查是　　　　　（　　）
   A. 直肠指检　　　B. X线钡剂灌肠　　　C. 大便隐血试验　　　D. 纤维直肠镜
   E. 血清癌胚抗原测定

39. 结肠造口患者出院以后可以进食的蔬菜是　　　　　　　　　　　　　　　　　　　　　　（　　）
   A. 芹菜　　　B. 韭菜　　　C. 洋葱　　　D. 辣椒
   E. 菜花

40. 患者,男,45岁。直肠癌行根治术(Miles术)后,造口周围皮肤保护的健康指导不包括　　（　　）
   A. 擦干后涂上锌氧油　　B. 注意有无红、肿、破溃　　C. 及时清洁皮肤　　D. 常规使用乙醇清洁
   E. 防止粪水浸渍

41. 直肠癌的早期症状是　　　　　　　　　　　　　　　　　　　　　　　　　　　　　　　（　　）
   A. 粘液血便　　　B. 腹胀、腹痛　　　C. 里急后重　　　D. 排便习惯改变
   E. 排便困难,便条变细

42. 患者,男,65岁。因直肠癌入院治疗,择期行结肠造口。错误的宣教内容是(结肠造口一般于术后2~3天待肠蠕动恢复后开放)　　　　　　　　　　　　　　　　　　　　　　　　　　　　　　　　（　　）
   A. 术后5天开放造口　　　　　　　　　　B. 避免粪便污染切口
   C. 取左侧卧位　　　　　　　　　　　　　D. 造口周围涂氧化锌软膏
   E. 避免食用产气性、刺激性食物

第六节　肾癌病人的护理

肾癌通常指肾细胞癌,发生在**肾小管上皮细胞**,多为单侧,可经血液和淋巴转移。高发年龄为50~60岁。

一、病因

病因不清,认为与环境接触、职业暴露、染色体畸形、抑癌细胞基因缺失等有关。目前研究显示,吸烟是唯一的危险因素。遗传在肾细胞癌发病中也有重要作用。

二、临床表现

血尿、**肿块**和**腰痛**是肾癌三大症状。

1. **血尿**　是肾癌最早出现的症状,多表现为**无痛性**、**间歇性**、**全程肉眼血尿**。
2. 肿块　肿瘤较大时可在腹部或腰部发现肿块,质坚硬。
3. 腰痛　晚期肾癌和肾盂肾癌可有**隐痛或钝痛**。当血块阻塞输尿管时可出现肾绞痛。
4. 全身症状　有低热、红细胞沉降率加快、高血压、红细胞增多症。

三、辅助检查

①X线尿路造影:可见肾盏、肾盂变形、狭窄、充盈缺损。②**B超**:B超检查是**最简便且无损伤性的检查方法**。能鉴别肾实质性肿块与囊性病变。③CT、MRI:可显示肿瘤及其浸润情况。④**尿脱落细胞检查具有决定性的意义**。

四、治疗要点

①肾癌宜早期做根治性肾切除术(**为首选治疗方法**)。②**肾癌直径小于3 cm**,可以行保留肾单位的局部切除术。③肾动脉栓塞治疗,使瘤体缩小,减少术中出血。

五、护理问题

①营养失调,低于机体需要量:与癌症**慢性消耗**、**出血**、**营养物质**摄入不足有关。②焦虑:与肿瘤对生命的威胁、手术后尿流改道有关。③排尿异常:与肿瘤浸润、出血有关。④潜在并发症:术后出血、感染、尿外渗等。

六、护理措施

1. 术前护理 ①心理护理:消除紧张悲情绪,树立治疗信心。②注意引起低热原因的鉴别与观察。③观察病人的血尿变化和疼痛性质的改变。④加强营养支持。

2. 术后护理 ①严密观察生命体征:肾癌根治术后,由于手术创面大,渗血较多,因此应严密观察生命体征,防治术后出血。②做好伤口引流管的护理。③根治术后麻醉已清醒、血压平稳,可取半卧位。**肾部分切除术后病人需绝对卧床1~2周,以防出血**。④注意监测肾功能,准确记录 24 小时尿量。⑤注意观察病人呼吸状况,以及早发现有无胸膜破裂所造成的气胸。

七、健康教育

①注意尿液颜色的变化:出现血尿应及时就医诊。②嘱病人慎用对肾功能有损害的药物。③遵医嘱定期复查。

单元测试题

1. 肾癌的临床表现**不包括** ( )
   A. 上腹部肿块　　B. 排尿困难　　C. 低热、血沉增快　　D. 腰痛
   E. 间歇性、无痛性、全程肉眼血尿

(2~4题共用题干)

患者,男,66岁,因间歇性、无痛性、全程肉眼血尿1周。发作性腰腹部绞痛入院,排泄性尿路造影示右肾部分充盈缺损。

2. 下列最能明确诊断的检查是 ( )
   A. 尿液找癌细胞　　B. 膀胱镜检查　　C. 血沉检查　　D. CT
   E. 输尿管肾镜加活检

3. 该患者出现血尿提示 ( )
   A. 肿瘤内出血　　B. 晚期肾癌　　C. 早期肾癌　　D. 肾积水
   E. 肾癌侵入肾盏、肾盂粘膜

4. 该患者应采取的治疗方法是 ( )
   A. 局部切除　　B. 肾部分切除术　　C. 根治性肾切除术　　D. 肾切除术
   E. 止血、镇痛等非手术治疗

5. 患者,男,62岁。全程肉眼血尿2天,无疼痛感,间歇发生。首先考虑 ( )
   A. 肾癌　　B. 膀胱炎　　C. 肾积水　　D. 肾盂肾炎
   E. 前列腺良性增生

6. 患者,男,63岁。无明显诱因下,反复出现无痛性肉眼血尿3个月,抗生素治疗效果无效。可能的疾病是 ( )
   A. 膀胱炎症　　B. 泌尿系结石　　C. 泌尿系肿瘤　　D. 肾结核
   E. 前列腺癌

7. 患者,男,40岁。B超、CT均提示右肾癌,病史中提示与肾癌发病相关的信息是 ( )
   A. 曾是潜水员　　B. 喜饮酒　　C. 父亲有高血压　　D. 有尿道结石病史
   E. 14岁开始吸烟至今

8. 肾癌最早出现的临床表现是 ( )
   A. 乏力　　B. 腰痛　　C. 尿频　　D. 发热
   E. 血尿

9. 关于肾癌的描述,**错误**的是 ( )
   A. 是最常见的肾脏恶性肿瘤　　　　　　B. 亦称肾细胞癌
   C. 多累及双侧肾脏　　　　　　　　　　D. 50~60岁为高发年龄
   E. 男女发病比例2:1

10. 当肾癌直径小于多少采取保留肾单位的局部切除术 ( )
    A. <1 cm　　B. <2 cm　　C. <3 cm　　D. <4 cm
    E. <5 cm

11. 肾癌患者肾脏部分切除术后应卧床 ( )
    A. 1~2天　　B. 2~3天　　C. 3~5天　　D. 5~7天
    E. 7~14天

12. **泌尿系肿瘤患者排尿的特点是** ( )
    A. 无痛性全程肉眼血尿　　　　　　　　B. 终末血尿伴膀胱刺激征

  C. 初始血尿   D. 疼痛伴血尿
  E. 血红蛋白尿
13. 晚期肾癌患者常伴营养不良,其最主要原因是   ( )
  A. 尿频和尿急   B. 恶心、呕吐和消化不良
  C. 高血压和低蛋白血症   D. 发热和继发感染
  E. 血尿和肿瘤消耗
14. 患者,男,52岁。肾癌行肾部分切除术后2天。护士告知患者要绝对卧床休息,其主要目的是   ( )
  A. 防止静脉血栓形成   B. 防止感染   C. 防止肿瘤扩散   D. 防止出血
  E. 有利于肾功能恢复

第七节　膀胱癌病人的护理

  膀胱癌居于泌尿系统肿瘤首位,95%以上为**上皮性肿瘤**,其中绝大多数为**移行上皮细胞乳头状癌**,好发于50～70岁,男性多于女性。
  一、病因
  膀胱癌与长期接触染料或橡胶塑料工业中的苯胺、联苯胺、萘胺有关;色氨酸和烟酸代谢异常、寄生虫、病毒及慢性刺激等是膀胱癌的诱因。吸烟也是膀胱癌重要的致癌因素。
  二、临床表现
  1. 血尿　多为间歇、无痛性、全程肉眼血尿,终末加重,是膀胱癌的主要症状和早期症状。
  2. 排尿异常　膀胱癌肿块坏死、溃疡合并感染,可出现膀胱刺激征。当癌肿堵塞膀胱出口可发生排尿困难和尿潴留。
  3. 其他　肿瘤浸润输尿管口可引起肾积水,晚期有贫血、水肿、腹部肿块等表现。
  三、辅助检查
  1. 影像学检查　①B超可发现直径0.5 cm以上的膀胱肿瘤。②X线检查:膀胱造影可见充盈缺损。③CT和MRI:可显示肿瘤及其浸润情况。
  2. 实验室检查　膀胱癌尿脱落细胞检查,可见肿瘤细胞。
  3. **膀胱镜检查**　是最重要的检查手段,可直接观察肿瘤位置、大小、数目、形态及基膜浸润程度,并可取活组织检查。
  考点小结:恶性肿瘤确诊的方法:①支气管肺癌:纤维支气管镜。②胃癌:胃镜。③大肠癌:乙状结肠镜或直肠镜。④食管癌:食管镜。⑤膀胱癌:膀胱镜。
  四、治疗要点
  以手术治疗为主的综合治疗。
  五、护理问题
  ①焦虑:与担心术后排尿方式改变有关。②排尿异常:与肿瘤浸润、出血有关。③营养失调,低于机体需要量:与癌症慢性消耗、出血及营养摄入不足有关。④自我形象紊乱:与膀胱癌术后尿流改道有关。
  六、护理措施
  1. 心理护理　关心、体贴病人,减轻恐惧、焦虑、绝望的心理。
  2. 密切观察　观察血尿的颜色、性状;观察有无膀胱刺激症状;嘱病人食用高蛋白、易消化、营养丰富的食品;**多饮水可稀释尿液,以免血块引起尿路堵塞**。禁烟酒;预防感染。
  3. 冲洗　膀胱肿瘤电切术后常规冲洗1～3天,严密观察膀胱冲洗引流液的颜色,根据引流液颜色的变化及时调整冲洗速度,防止血块堵塞尿管,确保尿管通畅,防止气囊破裂。停止膀胱冲洗后应指导病人多饮水,起到自然冲洗的作用。
  4. 饮食　膀胱肿瘤电切术后**6小时**,病人即可进食,给予营养丰富粗纤维饮食,忌食辛辣刺激食物,防止便秘。
  5. 引流管的护理
  (1) 保持各引流管通畅,严密观察引流液量、色变化。有贮尿囊者可用生理盐水每4小时冲洗1次。
  (2) 拔管时间:**回肠膀胱术后10～12天拔除输尿管引流管**和回肠膀胱引流管,改为佩戴皮肤造口袋;**可控膀胱术后8～10天拔除肾盂输尿管引流管**,12～14天拔除贮尿囊引流管,2～3周拔除输出道引流管,训练自行排尿。
  七、健康教育
  1. 术后适当锻炼　加强营养,增强体质。禁止吸烟,避免接触联苯类致癌物质。
  2. 术后坚持膀胱灌注化疗药物　膀胱保留术后病人能憋尿者,即行膀胱灌注**免疫抑制药**或**抗癌药物**,可预防或推迟肿瘤的复发。每周灌注1次,8次为1个疗程。灌注时插入导尿管先排空膀胱尿液,再将用生理盐水稀释的抗癌药物经导尿管注入膀胱,帮助病人每15分钟更换一次体位,平卧、俯卧、左侧卧、右侧卧,使药物与膀胱各壁充分接触,以提高疗效。每次灌注的药液在膀胱内保留1～2小时后排出。保留时间一到,即排尽尿液,并大量饮水。
  3. 定期复查　术后第1年应每3个月做膀胱镜1次,1年无复发者酌情延长复查时间。

4. **自我护理** 尿流改道术后腹部佩戴接尿器,应学会自我护理。

小结提示： <u>卡介苗灌注治膀胱癌效果好</u>

<u>卡介苗</u>是计划免疫法定的疫苗之一,每位新生儿都必须接种,用于预防肺结核。但卡介苗还能治疗和预防膀胱肿瘤复发。<u>手术后用卡介苗膀胱灌注,是治疗和预防膀胱癌复发的有效办法。</u>

1976年,摩拉里斯(morales)医生首次将卡介苗直接注入膀胱治疗复发性浅表膀胱癌获得成功。随后各国医生对用卡介苗治疗和预防表浅膀胱癌进行了大量临床观察和研究,结果表明,卡介苗灌注治疗术后残存膀胱癌的完全缓解率为50%~90%,有效降低了膀胱癌复发率,推迟肿瘤复发和病情进展时间。

影响卡介苗灌注治疗和预防膀胱癌效果的因素有:①病人的免疫反应能力:凡是结核菌素试验阳性的病人,多数对治疗膀胱癌有良好的反应和治疗效果。②卡介苗的活菌数量。③用药次数:一般认为,用药8次以上者治疗效果较好。④肿瘤的类型和大小:卡介苗灌注只对表浅膀胱癌复发以及治疗残留癌、原位癌有效,对浸润肌层的膀胱癌疗效不佳。癌体直径在0.5 cm以下者,治疗效果显著。

卡介苗膀胱灌注的用法:在膀胱肿瘤手术切除后,用100~150 mg卡介苗,灌注时加50~60 ml生理盐水稀释,每周灌洗1次,共6次。以后每月灌洗1次或2次,视病人情况而定,共8~12次。灌注后病人应取坐姿,使药物在膀胱内充分与癌细胞作用,保留两小时,然后排尿。常见的副反应有:尿道刺激症状、发热、寒战、食欲减退和血尿等。有些人可发生附睾结核、膀胱挛缩及尿道周围肉芽肿等。严重并发症在停药后或加用抗结核药后,大部分可治愈。据报道,如能在灌注卡介苗当天开始口服异烟肼,连服3天,则可预防上述多数刺激症状和并发症。

单元测试题

1. 与膀胱癌的发生密切相关的危险因素**不包括** ( )
   A. 长期尿失禁　　B. 长期服镇痛药　　C. 长期接触化学药品　　D. 吸烟
   E. 长期慢性膀胱炎

2. 对膀胱癌术后患者进行健康宣教**不包括** ( )
   A. 定期膀胱灌注　　　　　　　　　　B. 定期复查膀胱镜
   C. 综合治疗的重要性　　　　　　　　D. 告知术后不会复发
   E. 带管活动的注意事项

3. 泌尿系统最常见的肿瘤是 ( )
   A. 肾癌　　B. 膀胱癌　　C. 阴茎癌　　D. 肾细胞癌
   E. 前列腺癌

4. 膀胱癌最具意义的临床症状是 ( )
   A. 贫血、水肿　　B. 排尿困难　　C. 活动后血尿　　D. 无痛性全程肉眼血尿
   E. 尿急、尿频、尿痛

5. 患者,男,61岁,全程肉眼血尿2个月,**终末加重**,最可能的诊断是 ( )
   A. 膀胱肿瘤　　B. 良性前列腺增生　　C. 肾结核　　D. 泌尿系结石
   E. 肾盂肾炎

6. 膀胱癌患者行回肠膀胱术,术后拔除输尿管引流管和回肠膀胱引流管,改为佩戴皮肤造口袋的时间是 ( )
   A. 术后3~5天　　B. 术后5~6天　　C. 术后10~12天　　D. 术后11~13天
   E. 术后15~21天

7. 膀胱癌最常见的病理类型为 ( )
   A. 移行上皮癌　　B. 鳞状上皮癌　　C. 腺癌　　D. 粘液细胞癌
   E. 小细胞癌

8. **不属于**膀胱癌的临床表现是 ( )
   A. 膀胱刺激征　　　　　　　　　　　B. 排尿困难
   C. 尿外渗　　　　　　　　　　　　　D. 间歇性无痛性全程肉眼血尿
   E. 低热、下腹肿块、消瘦

9. 膀胱癌电切术后护理措施**不正确**的是 ( )
   A. 监测生命体征及观察病情变化　　　B. 停止膀胱冲洗后告知病人不可过多饮水
   C. 预防感染　　　　　　　　　　　　D. 常规膀胱冲洗1~3天
   E. 手术后6小时即可进食

(10~11题共用题干)
患者,男,56岁,间歇性无痛性肉眼血尿2个月,近期常有尿频、尿急,询问病史得知该患者从事染料工作15余年。

10. 该患者所患疾病应考虑是 ( )
    A. 肾癌　　B. 膀胱癌　　C. 肾母细胞癌　　D. 肾盂癌
    E. 前列腺癌

11. 为了明确诊断,最可靠的检查方法是 （　　）
    A. 实验室检查　　　B. 膀胱镜检查　　　C. B超　　　D. X线尿路造影检查
    E. CT
12. 膀胱癌的好发部位是 （　　）
    A. 尖部　　　B. 颈部　　　C. 底部　　　D. 三角区和侧壁
    E. 体部
13. 关于膀胱癌患者的术后护理,**错误**的是 （　　）
    A. 密切观察生命体征　　　　　　　　　　B. 给予高蛋白、易消化、营养丰富的饮食
    C. 膀胱全切除术后应持续胃肠减压　　　　D. 嘱患者多饮水,以免血块引起尿路阻塞
    E. 膀胱肿瘤电切除术后常规冲洗 5～7 天

（14～15 题共用题干）

患者,男,68 岁。因间歇、无痛性肉眼血尿诊断为膀胱癌入院。

14. 诊断膀胱癌最可靠的方法是 （　　）
    A. B超　　　B. 双合诊　　　C. 血尿和膀胱刺激征　　　D. 尿脱落细胞学检查
    E. 膀胱镜和活组织检查
15. 此患者经手术治疗后,在给患者留置导尿管的护理中,错误的是 （　　）
    A. 保持导尿管通畅　　　　　　　　　　B. 定时观察尿量、颜色及性质
    C. 定期行膀胱冲洗　　　　　　　　　　D. 导尿管每日更换 1 次
    E. 用带气囊尿管,以免脱落
16. **膀胱癌**最主要的症状是 （　　）
    A. 排尿困难　　　B. 膀胱刺激征　　　C. 无痛性肉眼血尿　　　D. 下腹部肿块
    E. 尿潴留
17. 某膀胱癌患者行保留膀胱术,术后应用膀胱灌注法治疗预防肿瘤复发。常用的灌注药物为 （　　）
    A. 苯扎溴铵　　　B. 硼酸水　　　C. 卡介苗　　　D. 干扰素
    E. 抗菌药

第八节　宫颈癌病人的护理

宫颈癌是最常见的妇科恶性肿瘤。好发于宫颈外口鳞-柱状上皮交界部,多为鳞状上皮细胞癌。宫颈细胞学检查可使子宫颈癌和癌前病变得以早期发现和早期治疗。发病年龄呈双峰状,宫颈原位癌好发年龄为 30～35 岁,浸润癌为 50～55 岁。子宫颈癌的转移途径以直接蔓延及淋巴转移为主,其中直接蔓延最常见。血行转移极少见。

考点小结:"肿瘤之最":①子宫肌瘤:妇科最常见的良性肿瘤。②宫颈癌:妇科最常见的恶性肿瘤。③卵巢癌:妇科中死亡率最高的肿瘤。④膀胱癌:最常见的泌尿系统肿瘤。

一、病因

宫颈癌发病可能与下列因素有关:①性生活紊乱、初次性生活＜16 岁、早育、多产、慢性宫颈炎症等与宫颈癌的发生密切相关。②病毒感染:人乳头瘤病毒(HPV)感染是宫颈癌的主要危险因素。

二、临床表现

（一）症状　多数宫颈癌好发部位为鳞(阴道部)、柱状(阴道上部)上皮交界处。

1. 阴道流血　早期多为接触性出血,晚期为不规则阴道流血。

2. 阴道排液　早期量少,呈白色或淡黄色,无臭味;以后阴道排液增多,可呈白色或血性,稀薄如水样或米泔状、有腥臭味。晚期因癌组织坏死和继发感染,可有大量脓性或米汤样恶臭白带。

3. 晚期症状　可出现严重持续性腰骶部或坐骨神经痛、贫血、恶病质等。

（二）体征　早期无明显症状,随着宫颈癌的生长发展,宫颈局部可出现以下 4 种体征:①外生型:最常见,宫颈表面有息肉样或乳头样赘生物向外生长,形成菜花状(菜花型)、组织脆,触之易出血。②内生型:宫颈肥大而硬,表面光滑或有轻度溃疡,宫颈段膨大如桶状。③溃疡型:癌组织脱落出现凹陷性溃疡或如火山口样空洞。④颈管型:病灶隐蔽在宫颈管,侵入宫颈或转移至盆腔时形成"冰冻骨盆"。

三、辅助检查

1. 宫颈刮片细胞学检查　是发现宫颈癌前病变(CIN)和早期宫颈癌的主要方法,也是宫颈癌普查筛选的首选方法。**宫颈刮片巴氏分级**:Ⅰ级正常;Ⅱ级炎症;Ⅲ级可疑癌;Ⅳ级高度可疑;Ⅴ级癌细胞阳性。Ⅲ级及以上者应重复刮片并行宫颈活组织检查。

2. **宫颈和宫颈管活组织检查**　是确诊宫颈癌前病变(CIN)和宫颈癌的**最可靠方法**。

3. 宫颈碘试验　在碘不染色区取材活检可提高诊断率。

小结提示:宫颈脱落细胞学检查是**筛查**宫颈癌的首选方法,宫颈活体组织检查是**确诊**宫颈癌的主要方法。

四、治疗要点

采用以手术及放射治疗为主,化疗为辅的综合治疗方案。手术方法通常采用子宫根治及盆腔淋巴清扫术;早期以腔内照射为主;晚期以外照射为主。

五、护理问题

①排尿异常:与宫颈癌根治术后影响膀胱正常张力有关。②焦虑:与恶性肿瘤有关。③有感染的危险:与腹部伤口、留置尿管、引流管有关。

六、护理措施

(一)一般护理 ①心理护理。②饮食指导:指导病人进食高蛋白、高热量、易消化、富含维生素的食物。手术当日禁食,术后第1天可以进流质,根据排气情况逐渐进食半流质、普食。防止胀气的发生。③指导病人练习床上翻身及肢体活动,预防术后血栓形成;保持会阴清洁干燥。

(二)疾病护理

1. 手术前护理

(1)皮肤准备:术前1日备皮,剃除自剑突下至大腿上1/3处及会阴部阴毛,两侧至腋中线范围内的所有汗毛,并彻底清洁脐部。

(2)配血:术前常规配800~1 000 ml血,以备手术当中使用。

(3)阴道准备:术前1日用0.2‰的碘附溶液冲洗阴道2次,冲洗时注意动作轻柔,防宫颈出血。术日清晨用0.2‰的碘附溶液冲洗阴道,用碘酒乙醇消毒宫颈。

(4)肠道准备:术前3日改无渣饮食,按医嘱给肠道制菌药物。术前1日口服恒康正清散清洁肠道,晚上视排便情况给予洗肠。术前1日晚10时以后禁水直至手术。

(5)留置尿管:术日晨插尿管,由于术后保留尿管7~14天,应使用抗菌尿管及抗返流尿袋,以减少尿感染。

2. 手术后护理

①体位:根据手术情况按全麻或硬膜外麻醉术后护理常规,观察病人的神志、意识,保持呼吸道通畅,防止误吸。②严密监测生命体征,常规使用心电监护。③观察阴道出血量的颜色、性质、量。④观察伤口渗血的情况。⑤保持各种引流管的通畅,并观察记录引流液的颜色、性质和量。⑥术后保留尿管1~2周,观察尿的颜色、性质和量及病人尿道口的情况。⑦术后6~8小时后即可在床上翻身活动,术后第1日取半卧位。

3. 晚期宫颈癌病人的对症护理 ①宫颈癌并发大出血时以吸收明胶海绵及纱布条填塞阴道,压迫止血。②有大量米汤样或恶臭脓样阴道排液者,可用1∶5 000高锰酸钾溶液擦洗阴道。③持续性腰骶部痛或腰腿痛者可适当选用止痛剂。

(三)子宫动脉栓塞化疗的护理 ①讲解化疗作用及副作用等相关知识。②术前护理:备皮;测空腹体重及身高,以准确计算化疗药物的剂量;术日晨禁食、禁水。③术后护理:术后穿刺点加压包扎24小时;术后保留尿管24小时,严密观察阴道出血情况和伤口出血量;术后24小时可适当床上翻身活动,但插管侧下肢制动24小时,同时注意观察同侧的足背动脉搏动。

七、健康教育

1. 加强防癌知识宣教 提供预防保健知识,积极治疗宫颈疾病。告知病人宫颈癌发病相关高危因素及防范措施。

2. 定期普查 应每1~2年进行妇科检查1次,常规做宫颈刮片检查,做到早发现、早治疗。

3. 随访 出院后第1年内第1个月1次,以后每2~3个月1次;第2年每3~6个月1次;出院后3~5年,每6个月1次;从第6年开始每年1次。

单元测试题

1. 子宫颈癌早期诊断和筛查方法是 ( )
   A. 自觉症状　　　　　B. B超　　　　　C. 宫颈活组织检查　　　　　D. 碘试验
   E. 宫颈刮片细胞学检查

2. 患者,女,41岁。宫颈轻度糜烂,宫颈刮片细胞学检查疑为子宫颈癌。为确诊应选择的检查是 ( )
   A. 宫颈脱落细胞检查　　　　　　　　　　B. 阴道镜
   C. 宫颈或颈管活组织检查　　　　　　　　D. 诊断性刮宫
   E. 阴道侧壁涂片

3. 患者,女,42岁,不规则阴道流血、流液6个月。检查:宫颈为菜花样组织,子宫大小正常,活动差,初步诊断宫颈癌。其最常见的早期症状是 ( )
   A. 接触性阴道出血　　B. 恶液质　　C. 绝经后出血　　D. 血性白带
   E. 脓性恶臭白带

4. 患者,女,40岁,经妇科检查发现宫颈肥大。质地硬,有浅溃疡,整个宫颈段膨大如桶状。可考虑宫颈癌的类型是 ( )
   A. 外生型　　　　　B. 内生型　　　　　C. 溃疡型　　　　　D. 颈管型
   E. 增生型

5. 对子宫颈活组织检查过程及术后的描述,正确的是 ( )
   A. 凡肉眼看可疑者应行活检
   B. 取材部位在子宫颈外口
   C. 术后1周禁性交
   D. 取出标本立即分别置入标本瓶中
   E. 阴道纱布于6小时取出

6. 患者,女,42岁,因患宫颈癌,需于近日做广泛性子宫切除和盆腔淋巴结清扫术,手术前1天的准备工作**不包括** ( )
   A. 备皮　　　　　B. 镇静　　　　　C. 导尿　　　　　D. 灌肠
   E. 沐浴

7. 患者,女,45岁,被诊断为宫颈癌。今日行手术,护士在做饮食指导时告知患者 ( )
   A. 手术当日流食,次日可以进食半流食
   B. 手术当日禁食,次日可以进流食
   C. 手术当日及次日均禁食
   D. 手术当日禁食,次日可以进普食
   E. 手术后禁食3天,静脉补充能量

8. 患者,女,50岁,被诊断为宫颈癌。准备手术,护士为其肠道准备改为无渣饮食,时间应为 ( )
   A. 术前3日　　　B. 术前2日　　　C. 术前4日　　　D. 术前5日
   E. 术前7日

9. 患者,女,55岁,宫颈癌手术后2天,患者询问护士其尿管何时可拔出,护士的回答是 ( )
   A. 3天　　　　　B. 5天　　　　　C. 7~14天　　　D. 4天
   E. 6天

10. 患子宫颈癌且有大量米汤样或恶臭脓样阴道排液者,可用擦洗阴道的溶液是 ( )
    A. 1:2 000高锰酸钾　B. 新洁尔灭(苯扎溴铵)　C. 氯己定(洗必泰)　D. 1:5 000高锰酸钾
    E. 1:3 000高锰酸钾

11. 患者,女,45岁,宫颈癌根治术后,护士对其进行的护理中,下列哪项**不正确**(腰麻去枕平卧6~8小时,防头不痛;硬膜外麻醉平卧4~6小时,防血压下降) ( )
    A. 密切观察伤口渗出
    B. 硬膜外麻醉术后去枕平卧3小时
    C. 手术当日进食
    D. 每天擦洗尿道口及尿管2次
    E. 手术后6~8小时后即可在床上翻身活动

12. 患者,女,45岁,拟行经腹全子宫切除术,术前护士为其行阴道准备,正确的是(阴道准备:术前1日冲洗阴道2次,术日晨冲洗阴道后消毒宫颈。阴道出血及未婚者不做阴道冲洗。) ( )
    A. 术前5天每日冲洗1次
    B. 术前4天每日冲洗1次
    C. 术前3天每日冲洗2次
    D. 术前1天每日冲洗2次
    E. 术前2天每日冲洗1次

13. 与子宫颈癌的发生无关的因素是 ( )
    A. 性生活紊乱　　B. 慢性宫颈炎　　C. 阴道HPV病毒感染　　D. 早婚
    E. 少育

14. **不符合**子宫颈癌描述的是 ( )
    A. 宫颈刮片细胞学检查是确诊依据
    B. 宫颈癌是女性生殖器官最常见的恶性肿瘤
    C. 患病年龄分布呈双峰状
    D. 接触性出血是宫颈癌的早期主要临床表现
    E. 宫颈癌好发于宫颈外口鳞-柱状上皮交界部,多为鳞状上皮细胞癌

15. 宫颈刮片巴氏分级Ⅳ级提示 ( )
    A. 炎症　　　　　B. 可疑癌　　　　C. 高度可疑癌　　D. 癌
    E. 正常

16. 子宫颈癌的好发部位是 ( )
    A. 子宫颈阴道部　B. 子宫颈管　　　C. 子宫颈间质内　D. 子宫峡部
    E. 子宫颈鳞-柱上皮交界部

17. 患者,女,35岁,已婚。接触性出血3个月,妇科检查:宫颈糜烂Ⅲ度,其他正常,对该患者首先应做 ( )
    A. 阴道检查　　　B. 宫颈粘液检查　C. 宫颈活体组织检查　D. 分段刮宫
    E. 宫颈刮片细胞学检查

(18~19题共用题干)

患者,女,45岁,性交后少量阴道出血半年。妇科检查:外阴、阴道无异常,宫颈为菜花样组织,触血(+),病灶侵犯阴道下1/3。子宫正常大小、活动,双侧附件(-)。宫颈刮片巴氏Ⅳ级。

18. 下列哪项可能性大 ( )
    A. 慢性宫颈炎　　B. 子宫内膜癌　　C. 粘膜下肌瘤　　D. 宫颈癌
    E. 围绝期宫血

19. 应协助医生进一步做何项检查 ( )

A. 宫颈活组织检查 B. 阴道镜检查 C. B 型超声波检查 D. 碘试验
E. 宫颈刮片细胞学检查

20. 女性生殖器官恶性肿瘤发生率最高的是 （ ）
   A. 阴道癌 B. 外阴癌 C. 子宫内膜癌 D. 卵巢癌
   E. 子宫颈癌

21. 患者,女,52 岁。宫颈癌晚期需行子宫动脉栓塞化疗,术后穿刺点应加压包扎 （ ）
   A. 4 小时 B. 6 小时 C. 8 小时 D. 12 小时
   E. 24 小时

22. 为预防宫颈癌,30 岁以上的妇女应多长时间普查 1 次 （ ）
   A. 1～2 年 B. 2～3 年 C. 3～4 年 D. 4～5 年
   E. 5～6 年

23. 宫颈癌患者护理中哪项**错误** （ ）
   A. 疼痛即给止痛剂 B. 高热可行物理降温 C. 保持外阴清洁 D. 补充营养增强机体抵抗力
   E. 鼓励患者树立战胜疾病信心

24. 患者,女,45 岁。行宫颈癌根治术后第 12 天。护士在拔尿管前开始夹闭尿管,定期开放,以训练膀胱功能,开放尿管的时间为 （ ）
   A. 每 1 小时 1 次 B. 每 2 小时 1 次 C. 每 3 小时 1 次 D. 每 4 小时 1 次
   E. 每 5 小时 1 次

25. 患者,女,37 岁,G2P1。3 天前发现"性生活后阴道有血性白带"。子宫颈刮片细胞学检查结果为巴氏Ⅲ级。患者询问检查结果的意义,正确的解释是 （ ）
   A. 轻度炎症 B. 重度炎症 C. 高度可疑癌症 D. 可疑癌症
   E. 癌症

第九节 子宫肌瘤病人的护理

  子宫肌瘤(子宫平滑肌瘤)是由子宫平滑肌组织增生形成的女性生殖器最常见的良性肿瘤。多见于 30～50 岁妇女。子宫肌瘤原发于子宫肌壁,由于生长方向不同,与子宫肌壁形成不同的关系,可分为肌壁间肌瘤(最常见)、浆膜下肌瘤、粘膜下肌瘤。

一、病因

1. 雌激素 可以使子宫肌细胞**增生肥大**,肌层变厚,子宫增大。
2. 孕激素 **可刺激子宫肌瘤细胞核分裂,促进肌瘤生长**。
3. 神经中的调节控制 也可影响卵巢功能及激素代谢,从而促进子宫肌瘤的发生和生长。

二、临床表现

1. 月经改变 为最常见的症状。尤其是**粘膜下肌瘤**及**较大的肌壁间肌瘤**可出现**经量增多,经期延长或周期缩短,不规则阴道出血**等。
2. **腹部肿块** 是浆膜下肌瘤最常见的症状。病人可从腹部触及包块,尤其是清晨时更易触及。
3. 白带增多 多见于粘膜下肌瘤。
4. 腰酸、腰痛及下腹坠胀 当**浆膜下肌瘤发生蒂扭转时可出现急性腹痛**。肌瘤**红色变性**时,腹痛剧烈并伴有发热。
5. 压迫症状 可出现尿频、排便困难、尿潴留。
6. 不孕及继发性贫血 粘膜下肌瘤妨碍受精卵着床而发生不孕。

三、辅助检查

B 超检查是确诊最常用的方法,还可采用宫腔镜、腹腔镜检查等方法。

四、治疗要点

根据病人年龄、症状、肌瘤大小、生育要求而选择治疗方案。采用保守治疗方法和手术治疗方法。

五、护理问题

①有感染的危险:与阴道反复流血、手术、机体抵抗力下降有关。②焦虑:与担心肌瘤恶变、手术切除子宫有关。③潜在并发症:贫血。

六、护理措施

(一)一般护理 ①提供高热量、高蛋白、高维生素、含铁丰富食物,以增强机体抵抗力。②术后要保持尿管的通畅,勿折、勿压,注意观察尿量及性质,术后尿量至少每小时 50 ml 以上。③术后**第 1 天**早晨常规拔除导尿管;保持会阴清洁干燥,每日擦洗会阴 2 次。

(二)疾病护理 ①阴道出血量多的病人应住院观察和治疗,严密观察生命体征变化。②鼓励病人术后早活动,以便改善胃肠功能;术后 2 天在床边活动,术后 3 天下床活动。③心理护理。

七、健康教育

1. 宣讲月经的有关知识,指导患者正确使用性激素。
2. 手术治疗病人嘱其于**术后1个月后到门诊复查**,术后3个月内禁止性生活,注意多休息。
3. 指导肌瘤小、无症状者,每隔3~6个月到医院复查1次。
4. 全子宫切除的病人若**术后7~8天出现阴道出血,多为阴道残端肠线吸收所致。**

单元测试题

1. 患者,女,45岁,子宫肌瘤,全子宫切除术后。术后2周,适宜患者的活动是 (　　)
   A. 骑自行车郊游　　B. 在电脑前工作　　C. 形体训练　　D. 一般生活料理
   E. 在家人协助下提重物

2. 诊断子宫肌瘤最常用的方法是 (　　)
   A. 腹腔镜　　B. B超　　C. 宫腔镜　　D. 诊断性刮宫
   E. 宫颈活体组织检查

3. 患者,女,45岁,体检B超发现子宫浆膜下肌瘤,询问护士该肌瘤最常见临床表现,护士告知 (　　)
   A. 白带增多　　B. 不孕　　C. 腰酸　　D. 尿频
   E. 月经量过多和下腹部包块

4. 患者,女,43岁,子宫肌瘤手术后出院,下列关于护士对其进行的健康指导,**不正确**的是 (　　)
   A. 指导患者正确使用雌激素　　B. 术后1年到门诊复查
   C. 如有异常及时就诊　　D. 术后3个月内禁止性生活
   E. 术后7~8天出现阴道流血,多为阴道残端肠线吸收所致

5. 子宫肌瘤巨大可压迫输卵管导致 (　　)
   A. 腹痛　　B. 腰痛　　C. 不孕　　D. 继发性贫血
   E. 白带增多

6. 患者,女,50岁,子宫肌瘤手术后,护士为其做出院指导时告知患者术后按时随访,首次随访时间是 (　　)
   A. 术后2个月　　B. 术后1个月　　C. 术后6个月　　D. 术后1年
   E. 术后3个月

7. 一位子宫肌瘤患者,行子宫全切术后,护士为其进行术后指导,告知患者术后阴道残端肠线吸收,可致阴道少量出血,大约在术后 (　　)
   A. 28~29天出现　　B. 21~22天出现　　C. 14~15天出现　　D. 3~4天出现
   E. 7~8天出现

(8~9题共用题干)
子宫肌瘤手术的患者,术后要保持尿管的通畅。勿折、勿压,注意观察尿量及性质。

8. 术后尿量至少每小时在 (　　)
   A. 100 ml以上　　B. 50 ml以上　　C. 30 ml以上　　D. 80 ml以上
   E. 200 ml以上

9. 术后常规拔除尿管的时间是术后 (　　)
   A. 4天　　B. 3天　　C. 2天　　D. 1天
   E. 4小时

10. 患者,女,38岁。体检:子宫处可触及有蒂与子宫相连球状物,质地较硬。该患者的子宫肌瘤最可能是 (　　)
    A. 宫体肌瘤　　B. 粘膜下肌瘤　　C. 浆膜下肌瘤　　D. 子宫颈肌瘤
    E. 子宫肌瘤钙化

11. 初产妇,30岁,产后5天,下腹疼痛3天,发热1天。查体:恶露无异味,子宫增大。既往有子宫肌瘤史。首先考虑是 (　　)
    A. 产褥感染　　B. 急性乳腺炎　　C. 尿路感染　　D. 肌瘤囊性变
    E. 肌瘤红色样变

12. 患者,女,50岁,G1P1,2年前发现子宫肌瘤,一直服用药物。近半年来经量明显增多,子宫3个月妊娠大小。目前恰当的治疗方案应是 (　　)
    A. 随访观察　　B. 激素治疗　　C. 子宫肌瘤切除术　　D. 子宫切除术
    E. 诊断性刮宫

13. 患者,女,55岁,查体时发现子宫肌瘤,无月经周期的改变及其他不适主诉。妇科检查:子宫小于2个月妊娠大小。最佳处理方法是 (　　)
    A. 服抗贫血药物　　B. 定期随访　　C. 子宫肌瘤切除术　　D. 次全子宫切除术
    E. 激素治疗

(14~16题共用题干)

患者,女,40岁。经量增多、经期延长2年。近1个月常感头晕、乏力。妇科检查:子宫呈不规则增大,如孕4个月大小,表面结节状突起、质硬。

14. 考虑可能的诊断为 （　）
　　A. 子宫颈癌　　　B. 子宫肌瘤　　　C. 葡萄胎　　　D. 卵巢肿瘤
　　E. 绒毛膜癌

15. 确诊的最佳辅助检查为 （　）
　　A. B超　　　B. 尿HCG　　　C. 腹腔镜　　　D. 诊断性刮宫
　　E. 宫颈活组织检查

16. 给患者建议的治疗原则是 （　）
　　A. 定期随访　　　B. 手术治疗　　　C. 诊断性刮宫　　　D. 服雌激素
　　E. 服抗贫血药物

17. 患者,女,32岁,因子宫肌瘤入院,护士告诉患者该病可能与下列哪种因素有关 （　）
　　A. 性生活紊乱　　　B. 绝经延迟　　　C. 单纯疱疹病毒有关　　　D. 未婚少育
　　E. 体内雌激素水平过高

18. 患者,女,50岁,体检时发现子宫肌壁间肌瘤。患者询问护士该疾病最常见的临床表现是 （　）
　　A. 腹部包块　　　B. 不孕　　　C. 腰酸、下腹坠胀　　　D. 白带增多
　　E. 月经量增多,经期延长

19. 子宫肌瘤临床表现月经过多时,与哪项关系特别密切 （　）
　　A. 肌瘤的大小　　　B. 肌瘤的多少　　　C. 患者体质　　　D. 有无并发症
　　E. 肌瘤的生长部位

20. 关于子宫肌瘤,说法正确的是 （　）
　　A. 妇科最常见的恶性肿瘤　　　B. 多发生于绝经期妇女
　　C. 肌壁间肌瘤少见　　　D. 粘膜下肌瘤多见
　　E. 粘膜下肌瘤易发生月经过多

21. 子宫肌瘤常见的临床表现是 （　）
　　A. 接触性出血　　　B. 痛经　　　C. 绝经后阴道流血　　　D. 月经周期延长
　　E. 经量增多、经期延长

22. 子宫肌瘤在妊娠期间容易发生的变性是 （　）
　　A. 玻璃样变　　　B. 脂肪变性　　　C. 红色样变　　　D. 囊性变
　　E. 恶性变

23. 患者,女,36岁。诊断为子宫肌瘤,护士告知可能与女性激素刺激子宫肌瘤细胞核分裂、促进肌瘤生长有关,此激素是 （　）
　　A. 雌激素　　　B. 孕激素　　　C. 雄激素　　　D. 肾上腺素
　　E. 黄体生成素激素

24. 患者,女,40岁,因患子宫肌瘤入院。护士在采集病史时,应重点追溯的内容是 （　）
　　A. 高血压家族史　　　B. 饮食习惯　　　C. 是否长期使用雌激素　　　D. 睡眠情况
　　E. 是否有早婚早育史

25. 患者,女,40岁。患有子宫肌瘤,引起经量增多。与经期延长最密切的因素是 （　）
　　A. 肌瘤的大小　　　B. 肌瘤的数目　　　C. 肌瘤的生长部位　　　D. 患者的年龄
　　E. 肌瘤的变性

第十节　卵巢癌病人的护理

卵巢癌是女性生殖器常见的三大恶性肿瘤之一,早期无症状,难以早期诊断,发展慢,一旦发现已属晚期,**死亡率高居妇科恶性肿瘤之首。**

一、病因及分类

可能与年龄、生育史、高胆固醇饮食、持续排卵和内分泌因素及家族遗传等因素有关。组织学分类主要包括上皮性肿瘤、生殖细胞肿瘤、性索间质肿瘤和转移性肿瘤。主要通过**直接蔓延、腹腔种植**方式转移,其次是淋巴转移,血行转移少见。

二、临床表现

(一)症状　①腹部不适:早期主要表现为消化不良、腹胀、餐后常出现胃肠胀气伴腹痛等消化道症状。同时可有腹部包块、腹水、腹围增大。②内分泌功能异常:可出现月经紊乱、月经量增多或减少、闭经。③卵巢三联征:年龄大于40~

60岁、卵巢功能障碍及胃肠道症状。

（二）体征　妇科检查**可触及腹部包块**，表面凹凸不平，活动度差，常伴有腹水。

（三）并发症　蒂扭转（中等大小囊肿在体位变换时最可能发生剧痛）、破裂、感染和恶变。

三、辅助检查

B超是诊断卵巢囊肿的主要手段、CT检查、腹腔检查及细胞学检查（腹水中找癌细胞）。

四、治疗要点

一经发现应及时手术治疗；化疗是卵巢癌重要的辅助治疗。

五、护理问题

①有感染的危险：与腹部伤口、留置尿管、引流管有关。②自我形象紊乱：与子宫、卵巢摘除、雌激素分泌不足有关。③预感性悲哀：与卵巢恶心肿瘤预后不佳有关。

六、护理措施

（一）一般护理　对伴有腹水、心悸、呼吸困难的病人，应取半卧位以减轻不适；提供良好的睡眠环境，鼓励病人进高蛋白、高维生素饮食，减少高胆固醇饮食。

（二）疾病护理

1. 手术病人的护理　向病人耐心讲解手术的必要性，**配血800～1 000 ml**。术后保留尿管2～3天，留置尿管期间每天擦洗尿道口及尿管2次，每天更换尿袋。

2. 做好放疗病人的心理准备，注意皮肤护理，勤翻身、防压疮。

3. 腹水多的病人行腹腔化疗前放腹水，每次放腹水量不超过3 000 ml，不宜过多，以免腹压骤降，发生虚脱，放腹水速度宜慢，后用腹带包扎腹部；化疗药物注入腹腔后注意协助病人变换体位。

（三）心理护理　鼓励病人在术后尽早自理，正确认识疾病，保证营养摄入。

七、健康教育

1. 宣传防癌，开展普查普治　凡30岁以上妇女、与高危因素有关的人群，均为卵巢癌的筛查对象，每年进行1次妇科检查；高危人群无论年龄大小宜每半年接受1次妇科检查，以排除卵巢肿瘤。

2. 高危妇女宜预防性口服避孕药有利于预防卵巢癌的发生。

3. 为病人进行术后的康复指导，术后3个月内禁止性生活。应坚持长期随访，时间为：术后1年内，每月复查1次；术后2年，每3个月复查1次；术后3年，每6个月复查1次；术后4年起，每年复查1次。

注：**外阴癌主要症状是外阴部有结节和肿块，常伴有疼痛或瘙痒史。部分病人表现为外阴溃疡，经久不愈，晚期病人还有脓性分泌物增多，尿痛等不适**。

单元测试题

1. 卵巢肿瘤最常见的并发症是　　　　　　　　　　　　　　　　　　　　　　　　　　　　　　　　　　　　　（　）
   A. 蒂扭转　　　　　　　B. 红色变性　　　　　　C. 恶变　　　　　　　D. 破裂
   E. 感染

2. 诊断、确定卵巢癌分期及选择治疗方案的依据是　　　　　　　　　　　　　　　　　　　　　　　　　　　　（　）
   A. CT检查　　　　　　　B. 腹腔镜　　　　　　　C. 淋巴造影检查　　　D. 腹水中细胞学检查
   E. 血清中肿瘤标记物测定

3. 患者，女，27岁。体检发现卵巢囊性肿物，直径3 cm，月经正常，无其他主诉。恰当的处理是　　　　　　（　）
   A. 预防性化疗　　　　　B. 雄激素治疗　　　　　C. 每3个月复查1次　　D. 腹腔镜探查
   E. 择期患侧卵巢切除术

4. 妇科恶性肿瘤死亡率居首位的是　　　　　　　　　　　　　　　　　　　　　　　　　　　　　　　　　　（　）
   A. 外阴癌　　　　　　　B. 宫颈癌　　　　　　　C. 子宫内膜癌　　　　D. 卵巢癌
   E. 绒毛膜癌

5. 卵巢恶性肿瘤的治疗原则是　　　　　　　　　　　　　　　　　　　　　　　　　　　　　　　　　　　　（　）
   A. 手术为主，化疗、放疗为辅　　　　　　　　　　B. 化疗为主，手术、放疗为辅
   C. 放疗为主，化疗、手术为辅　　　　　　　　　　D. 化疗、放疗为主，手术为辅
   E. 手术、放疗为主，化疗为辅

6. 患者，女，44岁，因月经紊乱，腹围增大，胃肠胀气伴腹痛，来院就诊，医生诊断为：卵巢癌。因肿瘤过大或伴有腹水，患者出现压迫症状，如心悸、气促，护士指导患者应采取的体位是　　　　　　　　　　　　　　　　　　　　（　）
   A. 右侧卧位　　　　　　B. 仰卧位　　　　　　　C. 左侧卧位　　　　　D. 半卧位或坐位
   E. 截石位

7. 患者，女，44岁。医生诊断为卵巢癌，需手术治疗，护士在为患者联系配血，配血量要达到　　　　　　　　（　）
   A. 200～600 ml　　　　　B. 300～400 ml　　　　 C. 600～700 ml　　　　D. 800～1 000 ml
   E. 1 500～2 000 ml

8. 一位卵巢癌患者,今日手术,术后需保留尿管,护士正确的护理应为 （　　）
   A. 2天擦洗尿道口及尿管1次　　　　B. 每天擦洗尿道口及尿管3次
   C. 每天擦洗尿道口及尿管2次　　　　D. 每天擦洗尿道口及尿管4次
   E. 隔天擦洗尿道口及尿管1次
9. 患者,女,65岁,主诉外阴部有一块皮肤特别痒。手一抓就出血。经妇科检查发现:外阴局部变白、组织脆而易脱落。有血性分泌物常采用的诊断方法是 （　　）
   A. B超检查　　　B. 阴道镜检查　　　C. 抽血化验　　　D. 活体组织病理检查
   E. 宫腔镜检查
10. 卵巢肿瘤术后随访的时间,正确的是 （　　）
    A. 术后1年内,每3个月1次　　　　B. 术后3年,每3个月1次
    C. 术后3年以上,每年1次　　　　　D. 术后4~10年,每6个月1次
    E. 术后4~10年,每6个月1次
11. 患者,女,46岁,卵巢癌手术后出院,责任护士对其进行健康指导中,**错误**的是 （　　）
    A. 做好术后康复的活动计划　　　　B. 进食高营养、易消化食物
    C. 注意防癌,开展普查普治　　　　D. 坚持定期随访
    E. 此病一般不会发生转移和复发,患者可以放心
12. 患者,女,33岁,已婚,月经正常,4个月前体检时发现左侧卵巢囊肿,未进行治疗。今日晨练时突发左下腹疼痛,同时伴有恶心、呕吐,该患者可能是 （　　）
    A. 蒂扭转　　　B. 破裂　　　C. 感染　　　D. 出血
    E. 恶变
13. 卵巢肿瘤病人护理不妥的是 （　　）
    A. 高危人群半年1次检查　　B. 加强心理护理　　C. 放腹水速度应慢　　D. 采取预防感染的措施
    E. 放腹水病人一次量以病人舒适为宜
14. 患者,女,42岁。因卵巢癌住院。情绪极度低落,常常哭泣,感觉很绝望,护士对此情况,对该患者首选的护理措施是 （　　）
    A. 让家属多探视　　B. 给予镇静剂　　C. 同意家属陪伴　　D. 住进重症监护室
    E. 倾听其倾诉并给予安慰
15. 某患者入院行卵巢癌根治术。术前1日,护士为其所做的准备工作中不包括 （　　）
    A. 灌肠　　　B. 导尿　　　C. 备血　　　D. 备皮
    E. 皮试

第十一节　子宫内膜癌病人的护理

子宫内膜癌是发生在子宫内膜的一组上皮性恶性肿瘤,又称宫体癌,以**腺癌**最常见,为女性生殖器三大恶性肿瘤之一,多见于50岁以上老年人。主要通过直接蔓延和淋巴转移,晚期可有血行转移。

一、病因
病因可能与雌激素对子宫内膜的长期刺激和遗传因素有关。易于肥胖、高血压、糖尿病、绝经延迟、未婚、不孕或不育的妇女。

二、临床表现
1. 阴道流血　绝经后不规则阴道流血为子宫内膜癌最典型症状,量一般不多,可为持续性或间歇性出血。
2. 阴道排液　表现为白带增多,早期为浆液性或浆液血性白带,晚期合并感染时,为脓血性排液伴恶臭味。
3. 慢性疼痛　晚期癌肿浸润周围组织或压迫神经引起下腹部和腰骶部疼痛,可向下肢及足部放射。
4. 体征　妇科检查早期无明显异常,随着病情发展,子宫增大、变软,晚期可见癌组织自宫口脱出,质脆,触之易出血;若癌组织向周围浸润时子宫固定并可扪及盆腔不规则肿块。

三、辅助检查
1. 分段诊刮　分段诊断性刮宫是最常用、最有价值的诊断方法,可确诊为子宫内膜癌。
2. 其他检查　B超、宫腔镜检查。

四、治疗要点
根据子宫大小,肌层是否被癌肿浸润,癌细胞分化及转移等情况单选或综合应用治疗方案。治疗以手术治疗为主,辅以放疗、化疗及大量孕激素(甲羟孕酮、己酸孕酮)治疗等。

五、护理措施
1. 心理护理　向病人及家属介绍子宫内膜癌的有关知识、治疗方案及效果,相互沟通,缓解心理压力,减轻焦虑

情绪。
  2. 饮食护理 多进食高蛋白、高热量、高维生素的食物。
  3. 保持会阴清洁 每日擦洗会阴1～2次;阴道排液多时,应取半卧位。
  4. 做好腹部手术前后的护理 术后积极预防并发症的发生。
  5. 用药 采用孕激素治疗时应告知病人用药的重要性。如孕激素长期使用后有水钠潴留、水肿、药物性肝炎等副作用。

六、健康教育

  1. 普及防癌知识,重视高危人群,**绝经后阴道出血**应警惕子宫内膜癌。
  2. 严格掌握雌激素的使用指征,指导用药后的自我监护方法及随访措施。
  3. 子宫内膜癌的复发率为10%～20%,绝大多数的复发时间在3年内。随访时间:术后2年内,每3～6个月随访1次;术后3～5年,每6～12个月随访1次;5年后每年随访1次。

单元测试题

1. 可能导致子宫内膜癌的因素是 （　　）
   A. 肥胖　　　　　　　B. 雌激素水平降低　　　C. 人乳头状病毒　　　D. 多产
   E. 不良生活习惯

（2～3题共用题干）
   某绝经后6年的女士,60岁,出现少量阴道流血1个多月,伴多量脓性阴道排液就诊。妇科检查:示子宫及双附件区无明显异常。

2. 该患者最有可能的诊断是 （　　）
   A. 子宫颈癌　　　　　B. 卵巢癌　　　　　　　C. 老年性阴道炎　　　D. 子宫肌瘤
   E. 子宫内膜癌

3. 子宫内膜癌的治疗原则是 （　　）
   A. 口服避孕药　　　　B. 放射治疗　　　　　　C. 手术治疗为主　　　D. 静脉化疗
   E. 高孕激素治疗

4. 确诊子宫内膜癌的首选方法是 （　　）
   A. 宫颈刮片　　　　　B. B超检查　　　　　　C. 宫腔镜检查　　　　D. 分段诊刮
   E. 宫颈及宫颈管活组织检查

5. 患者,58岁,已绝经8年,因不规则出血来院检查诊断子宫内膜癌,下述哪项**不是**该病特点 （　　）
   A. 生长缓慢　　　　　B. 绝经后妇女多见　　　C. 疼痛出现较早　　　D. 转移较晚
   E. 5年存活率较高

6. 某县妇幼保健院的护士下基层对绝经妇女进行有关防治子宫内膜癌的健康指导,下述哪项**错误** （　　）
   A. 超过50岁的妇女要定期盆腔检查　　　　　　B. 绝经后的妇女要长期口服雌激素
   C. 定期妇科检查　　　　　　　　　　　　　　D. 控制肥胖,治疗高血压、糖尿病
   E. 围绝经前后的妇女出现阴道流血及时就诊

7. 子宫内膜癌最典型症状是 （　　）
   A. 疼痛　　　　　　　B. 大量阴道排液　　　　C. 贫血　　　　　　　D. 低热
   E. 绝经后阴道不规则流血

8. 下列关于子宫内膜癌的说法,**错误**的是 （　　）
   A. 发生于子宫内膜层,又称子宫体癌　　　　　B. 肥胖、高血压、糖尿病患者发病概率增多
   C. 病变多发生在两侧子宫角　　　　　　　　　D. 以鳞癌为主
   E. 未婚、少育、未育或有家族史妇女多见

第十二节　葡萄胎及侵蚀性葡萄胎病人的护理

一、葡萄胎

葡萄胎是一种**良性滋养细胞疾病**,又称**良性葡萄胎**。良性葡萄胎**病变局限于子宫内**,**不侵入肌层**,也不发生远处转移。其**病理特点**为滋养细胞异常增生,间质水肿,间质内血管消失。

（一）病因　发病可能与营养不良、病毒感染、孕卵异常、细胞遗传异常等因素有关。
（二）临床表现　①停经12周左右**不规则阴道流血**是葡萄胎**最常见的症状**。②子宫异常增大,质地变软并伴血清HCG水平异常升高,妊娠5个月时仍摸不到胎体,无胎心动。③妊娠呕吐及妊娠高血压综合征出现早、症状重。④由于大量HCG刺激卵巢卵泡内膜细胞发生黄素化而形成囊肿,称为黄素化囊肿,如发生扭转或破裂时可出现腹痛。
（三）辅助检查　①绒毛膜促性腺激素(hCG)测定:病人血清β-hCG多在100 kU/L以上,可持续不降,可帮助诊断。

②超声波检查:是诊断葡萄胎重要的辅助检查。

(四)治疗要点

1. 清宫 一旦确诊应立即清除宫腔内容物,并将刮出物送病理检查。

2. 子宫切除术 年龄超过40岁的病人,可直接切除子宫,保留附件。

3. 预防性化疗 对于具有恶变倾向的葡萄胎病人选择性地采取预防性化疗。具有恶变倾向的葡萄胎病人包括:①年龄大于40岁。②葡萄胎排出前hCG值异常升高。③葡萄胎清宫后HCG不下降。④子宫明显大于停经月份。⑤黄素化囊肿直径大于6 cm。⑥第2次清宫仍有滋养细胞高度增生。⑦无条件随访者。预防性化疗一般选用单药化疗,如氟尿嘧啶(5-FU)、放线菌素D(KSM)、甲氨蝶呤(MTX)等。治愈2年后可正常生育。

(五)护理问题 ①恐惧:与葡萄胎对健康的威胁及将要接受清宫手术有关。②有感染的危险:与反复阴道流血及化疗有关。③知识缺乏:缺乏葡萄胎治疗及随访的相关知识。

(六)护理措施

1. 心理护理 解除患者顾虑和恐惧心理,增强战胜疾病的信心。

2. 观察病情 严密观察病人腹痛及阴道流血情况,保留会阴垫。

3. 做好治疗配合 ①刮宫前配血备用,建立静脉通路,并备好缩宫素、抢救药品及物品。②协助患者术前排空膀胱;术中严密观察患者有无面色苍白、出冷汗、口唇发绀的表现,及时测量血压、脉搏,防止出血性休克发生。③术后将刮出组织送病理检查(挑选较小的及靠近宫壁的葡萄状组织)。同时注意观察阴道出血及腹痛情况。

(七)健康教育

1. 卧床休息,鼓励病人进高蛋白、高维生素、易消化饮食;保持外阴清洁,以防感染。

2. 教育病人预防感染,保持外阴清洁,每日清洗外阴2次。葡萄胎清宫术后禁止性生活1个月。

3. 做好避孕宣教 告知病人应坚持避孕2年。首选避孕套避孕,避免使用药物避孕或宫内节育器。

4. 定期随访 以便及早发现妊娠滋养层细胞肿瘤,及时处理。第1次刮宫后每周测定1次HCG,阴性后仍需每周复查1次;3个月内均为阴性改为每半月检查1次,共3个月,若连续阴性,改为每月检查1次,持续半年;第2年起每半年1次,共随访2年。在随访血、尿HCG的同时应注意有无阴道异常流血、咳嗽、咯血及其他转移灶症状。定时做妇科检查、盆腔B超及胸片或胸部CT检查。

小结提示:葡萄胎病人术后最重要的随访项目是hCG。葡萄胎术后应避孕2年,乳腺癌术后应避孕5年。

二、侵蚀性葡萄胎

侵蚀性葡萄胎又称恶性葡萄胎,是指葡萄胎组织侵入子宫肌层,引起组织破坏或有远处转移(子宫以外)。

(一)病因 大多数侵蚀性葡萄胎发生在葡萄胎清宫术后6个月内。有5%~20%的葡萄胎可发展成侵蚀性葡萄胎。

(二)临床表现 ①侵蚀性葡萄胎多发生在葡萄胎清除术后6个月以内。②出现阴道不规则流血是最常见的症状。③转移灶表现:侵蚀性葡萄胎最常见的转移部位是肺,其次是阴道,脑转移较少见。出现肺转移时,病人往往有咯血。脑转移致死率高。

(三)辅助检查 血和尿绒毛膜促性腺激素(HCG)测定、胸部X线摄片、超声波检查、组织学诊断。

(四)治疗要点 化疗为主,手术和放疗为辅。

(五)护理问题 ①活动无耐力:与化疗副作用有关。②有感染的危险:与化疗药物致白细胞下降易感染有关。③潜在并发症:肺转移、阴道转移、脑转移。④恐惧:与担心疾病预后不良及对未来妊娠担心有关。

(六)护理措施

1. 心理护理 对住院患者提供疾病及护理信息,帮助患者和家属树立信心。

2. 观察病情 严密观察腹痛及阴道流血情况以及转移灶症状,发现异常,立即通知医师并配合处理。

3. 做好术前准备 配血备用,建立静脉通道,准备好缩宫素、抢救物品及药品。

4. 转移病人的护理

(1)阴道转移患者的护理:①禁止做不必要的检查和使用窥阴器,尽量卧床休息。②准备好各种抢救器械和物品、配血。③如发生转移灶破溃大出血时,应立即通知医生并配合抢救。用长纱条压迫止血,填塞的纱条必须在24至48小时内取出,同时给予输血、输液,遵医嘱应用抗生素预防感染。

(2)肺转移患者的护理:①卧床休息,有呼吸困难者半卧位并吸氧。②按医嘱给予镇静剂。③大量咯血时有窒息、休克甚至死亡的危险,给予头低侧卧位并保持呼吸道的通畅。

(3)脑转移患者的护理:①严密观察病情,做好生活护理。②按医嘱给予静脉补液、止血剂、脱水剂、吸氧、化疗等。③预防并发症。④昏迷、偏瘫者按相应的护理常规实施护理。

(七)健康教育

1. 进食高蛋白、高维生素、易消化的饮食,鼓励病人多进食,以增加机体抵抗力。

2. 阴道转移者应卧床休息,以免引起破溃大出血。注意外阴清洁,以防感染。

3. 节制性生活,做好避孕,有阴道转移者严禁性生活。

4. 出院后严密随访 第1年每月随访1次,1年后每3个月随访1次,持续至3年后改为每年1次至5年,此后每2年1次。随访内容同葡萄胎。

单元测试题

1. 葡萄胎患者黄素化囊肿的处理,正确的是 （　　）
   A. 一般情况下不需要处理　　　　　　　　B. 一经发现应立即切除
   C. 应切除囊肿及同侧卵巢　　　　　　　　D. 一经发现应在B超下行穿刺术
   E. 当发生黄素囊化肿扭转时应手术切除一侧卵巢

2. 某葡萄胎患者,42岁,妇科检查子宫小于妊娠14周大小,处理的方法是 （　　）
   A. 直接切除子宫　　B. 切除附件　　C. 直接化疗　　D. 清宫后放疗
   E. 先行止血治疗

3. 患者,28岁,系葡萄胎患者,清宫术后出院,嘱其定期随访的目的 （　　）
   A. 及早发现恶变　　B. 了解腹痛情况　　C. 指导避孕　　D. 及早发现妊娠
   E. 了解盆腔恢复情况

4. 具有恶变倾向的葡萄胎患者**不包括** （　　）
   A. 年龄大于50岁　　　　　　　　　　　　B. 葡萄胎排出前HCG值异常升高
   C. 子宫出血大于停经月份　　　　　　　　D. 卵巢黄素化囊肿大于5 cm
   E. 重复葡萄胎者

（5～6题共用题干）

患者,女,24岁。已婚,未生育,停经2月余,阴道不规则出血1周,自测尿妊娠阳性,血HCG高于正常妊娠月份。B超提示子宫大于正常妊娠月份,双侧卵巢有黄素化囊肿。

5. 可能的诊断为 （　　）
   A. 异位妊娠　　B. 先兆流产　　C. 葡萄胎　　D. 不全流产
   E. 难免流产

6. 此患者确诊后首先应行 （　　）
   A. 清宫术　　B. 子宫全切术　　C. 预防性化疗　　D. 手术切除卵巢
   E. 遵医嘱给生血药物

7. 处理良性葡萄胎患者时,下述哪项**不正确** （　　）
   A. 一旦确诊,即行吸宫术　　　　　　　　B. 吸宫术中预防子宫穿孔
   C. 所有患者均做预防性化疗　　　　　　　D. 应取水泡送病检
   E. 40岁以上疑癌变者可考虑行全子宫切除术

8. 葡萄胎清宫时应注意 （　　）
   A. 预防患者过度紧张　　B. 预防人工流产综合征　　C. 讲解有关疾病知识　　D. 讲解术后注意事项
   E. 预防出血过多、穿孔、感染

9. 患者,26岁,葡萄胎清宫术后出院,嘱其随访内容中哪项**不对** （　　）
   A. 定期测hCG　　　　　　　　　　　　　B. 妇科检查
   C. X线胸片检查　　　　　　　　　　　　D. 有无咳嗽、咯血及阴道流血
   E. 避孕宜用宫内节育器

10. 关于葡萄胎患者的处理方法,下列说法正确的是 （　　）
    A. 若阴道出血量不多,可暂观察　　　　　B. 卵巢黄素化囊肿均需手术切除
    C. 所有患者均需定期随访　　　　　　　　D. 所有患者均需行预防性化疗
    E. 有大量出血者应立即行清宫术,并于清宫前滴注缩宫素以减少术中出血

11. 下列实验室检查中与葡萄胎**随访**有关的是 （　　）
    A. T_3　　B. AFP　　C. HCG　　D. CA_{125}
    E. HBsAg

12. 正常情况下,葡萄胎清除后HCG降至正常范围的平均时间是 （　　）
    A. 4周　　B. 6周　　C. 9周　　D. 12周
    E. 15周

13. 化疗药剂量计算的主要依据是 （　　）
    A. 体重　　B. 身高　　C. 肝功能　　D. 肾功能
    E. 白细胞数

14. 侵蚀性葡萄胎与绒毛膜癌(镜下无绒毛结构)的主要鉴别点是 （　　）
    A. 继发良性葡萄胎后的时间　　　　　　　B. 体内HCG浓度高:低
    C. 症状轻重　　　　　　　　　　　　　　D. 有无黄素囊肿
    E. 病理切片中有无绒毛结构

15. 关于葡萄胎的病理特点,正确的是 ( )
    A. 滋养细胞侵犯肌层　　　　　　　　　B. 无胎儿及其附属物
    C. 滋养细胞不同程度增生　　　　　　　D. 局限于宫腔内
    E. 滋养细胞出血坏死
16. 葡萄胎可能的发病原因,**不正确**的是 ( )
    A. 免疫功能低下　　B. 病毒感染　　C. 体腔上皮化生　　D. 年龄
    E. 营养不良
17. 患者,女,28岁,葡萄胎刮宫术后5个月,随访中发现血HCG明显高于正常,胸部X线片显示片状阴影,该患者最可能的诊断是 ( )
    A. 侵蚀性葡萄胎　　B. 妊娠　　C. 绒毛膜癌　　D. 再次葡萄胎
    E. 宫外孕
18. 葡萄胎确诊后第一步 ( )
    A. 切除子宫　　B. 诊断性刮宫　　C. 化疗　　D. 放疗
    E. 定期随访
19. 最适宜于葡萄胎清宫术后的避孕方法是 ( )
    A. 中药　　B. 口服避孕药　　C. 阴茎套　　D. 长效避孕针剂
    E. 女用避孕套
20. 葡萄胎清宫术后至少随访 ( )
    A. 1年　　B. 2年　　C. 3年　　D. 4年
    E. 5年
21. 侵蚀性葡萄胎与绒毛膜癌最常见的转移部位是 ( )
    A. 卵巢　　B. 骨骼　　C. 肺　　D. 淋巴
    E. 肾
22. 患者,女,35岁,诊断为侵蚀性葡萄胎,其治疗原则是 ( )
    A. 定期随访　　B. 子宫切除　　C. 放疗为主　　D. 药物治疗
    E. 化疗为主,手术为辅
23. 关于葡萄胎的临床表现,**错误**的是 ( )
    A. 子宫大于妊娠周数　　　　　　　　　B. 停经后出现不规则阴道流血
    C. 早孕反应较轻　　　　　　　　　　　D. 妊娠高血压综合征出现早
    E. 血清hCG水平异常升高
24. 镜下仅见滋养细胞增生,应考虑为 ( )
    A. 卵巢囊肿　　B. 葡萄胎　　C. 子宫肌瘤　　D. 绒毛膜癌
    E. 侵蚀性葡萄胎
25. 确诊葡萄胎最重要的辅助检查是 ( )
    A. X线　　B. B超　　C. HCG测定　　D. CT
    E. MRI
26. 葡萄胎患者最常见的症状是 ( )
    A. 子宫异常增大　　B. 咯血　　C. 阴道流血　　D. 腹痛
    E. 卵巢黄素化囊肿
27. 在手术切除标本的病理检查中,发现了子宫肌层及输卵管中有滋养层细胞并显著增生成团块状,细胞大小、形态均不一致,有出血及坏死,但绒毛结构完整。最可能的诊断是 ( )
    A. 绒毛膜癌　　B. 葡萄胎　　C. 子宫体癌　　D. 卵巢肿瘤
    E. 侵蚀性葡萄胎
28. 侵蚀性葡萄胎在化疗期间,为预防感染,护理措施**错误**的是 ( )
    A. 依病情增加测量体温的次数　　　　　B. 各项治疗严格遵守无菌操作
    C. 做好口腔护理　　　　　　　　　　　D. 限制人员探视
    E. 关闭门窗,防止病人受凉
29. **葡萄胎患者清宫术后,护士对其健康教育,错误的是** ( )
    A. 定期复查HCG　　　　　　　　　　　B. 注意月经是否规则
    C. 观察有无阴道流血　　　　　　　　　D. 注意有无咳嗽、咯血等转移症状
    E. 行安全期避孕
30. 患者,女,40岁,侵蚀性葡萄胎。给予5-(5-FU)氟尿嘧啶和放线霉素D联合化疗8天,该患者可能出现的最严重不良反应是(胃肠道反应、用药7~10天发生骨髓抑制、静脉炎、脱发、口腔溃疡、皮肤干燥、色素沉着) ( )

A. 恶心、呕吐 B. 脱发 C. 骨髓抑制 D. 出血性膀胱炎
E. 口腔溃疡

第十三节 绒毛膜癌病人的护理

绒毛膜癌是滋养细胞疾病中恶性程度最高的一种,显微镜下**绒毛结构消失**。绒毛膜癌50%继发于葡萄胎(多继发于葡萄胎清除术后1年以上),也可继发于流产、足月产、异位妊娠后,恶性程度极高,早期可发生血行转移,破坏组织器官,引起坏死出血。**最常见的转移部位依次为肺、阴道、脑及肝等**。

小结提示:浸润性葡萄胎可见变性的或**完好的绒毛结构**,而绒毛膜癌**绒毛的结构消失**。

一、病因
目前尚不清楚,可能与营养、染色体异常、病毒感染及社会经济等因素有关。

二、临床表现
葡萄胎清除后、流产或足月产后出现**不规则阴道流血**、子宫复旧不全、卵巢黄素化囊肿持续存在、假孕症状及转移灶表现,血中HCG异常增高。黄素化囊肿发生扭转或破裂时也可出现急性腹痛。主要血行播散,**最常见的**转移部位是肺(80%),肺转移后的咳嗽、咯血、胸痛多见;其次是阴道,阴道局部呈现紫蓝色结节,破溃后可大出血;脑、肝转移较少见,脑转移可有头痛、呕吐、抽搐等症状。最主要的死亡原因是**脑转移**。各转移部位的共同特点是局部出血。

三、辅助检查
①绒毛膜促性腺激素测定:**持续高值**。②超声波检查:诊断子宫内病灶。③X线检查:为肺转移的常规检查。④CT和磁共振检查:主要用于诊断脑转移。⑤组织学检查。

四、治疗要点
以化疗为主,手术和放疗为辅的综合治疗。

小结提示:在外科和妇产科的恶性肿瘤中,除**浸润性葡萄胎、绒毛膜癌首选化疗**,其余均首选手术治疗。

五、护理问题
①有感染的危险:与反复阴道流血有关。②恐惧或焦虑:与担心疾病预后不良有关。③潜在并发症:肺转移、阴道转移、脑转移。

六、护理措施
1. 心理护理 为患者提供交流和活动机会,增强其信心,纠正消极的应对方式。
2. 严密观察患者有无腹痛、咳嗽、咯血、阴道流血等症状,并按医嘱做好相关处理。
3. 做好治疗的配合 接受化疗的病人按化疗常规进行护理;手术病人按妇科手术前后护理常规进行护理。
4. 减轻不适感觉 对疼痛、化疗副作用等症状应积极采取应对措施,减轻症状,尽可能满足病人的合理要求。
5. 转移病人的护理措施(同侵蚀性葡萄胎)。
6. 预防感染 化疗首先出现的反应是白细胞减少,因此应预防感染的发生。

七、健康教育
1. 阴道转移者应**卧床休息**,以免引起破溃大出血。**阴道转移的病人严禁阴道冲洗**。
2. 节制性生活并落实避孕措施,有阴道转移者严禁性生活。
3. 出院后严密随访 第1年每月随访1次,1年后每3个月随访1次,持续至3年后改为每年1次至5年,此后每2年1次。随访内容同葡萄胎。

单元测试题

1. 绒毛膜癌最常见的转移部位是 ( )
   A. 肝 B. 肺 C. 阴道 D. 脑
   E. 胃肠道
2. 关于绒毛膜癌的病理改变,正确的是 ( )
   A. 增生的滋养细胞未侵及子宫肌层 B. 不伴有远处转移
   C. 不伴有滋养细胞出血、坏死 D. 滋养细胞增生规则
   E. 绒毛结构消失
3. 绒毛膜癌的治疗原则是 ( )
   A. 手术为主,化疗为辅 B. 化疗为主,手术为辅
   C. 手术为主,放疗为辅 D. 放疗为主,手术为辅
   E. 放疗为主,化疗为辅
4. 一位绒毛膜癌化疗的患者,家属为了配合治疗,咨询护士给患者吃何种饮食,护士指导的饮食为 ( )
   A. 进食低脂肪、高维生素、易消化的饮食 B. 进食高蛋白、低维生素、易消化的饮食
   C. 进食高热量、高维生素、一般饮食 D. 进食高蛋白、高维生素、易消化的饮食

E. 进食低蛋白、高维生素、易消化的饮食

5. 关于滋养细胞疾病,下面说法正确的是 (   )
   A. 侵蚀性葡萄胎可发生在流产之后　　　　B. 绒毛膜癌可发生在葡萄胎之后
   C. 最主要的死亡原因是肺转移　　　　　　D. 绒毛膜癌最早出现的是脑转移
   E. 葡萄胎清除后应随访6个月

6. 区别绒毛膜癌与侵蚀性葡萄胎最主要的依据是 (   )
   A. 有无转移病灶　　　　　　　　　　　　B. 距葡萄胎排空后时间长短
   C. 尿中HCG值高低　　　　　　　　　　　D. B超的表现
   E. 活组织镜下见有无绒毛结构

7. 绒毛癌最常见的死亡原因是 (   )
   A. 肺转移　　　B. 肾转移　　　C. 骨转移　　　D. 脑转移
   E. 阴道转移

8. 绒毛膜癌治愈随访观察年限为 (   )
   A. 半年　　　　B. 1年　　　　C. 2年　　　　D. 3年
   E. 5年

9. 患者,女,36岁,因患绒毛癌进行化疗,今日化疗时,化疗药物不慎渗漏,护士首要的处理措施是 (   )
   A. 不可做处理　　B. 立即停药　　C. 立即冷敷　　D. 用普鲁卡因封闭
   E. 用硫代硫酸钠封闭

10. 某绒毛膜癌患者,49岁,第一疗程化疗结束后出院,出院前护士进行健康指导,下列哪项**不正确** (   )
    A. 有阴道转移者严禁性生活　　　　　　B. 需密切随访,随访时间为2年
    D. 注意休息,加强营养　　　　　　　　C. 注意避孕,宜选用阴茎套
    E. 随访重点监测血HCG的变化

11. 患者,女,36岁,葡萄胎清宫术后11个月,阴道多量流血3小时,检查发现阴道口前壁有紫蓝色结节,结节有一破口。下列护理措施**不正确**的是(24～48小时取出) (   )
    A. 可用长纱条填塞阴道压迫止血　　　　B. 阴道纱条必须于72小时内取出
    C. 绝对卧床休息　　　　　　　　　　　D. 禁止做不必要的检查和窥器检查
    E. 配血备用,备好抢救用品

12. 患者,女,43岁,人工流产后4个月,阴道流血2周,尿妊娠试验阳性,胸部平片显示双肺有散在粟粒状阴影,子宫刮出物镜检未见绒毛结构,首先考虑的诊断是 (   )
    A. 葡萄胎　　　B. 恶性葡萄胎　　C. 绒毛膜癌　　D. 侵蚀性葡萄胎
    E. 吸宫不全合并肺结核

13. 关于滋养层细胞阴道转移患者的护理措施,**错误**的是 (   )
    A. 避免不必要的阴道检查　　　　　　　B. 减少一切增加腹压因素
    C. 尽早开始应用化疗　　　　　　　　　D. 做好大出血抢救的各项准备
    E. 阴道转移未破溃的患者可多下床活动

14. 绒毛膜癌化疗最常见、最严重的并发症是 (   )
    A. 骨髓抑制　　B. 脱发　　　　C. 剥脱性皮炎　　D. 肝、肾功能损害
    E. 消化道反应

15. 患者,女,30岁。因"绒毛膜癌"入院行化疗。为确保化疗药物剂量准确,护士应在什么时候为其测量体重(化疗前应测量体重,根据体重计算化疗药物剂量) (   )
    A. 每疗程用药前　B. 每疗程用药中　C. 每疗程用药后　D. 每疗程用药前和用药中
    E. 每疗程用药前、用药中和用药后

第十四节　白血病病人的护理

白血病是一类起源于**造血干细胞**的**恶性**克隆性疾病,其克隆的白血病细胞失去进一步分化成熟能力,而滞留在细胞发育的不同阶段,在骨髓和其他造血组织中异常增生,并广泛浸润其他组织和器官,使正常造血功能受抑制。临床上**以进行性贫血**,**持续发热或反复感染**,**出血和组织浸润**等表现,外周血中以出现**幼稚细胞**为特征。我国急性白血病比慢性白血病多见,其中**急非淋最多见**。**成年人以急性粒细胞白血病最多见**,**儿童以急性淋巴细胞白血病多见**。

急性白血病的细胞分化停滞在较早阶段,多为**原始和早期幼稚细胞**,起病急,病情进展快,自然病程仅数月。慢性白血病的细胞分化停滞在较晚阶段,多为**较成熟幼稚细胞和成熟细胞**,起病缓,病情进展慢,自然病程为数年。

一、病因

1. **病毒感染**　C型RNA肿瘤病毒是某些动物患白血病的病因。

2. **放射因素** 电离辐射可致白血病已被肯定。
3. **化学因素** 苯及其衍生物、氯霉素、保泰松、烷化剂及细胞毒药物等。
4. **遗传因素** 遗传因素与白血病发病有关,染色体异常的一些遗传性疾病,如先天性愚型、先天性再生障碍性贫血等较易发生白血病。

二、急性白血病

（一）**临床表现** 多数起病急骤,常突然高热或有明显出血倾向;也可缓慢起病,出现进行性疲乏、苍白、低热、轻微出血等。本病主要表现为**发热、出血、贫血及白血病细胞增殖、浸润的表现**。

病理生理:急性淋巴细胞性白血病(急淋)以原始及早幼淋巴细胞增生为主;急性非淋巴细胞性白血病(急非淋)以原始及早幼粒细胞和(或)单核细胞或巨核细胞增生为主。

1. **发热** 多数病人以**发热**为早期表现,也是**本病常见的症状**。可低热也可高达 39~40 ℃以上,常伴畏寒、出汗。**发热的主要原因是感染**,感染主要原因是**成熟粒细胞缺乏**所致,以口腔炎最多见,其他还有牙龈炎、咽峡炎、肺部感染、肛周炎、肛周脓肿。严重时可致菌血症或脓毒症。

2. **出血** 出血最主要原因是**血小板减少(质和量的异常)**。**颅内出血最为严重**,常表现为头痛、呕吐、瞳孔大小不等、瘫痪、昏迷,甚至突然死亡。

3. **贫血** 贫血为急性白血病**首发症状**,随病情发展而加重。**贫血原因**主要是**正常红细胞生成减少以及无效性红细胞生成**、溶血、出血等。

4. 白血病细胞增殖、浸润的表现 ①肝、脾及淋巴结肿大:多见于急淋患者。②骨骼和关节疼痛:是白血病常见的症状。**胸骨下端局部压痛**为较常见。四肢关节痛和骨痛以儿童多见。③**中枢神经系统白血病**:化疗药物不易通过血-脑屏障,隐藏在中枢神经系统的白血病细胞不能被有效杀伤,导致**中枢神经系统白血病**。表现为**头痛、呕吐、颈强直、重者抽搐、昏迷**,但不发热,脑脊液压力增高。④皮肤浸润表现为弥漫性斑丘疹、结节性红斑等;牙龈增生、肿胀。⑤其他部位:白血病细胞浸润眼眶骨膜,可引起眼球突出、复视或失明;睾丸受浸润表现为无痛性肿大,多为一侧性。此外尚可累及心、肺、胃肠等部位,但不一定出现相应的症状。

（二）**辅助检查**

1. **外周血象** 多数病人白细胞计数增多,可大于 $100×10^9/L$,部分病人白细胞数正常或减少。周围血中可发现大量**原始白细胞和早幼白细胞**是白血病血象检查的主要特点。贫血轻重不同,**一般属正细胞正色素性贫血**。早期血小板轻度减少或正常,晚期明显减少,可伴出血时间延长。

2. **骨髓象** 骨髓检查是诊断白血病的重要依据,也是急慢性白血病鉴别的依据。骨髓一般增生明显活跃或极度活跃,主要细胞为白血病**原始细胞和幼稚细胞**,正常粒系、红系细胞及巨核细胞系统均显著减少。

3. 细胞化学染色 常见白血病的原始细胞形态相似,因此用此法可帮助区分。

4. 免疫学检查 可用于急淋和急非淋的区别,以及 T 细胞和 B 细胞白血病的区别。

5. 其他 染色体和基因检查、白血病病人血液中尿酸浓度及尿液中尿酸排泄均增加,在化疗期间更显著,这是由于大量白血病细胞被破坏所致。

（三）**治疗要点** **化疗是目前白血病治疗的最主要的方法**,也是造血干细胞移植的基础。

1. 对症支持治疗 病情较重的病人须卧床休息,最好是将病人安置在单间病室,骨髓移植病人应在无菌层流室进行治疗。

(1) 防治感染:**严重感染是白血病病人的主要死亡原因**。感染应作咽拭子及血培养和药敏试验,同时应用广谱抗生素治疗,待阳性培养结果出来后再更换细菌敏感的抗生素。

(2) 控制出血:**血小板计数<$20×10^9/L$**(患者有自发颅内出血的可能)而出血严重者,应输浓缩血小板悬液或新鲜血。

(3) 纠正贫血:严重贫血可输浓缩红细胞或全血。**积极争取白血病缓解**是纠正贫血最有效的方法。

(4) 预防尿酸肾病:由于大量白血病细胞被破坏,可产生尿酸肾结石,引起肾小管阻塞,严重者可致肾衰竭,病人表现少尿、无尿。故要求病人每日饮水 3 000 ml 以上,给予别嘌醇以抑制尿酸合成。

2. 化学治疗 原则:**早期、足量、联合、间歇、阶段、个体化**。化疗主要分为**诱导缓解及巩固强化治疗**两个阶段。

(1) **诱导缓解**:是指从化疗开始到完全缓解的阶段,是治疗的关键。完全缓解的标准是白血病的症状、体征消失,血象和骨髓象基本正常。

成人急淋:**首选 VLDP**(长春新碱＋左旋门冬酰胺酶＋柔红霉素＋泼尼松);儿童急淋首选 **VP**(长春新碱＋泼尼松);急非淋常用 DA(柔红霉素＋阿糖胞苷)或 HA(三尖杉碱＋阿糖胞苷)。急非淋白血病总的缓解率不如急淋白血病。

(2) **巩固强化治疗**:巩固强化的目的是继续消灭体内残存的白血病细胞,防止复发,延长缓解期,争取治愈。巩固治疗方法可用原诱导缓解方案或轮换使用多种药物,**急淋白血病共计治疗 3~4 年。急非淋白血病共计治疗 1~2 年**。

3. **中枢神经系统白血病的防治** 在急性淋巴细胞白血病缓解后开始用**甲氨蝶呤**作鞘内注射以预防和治疗中枢神经系统白血病,为减轻甲氨蝶呤引起的**急性化学性脑膜炎**可同时加**地塞米松**,以减轻不良反应。也可用阿糖胞苷鞘内注射。

4. 骨髓或外周干细胞移植 先用全身放疗和强烈的免疫抑制剂尽量将病人体内的白血病细胞最大可能地全部杀灭,同时充分抑制病人的免疫功能,然后植入正常人的骨髓,以使病人恢复正常造血功能。

(四)护理问题 ①组织完整性受损:与血小板过低致皮肤粘膜出血有关。②有感染的危险:与正常粒细胞减少,免疫力低下有关。③慢性疼痛:全身骨骼痛与白血病细胞浸润骨骼有关。④预感性悲哀:与白血病久治不愈有关。⑤潜在并发症:脑出血。

(五)护理措施

1. 休息与活动 根据病人的体力,活动与休息可以交替进行,以休息为主,病人若无不适,可以每天室内活动3~4次,以后逐渐增加活动时间或活动次数。每天睡眠7~9小时。血小板计数低于 **$50\times10^9/L$ 者**,应减少活动,增加卧床休息时间;严重出血或**血小板计数低于 $20\times10^9/L$ 者**,绝对卧床休息,以防颅内出血。

2. 饮食护理 给予**高蛋白、高维生素、高热量饮食**。对恶心、呕吐者,应在停止呕吐后指导病人进行深呼吸和有意识吞咽,以减轻恶心症状,可少量多次进食,并可遵医嘱给予止吐剂。同时保证每天饮水量。

3. 病情观察 询问病人有无恶心、呕吐及进食情况,疲乏无力感有无改善。观察体温、脉率及口腔、鼻腔、皮肤有无出血,血象、骨髓变化。

4. 化疗不良反应的护理

(1) 局部反应:柔红霉素、苯丁酸氮芥(瘤可宁)、阿霉素等多次静注**可引起静脉炎,药物静注速度要慢,在静注后要用生理盐水冲洗静脉,以减轻其刺激**。若发生**静脉炎**需及时使用普鲁卡因局部封闭、**冷敷、硫酸镁湿敷**、休息数天直至静脉炎痊愈,否则可造成静脉阻塞。**静注时,注意血管要轮换使用。注射前要先注射生理盐水,以确保针头在血管内。药液外溢皮下可引起局部组织的炎症甚至坏死**,如有药液外渗,要立即停止给药,应保留针头,回抽溢出药液,渗漏处注入解毒剂(**硫代硫酸钠和碳酸氢钠**)后拔针,并**冰敷24小时**,减少药液向周围组织扩散,**切忌热敷**。用化疗药后,拔针前用生理盐水冲静脉,以减轻化疗药物对血管的刺激。拔针后注射局部压迫3~5分钟。

(2) 骨髓抑制:是化疗**最严重的不良反应**。化疗中必须定期查血象、骨髓象,以便观察疗效及骨髓受抑制情况。当白细胞低于 $3.0\times10^9/L$,血小板低于 $50\times10^9/L$ 时常需暂停化疗,并用升白细胞药物。

小结提示:化疗药物最常见的不良反应是**骨髓抑制**,因此在化疗过程中应定期复查**血常规、骨髓象**。

(3) 胃肠道反应:化疗期间病人饮食要清淡、易消化和富有营养,必要时可用止吐镇静剂。

(4) 常见化疗药不良反应:**长春新碱能引起末梢神经炎,手足麻木感、脱发**,停药后可逐渐消失,少数情况还可以引起自主神经功能紊乱,出现腹胀、便秘及肠麻痹甚至肠梗阻。**柔红霉素**、高三尖杉酯碱类药物**可引起心肌及心脏传导损害**,用药时要缓慢静滴,注意听心率、心律,复查心电图。**甲氨蝶呤可引起口腔粘膜溃疡**,可用0.5%普鲁卡因含漱,减轻疼痛,便于进食和休息,亚叶酸钙可对抗其毒性作用,可遵医嘱使用。**环磷酰胺可引起脱发及出血性膀胱炎所致血尿**,嘱病人多饮水,有血尿必须停药。甲氨蝶呤、巯嘌呤、左旋门冬酰胺酶对肝功能有损害作用,故用药期间应观察病人有无黄疸,定期测量肝功能。**许多化疗药物可引起脱发**(化疗药本身毒性所致),要加强心理护理,一般脱发后1~2个月可再生。

5. 预防感染 加强口腔护理、会阴护理,**做好保护性隔离(白细胞$\leq 1.0\times10^9/L$)**,防止感染。

6. 输血或输血浆护理 病人全血减少或贫血明显,遵医嘱输血或血浆,以恢复抵抗力及体力。

小结提示 使用化疗药物应注意:血小板计数$<20\times10^9/L$,绝对卧床休息,以防颅内出血;当白细胞计数低于$3\times10^9/L$,血小板计数低于$50\times10^9/L$,应暂停化疗,并用升白细胞药物;当白细胞计数$\leq 1.0\times10^9/L$,做好保护性隔离。

(六)健康教育

1. 长期接触放射核素或苯类者,应加强防护,定期查血象。

2. 出院后要安排适宜养病的生活方式,保证休息和营养,注意个人卫生,保持乐观情绪,少去人群拥挤的地方。定期门诊复查血象,有出血、发热及骨骼疼痛要及时就诊。

三、慢性粒细胞白血病

慢性白血病按细胞类型分为粒细胞、淋巴细胞、单核细胞三型,我国以**慢性粒细胞白血病**(简称慢粒)为多见,其临床特点为病程缓慢,粒细胞明显增多,可有脾大。**病因同急性白血病**。

病理生理:慢粒外周血粒细胞显著增多但不成熟,以中、晚幼粒细胞增高为主;慢淋以类似成熟的小淋巴细胞在外周血、骨髓、淋巴结和脾脏中积聚为特征。

(一)临床表现

1. 慢性期 起病缓慢,早期常无自觉症状。随着病情的发展,可出现乏力、消瘦、低热、多汗或盗汗等代谢亢进表现。**脾大常为最突出的症状**,随病情进展脾可达脐水平甚至可伸入盆腔。若发生脾梗死时,压痛明显。**多数病例可有胸骨中下段压痛**,是本病重要体征。慢性期可持续1~4年。

2. 加速期及急性变期 起病后1~4年,约70%的慢粒病人可进入加速期。加速期主要表现为不明原因的发热,骨关节痛,贫血,出血加重,脾脏迅速肿大。加速期从几个月至1~2年即进入急性变期,急性变期表现与急性白血病相似。

(二)辅助检查

1. 血象 各阶段**中性粒细胞**均增多,以中幼、晚幼、杆状核粒细胞为主,早期白细胞计数多在$50\times10^9/L$以下,晚期可达$100\times10^9/L$以上。晚期有血红蛋白和血小板减少。

2. 骨髓象 增生明显至极度活跃,以中性粒细胞中、晚幼和杆状细胞明显增多。

3. 染色体检查及其他 90%以上慢粒病人可发现Ph染色体。少数病人Ph染色体**呈阴性**,此类病人预后较差。

4. 血生化检查 血及尿中尿酸浓度增高,与化疗后大量白细胞破坏有关。

(三) 治疗要点

1. 化学治疗　有羟基脲、白消安(马利兰)、苯丁酸氮芥、二溴甘露醇等。慢粒白血病化疗首选羟基脲，其次为白消安。慢淋白血病化疗首选苯丁酸氮芥(瘤可宁)。
2. α干扰素　用α干扰素治疗慢粒慢性期患者效果较好，约70%的患者可获缓解。
3. 骨髓移植　异基因骨髓移植需在慢粒慢性期缓解后尽早进行，移植成功者可获得长期生存或治愈。
4. 其他治疗　服用别嘌醇且每日饮水3 000 ml以上，可以预防化疗期间细胞破坏过多过速引起的尿酸肾病。

(四) 护理问题
①有感染的危险：与慢粒正常粒细胞减少有关。②活动无耐力：与慢粒贫血有关。③知识缺乏：缺乏慢粒疾病知识。④潜在并发症：加速期至急变期。

(五) 护理措施

1. 休息与活动　注意休息，血红蛋白60 g/L以下贫血病人，以休息为主，避免劳累。
2. 饮食　高热量、高蛋白、高维生素，如瘦肉、鸡、新鲜蔬菜及水果，每日饮水1 500 ml以上。
3. 症状护理　定期洗澡，注意口腔卫生，少去人群多的地方，以预防感染。脾大显著，易引起左上腹不适可采取左侧卧位。尽量避免弯腰和碰撞腹部，避免破裂。
4. 药物护理　遵医嘱给病人服用白消安(或羟基脲)，定期复查血象，以不断调整剂量。白消安可引起骨髓抑制、皮肤色素沉着、阳痿、停经。向病人说明药物副作用，使之能与医护人员配合，坚持治疗。
5. 病情观察　注意观察病人有无原因不明的发热、骨痛、贫血、出血加重及脾脏迅速肿大，有变化应及时就诊，以便及早得到治疗。

(六) 健康教育

1. 慢性期缓解后病人的指导　应向病人及家属讲解疾病知识，争取缓解时间延长；帮助病人建立长期养病生活方式，缓解后可以工作或学习，但不可过劳，要安排好休息、锻炼、睡眠、饮食，按时服药，定期门诊复查，保持情绪稳定。
2. 定期门诊复查　出现贫血加重、发热、脾大时，要及时到医院检查。

单元测试题

1. 急性白血病最常见的表现是　　　　　　　　　　　　　　　　　　　　　　　　　　　　　　　　　(　　)
   A. 出血　　　　　　　　B. 发热　　　　　　　　C. 进行性贫血　　　　　　D. 脾大
   E. 骨骼关节疼痛
2. 下列哪项最符合急性白血病的检查结果　　　　　　　　　　　　　　　　　　　　　　　　　　　　(　　)
   A. 中性粒细胞核右移　　B. 全血细胞减少　　　　C. 白细胞减少　　　　　　D. 红细胞及血小板正常
   E. 周围血大量原始和幼稚白细胞
3. 患者，女，28岁，因皮肤淤点、淤斑就诊，入院后诊断为白血病，给予化学治疗，现病情好转准备出院，针对该患者的健康教育，**错误**的是　　　　　　　　　　　　　　　　　　　　　　　　　　　　　　　　　　　(　　)
   A. 定期门诊复查血象　　　　　　　　　　　　　B. 少去人群拥挤的地方
   C. 保证休息　　　　　　　　　　　　　　　　　D. 若无新发出血可自行停药
   E. 有出血、发热及骨骼疼痛及时就诊
4. 血液病病人的白细胞低于下列哪项时需进行保护性隔离　　　　　　　　　　　　　　　　　　　　(　　)
   A. $1.0\times10^9/L$　　B. $1.5\times10^9/L$　　C. $2.0\times10^9/L$　　D. $2.5\times10^9/L$
   E. $3.0\times10^9/L$
5. 我国成年人白血病最多见的类型是　　　　　　　　　　　　　　　　　　　　　　　　　　　　　(　　)
   A. 慢性粒细胞白血病　　B. 急性粒细胞白血病　　C. 巨核细胞白血病　　　　D. 急性单核细胞性白血病
   E. 嗜酸性粒细胞性白血病
6. 急性白血病出血的主要原因是　　　　　　　　　　　　　　　　　　　　　　　　　　　　　　　(　　)
   A. 弥散性血管内凝血　　B. 血小板减少　　　　　C. 血小板功能异常　　　　D. 凝血因子减少
   E. 感染毒素对血管的损伤
7. 护士在进行关于滥用抗生素危害的健康指导时，告知患者最可能诱发白血病的抗生素是　　　　　(　　)
   A. 青霉素　　　　　　　B. 链霉素　　　　　　　C. 氯霉素　　　　　　　　D. 罗红霉素
   E. 诺氟沙星
8. 患者，男，42岁，以急性白血病入院化疗，化疗后第7天，复查血象：血小板计数为$12\times10^9/L$，此时护士应该重点预防和观察　　(　　)
   A. 口腔溃疡　　　　　　B. 血压变化　　　　　　C. 颅内出血　　　　　　　D. 上消化道出血
   E. 尿酸性肾病
9. 护士夜间巡视病区，发现某急性白血病患者突然出现烦躁不安、呕吐、颈项强直，护士应立即采取的应对措施**不包括**　　(　　)
   A. 给予头戴冰帽　　　　B. 予以吸氧　　　　　　C. 立即予吗啡镇静　　　　D. 绝对安静平卧位

E. 建立静脉通道

10. 诊断急性白血病**最重要**的依据是 （ ）
    A. 骨髓象　　　　　B. 心电图　　　　　C. 出血症状　　　　　D. 贫血程度
    E. 胸骨疼痛

11. 慢性淋巴细胞性白血病首选的化疗药物是 （ ）
    A. 白消安　　　　　B. 苯丁酸氮芥　　　C. 泼尼松　　　　　　D. 环磷酰胺
    E. 长春新碱

12. 急性白血病患者应用VP（长春新碱＋泼尼松）治疗方案后出现手足麻木感，最有可能是 （ ）
    A. 长春新碱的不良反应　　　　　　　　　B. 泼尼松的不良反应
    C. 柔红霉素的不良反应　　　　　　　　　D. 三尖杉碱的不良反应
    E. 阿霉素的不良反应

13. 某护士为一患淋巴肉瘤的患者静脉注射氮芥，注射过程中出现肿胀，回抽无回血。患者感觉局部明显疼痛。下列处理哪项正确 （ ）
    A. 外敷止痛膏　　　　　　　　　　　　　B. 局部用5％乙醇溶液消毒
    C. 口服止痛药　　　　　　　　　　　　　D. 以硫酸镁湿热敷
    E. 局部冷敷，以稀硫代硫酸钠局部封闭

14. 慢性粒细胞白血病最突出的体征为 （ ）
    A. 肝脏肿大　　　　　B. 巨大脾脏　　　　C. 体温增高　　　　　D. 胸骨压痛
    E. 浅表淋巴结肿大

15. **不属于**化疗副反应的是 （ ）
    A. 恶心、呕吐　　　　B. 脱发　　　　　　C. 疼痛加重　　　　　D. 血尿
    E. 白细胞下降

16. 在急性白血病患者中，最常见的炎症是 （ ）
    A. 肺部感染　　　　　B. 肛周脓肿　　　　C. 口腔炎　　　　　　D. 毛囊炎
    E. 尿路感染

17. 有助于诊断急性白血病的体征是 （ ）
    A. 四肢关节痛　　　　B. 肝、脾大　　　　C. 胸骨下段压痛　　　D. 皮肤淤斑
    E. 皮肤粘膜出血

18. 有关急性白血病的说法，正确的是 （ ）
    A. 全血细胞减少　　　　　　　　　　　　B. 幼稚红细胞和巨核细胞增多
    C. 红细胞及血小板正常　　　　　　　　　D. 血小板减少并有形态异常
    E. 仅红系细胞及巨核细胞系统显著减少

19. 患者，女，57岁，患白血病2年。患者突然出现头痛、头晕、视物模糊、呼吸急促，来院急诊。判断该患者可能发生的并发症是 （ ）
    A. 蛛网膜下腔出血　　B. 脑膜炎　　　　　C. 颅内出血　　　　　D. 脑梗死
    E. 高血压脑病

20. 患者，女，18岁，急性白血病。患者在化疗期间，发生了尿酸性结石，护士可观察到的征象是 （ ）
    A. 肉眼脓尿　　　　　B. 血尿　　　　　　C. 少尿或无尿　　　　D. 酱油色尿
    E. 大量浑浊尿

21. 患者，男，18岁，急性白血病。在化疗期间，近1天尿量1 000 ml，此时护士采取的最重要的护理措施为 （ ）
    A. 指导患者养成规律排尿的习惯　　　　　B. 无需特殊处理，属化疗药物反应
    C. 留置尿管　　　　　　　　　　　　　　D. 记录出入量，嘱患者进食清淡饮食
    E. 嘱患者多饮水，必要时遵医嘱输液

22. 急性白血病患者在化疗缓解期出现中枢神经系统白血病的原因主要是 （ ）
    A. 疗程不够　　　　　　　　　　　　　　B. 大多数抗白血病药物不易通过血脑屏障
    C. 化疗药剂量不足　　　　　　　　　　　D. 抵抗力差
    E. 中枢神经系统的白血病细胞较多

23. 患者，男，55岁，患急性淋巴细胞白血病，现需化疗，为预防静脉坏死，下列护理措施**不妥**的是 （ ）
    A. 拔针前用生理盐水冲洗静脉　　　　　　B. 药物推注速度要慢
    C. 首选中心静脉　　　　　　　　　　　　D. 轮换使用血管
    E. 注射前确保针头在血管内

24. 护士为白血病化疗患者采取的护理措施，正确的是 （ ）
    A. 化疗病室定期消毒，室温在24 ℃左右　　B. 白血病患儿可与其他病种患儿同室居住

C. 为保持清洁,指导患者每天挖鼻孔　　　　　　　D. 常温下药物配制到使用,不超过 1 小时
E. 静脉注射若药物漏出,用温水热敷

(25~26 题共用题干)

患者,女,32 岁,急性淋巴细胞白血病。化疗一周出现肛周感染,体温高达 40.0 ℃,伴烦躁不安,血压下降,脉搏细数。血常规示:白细胞 $25×10^9/L$,血红蛋白 60 g/L,血小板 $35×10^9/L$。

25. 护士为该患者采取的降温措施,**不包括**(有出血倾向的患者,禁用乙醇擦浴)　　　　　　　　　　　　　　　(　　)
    A. 调整室温　　　　B. 乙醇擦浴　　　　C. 头颈部放置冰袋　　　　D. 应用解热镇痛药
    E. 大动脉放置冰袋降温

26. 考虑患者最可能的并发症是　　　　　　　　　　　　　　　　　　　　　　　　　　　　　(　　)
    A. 心源性休克　　　B. 心功能衰竭　　　C. 蛛网膜下腔出血　　　D. 感染性休克
    E. 中枢神经系统白血病

27. 护士向患者家属解释造血干细胞移植的情况时,告诉其最宜选择的时期是　　　　　　　(　　)
    A. 首次发病期　　　B. 首次缓解期　　　C. 首次复发期　　　　　D. 第二次缓解期
    E. 第二次复发期

(28~30 题共用题干)

患儿,7 岁。因发热 2 天、鼻腔牙龈出血 1 天入院。查体:体温 39.0 ℃,全身皮肤淤斑,腋下淋巴结增大,胸骨下压痛,肝、脾大。骨髓象结果:有核细胞增生活跃,正常幼稚红细胞和巨核细胞减少。

28. 该患者最有可能发生的问题是　　　　　　　　　　　　　　　　　　　　　　　　　　(　　)
    A. 急性非淋巴细胞白血病　　　　　　　　　　B. 慢性粒细胞白血病
    C. 腺功能亢进　　　　　　　　　　　　　　　D. ITP 急性发作
    E. 急性淋巴细胞白血病

29. 遵医嘱给予患者别嘌醇治疗,护士向患者解释该药的作用是(别嘌醇抑制尿酸的合成)　　(　　)
    A. 减少血细胞的破坏　　B. 降低白细胞　　　C. 预防原症状复发　　D. 预防尿酸性肾病
    E. 预防免疫疾病

30. 经治疗患者症状缓解,今日突然出现头痛、头晕、昏迷,查:脑脊液压力增高,白细胞计数增加,葡萄糖定量减少;血常规示:血小板 $65×10^9/L$。则患者最有可能发生了(主要原因是多数化疗药物不能通过血-脑屏障)　(　　)
    A. 继发中枢神经系统感染　　　　　　　　　　B. 弥散性血管凝血
    C. 颅内出血　　　　　　　　　　　　　　　　D. 中枢神经系统白血病
    E. 脑梗死

31. 某急性白血病患者,在化疗期间,护士嘱患者多饮水的目的是　　　　　　　　　　　　(　　)
    A. 补充出汗等所丢失的水分　　　　　　　　　B. 减少出血性膀胱炎并发症
    C. 防止尿酸性肾病　　　　　　　　　　　　　D. 加速细菌、毒素及炎性分泌物排出
    E. 促进痰液稀释而容易排出

32. 某慢性粒细胞白血病患者,在化疗期间采用的对症护理措施**错误**的是　　　　　　　(　　)
    A. 多饮水并碱化尿液　　　　　　　　　　　　B. 对脱发者说明化疗结束时可再生
    C. 反复呕吐者应暂禁食　　　　　　　　　　　D. 皮疹者忌用肥皂水擦洗
    E. 口腔炎者避免食用刺激性食物

33. 李某,男性,35 岁。被诊断为慢性粒细胞白血病。该患者治疗首选　　　　　　　　　　(　　)
    A. 苯丁酸氮芥　　　B. 羟基脲　　　　　C. 白消安　　　　　　　D. 阿糖胞苷
    E. 柔红霉素

34. 治疗白血病时为何要保护静脉　　　　　　　　　　　　　　　　　　　　　　　　　　(　　)
    A. 避免感染致白血症　B. 贫血血管不饱满　　C. 避免出血　　　　　　D. 以备长期有效静脉注射
    E. 避免静脉炎

35. 对白血病患者口腔护理的主要目的是　　　　　　　　　　　　　　　　　　　　　　　(　　)
    A. 去除氨味　　　　B. 擦除血痂　　　　C. 增加食欲　　　　　　D. 预防感染
    E. 使患者舒适

36. 为了防治急性白血病患者发生中枢神经系统白血病,常用的药物是　　　　　　　　　　(　　)
    A. 长春新碱　　　　B. 泼尼松　　　　　C. 柔红霉素　　　　　　D. 甲氨蝶呤
    E. 环磷酰胺

37. 患者,男,43 岁,患慢性粒细胞白血病,现病情缓解,准备出院,出院前护士应向患者着重指导　(　　)
    A. 以休息为主不可过劳　B. 按时服药　　　C. 保持情绪稳定　　　　D. 每日饮水 1 500 ml
    E. 进食高蛋白、高维生素食物

38. 急性白血病首发症状是　　　　　　　　　　　　　　　　　　　　　　　　　　　　　(　　)

A. 发热　　　　　　B. 贫血　　　　　　C. 肝脾肿大　　　　D. 出血
E. 骨骼压痛

39. 急性白血病发生高热的主要原因是　　　　　　　　　　　　　　　　　　　　　　　　　　　　　　　　　　（　　）
    A. 感染　　　　　　B. 贫血　　　　　　C. 白细胞浸润　　　D. 丙酸睾酮
    E. 化疗药物不良反应

40. 急性白血病患者易发生感染,最主要的原因是　　　　　　　　　　　　　　　　　　　　　　　　　　　　　（　　）
    A. 长期贫血　　　　B. 红细胞减少　　　C. 成熟粒细胞减少　D. 广泛出血
    E. 白血病细胞广泛浸润

41. 为急性淋巴细胞白血病静脉推注化疗药物时不慎将药液漏出血管外,下列处理中错误的是　　　　　　　　　　（　　）
    A. 抬高患者肢体　　B. 普鲁卡因封闭　　C. 50%的硫酸镁湿敷　D. 热敷
    E. 泼尼松

42. 白血病组织浸润的表现不包括　　　　　　　　　　　　　　　　　　　　　　　　　　　　　　　　　　　　（　　）
    A. 肝、脾肿大　　　B. 视盘水肿　　　　C. 腹水　　　　　　D. 牙龈增生
    E. 胸骨下端局部压痛

43. 区别急性白血病(多为原始细胞和早期幼稚细胞)与慢性白血病(多为较成熟幼稚细胞和成熟细胞)的主要依据是
    　　　（　　）
    A. 血白细胞剧增的程度　　　　　　　　　　　　　　B. 病程长短
    C. 贫血程度　　　　　　　　　　　　　　　　　　　D. 骨髓幼稚白细胞的成熟程度
    E. 发病年龄、性别

44. 患儿,男,10 岁。患急性淋巴细胞白血病入院。治疗方案中有环磷酰胺(引起脱发及出血性膀胱炎所致血尿)。在化疗期间要特别加强监测的项目是　　　　　　　　　　　　　　　　　　　　　　　　　　　　　　　　　　　（　　）
    A. 体温　　　　　　B. 血压　　　　　　C. 脱发　　　　　　D. 血常规
    E. 食欲

45. 与白血病发病无关的是　　　　　　　　　　　　　　　　　　　　　　　　　　　　　　　　　　　　　　　（　　）
    A. 物理因素　　　　B. 病毒因素　　　　C. 药物化学因素　　D. 免疫功能亢进
    E. 遗传因素

46. 急性白血病患者出血的主要原因是　　　　　　　　　　　　　　　　　　　　　　　　　　　　　　　　　　（　　）
    A. 弥散性血管凝血　B. 血小板质和量的异常　C. 反复感染　　　D. 白血病细胞浸润
    E. 感染毒素对血管的损伤

47. 患者,女,19 岁,急性白血病。实验室检查:白细胞 $43×10^9/L$,红细胞 $27×10^{12}/L$,血红蛋白 67 g/L,血小板 $10×10^9/L$。此时,应着重观察患者的　　　　　　　　　　　　　　　　　　　　　　　　　　　　　　　　　　（　　）
    A. 活动耐力　　　　B. 尿量　　　　　　C. 营养状况　　　　D. 月经周期
    E. 颅内出血征象

48. 患者,男,43 岁,慢性粒细胞白血病慢性期,脾大至脐平。血常规:白细胞计数 $50×10^9/L$,血红蛋白 105 g/L,血小板 $450×10^9/L$。护士健康指导时应向患者特别强调的是　　　　　　　　　　　　　　　　　　　　　　　（　　）
    A. 劳逸结合　　　　B. 按时服药　　　　C. 预防感冒　　　　D. 避免腹部受压
    E. 保持情绪稳定

49. 患者,男,55 岁,患急性淋巴细胞白血病。医嘱推注长春新碱。护理措施错误的是　　　　　　　　　　　　（　　）
    A. 静注时边抽回血边注药　　　　　　　　　　　　　B. 外周静脉应选择粗直的
    C. 首选中心静脉　　　　　　　　　　　　　　　　　D. 输注时若发现外渗,立即拔针
    E. 推注药物前,先用生理盐水冲管,确定针头在静脉内方能注入

(50~52 题共用题干)

患者,女,30 岁。因"无明显诱因出现乏力伴胸闷、气急,活动后症状加重 3 周"就诊,实验室检查:血红蛋白 77 g/L,白细胞计数 $61.8×10^9/L$,血小板 $183×10^9/L$,异常细胞 88%。为进一步诊治收入血液科病房。

50. 为明确诊断,需行骨髓穿刺术。护士对患者解释穿刺的注意事项时,错误的内容是　　　　　　　　　　　　（　　）
    A. 穿刺后可能会有酸胀的感觉　　　　　　　　　　B. 穿刺时需采取膝胸卧位
    C. 目的是帮助明确诊断　　　　　　　　　　　　　D. 穿刺后 2~3 天内不宜洗澡
    E. 可以正常活动,不影响生活规律

51. 患者被确诊为急性单核细胞白血病,即予 DAH 方案化疗(D-柔红霉素、A-阿糖胞苷、H-三尖杉碱)。应用化疗药物后,护士应重点观察的是(柔红霉素、三尖杉碱类药物可引起心肌及心导损害)　　　　　　　　　　　　　（　　）
    A. 心脏毒性表现　　B. 骨髓抑制表现　　C. 注射部位局部表现　D. 膀胱毒性表现
    E. 神经毒性表现

52. 患者病情缓解拟于近日出院,护士为其进行健康教育,告知注意监测血常规指标,血小板开始低于多少时应限制活动

（血小板低于 $50\times10^9/L$ 者应减少活动，血小板低于 $20\times10^9/L$ 者，绝对卧床休息，以防颅内出血） （　　）
　A. $<300\times10^9/L$　　　B. $<100\times10^9/L$　　　C. $<50\times10^9/L$　　　D. $<20\times10^9/L$
　E. $<10\times10^9/L$

53. 某急性白血病患者，因"乏力、食欲减退、消瘦1个月余，伴发热1周"收入院。行化疗后出现恶心，但无呕吐。血常规检查：白细胞 $2\times10^9/L$，血小板 $150\times10^9/L$。该患者的护理问题不包括 （　　）
　A. 潜在的感染　　　　　　　　　　　　　　B. 营养失调，低于机体需要量
　C. 活动无耐力　　　　　　　　　　　　　　D. 舒适的改变：发热、恶心
　E. 潜在颅内出血

54. 患者，男，35岁。急性髓系白血病，应用高三尖杉酯做化疗。静脉滴注该药物时的最佳滴数是低于 （　　）
　A. 20滴/分钟　　　B. 40滴/分钟　　　C. 50滴/分钟　　　D. 60滴/分钟
　E. 70滴/分钟

55. 患者，女，42岁。白血病入院化疗3个周期后出现足趾麻木、腱反射消失等外周神经炎的表现，引起此副作用的化疗药物为 （　　）
　A. 长春新碱　　　B. 泼尼松　　　C. 柔红霉素　　　D. 阿霉素
　E. 甲氨蝶呤

第十五节　骨肉瘤病人的护理

骨肉瘤是最常见的原发性恶性骨肿瘤。恶性程度高，预后差。发病年龄以10～20岁青少年多见。好发于长管状骨干骺端，股骨远端、胫骨和肱骨近端是常见发病部位。其组织学特点是瘤细胞直接形成骨样组织或未成熟骨，故又称成骨肉瘤。近年来，由于早期诊断和化疗的迅速发展，使骨肉瘤的5年存活率明显提高至50%以上。

一、临床表现
早期症状为疼痛，可发生在肿瘤出现以前，起初为间断性疼痛，逐渐转为持续性剧烈疼痛，尤以夜间为甚。骨端近关节处可见肿块，触之硬度不一，有压痛，局部皮温高，静脉怒张，可伴有病理性骨折。肺转移发生率较高。

二、辅助检查
X线检查示骨质表现为成骨性、溶骨性或混合性破坏，病变多起干骺端。因肿瘤生长及骨膜反应可见三角状新骨，称Codman三角，或垂直呈放射样排列，称日光射线现象。

三、治疗要点
骨肉瘤采用以手术为主的综合治疗。术前大剂量化疗，然后做根治性瘤段切除、灭活再植或置入假体的保肢手术。无保肢条件者行截肢术，截肢平面应超过病骨的近侧关节。术后仍需做大剂量化疗。

四、护理问题
①躯体活动障碍：与疼痛、病理性骨折及制动脱位有关。②急性疼痛：与肿瘤浸润压迫周围组织、截肢术后患肢疼痛有关。③自我形象紊乱：与截肢和化疗引起的副作用有关。④恐惧：与担心肢体功能丧失和预后有关。⑤潜在并发症：病理性骨折。

五、护理措施
1. 应嘱咐病人下地时患肢不要负重，以免发生病理性骨折和关节脱位意外伤。对允许下床活动而不能走动的病人，利用轮椅帮助病人每天保持一定的室外活动时间。
2. 缓解疼痛，促进肌肉、关节功能恢复。
3. 增强耐力，加强化疗护理。
（1）改善营养状况：鼓励病人增加经口饮食，摄入蛋白质、能量和维生素丰富的食物。
（2）化疗病人的护理
1）化疗期间的护理：化疗药物一般经静脉给药，药物的剂量严格根据体重进行计算。药物应现配现用，以防降低疗效。联合使用多种药物时，每种药物之间应用等渗溶液间隔。化疗药物对血管的刺激性较大，要注意保护血管，防止药液外渗。一旦外渗，就立即停止静脉滴注，局部用50%硫酸镁湿敷，防止皮下组织坏死。
2）化疗后的观察和护理：①胃肠道反应：最常见，可在化疗前半小时给予止吐药物。②骨髓抑制：定期检查血常规，一般用药后7～10天，即可有白细胞和血小板的下降。若白细胞降至 $3\times10^9/L$，血小板降至 $80\times10^9/L$，应停止用药，给予病人支持治疗。③皮肤及附件受损：化疗病人均有脱发，可在头部放置冰袋降温，预防脱发。④心、肝、肾功能：定期检查肝、肾功能以及心电图。鼓励病人多饮水，尿量保持在每日3 000 ml以上，预防泌尿系感染。
4. 截肢术后的护理
（1）体位：术后24～48小时应抬高患肢，预防肿胀。下肢截肢者，每3～4小时俯卧20～30分钟，并将残肢以枕头支托，压迫向下；仰卧位时，不可抬高患肢，以免造成膝关节的屈曲挛缩。
（2）观察和预防术后出血：注意观察截肢术后肢体残端的渗血情况，创口引流液的性质和引流量。对于渗血较多者，可用棉垫加弹性绷带加压包扎；出血量较大，应立即扎止血带止血。并告知医师，配合处理。故截肢术后病人床旁应常规放置止血带，以备急用。

(3) 幻肢痛：疼痛多为持续性，尤以夜间为甚。应用放松疗法等心理治疗手段逐渐消除幻肢感。对于持续时间长的病人，可轻叩残端，或用理疗、封闭、神经阻断的方法消除幻肢痛。

(4) 残肢功能锻炼：一般术后2周，伤口愈合后开始功能锻炼。

六、健康教育

①保持平稳心态，树立战胜疾病的信心。②指导病人正确使用镇静止痛药，提高病人的生活质量。③指导病人进行各种形式的功能锻炼，最大限度地提高病人的生活自理能力。

单元测试题

1. 关于骨肉瘤以下描述**错误**的是 ( )
   A. 主要症状为疼痛　　　　　　　　　　B. 多见于10～20岁青少年
   C. 恶性程度较高　　　　　　　　　　　D. 多发生于股骨下端和胫骨上端
   E. 颅内转移发生率较高

2. 患者，女，26岁。右胫骨前有一鸡蛋大小隆起，质硬，边界欠清，局部剧痛，夜间痛尤甚，皮温高，X线摄片有骨膜反应。首先考虑为 ( )
   A. 骨巨细胞瘤　　B. 转移性骨肿瘤　　C. 骨软骨瘤　　D. 骨髓瘤
   E. 骨肉瘤

3. 患者，女，18岁，右膝关节下持续性疼痛10天，以夜间为甚，查体：右膝关节下明显肿胀，表面静脉怒张，皮温增高，膝关节活动受限；X线检查胫骨上端可见Codman三角，该患者最可能的诊断是 ( )
   A. 骨髓炎　　　　B. 骨结核　　　　　C. 骨肉瘤　　　D. 骨巨细胞瘤
   E. 骨转移癌

4. 患者，男，39岁，因左膝关节下疼痛，活动障碍8天入院，查体：左膝关节下明显肿胀，静脉怒张，皮温增高，为明确诊断，首选以下哪项检查 ( )
   A. X线　　　　　B. MRI　　　　　　C. CT　　　　　D. B超
   E. 放射性核扫描

5. 患者，女，36岁，诊断为骨肉瘤，在接受化学药物治疗后，其日常生活中需护理干预的**不良行为**是 ( )
   A. 睡前及餐后漱口　B. 避免疲劳　　　C. 定期复查　　D. 每日饮水量多
   E. 进食辛辣、油腻刺激性食物

（6～7题共用题干）
   患者，男，49岁，因右膝关节持续性疼痛10天入院，已诊断为右股骨骨肉瘤，拟行截肢手术。

6. 术前化疗**不正确**的是 ( )
   A. 头部放置冰袋降温，预防脱发　　　　B. 定期检查肝、肾功能及心电图
   C. 药物应现配现用，以防降低疗效　　　D. 化疗前半小时给予止吐药，以防恶心呕吐
   E. 白细胞降至$3×10^9$/L，血小板降至$80×10^9$/L，可继续化疗

7. 手术后患者出现幻肢痛，正确的处理方法是（护理上可采取**心理诱导**和**心理治疗**预防） ( )
   A. 行神经阻断手术　　　　　　　　　　B. 给予镇痛药物
   C. 热敷、理疗　　　　　　　　　　　　D. 鼓励活动
   E. 应用放松疗法等心理治疗手段

8. 患者，男，确诊为骨肉瘤，准备进行截肢，嘱配合术前、术后化疗。该病采用截肢术及配合化疗的治愈率为 ( )
   A. 50%以上　　　B. 痊愈　　　　　　C. <50%　　　D. 20%左右
   E. 0～30%

9. 对放射线不敏感的肿瘤是（肿瘤的放射治疗往往作为一个**首选**或**辅助**的治疗手段，睾丸癌对放疗敏感，放疗对于小细胞癌肺癌的效果较好，鼻咽癌对放疗也敏感，**骨肉瘤主要以手术和化疗为主，对放疗不敏感**。） ( )
   A. 睾丸癌　　　　B. 乳癌　　　　　　C. 肺癌　　　　D. 鼻咽癌
   E. 骨肉瘤

10. 最容易发生骨肉瘤转移的脏器是 ( )
    A. 脑　　　　　　B. 肺　　　　　　　C. 肝　　　　　D. 脾
    E. 肾

第十六节　颅内肿瘤病人的护理

颅内肿瘤又称脑瘤，包括发生自脑皮质、脑膜、脑血管、脑垂体、松果体、脑神经等组织的颅内原发性肿瘤，以及来自颅外其他部位恶性肿瘤转移到颅内的继发性肿瘤。**原发性肿瘤以神经胶质瘤最为常见**，其次为脑膜瘤、垂体腺瘤、听神经瘤等。颅内肿瘤约半数为恶性肿瘤，发病部位以**大脑半球最多**，其次是鞍区、小脑脑桥角、小脑等部位。无论是良性还是恶

性肿瘤,随着肿瘤增大破坏或压迫脑组织,产生颅内压增高,造成脑疝而危及病人生命。

一、病因
目前尚不清楚,包括遗传因素、物理和化学因素及生物因素等。

二、临床表现
1. **颅内压增高** 约90%以上的病人出现颅内压增高的症状和体征,表现为逐渐加重的进行性头痛、喷射性呕吐及视神经盘水肿。若未得到及时治疗重者可引起脑疝。
2. **局灶症状与体征** 因部位不同而各异,如癫痫发作、意识障碍、进行性运动障碍或感觉障碍、各种神经功能障碍、小脑症状等。

三、辅助检查
1. **影像学检查** **CT、MRI是目前最常用辅助检查手段**,对确定肿瘤部位和大小、脑室受压和脑组织移位、瘤周脑水肿范围有重要意义。
2. **血清内分泌激素的检查** 垂体腺瘤临床上出现内分泌功能障碍的表现,血清内分泌激素的检查有助于确诊。

四、治疗要点
①手术治疗:**手术切除肿瘤是主要的治疗方法**,辅以化疗和放疗。②放射治疗:采用立体定向放射治疗如伽玛刀,提高了放射治疗的效果。③化学药物治疗。④降低颅内压及中医治疗等。

五、护理问题
①疼痛:与颅内肿瘤压迫脑组织导致颅内压升高有关。②自理缺陷:与肿瘤压迫导致肢体瘫痪或开颅手术有关。③潜在并发症:脑疝、颅内出血、癫痫、尿崩症等。

六、护理措施
(一) 术前护理
1. **颅内压增高的护理** **抬高床头15°~30°的斜坡卧位**,以利于颅内静脉回流,降低颅内压。避免剧烈咳嗽和用力排便,防止颅内压骤然升高导致脑疝的发生。**便秘时可使用缓泻剂,禁止灌肠**。
2. **癫痫发作的护理** 癫痫发作时,易造成损伤,应限制患者活动范围,保护患者的安全,及时使用抗癫痫药物。
3. **严格进行皮肤准备** 病人手术前每日清洁头发,手术前2小时剃光头发,消毒头皮,戴上手术帽。

(二) 术后护理
1. **体位** 全麻未清醒的病人,取平卧位头转向健侧或健侧卧位,以避免切口受压。意识清醒,血压平稳后抬高床头15°~30°,以利颅内静脉回流,手术后体位要避免压迫减压窗而引起颅内压增高。**为病人翻身时,应有人扶持头部,使头颈躯干成一直线,防止头颈部过度扭曲或震动**。小脑幕上开颅手术后,取健侧卧位或仰卧位。小脑幕下开颅手术后,取去枕侧卧位或侧俯卧位。体积较大肿瘤切除后24小时内应保持高位。
2. **观察病情** 观察生命体征、意识、瞳孔、肢体活动状况,尤其注意颅内压增高症状,保持呼吸道通畅。**为防止颅内感染**,头部包扎使用无菌绷带,枕上垫无菌治疗巾并经常更换,定时观察有无渗血和渗液。
3. **营养和补液** 病人意识清醒,吞咽、咳嗽反射恢复可进流质饮食,以后逐渐过渡到普通饮食。昏迷病人需要鼻饲解决营养问题,鼻饲后勿立即搬动病人,以免引发呕吐和误吸。
4. **引流管的护理** 观察引流管是否固定牢固和有效,观察引流液量和颜色及性状,不可随意降低或抬高引流袋,3~4天后血性脑脊液已转清,拔除引流管。
5. **并发症的预防和护理**
(1) 颅内出血:是脑手术后最危险的并发症,**多发生在手术后1~2天**。病人表现为意识障碍和颅内压增高或脑疝症状,及时报告医师并做好再次手术准备。
(2) 中枢性高热:下丘脑、脑干部病变可引起中枢性高热,多出现于术后12~28小时内,体温高达40℃以上,一般物理降温效果较差,需采用冬眠低温疗法。
(3) 其他:包括尿崩症(**每日尿量大于4 000 ml,尿比重低于1.005**)、胃出血、顽固性呃逆、癫痫发作等应注意观察,及时发现和处理。

(三) 健康教育
颅内肿瘤病人一般均需接受化疗和放疗,向病人和家属介绍后续治疗的必要性和方法。术后有功能障碍者,应与病人和家属制订康复计划。出院后定期复查。

单元测试题

1. 颅内原发性肿瘤以下哪一种最常见 ( )
   A. 听神经瘤　　　　B. 垂体瘤　　　　C. 神经胶质瘤　　　　D. 脑膜瘤
   E. 颅咽管瘤
2. 颅内肿瘤最好发的部位是 ( )
   A. 大脑半球　　　　B. 鞍区　　　　C. 小脑　　　　D. 脑干
   E. 小脑脑桥角
3. 患者,女,50岁,发热、头痛、呕吐18天,左侧肢体无力6天,发病初有皮肤感染史。实验室检查周围血白细胞12×10^9/

L,中性粒细胞比例 0.76。为明确诊断必做的检查是 （　　）
A. 头颅 X 线平片　　　B. 头颅 MRI　　　C. 头颅 CT　　　D. 脑血管造影
E. 脑脊液检查

(4～5题共用题干)

患者,男,69岁。因头痛、头晕、右半身麻木无力 2 个月,呕吐 2 日入院。体检：神清,血压正常,眼底视盘模糊不清,视盘水肿。右面部感觉减退,右侧肢体不全瘫,右侧,病理反射阳性。头部 CT 检查发现有颅内占位性病变。

4. 应首先考虑的诊断为 （　　）
   A. 慢性硬脑膜下血肿　　　B. 脑出血　　　C. 颅内肿瘤　　　D. 脑脓肿
   E. 急性硬脑膜下血肿

5. 此时最有效的处理措施是 （　　）
   A. 持续腰穿引流　　　B. 使用脱水药　　　C. 开颅病灶切除　　　D. 过度换气
   E. 去骨片减压术

(6～8题共用题干)

患者,女,32岁。月经不规律 1 年,闭经 9 个月,发现溢乳 5 个月余,头痛 1 个多月。曾经按"子宫发育不全"治疗无效,妇科检查：子宫及附件未见异常。体检：体型肥胖,神清,眼底视盘未见异常。CT 示鞍区内有 2.1 cm×1.4 cm 低密度区,增强扫描有轻度强化,鞍区膨隆,诊断为催乳素腺瘤。拟行鞍区肿瘤切除术。

6. 诊断颅内肿瘤,首选的检查是 （　　）
   A. PET　　　B. 脑脊液检查　　　C. 脑血管造影　　　D. CT
   E. ECT

7. 患者术后第 3 天出现高热、头痛、脑膜刺激征阳性。护士考虑可能的原因为 （　　）
   A. 颅内感染　　　B. 中枢性高热　　　C. 脑水肿　　　D. 脑出血
   E. 脑脊液丢失过多

8. 该患者术后可能出现的最危险的并发症是 （　　）
   A. 颅内出血　　　B. 失用性肌萎缩　　　C. 癫痫发作　　　D. 颅内感染
   E. 肺不张

9. 患者,男,24岁,因头痛、呕吐 5 天来院就诊,查体：患者步态不稳,站立时向后倾倒,医生高度怀疑为颅内肿瘤,根据以上表现,可能为颅内哪个部位的肿瘤 （　　）
   A. 大脑半球　　　B. 小脑蚓部　　　C. 脑干　　　D. 鞍区
   E. 松果体

10. 患者,男,45岁,因剧烈头痛、呕吐、右侧肢体瘫痪 10 天,昏迷 1 小时入院,入院后经 CT 检查确诊为大脑半球肿瘤,目前患者首要的治疗措施是 （　　）
    A. 先予脱水、利尿等降低颅内压的治疗　　　B. 立即手术
    C. 放疗　　　D. 化疗
    E. 基因治疗

11. 患者,女,诊断为颅内肿瘤,今已行手术切除肿瘤,手术后,颅内创腔引流管的护理错误的是 （　　）
    A. 术后早期引流量较多时可适当抬高引流瓶　　　B. 引流管一般放置 3～4 天,待脑脊液转清即可拔管
    C. 术后 48 小时内可随意改变引流瓶高度　　　D. 创腔引流瓶高度一般应与头部创腔保持一致
    E. 术后 48 小时后可降低引流瓶的高度

(12～13题共用题干)

患者,男,50岁,因头痛、呕吐、视物模糊 1 个月入院,诊断为左侧颞叶肿瘤,拟行手术治疗。

12. 该患者术前护理**不包括** （　　）
    A. 备皮　　　B. 洗胃　　　C. 心理护理　　　D. 降低颅内压
    E. 防止意外损伤

13. 患者术后应该取何体位 （　　）
    A. 生命体征平稳后降低床头 15°～30°　　　B. 全麻未清醒前,取无枕卧位或侧俯卧位
    C. 生命体征平稳后继续取无枕侧卧位或侧俯卧位　　　D. 生命体征平稳后继续取平卧位头转向一侧或侧卧位
    E. 全麻未清醒前,取平卧位头转向健侧或健侧卧位

14. 颅内手术后,头部翻转过剧可引起 （　　）
    A. 脑疝　　　B. 休克　　　C. 脑出血　　　D. 脑栓塞
    E. 脑干损伤

15. 患者,女,32岁。全麻下开颅手术,术后已清醒,应采取的体位是(头高斜坡位有助于颅内压的减低,同时也不至于因头颅位置"半卧位"过高影响脑血流灌注而产生脑缺血) （　　）
    A. 半卧位　　　B. 平卧位　　　C. 头高斜坡位　　　D. 侧卧位

E. 平卧位转向一侧
16. 男,48岁。诊断为颅内肿瘤入院。患者有颅内压增高症状。护士给予此病人床头抬高15°~30°,其主要目的是 （　）
A. 有利于改善心脏功能　　　　　　　　　　B. 有利于改善呼吸功能
C. 有利于鼻饲　　　　　　　　　　　　　　D. 有利于颅内静脉回流
E. 防止呕吐物误入呼吸道
17. 患者,男,65岁,因"反复头痛、呕吐2个月"入院,经检查诊断为脑星形细胞瘤,为降低颅内压,最佳的治疗方法是 （　）
A. 脑脊液外引流　　B. 激素治疗　　　　C. 冬眠低温疗法　　　　D. 脱水治疗
E. 手术切除肿瘤

第十七节　乳腺癌病人的护理

乳腺癌是主要由乳腺导管上皮发生的恶性肿瘤,多数发生在40~60岁,即绝经期前后的妇女。多数乳癌起源于管上皮,少数起源于腺泡。病理分型分为非浸润性癌、早期浸润性癌、浸润性特殊癌、浸润性非特殊癌和其他罕见癌。临床上最常见的是浸润性非特殊癌。

一、病因

病因可能与性激素紊乱(主要是指雌激素分泌过多,刺激乳腺上皮细胞过度增生)有关,特别是与卵巢功能失调有着密切的关系。目前认为乳腺癌与下列易感因素有关：①乳腺癌家族史：一级亲属中有乳腺癌病史者,发病危险性是普通人群的2~3倍。②内分泌因素：月经初潮早于12岁,闭经迟于55岁,未婚、未孕、初次足月产大于35岁及分娩后未哺乳者,发病的危险较高。③乳房的良性疾病：多数认为乳腺小叶上皮高度增生或不典型增生可能与乳腺癌发病有关。④营养过剩、肥胖、高脂饮食可增加乳腺癌发病概率。⑤环境因素和生活方式：如放射线、致癌物质。乳腺癌病变发展过程中最易受侵害的是腋窝淋巴结。

二、临床表现

1. 乳房肿块　早期表现是患侧乳房出现无痛、单发的小肿块,常发生在乳房的外上象限。肿块质硬,表面不光滑,边缘不整齐,与周围组织分界不清,不易推动。

2. 乳房外形改变　若癌块(乳腺癌)侵犯连接腺体与皮肤的Cooper韧带,使之收缩,导致皮肤表面凹陷,称为"酒窝征";如癌肿侵犯近乳头的大乳管,则可使乳头偏移、抬高或内陷,造成两侧乳头位置不对称;癌肿继续增大,与皮肤广泛粘连,当皮内或皮下淋巴管被癌细胞堵塞时,可出现皮肤淋巴水肿,在毛囊处形成许多点状凹陷,使皮肤呈"橘皮样"外形,称为橘皮征。若乳房较小,而肿块较大时,乳房局部隆起。乳腺癌晚期皮肤破溃形成菜花样溃疡、卫星结节、铠甲胸等。

乳腺癌淋巴结转移最初多见于同侧腋窝,肿大淋巴结先是少数、散在、质硬、无痛,尚可推动。随后肿大的淋巴结增多,并融合成团,甚至与皮肤和深部组织粘连,不易推动。晚期锁骨上淋巴结也可肿大、变硬。也可直接侵入血循环而向远处转移,依次为肺、骨和肝。

三、辅助检查

1. 乳房X线检查　有钼靶X线摄片、干板静电摄片及乳腺管造影等,对区别乳房肿块的性质有一定的价值,可用于乳癌的普查。

2. B超检查　可发现直径1cm以上的肿瘤,鉴别囊性肿块与实质性肿块。

3. 细胞学检查　取乳头溢液或细针穿刺肿块吸取组织细胞,做细胞学检查。

4. 活组织检查　是确定肿块良性或恶性的最佳检查方法。做好乳腺癌根治术的准备,将肿块连同周围乳腺组织一并完整切除,立即做快速冰冻病理学检查,根据病理结果选择手术方式。

四、治疗要点

以手术治疗为主,辅以化学药物、内分泌、放射治疗和生物治疗等综合治疗。手术方式有乳腺癌根治术、扩大根治术、改良根治术、全乳切除术和保留乳房的乳腺癌切除术。

小结提示：关于外科、妇产科中恶性肿瘤的治疗,只有浸润性葡萄胎、绒毛膜癌首选化疗,其他全部首选手术治疗。

五、护理问题

①焦虑：与担心癌症的预后及乳房缺失有关。②躯体移动障碍：与切口瘢痕牵拉有关。③自我形象紊乱：与乳房切除、身体外观改变有关。④潜在并发症：术后伤口感染、患侧上肢水肿、皮瓣坏死。

六、护理措施

(一) 手术前护理

1. 心理护理　护理人员要关心和尊重病人,耐心倾听病人的诉说,使病人相信切除一侧乳房将不影响正常的家庭生活、工作和社交,今后可行乳房重建,使病人以良好的心态接受手术。

2. 妊娠期或哺乳期乳腺癌的病人,前者应立即终止妊娠,后者应断乳,以免因激素作用活跃而加快肿瘤发展。

3. 按手术范围备皮,特别注意乳头和乳晕部位的清洁。如需植皮者,做好供皮区的皮肤准备。已有乳房皮肤溃疡者,术前每天换药至创面好转。

（二）手术后护理

1. 体位　待术后麻醉清醒、血压平稳后取半卧位,以利引流和呼吸。

2. 严密观察生命体征变化　如有胸闷、呼吸窘迫,应考虑到手术损伤胸膜而发生了气胸。注意观察患侧肢体远端的血液供应情况、伤口敷料有无渗血,以及引流液量和性质。

3. 预防患侧手臂水肿　术后上肢用软枕垫高,并进行上肢远端的按摩,以促进静脉和淋巴的回流。**禁止在术侧手臂测血压、注射或抽血,以免加重循环障碍**。

4. 伤口护理　①保持引流通畅:**皮瓣下引流管做持续负压吸引**,使皮瓣下的潜在间隙始终保持负压状态,有利于创面渗液的排出,也使皮瓣均匀地附着于胸壁,便于皮瓣建立新的血液循环。更换敷料时发现皮瓣下积液,应在无菌操作下穿刺抽吸,然后再加压包扎。②**防止皮瓣移动**:术后伤口覆盖多层敷料并用胸带(或绷带)加压包扎,使胸壁与皮瓣紧密贴合。包扎松紧度要适当,包扎过紧会影响皮瓣血液循环,若**患侧上肢脉搏摸不清、肢端发绀、皮温降低,提示腋部血管受压,应调整绷带松紧度**。

5. **患肢功能锻炼**　如无特殊情况应尽早活动,**术后24小时内开始活动手指及腕部**,可做伸指、握拳、屈腕活动;**术后3天内,患侧肩部制动**,以免腋窝皮瓣移动而影响愈合;术后**1~3天**做上肢肌肉等长收缩,可用健侧或他人协助患侧上肢进行屈肘、伸臂等锻炼;**术后4~7天**,鼓励患者用患侧手洗脸、刷牙、进食等;术后1~2周,皮瓣基本愈合后,指导患者循序渐进地增加肩部功能锻炼,如做手指爬墙运动、用患侧手梳头或经头顶摸对侧耳郭等动作。

小结提示:乳腺癌病人术后功能锻炼可记为:"一(24小时)动手,三(1~3天)动肘,功能锻炼朝上走,4天可以动动肩,直到举手高过头。"

七、健康教育

1. 术后近期避免用患侧上肢搬动、提取重物,并继续进行功能锻炼。

2. **术后五年内应避免妊娠,以免乳腺癌复发**。遵医嘱坚持化疗、放疗、内分泌治疗,定期复查。

3. 术后**最重要**的健康指导是**自我检查**,凡30岁以上妇女,特别是一侧曾患乳腺癌者,应每月自我检查乳房1次。有月经的妇女在月经结束后的**7~10天进行检查为宜**,此时乳腺最松弛,病变容易被检出。**乳房触诊时可按象限由外上、外下、内下、内上顺序**,用指腹而不是用指尖进行触诊。

4. 如患者欲行乳房再造,可在术后3个月进行。有肿瘤转移或乳腺炎者,严禁假体植入。

单元测试题

1. 患者,女,32岁,乳腺癌根治术后。护士在出院指导中,告知早期发现乳腺癌时最应强调的内容是　　　　　　(　　)
   A. 5年内避免妊娠　　　B. 经常自查乳房　　　C. 坚持患肢功能锻炼　　　D. 术后坚持放、化疗
   E. 术侧上肢不宜搬重物

2. 乳腺癌患者短期内出现乳头内陷是因为　　　　　　　　　　　　　　　　　　　　　　　　　　(　　)
   A. 癌肿侵及Cooper韧带　　　　　　　　　　B. 癌肿侵犯乳管
   C. 癌肿侵犯与胸肌粘连　　　　　　　　　　D. 癌肿与皮肤粘连
   E. 癌肿发生淋巴转移

3. 乳腺癌最可靠的确诊方法是　　　　　　　　　　　　　　　　　　　　　　　　　　　　　　(　　)
   A. 乳房超声检查　　　B. 乳房触诊　　　C. 活组织病理切片　　　D. 乳房液晶检查
   E. 乳房磁共振检查

4. 乳癌常见而最早转移的淋巴结是　　　　　　　　　　　　　　　　　　　　　　　　　　　　(　　)
   A. 同侧腋下淋巴结　　B. 锁骨下淋巴结　　C. 锁骨上淋巴结　　D. 胸骨旁淋巴结
   E. 对侧腋下淋巴结

5. 患者,女,45岁。发现右乳房无痛性肿块6天,对侧乳房正常;体格检查发现右乳房外上象限可扪及2.5 cm×2.0 cm肿块。质硬、活动度不大,可能的诊断是　　　　　　　　　　　　　　　　　　　　　　　　　　　　　　　(　　)
   A. 乳房纤维腺瘤　　　B. 乳腺癌　　　C. 乳房囊性增生病　　　D. 乳腺结核
   E. 乳管内乳头状瘤

6. 患者,女,55岁。无意中发现右侧腋窝淋巴结肿块2个月,查体:双侧乳房、锁骨上及颈部均未发现异常。活检证实为淋巴结转移癌,最可能的组织来源是　　　　　　　　　　　　　　　　　　　　　　　　　　　　　　(　　)
   A. 甲状腺　　　B. 乳腺　　　C. 肝　　　D. 肺
   E. 脊椎

7. 乳房纤维腺瘤的主要临床表现是　　　　　　　　　　　　　　　　　　　　　　　　　　　　(　　)
   A. 乳房胀痛　　　B. 乳头溢液　　　C. 乳房肿块　　　D. 乳头凹陷
   E. 双侧乳房不对称

8. 患者,女,20岁,乳房肿块,边缘清晰,活动度大,生长缓慢。最常见是　　　　　　　　　　　　(　　)
   A. 乳管内乳头状瘤　　B. 乳腺结核　　　C. 乳腺纤维腺瘤　　　D. 乳腺炎性肿块

E. 乳腺囊性增生病
9. 患者,女,40岁,近2个月来间断出现左侧乳头血性溢液。局部乳房无明显红、肿、热、痛,挤捏乳头时血性溢液增多,乳房内未扪及肿块。首先考虑的疾病是 （　　）
   A. 乳房纤维腺瘤　　B. 乳腺囊性增生病　　C. 乳管内乳头状瘤　　D. 乳癌
   E. 急性乳房炎
10. 患者,女,23岁。一周前无意中发现左乳有一无痛性肿块,查体发现肿块位于左乳内上象限,光滑活动度大,质硬,双侧腋窝未扪及肿大淋巴结,该患者应采取的治疗措施是 （　　）
    A. 长期口服三苯氧胺　　B. 局部热敷　　C. 乳腺腺叶切除　　D. 乳房切除
    E. 肿块切除,送病理检查
11. 乳癌根治术后护理,以下哪项有利于伤口愈合 （　　）
    A. 加强口腔护理　　　　　　　　　　B. 半卧位利于引流
    C. 鼓励咳痰　　　　　　　　　　　　D. 术后3天帮助病人活动患肢
    E. 保持皮瓣下负压吸引通畅
12. 患者,女,52岁。行乳癌根治术后,患者化疗期间,白细胞降至$3\times10^9/L$,护理应首选 （　　）
    A. 加强营养　　B. 减少用药量　　C. 暂停用药,服生血药　　D. 改变用药方案
    E. 输血
13. 患者,女,25岁。应每月自查乳房1次,其自检时间宜在 （　　）
    A. 月经干净后5～7天　　B. 月经期中间　　C. 月经前1周　　D. 月经干净后10～15天
    E. 两次月经中间
14. 患者,女,30岁,因乳癌做根治术,并经化疗。出院前进行健康指导。以下哪项对预防复发最重要 （　　）
    A. 加强营养　　B. 定期来院复查　　C. 5年内避免妊娠　　D. 经常自查乳房
    E. 参加体育活动增强体质
15. 乳腺癌最常见的发生部位是 （　　）
    A. 乳头及乳晕区　　B. 乳房外上象限　　C. 乳房外下象限　　D. 乳房内上象限
    E. 乳房内下象限
16. 乳腺癌患者乳房皮肤出现局部凹陷("酒窝征"),提示癌肿已经侵犯了 （　　）
    A. 大乳管　　B. 皮下脂肪组织　　C. Cooper韧带　　D. 胸小肌
    E. 皮下淋巴管
17. 符合乳腺囊性增生症特点的是 （　　）
    A. 乳房片状肿块　　B. 乳房周期性胀痛　　C. 乳房红、肿、热、痛　　D. 乳房无痛性肿块
    E. 乳房持续性疼痛
18. 为乳腺癌根治术后的患者实施的护理措施中,可预防皮下积液及皮瓣坏死的措施是 （　　）
    A. 避免过早外展上肢　　B. 胸带包扎松紧度要适宜　　C. 半卧位　　D. 局部沙袋压迫
    E. 引流管持续负压吸引
19. 护士对乳腺癌术后出院的患者行健康指导,其中最重要的指导是 （　　）
    A. 继续功能锻炼　　B. 自我检查方法　　C. 坚持药物治疗　　D. 保持心情愉悦
    E. 术侧上肢短期不能提重物
20. 指导乳腺癌术后患者康复锻炼,正确的是 （　　）
    A. 功能锻炼从术后48小时开始　　　　B. 术后5天可进行患肢的外展运动
    C. 术后5天患侧上肢小关节活动　　　　D. 术后6天患侧手越过头顶触摸对侧耳朵
    E. 术后1周开始患侧上肢的全范围关节活动
21. 患者,女,28岁。左侧乳腺癌根治术后。患者出院时,提示患者掌握了正确的健康教育内容的描述是 （　　）
    A. "我出院后要穿几周紧身衣保持体形"　　B. "我要坚持左侧上肢的功能锻炼"
    C. "我术后第3年可怀孕"　　　　　　　　D. "手术已达到根治目的,无需定期复查"
    E. "我术后不用再做乳房自我检查"
22. 患者,女,46岁,左乳腺癌根治术后,患侧上肢活动受限。护士指导其上肢功能锻炼,最理想的预期目标是 （　　）
    A. 手能梳头　　B. 肘关节能屈伸　　C. 肩能外展　　D. 手经胸前摸到对侧肩膀
    E. 手经头顶摸到对侧耳朵
23. 乳腺癌的首发症状(早期主要临床表现)是 （　　）
    A. 皮肤橘皮样改变　　B. 乳头溢液　　C. 乳头内陷　　D. 无痛性肿块
    E. 两侧乳头不对称
24. 护士指导乳腺癌根治术患者术后行功能锻炼的要点,其中**不包括** （　　）
    A. 术后5天内患肢制动,置于功能位　　B. 术后2～3天手指可以主动或被动活动

C. 术后48小时可下床
D. 锻炼目标是患侧手绕过头顶摸到对侧耳朵
E. 术后24小时鼓励患者做腕部、肘部的屈曲和伸展运动

(25~26题共用题干)

患者,女,56岁。浸润性乳腺癌,行乳腺癌根治术。

25. 护士为术后患者采取的护理措施**不包括** ( )
   A. 胸带加压包扎护理　　　　　　　　　B. 避免过早外展术侧上肢
   C. 严密观察病情　　　　　　　　　　　D. 术后24小时开始做腕部、肘部锻炼
   E. 术后24小时可正常进食

26. 患者向护士询问,患侧肢体开始进行手指爬墙、肩部功能锻炼的时间,该护士正确的回答是 ( )
   A. 手术当天　　　B. 术后3天　　　C. 术后5天　　　D. 术后6小时
   E. 术后1周

(27~28题共用题干)

患者,女,57岁,3天前发现左乳外上象限有一结节,直径2.2 cm,较硬,活动,无压痛,腋下可触及1.5 cm、光滑、活动的结节。细针穿刺查到癌细胞。

27. 乳腺查体的正确顺序是 ( )
   A. 外上、外下、内下、内上、中央各区　　B. 外上、内上、外下、内下、中央各区
   C. 外下、内下、外上、内上、中央各区　　D. 中央、内下、内上、外上、外下
   E. 中央、外上、外下、内下、内上

28. 乳腺癌最早的临床表现是 ( )
   A. 乳房橘皮样变、"酒窝征"　　　　　　B. 腋窝淋巴结肿大
   C. 乳头溢液　　　　　　　　　　　　　D. 菜花样肿块
   E. 无痛单发的小肿块,质硬,表面不光滑

29. 患者,女,36岁,因乳腺癌住院,准备手术治疗,患者焦虑,常暗自流泪、沉思。护士最应给予的护理措施是 ( )
   A. 指导家属给予患者支持　　　　　　　B. 给予镇静药以缓解症状
   C. 立即上报主管医生　　　　　　　　　D. 允许患者家属陪住,以避免焦虑
   E. 鼓励患者倾诉并给予疏导和安慰

30. 为乳腺癌根治术后的患者实施的护理措施中,可预防皮下积液及皮瓣坏死的措施是 ( )
   A. 避免过早外展术侧上肢　　　　　　　B. 胸带包扎松紧要适度
   C. 半卧位　　　　　　　　　　　　　　D. 局部沙袋压迫
   E. 引流管持续负压吸引

31. 患者,53岁,乳腺癌。患者的癌肿已经侵犯了Cooper韧带,护士查体可观察到的症状是 ( )
   A. 橘皮样改变　　B. 乳头溢出　　　C. 波动感　　　D. 湿疹样改变
   E. 酒窝征

32. 乳房自我检查的注意事项中**不正确**的是 ( )
   A. 最好在月经后7~10天进行
   B. 30~40岁及以上的妇女,应每月检查一次
   C. 勿遗忘两侧腋窝
   D. 视诊时,要充分显露乳房,脱去上衣(包括胸罩),面对穿衣镜
   E. 触诊是平卧或站立,要用手指抓捏,不可用手掌来按

33. 患者,女,30岁,经前乳房胀痛及出现肿块,月经后自行消退,应考虑(乳腺囊性增生病特点:周期性胀痛) ( )
   A. 乳腺癌　　　B. 乳腺纤维瘤　　　C. 乳管内乳头状瘤　　　D. 乳腺囊性增生病
   E. 乳腺内瘤

34. 以下是晚期乳腺癌特征的是 ( )
   A. 乳头溢血性液　　　　　　　　　　　B. 患侧乳房无痛性小肿块
   C. 肿块3 cm左右　　　　　　　　　　　D. 腋窝淋巴结融合固定
   E. 肿块表面高低不平

35. 患者,女,34岁,患乳腺癌,行左乳腺癌切除术。术后第2天,该患者左手**不宜做**的运动是 ( )
   A. 转身运动　　B. 伸指运动　　　C. 握拳运动　　　D. 曲腕运动
   E. 松手运动

36. 乳腺癌的易感因素**不正确**的是 ( )
   A. 初次足月产迟于30岁　　　　　　　　B. 乳癌家族史
   C. 高脂饮食　　　　　　　　　　　　　D. 环境以及生活方式
   E. 月经初潮早于12岁、绝经期迟于50岁

37. 乳腺癌的治疗原则 ( )
   A. 以化疗为主,辅以其他疗法
   B. 以手术治疗为主,辅以其他疗法
   C. 以内分泌治疗为主,辅以其他疗法
   D. 以免疫治疗为主,辅以其他疗法
   E. 以放疗为主,辅以其他疗法

38. 乳腺癌患者术后 24 小时后可进行的活动是 ( )
   A. 活动腕部   B. 活动肘部   C. 活动肩部   D. 手指爬墙运动
   E. 举手过头

39. 关于乳腺癌患者术后进行功能锻炼的说法,**错误**的是 ( )
   A. 术后 24 小时内开始活动腕部
   B. 术后 1～3 天活动肘部
   C. 患肢负重不宜过久
   D. 术后 1 周可进行手指爬墙运动
   E. 术后 3 天可进行肩部活动

40. 患者,女,43 岁,患乳腺癌。入院后接受乳腺癌改良根治术。术后患侧皮肤出现青紫,体温降低,脉搏不能扪及。提示 ( )
   A. 伤口内出血   B. 伤口感染   C. 胸带包扎过紧   D. 引流管阻塞
   E. 皮瓣坏死

41. 患者,女,35 岁,右侧乳腺癌根治术后,患者出院时,提示患者掌握了正确的健康教育内容的描述是 ( )
   A. "我出院后要穿几周紧身衣保持体形。"
   B. "在我化疗期间,我要坚持吃素。"
   C. "我要注意避孕,2 年内我不能怀孕。"
   D. "我要坚持右侧上肢的功能锻炼。"
   E. "我下个月准备去做乳房再造术。"

(42～43 题共用题干)
患者,女,47 岁。发现右侧乳房内无痛性肿块 2 个月,体检:右侧乳房外上象限可扪及直径约 4 cm 的肿块,边界不清,质地硬。局部乳房皮肤出现"橘皮样"改变。经活组织病理学检查证实乳腺癌。行乳腺癌改良根治术。

42. 该患者乳房皮肤出现"橘皮样"改变,是由于 ( )
   A. 癌细胞堵塞皮下淋巴管
   B. 癌肿侵犯乳房
   C. 癌肿与胸肌粘连
   D. 癌肿与皮肤粘连
   E. 癌肿侵犯乳管

43. 术后第 2 天,对患者采取的护理措施不正确的是 ( )
   A. 患侧垫枕以抬高患肢
   B. 观察患侧肢端的血液循环
   C. 保持伤口引流管通畅
   D. 指导患侧肩关节的活动
   E. 禁止在患侧手臂测血压、输液

44. 患者,女,39 岁。行右侧乳腺癌根治术,术后生命体征平稳。家属探视时感觉伤口处包扎过紧,问护士"为什么包的这么紧啊?"护士的正确解释是(以防皮瓣滑动而影响创面愈合。) ( )
   A. 防止感染   B. 保护伤口   C. 防止皮瓣坏死   D. 有利于引流
   E. 利于肢体功能恢复

45. 乳腺癌特征性的乳腺体征是 ( )
   A. 肿块   B. 酒窝征   C. 乳头内陷   D. 乳头溢液
   E. 红、肿、热、痛

46. 患者,女,34 岁,为左乳腺癌根治术后第 2 天,左上肢康复训练中正确的是 ( )
   A. 让患者用左手洗脸、梳头
   B. 手指爬墙运动
   C. 做转身运动
   D. 下床时用吊带托扶左上肢
   E. 扶住患者左上肢下床活动

47. 根据乳腺癌淋巴转移的主要途径,护理评估应重点关注的部位是(直接浸润、血行转移、淋巴转移) ( )
   A. 腹股沟   B. 颌下   C. 颈后   D. 颈前
   E. 腋窝

48. 患者,女,28 岁,乳腺癌扩大根治术后咨询护士可以妊娠的时间是术后 ( )
   A. 1 年   B. 2 年   C. 3 年   D. 4 年
   E. 5 年

第十八节　原发性支气管肺癌病人的护理

原发性支气管肺癌简称肺癌,是源于**支气管粘膜或腺体**的恶性肿瘤,是最常见的肺部原发性肿瘤,常伴有区域性淋巴结和血行转移,早期常有刺激性干咳和痰中带血等呼吸道症状,晚期可有肿瘤压迫和转移的表现。肺癌无论是发病率还是死亡率,均居全球癌症首位。发病年龄多在 40 岁以上,以男性多见,男女之比为(3～5):1。起源于主支气管、肺叶支气管的肺癌,位置靠近肺门称为中心型肺癌,临床较多见;起源于肺段支气管以下的肺癌,位置在肺的周围,称为周围性肺癌。

一、病因与分类

(一)病因 ①外在因素:**吸烟是最重要的危险因素**。烟草中含有致癌物质,主要是**苯并芘**;长期接触有害的化学物质(如**石棉**、铜、镍、砷以及放射性物质)和空气污染等与肺癌的发病有密切关系。②内在因素:如免疫能力降低、代谢活动、遗传因素、肺部慢性感染等,与肺癌的发病有关。

(二)分类

1. 按解剖学分类 分为**中央型肺癌**(多为鳞癌和小细胞癌)和**周围型肺癌**(以腺癌多见)。

2. 按组织病理学分类 ①鳞状上皮细胞癌(鳞癌):**在肺癌中最为常见**,多见于老年男性,与吸烟有密切关系。生长速度慢,转移较迟,常为中心型肺癌,**治疗首选手术治疗**,对放疗和化疗不敏感。②小细胞未分化癌(**小细胞癌**):多为中心型肺癌,**恶性程度最高**,生长快,较早出现淋巴和血行转移,对放疗和化疗敏感,但预后最差。③腺癌:多数为周围性肺癌,局部浸润和血行转移较早,易转移至肝、脑和骨,更易累及胸膜而引起胸腔积液,对放疗和化疗敏感性较差,女性患者相对多见。④大细胞未分化癌(大细胞癌):少见,手术切除的机会较大,多为中心型。

(三)转移途径 包括直接扩散;**淋巴转移**(常见的扩散途径);血行转移。

二、临床表现

1. 早期肺癌尤其是周围型肺癌多无症状,随着疾病的发展可出现刺激性咳嗽。①**咳嗽是出现最早的症状**,为刺激性干咳或阵发性呛咳,有少量粘液,癌肿加大引起支气管狭窄时,咳嗽加重,为持续性高调金属音。②咯血:约1/3以上病人**以咯血为首发症状**,表现为间断性或持续性痰中带血,如癌肿侵犯大血管时,可引起**大咯血**。当肿瘤对支气管造成不同程度的阻塞时,可出现胸闷、哮鸣、气促、发热和胸痛等症状。肺癌多转移至**右锁骨上淋巴结**。

2. 晚期肺癌压迫、侵犯邻近器官、组织或发生远处转移时所致的症状 ①压迫或侵犯膈神经:引起同侧膈肌麻痹。②侵犯喉返神经:引起声带麻痹,**声音嘶哑**。③**压迫上腔静脉**:导致面部、颈部、上肢和上胸部静脉怒张。④侵犯胸膜:引起血性胸膜腔积液和持续剧烈胸痛。⑤侵入纵隔:可压迫食管,出现吞咽困难。⑥**上叶顶部肺癌**,**亦称Pancoast肿瘤**:因侵犯和压迫肋骨、锁骨下动脉、臂丛神经、颈交感神经,出现剧烈胸痛、上肢静脉怒张、臂痛和运动障碍,同侧上眼睑下垂、**瞳孔缩小、眼球内陷、面部无汗等颈交感神经综合征**(Homner征)。

3. 肺外转移引起的症状 发生脑转移,表现为头痛、呕吐、复视、共济失调、偏瘫、颅内高压等;肝转移,表现为黄疸、肝大、肝区疼痛、腹水等;骨转移,常见肋骨、脊柱等局部疼痛。肿瘤作用于其他系统如内分泌、神经肌肉、结缔组织等引起的异常改变称副癌综合征,表现有杵状指(趾)、肥大性骨关节病、Cushing综合征、男性乳腺发育、重症肌无力等。

三、辅助检查

①胸部影像学检查:X线、CT及核磁共振(MRI)等可显示肺癌的部位、大小等情况。**影像学检查是发现肺癌最主要的方法**。②**痰脱落细胞检查**:是简易有效的早期诊断方法。③**纤维支气管镜检查**:是诊断肺癌最可靠的手段。

四、治疗要点

以手术为主,结合放疗、化疗、中医中药以及免疫等综合疗法。

小细胞肺癌的治疗**以化疗为主**,辅以手术和(或)放疗;非小细胞肺癌(包括鳞癌、腺癌、大细胞癌)的治疗**首选手术治疗**,辅以放疗和化疗。常用的手术有:全肺切除术:适用于中央型肺癌;肺叶切除术:适用于周围型肺癌。**放疗对小细胞癌敏感性较高**,鳞癌次之,腺癌和支气管肺癌最低。**化疗最敏感的是小细胞癌**,鳞癌次之,腺癌效果最差。

五、护理问题

①气体交换受损:与肺组织损害致肺功能下降有关。②低效性呼吸形态:与呼吸道阻塞、疼痛、肺膨胀不全等有关。③焦虑:与担心手术、疼痛、疾病的预后等因素有关。④潜在并发症:肺部感染、肺不张、胸膜腔出血、心律失常、支气管胸膜炎等。⑤营养失调,低于机体需要量:与肿瘤引起的代谢增加、厌食、恶心、呕吐有关。

六、护理措施

(一)术前护理

1. 心理护理 鼓励患者提出问题,认真耐心回答患者提出的所有问题,减轻焦虑和恐惧,向病人及家属详细说明手术方案及手术后可能出现的问题,各种治疗护理的意义和注意事项,让病人有充分的心理准备。

2. 改善肺的通气与换气功能 ①戒烟。②保持呼吸道通畅。③预防呼吸道感染:注意口腔卫生。④术前正确指导:指导患者练习正确的腹式深呼吸、有效咳嗽,指导患者练习使用深呼吸训练器。

3. 提供高热量、高蛋白、富含维生素的均衡饮食。必要时可行肠内或肠外营养。

(二)术后护理

1. 保持呼吸道通畅 鼓励病人深呼吸,有效咳嗽、咳痰,**必要时进行吸痰**。病人如有气促、发绀征象,应及时报告医师处理。给予氧气吸入。呼吸道分泌物粘稠者,可用糜蛋白酶、地塞米松、氨茶碱、抗生素等药物行超声雾化,以达到稀释痰液、消炎、解痉、抗感染的目的。

2. 密切观察病情 手术后2~3小时内,生命体征未平稳前,每15分钟测1次生命体征;麻醉苏醒、脉搏、血压平稳后每30分钟至1小时测量1次生命体征。

3. 体位 ①病人意识未恢复时取平卧位,头偏向一侧,以免误吸。②血压稳定后,**采用半卧位**。③肺叶切除者,可采用平卧或左右侧卧位。④肺段切除术或楔形切除术者,采用健侧卧位,以促进患侧组织扩张。⑤全肺切除术者宜取患侧1/4侧卧位,以免纵隔过度移位而影响心功能。⑥若有血痰或支气管瘘管,应取患侧卧位。⑦避免采用垂头仰卧式,以防因横膈上升而妨碍通气。若有休克现象,可抬高下肢或穿弹性袜,以促进下肢静脉血液回流。

4. 补液和饮食护理

(1) 严格掌握输液的量和速度,防止前负荷过重而导致肺水肿。全肺切除术后严格控制钠盐摄入量,24 小时补液量宜控制在 2 000 ml 内,速度以 20~30 滴/分钟为宜(急性左心衰竭也是)。

(2) 拔除气管插管后 4~6 小时,如无禁忌即可少量饮水,逐渐由流质、半流质、过渡到普食。鼓励患者多饮水,进食高蛋白、高热量、富含维生素、易消化的食物,以维持水、电解质平衡,增加机体抵抗力。

5. 活动与休息

(1) 鼓励病人早期下床活动,以防肺不张,改善呼吸循环功能。术后第 1 日,生命体征平稳,应鼓励及协助病人下床或在床旁站立移步;带有引流管者要妥善保护;严密观察病人病情变化,出现头晕、气促、心动过速、心悸和出汗等症状时,应立即停止活动。以后逐渐增加活动量。

(2) 四肢活动:病人麻醉清醒后,护士可协助病人进行臂部、躯干和四肢的轻度活动,每 4 小时 1 次;术后第 1 日开始做肩臂的主动运动。全肺切除术后的病人,鼓励取直立的功能位,以恢复正常姿势。

6. 胸膜腔闭式引流的护理

(1) 按胸腔闭式引流常规进行护理。

(2) 密切观察引流液量、色、性状,当引流出多量血液(每小时 100~200 ml)时,应考虑有活动性出血,需立即通知医师。

(3) 对全肺切除术后所置的胸腔引流管一般呈钳闭状态,以保证术后患侧胸腔内有一定压力维持纵隔于中间位置。每次放液量不宜超过 100 ml,速度宜慢。

7. 化疗皮肤的护理　保持皮肤干燥,宜穿宽松柔软的衣物;避免照射皮肤搔抓、挤压、摩擦;照射部位只能用清水洗而忌肥皂等刺激性洗液;避免直接阳光照射和冷热刺激;不能在照射部位涂擦凡士林、红汞、乙醇、各种乳液和药粉等,忌贴胶布。

七、健康教育

①说明术后活动和锻炼的意义,并为患者制定术后和出院后锻炼计划。②指导患者正确的腹式呼吸和有效的咳嗽排痰训练。③注意口腔卫生,及时处理口腔疾患。让患者了解吸烟的危害,告诫患者戒烟。④对晚期癌肿的患者,指导家属对患者的临终护理,如镇痛等。⑤告诉患者可能出现的并发症,如有不适应立即就医,出院后定期复查。

单元测试题

1. 与肺癌发病关系最密切的因素是　　　　　　　　　　　　　　　　　　　　　　　　　　　　　　　　　　　　　(　　)
   A. 遗传因素　　　　　B. 免疫缺陷　　　　　C. 慢性肺部疾病　　　　　D. 长期大量吸烟
   E. 长期接触石棉、铬、镍等物质

2. 肺癌最常见的早期症状是　　　　　　　　　　　　　　　　　　　　　　　　　　　　　　　　　　　　　　　(　　)
   A. 食欲减退　　　　　B. 持续性胸痛　　　　C. 刺激性干咳嗽　　　　　D. 大咯血
   E. 出现 Homner 综合征

3. 肺癌压迫上腔静脉可能出现的症状是　　　　　　　　　　　　　　　　　　　　　　　　　　　　　　　　　(　　)
   A. 同侧膈肌麻痹　　　　　　　　　　　　　　B. 声带麻痹、声音嘶哑
   C. 持续性剧烈胸痛　　　　　　　　　　　　　D. 血性胸膜腔积液
   E. 面部、颈部、上肢和上胸部静脉怒张

4. 患者,男,55 岁,20 年前曾患肺结核,近 2 个月来出现刺激性咳嗽。痰中带血丝,伴左胸痛、发热,X 线片示右上肺 4 cm×3 cm大小的阴影,边缘模糊,周围毛刺,痰液找癌细胞 3 次均为阴性。应考虑的诊断为　　　　　　　　　　　　(　　)
   A. 肺结核　　　　　B. 肺囊肿　　　　　C. 非良性肿瘤　　　　　D. 肺脓肿
   E. 肺癌

5. 肺癌患者的术前指导正确的是　　　　　　　　　　　　　　　　　　　　　　　　　　　　　　　　　　　　　(　　)
   A. 减少抽烟　　　　　B. 避免腹式呼吸　　　C. 保持口腔清洁　　　　　D. 锻炼浅而快的呼吸
   E. 避免将胸腔引流的方法告知患者以免引起焦虑和恐惧

6. 下列肺癌患者术后呼吸道护理措施中错误的是　　　　　　　　　　　　　　　　　　　　　　　　　　　　　(　　)
   A. 吸氧　　　　　B. 定时给患者叩背　　　　C. 鼓励患者浅快呼吸　　　D. 鼓励患者咳嗽
   E. 对气管插管者应严密观察其导管的位置

7. 全肺切除术后患者,正确的护理措施是　　　　　　　　　　　　　　　　　　　　　　　　　　　　　　　　(　　)
   A. 24 小时补液量 3 000 ml　　　　　　　　　B. 输液速度为 50 滴/分
   C. 取全身侧卧位　　　　　　　　　　　　　　D. 取 1/4 患侧卧位
   E. 胸腔引流管一般呈开放状态

8. 肺段切除术后患者应取 ( )
   A. 平卧位　　B. 患侧卧位　　C. 健侧卧位　　D. 1/4 侧卧位
   E. 头低足高仰卧位
9. 带金属声的咳嗽应考虑 ( )
   A. 支气管哮喘　　B. 肺脓肿　　C. 支气管肺癌　　D. 支气管扩张
   E. 浸润性肺结核

(10~12题共用题干)
患者,男,56岁,近3个月来咳嗽,痰中带血。经抗感染、对症治疗后症状改善,但胸片示右肺门旁3 cm×3 cm左右肿块影,边缘模糊,右肺尖有钙化。吸烟,10年前曾患右上肺结核,已治愈,平素体健。

10. 为确诊最恰当的检查方法是 ( )
    A. 再次痰液检查找癌细胞　　B. 经胸壁穿刺活检
    C. 支气管纤维镜检查　　D. 胸部CT
    E. 纵隔镜检查
11. 该患者确诊为中央型肺癌,行右全肺叶切除术加淋巴结切除术,最**不可能**发生的并发症是 ( )
    A. 出血　　B. 感染　　C. 肺不张　　D. 肺水肿
    E. 腹泻
12. 该患者手术后第1天,其护理措施中**错误**的是 ( )
    A. 协助患者深呼吸及咳嗽　　B. 24小时补液量控制在2 000 ml内
    C. 适当给予止痛剂　　D. 取头低仰卧位引流排痰
    E. 患者生命体征平稳后,协助其床旁站立移步
13. 患者,男,70岁,阵发性、刺激性呛咳2个月。查体:右锁骨上淋巴结肿大;X线胸片示右侧肺门阴影增大。首先应考虑 ( )
    A. 胸腔积液　　B. 支气管肺癌　　C. 胸膜炎　　D. 慢性支气管炎
    E. 肺结核
14. 患者,男,66岁。咳嗽1个月,咯血痰2周,伴消瘦,无发热、胸闷、气促,吸烟50年,每天20支。该患者应首选下列哪项检查 ( )
    A. 肺功能　　B. 胸部X线　　C. 纤维支气管检查　　D. 肿瘤标志物检查
    E. 痰涂片找抗酸杆菌
15. 患者,女,45岁。确诊为支气管肺癌后,患者表现为沉默、食欲下降、夜间入睡困难、易怒。护理工作中最应重视的问题是(ABCDE的方式均可,但根据患者目前情况最应该重视的就是让患者打破沉默,只有通过正面宣教的方法效果最佳） ( )
    A. 继续加强与患者的沟通交流　　B. 鼓励患者自我表达,宣泄情绪
    C. 家属加强支持与安慰　　D. 防自杀、防伤人、防出走
    E. 可利用治疗效果好的患者现身说法,正面宣教
16. 肺癌的治疗首选 ( )
    A. 放射治疗　　B. 化学治疗　　C. 免疫治疗　　D. 手术治疗
    E. 中医中药
17. 患者,女,原有肺癌病史,现怀疑为肿瘤转移至胸膜,其胸水外观应为 ( )
    A. 透明　　B. 绿色　　C. 微浑　　D. 黄色
    E. 血性
18. 肺癌的咳嗽特点是 ( )
    A. 长期晨咳　　B. 睡前咳　　C. 带喉音　　D. 金属音
    E. 早起咳
19. 临床上最常见的肺癌病理类型是 ( )
    A. 鳞癌　　B. 腺癌　　C. 细支气管肺泡癌　　D. 小细胞未分化癌
    E. 大细胞癌
20. 支气管肺癌压迫颈部交感神经引起的临床表现**不包括** ( )
    A. 声音嘶哑　　B. 眼球凹陷　　C. 患侧眼睑下垂　　D. 瞳孔由大变小
    E. 患侧额部少汗
21. 早期确诊肺癌,最简单、有效的方法是 ( )
    A. 胸水查癌细胞　　B. 痰查癌细胞　　C. 放射性核素扫描　　D. 支气管镜检查
    E. 纵隔镜
22. 患者,男,60岁,左肺下叶切除术后3天。防止呼吸道感染的最佳护理措施是 ( )

A. 协助病人翻身、叩背、吸痰   B. 乙醇湿化氧气吸入
C. 高压氧定时治疗   D. 蒸汽雾化吸入
E. 超声波雾化吸入

(23~24题共用题干)

患者,女,58岁,诊断为右肺中央型肺癌,行右肺全肺切除术(输液速度可控制在20~30滴/小时)。

23. 术后护士为患者采取的护理措施**不包括** ( )
   A. 采取1/4侧卧位   B. 输液速度可控制在40~60滴/小时
   C. 应控制钠盐摄入   D. 胸腔闭式引流每次放液量不宜超过100 ml
   E. 记录出入水量,维持体液平衡

24. 患者术后的病理结果提示肿瘤对**放化疗**最敏感,最可能的病理类型是 ( )
   A. 小细胞未分化癌   B. 腺癌   C. 鳞癌   D. 大细胞癌
   E. 细支气管肺泡肺癌

25. 患者,男,70岁,疑诊肺癌。行纤维支气管镜检查后护士嘱其不宜立即饮水,向患者解释其目的是为了避免 ( )
   A. 恶心   B. 喷嚏   C. 出血   D. 误吸
   E. 腹胀

26. 下列哪项**不是**肺癌可出现的护理问题 ( )
   A. 气体交换受损   B. 有窒息的危险
   C. 恐惧   D. 潜在并发症:化疗药物毒性反应
   E. 营养失调,低于机体需要量

27. 肺癌转移到淋巴结的常见的部位是 ( )
   A. 腋窝淋巴结   B. 锁骨下淋巴结   C. 锁骨上淋巴结   D. 下颌下淋巴结
   E. 颈后淋巴结

28. 肺癌恶性程度最高的类型是 ( )
   A. 鳞状上皮细胞癌   B. 腺癌   C. 小细胞未分化癌   D. 细支气管肺泡癌
   E. 大细胞未分化癌

29. 肺癌患者在放疗期间,护理照射部位皮肤**不正确**的是 ( )
   A. 避免用肥皂清洗   B. 保持干燥   C. 避免阳光直射   D. 避免吹冷风
   E. 热敷

30. 与吸烟密切相关的肺癌类型是 ( )
   A. 小细胞癌   B. 大细胞癌   C. 鳞癌   D. 腺癌
   E. 腺鳞癌

(31~32题共用题干)

患者,女,62岁。肺癌晚期骨转移。化疗后食欲极差,腹胀痛,夜间不能入睡。近3天常有少量粪水从肛门排出,有排便冲动,却不能排出大便。

31. 患者最有可能出现的护理问题是 ( )
   A. 腹泻   B. 粪便嵌塞   C. 肠胀气   D. 便秘
   E. 排便失禁

32. 最恰当的护理措施是 ( )
   A. 指导患者进行排便控制训练   B. 增加静脉输液量,防止水电解质紊乱
   C. 可适当减少饮食量,避免腹胀   D. 可给予口服导泻剂通便
   E. 可给予小量不保留灌肠,必要时人工取便

33. 患者,男,60岁。肺癌晚期,表现为极消瘦,卧床,生活无法自理,由鼻饲管食,静脉营养,患者可能出现的下列问题中,发生可能性最大的是 ( )
   A. 口腔感染   B. 肺部感染   C. 压疮   D. 静脉炎
   E. 双下肢血栓

34. 患者,男,62岁。支气管肺癌手术切除病灶后准备出院。在进行出院健康指导时,应该告诉患者出现哪种情况时必须尽快返院就诊 ( )
   A. 鼻塞流涕   B. 夜间咳嗽   C. 伤口瘙痒   D. 痰中带血
   E. 食欲下降

35. 患者,男,62岁。支气管肺癌手术后3天。目前一般情况尚可,但有痰不易咳出。最适宜采取的排痰措施是 ( )
   A. 指导深呼吸咳嗽   B. 给予叩背   C. 给予机械震荡   D. 给予体位引流
   E. 给予吸痰

36. 患者,男,70岁。因患肺癌行多次放疗,护士进行皮肤护理正确的是 ( )

A. 肥皂水清洗 B. 热敷理疗 C. 保持皮肤干燥、清洁 D. 按摩
E. 外用药物

37. 患者,男,67岁。肺癌,给予环磷酰胺化疗。护士需要密切观察该患者的不良反应(脱发和血尿)是 ( )
A. 心脏损害 B. 脱发 C. 胃肠道反应 D. 出血性膀胱炎
E. 口腔溃疡

38. 原发性支气管肺癌的起源部位是(简称肺癌) ( )
A. 毛细支气管 B. 肺泡粘膜 C. 主支气管 D. 纵隔粘膜
E. 支气管腺体或粘膜

(39～42题共用题干)
患者,男,48岁,支气管肺癌。病理组织报告为"鳞状细胞癌"。

39. 按解剖学部位分类,该癌肿最常见的类型是(中央型:鳞状细胞癌、小细胞癌、大细胞癌;周围型:腺癌) ( )
A. 周围型 B. 混合型 C. 边缘型 D. 中央型
E. 巨块型

40. 患者进行肿瘤切除术后,需要进行化疗,输注化疗药前与患者沟通,最重要的注意事项是 ( )
A. 健康教育 B. 评估血管 C. 保护血管 D. 血液检验指标正常
E. 告知患者,并要求签署化疗同意书

41. 患者在输注化疗药过程中,突然感觉静脉穿刺处疼痛,紧急处理措施是 ( )
A. 安慰患者 B. 检查有无回血,如有回血继续输注
C. 拔掉液体 D. 立即停止输液,做进一步处理
E. 通知医生

42. 患者治疗过程中,白细胞低于多少时应停止化疗或减量(白细胞下降到 $3\times10^9/L$ 时,暂停化疗) ( )
A. $6.5\times10^9/L$ B. $5.5\times10^9/L$ C. $4.5\times10^9/L$ D. $3.5\times10^9/L$
E. $2.5\times10^9/L$

(43～44题共用题干)
患者,男,45岁,汽车修理工。间断咳嗽3个月,无痰。近20天出现咳嗽加剧,痰中带血,无发热、寒战等症状。查体:体温36.7℃,脉搏78次/分,呼吸19次/分,血压110/70 mmHg。浅表未扣及淋巴结。高度怀疑肺癌。

43. 在收集患者病史资料时,不能遗漏的重要信息是 ( )
A. 吸烟史 B. 服药史 C. 婚姻状况 D. 营养状况
E. 心理状态

44. 患者确诊为肺癌,给予化疗,输注化疗药物需要建立静脉通道,首选的液体为 ( )
A. 5%葡萄糖溶液 B. 生理盐水 C. 5%葡萄糖盐水 D. 10%葡萄糖溶液
E. 林格液(复方氯化钠溶液)

45. 表示肺癌已有全身转移的表现是 ( )
A. 痰中带血 B. 持续性胸痛 C. 股骨局部破坏 D. 间歇性高热
E. 持续性胸水

第十八章　血液、造血器官及免疫疾病病人的护理

第一节　血液及造血系统的解剖生理、常见症状及护理

血液系统由血液及造血器官组成。血液由血细胞及血浆组成。造血器官有骨髓、胸腺、肝、脾和淋巴结。

一、血细胞的生成及造血器官

血细胞主要在骨髓生成。血细胞起源于卵黄囊的中胚层造血干细胞，又称多能干细胞，干细胞一分为二时，一方面仍保持干细胞的特性，另一方面则向各系细胞分化成为定向造血干细胞，即造血祖细胞。造血祖细胞在不同的集落刺激因子作用下，分别增殖分化成为淋巴细胞、浆细胞、红细胞、血小板、单核细胞及各种粒细胞等。

胚胎成形后造血干细胞随血流移居肝和脾，最后种植于红骨髓内。所以，在胚胎期24周前，胎肝为主要造血器官。婴儿出生后，肝、脾造血功能迅速停止，红骨髓成为主要造血器官，5～7岁以前儿童全身骨髓都参与造血，随着年龄的增长，长骨的红骨髓逐渐被无造血功能脂肪组织（黄骨髓）代替，仅留下髂骨、胸骨、肋骨、脊椎骨、颅骨和长骨的骨骺处有活跃的造血功能，当机体需要时，黄骨髓又可转变为红骨髓恢复造血功能。在骨髓造血不能完全代偿时，肝脾可恢复部分造血功能，称为髓外造血，但成年人如果出现骨髓外造血，则是造血功能紊乱的表现。淋巴细胞在淋巴器官和淋巴组织增殖，成为具有免疫活性的淋巴细胞和浆细胞。

二、血液组成及血细胞生理功能

（一）血液组成　由血浆及血细胞组成。血细胞成分有红细胞、白细胞及血小板（正常值：表18-1）。

表18-1　部分外周血细胞正常参考值

种类	正常值
红细胞（RBC）	男：$(4.0\sim5.5)\times10^{12}/L$，女：$(3.5\sim5.0)\times10^{12}/L$
血红蛋白（HB）	男：$120\sim160\ g/L$，女：$110\sim150\ g/L$
白细胞（WBC）	$(4.0\sim10.0)\times10^9/L$
血小板（PLT）	$(100\sim300)\times10^9/L$
网织红细胞（Ret）	在外周血中占$0.5\sim1.5\%$

（二）血细胞的生理特征及功能

1. 红细胞　正常成熟红细胞主要成分为血红蛋白，主要功能是运输氧和二氧化碳。红细胞寿命120天。
2. 白细胞　白细胞种类不同，形态与功能各异。主要功能是参与人体对入侵异物的反应过程。
（1）粒细胞：①中性粒细胞：具有杀菌或抑菌作用，是机体抵抗病原微生物特别是急性化脓性细菌入侵的第一道防线。②嗜酸性粒细胞：主要功能是破坏嗜碱性粒细胞释放的生物活性物质，参与对蠕虫的免疫反应，具有抗过敏、抗寄生虫作用。③嗜碱性粒细胞：颗粒内含组胺、过敏性慢反应物质、嗜酸性粒细胞趋化因子等生物活性物质，主要与变态反应有关。
（2）单核细胞：单核细胞分化成巨噬细胞时，能吞噬、消灭细胞内的致病微生物（如真菌、疟原虫、病毒），清除衰老组织，识别、杀伤肿瘤细胞。激活了的单核吞噬细胞在特异性免疫应答的诱导和调节中起关键作用。
（3）淋巴细胞：淋巴细胞在免疫应答反应中起核心作用，故又称免疫细胞。其中T细胞参与细胞免疫，B细胞参与体液免疫。
3. 血小板　参与止血和凝血过程，并保持毛细血管内皮的完整性。

三、常见症状及护理

（一）血液病常见症状　贫血、出血倾向和继发感染。

1. 贫血　是血液病中最常见的症状。指单位容积的外周血中血红蛋白（HB）浓度、红细胞（RBC）计数和（或）血细胞比容（HCT）低于正常值的一种临床症状。其中以血红蛋白浓度降低最为重要，是最能反映贫血的实验室检查指标。临床上将贫血分为轻度（男$Hb<120\ g/L$，女$Hb<110\ g/L$）、中度（$Hb<90\ g/L$）、重度（$Hb<60\ g/L$）及极重度（$Hb<30\ g/L$）4级。①常见原因：红细胞生成减少；红细胞破坏过多；失血。②临床表现：轻度贫血多无症状，中、重度贫血可见甲床、口唇及眼结膜苍白，甚至面色苍白。神经系统对缺氧最敏感，常出现头晕、耳鸣、头痛、记忆力减退、注意力不集中等。皮肤粘膜苍白是贫血最突出的体征。
2. 继发感染　①常见原因：多见急性白血病、淋巴瘤、再生障碍性贫血、粒细胞缺乏症等血液病。②临床表现：感染部位多为呼吸系统、皮肤、泌尿系统，严重者可发生脓毒症和菌血症。急性白血病易发生肛周部感染或脓肿。
3. 出血或出血倾向　由止血和凝血功能障碍而引起自发性出血或轻微创伤后出血不易停止的一种症状。①常见原因：血小板数量减少和（或）质量异常；血管壁脆性增加，如过敏性紫癜等；凝血功能障碍，如血友病、肝病致凝血因子缺乏等。②临床表现：出血常见部位是皮肤粘膜（口腔、鼻腔、牙龈等）。出血程度：轻度：1次出血量$<500\ ml$；中度：出血量达

500～1 000 ml;重度:出血量＞1 000 ml。

(二)血液病的**护理**

1. 出血倾向

(1)休息与活动:合理安排休息与活动,避免剧烈活动、用力咳嗽、排便,避免屏气,避免情绪激动,避免跌倒、碰撞等。血小板计数低于 $50×10^9/L$,应减少活动,增加卧床休息时间。严重出血或血小板计数低于 $20×10^9/L$ 者,绝对卧床休息,以防颅内出血。

(2)病情观察:定时测血压、心率,注意意识状态。观察皮肤粘膜出血部位、出血范围、出血量等。

(3)保持身心休息:限制活动,多卧床休息,以防再次出血。

(4)饮食:给予高热量、高蛋白、高维生素、易消化的软食或半流质,禁食过硬和粗糙的食物。餐前后可用冷的苏打漱口水含漱。

(5)皮肤出血的护理:避免搔抓皮肤,保持皮肤清洁。尽量少用注射药物,必须使用时在注射后用消毒棉球充分压迫局部直至止血。

(6)鼻出血的护理:少量出血可用干棉球或 1:1 000 肾上腺素棉球塞鼻腔压迫止血,并局部冷敷,促血管收缩达到止血。若出血不止,用油纱条做后鼻孔填塞,压迫出血部位促进凝血。嘱病人不要用手挖鼻痂,可用液状石蜡滴鼻,防止粘膜干裂出血。

(7)口腔、牙龈出血的护理:牙龈渗血时,可用肾上腺素棉球吸收或明胶海绵片贴敷齿龈。不要用牙刷、牙签清理牙齿,可用棉签蘸漱口液擦洗牙齿。用液状石蜡涂抹口唇,以防干裂。

(8)注意观察止血药作用、不良反应:输血及血液制品时遵医嘱输入浓缩血小板、血浆或新鲜全血,输注前要认真核对血型、姓名,输入后注意输血反应、过敏反应。

2. 发热

(1)病情观察:注意观察生命体征、意识状态及进食情况。保持心情平静及舒适体位。

(2)保持病室清洁:室内空气要新鲜,每天用紫外线消毒,限制探视人员,以防交叉感染。白细胞＜$1.0×10^9/L$时,感染倾向明显增加,应实行保护性隔离。

(3)保持皮肤、口腔卫生。

(4)饮食:高蛋白、高热量、高维生素易消化饮食,多饮水,出汗多时注意补充含盐饮料,必要时遵医嘱静脉补液,发热时每日液体入量在 3 000 ml 左右为宜。

(5)寒战与大量出汗的护理:寒战时全身保暖,并饮用较热开水。大量出汗时注意更换内衣,减少不适。物理降温可在头颈、腋下及腹股沟等大血管处放置冰袋,血液病病人不宜用乙醇擦浴,以免造成皮下出血;药物降温。

附:小儿造血和血液特点

一、小儿造血特点

1. 胚胎期造血　最先造血的器官是卵黄囊,继而在肝脾,最后是骨髓。肝造血约从胚胎 8 周开始,出生后 4～5 天完全停止。胚胎 6 周出现骨髓,但至胎儿 4 个月开始造血,直至生后 2～5 周后骨髓成为唯一的造血器官。

2. 生后造血　骨髓是出生后主要的造血器官。婴幼儿时期,当发生各种感染或贫血等造血增加时,肝、脾和淋巴结可恢复到胎儿时期的造血状态。

二、小儿血液特点

1. 红细胞和血红蛋白量　胎儿期组织处于缺氧状态,红细胞数和血红蛋白量较高,出生时红细胞数为 $(5.0～7.0)×10^{12}/L$,血红蛋白为 150～220 g/L。至 2～3 个月时,红细胞数降至 $3.0×10^{12}/L$,血红蛋白降至 110 g/L 左右,出现"生理性贫血",约至 12 岁达成人水平。

2. 白细胞计数及分类　出生时白细胞数 $(15～20)×10^9/L$,生后 6～12 小时达 $(21～28)×10^9/L$,以后逐渐下降,婴儿期维持在 $10×10^9/L$ 左右,8 岁后接近成人水平。中性粒细胞和淋巴细胞的两次交叉(比例相等),第一次交叉出现在生后 4～6 天,第二次交叉出现在 4～6 岁,7 岁以后逐渐与成人相似。

三、小儿贫血的概述

1. 贫血的诊断标准　6 个月以下婴儿按国内标准:新生儿血红蛋白＜145 g/L,1～4 个月血红蛋白＜90 g/L,4～6 个月血红蛋白＜100 g/L,为贫血。6 个月以上按世界卫生组织标准:6 个月～6 岁血红蛋白＜110 g/L,6～14 岁血红蛋白＜120 g/L,为贫血。

2. 贫血的分度　见表 18-2。

表 18-2　小儿贫血的分度

项目	轻度	中度	重度	极重度
血红蛋白量(g/L)	120～90	90～60	60～30	＜30
红细胞数(×10^{12}/L)	4～3	3～2	2～1	＜1

3. 贫血的病因分类

(1) 红细胞及血红蛋白生成不足：①造血物质缺乏：<u>缺乏铁、维生素 B_{12}、叶酸等，是小儿贫血最常见的原因。</u>②造血功能障碍：如再生障碍性贫血。

(2) 红细胞破坏过多（溶血性贫血）：如遗传性球形红细胞增多症、地中海贫血等。

(3) 红细胞丢失过多（失血性贫血）：包括急性和慢性失血性贫血。

4. 贫血的细胞学分类 ①大细胞性贫血：巨幼细胞性贫血。②<u>正常细胞性贫血：再生障碍性贫血</u>、急性失血性贫血、溶血性贫血。③小细胞低色素细胞：<u>缺铁性贫血</u>、铁粒幼细胞性贫血、球蛋白生成障碍性贫血。

单元测试题

1. 生理性贫血出现在婴儿出生后　　　　　　　　　　　　　　　　　　　　　　　　　　　　　　（　　）
   A. 2 个月以内　　　　B. 2~3 个月　　　　C. 4~6 个月　　　　D. 6~8 个月
   E. 8 个月以后

2. 小儿中性粒细胞与淋巴细胞的比例第二次相等（第二次交叉）发生在（<u>第一次交叉：4~6 天</u>）（　　）
   A. 4~6 天　　　　B. 4~6 周　　　　C. 4~6 个月　　　　D. 4~6 岁
   E. 6 岁以后

3. 以下不属于造血器官的是（　　）
   A. 肝　　　　B. 脾　　　　C. 淋巴结　　　　D. 胰腺
   E. 骨髓

4. 红细胞进入血液循环后的寿命为（　　）
   A. 40 天　　　　B. 60 天　　　　C. 80 天　　　　D. 100 天
   E. 120 天

5. 关于贫血诊断标准正确的是（　　）
   A. 男性血红蛋白<<140 g/L，女性<<120 g/L　　　　B. 男性血红蛋白<<120 g/L，女性<<110 g/L
   C. 男性血红蛋白<<100 g/L，女性<<100 g/L　　　　D. 男性血红蛋白<<80 g/L，女性<<70 g/L
   E. 男性血红蛋白<<70 g/L，女性<<60 g/L

6. 出血性疾病患者的饮食护理应**除外**（　　）
   A. 高热量　　　　B. 高营养　　　　C. 高蛋白质　　　　D. 高维生素
   E. 粗粮和富含纤维素

7. 护士对鼻出血的患者采用的护理措施，**不包括**（　　）
   A. 少量出血用干净的脱脂棉充填鼻腔　　　　B. 少量出血可用 1∶1 000 肾上腺素棉球堵塞止血
   C. 出血不止可用油纱条做后鼻孔填塞　　　　D. 油纱条堵塞后定时向鼻孔滴入无菌液状石蜡油
   E. 嘱患者及时将鼻腔血痂挖出，以免发生感染

8. 血液病患者发热时，采用的护理措施应**除外**（<u>血液病患者多有出血倾向，乙醇擦浴可诱发或加重出血</u>）（　　）
   A. 降温措施主要是乙醇擦浴　　　　B. 中高热时应给予降温处理
   C. 密切观察体温的变化　　　　D. 每日液体入量在 3 000 ml 左右
   E. 药物降温，药量不宜过大

9. 血液病高热患者首选的降温措施是（　　）
   A. 肌内注射退热药　　　　B. 口服解热镇痛药
   C. 乙醇擦浴　　　　D. 静脉应用激素降温
   E. 头部或大血管处置冰袋

10. 贫血患儿，活动量稍大时气促、心悸，血红蛋白 40 g/L，该患儿的贫血程度为（　　）
    A. 轻度　　　　B. 中度　　　　C. 重度　　　　D. 极重度
    E. 特重度

11. 出生后主要的造血器官是（　　）
    A. 肝　　　　B. 骨髓　　　　C. 脾　　　　D. 卵黄囊
    E. 淋巴结

12. 胎儿时期最初的造血器官是（　　）
    A. 卵黄囊　　　　B. 肝　　　　C. 脾　　　　D. 淋巴结
    E. 骨髓

13. 胎儿中期的主要造血器官是（　　）
    A. 卵黄囊　　　　B. 肝　　　　C. 脾　　　　D. 淋巴结
    E. 骨髓

14. 婴幼儿发生各种感染时，可出现（　　）

  A. 卵黄囊造血 B. 红骨髓造血 C. 黄骨髓造血 D. 红、黄骨髓均造血
  E. 肝、脾、淋巴结也参与造血
15. 能反映骨髓造血功能的是 （ ）
  A. 红细胞数 B. 铁蛋白量 C. 血红蛋白量 D. 血氧饱和度
  E. 网织红细胞数
16. 血液病患者的白细胞低于下列哪项时需进行保护性隔离 （ ）
  A. $<1.0\times10^9/L$ B. $<1.5\times10^9/L$ C. $<2.0\times10^9/L$ D. $<2.5\times10^9/L$
  E. $<3.0\times10^9/L$
17. 最能反映贫血的实验室检查指标是 （ ）
  A. 血清蛋白总量 B. 红细胞计数 C. 血红蛋白总量 D. 红细胞沉降率
  E. 网织红细胞计数
18. 各类贫血的共同和最突出的特征为 （ ）
  A. 皮肤粘膜苍白 B. 毛发脱落 C. 异食癖 D. 反甲
  E. 慢性失血
19. 有关出血倾向的护理，下列哪项**不妥** （ ）
  A. 保持皮肤清洁 B. 避免肌内注射 C. 局部可施热敷 D. 避免肢体受压
  E. 丰富维生素饮食
20. 血液系统最常见的症状是 （ ）
  A. 出血 B. 贫血 C. 感染 D. 胸骨压痛
  E. 肝、脾、淋巴结肿大
21. 血液病患者血小板低于多少，应绝对卧床休息，限制活动 （ ）
  A. $1.0\times10^9/L$ B. $2.0\times10^9/L$ C. $3.0\times10^9/L$ D. $4.0\times10^9/L$
  E. $5.0\times10^9/L$
22. 正常细胞性贫血常见于 （ ）
  A. 巨幼细胞性贫血 B. 缺铁性贫血 C. 地中海贫血 D. 铁粒幼细胞性贫血
  E. 再生障碍性贫血
23. 凝血因子缺乏患者最适合输入的血液制品是 （ ）
  A. 新鲜血浆 B. 冰冻血浆 C. 干燥血浆 D. 红细胞悬液
  E. 血小板浓缩悬液

第二节　营养性缺铁性贫血病人的护理

  营养性缺铁性贫血是由于**体内铁缺乏引起血红蛋白合成减少**所致的一种**小细胞、低色素性贫血**，临床上以**血清铁、血清铁蛋白减少和铁剂治疗有效为特点。缺铁性贫血是贫血中最常见的一种**。任何年龄都可发生，以**6个月至2岁的婴幼儿最多见**。
  一、病因与发病机制
  （一）铁的需要量增加而摄入相对不足　婴幼儿、青少年生长快，需铁量多，如果铁摄入不足，可导致缺铁。**铁摄入不足是小儿缺铁性贫血的主要原因**。育龄期女性需铁量亦增加，育龄妇女若饮食中供铁不足，易发生缺铁性贫血。早产儿、双胎、胎儿换血等可致胎儿储存铁减少。当铁缺乏时，血红蛋白生成减少，使红细胞内血红蛋白含量不足，导致红细胞体积变小，染色较淡，形成小细胞性低色素性贫血。
  小结提示：成人缺铁性贫血为**慢性失血**，小儿缺铁性贫血为**摄入不足**。
  （二）铁吸收不良　**十二指肠及空肠上段是铁的主要吸收部位**，胃大部切除或胃空肠吻合术后，由于胃酸缺乏、肠道功能紊乱、小肠粘膜病变等均可造成铁吸收障碍。小儿慢性腹泻、反复感染可减少铁的吸收，增加铁消耗，影响铁利用。
  （三）损失铁过多　**慢性失血是成人缺铁性贫血的主要病因**。
  二、临床表现
  一般贫血表现，如面色苍白（但无发绀）、疲乏困倦、软弱无力、头晕、耳鸣、心悸气短等。**贫血最常见的受损部位是皮肤粘膜苍白**，以口唇、口腔粘膜、甲床最明显。缺铁性贫血的病人不会有血小板下降，因而只有贫血而无出血。
  1. 营养缺乏　皮肤干燥、角化、萎缩、无光泽、毛发干枯易脱落，指（趾）甲变平，指甲条纹隆起，严重呈"**反甲**"、薄脆易裂等。
  2. 粘膜损害　可出现食欲减退、呕吐、腹泻、舌炎、口角炎及胃炎、舌乳头萎缩，严重者吞咽困难。
  3. 神经、精神系统异常　如易激动、烦躁、兴奋、头痛，多见于小儿。少数病人有异常**食癖**，如吃煤渣、泥土等。
  三、辅助检查
  1. 血象　**血红蛋白量降低比红细胞数减少明显**，呈小细胞、低色素性贫血。**红细胞大小不等，以小细胞为主**。网织

第十八章 血液、造血器官及免疫疾病病人的护理

红细胞数正常或轻度减少。白细胞、血小板均正常。

2. 骨髓象 骨髓增生活跃，以中、晚幼红细胞增生为主。

3. 铁代谢检查 血清铁（<8.95 μmol/L）、血清铁蛋白（<12 μg/L）及转铁蛋白饱和度（<15%）降低；总铁结合力（>64.44 μmol/L）及红细胞内游离原卟啉（>0.9 μmol/L）增高。血清铁蛋白的准确度和敏感度最高，是反映贮存铁的敏感指标，可用于早期诊断。

四、治疗要点

1. 去除病因 是纠正贫血、防止复发的关键环节。

2. 补充铁剂 药物首选口服铁剂，铁剂是治疗本病的特效药，多采用口服二价铁，如硫酸亚铁、富马酸亚铁、葡萄糖酸亚铁等，口服铁剂不能吸收或因长期腹泻、胃肠手术等导致吸收不良者，可深部肌内注射铁剂，如右旋糖酐铁。

五、护理问题

①活动无耐力：与贫血致全身组织缺氧有关。②营养失调，低于机需要量：与铁的摄入不足、丢失过多或需要量增加有关。③知识缺乏：家长及患儿缺乏营养知识和本病预防知识。④潜在并发症：心力衰竭。⑤有感染的危险：与机体免疫功能低下有关。

六、护理措施

1. 病情观察 观察贫血症状、体征，评估其活动耐力。

2. 限制活动 根据贫血程度，帮助病人制订活动计划。

3. 饮食护理 进食高蛋白、高维生素、高铁质食品，动物食品的铁更容易吸收。纠正长期不吃肉食的习惯，消化不良者，要少量多餐。食用富含维生素C的食品，有利于铁的吸收。另外，服药后不要即刻饮浓茶、牛奶、咖啡。提倡母乳喂养，并及时添加含铁丰富的辅食，如动物的肝、肾、动物血、鱼、瘦肉类、蛋黄、黄豆、紫菜、海带及香菇等；谷类、多数蔬菜、水果含铁较低；乳类（如牛奶）含铁最低。母乳含铁虽少，但吸收率高达50%，而牛乳中铁的吸收率仅为10%～25%，所以母乳喂养儿缺铁性贫血的发生率低。

4. 药物护理

（1）口服铁剂的护理：应从小剂量开始，逐渐增加至全量，在两餐之间服用，以减少对胃的刺激；口服液体铁剂时，病人要使用吸管，服后漱口，避免牙齿染色；补铁时最好与稀盐酸、维生素C、果汁、果糖等同服，促进铁的吸收；忌与影响铁吸收的食品（如浓茶、咖啡、牛奶、钙片、蛋类等）同服，以免妨碍铁的吸收；服用硫酸亚铁几乎都会出现的不良反应是黑便；铁剂用至血红蛋白正常后2～3个月才能停药，目的是补充体内储存铁。

（2）注射铁剂的护理：需深层肌内注射，可减轻疼痛，每次更换注射部位，避免形成硬结或局部组织坏死；首次注射后应严密观察1小时，警惕过敏。

（3）观察疗效：补铁后最先开始升高的是网织红细胞，一般在用药后3～4天开始升高，7～10天达高峰；2周后血红蛋白开始升高，临床症状随之好转，3～4周达正常。

七、健康教育

讲解合理搭配饮食，纠正不良饮食习惯，提倡母乳喂养；及时添加含铁丰富的食物（母乳、牛乳、谷物中含铁量都低，如不及时添加含铁的辅食，则容易发生缺铁性贫血），合理搭配食物品种，纠正偏食习惯，早产儿出生后2个月开始补铁预防；孕期及哺乳期妇女多食含铁丰富食物。遵医嘱服药，补铁的疗程不能随便改变。

单元测试题

1. 体内铁的吸收主要部位是 （　　）
   A. 胃　　　　　　　　B. 空肠下段　　　　　　C. 结肠　　　　　　　　D. 直肠
   E. 十二指肠及空肠上端

2. 营养性缺铁性贫血多见于 （　　）
   A. 新生儿　　　　　　B. 6个月婴儿　　　　　C. 6个月至2岁婴幼儿　　D. 3～6岁的幼儿
   E. 6岁以上的儿童

3. 可准确反映贫血患者体内贮存铁情况能作为缺铁依据的指标 （　　）
   A. 含铁血黄素　　　　B. 血清铁　　　　　　　C. 血清铁蛋白　　　　　D. 总铁结合力
   E. 骨髓铁染色

4. 缺铁性贫血血象所见 （　　）
   A. 大细胞高色素　　　B. 正细胞正色素　　　　C. 小细胞低色素　　　　D. 大细胞低色素
   E. 小细胞高色素

5. 患儿，男，10个月。生后一直奶粉喂养，未加辅食，体检：营养差，皮肤、粘膜苍白，化验：血红蛋白60 g/L，红细胞 2.0×10^{12}/L，此患儿确诊为营养性缺铁性贫血，导致该患儿缺铁的主要原因是 （　　）
   A. 铁的丢失过多　　　B. 铁的储存不足　　　　C. 铁的摄入不足　　　　D. 生长发育快
   E. 铁的吸收、利用障碍

6. 患儿，男，7个月。因2个月来肤色苍白，食欲减退入院。生后一直人工喂养，未加辅食。体检：营养差，皮肤、粘膜苍

白。化验:血红蛋白60 g/L,红细胞3.0×10¹²/L。护士考虑该患儿可能是 ( )
   A. 感染性贫血　　　　B. 生理性贫血　　　　C. 营养性缺铁性贫血　　D. 营养性巨幼红细胞贫血
   E. 再生障碍性贫血

7. 下列哪项不是严重缺铁性贫血患者的临床表现 ( )
   A. 舌炎、口角炎　　　B. 皮肤湿润　　　　　C. 消化不良　　　　　D. 指甲变薄、反甲
   E. 吞咽困难

8. 缺铁性贫血护理措施中,**错误**的是 ( )
   A. 适当休息　　　　　B. 多吃含铁丰富的食物　C. 心理护理　　　　　D. 嘱患者定期复查
   E. 血红蛋白恢复正常后方可停药

9. 营养性缺铁性贫血,服用铁剂停药的时间应是(血红蛋白量恢复正常后2~3个月) ( )
   A. 血红蛋白量恢复正常后2周　　　　　　　B. 血红蛋白量恢复正常后1周
   C. 血红蛋白量恢复正常时　　　　　　　　D. 血红蛋白量恢复正常后1个月
   E. 血红蛋白量恢复正常后2个月

10. 下列有关营养性缺铁性贫血的护理措施正确的是 ( )
    A. 如注射铁剂则尽量选用同一部位　　　　B. 提倡母乳喂养,早产儿4月龄开始添加富含铁的辅食
    C. 指导家长于餐前给孩子口服铁剂　　　　D. 指导服用铁剂治疗的患儿可与钙片同时服用
    E. 采取措施增加患儿食欲,纠正偏食习惯

11. 护士指导患儿家长预防婴儿营养性缺铁性贫血主要的是 ( )
    A. 母乳喂养　　　　　　　　　　　　　　B. 及时添加铁剂
    C. 牛乳喂养　　　　　　　　　　　　　　D. 及时添加含铁丰富的辅食
    E. 母乳喂养,并及时添加含铁丰富的辅食

12. 患儿,女,7个月,确诊为营养性缺铁性贫血,需服用铁剂。护士指导家长口服铁剂的最佳方法是 ( )
    A. 加大剂量　　　　　B. 餐前服药　　　　　C. 与牛乳同服　　　　D. 与维生素C同服
    E. 使用三价铁

(13~15题共用题干)
　　患儿,男,58天。34周早产,出生体重2 100 g,生后用婴儿奶粉喂养,食欲佳,目前检查血红蛋白100 g/L,红细胞数2.8×10¹²/L。

13. 护士考虑该患儿是 ( )
    A. 生理性贫血　　　　　　　　　　　　　B. 营养性巨幼红细胞性贫血
    C. 营养性缺铁性贫血　　　　　　　　　　D. 再生障碍性贫血
    E. 珠蛋白生成障碍性贫血

14. 护士指导家长对该婴儿补充铁剂的时间是 ( )
    A. 出生后即给　　　　B. 出生后2周　　　　C. 出生后1个月　　　　D. 出生后2个月
    E. 出生后6个月

15. 护士对家长进行铁剂的用药指导中**错误**的是 ( )
    A. 在饭前服用　　　　　　　　　　　　　B. 长期服用可导致铁中毒
    C. 应从小剂量服用　　　　　　　　　　　D. 可与维生素C同时服用
    E. 铁剂补充至血红蛋白正常后2个月左右停药

16. 下列食品中含铁量最少的食物是 ( )
    A. 海带　　　　　　　B. 蘑菇　　　　　　　C. 动物肝　　　　　　D. 奶类
    E. 瘦肉

17. 最常见贫血的是 ( )
    A. 急性失血贫血　　　B. 缺铁性贫血　　　　C. 地中海贫血　　　　D. 溶血性贫血
    E. 再生障碍性贫血

18. 成年人缺铁性贫血最常见的原因是 ( )
    A. 长期、少量的慢性失血　　　　　　　　B. 胃肠功能紊乱,吸收差
    C. 需铁而摄入不足　　　　　　　　　　　D. 骨髓抑制,利用铁的功能低下
    E. 餐后即饮浓茶、咖啡

19. 缺铁性贫血患者较常见的受损害部位是 ( )
    A. 呼吸道　　　　　　B. 淋巴结　　　　　　C. 泌尿道　　　　　　D. 消化道
    E. 皮肤、粘膜

20. 患者,女,34岁,面色苍白、疲乏无力、头晕、心悸气短,最近月经来潮时经量过多,时间长。血象:血红蛋白75 g/L,红细胞2.5×10¹²/L,白细胞4.0×10⁹/L,血小板150×10⁹/L,网织红细胞0.06,肝肾功能正常,血清蛋白降低,总铁结

820

合力增高。该患者可能的诊断为 ( )
   A. 再生障碍性贫血   B. 过敏性紫癜   C. 缺铁性贫血   D. 巨幼红细胞性贫血
   E. 慢性炎症性贫血
21. 服用硫酸亚铁几乎都会出现的副作用是 ( )
   A. 腹痛   B. 恶心   C. 腹泻   D. 便秘
   E. 黑便
22. 采用铁制剂治疗一段时间后，其疗效指标最早出现的是 ( )
   A. 血红蛋白上升   B. 红细胞计数上升   C. 红细胞体积上升   D. 红细胞直径增大
   E. 网织红细胞数上升
23. 治疗缺铁性贫血患者，最重要的措施是 ( )
   A. 补充铁剂   B. 中药治疗   C. 输血治疗   D. 应用促红细胞生长素
   E. 病因治疗
24. 治疗营养性缺铁性贫血，口服铁剂的最佳时间是 ( )
   A. 餐前   B. 餐后   C. 两餐之间   D. 空腹
   E. 睡前
25. 患者，女，27岁，诊断为"缺铁性贫血"，护士为其讲述服用铁剂的方法，患者如果复述出下列哪项说明该护士还需要再详细解说服用方法 ( )
   A. 餐后服用   B. 饮浓茶   C. 与维生素同服   D. 不能同时喝牛奶
   E. 用吸管吸服铁剂
26. 患者，女，42岁，3年前曾行"胃大部分切除术"。近1年常觉头晕、心悸，体力下降，入院诊断为缺铁性贫血。患者口服铁剂的过程中，护士向其强调的护理要点应**除外** ( )
   A. 多进食动物铁   B. 可与维生素C同服
   C. 餐后不要即刻饮茶   D. 如有消化道反应，可与牛奶同服
   E. 消化不良者可少食多餐
27. 患儿，5岁，诊断为缺铁性贫血，血红蛋白为75 g/L。护士为家长饮食指导告知含铁最丰富的1组食物是 ( )
   A. 动物肝及高蛋白饮食   B. 高脂肪及高糖饮食   C. 蔬菜、水果   D. 白菜及高蛋白饮食
   E. 瓜类菜及低蛋白饮食

（28～30题共用题干）

患者，女，21岁，主诉吞咽时感觉食物粘附在咽部。查体：面色苍白，皮肤干燥，毛发干枯。化验结果：血象呈小细胞低色素性，血红蛋白88 g/L。

28. 给予患者补充铁剂，护士介绍服药的注意事项中正确的是 ( )
   A. 服铁剂时可同时饮茶、牛奶、咖啡   B. 口服铁剂可加用维生素C
   C. 口服铁剂宜直接饮用   D. 口服铁剂宜空腹时服用
   E. 注射铁剂时建议在皮肤暴露部位注射
29. 护士为患者制定的护理计划中，首要的护理问题是 ( )
   A. 缺乏有关疾病的知识   B. 自我形象紊乱与疾病导致皮肤干燥、毛发干枯有关
   C. 有受伤的危险与严重贫血有关   D. 活动无耐力与贫血引起全身组织缺氧有关
   E. 营养失调：低于机体需要量与铁需求量增加有关
30. 护士为患者注射铁剂，注意观察其不良反应，其要点**不包括** ( )
   A. 局部疼痛   B. 过敏性休克   C. 面部潮红   D. 荨麻疹
   E. 高血压
31. 营养性缺铁性贫血患者血常规的特点**不包括** ( )
   A. 白细胞、血小板多正常   B. 红细胞减少较血红蛋白明显
   C. 呈小细胞低色素性贫血   D. 网织红细胞数正常或轻度减少
   E. 红细胞大小不等，以小细胞为多
32. 预防小儿营养性缺铁性贫血强调 ( )
   A. 及时添加蔬菜、水果   B. 母乳喂养
   C. 牛乳喂养   D. 及时添加蛋黄、豆类、肉类
   E. 及时添加淀粉类食物
33. 营养性缺铁性贫血选用下列哪项治疗最恰当 ( )
   A. 硫酸亚铁加维生素C加高蛋白饮食   B. 维生素B_{12}加叶酸加高蛋白饮食
   C. 硫酸亚铁加叶酸   D. 硫酸亚铁加维生素B_{12}
   E. 硫酸亚铁加维生素B_{12}加高蛋白饮食

34. 缺铁性贫血拟用铁剂治疗,下列提法正确的是 ( )
   A. 首选二价铁　　　　　　　　　　B. 不宜在两餐之间服用
   C. 与牛奶同服　　　　　　　　　　D. 忌与维生素C同服
   E. 贫血纠正后立即停用铁剂

35. 患者,女,16岁。诊断为缺铁性贫血入院。护士为其进行饮食指导时,最恰当的食物组合是 ( )
   A. 鱼、咖啡　　　B. 瘦肉、牛奶　　　C. 羊肝、橙汁　　　D. 鸡蛋、可乐
   E. 豆腐、绿茶

36. 患者,女,28岁。乏力、心悸、头晕2个月就诊。患者面色苍白,皮肤干燥。医嘱血常规检查,护士在解释该检查项目时的正确说法是 ( )
   A. 检查是否有出凝血功能障碍　　　　B. 检查是否有贫血及其程度
   C. 检查是否有感染　　　　　　　　　D. 检查肝功能是否有损害
   E. 检查肾功能是否有损害

37. 口服液体铁剂的正确方法是 ( )
   A. 饭前服　　　B. 服前数心率　　　C. 吸管吸入　　　D. 茶水送服
   E. 服后不宜立即饮水

第三节　营养性巨幼细胞性贫血病人的护理

由于缺乏维生素B_{12}和(或)叶酸所引起的一种大细胞性贫血。主要临床特点为**贫血、神经精神症状、红细胞胞体增大、红细胞减少较血红蛋白更明显**,用维生素B_{12}和(或)叶酸治疗有效。**6个月至2岁婴幼儿多见**。其病理生理改变主要为骨髓内出现"巨幼变"。

一、病因

维生素B_{12}主要来源于动物性食物,如肝、肉类、蛋类、海产品等;**乳类含量少,羊乳几乎不含维生素B_{12}和叶酸**。叶酸主要来源于新鲜蔬菜、水果、酵母、谷类、动物的肝、肾等。

1. **维生素B_{12}和叶酸摄入不足**　**是本病主要原因**。母乳喂养、人工喂养或羊乳喂养,未及时添加辅食。年长儿偏食、挑食等。
2. 需要量增加　婴儿生长发育迅速,尤其是早产儿,对维生素B_{12}和叶酸的需要量增加。
3. 慢性腹泻、严重营养不良等疾病可造成吸收障碍。
4. 消耗增加和某些药物(长期服用广谱抗生素、抗叶酸药物、抗癫痫药等)影响。

二、临床表现

患儿毛发稀疏发黄、颜面轻度水肿,多呈**虚胖**。**皮肤**、**面色苍黄**、口唇、指甲等处苍白,常伴肝、脾肿大。患儿烦躁、易怒。**维生素B_{12}缺乏者表情呆滞、目光发直、少哭不笑、反应迟钝、嗜睡**,智力及动作发育落后甚至倒退。重者还可出现不规则震颤、手足无意识运动,甚至抽搐、感觉异常、共济失调、踝阵挛和巴宾斯基征阳性等。

三、辅助检查

1. 血常规　**红细胞数比血红蛋白量减少更明显,呈大细胞性贫血**。红细胞大小不等,以大细胞为主。网织红细胞、白细胞总数、血小板计数常减少。
2. 骨髓象　骨髓增生活跃,以红细胞系统增生为主,各期幼红细胞巨幼变。
3. 血清维生素B_{12}<100 ng/L(正常值为200~800 ng/L),**叶酸<3 μg/L**(正常5~6 μg/L)。

四、治疗要点

去除病因、加强营养、防治感染、补充维生素B_{12}和叶酸是**治疗的关键**。

五、护理问题

①活动无耐力:与贫血致组织器官缺氧有关。②营养失调,低于机体需要量:与维生素B_{12}和叶酸摄入不足、需要量增加、吸收不良等有关。③有受伤的危险:与患儿肢体或全身震颤有关。

六、护理措施

1. 给予维生素B_{12}和(或)叶酸　①及时添加富含维生素B_{12}的辅食:如肝、肾、肉类、蛋类、海产品等;给予富含叶酸的辅食,如绿色蔬菜、水果、酵母、谷类、动物的肝、肾等。②改善饮食结构,培养良好的饮食习惯,纠正偏食,注意食物的色、香、味的调配。③按医嘱使用维生素B_{12}和叶酸:一般用药2~4天后患儿精神症状好转、食欲增加,随后网织红细胞升高,2~6周时红细胞和血红蛋白恢复正常。**同时口服维生素C**,促进叶酸的吸收。恢复期由于红细胞增加,对铁的需要量增多,应补充铁剂。单纯维生素B_{12}缺乏时,**不宜应用叶酸**,以免加重神经系统症状。
2. 一般不需卧床休息,严重贫血者适当限制活动　严重震颤、抽搐者可遵医嘱使用镇静剂,并防止外伤。

七、健康教育

向家长介绍营养、喂养及护理知识的宣传和指导,**婴儿要及时添加辅食,羊乳加用叶酸**;积极治疗和祛除影响维生

素 B_{12} 和叶酸吸收、代谢障碍的因素;监测生长发育;评估患儿体格、智力、运动发育情况,对发育落后者加强训练和教育。

单元测试题

(1~4题共用题干)

患儿,女,11个月,单纯母乳喂养。因表情呆滞,活动减少3周来就诊。查体:患儿面色苍白,四肢震颤,肝肋下 2 cm,血常规示红细胞 $2.4×10^{12}/L$,血红蛋白 75 g/L。血涂片中红细胞大小不等,以大红细胞为多。

1. 最可能的诊断是 ( )
   A. 营养性巨幼红细胞性贫血   B. 营养性缺铁性贫血
   C. 地中海贫血   D. 再生障碍性贫血
   E. 生理性贫血

2. 治疗首选 ( )
   A. 硫酸亚铁   B. 维生素 B_{12} C. 丙酸睾酮   D. 糖皮质激素
   E. 叶酸

3. 该患儿精神症状好转在用药后 ( )
   A. 24小时   B. 2~4天   C. 10天   D. 2周
   E. 4周

4. 本病预防的关键是 ( )
   A. 不可随便用药   B. 及时添加谷类食物
   C. 坚持母乳喂养   D. 及时添加菜汁、果汁、肉末食物
   E. 按时添加含铁丰富的辅食

5. 长期单纯羊乳喂养的小儿易发生何种贫血 ( )
   A. 缺铁性贫血   B. 营养性巨幼红细胞性贫血
   C. 白血病   D. 再生障碍性贫血
   E. 溶血性贫血

6. 下列哪些情况下易发生营养性巨幼红细胞性贫血 ( )
   A. 进食新鲜绿叶蔬菜、水果   B. 进食动物性食物:肝、肾、禽蛋
   C. 长期用煮沸牛乳或奶粉、羊奶喂养   D. 进食丰富的含维生素C的食物
   E. 以上都不是

7. 男,11个月。母乳喂养,近3个月来面色渐苍黄,间断腹泻,原可站立,现坐不稳,手足常颤抖。体检面色苍黄,略水肿,表情呆滞,血红蛋白 80 g/L,红细胞 $2.0×10^{12}/L$,白细胞 $6.0×10^9/L$。确诊需做的检查是 ( )
   A. 脑CT   B. 脑电图检查   C. 血清铁检查   D. 血清维生素 B_{12}、叶酸测定
   E. 血清钙、磷、碱性磷酸酶测定

8. 下列贫血是由于维生素 B_{12}、叶酸缺乏引起的 ( )
   A. 小细胞低色素性贫血   B. 正常细胞性贫血   C. 大细胞性贫血   D. 小细胞高色素性贫血
   E. 再生障碍性贫血

(9~10题共用题干)

患儿,女,16个月。面色苍黄,毛发稀疏、表情呆滞,反应迟钝、少哭不笑。诊断为营养性巨幼细胞性贫血。

9. 该患儿最适宜的治疗是给予 ( )
   A. 维生素 B_{12} 加叶酸   B. 铁剂加维生素 C   C. 泼尼松   D. 补钙剂
   E. 输血

10. 预防疾病应强调 ( )
    A. 培养良好饮食习惯   B. 加强体格锻炼   C. 多晒太阳   D. 按时添辅食
    E. 预防感染

11. 巨幼细胞性贫血患儿的特征性表现 ( )
    A. 表情呆滞   B. 毛发枯黄   C. 头晕眼花   D. 肝脾肿大
    E. 面色苍白

12. 女,18个月。面色苍黄,毛发稀疏、表情呆滞,诊断为"营养性巨幼细胞性贫血"。应添加的主要食物**不包括** ( )
    A. 鸡蛋   B. 水果   C. 羊乳   D. 动物肝脏
    E. 瘦肉

13. 营养性巨幼细胞性贫血多见于 ( )
    A. 6岁以上的儿童   B. 6个月以下婴儿   C. 新生儿   D. 2至6岁的儿童
    E. 2岁以下婴幼儿

14. 营养性巨幼细胞性贫血特异性的临床表现 ( )
    A. 皮肤、面色苍黄   B. 注意力不集中   C. 心脏扩大   D. 神经、精神症状
    E. 肝脾肿大
15. 营养性巨幼细胞性贫血患儿单纯缺乏维生素 B_{12} 不宜加用叶酸治疗,其原因是 ( )
    A. 延缓维生素 B_{12} 的吸收   B. 以免加重毒副作用
    C. 无治疗作用   D. 可造成水肿
    E. 以免加重神经、精神症状

第四节 再生障碍性贫血病人的护理

再障是因多种原因使造血干细胞及造血微环境损伤,导致骨髓造血功能衰竭,临床以进行性贫血、出血、感染及全血细胞减少为特征的一类贫血。其病理生理改变主要为骨髓颗粒减少,脂肪滴增加,骨髓造血功能衰竭。

一、病因
1. 药物及化学物质 最常见的是**氯霉素**,其毒性可引起骨髓造血细胞受抑制及损害骨髓微环境。苯是重要的**骨髓抑制毒物**。其他药物有磺胺药、四环素、链霉素等。化学物质有染发剂等。
2. 物理因素 X线、γ射线等可干扰DNA的复制,使造血干细胞数量减少,骨髓微环境也受损害。
3. 生物因素 病毒感染,如各型肝炎病毒、EB病毒、流感病毒、风疹病毒等。

二、临床表现
主要表现为进行性贫血、**出血**、**反复感染**而肝、脾、淋巴结多无肿大。
1. 急性再生障碍性贫血(重型再障Ⅰ型) 起病急,进展迅速,病情重,预后差,**首发症状为出血与感染**,随病程的进展出现**进行性贫血**。伴乏力、头晕及心悸等。出血部位广泛,除皮肤粘膜(常有出血点、淤斑)外,常发生深部出血、颅内出血,危及生命。皮肤感染、肺部感染多见。重型再障病人 1/3～1/2 在数月至 1 年内死亡,**死亡原因为脑出血和严重感染**。
2. 慢性再生障碍性贫血 此型较多见,起病及进展较缓慢。**贫血往往是首发和主要表现**。出血较轻,以皮肤粘膜为主。感染以呼吸道多见,合并严重感染者少。

三、辅助检查
1. 血象 呈正细胞贫血,**全血细胞减少**,重型较明显。网织红细胞绝对值低于正常,粒细胞减少,淋巴细胞比例相对增高,血小板减少,出血时间延长。
小结提示:缺铁性贫血主要表现为**血红蛋白和红细胞降低**;**再障**为**全血减少**;**特发性血小板减少性紫癜**为血小板降低;**白血病**主要表现为**白细胞升高**。
2. 骨髓象 **为确诊的主要依据**。①急性型:骨髓显示增生低下或极度低下,粒、红二系减少,巨核细胞明显减少或缺乏是诊断再障的主要依据。②慢性型:多部位骨髓增生减低,可见较多脂肪滴。粒、红二系及**巨核细胞减少**,淋巴细胞、浆细胞及网状细胞比例增高。

四、治疗要点
1. 祛除病因 祛除或避免在周围环境中可能导致骨髓损害的因素,禁用对骨髓有抑制的药物。
2. 支持和对症治疗
(1) 预防和控制感染:注意个人卫生和环境卫生,减少感染的机会。发生感染时,早期使用强力抗生素,以防止感染扩散。
(2) 止血:皮肤、鼻粘膜出血可用止血药物。出血严重可输浓缩血小板或新鲜冷冻血浆。
(3) 输血:为主要的支持疗法。可输血或浓缩红细胞。
3. **雄激素** 为治疗**慢性**再障**首选**药物,常用丙酸睾酮。其作用机制可能是刺激肾产生**红细胞生成素**,对骨髓有直接作用。
4. **免疫抑制剂** ①抗胸腺细胞球蛋白(ATG)和抗淋巴细胞球蛋白(ALG):能抑制病人T淋巴细胞或非特性免疫反应,**是目前治疗急型再障的首选药物**。②环孢素:各型再障均可使用,是再障治疗的一线药物。
5. 造血细胞因子 主要用于重型再障。一般在免疫抑制剂治疗的同时或以后应用,有促进血象恢复的作用。
6. 骨髓移植 主要用于重型再障,40岁以下、未接受输血、未发生感染的病人,有供髓者可考虑。是治疗重型再障最有希望的治疗措施之一。

五、护理问题
①活动无耐力:与贫血有关。②组织完整性受损:与血小板减少有关。③自我形象紊乱:与丙酸睾酮引起副作用有关。④有感染的危险:与白细胞减少有关。⑤潜在并发症:脑出血。

六、护理措施
1. 贫血的护理
(1) 病情观察:详细询问病人贫血症状、持续时间,观察口唇、甲床苍白程度、心率。

(2) 评估病人目前的活动耐力。

(3) 制定活动计划：一般重度以上贫血(血红蛋白<60 g/L)要以卧床休息为主；中轻度贫血应休息与活动交替进行，活动中如出现心慌、气短应立刻停止活动。

(4) 药物护理

1) 遵医嘱给予病人丙酸睾酮，需3～6个月才见效。副作用及护理：①该药为油剂，需深层注射；由于吸收慢，注射部位易发生肿块，要经常检查注射部位，发现硬块要及时理疗。②男性化，如毛须增多、声音变粗、痤疮、女性闭经等。③肝功能受损，用药过程中应定期检查肝功能。

2) 抗胸腺细胞球蛋白(ATG)和抗淋巴细胞球蛋白(ALG)是生物抑制剂，其主要副作用是超敏反应、血小板消耗、并发感染。用药前做过敏试验。用药期间注意有无过敏反应，做好保护性隔离，预防出血和感染。

(5) 输血：慢性严重贫血可输注浓缩红细胞。

2. 脑出血的护理

(1) 嘱病人多卧床休息，观察病人有无脑出血先兆，如头痛、呕吐、烦躁不安等。

(2) 若发生颅内出血，处理如下：①迅速通知医生。②病人平卧位，头偏一侧，保持呼吸道通畅。③开放静脉，按医嘱给予脱水剂、止血药或输浓缩血小板液。④观察病人意识状态、瞳孔大小、血压、脉搏及呼吸频率、节律。

3. 心理护理　与病人和家属建立融洽的护患关系，理解、同情和尊重患者。耐心解释病情，认真回答病人提出的有关疾病治疗、预后和护理方面的问题，保持心境平和。

七、健康教育

1. 对长期接触有害骨髓造血物质者进行宣教，增强自我保健意识，加强劳动防护。
2. 不可用对造血系统有害的药物，如氯霉素、磺胺类、保泰松、阿司匹林、安乃近。
3. 养成良好的卫生习惯，避免感染和加重出血，定期门诊复查。

单元测试题

1. 急性型再生障碍性贫血早期最突出的表现是　　　　　　　　　　　　　　　　　　　　　　　　　　　　( )
    A. 出血和感染　　　　　B. 进行性贫血　　　　　C. 进行性消瘦　　　　　D. 肝、脾、淋巴结大
    E. 黄疸

2. 慢性型再生障碍性贫血首发和主要的表现是　　　　　　　　　　　　　　　　　　　　　　　　　　　　( )
    A. 出血　　　　　　　　B. 贫血　　　　　　　　C. 感染　　　　　　　　D. 肝、脾、淋巴结大
    E. 胸骨压痛

3. 重型再生障碍性贫血患者死亡的主要原因是　　　　　　　　　　　　　　　　　　　　　　　　　　　　( )
    A. 心力衰竭　　　　　　B. 呼吸衰竭　　　　　　C. 感染　　　　　　　　D. 脑出血和严重感染
    E. 贫血

4. 急性再障病人疑有颅内出血，应采取的措施是　　　　　　　　　　　　　　　　　　　　　　　　　　　( )
    A. 服抗生素　　　　　　B. 输全血　　　　　　　C. 给止血剂　　　　　　D. 卧床休息，禁止头部活动
    E. 输血小板

5. 患者，男，发热39 ℃，全身有小出血点，头晕乏力来诊。查血象：血红蛋白70 g/L，白细胞3×10^9/L，血小板70×10^9/L。诊断为再生障碍性贫血。该患者发病的原因是　　　　　　　　　　　　　　　　　　　　　　　　　　　　( )
    A. 缺铁　　　　　　　　B. 骨髓受抑制　　　　　C. 缺蛋白　　　　　　　D. 缺叶酸
    E. 缺维生素 B_{12}

6. 再生障碍性贫血的发病机制　　　　　　　　　　　　　　　　　　　　　　　　　　　　　　　　　　　( )
    A. 脾功能亢进　　　　　B. 血细胞寿命缩短　　　C. 肝功能衰竭　　　　　D. 骨髓造血功能衰竭
    E. 红细胞数量和质量的改变

7. 患者，女，17岁，因高热伴乏力、头晕、心悸，皮肤紫癜2周，牙龈出血不止1天住院。查体：肝、脾、淋巴结不大，胸骨无压痛。查血象：红细胞3×10^{12}/L，血红蛋白80 g/L，白细胞2×10^9/L，血小板40×10^9/L。该患者可能是　　( )
    A. 再生障碍性贫血　　　C. 急性白血病　　　　　B. 缺铁性贫血　　　　　D. 急性溶血
    E. 特发性血小板减少性紫癜

8. 再生障碍性贫血属于　　　　　　　　　　　　　　　　　　　　　　　　　　　　　　　　　　　　　　( )
    A. 小细胞低色素性贫血　B. 大细胞性贫血　　　　C. 正细胞性贫血　　　　D. 小细胞高色素性贫血
    E. 巨幼细胞性贫血

9. 下列贫血中最主要存在网织红细胞减少的是　　　　　　　　　　　　　　　　　　　　　　　　　　　　( )
    A. 缺铁性贫血　　　　　B. 溶血性贫血　　　　　C. 失血性贫血　　　　　D. 地中海贫血
    E. 再生障碍性贫血

10. 能鉴别再生障碍性贫血与急性粒性白细胞病的主要检查是　　　　　　　　　　　　　　　　　　　　　 ( )
    A. 红细胞含量　　　　　B. 血红蛋白含量　　　　C. 外周血有幼粒细胞　　D. 外周血有幼红细胞

E. 骨髓象检查

11. 男,21岁。因头昏、乏力、面色苍白10个月,牙龈出血伴皮肤出血点3周入院。化验:血红蛋白62 g/L,白细胞3.4×10^9/L,血小板32×10^9/L,骨髓涂片诊断为慢性再生障碍性贫血。对该患者进行骨髓活检,典型的病理改变是 (　　)
    A. 不同部位骨髓象一致
    B. 骨髓增生低下,可见局灶性增生
    C. 骨髓纤维组织增生
    D. 巨核细胞数正常
    E. 骨髓大部分被脂肪组织所代替

12. 再生障碍性贫血一般不出现 (　　)
    A. 血小板减少　　B. 肝、脾肿大　　C. 网织红细胞数减少　　D. 全血细胞减少
    E. 淋巴细胞比例增高

13. 关于雄激素治疗慢性再生障碍性贫血的说法,**错误**的是 (　　)
    A. 疗效判断指标为红细胞升高
    B. 作用机制是刺激肾脏产生促红细胞生成素
    C. 需定期查肝功
    D. 需治疗3～6个月,才能判断疗效
    E. 经常检查注射部位,发现硬块要及时理疗

14. 某护士观察到患者活动后突然现头痛、呕吐、视物模糊、意识障碍,该护士可采取的护理措施应**除外** (　　)
    A. 观察患者意识状态、瞳孔大小
    B. 按医嘱给予脱水药
    C. 平卧位
    D. 迅速建立静脉通路
    E. 头部略低,保证脑供氧

15. 患者,女,26岁。因再生障碍性贫血入院治疗。血常规检查:血红蛋白50 g/L,护士对该患者指定休息与活动计划为 (　　)
    A. 卧床休息为主,间断床上及床边活动
    B. 绝对卧床休息,协助自理活动
    C. 室内剧烈活动
    D. 床上活动为主,适当增加休息时间
    E. 适当的户外活动

16. 最易引起再生障碍性贫血的药物是 (　　)
    A. 氯霉素　　B. 青霉素　　C. 保泰松　　D. 红霉素
    E. 地塞米松

17. 治疗慢性再生障碍性贫血的**首选**药物是 (　　)
    A. 氯霉素　　B. 青霉素　　C. 雄激素　　D. 雌激素
    E. 糖皮质激素

18. 患者,男,50岁。患重型再生障碍性贫血。住院期间患者突然出现剧烈头疼、呕吐、双侧瞳孔大小不等、一侧肢体瘫痪,首先应考虑为 (　　)
    A. 颅内感染　　B. 脑出血　　C. 脑膜炎　　D. 脑梗死
    E. 出血性休克

19. 患者,女,28岁。高热不退、鼻出血1周。查体:扁桃体肿大,表面有脓苔覆盖,肝脾不大。实验室检查:全血细胞减少。患者情绪烦躁,自述近日常做噩梦。需进一步检查的项目是 (　　)
    A. 血涂片　　B. 血象　　C. 骨髓检查　　D. 血培养
    E. 凝血功能

20. 患者,女,26岁。因"再生障碍性贫血"收入院,患者出现出血症状,骨髓象的变化是 (　　)
    A. 巨核细胞减少　　B. 红细胞减少　　C. 网织红细胞减少　　D. 全血细胞减少
    E. 血小板减少

21. 患者,女,36岁。发热,全身有出血点,明显乏力、头晕。拟诊为再生障碍性贫血。下列药物中对再障的发生**没有**明显影响的是 (　　)
    A. 保泰松　　B. 氯霉素　　C. 青霉素　　D. 阿司匹林
    E. 磺胺

22. 患者,男,43岁,因皮肤粘膜广泛出血和反复感染就诊。入院后查血常规提示全血细胞减少,诊断为再生障碍性贫血。出院时护士对患者应着重强调 (　　)
    A. 定期复查　　B. 不可随便用药　　C. 预防感冒　　D. 坚持治疗
    E. 预防性使用抗生素

23. 再生障碍性贫血的患者伴高热,不适宜的降温措施是 (　　)
    A. 冷盐水灌肠　　B. 口服退热药　　C. 头部置冰袋　　D. 大血管处放冰袋
    E. 温水擦浴

24. 再生障碍性贫血引起感染的主要原因是 (　　)
    A. 免疫力降低　　B. 红细胞减少　　C. 成熟粒细胞减少　　D. 血小板异常

E. 免疫功能缺陷
25. 再生障碍性贫血患者口腔护理的注意事项是 （　　）
   A. 取义齿　　　　　B. 夹紧棉球　　　　　C. 动作轻柔　　　　　D. 禁止漱口
   E. 患处涂冰硼散
26. 慢性再生障碍性贫血的特点是 （　　）
   A. 贫血与出血一致　　B. 贫血重、出血轻　　C. 贫血轻、出血重　　D. 有贫血但无出血
   E. 无贫血但有皮下出血
27. 患者,男,35岁,因再生障碍性贫血入院治疗。入院当日血常规结果回报血红蛋白59 g/L,护士对该患者制定的休息与活动计划为(血红蛋白浓度30～59 g/L,为重度贫血,卧床休息,并给予生活照顾) （　　）
   A. 绝对卧床休息,协助自理活动　　　　　B. 卧床休息为主,间断床上及床边活动
   C. 床上活动为主,适当增加休息时间　　　D. 床边活动为主,增加午睡及夜间睡眠时间
   E. 适当进行室内运动,避免重体力活动
28. 患者,男,28岁。因皮肤粘膜出血来诊。诊断为"再生障碍性贫血"入院。现患者有高热并且时有抽搐。此时最适宜的降温措施是 （　　）
   A. 温水擦浴　　　　B. 乙醇擦浴　　　　　C. 冰水灌肠　　　　　D. 口服退热药
   E. 头部及大血管处放置冰袋
29. 患者,女,32岁。因再生障碍性贫血接受丙酸睾酮注射治疗1个月余。护士每次在为患者进行肌内注射前应首先检查 （　　）
   A. 注射部位是否存在硬块　　　　　　　　B. 面部有无痤疮
   C. 有无毛发增多　　　　　　　　　　　　D. 有无皮肤粘膜出血
   E. 口唇、甲床的苍白程度

第五节　血友病病人的护理

血友病是一组最常见的遗传性凝血因子缺乏出血性疾病。临床主要表现为自发性关节和组织出血以及出血导致的畸形。根据病人所缺乏凝血因子的种类,区分为血友病A(Ⅷ因子缺乏)、血友病B(Ⅸ因子缺乏),以血友病A最常见。

一、病因

为遗传性疾病,血友病A、B是性联隐性遗传性疾病,其遗传基因位于X染色体上,男性患病,女性传递(缺陷基因携带者)。血友病常见的遗传方式有两种:①男血友病患者与正常女性结婚,其女儿100%为携带者,儿子均为正常人。②正常男性与携带者女性结婚,其儿子有50%概率为血友病患者,女儿有50%概率为携带者。

二、临床表现

血友病在先天性出血性疾病中最为常见,出血是本病的主要表现,出血轻重与血友病类型及相关因子缺乏程度有关,且缺乏程度与出血轻重呈正相关。血友病A出血较重,血友病B出血较轻。

1. 血友病出血具备下列特征　①出生即有,伴随终身。②常表现为软组织或深部肌肉内血肿。③负重关节(如膝、踝关节等)反复出血甚为突出,最终可致关节疼痛、肿胀、僵硬、畸形,可伴骨质疏松、关节骨化及相应肌肉萎缩(称血友病关节)。

2. 皮肤紫癜极罕见　重型病人可发生呕血、咯血,甚至颅内出血;口腔底部、咽后壁、喉部及颈部出血可致呼吸困难甚至窒息。

三、辅助检查

本病主要为内源性途径凝血障碍,凝血时间和激活部分凝血活酶时间延长,凝血酶原消耗(PCT)不良及简易凝血酶生成试验(STGT)异常。而出血时间、血小板计数均正常。

四、治疗要点

血友病目前尚无根治方法且需终生治疗,最有效的治疗方法仍是替代疗法,最好的治疗方式是预防性治疗。替代治疗的目的是将病人缺乏的凝血因子提高到止血水平,以预防或治疗出血。其原则是尽早、足量和维持足够时间。

五、护理问题

①组织完整性受损:与凝血因子缺乏有关。②疼痛:肌肉、关节疼痛,与深部组织血肿或关节腔积血有关。③有废用综合征的危险:与反复多次关节腔出血有关。④焦虑:与终身出血倾向、丧失劳动能力有关。

六、护理措施

1. 一般护理　向病人及家属解释本病的发生、发展及预后,鼓励病人树立战胜疾病的信心。避免处伤、剧烈运动。

2. 病情观察　注意观察肌肉及关节血肿引起的表现,判断其程度,协助医生进行相应处理。定期监测血压、脉搏,观察病人有无呕血、咯血等内脏出血的征象;注意颅内出血的表现,如头痛、呕吐、瞳孔不对称,甚至昏迷等,一旦发现,及时报告医生,并配合紧急处理。

3. 用药护理　输注凝血因子,应在凝血因子取回后立即输注;输注过程中注意观察有无输血反应。遵医嘱用药,禁

忌使用阿司匹林、双嘧达莫等抑制血小板聚集或使血小板减少的药物,以防加重出血。

4. 出血的护理　①防止外伤,预防出血。不要过度负重或做剧烈的接触性运动,当使用刀、剪、锯等工具时应戴手套;尽量避免手术治疗。②尽量采用口服用药,不用或少用肌注和静注,必须时,在注射完毕至少压迫5分钟。③注意口腔卫生,预防龋齿,避免拔牙;不食带骨、刺以及油炸的食物,避免刺伤消化道粘膜。

5. 关节的护理　关节腔积血导致关节不能正常活动时,应局部制动并保持肢体于功能位。在关节腔出血控制后,帮助病人进行主动或被动关节活动。向病人及家属说明功能锻炼的目的是防止关节挛缩、强直、肌肉萎缩和功能丧失,与病人一起制定活动计划。

七、健康教育

1. 教育病人进行适度的运动,能有效地预防肌肉无力和关节腔反复出血。避免剧烈的接触性运动,如足球、篮球、拳击等,以降低外伤和出血的危险。

2. 避免使用阿司匹林、双嘧达莫(潘生丁)等抑制血小板聚集或使血小板减少的药物,以防加重出血。

3. 教给病人及家属出血的急救处理方法,病人外出远行时,应携带写明血友病的病历卡,以备意外时可及时处理。

单元测试题

1. 患者,男,19岁,自幼有出血倾向。实验室检查示:出血时间延长,凝血时间正常,血小板$153×10^9/L$,部分凝血活酶时间延长,凝血酶原时间正常。父亲有类似病史,考虑的诊断是　　　　　　　　　　　　　　　　　　　　　　　　　　(　　)
   A. 弥散性血管内凝血　　　　　　　　　　B. 血管性血友病
   C. 血友病　　　　　　　　　　　　　　　　D. 再生障碍性贫血
   E. 遗传性出血性毛细血管扩张症

2. 患者,女,17岁,因月经量增多来就诊。自幼稍微碰伤后均会有皮肤紫斑,实验室检查示:缺乏凝血因子Ⅷ,诊断为血友病。护士在为患者实施的健康教育,错误的是　　　　　　　　　　　　　　　　　　　　　　　　　　　　(　　)
   A. 尽量避免受伤　　　　　　　　　　　　B. 限制剧烈活动
   C. 注意观察出血情况　　　　　　　　　　D. 可用阿司匹林治疗
   E. 结婚前应去医院

3. 关于血友病,下列说法错误的是　　　　　　　　　　　　　　　　　　　　　　　(　　)
   A. 血友病A型缺乏凝血因子Ⅷ　　　　　B. A、B两型血友病均是半隐性遗传性疾病
   C. 血友病B型缺乏凝血因子Ⅸ　　　　　D. 女性发病,男性传递致病基因
   E. 反复关节腔出血后可留有后遗症

4. 血友病的发病机制　　　　　　　　　　　　　　　　　　　　　　　　　　　　　(　　)
   A. 血小板量异常　　B. 血小板功能异常　　C. 凝血因子缺乏　　D. 抗凝物质增多
   E. 血管壁异常

第六节　特发性血小板减少性紫癜病人的护理

特发性血小板减少性紫癜(简称ITP)是一种自身免疫性出血综合征,也称自身免疫性血小板减少,是血小板免疫性破坏,外周血中血小板减少的出血性疾病。临床主要表现为皮肤、粘膜、内脏出血。

一、病因和病机

①感染:约80%急性ITP病人,在发病前2周左右有上呼吸道感染史。②免疫因素:主要产生血小板抗体(PAIg),可能由感染引起免疫反应。③肝脾的作用:脾是产生血小板抗体(PAIg)和血小板破坏的场所,肝也有类似作用。④雌激素:慢性型多见于年轻女性,是由于雌激素抑制血小板生成及刺激单核-巨噬细胞对抗体结合血小板的清除能力所致。其发病机制:病理性免疫产生抗血小板抗体。感染→产生血小板抗体(PAIg)→血小板与血小板抗体(PAIg)结合→血小板在脾脏破坏。

二、临床表现

1. 急性型　多见于儿童,病前1~2周常有上呼吸道或肠道病毒感染史,起病急骤,可出现畏寒、发热,全身的皮肤、粘膜出血,可有大片淤斑,甚至血肿。鼻、齿龈、口腔粘膜及眼结膜出血常见,消化道及泌尿道出血也较常见。颅内出血可危及生命。一般4~6周多数病人可自行恢复。

2. 慢性型　以40岁以下女性多见。起病缓慢,出血症状相对较轻,表现为反复发生皮肤粘膜淤点、淤斑,可伴轻度脾大,女性病人常以月经过多为主要表现。每次发作常持续数周或数月,可迁延多年。

三、辅助检查

1. 血象　主要为血小板计数减少,急性型发作期常低于$20×10^9/L$,慢性型常为$(30~80)×10^9/L$,可有血小板形态异常。白细胞计数及分类多正常,严重贫血可有红细胞计数减少。

2. 骨髓象　骨髓巨核细胞数量增多或正常,形成血小板的巨核细胞减少。

3. 其他　出血时间延长,血块回缩不良,束臂试验阳性。血小板寿命明显缩短,最短者仅几小时,血小板相关免疫球

蛋白(PAIgG)增高。

四、治疗要点

1. 一般疗法　血小板明显减少、出血严重者应卧床休息，防止创伤。避免使用降低血小板数量及抑制血小板功能的药物(阿司匹林)。感染时应使用抗生素。

2. **肾上腺糖皮质激素**　**为首选药物**，该类药物可以**抑制血小板与抗体结合**，阻止单核-巨噬细胞吞噬破坏血小板(主要是在肝、脾)，并降低血管通透性。口服泼尼松每次 10～20 mg，每日 3 次，病情急重可静脉滴注氢化可的松或地塞米松。一般用药后数日即可改善出血症状，但不能根治，停药后易复发。待血小板接近正常后，可逐渐减量，常用小剂量(每日 5～10 mg)维持 3～6 个月。

小结提示：系统性红斑狼疮、肾病综合征、特发性血小板减少性紫癜均为**免疫性疾病**，治疗均**首选糖皮质激素**。

3. **脾切除适应证**　①糖皮质激素治疗 6 个月以上无效者(年龄必须在 5 岁以上)。②糖皮质激素治疗有效，但维持量必须大于 30 mg/d。脾切除的作用机制是**减少血小板破坏及抗体的产生**，切脾后约 70%可获疗效。

4. 免疫抑制剂　不作首选，常用药物为长春新碱、环磷酰胺、硫唑嘌呤、环孢素等。免疫抑制剂有抑制骨髓造血功能的副作用，使用时应慎重。

5. 输血和输血小板　适用于**危重出血者**、**血小板低于 20×10^9/L 者**、脾切除术前准备或其他手术及严重并发症，输新鲜血或浓缩血小板悬液有较好的止血效果。

6. 其他　中药、大剂量丙种球蛋白等也有一定疗效。

五、护理问题

①组织完整性受损：皮肤、粘膜出血，与血小板减少有关。②有感染的危险：与糖皮质激素治疗有关。③自我形象紊乱：与长期服用肾上腺皮质激素有关。④潜在并发症：脑出血。

六、护理措施

1. 一般护理　出血严重者应注意休息，保持环境安静、舒适，血小板计数<20×10^9/L 时，要严格**卧床休息**，避免外伤。饮食给予高蛋白、高维生素、少渣饮食。

2. 病情观察　注意出血部位、范围、出血量及出血是否停止，有无内脏出血。一旦发现血小板计数<20×10^9/L，出血严重而广泛，**疑有颅内出血者**，要及时报告医师并协助处理。

小结提示：颅内出血是急性型 ITP 的主要死亡原因，也是所有**出血性疾病**的观察重点。

3. 症状护理　皮肤出血者不可搔抓皮肤，鼻腔出血不止，要用油纱条填塞。便血、呕血、阴道出血需卧床休息，对症处理。血小板计数<20×10^9/L 时，绝对需卧床休息，应**警惕颅内出血**，便秘、剧烈咳嗽会诱发脑出血，故便秘时要用泻药或开塞露，剧咳者可用镇咳药。

4. 药物护理　本病**首选药物为糖皮质激素**，用药期间向病人及家属解释该药可引起医源性库欣综合征、高血压、血糖增高，易诱发或加重感染，说明在减药、停药后副作用可以逐渐消失，以避免病人忧虑。用药期间要定期监测血压、血糖。

七、健康教育

1. 慢性病人适当限制活动，**血小板<50×10^9/L，勿做较强体力活动**，可适当散步，预防各种外伤。

2. 避免使用损伤血小板药物，如阿司匹林、双嘧达莫(潘生丁)、吲哚美辛(消炎痛)、保泰松、右旋糖酐等。

3. 指导病人预防损伤　不玩尖利的玩具和使用锐利工具，不做剧烈的、有对抗性的运动，常剪指甲，选用软毛牙刷等。教会家长识别出血征象和学会压迫止血的方法，一旦发现出血，立即到医院复查或治疗。

4. 指导病人进行自我保护，用药期间向病人及家属解释药物的不良反应，**不可自行停药或增减药物用量**；为减轻药物的胃肠道反应，应饭后服药；服药期间不与感染病人接触，去公共场所时戴口罩，避免感冒以防加重病情或复发。

单元测试题

1. 患者，女，26 岁。因月经量增多 4 个月伴牙龈出血 2 周入院。查体：下肢皮肤散在出血点与淤斑。血象：血红蛋白 70 g/L，白细胞 4.0×10^9/L，血小板 20×10^9/L，应考虑为　　　　　　　　　　　　　　　　　(　　)
   A. 急性白血病　　　　　　　　　　　　　B. 再生障碍性贫血
   C. 缺铁性贫血　　　　　　　　　　　　　D. 慢性白血病
   E. 特发性血小板减少性紫癜

2. 特发性血小板减少性紫癜的病因是　　　　　　　　　　　　　　　　　　　　　　　(　　)
   A. 细菌直接感染　　B. 自身免疫　　C. 变态反应　　D. 病毒
   E. 寄生虫

3. 慢性型特发性血小板减少性紫癜女性病人的主要临床表现　　　　　　　　　　　　　(　　)
   A. 畏寒、发热　　B. 月经过多　　C. 颅内出血　　D. 全血细胞减少
   E. 眼结膜粘膜出血常见

4. 慢性特发性血小板减少性紫癜特点　　　　　　　　　　　　　　　　　　　　　　　(　　)
   A. 皮肤出血　　B. 鼻出血、牙龈出血　　C. 粘膜出血　　D. 子宫出血

E. 持续时间长、常反复发作、症状轻

5. 患者,女,28岁。下肢有紫癜,无其他部位出血。血常规检查:血小板减少。应首选的检查项目是 ( )
   A. 抗核抗体　　　B. 出血时间　　　C. 骨髓穿刺　　　D. 凝血时间
   E. 血清肌酐

6. 患者,女,36岁,诊断为特发性血小板减少性紫癜,入院后告知患者禁用的药物是 ( )
   A. 泼尼松　　　B. 阿司匹林　　　C. 红霉素　　　D. 阿莫西林
   E. 地西泮

7. 糖皮质激素治疗特发性血小板减少性紫癜机制是 ( )
   A. 增加毛细血管通透性　　　B. 增加巨核细胞释放血小板
   C. 增加脾功能　　　D. 抑制巨核细胞破裂
   E. 抑制血小板与抗体结合

(8~9题共用题干)

患者,女,26岁,反复下肢淤斑,月经量增多1年。血常规:血红蛋白80 g/L,红细胞3.0×10^2/L,血小板15×10^9/L。初步诊断"慢性特发性血小板减少性紫癜"。

8. 目前的首要护理问题是 ( )
   A. 有感染的危险　　　B. 体液不足
   C. 焦虑　　　D. 营养缺乏:低于机体需要量
   E. 潜在并发症:颅内出血

9. 药物治疗首选的药物是 ( )
   A. 糖皮质激素　　　B. 止血药　　　C. 血管扩张药　　　D. 免疫抑制药
   E. 铁剂

10. 特发性血小板减少性紫癜患者致死的主要原因是 ( )
    A. 消化道出血　　　B. 泌尿道出血　　　C. 颅内出血　　　D. 生殖道出血
    E. 皮肤粘膜出血

11. 特发性血小板减少性紫癜贫血及出血的特点为 ( )
    A. 贫血重而出血轻　　　B. 贫血轻而出血重　　　C. 有贫血而无出血　　　D. 贫血与出血一致
    E. 可无贫血但有皮下出血

12. 特发血小板减少性紫癜护理体检可见的主要表现是 ( )
    A. 口周疱疹　　　B. 尿血　　　C. 肝大　　　D. 月经过多
    E. 皮肤粘膜出血

13. 慢性特发性血小板减少性紫癜最常见于 ( )
    A. 婴幼儿　　　B. 青少年　　　C. 青年女性　　　D. 青年男性
    E. 中年人

14. 治疗特发性血小板减少性紫癜,应首选 ( )
    A. 免疫抑制药　　　B. 输血及血小板悬液　　　C. 脾切除　　　D. 肾上腺糖皮质激素
    E. 静脉滴注大剂量丙种球蛋白

15. 特发性血小板减少性紫癜采用脾切除治疗的作用机制是 ( )
    A. 降低血管壁通透性　　　B. 减少血小板破坏及抗体的产生
    C. 抑制血小板与抗体结合　　　D. 刺激骨髓使血小板增生
    E. 阻滞单核吞噬细胞系统吞噬破坏血小板

16. 患者,女,24岁,慢性特发性血小板减少性紫癜,反复出血。经泼尼松治疗7个月后症状无好转。治疗可采用 ( )
    A. 改用地塞米松　　　B. 输红细胞悬液　　　C. 输全血　　　D. 脾切除
    E. 应用止血药

17. 特发性血小板减少性紫癜患者,最重要的护理措施是观察和预防 ( )
    A. 胃肠道出血　　　B. 脑出血　　　C. 鼻出血　　　D. 皮肤粘膜出血
    E. 感染

18. 出血性疾病患者的饮食护理应除外 ( )
    A. 高热量　　　B. 高营养　　　C. 高蛋白质　　　D. 高维生素
    E. 粗粮和富含纤维素

19. 血液病患者发热时,采用的护理措施应除外 ( )
    A. 密切观察体温的变化　　　B. 中高热时应给予降温处理
    C. 降温措施主要是乙醇擦浴　　　D. 每日液体入量在3 000 ml左右
    E. 药物降温,药量不宜过大

20. **不符合**特发性血小板减少性紫癜患者的健康内容是 ( )
    A. 预防各种外伤　　　　　　　　　　　B. 坚持服药,注意不良反应
    C. 定期复查　　　　　　　　　　　　　D. 不要服用阿司匹林
    E. 卧床休息,不能活动

21. 男,30岁。患特发性血小板减少性紫癜3个月。为预防和减少患者皮肤粘膜出血,以下护理措施中**不正确**的是 ( )
    A. 及时剥去鼻腔内血痂　　　　　　　　B. 不用硬牙刷刷牙
    C. 不用剃须刀刮胡须　　　　　　　　　D. 不用牙签剔牙
    E. 牙龈及鼻出血时局部用肾上腺素湿润棉片贴敷和填塞

22. 患者,女,27岁。不明原因月经量过多6个月,血小板 $50×10^9$/L,诊断为特发性血小板减少性紫癜。长期应用糖皮质激素治疗,主要的护理问题是 ( )
    A. 水肿　　　　B. 体液过多　　　　C. 焦虑　　　　D. 自我形象紊乱
    E. 有皮肤完整性受损的危险

23. 关于特发性血小板减少性紫癜的护理措施,**错误**的是 ( )
    A. 给予高蛋白、高维生素、少渣饮食　　　B. 血小板计数在(30～40)×10^9/L以下者,可适当活动
    C. 鼻腔出血时可用纱条填塞　　　　　　D. 严密观察出血部位、出现症状和出血量
    E. 血小板计数在20×10^9/L以下者应警惕脑出血

24. 关于特发性血小板减少性紫癜的健康教育,**错误**的是 ( )
    A. 慢性患者适当限制活动　　　　　　　B. 血小板计数低于20×10^9/L,勿做强体力活动
    C. 避免各种外伤　　　　　　　　　　　D. 避免使用阿司匹林等药物
    E. 定期复查,支持治疗

25. 特发性血小板减少性紫癜好发于女性,是因为雌激素可以 ( )
    A. 增强单核吞噬细胞系统的功能　　　　B. 增加毛细血管的脆性
    C. 加快血沉　　　　　　　　　　　　　D. 抑制凝血因子的生成
    E. 增强中性粒细胞系统的功能

26. 患者,女,26岁。反复发生皮肤粘膜淤点、淤斑入院,诊断为特发性血小板减少性紫癜。住院期间护士发现患者出现脉搏增快、视力模糊、瞳孔大小不等。患者最可能出现了 ( )
    A. 心力衰竭　　B. 眼部疾病　　　C. 颅内出血　　　D. 消化道出血
    E. 呼吸道出血

27. 患者,女,28岁。印刷厂彩印车间工人。因特发性血小板减少性紫癜住院,应用糖皮质激素治疗半月后好转出院。护士进行出院前健康指导时,错误的是 ( )
    A. 必须调换工种　　　　　　　　　　　B. 避免到人多聚集的地方
    C. 坚持饭后服药　　　　　　　　　　　D. 注意自我病情监测
    E. 若无新发出血可自行停药

28. 患儿,男,10个月,今晨家长发现其眼眶周围密集针尖大小的出血点,经实验室检查诊断为特发性(急性型)血小板减少性紫癜,为及早识别颅内出血的发生,应重点监测患儿的 ( )
    A. 血小板计数　　B. 红细胞计数　　C. 白细胞计数　　D. 血红蛋白含量
    E. 骨髓象巨核细胞比例

第七节　过敏性紫癜病人的护理

一、病因与发病机制

过敏性紫癜是一种常见的**毛细血管**变态反应引起的出血性疾病。主要表现为皮肤紫癜、粘膜出血、腹痛、便血、皮疹、关节痛及血尿,血小板计数和凝血功能检查正常。本病多为自限性。好发于儿童和青少年,春秋季多发。多数病人仅有轻微肾损害,能逐渐恢复。主要死亡原因肾衰竭、肠套叠和肠梗阻。病因与感染、食物、药物、预防接种、花粉、蚊虫叮咬等因素有关。

二、临床表现

本病常见症状为**皮肤紫癜**。

1. **单纯型(紫癜型)**　最常见。以反复**皮肤紫癜**为主要表现,多见于**下肢和臀部**,呈紫红色,对称分布,分批出现,大小不等,可同时伴有皮肤水肿、荨麻疹,经1～2周逐渐消退,反复发生。

2. 腹型　可反复出现突发性腹痛、恶心、呕吐或便血,可出现在皮肤紫癜之前。腹痛位于**脐周**或**下腹部**。

3. 关节型　关节肿胀、疼痛、压痛及功能障碍表现。多累及膝、踝、肘、腕等大关节,可单发也可多发,呈游走性,反复发作。关节症状一般月内消失,不留后遗症。

4. 肾脏型 常在紫癜发生后1周后出现蛋白尿、血尿、管型尿。多数患者在3~4周内恢复，也可反复发作。严重者可发展为慢性肾炎或肾病综合征，伴有高血压、全身水肿，甚至发生尿毒症。

5. 混合型 具备2种及以上上述类型的特点为混合型。

三、辅助检查

约半数患者毛细血管试验阳性，嗜酸性粒细胞增多，血小板计数、出凝血时间和骨髓检查均正常。

四、治疗要点

急性期卧床休息，尽可能寻找并接触过敏源，积极防治感染。可给大剂量维生素C，改善血管脆性，症状明显时服用泼尼松。

五、护理问题

①皮肤完整性受损：与变态反应性血管炎有关。②疼痛：与关节和肠道变态反应性炎症有关。③潜在并发症：消化道出血、紫癜性肾炎。

六、护理措施

①急性期卧床休息，避免劳累。忌食易引起过敏的食物及辛辣、刺激性食物。腹型紫癜患者应给禁蛋白、无渣流质。②观察皮疹的部位、形态和数量，有无反复。③保持皮肤清洁干燥，给患者穿柔软的棉质衣裤。鼻出血时可用1∶1 000肾上腺素浸润棉球填塞。

七、健康教育

①应针对具体情况予以解释，帮助其树立战胜疾病的信心。②做好出院指导：有肾及消化道症状者宜在症状消失后3个月复查。③教会患儿和家长继续观察病情，合理调配饮食，定期来院复查，及早发现肾脏并发症。

单元测试题

1. 对于过敏性紫癜的治疗首先考虑　　　　　　　　　　　　　　　　　　　　　　　　　　　　　　　　（　　）
   A. 查找过敏原并避免再次接触　　　　　　　B. 应用抗组胺药物
   C. 应用环磷酰胺　　　　　　　　　　　　　D. 应用大剂量糖皮质激素
   E. 应用大剂量维生素C

2. 鉴别过敏性紫癜与特发性血小板减少性紫癜的关键是　　　　　　　　　　　　　　　　　　　　　　　（　　）
   A. 骨髓结果不同　　　　　　　　　　　　　B. 紫癜的部位、性质与特点不同
   C. 并发症不同　　　　　　　　　　　　　　D. 发病年龄与性别不同
   E. 血小板计数结果不同

3. 过敏性紫癜辅助检查应出现　　　　　　　　　　　　　　　　　　　　　　　　　　　　　　　　　　（　　）
   A. 嗜酸性粒细胞增多　　　　　　　　　　　B. 白细胞数增加
   C. 血小板数量减少　　　　　　　　　　　　D. 出血时间延长
   E. 凝血时间延长

4. 对于过敏性紫癜的辅助检查结果正确的描述是　　　　　　　　　　　　　　　　　　　　　　　　　　（　　）
   A. 贫血　　　　　　　　　　　　　　　　　B. 毛细血管脆性试验阳性
   C. 血块退缩试验阳性　　　　　　　　　　　D. 出凝血时间延长
   E. 血小板减退少

(5~8是共用题干)

患者，女，30岁。曾因2周前受凉出现上呼吸道感染，自服感冒药后出现腹痛、腹泻及便血，次日双下肢膝关节以下出现散在性紫癜。血常规和尿常规检查均正常。

5. 最可能的诊断是　　　　　　　　　　　　　　　　　　　　　　　　　　　　　　　　　　　　　　　（　　）
   A. 细菌性痢疾　　　　B. 泌尿系结石　　　　C. 急性肾小球肾炎　　　　D. 过敏性紫癜
   E. 药物疹

6. 该疾病的临床表现**不包括**　　　　　　　　　　　　　　　　　　　　　　　　　　　　　　　　　　（　　）
   A. 血尿、蛋白尿及管型　　　　　　　　　　B. 紫癜
   C. 水肿　　　　　　　　　　　　　　　　　D. 腹痛，伴恶心、呕吐或便血
   E. 关节肿痛，呈游走性，无红、热，有积液

7. 护士对患者进行健康教育，其内容应**除外**　　　　　　　　　　　　　　　　　　　　　　　　　　　（　　）
   A. 帮助患者寻找致病因素　　　　　　　　　B. 避免接触致敏原
   C. 急性期卧床休息　　　　　　　　　　　　D. 让患者学会自我观察
   E. 补充优质蛋白如鱼、虾、蟹等

8. 该病预后较差的临床表现类型是　　　　　　　　　　　　　　　　　　　　　　　　　　　　　　　　（　　）
   A. 肾型　　　　　　　　B. 腹型　　　　　　　　C. 腹型与关节型并存　　　　D. 关节型
   E. 紫癜型

第八节 弥散性血管内凝血病人的护理

弥散性血管内凝血(DIC)是由多种致病因素激活机体的凝血及纤溶系统,导致全身微血栓形成,凝血因子大量消耗并继发纤溶亢进,引起全身性出血及微循环障碍及多器官功能衰竭的一种临床综合征。微血栓形成是DIC的基本和特异性病理变化。

一、病因
1. <u>感染性疾病</u>　**最多见**,如败血症、斑疹伤寒、流行性出血热、内毒素血症、重症肝炎、麻疹和脑型疟疾等。
2. 恶性肿瘤　次之,常见的有急性白血病、淋巴瘤、前列腺癌等。
3. 病理产科　如胎盘早剥、羊水栓塞、感染性流产、死胎滞留、重症妊娠高血压综合征等。
4. 组织损伤　少见,如大面积烧伤、严重创伤、毒蛇咬伤、广泛性手术(如脑、前列腺、胰腺、子宫及胎盘等富含组织因子器官的手术)。

二、临床表现
DIC可分为高凝血期、消耗性低凝血期、继发性纤溶亢进期3个阶段。
1. <u>出血倾向</u>　是DIC最常见的症状。多为自发性、多发性出血。可遍及全身,多见皮肤、粘膜、伤口及穿刺部位出血;其次为内脏出血,如咯血、呕血、血尿、便血、阴道流血,重者可发生颅内出血。
2. 休克或微循环衰竭　为一过性或持续性血压下降,早期即出现肾、肺、脑等器官功能不全,表现为肢体湿冷、少尿、呼吸困难、发绀及神志改变。
3. 微血管栓塞　①浅层栓塞:表现为皮肤发绀,进而发生坏死、脱落,多见于眼睑、四肢、胸背及阴部。②深部器官栓塞:多见于肾、肺、脑等器官,可表现为急性肾衰竭、呼吸衰竭、意识障碍、颅内高压综合征等。
4. 微血管病性溶血　表现为进行性贫血,贫血程度与出血量不成比例,偶见皮肤、巩膜黄染。

三、辅助检查
血小板计数减少、凝血酶原时间(PT)延长、D二聚体水平升高或阳性、纤维蛋白原含量逐渐减低、3P试验阳性。

四、治疗要点
1. 去除诱因、治疗原发病　是有效救治DIC的前提和基础。
2. 抗凝疗法　肝素是DIC首选的抗凝疗法。一旦病因消除,DIC被控制,应及早停用肝素治疗。
3. 补充所减少的血浆凝血因子及血小板,低分子右旋糖酐及抗纤溶药等。

五、护理问题
①组织灌注量改变:弥散性血管内凝血所致。②潜在并发症:出血、多器官功能衰竭。

六、护理措施
1. 对于神志清醒的病人解释病情,争取其积极配合治疗。安静卧床,病情会逐渐好转,避免病人情绪紧张。做好家属的工作,给予理解和配合。保持呼吸道通畅,持续吸氧,以改善组织缺氧状况及避免脑出血发生。
2. 病情观察　定时监测病人生命体征,注意意识状态的变化,记录24小时尿量,观察皮肤颜色、温度、末梢感觉,有无各器官栓塞的症状和体征,如肺栓塞表现为突然胸痛、呼吸困难、咯血;脑栓塞引起头痛、抽搐、昏迷等;肾栓塞会出现腰痛、血尿、少尿或无尿,甚至发生急性肾衰竭;胃肠粘膜栓塞有消化道出血;皮肤栓塞出现干性坏死、手指、足趾、鼻、颈、耳部发绀。
3. 用药护理　遵医嘱给予预防低血压的药物,维持静脉输液畅通,以防止血压降低后进一步减少末梢循环血量。<u>遵医嘱准确给予肝素抗凝治疗</u>,护士应熟知肝素的药理、适应证和禁忌证,使用时注意观察出血减轻或加重情况,定期测凝血时间以指导用药,在肝素抗凝过程中,补充新鲜凝血因子,并注意观察输血反应。
4. 加强心理护理,减轻病人紧张、焦虑状态。

单元测试题

1. 下列临床表现属于DIC早期常见的表现是 （　　）
   A. 出血　　　　　　B. 贫血　　　　　　C. 低血压　　　　　　D. 休克
   E. 皮肤淤点或紫斑
2. DIC常见病因**不包括** （　　）
   A. 感染　　　　　　B. 严重创伤　　　　C. 恶性肿瘤　　　　　D. 高血压
   E. 休克
3. 能用于DIC的血液制品是 （　　）
   A. 浓缩红细胞　　　B. 全血　　　　　　C. 纤维蛋白原　　　　D. 凝血酶原复合物
   E. 血小板浓缩悬液
4. 以下出现的征兆符合DIC最早征兆表现的是 （　　）
   A. 消化道出血　　　　　　　　　　　　B. 血小板粘附性降低

  C. 凝血时间缩短   D. 抽出的静脉血不易凝固
  E. 静脉血不易抽出、易凝固
5. 下列药物中属于 DIC 早期最常用的抗凝药物是 （ ）
  A. 阿司匹林   B. 枸橼酸钠   C. 肝素   D. 速避凝
  E. 低分子右旋糖酐
6. 肝素用于 DIC 早期的抗凝治疗，在注射前后需测定 （ ）
  A. 凝血时间   B. 出血时间   C. 血小板计数   D. 红细胞计数
  E. 纤维蛋白原含量

（7～9题共用题干）
  患者，女，42岁。大面积烧伤2周，伴感染性休克入院，查体：皮肤可见淤点、淤斑。神志清楚、脉搏细速、呼吸浅促、血压70/50 mmHg、无尿。实验室检查：血小板 $40×10^9$/L，纤维蛋白原 1.0 g/L，凝血酶原时间延长。

7. 该患者出血的原因可能是 （ ）
  A. 血管损伤   B. 血小板减少   C. 发生了 DIC   D. 血小板减少性紫癜
  E. 纤维蛋白原合成障碍
8. 该患者目前最主要的护理问题是 （ ）
  A. 排尿异常   B. 有窒息的危险   C. 组织完整性受损   D. 组织灌注量改变
  E. 营养失调，低于机体需要量
9. 为了控制病情，应立即使用 （ ）
  A. 维生素 K   B. 氨甲苯酸   C. 糖皮质激素   D. 肝素
  E. 肝素加氨基己酸
10. 引起 DIC 最常见的原因是 （ ）
  A. 严重创伤   B. 恶性肿瘤   C. 休克   D. 感染
  E. 妊娠期高血压疾病
11. 新生儿弥散性血管内凝血，实验室检查**错误**的是 （ ）
  A. 网织红细胞增多   B. 血小板计数正常   C. D二聚体增多   D. 凝血酶原时间(PT)延长
  E. 纤维蛋白原减低

第十九章 内分泌、营养及代谢疾病病人的护理

第一节 内分泌系统的解剖生理及常见的症状体征

内分泌系统由人体内分泌腺及具有内分泌功能组织或细胞(下丘脑、垂体、甲状腺、甲状旁腺、肾上腺、性腺、胰岛)组成。这些特殊的腺体所分泌的活性物质,称为激素,直接进入血液或淋巴。

一、下丘脑

是人体最重要的神经内分泌器官,可分泌激素作用于垂体,对整个内分泌系统起调节作用。下丘脑分泌的释放激素有:促甲状腺激素释放激素(TRH);促性腺激素释放激素(GnRH),包括黄体生成激素释放激素和卵泡刺激素释放激素;促肾上腺皮质激素释放激素(CRH);生长激素释放激素(GHRH);泌乳素释放因子(PRF)等。

二、垂体

垂体是中枢性内分泌腺体,其分泌受下丘脑调节,可分泌促甲状腺激素(TSH);促肾上腺皮质激素(ACTH);黄体生成激素(LH);卵泡刺激素(FSH),LH 及 FSH 又称促性腺激素,对周围相应靶腺合成及释放激素起调节作用;生长激素(GH)促进物质代谢、骨及身体组织的生长发育,如分泌不足可导致垂体性侏儒症(儿童期发病),分泌亢进可致巨人症(儿童期发病)或肢端肥大症(成人期发病);神经垂体(后叶)无分泌作用,只是贮存和释放下脑运输来的抗利尿激素(ADH)和缩宫素(OXT)。

三、甲状腺

甲状腺为人体内最大的内分泌腺体,产生并分泌甲状腺激素,主要是促进蛋白质合成,特别是使骨、骨骼肌、肝等蛋白质合成明显增加,这对幼年时的生长、发育具有重要意义。尤其是对婴幼儿骨骼和中枢神经系统的发育极为重要,婴幼儿时期甲状腺激素分泌不足则造成呆小症,成人可引起粘液性水肿。然而甲状腺激素分泌异常增多,反而使蛋白质,特别是骨骼肌的蛋白质大量分解,因此消瘦无力;在糖代谢方面,有促进糖的吸收,肝糖原分解作用。同时它还能促进外周组织对糖的利用。甲状腺滤泡旁细胞分泌降钙素(CT),降低血钙。

四、甲状旁腺

甲状旁腺主细胞等分泌甲状旁腺激素(PTH),可升高血钙,与降钙素及 1,25-二羟维生素 D_3 共同调节体内钙、磷代谢,使血钙升高和血磷降低。切除后血钙浓度下降,出现手足抽搐,可导致死亡。

五、肾上腺

肾上腺皮质可分泌以醛固酮为主的盐皮质激素、以皮质醇等为主的糖类皮质激素及脱氢睾雄酮等性激素。调节人体糖、蛋白质、脂肪、电解质代谢及生殖系统的功能。肾上腺髓质可分泌肾上腺素和去甲肾上腺素。对心血管功能有重要影响。

六、胰岛

人体的胰岛分散在胰腺腺泡之间。胰岛 A 细胞分泌胰高血糖素,提高血糖;胰岛 B 细胞分泌胰岛素,降低血糖;胰岛 D 细胞分泌生长激素释放抑制激素(SS);胰岛 D_1 细胞分泌肠血管活性肽(VIP);PP 细胞分泌胰多肽。胰高血糖素和胰岛素共同调节糖代谢。

七、性腺

男性性腺为睾丸,可产生精子和分泌雄激素。女性性腺为卵巢,可产生卵子并分泌雌激素和孕激素。雌激素和孕激素水平的周期性变化形成月经周期。

八、常见症状体征

(一)**色素沉着** 指皮肤或粘膜色素量增加或色素颜色增深。主要是促肾上腺皮质激素(ACTH)分泌增加。

(二)**身材矮小** 指身高低于同种族、同性别、同年龄均值以下 3 个标准差者。①生长激素及生长激素释放激素缺乏:如垂体性侏儒症。身高<130 cm,身体比例适当,常有不育,但智力无障碍。②甲状腺激素分泌不足:婴幼儿时期甲状腺激素分泌不足则造成呆小症。下肢短,上部量>下部量;骨龄落后、性发育迟缓,智力低下;部分呈粘液性水肿;地方性呆小病者常伴耳聋及神经病变。

(三)**消瘦** 体重低于标准体重的 10% 以上为消瘦。常见于:①糖尿病病人,甲亢病人等营养物质分解代谢增强。②肾上腺皮质功能低下者。

(四)**肥胖** 体重超过标准体重的 20% 称为肥胖型。严重肥胖者,可按理想体重所需热能减少 30% 或更多。**体重指数**主要反映全身性肥胖程度,不受性别影响,计算公式为 BMI=体重(kg)/身高的平方(m^2)。我国以 BMI 值 24 为超重界线,28 为肥胖的界线。

消瘦与肥胖的判断:身高、体重综合反映生长发育及营养状况的最重要指标。常用的方法是:计算实测体重与标准体重的差值的百分数。标准体重:男(kg)=身高(cm)-105;女(kg)=身高(cm)-105-2.5。**其公式:(实测体重-标准体重)/标准体重×100%**。标准体重±10% 之内为正常;增加 10%~20% 为过重;超过 20% 为肥胖;减少 10%~20% 为消

瘦,低于20%为明显消瘦。

单元测试题

1. 促进能量代谢、物质代谢和生长发育的激素有 （   ）
   A. 肾上腺素　　　　B. 胰岛素　　　　C. 生长激素　　　　D. 甲状腺素
   E. 抗利尿激素
2. 婴幼儿时期甲状腺激素分泌不足可造成 （   ）
   A. 粘液性水肿　　　B. 呆小症　　　　C. 单纯性甲状腺肿　　D. 垂体性侏儒症
   E. 席汉综合征
3. 内分泌代谢性疾病**不包括** （   ）
   A. 痛风　　　　　　B. 垂体瘤　　　　C. 肢端肥大症　　　　D. 类风湿关节炎
   E. 腺垂体功能减退症
4. 内分泌疾病中属于功能亢进的是 （   ）
   A. 尿崩症　　　　　B. 糖尿病　　　　C. 呆小症　　　　　　D. 粘液性水肿
   E. 库欣(Cushing)综合征
5. 计算严重肥胖者的摄入量,应在按理想体重计算的摄入量的基础上减少 （   ）
   A. 5%　　　　　　　B. 15%　　　　　　C. 30%　　　　　　　D. 40%
   E. 50%
6. 患者,男,26岁。身材矮小,身体比例适当,智力正常,性发育迟缓,诊断为何种疾病 （   ）
   A. 呆小症　　　　　B. 巨人症　　　　C. 肢端肥大症　　　　D. 侏儒症
   E. 皮质醇增多症
7. 分泌胰岛素的主要细胞是 （   ）
   A. 胰岛A细胞　　　B. 胰岛B细胞　　　C. 胰岛C细胞　　　　D. 胰岛D细胞
   E. 胰岛PP细胞
8. 属于功能亢进的内分泌疾病是 （   ）
   A. 尿崩症　　　　　B. 糖尿病　　　　C. 肢端肥大症　　　　D. 呆小症
   E. 粘液性水肿
9. 与婴儿智力发育密切相关的内分泌腺是 （   ）
   A. 下丘脑　　　　　B. 腺垂体　　　　C. 神经垂体　　　　　D. 甲状腺
   E. 胰腺

第二节　单纯性甲状腺肿病人的护理

单纯性甲状腺肿是因缺碘、先天性甲状腺激素合成障碍或致甲状腺肿物质等多种原因引起的非炎症性、非肿瘤性甲状腺肿大,**不伴有临床甲状腺功能异常的良性甲状腺肿**。

一、原因和病机

①甲状腺激素原料缺乏:发生在水土流失的山区。②甲状腺激素需要量增高:青春期、妊娠期、绝经期妇女可出现生理性甲状腺肿。③甲状腺激素合成分泌障碍:食物、药物的作用。**缺碘**是**单纯性甲状腺肿最主要的原因**。碘是合成甲状腺素的重要原料之一,碘缺乏时合成甲状腺激素不足,反馈性引起垂体分泌过量的促甲状腺激素(TSH),进而刺激甲状腺增生肥大。

二、临床表现

甲状腺常呈**轻、中度弥漫性肿大**,表面平滑,质地较软。过大可引起压迫症状。

三、辅助检查

①甲状腺功能检查:**血清 T_4、T_3 正常**,T_4/T_3 比值常增高。血清 TSH 一般正常,血清甲状腺球蛋白(T_g)水平增高,增高的程度与甲状腺肿的体积呈正相关。②^{131}I摄取率及 T_3 抑制试验:^{131}I摄取率多增高但无高峰前移,可**被 T_3 所抑制**,甲亢患者不能被抑制。当甲状腺结节有自主功能时,可不被 T_3 抑制。③B超:可见甲状腺体积弥漫性肿大,常呈均匀分布。

小结提示：　　　　　　　　表19-1

疾病	T_3	T_4	TSH
单纯性甲状腺肿	正常	正常	正常
甲亢	增高	增高	降低
甲减	降低	降低	增高

四、治疗要点

1. **缺碘所致者** 补充碘剂。注射过量碘可抑制甲状腺素的合成,使TSH升高、甲状腺肿增大,甚至诱发甲状腺功能亢进。

2. **致肿物质引起者** 停用致甲状腺肿的物质。

3. **药物治疗** 甲状腺制剂,如甲状腺素片或左甲状腺片,注意防止过量引起药物性甲状腺功能亢进。

4. **手术治疗** 适用于甲状腺明显肿大有压迫症状,经甲状腺素替代治疗后结节增大疑有恶变。手术治疗者,术后应常规服用甲状腺制剂以防复发。

五、护理问题

①自我形象紊乱:与颈部外形异常有关。②知识缺乏:缺乏相关防治知识。③潜在并发症:甲状腺功能亢进。

六、护理措施

1. **一般护理** 向病人阐明单纯性甲状腺肿的病因和防治知识,消除病人因形体改变而引起的自卑与挫折感,正确认识疾病所致的形体外观改变,指导病人利用服饰进行外表修饰,完善自我形象。指导病人多食海带、紫菜等海产品及含碘丰富的食物。

2. **病情观察** 观察病人甲状腺肿大的程度、质地,有无结节和压痛,以及颈部增粗的进展情况。

3. **用药护理** 指导病人遵医嘱准确服药,不可随意增多和减少;观察甲状腺药物治疗的效果和不良反应。如病人出现心动过速、呼吸急促、食欲亢进、怕热多汗、腹泻等甲状腺功能亢进症表现,应及时汇报医师处理。结节性甲状腺肿病人避免大剂量使用碘治疗,以免诱发碘甲亢。

七、健康教育

1. 在地方性甲状腺肿流行地区,开展防治的宣传教育工作,指导病人补充碘盐,指出这是预防缺碘地方性甲状腺肿最有效的措施。

2. 指导碘缺乏病人和妊娠期妇女多进食含碘丰富的食物,如海带、紫菜等海产类食品,并避免摄入大量阻碍甲状腺激素合成的食物和药物,食物有卷心菜、花生、菠菜、萝卜等,药物有硫脲类、磺胺类、保泰松、碳酸锂等。

3. 嘱病人按医嘱准确服药和坚持长期服药,以免停药后复发。教会病人观察药物疗效及不良反应。

单元测试题

1. 地方性甲状腺肿最主要的病因是 ( )
   A. 摄碘过多　　　　　　　　　　　B. 服用碳酸锂药物
   C. 服用硫脲类药物　　　　　　　　D. 碘缺乏
   E. 先天性甲状腺素合成不足

2. 患者,女,15岁,诊断为弥漫性单纯性甲状腺肿,甲状腺肿较明显,为其采取的主要治疗措施是 ( )
   A. 放射性^{131}I治疗　　　　　　　B. 多食含碘食物
   C. 抗甲状腺药物治疗　　　　　　　D. 甲状腺大部分切除
   E. 给予小剂量甲状腺素

3. 女,19岁,因甲状腺肿大就诊,查甲状腺Ⅱ度肿大,无结节,TSH在正常范围,甲状腺功能正常,可能的诊断是 ( )
   A. 甲亢　　　B. 单纯性甲状腺肿　　　C. 慢性甲状腺炎　　　D. 甲减
   E. 亚急性甲状腺炎

4. 患者,女,18岁,因双侧甲状腺肿大住院。甲状腺扫描可见弥漫性甲状腺肿,均匀分布。医生诊断为单纯性甲状腺肿,支持这一诊断的实验室检查结果是 ( )
   A. T_3、T_4升高,TSH降低　　　　B. T_3、T_4降低,TSH升高
   C. T_3、T_4升高,TSH正常　　　　D. T_3、T_4降低,TSH正常
   E. T_3、T_4正常,TSH正常

5. 患者,女,25岁。诊断为地方性甲状腺肿,患者应多进食 ( )
   A. 花生　　　B. 肉类　　　C. 萝卜　　　D. 牛奶
   E. 海带

6. 患者,女,19岁,因双侧甲状腺肿大住院,查血清T_4正常,甲状腺扫描可见弥漫性甲状腺肿,均匀分布。诊断为单纯性甲状腺肿。单纯性甲状腺肿的甲状腺局部表现是 ( )
   A. 出现压迫症状　　B. 发生恶变　　C. 闻及血管杂音　　D. 弥漫性肿大
   E. 出现大小不等的结节

7. 日常生活中使用加碘食盐主要是为了预防 ( )
   A. 甲状腺囊肿　　　　　　　　　　B. 甲状腺舌骨囊肿
   C. 甲状腺瘤　　　　　　　　　　　D. 单纯性甲状腺肿
   E. 甲状腺功能亢进

8. 鉴定单纯性甲状腺肿大与甲亢的较好方法是(单纯性甲状腺肿其甲状腺机能正常,故服T_3后摄^{131}I率受明显抑制;甲

亢者则摄^{131}I率不受抑制,因此 T$_3$ 抑制试验可作为甲亢与单纯性甲状腺肿的鉴别)　　　　　　　　　　(　　)
A. 基础代谢率(BMR)测定　　　　　　　　　　B. ^{131}I甲状腺摄取率测定
C. 血清 T$_3$ 测定　　　　　　　　　　　　　　D. T$_3$ 抑制试验
E. 血浆蛋白结合碘测定
9. 小于 20 岁的单纯性甲状腺肿患者,如无其他症状。应指导患者　　　　　　　　　　　　　(　　)
A. 口服碘剂　　　　　　　　　　　　　　　　B. 口服小剂量甲状腺素
C. 口服普萘洛尔　　　　　　　　　　　　　　D. 手术治疗
E. 口服硫氧嘧啶类抗甲状腺药物

第三节　甲状腺功能亢进症病人的护理

　　甲状腺功能亢进症(简称甲亢),是指由多种病因导致甲状腺功能增强,从而分泌甲状腺激素(TH)过多所致的临床综合征。其中以**弥漫性毒性甲状腺肿(Graves 病)最常见**。其特征有**甲状腺肿大、眼征、基础代谢率增加**和**自主神经系统功能失常**。

一、病因

　　本病女性多见,各年龄组均可发病,以 20~40 岁为多。

　　1. **自身免疫病**　人体内 T、B 淋巴细胞功能缺陷,可合成多种针对自身甲状腺抗原的抗体。其中一种甲状腺刺激免疫球蛋白可直接作用于甲状腺细胞膜上的 TSH 受体,刺激甲状腺细胞增生,分泌亢进,**是本病的主要原因**。

　　小结提示:甲亢、肾病综合征、系统性红斑狼疮、特发性血小板减少性紫癜、急性感染性多发性神经炎等均为免疫性疾病。

　　2. **遗传因素**　该病有家族倾向,同卵双生子患病的一致性达 20%~30%,异卵者为 3%~9%。

　　3. **诱发因素**　**感染、创伤、精神刺激、劳累**等因素破坏机体免疫稳定性,使有遗传性免疫监护和调节功能缺陷者发病。

二、临床表现

(一)甲状腺毒症表现

　　1. **高代谢综合征**　因甲状腺激素分泌过多导致交感神经兴奋性增高和新陈代谢加速,**患者多食易饥、消瘦、体重下降**,疲乏无力,**怕热、多汗怕热**,皮肤红润温暖湿润,低热等。

　　2. **精神神经系统**　患者常出现神经过敏,**性情急躁易激惹、多言好动**、兴奋失眠、注意力分散、记忆力减退。

　　3. **心血管系统**　心悸、胸闷、气短;心房纤颤、心率增快、心肌收缩力增强,**收缩压增高、舒张压降低至脉压增大**。在静息或睡眠时心率仍快是甲亢的特征性表现之一。

　　4. **运动系统**　部分患者有肌无力、肌萎缩,行动困难,临床上称慢性甲亢性肌病。周期性瘫痪,多见于青年男性,可伴有重症肌无力。

　　5. **消化系统**　患者食欲亢进、消瘦、严重者呈现恶病质;大便频繁,甚至慢性腹泻。

　　6. **血液系统**　白细胞计数偏低,血小板寿命缩短,可出现紫癜。

　　7. **生殖系统**　女性常有月经稀少、闭经;男性多阳痿、乳房发育。

　　小结提示:脉压增大主要见于**主动脉关闭不全和甲亢**。

　　(二)**甲状腺肿大**　呈**弥漫性**、**对称性肿大**,随吞咽上下移动,质软,无压痛,有震颤及血管杂音,**为本病重要体征**。肿大程度与甲亢轻重无明显关系。

　　(三)眼征

　　1. **单纯性突眼(良性突眼)**　由于交感神经兴奋性增加,眼外肌群及上睑肌张力增高所致,随着治疗可恢复,突眼度≤18 mm。

　　2. **浸润性突眼(恶性突眼)**　与自身免疫有关,眼球后水肿、淋巴细胞浸润,突眼度≥18mm;病人主诉怕光、复视、视力减退,可合并眼肌麻痹;由于眼球高度突出致角膜外露,易受外界刺激,引起充血、水肿、感染,重则失明。

　　(四)甲状腺危象　是病情恶化时的严重症候群,可危及生命。其发生原因可能与交感神经兴奋,垂体-肾上腺皮质轴反应减弱,大量 T$_3$、T$_4$ 释放入血。

　　1. **诱因**　**应激、感染、^{131}I 治疗反应、手术准备不充分**等。

　　2. **临床表现**　①体温≥39 ℃。②心率≥140 次/分。③恶心、厌食、呕吐、腹泻、大汗、休克。④**神情焦虑、烦躁、嗜睡或谵妄、昏迷**。⑤可合并心衰、肺水肿等。

三、辅助检查

　　1. **基础代谢率(BMR)**　**正常 BMR 为 -10%~+15%**。测定应在禁食 12 小时、睡眠 8 小时以上、静卧空腹状态下进行。常用 BMR 简易计算公式:**BMR%=脉压+脉率-111**。基础代谢率:+20%~30% 为轻度甲亢,+30%~60% 为中度甲亢,+60% 以上为重度甲亢。

2. 甲状腺摄^{131}I率 正常2小时为5%～25%,24小时为20%～45%。

3. 血清T_3和T_4测定 甲亢时,血清T_3可高于正常4倍左右,而T_4仅为正常的2.5倍,因此T_3的测定对甲亢的诊断具有较高的敏感性。

4. 血清总T_3、总T_4(TT_3、TT_4) 为甲状腺功能基本筛选试验,不受外来碘干扰,甲亢时增高。

5. 血清游离T_4(FT_4)、游离三碘甲腺原氨(FT_3) 是具有生理活性的甲状腺激素,不受甲状腺激素结合蛋白(TBG)影响,是诊断临床甲亢的首选指标。

6. 促甲状腺激素(TSH) 血清TSH浓度的变化是反映甲状腺功能**最敏感**的指标。先于TT_3、TT_4、FT_3、FT_4出现异常。**甲亢时TSH降低**。

7. 促甲状腺激素释放激素(TRH)兴奋试验 甲亢时T_3、T_4增高,反馈抑制TSH,故TSH不受TRH兴奋;**TRH给药后TSH增高可排除甲亢**。本试验安全,可用于老人。

四、治疗要点

(一)一般治疗 保证休息及营养,避免情绪波动,可适当使用镇静催眠剂,还可给予β受体阻滞剂。

(二)抗甲状腺药物 目前常用药物分为硫脲类(**甲硫氧嘧啶、丙硫氧嘧啶**)及咪唑类(甲硫咪唑即他巴唑、卡比马唑即甲亢平)。作用机制为**抑制甲状腺过氧化物酶,阻断甲状腺激素合成**,具有一定的免疫抑制作用。**丙硫氧嘧啶**可抑制T_4转变为T_3。**严重病例或甲状腺危象首选丙硫氧嘧啶**。

(三)手术 甲状腺大部分切除术是目前治疗甲亢最常用而有效的方法。适用于甲状腺**较大**、结节性甲状腺肿、怀疑恶变等。青少年患者,症状较轻者及老年人或伴有其他严重疾病患者不宜手术。

(四)放射性碘 利用释放的β射线破坏甲状腺腺泡上皮,减少甲状腺素的合成与释放。**适用于中度甲亢,30岁以上、不能用药或手术治疗或复发者**,禁用于妊娠哺乳妇女、肝肾功能差、活动性结核等。放射性碘治疗可致**永久性甲低**。

(五)甲状腺危象的治疗

1. 将病人安置在安静低温的环境中,密切观察神志变化,定时测量生命体征并作详细记录;昏迷者注意口腔及皮肤护理,预防压疮及肺部感染。

2. 对症治疗及处理并发症 ①高热时可用药物或物理降温,**必要时使用异丙嗪、氯丙嗪进行人工冬眠。禁用阿司匹林**。②补充足量液体。③持续低流量给氧。④积极治疗感染、肺水肿等并发症。

3. 抑制甲状腺激素合成及T_4转变T_3,**首选丙硫氧嘧啶**。

4. **抑制已合成的甲状腺激素释放入血** 可选用**碘化钠或卢格碘液**。碘还能减少甲状腺血流量,**使腺体充血减少**,因而缩小变硬。

五、护理问题

1. 营养失调:低于机体需要量 与机体高代谢致代谢需求超过能量摄入有关。

2. 活动无耐力 与蛋白质分解增加、甲亢性心脏病、肌无力等有关。

3. 组织完整性受损 与浸润性突眼有关。

4. 自我形象紊乱 与突眼和甲状腺肿大引起的身体外观改变有关。

5. 焦虑 与神经系统功能改变、甲亢所致全身不适等因素有关。

6. 潜在并发症 甲状腺危象。

六、护理措施

(一)一般护理

1. 避免各种刺激,保持病室安静、清爽,室温保持在20℃左右,避免强光和噪音刺激。避免有精神刺激的言行,使其安静休养。轻者可适当活动,但不宜紧张和劳累,重者则应卧床休息。

2. 饮食护理 给予**高热量、高蛋白、高脂肪、高维生素饮食。限制含纤维素高的食物**,以免加重腹泻。注意补充水分。禁止摄入刺激性的食物及饮料,如浓茶、咖啡等,以免引起病人精神兴奋。

(二)症状护理 病人易出汗,应勤洗澡更衣,保持清洁舒适。腹泻较重者,注意保护肛周皮肤。**有突眼者,应加强眼部护理,如经常点眼药**,外出时戴茶色眼镜,以避免强光与灰尘的刺激,**睡前涂眼药膏、戴眼罩**,并抬高头部,**低盐饮食**,以减轻眼球后软组织水肿。

(三)药物护理 遵医嘱用药,并注意观察药物的疗效及其不良反应,抗甲状腺药物的常见不良反应有:①**粒细胞减少**,严重者可致粒细胞缺乏症。主要发生在治疗开始后2～3个月内,所以应在用药后的第一个月内每周查一次血象,以后每2周查一次血象。**当白细胞低于$3×10^9/L$或中性粒细胞低于$1.5×10^9/L$时应停药并对症处理**。②皮疹。③中毒性肝病,用药前、后要检查肝功能。

(四)外科手术前后护理

1. 手术前护理

(1)心理护理:甲状腺肿大,特别是年轻女性手术者,怕影响外观,有碍自尊和社交活动,同时对手术有恐惧感,护士应积极予心理疏导,对病人和蔼热情,与病人亲切交谈,提供安静舒适的环境,避免各种不良刺激,说明手术的安全性及必要性,以及手术前后应配合的事项,鼓励家属给予心理支持。过度紧张或失眠时,按医嘱给予镇静剂。指导病人做分散注意力的活动,如听音乐、看书、散步和看电视等。

(2) 药物准备：为了提高甲亢病人对手术的耐受力，预防术后并发症，通常先用硫氧嘧啶等抗甲状腺药物治疗。待甲状腺症状基本控制后，停服能够使甲状腺肿大和动脉性充血的抗甲状腺药物，改服碘剂。**碘剂能抑制蛋白水解酶，减少甲状腺球蛋白的分解，从而抑制甲状腺素的释放**；还能**减少甲状腺血流量，使腺体充血减少**，从而变小变硬，有利于手术进行。常用的碘剂为复方碘溶液。用法：每日 3 次口服，每次 3 滴开始，逐日每次增加 1 滴（即第 1 日每次 3 滴、第 2 日每次 4 滴，依次类推）至每日 3 次、每次 16 滴为止，维持至手术日。服用碘剂一般不超过 3 周。当病人**情绪稳定、睡眠好转、体重增加、BMR 低于 +20%、脉率稳定在 90 次/分以下、腺体缩小变硬**，就表明准备就绪，**应及时手术**。

对常规应用碘剂或合用抗甲状腺药物效果不佳时未达到手术前要求指标的病人，可改用盐酸普萘洛尔，每 6 小时服 20~60 mg，一般 4~7 天即可达到手术前准备的要求。由于普萘洛尔在体内的半衰期不到 8 小时，所以手术前 1~2 小时再口服 1 次。普萘洛尔也可与碘剂合用。

2. 手术后护理

(1) 一般护理

1) 卧位：**血压平稳后取半卧位，利于伤口引流**。应减少颈部张力，避免剧烈咳嗽、说话过多等，消除出血诱因。

2) 伤口引流的护理：为引流伤口渗血、渗液。应始终保持引流通畅，严密观察敷料渗出情况及引流量，术后伤口引流量一般不超过 100 ml。引流物于术后 24~48 小时拔出。

3) 增进舒适：指导病人使用放松技术，以减少对疼痛的敏感度；**避免颈部弯曲、过伸或快速的头部运动**，起床时用手支持头部，以防器官压迫或引起伤口牵拉痛。

4) 严密观察病情，及时发现术后并发症：定时测体温，每 15~30 分钟测脉搏、呼吸、血压 1 次，直至平稳。如病人高热、脉速、烦躁不安，应警惕甲状腺危象的发生。注意检查颈部伤口敷料有无渗血，有无颈部肿胀，如引流出血多而快，应立即通知医生，积极做好术前准备。

5) 饮食：**术后 6 小时如无恶心、呕吐，可进温或凉流质饮食**，少量慢咽，以减轻因吞咽引起的疼痛；若病人主诉因疼痛吞咽困难时，可在进食前 30 分钟给予止痛剂。手术后第 2 天开始进半流质饮食。

6) 保持呼吸道通畅：指导和协助病人咳嗽、咳痰，以免痰液阻塞气管。**床边常规准备气管切开包**、氧气瓶、吸痰设备以及急救药品。若出现咳嗽、喉部喘鸣、痰多不易排出，行超声雾化吸入；一旦发现呼吸困难，立即查明原因，采取果断措施（必要时行气管切开），确保呼吸道通畅。

7) 药物应用：继续服用复方碘溶液，每日 3 次，每次 16 滴开始，逐日每次减少 1 滴，至每次 3 滴时止。若手术前用普萘洛尔做准备者，手术后继续服用 4~7 天。

(2) 手术后并发症的护理

1) **呼吸困难和窒息：是最危急的并发症，多发生于术后 48 小时内**。临床表现为**进行呼吸困难、烦躁不安、发绀、甚至窒息；可有颈部肿胀、切口渗出鲜血**等。常见原因：①切口内出血压迫气管，主要是手术时止血不完善、血管结扎线滑脱或凝血功能障碍所致。②喉头水肿：可因手术创伤或气管插管所致。③气管塌陷：气管壁长期受肿大甲状腺压迫而发生软化；在切除甲状腺大部分腺体后，软化气管失去支撑所致。④双侧喉返神经损伤。

2) 喉返神经损伤：**单侧喉返神经损伤，大都引起声音嘶哑。双侧喉返神经损伤**以损伤平面的不同，可因双侧声带麻痹致**失声**、严重者发生呼吸困难，甚至窒息。

3) 喉上神经损伤：多在处理甲状腺上极时损伤喉上神经内支（感觉支）或外支（运动支）所致。**外支受损**可使环甲肌瘫痪，引起声带松弛和声调降低。**内支受损**会使喉部粘膜感觉丧失，在进食特别是饮水时，病人因喉部反射性咳嗽的丧失而易发生**误咽或呛咳**。

4) 手足抽搐：多数病人症状轻且较短，常在术后 1~2 天出现面部、唇或手足部的针刺、麻木或强直感；少数严重者可出现面肌和手足伴有疼痛的持续性痉挛；每天发作多次，每次持续 10~20 分钟或更长，甚至可发生喉、膈肌痉挛和窒息，其主要是手术时甲状旁腺误切、挫伤或其血液供应受累，致血钙浓度下降，神经、肌应激性增高所致。**抽搐发作时，应立即静脉缓慢注射 10% 葡萄糖酸钙 10~20 ml，解除痉挛**。

5) 甲状腺功能低下：需长期补充甲状腺素，以满足病人的机体需要。

6) 预防甲状腺危象：**预防甲状腺危象的关键是充分的术前准备**。①避免精神刺激。②预防和尽快控制感染。③坚持治疗，不能自行停药。④手术或放射性碘治疗前做好充分准备。

七、健康教育

1. 教育病人保持身心愉快，避免过度劳累和精神刺激。

2. 提供有关甲亢的疾病知识，教会病人自我监护和自我护理的方法，如上衣领宜宽松，避免压迫肿大的甲状腺。严禁用手挤压甲状腺，以免甲状腺激素分泌过多而加重病情。

3. 坚持长期服药，并按时按量服用，不随意减量和停药。

4. 每隔 1~2 个月做甲状腺功能测定，每日清晨起床前自测脉搏，定期测量体重，脉搏减慢、体重增加是治疗有效的标志。若出现高热、恶心、呕吐、腹泻、突眼加重等，应警惕甲状腺危象的可能，及时就诊。

5. 对妊娠期甲亢病人，指导其避免对自己及胎儿造成影响的因素，禁用 ^{131}I 治疗，慎用普萘洛尔，产后如需继续服药，则不宜哺乳。

第十九章　内分泌、营养及代谢疾病病人的护理

单元测试题

1. 对甲亢面容的描述,**不正确**的是　　(　　)
   A. 结膜充血水肿　　　　B. 表情亢奋　　　　C. 眼球突出　　　　D. 口唇发绀
   E. 上眼睑挛缩,睑裂增宽
2. 甲亢患者术前,为抑制甲状腺素的释放,并使腺体缩小变硬,常用的药物是　　　　　　　　　　　　　　　　　　　　　　　　　　(　　)
   A. 甲巯咪唑　　　　B. 普萘洛尔(心得安)　　　　C. 丙硫氧嘧啶　　　　D. 地西泮
   E. 复方碘化钾溶液(卢戈液)
3. 甲状腺功能亢进患者,最具有特征的心血管体征为(收缩压升高,舒张压下降,脉压增大,患者为水冲脉)　　(　　)
   A. 水冲脉　　　　B. 房性期前收缩　　　　C. 脉压减小　　　　D. 短细脉
   E. 收缩压增高
4. 下列心律失常中属于甲亢性心脏病病人最常出现的是　　　　　　　　　　　　　　　　　　　　　　　(　　)
   A. 期前收缩　　　　B. 室性期前收缩　　　　C. 室上性心动过速　　　　D. 心房纤颤
   E. 心室纤颤
5. 甲状腺危象的诱因**不包括**　　　　　　　　　　　　　　　　　　　　　　　　　　　　　　　　　　　　(　　)
   A. 严重精神刺激　　　　B. 口服过量 TH 制剂　　　　C. ^{131}I 治疗反应　　　　D. 多食
   E. 手术中过度挤压甲状腺
6. 患者,男,62岁,患"甲状腺功能亢进症"5年。今日体温突然达40℃,心率150次/分,恶心、呕吐、腹泻、大汗淋漓、昏睡。查 FT_3 及 FT_4 显著增高,诊断为甲状腺危象。产生该现象的原因是　　　　　　　　　　　　(　　)
   A. 感染使代谢增高　　　　　　　　　　B. 机体消耗大量甲状腺素
   C. 腺垂体功能亢进　　　　　　　　　　D. 大量甲状腺素释放入血
   E. 自主神经功能紊乱
7. 某成人基础代谢率为+55%,其甲状腺功能为　　　　　　　　　　　　　　　　　　　　　　　　　(　　)
   A. 轻度甲亢　　　　B. 正常范围　　　　C. 功能低下　　　　D. 中度甲亢
   E. 重度甲亢
8. 某甲状腺功能亢进症患者,既往有哮喘病史,在为其制订治疗方案时,应**禁用**的药物是(普萘洛尔易致支气管哮喘)
   　　　(　　)
   A. 普萘洛尔　　　　B. 甲硫氧嘧啶　　　　C. 甲亢平　　　　D. 地西泮
   E. 丙硫氧嘧啶
9. 下列选项中说明对甲亢病人采取的术前准备有效的是　　　　　　　　　　　　　　　　　　　　　(　　)
   A. 情绪稳定,体重减轻,脉率<85次/分　　　　B. 情绪稳定,体重增加,BMR<+30%
   C. 脉率降低　　　　　　　　　　　　　　　　D. 情绪稳定,体重增加,BMR<+25%
   E. 情绪稳定,体重增加,脉率<90次/分
10. 甲亢患者行 ^{131}I 治疗前,护士应告知其　　　　　　　　　　　　　　　　　　　　　　　　　　　(　　)
    A. 7～60天禁食含碘的食物　　　　　　B. 禁食一切动物类食物
    C. 正常饮食　　　　　　　　　　　　　D. 7天禁食带鱼、虾米
    E. 15天禁食海鱼
11. 甲状腺功能亢进最可靠、灵敏的检查是　　　　　　　　　　　　　　　　　　　　　　　　　　　　(　　)
    A. TSH　　　　B. 甲状腺^{131}I摄取率　　　　C. TT_4　　　　D. TRH
    E. FT_4 与 FT_3
12. 属于甲状腺功能亢进高代谢症群的症状是　　　　　　　　　　　　　　　　　　　　　　　　　　(　　)
    A. 激动易怒　　　　B. 手指细颤　　　　C. 焦躁易怒　　　　D. 周期性瘫痪
    E. 怕热、多汗、食欲亢进
13. 硫脲类、咪唑类抗甲状腺药物的主要不良反应是　　　　　　　　　　　　　　　　　　　　　　　(　　)
    A. 粒细胞减少　　　　B. 全血细胞减少　　　　C. 血红蛋白降低　　　　D. 肾功能受损
    E. 药疹
14. 甲状腺功能亢进患者考虑停用他巴唑,最可能的原因是　　　　　　　　　　　　　　　　　　　(　　)
    A. 全身酸痛、出汗　　　　B. 突眼加重　　　　C. 胃肠道症状　　　　D. 白细胞计数<$3.0×10^9$/L
    E. 中性粒细胞低于 $2.0×10^9$/L
15. 甲状腺性甲亢中最多见的是　　　　　　　　　　　　　　　　　　　　　　　　　　　　　　　　(　　)
    A. 多结节性毒性甲状腺肿　　　　B. 毒性腺瘤　　　　C. 甲状腺癌　　　　D. 碘甲亢
    E. 弥漫性甲状腺肿甲状腺功能亢进症(Graves病)
16. 弥漫性甲状腺肿甲状腺功能亢进症(Graves病)的主要病因是　　　　　　　　　　　　　　　　(　　)

A. 感染 B. 精神因素 C. 遗传因素 D. 创伤
E. 自身免疫

17. 患者,女,30岁,患甲状腺功能亢进症。该患者最佳治疗方法是 （ ）
    A. 手术治疗 B. 丙硫氧嘧啶治疗 C. 放射性^{131}I治疗 D. 糖皮质激素治疗
    E. β受体阻断剂治疗

18. 甲状腺功能亢进症最具特征性的临床表现是 （ ）
    A. 易激动 B. 怕热多汗 C. 多食易饥 D. 皮肤温暖
    E. 突眼征

19. 甲状腺危象的常见诱因有 （ ）
    A. 肥胖 B. 感染 C. 出血 D. 心脏病变
    E. 突眼

20. 患者,女,32岁,甲亢半年,服用甲硫氧嘧啶治疗,此药的作用机制是 （ ）
    A. 抑制甲状腺激素合成 B. 抑制抗原抗体反应 C. 抑制碘的吸收 D. 阻滞T_4转变为T_3
    E. 抑制甲状腺激素释放

21. 女性,28岁。甲状腺功能亢进症,妊娠3个月后甲亢加重,治疗宜选(甲亢危象时首选的药物是) （ ）
    A. 甲硫氧嘧啶 B. 卡比马唑 C. 甲巯咪唑 D. 丙硫氧嘧啶
    E. 普萘洛尔

22. 甲亢患者**不适宜**行手术治疗的是 （ ）
    A. 青少年患者 B. 高功能腺瘤 C. 胸骨后甲状腺肿 D. 早期妊娠
    E. 内科治疗无效或复发者

23. 患者,女,28岁,患甲亢1年,2天前受凉感冒,出现体温升高达39.3℃,恶心、呕吐、腹泻、心悸,心率120次/分,继而出现昏迷,诊断甲亢危象,治疗中**禁用**的药物是 （ ）
    A. 异丙嗪 B. 阿司匹林 C. 抗生素 D. 补液
    E. 丙硫氧嘧啶

24. 甲亢病人的饮食宜选择(甲亢患者应限制高纤维饮食) （ ）
    A. 高热量、高蛋白、高维生素 B. 高热量、高蛋白、低盐
    C. 低盐低脂饮食 D. 高热量、高蛋白、低纤维素
    E. 低热量、高蛋白、低纤维素

25. 病人在进行甲状腺摄碘试验前,应禁食含碘食物的时间(4～6周)是 （ ）
    A. 3～6天 B. 6～9天 C. 1周 D. 2～3周
    E. 4～6周

26. 患者,女,37岁,近2年来急躁、易激动、失眠、多汗、多食但消瘦,脉率＞100次/分,甲状腺肿大,入院准备进行甲状腺大部分切除手术。护士为该患者行术前药物准备,该患者**不能**使用的药物是 （ ）
    A. 吗啡 B. 阿托品 C. 哌替啶 D. 苯巴比妥
    E. 地西泮(安定)

27. 甲亢患者重要的体征是 （ ）
    A. 心动过速 B. 甲状腺肿大 C. 双手震颤 D. 眼球突出
    E. 周期性瘫痪

28. 甲亢患者的临床表现**不包括** （ ）
    A. 怕热、多汗 B. 易激动 C. 悲伤 D. 脉压减少
    E. 双手震颤

29. 甲亢患者最具有特征的临床表现是 （ ）
    A. 易激动 B. 突眼症 C. 多食易饥 D. 皮肤温暖
    E. 怕热、多汗

30. 甲亢患者术前准备最重要的是 （ ）
    A. 测定基础代谢率 B. 钡餐和心电图检查 C. 心理护理 D. 喉镜检查
    E. 抗甲状腺药物和碘剂的应用

31. 甲亢术后患者返回病房,护士要求患者说话,其目的是判断患者有无 （ ）
    A. 甲状腺感染 B. 喉头水肿 C. 甲状旁腺损伤 D. 喉返神经损伤
    E. 甲状腺危象

32. 患者,女,35岁,因甲亢入院接受硫脲类药物治疗。上述药物最主要的不良反应是 （ ）
    A. 皮疹 B. 肝功能损害 C. 肾功能损害 D. 粒细胞减少
    E. 恶心、呕吐

33. 患者,女,30岁。应用抗甲状腺药物(引起粒细胞降低,致感染)2周,护士应特别注意观察患者是否出现 （ ）
    A. 胃肠道反应　　　B. 过敏反应　　　C. 电解质紊乱　　　D. 咽痛、高热
    E. 剥脱性皮炎

34. 颈部手术后48小时之内,护士在护理过程中应重点观察患者的 （ ）
    A. 体温　　　B. 脉搏　　　C. 呼吸　　　D. 血压
    E. 神志

35. 患者,女,28岁。因甲状腺癌性甲状腺全切部切除术,遵医嘱需长期服用甲状腺素片,出院时护士进行服用药物健康教育时,表述不正确的是 （ ）
    A. 每天按时服药　　　　　　　　　　　B. 不得自行调整药物剂量
    C. 出现心慌时增加剂量　　　　　　　　D. 用药后观察有无心率加快、食欲亢进
    E. 每3～6个月复查一次甲状腺功能,不适随诊

36. 患者,女,35岁。因甲亢接受放射性^{131}I治疗。治疗后护士嘱患者定期复查,以便及早发现 （ ）
    A. 粒细胞减少　　　B. 诱发甲状腺危象　　　C. 突眼恶化　　　D. 甲状腺癌变
    E. 永久性甲状腺功能减退

37. 甲亢突眼的眼部护理内容不包括 （ ）
    A. 佩戴有色眼镜　　　　　　　　　　　B. 睡觉或休息时,抬高头部
    C. 睡前涂抗生素眼膏　　　　　　　　　D. 多食碘盐
    E. 加盖眼罩防止角膜损伤

38. 甲亢病人不宜进食的食物是 （ ）
    A. 高糖　　　B. 高碘　　　C. 高钾　　　D. 高磷
    E. 高蛋白质

39. 甲状腺功能亢进症患者的心理护理,错误的是 （ ）
    A. 限制患者参与团体活动　　　　　　　B. 理解同情患者,保持情绪稳定
    C. 向患者家属解释病情　　　　　　　　D. 指导患者家属勿提供兴奋、刺激的消息
    E. 与患者交谈,鼓励病人表达内心的感受

40. 患者,女,35岁,因甲亢接受放射性碘治疗。治疗后护士应嘱患者定期复查,以便及早发现 （ ）
    A. 甲状腺癌变　　　B. 诱发甲状腺危象　　　C. 粒细胞减少　　　D. 突眼恶化
    E. 永久性甲状腺功能减退

41. 患者,女,28岁。双侧甲状腺肿大2年,突眼,食欲亢进。对该患者心理疏导的措施不包括(轻者可适当活动,重者卧床。协助病人完成日常的生活活动,减少其活动度,缓解疲乏。) （ ）
    A. 理解患者,态度温和与其沟通　　　　B. 对患者关心的问题予以耐心解释
    C. 适当的外表修饰可增加自信　　　　　D. 指导患者多做运动
    E. 鼓励患者家属给予患者关爱和理解

42. 甲状腺功能亢进症患者最常见的情绪改变是 （ ）
    A. 神经过敏　　　B. 抑郁　　　C. 激动易怒　　　D. 悲伤
    E. 注意力不集中

43. 某甲亢患者,拟行甲状腺次全切除术,术前给予碘剂口服。在进行术前健康教育时,对服用碘剂的正确解释是（ ）
    A. 减少甲状腺血液　　　　　　　　　　B. 抑制甲状腺素分泌
    C. 防止缺碘　　　　　　　　　　　　　D. 增加甲状腺球蛋白的分解
    E. 抑制甲状腺素合成

44. 患者,女,22岁。因甲亢住院行手术治疗。术后第1天患者出现轻微声音嘶哑,表现焦虑。为了减轻不适感,正确的健康教育是告知患者 （ ）
    A. 及早练习发音　　　B. 减少饮水量　　　C. 热敷局部　　　D. 平卧位
    E. 轻微声音嘶哑是暂时的

第四节　甲状腺功能减退症病人的护理

甲状腺功能减退症简称甲减,是由各种原因引起的甲状腺激素合成、分泌减少或组织利用不足所致全身性低代谢综合征,其病理特征是粘多糖在组织和皮肤堆积,表现粘液性水肿。多见于中年女性。

一、病因

1. 自身免疫因素　最常见的原因是自身免疫性甲状腺炎,包括萎缩性甲状腺炎、桥本甲状腺炎、恶急性淋巴细胞性甲状腺炎和产后甲状腺炎等。

2. **甲状腺炎破坏** 包括甲状腺炎次全切除术、放射性碘治疗等。
3. **碘过量** 可引起具有潜在性甲状腺疾病者发生一过性甲减,也可诱发和加重免疫性甲状腺炎。
4. **抗甲状腺药物** 如硫尿类药物、锂盐等。

二、临床表现

1. **一般表现** 有**畏寒**、**少汗**、**乏力**、少言、**体温偏低**、动作缓慢、食欲减退而体重无明显减轻。典型**粘液性水肿**病人呈现表情淡漠,眼睑水肿,面色苍白,唇厚舌大,皮肤干燥、增厚、粗糙、脱屑,毛发脱落,眉毛稀疏。部分病人踝部呈非凹陷性水肿。
2. **各系统表现** ①精神神经表现:智力低下、反应迟钝、嗜睡、精神萎靡,如在幼年发病,可影响智力发育(**呆小病**)。②心血管系统表现:窦性心动过缓、心音减弱,有粘液性水肿者可发生心包积液;心浊音界扩大,呈"烧瓶"心,可有奇脉。病程长者可并发冠心病。③消化系统表现:肠蠕动减弱,分泌不足导致消化不良,食欲不振、腹胀、便秘,严重者可出现麻痹性肠梗阻,腹部出现肠型,肠鸣音消失,肛门停止排便排气。久病者因营养不良而出现贫血。④呼吸系统表现:呼吸困难,因缺氧而发绀,重者可致呼吸衰竭。⑤生殖系统表现:女性月经失调、不育,男性出现阳痿。
3. **粘液性水肿昏迷** **为最严重的并发症**。诱发因素有寒冷、感染、手术、严重躯体疾病、中断 TH 替代治疗和使用麻醉、镇静剂等。表现为低体温(体温<35 ℃),呼吸减慢,心动过缓,血压下降,四肢肌肉松弛,反射减弱或消失,甚至昏迷、休克,心肾功能不全而危及生命。

三、辅助检查

1. **甲状腺功能检查** **血清 TSH(促甲状腺激素)升高**、**FT$_4$(血清游离甲状腺素)降低**是诊断的必备指标;血 TT$_4$ 降低;血清 FT$_3$ 和 TT$_3$ 一般正常,但严重患者降低。
2. **血常规及生化检查** 轻、中度贫血;血糖正常或偏低;血胆固醇、三酰甘油常增高。
3. **影像学检查** 有助于异位甲状腺、下丘脑-垂体病变等的确定。

四、治疗要点

1. **替代治疗** **甲状腺素替代治疗**适用于各种类型的甲减,永久性甲减者需终身服用。**首选药物常用左甲状腺素口服**。
2. **对症治疗** 有贫血者补充维生素 B$_{12}$、叶酸、铁剂等。胃酸低者补稀盐酸。
3. **粘液性水肿昏迷治疗** 即刻补充甲状腺素(TH);保暖,给氧,保持呼吸道通畅;氢化可的松静脉滴注,等病人清醒及血压稳定后减退。

五、护理问题

1. **体温过低** 与机体基础代谢率降低有关。
2. **有皮肤完整性受损的危险** 与皮肤组织营养障碍有关。
3. **便秘** 与机体代谢降低、活动量减少等因素引起肠蠕动减慢有关。
4. **潜在并发症** 粘液性水肿昏迷。

六、护理措施

1. **一般护理** ①给予高热量、高蛋白、高维生素、低钠、低脂肪饮食,细嚼慢咽,少量多餐,补足水分。②调节室温在 22~23 ℃之间,注意保暖。③加强皮肤护理,每日观察皮肤弹性与水肿情况,观察皮肤有无发红、发绀、起水疱或破损等。**洗澡时避免使用肥皂**。
2. **心理护理** 以真挚、诚恳的态度与病人沟通,关心病人,安排安静及安全的环境,制定活动计划,鼓励病人参与社交活动,多结交朋友,以降低社交障碍的危机。
3. **便秘的护理** 养成良好排便的习惯;多进食粗纤维食物,以促进肠胃蠕动,保证大便通畅;必要时根据医嘱给予轻泻药,并观察大便的次数、性质、量的改变。观察有无腹胀、腹痛等麻痹性肠梗阻的表现。
4. **粘液性水肿昏迷的护理** ①迅速建立静脉通道,按医嘱补充甲状腺素,静脉注射左甲状腺素 40~120 μg,静滴氢化可的松 200~300 mg,同时每日静脉滴注 5%~10%葡萄糖盐水 500~1 000 ml。②注意保暖,保持呼吸道通畅,及时吸氧。③监测生命体征、尿量及水、电解质、酸碱平衡、动脉血气分析的变化,记录液体出入量。④按医嘱控制感染,配合休克、昏迷的抢救。
5. **用药护理** 替代治疗的剂量个体差异较大,应从小剂量开始,并定期监测 TSH、T$_3$、T$_4$ 水平,如出现多食、消瘦、脉搏>100 次/分、血压升高、发热、大汗、情绪激动等情况时,提示用药过量,应及时报告医师处理。对有心脏病、高血压、肾炎的患者,应特别注意剂量的调整,不能随意增减剂量。

七、健康教育

1. 针对地方性缺碘者采用碘化盐,由药物引起者应及时调整剂量。
2. 做好个人卫生,预防感染和创伤,慎用安眠、镇静、止痛、麻醉等药物,以免加重病情。
3. 解释终生服药的重要性和必要性,不可随意停药或变更剂量,以防导致心血管疾病等严重后果。替代治疗效果最佳的指标为血 **TSH** 恒定在正常范围内,应告知长期替代者**每 6~12 个月检测 1 次**。
4. 指导病人自我监测甲状腺素服用过量的症状。

单元测试题

1. 下列甲状腺制剂治疗甲状腺功能减退症的指导中正确的是 （　　）
   A. 长期服用
   B. 粘液性水肿病人禁用
   C. 初始量要足
   D. 无副作用
   E. 服药期间可不用定期监测血清 T_3、T_4 和 TSH 的变化

2. 患者,女,24 岁。畏寒、乏力、记忆力减退 2 个月入院。化验结果示:FT_4↓、FT_3↓、TSH↑,诊断为"甲状腺功能减退症"。治疗方法选择长期甲状腺制剂替代疗法,护士告诉患者检测 1 次血 TSH 的时间是 （　　）
   A. 1~6 个月　　B. 2~4 个月　　C. 6~12 个月　　D. 12~18 个月
   E. 18~24 个月

3. 甲状腺功能减退症的患者终末期的主要表现是 （　　）
   A. 粘液水肿,昏迷　　B. 痴呆,昏睡　　C. 木僵,惊厥　　D. 智力低下,反应迟钝
   E. 生理功能低下,心动过缓

4. 患者,女,39 岁。既往体健,近 1 月来发现记忆力减退、反应迟钝、乏力、畏寒,住院检查:体温 35 ℃,心率 60 次/分,粘液水肿,血 TSH 升高,血 FT_4 降低,可能的诊断是 （　　）
   A. 痴呆　　B. 幼年型甲减　　C. 呆小症　　D. 甲状腺功能亢进
   E. 甲状腺功能减退

5. 患者,女,25 岁,近 1 周来出现畏寒、乏力、少言、动作缓慢、食欲减退及记忆力减退,反应迟钝,入院检查后确诊甲状腺功能减退,使用激素替代治疗,腺垂体功能减退症患者采用激素替代治疗时应首先使用 （　　）
   A. 性激素　　B. 甲状腺素片　　C. 升压激素　　D. 促甲状腺素
   E. 肾上腺皮质激素

6. 治疗甲状腺功能减退症采用的甲状腺制剂替代疗法,其目的是 （　　）
   A. 以小剂量开始,逐渐纠正甲减症状
   B. 给药剂量以病人不产生不良反应为准
   C. 给最大剂量迅速纠正甲减症状
   D. 给药剂量使血药浓度保持在较高水平上
   E. 给最小剂量纠正甲状腺功能减退症,不产生明显不良反应

7. 患者,女,35 岁。患甲减 2 年,甲状腺素治疗 1 个月,近日出现脾气暴躁、心悸、多食、体重下降,最可能原因是 （　　）
   A. 药物剂量不足　　B. 药物剂量过大　　C. 合并心脏病　　D. 合并糖尿病
   E. 正常反应,不需处理

8. 患者,男,42 岁。患甲减,查体可见下肢粘液性水肿,护理**不正确**的是 （　　）
   A. 洗澡时避免用肥皂
   B. 每日观察皮肤弹性、水肿情况
   C. 使用呋塞米利尿减轻水肿
   D. 若有皮肤干燥、粗糙,局部涂乳液和润肤油
   E. 按摩受压部位,防止压疮

第五节　库欣综合征病人的护理

库欣(Cushing)综合征又称皮质醇增多症,是由各种原因引起肾上腺皮质分泌过量的**糖皮质激素**所致疾病的总称,其中最常见的是垂体促肾上腺皮质激素(ACTH)分泌亢进所致的临床类型,称库欣病(Cushing 病)。可发生任何年龄,女性多于男性,以 20~40 岁多见。

一、病因

1. **Cushing 病**　垂体分泌 ACTH 过多,导致双侧肾上腺增生,分泌大量的皮质醇,此类型最多见。
2. 异位 ACTH 综合征　垂体以外的恶性肿瘤分泌大量 ACTH,刺激肾上腺皮质增生。
3. 原发性肾上腺皮质肿瘤　可为腺瘤或腺癌。肿瘤分泌大量皮质醇,抑制垂体 ACTH 释放。
4. 不依赖 ACTH 的双侧小结节性增生或大结节性增生。

二、临床表现

主要表现有满月脸、多血质、**向心性肥胖**、**皮肤紫纹**、痤疮、糖尿病倾向、高血压和骨质疏松等。

1. 脂肪代谢紊乱　向心性肥胖为本病特征性表现:满月脸、水牛背、腹大似球形、四肢相对瘦小,即**向心性肥胖**。
2. 蛋白质代谢障碍　蛋白质分解加速、合成抑制,致**皮肤菲薄形成紫纹**,毛细血管脆性增加。
3. 糖代谢障碍　血糖升高,葡萄糖耐量减低,部分病人出现继发性糖尿病。
4. 电解质紊乱　大量皮质醇有储钠、排钾作用,但血电解质大多正常。肾上腺皮质癌和异位 ACTH 综合征可有明显低钾低氯性碱中毒。
5. 多器官功能障碍　①**心血管病变**,**高血压常见**。②性功能异常:女性月经稀少、不规则或闭经,多伴不孕、痤疮等;男性性欲减退、睾丸变软、阴茎缩小,出现阳痿等。③精神障碍:患者有不同程度的精神、情绪变化。表现为失眠、易怒、焦虑等。④骨质疏松:以胸椎、腰椎及骨盆最常见。

6. **感染** 肺部感染多见。

三、辅助检查

①皮质醇测定：血皮质醇水平增高且失去昼夜节律性(诊断依据)，表现为早晨高于正常，晚上下降不明显。24小时尿17-羟皮质醇(简称17-羟)和尿游离皮质醇升高。②大剂量地塞米松抑制试验诊断病因。

四、治疗要点

治疗措施为手术、放射和药物治疗。药物治疗主要使用肾上腺素皮质激素合成阻滞药物：如美替拉酮、酮康唑可使皮质醇生成减少。米托坦使肾上腺皮质束状带和网状带萎缩、坏死，主要用于肾上腺癌。

五、护理问题

①自我形象紊乱：与Cushing综合征引起身体外观改变有关。②体液过多：与糖皮质激素过多引起水钠潴留有关。③有感染的危险：与皮质醇增多有关。④潜在并发症：心力衰竭、脑血管意外。

六、护理措施

1. **一般护理** ①休息与体位：合理休息可减轻水肿。平卧位时可适当抬高双下肢，以利于静脉回流。②饮食护理：给予高维生素、高蛋白、高钾、高钙、高纤维素、低脂、低钠、低热量、低糖的食物。预防和控制高血糖、低钾血症、水肿，避免刺激性食物，禁烟酒。鼓励病人食用柑橘类、枇杷、香蕉、南瓜等含**钾高**的水果。③加强皮肤与口腔护理。

2. **病情观察** 观察有无发热、咽痛等感染现象，有无关节痛或腰背痛等；监测生命体征、水肿情况，每天测量体重；记录24小时液体出入量，如血压过高及时与医师联系；监测电解质浓度和心电图变化，定期检查血常规。

3. **防止感染** 保持室内空气新鲜，适宜的温度、湿度，保持病室环境清洁，避免患者暴露在污染的环境中，减少感染机会；严格执行无菌操作技术，避免交叉感染；生活护理时，动作应轻柔，以免损伤皮肤，导致感染。

4. **防止外伤** 减少安全隐患，提供安全、舒适的环境，移除环境中不必要的家具或摆设，浴室应铺上防滑脚垫。避免剧烈运动，变换体位时动作轻柔，防止发生病理性骨折。

七、健康教育

1. 指导病人正确使用肾上腺皮质激素合成阻滞药，注意观察药物疗效及不良反应，了解替代疗法的有关注意事项。
2. 教会病人自我护理，避免感染，保持心情愉快。
3. 指导病人和家属有计划地安排力所能及的生活活动，增强其自信心和自尊感。

单元测试题

1. 各种原因所致的肾上腺皮质醇分泌增多引起的临床综合征称为 ( )
   A. 肾上腺皮质肿瘤　　B. 马方综合征　　C. 库欣综合征　　D. 肾病综合征
   E. 医源性皮质醇增多症

2. 下列对于皮质醇增多症的特征性表现描述正确的是 ( )
   A. 多血脂面容　　B. 生长发育障碍　　C. 免疫力下降　　D. 向心性肥胖
   E. 皮肤粘膜有色素沉着

3. 患者，女，19岁，因肥胖1年而就诊。体检：面呈满月，皮肤痤疮增多，口唇有小须，背部毫毛多见，项部脂肪垫肥厚，血压150/100 mmHg，考虑为"库欣综合征"，下列检查项目中属于确诊必不可少的是 ( )
   A. 血浆皮质醇测定　　　　　　　　　B. 肾上腺B超
   C. 24小时尿蛋白测定　　　　　　　　D. 24小时尿肌酸测定
   E. 血醛固酮测定

4. 属于Cushing病的首选治疗方法是 ( )
   A. 双侧肾上腺切除术　　　　　　　　B. 服用皮质醇合成抑制剂
   C. 切除垂体腺瘤　　　　　　　　　　D. 垂体放疗、化疗联合治疗
   E. 口服双氯苯三氯乙烷

5. 护士观察到皮质醇增多症患者出现了腹胀、四肢无力，该护士应先考虑的原因可能是 ( )
   A. 低血糖　　B. 高钾血症　　C. 低钠血症　　D. 低钾血症
   E. 低钙血症

6. 下列病症中，患者宜采用高蛋白、高维生素、低糖、低脂、低盐，含钾、钙丰富饮食的是 ( )
   A. 甲状腺功能亢进症　　B. 呆小症　　C. 急性肾小球肾炎　　D. 皮质醇增多症
   E. 甲状腺功能减退症

7. 患者，女，20岁，因血压升高，血糖升高，向心性肥胖。脸部皮肤薄。查血压180/100 mmHg，月经量少不规则，CT结果为垂体生长肿物。X线显示骨质疏松，该患者可能患的是 ( )
   A. 库欣综合征　　B. 糖尿病　　C. 高血压　　D. 妇科病
   E. 肿瘤

8. 患者，女，26岁，诊断为Cushing综合征，**不会**出现的表现为 ( )
   A. 高血糖　　B. 骨质疏松　　C. 高钾血症　　D. 向心性肥胖

E. 高血压
9. 患者,女,22岁。查体可见满月脸,水牛背,血压升高,实验室检查:血糖升高,疑为Cushing综合征,下列检查哪项最有诊断意义 ( )
   A. ECG   B. OGTT试验   C. 头部CT   D. 血、尿游离皮质醇
   E. 血电解质检查
10. 下列内分泌性疾病中属于功能亢进的是 ( )
    A. 尿崩症   B. 糖尿病   C. 粘液性水肿   D. Cushing综合征
    E. 呆小症
11. 关于Cushing综合征饮食护理,错误的是 ( )
    A. 高蛋白   B. 高钙   C. 低钾   D. 低碳水化合物
    E. 低热量

第六节　糖尿病病人的护理

糖尿病是由不同原因引起胰岛素绝对或相对不足引起的糖、脂肪、蛋白质代谢紊乱,致使血糖增高、尿糖增加的一种病症。糖尿病可分为:①1型糖尿病,儿童常见类型。②2型糖尿病,最常见类型。③妊娠期糖尿病。④其他特殊类型糖尿病。

一、病因

1. 胰岛素依赖型　即**1型糖尿病**,多为**自身免疫性疾病**,胰岛B细胞破坏引起胰岛素绝对缺乏(分泌不足)。**主要见于年轻人**,**易发生酮症酸中毒**,98%的儿童期糖尿病属此类型,必须用胰岛素治疗。

2. 非胰岛素依赖型　即**2型糖尿病**,是最常见的一个类型,**约占本病的95%**,此型病人有胰岛素抵抗和胰岛素分泌不足,可以其中一个方面为主。**主要与遗传有关**,有家族性发病倾向,**多见于40岁以上成人**。其他特殊类型糖尿病通常与遗传有关。

小结提示:1型糖尿病的主要病因为**自身免疫低**;2型糖尿病的主要病因为**遗传因素**。

二、临床表现

(一) 代谢紊乱综合征　典型症状为**多饮、多尿、多食和体重下降**,即"三多一少"。**血糖升高**,血中葡萄糖增多超过肾糖阈,多余的糖以尿的形式排出,出现**糖尿**;肾排出糖的同时伴随大量水分排出,产生**多尿**,病人排尿次数及数量均明显增多,每天可达3~5 L。多尿失水,病人常烦渴**多饮**。葡萄糖供能不足,身体内贮存的脂肪、蛋白质转变成能量以供身体利用,使脂肪、蛋白质不断消耗,**体重下降**。

(二) 并发症

1. 急性并发症:**糖尿病酮症酸中毒最常见**。此并发症多见于1型糖尿病。糖尿病代谢紊乱加重时,葡萄分解障碍,由脂肪分解供能,大量脂肪分解产生酮体,引起酮体水平升高及酮体出现,形成酮症酸中毒。
(1) 诱因:①胰岛素、口服降糖药剂量不足或治疗中断。②感染。③手术、妊娠、分娩等。④高糖饮食。
(2) 临床表现:早期酮症阶段仅有多尿、多饮、疲乏等,继之出现恶心、呕吐、腹痛、食欲减退、头痛、嗜睡、呼吸深大(库斯莫呼吸),呼气中出现**烂苹果味**(丙酮所致);后期脱水明显,尿少、皮肤干燥、血压下降、休克、昏迷甚至死亡。

2. 慢性并发症
(1) 感染:**以皮肤、泌尿系统多见**。
(2) **血管病变**:**心、脑、肾严重并发症是糖尿病病人的主要死亡原因**。大、中、小血管及微血管均可受累,引起高血压、冠心病、脑血管意外、视网膜病变、**糖尿病肾病**(多以蛋白尿为早期表现,晚期可发展成慢性肾衰)、**下肢坏疽等**(糖尿病足)。
(3) 神经病变:以周围神经病变最为常见。表现为**四肢麻木**、刺痛感、袜套样感、感觉过敏或消失。
(4) 眼部病变:视网膜血管硬化、出血、纤维增生,出现视力下降,视物模糊甚至可致盲。白内障、青光眼均易发生。

三、辅助检查

1. 血糖　**空腹血糖≥7.0 mmol/L**和(或)**餐后2小时血糖≥11.1 mmol/L**可确诊为本病。正常空腹血糖<6.0 mmol/L,**餐后2小时血糖<7.8 mmol/L**。血糖正常范围:3.9~6.0 mmol/L。

2. 尿糖　糖尿病患者尿糖常阳性。

3. 糖化血红蛋白(HbA1c)测定　可反映取血前8~12周的血糖水平。

4. 血脂测定　本病多伴有高血脂。

5. **葡萄糖耐量试验**(OGTT)　对诊断有疑问者可进行,于服糖或静脉注射葡萄糖溶液后**0.5小时、1小时、2小时、3小时取血测血糖**。对糖尿病确诊及分型有重要意义。**OGTT 2小时血糖<7.8 mmol/L**且3小时血糖恢复至空腹水平为正常耐糖量。

6. 血脂测定　本病多伴有血脂异常,应定期监测血清胆固醇、三酰甘油及高、低密度脂蛋白等。

7. 血、尿酮体测定　酮症酸中毒时,血、尿酮体阳性。

四、治疗要点

1型糖尿病必须胰岛素治疗;2型糖尿病采用胰岛素替代(或口服降糖药)、饮食控制和运动锻炼相结合的综合治疗方案。

(一)饮食治疗　控制饮食是治疗糖尿病最基本的措施,凡糖尿病人都要饮食治疗。

1. 低糖、低脂、适当蛋白质、高纤维素、高维生素饮食。定时就餐,根据患者理想体重和劳动强度详细计算总热量。其公式:理想体重(kg)=身高(cm)－105。

2. 食物营养成分分配　糖类占总热量的55%~60%,脂肪＜30%,蛋白质15%。

3. 三餐热量分配　可选择1/5、2/5、2/5或1/3、1/3、1/3分配。

(二)运动治疗　根据患者年龄、性别、体重、心、肾功能情况个体化制订运动计划。运动量的简单计算方法:脉率=170－年龄。参加适当运动和体力劳动,可促进糖的利用,减轻胰岛的负担。

(三)药物治疗

1. 磺脲类　直接刺激胰岛B细胞释放胰岛素,适用于轻、中度2型糖尿病,也适于消瘦患者。

2. 双胍类　增加外周组织对葡萄糖的摄取和利用,降低血糖。最适合超重的2型糖尿病。主要有苯乙双胍(降糖灵)和二甲双胍,餐后服用。

3. 葡萄糖苷酶抑制剂　减慢葡萄糖吸收,用于餐后血糖升高者。常用阿卡波糖(拜唐苹)。

4. 胰岛素治疗　胰岛素治疗1型糖尿病是关键,应在一般治疗和饮食治疗的基础上进行。

(1)适应证:①1型糖尿病。②2型糖尿病急性并发症:酮症酸中毒、非酮症高渗性昏迷、乳酸性酸中毒。③对口服降糖药无效的2型糖尿病。④糖尿病合并应激及其他情况:手术、妊娠、分娩、严重感染、心脑血管急症、肝肾疾患或功能不全等。⑤已发生慢性并发症的患者。

(2)用法:常用皮下注射,从小量开始,根据血糖调整剂量,一般先用短效制剂,血糖稳定后可改用中长效制剂。老年人酌情减量。

(四)酮症酸中毒的处理　①胰岛素治疗:小剂量持续静脉滴注速效胰岛素。②补液:本病常有较严重的失水,补液扩容是治疗的首要措施。③补钾:本病常发生低钾血症,注意补充。④纠正酸中毒:降低血糖后酸中毒多可自行纠正,不主张积极补充碳酸氢钠。只有当pH＜7.1时,才用碱性液纠正酸中毒。

五、护理问题

①营养失调,低于机体需要量:与胰岛素分泌绝对或相对不足,导致糖、脂肪、蛋白质代谢紊乱有关。②有感染的危险:与营养不良及微循环障碍有关。③知识缺乏:缺乏有关热量计算、饮食换算、运动锻炼方式、病情监测、治疗方法、低血糖症和并发症的防护等方面的知识。④潜在并发症:酮症酸中毒。

六、护理措施

1. 一般护理

(1)休息与运动:生活有规律,身体情况许可,可进行适当的运动,以促进糖类的利用。

(2)饮食护理:①应严格遵守饮食治疗方案,定时、定量、定食物种类进食。②控制饮食的关键在于控制总热量,出现饥饿时,可增加蔬菜、豆制品等副食。③定期测量体重,观察疗效。

2. 病情观察　①有无泌尿道、皮肤、肺部等感染。②有无饮食减退、恶心、呕吐、嗜睡、呼吸加快、加深,呼吸有烂苹果样气味及脱水等酮症酸中毒表现。③有无低血糖及高血糖。④有无四肢麻木等周围神经炎表现。

3. 胰岛素治疗的护理　①胰岛素的保存:胰岛素不宜冰冻,使用期间宜放在室温20℃以下。②采用1 ml注射器抽药,避免震荡。③两种胰岛素合用时,应先抽吸普通胰岛素(短效),后抽鱼精蛋白锌胰岛素(长效),然后混匀,切不可逆向操作,以免将长效胰岛素混入短效内影响其速效性。④胰岛素于餐前半小时皮下注射,宜选择皮肤疏松部位(三角肌、臀大肌),若病人自己注射,以大腿外侧和腹部最方便,注射部位交替使用,以免形成局部结节和脂肪萎缩,影响药物吸收和疗效。大量使用胰岛素还会出现低钾血症。使用胰岛素治疗过程中应定期监测尿糖和血糖。⑤低血糖反应:多发生在注射剂量过大或因注射后没有及时进食发生。其表现为疲乏、强烈饥饿感、出冷汗、脉速、恶心、呕吐,重者可致昏迷。一旦发现低血糖反应,除立即抽血检查血糖外,轻者可用白糖以温水冲服,较严重者必须静脉注射50%葡萄糖注射液40 ml,一般注射几分钟后逐渐清醒,此时再让其进食,以防止再昏迷。

4. 口服降糖药的护理

(1)磺脲类药物(格列本脲又名优降糖、格列吡嗪又名美吡达、格列齐特又名达美康)应在餐前半小时口服,主要不良反应为胃肠道反应、肝脏损害。

(2)双胍类药物:二甲双胍(美迪康)进餐时或进餐后服;苯乙双胍(降糖灵)餐前服。双胍类药物禁用于肝、肾、心、肺功能不良的患者。双胍类药物对正常人无降糖作用。

(3)阿卡波糖应与第一口饭同时嚼服,不良反应有腹胀、腹痛、腹泻或便秘。溃疡病、胃肠炎忌用。

小结提示　　　　　　　　　　　**降血糖药**

一、胰岛素

口服易被消化酶破坏,须注射给药。常用注射部位有上臂外侧三角肌、腹部、大腿外侧、臀部,按左右对称的部位轮流注射,注射部位经常更换。避光保存,应尽可能放在温度2~8℃的冷藏室储存。注射剂:400 U/10 ml/支。餐前注射。主要治疗1型糖尿病。其作用机制是加速葡萄糖无氧酵解和有氧氧化、促进肝糖原和肌糖原的合成与储存而增加糖的去路;抑制糖原分解及异生,减少糖的来源,从而降低血糖。

二、其他降血糖药

(一) **磺酰脲类** 第二代:格列苯脲(优降糖),格列喹酮(糖适平)、格列吡嗪(美吡达),格列齐特(达美康);餐前半小时服用。主要治疗2型糖尿病。其作用机制是直接刺激胰岛B细胞释放胰岛素。

(二) **双胍类** 可降低2型糖尿病患者空腹及餐后血糖,**对正常人无降糖作用**。如二甲双胍(甲福明、美迪康)进食时或餐后服;苯乙双胍(降糖灵)餐前服用。其作用机制是促进外周组织摄取葡萄糖,抑制葡萄糖异生,降低肝糖输出,延迟葡萄糖在肠道的吸收,可用于2型糖尿病病人。

(三) **α-葡萄糖苷酶抑制剂** 常用的药物有:阿卡波糖(拜糖平)、伏格列波糖(倍欣)等,为口服降血糖药。其降糖作用的机制是通过竞争性抑制小肠的α-葡萄糖苷酶,使淀粉类分解为葡萄糖的速度减慢,延缓葡萄糖的吸收,降低餐后血糖。用餐前即刻整片吞服**或**与前几口食物一起咀嚼服用,可用于2型糖尿病病人。

5. 酮症酸中毒的护理

(1) 病情观察:①监测生命体征,尤其注意呼吸的形式、气味。②记录出入量。③监测血、血酮体、电解质、血 pH。

(2) 遵医嘱补液,给予胰岛素,纠正水、电解质及酸碱平衡紊乱。

(3) 昏迷护理:对于昏迷者应保持呼吸道通畅,加强口腔、皮肤护理,预防感染,防止病人坠床受伤等。

6. 心理护理 向病人及家属指出心理治疗和心理护理对糖尿病的重要性,一是避免"满不在乎",听之任之,产生严重的并发症。另一方面是"过分在乎",悲观、失望、焦虑、惶然或"病急乱投医",不利于治疗和康复。

七、健康教育

①进行疾病知识教育。②告知病人饮食治疗对于控制病情、防止并发症的重要性。③让病人了解体育锻炼在治疗中的意义。④教会病人注射胰岛素的正确方法。⑤指导病人学会尿糖定性测定。⑥定期复诊,每3～6个月门诊定期检查,每年全身检查1次。及时调整用药剂量。

单元测试题

1. 属于1型糖尿病发生主要因素的是 ( )
   A. 老年人肾小球重吸收糖增加   B. 胰岛素分泌绝对不足
   C. 感染   D. 肝糖原快速分解释放大量糖入血
   E. 老年人肾小管重吸收糖多

2. 属于糖尿病患者多尿原因的是 ( )
   A. 饮水过多   B. 尿中渗透压高
   C. 肾小管重吸收障碍   D. 抗利尿激素分泌减少
   E. 醛固酮分泌减少

3. 糖尿病病人主要的死亡原因是 ( )
   A. 低血糖昏迷   B. 酮症酸中毒   C. 血管病变   D. 感染
   E. 非酮症性高渗性昏迷

4. 下列表现中属于糖尿病多发性周围神经病变临床特点的是 ( )
   A. 视物模糊   B. 尿失禁   C. 四肢麻木   D. 胃肠功能失调
   E. 体位性低血压

5. 糖尿病酮症酸中毒治疗中最易发生哪种电解质紊乱 ( )
   A. 低钾血症   B. 低钠血症   C. 低钙血症   D. 高钾血症
   E. 低镁血症

6. 使用胰岛素治疗过程中应告知病人,警惕下列何种反应 ( )
   A. 低血糖发生   B. 酮症酸中毒   C. 胃肠道反应 D. 过敏反应
   E. 感染

7. 1型糖尿病患者,在治疗过程中出现心悸、出汗、头晕、饥饿感,意识模糊,护士应立即采取的措施是 ( )
   A. 使用胰岛素   B. 报告值班医生
   C. 静脉注射50%葡萄糖   D. 做心电图检查
   E. 静脉注射生理盐水

8. 糖尿病患者常应用磺脲类药物,该药物的主要作用是 ( )
   A. 直接刺激胰岛B细胞释放胰岛素   B. 增加外周组织对葡萄糖的利用
   C. 抑制葡萄糖的异生   D. 增加胰岛素的功能
   E. 抑制小肠叶葡萄糖苷酶的活性

9. 患者,女,52岁,身高155 cm,体重75 kg,诊断为2型糖尿病,"三多一少"症状不明显,空腹血糖9.8 mmol/L。首选的口服降糖药物是 ( )
   A. 格列齐特   B. 甲苯磺丁脲   C. 格列吡嗪   D. 二甲双胍

E. 格列苯脲

（10～11题共用题干）

患者，女，68岁。患糖尿病12年，多次因血糖控制不住住院治疗，目前经过胰岛素治疗后，血糖稳定，准备出院。

10. 护士为患者采取的首要健康教育的内容是（　　）
    A. 掌握尿糖定性试验测定的方法　　B. 保证有足够的营养和睡眠
    C. 合理控制饮食　　D. 观察低血糖反应与酮症酸中毒
    E. 胰岛素注射方法、常见不良反应的处理

11. 护士向患者解释皮下注射胰岛素经常更换部位的目的是为了避免（　　）
    A. 脂肪萎缩　　B. 局部形成硬结　　C. 胰岛素过敏反应　　D. 发生注射疼痛
    E. 胰岛素吸收不好

（12～13题共用题干）

患者，男，61岁，患糖尿病5年，一直采用口服的降糖药，但血糖控制不佳。今查空腹血糖10.8 mmol/L，餐后2小时血糖17.7 mmol/L入院，医嘱：注射胰岛素。

12. 属于强化胰岛素治疗后最常见的不良反应是（　　）
    A. 感染　　B. 胰岛素过量　　C. 轻度水肿　　D. 低血糖
    E. 局部脂肪萎缩

13. 如果患者采用短效胰岛素，注射时间应在（　　）
    A. 饭前1小时　　B. 饭前半小时　　C. 进餐时　　D. 饭后半小时
    E. 饭后1小时

14. 对于胰岛素使用的注意事项，**不正确**的是（应先抽吸短效胰岛素，再抽吸长效胰岛素）（　　）
    A. 注射胰岛素易引起低血糖　　B. 根据血糖监测结果，及时调整胰岛素剂量
    C. 胰岛素宜在餐前注射　　D. 0～4℃冰箱保存，禁止冷冻
    E. 在抽取时先抽中、长胰岛素，再抽普通胰岛素

15. 配制混合胰岛素时，必须先抽吸短效胰岛素是为了防止（　　）
    A. 短效胰岛素速效特性丧失　　B. 胰岛素降解加速
    C. 不良反应增多　　D. 药效降低
    E. 中和反应发生

16. 2型糖尿病最基本的治疗措施是（1型糖尿病治疗的关键点是胰岛素治疗）（　　）
    A. 运动治疗　　B. 胰岛素治疗　　C. 心理调节　　D. 口服降糖药
    E. 饮食治疗

（17～18题共用题干）

患者，男，17岁。患"1型糖尿病"3年，长期皮下注射胰岛素，近2天因腹泻停用。体检：意识不清，血压75/50 mmHg，心率125次/分，皮肤中度失水征，呼吸深大，有烂苹果味。

17. 最可能的诊断是（　　）
    A. 高渗性非酮症性糖尿病昏迷　　B. 糖尿病酮症酸中毒
    C. 低血糖昏迷　　D. 糖尿病乳酸性酸中毒
    E. 低血容量性休克

18. 为该患者立即采取的措施是（　　）
    A. 静脉滴注5%碳酸氢钠　　B. 补液加有效的抗生素
    C. 吸氧　　D. 补液同时静脉滴注胰岛素
    E. 建立静脉通路并恢复皮下注射胰岛素

19. 患者，女，58岁，有糖尿病史9年，身高16 cm，体重45 kg。护理体检：下肢水肿，查血糖12 mmol/L，尿糖（＋），尿蛋白（＋），血尿素氮和肌酐正常。该患者可能并发的情况是（　　）
    A. 酮症酸中毒　　B. 肾血管病变　　C. 自主神经病变　　D. 营养不良
    E. 下肢静脉血栓形成

20. 关于1型糖尿病，叙述正确的是（　　）
    A. 主要与环境因素有关　　B. 多见于40岁以上的成人
    C. 常对胰岛素发生抵抗　　D. 易发生酮症酸中毒
    E. 口服降糖药治疗为主

21. 患者注射长效胰岛素，应警惕最易发生低血糖反应时间是在（　　）
    A. 午饭后　　B. 早餐前　　C. 夜间　　D. 下午
    E. 清晨注射后30分钟

22. 某糖尿病患者需用胰岛素控制病情，出院健康指导中，说法**不妥**的是（　　）

A. 每天饭前30分钟注射 B. 计划使用注射部位,轮换注射
C. 胰岛素应低温冷藏 D. 注射部位限制在两侧上肢的三角肌
E. 针头与皮肤呈30°～40°进针

23. 对任何类型糖尿病均适用的护理措施是 ( )
    A. 运动疗法 B. 心理护理 C. 控制饮食 D. 口服降糖药
    E. 胰岛素治疗

24. 糖尿病最常见的急性并发症是 ( )
    A. 酮症酸中毒 B. 糖尿病足 C. 尿毒症 D. 急性心肌梗死
    E. 非酮症性高渗性昏迷

25. 关于2型糖尿病的叙述正确的是 ( )
    A. 主要与免疫、环境有关 B. 主要见于年轻人
    C. 胰岛素绝对缺乏 D. 有家族性发病倾向
    E. 依赖胰岛素治疗

26. 糖尿病的分型正确的是 ( )
    A. 1型、2型、妊娠期糖尿病 B. 自身免疫,特发性,胰岛素抵抗,胰岛素分泌缺陷
    C. 正常血糖、IGT、IFG、高血糖 D. 正常葡萄糖耐量、IGT、IFG、糖尿病
    E. 1型、2型、特殊类型、妊娠期糖尿病

27. 关于1型糖尿病的描述,下列哪项是正确的 ( )
    A. 多见于成年与老年 B. 三多一少症状明显
    C. 起病缓慢 D. 血糖波动小而稳定
    E. 对胰岛素不敏感

28. 患者,女,29岁,初发糖尿病,准备注射胰岛素治疗,胰岛素每瓶为10 ml含胰岛素400单位,现患者需注射胰岛素20单位,应抽吸 ( )
    A. 0.4 ml B. 0.5 ml C. 1 ml D. 2 ml
    E. 5 ml

29. 患儿,女,7岁,多饮、多尿、多食、体重下降,被诊断为糖尿病,她的饮食成分的分配为 ( )
    A. 糖70%,蛋白质10%,脂肪20% B. 糖60%,蛋白质20%,脂肪20%
    C. 糖55%,蛋白质15%,脂肪30% D. 糖40%,蛋白质35%。脂肪25%
    E. 糖30%,蛋白质30%,脂肪40%

30. 患儿,男,7岁,近1年来多饮、多尿、多食、体重下降,被诊断为1型糖尿病,其治疗的关键点是 ( )
    A. 控制饮食 B. 保持体重 C. 运动治疗 D. 胰岛素治疗
    E. 口服降糖药

31. 患者,男,64岁,患糖尿病10年,常规胰岛素6IU餐前30分钟用药,合适的注射部位是 ( )
    A. 腹部脐周 B. 前臂外侧 C. 股外侧肌 D. 臀中肌
    E. 臀大肌

32. 患者,女,25岁。1型糖尿病,病程3年余,使用胰岛素治疗。近两日出现恶心、呕吐,不能正常进食,突然发生昏迷,测即刻血糖3.3 mmol/L。考虑为 ( )
    A. 低血糖昏迷 B. 糖尿病酮症酸中毒昏迷
    C. 乳酸性酸中毒 D. 高渗性非酮症糖尿病昏迷
    E. 糖尿病肾病尿毒症昏迷

33. 患儿,男,11岁,被诊断为1型糖尿病,应用胰岛素治疗。近日出现清晨5～9时血糖和尿糖增高,应调整治疗为 ( )
    A. 加大早晨胰岛素用量 B. 减少早晨胰岛素用量
    C. 加大运动量 D. 减少晚间胰岛素用量
    E. 加大晚间胰岛素用量

34. 患儿,女,8岁,因多饮、多尿、多食,体重下降,被诊断为1型糖尿病,用胰岛素治疗,最近在运动后出现心悸、出汗等症状,应该调整的治疗是 ( )
    A. 加大胰岛素用量 B. 减少胰岛素用量 C. 增加每餐的食量 D. 运动后加餐
    E. 不要运动

35. 患者,女,50岁。有糖尿病史,体温37.8 ℃,有尿频、尿急症状,尿沉渣中有大量白细胞。诊断考虑为 ( )
    A. 糖尿病合并泌尿系感染 B. 糖尿病肾病
    C. 糖尿病 D. 糖尿病合并尿毒症
    E. 糖尿病合并肾乳头坏死

36. 由微血管病变引起的糖尿病并发症是 ( )
    A. 高血压　　　　　　B. 冠状动脉硬化　　　　C. 心肌梗死　　　　　D. 脑血管意外
    E. 糖尿病肾病

37. 患者,女,60岁,因视力障碍收入院,查空腹血糖10 mmol/L,餐后血糖18 mmol/L,该患者可能是 ( )
    A. 花眼　　　　　　　B. 角膜溃疡　　　　　　C. 动脉硬化　　　　　D. 黄斑变性
    E. 糖尿病视网膜病变

38. 患者,男,55岁,糖尿病不规则服药,血糖波动在8.6～9.8 mmol/L,尿糖(2+)～(3+),近日感尿频、尿痛,昨日起突然神志不清,查血糖28 mmol/L,尿素氮7.8 mmol/L,血钠148 mmol/L,尿糖(3+),酮体(2+),其诊断为 ( )
    A. 低血糖昏迷　　　　　　　　　　　　　　　B. 糖尿病酮症酸中毒
    C. 乳酸性酸中毒　　　　　　　　　　　　　　D. 高渗性非酮症糖尿病昏迷
    E. 急性脑血管病

39. 患者,男,55岁。诊断为2型糖尿病,身体一般状况尚好。护士进行评估后,建议其做有氧运动,为掌握好运动量,运动时适宜的心率应该是(170－55＝115) ( )
    A. 110次/分　　　　　B. 115次/分　　　　　　C. 120次/分　　　　　D. 125次/分
    E. 130次/分

40. 确诊糖尿病的标准之一是(或空腹血糖≥7.0 mmol/L) ( )
    A. 空腹血糖≥6.0 mmol/L　　　　　　　　　　B. 餐后2小时血糖＞11.1 mmol/L
    C. 尿糖定性　　　　　　　　　　　　　　　　D. 24小时尿糖定量
    E. 血脂测定

41. 诊断可疑糖尿病最有价值的检查是 ( )
    A. 尿糖定性试验　　　B. 尿糖定量测定　　　　C. 空腹血糖测定　　　D. 口服葡萄糖耐量试验
    E. 胰岛细胞抗体测定

42. 某患者2型糖尿病,体态肥胖,"三多一少"症状不太明显,血糖偏高,长期采用饮食控制、休息、口服降血糖药,但血糖仍高,对此下列哪项处理最恰当 ( )
    A. 改用胰岛素治疗　　B. 增加运动疗法　　　　C. 加大降糖药剂量　　D. 用抗生素控制感染
    E. 住院进一步待查

43. 磺脲类降糖药主要适合于哪种病人 ( )
    A. 饮食控制无效的2型糖尿病　　　　　　　　B. 1型糖尿病伴眼底病变
    C. 糖尿病酮症酸中毒　　　　　　　　　　　　D. 1型糖尿病
    E. 肥胖饮食控制无效者的糖尿病

44. 患者,女,26岁。妊娠7个月,体格检查发现,尿糖(3+),血糖:空腹7.8 mmol/L,餐后2小时16.7 mmol/L。治疗主要选择 ( )
    A. 饮食治疗　　　　　B. 体育锻炼　　　　　　C. 口服降糖　　　　　D. 胰岛素
    E. 无需治疗

45. 患者,男,65岁,颜面水肿,空腹血糖12.3 mmol/L,尿糖(2+),尿蛋白(+),曾不规则治疗,目前降糖治疗应首选 ( )
    A. 单纯控制饮食　　　　　　　　　　　　　　B. 控制饮食＋双胍类药
    C. 控制饮食＋磺脲类　　　　　　　　　　　　D. 控制饮食＋胰岛素
    E. 控制饮食＋噻唑烷二酮类

46. 患者,女,50岁。患2型糖尿病,实际体重超过标准体重25%,其饮食总热量应 ( )
    A. 按实际体重计算再酌减　　　　　　　　　　B. 按实际体重计算再酌增
    C. 按标准体重计算再酌减　　　　　　　　　　D. 按标准体重计算再酌增
    E. 按标准体重计算不增不减

(47～50题共用题干)

患者,男,46岁。发现口渴、多饮、消瘦3个月,突发昏迷2日。血糖30 mmol/L,血钠132 mmol/L,血钾4.0 mmol/L,尿素氮9.8 mmol/L,CO_2结合力18.3 mmol/L。尿糖、尿酮体强阳性。

47. 该患者首选治疗为 ( )
    A. 快速静滴生理盐水＋小剂量胰岛素　　　　　B. 快速静滴高渗盐水＋小剂量胰岛素
    C. 快速静滴低渗盐水＋小剂量胰岛素　　　　　D. 快速静滴生理盐水＋大剂量胰岛素
    E. 快速静滴碳酸氢钠＋大剂量胰岛素

48. 治疗8小时后。患者神志渐清,血糖降至12.8 mmol/L,血钾3.2 mmol/L此时,可采用的治疗是 ( )
    A. 输5%葡萄糖＋普通胰岛素　　　　　　　　B. 输5%葡萄糖＋普通胰岛素＋适量钾
    C. 输10%葡萄糖＋普通胰岛素　　　　　　　 D. 输碳酸氢钠＋普通胰岛素
    E. 输低渗盐水＋普通胰岛素＋适量钾

第十九章 内分泌、营养及代谢疾病病人的护理

49. 该患者最可能的诊断是 （ ）
    A. 高渗性昏迷 B. 糖尿病酮症酸中毒
    C. 应激性高血糖 D. 糖尿病合并脑血管意外
    E. 糖尿病乳酸性酸中毒

50. 护士应首先采取的护理措施是 （ ）
    A. 口腔护理 B. 皮肤护理 C. 监测尿量 D. 预防感染
    E. 每2小时监测一次血糖、神志和生命体征

51. 患者，男，64岁，诊断"2型糖尿病"10年。为患者进行糖尿病足预防的健康指导中，不妥的是 （ ）
    A. 每天检查清洁足部 B. 选择透气、柔软的鞋袜
    C. 外出不宜穿拖鞋 D. 足部出现破损可自擦药物
    E. 每天坚持适度的运动

52. 患者，男，58岁，糖尿病住院，经过治疗血糖得以控制，病情稳定准备出院。护士给患者进行出院饮食指导时，应告诉患者其每日总热量在三餐中的比例为 （ ）
    A. 早餐1/6，剩下的中餐、晚餐各半 B. 早餐1/5，中餐、晚餐各2/5
    C. 早餐1/4，中餐、晚餐各半 D. 早餐1/4，中餐1/2，晚餐为1/4
    E. 早餐1/2，剩下的中餐、晚餐各半

53. 患者，男，48岁，诊断为糖尿病，患者拟在家中自行监测血糖。护士应告知其餐后2小时血糖的正常值是 （ ）
    A. <4.8 mmol/L B. <5.8 mmol/L C. <6.8 mmol/L D. <7.8 mmol/L
    E. <8.8 mmol/L

54. 患者，男，65岁，因焦虑紧张，伴2型糖尿病入院治疗。晨起注射胰岛素后进食油条，突然出现噎食，应立即采取的护理措施是 （ ）
    A. 建立静脉通道 B. 口对口人工呼吸
    C. 抠除患者嘴里食物 D. 环甲膜穿刺
    E. 准备行气管切开

55. 患者，女，56岁，糖尿病酮症酸中毒。患者排出的尿液气味可能为 （ ）
    A. 烂苹果味 B. 氨臭味 C. 大蒜味 D. 苦杏仁味
    E. 苯酚味

56. 患者，男，58岁。糖尿病病史30余年。目前使用胰岛素治疗，但血糖未规律监测。近3年出现眼睑及下肢水肿来诊。尿常规检查：尿糖(2+)，白细胞0～4/HP，尿蛋白(3+)。应优先考虑的是 （ ）
    A. 胰岛素性水肿 B. 肾动脉硬化 C. 肾盂肾炎 D. 急性肾炎
    E. 糖尿病肾病

57. 在使用胰岛素的过程中，老年糖尿病患者更易发生低血糖的主要原因是（老年人肝脏调节血糖的功能减退，肝糖原生成及储存量少，一旦发生低血糖则难以快速纠正，使低血糖程度加重还易发展为严重类型） （ ）
    A. 对胰岛素敏感导致血糖降低 B. 肾糖阈降低导致尿糖排出过多
    C. 胃肠功能差导致碳水化合物摄入减少 D. 进食不规律导致碳水化合物摄入减少
    E. 肝功能减退导致对胰岛素灭活能力降低

58. 对血糖在正常范围者没有降血糖作用的药物是（BCD属于磺脲类药物） （ ）
    A. 格列本脲(优降糖) B. 格列吡嗪(美吡哒)
    C. 胰岛素 D. 格列喹酮
    E. 二甲双胍(降糖灵)

59. 患者，男，62岁。诊断2型糖尿病5年，坚持口服降糖药治疗，血糖控制效果较好，患者拟计划春游，出发前测得空腹血糖低于哪个值时应注意低血糖发生（血糖正常范围：3.9～6.0 mmol/L） （ ）
    A. 3.9 mmol/L B. 4.9 mmol/L C. 5.9 mmol/L D. 6.9 mmol/L
    E. 7.9 mmol/L

    (60～62题共用题干)
    患者，男，63岁，糖尿病10年，医嘱普通胰岛素8U，餐前30分钟，H，tid。

60. "H"的含义是 （ ）
    A. 皮内注射 B. 皮下注射 C. 肌内注射 D. 静脉注射
    E. 静脉滴入

61. 最佳的注射部位是 （ ）
    A. 腹部 B. 股外侧肌 C. 臀中肌、臀小肌 D. 前臂外侧
    E. 臀大肌

62. 患者出院时，护士对其进行胰岛素使用方法的健康指导，错误的内容是 （ ）

A. 不可在发炎、有瘢痕、硬结处注射　　　　　B. 注射部位要经常更换
C. 注射时进针的角度为30°～40°　　　　　　D. 注射区皮肤要消毒
E. 进针后回抽要有回血

63. 治疗糖尿病药物阿卡波糖正确的服药时间是　　　　　　　　　　　　　　　　　　　　　　（　　）
A. 空腹服用　　　B. 饭前1小时服用　　　C. 饭后1小时服用　　　D. 餐时服用
E. 睡前服用

64. 通过增加外周组织对葡萄糖摄取、抑制糖异生，从而降低血糖的药物是　　　　　　　　　（　　）
A. 格列波脲　　　　　　　　　　　　　　　B. 格列本脲
C. α-葡萄糖苷酶抑制剂　　　　　　　　　　D. 噻唑烷二酮
E. 二甲双胍

65. 患者，女，70岁。糖尿病病史20余年，诉视物不清，胸闷憋气，双腿及足底刺痛，夜间难以入睡多年，近来足趾渐变黑，护士在接诊后立即对其进行评估，发现该患者的并发症不包括　　　　　　　　　　　　　　（　　）
A. 视网膜病变　　　B. 冠心病　　　C. 神经病变　　　D. 肢端坏疽
E. 足部感染

第七节　痛风病人的护理

痛风是一组由嘌呤代谢障碍和(或)尿酸的排出减少导致高尿酸血症的代谢性疾病。临床表现除高尿酸血症外，还有痛风性急性关节炎、痛风石、特征性慢性关节炎、关节畸形、慢性间质性肾炎和尿酸性尿路结石。痛风常与肥胖、糖脂代谢紊乱、高血压、动脉硬化、冠心病、糖尿病等合并发生。好发年龄在40岁以上的男性，常有家族遗传史。

一、病因

1. 尿酸排泄减少　包括肾小球滤过减少，肾小管重吸收增加，肾小管分泌减少。
2. 尿酸生成增多　主要与核酸代谢中的各种酶缺乏有关。
3. 继发性　继发于1型糖尿病；药物有小剂量阿司匹林、乙胺丁醇等。

二、临床表现

主要表现为关节炎、痛风石和肾脏病变。

(一)无症状期　仅有血尿酸增高，无任何症状。

(二)急性关节炎期　①**为痛风的首发症状**。多于夜间突起，关节红、肿、热、痛和功能障碍，多累及单侧肢端小关节，以**拇指及第一跖趾关节最常见**。②酗酒、过度疲劳、手术、感染、寒冷、高蛋白或高嘌呤食物是常见诱因。③发作时血尿酸可以不升高，甚至下降。

(三)痛风石及慢性关节炎期　痛风石是本病特征性临床表现，常见于耳轮及四肢小关节，关节肿胀、僵硬、畸形，不易愈合也不易感染。

(四)肾脏病变　①痛风性肾病：蛋白尿、少尿，可发展慢性肾衰竭。②尿酸性肾石病：有肾尿酸结石，呈泥沙样，常无症状，结石较大者可发生肾绞痛、血尿。引起梗阻时可导致肾积水、肾盂肾炎、肾积脓或肾周围炎。

三、辅助检查

1. 血尿酸测定　男性＞420 μmol/L，女性＞350 μmol/L，则可确定为**高尿酸血症**。正常值：男性150～380 μmol/L，女性100～300 μmol/L。
2. 滑囊液或痛风石内容物检查　偏振光显微镜下可见针形尿酸盐结晶，是确诊本病依据。
3. X线检查　急性关节炎期可见非特征性软组织肿胀；慢性期或反复发作后可见软骨缘破坏，关节面不规则，特征性改变为穿凿样、虫蚀样圆形或弧形的骨质透亮缺损。

四、治疗要点

(一)一般治疗　**限制饮酒和高嘌呤食物，多饮水，每天2 000 ml以上**，促进尿酸的排泄；慎用抑制尿酸排泄的药物，如噻嗪类利尿药等。

(二)高尿酸血症的治疗

1. 肾功能良好的病人，应用排尿酸药如丙磺舒，用药期间应多饮水，并服碳酸氢钠。
2. 尿酸生成过多或不适合使用排尿酸药物的病人，可应用抑制尿酸生成药物如**别嘌醇**(痛风首选药物)。与排尿酸药合用效果更好。
3. 应用碱性药物，可碱化尿液，使尿酸不易在尿中积聚形成结晶。常用碳酸氢钠口服。

(三)急性痛风性关节炎期的治疗

1. 卧床休息，抬高患肢，避免负重。
2. **秋水仙碱**　是治疗**急性痛风性关节炎的特效药物**。有胃肠道反应；静脉用药一旦出现不良反应，应及时停药。切勿外漏，以免造成组织坏死。
3. 非甾体类抗炎药　常用药物有吲哚美辛、双氯芬酸、布洛芬、罗非昔布。禁止同时服用两种或多种非甾体抗炎药，

否则会加重不良反应。活动性消化性溃疡、消化道出血为禁忌证。

4. 糖皮质激素 在不能使用秋水仙碱和非甾体类抗炎药时或治疗无效可考虑使用,该类药物的特点是起效快、缓解率高,但停药后容易出现症状"反跳"。

五、护理问题

①急性疼痛:与尿酸盐结晶、沉积在关节引起炎症反应有关。②躯体活动障碍:与关节受累、关节畸形有关。③知识缺乏:与痛风有关的饮食知识。④潜在并发症:痛风性肾病、尿酸性肾石病。

六、护理措施

（一）一般护理

1. 休息与体位 急性关节炎期,**应绝对卧床休息、抬高患肢、避免受累关节负重**。待关节痛缓解72小时后,逐渐恢复活动。

2. 饮食护理 ①饮食宜清淡、易消化、忌辛辣和刺激性食物,禁酒。②**避免进食高嘌呤食物**,如动物内脏、鱼虾类、河蟹、肉类、菠菜、蘑菇、黄豆、扁豆、豌豆、浓茶、浓肉汤等。③指导病人进食**碱性食物**,如**牛奶、鸡蛋、马铃薯、各类蔬菜、柑橘类水果**,使尿液的pH在7.0或以上,减少尿酸盐结晶的沉积。④多饮水,每天应饮水2 000 ml以上,碱化尿液,促进尿酸排出。

（二）病情观察 ①观察关节疼痛的部位、性质、时间,关节局部有无红、肿、热和功能障碍。②观察病人有无痛风石存在的部位及症状。有无局部皮肤破溃发生,局部有无感染。③监测血尿酸、尿尿酸的变化。④监测尿常规、尿量,注意痛风性肾病、尿酸性肾石病的发生。

（三）局部护理 关节炎时,为减轻疼痛,可用夹板固定制动,也可湿敷,发病24小时内可使用冰敷或25%硫酸镁湿敷,减少局部炎性渗出,消除关节的肿胀和疼痛。24小时后宜用热敷,促进局部组织渗出物的吸收。如局部皮肤破溃发生,注意维持患部清洁,避免感染。

（四）用药护理 指导病人遵医嘱服药,严格按剂量、按时执行,观察药物疗效,及时处理不良反应。

（五）心理护理 向病人宣教痛风的有关知识,控制高血尿酸血症方法,帮助病人建立控制疾病的信心,并给予精神上的安慰和鼓励。

七、健康教育

1. 疾病知识指导 给病人和家属讲解疾病的有关知识及预防措施。

2. 生活指导 指导病人严格控制饮食,避免进食高蛋白和高嘌呤的食物,忌饮酒,每天至少饮水2 000 ml。教育病人适度运动,注意保护关节。①运动后疼痛超过1~2小时,应暂停运动。②保护关节,如能用肩部负重者不用手提,能用手臂者不要用手指。③避免劳累,注意休息。④经常改变姿势,保持受累关节舒适。

单元测试题

1. 患者,女,41岁。关节红、肿、痛及尿路结石5年,食用肉食症状加重。与患者疾病有关的代谢紊乱是 （　　）
   A. 糖代谢紊乱　　　　　　　　　　　　B. 脂代谢紊乱
   C. 嘌呤核苷酸代谢紊乱　　　　　　　　D. 嘧啶核苷酸代谢紊乱
   E. 蛋白质代谢紊乱

2. 痛风的首发症状是 （　　）
   A. 尿路结石　　B. 间质性肾炎　　C. 痛风石　　D. 高尿血酸症
   E. 突发性跖趾关节疼痛

3. 诊断痛风的主要指标是 （　　）
   A. 痛风石　　　　　　　　　　　　　　B. 高尿酸血症
   C. 痛风性关节炎　　　　　　　　　　　D. 尿酸性尿路结石
   E. 非特征性软组织肿胀

4. 下列食物中属于痛风病人可以选择的是 （　　）
   A. 鸡肾　　B. 绵羊肉　　C. 贝类　　D. 牛奶
   E. 牛肉汤

5. 痛风患者**不需要**加以限制的食物有 （　　）
   A. 豆腐　　B. 鸡蛋　　C. 红酒　　D. 蘑菇
   E. 虾蟹

（6～8题共用题干）

患者,男,42岁。有高血压4年、高血脂1年、反复性关节炎史3年。近3天出现右足踝关节伴第一跖趾关节异常疼痛,伴红肿,不能行走,血尿酸526 μmol/L。

6. 最佳的治疗方法是应用 （　　）
   A. 丙磺舒　　B. 秋水仙碱　　C. 溴水马隆　　D. 别嘌呤醇
   E. 吲哚美辛

7. 护士对患者做饮食指导时,告诫患者**不应**多吃的食物为 ( )
   A. 鸡蛋　　　　　　B. 牛奶　　　　　　C. 西兰花　　　　　　D. 香蕉
   E. 扁豆
8. 应将患者尿 pH 控制在适宜范围内,是指 ( )
   A. 5.0～5.5　　　　B. 5.5～6.0　　　　C. 6.0～6.5　　　　D. 6.5～7.0
   E. 7.0～7.5

   (9～12题共用题干)
   患者,男,50岁,下班后与朋友聚餐,很晚回家休息。午夜突发左脚第1跖趾关节剧痛,约3小时后局部出现红、肿、热、痛和活动困难,遂来急诊就诊。检查血尿酸为500 μmol/L;X线提示:可见非特征性软组织肿胀。
9. 患者可能诊断是 ( )
   A. 痛风　　　　　　B. 假性痛风　　　　C. 风湿性关节炎　　　D. 类风湿关节炎
   E. 化脓性关节炎
10. 嘱患者多饮水,进食碱性食物的主要目的是 ( )
    A. 防止脱水　　　　B. 防止肾衰　　　　C. 防止尿酸性肾石病　D. 促进尿酸排泄
    E. 防止感染
11. 饮食护理最重要的是 ( )
    A. 多饮水　　　　　　　　　　　　　　B. 进食碱性食物
    C. 高营养、易消化饮食　　　　　　　　D. 提供足量热量
    E. 避免进食高嘌呤食物
12. 要提醒患者**不能**使用何种药物 ( )
    A. 丙磺舒　　　　　B. 秋水仙碱　　　　C. 氢氯噻嗪　　　　D. 普萘洛尔
    E. 非甾体类抗炎药
13. 哪种药物可促进尿酸排泄 ( )
    A. 别嘌呤醇　　　　B. 非甾体类抗炎药　C. 秋水仙碱　　　　D. 丙磺舒
    E. 糖皮质激素
14. 患者,男,45岁,因急性关节炎就诊,入院后诊为痛风。护士指导患者可以吃的食物是 ( )
    A. 动物内脏　　　　B. 鱼虾类　　　　　C. 菠菜　　　　　　D. 蘑菇
    E. 柑橘
    动物内脏嘌呤高含量150～1 000 mg/100 g;鱼虾类、菠菜、蘑菇嘌呤含中等量 50～150 mg/100 g;柑橘嘌呤低含量＜50 mg/100 g。痛风急性期应选低嘌呤(＜50 mg/100 g)食物,缓解期可选含嘌呤中等量(50～150 mg/100 g)的食物。
15. 患者,男,45岁,痛风病史8年。该患者不需要加以限制的食物有 ( )
    A. 豆腐、蘑菇　　　B. 土豆、鸡汤　　　C. 红酒、牛排　　　　D. 鸡肝、米饭
    E. 水、空心菜
16. 患者,男,65岁。右侧跖骨、踝关节红肿疼痛,确诊为痛风性关节炎。首选的治疗药物是(美洛昔康、布洛芬、吲哚美辛、阿司匹林属于解热镇痛药→治疗类风湿、风湿性关节炎;秋水仙碱是治疗急性痛风性关节炎的特效药) ( )
    A. 美洛昔康　　　　B. 布洛芬　　　　　C. 吲哚美辛(消炎痛)　D. 糖皮质激素
    E. 秋水仙碱
17. 患者,女,60岁。痛风病史3年。因担心疾病的预后,思想负担重,情绪低落。此时,护士给予最恰当的护理措施是向患者说明 ( )
    A. 疼痛会影响进食　　　　　　　　　　B. 痛风是一种终身性疾病
    C. 疼痛会影响睡眠　　　　　　　　　　D. 疾病反复发作会导致关节畸形
    E. 积极坚持规范的治疗,可维持正常的生活

第八节　营养不良病人的护理

营养不良是因能量和(或)蛋白质缺乏引起的一种慢性营养缺乏症。主要表现为体重明显下降、皮下脂肪减少和皮下水肿为特征,常伴有各系统器官不同程度功能紊乱。多见于3岁以下的婴幼儿。

一、病因
1. **长期摄入不足　喂养不当**是引起本病的**主要原因**,如食物的质和量不足,不良的饮食习惯。
2. 消化吸收障碍　迁延性腹泻、过敏性肠炎、肠吸收不良综合征、唇裂、腭裂、幽门梗阻等先天性畸形。
3. 需要量增多　急、慢性传染病的恢复期、早产、双胎等。
4. 消耗量增加　糖尿病、大量蛋白尿、长期发热、烧伤、甲状腺功能亢进、恶性肿瘤等。
5. 其他　护理不当、活动过度、睡眠不足及精神因素。

二、临床表现

最早表现为**体重不增**,随后患儿体重下降。**皮下脂肪逐渐减少以至消失**,首先累及腹部皮下脂肪,其顺序依次为腹部→躯干→臀部→四肢→面部。严重者皮下脂肪消失,患儿貌似"老人"状。**腹部**皮下脂肪厚度是判断营养不良程度的重要指标之一。测量方法:在腹部脐旁锁骨中线上,检查者拇指和示指相距3 cm,垂直捏起皮肤及皮脂肪,用尺量其上缘的厚度,也可用皮脂仪测量。根据临床表现不同,婴幼儿营养不良分为3度(表19-2)。

表19-2 婴幼儿营养不良的分度

项目	Ⅰ度(轻度)	Ⅱ度(中度)	Ⅲ度(重度)
体重低于正常均值	15%~25%	25%~40%	40%以上
腹部皮下脂肪厚度	0.8~0.4 cm	<0.4 cm	消失
身高(长)	正常	稍低于正常	明显低于正常
消瘦	不明显	明显	皮包骨样
皮肤弹性	正常或稍干燥	干燥、苍白	明显苍白、干瘪、无弹性
肌张力	正常	明显降低、肌肉松弛	低下,肌肉萎缩
精神状态	正常	烦躁不安	萎靡,反应低下,抑制与烦躁交替
内脏功能	正常	消化功能紊乱	多器官功能紊乱

营养不良常见并发症:①**营养性贫血**:最常见的并发症,以缺铁性贫血最为常见。②维生素缺乏:其中以脂溶性**维生素A**,维生素D缺乏尤为常见。③上感、肺炎等感染性疾病。④**自发性低血糖:是营养不良的主要死因**。常出现在夜间或清晨,患儿突然出现面色苍白、神志不清、呼吸暂停、脉搏缓慢、体温不升,若不及时治疗可致死亡。⑤营养不良性水肿:为严重蛋白质缺乏所致的低蛋白性水肿。

小结提示:成人营养不良的主要表现是**体重下降**;而小儿处在生长发育的过程中,体重在不断增加,小儿营养不良表现出来的体重不增即相当于**成人的体重下降**。

三、心理-社会状况

营养不良多见于3岁以下的小儿,家长因不了解病程和病情而产生焦虑。因喂养不当或强迫小儿进食造成的畏食性营养不良,父母感觉无能为力。经济条件差的地区或家庭,因无力购买小儿需要的食品如奶粉等,家长易产生愧疚感。

四、辅助检查

①**血清白蛋白降低是营养不良最突出的表现**,但出现较晚,不够灵敏。②**胰岛素样生长因子-1(IGF-1)水平降低是早期诊断营养不良的较好指标**;血清转氨酶、碱性磷酸酶、胰酶等活力均下降,胆固醇、各种电解质及微量元素浓度皆可下降;生长激素水平升高。

五、治疗要点

采取综合性治疗措施,包括**调整饮食以及补充营养物质**;祛除病因,治疗原发病;控制继发感染;促进消化和改善代谢功能;治疗并发症。

六、护理问题

①**营养失调**,低于机体需要量:与能量、蛋白质摄入不足和消耗过多有关。②有感染的危险:与机体免疫功能低下有关。③潜在并发症:营养缺铁性贫血、低血糖、多种维生素缺乏。④知识缺乏:与患儿家长缺乏营养知识有关。

七、护理措施

(一)促进营养平衡 原则为**循序渐进,逐步补充**。

1. 能量供给 轻度营养不良小儿消化系统功能尚好,开始每日可供给热量250~330 kJ/kg(60~80 kcal/kg),以后逐渐增加达585 kJ/kg(140 kcal/kg),待体重接近正常后,恢复供给小儿正常需要量。中、**重度营养不良小儿消化功能差,每日供给量从165~230 kJ/kg(45~55 kcal/kg)开始,由低到高,逐步少量增加**至500~727 kJ/kg(120~170 kcal/kg)。待体重恢复接近正常后,恢复至正常需要量。

2. 食物调整 ①适合患儿的消化能力,轻度营养不良患儿可从牛奶开始,逐渐过渡到带有肉末的辅食。②中、重度营养不良患儿则可先给稀释奶或脱脂奶,再给全奶,然后才能给带有肉末的辅食。鼓励母乳喂养。蛋白质摄入量从每日1.5~2.0 g/kg开始,逐步接近正常,如过早给予高蛋白食物,引起腹胀和肝大。

3. 补充维生素和微量元素 除补充含维生素和微量元素丰富的饮食外,可按医嘱给予多种维生素及铁、锌等制剂。

4. 注意观察饮食管理结果 每周测量体重1次,每月测量身长1次,定期测量皮下脂肪的厚度。

(二)遵医嘱给药 如各种消化酶(多酶片、胰酶片、胃蛋白酶合剂等)和B族维生素等促进消化;患儿食欲较差者可给予苯丙酸诺龙肌注,以促进机体蛋白质的合成,增进食欲;食欲极差者,可给予胰岛素每日1次皮下注射2~3 U,注射前口服葡萄糖20~30 g,每1~2周为一疗程;还可给予锌制剂提高味觉,增进食欲。必要时可少量多次输血、氨基酸、脂肪乳等静脉营养。

(三)预防感染 保持皮肤清洁、干燥、防止皮肤破损;做好口腔护理,保持生活环境舒适卫生,注意做好保护性隔离,防止交互感染。病情严重患儿可按医嘱输新鲜血浆或丙种球蛋白,以增强抵抗力。

（四）观察病情　密切观察患儿尤其是重度营养不良患儿的病情变化。观察有无**低血糖**、**维生素A缺乏**、**酸中毒**、口炎及贫血等并发症。一旦出现**低血糖**的症状,应快速静脉推注25%～50%葡萄糖溶液,积极配合医生抢救。

（五）提供舒适的环境,促进生长发育　合理安排生活,减少不良刺激,保证患儿精神愉快和有充足的睡眠。

八、健康教育

向家长讲解患儿的饮食调整方法;教会家长如何观察低血糖的出现,尤其是夜间或清晨;向家长介绍营养不良的预防及婴幼儿科学喂养知识。

小结提示:①调整饮食是治疗和护理营养不良的关键。②营养不良的并发症最常见的是营养性贫血。

单元测试题

1. 营养不良患儿最早出现的症状是　　　　　　　　　　　　　　　　　　　　　　　　　　　　　　　　　　（　）
   A. 乏力　　　　　　B. 皮下脂肪减少　　　C. 消瘦　　　　　　D. 体重不增或减轻
   E. 食欲不振

2. 迁延不愈的营养不良患儿,可引起突然死亡的并发症是　　　　　　　　　　　　　　　　　　　　　　　　（　）
   A. 贫血　　　　　　B. 低血糖　　　　　　C. 干眼症　　　　　　D. 肾盂肾炎
   E. 肺炎

3. 患儿,8岁,诊断为营养不良,对该患儿治疗中要注意的原则最重要的是　　　　　　　　　　　　　　　　（　）
   A. 加强锻炼　　　　B. 补充营养物质　　　C. 控制继发感染　　　D. 去除病因,调整饮食
   E. 使用促消化吸收药物

4. 患儿,4岁半,身高96 cm,体重9 kg。重度营养不良,贫血,清晨起床后突然大汗,面色苍白,体温下降,神志不清,脉搏减慢。对其进行急救处理应选择静脉推注　　　　　　　　　　　　　　　　　　　　　　　　　　　　（　）
   A. 肾上腺素　　　　B. 葡萄糖　　　　　　C. 脂肪乳　　　　　　D. 葡萄糖酸钙
   E. 生理盐水

5. 营养不良程度的最重要指标是　　　　　　　　　　　　　　　　　　　　　　　　　　　　　　　　　　（　）
   A. 身高　　　　　　B. 肌张力　　　　　　C. 体重　　　　　　D. 皮肤弹性
   E. 腹部皮下脂肪

6. 下列关于小儿营养不良的病因应**除外**　　　　　　　　　　　　　　　　　　　　　　　　　　　　　　（　）
   A. 消化系统发育畸形　　　　　　　　　　B. 长期喂养不当
   C. 食物中纤维素过少　　　　　　　　　　D. 长期摄入营养不足
   E. 早产儿需要营养量过大

7. 我国独生子女常见畏食的原因是　　　　　　　　　　　　　　　　　　　　　　　　　　　　　　　　　（　）
   A. 偏食　　　　　　B. 传染性肝炎　　　　C. 胃肠炎　　　　　　D. 精神因素
   E. 消化道发育畸形

8. 婴儿营养不良最常见的病因是　　　　　　　　　　　　　　　　　　　　　　　　　　　　　　　　　　（　）
   A. 先天不足　　　　B. 喂养不当　　　　　C. 缺乏锻炼　　　　　D. 疾病影响
   E. 免疫缺陷

9. 营养不良性水肿宜选用的最佳制剂是　　　　　　　　　　　　　　　　　　　　　　　　　　　　　　　（　）
   A. 免疫球蛋白　　　B. 血浆白蛋白　　　　C. 浓缩红细胞　　　　D. 明胶代血浆
   E. 冰冻血浆

10. 患儿,5岁,初步诊断营养不良。该病导致代谢异常应**除外**　　　　　　　　　　　　　　　　　　　　　（　）
    A. 血清胆固醇降低　B. 血糖偏低　　　　　C. 血清总蛋白降低　　D. 血钾、血钙偏低
    E. 白细胞降低

11. 营养不良主要是指下列哪项缺乏　　　　　　　　　　　　　　　　　　　　　　　　　　　　　　　　　（　）
    A. 热量和(或)糖　　B. 热量和(或)脂肪　　C. 热量和(或)水　　　D. 热量和(或)维生素
    E. 热量和(或)蛋白质

12. 营养不良患儿常伴有多种维生素缺乏症,其中以哪种常见　　　　　　　　　　　　　　　　　　　　　　（　）
    A. 维生素A　　　　B. 维生素B　　　　　C. 维生素C　　　　　D. 维生素D
    E. 维生素B

13. 营养不良患儿皮下脂肪消退的顺序是　　　　　　　　　　　　　　　　　　　　　　　　　　　　　　　（　）
    A. 腹部—躯干—四肢—面部　　　　　　　B. 躯干—腹部—臀部—面部
    C. 腹部—四肢—躯干—臀部—面部　　　　D. 面部—躯干—臀部—腹部
    E. 四肢—躯干—腹部—面部

14. 符合Ⅰ度营养不良的诊断标准是　　　　　　　　　　　　　　　　　　　　　　　　　　　　　　　　　（　）

A. 精神萎靡　　　　　　B. 肌肉松弛　　　　　　C. 身长低于正常　　　　D. 腹部皮下脂肪 0.4 cm 以下
E. 体重低于正常值 15%～25%

15. Ⅱ度营养不良小儿体重低于正常均值的　　　　　　　　　　　　　　　　　　　　　　　　　　　　（　　）
    A. 5%～10%　　　　　B. 10%～15%　　　　　C. 15%～25%　　　　　D. 25%～40%
    E. 40%以上

16. Ⅲ度营养不良小儿皮下脂肪厚度为　　　　　　　　　　　　　　　　　　　　　　　　　　　　　（　　）
    A. 消失　　　　　　　B. <0.4 cm　　　　　　C. 0.4～0.6 cm　　　　D. 0.6～0.8 cm
    E. 0.8～1.0 cm

17. 营养不良早期诊断的可靠指标是　　　　　　　　　　　　　　　　　　　　　　　　　　　　　　（　　）
    A. 血糖　　　　　　　B. 血浆蛋白　　　　　　C. 血浆胆固醇　　　　　D. 血浆转铁蛋白
    E. 血浆胰岛素生长因子

18. 重度营养不良患儿突然出现心悸、出汗、头晕、呼吸浅促。脉搏减弱，首先考虑的是　　　　　　　（　　）
    A. 心力衰竭　　　　　B. 呼吸衰竭　　　　　　C. 严重感染　　　　　　D. 低钾血症
    E. 低血糖症

19. 护理重度营养不良患儿，应特别注意观察可能发生下列哪种情况　　　　　　　　　　　　　　　（　　）
    A. 重度贫血　　　　　B. 低钠血症　　　　　　C. 低钾血症　　　　　　D. 低血糖
    E. 继发感染

（20～22题共用题干）
患儿，男，5岁。体重12 kg，身高98 cm，经常烦躁不安，皮肤干燥苍白，腹部皮下脂肪 0.3 cm，肌肉松弛。

20. 护士判断该患儿是（标准体重 5×2+8=18；(12-18)÷18×100%=33.3%；<0.4 cm。）　　　　　　（　　）
    A. 轻度营养不良　　　B. 中度营养不良　　　　C. 重度营养不良　　　　D. 营养不良性贫血
    E. 中度脱水

21. 该患儿次日起床后，突然出现面色苍白，出汗，脉搏细弱，肢体冰冷，意识模糊，护士首先应考虑该患儿发生了（　　）
    A. 心力衰竭　　　　　B. 低血糖　　　　　　　C. 脱水　　　　　　　　D. 低钙血症
    E. 缺氧

22. 此时，首先应做的治疗是　　　　　　　　　　　　　　　　　　　　　　　　　　　　　　　　（　　）
    A. 输入生理盐水　　　　　　　　　　　　　　B. 补钙
    C. 予强心剂　　　　　　　　　　　　　　　　D. 静脉缓慢推注 25%葡萄糖
    E. 吸氧

23. 营养不良最常见的病因为　　　　　　　　　　　　　　　　　　　　　　　　　　　　　　　　（　　）
    A. 疾病影响　　　　　B. 消耗增多　　　　　　C. 先天不足　　　　　　D. 长期摄入不足
    E. 需要量增多

（24～26题共用题干）
5个月小儿，人工喂养，体重4 kg，腹部皮下脂肪厚度 0.2 cm（<0.4 cm 为中度营养不良），皮肤弹性差，肌肉松弛，肌张力低下，两眼近角膜处有结膜干燥斑。（1～6个月体重公式：出生时体重+月龄×0.7；公式：(实测体重-标准体重)/标准体重×100%。）标准体重：3+5×0.7=6.5 kg；(4-6.5)÷6.5×100%=38.46%　25%～40%为中度营养不良。

24. 该患儿最可能的诊断是　　　　　　　　　　　　　　　　　　　　　　　　　　　　　　　　　（　　）
    A. 体重正常　　　　　B. 轻度营养不良　　　　C. 中度营养不良　　　　D. 重度营养不良
    E. 极重度营养不良

25. 上述患儿在就诊时，突然面色苍白，意识不清，应考虑为　　　　　　　　　　　　　　　　　　（　　）
    A. 自发性低血糖　　　B. 低钙血症　　　　　　C. 败血症　　　　　　　D. 颅内感染
    E. 维生素 A 缺乏

26. 检查发现该患儿血糖 1.0 mmol/L，血钙 2.6 mmol/L，血红蛋白 105 g/L。应给予的紧急处理（新生儿血红蛋白正常值 150～220 g/L，血糖<2.2 mmol/L 为低血糖，血钙<1.75 mmol/L 为低钙血症）　　　　　　　　　（　　）
    A. 10%葡萄糖酸钙　　B. 50%葡萄糖　　　　　C. 补充辅食　　　　　　D. 补充维生素
    E. 调整饮食

27. 营养不良的病因不包括（营养不良是贫血的病因之一）　　　　　　　　　　　　　　　　　　　（　　）
    A. 大面积烧伤　　　　B. 严重感染　　　　　　C. 贫血　　　　　　　　D. 恶性肿瘤
    E. 短肠综合征

28. 营养不良患儿最突出的表现是　　　　　　　　　　　　　　　　　　　　　　　　　　　　　　（　　）
    A. 血浆胆固醇水平降低　B. 血糖降低　　　　　　C. 血清白蛋白降低　　　D. 体重下降
    E. 血清酶活性降低

29. 重度营养不良患儿调整饮食时，开始供给热量为

A. 30～40 kcal/kg　　B. 40～45 kcal/kg　　C. 45～55 kcal/kg　　D. 55～60 kcal/kg
E. 60～70 kcal/kg

30. 关于营养不良患儿的护理措施,错误的是 （　　）
   A. 对轻度营养不良的患儿,应较早添蛋白质和热量较高的食物
   B. 对中、重度营养不良的患儿,应直接供给其所需的热量
   C. 进行适当的户外活动和体格锻炼
   D. 遵医嘱给予各种消化酶和B族维生素,以助消化
   E. 保持皮肤清洁干燥,防止皮肤破损

31. 患儿,6岁,诊断为营养不良。该患儿最先皮下脂肪减少的部位是 （　　）
   A. 面部　　B. 腹部　　C. 躯干　　D. 大腿
   E. 臀部

32. 测量儿童皮下脂肪厚度常选用的部位是 （　　）
   A. 臀部　　B. 上臂　　C. 腹部　　D. 面部
   E. 大腿

33. 2岁小儿,体检结果示体重10 kg,身高81 cm,腹壁皮下脂肪厚度0.6 cm,皮肤稍苍白。对该小儿的营养评价应为[(2岁到青春期前:体重=年龄×2+8,故标准体重12 kg)公式:(实测体重－标准体重)/标准体重×100%。(10-12)÷12×100%=-16.67%;轻度:15%～25%] （　　）
   A. 营养良好　　B. 营养过剩　　C. 轻度营养不良　　D. 中度营养不良
   E. 重度营养不良

34. 患者,女,54岁。因近半年来进食吞咽困难就诊。身高160 cm,体重40 kg。由此判断患者为 （　　）
   A. 肥胖　　B. 超重　　C. 消瘦　　D. 明显消瘦
   E. 正常

注:身高、体重综合反映生长发育及营养状况的最重要指标。常用的方法是:计算实测体重与标准体重的差值的百分数。
标准体重:男(kg)=身高(cm)-105;女(kg)=身高(cm)160-105-2.5=52.5
其公式:(实测体重-标准体重)/标准体重×100%。(40-52.5)/52.5×100%=-23.81%
标准体重±10%之内为正常;增加10%～20%为过重;超过20%为肥胖;减少10%～20%为消瘦,低于20%为明显消瘦。

第九节　小儿维生素D缺乏性佝偻病病人的护理

维生素D缺乏性佝偻病是由于体内维生素D不足,使钙、磷代谢紊乱,产生的一种以骨骼病变为特征的全身慢性营养性疾病。主要见于2岁以内的婴幼儿,为我国儿科重点防治四病之一。

一、病因

1. 日光照射不足　是引起本病的最主要的因素。体内维生素D的主要来源是皮肤中的7-脱氢胆固醇经紫外线照射生成,所生成的维生素D₃,无生物活性,须经肝、肾两次羟化才能发挥生物活性。如婴幼儿户外活动少,紫外线不能通过玻璃窗,可影响内源性维生素D的生成。居住在高层楼区、多尘埃区和北方的小儿易发病。人体维生素D的主要来源是皮肤的光照合成。

2. 摄入不足　天然食物含维生素D少,婴幼儿不及时添加鱼肝油,又缺少户外活动,则易患佝偻病。

3. 生长发育迅速　早产或多胎儿生后生长发育快,需要维生素D多,且体内储存不足,若未及时补充,极易发生佝偻病。

4. 体内储存不足　特别是妊娠后期,如患有严重营养不良、肝肾疾病、慢性腹泻等均可导致婴儿体内维生素D储存不足。

5. 疾病与药物的影响　胃肠道、肝胆或肾脏疾病影响维生素D及钙磷的吸收和利用,致钙磷代谢障碍;长期服用抗惊厥药物可使维生素D加速分解为无活性的代谢产物;服用糖皮质激素可对抗维生素D对钙转运的调节。

小结提示:维生素D:(1)来源:①内源性维生素D:人体皮肤中的7-脱氢胆固醇经紫外线照射生成维生素D₃,是人类维生素D的主要来源。②外源性维生素D:维生素D₃和维生素D₂均无活性,须经肝、肾两次羟化才能发挥生物活性。主要从食物中摄取,如鱼肝油、蛋黄及植物中。③胎儿可通过胎盘从母体内获得维生素D。(2)生理功能:①促进肠道对钙磷的吸收,促进肾小管对钙磷的吸收,特别是对磷的重吸收,可提高血磷的浓度,有利于骨骼的钙化。②促进骨的发育(成骨细胞的增殖和破骨细胞的分化)。

二、临床表现

本病好发于3个月至2岁的小儿,主要表现为生长最快部位的骨组织钙化不全,肌肉松弛及神经兴奋性增高。临床分为初期、激期、恢复期、后遗症期。

(一) 初期　神经、精神症状为主。多见于3个月以内小儿,如易激惹、烦躁、睡眠不安、夜惊、多汗、枕秃。

(二) 激期(活动期)　主要表现为骨骼改变和运动功能及智力发育迟缓。

第十九章 内分泌、营养及代谢疾病病人的护理

1. 骨骼改变

（1）头部：**颅骨软化见于3~6个月患儿**，重者可出现乒乓球样的感觉；**方颅见于7~8个月患儿**；前囟过大及闭合延迟（超过18个月前囟尚未闭合）；出牙延迟，牙釉质缺乏。

（2）胸部：**胸部畸形多见于1岁左右患儿**。**肋骨串珠**（第7~10肋最明显），膈肌附着处肋骨受膈肌牵拉而内陷形成郝氏沟；呈鸡胸或漏斗胸。

（3）四肢：**手镯或脚镯征**，见于6个月以上的患儿；下肢弯曲，形成膝内翻（"O"形腿）或膝外翻（"X"形）腿。久坐者可见脊柱后凸或侧弯。

2. 运动功能发育迟缓　肌张力低下，韧带松弛，表现为头颈软弱无力，坐、立、行等运动功能落后。腹肌张力下降，腹部膨隆如蛙腹。

3. 神经、精神发育迟缓　条件反射形成缓慢，患儿表情淡漠，语言发育迟缓，免疫功能低下，常伴发感染。

（三）恢复期　以上任何时期经日光照射或治疗后，临床症状减轻或消失。

（四）后遗症期　多见于2岁以上小儿，临床症状消失，仅遗留不同程度的骨骼畸形。

小结提示：佝偻病初期主要表现为**神经和精神症状**（激惹、枕秃）；**激期**主要为**骨骼改变**（方颅、鸡胸）；**恢复期**主要表现为症状减轻或消失，**后遗症期**主要为**骨骼畸形**。

三、辅助检查

1. 初期　X线检查可正常或钙化带稍模糊；血钙正常或稍低，血磷降低，钙磷乘积稍低，碱性磷酸酶正常或增高。

2. 激期　**血钙稍低，血磷明显降低，碱性磷酸酶明显增高，钙磷乘积<30**。X线检查骨骺端临时钙化带消失，呈毛刷样、杯口状改变，骨密度减低。

3. 恢复期　血清钙、磷渐恢复正常，碱性磷酸酶1~2个月恢复正常。X线检查出现不规则钙化线。

4. 后遗症期　血生化正常，X线检查仅见骨骼畸形表现。

四、治疗点

重点是**补充维生素D制剂，防止发生骨骼畸形**。活动期应合理喂养，多晒太阳，**给予维生素D制剂**：①口服为主，每日50~100 μg（**2 000~4 000 IU**）或1,25-(OH)$_2$D$_3$ 0.5~2.0 μg，连用**1个月后改为每日预防量**400 IU。②肌注维生素D 20万~30万IU1次，3个月后预防量（**400 IU/d**）口服。**维生素D治疗同时服用钙剂**，突击疗法前3日用钙剂，常用的钙剂有葡萄糖酸钙、活性钙等，剂量为每日1~3 g。

五、护理问题

①营养失调，低于机体需要量：与日光照射不足和维生素D摄入不足有关。②有感染的危险：与免疫功能低下有关。③知识缺乏：患儿家长缺乏佝偻病的预防及护理知识。④潜在并发症：维生素D中毒。⑤有受伤的危险：与骨质疏松和肌肉、关节松弛有关。

六、护理措施

（一）户外活动　指导家长带患儿定期户外活动，**生后2~3周后即可带婴儿户外活动**，直接接受阳光照射，不影响保暖的情况下尽量暴露皮肤，**每日户外活动时间不少于2小时**，但应逐渐增加户外活动时间。夏季避免中暑，冬季在室内活动应开窗，让紫外线能够透过。

（二）补充维生素D

1. 提倡母乳喂养，按时添加辅食，给予富含维生素D的食物，如动物肝、蛋、蘑菇类及维生素D强化奶粉等。

2. 遵医嘱给予维生素D制剂，剂量大时宜使用单纯维生素D制剂，**在使用大剂量维生素D前2~3日先服用钙剂**，每日1~3 g，以防发生低钙抽搐；注意维生素D过量的中毒表现，如患儿出现畏食、恶心、呕吐、腹泻、低热、烦躁等，应立即报告医生。

（三）预防骨骼畸形和骨折　患儿衣着柔软、宽松，避免早坐、站、行及久坐、站、行，以防骨骼畸形发生。护理操作时动作要轻柔。如遗留胸廓畸形，可做俯卧位抬头展胸运动；下肢畸形可施行肌肉按摩，"O"形腿按摩外侧肌，"X"形腿按摩内侧肌，以增强肌张力，矫正畸形。

（四）预防感染　保持空气清新，温、湿度适宜，阳光充足，避免交互感染。

七、健康教育

婴幼儿期预防本病的关键是**日光照射和适量维生素D的补充**。①鼓励孕妇多进行户外活动和晒太阳，选择富含维生素D、钙、磷和蛋白质的食物。②宣传母乳喂养，及时添加辅食；**足月儿生后2周后每日给予维生素D 400~800 IU，连续服用至2岁**；早产儿、低出生体重儿、双胎儿生后2周开始补充维生素D，每天800 IU，3个月后改为**预防量每日400 IU**；对于处于生长发育高峰的婴幼儿更应加强户外活动和晒太阳，**给予预防量维生素D和钙剂**。③示范和指导户外活动、日光浴、服维生素D及矫正畸形方法。

单元测试题

1. 维生素D缺乏性佝偻病主要见于　　　　　　　　　　　　　　　　　　　　　　　　　　　　　（　　）
  A. 1岁以内的婴儿　　　B. 2岁以下的婴幼儿　　　C. 3岁以下的幼儿　　　D. 5岁以下的患儿
  E. 12岁以下的患儿

2. 下列属于小儿易患佝偻病的原因是 ( )
   A. 缺乏系统的身体训练
   B. 胃肠发育不成熟,对钙吸收差
   C. 消化酶分泌不足
   D. 吸吮能力弱,食物耐受力差
   E. 生长发育快,需维生素 D 多
3. 体内维生素 D 的主要来源为 ( )
   A. 维生素 D 制剂
   B. 植物性食物中的麦角固醇
   C. 母乳中的维生素 D
   D. 皮肤内 7-脱氢胆固醇
   E. 动物性食物中的胆钙化醇
4. 为预防佝偻病一般应服用维生素 D 至 ( )
   A. 3 个月　　　　B. 1 岁　　　　C. 2 岁　　　　D. 3 岁
   E. 4 岁
5. 维生素 D 缺乏性佝偻病的最主要原因是 ( )
   A. 维生素 D 摄入不足
   B. 生长发育过快
   C. 肝肾功能不全
   D. 日光照射不足
   E. 胃肠道疾病
6. 患儿,4 个月。好哭,多汗,无发热,前囟 3 cm×4 cm、平坦,枕秃,颅骨有乒乓球样感,巴宾斯基征及凯尔尼格征阳性,最可能的疾病是 ( )
   A. 颅内出血　　B. 化脓性脑膜炎　　C. 病毒性脑膜炎　　D. 结核性脑膜炎
   E. 佝偻病
7. 佝偻病在 3~6 个月患儿多见的骨骼改变是 ( )
   A. 出牙延迟　　B. 颅骨软化　　C. 鸡胸　　D. 手镯征、脚镯征
   E. "X"型腿
8. 下列的临床表现在佝偻病激期突出表现的是 ( )
   A. 神经、精神症状　　B. 骨骼改变　　C. 头部多汗　　D. 易激惹
   E. 运动发育迟缓
9. 下列血清酶中,在维生素 D 缺乏性佝偻病期明显升高的是 ( )
   A. 丙氨酸氨基转移酶
   B. 碱性磷酸酶
   C. 乳酸脱氢酶
   D. 谷氨酸草酰乙酸转氨酶
   E. 淀粉酶
10. 对于维生素 D 缺乏性佝偻病的患儿,实验室检查数据为 ( )
    A. 血清蛋白降低　　B. 血红蛋白降低　　C. 血钾降低　　D. 血碱性磷酸酶降低
    E. 钙磷乘积降低
11. 佝偻病的骨骼改变下列哪项是**错误**的 ( )
    A. 方颅　　B. 枕秃　　C. 漏斗胸　　D. 鸡胸
    E. X 形腿
12. 预防佝偻病应重点强调 ( )
    A. 及时添加辅食　　B. 经常晒太阳　　C. 及早服用钙剂　　D. 及早口服鱼肝油
    E. 母乳喂养
13. 患儿,2 岁半,自 15 个月开始出现方颅、鸡胸,"O"型腿,妈妈带他到医院门诊看病。护士为其饮食指导中,最好的食物是(维生素 D 含量较高的食物有人乳、蛋黄、肝等,但最好选乳制品) ( )
    A. 动物肝脏　　B. 牛奶及乳制品　　C. 蘑菇　　D. 紫菜
    E. 蛋类
14. 患儿,男,2 个月,最近经常烦躁、睡眠不安、夜间啼哭,易激惹,多汗,有枕秃。护士正确的判断是 ( )
    A. 可疑维生素 D 缺乏性佝偻病
    B. 营养性缺铁性贫血
    C. 锌缺乏症
    D. 维生素 D 缺乏性佝偻病初期
    E. 维生素 D 缺乏性佝偻病激期
15. 患儿,女,3 个月,睡眠不安、夜间啼哭,多汗,枕秃,查体可见颅骨软化,护士判断此患儿是 ( )
    A. 可疑维生素 D 缺乏性佝偻病
    B. 维生素 D 缺乏性佝偻病初期
    C. 维生素 D 缺乏性佝偻病激期
    D. 维生素 D 缺乏性佝偻病恢复期
    E. 维生素 D 缺乏性佝偻病后遗症期
16. 患儿,女,7 个月。父母诉患儿夜间哭、多汗。查体患儿方颅、肋骨串珠、脚镯征阳性,诊断为佝偻病。对该患儿的护理措施应**除外** ( )
    A. 适当补充维生素 D
    B. 积极进行站立、行走锻炼

C. 口服钙剂
D. 针对性进行饮食指导
E. 多抱患儿到户外晒太阳

17. 患儿,女,6个月,睡眠不安、夜间啼哭、多汗、枕秃,体检:胸部有肋骨串珠、郝氏沟,被诊断为维生素 D 缺乏性佝偻病,为治疗本病,口服维生素 D 的量是 ( )
    A. 400 IU   B. 600 IU   C. 800 IU   D. 1 000 IU
    E. 2 000 IU

18. 口服维生素 D 治疗佝偻病,一般持续多久改为预防量 ( )
    A. 1个月   B. 2个月   C. 3个月   D. 6个月
    E. 到骨骼征消失

19. 患儿,女,4个月,被医生诊断为维生素 D 缺乏性佝偻病初期,此患儿主要症状是 ( )
    A. 颅骨软化   B. 肋骨串珠   C. 骨肉松弛   D. 佝偻病手镯
    E. 神经精神症状

(20~22题共用题干)
患儿1岁,人工喂养,很少室外活动,平时烦躁易惊、多汗、方颅、枕秃、肋串珠。血钙磷乘积<30,碱性磷酸酶增高,X线检查:临时钙化带消失。被诊断为维生素 D 缺乏性佝偻病。

20. 引起患儿患病的最主要原因是 ( )
    A. 日光照射不足   B. 维生素 D 摄入不足
    C. 钙摄入不足   D. 未按时添加辅食
    E. 未按时进行站、立、行走训练

21. 该患儿的临床分期是 ( )
    A. 初期   B. 激期   C. 恢复期   D. 缓解期
    E. 后遗症期

22. 对患儿家长进行健康指导时下列哪项**不正确** ( )
    A. 供给维生素 D 及钙丰富的饮食   B. 介绍佝偻病的病因及预防方法
    C. 多让患儿做俯卧位抬头展胸运动   D. 肌内注射维生素 D_3,3 个月后用预防量维生素 D
    E. 肌内注射维生素 D_3 后,应立即用预防量维生素 D

23. 患儿男,1岁。头颈软无力,坐、立、行等运动功能落后,被诊断为维生素 D 缺乏性佝偻病,护士正确的护理是 ( )
    A. 多练走   B. 多练站   C. 多练坐   D. 避免久站
    E. 用矫正器

24. 维生素 D 缺乏性佝偻病的原因**不包括** ( )
    A. 日光照射不足 B. 生长速度快   C. 疾病与药物影响 D. 维生素 D 摄入不足
    E. 免疫力低下

25. 患儿,11个月。因睡眠不安、多汗、易惊来院就诊。体检可见明显方颅、肋骨串珠,诊断为佝偻病活动期。该患儿最合适的治疗方法是 ( )
    A. 大量维生素 D   B. 先用维生素 D 后用钙剂
    C. 大剂量钙剂   D. 先用钙剂后用维生素 D
    E. 在使用维生素 D 的同时适当补充钙剂

26. 母乳喂养小儿患佝偻病较人工喂养少的原因是因为母乳中 ( )
    A. 钙、磷比例适宜 B. 含钙多   C. 含磷多   D. 含维生素 D 多
    E. 含矿物质多

27. 未成熟儿易患佝偻病的主要原因是 ( )
    A. 肝肾功能发育不成熟   B. 胃肠道功能不成熟
    C. 消化酶分泌不足   D. 吸吮力弱,食物耐受差
    E. 生长发育快,维生素 D 需要量大

28. 患儿,男,10个月,3天前突然双眼上翻、面肌和四肢抽动急诊入院,诊断为维生素 D 缺乏性手足抽搐症。该患儿出院时,护士对家长进行健康指导最重要的内容是 ( )
    A. 多抱患儿到户外晒太阳   B. 提倡进行站立锻炼
    C. 指导母乳喂养   D. 添加含维生素 D 的食物
    E. 处理惊厥和喉痉挛的方法

29. 护士为足月新生儿进行出院宣教时,指导家长应在患儿出生后补充维生素 D 的时间为 ( )
    A. 2周   B. 1个月   C. 2个月   D. 3个月
    E. 半年

30. 患儿,男,3个月。因多汗、烦躁易惊、睡眠不安半月余,诊断为佝偻病初期。护士指导患儿正确的日光照射方法是 ( )

    A. 每天在室内关窗晒太阳 1 小时   B. 每天在室内关窗晒太阳 2 小时
    C. 每天要保证 30 分钟户外活动   D. 每天要保证 1~2 小时户外活动
    E. 每天要保证 8 小时户外活动

31. 足月新生儿,生后 2 周。为预防维生素 D 缺乏性佝偻病发生,应建议每日口服维生素 D 的剂量是(预防 400~800 IU) ( )

    A. 200 IU   B. 400 IU   C. 1 000 IU   D. 1 500 IU
    E. 2 000 IU

32. 维生素 D 缺乏性佝偻病的特征性病变的部位是 ( )

    A. 肌肉   B. 血液   C. 骨骼   D. 大脑
    E. 皮肤

33. 人类维生素 D 的最主要来源是(皮肤的光照合成) ( )

    A. 日光照射皮肤产生   B. 食入蛋类提供   C. 食入蔬菜类提供   D. 食入水果类提供
    E. 食入动物肝脏提供

34. 佝偻病初期患儿的临床表现是 ( )

    A. 颅骨软化   B. 下肢畸形   C. 有郝氏沟   D. 出现枕秃
    E. 形成鸡胸

第十节　小儿维生素 D 缺乏性手足搐搦症病人的护理

维生素 D 缺乏性手足搐搦症又称佝偻病性低钙惊厥,是由于维生素 D 缺乏导致血钙降低所致。主要表现为惊厥、喉痉挛、手足抽搐,并有程度不同的佝偻病表现。多见于 6 个月以内的小婴儿。

一、病因

①血清钙离子降低是引起惊厥、喉痉挛、手足抽搐的直接原因。②人工喂养儿使用含磷过高的奶制品,导致高磷血症、低钙血症症状。③当合并发热、感染、饥饿时,组织细胞分解释放磷,使血磷增加,致钙离子下降,可出现低钙抽搐。血钙的正常值 2.1~2.6 mmol/L,当血清总钙低于 1.75~1.88 mmol/L 或钙离子浓度低于 1 mmol/L 时,即可出现神经肌肉兴奋性增高,引起抽搐。

二、临床表现

(一)惊厥　最常见,多见于小婴儿。表现为突然发生两眼上翻、面肌、四肢抽动,神志不清。发作时间持续数秒至数分钟,发作时间持续久者可有发绀。发作次数可数日 1 次至 1 日数次甚至数十次。一般不发热。发作轻时仅有短暂的眼球上翻和面肌抽动,神志清楚。

(二)手足抽搐　为本病特有的表现,多见于较大的婴儿和幼儿。表现为突然发生手足肌肉痉挛成弓状,呈"助产式手"及"芭蕾舞足"。

(三)喉痉挛　婴儿多见。表现为喉部肌肉和声门突发痉挛,呼吸困难,有时可突然发生窒息而猝死。

(四)隐匿型　血清钙多在 1.75~1.88 mmol/L,一般没有典型发作,但可有以下隐性体征:①面神经征:以指尖或叩诊锤轻击患儿颧弓与口角间的面颊部,引起眼睑和口角抽动者为阳性,新生儿可呈假阳性。②陶氏征:以血压计袖带包裹上臂,充气后使血压维持在收缩压与舒张压之间,5 分钟之内该手出现痉挛为阳性。③腓反射:以叩诊锤叩击膝下外侧腓骨小头上方,可引起足向外侧收缩者为阳性。

三、辅助检查

血钙低于 1.75~1.88 mmol/L(7.0~7.5 mg/dl),血磷正常或偏高。

四、治疗要点

1. 急救处理　立即吸氧,保持呼吸道通畅;控制惊厥与喉痉挛,可用 10% 水合氯醛每次 40~50 mg/kg,保留灌肠;或地西泮,每次 0.1~0.3 mg/kg,肌内或静脉注射。

2. 钙剂治疗　常用 10% 葡萄糖酸钙溶液 5~10 ml 加入 10% 葡萄糖稀释 1~3 倍后缓慢推注(10 分钟以上)或滴注,发作停止后改为口服钙剂。

3. 维生素 D 治疗　症状控制后,按维生素 D 缺乏性佝偻病补充维生素 D。

小结提示:维生素 D 缺乏性搐搦症发作时首要的治疗措施是镇静,其次给予钙剂和维生素 D 治疗。

五、护理问题

①有窒息的危险:与惊厥、喉痉挛发作有关。②营养失调,低于机体需要量:与维生素 D 缺乏有关。③有受伤的危险:与惊厥有关。

六、护理措施

防止窒息,密切观察惊厥、喉痉挛的发作情况,做好气管插管或气管切开的术前准备。一旦发现症状应及时吸氧,喉痉挛者需立即将舌头拉出口外,同时将患儿头偏向一侧,清除口鼻分泌物,保持呼吸道通畅,避免吸入窒息;对已出牙的小儿应在上、下门齿间放置牙垫,避免舌被咬伤,必要时行气管插管或气管切开。

七、健康教育

指导家长合理喂养,遵医嘱给患儿补充维生素D和钙剂,多晒太阳;教会家长患儿抽搐时的正确处理方法,如使患儿平卧,松开衣领,颈部伸直,头后仰,以保持呼吸道通畅,同时呼叫医务人员。

单元测试题

1. 针对维生素D缺乏性手足搐搦症患儿的健康教育,最重要的是 ( )
    A. 合理喂养　　　　　B. 补充钙剂　　　　　C. 补充维生素D　　　　　D. 体育锻炼
    E. 喉痉挛发作时的处理方法

2. 关于维生素D缺乏性手足搐搦症惊厥特点的描述,**错误**的是 ( )
    A. 发作持续数分钟　　　　　　　　　　　B. 突然发生四肢及面肌抽动
    C. 发作时意识丧失　　　　　　　　　　　D. 发作时间过久者可有发绀
    E. 常伴有发热

3. 患儿6个月,夜间睡眠不安,且爱哭闹,诊断为佝偻病。给予维生素D_3 20万U肌注后突然发生全身抽搐2次,每次30～60秒,停止后精神无异常,有枕秃,血清钙1.61 mmol/L。该患儿出现抽搐最可能原因是 ( )
    A. 缺乏维生素D　　　B. 血清钙减少　　　C. 低血糖　　　D. 癫痫发作
    E. 低钾血症

4. 诱发血钙降低的原因**不包括** ( )
    A. 春季开始,接触日光增多　　　　　　　B. 使用维生素D治疗
    C. 血pH降低时　　　　　　　　　　　　D. 合并发热、感染饥饿时
    E. 使用含磷过高的奶制品

5. 患儿,男,8个月,平日多汗,易惊,两日来间断抽搐就诊,发作时体温37.3℃,意识丧失,两眼上翻,手足紧握抽动,可自行缓解入睡。醒后精神好,被诊断为维生素D缺乏性手足搐搦症,此时血钙的值多低于 ( )
    A. 2.15～2.28 mmol/L　　　　　　　　　B. 2.05～2.18 mmol/L
    C. 1.95～2.08 mmol/L　　　　　　　　　D. 1.85～1.98 mmol/L
    E. 1.75～1.88 mmol/L

6. 维生素D缺乏性手足抽搐症血液检查最重要的改变是 ( )
    A. 血清磷下降　　　B. 甲状旁腺素增高　　　C. 碱性磷酸酶增高　　　D. 血清钙下降
    E. 血清维生素D下降

7. 患儿,男,8个月,平日多汗,易惊,两日来间断抽搐就诊,发作时体温37.3℃,意识丧失,两眼上翻,手足紧握抽动,可自行缓解入睡。醒后精神好,被诊断为维生素D缺乏性手足搐搦症,他可能存在的**隐性体征**是 ( )
    A. 脑膜刺激征　　　B. 面神经征　　　C. 克氏征　　　D. 布氏征
    E. 巴氏征

8. 维生素D缺乏性手足搐搦症的治疗步骤正确的是 ( )
    A. 补钙—止惊—补维生素D　　　　　　　B. 止惊—补维生素D—补钙
    C. 止惊—补钙—补维生素D　　　　　　　D. 补维生素D—止惊—补钙
    E. 补维生素D—止惊—补钙

9. 患儿,女,6个月,冬季出生,人工喂养,平时睡眠不安、多汗,今日晒太阳后突然出现全身抽搐5～6次,每次1分钟左右,抽搐间期活泼如常。体温37.8℃,护士应首先考虑 ( )
    A. 维生素D缺乏性佝偻病　　　　　　　　B. 低血糖
    C. 高热惊厥　　　　　　　　　　　　　　D. 癫痫
    E. 维生素D缺乏性手足搐搦症

（10～11题共用题干）

患儿,3个月,人工喂养,未添加辅食。夜间多汗,爱哭闹。今突发惊厥,查血钙1.4 mmol/L。

10. 最可能的临床诊断是 ( )
    A. 流行性脑膜炎　　　B. 新生儿破伤风　　　C. 低血糖　　　D. 癫痫发作
    E. 维生素D缺乏性手足搐搦症

11. 最先采取的紧急措施是(首先止惊药为苯巴比妥钠,同时注射葡萄糖酸钙) ( )
    A. 立即心肺复苏　　　　　　　　　　　　B. 静脉注射50%葡萄糖
    C. 肌注维生素D　　　　　　　　　　　　D. 肌注止痉药
    E. 静脉注射10%葡萄糖酸钙

12. 维生素D缺乏性手足搐搦症发生喉痉挛多见于 ( )

A. 新生儿 B. 幼儿 C. 婴儿 D. 学龄前儿童
E. 学龄儿童

13. 引起维生素 D 缺乏性手足搐搦症患儿死亡的主要原因是 ( )
    A. 心力衰竭 B. 喉痉挛窒息 C. 脑出血 D. 呼吸衰竭
    E. 全身营养衰竭

14. 维生素 D 缺乏性手足搐搦症最常见的症状是 ( )
    A. 无热惊厥 B. 手足抽搐 C. 颅骨软化 D. 喉痉挛
    E. 腓神经征

(15~16 共用题干)

患儿,男,8 个月。在初春晒太阳时突然发生两眼上翻,面肌及四肢肌抽动,神志不清。诊断为维生素 D 缺乏性手足搐搦症。

15. 首要的护理诊断是 ( )
    A. 有窒息的危险 B. 有感染的危险 C. 知识缺乏 D. 有外伤的危险
    E. 营养失调,低于机体需要量

16. 对该患儿应采取护理措施为 ( )
    A. 氧气吸入 B. 保证呼吸通畅,防止窒息
    C. 遵医嘱给止惊剂、钙剂 D. 抽搐时注意保护好患儿,防止受伤
    E. 以上都是

17. 维生素 D 缺乏性手足搐搦症惊厥发作时,下列处理原则哪项是正确的 ( )
    A. 立即肌内注射维生素 D_2 或 D_3 B. 快速静脉推注 10% 葡萄糖酸钙
    C. 迅速口服大剂量维生素 D D. 缓慢静脉推注 10% 葡萄糖酸钙
    E. 大剂量维生素 D 和钙剂同时使用

18. 维生素 D 缺乏性手足搐搦症发生惊厥时,治疗首选 ( )
    A. 注射维生素 D B. 注射钙剂 C. 镇静剂 D. 给氧
    E. 强心剂

19. 患儿,男,10 个月。3 天前突然双眼上翻,面肌和四肢抽动急诊入院,诊断为维生素 D 缺乏性搐搦症。该患儿出院时,护士对家长进行健康指导最重要的内容是 ( )
    A. 提倡进行站立锻炼 B. 处理惊厥和喉痉挛的方法
    C. 指导母乳喂养 D. 添加富含维生素 D 的食物
    E. 多抱患儿到户外晒太阳

20. 9 月龄患儿,单纯牛乳喂养,未添加辅食,因抽搐 2 次入院,血清 Ca^{2+} 0.8 mmol/L 诊断维生素 D 缺乏性手足搐搦症。对该患儿护理措施不正确的是 ( )
    A. 惊厥时及时清除口鼻分泌物 B. 遵医嘱应用镇静剂和钙剂
    C. 补充钙剂时应快速静脉推注 D. 惊厥发作时保护患儿安全
    E. 保持安静,减少刺激

第二十章 神经系统疾病病人的护理

第一节 神经系统解剖生理

神经系统分为中枢神经系统和周围神经系统。中枢神经系统包括脑和脊髓,分别位于颅腔和椎管内。周围神经系统包括脑神经、脊神经和内脏神经,根据周围神经的分布可以分为躯体神经和内脏神经,躯体神经分布于体表、骨关节和骨骼肌,内脏神经分布于内脏、心血管、平滑肌和腺体。

脑位于颅腔内,分为端脑、间脑、小脑和脑干,脑干自上而下依次为中脑、脑桥和延髓。骨性颅腔被小脑幕分成幕上腔和幕下腔。幕上腔又被大脑镰分隔成左右两分腔,分别容纳左右大脑半球。中脑在小脑幕切迹裂孔中通过,其外侧与大脑颞叶的钩回、海马回相邻。幕下腔容纳脑桥、延髓和小脑。颅腔与脊髓腔相连处的出口称为枕骨大孔,延髓下端通过此孔与脊髓相连,小脑扁桃体位于延髓下端的背面,其下缘与枕骨大孔后缘相对。

脊髓位于椎管内,下端成人平第1腰椎,新生儿约平第3腰椎下缘。脊髓两侧连有由神经纤维组成的神经根,前根由运动纤维组成,后根由感觉纤维组成,前根和后根由椎间孔处组成脊神经,脊神经共有31对,与每1对脊神经相连的1段脊髓称为1个脊椎节段。

脑和脊髓的表面有3层膜,由外向内依次为硬膜、蛛网膜和软膜。脊髓蛛网膜与软脊膜间的腔隙称蛛网膜下隙,内含脑脊液。脑脊液是无色透明的液体,由各脑室的脉络丛产生,流动于脑室及蛛网膜下隙内,它处于不断产生和回流的相对平衡状态。具有运输营养物质、带走代谢产物、调节颅腔内的压力以及减缓外力对脑的冲击等作用。

神经调节的基本方式是反射,反射是指在中枢神经系统参与下,机体对内外环境刺激的规律性应答。反射的结构基础为反射弧,包括感受器、传入神经、神经中枢、传出神经和效应器。反馈调节分为负反馈和正反馈。

神经系统在人体功能调节中起主导作用,它联络和调节体内各器官、系统的功能,使之互相联系、互相配合成为统一的有机整体,又对体内、外各种环境变化做出完善的适应性调节,从而维持机体内环境的相对稳定。

【附】1:小儿神经系统解剖、生理特点

1. 脑 小儿出生时脑相对重,约370 g。小儿的脑耗氧量,在基础代谢状态下占总耗氧的50%,而成人则为20%,缺氧的耐受性较成人更差。

2. 脊髓 新生儿脊髓随着年龄的增长,脊髓加长增重,胎儿时,脊髓的末端在第2腰椎下缘,新生儿时达第3腰椎下缘,4岁时达第1~2腰椎水平,所以腰椎穿刺时,应以第4~5腰椎体间隙为宜。

3. 脑脊液 新生儿脑脊液量少,约50 ml,压力30~80 mmH$_2$O;随着年龄的增长,脑脊液逐渐增多,儿童脑脊液压力为70~180 mmH$_2$O。

4. 神经反射 ①出生时存在、终身不消失的反射:角膜反射、瞳孔对光反射、结膜反射、吞咽反射等。②出生时存在,以后逐渐消失的反射:觅食反射、拥抱反射、吸吮反射、握持反射、颈肢反射,出生后3~7个月逐渐消失。③出生时不存在,以后出现并永不消失的反射:腹壁反射、提睾反射、各种腱反射。④病理反射:2岁以内引出踝阵挛、巴宾斯基征为正常生理现象。⑤脑膜刺激征:包括颈项强直、凯尔尼格征、布鲁津斯基征阳性。

5. 运动功能检查

(1) 肌张力:肌张力是指肌肉在静止松弛状态下的紧张度。检查主要触摸肌肉的硬度和被动活动时有无阻力。如有无关节僵硬、活动受限和不自主运动,被动活动时的阻力是否均匀一致等。

(2) 肌力:肌力是受试者主动运动时肌肉产生的收缩力。检查肌力主要采用两种方法:①嘱病人随意活动各关节,观察活动的速度、幅度和耐久度,并施以阻力与其对抗。②让病人维持某种姿势,检查者施力使其改变。

肌力的分级 肌力程度一般分为6级:①0级:完全瘫痪,肌力完全丧失。②1级:可见肌肉轻微收缩,但无肢体运动。③2级:肢体能在床面水平移动,但不能抬离床面。④3级:肢体能抬离床面,但不能抵抗阻力。⑤4级:能做对抗阻力的运动,但肌力减弱。⑥5级:肌力正常。

单元测试题

1. 脊髓的末端位于第1~2腰椎水平的年龄是 ( )
   A. 出生时　　　　　　B. 1岁　　　　　　C. 3岁　　　　　　D. 4岁
   E. 5岁

2. 新生儿出生时脊髓末端的位置是在 ( )
   A. 第1~2腰椎间隙　　B. 第2腰椎水平　　C. 第2~3腰椎间隙　　D. 第3腰椎水平
   E. 第4~5腰椎间隙

3. 患儿,男,1岁,发热3天,呕吐数次。患儿精神萎靡,前囟饱满,怀疑化脓性脑膜炎,拟行腰椎穿刺,穿刺部位应选择 ( )
   A. 1~2腰椎间隙　　　B. 2~3腰椎间隙　　C. 3~4腰椎间隙　　D. 4~5腰椎间隙

E. 第5腰椎与第1骶椎间隙
4. 下列反射中属于出生时已存在,以后逐渐消失的反射是 ( )
   A. 角膜反射　　　　B. 觅食反射　　　　C. 腹壁反射　　　　D. 腱反射
   E. 布鲁津斯基征
5. 正常足月新生儿,15天,出生时存在,以后也不消失的反射是 ( )
   A. 觅食反射　　　　B. 角膜反射　　　　C. 握持反射　　　　D. 腹壁反射
   E. 颈肢反射
6. 患者,男,49岁。因突发左侧肢体活动不利伴恶心、呕吐及头痛来诊,以"脑栓塞"收入院。今晨护士进行肌力评估时其左侧肢体可轻微收缩,但不能产生动作。按6级肌力记录法,该患者的肌力为 ( )
   A. 0级　　　　　　　B. 1级　　　　　　　C. 2级　　　　　　　D. 4级
   E. 5级

第二节　颅内压增高与脑疝病人的护理

颅内压是指颅腔内容物对颅腔所产生的压力,颅内容物包括脑组织、脑脊液和血液,三者与颅腔容积相适应,使颅内保持一定的压力,<u>正常值为 70～200 mmH$_2$O(0.7～2.0 kPa)</u>,儿童为 50～100 mmH$_2$O(0.49～0.98 kPa)。当颅腔内容物的体积增加或颅腔容积缩小超过颅腔可代偿的容量,<u>使颅内压持续高于 200 mmH$_2$O (2 kPa)</u>,并出现头痛、呕吐和视神经盘水肿三大症状时,称为颅内压增高。

一、病因
1. <u>颅内容物体积增加</u>　脑水肿是最常见的原因。
2. 颅内新生的占位性病变　如颅内血肿、肿瘤、脓肿等导致颅内压增高。
3. 颅腔容量缩小　如凹陷性骨折、狭颅症、颅底凹陷症等使颅腔空间缩小。

二、临床表现
(一) 颅内压增高
1. <u>颅内压增高"三主征"</u>　头痛、呕吐和视神经盘水肿是颅内压增高的<u>典型表现</u>。<u>头痛</u>是颅内压增高最常见的症状,常在晨起或夜间时出现,咳嗽、低头、用力时加重,<u>头痛部位常在前额、两侧颞部</u>。呕吐常在头痛剧烈时出现,呈喷射状,可伴有恶心。视神经盘水肿是颅内压增高的重要客观体征,常为双侧性。
2. 生命体征改变　早期代偿性出现<u>血压升高</u>,脉压增大,<u>脉搏慢而有力,呼吸深而慢</u>("二慢一高"),称为<u>库欣(Cushing)反应</u>。这种改变是脑组织对急性缺氧的一种代偿反应。病情严重者出现血压下降、脉搏细速,呼吸不规则甚至呼吸停止,终因呼吸、循环衰竭而死亡。
3. 意识障碍　急性颅内压增高时,常有进行性意识障碍。
4. 其他症状与体征　颅内压增高还可以引起外展神经麻痹或复视、头晕、猝倒等。婴幼儿颅内压增高可见囟门饱满、颅缝增宽、头颅增大、头皮静脉怒张等。

(二) 脑疝
1. 小脑幕切迹疝　是小脑幕上方的<u>颞叶海马回、钩回通过小脑幕切迹向幕下移位</u>,故又称颞叶钩回疝。典型的临床表现是在颅内压增高的基础上,出现<u>进行性意识障碍,患侧瞳孔</u>最初有短暂的缩小,以后逐渐散大,直接或间接对光反射消失。<u>病变对侧肢体瘫痪、肌张力增加、腱反射亢进、病理征阳性</u>。严重者呼吸心跳停止而死亡。
2. <u>枕骨大孔疝</u>　是由小脑幕下的<u>小脑扁桃体经枕骨大孔向椎管内移位</u>,故又称小脑扁桃体疝。病人常有剧烈头痛,以枕后部疼痛为甚,反复呕吐,颈项强直或强迫体位。生命体征改变出现较早,意识障碍出现较晚。当延髓呼吸中枢受压时,<u>病人早期可突发呼吸骤停而死亡</u>。

三、辅助检查
①CT 是对颅内占位性病变定性与定位诊断的<u>首选检查方法</u>。②MRI:在 CT 不能确诊的情况下,可行 MRI 检查,以利进一步确诊。③头颅 X 线摄片和脑血管造影。④腰椎穿刺:可以直接测量颅内压力,同时取脑脊液做化验。<u>但颅内压增高明显时,腰椎穿刺有导致枕骨大孔疝的危险,应避免进行</u>。

四、治疗要点
<u>病因治疗</u>是最根本的治疗方法。对原因不明或一时不能解除病因者,先采取限制液体入量,应用脱水剂和糖皮质激素,冬眠低温等治疗方法减轻脑水肿,达到降低颅内压的目的。
一旦脑疝形成应立即应用<u>高渗脱水剂</u>、呋塞米、糖皮质激素等药物<u>降低颅内压</u>,争取时间尽快手术,去除病因。

五、护理问题
①急性疼痛:与颅内压增高有关。②潜在并发症:脑疝。

六、护理措施
(一) 一般护理　病人床头抬高 15°～30°的斜坡位,有利于颅内静脉回流,减轻脑水肿。昏迷病人取侧卧位,便于呼吸道分泌物排出。保持呼吸道通畅,持续或间断吸氧。不能进食者,成人每天静脉输液量在 1 500~2 000 ml,其中等渗盐水不超过 500 ml,保持每日尿量不少于 600 ml,并且应控制输液速度。神志清醒者给予普通饮食,但要限制钠盐摄入量。

加强生活护理,适当保护病人,避免意外损伤。**昏迷躁动不安者切忌强制约束**,以免病人挣扎导致颅内压增高。

(二)病情观察　观察意识、生命体征、瞳孔和肢体活动的变化。意识反映了大脑皮质和脑干的功能状态;急性颅内压增高早期病人的生命体征常有"二慢一高"现象;瞳孔的观察对判断病变部位具有重要的意义,**颅内压增高病人出现病侧瞳孔先小后大,对光反应迟钝或消失,提示发生小脑幕切迹疝**;小脑幕切迹疝**压迫患侧大脑脚,出现对侧肢体瘫痪,肌张力增高,腱反射亢进**,病理反射阳性。

(三)防止颅内压骤然升高

1. 卧床休息　保持病室安静,清醒病人不要用力坐起或提重物。稳定病人情绪,避免情绪激烈波动,以免血压骤升而加重颅内压增高。

2. 保持呼吸道通畅　昏迷病人或排痰困难者,应配合医生及早行气管切开术。

3. 避免胸、腹腔内压力增高　要预防和及时治疗感冒。**已发生便秘者切勿用力屏气排便,可用缓泻剂或低压小量灌肠通便,避免高压大量灌肠**。

(四)用药的护理

1. 应用脱水剂　最常用 **20%甘露醇 250 ml,在 30 分钟内快速静脉滴注**,每日 2~4 次。

2. 应用肾上腺皮质激素　主要通过改善血脑屏障通透性,预防和治疗脑水肿,并能减少脑脊液生成,使颅内压下降。常用地塞米松 5~10 mg,每日 1~2 次静脉注射。

(五)脑疝的急救与护理　**脑疝发生后应保持呼吸道通畅,并输氧,立即使用 20%甘露醇 200~400 ml** 加地塞米松 10 mg 静脉快速滴入,呋塞米 40 mg 静推,以暂时降低颅内压。同时紧急做好术前检查和手术前准备。

(六)脑室外引流的护理

1. 妥善固定　将引流管及引流瓶(袋)妥善固定在床头,使引流管高于侧脑室平面 10~15 cm,以维持正常的颅内压。

2. 控制引流速度和量　引流量每日不超过 500 ml 为宜,避免颅内压骤降造成的危害。

3. 保持引流通畅　避免引流管受压和折叠,若引流管有阻塞,可挤压引流管,将血块等阻塞物挤出,或在严格无菌操作下用注射器抽吸,**切不可用盐水冲洗**,以免管内阻塞被冲入脑室系统,造成脑脊液循环受阻。

4. 注意观察引流量和性质　若引流出大量血性脑脊液提示脑室内出血,脑脊液混浊提示有感染。

5. 严格的无菌操作　预防逆行感染,**每天更换引流袋时先夹住引流管**,防止空气进入和脑脊液逆流颅内。

6. 拔管指征　引流时间一般为 1~2 周,开颅术后脑室引流不超过 3~4 天;拔管前应行头颅 CT 检查,并**夹住引流管 1~2 天**,夹管期间应注意病人神志、瞳孔及生命体征变化,观察无颅内压增高症状可以拔管。**拔管时先夹闭引流管**,以免管内液体逆流入颅内引起感染。

(七)冬眠低温疗法的护理　先按医嘱静脉滴注**冬眠药物**,通过调节滴速来控制冬眠深度,**待病人进入冬眠状态**,方可开始物理降温。降温速度以每小时下降 1 ℃为宜,体温降至**肛温 31~34 ℃**较为理想。在冬眠降温期间不宜翻身或移动体位,以防发生体位性低血压。冬眠低温疗法时间一般为 3~5 日,**停止治疗时先停物理降温,再逐渐停用冬眠药物**,任其自然复温。

小结提示:冬眠疗法时,遵循"**先用后停**"的原则,即先用药物降温,后用物理降温;复位时先停物理降温,后停药物降温。

(八)健康教育　①头部外伤后有剧烈头痛并伴有呕吐者,应及时就诊明确诊断。②颅内压增高病人要避免剧烈咳嗽、便秘、提重物等导致颅内压骤然升高的因素。

单元测试题

1. 患者,女,40 岁。因脑肿瘤、颅内压增高,行脑室引流术后 4 小时,引流管无脑脊液流出,**不正确**的处理方法是　(　　)
    A. 将引流管轻轻旋转　　B. 将引流瓶(袋)降低　　C. 报告医生　　D. 0.9%氯化钠溶液冲洗
    E. 必要时换管

2. 属于颅内压增高三主征的是　(　　)
    A. 血压升高、脉缓有力、呼吸深慢　　　　　　B. 头痛、高热、共济失调
    C. 头痛、呕吐、视盘水肿　　　　　　　　　　D. 昏迷,双侧瞳孔缩小,对侧肢体痉挛性瘫
    E. 头痛、颈项强直、病理反射阳性

3. 颅内压增高的表现**除外**　(　　)
    A. 喷射性呕吐　　B. 视神经盘水肿　　C. 黄疸　　D. 双侧瞳孔不等
    E. 库欣反应

4. 符合脑疝临床特点的选项是　(　　)
    A. 血压进行性升高,脉搏增快,呼吸深而慢　　B. 血压下降,脉搏快而弱,呼吸变浅而不规则
    C. 一侧瞳孔进行性散大,对光反应迟钝或消失　D. 两侧瞳孔缩小,对光反射消失
    E. 剧烈头痛

5. 患者,男,35岁。因颅内肿瘤而住院,在等候手术过程中出现头痛、呕吐,其首要护理问题是 (　　)
   A. 疼痛　　　　　　B. 个人应对能力失调　　　C. 焦虑　　　　　　　D. 体液不足
   E. 潜在并发症:脑疝

6. 外科导致颅内压增高最主要的原因是 (　　)
   A. 脑水肿　　　　　B. 颅内血肿　　　　　　　C. 脑积水　　　　　　D. 狭颅症
   E. 颅骨凹陷性骨折

7. 患者,女,30岁。颅脑损伤后出现恶心、呕吐、头痛,下列检查**不宜**进行的是 (　　)
   A. PET　　　　　　B. 尿常规　　　　　　　　C. 头部X线片　　　　D. 血生化
   E. 腰椎穿刺

8. 护士护理急性颅内压增高的患者时,应注意患者每日液体的入量**不宜**超过 (　　)
   A. 800 ml　　　　　B. 1 200 ml　　　　　　　C. 2 000 ml　　　　　D. 2 300 ml
   E. 3 000 ml

9. 对于腰椎穿刺术后患者的护理措施,应**除外** (　　)
   A. 术后去枕平卧4~6小时　　　　　　　　　　B. 术后24小时卧床休息
   C. 密切观察生命体征　　　　　　　　　　　　D. 颅内压较高患者宜多饮水
   E. 尽早发现脑疝前驱症状

10. 对颅内压增高患者的护理,护士应注意观察患者的 (　　)
    A. 瞳孔　　　　　　B. 意识　　　　　　　　　C. 肌张力　　　　　　D. 脉搏
    E. 呕吐的量

11. 患者,男,62岁。颅内压升高,医嘱给予输注20%甘露醇250 ml,输注时间最多 (　　)
    A. 10分钟　　　　　B. 15分钟　　　　　　　　C. 20分钟　　　　　　D. 30分钟
    E. 60分钟

12. 颅脑手术后,头部翻转过剧可引起 (　　)
    A. 休克　　　　　　B. 脑出血　　　　　　　　C. 脑栓塞　　　　　　D. 脑疝
    E. 脑干损伤

13. 下列疾病**不会**发生颅内压增高的是 (　　)
    A. 脑内血肿　　　　B. 硬脑膜下血肿　　　　　C. 颅内肿瘤　　　　　D. 脑震荡
    E. 脑水肿

14. 患者,女,38岁,既往体健,2小时前在提取重物后突然剧烈头痛,伴喷射状呕吐,呼吸减慢、心率减慢、血压升高,这种现象是 (　　)
    A. 急性颅脑感染　　B. 脑神经受刺激　　　　　C. 牵涉性头痛　　　　D. 颅内压增高
    E. 神经官能症

15. 小脑幕切迹疝瞳孔的变化是 (　　)
    A. 患侧瞳孔先缩小,再散大　　　　　　　　　B. 患侧瞳孔逐渐散大
    C. 双侧瞳孔均缩小　　　　　　　　　　　　　D. 双侧瞳孔均散大
    E. 双侧瞳孔先散大,后缩小

16. 为及时发现小脑幕切迹疝,应重点观察 (　　)
    A. 瞳孔、肢体活动　　B. 血压、脉搏、尿量　　　C. 意识、肌张力　　　D. 呼吸、体温、血压
    E. 压迫眶上孔的反应

17. 患者,男,48岁。脑出血,入院第2天发生颅内压增高,遵医嘱静脉滴注20%甘露醇250 ml,每分钟至少需要滴入 (　　)
    A. 60滴　　　　　　B. 70滴　　　　　　　　　C. 80滴　　　　　　　D. 100滴
    E. 125滴

18. 患者,男,32岁。因重症颅脑损伤而进行冬眠低温治疗4天,病情控制而需复温处理,复温措施**不妥**的是 (　　)
    A. 为患者加盖被褥,让体温自然回升　　　　　B. 先停冬眠药物,再停物理降温
    C. 先停物理降温,再逐渐停用冬眠药物　　　　D. 复温过程中密切观察病情变化
    E. 复温不可太快,防止出现颅内压"反跳"

19. 患者,男,48岁。诊断为颅内肿瘤入院。患者有颅内压增高症状。护士给予此病人床头抬高15°~30°,其主要目的是 (　　)
    A. 有利于改善心脏功能　B. 有利于改善呼吸功能　C. 有利于鼻饲　　　　D. 有利于颅内静脉回流
    E. 防止呕吐物误入呼吸道

20. 患儿,1岁。外伤致颅内出血,前囟隆起,喷射性呕吐,嗜睡,对光反射迟钝。观察中可提示脑疝发生的表现是 (　　)
    A. 四肢肌力减退　　B. 由嗜睡转为浅昏迷　　　C. 血压下降　　　　　D. 自主活动减少或消失

E. 双侧瞳孔不等大
21. 患者,女,52岁。车祸造成颅外伤急诊入院。入院后患者呕吐更加频繁,头痛更加剧烈,两侧瞳孔不等大,病侧瞳孔逐渐散大,急诊CT示小脑幕切迹,急诊手术,术后该患者排便困难采取的措施**错误**的是　　　　　　　(　　)
   A. 口服蓖麻油　　　B. 肛塞开塞露　　　C. 高压大量灌肠　　　D. 低压小量灌肠
   E. 腹部按摩配合针灸
22. 颅内压增高最常见的症状是　　　　　　　　　　　　　　　　　　　　　　　　　　　　　　　(　　)
   A. 呕吐　　　　　B. 头痛　　　　　C. 视力减退　　　　D. 意识障碍
   E. 视盘水肿
23. 颅内压增高病人宜取　　　　　　　　　　　　　　　　　　　　　　　　　　　　　　　　(　　)
   A. 平卧位　　　　B. 半卧位　　　　C. 头低脚高位　　　D. 头高脚低位
   E. 侧卧位
24. 对原因不明或一时不能解除病因的颅内压增高患者,下列处理措施**不妥**的是　　　　　　　　(　　)
   A. 限制液体入量　　　　　　　　　　　　　B. 应用糖皮质激素
   C. 应用脱水剂　　　　　　　　　　　　　　D. 冬眠低温疗法
   E. 手术降低颅内压
25. 颅内压增高早期生命体征的变化　　　　　　　　　　　　　　　　　　　　　　　　　(　　)
   A. 血压升高,脉搏慢而有力,呼吸深而慢　　　　B. 血压升高,脉搏慢而有力,呼吸浅而快
   C. 血压降低,脉搏慢而有力,呼吸深而慢　　　　D. 血压降低,脉搏慢而有力,呼吸浅而快
   E. 血压降低,脉压减小,呼吸深而慢
26. 颅内压升高引起死亡的原因是　　　　　　　　　　　　　　　　　　　　　　　　　(　　)
   A. 呕吐　　　　　B. 意识障碍　　　　C. 脱水　　　　　D. 感染
   E. 脑疝
27. 患者,男,46岁。因"急性脑出血"入院,护士在巡视时发现,患者出现一侧瞳孔散大,呼吸不规则,此时患者有可能会出现的并发症是　　　　　　　　　　　　　　　　　　　　　　　　(　　)
   A. 动眼神经损害　　B. 消化道出血　　　C. 癫痫发作　　　D. 脑疝
   E. 呼吸衰竭
28. 患者,男,65岁,高血压病史多年。在活动中突发意识障碍,诊断为"脑出血"收入院。查体:一侧瞳孔散大、不等圆,提示患者病情为　　　　　　　　　　　　　　　　　　　　　　　　　　(　　)
   A. 脑疝形成　　　B. 出血部位靠近眼睛　　C. 动眼神经瘫痪　　D. 脑干出血
   E. 脑出血量较大
29. 患者,女,68岁,因颅内压增高,头痛逐渐加重,行腰椎穿刺脑脊液检查。术后突然停止呼吸,血压下降。该患者最可能发生了　　　　　　　　　　　　　　　　　　　　　　　　　　　　　(　　)
   A. 小脑幕切迹疝　　B. 枕骨大孔疝　　　C. 大脑镰下疝　　　D. 脑干缺血
   E. 脑血管意外
30. 患者,男,40岁。因脑外伤住院。住院后患者出现脑疝征兆,立即输入20%甘露醇治疗,其目的是(　　)
   A. 升高血压　　　B. 增加血容量　　　C. 降低颅内压　　　D. 降低血压
   E. 升高颅内压

第三节　头皮损伤病人的护理

头皮损伤是因外力作用使头皮的完整性受损或头皮内发生改变,是颅脑损伤中最常见的一种。常见头皮损伤有头皮血肿、头皮裂伤和头皮撕脱伤。

一、头皮裂伤

头皮分为皮肤、皮下组织、帽状腱膜、帽状腱膜下层和骨膜。头皮裂伤多为锐器或钝器打击所致。出血较多,不易自行停止,严重时发生失血性休克。现场急救可加压包扎止血,在伤后24小时内清创缝合。

二、头皮血肿

多为钝器打击所致。皮下血肿比较局限,无波动,有时因周围组织肿胀较中心硬,易误诊为凹陷性骨折。帽状腱膜下血肿位于帽状腱膜下疏松组织层内,血肿易扩展,甚至可充满整个帽状腱膜下层,确诊有波动感。骨膜下血肿多由相应颅骨骨折引起,范围局限于某一颅骨,以骨缝为界,血肿张力较高,可有波动感。头皮血肿应加压包扎,早期冷敷,24小时后热敷,待其自行吸收;血肿较大时可在无菌操作下,行血肿穿刺抽出积血,再加压包扎。

三、头皮撕脱伤

是最严重的头皮损伤,多因妇女长发被卷入转动的机器所致,常因剧烈疼痛和大量出血而发休克。

头皮撕脱的现场急救:应用无菌敷料覆盖创面后,加压包扎止血,同时使用抗生素和止痛药物。完全撕脱的头皮不作

任何处理,用无菌敷料包裹,隔水放置于有冰块的容器内随病人一起迅速送至医院。不完全撕脱者争取在伤后6～8小时内清创后缝合原处。

单元测试题

1. 患者,女,32岁。头部血肿24小时后,促进血肿自行吸收的措施是 ( )
   A. 安抚患者　　　　B. 全身保暖　　　　C. 清创缝合　　　　D. 局部热敷
   E. 局部冷敷
2. 患者,女,28岁。头部外伤后神志不清,躁动不安,呕吐2次,对患者的护理措施**不包括** ( )
   A. 抬高床头15～30 cm　　　　　　　　B. 严密观察病情并记录
   C. 肌内注射吗啡　　　　　　　　　　　D. 甘露醇快速静脉滴注
   E. 及时清除口腔内呕吐物,以免误吸
3. 最严重的头皮损伤是 ( )
   A. 头皮裂伤　　　　B. 头皮撕脱伤　　　C. 头皮血肿　　　　D. 皮下血肿
   E. 帽状腱膜下血肿
4. 社区护士向某工厂职工宣讲职业防护。其中讲解女性如果在工作期间长发被卷入转动的机器,头皮完全撕脱时,其处理方法应该是 ( )
   A. 不做任何处理送医院　　　　　　　　B. 用消毒液清洗后,隔水放置于有冰的容器中送医院
   C. 不需要保留和处理　　　　　　　　　D. 用无菌辅料包裹后,放置于有冰容器中送医院
   E. 用无菌敷料包裹后,隔水放置于有冰的容器中送医院
5. 头皮裂伤清创的最佳时限,最迟应在(争取在6～8小时内进行清创) ( )
   A. 8小时内　　　　　B. 12小时内　　　　C. 24小时内　　　　D. 48小时内
   E. 72小时内
6. 头部外伤后,最常扪及头皮下波动的是 ( )
   A. 皮下血肿　　　　B. 帽状腱膜下血肿　　C. 骨膜下血肿　　　　D. 皮下积液
   E. 皮下积脓
7. 帽状腱膜下血肿不能吸收者,首选治疗方法是 ( )
   A. 切开止血　　　　B. 应用止血药　　　　C. 穿刺引流　　　　D. 加压包扎,促进血肿吸收
   E. 穿刺抽液,加压包扎
8. 患者,女,7个月。外伤致帽状腱膜下血肿,应重点注意 ( )
   A. 局部热敷　　　　B. 清创缝合　　　　C. 安抚患儿　　　　D. 全身保暖
   E. 生命体征变化

   (9～10题共用题干)
   患者,女,30岁。因大面积完全头皮撕脱伤而需急诊转院。
9. 现场急救时应防止发生 ( )
   A. 脑疝　　　　　　B. 休克　　　　　　C. 颅内压增高　　　　D. 寒战
   E. 感染
10. 急救护理措施**不妥**的是 ( )
    A. 遵医嘱应用镇痛药　　　　　　　　　B. 预防感染
    C. 保护创面　　　　　　　　　　　　　D. 撕脱头皮直接放置到有冰块容器内
    E. 协助医生尽早手术
11. 头皮血肿患者,在抽吸出积血后应给予 ( )
    A. 热敷　　　　　　B. 红外照射　　　　C. 用力揉搓　　　　D. 切开引流
    E. 加压包扎
12. 关于对头皮撕脱伤患者急救的叙述不正确的是 ( )
    A. 撕脱部位加压包扎止血　　　　　　　B. 将撕脱的头皮浸泡在75%乙醇中消毒
    C. 保护创面,避免污染　　　　　　　　　D. 严密观察休克征象
    E. 迅速送往医院进行救治

第四节　脑损伤病人的护理

脑损伤指脑膜、脑组织、脑血管及脑神经的损伤。按损伤后脑组织与外界相通与否可分为开放性脑损伤和闭合性脑损伤。按脑损伤机制及病理改变可分为原发性和继发性脑损伤,前者指暴力作用后立即发生的脑损伤,如脑震荡、脑挫裂

伤；后者是指受伤一段时间后出现的脑受损病变，包括脑水肿和颅内血肿等。

一、脑震荡

脑震荡是指头部受到撞击后，立即发生一过性神经功能障碍，**无肉眼可见的神经病理改变**，但在显微镜下可见神经组织结构紊乱，是最常见的轻度原发性脑损伤。

（一）临床表现　病人在伤后立即出现短暂的意识障碍，**一般持续时间不超过30分钟**，同时伴有面色苍白、出冷汗、血压下降、脉搏变缓、呼吸浅慢，各生理的反射迟钝或消失。意识恢复后对受伤时，甚至伤前一段时间内的情况不能回忆，而对往事记忆清楚，此称为逆行性健忘。清醒后常有头痛、头晕、恶心、呕吐、失眠、情绪不稳定、记忆力减退等症状，一般可持续数日或数周。

（二）诊断　神经系统无阳性体征，脑脊液中无红细胞，CT检查无阳性发现，可根据临床表现诊断。

（三）治疗要点　脑震荡无需特殊治疗，应卧床休息1~2周，可完全恢复，给予镇静、止痛等对症处理。

二、脑挫裂伤

脑挫裂伤指暴力作用头部后，脑组织遭受破坏较轻，软脑膜尚完整者；脑裂伤指软脑膜、血管及脑组织同时破裂，伴有外伤性蛛网膜下腔出血。两者常同时存在，故合称为脑挫裂伤。

（一）临床表现

1. **意识障碍**　是脑挫裂伤**最突出的临床表现**，伤后立即出现昏迷，多数病人超过30分钟，严重者长期持续昏迷。
2. 局灶症状与体征　脑皮质功能区受损时，伤后立即出现相应的神经功能障碍症状或体征。
3. 头痛、呕吐　与颅内压增高或外伤性蛛网膜下腔出血有关。合并蛛网膜下腔出血时可有脑膜刺激征阳性，脑脊液检查有红细胞。
4. 颅内压增高与脑疝　因继发脑水肿和颅内出血引起颅内压增高。
5. 脑干损伤是脑挫裂伤中最严重的特殊类型。

（二）CT或MRI检查可示脑挫裂伤的部位、范围。

（三）治疗要点　脑挫裂伤一般采用保持呼吸道通畅，防治脑水肿，加强支持疗法和对症处理等非手术治疗。当病情恶化出现脑疝征象时，需手术开颅作脑减压术或局部病灶清除术。

三、颅内血肿

颅内血肿是颅脑损伤中最常见的继发性病变。当脑损伤后颅内出血聚集在颅腔的一定部位而且达到相当体积后，脑组织受压，造成颅内压增高而引起相应的临床症状。

（一）临床表现

1. **硬脑膜外血肿**　常因颞侧颅骨骨折致**脑膜中动脉**破裂所引起，大多属于急性型。病人的**意识障碍**有三种类型：①典型的意识障碍是伤后昏迷有"中间清醒期"，即伤后原发性脑损伤引起的意识障碍，清醒后，在一段时间后颅内血肿形成，因颅内压增高导致病人再度出现昏迷（**昏迷、随后清醒、再次昏迷**）。②原发性脑损伤严重，伤后昏迷持续并进行性加重，血肿的症状被原发性脑损伤所掩盖。③原发性脑损伤轻，伤后无原发性昏迷，至血肿形成后出现继发性昏迷。病人在昏迷前或中间清醒期常有头痛、呕吐等颅内压增高症状，**幕上血肿大多有典型的小脑幕切迹疝表现**。血肿引起的意识障碍为脑疝所致。

2. 硬脑膜下血肿　血液集聚在硬脑膜下隙，是临床最常见的颅内血肿。急性硬脑膜下血肿多数与脑挫裂伤和脑水肿同时存在，故表现为伤后持续昏迷或昏迷进行性加重。较早出现颅内压增高和脑疝的症状。

3. 脑内血肿　以进行性加重的意识障碍为主，若血肿累及重要脑功能区，可出现偏瘫、失语、癫痫等症状。

（二）辅助检查　**CT是目前最常用的检查方法**，能清楚显示脑挫伤、颅内血肿的部位、范围和程度。MRI能显示轻度脑挫裂伤病灶。

（三）治疗要点　颅内血肿一经确诊原则上**手术治疗，手术清除血肿**，并彻底止血。

四、脑损伤病人的护理

（一）护理问题　①急性意识障碍：与脑损伤、颅内压增高有关。②清理呼吸道无效：与意识障碍不能有效排痰有关。③营养失调：低于机体需要量与脑损伤后高代谢、不能进食有关。④体温过高：与体温调节中枢受损有关。⑤潜在并发症：颅内压增高、脑疝、压疮、感染、外伤性癫痫。

（二）护理措施

1. 急救护理　妥善处理伤口：开放性颅脑损伤伤口局部不冲洗、不用药，**用无菌纱布保护外露的脑组织**，以免受压，尽早应用抗生素和破伤风抗毒素。注意防止休克，做好护理记录。

2. 一般护理

（1）体位：意识清醒者采取**斜坡卧位**，有利于颅内静脉回流，减轻脑水肿。深昏迷病人**去枕侧卧位**，以防误吸。

（2）保持呼吸道通畅：及时清除呼吸道分泌物及其他血污，呕吐时将**头转向一侧**。**禁用吗啡镇痛**。深昏迷者抬起下颌或放置口咽通气管。短期不能清醒者，及早气管插管或气管切开，必要时使用呼吸机辅助呼吸，加强相应护理。

小结提示：颅内压升高、老年呼吸系统疾病禁用吗啡，以免抑制呼吸，胆道疾病、胰腺疾病禁用吗啡，以免引起Oddi括约肌痉挛，加重疼痛。

（3）营养支持：早期应采用肠外营养，待肠蠕动恢复后，逐步过渡到肠内营养支持。每天静脉输液量在1 500~

2 000 ml。

考点小结：控制入量的疾病：①颅内压增高：每天静脉输液量在 1 500～2 000 ml。②肝硬化伴腹水的病人：进水量限制在 1 000 ml/d 左右。③慢性肾衰竭：每日液体入量为前 1 天出液量加不显性失水 500 ml。④肺癌术后：24 小时补液量控制在 2 000 ml 内。

(4) 躁动护理：须查明原因及时排除，**切勿轻率给予镇静剂**。对躁动病人不可强加约束，避免因过分挣扎使颅内压进一步增高。

(5) 其他护理：加强皮肤护理，预防压疮；保持四肢关节功能位，每日做四肢活动及肌肉按摩；留置导尿时要定时消毒尿道口；给予缓泻剂防止便秘，禁忌高压灌肠。

3. 观察病情

(1) 意识：反映大脑皮质功能和脑干功能状态，观察时采用相同程度的语言和痛刺激，对病人的反应做动态分析，判断意识状态的变化，意识障碍的程度目前通用**格拉斯哥昏迷计分法（GCS）**，分别对病人的**睁眼、言语、运动**三方面的反应进行评分，再累计得分，用量化方法来表示意识障碍的程度，GCS 最高为 15 分，表示意识清楚；9～11 分为中度意识障碍；8 分以下为昏迷，**分数越低意识障碍越严重**（"**眼4语5动6**"）（表 20-1）。

表 20-1　格拉斯哥昏迷计分法（GCS）

睁眼反应	计分	言语反应	计分	运动反应	计分
自动睁眼	4	回答正确	5	遵命动作	6
呼唤睁眼	3	回答错误	4	痛定位动作	5
刺痛睁眼	2	胡言乱语	3	刺痛躲避	4
不能睁眼	1	只能发声	2	刺痛肢屈	3
		不能发声	1	刺痛肢伸	2
				不能活动	1

(2) 生命体征：**先测呼吸，再测脉搏，最后测血压**。伤后生命体征出现"**两慢一高**"，同时有进行性意识障碍，是颅内压增高所致的代偿性生命体征改变；下丘脑或脑干损伤时出现中枢性高热；伤后数日出现高热常提示有继发感染。若同时出现意识障碍和瞳孔的变化则提示脑疝。

(3) 瞳孔：瞳孔变化是脑损伤病人病情变化的重要体征之一。可因动眼神经、视神经、脑干部位的损伤引起。**若伤后一侧瞳孔进行性散大**，**意识障碍、对侧肢体瘫痪**，提示脑受压或脑疝；双侧瞳孔散大眼球固定伴深昏迷或去皮质强直，多为脑干损伤或**临终状态**；双侧瞳孔大小形状多变，眼球分离或异位，多为中脑损伤。

考点小结：异常瞳孔：①双侧瞳孔缩小：常见于有机磷农药、吗啡等药物中毒。②双侧瞳孔散大：常见于颅内压增高、颅脑损伤等。③瞳孔先缩小继之进行散大：小脑幕切迹疝。④双侧瞳孔时大时小，变化不定：脑干损伤。

(4) 锥体束征：原发性脑损伤——受伤当时刻出现，且相对平稳，继续性脑损伤——伤后逐渐出现，且呈进行性加重趋势。

(5) 其他：剧烈头痛、频繁呕吐是颅内压增高主要表现，尤其是躁动时无脉搏增快，应警惕脑疝形成。

4. 降低颅内压　遵医嘱使用脱水剂、**激素**、冬眠低温疗法等。

5. 应用抗生素，防治颅内感染。

6. 防治癫痫　按时给予抗癫痫药，**加床栏预防意外发生**；发作时应专人护理，用牙垫防止舌咬伤，及时清除呼吸道分泌物，保持呼吸道通畅。

7. 昏迷患者，保证呼吸道通畅，加强生活护理，眼睑不能闭合者涂眼膏，预防角膜炎或角膜溃疡发生。高热患者，采用各种方法降温。手术患者做好术前准备。

(三) 健康教育

1. 指导患者进行康复训练，改善患者生活自理能力和社会适应能力。

2. 有外伤性癫痫的病人，应按时服药控制症状发作，在医生指导下逐渐减量至停药。不做登高、游泳等有危险的活动，以防意外。

单元测试题

1. 关于脑震荡的治疗原则，**错误**的是　　　　　　　　　　　　　　　　　　　　　　　　　　　　（　　）
   A. 对症处理　　　　B. 无需特殊治疗　　　　C. 给予镇静剂　　　　D. 降低颅内压
   E. 卧床休息 1～2 周

2. 脑震荡的主要临床表现是　　　　　　　　　　　　　　　　　　　　　　　　　　　　　　　　（　　）
   A. 脑脊液无明显改变
   B. 有头痛、头晕、呕吐
   C. 血压下降
   D. 脸色苍白出冷汗

E. 短暂的意识障碍

3. 患者,女,25岁,20分钟前因车祸发生昏迷,现已清醒,诉头痛、头晕、恶心。医生询问其受伤前的情况患者不能回忆,但对往事记忆清楚,应考虑为 （   ）
   A. 脑震荡　　　　　　B. 头皮血肿　　　　　　C. 脑挫裂伤　　　　　　D. 颅底骨折
   E. 颅盖骨折

4. 患者,女,55岁,颅脑外伤昏迷40分钟,后清醒,5小时后又发生昏迷,左侧瞳孔散大,右侧肢体活动障碍。最可能的诊断是 （   ）
   A. 左侧硬膜外血肿　　B. 左侧硬膜下血肿　　C. 脑裂伤　　　　　　D. 右侧硬膜外血肿
   E. 脑震荡

5. 患者,女,65岁,2个月前有头外伤史,感觉头痛。CT示右额、颞、顶部有新月状低密度影像,最可能的诊断是 （   ）
   A. 急性硬膜外血肿　　B. 急性硬膜下血肿　　C. 脑内血肿　　　　　　D. 慢性硬膜下血肿
   E. 正常颅压脑积水

6. 格拉斯哥昏迷计分法的依据是 （   ）
   A. 痛刺激反应、生理反应　　　　　　　　B. 瞳孔、反射、语音
   C. 头痛、呕吐、视神经　　　　　　　　　D. 睁眼、语言、运动
   E. 感觉、运动、语言

7. 下列瞳孔变化提示脑干损伤（或临终状态）的是 （   ）
   A. 伤后一侧瞳孔立即缩小　　　　　　　　B. 一侧瞳孔进行性散大、固定
   C. 双侧瞳孔大小多变　　　　　　　　　　D. 双侧瞳孔散大
   E. 双侧瞳孔不等大

8. 关于脑挫裂伤的治疗,**错误**的是 （   ）
   A. 保持呼吸道通畅　　B. 立即开颅手术　　　　C. 防治脑水肿　　　　　D. 对症处理
   E. 加强支持治疗

9. 须立即进行手术治疗的颅脑损伤是 （   ）
   A. 脑挫裂伤　　　　　B. 颅内血肿　　　　　　C. 脑震荡　　　　　　　D. 头皮血肿
   E. 颅底骨折

10. 某颅损伤患者的格拉斯哥昏迷评分为7分,该患者的意识状态为 （   ）
    A. 轻度意识障碍　　　B. 中度意识障碍　　　　C. 意识清楚　　　　　　D. 昏迷
    E. 重度意识障碍

11. 脑损伤患者如损伤锥体束征可出现 （   ）
    A. 剧烈头痛　　　　　B. 昏迷　　　　　　　　C. 肢体瘫痪　　　　　　D. 频繁呕吐
    E. 瞳孔散大

(12～13题共用题干)

患者,女,56岁,头部外伤10小时,急诊入院。查体:呼唤能睁眼,对问题答非所问,疼痛定位存在,双侧瞳孔等大、直径3 mm,对光反射灵敏。

12. 护士巡视发现患者一侧瞳孔先缩小,后散大,对光反射减弱或消失,则考虑患者可能发生的情况是 （   ）
    A. 角回损伤　　　　　B. 小脑幕切迹疝　　　　C. 小脑损伤　　　　　　D. 枕骨大孔疝
    E. 中央后沟损伤

13. 若患者躁动不安,护士为其采取的护理措施应**除外** （   ）
    A. 做好引流管护理,防止脱出　　　　　　B. 发现并消除引起躁动的原因
    C. 立即给予镇静药　　　　　　　　　　　D. 勤剪指甲,以防抓伤
    E. 不强加约束,以免引起颅压升高

14. **不符合**脑震荡的表现是 （   ）
    A. 意识障碍不超过30分钟　　　　　　　　B. 颅内压增高
    C. 逆行性健忘　　　　　　　　　　　　　D. 神经系统检查无异常
    E. 脑脊液检查无异常

15. 脑挫裂伤最突出的症状是 （   ）
    A. 头痛　　　　　　　B. 呕吐　　　　　　　　C. 瘫痪　　　　　　　　D. 失语
    E. 意识障碍

16. 软脑膜、血管及脑组织同时破裂,伴有外伤性蛛网膜下腔出血,考虑为 （   ）
    A. 脑挫裂伤　　　　　　　　　　　　　　B. 急性硬膜下血肿
    C. 脑震荡　　　　　　　　　　　　　　　D. 脑挫伤
    E. 急性硬脑膜外血肿

(17～19题共用题干)

患者,男,23岁,因车祸致头部受伤,伤后当即昏迷1小时,清醒后诉头痛,有呕吐,右上肢肌力2级;脑脊液检查有红细胞,CT扫描见左额顶叶低密度灶,其中有散在点状高密度影。

17. 患者目前的表现符合 （　）
   A. 脑震荡　　　　　B. 弥散性轴索损伤　　　C. 脑挫裂伤　　　　　D. 脑干损伤
   E. 颅内血肿

18. 目前的关键处理措施是 （　）
   A. 静卧　　　　　　B. 床头抬高15°～30°　　C. 营养支持　　　　　D. 应用抗生素
   E. 防止脑水肿

19. 目前病人病情观察的重点在于及时发现
   A. 呼吸道梗阻　　　　　　　　　　　　　　B. 颅内压增高,脑疝
   C. 压疮　　　　　　　　　　　　　　　　　D. 水、电解质紊乱
   E. 感染

20. 硬脑膜外血肿的典型表现是 （　）
   A. 逆行性健忘　　　B. 中间清醒期　　　　　C. 突然呼吸停止　　　D. 脑脊液漏
   E. 伤后癫痫

21. 患者,女,78岁,高血压20年,家人探视后突然出现剧烈头痛,头晕,呕吐,进而意识障碍,血压206/110 mmHg,CT显示高密度影,治疗需立刻降颅压和镇静,下列哪种药物**禁用** （　）
   A. 吗啡　　　　　　B. 甘露醇　　　　　　　C. 地西泮　　　　　　D. 硝苯地平缓释片
   E. 尼莫地平

22. 脑干损伤时瞳孔的特点是 （　）
   A. 伤后立即出现一侧瞳孔散大　　　　　　　B. 双侧瞳孔散大,眼球固定
   C. 瞳孔无变化　　　　　　　　　　　　　　D. 双侧瞳孔时大时小,变化不等
   E. 伤后瞳孔正常,以后一侧瞳孔先缩小,继之进行性扩大

23. 护理颅脑损伤患者,最重要的观察指标是 （　）
   A. 体温　　　　　　B. 血压　　　　　　　　C. 脉搏　　　　　　　D. 呼吸
   E. 意识

24. 患者,男,18岁。因车祸致头部受伤,伤后当即昏迷1小时,清醒后诉头痛,有呕吐,右上肢肌力2级;脑脊液检查有红细胞,观察该患者的生命体征的顺序是 （　）
   A. 脉搏、呼吸、血压　　　　　　　　　　　B. 血压、脉搏、呼吸
   C. 脉搏、血压、呼吸　　　　　　　　　　　D. 呼吸、血压、脉搏
   E. 呼吸、脉搏、血压

25. 颅脑外伤患者临终状态的瞳孔表现是 （　）
   A. 一侧瞳孔缩小,对光反射迟钝　　　　　　B. 一侧瞳孔放大,对光反射迟钝
   C. 一侧瞳孔散大,对光反射消失　　　　　　D. 双侧瞳孔大小多变,对光反射迟钝
   E. 双侧瞳孔散大,对光反射消失

26. 患者,女,41岁,车祸致颅内血肿。患者神志不清,呕吐数次。为预防脑疝形成,术前应采取的主要措施是 （　）
   A. 持续给氧　　　　B. 静脉推注甘露醇　　　C. 冬眠低温疗法　　　D. 静脉注射地塞米松
   E. 避免剧烈咳嗽和便秘

27. 患者,女,30岁。颅内损伤后出现恶心、呕吐、头痛,下列检查**不宜**进行的是 （　）
   A. PET　　　　　　B. 尿常规　　　　　　　C. 头部X线片　　　　D. 血生化
   E. 腰椎穿刺

28. 患者,男,**25岁**,因"颅外伤"入院。护士对处于昏迷状态的患者评估后,确认患者存在以下健康问题,其中应优先解决的是 （　）
   A. 皮肤完整性受损　B. 沟通障碍　　　　　　C. 活动无耐力　　　　D. 大便失禁
   E. 清理呼吸道无效

(29～30题共用题干)

患者,男,50岁。因钝器击伤头部1小时入院。患者昏迷、呕吐,双侧瞳孔不等大。血压180/102 mmHg。行硬膜下血肿清除术+碎骨片清除术,留置引流管送回病房。

29. 术后引流管护理正确的措施是 （　）
   A. 每天消毒引流管　　　　　　　　　　　　B. 保持引流管通畅
   C. 脱出要及时送入　　　　　　　　　　　　D. 定时冲洗引流管
   E. 每天更换引流管

876

30. 医嘱:250 ml 甘露醇快速滴入,滴完的时间是 ( )
   A. 5分钟内　　B. 30分钟内　　C. 60分钟内　　D. 90分钟内
   E. 90分钟以上

31. 外伤后急性硬脑膜外血肿,患者典型的意识障碍形式是 ( )
   A. 清醒与朦胧状态交替出现　　　　　　B. 早期清醒,随后逐渐昏迷
   C. 持续性昏迷加重　　　　　　　　　　D. 清醒,随后昏迷,再次清醒
   E. 昏迷,随后清醒,再次昏迷

32. 患者,男,23岁。因车祸颅脑受损伤,急诊入院。经医务人员全力抢救无效死亡。其家属情绪激动,对医务人员说:"这么年轻的小伙子,进医院还有呼吸,怎么就死了! 你们怎么治的! 我家就这么一个孩子"此时患者家属心理状态的主要因素是 ( )
   A. 医院急救设备陈旧　　　　　　　　　B. 护士和家属交流受限
   C. 家属对结果无法接受　　　　　　　　D. 医务人员技术水平欠佳
   E. 家属缺乏对护士的信任

33. 患者,男,25岁。因脑挫裂伤入院。医嘱给予应用肾上腺皮质激素治疗。其目的是 ( )
   A. 减轻脑出血　　　　　　　　　　　　B. 减轻脑水肿
   C. 预防应激性溃疡　　　　　　　　　　D. 预防继发感染
   E. 预防肌痉挛

34. 患者,女,34岁。车祸后送来医院。查体:出现刺痛后睁眼,回答问题正确,能遵命令动作,其格拉斯哥昏迷评分是 ( )
   A. 9　　　　　B. 10　　　　C. 11　　　　D. 12
   E. 13

35. 开放性脑损伤的主要表现不包括(内部组织和外界接触了,为开放性)
   A. 硬脑膜破裂　　B. 头皮裂伤　　C. 脑积水　　D. 脑脊液漏
   E. 颅骨骨折

(36～39题共用题干)
患者,男,35岁。因"头部外伤"急诊入院。现浅昏迷,CT提示颅内血肿,脑挫裂伤,在全麻下行颅内血肿清除术。

36. 患者术后返回病房,正确的体位是 ( )
   A. 侧卧位　　B. 中凹卧位　　C. 头高足低位　　D. 头低足高位
   E. 去枕仰卧位,头偏向一侧

37. 术后第2天,患者应采取的体位是 ( )
   A. 头高足低位　　B. 半卧位　　C. 头低足高位　　D. 中凹卧位
   E. 俯卧位

38. 术后第2天采取此卧位的目的是 ( )
   A. 促进排痰　　B. 利于呼吸　　C. 便于观察瞳孔　　D. 促进引流
   E. 预防脑水肿

39. (假设信息)患者出现躁动,使用约束带时护士需重点观察 ( )
   A. 呼吸情况　　B. 血压情况　　C. 约束时间　　D. 末梢血液循环
   E. 伤口渗血情况

第五节　脑血管疾病病人的护理

　　脑血管病是指脑血管病变所引起的脑功能障碍,按病变性质可分出血性脑血管病和缺血性脑血管病。前者包括脑出血、蛛网膜下腔出血;后者包括有短暂性脑缺血发作、脑血栓形成、脑栓塞。

一、病因

(一)出血性脑血管疾病的病因

　　1. 脑出血　为脑实质内出血,以**内囊**出血最为常见。**最常见的病因是高血压和动脉硬化**。

　　2. 蛛网膜下腔出血　指脑表面血管破裂,血液进入蛛网膜下腔。**最常见病因为先天性动脉瘤**,其次为脑血管畸形,也可见于白血病、恶性贫血、再生障碍性贫血等。用力、情绪激动时可致血管破裂。

(二)缺血性脑血管疾病的病因

　　1. 短暂性脑缺血发作　**主要病因是脑动脉硬化**。发病机制有微栓子学说、血流动力学障碍学说、血管痉挛学说、颈动脉受压学说等。本病可反复发作。

　　2. 脑血栓形成　是脑梗死的一种。最常见的病因是脑动脉硬化,也可见于红斑性狼疮性动脉炎、结节性动脉周围炎等。

3. **脑栓塞** 颅外其他部位病变如**风湿性心脏病**、心肌梗死、骨折、人工气胸等均可形成栓子,随血流进入颅内动脉,当栓子直径与某血管直径相同时,则栓子堵塞此血管,使此动脉闭塞,产生脑缺血、脑软化,而引起偏瘫和意识障碍。

二、临床表现

（一）出血性脑血管疾病的临床表现

1. **脑出血** 常在<u>白天情绪激动和活动时突然起病</u>,<u>血压突然急骤升高</u>,致脑血管破裂大量出血而发病,以<u>内囊出血最多见</u>。表现为<u>剧烈头痛</u>、<u>呕吐</u>、<u>偏瘫</u>、<u>失语</u>、<u>意识障碍及大小便失禁</u>。呼吸深沉带有鼾音。内囊损害可出现<u>偏瘫、偏身感觉障碍、对侧同向偏盲</u>(称为"三偏症")。大量出血致颅内压增高,短期内迅速形成脑疝而死亡。

2. **脑桥出血** 轻者仅有头痛、呕吐,重者表现为<u>出血灶侧周围性面瘫</u>,对侧肢体中枢性瘫痪,又称交叉瘫。当出血波及两侧时可出现四肢瘫,瞳孔呈针尖样缩小(脑桥出血的特征性表现)。

3. **小脑出血** 表现为一侧后枕部头痛、眩晕、呕吐、眼球震颤、病侧体共济失调等。

4. **蛛网膜下隙出血** 起病急骤,常在活动中突然发病,表现为**剧烈头痛**、**喷射性呕吐**、**脑膜刺激征阳性**,表现为颈项强直、凯尔尼格征及布鲁津斯基征阳性,是本病最具有特征性的体征,**一般无肢体瘫痪**。

（二）缺血性脑血管疾病的临床表现

1. **短暂性脑缺血发作** 是局灶性脑缺血导致突发短暂性、可逆性神经功能障碍,多为突然起病,持续时间短,可出现偏身感觉障碍、偏瘫或单瘫、单眼失明、眩晕眼震、恶心、呕吐等症状。<u>24小时内可恢复正常</u>。

2. **脑血栓形成** 多发生于有动脉硬化、糖尿病、高脂血症的中老年人,<u>一般无意识障碍</u>,进展缓慢,常在**睡眠**或**安静休息**时发病。起病先由头痛、眩晕、肢体麻木、无力及一过性失语或短暂脑出血发作等前驱症状。晨起时发现半身肢体瘫痪。颈内动脉系统血管闭塞引起病灶对侧瘫痪,偏身感觉障碍,同侧视觉障碍。椎-基底动脉系统血管闭塞表现为眼震、共济失调、吞咽困难、构音障碍、交叉瘫或四肢瘫。

3. **脑栓塞** <u>多发生在静止期或活动后</u>,以起病急骤,症状常在数秒或数分钟之内达到高峰,<u>多无前驱症状为特点</u>。临床症状取决于栓塞的血管及阻塞位置。

三、辅助检查

1. **CT、MRI** <u>CT能够做出早期诊断</u>,并能直接显示病变部位、范围和出血量。<u>脑出血在CT图像上呈高密度影像</u>,<u>脑缺血</u>造成脑组织水肿和坏死,<u>在CT图像上呈低密度影</u>。MRI检查能进一步明确诊断。蛛网膜下腔出血需做脑血管造影。

2. **脑脊液检查** 脑出血可为均匀血性,<u>压力增高至200 mmH$_2$O以上</u>。脑缺血脑脊液检查为正常。

四、治疗要点

1. **出血性脑血管疾病** <u>以降低颅内压和控制血压为主要措施</u>,同时应用止血药。**降颅内压的首选药为20%甘露醇快速滴入**。因动脉瘤引起的蛛网膜下腔出血病人,应尽快进行手术治疗。由于头痛剧烈可根据医嘱给予脱水剂、镇静止痛剂,<u>但禁用吗啡与哌替啶</u>,因其有抑制呼吸中枢及降低血压作用。

2. **缺血性脑血管病** <u>以抗凝治疗为主</u>,同时应用血管扩张剂。<u>脑血栓发病6小时内可做溶栓治疗</u>。对重症脑血栓急性期,生命体征不稳定时,不宜口服倍他司汀和桂利嗪,因为虽然有扩血管作用,但不利于脑缺血的改善。

五、护理问题

①躯体移动障碍:与肢体瘫痪有关。②急性意识障碍:与脑出血、脑水肿有关。③有皮肤完整性受损的危险:与肢体瘫痪、长期卧床皮肤受压有关。④有感染的危险:与意识障碍、机体抵抗力下降有关。⑤有废用综合征的危险:与肢体瘫痪有关。⑥潜在并发症:脑疝。

六、护理措施

1. **休息** 脑出血病人急性期应绝对卧床休息2～4周,**发病24～48小时内避免搬动病人**,病人侧卧位,头部稍抬高,有利于静脉回流,以减轻脑水肿。**蛛网膜下腔出血病人应绝对卧床4～6周**,限制探视,一切护理操作均应轻柔,并头置冰袋,<u>可防止继续出血</u>。<u>脑血栓病人采取卧位</u>,以便使较多血液供给脑部,**头部禁止使用冰袋及冷敷**,以免脑血管收缩、血流减慢而使脑血流量减少。严密监测血压,发现血压过高或过低均应及时通知医生,并遵医嘱进行治疗。

2. **补充营养** 急性脑出血病人在发病<u>24小时内禁食</u>,24小时后如病情平稳可行鼻饲流质饮食。保证足够蛋白质、维生素的摄入。根据尿量调整液体及电解质,保持体液及电解质平衡。**每日控制在1 500 ml左右**,注意滴速度、避免肺水肿。意识清醒后如无吞咽困难,可撤掉胃管,酌情给予易吞咽软食。注意口腔卫生,防止感染。**进食时病人取坐位或高侧卧位(健侧在下)**,<u>进食应缓慢</u>,食物应送至口腔健侧近舌根处,以利吞咽。

3. **病情观察** 密切观察生命体征、意识及瞳孔的变化,观察脑出血病人是否有颅内压增高现象,或脑血栓形成病人是否因缺血、缺氧致脑水肿,进而颅内压增高的症状。如**发现颅内压增高,应遵医嘱静脉快速滴入甘露醇**等脱水剂以降低颅内压,避免脑疝的形成。

4. **心理护理** 对神志清醒病人做好心理护理,减轻病人焦虑、悲观的情绪。维持或稳定病人生命功能、防止颅内再出血及脑疝发生(出血性脑血管病)或进一步改善脑部缺血区的血液供应(缺血性脑血管病)。

5. **对症护理** 由于肢体瘫痪、卧床等原因,病人自理能力缺陷,应协助病人进食洗漱,防止呛咳,做好大小便护理,预防便秘。急性期应绝对卧床休息,每2小时翻身1次,以避免局部皮肤受压。**瘫痪肢体保持功能位置**,进行关节按摩及被动运动以免肢体废用,病情稳定后,特别是脑血栓病人的瘫痪肢体**在发病1周后就应进行康复功能训练**。在肢体康复的同时应进行语言训练,指导病人反复发音,由简到繁、反复练习、持之以恒,并及时鼓励其进步,增强病人康复的信心。

七、健康教育

1. 疾病知识指导　向病人及家属介绍本病基本知识,指导病人自我调节情绪,保持心情愉快。积极治疗原发病如高血压、糖尿病等。

2. 生活指导　改变生活习惯,控制体重,饮食宜低盐、低胆固醇、低糖、戒烟酒。进行瘫痪肢体的功能锻炼,促进功能的恢复,逐步实现生活自理。

3. 用药指导　长期服用微量阿司匹林(75～150 mg),饭后服用,防止血栓形成。

4. 保持大便通畅　可食用香蕉、蜂蜜,多饮水,加强适度翻身,按摩腹部,减少便秘。便秘时可使用缓泻剂,诱导排便。禁忌用力屏气排便,防再次脑出血。

单元测试题

1. 患者,女,42岁。头痛、呕吐、呼吸快而规则、血压明显增高、意识障碍,诊断为急性脑出血,护理措施**错误**的是　　(　　)
   A. 禁食24小时　　　B. 头部略抬高,稍向后仰　　　C. 绝对卧床休息　　　D. 经常翻身、预防压疮
   E. 及时清除口腔分泌物和呕吐物

2. 关于短暂性脑缺血发作的临床特征**不恰当**的是　　(　　)
   A. 不留后遗症　　　B. 突然起病　　　C. 症状持续时间长　　　D. 常反复发作
   E. 出现局限性神经功能障碍

3. 患者,男,60岁,脑血栓形成。患者语言障碍,左侧肢体偏瘫。进入康复期,护理首先应考虑　　(　　)
   A. 早日下床活动　　　B. 心理康复　　　C. 患肢功能训练　　　D. 语言训练
   E. 进食营养丰富的饮食,增强抵抗力

4. 脑出血最常见的原因是　　(　　)
   A. 高血压动脉硬化　　　B. 白血病　　　C. 恶性贫血　　　D. 情绪激动
   E. 先天性动脉瘤

5. 脑出血的好发部位在　　(　　)
   A. 大脑　　　B. 小脑　　　C. 脑桥　　　D. 脑干
   E. 内囊

6. 患者,男,60岁。高血压史21年。上厕所时突然头晕,随即倒地送至医院,诊断为脑出血。体检:昏迷,左侧偏瘫,血压为190/110 mmHg。护士扶持患者安静卧床,护理动作轻柔其目的是　　(　　)
   A. 避免外伤　　　B. 防止加重出血　　　C. 改善脑缺氧　　　D. 减轻脑水肿
   E. 保持呼吸道通畅

7. 患者,男,50岁,高血压16年,上班途中出现头晕、头痛,血压180/100 mmHg,同事将其送往医院治疗,不久症状好转,诊断短暂性脑缺血发作,这种发作最常见的病因是　　(　　)
   A. 情绪激动　　　B. 高血压　　　C. 吸烟　　　D. 饮酒
   E. 动脉粥样硬化

8. 关于蛛网膜下腔出血的描述,**错误**的是　　(　　)
   A. 常见活动中突然发病　　　　　　　　　B. 表现为剧烈头痛
   C. 有喷射状呕吐　　　　　　　　　　　　D. 脑膜刺激征阳性
   E. 伴有肢体瘫痪

9. 脑出血以内囊出血最常见,其特征性的临床表现为　　(　　)
   A. 同侧偏瘫　　　B. 对侧偏瘫　　　C. 同侧偏盲　　　D. 三偏症
   E. 交叉性偏瘫

(10～11题共用题干)

患者,女,48岁,晚餐后洗衣时突然出现剧烈头痛、恶心、喷射状呕吐,随后意识模糊,被家人送到医院,急行CT检查,图像上呈高密度影,脑膜刺激征阳性,无肢体瘫痪,既往体健。

10. 该病的诊断是　　(　　)
    A. 脑出血　　　B. 脑血栓　　　C. 脑梗死　　　D. 蛛网膜下腔出血
    E. 短暂性脑缺血发作

11. 本病最常见的病因为　　(　　)
    A. 身体健康　　　B. 高血压　　　C. 血小板减少　　　D. 凝血机制障碍
    E. 先天性脑动脉瘤及脑血管畸形

12. 患者,女,34岁,洗衣时突发左侧肢体活动不灵,体检:意识清、失语,心律不齐,心率106次/分,脉搏86次/分,左上肢肌力0级、下肢肌力2级,偏身感觉障碍,首先考虑的疾病是　　(　　)
    A. 脑血栓形成　　　B. 脑栓塞　　　C. 脑出血　　　D. 短暂性脑缺血发作

E. 蛛网膜下腔出血

13. 患者,女,66岁,高血压病史15年,糖尿病10年,突发右侧肢体无力,说话不流利,逐渐加重2日,体检:神志清楚,血压正常,混合性失语,右侧鼻唇沟浅,伸舌右侧,饮水自右侧口角漏出,右侧上下肢肌力0级。肌张力低,腱反射低下,右下肢病理征阳性,脑CT未见异常,最可能的诊断是 (　　)
    A. 脑膜炎　　　　　　B. 脑栓塞　　　　　　C. 脑出血　　　　　　D. 脑血栓形成
    E. 蛛网膜下腔出血

14. 脑血栓形成的前驱症状有 (　　)
    A. 胸闷　　　　　　　B. 共济失调　　　　　C. 眼球震颤　　　　　D. 视力减退
    E. 头痛、眩晕、肢体麻木

15. 缺血性脑血管疾病的主要治疗措施是 (　　)
    A. 血管扩张剂　　　　B. 利尿剂　　　　　　C. 脱水剂　　　　　　D. 抗凝治疗
    E. 镇静剂

16. 患者,女,70岁,高血压15年,晨起发现右侧肢体瘫痪,当时意识清楚,被家人送到医院进行治疗。CT结果为低密度影,选择溶栓的时间是 (　　)
    A. 发病后2小时内　　　　　　　　　　　B. 发病后3小时内
    C. 发病后4小时内　　　　　　　　　　　D. 发病后5小时内
    E. 发病后6小时内

17. 患者,男,68岁。高血压史15年,家人探视后忽然出现剧烈疼痛、头晕、呕吐,进而意识障碍,血压210/110 mmHg,CT显示高密度影,治疗需立刻降颅内压和镇静,下列哪种药物**禁用** (　　)
    A. 地西泮　　　　　　B. 甘露醇　　　　　　C. 尼莫地平　　　　　D. 吗啡
    E. 硝苯地平缓解片

18. 患者,女,58岁,高血压史10年,因情绪激动后出现剧烈头痛、呕吐,测血压220/110 mmHg,意识障碍,大小便失禁,CT显示高密度影,最恰当的护理措施是 (　　)
    A. 发病1～12小时内避免搬动患者,患者侧卧位,头部稍抬高
    B. 发病12～24小时内避免搬动患者,患者侧卧位,头部稍抬高
    C. 发病24～48小时内避免搬动患者,患者侧卧位,头部稍抬高
    D. 发病48～72小时内避免搬动患者,患者侧卧位,头部稍抬高
    E. 发病72～96小时内避免搬动患者,患者侧卧位,头部稍抬高

19. 患者,男,80岁,脑出血入院,出现意识模糊,频繁呕吐。左侧瞳孔大,血压208/120 mmHg,左侧偏瘫,其护理措施**不正确**的为 (　　)
    A. 绝对卧床休息,头偏向一侧　　　　　　B. 应用脱水,降颅压治疗
    C. 遵医嘱降血压　　　　　　　　　　　　D. 置瘫痪肢体功能位
    E. 协助生活护理,采用灌肠保持大便通畅

20. 患者,男,81岁,脑动脉硬化,医嘱服用阿司匹林,该药物治疗的原理是 (　　)
    A. 降低血液粘滞度　　B. 扩张小静脉　　　　C. 扩张小动脉　　　　D. 增加血管壁弹性
    E. 降低毛细血管通透性

21. 符合脑血栓形成患者的临床特点是 (　　)
    A. 突然偏瘫,脑脊液正常　　　　　　　　B. 晨起床时发现一侧口角歪斜
    C. 情绪激动可并发脑血栓　　　　　　　　D. 晨起床时发现一侧肢瘫,神志不清
    E. 头痛、呕吐剧烈伴颈强直,双侧肢体活动受限

22. 老年人夜间安静睡眠时易出现脑血栓,原因是 (　　)
    A. 血稠流动慢　　　　B. 脑血管痉挛　　　　C. 脑缺血加重　　　　D. 情绪激动
    E. 长期服用抗凝血药所致

23. 脑血栓形成最常见的病因是 (　　)
    A. 心瓣膜病　　　　　B. 颈椎病　　　　　　C. 严重贫血　　　　　D. 高血压
    E. 脑动脉粥样硬化

24. 蛛网膜下腔出血特征性的体征是 (　　)
    A. 意识障碍　　　　　B. 感觉障碍　　　　　C. 交叉性瘫痪　　　　D. 病理征阳性
    E. 脑膜刺激征

25. 患者,男,51岁,饮酒后突然头痛、呕吐,意识障碍,颜面潮红。查体:脉搏慢而有力,颈软,左侧肢体瘫痪。护士首先考虑的情况是 (　　)
    A. 脑出血　　　　　　B. 脑血栓形成　　　　C. 乙醇中毒　　　　　D. 蛛网膜下腔出血
    E. 病毒感染

26. 患者,女,68岁,突然剧烈头痛,呕吐,迅即昏迷。鉴别患者是脑出血或蛛网膜下腔出血(有颈强直)依据是 （ ）
    A. 体温高低　　　　　　B. 有否意识障碍　　　　C. 白细胞多少　　　　D. 脑脊液颜色
    E. 有否颈强直
27. 脑出血病人头部抬高15°～30°是为了减轻 （ ）
    A. 脑缺氧　　　　　　　B. 呕吐　　　　　　　　C. 头痛　　　　　　　　D. 呼吸困难
    E. 脑水肿
28. 出血性脑血管疾病的主要治疗措施是 （ ）
    A. 应用血管扩张剂　　　B. 血液扩充剂治疗　　　C. 抗凝治疗　　　　　　D. 应用止血药
    E. 降低颅内压和控制血压

（29～30题共用题干）

患者,女,57岁。因右侧肢体活动不便3小时入院,患者神志清楚,高血压史6年,有过短暂脑缺血发作史,右侧肢体肌力2级。

29. 确诊最有价值的辅助检查是 （ ）
    A. 肌电图　　　　　　　B. 腰穿　　　　　　　　C. 脑血管造影　　　　　D. 颈部血管超声
    E. 头颅CT或MRI
30. 如CT检查无高密度显影,该患者可能的诊断为(脑出血在CT图像上呈**低密度影**,如脑血栓) （ ）
    A. 脑梗死　　　　　　　B. 脑出血　　　　　　　C. 脑肿瘤　　　　　　　D. 硬膜下肿
    E. 蛛网膜下隙出血
31. 目前区别脑血栓与脑出血的主要依据是(脑缺血在CT图像上呈**低密度影**,**脑出血在CT图像上呈高密度影**) （ ）
    A. 发病的诱因　　　　　B. 脑CT检查　　　　　　C. 脑脊液检查　　　　　D. 发病时间
    E. 病史检查
32. 关于脑栓塞常见病因的描述,正确的是 （ ）
    A. 高血压　　　　　　　B. 短暂性脑缺血发作(TIA)　C. 脑动脉硬化　　　　D. 先天性脑动脉瘤
    E. 风湿性心脏病二尖瓣狭窄
33. 患者,男,72岁,高血压病30年,昨日剧烈头痛,口角歪斜,左侧肢体偏瘫。查体:血压190/120 mmHg,脉搏60次/分,左侧肢体肌张力Ⅲ级,大、小便失禁。治疗需要首先解决的问题是 （ ）
    A. 剧烈头痛　　　　　　B. 口角歪斜　　　　　　C. 血压过高　　　　　　D. 肢体偏瘫
    E. 大、小便失禁
34. 患者,女,52岁,做家务时突然头痛,意识丧失1小时。急诊查体:血压200/120 mmHg,意识不清,左侧鼻唇沟变浅;CT示右侧内囊出血。正确的护理措施是 （ ）
    A. 及时鼻饲营养丰富的流质饮食　　　　　　　　B. 去枕平卧,头偏一侧
    C. 禁用冰敷　　　　　　　　　　　　　　　　　D. 24小时后给予肢体被动运动
    E. 侧卧位,头抬高15°～30°
35. 患者,男,60岁,高血压5年。家务劳动时突然昏迷,诊断为脑出血。急诊护士应为患者采取的卧位是 （ ）
    A. 左侧半卧位　　　　　　　　　　　　　　　　B. 平卧位,头偏向一侧
    C. 右侧半卧位　　　　　　　　　　　　　　　　D. 端坐位,头偏向一侧
    E. 半坐卧位,头偏向一侧
36. 急性脑血管病首选的检查项目是 （ ）
    A. 脑脊液检查　　　　　B. 脑电图　　　　　　　C. CT　　　　　　　　　D. 脑B超
    E. MRI
37. 蛛网膜下腔出血患者应绝对卧床(4～6周) （ ）
    A. 24～48小时　　　　　B. 1周　　　　　　　　 C. 2周　　　　　　　　 D. 3周
    E. 4周

（38～40题共用题干）

患者,女,78岁。因右侧肢体活动不便4小时入院。入院时神志清楚,呼吸18次/分,脉搏90次/分,血压165/95 mmHg,右侧肢体肌力2级。既往有高血压和糖尿病史。

38. **护士对该患者及其家属进行入院宣教,宣教重点是** （ ）
    A. 请不要到医生护士办公室翻看病历　　　　　　B. 应该尽早开始进行康复锻炼
    C. 主治医生的专业方向　　　　　　　　　　　　D. 应该每天进行身体清洁
    E. 当前应该卧床休息,不可自行起床活动
39. **医嘱要求急送该患者行CT检查,护士首先必须** （ ）
    A. 告诉其家属CT室方位　　　　　　　　　　　　B. 先给患者吸氧30分钟后再送检查
    C. 安排用平车送患者前往　　　　　　　　　　　D. 查看检查单是否已经收费

E. 报告护士长请求外出

40. 该患者回到病床后，护士应该立即完成的护理措施是 （　　）
   A. 睡硬板床　　B. 双侧上床栏　　C. 插留置导尿管　　D. 保持左侧卧位
   E. 进行手术前准备

41. 脑出血患者，医嘱给予20%甘露醇静脉滴注，其主要作用是 （　　）
   A. 降低血压　　B. 营养脑细胞　　C. 帮助止血　　D. 降低颅内压
   E. 保护血管

42. 患者，男，53岁，急诊以"脑栓塞"收入院。入院后护士经评估判断该患者能够经口进食，但仍存在吞咽困难。为防止因进食所致的误吸和窒息，护士采取的措施不妥的是 （　　）
   A. 进食前注意休息，避免疲劳　　B. 营造安静、舒适的进餐环境
   C. 嘱患者进餐时不要讲话　　D. 嘱患者使用吸管喝汤
   E. 进餐后保持坐位半小时以上

43. 患者，男，67岁。突发脑梗死住院治疗10天，病情平稳后，出院返回社区。患者伴有脑梗死后的语言障碍，右侧肢体无力，走路步态不稳。社区护士在进行家庭访视时应特别指出，近期应首要注意的问题是 （　　）
   A. 压疮的预防　　B. 抑郁情绪的观察　　C. 跌倒的预防　　D. 肢体功能的康复锻炼
   E. 非语言性皮肤沟通技巧的使用

（44～45题共用题干）
患者，男，72岁。1个月前因急性脑梗死致左侧肢体偏瘫入院，2周前出院。社区护士对其进行访视，发现患者目前意识清晰，血压维持在145/95 mmHg左右。左侧肢体偏瘫，右侧肢体肌力好，皮肤完整性好。语言表达部分障碍。目前久卧在床，可在床上独立进餐，先由老伴照顾。

44. 社区护士对该患者及家属进行健康教育时，目前教育内容的侧重点是 （　　）
   A. 家庭消毒隔离知识　　B. 脑梗死的预防
   C. 死亡教育　　D. 患肢康复锻炼
   E. 传染性疾病及老年常见病的预防

45. 首选的健康教育形式是 （　　）
   A. 发放视频教育光盘　　B. 推荐相关健康教育网站
   C. 提供宣传册　　D. 对其进行个别教育
   E. 组织社区病友座谈会

46. 患者，男，68岁。高血压病史10年。2小时前看电视时突然跌倒在地，神志不清，急诊入院。查体：浅昏迷；BP150/100 mmHg，P64次/分。头颅CT：左侧基底节区高密度影。患者可能发生了 （　　）
   A. 脑肿瘤　　B. 高血压脑病　　C. 脑脓肿　　D. 脑出血
   E. 脑梗死

47. 患者，女，66岁，吸烟史13年，每日1包，脑出血，经治疗后病情稳定，拟出院。错误的出院指导是 （　　）
   A. 避免情绪激动　　B. 保证充足睡眠
   C. 戒烟　　D. 绝对卧床休息
   E. 低盐、低胆固醇饮食

48. 患者，男，53岁，饮酒时发生语言不清，呕吐，随即昏迷，右侧肢体瘫痪；血压230/120 mmHg，诊断为"脑出血"，为防止出血加重，应首先采取的措施是 （　　）
   A. 控制血压　　B. 保护性约束　　C. 降低颅内压　　D. 止血处理
   E. 肢体制动

第六节　三叉神经痛病人的护理

三叉神经痛通常是指原因未明的在三叉神经分布区内出现的短暂的、反复发作的、难以忍受的剧痛，又称原发性三叉神经痛。也可由脑桥小脑角占位病变、炎症、血管病变、多发性硬化等病因引起，称继发性三叉神经痛。

一、病因

一般认为三叉神经痛是一种感觉性痫样发作，病变部位在三叉神经脊束核内或脑干内，三叉神经根被邻近的小团的异常血管压迫造成纤维挤压、脱髓鞘性变，伪突触形成而发生"短路"。轻微触觉刺激即可通过"短路"传入中枢，而中枢的传出冲动也可通过"短路"成为传入冲动，如此很快达到一定"总和"，从而引起一阵剧烈疼痛。本病多发于中年以后，女性多于男性，疼痛是突出的特点，可缓解，但极少自愈。

二、临床表现

疼痛大多为单侧，以面部三叉神经一支或几支分布区内，**骤然发生的闪电式剧烈疼痛为特征**。患者常描述成撕裂样、触电样、闪电样、针刺样、刀割样或烧灼样剧痛。以三叉神经第2、第3支发生率最高。疼痛以面颊、上颌、下颌或舌部最

为明显。在上颌外侧、鼻翼、颊部、舌等处稍加触动即可诱发,故称"扳机点"。

三叉神经痛的发作常无预兆,疼痛历时数秒至数分钟。**突发突止,间歇期正常**。一般神经系统检查无阳性体征。

三、治疗要点

首选药物止痛,无效时考虑神经阻滞或手术治疗。**卡马西平是首选药**,可抑制三叉神经的病理性神经反射,开始0.1 g,每日2次,之后每日增加0.1 g,必要时可增至0.4 g,每日3次,疼痛控制后逐渐减量,以0.2 g,每日3～4次维持,也可选用苯妥英钠、氯硝西泮、巴氯芬等。神经阻滞可选用三叉神经周围支或半月神经节封闭和射频热凝治疗,阻断其神经传导。对顽固病例,可行三叉神经感觉根切断术或三叉神经微血管减压术。

四、护理问题

①急性疼痛:与三叉神经损害有关。②焦虑:与疼痛发作剧烈,难以忍受有关。

五、护理措施

1. 一般护理　为病人提供安静、舒适的环境,建立良好的生活规律,保证病人充分休息,以利于减轻疼痛。关心、体谅、安慰病人,做好解释工作,使病人了解疾病过程、治疗及预后,以正确对待疾病,树立信心。在疾病过程中发现病人有不正确的应对方式时,及时、巧妙地给予纠正。

2. 对症护理　①**告知病人洗脸、刷牙、剃须、咀嚼时动作要轻柔,吃软食、小口咽**,以防止疼痛发作。②鼓励病人适当参加娱乐活动(如看电影、听轻音乐、跳交谊舞等)、进行指导式想象、气功疗法,以利于病人松弛身心、转移注意力、提高痛阈而减轻疼痛。

3. 用药护理　嘱病人按医嘱从**小剂量开始服用卡马西平**,逐渐增量,疼痛控制后逐渐减量,以预防或减轻药物副作用。用药过程中加强观察眩晕、嗜睡、恶心、步态不稳、皮疹、白细胞减少等不良反应,轻者多在数日后消失,重者应告知医生,给予对症处理。

六、健康教育

1. 宣传三叉神经痛疾病知识　使病人了解该病有突发突止、反复发作,病情逐渐加重的特点。

2. 生活指导　不适当的**洗脸、刷牙、剃须、咀嚼、吞咽、说话**等可诱导发作,因此动作要轻柔。吃软食、小口咽,生活有规律、保证充分身心休息等。

3. 指导　病人服用**卡马西平期间不要独自外出,不能开车或高处作业**;遵医嘱用药,不可随意停、换药物;每周查1次血象。

单元测试题

1. 患者,女,34岁。2周来常在刷牙时出现左侧面颊和上牙部疼痛,每次持续3～4分钟,神经系统检查未发现异常,应考虑的诊断是　　　(　　)
   A. 牙痛　　　　　　　　B. 三叉神经痛　　　　C. 面神经炎　　　　D. 鼻窦炎
   E. 单纯部分性发作

2. 患者,男,41岁。既往体健,近日因寒冷突然出现左侧面部剧痛,医院诊断为三叉神经痛,首选的治疗药物是　(　　)
   A. 阿司匹林　　　　　　B. 6-氨基己酸　　　　C. 卡马西平　　　　D. 地西泮
   E. 新斯的明

3. 患者,女,41岁。因吃饭时右侧面部突然发生闪电式疼痛而入院,入院拟诊为三叉神经痛,在用卡马西平治疗中**错误**的是　　(　　)
   A. 每周查血象1次　　　　　　　　　　　　B. 大剂量开始
   C. 疼痛控制后,逐渐减量　　　　　　　　　D. 逐渐增量
   E. 治疗中不可随意停换药物

4. 患者,女,32岁。入院拟诊为三叉神经痛,护士在给患者进行健康教育时**错误**的是　　　　　(　　)
   A. 吃软食　　　　　　　　　　　　　　　　B. 洗脸、刷牙动作要轻柔
   C. 生活有规律　　　　　　　　　　　　　　D. 为避免疼痛,咀嚼时要快速大口咽
   E. 服用卡马西平期间不要独自外出,不能开车或高处作业

5. 患者,女,38岁。刷牙时突然发生一侧面部闪电式剧烈疼痛,拟诊为三叉神经痛,关于该病的描述下列**错误**的是　(　　)
   A. 神经系统检查有阳性体征　　　　　　　　B. 疼痛是突出的特点,以面颊、上颌、下颌或舌部最明显
   C. 可缓解,极少自愈　　　　　　　　　　　D. 多发生于老年人,女多于男
   E. 在上唇外侧、鼻翼、颊部、舌等部稍加触动即可诱发,故称"扳机点"

第七节　急性脱髓鞘性多发性神经炎病人的护理

急性炎症性脱髓鞘性多发性神经炎又称吉兰-巴雷综合征(GBS),是神经系统由体液和细胞共同介导的单向性**自身免疫性疾病**,主要侵犯脊神经根、脊神经和脑神经,主要病变是周围神经广泛的炎症节段性脱髓鞘。临床特征为急性、对

称性、弛缓性肢体瘫痪及脑脊液蛋白-细胞分离现象。病人大多在6个月至1年基本痊愈。

一、病因

普遍认为GBS是由**免疫介导的迟发型超敏反应**，感染是启动免疫反应的首要因素，最主要的感染因子有空肠弯曲杆菌、多种病毒及支原体等。

二、临床表现

发病前数日或数周病人常有上呼吸道或消化道感染症状，有的可有带状疱疹、流行性感冒、水痘、腮腺炎、病毒性肝炎病史，或有近期免疫接种史。

1. 瘫痪　**首发症状为四肢对称性无力**，从双下肢开始，并逐渐加重和向上发展至四肢，一般是下肢重于上肢，近端重于远端，表现为双侧对称的下运动神经元性瘫痪。严重病例瘫痪平面迅速上升，侵及颈、胸神经根、脑神经、损害延髓，累及肋间肌和膈肌，发生呼吸麻痹。急性呼吸衰竭是本病死亡的主要原因。

2. 感觉障碍　一般较轻或可缺如，起病时肢体远端感觉异常，如麻木、蚁走感、针刺感和烧灼感，伴有肌肉酸痛，或轻微的手套、袜套样感觉减退。

3. 脑神经损害　半数以上病人有脑神经损害，而且多数为双侧。成人以双侧面神经麻痹多见；儿童以舌咽神经和迷走神经麻痹为多见，出现吞咽困难、构音障碍、呛咳和不能咳痰，易并发肺炎、肺不张、窒息及营养不良等，其他脑神经也可受累。

4. 自主神经损害　以心脏损害最常见也最严重，有心律失常、心肌缺血、血压不稳等，可引起突然死亡。其他还有手足水肿、多汗、皮肤干燥等。

三、辅助检查

1. 脑脊液改变　在发病3周后最明显，表现为**细胞数正常而蛋白质明显增高，即蛋白-细胞分离现象**，这是GBS最重要的特征性检查结果。血清免疫球蛋白IgM显著增高。

2. 电生理检查神经传导速度减慢，对GBS的诊断也有意义。

四、治疗要点

1. **保持呼吸道通畅　维持呼吸功能是增加治愈率、减少死亡率的关键**。如有缺氧症状，肺活量降低至每千克体重20~25 mL、血氧饱和度降低、动脉血氧分压低于70 mmHg时，应及早使用呼吸机。

2. 血浆置换　可迅速降低周围神经髓鞘抗体滴度及清除炎症化学介质补体等，从而减少和避免神经髓鞘损害，促进脱落髓鞘的修复和再生，每次置换血浆量为每千克体重40~50 ml，5~8次为1疗程。

3. 滴注大剂量丙种球蛋白　按每日每千克体重0.4 g，静脉滴注，连用4~5日。

4. 对症治疗及预防并发症　重症患者需心电监护，不能吞咽的患者应尽早鼻饲，尿潴留患者在腹部按摩无效后可留置导尿，应用抗生素预防感染。

5. 康复治疗　可采用针刺、理疗、主动及被动功能锻炼等，以利于瘫痪肌的功能恢复。

五、护理问题

①低效性呼吸形态：与呼吸肌麻痹有关。②清理呼吸道无效：与呼吸肌麻痹、咽反射减弱、肺部感染致呼吸道分泌物增多有关。③躯体移动障碍：与脊神经受累有关。④吞咽障碍：与延髓麻痹及舌咽神经损害有关。⑤潜在并发症：急性呼吸衰竭、心脏损害、肺部感染。

六、护理措施

1. 一般护理　保持病室通风良好，环境温度适宜，定时、定期用紫外线消毒。协助病人选择最佳的呼吸姿势和体位，及时排除呼吸道分泌物，保持呼吸道通畅，必要时给予吸氧，防止机体缺氧。减少探视，病房医护人员接触病人时戴口罩，治疗与护理时严格执行无菌操作，防止交互感染。

2. 病情观察　观察病人呼吸频率、节律和深度，呼吸音及肺部啰音，痰的性状及排痰情况，心率、心律、脉搏、血压、躯体活动能力及皮肤受压情况，吞咽功能，意识状态等，以及时发现病情变化。

3. 心理护理　发现病人情绪变化时，应及时帮助指导，包括向病人及家属解释疾病过程及预后，帮助病人尽快适应环境，提供正向效果的信息及自我心理调节的方法，让病人增加舒适感等，使病人能保持稳定的情绪，正确地面对现实、树立信心。

4. 瘫痪护理　①肢体瘫痪：**定时翻身、按摩、被动和主动运动，保持瘫痪肢体功能位**等，对于手下垂和足下垂的病人，可采用"T"型板固定，病情稳定后，及时进行肢体的被动和主动运动，加强功能锻炼，促进瘫痪肢体功能的恢复。②咽肌瘫痪：做好进食护理，选择适合病人吞咽且营养丰富的食物，保证进食安全，保持营养状况良好，发现误吸时立即急救；若病人不能经口进食，应安排鼻饲，注意进行吞咽功能训练，促进吞咽功能恢复。

七、健康教育

1. 教会病人家属观察脉搏、呼吸、吞咽、肌力等。指导恢复期病人早进行肢体功能锻炼，并坚持肢体被动和主动运动，加强日常生活活动能力的训练。

2. 出院后要均衡饮食，选择含高蛋白、丰富维生素的食物，多吃新鲜蔬菜、水果、豆及谷类、蛋、肝及瘦肉等。注意保暖，避免受凉、雨淋、疲劳等，以防感冒。

单元测试题

1. 急性感染性多发性神经炎累及的部位有 （　　）
   A. 神经末梢、脊神经根、脑神经　　　　　　　B. 神经末梢、脊神经根、脑干
   C. 脊神经、脑神经、脑干　　　　　　　　　　D. 神经末梢、脑神经、脊髓
   E. 神经末梢、脑神经根、脊髓

2. 急性炎症性脱髓鞘性多发性神经病的主要临床表现是 （　　）
   A. 肢体对称性麻木　　　　　　　　　　　　　B. 肢体对称性无力
   C. 发作性肢体无力　　　　　　　　　　　　　D. 发作性肢体麻木
   E. 双侧眼外肌瘫痪

3. 反映急性脱髓鞘性多发性神经炎发病机制是 （　　）
   A. 细菌感染　　　B. 真菌感染　　　C. 病毒感染　　　D. 自身免疫
   E. 营养不良

4. 属于急性脱髓鞘性多发性神经炎的主要首发症状是 （　　）
   A. 体位性低血压　　　　　　　　　　　　　　B. 双侧下肢无力
   C. 绿视　　　　　　　　　　　　　　　　　　D. 各种感觉缺失呈手套袜子形分布
   E. 一侧肢体抽搐

5. 属于急性脱髓鞘性多发性神经炎患者特有的检查结果是 （　　）
   A. 血沉增快　　　　　　　　　　　　　　　　B. 脑脊液镜检可见大量红细胞
   C. 脑脊液无色透明　　　　　　　　　　　　　D. 脑脊液蛋白-细胞分离现象
   E. 痰结核菌检查阳性

6. 关于急性脱髓鞘性多发性神经炎脑脊液检查的特征，正确的是 （　　）
   A. 细胞数增高，糖降低　　　　　　　　　　　B. 蛋白增高，细胞数正常
   C. 蛋白降低，细胞数增高　　　　　　　　　　D. 细胞数增高，糖含量正常
   E. 红细胞数减少，细菌培养阴性

7. 下列病症中属于吉兰-巴雷综合征患者危及生命的并发症是 （　　）
   A. 癫症发作　　　B. 脑神经损伤　　　C. 呼吸性酸中毒　　　D. 呼吸肌障碍
   E. 压疮

8. 患者，女，25岁。上感后出现双下肢瘫痪，2天内病情加重，出现四肢完全性瘫痪，伴有手套、袜套样感觉减退，吞咽困难，呼吸困难，致突然死亡，该患者死亡的主要原因是（呼吸肌麻痹） （　　）
   A. 感染性休克　　　B. 急性呼吸衰竭　　　C. 心律失常　　　D. 心力衰竭
   E. 心力衰竭伴呼吸衰竭

9. 患者，男，30岁。入院诊断为急性炎症性脱髓鞘性多发性神经炎，出现自主神经损害，下列哪种损害最常见也最严重 （　　）
   A. 肾脏损害　　　B. 肝脏损害　　　C. 胃肠道损害　　　D. 多脏器损害
   E. 心脏损害

10. 格林-巴利综合征脑脊液蛋白细胞分离现象开始出现于 （　　）
    A. 起病后1周　　　B. 起病后1～2周　　　C. 起病后3周　　　D. 起病后4周
    E. 起病后1个月

11. 患者，女，26岁。上感后出现四肢对称性无力，肢体麻木感，同时伴有双侧面部麻痹，脑脊液检查细胞数正常，而蛋白质明显增高，最可能的诊断为 （　　）
    A. 三叉神经痛　　　B. 面神经炎　　　C. 脑出血　　　D. 脑梗死
    E. 急性炎症性脱髓鞘性多发性神经炎

12. 对于急性脱髓鞘性多发性神经炎的患者，检查结果常有血清免疫球蛋白显著增高，其中最高的项目是 （　　）
    A. IgA　　　B. IgM　　　C. IgE　　　D. IgG
    E. IgM 和 IgA

13. 患者，女，35岁，吉兰-巴雷综合征。病后5天出现严重面神经麻痹、吞咽困难、呼吸麻痹、构音含糊。首要的治疗措施是 （　　）
    A. 糖皮质激素治疗　　　　　　　　　　　　　B. 鼻饲营养丰富的流质
    C. 营养神经治疗　　　　　　　　　　　　　　D. 抗生素治疗
    E. 气管切开，呼吸机辅助呼吸

14. 患者，男，33岁。入院拟诊为急性炎症性脱髓鞘性多发性神经炎，护士在给该患者进行护理时错误的是 （　　）
    A. 严格无菌操作，防止交叉感染　　　　　　　B. 静脉滴注大剂量丙种球蛋白
    C. 保持呼吸道通畅　　　　　　　　　　　　　D. 进行瘫痪肢体锻炼，保持瘫痪肢体功能位

E. 对无法吞咽的患者注意进行吞咽功能的锻炼，不要鼻饲

15. 关于多发性神经炎的护理措施，**错误**的是 （　　）
   A. 指导患者每晚睡前用温水泡脚
   B. 给予高热量、高维生素、易消化饮食
   C. 鼓励患者多食富含 B 族维生素的饮食
   D. 康复期指导患者进行肢体的主动、被动运动
   E. 急性期应加强功能锻炼，鼓励患者多行走

16. **急性脱髓鞘性多发性神经炎[吉兰-巴雷综合征（GBS）]对患儿生命威胁最大的症状是** （　　）
   A. 运动障碍　　　　B. 感觉障碍　　　　C. 脑神经麻痹　　　　D. 呼吸肌麻痹
   E. 自主神经功能障碍

第八节　帕金森病病人的护理

帕金森病又称震颤麻痹，是一种较为常见的**黑质**和黑质纹状体通路变性的慢性疾病。临床以**静止性震颤、肌强直、运动减少和体位不稳**为主要特征。本病呈慢性进行性发展，病人主要死于疾病晚期出现的各种并发症。脑部炎症、肿瘤、代谢障碍、脑动脉硬化及使用某些药物如氟桂利嗪、氯丙嗪、利血平等产生的震颤、肌强直等症状，称为帕金森综合征。

一、病因
①年龄老化：常见于 60 岁以上的老年人。②环境因素。③遗传：约 10% 的病人有家族史。

二、临床表现
起病多缓慢，且呈进行性发展，**动作不灵活和震颤为疾病早期的首发**症状，随疾病进展出现特征性表现。

1. 静止性震颤　为特征性症状。类似"**搓丸样动作**"。具有静止时明显、精神紧张时加重，做随意运动时减轻，睡眠时可完全停止。

2. 肌强直　本病的主要特征之一，多从一侧上肢或下肢近端开始，逐渐蔓延至远端、对侧和全身肌肉，表现为被动运动关节时的"铅管样强直"，如合并有震颤，可表现为"齿轮样强直"。

3. 运动减少　①"写字过小症"：书写时字越写越小，上肢不能做精细动作的表现。②"慌张或前冲步态"：行走时起步困难，且步距小，往前冲。③"面具脸"：面肌运动减少的表现。④日常活动受限：如进食困难，不能独立沐浴、刷牙、脱衣、如厕等。⑤严重病人：可因口、舌、腭及咽部肌肉运动障碍而出现流涎，咀嚼无力，咽食时发噎或反呛，甚至发生吞咽困难。⑥晚期病人：可有痴呆、忧郁症，也可因长期卧床而并发肺炎和压疮。

三、治疗要点
以及早使用**替代性药物和抗胆碱药物**治疗为主，辅以行为治疗，必要时手术治疗，从而达到减轻症状、减少并发症，增强自理能力，延长病人生命的目的。

1. 抗胆碱药　适用于早期轻症患者。常用**盐酸苯海索**(安坦)2~4 mg，每日 3 次口服。

2. 多巴胺替代药物　常用左旋多巴(多巴胺的前体)，此药进入脑内经多巴脱羧酶作用转化成多巴胺而发挥治疗作用，剂量由 125 mg 每日 2 次开始，视症状控制情况，缓慢增加剂量和服药次数，维持量通常为每日 2~4 g，分 4 次口服。

3. 多巴胺受体激动药　早期病人使用可延迟使用左旋多巴及减少左旋多巴用量，中、晚期病人可改善症状和减少大剂量使用左旋多巴复方制剂所带来的副作用。常用多巴胺 D_2 受体激动药溴隐亭，初起每天口服 0.625 mg，1 周后每晚服 2.5 mg，共 1 周，以后每周增加 2.5 mg，直至每天 10~30 mg 的最适剂量。对用溴隐亭无效病人可选用或改用培高利特(协良行)。

4. 手术疗法　适用于症状限于一侧或一侧较重的病例，年龄在 60 岁以下，且药物治疗无效或副作用严重而不能耐受药物治疗者。

四、护理问题
1. 躯体移动障碍　与黑质病变、锥体外系功能障碍有关。
2. 自尊紊乱　与自体形象改变和生活依赖别人有关。
3. 营养失调　低于机体需要量，与舌、腭及咽部肌肉运动障碍致进食减少和肌强直、震颤致机体消耗量增加有关。
4. 自理缺陷　与黑质病变、锥体外系功能障碍有关。

五、护理措施
1. 生活护理　①鼓励病人自我护理，必要时协助病人洗漱、进食、沐浴。②指导病人穿柔软、宽松的棉质衣物，勤换被褥衣物，勤洗澡，提供安全保护措施。③对如厕有困难者，应移除去厕所通道上的障碍物，提供必需的辅助便器。④鼓励病人独立更衣、修饰，必要时提供帮助。

2. 饮食护理　给予高热量、高维生素、低脂、适量优质蛋白、易消化饮食，并及时补充水分。

3. 病情观察　应重点观察肌强直、肌震颤及其发展情况，吞咽困难及其程度，每日的进食量及体重变化情况，有无肺炎、压疮等并发症出现，发现异常应及时报告医生做相应的处理。

4. 心理护理　病人因精细的动作很难完成及自体形象的改变，而不愿参与社会活动。因生活自理能力差或丧失，外加社会支持差，而感到无助、失望、孤独及自卑无能。

(1) 建立信任的护患关系，观察病人的心理反应，鼓励病人表达并注意倾听他们的感情和对自己的想法和看法；尽量

维持过去的兴趣与爱好,培养和寻找新的简单易做的爱好。

(2) 促进病人与社会的交往,为病人创造良好的亲情和人际关系氛围,安排家人和朋友多来探视,帮助亲人或朋友接受病人的形象改变和感受,以获得社会支持。

(3) 指导病人保持衣着整洁和自我形象的尽量完美提高自我照顾和自我护理的能力,增强治疗和生活的信心。

5. 运动护理　运动能避免肌肉萎缩及保持关节活动度,运动技巧能改善行走能力及减轻颤抖。在实施运动护理时:①告诉病人或家属运动锻炼的目的,并制定切实可行的运动锻炼计划。②鼓励病人尽量参与各种形式的活动,如散步、打太极拳、做床边体操等。③**注意头颈部直立姿势**,预防畸形。④有起坐困难和步行时突然僵住不动者,**指导其思想放松、目视前方,双臂自然摆动,脚抬高,足跟先着地**;在运动锻炼过程中要活动与休息交替进行,要为功能锻炼的环境配备必要的辅助设施,呼叫器置于病人床边。

6. 用药护理　①左旋多巴及混合制剂:主要有恶心、呕吐、厌食、不自主运动、直立性低血压、幻觉、妄想等精神症状,**应嘱病人在进食时服药,以减轻消化道症状**。为不影响左旋多巴的疗效,嘱病人**不应同时服维生素 B_6**。若出现精神症状、不自主运动、每日多次突然波动于严重运动减少和缓解而伴异动("开-关"现象)、出现每次服药后药物的作用时间逐渐缩短("剂末"现象),应报告医生并按医嘱处理。②抗胆碱能药:主要有口干、眼花、少汗或无汗、面红、恶心、便秘、失眠和不安,严重者有谵妄、不自主运动等副作用,根据反应轻重,按医嘱处理。合并有前列腺增生及青光眼者禁用此类药物。③多巴胺受体激动剂:主要有恶心、呕吐、低血压和昏厥、红斑性肢痛、便秘、幻觉等副作用。在用药时宜从小剂量开始,逐渐缓慢增加剂量直至有效维持;服药期间嘱病人尽量避免使用维生素 B_6、利血平、氯氮平、氯丙嗪等药物,以免降低疗效或导致直立性低血压。

六、健康教育

1. 疾病知识指导　指导病人避免情绪紧张、激动,以免加重病情。注意病情变化和并发症的表现,发现异常及时就诊。外出要注意安全,防止意外伤害事故的发生,最好身边有人陪伴,无人陪伴时病人应随身携带有病人姓名、住址和联系电话的"安全卡"。

2. 生活指导　适时调整心态,坚持参加适量的力所能及的活动和体育锻炼,防止受凉感冒;**尽量保持最大限度的全关节活动,以防继发性关节僵硬**。加强日常生活动作、平衡功能及语言功能等康复训练,以利于增强自理能力;生活有规律,保证充足休息与睡眠,饮食结构与营养合理,有助于营养状况及病情的改善。

3. 用药指导　告诉病人按医嘱正确用药和坚持用药,注意观察药物的主要副作用。嘱病人定期复查肝、肾功能,监测血压变化。

单元测试题

1. 诊断震颤麻痹最重要的依据是　　　　　　　　　　　　　　　　　　　　　　　　　　　　　　（　）
   A. 脑脊液检查　　　　B. 血常规检查　　　　C. 确切的病史和体征　　　　D. 脑电图
   E. 头部 MRI

2. 患者,女,66岁,患帕金森病3年,因走路时不慎摔倒入院。护士对患者采取的护理措施**错误**的是（　）
   A. 行走步伐协调训练　　　　　　　　　　　B. 鼓励患者克服悲观心理
   C. 表情肌协调训练　　　　　　　　　　　　D. 病室地面清洁干燥,防止病人滑倒
   E. 患者语言功能减弱,让患者尽量少讲话

3. 帕金森病患者常见的步态是　　　　　　　　　　　　　　　　　　　　　　　　　　　　　　　（　）
   A. 正常步态　　　　B. 跨越步态　　　　C. 剪刀步态　　　　D. 慌张步态
   E. 共济失调步态

4. 患者,男,60岁,入院诊断为帕金森病,护士在给患者进行运动护理时**不正确**的是　　　　　　（　）
   A. 保持身体和各关节的活动强度　　　　　　B. 不能行走的患者注意按摩四肢肌肉
   C. 首先告知患者运动锻炼的目的　　　　　　D. 活动时要持续进行,不要休息
   E. 为功能锻炼的环境配备必要的辅助设施

5. 患者,男,70岁。因上肢震颤伴肌强直,运动减少入院,入院拟诊为帕金森病,在该患者的治疗中应及早使用替代性药物为　　　　　　　　　　　　　　　　　　　　　　　　　　　　　　　　　　　（　）
   A. 左旋多巴　　　　B. 多巴胺　　　　C. 卡马西平　　　　D. 胰岛素
   E. 山莨菪碱

6. 患者,男,65岁。右侧上肢动作不灵活,逐渐扩展到同侧下肢,上肢震颤重于下肢,形成搓丸样动作,慌张步态,该患者可能的诊断是　　　　　　　　　　　　　　　　　　　　　　　　　　　　　　（　）
   A. 脑出血　　　　B. 脑血栓形成　　　　C. 帕金森病　　　　D. 癫痫
   E. 急性炎症性脱髓鞘性多发性神经炎

7. 帕金森病患者的体征**除外**　　　　　　　　　　　　　　　　　　　　　　　　　　　　　　　（　）
   A. 静止性震颤　　　　　　　　　　　　　　B. 肢体肌张力减低
   C. 面部表情刻板　　　　　　　　　　　　　D. 行走时慌张步态

E. 随意运动减少
8. 帕金森病特征性症状是 （　　）
　　A. 头痛　　　　　　　B. 呕吐　　　　　　　C. 意识丧失　　　　　　D. 静止性震颤
　　E. 姿势步态异常
9. 患者,女,72岁。患帕金森病5年。随诊中患者表示现在多以碎步、前冲动作行走,并对此感到害怕。患者进行行走训练时,护士应提醒患者避免 （　　）
　　A. 思想尽量放松　　　B. 尽量跨大步　　　　C. 脚尽量抬高　　　　　D. 双臂尽量摆动
　　E. 将注意力集中于地面
10. 患者,男,71岁。帕金森病。患者在进行康复训练时,护士要求其关节活动要达到最大范围,其主要的目的是(康复训练时,尽量保持最大限度的全关节活动,以防止继发性关节僵硬) （　　）
　　A. 防止关节强直　　　B. 防止肌肉萎缩　　　C. 促进血液循环　　　　D. 提高平衡能力
　　E. 减轻不自主震颤

第九节　癫痫病人的护理

　　癫痫是一组由大脑神经元异常放电所引起的以短暂中枢神经系统功能失常为特征的临床综合征,具有突然发生和反复发作的特点。临床上可表现为运动、感觉、意识、行为和自主神经等不同程度障碍,可为一种或同时几种表现发作。
　　一、病因
　　1. 原发性癫痫　又称**特发性癫痫**,是指病因未明,未能确定脑内有器质性病变者,**主要由遗传因素**所致,可为单基因或多基因遗传,药物治疗效果较好。多数病人在**儿童**或**青年期首次发病**。
　　2. 继发性癫痫(**症状性癫痫**)　占癫痫的大多数,由脑内器质性病变和代谢疾病所致,包括脑部先天性疾病、颅脑外伤、颅内感染、脑血管病、颅内肿瘤、脑缺氧、儿童期的高热惊厥、药物或食物中毒、尿毒症、肝性脑病等,药物治疗效果较差。
　　二、发病机制
　　①**遗传**因素。②环境因素。
　　三、临床表现
　　癫痫均有**短暂性**、刻板性、间歇性和反复发作性的特征。癫痫的发作受**遗传和环境因素**的影响,多种原发性癫痫的发作与年龄、睡眠有密切关系,部分女性病人仅在月经期或妊娠早期发作,缺乏睡眠、疲劳、饥饿、便秘等可诱发癫痫的发作。
　　1. 部分性发作　为癫痫发作最常见的类型　①单纯部分性发作:多为症状性癫痫。发作时较短,一般不超过1分钟,**无意识障碍**。常以发作性一侧肢体、**局部肌肉感觉障碍或节律性抽动**为特征。②复杂部分性发作:又称精神运动性发作。主要特征是**有意识障碍**,常出现**精神症状及自动症**。③部分性发作继发全面性强直-阵挛发作:清醒后若能记忆起部分发作时的情景,即称先兆。
　　2. 全面性发作　特征是发作时伴**意识障碍**或以意识障碍为**首发症状**。①**失神发作**:通常称**小发作**,多见于儿童,病人突然意识短暂中断,停止当时的活动,呼之不应,两眼瞪视不动,状如"愣神",一般不会跌倒,手中持物可坠落,持续3~15秒后立即清醒,继续原先的活动,但对发作全无记忆。②肌阵挛发作:多为遗传性疾病,表现为突然、快速、短暂的肌肉或肌群收缩,一般无意识障碍。③阵挛性发作:仅见于婴幼儿,表现为全身重复性阵挛性抽搐,恢复较强直-阵挛发作快。④强直性发作:常在睡眠中发作,表现为**全身强直性肌痉挛**,常伴有瞳孔扩大、面色潮红等自主神经紊乱的表现。⑤**全面性强直-阵挛发作**:又称**大发作**,是最常见的发作类型之一,以**意识丧失**和**全身对称性抽搐**为特征。发作分3期:**强直期**:病人突然意识丧失,跌倒在地,全身骨骼肌呈持续性收缩,表现为眼球上翻、喉部痉挛发出尖叫、口先强张而后突闭、颈部和躯干先屈曲后反张、上肢屈曲、双拇指对掌握拳、下肢伸直、呼吸暂停、瞳孔散大及对光反射消失,此期持续10~20秒,可有跌倒、外伤、尿失禁。**阵挛期**:全身肌肉节律性一张一弛地抽动,阵挛频率由快变慢,松弛期逐渐延长,最后1次强烈阵挛后抽搐突然终止,但意识、呼吸、瞳孔均无恢复,此期持续约**1分钟**。**惊厥后期**:抽搐停止,可自口鼻喷出泡沫或血沫,病人进入昏睡状态,生命征逐渐恢复正常,然后逐渐清醒,清醒后常感头昏、头痛、全身酸痛和疲乏无力,对发作过程全无记忆,个别病人在完全清醒前可有自动动作或情感变化。自发作开始至意识恢复历时5~10分钟。⑥无张力发作:表现为部分或全身肌肉的张力突然降低,造成张口、垂头、肢体下垂和跌倒,持续时间短,一般为1~3秒,发作后立即清醒并站起。
　　3. 癫痫持续状态　**是指一次癫痫发作持续30分钟以上**,或连续多次发作、发作间期意识或神经功能未恢复至正常水平。常见的原因是不适当地停用抗癫痫药(AEDS)。
　　四、辅助检查
　　1. **脑电图检查**　发作时有特异性的脑电图改变,**脑电图检查**是癫痫首选的**辅助检查**,对本病诊断及分型有重要价值。
　　小结提示:脑血管疾病检查方法**首选CT**,癫痫检查方法**首选脑电图**。
　　2. 头颅X线平片、脑血管造影、头颅CT及MRI检查　有助于发现继发性癫痫的病因,但不能作为癫痫的诊断依据。

3. 血常规、血糖、血寄生虫检查 可了解病人有无贫血、低血糖、寄生虫病等。

五、治疗要点

癫痫发作时的治疗以预防外伤及其并发症为原则，而不是立即用药。

1. 对继发性癫痫应积极治疗原发病，进行病因治疗，对颅内占位性病变首先考虑手术治疗。

2. 合理用药 长期用药者在完全控制发作后应再持续服药3~5年，然后再考虑停药。按医嘱定时定量服药，保证一定的血药物浓度。特别是根据发作类型选择最佳药物，如苯妥英钠、卡马西平等。最好单一药物治疗，如两种以上类型发作同时存在，最多只能用两种药。

3. 定时测量血中药物浓度以指导用药。

4. 癫痫持续状态在给氧、防护的同时应迅速制止发作，首先给地西泮10~20 mg静脉注射，注射速度不超过每分钟2 mg，以免抑制呼吸，在监测血药浓度的同时静脉滴入苯妥英钠以控制发作。

六、护理问题

①有窒息的危险：与癫痫发作时喉头痉挛、气道分泌物增多、意识障碍有关。②有受伤的危险：与癫痫发作时肌肉抽搐、意识障碍有关。③社交孤立：与害怕在公共场合发病引起的窘迫有关。④潜在并发症：脑水肿、酸中毒及水电解质紊乱。

七、护理措施

1. 对症护理 ①发现发作先兆时，迅速将病人就地平放，避免摔伤；解松领扣和裤带，摘下眼镜、义齿，将手边的柔软物垫在病人头下，移去病人身边的危险物品，以免碰撞。②将病人的头部放低，偏向一侧，床边备吸引器，并及时吸除痰液，不可强行喂食，以保持呼吸道通畅。③用牙垫或厚纱布垫在上下磨牙间，以防咬舌及颊部，但不可强行硬塞；抽搐发作时，切不可用力按压肢体，以免造成骨折、肌肉撕裂及关节脱位；发作后病人可有短暂的意识模糊，禁用口表测量体温。④严密观察生命体征及神志、瞳孔变化，注意发作的类型、发作过程的表现。

2. 用药护理 ①用药注意事项：从单一小剂量开始，尽量避免联合用药；坚持长期服药，疗程一般在4~5年；停药遵循缓慢和逐渐减量的原则，一般需6个月以上的时间。切忌癫痫发作控制后自行停药，或间断不规则服药，严重时可导致癫痫持续状态。②药物不良反应的观察和处理：多数抗癫痫药物有胃肠道反应，宜分次饭后口服。苯妥英钠可出现胃肠道反应、牙龈增生、共济失调、粒细胞减少等；卡马西平可引起眩晕、共济失调、白细胞减少、骨髓抑制、肝损害等；丙戊酸钠可引起食欲不振、恶心呕吐、血小板减少、肝损害等。

3. 癫痫持续状态的护理 ①迅速建立静脉通路，立即按医嘱缓慢静脉注射地西泮，速度不超过每分钟2 mg。②严密观察生命体征、意识、瞳孔等变化，监测血清电解质和酸碱平衡情况。③保持病室环境安静，光线较暗，避免外界各种刺激。床旁加床档，关节、骨突处用棉垫保护，以免病人受伤。④连续抽搐者应控制入液量，按医嘱快速静滴脱水剂，并给氧气吸入，以防缺氧所致脑水肿。⑤保持呼吸道通畅和口腔清洁，24小时以上不能经口进食的病人，应给予鼻饲流质，少量多次。

4. 心理护理 向病人解释所患癫痫的类型、临床特征及可能的诱发因素，告知病人疾病相关知识、预后的正确信息和药物治疗知识，帮助掌握自我护理的方法，尽量减少发作次数；指导病人承担力所能及的社会工作，积极主动地参与各种社交活动。

八、健康教育

1. 向病人及其家属介绍有关本病的基本知识及发作时家庭紧急护理方法，如出现先兆时立即就地平躺、头下垫软物、不强行按压肢体，以防受伤；头偏一侧、松解领扣和裤带，以保持呼吸道通畅。平时应随身携带简要的病情诊疗卡，注明姓名、地址、病史、联系电话等，以备发作时及时得到有效处理。

2. 指导病人养成良好的生活习惯，注意劳逸结合，避免过度疲劳、睡眠不足、情感冲动等诱发因素。食物应清淡且富营养，避免辛、辣、咸，不宜进食过饱，多吃蔬菜、水果，戒除烟酒。禁止从事带有危险性的活动，如攀高、游泳、驾驶、带电作业等，以免发作时对生命有危险。

3. 告知病人应坚持长期有规律服药，不可自行停药、减药、漏服及自行换药。注意有无药物的不良反应，一旦发现立即就医以调整用药。定期做好血象、血药浓度和肝、肾功能的检测。

4. 特发性癫痫病且有家族史的女性病人，不宜生育；双方均有癫痫或一方患癫痫而另一方有家族史，不宜配婚。癫痫发作频繁、病情较重的女性病人不宜生育；服用的抗癫痫药物可能导致胎儿畸形。

单元测试题

1. 癫痫强直-阵挛发作（大发作）的特点是 （ ）
  A. 短暂的意识障碍 B. 全身抽搐及意识丧失
  C. 个别肢体抽搐 D. 突然中止活动，面色苍白
  E. 发生时间短促，无意识障碍

2. 患者，男，26岁。突然发病，意识丧失，全身肌肉抽搐，口吐白沫并伴尿失禁。应首先考虑 （ ）
  A. 脑出血 B. 癫痫大发作 C. 脑血栓形成 D. 药物中毒
  E. 癔症

3. 患儿,9岁,做作业时,突然中断,发呆,手中铅笔落地,约10秒后又能继续做作业,近来连续发作,1周内发作4次,每次发作均无记忆,最可能的诊断是 （ ）
   A. 癫痫失神发作
   B. 肌阵挛发作
   C. 癫痫单纯部分性发作
   D. 癫痫精神运动性发作
   E. 无张力发作

4. 癫痫单纯失神发作的特征性表现是 （ ）
   A. 头晕头痛
   B. 恶心呕吐
   C. 全身抽搐
   D. 口吐白沫,角弓反张
   E. 短暂意识障碍、活动中断、呆滞凝视

5. 属于癫痫持续状态特点的是 （ ）
   A. 癫痫小发作药物控制不良者
   B. 小发作持续24小时以上
   C. 大发作持续24小时以上
   D. 24小时内小发作接连发生
   E. 大发作接连发生,间歇期仍处于昏迷状态

6. 患者,女,36岁,癫痫大发作,预防发生窒息,护士应采取的护理措施是(应取头低侧卧或平卧头侧位) （ ）
   A. 将患者就地平卧
   B. 移走身边危险物体
   C. 迅速喂药
   D. 快速静脉滴注脱水剂和吸氧
   E. 将患者头位放低,偏向一侧

7. 关于癫痫患者长期服药的描述,正确的是 （ ）
   A. 服药量要大
   B. 症状控制后及时停药
   C. 采用顿服法
   D. 最好单一药物治疗
   E. 根据病情随时增减药量

8. 患者,男,8岁,原有癫痫大发作史,今晨起有多次抽搐发作,间歇期意识模糊,两便失禁,中午来院急诊,紧急处理措施是 （ ）
   A. 鼻饲抗癫痫药
   B. 静脉推注地西泮
   C. 肌注苯巴比妥
   D. 0.1%水和氯醛保留灌肠
   E. 20%甘露醇静脉滴注

9. 下列哪项**不符合**癫痫药物治疗原则 （ ）
   A. 达疗效后继续正规用药
   B. 单一用药无效者可联合用药
   C. 大剂量开始
   D. 连续3年无发作后可缓慢减量
   E. 以小剂量维持后停药

10. 患者,男,23岁。癫痫经治疗后症状得到控制准备出院,护士对其进行健康教育**不正确**的是 （ ）
    A. 可参加体育活动,如游泳
    B. 介绍本病基本知识
    C. 定期检查肝功能
    D. 戒烟酒
    E. 要坚持服药3～5年

(11～14题共用题干)
患者,女,18岁。主因昨晚9时突发双眼上吊,牙关紧闭,口吐白沫,双上肢屈曲,双拳紧握,双下肢伸直,持续约30秒,患者仍神志不清,间隔20分钟后,再次出现此症状,持续约10秒,有小便失禁,约3小时后,患者能唤醒,但有烦躁。为进一步诊治入院。

11. 患者最恰当的诊断是 （ ）
    A. 失神发作
    B. 肌阵挛发作
    C. 癫痫持续发作
    D. 强直发作
    E. 阵挛性发作

12. 癫痫发作时的治疗措施正确的是 （ ）
    A. 立即口服抗癫痫药
    B. 患者意识丧失和全身抽搐时,原则上是预防外伤及其他并发症的发生
    C. 及时为患者进行心电监护
    D. 立即把患者抱到床上,平卧,保持呼吸道通畅,及时吸氧
    E. 必要时可用约束带约束四肢防自伤

13. 控制癫痫持续状态首选药物是 （ ）
    A. 地西泮
    B. 丙戊酸钠
    C. 氯丙嗪
    D. 卡马西平
    E. 苯妥英钠

14. 抗癫痫药物需服用多久 （ ）
    A. 完全控制发作即可停药
    B. 完全控制发作后再持续服药3～6个月
    C. 终身服药
    D. 完全控制发作后再持续服药3～5年

E. 完全控制发作后再持续服药 1~2 年
15. 关于癫痫药物治疗的原则,**错误**的是 ( )
   A. 定时监测血药浓度以指导用药　　　　B. 根据发作类型选择最佳药物
   C. 最好单一药物治疗　　　　　　　　　D. 颅内占位病变首先考虑手术治疗
   E. 完全控制发作后及时停药,防止药物不良反应
16. 患者,男,32 岁。癫痫病史 6 年,曾有强直-阵挛发作。其最适宜的职业是 ( )
   A. 邮递员　　　　B. 电工　　　　C. 办公室职员　　　　D. 汽车驾驶员
   E. 高空作业工人
17. 治疗癫痫持续状态的首选药物是(依次选用:地西泮、水合氯醛、苯妥英钠、异戊巴比妥钠) ( )
   A. 苯妥英钠　　　B. 地西泮　　　C. 氯氮䓬　　　　　D. 苯巴比妥
   E. 氯丙嗪
18. 癫痫大发作时最重要的护理措施是 ( )
   A. 不可强力按压肢体　　　　　　　　　B. 禁用口表测体温
   C. 避免外伤　　　　　　　　　　　　　D. 遵医嘱快速给药,控制发作
   E. 保持呼吸道通畅,防止窒息
19. 患者,女,在商场突然倒地,随后出现四肢痉挛性抽搐,牙关紧闭,疑为癫痫发作急诊,以下哪种检查对帮助诊断最有意义 ( )
   A. 头部 CT　　　B. 脑血管造影　　C. 脑电图　　　　　D. 脑磁共振
   E. 脑多普勒彩色超声
20. 一名青年女性癫痫患者使用苯妥英钠和卡马西平进行治疗,她询问护士有关结婚生子的问题。护士回答最恰当的是 ( )
   A. 不停药也可以怀孕　　　　　　　　　B. 如果你打算要孩子,请医生为你换药
   C. 癫痫妇女一般很难受孕　　　　　　　D. 你的孩子肯定不会有癫痫的危险
   E. 在癫痫治愈之前不要考虑要孩子的问题
21. 患儿,男,2 岁。发热 1 天,体温 39 ℃,伴有轻咳来诊。既往有癫痫病史。门诊就诊过程中突然发生**惊厥**,即刻给予输氧、镇静,此刻首选药物是 ( )
   A. 苯巴比妥肌注　　　　　　　　　　　B. 地西泮静注
   C. 水合氯醛灌肠　　　　　　　　　　　D. 氯丙嗪肌注
   E. 肾上腺皮质激素静注
22. 患者,男,45 岁。无诱因突发四肢抽搐、呼吸急促、面色发绀、两眼上翻、口吐白沫、呼之不应。症状持续约 3 分钟后,抽搐停止但仍昏迷。家属急送医院救治,医生查体时患者再次出现类似发作。此时不应当 ( )
   A. 解开患者的衣领、衣扣和腰带　　　　B. 将患者的头部侧向一边
   C. 给予地西泮静脉推注　　　　　　　　D. 按压患者的肢体以制止抽搐
   E. 在患者的上下白齿间放压舌板
23. 患者,女,34 岁。因癫痫发作突然跌倒。护士赶到时患者仰卧,意识不清,牙关紧闭,上肢抽搐。首要的急救措施是 ( )
   A. 人工呼吸　　　B. 氧气吸入　　　C. 胸外心脏按压　　D. 保持呼吸道通畅
   E. 应用简易呼吸机

第十节　化脓性脑膜炎病人的护理

化脓性脑膜炎(化脑)是由各种化脓性细菌感染引起脑膜炎症。临床上以发热、意识障碍、惊厥、颅内压增高、脑膜刺激征以及脑脊液脓性改变为特征。

一、病因及病理

不同年龄病原体不同。2 个月以下小婴儿和新生儿由大肠埃希菌(最多见)和金黄色葡萄球菌引起。3 个月~3 岁小儿多由流感嗜血杆菌引起。年长儿以脑膜炎奈瑟菌和肺炎链球菌多见。

致病菌大多由上呼吸道侵入血流,也可从新生儿的皮肤、粘膜或脐部侵入。发生炎症部位多见于软脑膜、蛛网膜及脑组织表面,早期炎症渗出物主要在大脑顶部,以后逐渐蔓延至颅底及脊髓。

二、临床表现

1 岁以下是患病高峰年龄,以冬春季为多,急性起病,病前多有上呼吸道或胃肠道感染病史。

(一)典型表现　①全身中毒症状:发热、烦躁、进行性加重的意识障碍、惊厥等。脑膜炎奈瑟菌感染可见皮肤淤点、淤斑及休克等。②颅内压增高:剧烈头痛、呕吐、婴儿前囟隆起。③脑膜刺激征:**颈强直**,克氏征、布氏征阳性。

(二)非典型表现　3 岁以下小婴儿和新生儿,起病隐匿。

1. 症状 体温可高可低,但体温不退或体温下降后再升高;面色青灰,吸吮力差,拒乳,呕吐,哭声高尖,两眼凝视。
2. 体征 前囟饱满、肌张力增高或颅骨缝裂开,不典型惊厥发作,仅见面部、肢体抽动或全身性肌阵挛等。脑膜刺激征可不明显。
3. 并发症 ①硬脑膜下积液:主要发生在1岁以下婴儿。颅骨透照试验阳性+诊断性穿刺可明确诊断。②脑积水:因脑脊液循环发生粘连阻塞,引起脑积水。③其他:治疗被延误的婴儿可并发脑室管膜炎及各种神经功能障碍如耳聋、智力低下、癫痫、视力障碍和行为异常等。

三、辅助检查

1. 血常规 白细胞计数明显增高,以中性粒细胞为主。
2. 脑脊液检查 是确诊本病的重要**依据**。典型表现为**压力增高**,外观浑浊或呈脓性;白细胞计数显著增高≥1 000×10^6/L,以中性粒细胞为主。糖含量显著降低,蛋白质含量增高。涂片或细菌培养可找到致病原菌。不同病原体感染所致脑膜炎脑脊液鉴别见表20-2。

表20-2 不同病原体感染所致脑膜炎脑脊液鉴别

类型	外观	压力	蛋白	细胞计数	糖和氧化物含量
化脓性脑膜炎	浑浊	升高	增高	中性粒细胞为主	下降
病毒性脑膜炎	清亮	升高	轻度增高	淋巴细胞为主	下降
结核性脑膜炎	微浑,毛玻璃样	升高	增高	淋巴细胞为主	下降

3. 血常规 白细胞计数明显增高,以中性粒细胞为主。
4. 皮肤**淤点、淤斑**涂片找细菌 是发现脑膜炎奈瑟菌重要而简便的方法。

小结提示:①小儿化脓性脑膜炎是由革兰阴性杆菌和金黄色葡萄球菌引起,发病无明显季节性,多散发而不流行,**不属于传染性疾病**。②流行性脑脊髓膜炎(**流脑**)是由脑膜炎奈瑟菌引起的一种化脓性脑膜炎,冬春季好发,**传染源**是带菌者和患者,传播途径为**呼吸道**,6个月~2岁的婴儿最为多发。③流行性乙型脑炎(乙脑)是由乙脑病毒引起的脑实质炎症,该病由**蚊虫传播的传染病**,夏秋季发病,多见于儿童。

四、治疗要点

1. 抗生素治疗 ①用药原则:早期、足量、足疗程、联合、静脉用药,力求24小时内杀灭脑脊液中致病菌,故应选择对病原菌敏感,且能透过血-脑屏障的药物。②用药选择:目前主要选择能快速达到有效浓度的**第三代头孢菌素**,如头孢噻肟或头孢曲松,疗效不佳者可联合使用万古霉素。病原菌明确后,**肺炎链球菌、脑膜炎奈瑟菌选择青霉素**或头孢曲松、头孢噻肟,流感嗜血杆菌选**氨苄西林**或头孢曲松、头孢噻肟,金黄色葡萄球菌选半合成**耐青霉素酶**的青霉素,如苯唑西林、氯唑西林、双氯西林、萘夫西林(新青霉素Ⅲ)。③抗生素疗程:对肺炎球菌和流感嗜血杆菌脑膜炎,其疗程应静脉滴注10~14天,脑膜炎奈瑟菌者疗程7天,金黄色葡萄球菌和革兰阴性杆菌用药应21天以上。**应用抗生素2~3天,复查脑脊液**。
2. 肾上腺皮质激素的应用 肾上腺皮质激素可抑制多种炎症因子的产生、降低血管通透性、减轻脑水肿和降低颅内压。地塞米松每日10~20 mg静脉滴注,连续3~5天。
3. 对症和支持治疗。

五、护理问题

①体温升高:与颅内感染有关。②有受伤的危险:与惊厥有关。③营养失调,低于机体需要量:与摄入不足、消耗增多有关。④潜在并发症:**脑疝、硬脑膜下积液**。

六、护理措施

1. 保持室内安静、卧床休息、避免强光刺激 患儿采取舒适体位,侧卧位,将床头抬高15°~30°,有利于静脉回流降低颅内压,减轻头痛;颅内压增高者按医嘱正确使用脱水药,如甘露醇。
2. 维持正常体温 ①病室温度维持在18~22 ℃,湿度50%~60%。②鼓励患儿多饮水,体温>38.5 ℃时,应在30分钟内使体温降至正常。可用物理降温(头枕冰袋、乙醇擦浴、温水浴)、药物降温,每4小时测体温1次并记录。③遵医嘱定时给予抗生素:应了解各种药物的使用要求,毒副作用及配禁忌,如青霉素稀释后应在1小时内输完,否则可能影响疗效。④口腔护理,每日2~3次。
3. 饮食 给予高蛋白、高热量、高维生素流质、半流质饮食。
4. 观察病情 监测患儿的生命体征、神志、瞳孔、呼吸节律、囟门等变化,警惕颅内高压和脑疝的发生。患儿腰椎穿刺后去枕平卧4~6小时,避免发生头痛。
5. 保持床单位及衣物干燥、平整,勤翻身,受压部位给予按摩,防止压疮发生。抽搐时不要强行按压肢体。及时更换潮湿的衣服,**穿衣服时,先穿患侧,再穿健侧;脱衣服时,应先脱健侧,再脱患侧**。瘫痪的肢体应保持功能位,防止足下垂。

七、健康教育

帮助患儿及家长树立战胜疾病的信心,根据患儿及家长的情况,介绍病情、治疗和护理的目的,取得患儿及家长的配合及信任。预防化脓性脑膜炎,首先预防细菌引起的上呼吸道感染。对恢复期的患儿,应积极进行各种功能训练,减少或减轻后遗症。

单元测试题

1. 化脓性脑膜炎最常见的侵入途径是 （　　）
   A. 消化道　　　B. 皮肤粘膜　　　C. 呼吸道　　　D. 脐部
   E. 邻近组织
2. 婴幼儿化脓性脑膜炎最常见的细菌是 （　　）
   A. 肺炎链球菌　　　B. 大肠埃希菌　　　C. 葡萄球菌　　　D. 溶血性链球菌
   E. 铜绿假单胞菌
3. 引起新生儿化脓性脑膜炎常见的病原菌是（大肠埃希菌和金黄色葡萄球菌） （　　）
   A. 葡萄球菌　　　B. 肺炎双球菌　　　C. 大肠埃希菌　　　D. 脑膜炎奈瑟菌
   E. 铜绿假单胞菌
4. 5岁小儿患化脓性脑膜炎，最常见的病原菌是 （　　）
   A. 腮腺炎病毒　　　B. 铜绿假单胞菌　　　C. 疱疹病毒　　　D. 脑膜炎奈瑟菌
   E. 流感嗜血杆菌
5. 确诊化脓性脑膜炎最重要的检查是 （　　）
   A. 脑电图　　　B. 尿常规　　　C. 脑脊液检查　　　D. 痰液涂片镜检
   E. 神经传导功能测定
6. 属于化脓性脑膜炎脑脊液的外观特征是 （　　）
   A. 清亮透明　　　B. 混浊，呈脓性　　　C. 毛玻璃样　　　D. 呈暗红色血性液
   E. 静置24小时有蜘蛛薄膜形成
7. 患者，男，20岁，中耳炎1年，3天前感冒，出现发热，体温38℃，继而出现剧烈头痛、呕吐、抽搐和意识障碍，送到医院查血白细胞$13×10^9/L$，颈项强直，脑脊液培养肺炎球菌，使用青霉素抗感染。使用抗生素几天后应复查脑脊液 （　　）
   A. 1～2天　　　B. 2～3天　　　C. 3～4天　　　D. 4～5天
   E. 5～6天
8. 患儿，2岁，化脓性脑膜炎。体温39℃，给予降温处理后，复测体温的时间是 （　　）
   A. 降温后30分钟　　　B. 降温后45分钟　　　C. 降温后60分钟　　　D. 降温后75分钟
   E. 降温后90分钟

   （9～11题共用题干）
   患儿1岁，发热、咳嗽、流涕3天入院。入院后体温持续不退，达40℃，呕吐、谵妄，抽搐2次。体检：胸、腹部及四肢皮肤有淤斑，前囟隆起，双肺呼吸音粗糙，可闻及少许干性啰音，腹软，脑脊液外观混浊。
9. 该患儿可能发生的疾病是 （　　）
   A. 败血症　　　B. 化脓性脑膜炎　　　C. 支气管肺炎　　　D. 癫痫
   E. 急性感染性多发性神经根神经炎
10. 为明确病原菌，应首先进行的检查是 （　　）
    A. 胸部X线片　　　　　　　　　　　B. 痰液涂片
    C. 神经传导功能测定　　　　　　　D. 脑电图检查
    E. 皮肤淤斑涂片找细菌
11. 护士目前应采取的护理措施中，最重要的是 （　　）
    A. 皮肤护理　　　B. 降温护理　　　C. 饮食护理　　　D. 对症处理
    E. 控制感染
12. 患儿腰椎穿刺术后，去枕平卧6小时的目的是 （　　）
    A. 脑疝　　　B. 头痛　　　C. 呕吐　　　D. 休克
    E. 惊厥
13. 1岁婴儿因发热、呕吐、惊厥来诊。确诊为化脓性脑膜炎。本病最易出现的并发症是 （　　）
    A. 脑疝　　　B. 硬脑膜下积液　　　C. 脑积水　　　D. 智力低下
    E. 水、电解质紊乱
14. 典型的化脓性脑膜炎脑脊液改变是 （　　）
    A. 细胞数增高、蛋白增高、糖增高　　　　B. 细胞数增高、蛋白增高、糖正常
    C. 细胞数增高、蛋白正常、糖正常　　　　D. 细胞数正常、蛋白增高、糖下降
    E. 细胞数增高、蛋白增高、糖下降
15. 可出现在化脓性脑膜炎脑脊液检查结果中的是 （　　）
    A. 外观清亮　　　　　　　　　　　B. 糖含量正常

C. 淋巴细胞大量增多　　　　　　　　　　　　　D. 蛋白质明显增多
E. 氯化物含量正常

16. 患儿,女,3个月。主因发热2天,抽搐1天就诊,入院时体温39.3℃,出现抽搐并伴有喷射性呕吐,体检:前囟饱满,双侧瞳孔反射不对称。脑膜刺激征阳性。实验室检查:白细胞$20\times10^6/L$,中性粒细胞为主,该患儿可能（　　）
    A. 高热惊厥　　　B. 电解质紊乱　　　C. 低钙惊厥　　　D. 癫痫发作
    E. 化脓性脑膜炎

17. 患儿,2月。拒奶3天,抽搐3次入院,确诊为化脓性脑膜炎。对此小婴儿最应注意的体征是（　　）
    A. 颈项强直　　　B. 克氏症　　　C. 前囟隆起　　　D. 布氏症
    E. 巴氏症

18. 化脓性脑膜炎患儿静脉输入青霉素应在多长时间内输完,以免影响药效（　　）
    A. 1小时内　　　B. 2小时内　　　C. 3小时内　　　D. 4小时内
    E. 5小时内

19. 化脓性脑膜炎患儿护理措施中应**除外**（　　）
    A. 保持安静,头肩抬高15°～30°　　　B. 注意观察脱水药的药效
    C. 密切观察生命体征　　　　　　　　D. 每日复查脑脊液
    E. 给予必要的营养支持

20. 患儿,10岁。因头痛、呕吐、发热、颈强直入院,今全身抽搐,意识丧失,经检查诊断为化脓性脑膜炎。该患儿首要的护理诊断(问题)是（　　）
    A. 体温升高　　　　　　　　　　　　B. 疼痛
    C. 调节颅内压能力下降　　　　　　　D. 急性意识障碍
    E. 有体液不足的危险

21. 新生儿如患脑部疾病,则脑膜刺激征及颅内压增高征不明显,这是由于（　　）
    A. 该病的病理生理变化小　　　　　　B. 从母体获得IgG抗体,缓解症状
    C. 新生儿各种反应低下　　　　　　　D. 颅缝及囟门未闭,起到缓冲作用
    E. 新生儿体液免疫强大

22. 化脓性脑膜炎患儿脑脊液中白细胞数多为（　　）
    A. $<10\times10^6/L$　　　　　　　　B. $(10\sim50)\times10^6/L$
    C. $(100\sim200)\times10^6/L$　　　　D. $(500\sim600)\times10^6/L$
    E. $\geq1\,000\times10^6/L$

23. 1岁内化脓性脑膜炎患儿特有的表现是（　　）
    A. 头痛、呕吐　　B. 脑膜刺激征　　C. 前囟饱满、颅骨缝增宽　　D. 脑疝
    E. 惊厥

24. 小儿患化脓性脑膜炎,为防止颅内压增高,患儿应取什么体位（　　）
    A. 左侧卧位　　　B. 平卧位　　　C. 坐位　　　D. 右侧卧位
    E. 抬高头肩部,侧卧位

25. 流行性脑脊髓膜炎(流脑)患者典型的皮肤粘膜体征是（　　）
    A. 色素沉着　　　B. 斑丘疹　　　C. 淤点、淤斑　　　D. 发绀
    E. 黄疸

26. 患儿,男,3岁,因化脓性脑膜炎入院。脑脊液细菌培养显示为脑膜炎双球菌感染。进行抗菌治疗首选的抗生素是（　　）
    A. 青霉素　　　　B. 阿奇霉素　　　C. 庆大霉素　　　D. 氯霉素
    E. 链霉素

27. 最容易引起听神经损害的抗结核药物是（　　）
    A. 异烟肼　　　　B. 利福平　　　　C. 链霉素　　　　D. 吡嗪酰胺
    E. 乙胺丁醇

28. 患儿,女,3岁。因化脓性脑膜炎入住ICU,患儿母亲不吃不喝,在门外来回走动。见到医生或护士就紧紧拉住问个不停。此时,患儿母亲的心理状态是（　　）
    A. 抑郁　　　　　B. 绝望　　　　　C. 狂躁　　　　　D. 恐惧
    E. 焦虑

29. 某化脓性脑膜炎患儿出现烦躁不安,频繁呕吐,四肢肌张力明显增高,双侧瞳孔大小不等,对光反应迟钝,应高度警惕患儿出现（　　）
    A. 惊厥　　　　　B. 脱水　　　　　C. 脑疝　　　　　D. 呼吸衰竭
    E. 代谢性酸中毒

30. 暴发性流脑病情危重,死亡率高,患者、家属均可产生焦虑和恐惧心理,护士进行的护理不妥的是 （ ）
    A. 镇静、守候在患者的床前　　　　　　　　B. 鼓励患者朋友、家人探视
    C. 做好安慰解释工作　　　　　　　　　　　D. 密切观察患者的病情变化
    E. 取得家属的信赖

第十一节　病毒性脑膜炎、脑炎病人的护理

病毒性脑膜炎、脑炎是由多种病毒引起的颅内急性炎症。若病变主要累及脑膜,临床表现为病毒性脑膜炎;若病变主要累及大脑实质,则以病毒性脑炎为临床特征。由于解剖上两者相邻近,若脑膜和脑实质同时受累,称为病毒性脑膜脑炎。大多数患者病程呈自限性。

一、病因
多种病毒可引起脑炎和脑膜炎,80%以上为肠道病毒引起的,如柯萨奇病毒及埃可病毒,其次为虫媒病毒、腮腺炎病毒、腺病毒、单纯疱疹病毒等。

二、临床表现
多急性起病,病前1～3周可有病毒感染消化道、呼吸道的症状。病情轻重与病变部位有关。一般病毒性脑炎较脑膜炎严重,重症脑炎更易发生死亡和后遗症。

1. 病毒性脑膜炎　主要表现为发热、头痛、呕吐、嗜睡等。婴儿有烦躁不安、易激惹。脑膜刺激征阳性,但少有惊厥和局限性神经系统体征。病程1～2周。

2. 病毒性脑炎　大多数患儿主要表现为发热、反复惊厥、不同程度的意识障碍和颅内压增高等;惊厥多为全身性,严重者呈惊厥持续状态。严重颅高压可并发脑疝。病程2～3周。少数患儿遗留偏瘫、肢体瘫痪、智力减退、癫痫、精神障碍、共济失调等后遗症。

三、辅助检查
1. 脑脊液检查　外观清亮,压力正常或增高。白细胞数正常或轻度升高,分类以淋巴细胞为主,蛋白正常或轻度增高,糖和氯化物含量正常。涂片和培养未发现细菌。
2. 病毒学检查　部分患儿脑脊液病毒培养及特异性抗体测试阳性。
3. 脑电图　疾病早期出现弥漫性或局限性异常慢波背景活动,提示脑功能异常。部分患儿脑电图也可正常。

四、治疗要点
1. 抗病毒治疗　常用阿昔洛韦(无环鸟苷),可阻止病毒的合成,对单纯疱疹作用最强,对水痘-带状疱疹病毒、巨细胞病毒、EB病毒也有抑制作用。疗程10～14天,静脉滴注。
2. 对症与支持治疗　维持水、电解质平衡和合理营养供给;控制脑水肿和颅内高压;降温、止痉、改善脑部微循环等。

五、护理问题
①体温过高:与病毒血症有关。②急性意识障碍:与脑实质炎症有关。③躯体移动障碍:与昏迷、瘫痪有关。④潜在并发症:颅内压增高、脑疝。

六、护理措施
1. 维持正常体温,保证营养　①病室保持安静,空气流通,适宜的温度、湿度。监测患儿体温,如体温在38.5℃以上,应予物理或药物降温,降低大脑耗氧量。②高能量、高蛋白、高维生素的清淡饮食,昏迷患儿可鼻饲或静脉营养。
2. 积极促进功能恢复　①生活护理。②控制惊厥。③恢复肢体功能:保持肢体呈功能位置,病情稳定后及早帮助患儿进行主动或被动的功能锻炼,循序渐进,采取必要的保护措施。④遵医嘱给予促进脑细胞代谢的药物,如胞磷胆碱等。
3. 密切观察病情变化　观察患儿瞳孔和呼吸变化,如发现呼吸节律不规则、两侧瞳孔不等大、对光反射迟钝,提示脑疝及呼吸衰竭发生;观察意识变化,如患儿出现烦躁不安、意识障碍,应考虑是否存在脑水肿。
4. 降低颅内压。
5. 昏迷患者的护理　取平卧位,头偏向一侧,以便让分泌物排出;可抬高床头30℃,利于静脉回流,降低脑静脉窦压力,利于降低颅内压。

七、健康教育
向患者介绍病情,做好心理护理,增强战胜疾病的信心,恢复期指导并鼓励家长坚持做好智力训练和瘫痪肢体功能锻炼。

单元测试题

1. 引起病毒性脑炎最常见的病毒是 （ ）
    A. 肠道病毒　　　　B. 虫媒病毒　　　　C. 流感病毒　　　　D. 疱疹病毒
    E. 风疹病毒
2. 病毒性脑膜炎患儿的脑脊液检查结果中可出现 （ ）
    A. 外观混浊　　　　B. 压力降低　　　　C. 细胞数减少　　　　D. 蛋白质正常
    E. 糖和氯化物正常

3. 患儿,男,5岁,1周前流涕。继之高热、头痛、嗜睡、精神异常、意识障碍。口唇有疱疹。白细胞正常。实验室检查脑脊液基本正常。首先应考虑 ( )
   A. 结核性脑膜炎　　　B. 化脓性脑膜炎　　　C. 病毒性脑膜炎　　　D. 脑脓肿
   E. 脑栓塞

4. 患儿,女,5岁,诊断为病毒性脑膜炎,下列护理措施中**错误**的是 ( )
   A. 体温>38.5℃时给予物理降温　　　B. 对昏迷患儿或吞咽困难的患儿,应尽早给予鼻饲
   C. 密切观察瞳孔及呼吸的变化　　　D. 病情稳定后,及早进行肢体功能锻炼
   E. 患儿取头低脚高位

(5~9题共用题干)
　　患儿,6岁。因发热2天,伴呕吐、头痛来诊。查体:体温:39.2℃,脉搏130次/分钟,呼吸40次/分钟,血压95/55 mmHg,心、肺、腹未见异常,布鲁津斯基征阳性,凯尔尼格征阳性,初步诊断为病毒性脑炎。

5. 最常见的病毒是 ( )
   A. 疱疹病毒　　　B. 腮腺炎病毒　　　C. 流感病毒　　　D. 乙脑病毒
   E. 柯萨奇病毒

6. 有助于早期诊断的检查是 ( )
   A. 免疫检测　　　B. 血生化　　　C. 脑电图　　　D. 颅脑CT
   E. 脑脊液检查

7. 其脑脊液特点**不包括** ( )
   A. 早期以多核细胞为主　　　B. 白细胞计数明显增多
   C. 外观清亮　　　D. 后期以淋巴细胞为主
   E. 蛋白轻度升高

8. 患儿突然出现呼吸节律不规则,护士查体见患儿两侧瞳孔不等大,对光反应迟钝,该护士首先考虑其并发了 ( )
   A. 脑水肿　　　B. 脑性瘫痪　　　C. 颅内出血　　　D. 脑疝
   E. 急性感染性多发性神经根神经炎

9. 护士遵医嘱给患儿冰帽物理降温,向患儿父母解释其主要目的是 ( )
   A. 降低大脑耗氧量　　　B. 增加脑部供氧
   C. 维持出入量平衡　　　D. 预防脱水
   E. 防止脑疝

10. 患儿,3岁。其母咨询预防病毒性脑炎的重要措施是 ( )
    A. 流行季节少去公共场所　　　B. 加强锻炼,增强体质
    C. 注射减毒病毒活疫苗　　　D. 注射丙种球蛋白预防
    E. 搞好环境卫生,加强卫生宣教

11. 患儿,男,3岁。因发热、惊厥、嗜睡入院,入院后诊断为病毒性脑膜炎。查体:体温37.6℃,肢体瘫痪。针对该患儿的护理措施,最重要的是 ( )
    A. 给予高热量、高蛋白、高维生素饮食　　　B. 患侧肢体保持功能位,减少活动
    C. 给予物理降温　　　D. 密切观察神志、瞳孔的变化
    E. 及早对患儿肢体进行按摩及做伸缩活动

12. 化脓性脑膜炎与病毒性脑膜炎脑脊液检查最主要的不同之处为 ( )
    A. 细胞数量　　　B. 蛋白含量　　　C. 脑脊液压力　　　D. 脑脊液外观
    E. 糖和氯化物的含量

13. 患儿,男,4岁。以病毒性脑膜脑炎入院。经积极治疗,除右侧肢体仍活动不利,其他临床症状明显好转,家长要求回家休养,护士进行出院指导时不妥的是 ( )
    A. 指导用药的注意事项　　　B. 患侧肢体保持功能位,减少活动
    C. 指导定期随访　　　D. 保持患儿心情舒畅
    E. 给予高热量、高蛋白、高维生素饮食

第十二节　小儿惊厥病人的护理

　　惊厥是由于神经细胞异常放电引起全身或局部骨骼肌突然发生不自主的强直性或阵挛性收缩,常伴有意识障碍。惊厥是儿科常见的急症,以婴幼儿多见。
　　一、病因与发病机制
　　1. 感染性疾病　①颅内感染:各种病原体引起的脑膜炎、脑炎等。②颅外感染:**最常见的是急性呼吸道感染所致的高热惊厥**,以及中毒性脑病。

2. 非感染性疾病 ①颅内疾病：癫痫、颅内占位性病变、颅脑外损伤、颅内出血等。②颅外疾病：小儿常见有电解质紊乱（如低钙血症、低镁血症、低血糖）、中毒、高血压脑病等。

二、临床表现

1. 惊厥 患儿表现为全身或局部肌群出现不随意的强直性或阵挛性收缩，口吐白沫、面色青紫，眼球上翻、双眼凝视，部分有大小便失禁，多伴有不同程度的意识障碍，持续数秒至数分钟。新生儿和小婴儿惊厥发作不典型，可表现为呼吸暂停、一侧肢体抽动或面肌抽动等。

2. **高热惊厥** 小儿惊厥最常见的原因是**高热**，常见的病因是上呼吸道感染。①多发生在6个月至3岁的婴幼儿。②大多发生于急骤高热开始后12小时内。③发作时间短，持续数秒至数分钟，发作后短暂嗜睡。④一次病程中多数只有一次发作，但有反复发作倾向。⑤不伴有神经系统异常体征，发作1周后脑电图正常。⑥部分有家族史。

3. 惊厥持续状态 惊厥发作持续超过**30分钟**或2次发作间歇期意识不能恢复者，是惊厥急危型，可引起脑水肿、脑组织缺氧损伤，甚至死亡。

三、辅助检查

血生化、脑脊液、脑电图检查。

四、治疗要点

1. 镇静止惊 ①首选地西泮（安定），缓慢静脉注射。②苯巴比妥：为新生儿惊厥的首选药。③苯妥英钠：用于地西泮无效的惊厥持续状态，注意需在心电监护下使用。④10%水合氯醛灌肠，一次最大剂量不超过10 ml。

2. 对症治疗 退热、降颅内压、减轻脑水肿等。

3. 病因治疗：针对不同病因，采取相应的措施。

小结提示：小儿惊厥首选**地西泮**控制惊厥，新生儿缺血缺氧性脑病首选**苯巴比妥**控制惊厥。

考点小结：①小儿高热惊厥：首选地西泮。②癫痫持续状态：首选地西泮10～20 mg静脉注射。③维生素D缺乏性手足搐搦症：控制惊厥与喉痉挛，地西泮，每次0.1～0.3 mg/kg，肌内或静脉注射。

五、护理问题

①意识障碍：与惊厥发作有关。②有窒息的危险：与惊厥发作、呕吐、呼吸道梗阻有关。③有受伤的危险：与抽搐、意识障碍而跌倒摔伤有关。④体温过高：与感染或惊厥持续状态有关。⑤知识缺乏：家长缺乏有关惊厥的知识。

六、护理措施

1. 控制惊厥 ①就地抢救：不要搬运，保持安静，禁止一切不必要的刺激。②保持呼吸道通畅：立即平卧，松解衣扣，头偏向一侧，将舌轻轻向外拉，清除呼吸道和口腔内分泌物，备好吸痰器和急救药品。③镇静止惊。④去除病因是控制惊厥的根本措施。

2. 防止受伤 放置压舌板，防止舌咬伤；将周围的硬物移开。切勿用力强行牵拉或按压患儿肢体，以免发生骨折或关节脱位。

3. 高热的护理 婴幼儿高热时，防止高热惊厥，应及时降温。**物理降温**可选用乙醇擦浴、冷盐水灌肠或冰敷等，或遵医嘱给予药物降温，并观察降温效果。

4. 预防脑水肿 ①惊厥较重或时间长者，应按医嘱给予止惊、吸氧。②密切观察生命体征、呼吸节律、瞳孔和神志的变化，出现脑水肿者按医嘱用脱水药。

七、健康教育

告知家长感染是小儿惊厥最常见的原因，**及时控制体温是预防惊厥的关键**。特别是在传染病的流行季节要预防传染病，如夏、秋季节重点预防中毒型菌痢、乙型脑炎及其他肠道传染病；秋、冬季节重点预防流脑及其他呼吸道传染病等。教给家长在患儿发热时进行物理降温和药物降温的方法。演示惊厥发作时急救的方法。惊厥发作时保持镇静，不能摇晃、大声喊叫或抱着患儿往医院跑，以免加重惊厥或造成机体损伤。

单元测试题

1. 小儿惊厥最常见的原因是 ( )
   A. 高热　　　　B. 低血糖　　　　C. 低钙血症　　　　D. 维生素D缺乏
   E. 化脓性脑膜炎

2. 患儿，8个月，支气管肺炎。体温39.6 ℃，抽搐2次，疑诊高热惊厥。其发作的特点是 ( )
   A. 发作持续时间较长　　　　　　　B. 大多发生于急骤高热开始后12小时内
   C. 发作时全身抽搐，神志清醒　　　D. 发作2周后仍有脑电图异常
   E. 伴有脑脊液异常

3. 惊厥持续状态是指 ( )
   A. 发作持续超过30分钟　　　　　　B. 2次发作间歇期意识不能恢复
   C. 发作持续超过60分钟　　　　　　D. 2次发作间歇期意识不能完全恢复
   E. 惊厥持续30分钟以上或2次发作间歇期意识不能恢复

4. 小儿惊厥是儿科常见的急症，其发生率是成人的 ( )

A. 5~7倍　　　　　B. 8~10倍　　　　　C. 10~15倍　　　　　D. 15~18倍
E. 20倍

5. 小儿惊厥最常见的类型是　　　(　)
   A. 颅内占位性病变所致惊厥　　　　　　　　　　B. 脑膜炎所致惊厥
   C. 高热惊厥　　　　　　　　　　　　　　　　　D. 颅脑损伤所致惊厥
   E. 低钙血症所致惊厥

6. 小儿惊厥发作时，首先应做下列哪项处理措施　　　　　　　　　　　　　　　　　　　　　　　　　　　　(　)
   A. 立即送入抢救室　　　　　　　　　　　　　　B. 立即解松衣领，平卧头侧位
   C. 将舌轻轻向外牵拉　　　　　　　　　　　　　D. 手心和腋下放入纱布
   E. 置牙垫于上下磨牙之间

(7~9题共用题干)

患儿，女，1岁，因咳嗽、发热1天就诊，查体：精神萎靡，体温40℃，双肺可闻少许湿啰音，心脏听诊无明显异常，白细胞18.4×10⁹/L，血红蛋白11.4 g/L，胸片提示：双肺感染性病变，门诊诊断"肺部感染"，予头孢类抗生素抗感染治疗。在输液过程中患儿突然出现抽搐、惊厥。

7. 引起患儿惊厥最可能的原因是　　　　　　　　　　　　　　　　　　　　　　　　　　　　　　　　　　　(　)
   A. 药物中毒　　　　　B. 高热惊厥　　　　　C. 心脏病　　　　　D. 贫血
   E. 窒息

8. 护士应首先采取的措施是　　　　　　　　　　　　　　　　　　　　　　　　　　　　　　　　　　　　　(　)
   A. 通知医生　　　　　B. 停止输液　　　　　C. 给予氧气吸入　　　D. 立即约束患儿
   E. 加床档

9. 护士应准备的急救药品是　　　　　　　　　　　　　　　　　　　　　　　　　　　　　　　　　　　　　(　)
   A. 地塞米松　　　　　B. 地西泮　　　　　　C. 肾上腺素　　　　　D. 异丙嗪
   E. 来比林

10. 引起小儿热性惊厥最常见的原因是　　　　　　　　　　　　　　　　　　　　　　　　　　　　　　　　(　)
    A. 败血症　　　　　B. 病毒性脑膜炎　　　C. 颅脑损伤　　　　D. 上呼吸道感染
    E. 化脓性脑膜炎

11. 患儿，1岁。因发热伴咳嗽、惊厥入院 查体：体温39.6℃，咽充血，颌下可触及2个肿大的淋巴结，前囟平。患儿惊厥的可能原因是　　　　　　　　　　　　　　　　　　　　　　　　　　　　　　　　　　　　　　　(　)
    A. 癫痫发作　　　　　B. 高热惊厥　　　　　C. 低钙惊厥　　　　　D. 结核性脑膜炎
    E. 病毒性脑膜炎

12. 患儿，2岁，化脓性脑膜炎入院，急诊入院时高热，牙关紧闭，口吐白沫，两眼上翻，全身肌肉痉挛，双手握拳，有痰鸣，头向后仰。护士护理该患儿最关键的措施是　　　　　　　　　　　　　　　　　　　　　　　　　　(　)
    A. 立即静脉滴注抗生素控制感染　　　　　　　B. 立即止惊并清除口腔分泌物，保持呼吸道通畅
    C. 给予安静的房间，尽量减少刺激　　　　　　D. 20%甘露醇静脉注射，防止脑水肿
    E. 迅速给予降温处理

13. 患儿，1岁。因高热惊厥入院。治疗1周痊愈出院，出院前对其家长健康教育的重点是　　　　　　　　　(　)
    A. 小儿检查时间　　　B. 体格锻炼方法　　　C. 合理喂养的方法　　D. 惊厥预防及急救措施
    E. 预防接种时间

14. 患儿，3岁。惊厥反复发作入院。为防止该患儿惊厥时外伤，以下处理哪项**错误**　　　　　　　　　　(　)
    A. 床边设置防护栏　　　　　　　　　　　　　B. 用约束带捆绑四肢
    C. 移开床上一切硬物　　　　　　　　　　　　D. 压舌板裹纱布置于上下颌之间
    E. 将纱布放在患儿手中

15. 控制惊厥首选的药物是　　　　　　　　　　　　　　　　　　　　　　　　　　　　　　　　　　　　　(　)
    A. 苯妥英钠　　　　　B. 苯巴比妥　　　　　C. 水合氯醛　　　　　D. 地西泮
    E. 氯硝西泮

16. 患儿，男，2岁，发热1天，体温39℃，伴有轻咳来诊。既往有癫痫病史，门诊就诊过程中突然发生惊厥，即可给予输氧、镇静，此刻**首选**药物是　　　　　　　　　　　　　　　　　　　　　　　　　　　　　　　　　(　)
    A. 地西泮静注　　　　B. 苯巴比妥钠肌注　　C. 水合氯醛灌肠　　　D. 氯丙嗪肌注
    E. 肾上腺皮质激素静注

17. 关于热性惊厥的描述，**错误**的是　　　　　　　　　　　　　　　　　　　　　　　　　　　　　　　(　)
    A. 主要发生在6个月至3岁的婴幼儿　　　　　　B. 大多发生于急骤高热开始后12小时内
    C. 发作时间短，发作后短暂嗜睡　　　　　　　D. 一次发热疾病过程中可连续发作多次
    E. 热退后1周做脑电图正常

18. 关于小儿高热惊厥健康指导,最重要的是 （　　）
    A. 物理降温的方法
    B. 惊厥发作时的急救方法
    C. 不能随便停药
    D. 遵医嘱按时给患儿服药
    E. 嘱咐患儿避免到危险的地方

19. 关于小儿惊厥的护理措施,错误的是 （　　）
    A. 发作时应就地抢救,不要搬运
    B. 将舌轻轻向外牵拉,防止舌后坠阻塞呼吸道
    C. 发作时应用力按压患儿肢体,以免造成意外
    D. 按医嘱应用止惊药
    E. 避免对患儿的一切刺激

20. 患儿,2岁。因上呼吸道感染出现咳嗽、发热入院。现体温39.3℃,半小时前突发抽搐,持续约1分钟后停止,呈嗜睡状。为避免再发生抽搐,护理的重点是 （　　）
    A. 按时预防接种
    B. 居室定期食醋熏蒸
    C. 体温过高时应及时降温
    D. 多晒太阳
    E. 加强体格锻炼

21. 患儿,2岁,急性上呼吸道感染,体温39℃,因全身抽搐就诊。为明确抽搐原因,在收集患儿健康史时,应着重询问(以区别高热引起的惊厥和因脑部病变引起者) （　　）
    A. 出生史
    B. 喂养史
    C. 家族史
    D. 过敏史
    E. 既往发作史

(22~24题共用题干)

患儿,男,14个月,因"发热、流涕2天"就诊。查体:体温39.7℃,脉搏135次/分;神志清,咽部充血,心肺检查无异常,查体时患儿突然双眼上翻,四肢强直性、阵挛性抽搐。

22. 引起患儿病情变化的原因,最可能是 （　　）
    A. 癫痫
    B. 低血糖症
    C. 高热惊厥
    D. 病毒性脑炎
    E. 化脓性脑膜炎

23. 按医嘱静脉注射地西泮2 mg(1 ml含10 mg地西泮),应抽取药液的量是 （　　）
    A. 0.2 ml
    B. 0.4 ml
    C. 0.6 ml
    D. 0.8 ml
    E. 1 ml

24. 为防止患儿外伤,错误的做法是 （　　）
    A. 床边设置防护栏
    B. 用约束带束缚四肢
    C. 移开床上一切硬物
    D. 将纱布放在患儿的手中
    E. 压舌板裹纱布置于上下磨牙间

第二十一章 生命发展保健

第一节 计划生育

内容包括:晚婚、晚育、节育、优生优育。

避孕方法及护理

避孕指采用科学的方法使妇女暂时不受孕。目前常用的避孕方法有工具避孕和药物避孕等。

一、工具避孕及护理

工具避孕指利用工具防止精子和卵子结合或通过改变宫腔内环境,影响受精卵着床,达到避孕目的。

(一)阴茎套 阻止精子进入阴道,亦可防止性传播疾病。

(二)宫内节育器(IUD) 目前已成为我国育龄妇女的主要避孕措施。

1. IUD种类 惰性宫内节育器和活性宫内节育器(含铜宫内节育器、含药宫内节育器)。

2. 避孕原理 ①局部炎性反应:有毒害胚胎,影响受精卵着床,并能吞噬精子及影响胚胎发育的作用。②前列腺素作用:改变输卵管蠕动,阻止受精卵着床。③改变宫颈粘液性状,不利于精子穿透。

3. 宫内节育器放置术

(1)适应证:凡育龄妇女自愿要求放置且无禁忌证。

(2)禁忌证:①生殖道急、慢性炎症。②生殖器官肿瘤。③月经紊乱。④**子宫畸形**:如子宫纵隔、双子宫。⑤宫颈内口过松、重度陈旧性宫颈裂伤或子宫脱垂。⑥严重全身性疾病。

(3)放置时间:①**月经干净后3~7天**,无性交。②**正常分娩后42天且生殖系统恢复正常者(产后满3个月)**。③剖宫产术后半年。④**人工流产术后立即放置**。⑤哺乳期放置者应先排除早期妊娠。

(4)护理要点:①受术者排空膀胱,取膀胱截石位,常规消毒铺单后操作。②**术后休息3天,1周内避免重体力劳动;2周内禁止性生活及盆浴**;3个月内排便时和月经期应注意有无IUD脱落。③**保持外阴清洁**,术后可能有阴道少量出血及下腹不适,持续时间超过7天应随时就诊。④复查:分别在1、3、6、12个月月经干净后各复查1次,以后每年复查1次。

4. 宫内节育器取出术

(1)适应证:①因不良反应治疗无效或出现并发症者。②带器妊娠者。③改用其他避孕措施或绝育者。④计划再生育者。⑤放置期限已满需更换者。⑥绝经1年者。⑦确诊节育器嵌顿或移位者。

(2)取器时间:①**月经干净后3~7天**。②出血多者随时可取出。③带器妊娠者,可于人工流产时取出。

(3)护理要点:**术后休息1天,2周内禁止性生活和盆浴**。保持外阴清洁。

5. 宫内节育器不良反应及护理 ①**出血**:常发生于放置节育器1年内,尤其是最初3个月,建议补充铁剂,严重者需更换其他方法避孕。②腰酸腹胀:轻者不需处理,严重症可休息或给予解痉药物。

6. 宫内节育器的并发症及护理 ①**感染**:一旦发生感染,应用抗生素治疗并取出节育器。②**节育器嵌顿**:确诊后立即取出。③**节育器异位**:确诊后根据其所在部位,经腹或阴道将节育器取出。④**带器妊娠**:确诊后行人工流产终止妊娠。⑤**节育器脱落**。⑥子宫穿孔。

二、药物避孕及护理

常用女用避孕药,为人工合成的甾体类激素,其组成为雌激素和孕激素。

1. 原理 ①抑制排卵。②改变宫颈粘液性状。③改变子宫内膜形态与功能。④改变输卵管功能。

2. 适应证:健康育龄妇女自愿采用药物避孕及无禁忌证者。

3. 禁忌证 ①严重心血管疾病、血液病、血栓性疾病。②急、慢性肝炎和肾炎。③内分泌疾病:如糖尿病、甲状腺功能亢进。④恶性肿瘤、癌前病变、子宫或乳房肿块病人。⑤月经稀少或年龄≥45岁者。⑥哺乳期妇女,产后未满6个月或月经未来潮者。⑦精神病患者生活不能自理者。**有病的用避孕套,无病的用避孕药**。

4. 用法及注意事项

(1)指导使用避孕药的方法:①**短效口服避孕药:自月经第5天开始,每晚服1片,连服22天**,不能间断。若漏服应在**12小时内补服1片**,药物应放在阴凉干燥处。②长效口服避孕药:月经第5天服第1片,第10天服第2片,以后按第1次服用日期每月服1片。③速效避孕药:服药时间不受经期限制。④长效避孕针:首次于月经周期第5日和第12日各肌注1支,以后在每次月经周期第10~12日肌内注射1支。⑤缓释避孕药:皮下埋植。

(2)药物不良反应:①类早孕反应:一般于服药1~3个月自行消失。②月经改变:月经规则、经期缩短、血量减少、痛经症状减轻或消失,但可发生闭经、突破性出血。③体重增加。④色素沉着:少数妇女的颜面部皮肤出现淡褐色色素沉着。

三、其他避孕方法

1. 紧急避孕 是未避孕或避孕失败后采取防止妊娠方法。方法有宫内节育器和避孕药物。

2. 安全期避孕法 又称自然避孕法。排卵前后4、5天内为易孕期,其余时间视为安全期。

终止妊娠方法及护理

一、人工流产术及护理

人工流产术是指在妊娠 14 周内，用人工方法终止妊娠的方法。

1. 适应证　妊娠 14 周内自愿要求终止妊娠而无禁忌证者；各种疾病不宜妊娠者。
2. 禁忌证　①各种疾病的急性期或严重的全身性疾病需经治疗好转后再行手术。②生殖器官急性炎症者。③妊娠剧吐酸中毒尚未纠正者。④术前 8 小时内 2 次体温≥37.5 ℃者。
3. 术前准备　负压吸引术常用于孕 6~10 周者；钳刮术用于孕 11~14 周者。
4. 护理措施　①简单介绍手术过程，解除其恐惧心理。②遵医嘱给药物治疗，严密观察受术者一般情况，如面色、脉率、出汗，对精神紧张者要安慰病人，使其建立信心。③术后在观察室休息 1~2 小时，注意观察腹痛及阴道流血情况。④嘱受术者保持外阴清洁，1 个月内禁止盆浴、性生活。⑤吸宫术后休息 2 周；刮宫术后休息 2~4 周；有腹痛或出血多者，应随时就诊。

二、药物流产及护理

目前米非司酮与前列腺素（米索前列醇）配伍为最佳方案。

1. 适应证　年龄小于 40 岁以下，妊娠 7 周内，已确诊为宫内妊娠者。
2. 禁忌证　肝肾及心血管疾病病人、肾上腺疾病、糖尿病、过敏体质、宫外孕者。
3. 护理要点　药物流产失败者或不全流产者及时清宫；术后 2 周内禁止性生活和盆浴；5 周后随访，了解月经恢复情况。

三、中期妊娠引产及护理

（一）乳酸依沙吖啶（利凡诺、雷佛奴尔）引产　依沙吖啶是一种强力杀菌药，能直接作用于子宫蜕膜产生前列腺素，同时又有兴奋子宫平滑肌的作用，并能损害胎儿的主要生命器官，使胎儿中毒死亡。

1. 适应证　①妊娠 15~24 周要求终止妊娠且无禁忌证者。②因患各种疾病或确定胎儿畸形。
2. 禁忌证　①各种疾病急性期，如生殖器官炎症。②急慢性肝肾疾病，心脏病、高血压。③术前当日体温 2 次超过 37.5 ℃者。④对依沙吖啶过敏者。⑤剖宫产术或子宫肌瘤术后 2 年内。
3. 护理措施　①术前 3 天禁止性生活，每天冲洗阴道 1 次。②严密观察；将盛有依沙吖啶液羊膜腔穿刺注入药液。一般注药后 12~24 小时发动宫缩，48 小时胎儿、胎盘娩出。③按正常分娩接产，按常规退奶。④给药 5 日后仍未临产者为引产失败。⑤术后 6 周内禁止性生活及盆浴。

（二）水囊引产

1. 适应证　同依沙吖啶引产，尤其适应于各种疾病不能妊娠者。
2. 禁忌证　同依沙吖啶引产，宫壁有瘢痕、宫颈或子宫发育不良者。
3. 护理措施　①受术者准备：术前 3 天冲洗阴道，每天 1 次。②24 小时后取出水囊。若失败也应取出水囊。水囊放置时间最长不超过 48 小时。③注意严密观察：如体温超过 38 ℃者，应设法结束妊娠。

小结提示：①妊娠 7 周内：药物流产（米非司酮+米索前列醇）。②妊娠 6~10 周：负压吸引，妊娠 11~14 周：钳刮术。③妊娠 15~24 周：依沙吖啶引产、水囊引产。

输卵管绝育术及护理

输卵管绝育术是一种安全、永久性节育措施。

一、经腹输卵管结扎术

1. 适应证　①育龄期妇女自愿接受绝育术且无禁忌证者。②患有严重的全身性疾病不宜生育者。
2. 禁忌证　①各种疾病的急性期。②全身健康状况不良，不能胜任手术者，如心力衰竭、产后出血、血液病等。③腹部皮肤感染或急慢性盆腔炎症者。④患严重的神经官能症。⑤24 小时内 2 次体温达 37.5 ℃或以上者。
3. 手术时间选择　①非孕妇应选择在月经结束后 3~7 天内。②人工流产、取环、分娩后 24 小时内，剖宫产、剖腹取胎术同时。③哺乳期或闭经妇女应排除早孕后。
4. 护理措施　①做好术前准备。②术后观察体温、脉搏及有无腹痛等。③术后观察出血、血肿等，发现异常及时处理。④保持伤口敷料干燥、清洁，以免感染。⑤嘱受术者卧床 4~6 小时后应下床活动。⑥术后休息 3~4 周，禁止性生活 1 个月。

二、经腹腔镜输卵管结扎术

①适应证：同经腹输卵管结扎术。②禁忌证：多次腹部手术史或腹腔粘连，心肺功能不全，多部位疝病史等。余同经腹输卵管结扎术。③术前准备：术前晚作肥皂水灌肠，术前 6 小时禁饮食，术前排空膀胱，术时取头低仰卧位。④术后准备：静卧数小时；严密观察体温、腹痛、腹腔内出血或脏器损伤征象。

单元测试题

1. 最适宜放置宫内节育器的时间是　　　　　　　　　　　　　　　　　　　　　　　　　　　　（　　）
   A. 月经干净后 10~14 天　　　　　　　　　　　　B. 人流后立即放置
   C. 产后一般满 42 天　　　　　　　　　　　　　　D. 剖宫产后 2 个月

E. 哺乳期随时都可以放置

2. 对于放置宫内节育器术中及术后的处理应**除外** ( )
   A. 术中随时观察受术者的情况
   B. 嘱受术者如有出血多、腹痛、发热等情况随时就诊
   C. 1周内禁止性生活
   D. 术后1周内避免重体力劳动
   E. 术后2周内禁盆浴

3. 以下症状与放置宫内节育器有关,**除外** ( )
   A. 子宫内膜炎　　　B. 腰酸腹胀　　　C. 经期延长　　　D. 体重增加
   E. 子宫穿孔

4. 具有防止性传播疾病作用的避孕方法是 ( )
   A. 皮下埋植剂　　　B. 宫内节育器　　　C. 安全期避孕　　　D. 阴茎套
   E. 口服避孕药

5. 下列避孕方法中属于抑制排卵的方法是 ( )
   A. 药物避孕　　　B. 安全期避孕　　　C. 阴茎套避孕　　　D. 免疫避孕法
   E. 使用阴道隔膜

6. 女性,30岁,因工作忙漏服口服避孕药,补服时间为性生活后 ( )
   A. 2小时内　　　B. 4小时内　　　C. 8小时内　　　D. 12小时内
   E. 24小时内

7. 下列妊娠的周数可选用人工流产吸宫术(6~10周)法终止妊娠的是(刮:11~14周) ( )
   A. 9周　　　B. 11周　　　C. 14周　　　D. 15周
   E. 24周

8. 患者,女,28岁,孕5周,拟行人工流产术。若排除宫外孕,其吸出物应见到 ( )
   A. 蜕膜组织　　　B. 增生过长的子宫内膜　　　C. 血块　　　D. 绒毛
   E. 胚胎组织

9. 患者,女,21岁,妊娠45天,拟行吸宫术,护士向该女士进行术后宣教中正确的是 ( )
   A. 阴道流血期间每天坐浴
   B. 有腹痛或出血多者,应随时就诊
   C. 术后休息1周
   D. 术后可立即回家休息
   E. 1周内禁止性生活和盆浴

10. 患者,女,25岁,已婚未育。来社区中心咨询可采用的避孕方法,社区护士向其指导的内容应**除外** ( )
    A. 安全期避孕　　　B. 进行输卵管结扎　　　C. 长效避孕药　　　D. 应用阴茎套
    E. 应用阴道隔膜

11. 关于使用避孕药的注意事项,**错误**的是(雌激素可抑制乳汁分泌,影响乳汁质量) ( )
    A. 乳房有肿块者忌服
    B. 针剂应深部肌内注射
    C. 肾炎患者忌服
    D. 阻止避孕药片潮湿,影响效果
    E. 哺乳期妇女适宜服避孕药

12. 不是宫内节育器放置禁忌证的是 ( )
    A. 月经稀发
    B. 生殖道急、慢性炎症
    C. 生殖器官肿瘤
    D. 宫颈内口松弛
    E. 子宫畸形

13. 下列放置宫内节育器的禁忌证,**错误**的是 ( )
    A. 轻度贫血　　　B. 急性盆腔炎　　　C. 月经过频　　　D. 宫颈口松弛
    E. 生殖道肿瘤

14. 下列关于宫内节育器放置的时间,**错误**的是 ( )
    A. 哺乳期
    B. 月经干净后3~7天
    C. 剖宫产后半年
    D. 人工流产术后
    E. 自然分娩后3个月

15. 宫内节育器并发症**不包括** ( )
    A. 感染　　　B. 出血　　　C. 子宫穿孔　　　D. 腰酸
    E. 闭经

16. 药物避孕的不良反应**不包括** ( )
    A. 乳房胀痛　　　B. 白带增多　　　C. 痛经　　　D. 类早孕反应
    E. 月经量减少

17. 女,28岁,孕2产1,妊娠60天需终止妊娠,应选择 ( )
    A. 钳刮术　　　B. 利凡诺羊膜腔内注射　　　C. 静脉滴注缩宫素　　　D. 负压吸宫术

E. 药物流产

18. 输卵管绝育术的作用是（　　）
    A. 抑制排卵
    B. 阻止精子与卵子相遇
    C. 杀灭精子
    D. 降低宫颈粘液的粘稠度
    E. 降低精子存活率

19. 非孕妇女输卵管结扎最适宜的时间是（　　）
    A. 月经干净后 3～7 天
    B. 月经来潮前 3～7 天
    C. 月经来潮 3～7 天
    D. 月经干净后 8～10 天
    E. 月经干净后 1～2 天

20. 放置宫内节育器后，患者咨询 1 年内的复查时间，护士的解释正确的是（　　）
    A. 1、6 个月复查
    B. 3、6 个月及 1 年复查
    C. 1、3 个月复查
    D. 1、3、6 个月及 1 年复查
    E. 3、9 个月复查

21. 患者，女，34 岁。育有 1 男孩 1 岁，3 个月前采用宫内节育器避孕，结果避孕失败，来医院咨询终止妊娠的方法，护士告知最常见的终止妊娠的方法是（　　）
    A. 引产
    B. 口服避孕药
    C. 绝育手术
    D. 人工流产
    E. 放置宫内节育器

22. 下列哪种**不是**输卵管结扎术的并发症（　　）
    A. 感染
    B. 腹腔内积血和血肿
    C. 脏器损伤
    D. 输卵管再通
    E. 月经紊乱

23. 张女士，停经 18 周，要求终止妊娠，应采取下列哪项措施（15～24 周）（　　）
    A. 负压吸引术
    B. 缩宫素静脉滴注
    C. 依沙吖啶引产
    D. 钳刮术
    E. 药物流产

24. 宫内节育器的避孕原理是（　　）
    A. 抑制排卵
    B. 改变宫腔内环境
    C. 阻止孕卵着床
    D. 改变子宫内膜功能
    E. 改变输卵管蠕动方向

25. 我国妇女常用的节育方法是（　　）
    A. 安全期避孕
    B. 口服避孕药
    C. 宫内节育器
    D. 避孕套
    E. 注射长效避孕针

26. 下列避孕方法中失败率较高的是（　　）
    A. 安全期避孕
    B. 避孕套
    C. 按期口服避孕药
    D. 避孕针
    E. 宫内节育器

27. 宫内节育器放置术后**不正确**的健康指导内容是（　　）
    A. 术后 1 周内避免重体力劳动
    B. 术后 2 周内禁止性生活
    C. 术后保持外阴清洁
    D. 术后出现腹痛、发热是正常现象，无需处理
    E. 术后 3 个月内行经或大便时注意有无节育器脱落

28. 人工流产术后禁止性生活及盆浴的时间是（　　）
    A. 1 周
    B. 2 周
    C. 3 周
    D. 4 周
    E. 6 周

29. 某女士门诊咨询宫内节育器放置时间，回答**不正确**的是（　　）
    A. 月经干净后 3～7 天
    B. 剖宫产术后 3 个月
    C. 哺乳期排除早孕
    D. 人流术后（出血少，宫腔深度<10 cm）
    E. 正常分娩 42 天恶露已净，子宫复旧好

30. 患者，女，25 岁，妊娠 42 天，现要求药物流产，最佳的方案是（　　）
    A. 大剂量孕激素治疗
    B. 雌孕激素联合治疗
    C. 米索前列醇顿服
    D. 米非司酮分次口服
    E. 米非司酮与前列素配伍

31. 药物流产适用于（　　）
    A. 妊娠 7 周以内
    B. 妊娠 6～10 周
    C. 妊娠 11～14 周
    D. 妊娠 15～24 周
    E. 妊娠 15～28 周

32. 患者，女，24 岁，妊娠 8 周后行人工流产负压吸引术。针对该患者采取的护理措施，**错误**的是（　　）
    A. 保持外阴清洁
    B. 有腹痛或出血多者，应随时就诊
    C. 嘱患者休息 2 周
    D. 术后 2 周内禁止盆浴、性生活

E. 术后在观察室休息1~2小时,注意观察阴道流血和腹痛情况

33. 护士在为社区人群进行健康宣教,在下列人群中,可以指导其应用口服避孕药进行避孕的是 ( )
   A. 乳房有肿块者
   B. 患有严重心血管疾病者
   C. 甲状腺功能亢进者
   D. 患有慢性肝炎者
   E. 子宫畸形者

34. 产妇,28岁,产后2个月,母乳喂养,产妇要求对避孕方式进行指导,最适宜的避孕方法是 ( )
   A. 安全期避孕   B. 短效口服避孕药   C. 长效口服避孕药   D. 避孕套
   E. 探亲避孕药

35. 患者,女,35岁,入院行经腹腔镜输卵管绝育术,术前护士发现以下哪种情况需及时告知医生考虑更改手术时间 ( )
   A. 体温38.5℃   B. 脉搏64次/分钟   C. 呼吸22次/分钟   D. 血压130/88 mmHg
   E. 血红蛋白120 g/L

36. 患者,女,27岁,已婚未孕育,来院咨询常用的避孕方法,你认为最不恰当的是 ( )
   A. 应用阴茎套
   B. 应用阴道隔膜
   C. 放置宫内节育器
   D. 口服避孕药
   E. 进行输卵管结扎

37. 口服避孕药的禁忌证不包括(无病者口服避孕药,有病者使用避孕套) ( )
   A. 患严重心血管疾病病人
   B. 甲状腺功能亢进者
   C. 糖尿病病人
   D. 精神病生活不能自理者
   E. 产后8个月妇女

38. 患者,女,36岁。长期吸烟,患有滴虫性阴道炎(泡沫状白带)。近来月经不规则,前来咨询避孕措施,护士应指导其选用(滴虫性阴道炎主要传播途径经性交直接传播,其次公共浴池、浴盆、衣物等间接传播;通过污染的器械及敷料传播) ( )
   A. 口服避孕药   B. 长效避孕针   C. 安全期避孕   D. 阴茎套
   E. 宫内节育器

39. 不属于放置宫内节育器的并发症是 ( )
   A. 感染   B. 节育器嵌顿   C. 子宫穿孔   D. 节育器异位
   E. 子宫癌变

40. 放置宫内节育器的时间是在月经干净后(3~7天;产后3个月;剖宫产术后半年) ( )
   A. 11天   B. 10天   C. 9天   D. 8天
   E. 7天

41. 患者,女,27岁。半年前足月顺产一男婴。停止哺乳后,因月经量过多,口服短效避孕药。关于此类药物的副作用,正确的宣教内容是 ( )
   A. 长期用药体重会减轻
   B. 若类早孕反应轻则不需要处理
   C. 漏服药引起阴道流血时应立即停药
   D. 一般服药后月经周期不规则,经量减少
   E. 紧急避孕药属于短效避孕药,副作用很大

42. 患者,女,27岁,已婚。现有1子,最合适的避孕措施是 ( )
   A. 安全期避孕   B. 阴茎套   C. 药物避孕   D. 输卵管结扎
   E. 放置宫内节育器

43. 患者,女,28岁,因停经后发生不规则阴道流血就诊。入院后诊断为葡萄胎,行刮宫术。出院时护士应指导患者采取下列措施避孕(葡萄胎患者随访期间避孕方法推荐阴茎套,不选用宫内节育器,以免穿孔或混淆子宫出血的原因。也不能使用避孕药,含雌激素的避孕药可能促进滋养层生长) ( )
   A. 口服避孕药   B. 宫内节育器   C. 针剂避孕药   D. 避孕套
   E. 安全期避孕

第二节　孕期保健

一、产前检查

产前检查从确诊早孕开始,自妊娠20周起进行产前系列检查,**妊娠28周前每4周检查1次**;妊娠28周~36周,每2周检查1次;妊娠36周后每周检查1次。若为高危妊娠,应酌情增加产前检查次数。

1. **病史**　①**推算预产期,是从末次月经第1天算起,月数减3**(或加9),**日数加7**(农历日数加15),所得时间为预产期。②了解本次妊娠情况。③月经史和孕产史。④既往史及性史。⑤家族史。

2. **全身体格检查**　①观察发育和营养情况。②测量体重。③测量血压。④有关化验检查。

3. 产科检查 腹部检查、骨盆测量、阴道检查、肛诊及绘制妊娠图。

(1) 腹部检查

1) 视诊:观察腹部外形及大小,腹部皮肤情况。

2) 触诊:孕妇排尿后平卧于检查床上,腹部袒露,双腿屈曲,检查者站在孕妇右侧。**宫底高度**是指耻骨联合上缘中点到宫底的弧形长度,测量前嘱孕妇排空膀胱。**腹围的测量是用尺绕脐一周或取下腹最膨隆处测量**。运用四步触诊法,了解胎先露、胎方位、胎儿大小等情况。第一步:检查者双手置于宫底部,测量子宫底高度,估计胎儿大小与妊娠周数是否相符。判断在宫底处的胎儿部位,头部硬而圆且有浮球感;胎臀软而宽形态不规则。第二步:检查者双手置于子宫两侧,一手固定,另一手轻轻深按检查,两手交替。触到平坦饱满部分为胎背;触到可变形的高低不平部分为胎儿肢体。第三步:检查者右手拇指及其他四指分开,放于耻骨联合上方握住先露部,进一步查清是胎头或胎臀;再将先露部向左右推动,以确定是否入盆。第四步:检查者两手分别置入先露部两侧,轻轻深按,再次核对胎先露,确定先露部入盆程度。

3) 听诊:胎心音在靠近胎背上方的孕妇腹壁上听得最清楚。**正常胎心率120～160次/分**。

(2) 骨盆外测量:可间接判断骨盆大小及形态,判断分娩难易。髂棘间径(23～26 cm)、髂嵴间径(25～28 cm)、骶耻外径(18～20 cm)、坐骨结节间径(出口横径,8.5～9.5 cm,平均9 cm)、耻骨弓角度(90°,<80°为不正常)。

(3) 骨盆内测量:骶耻内径(11 cm)、坐骨棘间径(中骨盆横径,10 cm)。

4. 心理社会评估 ①妊娠早期:评估孕妇对妊娠的态度是积极的还是消极的,有哪些影响因素,对妊娠态度的接受程度。②妊娠中、晚期:评估孕妇对妊娠有无不良情绪反应,评估孕妇家庭经济情况、居住环境及孕妇在家庭中的角色等。

5. 高危因素评估 重点评估孕妇是否存在下列高危因素:年龄<18岁或>35岁;残疾;遗传性疾病史;既往有无流产、异位妊娠、早产、死产、死胎、难产、畸胎史;有无妊娠并发症:如心脏病、肾脏病、肝脏病、高血压、糖尿病等;有无妊娠并发症,如:妊娠期高血压疾病、前置胎盘、胎盘早剥、羊水异常、胎儿宫内发育迟缓、过期妊娠、母儿血型不合等。

6. 健康教育

(1) 保持安静舒适的环境,空气新鲜,不要养宠物。

(2) 注意个人卫生和衣着,注意清洁卫生,避免盆浴。

(3) 乳房准备:妊娠7个月后用湿毛巾擦洗乳头,每日1次。

(4) 在医生指导下用药,尤其在妊娠最初2个月,是胚胎器官发育形成时期,此时用药更应注意。

(5) 营养指导:制定合理的饮食计划;定期测量体重;选择易消化、无刺激性的食物,避免烟、酒、浓咖啡、浓茶及辛辣食品;摄取高蛋白、高维生素、高矿物质、适量脂肪、糖类和低盐饮食。

(6) 避免接触有害物质。

(7) **妊娠前3个月和妊娠后3个月(或前12周和28周以后)禁止性生活**,以防流产、早产、胎膜早破和感染。

(8) 胎教。

(9) 自我监护胎动,每日早、中、晚各数1小时胎动,次数相加再乘以4,为12小时胎动次数,每小时胎数应不少于3次,**12小时内胎动累计数不得<10次**,否则应及时就诊。

(10) 适当劳动和休息,28周后宜适当减轻工作量,避免长时间站立或重体力劳动。每日应有8小时的睡眠,午休1~2小时。卧床时宜左侧卧位。

(11) 孕妇出现下列症状应立即就诊:阴道出血,妊娠3个月后仍持续呕吐,寒战发热,腹部疼痛,头痛、眼花、胸闷,心悸、气短,液体突然自阴道流出,胎动计数突然减少等。如出现阴道血性分泌物、规律宫缩(间歇5~6 min,持续30秒)则为临产,应尽快到医院就诊。如阴道突然大量液体流出,应平卧,送往医院,以防脐带脱垂而危及胎儿生命。

二、妊娠期常见症状及护理

1. 临床表现 ①恶心、呕吐。②尿频、尿急。③白带增多。④水肿。⑤下肢静脉曲张:明显凹陷性水肿或经休息后不消退,应警惕**妊娠高血压综合征**。⑥便秘。⑦下肢痉挛。⑧仰卧位低血压综合征,低血压。

2. 护理措施

(1) 一般护理:告知孕妇产前检查的意义和重要性。妊娠后适当减轻工作,每晚睡眠8小时,午休1小时。

(2) 心理护理:了解孕妇心理适应程度,鼓励孕妇抒发内心感受和想法,针对其需要解决问题。

(3) 症状护理:根据不同的症状给予相应的护理措施。如孕妇恶心、呕吐,指导其在此期间避免空腹,饮食清淡,少食多餐等。应养成每日定时排便的良好习惯,便秘时,不可随便使用大便软化剂或轻泻剂。水肿取**左侧卧位**,抬高下肢,避免长时间站立。

三、评估胎儿的健康技术

1. 胎儿宫内情况监护 胎儿宫内情况的监护,包括确定是否为高危儿和胎儿宫内情况的监护。

(1) 确定是否为高危儿:高危儿包括:①孕龄<37周或≥42周。②出生体重<2 500 g。③大于孕龄儿。④生后1分钟内评分≤7分。⑤产时感染。⑥高危产妇的新生儿。⑦手术产儿。⑧新生儿的兄姐有新生儿期死亡。

(2) 胎儿宫内情况的监护

1) 妊娠早期:妇科检查可确定子宫大小与孕周是否相符,B超最早在妊娠5周见到妊娠囊,多普勒超声在第7周能听到胎心。

2) 妊娠中期:借助宫高和腹围,判断胎儿大小与孕周是否相符。

3) 妊娠晚期：①定期产前检查：测量宫高、腹围、胎心监测，必要时行B超检查。②胎动计数：12小时内<10次，提示胎儿宫内缺氧。③羊膜镜检查：正常羊水呈透明淡青色或乳白色。④胎儿心电图监测：采用腹壁外监护，对母儿无损伤。⑤电子监测：胎儿监护仪能连续观察和记录胎心率的动态变化。同时有子宫收缩描记、胎动记录。能反映宫缩、胎动、胎心率三者之间的关系。胎心率的监测：胎心率有两种变化——胎心率基线及胎心率一过性变化。胎心率基线：是指在无宫缩、无胎动影响下，10分钟以上的胎心率的平均值。胎心率基线变平即变异消失或静止型，提示胎儿储备能力的丧失。胎心率一过性变化：受胎动、宫缩、触诊及声响等刺激，胎心率发生暂时性加速或减慢，持续十余秒或数十秒后又恢复到基线水平。⑥预测胎儿宫内储备能力：可通过无应激试验和缩宫素激惹试验，测定胎儿储备能力。

2. 胎盘功能检查 ①胎动：正常情况下胎动次数>30次/12小时；若<10次/12小时，提示胎儿缺氧。②测定孕妇尿中雌三醇值：24小时≥15 mg为正常，<10 mg为危险值。③测定孕妇血清胎盘生乳素值（HPL）：妊娠足月正常值HPL为4～11 mg/L。若该值在妊娠足月<4 mg/L或突然下降50%提示胎盘功能低下。④缩宫素激惹试验（OCT）：无应激试验无反应型需做OCT，阳性提示胎盘功能减退。⑤阴道脱落细胞检查：舟状细胞成堆，无表层细胞，嗜伊红细胞指数<10%，致密核少者，提示胎盘功能良好。舟状细胞极少或消失，有外底层细胞出现，>10%，致密核多者，提示胎盘功能减退。⑥其他：胎儿生物物理相检测。

3. 胎儿成熟度检查 ①正确推算预产期，明确末次月经第1天的确切日期，询问月经周期是否正常。②测量<u>宫底高度和腹围</u>：根据测量结果估计胎儿体重。估算公式：胎儿体重＝宫底高度(cm)×腹围(cm)+200（已入盆者加500）。③B超测胎头双顶径>8.5 cm提示胎儿体重>2 500 g，胎儿发育成熟。④<u>检测羊水卵磷脂/鞘磷脂(L/S)比值≥2提示胎儿肺成熟</u>。⑤检测羊水肌酐值≥176.8 μmol/L，提示胎儿肾成熟。⑥检测羊水胆红素类物质，OD450<0.02提示胎儿肝成熟。⑦检测羊水含脂肪细胞计数，橘黄色细胞>20%，提示胎儿皮肤成熟。

4. 胎儿先天畸形及遗传性疾病的宫内诊断 ①妊娠早期取绒毛或中期取羊水行染色体核型分析。②B超检查无脑儿、脊柱裂及脑积水等畸形胎儿。③抽取羊水测定酶诊断胎儿代谢缺陷病。④取孕妇外周血提取胎儿细胞行遗传学检查。⑤羊膜腔胎儿造影，诊断胎儿体表畸形及泌尿系统、消化系统畸形。

单元测试题

1. 产前检查中属产科检查的是 （　　）
   A. 血液检查　　　　　　B. 推算预产期　　　　　C. 心电图　　　　　　D. 腹部四步触诊
   E. 测血压
2. 进行产前系列检查应从 （　　）
   A. 确定早孕之日起　　　B. 妊娠12周起　　　　　C. 妊娠16周起　　　　D. 妊娠20周起
   E. 妊娠24周起
3. 关于产前检查正确的是 （　　）
   A. 自28周起每4周1次
   B. 16～32周期间每2周1次，自32周起每周1次
   C. 28周前每2周1次
   D. 28～36周期间每2周1次，自37周起每周1次
   E. 20～36周期间每2周1次，36周起每周1次
4. 胎儿成熟度的判断最可靠的方法是 （　　）
   A. 超声检查　　　　　　B. 推算胎儿体重　　　　C. 胎儿身长　　　　　D. 检测雌三醇值
   E. 测量宫高、腹围
5. 对胎儿发育的描述，正确的是 （　　）
   A. 8周末从外观可分辨男女　　　　　　　　　　　B. 12周末B超可见胎心搏动
   C. 20周末可听到胎心　　　　　　　　　　　　　　D. 24周末体重约为1 000 g
   E. 32周末出生后生命力弱
6. 不能反映胎盘功能的检查是 （　　）
   A. 胎动计数　　　　　　B. 血和尿中HCG测定　　C. B超　　　　　　　　D. 血清胎盘生乳素测定
   E. 孕妇尿雌三醇(E3)测定
7. 孕妇，29岁，尿hCG阳性，B超确诊为早孕，护士对其进行健康指导，正确的是 （　　）
   A. 32周后避免性生活　　　　　　　　　　　　　　B. 28周后每天数胎动一次
   C. 休息时取平卧位　　　　　　　　　　　　　　　D. 孕期可选择盆浴
   E. 便秘时可使用泻药
8. 一般孕妇开始自觉胎动的时间是妊娠 （　　）
   A. 12～16周　　　　　　B. 18～20周　　　　　　C. 20～24周　　　　　D. 24～28周
   E. 28～30周
9. 妊娠期妇女便秘的护理措施应**除外** （　　）
   A. 多食蔬菜水果　　　　B. 多饮水　　　　　　　C. 适当运动　　　　　D. 自行服用缓泻药
   E. 排便时尽量保持体位舒适

10. 孕妇32岁,末次月经为2011年12月4日,其预产期应为(月减3或加9,日期加7) ( )
    A. 2012年9月11日   B. 2012年6月11日   C. 2012年7月11日   D. 2012年6月7日
    E. 2012年9月7日

11. 患者,女,25岁,停经60天,恶心、呕吐2周,2~4次/天。护士采取正确的护理是 ( )
    A. 输液治疗   B. 绝对卧床休息   C. 口服镇吐药   D. 流质
    E. 鼓励孕妇少量、多次进食

12. 孕妇,32岁,妊娠32周。护士在孕妇产前检查时指导其计数胎动的方法,并交代立即就诊的指标是当12小时胎动计数少于 ( )
    A. 10次   B. 15次   C. 20次   D. 25次
    E. 30次

13. 女性,38岁,足月2次,流产2次,无早产,现有子女1人。护士记录其生育史,正确的方法是(生育史可简写为足月产数—早产数—流产数—现有子女数;"G₃P₁"表示孕3产1) ( )
    A. 2—0—2—1   B. 2—1—0—1   C. 1—1—0—2   D. 0—2—1—2
    E. 1—2—0—1

14. 超声检查可见妊娠的最早时间是妊娠 ( )
    A. 4周   B. 5周   C. 6周   D. 7周
    E. 8周

15. 给未婚妇女做妇科检查时,首选的检查是 ( )
    A. 电子阴道镜检查   B. 直肠-腹部诊   C. 外阴检查   D. 三合诊
    E. 经阴道子宫、双附件超声

16. 如果末次月经的第一日为2009年1月5日,该孕妇的预产期应是(月减3或加9,日期加7) ( )
    A. 2009年9月12日   B. 2009年10月12日   C. 2010年9月12日   D. 2010年10月12日
    E. 2010年11月5日

17. 下列哪项不属于产科检查内容 ( )
    A. 腹部检查   B. 骨盆测量   C. 肛检   D. 阴道检查
    E. 血压、体重测量

18. 某孕妇26岁,孕28周,产前检查正常。现咨询自我监护胎儿的方法,护士应指导其采用 ( )
    A. 测宫高、腹围   B. 胎儿电子监护   C. 胎教   D. 自测胎动
    E. B超

19. 开始在孕妇腹壁听到胎心音的孕周是 ( )
    A. 8~10周   B. 12~16周   C. 18~20周   D. 24~28周
    E. 30~32周

20. 孕产妇,初妊娠50天,在"妇儿卫生保健咨询日"向护士咨询孕期哪段时间应禁止性生活,正确的回答是在妊娠 ( )
    A. 2个月内及最后1个月   B. 2个月内及最后2个月
    C. 3个月内及最后半个月   D. 3个月内及最后1个月
    E. 3个月内及最后3个月

21. 孕妇,24岁,妊娠20周来院进行产前检查,目前产妇进行产前检查的频率应当是 ( )
    A. 每1周一次   B. 每2周一次   C. 每3周一次   D. 每4周一次
    E. 每5周一次

22. 孕妇产前检查时,护士测量腹围的部位,正确的测量位置是 ( )
    A. 测量耻骨联合至剑突长度   B. 测量肋弓下缘平面绕腹周长
    C. 腹部最膨隆处绕腹周长   D. 测量耻骨联合至宫底长度
    E. 测量髂前上棘平面绕腹周长

23. 孕妇,29岁,尿HCG阳性,超声检查:宫内孕6周,对其孕期健康指导正确的是 ( )
    A. 妊娠初期8周内谨慎用药   B. 妊娠30周后进行乳房护理
    C. 28周后每天数胎动1次   D. 妊娠12~28周避免性生活
    E. 胎心率在160~180次/分

24. 产检项目中能够反映胎儿生长发育状况最重要的指标是 ( )
    A. 孕妇体重   B. 胎方位   C. 宫高与腹围   D. 胎动
    E. 胎心率

第三节 生长发育

一、生长发育的规律及影响因素

（一）**生长发育的连续性和阶段性** 生长发育是一个连续不断的过程，但不同年龄阶段生长发育的速度不同，具有阶段性。如体重和身长的增长在生后6个月内生长最快，尤其是前3个月，出现生后第1个生长高峰，至青春期生长发育速度又**加快**，出现第2个生长高峰。

（二）**各系统器官发育的不平衡性** 各系统的发育**快慢不同**。神经系统发育（较早）先快后慢；生殖系统发育（较晚）先慢后快；淋巴系统则先快后回缩；年幼时皮下脂肪发育较发达；肌肉组织到学龄期才发育加速。

（三）**生长发育的顺序性** 由上到下（由头到尾）、由近至远、由粗到细、由低级到高级、由简单到复杂的顺序。

（四）**生长发育的个体差异性** 生长发育虽按一定规律发展，但在一定范围内受遗传、性别、环境、教养等因素的影响而存在相当大的个体差异，到青春期差异更明显。

（五）**影响生长发育的因素** 遗传因素和环境因素是影响小儿生长发育的两个最基本因素。

1. 遗传因素 受父母双方遗传因素的影响，如皮肤、头发的颜色，相貌特征，身材高矮，性成熟的早晚，对疾病的易感性等。性别也可造成生长发育的差异。内分泌功能对小儿生长发育起着调节作用，特别是脑垂体、甲状腺和性腺的作用尤为明显。若甲状腺功能低下，造成体格矮小、智力障碍（呆小症）；垂体功能低下，表现出侏儒症。

2. 环境因素 ①孕母在妊娠期间的疾病、营养、接触放射线及药物等因素都可影响胎儿在宫内正常发育。②营养是小儿生长发育的物质基础，年龄越小受营养因素的影响越大。③良好的居住环境、合理的生活制度以及和谐的家庭氛围能促进小儿的生长发育，反之，则带来不良影响。④疾病和药物：急性疾病常使体重减轻，慢性疾病可影响其体重和身高的增长；内分泌疾病常引起骨骼生长和神经系统发育迟缓。

二、体格生长常用指标及其意义

（一）**体重** 为各器官、组织和体液的总重量，是小儿体格生长的代表，**体重**是营养状况的重要指标。临床给药、输液、热量的给予常依据**体重计算**。测量体重的方法：**首先核准磅秤，宜在清晨，应空腹，排空大小便后，只穿贴身衣裤，不穿鞋**。

小儿年龄越小，体重增长速度越快。正常新生儿出生体重平均为3 kg。出生后第1个月增加1~1.5 kg，**3个月时体重是出生时的2倍(6 kg)**，**1周岁时增至出生时的3倍(9 kg)**；**2岁时增至出生体重的4倍(12 kg)**。2~12岁时体重平均每年增长约2 kg，推算公式如下：①1~6个月：体重(kg)＝出生体重(kg)＋月龄×0.7(kg)。②7~12个月：体重(kg)＝6(kg)＋月龄×0.25(kg)。③**2~12岁：体重(kg)＝年龄×2＋8(kg)**。

小儿体重个体差异的范围，一般不应超过平均数的±10%。若体重超过均值20%为肥胖，若体重低于均值的15%为营养不良。

（二）**身高（长）** 指从头顶至足底的全身长度，是反映**骨骼发育**的重要指标。3岁以下婴儿采用仰卧位测量为身长；3岁以后立位测量为身高。年龄越小增长越快。正常新生儿出生时身长平均为50 cm；6个月为65 cm，1周岁时达到**75 cm**；2周岁约85 cm；2岁后平均每年增长5~7 cm。**2~12岁身高(cm)＝年龄×7＋70(cm)**。

若身高低于均值30%以上即为矮小，如甲状腺功能减低、生长激素缺乏、长期营养不良、严重佝偻病等疾病均可引起。

（三）**坐高（顶臀长）** 从头顶至坐骨结节的长度称坐高，出生时坐高为身高的67%，6岁时为55%。

（四）**头围** 经眉弓上缘、枕后结节绕头一周的长度为头围，其反映**脑和颅骨**的发育。出生时平均为34 cm，6个月44 cm，**1岁时46 cm**，2岁时48 cm，5岁时50 cm，15岁时54~58 cm（接近成人）。头围测量在2岁以下最有价值，头围过小提示头小畸形或脑发育不良；头围过大则提示为脑积水。

（五）**胸围** 沿乳头下缘水平绕胸一周的长度为胸围。胸围反映胸廓、胸背肌肉、皮下脂肪及肺的发育程度。出生时平均为32 cm，比头围小1~2 cm。**1岁时胸围与头围大致相等，约46 cm**。1岁至青春期前胸围超过头围的厘米数(cm)约等于小儿岁数减1。

（六）**腹围** 平脐（小婴儿以剑突与脐之间的中点）水平绕腹一周的长度为腹围。2岁前腹围与胸围大约相等，2岁后腹围较胸围小。患腹部疾病如有腹水时需测量腹围。

（七）**上臂围** 沿肩峰与尺骨鹰嘴连线中点的水平绕上臂一周的长度称上臂围，代表上臂骨骼、肌肉、皮下脂肪和皮肤的发育水平以评估小儿营养状况。在无条件测量小儿体重和身高时，可测量左上臂围以筛查5岁以下小儿的营养状况。>13.5 cm为营养良好；12.5~13.5 cm为营养中等；<12.5 cm为营养不良。

（八）**牙** 人的一生有乳牙20颗，恒牙32颗两副牙。生后自6个月左右（4~10个月）乳牙开始萌出，12个月未萌出者为乳牙萌出延迟。**2~2.5岁出齐**。2岁以内乳牙数目为月龄减4~6。6岁左右萌出第1颗恒牙，12岁出第2颗恒磨牙，17~18岁萌出第3颗恒磨牙（智齿）。

（九）**囟门** 婴儿出生时前囟为1.5~2.0 cm，至**1~1.5岁时应闭合**。前囟过小或早闭见于头小畸形；前囟迟闭、过大见于**佝偻病**、先天性甲状腺功能减低症等；**前囟饱满常提示颅内压增高**，见于脑积水、脑瘤、脑出血等疾病，而前囟凹陷则见于极度消瘦或脱水者。后囟出生时很小或闭合，最迟生后6~8周闭合。

三、感觉运动功能和语言发育

(一)感觉

1. 视觉 出生时已有感光反应,第2个月能注视物体,3~4个月头眼协调较好,追寻活动的物体或人;第4~5个月开始认识母亲和奶瓶;6~7个月目光可随上、下移动的物体垂直方向转动;8~9个月可以注视远距离的物体;1.5~2岁两眼调节好,能区别各种图形;2岁时可区别垂直线与横线;5岁时能区别颜色;6岁时视深度已充分发育,视力达1.0。

2. 听觉 出生时鼓室无空气,听力差;半个月后即有听力,3个月时有定向反应,听到悦耳声音时会微笑;6~7个月可区别父母的声音,唤名有反应;1岁时开始区别语言的意义,听懂自己的名字;1~2岁能听懂简单的吩咐;3岁能区别不同的声音;4岁听觉发育完善。

3. 嗅觉和味觉 出生时嗅觉和味觉已基本发育成熟;3~4个月时能区别好闻和难闻的气味;4~5个月对食物味道的微小改变很敏感,故应合理添加各类辅食,以适应不同味道的食物。

4. 皮肤感觉发育 皮肤感觉可分为触觉、痛觉、温度觉和深感觉。新生儿触觉已很敏感,尤其以嘴唇、面颊、手掌、脚掌、前额和眼睑等部位最敏感。出生时痛觉已存在,但较迟钝,疼痛出现时易泛化,2个月后逐渐改善。温度觉很灵敏,尤其对冷的反应,如出生时遇冷则啼哭。

(二)运动功能 运动功能发育分为大动作和细动作的发育。大(粗)动作包括抬头、坐、爬、站、走、跑、跳。大动作发育过程可归纳为"2抬3(4)翻6会坐,7滚8爬周会走(数字代表月龄)"。新生儿直立时出现踏步反射和立足反射;5~6个月扶立时双下肢可负重,并能上下跳动;8个月时可扶站片刻,背、腰、臀部能伸直;10个月左右能扶走;11个月时能独站片刻;15个月时可独自走稳;18个月时已能跑及倒退走;2岁时能并足跳;2岁半时能单足跳1~2次;3岁时双足交替走下楼梯;5岁时能跳绳。

细动作指手的精细捏弄动作。3~4个月时握持反射消失,开始有意识地用双手取物,6~7个月时能用单手抓物,独自玩弄小物品,出现换手与捏、敲等探索性动作;9~10个月时可用拇、示指取物;12~15个月时学会用勺,乱涂画;18个月时能叠2~3块积木;2岁能叠6~7块积木,会翻书。细动作归纳:"一握三抓六会敲,九(十)用两指周会勺。"

(三)语言 语言发展经过发音、理解和表达3个阶段。6个月龄能听懂自己的名字;7个月龄能发"妈妈"、"爸爸"复音,但无意识;10~11个月龄有意识叫"爸爸、妈妈"。12个月龄能说简单的单词,如"再见""没了";1.5~2岁能用简单语言表达自己的需要。

(四)时间概念 小儿1岁末开始有空间和时间知觉;3岁能辨别上下;4岁能辨别前后;4~5岁开始有时间概念,如早晚、今天、明天和昨天等;5岁能辨自身的左右。

(五)神经反射 小儿出生时就存在,出生后3~6个月逐渐消失,如觅食反射、拥抱反射、吸吮反射、握持反射等。

单元测试题

1. 4个月小儿可能的动作是 ( )
 A. 会坐 B. 会爬 C. 会跑 D. 会滚
 E. 会翻身

2. 某1岁小儿因畏食就诊,应首先检查 ( )
 A. 身高 B. 体重 C. 乳牙 D. 胸围
 E. 头围

3. 2岁小儿体重大约等于其出生体重的 ( )
 A. 1.5倍 B. 2.5倍 C. 3倍 D. 4倍
 E. 6倍

4. 3岁小儿,身高90 cm,体重14 kg,牙20颗,腕部骨化中心4个,可考虑 ( )
 A. 佝偻病 B. 肥胖症 C. 营养不良 D. 正常范围
 E. 身材高大

5. 判断骨骼发育情况的重要指标是 ( )
 A. 出牙数目 B. 头围、胸围 C. 开始站立的时间 D. 身长
 E. 囟门闭合时间

6. 4岁发育正常的小儿,其平均身高约为(年龄×7+70) ( )
 A. 80 cm B. 84 cm C. 86 cm D. 94 cm
 E. 98 cm

7. 一健康小儿体重18 kg,身长100 cm。其年龄约为(2~12岁:年龄×2+8(kg)) ( )
 A. 3岁 B. 4岁时 C. 5岁时 D. 6岁时
 E. 7岁时

8. 小儿,1岁7个月,乳牙数目估计有(如正常10个月婴儿乳牙一般为:"10−6~10−4"=4~6枚) ( )
 A. 月龄减2 B. 月龄减3~4 C. 月龄减4~6 D. 月龄减10
 E. 月龄减7~8

9. 小儿听觉发育完成年龄为 ( )
   A. 2岁 B. 5岁 C. 3岁 D. 4岁
   E. 7岁
10. 正常小儿能用简单的语言表达自己需要的年龄(月)是(此时小儿心理发展特征具有明显的自主性) ( )
    A. 8~9个月 B. 10~12个月 C. 1.5岁~2岁 D. 3岁
    E. 3.5岁
11. 小儿有上下空间概念的年龄为 ( )
    A. 1岁半 B. 2岁半 C. 3岁 D. 4岁
    E. 5岁
12. 人体发育成熟最晚的系统是 ( )
    A. 神经系统 B. 淋巴系统 C. 消化系统 D. 呼吸系统
    E. 生殖系统
13. 生长发育遵循的规律正确的是 ( )
    A. 自下而上 B. 由远到近 C. 由细到粗 D. 由简单到复杂
    E. 由高级到低级
14. 小儿时间概念开始于 ( )
    A. 1~2岁 B. 4~5岁 C. 3~4岁 D. 5~6岁
    E. 7岁左右
15. 患儿,男,2岁,神志清楚,二便正常,体格检查:头围48 cm、胸围49 cm,身长85 cm,该小儿的体重是 ( )
    A. 6 kg B. 8 kg C. 10 kg D. 12 kg
    E. 14 kg
16. 正常小儿的头围与胸围大致相等的年(月)龄是 ( )
    A. 出生时 B. 6个月 C. 1岁时 D. 2岁时
    E. 3岁时
17. 小儿,1岁,体检示体格发育正常。护士为其测得头围大约是 ( )
    A. 35 cm B. 36 cm C. 46 cm D. 42 cm
    E. 44 cm
18. 某小儿,体重9.8 kg,身长75 cm,头围46 cm,胸围46 cm,其年龄应是(1岁身高75 cm、体重9 kg、头围与胸围大致相等46 cm) ( )
    A. 8个月 B. 10个月 C. 12个月 D. 14个月
    E. 16个月
19. 评价小儿生长发育的最常用指标是 ( )
    A. 运动能力 B. 体重、身高、头围、胸围等
    C. 语言发育程度 D. 智力发育情况
    E. 对外界的反应能力
20. 正常8个月婴儿,体重大约为(7~12个月:6(kg)+月龄×0.25(kg)) ( )
    A. 6.8 kg B. 7.4 kg C. 8.8 kg D. 8 kg
    E. 9.2 kg
21. 小儿乳牙出齐的时间是(乳牙萌出延迟是指12个月未萌出乳牙者) ( )
    A. 1岁~1岁半 B. 1岁半~2岁 C. 2岁~2岁半 D. 2岁半~3岁
    E. 3岁~3岁半

(22~23题共用题干)
某男孩,8岁,参加学校的体能训练,为了了解其身体发育情况,对其进行相关指标测量。
22. 按生长发育公式,此年龄儿童的体重为(2×年龄+8) ( )
    A. 18 kg B. 20 kg C. 24 kg D. 28 kg
    E. 30 kg
23. 按生长发育公式,此年龄儿童的身长应是(年龄×7+70) ( )
    A. 100 cm B. 126 cm C. 140 cm D. 150 cm
    E. 155 cm
24. 按运动功能的发育规律,小儿开始能坐的月龄一般为 ( )
    A. 3~4个月 B. 5~7个月 C. 8~9个月 D. 9~10个月
    E. 10~12个月

第二十一章 生命发展保健

25. 小儿脊柱出现腰椎向前凸的年龄是(2～3个月时随抬头动作的发育出现颈椎前凸,6个月后会坐时出现胸椎后凸,1岁左右开始行走时出现腰椎向前凸) （　　）
    A. 3个月　　　　　B. 6个月　　　　　C. 1岁　　　　　D. 3岁
    E. 4岁

26. 视深度充分发育,视力达到1.0的年龄是 （　　）
    A. 3岁　　　　　B. 6岁　　　　　C. 10岁　　　　　D. 11岁
    E. 13岁

27. 小儿出生时即存在,出生后3～4个月消失的神经反射是 （　　）
    A. 觅食反射　　　B. 膝跳反射　　　C. 跟腱反射　　　D. 瞳孔反射
    E. 腹壁反射

28. 一健康小儿会翻身,能笑出声,并能抓面前物体,但尚不能认识熟人和陌生人,其月龄可能是 （　　）
    A. 2～3个月　　　B. 6～7个月　　　C. 4～5个月　　　D. 8～9个月
    E. 10～11个月

(29～31题共用题干)
健康男婴,6个月。出生体重3.5 kg,身长50 cm,头围34 cm,今来医院做健康体检。

29. 预计该婴儿的体重应当为 （　　）
    A. 5.5 kg　　　　B. 6.0 kg　　　　C. 6.6 kg　　　　D. 7.0 kg
    E. 7.7 kg

30. 预计该婴儿的身长应当为(出生时身长平均为50 cm,6个月时为65 cm,1周岁时达到75 cm,2周岁约85 cm) （　　）
    A. 55 cm　　　　B. 65 cm　　　　C. 75 cm　　　　D. 85 cm
    E. 112 cm

31. 预计该婴儿可以完成的动作是 （　　）
    A. 会做　　　　　B. 会滚　　　　　C. 会爬　　　　　D. 会站
    E. 会走

32. 小儿前囟晚闭、过大见于 （　　）
    A. 佝偻病　　　　B. 小头畸形　　　C. 脑积水　　　　D. 颅内压增高症
    E. 脑瘤

33. 有关小儿前囟的描述,哪项是错误的 （　　）
    A. 出生时为1.5～2.0 cm
    B. 生后数月随头围增大而略增大
    C. 至1～1.5岁时闭合
    D. 前囟闭合过迟见于小头畸形
    E. 前囟饱满、紧张、隆起表示颅内压增高

34. 婴儿开始有意识地模仿成人的发音,如"妈妈""再见""谢谢"等,这时婴儿的年龄大约为 （　　）
    A. 5个月　　　　B. 6个月　　　　C. 8个月　　　　D. 12个月
    E. 10～11个月

35. 判断小儿体格发育的主要指标是 （　　）
    A. 体重、身高　　B. 牙齿、囟门　　C. 运动发育水平　D. 语言发育水平
    E. 智力发育水平

36. 与婴幼儿智力发育密切相关的内分泌腺是 （　　）
    A. 下丘脑　　　　B. 腺垂体　　　　C. 神经垂体　　　D. 甲状腺
    E. 胰腺

37. 新生儿出生时存在,以后逐渐消失的神经反射是 （　　）
    A. 角膜反射　　　B. 拥抱反射　　　C. 结膜反射　　　D. 瞳孔反射
    E. 吞咽反射

38. 对儿童生长发育规律的描述,错误的是 （　　）
    A. 生长发育是一个连续的过程
    B. 生长发育遵循一定的顺序
    C. 有一定的个体差异性
    D. 各系统器官发育的速度一致
    E. 生长发育是由低级到高级

39. 8个月女婴,提示其发育正常的运动特征是(2抬3翻6会坐,7滚8爬周会走) （　　）
    A. 会抬头　　　　B. 会翻身　　　　C. 会爬行　　　　D. 用手握玩具
    E. 独自行走

40. 为小儿测体重的时,错误的做法是 （　　）
    A. 脱去衣库鞋袜后进行
    B. 测量前应先校正磅秤为零点
    C. 尽量在同一磅秤上称量
    D. 进食后立即进行

E. 晨起空腹排尿后进行
41. 一婴儿扶腋下能站立,两手能各握一玩具,能喃喃地发出单音节,能伸手取物。根据这些表现,该婴儿的最可能的月龄为 (　　)
　　A. 3个月　　　　B. 5个月　　　　C. 7个月　　　　D. 9个月
　　E. 10个月
42. 最能反映婴儿营养状况的体格发育指标是 (　　)
　　A. 胸围　　　　B. 牙齿　　　　C. 身长　　　　D. 体重
　　E. 头围
43. 小儿男,现体重9 kg。会走,能叫"爸爸"、"妈妈",尚不能自主控制大小便。该小儿的月龄最可能是 (　　)
　　A. 5个月　　　　B. 6个月　　　　C. 12个月　　　　D. 10个月
　　E. 18个月
44. 小儿男,10月龄。常规生长发育监测报前囟未闭合,家长担心发育不正常。护士告知家长正常小儿前囟闭合的月龄是 (　　)
　　A. 10～11月　　　B. 12～18月　　　C. 20～22月　　　D. 24～30月
　　E. 48月
45. 婴儿期就可以开始的早教训练是 (　　)
　　A. 刷牙训练　　　B. 坐姿训练　　　C. 穿衣训练　　　D. 大小便训练
　　E. 学习习惯训练

婴儿6个月时能双手向前支撑住独坐,8个月时能独立坐稳并能左右转身。7～9个月婴儿可练习爬行、站立、坐下和迈步;10～12个月婴儿,可鼓励学走路。

第四节　小儿保健

一、小儿年龄阶段的划分及各期特点

1. **胎儿期**　从受精卵形成至胎儿出生后脐带结扎为胎儿期,约40周(280天)。
2. **新生儿期**　自胎儿出生脐带结扎到生后满28天称为新生儿期。胎龄满28周(体重≥1 000 g)至出生7足天,称围生期,包括胎儿晚期、分娩期和出生后的第1周。此期发病率高,死亡率最高,特别是新生儿早期(生后1周内)。
3. **婴儿期**　自出生至1周岁为婴儿期。此期为小儿体格、动作和认知能力生长发育最迅速的时期,呈现小儿的第一个生长高峰。出生6个月后,婴儿体内来自母体的IgG抗体逐渐减少,母体IgM抗体不能通过胎盘,故小儿易患革兰阴性细菌感染。自身免疫功能尚未成熟,易患各种感染和传染性疾病。神经系统发育较快,是早期开发智能的最佳时期。
4. **幼儿期**　1～3周岁小儿。此期生长发育速度较前稍减慢,但智能发育迅速,特别是语言发育,自我意识增强,自主性和独立性表现不断发展;开始独立行走,活动范围扩大,但对危险的识别和自我保护能力有限,因此意外伤害和中毒发生率高。故应加强监护。
5. **学龄前期**　3周岁后至6～7岁的小儿。此期特点是:体格发育平稳,智能发育更加完善;求知欲强,好问、好学、好模仿;个性开始形成;此时小儿具有高度可塑性,应注意培养小儿良好的道德品质和生活能力,为入学做准备。
6. **学龄期**　入小学始(6～7岁)到青春期前为学龄期。此期除生殖系统外,小儿各系统器官外形均已接近成人,智能发育更加成熟。该期是接受系统科学文化教育的重要时期。
7. **青春期**　第二性征出现到生殖功能基本发育成熟、身高停止增长的时期称青春期。其年龄范围一般11～20岁,女孩青春期开始和结束年龄都比男孩早2年左右。女孩从11～12岁到17～18岁,(月经初潮是女孩青春期标志)男孩从13～14岁到18～20岁为青春期。此期儿童的体格生长发育再次加速,出现第二次高峰,生殖系统迅速发育,并渐趋成熟。

二、不同年龄期小儿的保健特点

1. **新生儿期保健**　生后1周内的新生儿是保健的重点。①要注意保暖:新生儿房间应阳光充足,通风良好,室内温度保持在22～24 ℃,早产儿室温24～26 ℃,相对湿度为55%～65%。②提倡母乳喂养。③按时接种卡介苗和乙肝疫苗。④早期教育:新生儿的视、听、触觉已初步形成,应培养新生儿对周围环境的定向力及反应能力,应鼓励父母在与新生儿的互动中积极建立情感联结,如多搂抱、抚摸新生儿,对新生儿说话、唱歌等,促进新生儿神经心理发育。
2. **婴儿期保健**　婴儿出生后,2小时可按需喂养,提倡母乳喂养,合理添加辅食,指导断奶;定期做健康检查和体格测量;预防异物吸入及窒息;促进生长发育;完成基础计划免疫。
3. **幼儿期保健**　①保证均衡的营养,小儿18个月左右出现生理性厌食,应帮助家长了解儿童进食的特点,指导家长合理的喂养方法和技巧。②合理安排小儿生活和培养良好生活习惯。③预防疾病和意外,进行生长发育系统监测。④完成计划免疫,小儿最易发生意外的年龄为幼儿期。大小便训练是幼儿期的主要保健工作。
4. **学龄前期保健**　继续生长发育监测;加强早期教育,培养独立生活能力和良好的道德品质;加强体格锻炼,增强体质;防治传染病,防止意外发生;加强托幼机构的管理。

5. **学龄期保健** 加强体格锻炼;培养良好的生活习惯和卫生习惯;培养良好的品格;加强学校卫生指导;促进德、智、体全面发展。

6. **青春期保健** 保证充足的营养;形成健康的生活方式;加强青春期生理、心理和性教育;培养良好的品德,以保证青少年身心健康。肥胖患儿采用低脂肪、低糖类及高蛋白饮食。

三、计划免疫

计划免疫是指科学地规划和严格实施对所有婴幼儿进行的**基础免疫**及随后适时的"**加强**"免疫。

(一)免疫方式及常用制剂

1. **主动免疫及常用制剂** 主动免疫是指给易感者接种特异性抗原,以刺激机体产生特异性免疫抗体,从而产生主动免疫力。这是预防接种的主要内容。产生的抗体持续时间一般为1~5年。在完成基础免疫后,还要适时安排加强免疫,巩固免疫效果。常用的免疫制剂有:①**菌苗**:用细菌菌体制成,包括死菌苗和活菌苗。死菌苗较安全、但产生免疫力不高,如霍乱、百日咳、伤寒菌苗等;活菌苗有效期短,产生的免疫力持久,效果好。如卡介苗、鼠疫等。②**疫苗**:用病毒或立克次体接种于动物、鸡胚或组织培养,经处理后形成。灭活疫苗有乙型脑炎和狂犬病疫苗等,减毒活疫苗有脊髓灰质炎疫苗、麻疹疫苗和乙肝疫苗等。③**类毒素**:用细菌所产生的外毒素加入甲醛,使其变成无毒性而仍有抗原性的制剂,如破伤风类毒素和白喉类毒素等。

2. **被动免疫及常用制剂** 被动免疫指未接受主动免疫的易感者在接触传染病后,可给予相应的抗体,使之立即获得免疫力。抗体留在机体的时间短暂,一般约3周,故只能用于应急预防和治疗。如婴儿对某些传染病有一定的抵抗能力,主要是通过胎盘从母体中获得**IgG**。生后5~6个月小儿从母亲获得的抗体日渐消失。常用的免疫制剂有特异性免疫血清、丙种球蛋白及胎盘球蛋白等,其中特异性免疫血清包括抗毒素、抗菌血清和抗病毒血清。

(二)我国卫生部规定的儿童计划免疫程序 见表21-1。

表21-1 儿童计划免疫程序

预防病名	结核病	脊髓灰质炎	麻疹	百日咳、白喉、破伤风	乙型肝炎
接种疫苗	卡介苗	脊髓灰质炎减毒活疫苗糖丸	麻疹减毒活疫苗	百白破疫苗	乙型肝炎疫苗
初种次数	1	3	1	3	3
初种年龄	生后2~3天至2个月内	第1次2个月 第2次3个月 第3次4个月	8个月以上易感儿	3、4、5月各1针	出生后24小时内、1月龄、6月龄各1针
接种方法	左上臂三角肌上缘皮内注射	口服	上臂外侧皮下注射	有吸附制剂者臀肌或三角肌内注射,无吸附制剂者三角肌下缘皮下注射	三角肌内注射
每次剂量	0.1 ml	1丸	0.2 ml	0.5 ml	5 μg
复种	7岁、12岁	4岁时加强1次	7岁时加强1次	1.5~2岁用百白破混合制剂、7岁用吸附白破二联类毒素	1周岁复查;成功者3~5年内加强;失败者重复基础免疫
注意事项	2个月以上婴儿接种前应做PPD试验,阴性者才能接种	冷开水送服或含服,服后1小时内禁热饮	接种前1个月及接种后2周避免用胎盘球蛋白、丙种球蛋白剂	2次接种可间隔4~12周	

小结提示:儿童免疫接种:"出生乙肝卡介苗,二月脊灰炎正好,三四五月百白破,八月麻疹岁乙脑"。

(三)注意事项

1. **安排适当场所** 冬季室内应温暖,接种用品及急救用品摆放有序。做好解释工作,消除紧张、恐惧心理,最好在饭后进行接种,以免晕针。观察药液有**无发霉、异物、凝块、变色或冻结**等情况,若药液异常,立即停止使用。

2. **严格掌握禁忌证** ①一般禁忌证:包括急性传染病、严重慢性及消耗性疾病、活动性肺结核、化脓性皮肤病、过敏体质、有癫痫或惊厥史的小儿等。②特殊禁忌证:**发热或1周内腹泻4次/天以上的儿童,严禁服用脊髓灰质炎活疫苗糖丸;近1个月注射过丙种球蛋白者,不能接种活疫苗**。

3. 严格按照规定的剂量、次数、间隔时间接种;仔细核对儿童姓名、年龄以及疫苗名称,做好登记;严格无菌操作;剩余药液在空气中放置不能超过2小时;接种时用2%碘酊及75%乙醇溶液消毒皮肤,**接种活疫苗、菌苗时,只用75%乙醇溶液消毒**,否则活疫苗、菌苗易被碘酊杀死,影响接种效果。接种后剩余活疫苗应烧毁。

(四)**预防接种反应及处理** ①局部反应:接种后数小时至24小时,局部可出现红、肿、热、痛,有时伴有淋巴结肿大,持续2～3日。局部反应可用干净毛巾热敷。②全身反应:接种后24小时内出现不同程度的体温升高,多为低热,持续1～2日。全身反应一般对症处理,多饮水。若高热持续不退,应到医院诊治。③**过敏性休克**:接种后数秒或数分钟内出现**面色苍白、皮肤花纹、四肢湿冷、脉细速**等。此时应使患儿平卧,头稍低,注意保暖,吸氧,并立即**皮下注射1:1 000肾上腺素0.5～1 ml**,必要时可重复注射,待病情稍稳定后尽快转至医院抢救。④晕针:在接种时或几分钟内,出现头晕、心慌、面色苍白、出冷汗、手足冰凉、心跳加快等症状。此时应置患儿平卧,头稍低,保持安静,饮少量热开水或糖水,必要时针刺人中、合谷穴。数分钟后不恢复正常者,皮下注射1:1 000肾上腺素0.5～1 ml。⑤过敏性皮疹:荨麻疹最为多见,一般于接种后几小时至几天内出现,服用抗组胺药物即可。⑥全身感染:有严重原发性免疫缺陷或继发性免疫功能遭受破坏者,接种活菌(疫)苗后可扩散为全身感染,应对症治疗。

单元测试题 1

1. 新生儿期是指 ( )
   A. 从出生到生后满29天 B. 从出生到生后满28天
   C. 从出生到生后满30天 D. 从孕期28周到生后2周
   E. 从孕期28周到生后1周

2. 父母抱2岁小儿到儿保门诊咨询,护士对其进行保健指导,应重点强调 ( )
   A. 鼓励小儿自己进食 B. 保证睡眠12小时
   C. 训练定时排便 D. 室内相对湿度为55%～65%
   E. 防止包被过严

3. 初次接种百白破联合制剂的月龄是 ( )
   A. 1个月 B. 2个月 C. 3个月 D. 4个月
   E. 5个月

4. 3岁小儿常向家长执意表达自己的需要,其心理发展特征是 ( )
   A. 能克服自卑感 B. 集体意识很强
   C. 个性已形成 D. 有明显的自主性
   E. 具有独立解决问题的能力

5. 属于新生儿期接种的疫苗是 ( )
   A. 破伤风 B. 乙肝疫苗 C. 麻疹减毒活疫苗 D. 百白破混合制剂
   E. 白喉

6. 婴幼儿患呼吸道及肠道感染的免疫特点是(新生儿易患革兰阴性细菌感染的原因是体内缺乏IgM) ( )
   A. 血清中IgA缺乏 B. 血清中IgG缺乏 C. 血清中IgM缺乏 D. 分泌型IgA缺乏
   E. 免疫功能低下

7. 幼儿期保健最关键的是 ( )
   A. 培养兴趣爱好 B. 防治传染病 C. 预防意外发生 D. 培养良好的生活习惯
   E. 加强早期教育

8. 患儿,女,生后3天,已按时完成疫苗接种,体格检查正常,准备出院。家长询问第二次乙肝疫苗接种的时间,护士回答正确的是 ( )
   A. 1个月 B. 2个月 C. 3个月 D. 4个月
   E. 5个月

9. 患儿,男,10岁,为预防流行性感冒,自愿接种流感疫苗。接种过程中小儿出现头晕、心悸、面色苍白、出冷汗;查体:体温36.8℃,脉搏130次/分,呼吸25次/分,诊断为晕针。此时,护士应为患儿采取正确的卧位是 ( )
   A. 头低足高位 B. 头高足低位 C. 侧卧位 D. 俯卧位
   E. 平卧位

10. 社区护士在新生儿护理的讲座中介绍婴儿对某些传染病有一定的抵抗力,其中主要是通过胎盘从母体获得 ( )
    A. IgD B. mIgD C. sIgD D. IgG
    E. IgM

11. 在小儿计划免疫中,以下哪项不属基础免疫制品 ( )
    A. 卡介苗 B. 百白破联合制剂 C. 脊髓质炎疫苗 D. 麻疹疫苗
    E. 流感疫苗
    世界卫生组织推荐的预防接种4种疫苗是卡介苗、百白破联合制剂、脊髓质炎疫苗、麻疹疫苗。

12. 小儿易发生意外伤害的时期是 ( )
    A. 新生儿期 B. 婴儿期 C. 幼儿期 D. 青春期
    E. 学龄期

13. 下列哪项心理沟通方式适用于护理8个月婴儿 （　　）
    A. 搂抱与抚摸　　B. 多做游戏　　C. 适时鼓励　　D. 社会交流
    E. 因势利导

（14～16题共用题干）
8岁小儿，晨空腹接种流脑疫苗，数分钟后出现头晕、心慌、面色苍白、出冷汗、心跳加快等症状。

14. 此接种后出现的反应最可能是 （　　）
    A. 接种后出现局部反应　　B. 接种后出现全身反应
    C. 晕针　　D. 接种后出现过敏反应
    E. 接种后出现局部强反应

15. 出现此反应后立即 （　　）
    A. 输氧　　B. 用镇静剂　　C. 静脉补液　　D. 胸外心脏按压
    E. 平卧休息

16. 如果数分钟不恢复，应注射 （　　）
    A. 阿托品　　B. 尼可刹米　　C. 肾上腺素　　D. 抗过敏药物
    E. 葡萄糖酸钙

17. 我国采用围生期的规定是指 （　　）
    A. 从妊娠满28周至产后1周　　B. 从妊娠满28周至产后2周
    C. 从妊娠满36周至产后1周　　D. 从妊娠满36周至产后4周
    E. 从胎盘形成至产后1周

18. 青春期生长发育最大的特点是 （　　）
    A. 神经系统发育成熟　　B. 内分泌调节稳定
    C. 体格生长　　D. 生殖系统迅速发育，并渐趋成熟
    E. 以上都是

19. 小儿从母体获得的抗体从何时起日渐消失 （　　）
    A. 生后1～2个月　　B. 生后3～4个月
    C. 生后5～6个月　　D. 生后10～12个月
    E. 生后7～8个月

20. 发病率和死亡率最高的时期是 （　　）
    A. 新生儿期　　B. 围生期　　C. 婴儿期　　D. 幼儿期
    E. 学龄前期

21. 人一生中生长发育最迅速的时期是 （　　）
    A. 幼儿期　　B. 婴儿期　　C. 学龄前期　　D. 学龄期
    E. 青春期

22. 儿童体格生长发育出现第二次高峰的时期是 （　　）
    A. 幼儿期　　B. 婴儿期　　C. 学龄前期　　D. 学龄期
    E. 青春期

23. 小儿第一次口服脊髓灰质炎疫苗的时间为 （　　）
    A. 初生　　B. 生后1个月　　C. 生后2个月　　D. 生后4～6个月
    E. 生后8～10个月

24. 新生儿保健的重点是 （　　）
    A. 指导体格锻炼　　B. 重视早期教育　　C. 建立访视制度　　D. 生长发育监测
    E. 培养良好习惯

25. 下列哪种疾病不属于基础免疫的范围(包括主动免疫和被动免疫) （　　）
    A. 麻疹　　B. 白喉　　C. 结核病　　D. 破伤风
    E. 流行性腮腺炎

26. 患儿，男，5岁。由家长带到预防保健科接种流感疫苗。接种前，护士应特别注意向家长询问患儿的哪项近况 （　　）
    A. 饮食情况　　B. 发热情况　　C. 小便情况　　D. 大便情况
    E. 睡眠情况

27. 某医院预防保健科护士在执行流感疫苗接种操作前，发现部分疫苗出现混浊现象。护士应采取的措施是 （　　）
    A. 停止接种，通知疾控中心　　B. 先接种疫苗，再报医院处理
    C. 就地销毁，记录经过　　D. 先接种疫苗，报卫生局处理
    E. 停止接种，报告医院相关部门处理

28. 给婴儿口服脊髓灰质炎减毒活疫苗时,正确的做法是 ( )
    A. 用温热水送服   B. 用热开水送服   C. 冷开水送服或含服   D. 热开水溶解后服用
    E. 服后半小时可饮用热牛奶

29. 新生儿时期应预防接种的疫苗是 ( )
    A. 乙肝疫苗、乙脑疫苗   B. 麻疹疫苗、卡介苗
    C. 卡介苗、乙肝疫苗   D. 百白破疫苗、脊髓灰质炎疫苗
    E. 脊髓灰质炎疫苗、乙脑疫苗

30. 小儿的自我概念开始形成的时期是 ( )
    A. 婴儿期   B. 幼儿期   C. 学龄前期   D. 学龄期
    E. 青春期

31. 患儿,男,因早产住院治疗。现患儿3个月,需补种卡介苗。正确的做法是 ( )
    A. PPD试验阴性再接种   B. 4个月后再接种
    C. 立即接种   D. 与百白破疫苗同时接种
    E. PPD试验阳性再接种

32. 患儿,女,15天,母乳喂养,每天8～10次,体重3.2 kg,家长询问小儿室内应保持的温度,护士告知的是 ( )
    A. 16～18 ℃   B. 20～22 ℃   C. 22～24 ℃   D. 24～26 ℃
    E. 28 ℃

33. 26岁女士,接种乙肝疫苗一天后出现低热、食欲不振。该患者出现上述症状最可能的原因是 ( )
    A. 中毒反应   B. 正常反应   C. 过敏反应   D. 特异性反应
    E. 排斥反应

34. 卡介苗接种的时间是在出生后 ( )
    A. 2～3天   B. 7～10天   C. 1个月   D. 3个月
    E. 6个月

35. 8个月男婴,在社区准备接种麻疹(减毒活)疫苗。护士在为其消毒时,应采用的消毒剂是 ( )
    A. 2%碘酊   B. 0.5%碘附   C. 0.9%生理盐水   D. 75%乙醇
    E. 90%乙醇

"接种活疫(菌)苗时,只能用75%乙醇溶液消毒。否则活疫苗、菌苗易被碘酊杀死,影响接种效果"。

36. 幼儿期是指 ( )
    A. 出生～1岁   B. 出生～2岁   C. 1岁～3岁   D. 3岁～5岁
    E. 4岁～6岁

37. 可使人体产生对结核菌获得性免疫力的预防措施是 ( )
    A. 及早发现并治疗病人   B. 普及结核病预防知识
    C. 进行卡介苗接种   D. 消毒衣物,隔离病人
    E. 加强锻炼,增强体质

38. 接种活疫苗时,可用作皮肤消毒的是 ( )
    A. 75%乙醇   B. 95%乙醇   C. 0.5%碘附   D. 2%碘酊
    E. 生理盐水

39. 2个月婴儿来院体检。护士指导家长每日定时播放音乐,近距离和孩子说话,在房间内张贴鲜艳图片,拿颜色鲜明能发声的玩具逗引孩子,其目的是促进该婴儿 ( )
    A. 新陈代谢   B. 神经精神发育
    C. 消化吸收功能   D. 体格发育
    E. 内分泌系统发育

(40～43题共用题干)

患儿,女,3个月。母亲带其女儿到保健门诊接种百白破混合制剂。

40. 接种前,护士应询问的内容不包括 ( )
    A. 家族史   B. 疾病史   C. 过敏史   D. 目前健康状况
    E. 接种史

因为百白破的第一针是在3个月打的。所以根本没有接种史。以下情况者慎用:家族和个人有惊厥史者、患慢性疾病者、有癫痫史者、过敏体质者。

41. 接种结束后,错误的健康指导是 ( )
    A. 可以立即回家   B. 多饮水   C. 多休息   D. 饮食不需忌口
    E. 观察接种的反应

42. 接种后,小儿出现烦躁不安、面色苍白、四肢厥冷、脉搏细速等症状。该患儿可能发生了 ( )
   A. 低钙血症　　　　B. 过敏性休克　　　　C. 全身反应　　　　D. 全身感染
   E. 低血糖
43. 患儿母亲非常焦虑,不停哭泣。针对患儿母亲的心理护理,错误的是 ( )
   A. 告诉其患儿目前状况　　　　　　　　B. 告诉其当前采取的措施及原因
   C. 告诉其不可陪伴,以免交叉感染　　　D. 告知其以往类似情况的处理效果
   E. 帮助其选择缓解焦虑情绪的方法
44. 脊髓灰质炎疫苗属于 ( )
   A. 灭活疫苗　　　　B. 减毒活疫苗　　　　C. 类毒素疫苗　　　　D. 组分疫苗
   E. 基因工程疫苗

四、小儿的营养与喂养

（一）能量与营养素的需要

1. 能量　是维持机体新陈代谢的物质基础。**机体所需能量主要来自糖类、脂肪**,其次蛋白质。小儿对能量需要包括5个方面。①基础代谢所需（婴儿基础代谢所需占总能量的60%）。②生长发育需要:这一部分热能消耗为小儿所特有。所需热量与生长速度成正比,若饮食所供给的热量不足,生长发育即会停顿或迟缓。婴儿此项热量占总热量的25%~30%。③食物特殊动力作用。④活动所需。⑤排泄损失能量。

根据小儿年龄、体重及生长速度估计每日所需要的能量:**一般婴儿每日约需** 460 kJ/kg(**110 kcal/kg**),以后每增加3岁减42 kJ/kg(10 kcal/kg),到15岁时约为250 kJ/kg(60 kcal/kg)。

2. 营养素　①蛋白质:是组织细胞生长、修复的重要物质,其供给能量占总能量的10%~15%。母乳喂养婴儿约需2 g/(kg·d),牛乳喂养婴儿约需3.5 g/(kg·d),混合喂养者约需4 g/(kg·d)。1岁以后供给量逐渐减少,至青春期又增加。②脂肪:是供能营养素。婴儿期提供能量占总能量的35%~50%,年长儿为25%~30%。③糖类（碳水化合物）:是供能营养素,其所供给的能量占总能量**50%~60%**。④水:年龄越小需水量相对越多,**婴儿每日约需水量150 ml/kg**,以后每增长3岁减少25 ml/kg,成人每日为45~50 ml/kg。⑤维生素和矿物质为非供能物质,对调节体内各种代谢过程和生理活动,维持正常生长发育起极重要作用,每日膳食需要量在100 mg以上的元素为常量元素。体内除氢、氧、氮、碳4种基本元素外,钠、钙、磷、镁、钾、氯、硫亦为常量元素。铁、铜、锌、硒、碘及氟等均为微量元素。婴幼儿最易缺乏的元素是**钙、铁、锌和铜**。

（二）婴儿喂养

1. 母乳喂养　**母乳**是婴儿最理想的**天然食品**。现主张婴儿生后**半小时**内开奶,且**按需哺乳**。产后4~5天以内的乳汁为初乳,脂肪含量少而蛋白质较多（主要为分泌型免疫球蛋白A）;5~14天为过渡乳,含脂肪最高而蛋白质和矿物质逐渐减少;**14天至9个月为成熟乳**,质较稳定,量随乳儿增长而增加;**10个月以后为晚乳**,各种营养成分均有所下降,量也减少。

(1) 母乳喂养的优点:①营养丰富,比例合适。蛋白质、脂肪、糖比例适宜,为1:3:6;人乳中以**清蛋白**多,酪蛋白少,易于消化吸收;**乙型乳糖**含量丰富,促进双歧杆菌、乳酸杆菌生长同时抑制大肠埃希菌生长,减少腹泻的发生;所含的**不饱和脂肪酸较多**,形成的脂肪球小,易于吸收。**钙、磷比例为2:1**,有利于钙的吸收。微量元素如锌、铜、碘较多。铁含量虽与牛乳相同,但人乳铁吸收率（49%）高于牛奶（4%）。②增强免疫,母乳中含丰富的**分泌型IgA(sIgA)**和大量免疫活性细胞,如**乳铁蛋白**、巨噬细胞、淋巴细胞和中性粒细胞等及较多溶菌酶、**双歧因子**等抗感染物质,具有增强婴儿免疫力作用。③喂哺能增加母婴情感交流,使婴儿获得安全感,促进心理与社会适应性的发育。④母亲哺乳时可产生催乳激素,促进子宫收缩,加速子宫复原;可抑制排卵,有利于计划生育;降低乳腺癌和卵巢癌的发病率。⑤喂哺简便:温度适宜、不易污染且安全。

(2) 母乳喂养的护理:鼓励母乳喂养,增进乳母健康,指导正确哺乳。①现主张胎儿娩出脐带结扎后将婴儿裸体置于母亲胸前进行皮肤接触（不能少于半小时）,同时吸吮乳头,以促使产妇乳汁早分泌、多分泌。②喂哺前,先做好清洁准备,更换尿布,洗手,清洁乳头。宜采取坐位,怀抱婴儿,使其头、肩部枕于母亲哺乳侧肘弯部,婴儿口含住乳头及大部分乳晕而不致堵鼻,母亲另一手将整个乳房托起（导致乳头皲裂最主要的原因是哺乳姿势**不正确**）。每次尽量使一侧乳房排空后,再喂另一侧,下次哺乳时则先吃未排空的一侧。喂毕将婴儿抱直,头部靠在母亲身上,轻拍背部,使空气排出,然后将婴儿保持**右侧卧位**,**防止婴儿溢乳**。③在婴儿满月前,**提倡按需哺乳**,以促使乳汁分泌。随婴儿的成长,吸吮量逐渐增多,可开始采定时喂养,一般2个月以内每3小时1次,昼夜7次或8次;3~4个月约6次。每次哺乳时间15~20分钟。④乳母患急慢性传染病,如肝炎、结核等,或重症心、肝肾疾病时均不宜喂哺新生儿,患乳腺炎者应暂停患侧哺喂。⑤断奶期是一个从完全依靠乳类喂养逐渐过渡到多元化食物的过程。一般生后**4~5个月**开始添加辅食。断奶在10~12个月为宜。若遇夏季热或婴儿体弱多病时,可推迟断奶时间,**但最迟不超过18个月**。

2. 混合喂养　母乳不足,需要添喂牛、羊或其他代乳品时为混合喂养。方法有补授法和代授法。

3. 人工喂养　母亲因某种原因不能给母乳喂养时,完全采用配方奶或其他兽乳,如牛乳、羊乳、马乳喂养婴儿,称人工喂养。**牛乳成分不适合婴儿**,主要是乳糖低于人乳,**且为甲型乳糖**,有利于大肠埃希菌的生长;蛋白质以**酪蛋白**为主,易在胃中形成较大的凝块;牛乳不饱和脂肪酸低于人乳;矿物质含量较高,加重了肾脏负荷,故牛乳喂养婴儿还需补充水分;与

人乳的最大区别是**缺乏各种免疫因子**。**牛乳的调配**,主要是稀释,可加水或米汤,使酪蛋白浓度降低,凝块变小;加糖5%~8%;煮沸3分钟。生后1~2周新生儿可用2:1乳(2份鲜牛乳加1份水),以后渐增至3:1或4:1乳,至1~2个月后即不必稀释。牛乳的需要量,一般可按婴儿所需总能量来计算。婴儿每日需要总能量为418~460 kJ/kg(**100~110 kcal/kg**),每日需水量为 150 ml/kg。每 100 ml 牛乳所含能量约为 290kJ(70 kcal/kg),加糖 8 g 可增加能量 134 kJ(32 kcal/kg),**含糖8%的牛奶100 ml 可供给能量 418 kJ(100 kcal/kg)**。计算乳量方法如下:

例如:3个月婴儿,体重5 kg,每日需要8%糖牛乳量:每日所需液体量=150 ml×5=750 ml;每日所需8%糖牛乳=110 ml×5=550 ml;除牛乳外供水量=750 ml-550 ml=200 ml;每日所需糖量=550 ml×8%=44 g;全日牛乳量可分5~6次哺喂,两次喂奶之间可喂**水**。

牛乳制品包括鲜牛奶、全脂奶粉、蒸发奶、婴儿配方奶粉及其乳类和代乳品等。人工喂养和婴儿断离母乳时应首选配方奶粉。若无条件选用配方奶粉而用全脂奶粉时,其奶粉与水的比例按容量计算为1:4,按重量计算为1:8。鲜奶配制时,应稀释、加糖、煮沸。人工喂养如选用羊奶时,注意补充**维生素 B₁₂**和叶酸,**防止巨幼细胞性贫血**。

4. 添加辅食

(1) 添加原则:①添加方式:循序渐进,从少到多,从稀到稠(1汁4泥7末10调粥),从细到粗,由一种到多种,逐步过渡到固体食物。②添加时机:天气炎热或患病期间,应减少辅食量或暂停辅食,以免造成消化不良。③食物质量:添加的食品应单独制作,不要以成人食物代替辅食。

(2) 添加顺序:见表21-2。

表21-2 添加辅食顺序

月龄	食物性状	添加辅食	供给营养素
0.5~3	流质食物	鱼肝油、果汁、菜汁	维生素A、维生素C、维生素D和矿物质
4~6	泥状食物	米汤、米糊、稀粥、**蛋黄(补铁)**、豆腐、动物血、菜泥、水果泥、鱼泥	补充热能、动物、植物蛋白质、铁、维生素、纤维素、矿物质
7~9	末状食物	粥、烂面、饼干、蛋、鱼、肝泥、肉末	补充热能、动物蛋白质、铁、锌、维生素
10~12	软碎食物	稠粥、软饭、面条、馒头、豆制品、碎肉	补充能量、维生素、蛋白质、矿物质、纤维

单元测试题 2

1. 全脂乳粉调配成鲜牛奶浓度的调配方法是 ( )
   A. 按重量1:6,按容积1:4
   B. 按重量1:4,按容积1:6
   C. 按重量1:4,按容积1:8
   D. 按重量1:8,按容积1:4
   E. 按重量1:8,按容积1:6

2. 患儿,女,早产,母乳喂养,经过10天观察,身体状况良好,医生通知家长接其出院。护士应给予的正确指导是 ( )
   A. 培养良好的生活习惯
   B. 训练按时排便
   C. 及早添加辅食
   D. 预防感染
   E. 预防外伤

3. 4个月正常女婴,生理性哭闹的原因最常见的是(为小儿提供能量的主要营养素是碳水化合物"糖类") ( )
   A. 口渴和饥饿
   B. 断乳
   C. 尿布潮湿
   D. 要挟家长
   E. 昆虫叮咬

4. 2岁小儿,因喂养不当、偏食,身高和体重均低于同龄的孩子。护士告诉家长为小儿提供能量的营养素是 ( )
   A. 维生素
   B. 蛋白质
   C. 糖类
   D. 微量元素
   E. 膳食纤维

5. 下列数值中,反映婴儿每日每千克对能量和水的需要量是 ( )
   A. 377 kJ(90kcal),80 ml
   B. 418 kJ(100kcal),120 ml
   C. 439 kJ(105kcal),180 ml
   D. 502 kJ(105kcal),200 ml
   E. 460 kJ(110kcal),150 ml

6. 正常婴儿开始添加辅食的年龄是 ( )
   A. 2个月
   B. 4个月
   C. 6个月
   D. 8个月
   E. 10个月

7. 7个月小儿可添加的辅食种类为 ( )
   A. 碎肉和菜汤
   B. 烂面和鸡蛋
   C. 面条和青菜汤
   D. 带馅的食品
   E. 碎肉和饼干

8. 患儿,女,10个月,母乳喂养,6个月开始添加辅食,小儿生长发育良好,家长询问断奶的最佳月龄,正确的是 ( )
   A. 4~5个月
   B. 6~7个月
   C. 8~9个月
   D. 10~12个月
   E. 14~16个月

第二十一章 生命发展保健

9. 婴儿为了补充铁剂,最早需要添加的辅助食品是 ( )
   A. 新鲜水果　　　　B. 蔬菜　　　　C. 粥　　　　D. 蛋黄
   E. 牛奶
10. 小儿能量需要最多的时期是(婴儿期生长发育最快) ( )
    A. 婴儿期　　　　B. 幼儿期　　　　C. 学龄期　　　　D. 青春期
    E. 学龄前期
11. 正常儿童,其每日所需总热量中哪些是小儿特有的 ( )
    A. 基础代谢　　　　B. 排泄损失　　　　C. 运动　　　　D. 生长发育
    E. 食物特殊动力作用
12. 最早开始母乳喂养应在出生后 ( )
    A. 30分钟内　　　　B. 1小时内　　　　C. 6小时内　　　　D. 24小时内
    E. 48小时内
13. 母乳喂养时间最迟不超过 ( )
    A. 6个月　　　　B. 8个月　　　　C. 12个月　　　　D. 18个月
    E. 24个月
14. 1岁以内婴儿生长发育所需能量占总能量的 ( )
    A. 15%~25%　　　　B. 25%~30%　　　　C. 35%~40%　　　　D. 45%~50%
    E. 55%~60%
15. 鱼肝油添加应开始于(2周~3个月) ( )
    A. 出生后24小时　　　　B. 出生后2周内　　　　C. 出生后4周　　　　D. 出生后2个月
    E. 出生后4个月
16. 辅食添加原则**除外** ( )
    A. 从少到多　　　　B. 由稠到稀　　　　C. 从细到粗　　　　D. 生病时应避免添加新种类
    E. 逐步添加
17. 羊乳喂养的小儿易发生(羊乳维生素B_{12}和叶酸含量较少) ( )
    A. 感染性贫血　　　　B. 缺铁性贫血　　　　C. 溶血性贫血　　　　D. 地中海贫血
    E. 营养性巨幼细胞贫血
18. 鼓励母乳喂养的措施中,**不正确**的是 ( )
    A. 母婴同室　　　　　　　　　　　　　B. 按需哺乳
    C. 增加哺乳次数　　　　　　　　　　　D. 两次哺乳间给婴儿加少量糖水
    E. 早接触早哺乳
19. 患儿,9个月。单纯羊乳喂养。为预防营养性巨幼细胞性贫血,护士可向家长推荐的富含叶酸的食品有 ( )
    A. 甜食　　　　B. 腌制品　　　　C. 海产品　　　　D. 干果类
    E. 新鲜绿叶蔬菜
20. 初产妇,顺产。给予母乳喂养指导,正确的是 ( )
    A. 每隔2小时喂哺1次　　　　　　　　B. 婴儿睡眠期间禁忌喂养
    C. 产后哺乳期不需避孕　　　　　　　D. 早开奶指产后2小时即开始哺乳
    E. 婴儿吸吮时,口要含住全部乳头及大部分乳晕
21. 护士为产妇讲述母乳喂养的方法时,介绍避免母亲乳头皲裂最主要的措施是 ( )
    A. 用吸乳器将乳汁吸出后喂养　　　　B. 喂乳后消毒乳头
    C. 喂哺前清洁乳头　　　　　　　　　D. 保持新生儿正确吸吮母乳的姿势
    E. 沐浴时用鱼肝油软膏

(22~23题共用题干)
足月新生儿,出生体重3 000 g,身长50 cm,母乳喂养。

22. 哺乳后竖抱起婴儿并轻拍其背是为了 ( )
    A. 增强食欲　　　　B. 促进消化　　　　C. 安慰婴儿　　　　D. 防止溢乳
    E. 亲子接触
23. 喂奶后婴儿应采取的卧位是 ( )
    A. 右侧卧位　　　　B. 左侧卧位　　　　C. 仰卧位　　　　D. 俯卧位
    E. 半坐卧位
24. 患儿,男性,7个月,混合喂养,辅食添加过程中出现腹泻3天入院。护士查体:神志清,精神好,口唇略干,皮肤弹性稍差,前囟轻度凹陷。该护士立即对家长进行健康教育,但应**除外** ( )
    A. 讲解添加辅食的原则　　　　　　　B. 讲解如何做好病情观察,动态对比

C. 讲述脱水补液的方法 D. 讲解保护臀部皮肤的方法
E. 讲解预防腹泻的知识

25. 体重6 kg的婴儿,每天需要8%糖牛奶和水量是 ( )
    A. 8%糖牛奶 660 ml,水 240 ml   B. 8%糖牛奶 550 ml,水 240 ml
    C. 8%糖牛奶 750 ml,水 260 ml   D. 8%糖牛奶 660 ml,水 300 ml
    E. 8%糖牛奶 1 000 ml,不必再加水

26. 某健康女婴,10天,每日喂哺次数为(满月前提倡按需哺乳) ( )
    A. 4~5次   B. 5~6次   C. 6~7次   D. 7~8次
    E. 按需喂哺

27. 护理刚刚出生的新生儿,鼓励其母母乳喂养,指导以下各阶段母乳中营养价值最高的是 ( )
    A. 初乳   B. 晚期乳   C. 配方乳   D. 过渡乳
    E. 成熟乳

28. 按热量计算,5 kg婴儿每日需要8%含糖牛乳量为(100~110 kcal/kg) ( )
    A. 100~110 ml   B. 200~220 ml   C. 400~440 ml   D. 500~550 ml
    E. 600~660 ml

29. 计算小儿能量需要时,应参考的指标是小儿的 ( )
    A. 身长   B. 胸围   C. 头围   D. 体重
    E. 坐高

30. 母乳喂养丰富,比例合适,最适合婴儿需要及消化吸收。母乳中所含蛋白质、脂肪、糖的比例是 ( )
    A. 6:3:1   B. 3:1:6   C. 1:3:6   D. 6:1:3
    E. 2:1:6

31. 正常婴儿,每日每千克体重需要热量 ( )
    A. 377~418 kJ(90~100 kcal)   B. 418~460 kJ(100~110 kcal)
    C. 439~418 kJ(105~100 kcal)   D. 460~502 kJ(110~120 kcal)
    E. 502~544 kJ(120~130 kcal)

32. 6个月以内小儿最理想的食品是 ( )
    A. 母乳   B. 牛乳   C. 羊乳   D. 全脂奶粉
    E. 乳儿糕

33. 母乳中可增加小儿免疫功能的成分是 ( )
    A. 乳酪蛋白   B. 不饱和脂肪酸   C. 甲型乳糖   D. 乳酯酶
    E. 乳铁蛋白

34. 母乳中哪项与抗感染有关 ( )
    A. 含乳白蛋白   B. 钙磷比例适宜   C. 含脂酶   D. 不饱和脂肪酸
    E. 含SIgA

35. 女婴,4个月,足月儿,体检指标正常,此月龄最适合添加的辅食是 ( )
    A. 鱼肝油   B. 饼干   C. 粥   D. 土豆泥
    E. 烂面

36. 幼儿饮食中蛋白质、脂肪、糖类三大营养素所供热量的比例分别为 ( )
    A. 5%~10%、40%~55%、50%~60%   B. 5%~10%、35%~50%、60%~70%
    C. 10%~15%、35%~50%、50%~60%   D. 10%~15%、35%~50%、60%~70%
    E. 15%~20%、35%~50%、60%~70%

37. "初乳"适于新生儿喂哺,其主要因素是 ( )
    A. 乳白蛋白多   B. 不饱和脂肪酸多   C. 抗体含量高   D. 铁含量高
    E. 钙、磷比例为2:1

38. 促进母乳喂养成功的措施,错误的是 ( )
    A. 对所有保健人员进行技术培训   B. 向孕妇宣传母乳喂养的好处
    C. 帮助母亲早开奶   D. 实行母婴同室
    E. 实行按时哺乳

(39~41题共用题干)
5个月健康小儿,体重6 kg,用牛奶人工喂养。

39. 每天需要的总能量应为(110 kcal/kg) ( )
    A. 450 kcal   B. 500 kcal   C. 550 kcal   D. 600 kcal
    E. 660 kcal

40. 如采用8%的牛奶,每天应给 ( )
    A. 500 ml   B. 550 ml   C. 600 ml   D. 660 ml
    E. 700 ml

41. 目前该小儿可以添加辅食,但应**除外** ( )
    A. 菠菜泥   B. 白菜泥   C. 米粉   D. 肉末
    E. 苹果泥

42. 人体的热能营养素是 ( )
    A. 糖类、维生素、矿物质   B. 糖类、脂肪、蛋白质
    C. 脂肪、糖类、维生素   D. 蛋白质、脂肪、维生素
    E. 蛋白质、糖类、微量元素

43. 3个月女婴,体重5 kg,母亲因患乳腺炎不能喂养母乳,改为牛乳喂养,每日需8%糖牛乳量为(8%含糖牛奶每100 ml 能提供100 kcal热量,1岁以内婴儿每天需110 kcal热量,即需8%含糖牛奶110 ml) ( )
    A. 450 ml   B. 500 ml   C. 550 ml   D. 650 ml
    E. 750 ml

44. 女婴,4个月。足月儿,体检指标正常,此月龄最适合添加的辅食是 ( )
    A. 蛋黄   B. 饼干   C. 粥   D. 烂面
    E. 土豆泥

45. 婴儿喂养的最佳食品是(6个月内小儿最理想的食品是母乳) ( )
    A. 纯母乳   B. 全脂奶粉   C. 母乳加奶粉   D. 母乳加辅食
    E. 婴儿配方奶粉

46. 初产妇,顺产后第4天,新生儿采用母乳喂养。产妇诉乳房胀,乳汁排出不畅。首先应采取的措施是 ( )
    A. 冷敷乳房   B. 生麦芽煎服   C. 新生儿多吮吸   D. 芒硝外敷乳房
    E. 口服 己烯雌酚

47. 小儿喂养中,若供给糖的比例过少,机体会氧化脂肪产能。此时,机体最可能出现的病理生理改变是 ( )
    A. 脱水   B. 水中毒   C. 酸中毒   D. 碱中毒
    E. 氮质血症

48. 某胎龄35周早产儿,生后32天。冬天出生,母乳喂养。体重已由出生时的2.0 kg增至3.0 kg。现在可以添加的辅食和添加的目的(生后2周可口服维生素D)是 ( )
    A. 米汤,以补充热量   B. 菜汤,以补充矿物质
    C. 蛋黄,以补充铁   D. 软面条,以保护消化道
    E. 鱼肝油,以补充维生素 D

49. 纯母乳喂养多长时间最好(联合国儿童基金会认为最佳的婴儿喂养方法是在出生后6个月内进行纯母乳喂养) ( )
    A. 2个月   B. 4个月   C. 6个月   D. 9个月
    E. 12个月

第五节　青春期保健

青春期是由儿童过渡到成年的时期,是小儿生长发育的最后阶段,也是一生中决定体格、体质、心理、智力发育和发展的关键时期。

一、青春期的特点

(一) 体格及性器官发育迅速　此期生长发育在性激素的作用下明显加快,表现为体重、身高明显增加,**体格发育呈现第二个高峰期**,并有明显的性别差异。

(二) 心理与社会适应能力发展相对缓慢　心理水平尚处于从幼稚向成熟发展的过渡时期,思维方式还处于从经验型向理论型的过渡,看待事物带有很大的片面性及表面性。

1. 反抗性与依赖性　由于青少年产生了强烈的成人感,具有强烈的独立意识,他们常处于一种与成人相抵触的情绪状态中。但是,内心并没有完全摆脱对成人的依赖,希望得到更多精神上的理解、支持和保护。

2. 闭锁性与开放性　青少年的内心活动丰富,但表露于外的东西却少,自我闭锁的程度增加,他们又常感到孤独和寂寞,希望有人来关心和理解他们。

3. 自满和自卑　青少年尚不能确切地认识自己的能力,偶然的成功可使他们认为自己很优秀;偶然的失败,可使他们认为自己很无能而自卑。

二、青春期保健

(一) 加强营养　必须供给充足能量、蛋白质、维生素及矿物质(如铁、钙、碘等)等营养素。防止营养不良、过度偏食或挑食。

(二)健康教育

1. **培养青少年良好的卫生习惯** 重点加强少女的经期卫生指导,如保持生活规律,避免受凉、剧烈运动及重体力劳动,注意会阴部卫生,避免坐浴等。

2. **保证充足睡眠** 青少年需要充足的睡眠和休息以满足此期迅速生长的需求,应养成早睡早起的睡眠习惯。家长和其他成人应起到榜样和监督作用。

3. **养成健康的生活方式** 在社会不良因素的影响下,青少年会染上吸烟、饮酒等不良习惯,甚至有的青少年染上酗酒、吸毒及滥用药物的恶习,应加强正面教育,利用多种方法大力宣传吸烟、酗酒、吸毒及滥用药物的危害作用,帮助其养成健康的生活方式。

青春痘又叫**痤疮**或粉刺,是皮肤毛囊及皮脂腺阻塞、发炎所引发的一种皮肤病。青春期时,皮脂腺分泌更多油脂,毛囊和皮脂腺因此堆积许多物质,使油脂和细菌附着,引发皮肤红肿的反应。由于这种症状常见于青年男女,所以才称它为"**青春痘**"。此时应注意皮肤卫生、多吃清淡的食物,保持乐观情绪,忌烟、酒,禁挤压。

4. **性教育** 性教育是青春期健康教育的一个重要内容,家长、学校和保健人员可通过交谈、宣传手册、上卫生课等方式对青少年进行性教育。提倡正常的男女学生之间的交往,劝导学生不谈恋爱,并自觉抵制黄色书刊、录像等的不良影响。

(三)**法制和品德教育** 青少年思想尚未稳定,易受外界一些错误和不健康的因素影响。因此,青少年需要接受系统的法制教育,学习助人为乐、勇于上进的道德风尚,自觉抵制腐化堕落思想影响。

(四)**预防疾病和意外** 重点防治结核病、风湿病、沙眼、屈光不正、龋齿、肥胖、**神经性厌食**、月经不调和脊柱侧弯等,每年健康体检1次,早期发现、早期治疗。意外创伤和事故是青少年,尤其是男性青少年常见的问题,应继续进行安全教育。**自杀**在女性青少年中多见,必要时可对其进行心理治疗。**月经来潮是青春期的重要标志**,标志着性功能成熟。

(五)**心理健康指导** 常见的心理行为问题为出走、自杀和对自我形象不满等。家庭及社会应给予重视,并采取积极的措施解决此类问题。

单元测试题

1. 患儿,男,14岁,近日来,出现肩部增宽,唇长出胡须,对其正确的健康教育是 ( )
   A. 进行正确的性教育   B. 保证正常时间睡眠   C. 保证正常饮食   D. 剧烈体育活动
   E. 经常坐浴,保持清洁

2. 青春期最突出的表现是 ( )
   A. 接受教育的最佳时期   B. 生长发育速度变慢,语言及动作能力提高较快
   C. 生长发育最迅速时期   D. 意外发生率高
   E. 生长发育旺盛,生殖器官迅速发育成熟

3. 青春期是指 ( )
   A. 1~3岁   B. 3~6岁   C. 6~12岁   D. 18~35岁
   E. 女孩从11~12岁开始至17~18岁,男孩从13~14岁开始至18~20岁

4. 对青少年痤疮的护理措施,不恰当的是 ( )
   A. 多吃清淡的食物   B. 不吸烟,不饮酒
   C. 保持乐观情绪   D. 保持皮肤清洁
   E. 挤净痤疮内容物

5. 患儿,女,15岁。担心肥胖而节食1年余,近半年来患儿食欲差,厌食,考虑为神经性厌食症。对该患儿处理最适合的是 ( )
   A. 长期服用促消化药物   B. 培养健康的性心理
   C. 顺应患儿心理   D. 安排丰富的业余生活
   E. 引导其树立正确的审美观

6. **13岁女生**,因月经初潮来门诊咨询。该女生自述对月经初潮来临很紧张,害怕身体出现疾病,近期情绪难控制,心神不定,烦躁不安,常与他人争吵。护士针对其进行保健指导,以下**不正确**的是 ( )
   A. 告知其月经是女性的正常生理现象   B. 鼓励其多与他人交流,多参加文娱活动
   C. 讲授有关青春期生理知识、性教育   D. 嘱其月经期以卧床休息为主
   E. 月经期注意保暖,最好不游泳

7. 对青春期孩子实施心理行为指导的重点是 ( )
   A. 对学生生活适应性的培养   B. 预防疾病和意外教育
   C. 加强品德教育   D. 性心理教育
   E. 社会适应性的培养

8. **青春期女孩的第二性征不包括** ( )
   A. 智齿萌出   B. 月经初潮   C. 骨盆变宽   D. 脂肪丰满

E. 出现阴毛

9. 青春期心理与行为最突出的特点是 ( )

A. 身心发展的矛盾性　　　　　　　　　　B. 形成新的同伴关系

C. 思维方式成熟　　　　　　　　　　　　D. 情绪状态稳定

E. 有强烈独立自主的意识

第六节　妇女保健

一、目的

目的在于通过积极的普查、预防保健及监护和治疗措施,开展以维护生殖健康为核心的贯穿妇女各期的保健工作,降低孕产妇及围生儿死亡率,减少患病率和伤残率,控制某些疾病发生及性疾病的传播,从而促进妇女身心健康。

二、妇女病普查普治与劳动保护

健全妇女保健网络,定期对育龄妇女进行妇女常见病及良、恶性肿瘤的普查工作,每1~2年普查1次,中老年妇女以**防癌**为重点(40岁以上每年查1次,40岁以下每2年查1次),做到早期发现、早期诊断及早期治疗,提高妇女生命质量。针对普查结果,制定预防措施,降低发病率,提高治愈率,维护妇女健康。我国根据妇女的生理特点,制定一系列法规确保女职工在劳动中的安全和健康,《女职工劳动保护规定》、《女职工生育待遇若干问题的通知》、《中华人民共和国妇女权益保障法》、《母婴保健法》等。

三、妇女各期

(一)青春期保健　青春期保健以预防为重点。一级预防为培养良好的健康行为而给予的保健指导。二级预防通过学校保健,定期体格检查,早期发现各种疾病和行为异常,减少或避免诱发因素。三级预防是青春期女性疾病的治疗和康复。

(二)围婚期保健　婚前医学检查是对准备结婚的男女双方进行的医学检查。

(三)生育期保健　加强孕产期保健,及时诊治高危孕产妇;给予计划生育指导;加强疾病普查及卫生宣传,以便早期发现疾病,早期治疗。

(四)围生期保健

1. 孕前期保健　指导夫妻双方选择最佳的受孕时期,确保优生优育。女性生育年龄在21~29岁为佳,男性生育年龄在23~30岁为好。

2. 孕期保健　加强母儿监护,确保孕妇和胎儿在妊娠期间的安全。妊娠满7个月后不得安排夜班劳动;不得从事频繁弯腰、攀高和下蹲的作业。不允许降低女职工怀孕期、产期、哺乳期的基本工资或解除劳动合同。

3. 分娩期保健　确保分娩顺利,母儿安全。

4. 产褥期保健　预防并发症的发生,促进产后生理功能的恢复。

5. 产后检查及计划生育指导　包括产后访视及产后健康检查。产后访视开始于产妇出院后3日内、产后14日和28日,共3次。了解产妇恢复及母乳喂养情况,及时给予正确指导和处理。产褥期内禁止性交。产假为90天,其中产前休息15天,难产增加15天。

6. 哺乳期保健　促进和扶持母乳喂养。纯母乳喂养6个月,加辅食后继续母乳喂养到1岁。帮助母亲在产后半小时内哺乳,实行母婴同室,鼓励按需哺乳。指导在哺乳期间合理用药及采取正确的避孕措施,如工具避孕或产后3~6个月后放置宫内节育器,不宜采取药物避孕和延长哺乳期的方法。哺乳时间为1年,每班工作应给予两次哺乳时间,不得安排夜班或加班。

(五)围绝经期保健　主要目的是提高围绝经期妇女的自我保健意识和生活质量。①指导保持外阴部清洁,防止感染。②每1~2年定期进行1次妇科常见疾病和肿瘤筛查。③指导妇女进行缩肛运动,每日2次,每次15分钟以预防子宫脱垂和张力性尿失禁发生。④应用激素替代疗法或补充钙剂等防治围绝经期综合征和骨质疏松。⑤指导避孕至停经1年以上,宫内节育器绝经1年后取出。

(六)老年期保健　参见第二十一章第七节老年保健的内容。

单元测试题

1. 最常用的妇女健康状况指标有 ( )

A. 产前检查率　　　　　　　　　　　　　B. 孕产妇死亡率,围产儿死亡率

C. 剖宫产率　　　　　　　　　　　　　　D. 产后检查率

E. 产后出血防治率

2. 女性各阶段的生理特点正确的是 ( )

A. 儿童期卵巢有少量卵泡发育,并排卵　　B. 青春期是卵巢生殖内分泌功能最旺盛的时期

C. 月经初潮标志生殖器官发育成熟　　　　D. 绝经过渡期一般历时1~2年

E. 绝经过渡期的突出表现为卵巢功能逐渐衰退

3. 可用于未婚女性妇科检查的方法是 ( )
   A. 阴道B超　　　　　B. 双合诊　　　　　C. 肛腹诊　　　　　D. 阴道扩张器
   E. 阴道镜检查
4. 女性月经期间**不宜**进行的检查是 ( )
   A. 窥阴器检查　　　　B. 肛腹诊　　　　　C. B型超声检查　　　D. 外阴视查
   E. 腹部触诊

   (5~6题共用题干)
   　　患者,女,绝经20年,因阴道大量出血急诊入院。
5. 护士协助为该患者做妇科检查时,需特别注意的是 ( )
   A. 解释操作目的　　　B. 臀垫每人1块　　　C. 消毒外阴戴无菌手套　D. 防止跌倒
   E. 观察出血情况
6. 做盆腔检查时应采取 ( )
   A. 肛查　　　　　　　B. 肛腹诊　　　　　C. 双合诊　　　　　D. 三合诊
   E. 腹部触诊
7. 围生期保健**不包括**下列哪项 ( )
   A. 孕前期保健指导　　B. 孕期保健　　　　C. 分娩期保健　　　D. 产褥期保健
   E. 青春期保健
8. 患者,女,12岁。第一次月经来潮,向护士咨询经期应注意事项,下列**错误**的是 ( )
   A. 月经是生理现象　　　　　　　　　　　　B. 月经期间每日清洁外阴并坐浴
   C. 经期不宜干重活　　　　　　　　　　　　D. 轻度的下腹坠胀是经期的正常表现
   E. 注意防寒保暖
9. 患者,女,49岁。一年前开始月经紊乱,并且出现潮热潮红症状,情绪易于激动,根据她的临床表现判断此妇女处在生命中的 ( )
   A. 性成熟期　　　　　B. 青春期　　　　　C. 生育期　　　　　D. 老年期
   E. 围绝经期
10. 对妇女进行防癌普查的时间为 ( )
    A. 每半年1次　　　　B. 每1年1次　　　　C. 每1~2年1次　　　D. 每2年1次
    E. 每3年1次
11. 关于妇女劳动保护哪项错误 ( )
    A. 妊娠满9个月后不得安排夜班劳动　　　　B. 月经期女职工不得从事装卸、搬运等重体力劳动
    C. 哺乳期时间为1年　　　　　　　　　　　D. 各单位对妇女应定期进行妇女病普查、普治
    E. 不允许降低女职工怀孕期、产期、哺乳期的基本工资或解除劳动合同
12. 月经期卫生措施哪项**错误**的 ( )
    A. 应保持外阴清洁　　　　　　　　　　　　B. 用干净卫生巾
    C. 每日阴道冲洗1次　　　　　　　　　　　 D. 避免寒冷刺激
    E. 经期可照常工作
13. 组织护理专业毕业实习学生到附近小学,给高年级女学生讲授饮食营养知识,属妇女保健工作中的哪项 ( )
    A. 计划生育　　　　　B. 妇女各期保健　　　C. 常见病普查　　　D. 卫生宣教
    E. 资料
14. 妇科检查注意事项哪项**不妥** ( )
    A. 做好心理护理　　　B. 台垫应每人更换　　C. 未婚者用肛腹诊　　D. 检查前排尿
    E. 阴道出血照常检查
15. 某基层卫生院让你配备几项妇科检查用物,下列哪项不需要(骨盆测量器主要用于产科检查) ( )
    A. 无菌手套　　　　　B. 阴道窥器　　　　　C. 骨盆测量器　　　D. 宫颈刮板、玻片
    E. 消毒肥皂水和生理盐水
16. 患者,女,48岁。因午后潮热、心悸等症状就诊。诊断为围绝经期综合征。为预防骨质疏松,医嘱用激素替代疗法,同时需要补充 ( )
    A. 钙剂　　　　　　　B. 铁剂　　　　　　　C. 叶酸　　　　　　D. 维生素
    E. 蛋白质
17. 月经初潮后女性的一级预防保健重点是 ( )
    A. 避孕指导　　　　　B. 经期卫生指导　　　C. 婚前检查指导　　D. 孕前优生指导
    E. 月经病治疗指导

第七节　老年保健

在平等享用卫生资源的基础上,充分利用现有的人、物力,以维持和促进老年健康为目的,发展老年保健事业,使老年人得到基本的医疗、康复、保健、护理等服务。

一、老年人的特点

联合国规定,发达国家65岁以上、发展中国家60岁以上为老年人。人口老年化:在社会人口的年龄构成中,60岁或65岁以上的老年人口比例增加的一种发展趋势。

(一)生理特点

1. 感官系统　①视觉:由于睫状肌的调节能力降低及晶状体弹性减弱,导致远视眼;易发生老年性白内障和青光眼。②听觉:出现老年性耳聋,甚至听力丧失。③嗅觉:嗅觉迟钝。④味觉:对酸、甜、苦、辣等味觉的敏感性降低。⑤皮肤:**皮肤的改变是衰老的最初标志**。**皮肤松弛、皱纹增加、表面失去光泽**;皮肤的防御功能和损伤后的愈合能力下降;皮肤暴露部分可见老年性色素斑;**皮肤的感觉敏感性降低**,阈值升高,从而导致皮肤的触觉、痛觉及温觉均减弱。

2. 呼吸系统　①胸廓:桶状胸,呼吸功能降低。②呼吸道:易发生呼吸道感染。③肺:换气效率降低。

3. 循环系统　①心脏:心肌纤维萎缩、收缩力减弱、心排出减少;窦房结出现网状纤维增生,部分传导束纤维化、硬化或钙化,易发生房室传导阻滞。②血管:动脉壁增厚,硬化程度增加,收缩压、脉压升高。

4. 消化系统　①食管:蠕动能力减弱,排空时间延长,易引起吞咽困难和食管内食物潴留。②胃肠道:消化吸收功能减弱,以钙、铁及维生素B_{12}的吸收障碍较显著。

5. 泌尿系统　①肾:肾血流量减少,肾小球滤过率降低;肾小管和集合管的重吸收和分泌功能逐渐减退,尿液浓缩功能降低。②膀胱:容量减少,括约肌萎缩,易出现尿急、尿频、尿失禁及夜尿增多。③尿道:排尿不畅,导致残余尿和尿失禁。

6. 内分泌系统　①甲状腺:甲状腺激素分泌减少,基础代谢率降低,可影响脂类代谢,使血中胆固醇水平增高。②肾上腺:功能减退,可引起物质代谢紊乱、应激反应能力降低。③胰腺:胰岛B细胞功能减退,糖尿病的发病率增高。

7. 运动系统　①骨骼:易发生骨质疏松症、骨软化症及骨折。②关节:韧带变硬,灵活性降低。

(二)心理特点

1. 记忆　老年人对很久以前的人和事保持较好的记忆;而对近期或刚刚发生的事情却记忆不清。

2. 智力　老年人获得新观念、近期记忆力、思维敏捷度及反应力和反应速度减退明显;社会文化经验的智力减退较缓慢。

3. 思维　老年人在概念、逻辑推理和问题解决方面能力有所下降,特别是思维的敏感度、流畅性、灵活性、独特性及创新性较其在青年时期减退。

4. 人格　老年人依据其不同的人格模式分别会采用整合良好型、防御型、被动依赖型、整合不良型4种适应方式。

(1)整合良好型:能以高度的生活满意感面对新生活,并具备良好的认知能力和自我评价能力。分为:①**重组型**:**继续积极、广泛参加各种社会活动**。②**集中型**:**在一定范围内选择性参与一些比较适合的社会活动**。③**离退型**:人格整合良好,生活满意,但活动水平低,满足于逍遥自在。

(2)防御型:完全否认衰老,雄心不减当年,刻意追求目标。分为:①**坚持型**:**仍继续努力工作,并保持高水平的活动**。②**收缩型**:热衷于饮食保养和体育锻炼,以努力保持自己躯体的外观。

(3)被动依赖型:①寻求援助型:需通过外界的帮助以适应老年期的生活,可以成功地从他人处得到心理支持,维持自享生活的满足感。②冷漠型:**对生活无目标,对任何事物均不关心,几乎不与他人联系,不参加任何社会活动**。

(4)整合不良型:存在明显的心理障碍,需要在家庭照顾下和社会组织的帮助下才能生活。

5. 常见心理问题　老年人最常见也最需要干预的情绪状态是**焦虑和抑郁**。老年人的自杀通常与**抑郁**心理有关。此外,**孤独和消极**也较常见。

(三)患病特点　①临床症状及体征不典型。②多种疾病共存。③**病程长、病情重**。④**易发生意识障碍**:在患病时常以意识障碍为首发症状,或引发意识障碍。⑤易发生水、电解质紊乱。

二、老年人的日常保健

(一)饮食与营养保健

1. 营养需求

(1)蛋白质:摄入要求应为质优量足。每**千克体重1.0~1.2 g为宜**;生物利用率较高的蛋白质摄入量应占蛋白质总量的50%以上,如豆类、鱼类。切忌摄入过多的蛋白质,以免加重其消化功能和肾脏的负担、增加体内胆固醇的合成。

(2)热量:应根据自身特点,将每日热量摄入控制在6.72~8.4MJ即可,**其中60%~70%由膳食中的碳水化**合物提供,**20%~25%由膳食中的脂肪提供**,**10%~15%由膳食中的蛋白质提供**。

(3)糖:可适量选择一些含有果糖的饮食,如蜂蜜、某些糖果、糕点等。但对于患有糖尿病、冠心病及肥胖的老年人,应限制糖类的摄入。

(4)脂肪:**每日脂肪摄入量以50 g为宜**,富含不饱和脂肪酸的植物油为主,减少膳食中**饱和脂肪酸和胆固醇**的摄入量,即减少**猪油、牛油、羊油**等动物性脂肪的摄入,适当摄入花生油、豆油、玉米油和菜油等植物脂肪。

(5) 无机盐和微量元素：老年人合成维生素 D_3 的能力减退，影响钙的吸收，易发生骨质疏松甚至骨折；铁储备降低，易发生贫血。建议老年人每日钙的供给量为 800 mg。

(6) 维生素：摄入富含维生素的饮食，以增强机体抵抗力，延缓衰老。

(7) 水分：每日饮水量为 1 000～2 000 ml，以保持尿量在 1 500 ml。若患有心脏、肾脏疾病的老年人，应适当限制水分摄入量。

2. 饮食保健原则

(1) 营养比例适当：在保证摄入足够蛋白质的基础上，应限制热量的摄入，选择低脂肪、低糖、低盐（健康成年人每天盐的摄入量≤6 g）、高维生素及富含钙、铁饮食。

(2) 食物种类多样：应选用多种食物，充分利用营养素之间的互补作用，以满足机体的需求。注意粗粮和细粮的搭配、植物性食物和动物性食物的搭配、蔬菜与水果的搭配。

(3) 科学安排饮食：每日进餐定时定量，早、中、晚三餐食量的比例最好为：30%、40%、30%，切勿暴饮暴食或过饥过饱。

(4) 注意饮食卫生：餐具应清洁；勿吃变质的食品；应用健康的烹饪方法制作食品，少吃腌制、烟熏及油炸食品。

(5) 进食宜缓、暖、软：进食时应细嚼慢咽，不宜过快；食物的温度应适宜，不宜过冷或过热；食物以松、软为宜，有助于消化。

(6) 戒烟、限酒、少饮茶：吸烟可使血中二氧化碳浓度增高、血脂升高；过度饮酒可增加脑血栓形成的几率；饮浓茶对胃肠道产生刺激。

(二) 睡眠与休息保健

1. 休息与睡眠的特点　老年人的睡眠时间相对较短，一般每日为 6～8 小时；而且睡眠质量不佳，容易出现失眠、入睡困难、睡后易醒等睡眠障碍症状。

2. 老年人睡眠保健措施　保证适当的活动或运动；选择舒适的睡眠用品；调整卧室环境；做好睡前准备工作；采取适当的睡眠姿势。

(三) 排泄保健

1. 便秘的防治措施　①多摄入富含纤维的蔬菜、水果和具有润肠作用的食物。②适当运动。③每日清晨空腹饮一杯白水或蜂蜜水。④由右向左按摩腹部。⑤及时排便。⑥必要时使用开塞露，或遵医嘱使用一些缓泻药物。

2. 排尿保健措施

(1) 夜尿的防治措施：①晚餐后少饮水，睡前排尿。②卧室设有夜间照明设施，便于如厕，若卧室内没有卫生间，可在床边备有便器以方便老年人使用。

(2) 尿失禁的防治措施：①适当参加各种锻炼活动：如做仰卧起坐，以增加腹肌和盆腔肌肉的弹性。②及时排尿，不憋尿。③适量饮水：保证每日饮水充足，但夜间睡觉前应适量控制饮水。④积极治疗泌尿系统炎症。⑤尿失禁时，注意保持皮肤清洁、干爽。

(四) 活动与运动保健

1. 活动与运动的原则　老年人运动不宜选在清晨，最好选在下午 3 点以后，一般临睡前 2 小时内不宜运动。①因人而异，选择适宜：每日运动 1～2 次，每次 30 分钟为宜，总时间每天运动 2 小时以内；运动的强度应以老年人心率维持在 110～120 次/分为宜，运动后最宜心率的计算方法为：一般老年人可采用运动后最适宜心率（次/分）＝170－年龄；身体健壮的老年人可采用运动后最高心率（次/分）＝180－年龄。②循序渐进，持之以恒。③自我监护，确保安全。

2. 常用的健身方法　如散步、游泳、跳舞、太极拳和气功等。

(五) 日常安全的防护

1. 跌倒的防护

(1) 自身防护措施：①老年人在变换体位时，动作不宜过快，以免发生体位性低血压。②老年人洗浴时间不宜过长（一般不超过 20 分钟），温度不宜过高（一般水温以 30～40 ℃ 为宜），提倡坐式淋浴。

(2) 在使用热水袋、冰袋时要严格掌握温度，以免烫伤和冻伤。

(3) 居室内、外环境及设施安全的要求：①老年人居室内的走廊、卫生间、楼梯、拐角等暗处应保持一定亮度，以免发生跌倒；居室内夜间也应保持一定亮度，以便于老年人起床如厕。②老年人居室内地面应使用防滑材料，最好选择木质地板；门口地面最好不要有门槛。③老年人浴室的地面及浴盆内应放置防滑垫，浴室及厕所的门最好向外开，以便于发生意外时利于救护。

2. 用药安全

(1) 老年人用药原则：严格遵循先非药物治疗后药物治疗的原则。①少用药，勿滥用药。②注意联合用药，注意药物的配伍禁忌。③密切关注用药反应：出现不良反应，应及时就医。

(2) 常用药物的注意事项

1) 降压药物：降压要适度，一般以收缩压下降 10～30 mmHg，舒张压下降 10～20 mmHg 为宜；同时应监测 24 小时动态血压，以确定最佳的用药剂量和服药时间；一般而言，降压药最佳的服用时间为每日 7:00、15:00 和 19:00；睡前不宜服用降压药，以免诱发脑卒中。

2) 抗生素:应注意抗生素的剂量和疗程,以免引发肠道菌群失调等。

3) 胰岛素:老年糖尿病患者在服用胰岛素时,应注意监测自身血糖、尿糖的变化,及时调整胰岛素的用量,以免发生低血糖。

4) 解热镇痛类药:老年人对解热镇痛类药的作用比较敏感,在服用时宜小剂量,并注意观察到消化道反应。

5) 镇静催眠药:剂量小,交替服用几种镇静催眠药,长期服用者不宜突然停药,以免出现失眠、兴奋、抑郁等。

单元测试题

1. 患者,男,64岁。退休前为机关干部。退休后否认自己的衰老,仍努力返聘工作,为自己制定严格的目标,并乐于其中,该老人的人格类型属于 （   ）
   A. 追求完善型   B. 防御型   C. 整合良好型   D. 被动依赖型
   E. 整合不良型

2. 患者,男,70岁。原发性高血压20余年。护士指导该患者服用降压药的最佳时间是 （   ）
   A. 7:00、15:00、19:00   B. 8:00、15:00、18:00
   C. 8:00、14:00、18:00   D. 8:00、14:00、19:00
   E. 7:00、14:00、19:00

3. 随着年龄的增长,老年人感官系统的明显改变是 （   ）
   A. 味阈降低   B. 皮下脂肪增加
   C. 眼视近物能力提高   D. 皮肤防御功能下降
   E. 皮肤感觉敏感性升高

4. 老年人呼吸系统的生理改变**不包括** （   ）
   A. 肺泡数量减少   B. 肋间肌萎缩   C. 肋骨关节软化   D. 咳嗽反射减弱
   E. 支气管粘膜增厚

5. 老年人血管变化的特点是 （   ）
   A. 脉压降低   B. 收缩压升高
   C. 主动脉壁变薄   D. 周围动脉壁变薄
   E. 血管软化程度增加

6. 患者,女,67岁,近年来明显感到自己对数字的记忆减退,特别是电话号码等。该表现说明患者的记忆能力开始下降,具体减弱了 （   ）
   A. 近期记忆   B. 远期记忆   C. 机械记忆   D. 逻辑记忆
   E. 次级记忆

7. 老年人虽然死记硬背能力减退,但理解能力变化不大,因此保持比较好记忆的是 （   ）
   A. 近期记忆   B. 远期记忆   C. 机械记忆   D. 逻辑记忆
   E. 次级记忆

8. 患者,女,74岁。尿失禁,对该患者进行健康指导时,指导**错误**的是 （   ）
   A. 限制饮水量   B. 进行盆底肌锻炼
   C. 定时使用便器接尿   D. 排尿时轻轻按压膀胱
   E. 长期尿失禁者可留置导尿管

9. 患者,男,69岁。虽已退休多年,但退而不休,仍在某民间团体机构继续努力工作,且干劲不减当年。患者采用的退休适应方式是 （   ）
   A. 重组型   B. 离退型   C. 坚持型   D. 被动依赖型
   E. 寻求援助型

10. 护士对75岁的老年患者进行皮肤状况的评估,下列信息中,表明患者的皮肤存在潜在的问题的是 （   ）
    A. 皮肤皱纹增多   B. 皮肤存在硬结   C. 皮肤色素沉着增多   D. 皮肤弹性减弱
    E. 皮肤表面干燥粗糙

11. 心脏最明显的老化表现是 （   ）
    A. 双心室肥厚   B. 左心腔相对变大   C. 右心腔相对变小   D. 右心室肥厚
    E. 左心室肥厚,左心腔相对变小

12. 下面说法正确的是 （   ）
    A. 老年人对热能的需要量与年轻人是一样的
    B. 老年人对热能的需要量应高于年轻人
    C. 老年人对热能的需要量应比年轻人减少15%
    D. 老年人对热能的需要量应比年轻人减少25%
    E. 老年人的热能摄入量与消耗量应以保持平衡并能维持正常体重为宜

13. 老年人每天总的运动时间**不超过** （　）
   A. 0.5 小时　　　　　B. 2 小时　　　　　C. 3 小时　　　　　D. 4 小时
   E. 6 小时

   (14~16题共用题干)
   患者,男,60岁,身高170 cm,体重72 kg,爱饮酒、吸烟,喜静坐看书、看电视。

14. 可能存在的健康问题是 （　）
   A. 个人应对无效　　B. 有肥胖的可能　　C. 有糖尿病的可能　　D. 有高血压的可能
   E. 自理能力下降

15. 主要护理诊断是 （　）
   A. 皮肤完整性受损　B. 自尊低下　　　　C. 个人应对无效　　D. 自我形象紊乱
   E. 营养失调,高于机体需要量

16. 健康指导的重点是 （　）
   A. 少量多餐　　　　B. 戒烟、戒酒　　　C. 宜清淡饮食　　　D. 控制饮食,增加活动
   E. 药物治疗

17. 患者,男,65岁。自退休后,几乎不与朋友联系,对各种社会活动也不感兴趣,对外界任何事物均不关心。患者采用的退休适应方式是 （　）
   A. 离退型　　　　　B. 防御型　　　　　C. 冷漠型　　　　　D. 收缩型
   E. 重组型

18. 老年人患病的特点是 （　）
   A. 病程短　　　　　B. 病情轻　　　　　C. 恢复快　　　　　D. 临床症状典型
   E. 易发生意识障碍

19. 以下各种食物中含饱和脂肪酸和胆固醇较多的是 （　）
   A. 菜油　　　　　　B. 羊油　　　　　　C. 豆油　　　　　　D. 花生油
   E. 玉米油

20. 患者,女,72岁,诊断为胆囊炎、胆石症。该患者的饮食要求是 （　）
   A. 高蛋白、低盐饮食　　　　　　　　　B. 低蛋白、低盐饮食
   C. 低脂肪、低盐饮食　　　　　　　　　D. 低脂肪、高蛋白饮食
   E. 低脂肪、低蛋白饮食

21. 老年人早、中、晚三餐食量的比例最好为 （　）
   A. 20%、30%、50%　　　　　　　　　B. 25%、35%、40%
   C. 30%、30%、40%　　　　　　　　　D. 30%、40%、30%
   E. 40%、30%、30%

22. 老年人冬季晨练,以下做法**不正确**的是 （　）
   A. 晨练前不空腹　　　　　　　　　　　B. 可以练习猛蹲、猛立、猛回头
   C. 晨练不宜运动量过大　　　　　　　　D. 晨练不宜过早
   E. 运动后出汗不宜脱衣,防止感冒

23. 为了改善睡眠质量,老年人睡前应注意 （　）
   A. 加餐　　　　　　B. 多饮水　　　　　C. 加强活动　　　　D. 阅读兴奋书籍
   E. 用热水泡脚

24. 中国营养学会推荐的每日膳食中的营养素供给量中,蛋白质的供够量为每日 （　）
   A. 0.8~1.0 g/kg　　B. 1.2~1.4 g/kg　　C. 1.4~1.6 g/kg　　D. 1.0~1.2 g/kg
   E. 1.6~1.8 g/kg

25. 患者,女,65岁,3天未排大便,目前应采取的措施是 （　）
   A. 延长活动时间　　B. 增大运动量　　　C. 立即去医院就医　D. 空腹饮水 500 ml
   E. 自右向左按摩腹部

26. 患者,男,63岁。诊断为风湿性心脏瓣膜病、心力衰竭。自诉稍事活动即出现呼吸困难、乏力、心悸等症状,该患者的活动原则是 （　）
   A. 以卧床休息、限制重体力活动为宜　　B. 限制重体力活动
   C. 严格卧床休息　　　　　　　　　　　D. 不限制活动,但应增加午休时间
   E. 活动过程中需增加间歇时间

27. 患者,男,68岁。喜欢体育锻炼。判断其活动强度适宜的指标即活动后最宜心率应为 （　）
   A. 60次/分　　　　B. 100次/分　　　　C. 70次/分　　　　D. 80次/分
   E. 120次/分

(28~29题共用题干)

养老院的护士为高血压、冠心病、糖尿病老人做关于脑血管疾病预防的健康宣导。

28. 关于脑血栓发病时间下列说法正确的是 （   ）
  A. 老年人脑血形成多发生在晨起锻炼时 B. 老年人脑血形成多发生在上午活动时
  C. 老年人脑血形成多发生在中午吃饭时 D. 老年人脑血形成多发生在傍晚看电视时
  E. 老年人脑血形成多发生在夜间安静睡眠时

29. 为预防血栓形成，脑缺血病人服用阿司匹林的时间应为 （   ）
  A. 晚餐后   B. 晚餐前   C. 午餐后   D. 早餐后
  E. 早晨起床时

30. 患者，女，78岁。瘫痪3年，为预防发生压疮应采取的措施是 （   ）
  A. 每日更换衣服与被服   B. 每周1次物理治疗
  C. 睡木制硬床   D. 局部置热水袋促进循环
  E. 定期更换体位与局部按摩

31. 衰老最初的标志是 （   ）
  A. 视觉下降   B. 皮肤的改变   C. 头发变白   D. 牙脱落
  E. 听力下降

32. 可保证老年人良好身体状况的方法是 （   ）
  A. 充足的睡眠   B. 身体不适就医   C. 适当的体育运动   D. 常用保健药品
  E. 注意卫生

33. 老年人便秘的原因是 （   ）
  A. 活动减少   B. 胃肠道蠕动减慢   C. 饮水不够   D. 精神、心理因素
  E. 各种因素的综合

34. 患者，男，65岁，因便秘来咨询，护士随即建议其服用酚酞。这种做法违背的用药原则是 （   ）
  A. 个体化原则   B. 先外用药，后内服药
  C. 小剂量原则   D. 先明确诊断，后用药
  E. 先非药物治疗，后药物治疗

35. 患者，女，70岁。丧偶独居，因骨折卧床，感孤独，自诉思念女儿。不恰当的处理是 （   ）
  A. 社区护士定期随访，多探视   B. 左邻右舍、亲朋好友多探视
  C. 送老人至清静处疗养   D. 鼓励子女多与老人联络
  E. 志愿者提供及时的个性化服务

36. 患者，男，72岁。最近常忘记刚说过的话、做过的事和存放的东西。性格也发生了改变，以自我为中心、固执、多疑，甚至与小孙子争抢东西。应警惕该老人患有 （   ）
  A. 老年性痴呆   B. 老年期抑郁症   C. 老年期谵妄   D. 老化正常表现
  E. 空巢综合征

37. 老年人结束锻炼应于睡前 （   ）
  A. 1小时   B. 2小时   C. 4小时   D. 6小时
  E. 8小时

38. 老年人最佳的运动时间为 （   ）
  A. 5:00~6:00   B. 6:00~7:00   C. 12:00~14:00   D. 15:00~17:00
  E. 10:00~12:00

39. 影响老年人心理状态的因素**不包括** （   ）
  A. 生理功能衰退   B. 躯体疾病的影响   C. 营养状况   D. 家庭关系
  E. 与周围人群交往过多

40. 能保证老人不受伤的措施**不包括** （   ）
  A. 变换体位时动作不宜过快   B. 居室内夜间应保持一定亮度
  C. 浴室及厕所内设有扶手   D. 洗澡时水温以50~60℃为宜
  E. 居室门口最好不要有门槛

41. 患者，男，76岁。高血压，住院治疗后病情稳定。在出院指导中，护士应告知患者以收缩压下降多少为宜 （   ）
  A. 5~10 mmHg   B. 10~15 mmHg   C. 10~30 mmHg   D. 20~40 mmHg
  E. 30~50 mmHg

42. 老年人患病特点描述**错误**的是 （   ）
  A. 病情变化较慢   B. 临床表现不典型   C. 常多种疾病共存   D. 并发症多，病死率高

E. 病程长、恢复慢、致残率高

43. 老年人正确服用镇静催眠药的方法是 （　　）
   A. 用药剂量宜大
   B. 用药时间宜长
   C. 采用小剂量
   D. 不可交替使用几种药物
   E. 长期用药者应突然停药

44. 老年人营养需求**错误**的是 （　　）
   A. 应多摄入砂糖、红糖等双糖
   B. 应摄入足够的优质蛋白质
   C. 应避免摄入过多热能
   D. 脂肪摄入占总热能的20%～25%
   E. 应多摄入含不饱和脂肪酸较多的植物油

45. 患者，女，62岁。退休后，能以积极的态度对待环境、社会角色的改变，积极参加各种社会活动。该患者采用的退休适应方式是 （　　）
   A. 重组型
   B. 离退型
   C. 坚持型
   D. 集中型
   E. 收缩型

46. 患者，男，66岁，患高血压2年，在出院时护士指导该患者服药的方法，正确的是 （　　）
   A. 一周测量血压一次
   B. 从小剂量开始
   C. 最好睡前服用
   D. 血压正常后即可停药
   E. 短期内将血压降至正常

47. 最常见也最需要干预的老年人情绪状态是 （　　）
   A. 焦虑和抑郁
   B. 害怕和紧张
   C. 拒绝和孤独
   D. 失望和消极
   E. 孤独和消极

48. 患者，男，60岁。来院咨询减肥方法。查体：身高170 cm，体重82 kg。膝关节有陈旧疾患，无法负重。护士建议其最好的运动方式是 （　　）
   A. 举重
   B. 跳绳
   C. 游泳
   D. 爬山
   E. 慢跑

49. 患者，男，65岁。脑梗死入院，意识模糊2天，身体虚弱，生命体征尚平稳，四肢发凉。护士用热水袋为其进行保暖，正确的方法是 （　　）
   A. 袋内水温为60 ℃
   B. 热水袋置于腹部
   C. 热水袋外裹包巾
   D. 叮嘱家属随时更换袋内热水
   E. 热水袋水温与室温相同后撤走热水袋

50. 能保证老年人的居家安全的照顾方法，正确的是 （　　）
   A. 冬季房间尽量减少通风时间，避免着凉感冒
   B. 洗浴时浴室温度不宜太高，以20 ℃～22 ℃为宜
   C. 夜晚入睡时点亮地灯，保证夜间如厕安全
   D. 家中行走通道的两侧应多摆放家具，便于老人扶持
   E. 老人皮肤感觉下降，使用热水袋保暖时水温应高些

51. 采集老年人健康史时，正确的是 （　　）
   A. 交谈一般从既往史开始
   B. 不宜提问简单的开放性问题
   C. 不宜触摸老年人
   D. 一定要耐心倾听，不要催促
   E. 当老年人主诉远离主题时，不要打断

52. 患者，男，71岁，患者高血压6年，体重75 kg，身高165 cm，护士对其进行健康指导，**错误**的是 （　　）
   A. 坚持适当的体育运动
   B. 低盐饮食
   C. 吃减肥药
   D. 不得随意增减和中断药物
   E. 监测血压和服药的关系

53. 关于衰老表现的叙述，正确的是 （　　）
   A. 老年人的体重随年龄的增加而增加
   B. 老年人的血压随年龄的增加而降低
   C. 老年人的心率随年龄的增加而增加
   D. 老年人生活自理能力随年龄增加而降低
   E. 老年人眼睛近视程度随年龄增加而增加

54. 老年患者随着年龄的增加，记忆能力逐步减退。在询问病史时最容易出现的是 （　　）
   A. 表述不清
   B. 症状隐瞒
   C. 记忆不确切
   D. 反应迟钝
   E. 答非所问

55. 某68岁社区居民主诉经常发生便秘。社区护士对其进行的健康指导中，不恰当的是 （　　）
   A. "您应当常备开塞露，排便不畅时使用"
   B. "每天排便要有规律，在一段固定时间内排便"
   C. "经常做腹部环行按摩，促进肠蠕动"
   D. "每天应当多吃一点粗纤维食物，像麦片、芹菜等"
   E. "您应该给自己定一个有规律的活动计划，增加活动量"

参 考 答 案

第一章 基础护理知识和技能

第一节 护理程序

单元测试题1
1. C 2. A 3. E 4. B 5. A 6. A 7. D 8. A 9. E 10. A 11. E 12. E 13. A 14. C 15. B 16. D
17. A 18. B 19. D 20. C 21. B 22. E 23. A 24. E 25. A 26. C 27. B 28. C 29. C 30. B 31. C
32. D 33. D 34. E 35. D 36. C 37. E 38. B 39. D 40. D 41. D 42. A 43. A 44. C 45. A 46. A
47. E 48. E 49. E 50. D 51. A 52. C 53. B 54. E 55. C

单元测试题2
1. C 2. C 3. E 4. E 5. E 6. A 7. B 8. A 9. E 10. C 11. A 12. A 13. E 14. D 15. E 16. E
17. C 18. B 19. B 20. A 21. A 22. E 23. A 24. D 25. A 26. C 27. E 28. C 29. B 30. C 31. D
32. D 33. D 34. A 35. C 36. C 37. A 38. E 39. C 40. D 41. E 42. A 43. E 44. D 45. D 46. E
47. A 48. A 49. D 50. A 51. D 52. B 53. E 54. D 55. E 56. D 57. A

第二节 医院和住院环境

单元测试题1
1. B 2. C 3. B 4. D 5. E 6. D 7. A 8. D 9. E 10. E 11. C 12. E 13. D 14. A 15. A 16. E
17. B 18. C 19. E 20. B 21. A 22. C 23. A 24. E 25. E 26. E 27. C 28. E 29. C 30. E 31. A
32. C 33. B

单元测试题2
1. A 2. C 3. D 4. D 5. B 6. C 7. C 8. D 9. E 10. C 11. A 12. E 13. E 14. E 15. C 16. E
17. B 18. B 19. A 20. B 21. E 22. A 23. E 24. E 25. E 26. A 27. E 28. C 29. C 30. A 31. B
32. E 33. E 34. E 35. D 36. C 37. A 38. E 39. E 40. D 41. C 42. E 43. E 44. D 45. C 46. E
47. B 48. E 49. E 50. E 51. E 52. E 53. C 54. E 55. A 56. A 57. E 58. C

第三节 入院和出院患者的护理

单元测试题1
1. C 2. E 3. D 4. D 5. D 6. A 7. C 8. B 9. E 10. B 11. E 12. C 13. E 14. C 15. D 16. D
17. B 18. E 19. E 20. E 21. E 22. E 23. E 24. E 25. E 26. E 27. E 28. C 29. A 30. B 31. E
32. D 33. E 34. E 35. C 36. B 37. D 38. B 39. D

单元测试题2
1. A 2. E 3. A 4. C 5. A 6. C 7. A 8. C 9. C 10. E 11. E 12. C 13. A 14. E 15. A 16. E
17. B 18. E 19. C 20. D 21. C 22. D 23. E 24. C 25. D 26. E 27. D 28. B 29. E 30. E 31. A
32. B 33. D 34. E 35. C

第四节 卧位和安全的护理

单元测试题1
1. B 2. A 3. E 4. A 5. D 6. E 7. B 8. C 9. C 10. B 11. D 12. C 13. D 14. D 15. A 16. E
17. C 18. B 19. A 20. E 21. B 22. C 23. E 24. C 25. C 26. C 27. C 28. E 29. B 30. B 31. E
32. D 33. D 34. E 35. C 36. D 37. E 38. C 39. E 40. B 41. B 42. A 43. C 44. D 45. C 46. C
47. E 48. A 49. B 50. B 51. A 52. B 53. D 54. C 55. A 56. C 57. C

单元测试题2
1. A 2. B 3. B 4. C 5. E 6. C 7. B 8. D 9. D 10. A 11. C 12. B 13. A 14. E 15. E 16. B
17. D 18. E 19. C 20. E 21. A 22. B 23. B 24. E 25. B 26. B 27. D

第五节 医院内感染的预防和控制

单元测试题1
1. A 2. E 3. C 4. B 5. B 6. E 7. D 8. E 9. D 10. D 11. E 12. E 13. E 14. C 15. E 16. B
17. B 18. B 19. E 20. A 21. B 22. E 23. A 24. E 25. E 26. E 27. C 28. E 29. C 30. A 31. B
32. D 33. D 34. E 35. E 36. D 37. D 38. E 39. C 40. E 41. E 42. E 43. E 44. C 45. E 46. B
47. E 48. C 49. E 50. E 51. E 52. C 53. E 54. E 55. E 56. C 57. E

单元测试题 2

1. D 2. E 3. A 4. A 5. E 6. D 7. C 8. C 9. C 10. E 11. D 12. D 13. D 14. E 15. E 16. E
17. D 18. B 19. D 20. C 21. C 22. C 23. E 24. E 25. E 26. C 27. B 28. B 29. B 30. B 31. E
32. D 33. A 34. A 35. C 36. E 37. B 38. E 39. E 40. C 41. C 42. B 43. C 44. B 45. A

单元测试题 3

1. E 2. E 3. B 4. E 5. D 6. D 7. E 8. A 9. C 10. A 11. E 12. E 13. E 14. E 15. E 16. C
17. E 18. E 19. E 20. E 21. E 22. E 23. A 24. D 25. E

单元测试题 4

1. C 2. E 3. D 4. E 5. A 6. A 7. D 8. E 9. B 10. A 11. C 12. E 13. C 14. A 15. E 16. E
17. D 18. E 19. E 20. E 21. D 22. D 23. C 24. D 25. C 26. D 27. A 28. E 29. D 30. E 31. E
32. E 33. B 34. C 35. A 36. A 37. E 38. D 39. E 40. E 41. E 42. C 43. E 44. E 45. D 46. C
47. E 48. D 49. D 50. B 51. E 52. B 53. C 54. B 55. B

第六节 患者的清洁护理

单元测试题 1

1. C 2. E 3. C 4. B 5. A 6. D 7. A 8. C 9. A 10. C 11. D 12. C 13. A 14. B 15. D 16. A
17. D 18. A 19. E 20. C 21. E 22. B 23. A 24. E 25. B 26. D 27. D 28. A 29. D 30. A 31. C
32. E 33. C 34. B 35. A 36. D 37. B 38. B 39. E 40. C 41. E 42. C 43. E 44. E 45. E 46. E
47. B 48. E 49. D 50. A 51. C 52. E

单元测试题 2

1. A 2. E 3. B 4. D 5. B 6. E 7. B 8. D 9. D 10. D 11. E 12. A 13. B 14. A 15. D 16. D
17. E 18. C 19. E 20. E 21. A 22. B 23. E 24. C 25. B 26. C 27. E 28. E 29. A 30. C 31. B
32. D 33. A 34. B 35. E 36. A 37. B 38. D 39. E 40. E 41. E 42. A 43. B 44. A 45. A 46. C
47. C

第七节 生命体征的评估

单元测试题 1

1. D 2. D 3. C 4. B 5. B 6. B 7. B 8. B 9. E 10. B 11. A 12. E 13. C 14. E 15. C 16. E
17. C 18. D 19. A 20. C 21. E 22. C 23. C 24. A 25. E 26. C 27. E 28. C 29. D 30. D 31. B
32. E 33. D 34. C 35. E 36. E 37. C 38. C 39. D 40. E 41. A 42. C 43. C 44. C 45. E 46. B
47. D 48. E 49. C

单元测试题 2

1. A 2. E 3. E 4. D 5. A 6. C 7. B 8. E 9. E 10. B 11. E 12. E 13. E 14. E 15. C 16. B
17. E 18. D 19. E 20. E 21. C 22. E 23. C 24. E 25. D 26. D 27. E 28. E 29. B 30. E 31. A
32. E

单元测试题 3

1. A 2. A 3. B 4. E 5. D 6. E 7. D 8. A 9. D 10. E 11. E 12. E 13. E 14. E 15. E 16. E
17. E 18. B 19. E 20. E 21. E 22. A 23. C 24. A

单元测试题 4

1. D 2. C 3. E 4. E 5. A 6. A 7. B 8. E 9. A 10. D 11. B 12. A 13. A 14. E 15. C 16. D
17. B 18. B 19. C 20. D 21. D 22. E 23. C 24. D 25. C 26. C 27. B 28. B

第八节 患者饮食的护理

单元测试题 1

1. B 2. A 3. B 4. B 5. D 6. E 7. E 8. E 9. B 10. C 11. E 12. B 13. C 14. C 15. E 16. B
17. A 18. C 19. B 20. B 21. B 22. E 23. A 24. E 25. E 26. A 27. C 28. E 29. D 30. E 31. A
32. D 33. A 34. E 35. D 36. C 37. E 38. D 39. C 40. E 41. C 42. D 43. C 44. C 45. E 46. C
47. C 48. E 49. B 50. E 51. B 52. E 53. A 54. E 55. E 56. E

单元测试题 2

1. B 2. D 3. C 4. C 5. D 6. C 7. B 8. C 9. B 10. D 11. C 12. C 13. C 14. E 15. E 16. B
17. B 18. C 19. D 20. D 21. C 22. A 23. B 24. E 25. C 26. E 27. D

单元测试题 3

1. C 2. E 3. C 4. D 5. D 6. D 7. C 8. C 9. C 10. C 11. D 12. E 13. B 14. C 15. E 16. B
17. E 18. C 19. C 20. D 21. D 22. E 23. D 24. E 25. E 26. E 27. C 28. A 29. E 30. E 31. D
32. D 33. A 34. D 35. D

第九节 冷热疗法

单元测试题1

1. D 2. A 3. B 4. A 5. D 6. D 7. E 8. D 9. A 10. D 11. C 12. C 13. A 14. B 15. C 16. B 17. E 18. E 19. A 20. C 21. D 22. E 23. D 24. C 25. C 26. E 27. D 28. A 29. D 30. C 31. D 32. A 33. E 34. D 35. B 36. B 37. D 38. B 39. E 40. D

单元测试题2

1. E 2. A 3. A 4. E 5. B 6. A 7. C 8. D 9. E 10. B 11. D 12. E 13. A 14. E 15. C 16. D 17. A 18. C 19. C 20. A 21. E 22. A 23. A 24. C 25. C 26. A 27. D 28. B 29. B 30. D

第十节 排泄护理

单元测试题1

1. C 2. B 3. C 4. B 5. B 6. C 7. C 8. C 9. B 10. C 11. C 12. A 13. E 14. D 15. A 16. E 17. A 18. D 19. E 20. B 21. B 22. E 23. C 24. B 25. B 26. B 27. D 28. D 29. D 30. E 31. A 32. A 33. C 34. E 35. D 36. D 37. D 38. D 39. D 40. D 41. D 42. D 43. D 44. A 45. D 46. E 47. E 48. E 49. D 50. A 51. E 52. B 53. D 54. B 55. C 56. C 57. A 58. E 59. D 60. D 61. C 62. B 63. D 64. A 65. C

单元测试题2

1. C 2. B 3. C 4. B 5. D 6. B 7. B 8. E 9. E 10. E 11. E 12. B 13. E 14. E 15. A 16. E 17. A 18. D 19. E 20. B 21. D 22. D 23. A 24. C 25. E 26. A 27. E 28. A 29. C 30. B 31. A 32. D 33. B 34. C 35. D 36. E 37. D 38. C 39. A 40. A 41. C 42. C 43. B 44. E 45. D 46. E 47. B 48. E 49. E 50. E 51. D 52. E 53. E 54. B 55. D 56. B 57. D

第十一节 药物疗法和过敏试验法

单元测试题1

1. A 2. C 3. D 4. A 5. A 6. E 7. A 8. C 9. B 10. D 11. D 12. C 13. E 14. A 15. D 16. E 17. E 18. C 19. D 20. C 21. C 22. B 23. A 24. D 25. E 26. A 27. E 28. E 29. D 30. C 31. D 32. B 33. E 34. A 35. B 36. C 37. D 38. C 39. B 40. D 41. B 42. D 43. D 44. D 45. D 46. D 47. C 48. E 49. C 50. D 51. E 52. A 53. E 54. C 55. C 56. B 57. D 58. C

单元测试题2

1. D 2. E 3. D 4. C 5. C 6. A 7. B 8. E 9. C 10. A 11. D 12. D 13. D 14. D 15. D 16. D 17. A 18. D 19. A 20. D 21. D 22. C 23. D 24. D 25. E

单元测试题3

1. D 2. C 3. D 4. E 5. D 6. B 7. D 8. C 9. A 10. C 11. D 12. D 13. D 14. D 15. D 16. B 17. B 18. B 19. E 20. A 21. E 22. E 23. D 24. C 25. D 26. D 27. D 28. D 29. D 30. D 31. C 32. B 33. D 34. D 35. D 36. C 37. D 38. C 39. D 40. D 41. E 42. A 43. A

单元测试题4

1. B 2. C 3. E 4. D 5. C 6. A 7. D 8. B 9. D 10. D 11. D 12. D 13. E 14. D 15. D 16. D 17. D 18. D 19. D 20. E 21. C 22. A 23. D 24. A 25. A 26. D 27. D 28. A 29. D 30. D 31. E 32. E 33. B 34. D 35. D 36. D 37. D 38. C 39. D 40. D 41. E 42. E 43. A 44. E 45. E

第十二节 静脉输液和输血法

单元测试题1

1. C 2. D 3. D 4. D 5. B 6. C 7. D 8. C 9. C 10. A 11. C 12. D 13. D 14. D 15. D 16. C 17. D 18. E 19. E 20. C 21. C 22. A 23. D 24. C 25. D 26. C 27. A 28. D 29. C 30. D 31. D 32. E 33. B 34. B 35. E 36. D 37. D 38. D 39. C 40. D 41. B 42. C 43. E 44. E 45. A 46. E 47. D 48. E 49. C 50. D 51. D 52. E 53. C 54. E 55. D 56. C 57. D 58. E 59. D 60. D 61. A 62. E 63. E 64. E 65. C 66. E 67. D 68. C 69. D 70. D 71. E 72. C 73. E 74. A 75. A 76. A

单元测试题2

1. B 2. C 3. C 4. A 5. A 6. E 7. A 8. C 9. C 10. C 11. C 12. E 13. C 14. D 15. C 16. C 17. C 18. C 19. D 20. C 21. E 22. B 23. A 24. D 25. A 26. C 27. C 28. D 29. D 30. D 31. D 32. D 33. B 34. D 35. B 36. D 37. D 38. D 39. D 40. D 41. D 42. D 43. D 44. D 45. D 46. B 47. D 48. E 49. E 50. E 51. A 52. A 53. C 54. C 55. C 56. C 57. B 58. E

第十三节 标本采集

单元测试题

1. E 2. E 3. A 4. B 5. D 6. E 7. C 8. C 9. A 10. E 11. D 12. B 13. E 14. E 15. B 16. B

17. A 18. A 19. A 20. C 21. E 22. E 23. A 24. E 25. B 26. C 27. C 28. A 29. C 30. D 31. C
32. B 33. C 34. B 35. D 36. D 37. E 38. D 39. E 40. B 41. E 42. C 43. E 44. C 45. D 46. E
47. B 48. D 49. D 50. B 51. E 52. A 53. B 54. E 55. A 56. C 57. D 58. C 59. A 60. E 61. B
62. D 63. E 64. E 65. B 66. A

第十四节　病情观察和危重患者的抢救

单元测试题1

1. B 2. D 3. C 4. B 5. B 6. B 7. B 8. B 9. B 10. E 11. A 12. A 13. C 14. C 15. E 16. B
17. C 18. B 19. B 20. B 21. E 22. C 23. E 24. E 25. E 26. B 27. E 28. E 29. E 30. C 31. C
32. D 33. D 34. E 35. B 36. A 37. D 38. B 39. E

单元测试题2

1. D 2. B 3. E 4. C 5. B 6. B 7. D 8. E 9. D 10. C 11. C 12. C 13. D 14. E 15. A 16. B
17. A 18. D 19. B 20. D 21. C 22. C 23. D 24. E 25. A 26. D 27. C 28. B 29. D 30. E 31. D
32. D 33. E 34. B 35. D 36. D 37. D 38. E 39. D 40. E 41. E 42. E

单元测试题3

1. B 2. D 3. E 4. D 5. D 6. E 7. C 8. B 9. E 10. E 11. E 12. E 13. D 14. E 15. E 16. E
17. A 18. C 19. C 20. C 21. E 22. C 23. C 24. C 25. C 26. E 27. C 28. D 29. C 30. A 31. B
32. E 33. E 34. B 35. C 36. C 37. B 38. C

单元测试题4

1. E 2. E 3. E 4. D 5. D 6. E 7. B 8. E 9. B 10. E 11. D 12. D 13. D 14. D 15. E 16. A

第十五节　临终病人的护理

单元测试题

1. C 2. D 3. A 4. D 5. E 6. B 7. B 8. C 9. A 10. E 11. E 12. B 13. A 14. D 15. E 16. B
17. E 18. D 19. E 20. A 21. E 22. A 23. A 24. A 25. C 26. D 27. C 28. E 29. D 30. D 31. C
32. C 33. E 34. B 35. B 36. A 37. D 38. D 39. C 40. C 41. C 42. C 43. A 44. C 45. B 46. C
47. E 48. C 49. B 50. D

第十六节　医疗和护理文件的书写与处理

单元测试题

1. D 2. D 3. D 4. A 5. A 6. E 7. D 8. C 9. A 10. D 11. D 12. E 13. D 14. C 15. D 16. E
17. D 18. C 19. C 20. B 21. D 22. B 23. E 24. D 25. C 26. D 27. B 28. D 29. A 30. D 31. E
32. E 33. E 34. E 35. D 36. B 37. D 38. A 39. D 40. A 41. A 42. E 43. B 44. B 45. B 46. D
47. B 48. A 49. C 50. C 51. B 52. E 53. D 54. E 55. A 56. A 57. D 58. D 59. A 60. D 61. E 62. C 63. C
64. E 65. D 66. B 67. A 68. C 69. A

第二章　中医护理

第一节　中医护理学的基本特点

单元测试题

1. E 2. B 3. E 4. C 5. E 6. C

第二节　中医护理学的理论基础

单元测试题

1. E 2. E 3. A 4. A 5. E 6. D 7. C 8. C 9. D 10. A 11. C 12. B 13. E 14. E 15. C 16. D
17. C 18. A 19. B 20. C 21. B 22. A 23. C 24. C 25. E 26. B 27. B 28. C 29. B 30. D 31. C
32. B 33. C 34. E 35. E 36. C 37. C 38. D 39. C 40. D 41. C 42. A 43. B 44. C 45. E 46. B

第三节　中医的四诊

单元测试题

1. C 2. B 3. D

第四节　中医辨证方法

单元测试题

1. E 2. D 3. B 4. C 5. B 6. B 7. E 8. A 9. D 10. E 11. D 12. D 13. C 14. B 15. A 16. A
17. C 18. E 19. A 20. E 21. A

第五节　中医治病八法

单元测试题

1. C 2. C 3. B 4. C 5. E

第七节　中药

单元测试题

1. C 2. A 3. B 4. C 5. B 6. B 7. C 8. B 9. A 10. D 11. A 12. B 13. A 14. A 15. A 16. A 17. D 18. A 19. C 20. B 21. A 22. C 23. E 24. C 25. A 26. B

第三章　法规与护理管理

第一节　与护士执业注册相关的法律法规

单元测试题

1. D 2. B 3. D 4. A 5. C 6. B 7. D 8. B 9. B 10. D 11. B 12. D 13. C 14. D 15. D 16. B 17. B 18. D 19. C 20. C 21. D 22. E 23. B 24. D 25. E 26. A 27. A 28. C 29. C 30. B 31. B 32. E 33. B 34. D 35. C 36. B 37. E 38. D 39. C 40. E 41. C 42. A 43. C 44. C 45. E 46. D 47. E 48. E

第二节　与临床护理工作相关的法律法规

单元测试题

1. E 2. C 3. B 4. A 5. B 6. C 7. C 8. B 9. C 10. E 11. C 12. D 13. C 14. C 15. E 16. C 17. B 18. C 19. E 20. A 21. C 22. D 23. A 24. C 25. D 26. D 27. E 28. E 29. B 30. A 31. B 32. B 33. E 34. A 35. D 36. E 37. D 38. C 39. E 40. C 41. E 42. A 43. C 44. B 45. C 46. B 47. E 48. B 49. E 50. C 51. D 52. B 53. C 54. B 55. E 56. B 57. C 58. B 59. A 60. E 61. E 62. E 63. C 64. D 65. B 66. B 67. D 68. A 69. B 70. D 71. A 72. E 73. E 74. E 75. C 76. A 77. E 78. A 79. C 80. D 81. B 82. D 83. E 84. E

第三节　医院护理管理的组织原则

单元测试题

1. C 2. E 3. C 4. A 5. A 6. A 7. A 8. C 9. E 10. D 11. B 12. E 13. D 14. E 15. E 16. C 17. A 18. D

第四节　临床护理工作组织结构

单元测试题

1. A 2. C 3. A 4. E 5. D 6. B 7. D 8. C 9. A 10. B 11. D 12. D 13. C 14. C 15. E 16. E 17. D 18. E 19. A 20. C 21. E 22. A 23. A 24. E

第五节　医院常用的护理质量标准

单元测试题

1. A 2. C 3. C 4. E 5. C 6. B 7. D 8. B 9. D 10. A 11. C 12. D 13. C 14. C 15. E 16. D 17. B 18. E 19. C 20. E 21. A 22. D 23. C 24. A

第六节　医院护理质量缺陷及管理

单元测试题

1. C 2. B 3. B 4. D 5. A 6. C 7. B 8. D 9. E 10. A 11. B 12. C 13. C 14. C 15. E 16. D 17. D 18. E 19. C 20. C 21. D 22. B 23. E 24. C 25. C 26. B 27. A 28. E 29. C 30. C

第四章　护理伦理

第一节　护士执业中的伦理具体原则

单元测试题

1. E 2. C 3. E 4. D 5. A 6. A 7. E 8. C 9. C 10. B 11. D 12. E 13. D 14. E 15. C 16. E 17. C 18. E 19. D 20. E 21. B 22. A 23. D 24. C 25. C 26. B 27. C 28. E 29. A 30. C 31. B 32. D 33. B 34. B 35. B 36. D

第二节　护士的权利与义务

单元测试题

1. D 2. D 3. C 4. E 5. B 6. B 7. D 8. C 9. B 10. E 11. D 12. E 13. A 14. C 15. A 16. B 17. E 18. D 19. D 20. C 21. C 22. B 23. B 24. C 25. E 26. C 27. A 28. A 29. D 30. E 31. C 32. C

第三节　病人的权利与义务

单元测试题

1. C 2. D 3. E 4. E 5. D 6. A 7. E 8. E 9. A 10. D 11. C 12. C 13. D 14. E 15. E 16. C 17. B 18. C 19. D 20. A 21. D 22. A 23. D

第五章　人际沟通

第一节　概述

单元测试题

1. C　2. D　3. D　4. A　5. C　6. E　7. E　8. C　9. C　10. A　11. B　12. A　13. D

第二节　护理工作中的人际关系

单元测试题

1. D　2. D　3. A　4. C　5. D　6. C　7. D　8. C　9. C　10. B　11. B　12. B　13. B　14. D　15. A　16. D　17. B　18. D　19. B　20. A　21. D　22. B　23. C　24. E　25. C　26. E　27. E　28. C　29. C　30. D　31. B　32. E　33. A　34. A　35. D　36. C　37. D　38. B　39. C　40. C　41. A　42. D　43. B　44. A　45. E　46. C　47. D　48. B　49. D　50. B　51. D　52. C　53. B

第三节　护理工作中的语言沟通

单元测试题

1. C　2. D　3. D　4. B　5. D　6. E　7. E　8. D　9. C　10. D　11. B　12. B　13. D　14. C　15. D　16. E　17. D　18. D　19. D　20. A　21. B　22. C　23. D　24. E　25. A　26. E　27. A　28. E　29. A　30. A　31. E　32. A　33. C　34. C　35. D　36. C　37. C　38. D　39. D　40. C　41. D　42. E　43. D　44. E　45. C　46. D　47. C　48. B　49. C　50. E　51. B　52. A　53. E　54. D　55. A　56. C　57. C　58. C　59. B　60. D　61. A　62. B　63. D　64. C　65. D　66. D　67. D　68. D　69. C　70. B　71. D　72. C　73. E

第四节　护理工作中的非语言沟通

单元测试题

1. A　2. E　3. B　4. B　5. A　6. B　7. E　8. D　9. C　10. D　11. D　12. A　13. D　14. D　15. E　16. E　17. D　18. D　19. A　20. A　21. D　22. A　23. C　24. E　25. B　26. C　27. D　28. C　29. D　30. C　31. D　32. D　33. A　34. A　35. C　36. D　37. D　38. B　39. A　40. D

第五节　护理工作中的礼仪要求

单元测试题

1. A　2. C　3. B　4. E　5. C　6. A　7. D　8. D　9. D　10. C　11. E　12. E　13. D　14. C　15. D　16. C　17. D　18. B

第六章　循环系统疾病病人的护理

第一节　循环系统解剖生理

单元测试题

1. B　2. C　3. E　4. B　5. A　6. D　7. A　8. E

第二节　心功能不全病人的护理

单元测试题

1. B　2. C　3. E　4. A　5. B　6. C　7. B　8. D　9. B　10. E　11. D　12. C　13. C　14. D　15. A　16. D　17. A　18. B　19. C　20. C　21. D　22. B　23. A　24. D　25. A　26. A　27. B　28. D　29. B　30. C　31. A　32. C　33. C　34. B　35. B　36. B　37. B　38. D　39. D　40. E　41. D　42. B　43. C　44. B　45. A　46. D　47. D　48. B　49. D　50. A　51. D　52. E　53. D　54. D　55. B　56. E　57. D　58. E　59. D　60. D　61. C　62. B　63. E　64. E　65. D　66. D　67. D　68. D　69. D　70. D　71. B　72. D　73. D　74. C　75. E　76. E　77. E　78. B　79. A　80. D　81. B

第三节　心律失常病人的护理

单元测试题

1. A　2. C　3. D　4. E　5. E　6. A　7. E　8. E　9. C　10. D　11. C　12. C　13. C　14. C　15. C　16. B　17. B　18. A　19. D　20. D　21. D　22. D　23. D　24. E　25. C　26. C　27. D　28. C　29. A　30. A　31. C　32. B　33. E　34. D　35. D　36. D　37. D　38. D　39. D　40. B　41. E　42. E　43. C　44. D　45. D　46. C　47. A　48. C　49. B　50. E　51. E　52. E　53. A

第四节　先天性心脏病病人的护理

单元测试题

1. B　2. A　3. A　4. E　5. C　6. A　7. A　8. D　9. E　10. C　11. A　12. A　13. D　14. C　15. D　16. B　17. B　18. D　19. D　20. A　21. A　22. C　23. A　24. D　25. D　26. C　27. D　28. C　29. C　30. C　31. D　32. E　33. E　34. E　35. C　36. D　37. B　38. A　39. D　40. A　41. B　42. D　43. E　44. B

第五节　高血压病人的护理

单元测试题

1. B　2. A　3. B　4. E　5. A　6. B　7. A　8. D　9. C　10. D　11. D　12. C　13. E　14. B　15. B　16. D　17. D　18. B　19. D　20. D　21. A　22. E　23. C　24. E　25. C　26. A　27. D　28. D　29. D　30. E　31. D　32. D　33. D　34. D　35. D　36. A　37. D　38. C　39. D　40. E　41. A　42. A　43. C　44. A　45. C　46. E　47. B　48. B　49. D　50. C　51. B　52. E　53. D　54. A　55. E　56. B　57. D　58. C　59. D　60. B　61. D　62. A　63. D　64. E　65. E　66. C

第六节　冠状动脉粥样硬化性心脏病病人的护理

单元测试题

1. A　2. D　3. E　4. B　5. B　6. B　7. B　8. B　9. D　10. C　11. B　12. E　13. A　14. D　15. C　16. C　17. B　18. D　19. E　20. A　21. D　22. D　23. D　24. E　25. C　26. D　27. D　28. E　29. E　30. D　31. D　32. B　33. A　34. E　35. E　36. A　37. A　38. E　39. D　40. C　41. D　42. D　43. D　44. A　45. D　46. E　47. D　48. E　49. E　50. B　51. D　52. B　53. E　54. C　55. C　56. C　57. C

第七节　心脏瓣膜病病人的护理

单元测试题

1. E　2. C　3. D　4. E　5. D　6. C　7. D　8. B　9. D　10. A　11. C　12. D　13. C　14. C　15. A　16. B　17. D　18. C　19. A　20. D　21. B　22. A　23. C　24. A　25. A　26. C　27. B　28. C　29. E　30. E　31. A　32. A　33. B　34. C　35. C　36. C　37. A　38. B　39. B　40. E　41. B　42. D

第八节　感染性心内膜炎病人的护理

单元测试题

1. B　2. C　3. B　4. B　5. C　6. B　7. B　8. E　9. C　10. D　11. A　12. E　13. D　14. E　15. D　16. E　17. A　18. E　19. C　20. A　21. A

第九节　心肌疾病病人的护理

单元测试题1

1. C　2. A　3. A　4. B　5. B　6. A　7. D　8. E　9. B　10. A　11. E　12. C　13. D　14. E　15. A　16. C　17. D　18. E　19. D　20. B　21. C　22. A　23. A　24. C　25. C　26. A

单元测试题2

1. E　2. E　3. A　4. A　5. C　6. C　7. C　8. C　9. A

第十节　心包疾病病人的护理

单元测试题

1. D　2. D　3. D　4. A　5. C　6. C　7. E　8. C　9. C　10. D　11. C　12. D　13. D　14. A　15. D　16. A　17. E　18. D　19. C　20. C　21. E　22. A　23. C　24. C　25. C　26. C　27. C　28. C　29. B　30. C　31. C

第十一节　周围血管疾病病人的护理

单元测试题

1. C　2. E　3. E　4. D　5. D　6. C　7. C　8. E　9. A　10. A　11. C　12. B　13. C　14. B　15. E　16. E　17. B　18. B　19. D　20. B　21. A　22. A　23. C　24. E　25. D　26. B　27. C　28. A　29. D　30. D　31. D　32. D　33. A　34. D　35. A　36. D　37. B

第十二节　心脏骤停病人的护理

单元测试题

1. D　2. D　3. A　4. D　5. A　6. C　7. C　8. C　9. D　10. C　11. D　12. D　13. D　14. C　15. E　16. B　17. D　18. E　19. C　20. C　21. D　22. C　23. B　24. C　25. C　26. C　27. A　28. E　29. C　30. B　31. A　32. D　33. C　34. E　35. E　36. C　37. D　38. D　39. D　40. E　41. C　42. C　43. C　44. C　45. B　46. A　47. A　48. B　49. C

第七章　消化系统疾病病人的护理

第一节　消化系统解剖生理

单元测试题

1. E　2. D　3. C　4. B　5. D　6. C　7. E　8. A　9. B　10. D　11. D　12. D　13. C　14. D　15. A　16. E　17. E

第二节　口炎病人的护理

单元测试题

1. C　2. B　3. C　4. D　5. D　6. D　7. E　8. E　9. D　10. D　11. E　12. E　13. A　14. E　15. A　16. B

17. B 18. E 19. D 20. B

第三节　慢性胃炎病人的护理

单元测试题

1. A 2. E 3. B 4. B 5. C 6. D 7. D 8. D 9. D 10. B 11. D 12. E 13. C 14. C 15. B 16. A 17. D 18. B 19. A 20. C 21. B 22. D 23. D

第四节　消化性溃疡病人的护理

单元测试题

1. C 2. B 3. D 4. A 5. A 6. C 7. B 8. E 9. C 10. E 11. E 12. E 13. C 14. E 15. E 16. C 17. D 18. E 19. C 20. B 21. B 22. E 23. C 24. A 25. A 26. B 27. C 28. D 29. A 30. E 31. B 32. B 33. E 34. C 35. C 36. B 37. D 38. A 39. B 40. D 41. E 42. B 43. C 44. B 45. E 46. D 47. C 48. A 49. B 50. E 51. A 52. B 53. C 54. D 55. D 56. D 57. C 58. E 59. D 60. C 61. C 62. A 63. D 64. E 65. D 66. E 67. E 68. B 69. E 70. A 71. D 72. E 73. E 74. A 75. B 76. B

第五节　溃疡性结肠炎病人的护理

单元测试题

1. E 2. A 3. D 4. D 5. E 6. E 7. B 8. A 9. D 10. E 11. C 12. D 13. E 14. E 15. D 16. D 17. B 18. B 19. C 20. D 21. B

第六节　小儿腹泻病人的护理

单元测试题

1. D 2. E 3. B 4. D 5. B 6. B 7. C 8. E 9. E 10. E 11. D 12. A 13. E 14. E 15. E 16. B 17. D 18. B 19. B 20. B 21. C 22. C 23. D 24. D 25. C 26. A 27. D 28. E 29. D 30. A 31. C 32. D 33. C 34. B 35. B 36. D 37. D 38. E 39. E 40. E 41. C 42. A 43. C 44. E 45. B 46. D 47. B 48. D 49. A 50. B 51. A 52. E 53. D 54. A 55. D 56. D 57. E 58. C 59. E 60. D 61. C 62. D 63. C 64. D 65. A 66. A 67. E 68. A 69. D 70. D 71. A 72. A 73. B 74. C 75. E 76. E 77. E 78. D 79. C 80. D 81. B 82. C 83. A 84. C 85. D

第七节　肠梗阻病人的护理

单元测试题

1. C 2. D 3. B 4. C 5. A 6. D 7. E 8. B 9. E 10. E 11. E 12. E 13. A 14. C 15. D 16. E 17. D 18. E 19. C 20. E 21. E 22. A 23. E 24. E 25. E 26. C 27. E 28. E 29. E 30. A 31. E 32. A 33. D 34. C 35. E 36. C 37. A 38. D 39. E 40. E 41. D 42. B

第八节　急性阑尾炎病人的护理

单元测试题

1. A 2. E 3. B 4. E 5. B 6. A 7. B 8. D 9. C 10. D 11. C 12. E 13. B 14. B 15. E 16. E 17. B 18. C 19. D 20. E 21. A 22. B 23. E 24. E 25. C 26. A 27. C 28. C 29. C 30. D 31. E 32. C 33. B 34. B

第九节　腹外疝病人的护理

单元测试题

1. A 2. D 3. D 4. D 5. E 6. C 7. B 8. E 9. A 10. D 11. D 12. D 13. D 14. D 15. A 16. B 17. E 18. D 19. C 20. E 21. E 22. C 23. D 24. C 25. C 26. C 27. C 28. C 29. A 30. D 31. C 32. B 33. B 34. B 35. D 36. D 37. E

第十节　痔病人的护理

单元测试题

1. A 2. B 3. D 4. E 5. D 6. D 7. A 8. C 9. E 10. E 11. C 12. B 13. B 14. B 15. E 16. E 17. E 18. E 19. B 20. D 21. D 22. A 23. C 24. C 25. E 26. E 27. E 28. C 29. E 30. A 31. E 32. C 33. C 34. B 35. D 36. A 37. E

第十一节　肛瘘病人的护理

单元测试题

1. B 2. B 3. A 4. D 5. B 6. E 7. D 8. C 9. D 10. C 11. A 12. D 13. C 14. E 15. C

第十二节　直肠肛管周围脓肿病人的护理

单元测试题

1. A 2. E 3. B 4. E 5. C 6. E 7. A 8. D 9. D 10. C 11. D 12. D 13. E 14. C 15. B 16. E 17. B 18. B 19. E 20. D 21. C 22. B 23. C

第十三节 肝硬化病人的护理

单元测试题

1. A 2. A 3. C 4. B 5. D 6. D 7. A 8. D 9. A 10. C 11. B 12. D 13. C 14. E 15. B 16. C
17. D 18. D 19. E 20. E 21. B 22. E 23. E 24. B 25. E 26. A 27. E 28. D 29. C 30. C 31. D
32. D 33. C 34. D 35. A 36. C 37. E 38. E 39. D 40. A 41. C 42. E 43. C 44. C 45. D 46. D
47. A 48. B 49. D 50. C 51. C 52. D 53. E 54. C

第十四节 细菌性肝脓肿病人的护理

单元测试题

1. B 2. A 3. A 4. E 5. A 6. A 7. C 8. D 9. D 10. D

第十五节 肝性脑病病人的护理

单元测试题

1. C 2. A 3. B 4. D 5. E 6. C 7. B 8. C 9. C 10. C 11. B 12. E 13. B 14. E 15. C 16. E
17. D 18. E 19. B 20. E 21. B 22. A 23. B 24. E 25. D 26. D 27. E 28. E 29. D 30. A 31. E
32. A 33. E 34. E 35. C 36. A 37. D 38. E 39. D 40. E 41. C 42. E 43. C 44. C 45. A 46. B
47. D 48. E 49. D 50. B 51. B

第十六节 胆道感染病人的护理

单元测试题

1. D 2. C 3. B 4. E 5. E 6. B 7. E 8. C 9. B 10. C 11. C 12. C 13. E 14. E 15. B 16. E
17. D 18. A 19. B 20. B 21. D 22. A 23. C 24. D 25. E 26. A

第十七节 胆道蛔虫病病人的护理

单元测试题

1. C 2. D 3. B 4. D 5. C 6. E 7. A 8. E 9. A 10. A 11. E 12. D

第十八节 胆石症病人的护理

单元测试题

1. B 2. B 3. C 4. D 5. E 6. C 7. B 8. E 9. E 10. A 11. E 12. B 13. B 14. C 15. C 16. E
17. A 18. C 19. D 20. B 21. E 22. B 23. A 24. D 25. D 26. E 27. B 28. A 29. B 30. D 31. E
32. D 33. C 34. E 35. C 36. C 37. E 38. E 39. D 40. C 41. C 42. C 43. C 44. B 45. D 46. C
47. D 48. C 49. A 50. B

第十九节 急性胰腺炎病人的护理

单元测试题

1. E 2. B 3. A 4. C 5. A 6. E 7. C 8. A 9. E 10. A 11. E 12. A 13. D 14. C 15. A 16. D
17. A 18. E 19. E 20. C 21. B 22. B 23. C 24. E 25. A 26. D 27. C 28. E 29. C 30. E 31. D
32. D 33. C 34. E 35. C 36. E 37. D 38. E 39. D 40. C 41. D 42. C 43. B 44. C 45. D 46. A
47. B 48. A 49. A 50. A 51. B 52. C 53. C 54. D

第二十节 上消化道大出血病人的护理

单元测试题

1. E 2. C 3. C 4. C 5. B 6. E 7. D 8. D 9. B 10. C 11. C 12. C 13. E 14. C 15. D 16. B
17. E 18. C 19. C 20. C 21. A 22. E 23. E 24. C 25. B 26. E 27. E 28. E 29. C 30. E 31. D
32. D 33. B 34. A 35. B 36. C 37. E 38. E 39. A 40. C 41. A 42. C 43. E 44. D 45. A

第二十一节 慢性便秘病人的护理

单元测试题

1. E 2. E 3. D 4. B 5. B 6. C 7. A 8. E 9. E 10. D 11. E 12. C 13. D 14. B

第二十二节 急腹症病人的护理

单元测试题

1. B 2. D 3. B 4. A 5. E 6. B 7. E 8. D 9. D 10. E 11. D 12. C 13. D 14. B 15. E 16. C
17. A 18. E 19. C 20. E 21. B 22. A 23. E 24. D 25. D 26. B 27. C 28. A 29. D 30. A

第八章 呼吸系统疾病病人的护理

第一节 呼吸系统的解剖生理

单元测试题

1. E 2. D 3. C 4. B 5. E 6. E 7. D 8. B 9. A 10. C 11. B 12. C 13. C 14. B 15. B 16. C
17. D 18. E 19. D 20. E 21. A 22. A 23. E 24. C 25. C 26. B 27. B 28. D 29. D 30. E 31. E

32. D 33. A 34. B 35. D 36. E 37. A 38. C 39. A 40. A 41. B 42. C

第二节 急性感染性喉炎病人的护理

单元测试题

1. D 2. E 3. B 4. C 5. C 6. D 7. B 8. A 9. B 10. B 11. C 12. A 13. D 14. D

第三节 急性支气管炎病人的护理

单元测试题

1. C 2. A 3. E 4. B 5. E 6. B 7. C 8. D 9.   10. D 11. D 12. B 13. A 14. D 15. E 16. D

第四节 肺炎病人的护理

单元测试题

1. E 2. D 3. C 4. B 5. E 6. A 7. D 8. D 9. D 10. E 11. E 12. C 13. A 14. C 15. B 16. A
17. A 18. B 19. D 20. D 21. D 22. D 23. D 24. E 25. D 26. D 27. E 28. A 29. C 30. A 31. B
32. D 33. A 34. D 35. D 36. A 37. C 38. D 39. D 40. C 41. C 42. E 43. D 44. C 45. A 46. B
47. D 48. B 49. E 50. B 51. E 52. B 53. C 54. B 55. A 56. E 57. D 58. A 59. D 60. D 61. D
62. D 63. A 64. C 65. E 66. E 67. D 68. E 69. D 70. D 71. D 72. E 73. A 74. C 75. C 76. C
77. E 78. E 79. E 80. E 81. C 82. B 83. D 84. E 85. D 86. D 87. D 88. C 89. D 90. B 91. D
92. E 93. A 94. E 95. A

第五节 支气管扩张病人的护理

单元测试题

1. D 2. B 3. E 4. C 5. D 6. B 7. E 8. C 9. E 10. B 11. D 12. C 13. B 14. E 15. D 16. C
17. A 18. A 19. A 20. A 21. A 22. E 23. C 24. D 25. B 26. D 27. A 28. C 29. B 30. B 31. D
32. E 33. D 34. C 35. A 36. A 37. E 38. A 39. A

第六节 慢性阻塞性肺疾病病人的护理

单元测试题

1. C 2. C 3. D 4. B 5. C 6. C 7. E 8. A 9. C 10. A 11. A 12. B 13. D 14. E 15. C 16. C
17. D 18. D 19. B 20. D 21. D 22. D 23. B 24. D 25. C 26. D 27. D 28. A 29. E 30. B 31. A
32. C 33. C 34. D 35. D 36. D 37. D 38. C 39. D 40. D 41. E 42. E 43. D 44. E 45. E 46. A
47. A 48. D 49. B 50. A 51. D 52. D 53. E 54. D 55. A 56. B 57. E 58. A

第七节 支气管哮喘病人的护理

单元测试题

1. A 2. C 3. A 4. E 5. A 6. C 7. E 8. C 9. C 10. E 11. C 12. A 13. B 14. E 15. A 16. B
17. E 18. E 19. B 20. B 21. A 22. B 23. E 24. B 25. B 26. B 27. A 28. B 29. B 30. D 31. D
32. E 33. B 34. E 35. B 36. E 37. B 38. A 39. B 40. B 41. E 42. D 43. D 44. B

第八节 慢性肺源性心脏病病人的护理

单元测试题

1. D 2. A 3. A 4. D 5. A 6. C 7. D 8. E 9. E 10. E 11. C 12. A 13. D 14. D 15. E 16. E
17. D 18. A 19. B 20. D 21. C 22. D 23. D 24. A 25. D 26. E 27. A 28. C 29. D 30. D 31. C
32. C 33. D 34. D 35. D 36. D 37. A 38. C 39. C 40. E 41. E 42. B 43. A 44. A 45. E

第九节 血气胸病人的护理

单元测试题

1. D 2. C 3. A 4. D 5. E 6. E 7. B 8. E 9. E 10. E 11. B 12. E 13. E 14. D 15. E 16. B
17. C 18. D 19. D 20. A 21. D 22. B 23. D 24. C 25. E 26. E 27. C 28. E 29. D 30. E 31. A
32. D 33. A 34. B 35. D 36. D 37. D 38. C 39. E 40. E 41. B 42. D 43. A 44. A 45. A 46. D
47. D 48. C 49. E 50. C 51. C 52. C 53. D 54. E 55. D 56. A 57. A

第十节 呼吸衰竭病人的护理

单元测试题

1. D 2. D 3. A 4. A 5. D 6. B 7. D 8. C 9. D 10. B 11. D 12. C 13. D 14. D 15. A 16. D
17. D 18. C 19. C 20. A 21. D 22. A 23. D 24. D 25. B 26. B 27. B 28. B 29. D 30. D 31. A
32. A 33. C 34. A 35. D 36. C 37. A 38. D

第十一节 急性呼吸窘迫综合征病人的护理

单元测试题

1. A 2. E 3. A 4. A 5. E 6. E 7. A 8. B 9. A 10. A 11. B 12. E 13. E 14. E 15. B 16. D

17. E 18. A

第九章 传染病病人的护理

第一节 传染病概述

单元测试题

1. A 2. E 3. D 4. E 5. C 6. B 7. B 8. C 9. D 10. C 11. C 12. C 13. B 14. E 15. D 16. D 17. C 18. C 19. E 20. A

第二节 麻疹病人的护理

单元测试题

1. A 2. B 3. B 4. B 5. E 6. E 7. E 8. E 9. D 10. E 11. B 12. E 13. D 14. E 15. A 16. C 17. C 18. B 19. D 20. B 21. D 22. A 23. E 24. A 25. D 26. E 27. C 28. C 29. B 30. D 31. C 32. B

第三节 水痘病人的护理

单元测试题

1. C 2. D 3. E 4. E 5. B 6. D 7. D 8. D 9. D 10. B 11. B 12. C 13. E 14. E 15. D 16. D 17. A 18. C 19. B

第四节 流行性腮腺炎病人的护理

单元测试题

1. B 2. C 3. C 4. A 5. E 6. E 7. A 8. D 9. E 10. E 11. E 12. E 13. E 14. E 15. B 16. E 17. E 18. E

第五节 病毒性肝炎病人的护理

单元测试题

1. C 2. D 3. A 4. C 5. E 6. D 7. E 8. E 9. E 10. E 11. E 12. E 13. E 14. D 15. E 16. E 17. C 18. A 19. A 20. B 21. E 22. A 23. C 24. E 25. D 26. C 27. E 28. A 29. D 30. A 31. E 32. C 33. D 34. A 35. C 36. B 37. E 38. A 39. B 40. E 41. E 42. A 43. A 44. D

第六节 艾滋病病人的护理

单元测试题

1. C 2. B 3. B 4. E 5. E 6. A 7. B 8. E 9. E 10. A 11. D 12. A 13. E 14. C 15. A 16. E 17. A 18. C 19. E 20. E 21. B 22. C 23. C 24. A 25. A 26. E 27. C 28. E 29. D 30. C 31. E

第七节 流行性乙型脑炎病人的护理

单元测试题

1. A 2. D 3. D 4. D 5. E 6. A 7. A 8. D 9. E 10. D 11. A 12. E 13. E 14. E 15. E 16. C 17. E 18. C 19. B 20. C 21. D

第八节 猩红热病人的护理

单元测试题

1. D 2. A 3. C 4. E 5. E 6. B 7. E 8. E 9. D 10. E 11. E 12. E 13. D 14. E 15. D 16. D 17. B 18. C 19. D 20. B 21. B 22. A 23. B 24. D 25. D 26. B 27. D 28. B 29. B 30. A 31. A

第九节 中毒型细菌性痢疾病人的护理

单元测试题

1. C 2. A 3. D 4. E 5. E 6. E 7. E 8. E 9. A 10. E 11. B 12. A 13. C 14. B 15. E 16. B

第十节 流行性脑脊髓膜炎病人的护理

单元测试题

1. B 2. C 3. A 4. C 5. D 6. C 7. B 8. B 9. C 10. D 11. E 12. D 13. C 14. B 15. A

第十一节 结核病病人的护理

单元测试题

1. A 2. A 3. C 4. D 5. D 6. B 7. D 8. B 9. C 10. E 11. C 12. D 13. D 14. E 15. A 16. A 17. B 18. D 19. B 20. C 21. D 22. C 23. B 24. C 25. D 26. D 27. C 28. D 29. C 30. D 31. B 32. D 33. D 34. B 35. C 36. E 37. E 38. D 39. C 40. C 41. A 42. E 43. C 44. A 45. D 46. E 47. E 48. B 49. D 50. D 51. E 52. C 53. B 54. B 55. D 56. A 57. D 58. C 59. C 60. C 61. B 62. C 63. E 64. E 65. B 66. A 67. C

第十章 皮肤及皮下组织疾病病人的护理

第一节 皮肤及皮下组织化脓性感染病人的护理

单元测试题

1. B 2. D 3. A 4. A 5. B 6. E 7. C 8. E 9. C 10. D 11. E 12. D 13. B 14. A 15. A 16. D 17. D 18. C 19. C 20. B 21. E 22. C 23. D 24. E 25. D 26. D 27. D 28. E 29. A 30. D 31. C 32. E 33. D 34. D 35. A 36. C 37. C 38. D 39. E 40. A

第二节 手部急性化脓性感染病人的护理

单元测试题

1. C 2. C 3. A 4. E 5. A 6. B 7. B 8. E

第十一章 妊娠、分娩和产褥期疾病病人的护理

第一节 女性生殖系统解剖生理

单元测试题

1. C 2. C 3. B 4. E 5. A 6. C 7. E 8. D 9. A 10. B 11. A 12. B 13. E 14. C 15. B 16. A 17. C 18. C 19. C 20. B 21. E 22. E 23. D 24. E 25. E 26. C 27. D 28. A 29. D 30. A 31. D 32. D 33. E 34. D 35. D 36. E 37. B 38. A 39. D 40. B 41. B 42. E 43. E 44. C 45. E 46. E 47. A 48. C 49. E 50. E 51. D 52. E 53. D 54. E 55. D 56. D 57. E 58. E 59. D 60. E 61. D 62. B 63. A

第二节 妊娠期妇女的护理

单元测试题

1. C 2. D 3. B 4. D 5. D 6. A 7. D 8. C 9. D 10. D 11. D 12. E 13. E 14. E 15. E 16. C 17. D 18. C 19. A 20. C 21. B 22. A 23. D 24. E 25. D 26. E 27. D 28. E 29. D 30. D 31. E 32. D 33. A 34. B 35. E 36. E 37. D 38. E 39. E 40. E 41. B 42. E 43. D 44. C 45. C 46. A 47. B 48. D 49. D 50. E 51. C 52. C 53. D 54. B 55. D 56. D 57. D 58. D 59. A 60. B 61. D 62. D 63. C 64. D 65. A 66. E 67. A 68. D 69. D 70. B 71. D 72. D 73. D 74. D 75. D 76. A 77. A 78. C

第三节 分娩期妇女的护理

单元测试题

1. B 2. B 3. D 4. C 5. E 6. C 7. C 8. E 9. B 10. C 11. A 12. D 13. D 14. A 15. B 16. E 17. D 18. B 19. B 20. D 21. A 22. D 23. E 24. C 25. C 26. C 27. C 28. B 29. C 30. E 31. A 32. B 33. A 34. D 35. D 36. C 37. D 38. D 39. D 40. C 41. B 42. E 43. E 44. E 45. B 46. D 47. E 48. C 49. B 50. E 51. E 52. E 53. C 54. C 55. B 56. C 57. A 58. E 59. A 60. A 61. B 62. B 63. A 64. A 65. E 66. D 67. A 68. D 69. C 70. B 71. C 72. D

第四节 产褥期妇女的护理

单元测试题

1. C 2. E 3. B 4. A 5. C 6. B 7. C 8. D 9. B 10. C 11. C 12. C 13. A 14. D 15. C 16. D 17. D 18. E 19. E 20. B 21. A 22. C 23. A 24. C 25. C 26. B 27. C 28. C 29. A 30. B 31. D 32. D 33. D 34. D 35. E 36. D 37. B 38. D 39. A 40. B 41. C 42. E 43. C 44. E 45. C 46. E 47. C

第五节 流产病人的护理

单元测试题

1. A 2. A 3. A 4. C 5. E 6. C 7. D 8. A 9. C 10. D 11. A 12. E 13. D 14. D 15. B 16. A 17. B 18. C 19. A 20. C 21. E 22. B 23. D 24. E 25. E 26. C 27. A

第六节 早产病人的护理

单元测试题

1. E 2. A 3. A 4. B 5. D 6. A 7. C 8. B 9. D 10. D 11. B 12. C 13. C

第七节 过期妊娠病人的护理

单元测试题

1. A 2. A 3. E 4. E 5. E 6. C 7. B 8. E 9. E 10. A 11. B 12. D

第八节 妊娠期高血压疾病病人的护理

单元测试题

1. B 2. B 3. B 4. C 5. B 6. D 7. A 8. E 9. B 10. A 11. B 12. E 13. D 14. C 15. B 16. B

17. E **18.** C **19.** D **20.** A **21.** B **22.** D **23.** E **24.** B **25.** B **26.** C **27.** E **28.** E **29.** C

第九节 异位妊娠病人的护理

单元测试题

1. B **2.** C **3.** E **4.** E **5.** C **6.** E **7.** C **8.** D **9.** E **10.** C **11.** A **12.** E **13.** E **14.** E **15.** A **16.** E
17. E **18.** E **19.** A

第十节 胎盘早剥病人的护理

单元测试题

1. D **2.** E **3.** B **4.** B **5.** D **6.** D **7.** D **8.** A **9.** C **10.** C **11.** B **12.** A **13.** C **14.** C **15.** D **16.** A
17. E **18.** D **19.** C

第十一节 前置胎盘病人的护理

单元测试题

1. B **2.** E **3.** D **4.** A **5.** E **6.** E **7.** D **8.** C **9.** D **10.** C **11.** E **12.** E **13.** D **14.** E **15.** E **16.** A
17. D **18.** C **19.** E **20.** C **21.** C **22.** D **23.** B

第十二节 羊水量异常病人的护理

单元测试题

1. B **2.** B **3.** B **4.** E **5.** A **6.** B **7.** E **8.** D **9.** D **10.** B **11.** E **12.** A **13.** E **14.** E **15.** A **16.** A
17. A **18.** C

第十三节 多胎妊娠及巨大胎儿病人的护理

单元测试题

1. D **2.** C **3.** B **4.** E **5.** E **6.** C **7.** E **8.** C **9.** B **10.** E **11.** E **12.** E **13.** C **14.** E **15.** D **16.** A

第十四节 胎儿宫内窘迫病人的护理

单元测试题

1. B **2.** E **3.** A **4.** E **5.** D **6.** A **7.** D **8.** C **9.** A **10.** B **11.** C **12.** B **13.** C **14.** E **15.** B **16.** A
17. E **18.** E **19.** E **20.** C **21.** B **22.** A **23.** E **24.** B **25.** A **26.** E **27.** C

第十五节 胎膜早破病人的护理

单元测试题

1. D **2.** E **3.** E **4.** A **5.** D **6.** D **7.** E **8.** E **9.** E **10.** E **11.** E **12.** E **13.** E **14.** E **15.** E **16.** E
17. B **18.** C **19.** B **20.** C **21.** E **22.** E

第十六节 妊娠期并发症病人的护理

单元测试题

1. C **2.** E **3.** D **4.** C **5.** A **6.** D **7.** E **8.** A **9.** E **10.** E **11.** E **12.** E **13.** E **14.** E **15.** E **16.** C
17. E **18.** A **19.** D **20.** D **21.** A **22.** B **23.** B **24.** B **25.** A **26.** A **27.** D **28.** E **29.** C **30.** B **31.** C
32. D **33.** B **34.** E **35.** E **36.** D **37.** A **38.** C **39.** C **40.** C **41.** B **42.** C **43.** A **44.** C **45.** C **46.** A
47. A **48.** D **49.** E **50.** D **51.** B **52.** D

第十七节 产力异常病人的护理

单元测试题

1. C **2.** B **3.** C **4.** A **5.** E **6.** C **7.** A **8.** E **9.** E **10.** D **11.** E **12.** E **13.** E **14.** E **15.** E **16.** E
17. D **18.** B **19.** C **20.** C **21.** E **22.** E **23.** B **24.** B **25.** A **26.** A **27.** E **28.** E **29.** E **30.** B **31.** B
32. E **33.** E **34.** C **35.** C **36.** D **37.** A **38.** C

第十八节 产道异常病人的护理

单元测试题

1. D **2.** B **3.** C **4.** C **5.** E **6.** E **7.** E **8.** A **9.** E **10.** D **11.** E **12.** E **13.** E **14.** E **15.** E **16.** A
17. C

第十九节 胎位异常病人的护理

单元测试题

1. A **2.** E **3.** A **4.** B **5.** E **6.** B **7.** C **8.** E **9.** E **10.** A **11.** E **12.** E **13.** E **14.** A **15.** A **16.** D

第二十节 产后出血病人的护理

单元测试题

1. B **2.** D **3.** B **4.** B **5.** E **6.** A **7.** E **8.** E **9.** E **10.** E **11.** E **12.** E **13.** E **14.** E **15.** E **16.** E
17. A **18.** C **19.** A **20.** E **21.** E **22.** C **23.** D **24.** E **25.** C **26.** E **27.** C **28.** A **29.** D **30.** E

第二十一节　羊水栓塞病人的护理

单元测试题

1. C 2. E 3. D 4. B 5. A 6. D 7. A 8. B 9. C 10. C

第二十二节　子宫破裂病人的护理

单元测试题

1. B 2. E 3. A 4. D 5. C 6. D 7. E 8. E 9. D 10. C 11. B 12. B 13. B 14. E 15. D 16. B 17. D 18. E 19. D

第二十三节　产褥感染病人的护理

单元测试题

1. A 2. B 3. B 4. B 5. A 6. A 7. E 8. E 9. A 10. E 11. B 12. C 13. A 14. E 15. A 16. B 17. A 18. C 19. D 20. D 21. B

第二十四节　晚期产后出血病人的护理

单元测试题

1. B 2. D 3. D 4. B 5. A 6. E 7. D 8. E 9. C 10. E 11. E

第十二章　新生儿与新生儿疾病病人的护理

第一节　正常足月新生儿的特点和护理

单元测试题

1. B 2. C 3. D 4. E 5. A 6. B 7. A 8. D 9. C 10. A 11. E 12. A 13. E 14. C 15. A 16. B 17. B 18. C 19. E 20. C 21. B 22. E 23. D 24. D 25. C 26. E 27. D 28. E 29. D 30. A 31. A 32. A 33. C 34. B 35. C 36. D 37. E 38. A 39. C

第二节　早产儿病人的特点和护理

单元测试题

1. D 2. E 3. D 4. C 5. A 6. C 7. A 8. D 9. C 10. D 11. B 12. E 13. D 14. E 15. E 16. B 17. E 18. D 19. E 20. A 21. D 22. C 23. C 24. C 25. D 26. C 27. E 28. B 29. A 30. B 31. C 32. E 33. E

第三节　新生儿窒息病人的护理

单元测试题

1. C 2. B 3. A 4. A 5. D 6. A 7. C 8. E 9. D 10. C 11. B 12. A 13. E 14. C 15. D 16. D 17. D 18. D 19. C

第四节　新生儿缺氧缺血性脑病病人的护理

单元测试题

1. E 2. B 3. E 4. D 5. E 6. D 7. E 8. B 9. D 10. C 11. B 12. B 13. D 14. D

第五节　新生儿颅内出血病人的护理

单元测试题

1. D 2. D 3. E 4. E 5. D 6. E 7. B 8. D 9. B 10. D 11. B 12. A 13. C 14. C 15. E 16. C 17. D 18. D 19. C 20. E 21. A 22. B 23. E 24. D 25. B 26. E

第六节　新生儿黄疸病人的护理

单元测试题

1. E 2. C 3. A 4. B 5. A 6. D 7. A 8. E 9. D 10. B 11. D 12. B 13. D 14. D 15. B 16. B 17. A 18. B 19. A 20. A 21. C 22. C 23. C 24. C 25. C 26. A 27. B 28. D 29. C 30. C 31. C 32. B 33. C 34. E 35. C 36. C 37. B 38. E

第七节　新生儿寒冷损伤综合征病人的护理

单元测试题

1. D 2. E 3. C 4. A 5. E 6. B 7. E 8. C 9. B 10. D 11. A 12. D 13. A 14. E 15. E 16. C 17. B 18. B 19. D 20. E 21. A 22. C 23. D 24. B 25. E 26. B 27. B 28. D 29. B

第八节　新生儿脐炎病人的护理

单元测试题

1. B 2. E 3. D 4. C 5. C 6. A 7. B 8. C 9. E 10. A 11. B 12. B

第九节　新生儿低血糖病人的护理

单元测试题

1. B 2. D 3. E 4. C 5. D 6. C 7. E 8. D 9. A

第十节　新生儿低钙血症病人的护理

单元测试题

1. A 2. C 3. C 4. B 5. A 6. D 7. A

第十三章　泌尿生殖系统疾病病人的护理

第一节　泌尿系统的解剖和生理功能

单元测试题

1. E 2. B 3. E 4. E 5. C 6. E 7. B 8. E 9. A

第二节　肾小球肾炎病人的护理

单元测试题1

1. B 2. A 3. E 4. B 5. D 6. A 7. E 8. B 9. A 10. A 11. D 12. D 13. E 14. A 15. D 16. E 17. E 18. E 19. C 20. A 21. D 22. A 23. E 24. C 25. D 26. B 27. A 28. E 29. D 30. D 31. E 32. B 33. B 34. C 35. C 36. C 37. A 38. E 39. B 40. D 41. C

单元测试题2

1. E 2. B 3. B 4. C 5. D 6. C 7. B 8. A 9. E 10. E 11. C 12. A 13. B 14. E 15. B 16. B 17. C 18. C 19. A 20. E 21. C

第三节　肾病综合征病人的护理

单元测试题

1. B 2. B 3. B 4. B 5. A 6. B 7. D 8. E 9. A 10. B 11. D 12. B 13. D 14. D 15. B 16. E 17. A 18. E 19. A 20. C 21. D 22. D 23. A 24. A 25. B 26. D 27. E 28. E 29. B 30. D 31. C 32. A 33. D 34. E 35. B

第四节　慢性肾衰竭病人的护理

单元测试题

1. D 2. A 3. D 4. B 5. A 6. B 7. C 8. D 9. D 10. E 11. A 12. D 13. E 14. D 15. B 16. B 17. C 18. E 19. D 20. C 21. A 22. D 23. E 24. C 25. E 26. E 27. A 28. E 29. D 30. D 31. A 32. A 33. A 34. B

第五节　急性肾衰竭病人的护理

单元测试题

1. D 2. C 3. D 4. E 5. D 6. D 7. C 8. A 9. C 10. A 11. C 12. E 13. C 14. E 15. E 16. B 17. C 18. D 19. C 20. B 21. D 22. E 23. E 24. D

第六节　尿石症病人的护理

单元测试题

1. A 2. A 3. A 4. B 5. C 6. C 7. C 8. C 9. E 10. B 11. E 12. E 13. E 14. E 15. E 16. B 17. D 18. B 19. E 20. C 21. D 22. A 23. A 24. D 25. E 26. A 27. E 28. A 29. C 30. C 31. D 32. C

第七节　泌尿系统损伤病人的护理

单元测试题

1. B 2. C 3. A 4. B 5. E 6. C 7. C 8. E 9. D 10. C 11. C 12. E 13. C 14. C 15. C 16. E 17. D 18. E 19. C 20. D 21. E 22. A 23. D 24. D 25. B 26. A 27. E 28. D

第八节　尿路感染病人的护理

单元测试题

1. A 2. C 3. B 4. E 5. E 6. B 7. D 8. D 9. E 10. C 11. A 12. A 13. A 14. B 15. A 16. A 17. B 18. B 19. C 20. E 21. B 22. A 23. C 24. B

第九节　前列腺增生病人的护理

单元测试题

1. D 2. D 3. B 4. A 5. D 6. B 7. E 8. C 9. D 10. A 11. C 12. C 13. C 14. E 15. E 16. C 17. D 18. E 19. B 20. C 21. A 22. B 23. C 24. E 25. C 26. D 27. E 28. D

第十一节　阴道炎病人的护理

单元测试题

1. C 2. B 3. B 4. A 5. B 6. A 7. B 8. A 9. D 10. C 11. C 12. A 13. B 14. D 15. D 16. B 17. C 18. E 19. D 20. E 21. A 22. C 23. E 24. E 25. E 26. D 27. E 28. C 29. D 30. A 31. B 32. E 33. B 34. A 35. B 36. A 37. A 38. A 39. B 40. E 41. E

第十二节 宫颈炎和盆腔炎病人的护理

单元测试题

1. E 2. A 3. A 4. B 5. B 6. C 7. D 8. B 9. E 10. D 11. E 12. E 13. B 14. D 15. A 16. C 17. C 18. E 19. A 20. B 21. B 22. B 23. D 24. B 25. B 26. E 27. C 28. B 29. B

第十三节 功能失调性子宫出血病人的护理

单元测试题

1. E 2. E 3. A 4. E 5. A 6. A 7. D 8. E 9. A 10. D 11. A 12. B 13. A 14. C 15. B 16. E 17. C 18. D 19. B 20. C 21. C 22. D

第十四节 痛经病人的护理

单元测试题

1. E 2. D 3. A 4. C 5. A 6. D 7. C 8. A 9. E 10. A 11. E 12. C 13. D 14. C 15. C

第十五节 围绝经期综合征病人的护理

单元测试题

1. B 2. A 3. A 4. A 5. A 6. C 7. B 8. D 9. B 10. C 11. B 12. A

第十六节 子宫内膜异位症病人的护理

单元测试题

1. C 2. C 3. C 4. C 5. D 6. A 7. E 8. C

第十七节 子宫脱垂病人的护理

单元测试题

1. E 2. E 3. E 4. A 5. C 6. C 7. B 8. A 9. B 10. C 11. A 12. C 13. E 14. D 15. A 16. C

第十八节 急性乳腺炎病人的护理

单元测试题

1. A 2. B 3. E 4. A 5. D 6. B 7. D 8. B 9. A 10. E 11. E 12. D 13. D 14. E 15. D 16. D 17. C

第十四章 精神障碍病人的护理

第一节 精神障碍症状学

单元测试题

1. D 2. B 3. B 4. E 5. B 6. A 7. E 8. B 9. D 10. E 11. A 12. C 13. C 14. D 15. A 16. E 17. E 18. E 19. D 20. A 21. C 22. A 23. D 24. E 25. D 26. C 27. A 28. A 29. C 30. C 31. E 32. A 33. C 34. A 35. A 36. B 37. B 38. E 39. E 40. C 41. A 42. B 43. E 44. D 45. C 46. B 47. A 48. B 49. C 50. D 51. D 52. E 53. A 54. E 55. E 56. E 57. D 58. D 59. D

第二节 精神分裂症病人的护理

单元测试题

1. B 2. C 3. D 4. E 5. C 6. E 7. B 8. D 9. A 10. C 11. C 12. A 13. A 14. B 15. D 16. E 17. D 18. C 19. A 20. B 21. A 22. A 23. E 24. E 25. E 26. C 27. D 28. C 29. D 30. E 31. D

第三节 抑郁症病人的护理

单元测试题

1. E 2. B 3. A 4. B 5. D 6. D 7. B 8. C 9. D 10. B 11. D 12. D 13. D 14. D 15. E 16. B 17. D 18. E 19. C 20. C 21. E 22. A 23. B 24. B

第四节 焦虑症病人的护理

单元测试题

1. C 2. E 3. A 4. D 5. C 6. C 7. C 8. D 9. E 10. A 11. C 12. D 13. D 14. D 15. D 16. D 17. B 18. B 19. A 20. E

第五节 强迫症病人的护理

单元测试题

1. C 2. D 3. D 4. A 5. D 6. C 7. C 8. D 9. D 10. E 11. D 12. C 13. A 14. A 15. E

第六节 癔症病人的护理

单元测试题

1. D 2. B 3. B 4. E 5. E 6. E 7. E 8. C 9. E 10. E 11. D 12. D 13. D 14. D 15. B 16. C 17. A 18. D 19. D 20. E 21. B 22. A

第七节　睡眠障碍病人的护理
单元测试题
1. E　**2.** B　**3.** D　**4.** E　**5.** C　**6.** E　**7.** A　**8.** C　**9.** E　**10.** E　**11.** E　**12.** D　**13.** E

第八节　阿尔茨海默病病人的护理
单元测试题
1. A　**2.** A　**3.** B　**4.** E　**5.** E　**6.** E　**7.** B　**8.** B　**9.** C　**10.** B　**11.** D　**12.** E　**13.** D　**14.** B　**15.** E　**16.** C　**17.** E　**18.** C　**19.** E　**20.** C　**21.** D　**22.** B　**23.** E　**24.** E

第十五章　损伤、中毒病人的护理

第一节　创伤病人的护理
单元测试题
1. B　**2.** C　**3.** D　**4.** D　**5.** D　**6.** C　**7.** C　**8.** C　**9.** D　**10.** A　**11.** C　**12.** B　**13.** E　**14.** A　**15.** A　**16.** C　**17.** B　**18.** B　**19.** C　**20.** C　**21.** C　**22.** E　**23.** E　**24.** D　**25.** C　**26.** C　**27.** D　**28.** A　**29.** E　**30.** E　**31.** A　**32.** D　**33.** C　**34.** E　**35.** B　**36.** B　**37.** D　**38.** B　**39.** B　**40.** E　**41.** E

第二节　烧伤病人的护理
单元测试题
1. D　**2.** E　**3.** E　**4.** B　**5.** E　**6.** B　**7.** B　**8.** B　**9.** E　**10.** E　**11.** B　**12.** E　**13.** E　**14.** B　**15.** D　**16.** E　**17.** B　**18.** D　**19.** C　**20.** A　**21.** E　**22.** E　**23.** A　**24.** C　**25.** C　**26.** C　**27.** D　**28.** D　**29.** E　**30.** E　**31.** A　**32.** C　**33.** C　**34.** B　**35.** C　**36.** A　**37.** B　**38.** B　**39.** E　**40.** E　**41.** D　**42.** A　**43.** A　**44.** D　**45.** C　**46.** C　**47.** C　**48.** B　**49.** A　**50.** D　**51.** C　**52.** C

第三节　毒蛇咬伤病人的护理
单元测试题
1. A　**2.** C　**3.** A　**4.** B　**5.** B　**6.** C　**7.** E　**8.** A　**9.** C　**10.** E　**11.** B

第四节　腹部损伤病人的护理
单元测试题
1. D　**2.** A　**3.** B　**4.** D　**5.** B　**6.** B　**7.** A　**8.** B　**9.** D　**10.** C　**11.** D　**12.** E　**13.** B　**14.** C　**15.** C　**16.** D　**17.** B　**18.** B　**19.** C　**20.** C　**21.** C　**22.** E　**23.** C　**24.** B　**25.** D　**26.** A　**27.** D　**28.** C　**29.** D　**30.** D　**31.** E　**32.** C　**33.** C　**34.** B　**35.** A

第五节　一氧化碳中毒病人的护理
单元测试题
1. A　**2.** C　**3.** A　**4.** A　**5.** B　**6.** A　**7.** A　**8.** A　**9.** C　**10.** B　**11.** D　**12.** C　**13.** C　**14.** C　**15.** B　**16.** C　**17.** D　**18.** C　**19.** B　**20.** E　**21.** B　**22.** E　**23.** C

第六节　有机磷中毒病人的护理
单元测试题
1. C　**2.** A　**3.** B　**4.** C　**5.** D　**6.** A　**7.** D　**8.** C　**9.** E　**10.** E　**11.** E　**12.** D　**13.** C　**14.** E　**15.** B　**16.** E　**17.** B　**18.** A　**19.** D　**20.** B　**21.** B　**22.** A　**23.** C　**24.** D　**25.** D　**26.** A　**27.** B　**28.** C　**29.** E　**30.** A　**31.** E　**32.** C　**33.** D　**34.** C　**35.** B　**36.** E　**37.** D　**38.** A　**39.** B　**40.** E　**41.** C　**42.** B

第七节　镇静催眠药中毒病人的护理
单元测试题
1. A　**2.** B　**3.** C　**4.** E　**5.** C　**6.** C

第八节　酒精中毒病人的护理
单元测试题
1. C　**2.** D　**3.** D　**4.** E　**5.** E　**6.** D　**7.** D　**8.** A　**9.** A　**10.** A　**11.** E　**12.** E　**13.** D　**14.** E　**15.** D

第九节　中暑病人的护理
单元测试题
1. A　**2.** A　**3.** C　**4.** A　**5.** A　**6.** E　**7.** E　**8.** D　**9.** C　**10.** B　**11.** E　**12.** B　**13.** D　**14.** D　**15.** E　**16.** A　**17.** A　**18.** A　**19.** E　**20.** E　**21.** E　**22.** C　**23.** E　**24.** B

第十节　淹溺病人的护理
单元测试题
1. B　**2.** A　**3.** E　**4.** C　**5.** B　**6.** C　**7.** A　**8.** B　**9.** A　**10.** A　**11.** B

第十一节　细菌性食物中毒病人的护理
单元测试题
1. A　**2.** A　**3.** A　**4.** E　**5.** D

第十二节 小儿气管异物的护理

单元测试题

1. E 2. E 3. E 4. D 5. E 6. E 7. E 8. A 9. E 10. C 11. A 12. A 13. C

第十三节 破伤风病人的护理

单元测试题

1. A 2. C 3. B 4. A 5. B 6. E 7. B 8. C 9. E 10. A 11. B 12. E 13. C 14. D 15. E 16. A 17. E 18. C 19. D 20. E 21. C 22. B 23. D 24. D 25. C 26. C 27. D 28. B 29. E 30. C 31. B 32. A 33. C 34. E

第十四节 肋骨骨折病人的护理

单元测试题

1. E 2. B 3. C 4. D 5. D 6. E 7. E 8. B 9. E 10. B 11. D 12. C 13. D 14. E 15. B

第十五节 四肢骨折病人的护理

单元测试题

1. B 2. B 3. C 4. C 5. A 6. E 7. E 8. D 9. C 10. E 11. B 12. B 13. A 14. E 15. E 16. D 17. B 18. A 19. E 20. A 21. E 22. E 23. E 24. E 25. C 26. B 27. D 28. E 29. E 30. A 31. 32. C 33. 34. 35. 36. 37. 38. 39. 40. 41. 42. 43. 44. A 45. C 46. C 47. A 48. B 49. 50. 51. C 52. A 53. 54. E 55. D 56. C 57. E 58. E 59. A 60. B 61. E 62. B

第十六节 骨盆骨折病人的护理

单元测试题

1. B 2. D 3. A 4. D 5. E 6. E 7. A 8. B 9. C 10. A 11. E 12. A 13. A

第十七节 颅骨骨折病人的护理

单元测试题

1. C 2. A 3. B 4. D 5. B 6. B 7. E 8. C 9. C 10. D 11. E 12. E 13. A 14. C 15. E 16. B 17. D 1. 8A 19. E 20. A 21. A 22. A 23. A 24. E 25. C 26. C

第十六章 肌肉骨骼系统和结缔组织疾病病人的护理

第一节 腰腿痛和颈肩痛病人的护理

单元测试题

1. A 2. A 3. D 4. E 5. D 6. E 7. D 8. D 9. E 10. D 11. B 12. D 13. C 14. C 15. B 16. D 17. E 18. A 19. D 20. C 21. C 22. D 23. A 24. C 25. D 26. E 27. A 28. D

第二节 骨和关节化脓性感染病人的护理

单元测试题

1. B 2. A 3. D 4. E 5. D 6. C 7. D 8. E 9. E 10. B 11. D 12. D 13. E 14. C 15. E 16. D 17. D 18. E 19. E 20. E

第三节 脊柱及脊髓损伤病人的护理

单元测试题

1. C 2. D 3. E 4. D 5. C 6. D 7. E 8. A 9. C 10. D 11. B 12. D 13. E 14. D 15. C 16. E 17. B 18. B 19. E 20. E 21. C 22. A 23. E 24. C 25. E 26. A

第四节 关节脱位病人的护理

单元测试题

1. E 2. D 3. B 4. D 5. B 6. A 7. D 8. C 9. D 10. E 11. D 12. D 13. D 14. E 15. E 16. D 17. D 18. C 19. E 20. C 21. B 22. A 23. C 24. E 25. C

第五节 风湿热病人的护理

单元测试题

1. C 2. E 3. E 4. E 5. C 6. C 7. A 8. C 9. C 10. B 11. C 12. C 13. E 14. D 15. B 16. B 17. C 18. A 19. A

第六节 类风湿关节炎病人的护理

单元测试题

1. B 2. E 3. A 4. E 5. C 6. A 7. E 8. C 9. C 10. B 11. B 12. E 13. E 14. E 15. B 16. D 17. D 18. B 19. B 20. A 21. E 22. D 23. B 24. C 25. B 26. B 27. D 28. E 29. C 30. A 31. A

32. B 33. A 34. E 35. D 36. C 37. B

第七节　系统性红斑狼疮病人的护理
单元测试题
1. C 2. A 3. A 4. C 5. C 6. A 7. A 8. A 9. E 10. C 11. C 12. E 13. B 14. A 15. C 16. D
17. C 18. B 19. E 20. D 21. C 22. A 23. E 24. B 25. B 26. E 27. D 28. C 29. D 30. D 31. E
32. D 33. D 34. D 35. C 36. B 37. D 38. C 39. E 40. E 41. A

第八节　骨质疏松症病人的护理
单元测试题
1. E 2. C 3. C 4. D 5. A 6. C 7. D 8. D 9. A 10. A 11. D 12. C

第十七章　肿瘤病人的护理

第一节　食管癌病人的护理
单元测试题
1. D 2. B 3. B 4. E 5. E 6. C 7. E 8. C 9. A 10. C 11. A 12. A 13. E 14. B 15. B 16. A
17. C 18. C 19. E 20. D 21. E 22. E 23. E 24. E 25. E 26. E 27. C 28. E 29. E 30. A 31. E
32. D 33. B 34. C 35. D

第二节　胃癌病人的护理
单元测试题
1. E 2. C 3. C 4. D 5. B 6. C 7. C 8. B 9. D 10. C 11. E 12. A 13. C 14. A 15. C 16. B
17. E 18. C 19. B 20. A 21. A 22. E 23. D 24. C 25. B 26. B 27. D 28. E 29. C 30. C 31. E
32. A 33. B 34. D 35. B 36. D

第三节　原发性肝癌病人的护理
单元测试题
1. C 2. C 3. D 4. C 5. A 6. C 7. C 8. D 9. C 10. A 11. A 12. B 13. C 14. C 15. A 16. C
17. D 18. D 19. D 20. E 21. B 22. A 23. D 24. B 25. D 26. B 27. A 28. A 29. B 30. B 31. B
32. A 33. C 34. D

第四节　胰腺癌病人的护理
单元测试题
1. D 2. E 3. A 4. C 5. D 6. A 7. D 8. C 9. B 10. A 11. A 12. D 13. E 14. A 15. E 16. C
17. E 18. C 19. D 20. A 21. A 22. E

第五节　大肠癌病人的护理
单元测试题
1. B 2. B 3. E 4. B 5. A 6. D 7. C 8. E 9. D 10. C 11. E 12. C 13. C 14. C 15. E 16. B
17. B 18. B 19. C 20. B 21. D 22. B 23. A 24. C 25. E 26. B 27. B 28. C 29. B 30. C 31. E
32. A 33. D 34. B 35. C 36. B 37. D 38. A 39. E 40. D 41. D 42. A

第六节　肾癌病人的护理
单元测试题
1. B 2. E 3. E 4. C 5. A 6. C 7. E 8. E 9. C 10. C 11. E 12. A 13. E 14. D

第七节　膀胱癌病人的护理
单元测试题
1. A 2. D 3. B 4. D 5. A 6. C 7. A 8. C 9. B 10. B 11. E 12. C 13. C 14. E 15. D 16. C
17. C

第八节　宫颈癌病人的护理
单元测试题
1. E 2. C 3. A 4. B 5. A 6. C 7. B 8. A 9. C 10. D 11. E 12. C 13. E 14. A 15. C 16. E
17. E 18. D 19. A 20. E 21. E 22. A 23. A 24. B 25. D

第九节　子宫肌瘤病人的护理
单元测试题
1. D 2. B 3. E 4. B 5. C 6. B 7. E 8. B 9. D 10. E 11. C 12. C 13. D 14. B 15. A 16. E
17. E 18. E 19. E 20. E 21. E 22. C 23. B 24. E 25. C

第十节　卵巢癌病人的护理
单元测试题
1. A 2. D 3. C 4. D 5. A 6. D 7. D 8. C 9. D 10. C 11. E 12. A 13. E 14. E 15. B

第十一节　子宫内膜癌病人的护理

单元测试题

1. A 2. E 3. C 4. D 5. C 6. B 7. E 8. D

第十二节　葡萄胎及侵蚀性葡萄胎病人的护理

单元测试题

1. A 2. A 3. A 4. D 5. C 6. A 7. C 8. E 9. E 10. C 11. C 12. C 13. A 14. E 15. C 16. C
17. A 18. B 19. C 20. B 21. C 22. E 23. C 24. E 25. C 26. C 27. E 28. E 29. E 30. C

第十三节　绒毛膜癌病人的护理

单元测试题

1. B 2. E 3. B 4. D 5. B 6. E 7. D 8. E 9. B 10. B 11. B 12. C 13. E 14. A 15. A

第十四节　白血病病人的护理

单元测试题

1. B 2. E 3. D 4. A 5. B 6. B 7. C 8. C 9. C 10. A 11. B 12. A 13. E 14. B 15. C 16. C
17. C 18. D 19. C 20. C 21. E 22. C 23. C 24. D 25. B 26. D 27. C 28. E 29. C 30. D 31. C
32. C 33. E 34. E 35. D 36. D 37. D 38. E 39. A 40. C 41. D 42. C 43. C 44. D 45. C 46. D
47. E 48. D 49. C 50. D 51. A 52. C 53. E 54. B 55. A

第十五节　骨肉瘤病人的护理

单元测试题

1. E 2. E 3. C 4. A 5. E 6. E 7. E 8. A 9. E 10. B

第十六节　颅内肿瘤病人的护理

单元测试题

1. C 2. E 3. C 4. C 5. C 6. D 7. E 8. E 9. D 10. E 11. C 12. B 13. E 14. E 15. E 16. D
17. E

第十七节　乳腺癌病人的护理

单元测试题

1. B 2. E 3. C 4. A 5. B 6. E 7. C 8. C 9. C 10. E 11. C 12. C 13. E 14. C 15. E 16. C
17. B 18. E 19. B 20. E 21. B 22. E 23. D 24. A 25. E 26. E 27. A 28. E 29. E 30. E 31. E
32. E 33. D 34. E 35. A 36. A 37. E 38. A 39. E 40. C 41. D 42. E 43. E 44. C 45. B 46. D
47. E 48. E

第十八节　原发性支气管肺癌病人的护理

单元测试题

1. D 2. C 3. E 4. E 5. C 6. C 7. E 8. C 9. C 10. C 11. C 12. C 13. B 14. E 15. E 16. D
17. E 18. E 19. A 20. A 21. B 22. E 23. E 24. E 25. E 26. C 27. C 28. C 29. C 30. E 31. B
32. E 33. C 34. D 35. E 36. C 37. D 38. E 39. D 40. E 41. D 42. E 43. A 44. B 45. C

第十八章　血液、造血器官及免疫疾病病人的护理

第一节　血液及造血系统的解剖生理、常见症状及护理

单元测试题

1. B 2. D 3. D 4. E 5. B 6. E 7. E 8. A 9. E 10. C 11. C 12. A 13. E 14. E 15. E 16. A
17. C 18. E 19. C 20. B 21. B 22. E 23. A

第二节　营养性缺铁性贫血病人的护理

单元测试题

1. E 2. C 3. C 4. C 5. C 6. C 7. B 8. E 9. E 10. E 11. E 12. E 13. E 14. E 15. E 16. D
17. B 18. A 19. E 20. E 21. C 22. E 23. E 24. C 25. B 26. C 27. A 28. B 29. E 30. E 31. B
32. D 33. A 34. A 35. C 36. B 37. C

第三节　营养性巨幼细胞性贫血病人的护理

单元测试题

1. A 2. C 3. C 4. C 5. D 6. C 7. D 8. E 9. A 10. D 11. B 12. C 13. C 14. D 15. D

第四节　再生障碍性贫血病人的护理

单元测试题

1. A 2. B 3. D 4. D 5. B 6. D 7. A 8. C 9. E 10. E 11. B 12. B 13. A 14. E 15. B 16. A

17. C 18. B 19. C 20. A 21. C 22. C 23. E 24. C 25. C 26. B 27. B 28. E 29. A

第五节　血友病病人的护理

单元测试题

1. B 2. D 3. D 4. C

第六节　特发性血小板减少性紫癜病人的护理

单元测试题

1. E 2. B 3. B 4. E 5. C 6. B 7. E 8. E 9. A 10. C 11. E 12. E 13. C 14. D 15. B 16. D
17. B 18. E 19. C 20. E 21. A 22. D 23. B 24. B 25. A 26. C 27. E 28. A

第七节　过敏性紫癜病人的护理

单元测试题

1. A 2. E 3. A 4. B 5. D 6. C 7. E 8. A

第八节　弥散性血管内凝血病人的护理

单元测试题

1. A 2. D 3. C 4. E 5. C 6. A 7. C 8. D 9. D 10. D 11. B

第十九章　内分泌、营养及代谢疾病病人的护理

第一节　内分泌系统的解剖生理及常见的症状体征

单元测试题

1. D 2. B 3. D 4. E 5. C 6. D 7. B 8. C 9. D

第二节　单纯性甲状腺肿病人的护理

单元测试题

1. D 2. E 3. B 4. E 5. E 6. D 7. D 8. D 9. B

第三节　甲状腺功能亢进症病人的护理

单元测试题

1. D 2. E 3. A 4. D 5. D 6. D 7. B 8. A 9. E 10. A 11. A 12. E 13. A 14. D 15. E 16. E
17. B 18. E 19. B 20. A 21. D 22. A 23. B 24. D 25. E 26. B 27. D 28. D 29. B 30. E 31. D
32. D 33. D 34. C 35. C 36. E 37. D 38. E 39. A 40. B 41. D 42. C 43. B 44. E

第四节　甲状腺功能减退症病人的护理

单元测试题

1. A 2. C 3. A 4. E 5. B 6. E 7. B 8. C

第五节　库欣综合征病人的护理

单元测试题

1. C 2. D 3. A 4. C 5. D 6. D 7. A 8. C 9. D 10. D 11. C

第六节　糖尿病病人的护理

单元测试题

1. B 2. A 3. C 4. C 5. A 6. C 7. E 8. D 9. D 10. E 11. E 12. B 13. E 14. E 15. A 16. E
17. B 18. D 19. B 20. D 21. C 22. E 23. C 24. E 25. E 26. E 27. E 28. B 29. C 30. D 31. A
32. A 33. E 34. D 35. A 36. E 37. D 38. E 39. B 40. B 41. D 42. E 43. A 44. E 45. D 46. C
47. A 48. B 49. B 50. E 51. B 52. E 53. C 54. C 55. A 56. E 57. E 58. E 59. A 60. B 61. A
62. E 63. D 64. E 65. E

第七节　痛风病人的护理

单元测试题

1. C 2. E 3. A 4. D 5. B 6. B 7. B 8. E 9. A 10. D 11. E 12. E 13. A 14. E 15. E 16. E
17. E

第八节　营养不良病人的护理

单元测试题

1. B 2. B 3. D 4. B 5. C 6. C 7. D 8. B 9. A 10. E 11. E 12. A 13. A 14. E 15. E 16. A
17. E 18. E 19. E 20. B 21. D 22. A 23. E 24. E 25. E 26. E 27. E 28. C 29. E 30. B 31. E
32. C 33. C 34. D

第九节　小儿维生素D缺乏性佝偻病病人的护理

单元测试题

1. E 2. E 3. D 4. C 5. D 6. E 7. B 8. B 9. B 10. E 11. E 12. B 13. E 14. E 15. C 16. B

17. E 18. A 19. E 20. A 21. B 22. E 23. D 24. E 25. E 26. A 27. E 28. D 29. A 30. D 31. B
32. C 33. A 34. D

第十节　小儿维生素D缺乏性手足搐搦症病人的护理

单元测试题

1. E 2. E 3. B 4. C 5. E 6. D 7. B 8. C 9. E 10. E 11. D 12. C 13. B 14. A 15. A 16. E
17. D 18. C 19. D 20. C

第二十章　神经系统疾病病人的护理

第一节　神经系统解剖生理

单元测试题

1. D 2. D 3. D 4. B 5. B 6. B

第二节　颅内压增高与脑疝病人的护理

单元测试题

1. D 2. C 3. C 4. C 5. E 6. A 7. E 8. C 9. D 10. B 11. D 12. D 13. D 14. D 15. A 16. A
17. E 18. B 19. D 20. E 21. C 22. B 23. D 24. E 25. A 26. E 27. D 28. A 29. B 30. C

第三节　头皮损伤病人的护理

单元测试题

1. D 2. E 3. B 4. E 5. B 6. B 7. E 8. E 9. D 10. B 11. E 12. B

第四节　脑损伤病人的护理

单元测试题

1. D 2. E 3. A 4. A 5. D 6. D 7. D 8. B 9. B 10. E 11. B 12. B 13. C 14. B 15. E 16. A
17. C 18. E 19. E 20. E 21. A 22. B 23. E 24. E 25. E 26. E 27. E 28. E 29. D 30. B 31. E
32. C 33. B 34. E 35. C 36. E 37. A 38. E 39. D

第五节　脑血管疾病病人的护理

单元测试题

1. D 2. C 3. B 4. A 5. E 6. B 7. E 8. E 9. D 10. E 11. D 12. E 13. D 14. E 15. D 16. E
17. D 18. C 19. E 20. A 21. A 22. A 23. E 24. E 25. A 26. E 27. E 28. E 29. E 30. A 31. B
32. E 33. E 34. E 35. E 36. C 37. E 38. E 39. C 40. E 41. E 42. E 43. D 44. D 45. D 46. D
47. D 48. A

第六节　三叉神经痛病人的护理

单元测试题

1. B 2. C 3. B 4. D 5. A

第七节　急性脱髓鞘性多发性神经炎病人的护理

单元测试题

1. A 2. B 3. D 4. B 5. D 6. B 7. D 8. B 9. C 10. C 11. B 12. E 13. E 14. E 15. E 16. D

第八节　帕金森病病人的护理

单元测试题

1. C 2. E 3. D 4. E 5. D 6. C 7. B 8. D 9. E 10. A

第九节　癫痫病人的护理

单元测试题

1. B 2. B 3. A 4. E 5. E 6. E 7. B 8. E 9. D 10. E 11. E 12. E 13. A 14. E 15. E 16. C
17. B 18. E 19. C 20. E 21. B 22. D 23. D

第十节　化脓性脑膜炎病人的护理

单元测试题

1. C 2. E 3. C 4. D 5. E 6. B 7. B 8. A 9. E 10. E 11. E 12. D 13. E 14. E 15. D 16. E
17. C 18. A 19. D 20. C 21. D 22. E 23. C 24. E 25. C 26. A 27. C 28. E 29. C 30. B

第十一节　病毒性脑膜炎、脑炎病人的护理

单元测试题

1. A 2. E 3. E 4. E 5. E 6. C 7. B 8. D 9. D 10. E 11. D 12. E 13. B

第十二节　小儿惊厥的护理

单元测试题

1. A 2. B 3. E 4. C 5. C 6. B 7. E 8. A 9. D 10. D 11. B 12. B 13. D 14. B 15. D 16. A

17. D 18. B 19. C 20. C 21. E 22. C 23. A 24. B

第二十一章　生命发展保健

第一节　计划生育

单元测试题

1. B 2. C 3. D 4. D 5. A 6. D 7. A 8. D 9. B 10. B 11. E 12. A 13. A 14. A 15. E 16. C
17. D 18. B 19. A 20. D 21. D 22. E 23. C 24. C 25. C 26. A 27. D 28. D 29. B 30. E 31. A
32. D 33. E 34. D 35. A 36. E 37. E 38. D 39. E 40. E 41. B 42. E 43. D

第二节　孕期保健

单元测试题

1. D 2. D 3. D 4. A 5. C 6. B 7. B 8. B 9. D 10. A 11. E 12. A 13. A 14. A 15. B 16. B
17. E 18. D 19. C 20. E 21. A 22. C 23. A 24. C

第三节　生长发育

单元测试题

1. E 2. B 3. D 4. D 5. D 6. E 7. C 8. C 9. D 10. C 11. C 12. E 13. A 14. A 15. D 16. C
17. C 18. C 19. B 20. D 21. A 22. B 23. B 24. A 25. B 26. B 27. A 28. C 29. E 30. C 31. A
32. A 33. D 34. E 35. A 36. D 37. B 38. D 39. C 40. D 41. B 42. D 43. C 44. B 45. B

第四节　小儿保健

单元测试题 1

1. B 2. C 3. C 4. D 5. B 6. D 7. C 8. A 9. A 10. D 11. E 12. A 13. A 14. C 15. E 16. C
17. A 18. D 19. C 20. B 21. B 22. E 23. C 24. B 25. E 26. B 27. E 28. C 29. C 30. C 31. A
32. C 33. B 34. A 35. D 36. C 37. C 38. C 39. B 40. E 41. A 42. B 43. C 44. B

单元测试题 2

1. D 2. A 3. A 4. C 5. E 6. B 7. E 8. D 9. C 10. A 11. C 12. A 13. C 14. A 15. B 16. A
17. E 18. E 19. E 20. E 21. D 22. C 23. A 24. C 25. A 26. E 27. A 28. D 29. D 30. C 31. B
32. A 33. E 34. E 35. D 36. C 37. C 38. E 39. E 40. D 41. D 42. B 43. C 44. A 45. A 46. C
47. C 48. E 49. C

第五节　青春期保健

单元测试题

1. A 2. E 3. E 4. E 5. E 6. D 7. D 8. A 9. E

第六节　妇女保健

单元测试题

1. B 2. E 3. C 4. A 5. C 6. D 7. E 8. B 9. B 10. C 11. A 12. C 13. B 14. C 15. C 16. A
17. B

第七节　老年保健

单元测试题

1. B 2. A 3. D 4. E 5. B 6. C 7. D 8. A 9. C 10. B 11. E 12. C 13. D 14. E 15. C 16. D
17. C 18. E 19. B 20. C 21. D 22. B 23. E 24. D 25. E 26. A 27. B 28. C 29. A 30. E 31. B
32. C 33. E 34. E 35. C 36. A 37. B 38. D 39. E 40. D 41. C 42. A 43. C 44. A 45. A 46. B
47. A 48. C 49. C 50. C 51. D 52. C 53. D 54. C 55. A

护士执业资格考试答题卡